U0307481

眼眶及眼附属器疾病

Diseases and Disorders of the Orbit and Ocular Adnexa

主　编　Aaron Fay

　　　　Peter J. Dolman

主　译　马建民

人民卫生出版社

图书在版编目（CIP）数据

眼眶及眼附属器疾病/（美）阿隆·费伊
（Aaron Fay）主编；马建民主译.—北京：人民卫
生出版社，2019
　　ISBN 978-7-117-28238-3

　　Ⅰ.①眼…　Ⅱ.①阿…②马…　Ⅲ.①眼病-诊疗
Ⅳ.①R771

　　中国版本图书馆 CIP 数据核字（2019）第 046919 号

人卫智网	www.ipmph.com	医学教育、学术、考试、健康，购书智慧智能综合服务平台
人卫官网	www.pmph.com	人卫官方资讯发布平台

图字：01-2018-0666

眼眶及眼附属器疾病

主　　译：马建民
出版发行：人民卫生出版社（中继线 010-59780011）
地　　址：北京市朝阳区潘家园南里 19 号
邮　　编：100021
E - mail：pmph @ pmph.com
购书热线：010-59787592　010-59787584　010-65264830
印　　刷：三河市宏达印刷有限公司（胜利）
经　　销：新华书店
开　　本：889×1194　1/16　印张：47
字　　数：1522 千字
版　　次：2019 年 4 月第 1 版　2019 年 4 月第 1 版第 1 次印刷
标准书号：ISBN 978-7-117-28238-3
定　　价：499.00 元

打击盗版举报电话：010-59787491　E-mail：WQ @ pmph.com
（凡属印装质量问题请与本社市场营销中心联系退换）

眼眶及眼附属器疾病
Diseases and Disorders of the Orbit and Ocular Adnexa

主　编　Aaron Fay
　　　　Peter J. Dolman

主　译　马建民

副主译　袁洪峰　何为民　李养军　史季桐　葛　心　王　蕾

译　者（按姓氏音序排列）
　　　　崔忆辛　高铁瑛　郭沂新　郎需强　李　静　刘小伟
　　　　柳　睿　栾福晓　马铭绅　米　娜　曲　超　王郦莹
　　　　王霄娜　肖彩雯　叶　娟　张敬学　张子杉白　赵梓妍

人民卫生出版社

ELSEVIER

Elsevier(Singapore)Pte Ltd.

3Killiney Road

#08-01Winsland House I

Singapore 239519

Tel:(65)6349-0200

Fax:(65)6733-1817

献　　辞

献给我们的父母：Lore、Claude Dolman、Beatrice 和 Stuart Fay。

主译简介

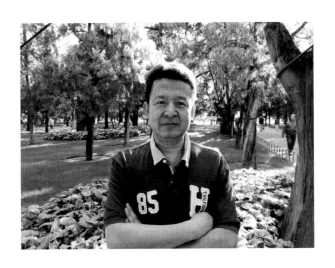

　　马建民,博士后,主任医师,教授,研究生导师,就职于首都医科大学附属北京同仁医院。目前兼任中国医师协会眼科医师分会眼肿瘤专业委员会主任委员、中国中西医结合会眼科专业委员会眼肿瘤协作组组长、北京医师协会眼科医师分会眼肿瘤眼眶病分委会主任委员、中国老年保健协会眼保健分会秘书长、中国中西医结合会眼科专业委员会副秘书长兼常委、中国医疗保健国际交流促进会眼科分会副秘书长兼常委等职务。

　　马建民医师在从医 28 年的时间里,积累了丰富的临床经验,诊治了大量的眼科疾病患者,尤其擅长各种疑难眼肿瘤眼眶病的诊疗工作。他完成编写并正式出版了国内首套眼肿瘤眼眶病手术系列音像教材,这为国内眼科医师更好地开展和完成此类手术提供了借鉴资料。为了更好普及眼肿瘤的基本知识,他组织编写了眼肿瘤的科普图书《眼肿瘤相关知识问答》一书,期望提高广大群众对眼肿瘤知识的认知度。

　　马建民医师撰写和发表文章 160 余篇,参编及参译著作 40 余本,其中主编(译)9 本、副主编(译)8 本、医学院校眼科学教材 7 本。承担或以主要研究者参加国家级课题 6 项、省市级课题 8 项,获得各种奖励 20 余项。指导和协助指导研究生 40 余名。目前兼任《中国临床医生杂志》副主任委员,并兼任《中华眼科杂志》、《中华实验眼科杂志》、《中华临床杂志(电子版)》、《国际眼科时讯》、《中华眼科医学杂志(电子版)》等多本杂志的编委或审稿专家。除此,还兼任北京市科委医药领域评审专家、中华医学会医疗鉴定专家库成员等。

　　马建民医师于 2004 年入选北京科技新星计划,2009 获得中华医学会眼科学分会颁发的"中华眼科学会奖",2011 年入选北京市卫生系统高层次卫生技术人才培养计划,2012 年入选北京地区优秀中青年医师,2013 年获得第四届中国眼科医师奖,2016 年获得亚洲太平洋地区眼科学会颁发的杰出工作奖等,科研工作硕果累累。

译者前言

眼眶及眼附属器是构成人体颅面部的重要组成部分，且解剖结构复杂，不仅对维持患者的正常视功能起决定性作用，同时也对维持患者的容貌外观起重要作用。近年来，因人均寿命不断提高，以及多种因素的共同影响，眼眶及眼附属器疾病的发病率也在逐渐呈上升趋势。眼眶及眼附属器病变，就其病变性质而言，分为良性病变和恶性病变；就其病因而言，原因多种多样，极其复杂；就其累及范围而言，几乎可以累及除眼球外所有的眼部组织结构；就其对患者的危害而言，不仅可以导致患者视功能受损，容貌外观破坏，严重者还可以危及患者的生命。因此，对眼眶及眼附属器疾病的科学合理的防治至关重要。

"偶然谈笑得佳篇，便恐流传成乐府"。一年前人民卫生出版社的编辑邀请我对此书的临床价值进行评估，自从我拿到该书以后，爱不释手，从前至后仔细的通读一遍，发现这本书是我多年来梦寐以求的一本专业书。首先就内容而言，本书对眼眶及眼附属器疾病进行了系统性的阐述，详细介绍了眼眶、眼睑、泪器及颜面上部疾病的病理生理学基础、临床表现以及治疗等方面的内容。为了便于读者对所叙述的疾病能够更好地理解和掌握，本书采用了大量生动的病例图片资料予以辅助说明。另外，主编组织和精选了国际上在眼眶及眼附属器疾病领域内享有盛誉的具有丰富临床经验的一线相关专家，邀请他们把自己的临床见解和经验进行了回顾和总结，为此他们在本书中所叙述的内容具有非常好的临床实际应用价值，除此以外，本书还涵盖了许多其他教材所未能覆盖的最新研究成果。

为了能够将这本书尽快介绍到国内，受人民卫生出版社之托，我邀请了全国在此方面具有丰富经验的专家和同道，在尽可能短的时间内将此书进行了翻译，以便于我国眼科医师能够尽快了解和阅读此书。

"路漫漫其修远兮，吾将上下而求索"。尽管我们对眼眶及眼附属器疾病的诊治进行了大量研究和实践，也取得了较为理想的效果，但是一些特殊疾病的诊治至今对我们眼科医师而言仍存在很大困难。为此，希望通过阅读此书，能够提升眼科医师对这些疾病的处置能力，更加期望借此能够进一步改善患者的愈后，提高患者的生存质量。

由于本书内容涉及广泛，属于一本综合性工具书，故此本书不仅可以作为眼肿瘤、眼眶病、眼整形医师的参考书，也可以作为其他专业眼科医师的参考书。尤其，可以帮助年轻眼科医师和眼科研究生拓宽他们的知识面，并对其职业成长起到良好的促进作用。另外，本书所叙述的内容丰富，书中个别观点存在一定争议，希望读者根据自己的临床具体情况斟酌使用。

在翻译过程中，我们翻译团队秉持忠于原著的理念，力争在语言及表达方式上使其更加适合于国内读者的阅读习惯。尽管经过了我们翻译团队全体成员的反复推敲和共同努力，但限于学识水平和能力，文中可能会存在一些不当之处，还望同道不吝赐教，批评指正。谢谢大家！

马建民

2019 年 3 月于北京

序 言

眼眶、眼睑和泪道系统的研究是眼科临床领域中一个复杂的部分，涵盖了解剖学、放射学、病理学、手术、放疗和化疗多个层面的内容。这是近 45 年来，被认为值得进行专门研究的主题之一。眼睑重建技术是在两次世界大战中由 Crowell Beard、Wendell Hughes、Lester Jones、Byron Smith 和 Richard Tenzel 等先驱发明发展的。George Caldwell（鼻内入路，1893）和 Addeo Toti（外部入路，1904）发明了早期的泪道吻合手术。美国眼科肿瘤学之父 Algernon Beverly Reese 在他职业生涯末期的 Bowman 讲座（1971）中总结了他在哥伦比亚眼科研究所中有关 504 例眼眶病的实践经验，先于英国眼科学会奠定了眼眶病学的基础[1]。John Henderson 细致地分析了他在梅奥诊所的经历，撰写了思路清晰而风格独特的教科书《眼眶肿瘤学》（1973）[2]，这开创性的举措打开了眼眶病学研究的大门，并吸引了广泛的关注。随后 Jones 和 Jakobiec（1979）[3] 和 Rootman（1988[4]，2003）也编写了相关的教科书。

几个国际学会的成立为眼眶病学的国际交流提供了新的平台，奠定了眼眶病学和眼部整形手术作为合法亚专科的地位，为眼眶病学及眼部整形手术专业培训教育的标准化创造了条件。这些学会包括美国眼整形和眼重建学会（ASOPRS，1969）、国际眼眶病学会（1976）、加拿大眼整形学会（CSOPS，1981）和欧洲眼整形和眼重建学会（ESOPRS，1982），它们是许多棘手问题的解决方法的发源地，促进了有价值的多机构协作调查。上述具有里程碑意义的事件将眼眶和眼附属器划归为眼科的基本范畴，因而只在特殊情况下才需要神经外科或耳鼻喉科医生的协助干预。

Fay 和 Dolman 的最新贡献《眼眶及眼附属器疾病》令世人耳目一新。这本具有开创性思路的非常全面的专著共有 700 多页，涵盖了过去 15 年的进展，进一步对传统和非传统主题进行了阐述，囊括与眼睑、泪器系统、眼眶和面部密切相关的最新的临床、病理和遗传的原理与技术的进展。

几年前，当编辑与我商量编写有关眼眶和眼附属器病理生理方面的教科书时，我指出这个项目的主要不足，它会花费作者大量的业余时间，并会使作者深陷其中难以自拔。另一方面，这个项目最大优点是，一旦完成，会对眼眶和眼附属器疾病的发展起到极大推动作用。他们在编写过程中所学到的东西可能也会对其职业生涯起到促进作用。

Aaron Fay 和 Peter Dolman 有着相似的教育背景，并对国内和国际范围内的眼科教学抱有极大热情。与我一样，Fay 医生也在纽约市哥伦比亚长老会医学中心的 Edward S. Harkness 眼科研究所进行过眼科学培训。Dolman 医生在温哥华的不列颠哥伦比亚大学（UBC）完成了住院医师的培训。Aaron 和我一起在哈佛医学院和位于波士顿的马萨诸塞州眼科和耳科医院，Peter 与令人敬畏的 Jack Rootman 医生在他的母亲——一名神经病理学家的指导下在不列颠哥伦比亚大学（UBC）分别完成了 1 年的眼科病理学学习任务。随后，Peter 与 Jerry Harris（我刚开始在做 fellow 时曾与 Ira Jones 一起在 Harkness 眼科研究所共事过）和 Bruce Massaro 在威斯康星大学，Aaron 和 Peter Rubin 医生在波士顿的医疗中心，他们都完成了眼部整形和眼眶外科的实习培训。两位主编都在南非度过了一段时间，Peter 在莱索托和 Aaron 在开普敦的经历激发了他们帮助完善发展中国家医疗保健的热情。Aaron 目前是哈佛医学院的临床副教授，他辞去了在 MEEI 的眼整形和眼重建外科主任的职位，现在和他的父亲，也是一位即将退休的眼科医生进行私人执业。Peter 是不列颠哥伦比亚大学（UBC）眼整形及眼眶病的临床教授和主任，他继承了其父母的衣钵，他的父亲是不列颠哥伦比亚大学（UBC）的微生物学系的系主任，他的母亲在温哥华综合医院担任神经病理学主任。

这本最新的教科书的创作和成形对我而言是一件令人感到欣慰的事情。肿瘤学和皮肤病学的基本原理被纳入各种讨论中，对于所选择的主题也有新颖的描述。所描述的包括基本的标准内容，如疾病治疗的新进展和不同的治疗方法、回顾最新的肿瘤概念、最新的实验室和血清学诊断技术（如原位杂交或 FISH）、大体病理学描述、基因组学的发展、发育异常、结构紊乱、面部衰老、神经毒素的使用、眼睑痉挛和难以在任何其他眼科教科书见到的关于眼睑烧伤管理问题的描述，着重强调了影像学诊断。本书采用了令人瞩目的 1328 张一流的彩色和黑白插图对病变特征进行展示。由于

Aaron 和 Peter 分别在世界多个国家进行过广泛演讲，他们能够邀集国际上对本学科有贡献的众多学者，这也代表不同国家和不同文化对临床医学的影响。

尽管作者的写作风格多种多样，但主编们的细致工作确保了章节之间的流畅，完善了小标题、争议点和重点参考文献的一致性。他们的谨慎表明了对这项事业的热爱，也是对求知若渴的同道与学生们的尊重。

老师的最高追求就是让学生对所学内容充满激情，并希望学生今后能够做出超越教师的成就。能够践行这一想法的最好方法就是找一个学术严谨，并且能够一直坚持不懈追求卓越的榜样。有部分学者相当自负（对所有学者而言都具有一定程度的自负），他们担心那些闪耀智力的成果会威胁到他们的学术地位，然后用一些不怎么光明正大的想法或专业策略去忽视或否认这些成果。幸运的是，对于这两位学者型临床医生而言，命运使其具有相当大的天赋能够得到一些同行的支持。我知道他们已经在这本书上倾注了全部的心血。真的非常感谢能够有机会接触他们，并见证

和影响了他们的成长。他们在各自专业上已成为新一代的领导者。

Frederick A. Jakobiec，MD，DSc
David G. Cogan 实验室眼科病理学主任
马萨诸塞州眼耳医院眼科前任主任
Henry Willard Williams 眼科学教授
病理学名誉教授
哈佛医学院眼科学前主席
波士顿，马萨诸塞州

参考文献

1. Reese AB. Expanding lesions of the orbit. Trans Ophthalmol Soc UK 1971;**91**:85–104.
2. Henderson JW, Farrow GM. Orbital tumors. 1st ed. Philadelphia: Saunders; 1973 (2nd–4th eds. 1980, 1994, 2007).
3. Jones IS, Jakobiec FA. Diseases of the orbit. Hagerstown, MD: Harper & Row; 1979.
4. Rootman J. Diseases of the orbit: a multidisciplinary approach. 1st ed. Philadelphia: Lipincott; 1988 (2nd ed. 2003).

前言

毫无疑问,20年前,我们在进行眼部重建手术训练之前,在进行眼科病理学培训中就萌发了这个写作念头;在我们治疗了许多复杂的患者并开始培训自己的实习医生以后,编写一本"涵盖眼睑、眼眶、面部和泪器系统等疾病及障碍的全面系统的病理生理学教科书"的想法才开始生根发芽。多年来,我们没有发现可以涵盖这些疾病及障碍的相关的基础科学、病理生理学和系统表现的独立的教科书,并且我们经常需要通过非眼科相关文献来寻找这些相关信息。看着手中的活页笔记本写满了密密麻麻的字,我们意识到眼周疾病的研究需要一本专门而全面的教科书。

很幸运我们的学术道路在此交汇。尽管工作地点相隔甚远,但出于对相关研究的兴趣以及对简单解决方案的偏好,我们希望对国际教育的进步尽自己的一份力量。在我们愿意为之奋斗终生的职业生涯中,或许是上天注定,我们决定编写一本包括眼眶和眼部附属器疾病病理生理学内容的教科书。在我们探索的道路上,遇到了一批卓越的同行和朋友,他们都是各个医学研究领域的权威专家,并为本书做出了卓越的贡献。

创作一本全新的教科书所面临的挑战主要在于内容的取舍,以及在业内存在许多激烈的争论。把严格的教育目的和目标读者是否受益作为本书内容取舍的参考指标。本书适用于所有治疗眼眶和眼部附属器疾病的医生,无论他们的专业如何,如内分泌、神经外科、耳鼻咽喉科或其他科室医生都可从中受益。许多眼科以外的人士也对本书做出了贡献。通过本书我们不仅希望分享眼整形和眼部重建手术方面的知识和经验,还希望将来自这些领域的专业术语和经验融入到眼部附属器疾病的常规治疗中。

用6个章节介绍了眼眶和眼附属器疾病及障碍的基础知识,其中包括解剖结构、遗传、临床评估、影像、实验室和病理学检查等内容。其余的内容依据病理生理学进行编排,并根据解剖部位进行适当的划分。独立的章节和主题与一致的小标题一起进行呈现,以便于学习及参考。每个主题中目前存在的争论点都会在文中进行标注,并对特别重要的参考文献进行标注。

鉴于目前已有几本优秀的解剖学图谱和手术指南手册,本书只有一个简单易懂的章节用以描述解剖学,并简要提及特殊的手术技巧。在每个主题的治疗部分将提及可用于替代的疗法,以及可选择的手术或术式,但不包括常见于各类眼科手术教材中关于手术步骤的详尽插图。相反,疾病的描述配有照片、插图、图表和表格。我们尽全力采用综合图形技术向读者展示临床表现、影像学表现、大体病理学和显微组织病理学等信息。我们希望这种首先按病理生理学分类,然后再按部位分类的编排方式,有助于厘清读者的思路并提供舒适的阅读体验,既可作为连续阅读的教学读本,又可作为参考文献。

在许多人的帮助下,我们实现了这个计划。我们首先要对各位作者的参与热情、专业奉献精神及对偶尔傲慢的编辑性建议的容忍进行感谢。很幸运,我们都得到了来自家庭的持续性的理解与支持,没有他们,我们可能无法完成此工作。在此我们必须感谢我们的出版商 Russell Gabbedy 和 Elsevier 的编辑人员所提供的出色的组织和鼓励,他们也对此书出版的每个阶段进行了指导。同时感谢 Jonathan Dutton、Fred Jakobiec 和 Jeffrey Nerad 在这个项目的早期阶段对我们的鼓励。感谢我们的患者,在给予我们学习参考资料的同时不断激励我们在抗击病魔的道路上奋勇前进。同事的支持、学生对学习的渴望以及新颖的想法和好奇心,这些都不断鼓舞和激励着我们来完成此书的编写工作。

最后,我们要感谢指引我们学术方向的导师,他们也让我们领悟到了卓越、善良、慷慨和想象力的重要性。他们是 Frank Buffam、Mack Cheney、Gerald Harris、Fred Jakobiec、Bruce Massaro、Peter Rubin、Jack Rootman 和 Milton Waner。

对于我们两个人而言,共同合作这个项目是我们一直以来的心愿,我们希望读者能够在一定程度上分享我们在创作过程中所体验到的乐趣和热情。

Aaron Fay 和 Peter Dolman

参编人员名单

Richard C. Allen, MD PhD FACS
Professor
Section of Ophthalmology, Dept. of Head and Neck
  Surgery
University of Texas MD Anderson Cancer Center
Houston, TX, USA

Gregory Avey, MD
Assistant Professor
Department of Radiology
University of Wisconsin-Madison
Madison, WI, USA

Babak Azizzadeh, MD, FACS
Director, Center for Advanced Facial Plastic Surgery;
Associate Clinical Professor
Department of Head & Neck Surgery
David Geffen School of Medicine at UCLA
Los Angeles, CA, USA

Rebecca S. Bahn, MD
Professor of Medicine
Division of Endocrinology
Mayo Clinic
Rochester, MN, USA

Diana Bell, MD
Associate Professor
Department of Pathology
University of Texas MD Anderson Cancer Center
Houston, TX, USA

Jurij R. Bilyk, MD
Professor of Ophthalmology
Skull Base Division, Neuro-Ophthalmology Service
Wills Eye Hospital
Philadelphia, PA, USA

Giulio Bonavolontà, MD
Department of Neuroscience
Orbital Unit
University of Naples Federico II
Naples, Italy

Jenina E. Capasso, MS, LGC
Genetic Counselor
Wills Eye Hospital
Philadelphia, PA, USA

Alastair Carruthers, BM, BCh, FRCPC, FRCP(Lon)
Clinical Professor
Department of Dermatology and Skin Science
University of British Columbia
Vancouver, BC, Canada

Jean D. A. Carruthers, MD FRCSC, FRC OPHTH
Clinical Professor
Department of Ophthalmology and Visual Sciences
University of British Columbia
Vancouver, BC, Canada

Harinder S. Chahal, MD
Oculoplastic and Orbital Surgery Fellow
Department of Ophthalmology and Visual Sciences
University of Iowa Hospitals and Clinics
Iowa City, IA, USA

Rao Chundury, MD, MBA
Assistant Professor of Ophthalmology
Oculofacial Plastic and Orbital Surgery
Indiana University Glick Eye Institute
Indianapolis, IN, USA

Antonio Augusto V. Cruz, MD, PhD
Professor
Ophthalmology, Otorhinolaryngology and Head and Neck
  Surgery
School of Medicine of Ribeirão Preto
University of São Paulo
São Paulo, Brazil

Brett W. Davies, MD, MS
Assistant Professor of Ophthalmology
Uniformed Services University
Director, Ophthalmic Plastic and Reconstructive Surgery
San Antonio Military Medical Center
San Antonio, TX, USA

Dawn K. De Castro, MD
Gordon Schanzlin New Vision Institute
San Diego, CA, USA

Hakan Demirci, MD
Associate Professor
Director, Ocular Oncology
Department of Ophthalmology and Visual Sciences
W.K. Kellogg Eye Center
University of Michigan
Ann Arbor, MI, USA

Peter J Dolman, MD, FRCSC
Clinical Professor, Division Head of Oculoplastics and
  Orbit
Director of Fellowship Programmes
Department of Ophthalmology
University of British Columbia
Vancouver, BC, Canada

Vikram D. Durairaj, MD, FACS
Director, ASOPRS Fellowship
Managing Partner, TOC Eye and Face
Austin, TX, USA

Jonathan J. Dutton, MD, PhD
Professor Emeritus
Department of Ophthalmology
University of North Carolina School of Medicine
Chapel Hill, NC, USA

Victor M. Elner, MD, PhD
Eye Plastic, Orbital & Facial Cosmetic Surgery
Ophthalmic Pathology
Ravitz Foundation Professor of Ophthalmology and Visual
    Sciences
Professor, Department of Pathology
Kellogg Eye Center
Ann Arbor, MI, USA

Bita Esmaeli, MD, FACS
Professor of Ophthalmology;
Director of Ophthalmic Plastic and Orbital Oncology
    Fellowship Program
Department of Plastic Surgery
University of Texas MD Anderson Cancer Center
Houston, TX, USA

Blake V. Fausett, MD, PhD
Oculoplastics Fellow
Cincinnati Eye Institute
Cincinnati, OH, USA

Aaron Fay, MD
Assistant Professor
Department of Ophthalmology
Harvard Medical School
Boston, MA, USA

John P. Fezza, MD
Oculo-Facial Plastic Surgeon
Center For Sight
Sarasota, FL, USA

Lucy A. Goold, FRANZCO MBBS MMed
Oculoplastics and Orbit Fellow
Department of Ophthalmology and Visual Sciences
University of British Columbia
Vancouver, BC, Canada

Sri Gore, FRCOphth, BSc
Oculoplastic and Craniofacial Fellow
Ophthalmology and Craniofacial Department
Chelsea and Westminster Hospital
London, UK

Garrett Griffin, MD
Midwest Facial Plastic Surgery
Woodbury, MN, USA

Hans E. Grossniklaus, MD, MBA
F. Phinizy Calhoun Jr. Professor of Ophthalmology
Director, L.F. Montgomery Pathology Laboratory
Director, Section of Ocular Oncology and Pathology
Emory Eye Center
Atlanta, GA, USA

Morris E. Hartstein, MD
Director, Ophthalmic Plastic Surgery
Department of Ophthalmology
Assaf Harofeh Medical Centre
Tel Aviv University, Sackler School of Medicine
Zerfin, Israel

Manraj K.S. Heran, MD, FRCPC
Associate Professor
University of British Columbia;
Diagnostic & Therapeutic Neuroradiology
Director, Diagnostic Neuroradiology Fellowship Program
Department of Radiology Vancouver General Hospital;
Head, Section of Interventional Radiology
Department of Radiology British Columbia's Children's
    Hospital
Vancouver, BC, Canada

Santosh G. Honavar, MD, FACS
Director and Head
Oculoplastics, Facial Aesthetics and Ocular Oncology
Centre For Sight
Hyderabad, India

Shyamala C. Huilgol, MBBS (Hons), FACD
Clinical Associate Professor
Dermatology Unit
Department of Medicine
University of Adelaide
Adelaide, South Australia, Australia

Jeffrey J. Hurwitz, MD, FRCS(C)
Professor of Ophthalmology
University of Toronto;
Ophthalmologist-in Chief
Sinai Health System
Toronto, ON, Canada

Craig James, MB, BS (Hons), FRCPA
Department of Histopathology
Clinpath/Adelaide Pathology
Adelaide, South Australia, Australia

David R. Jordan MD, FRCSC, FACS
Professor of Ophthalmology
Department of Ophthalmology
University of Ottawa Eye Institute and the Ottawa
    Hospital
Ottawa, ON, Canada

Naresh Joshi FRCOphth
Consultant Ophthalmic Plastic Surgeon
Ophthalmic Plastic Service
Chelsea and Westminster Hospital
London, UK

James A. Katowitz MD
Professor of Ophthalmology and
Director of Oculoplastic and Orbital Surgery
The Children's Hospital of Philadelphia and
The Edwin and Fannie Gray Hall Center for Human
　　Appearance
The University of Pennsylvania Perelman School of
　　Medicine
Pennsylvania, PA, USA

William R. Katowitz, MD
Assistant Professor of Clinical Ophthalmology
The Perlman School of Medicine and the Children's
　　Hospital of Philadelphia
Philadelphia, PA, USA

Michael Kazim, MD
Clinical Professor of Ophthalmology and Surgery
Columbia University Medical Center
New York, NY, USA

Tabassum Kennedy, MD
Assistant Professor
Neuroradiology Fellowship Director
University of Wisconsin-Madison
Madison, WI, USA

Don O. Kikkawa, MD, FACS
Professor of Clinical Ophthalmology;
Professor and Vice Chairman
Chief, Division of Oculofacial Plastic and Reconstructive
　　Surgery
UC San Diego Department of Ophthalmology
Shiley Eye Institute
La Jolla, CA, USA

Stephen R. Klapper, MD, FACS
Oculofacial Plastic Surgeon
Klapper Eyelid and Facial Plastic Surgery
Carmel, IN, USA

Teri T. Kleinberg, MD, MSc
Oculoplastic Surgeon
Worcester Ophthalmology Associates
Worcester, MA, USA

Bobby S. Korn, MD, PhD, FACS
Associate Professor
UC San Diego Department of Ophthalmology
Shiley Eye Institute
La Jolla, CA, USA

Yu-Hung Lai, MD
Attending Physician and Assistant Professor
Department of Ophthalmology
Kaohsiung Medical University Hospital, Kaohsiung
　　Medical University
Kaohsiung, Taiwan

Alex V. Levin, MD, MHSc, FRCSC
Chief, Pediatric Ophthalmology and Ocular Genetics
Wills Eye Hospital
Sidney Kimmel Medical College at Thomas Jefferson
　　University
Philadelphia, PA, USA

Jonathan H. Lin, MD, PhD
Departments of Ophthalmology and Pathology
Director of Ophthalmic Pathology
Shiley Eye Institute
VA San Diego Healthcare System
La Jolla, CA, USA

Daniele Lorenzano, MD
Fellow in Oculoplastic, Orbital and Lacrimal Surgery
Adnexal Department
Moorfields Eye Hospital NHS Trust
London, UK

Pedro Lourenço, BSc(H), MSc, MD
Department of Radiology
University of British Columbia
Vancouver, BC, Canada

Mark J. Lucarelli, MD, FACS
Richard K. Dortzbach Professor of Oculofacial Surgery;
Director, Oculoplastic, Facial Cosmetic & Orbital Surgery
Department of Ophthalmology
University of Wisconsin
Madison, WI, USA

Peter W. MacIntosh, MD
Assistant Professor of Ophthalmology
Neuro-Ophthalmology Service
Oculoplastic and Reconstructive Surgery Service
Illinois Eye and Ear Infirmary
Chicago, IL, USA

Alan A McNab, DMedSc, FRANZCO
Head of Clinic
Orbital Plastic and Lacrimal Clinic
Royal Victorian Eye and Ear Hospital
Melbourne, Victoria, Australia

Louise A. Mawn, MD
Associate Professor Ophthalmology and Neurological
　　Surgery
Vanderbilt Eye Institute
Vanderbilt University Medical Center
Nashville, TN, USA

Pia R. Mendoza, MD
Fellow in Ophthalmic Pathology
Department of Ophthalmology
Resident in Pathology
Department of Pathology and Laboratory Medicine
Emory University School of Medicine
Atlanta, GA, USA

Martin C. Mihm, Jr., MD
Director, Mihm Cutaneous Pathology Consultative Service;
Director, Melanoma Program, Department of
    Dermatology;
Associate Director, Center for Melanoma Oncology Dana
    Farber;
Co-Director, Pigmented Lesion Clinic
Brigham and Women's Hospital
Boston, MA, USA

Ilse Mombaerts, MD, PhD
Clinical Head, Department of Ophthalmology, University
    Hospitals Leuven
Associate Professor, Department of Neurosciences,
    Catholic University, Leuven
Leuven, Belgium

Kaustubh Mulay, DNB
Director & Head
National Reporting Centre for Ophthalmic Pathology
    (NRCOP)
Centre For Sight
Hyderabad, India

Ann P. Murchison, MD, MPH
Oculoplastic and Orbital Surgery Service
Wills Eye Hospital
Philadelphia, PA, USA

Maryam Nazemzadeh, MD
Oculofacial Plastic and Reconstructive Surgeon
Medical Director
Sanctuary Cosmetic Center
Rostami Oculo-facial Plastic Consultants
McLean/Reston, VA, USA

Jeffrey A. Nerad, MD
Ophthalmic Plastic Surgeon
Cincinnati Eye Institute
Cincinnati, OH, USA

John Nguyen, MD
Associate Professor
Department of Ophthalmology
West Virginia University
Morgantown, WV, USA

Tammy H. Osaki, MD, PhD
Affiliate Professor
Division of Ophthalmic Plastic and Reconstructive
    Surgery
Department of Ophthalmology and Visual Sciences
Paulista School of Medicine
Federal University of São Paulo
São Paulo, Brazil

Zeynep Gürsel Özkurt, MD
Assistant Professor
Department of Ophthalmology
Dicle University Medical Faculty
Diyarbakır, Turkey

Julian D. Perry, MD
Section Head, Oculofacial Plastic Surgery
Cole Eye Institute
Cleveland Clinic Foundation
Cleveland, OH, USA

Saul N. Rajak, FRCOphth PhD
Consultant Ophthalmologist
Sussex Eye Hospital
Brighton and Sussex University Hospital
Brighton, UK

Karen Revere, MD
Fellow, Oculoplastic and Orbital Surgery Service
The Children's Hospital of Philadelphia
The Edwin and Fannie Gray Hall Center for Human
    Appearance
The University of Pennsylvania
Philadelphia, PA, USA

Geoffrey E. Rose, BSc, MBBS, MS, DSc, MRCP, FRCS, FRCOphth
Consultant Ophthalmic Surgeon, Adnexal Service,
    Moorfields Eye Hospital;
Honorary Reader in Ophthalmology and Senior Research
    Fellow
NIHR Biomedical Research Centre, UCL Institute of
    Ophthalmology;
Honorary Professor, University of London City University
London, UK

Yair Rubinstein MD, MBA
Ophthalmologist
Ophthalmology Department
Assaf Harofe Medical Centre
Zerifin, Israel

Peerooz Saeed, MD, PhD
Consultant Orbital and Oculoplastic Surgery
Director of Fellowship Programme
Orbital Centre, Department of Ophthalmology
Academic Medical Centre
University of Amsterdam
Amsterdam, The Netherlands

Ignacio Sánchez-Carpintero, MD, PhD
Department of Dermatology
Clínica Ruber and Clínica Dermatológica Internacional
Madrid, Spain

Yvette M.B. Santiago, MD
Clinical Assistant Professor
Eye Institute
St. Luke's Medical Center
Manila, Philippines

Dinesh Selva, AM, MBBS(Hons), DHSc, FRACS, FRANZCO
Professor & Chairman
South Australian Institute of Ophthalmology
University of Adelaide
Adelaide, South Australia, Australia

Robert Sheridan, MD FACS FAAP
Burn Service Medical Director
Boston Shriners Hospital for Children
Division of Burns, Massachusetts General Hospital;
Professor of Surgery
Harvard Medical School
Boston, MA,USA

Dimitrios Sismanis, MD
Clinical Fellow
Oculoplastic Surgery and Cosmetic Surgery
San Antonio, TX, USA

Naziha Slimani, MD
Research Fellow
Department of Ophthalmology and Visual Sciences
W.K. Kellogg Eye Center
University of Michigan
Ann Arbor, MI, USA

Archana Srinivasan, MD
Research Fellow
Wills Eye Hospital
Philadephia, PA, USA

Diego Strianese, MD, PhD
Department of Neuroscience
Orbital Unit
University of Naples Federico II
Naples, Italy

Timothy J. Sullivan, FRANZCO FRACS FRCOphth
Professor
University of Queensland
Department of Ophthalmology
Royal Brisbane and Women's Hospital
Lady Cilento Children's Hospital
Brisbane, Queensland, Australia

Bradley A. Thuro, MD
Ophthalmic Plastic and Reconstructive Surgery Fellow
Department of Plastic Surgery
University of Texas MD Anderson Cancer Center
Houston, TX, USA

Alejandra A. Valenzuela, MD
Associate Professor
Department of Ophthalmology
Tulane University & Tulane Health Science Center
New Orleans, LA, USA

David H Verity, MD MA FRCOphth
Consultant Ophthalmic Surgeon
Adnexal Department
Moorfields Eye Hospital NHS Trust
London, UK

Milton Waner, MD, BCh(Wits.), FACS(SA)
Pediatric Facial Plastic Surgeon;
Director of the Vascular Birthmarks Institute of New York
St. Luke's-Roosevelt Hospital Center
Beth Israel Medical Center
Boston, MA, USA

Frances Wu, MD
UC San Diego Department of Ophthalmology
Shiley Eye Institute
La Jolla, CA, USA

目录

1

第 1 章　眼眶及眼附属器应用解剖学

JONATHAN J. DUTTON

引言

　　疾病和创伤常通过对机体结构的影响从而导致局部或区域器官的功能障碍。虽然身体的某些部位对这种影响有一定的应变能力,但眼眶对这种结构及生理学的变化适应能力要小得多。评估和治疗眼眶疾病需要全面了解眼眶的解剖,了解眼眶解剖与功能的关系,以及各种疾病对眼眶结构的影响。在临床诊治过程中,系统地检查解剖结构和生理功能的变化可以缩小诊断范围。

　　眼眶、眼睑和泪道系统通常因创伤、先天性疾病和各种获得性疾病的影响而发生改变。眼眶内包含一系列复杂排列的解剖结构,一部分向后延伸至颅内,一部分向前投射至面部和前额,但都直接或间接与视觉功能有关。

　　眼眶的主要解剖结构由骨骼、肌肉、运动和感觉神经、血管、脂肪和结缔组织组成[1],其中任何一个部分都可能生病,包括原发性或继发性疾病。在检查一个可疑眼眶疾病的患者时,眼眶解剖学结合影像学检查就可以获得更多的鉴别诊断信息,有助于得到更精确的直接评估、更准确的诊断及选择一个更合理的治疗计划。

　　由于疾病和解剖学之间的关系紧密,眼眶的影像学检查已经成为临床检查的重要辅助手段。影像学检查的主要目的是显示解剖结构,这样既可以判定正常的解剖结构,也可以看到异常病变导致的形态学改变[2,3]。与临床检查一样,影像学图像的解释需要对局部解剖学有全面了解,疾病可能出现的变化与其特定的病程有关。然而,放射学成像永远不能取代系统的临床检查,应作为辅助检查手段去证实或缩小诊断范

围[4]。眼眶影像将在第5章讨论,在这里我们将提到一些特定解剖结构和相关疾病的影像学特征。

　　本章将讨论眼眶、眼睑和泪道引流系统的解剖特点,以及它们在临床诊断、影像学分析和治疗方面的应用。

眼眶

眶骨

　　眼眶是由七块骨骼组成,将眼球及其周围的软组织包绕其中[1],除了通过一些骨管、骨孔及裂缝与眶外组织交通外,眼眶是一个前方有较宽开放口的闭合空间(图1.1)。这就解释了频繁发生的眼球突出是眼眶病的常见表现,甚至在一些眼眶疾病早期阶段就会发生。眼眶在眶缘的水平径约43mm,垂直径约34mm,在眶缘后10~15mm轻度增大。眼眶的深度从眶内壁到眶尖大约32~53mm,平均约42mm。眼眶的容积约17~30cm³,平均约25cm³。左侧和右侧眼眶的中心轴之间夹角约45°,可以提供一个范围大的立体视野。外侧壁大致互相垂直,内侧壁则相互平行并与正中矢状面平行。

　　眶骨是许多眼眶疾病的好发部位,如肿瘤和骨折。也经常由于邻近的颅骨、鼻或鼻窦的病变蔓延而来。

眶顶

　　眶顶主要由额骨眶板构成,只有眶尖部的小部分由蝶骨小翼构成。眶顶至眶尖部呈后下倾斜状态,终止于视神经管和眶上裂(图1.2)。在眼眶内上角的前

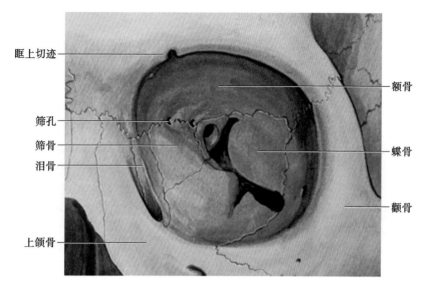

眶上切迹 —

筛孔 —
筛骨 —
泪骨 —

上颌骨 —

— 额骨

— 蝶骨

— 颧骨

图 1.1   眶骨正面观

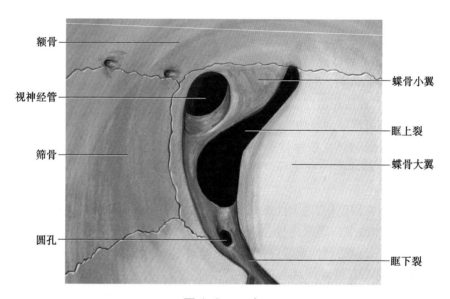

额骨 —

视神经管 —

筛骨 —

圆孔 —

— 蝶骨小翼

— 眶上裂

— 蝶骨大翼

— 眶下裂

图 1.2   眶尖

方,额骨上有一小凹陷,里面为滑车软骨。在眼眶内壁和眶顶手术中,可以沿眶骨膜安全的将其分离。泪腺位于眶顶前外侧的浅窝内。在眶上缘大约距离中线 25~30mm 处有一个小凹口或小孔,眶上的神经血管束从此通过。

在计算机断层摄影(CT)冠状成像上,眶顶呈弧形低密度线状拱悬于眼眶之上,将眼眶与颅前窝分开。在颅骨内侧,其表面呈波浪状,反映额叶上的脑沟和脑回。在前面,可以看到额骨上成对的额窦。眶顶大的病变如果长期存在可以使眶顶变形其至破坏眶顶骨壁,病变会从破坏的骨壁进入颅前窝。骨质破坏提示恶性肿瘤或严重炎症反应存在的可能。眼眶穿通性异物也多发生在眶顶,最好用 CT 检查评估[5]。

眶外壁

眶外壁是由蝶骨大翼组成其后部,额骨颧突和颧骨的眶突构成其前部及眶外缘(图 1.3)。下界是眶下裂,内侧是眶上裂。眶外缘后方的骨壁较薄,此处是颧骨和蝶骨大翼的交界。在外侧开眶术中,切开眶缘,通过此薄弱处容易将眶外侧壁打开,然后可以进入眶内间隙。颧额缝大致水平走行,并沿泪腺窝下方走行到达颧上眶缘。外伤导致眼眶此区域三角部骨折(tripod fracture)可造成颧额缝的分离。大约在此缝上方 5~15mm 是额骨增厚的区域,称三角区(trigone),位于颅中窝前端和大脑颞叶之间。

在眶外侧壁眶面中间的颧骨上,有一个小的隆起,

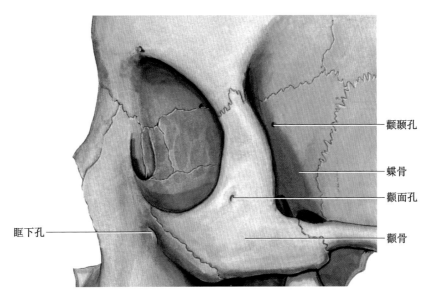

图 1.3　眶外壁(外面观)

颧颞孔

蝶骨

颧面孔

颧骨

眶下孔

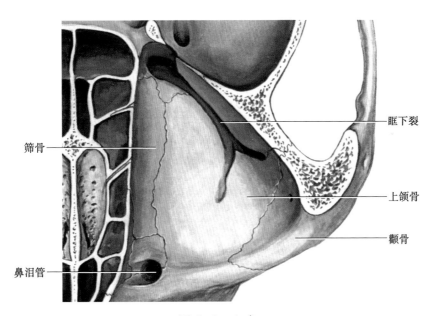

图 1.4　眶底

筛骨

鼻泪管

眶下裂

上颌骨

颧骨

称 Whitnall 结节。Lockwood 韧带的颞下支、外眦韧带的颞侧端、提上睑肌腱膜的侧角及外直肌翼状韧带附着于此。在眶外侧壁手术中,沿着眶骨膜可以将这些结构分离,术后正确复位不影响其功能。

30%~40%的个体中,在距离眶上裂颞侧 5~10mm 处的蝶骨大翼上有一小孔(称 Hyrtl 孔或脑膜泪腺孔),其内有脑膜泪腺动脉走行,该动脉是眼眶原始血液循环的胚胎遗迹。在外侧开眶手术中损伤该血管,会发生快速的出血,但是出血会自动停止。

涉及眶外侧壁的病变较少见,但其可受到泪腺肿瘤的侵蚀破坏,或先天性疾病如皮样囊肿所导致的骨壁缺损[6]。眼眶外侧壁或眶缘也可因骨折而破坏,这可

能影响到外直肌的功能。三角区位于蝶骨大翼的区域,在大脑颞叶的尖端对应处增厚,含有丰富血管,也是其他部位肿瘤转移的地方。

眶底

眶底是眼眶各壁中最短的壁,通过翼腭窝与眶尖分界。主要由上颌骨及颧骨构成眶底的前外侧,腭骨构成其后部,但在成年人中,后部通常和上颌骨融合在一起。眶底终止于上颌窦的后界,而不能延伸至眶尖(图 1.4)。在外侧,眶下壁以眶下裂为界,并与眶外壁分开。眶下裂通常与眶底前半部分由薄骨板形成的眶下管相连。眶下管内有三叉神经的上颌支(V_2)。后者

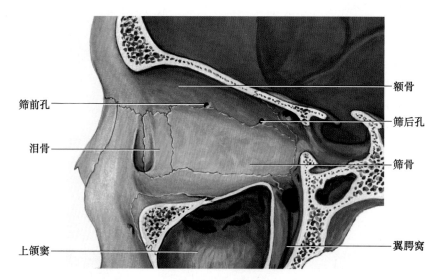

筛前孔 —

泪骨 —

上颌窦 —

额骨

筛后孔

筛骨

翼腭窝

图 1.5 眶内壁

通过距离中央眶缘下 4~5mm 的眶下孔从眼眶前方出来，其感觉神经支配下睑和面颊上部。眶下管鼻侧的眶底骨壁最薄弱，因此该部位最易发生爆裂性骨折[7]。上颌窦的炎症或肿瘤易侵犯眶下壁并向眶内蔓延。

眶内壁

眼眶内侧壁大致与正中矢状面平行，主要由筛骨纸板构成，将眼眶与筛窦分开（图 1.5）。在内侧壁的前部，上颌骨额突增厚的部分构成眼眶内下缘，其前部有泪前嵴形成泪囊窝的前部，内眦韧带的前支附着于此。泪骨很薄位于上颌骨额突后方，并形成泪后嵴。泪囊窝位于前后泪嵴之间，容纳泪囊。在鼻腔泪囊吻合术中，起始的骨孔开口很容易用止血钳通过菲薄的泪骨进行穿刺形成，但有 8% 的病例，颌泪缝更靠后，以至于厚的上颌骨额突支撑着大部分泪囊窝。在这种情况下，造骨孔就很困难，可能需要一个电钻。

在泪骨后面，筛骨纸板构成眶内侧壁的大部分。

沿着额筛缝向上与额骨相连。额筛缝是眼眶减压术中安全的进行骨切除的上限标志，不会有损伤筛板的风险。筛前孔和筛后孔位于额筛缝里，少数位于该缝上方，筛前、后动脉及神经从筛前孔和筛后孔通过（表 1.1）。这些孔的位置变异较大，筛后孔可能缺失，也可能有多个。筛前孔位于泪前嵴后22mm（范围 14~30mm）。筛后孔位于泪前嵴后 33mm（25~41mm），视神经管入口前 4~15mm 处。在临床上，这些孔的位置非常重要，用于定位重要的结构如筛板和视神经管。筛窦的血管是眼眶创伤或外科手术操作造成骨膜下出血的源头。

眶内侧壁是眼眶外伤骨折发生的常见部位，筛骨

表 1.1　眼眶的孔、裂、管和眼睑结构

孔、裂、管	内容
筛前孔	筛前神经
	筛前动脉
圆孔	上颌神经
Hyrtl 孔	脑膜泪腺动脉
眶下裂	面神经颧支
	眶下神经
	眶下动脉
骨性鼻泪管	鼻泪管
视神经管	视神经
	眼动脉
筛后孔	筛后神经
	筛后动脉
眶上裂	第Ⅲ、Ⅳ、Ⅵ、V_1 对脑神经（额、泪腺、鼻睫神经）
总腱环	第Ⅲ、Ⅵ对脑神经，鼻睫神经
眶上孔	眶上神经
	眶上动脉
茎乳孔	第Ⅶ对脑神经
	耳后动脉
颧面孔	颧面神经
颧颞孔	颧颞神经

纸板和眼眶组织会疝入筛窦[8]。内直肌会被嵌顿在骨折片中,导致眼球水平运动受限。筛骨纸板对筛窦黏液囊肿的生长几乎没有限制作用,囊肿缓慢生长并侵入眶内,使内直肌甚至视神经向外侧移位。但与眶底相比,眶内壁会对钝性伤引起的骨折有更大的抵抗力,很大程度是由于气房周围的蜂窝状骨板,而眶底没有。鼻窦的炎症可能通过筛骨纸板或筛孔扩散,在眶内壁形成骨膜下脓肿。在甲状腺相关性眼病的眼眶减压术中,移除筛骨纸板和一些气房使内直肌和眼眶脂肪组织脱出至窦内,从而缓解眼球突出[9,10]。

视神经管

视神经管位于眶尖内侧蝶骨内(图 1.2)。长 8~12mm,在后内侧上方与正中矢状面呈 35°角。视神经管内有视神经通过,在其正下方是眼动脉。

眼球运动的肌肉

眼球近似球体,直径约 24mm,位于眼眶前 1/2。控制眼球运动的六条眼外肌附着于眼球壁(图 1.6)。四条眼直肌起自眶尖的 Zinn 环,该纤维环与视神经孔和眶上裂处的眶骨膜和硬脑膜相延续。直肌向前走行,眶内脂肪将其与眶骨膜分开。直肌穿过眼球筋膜止于巩膜,从角膜缘到每条直肌附着点的距离是不同的。通常其与角膜缘的距离从内直肌(5.3mm)至下、外、上直肌(7.9mm)[1] 依次增大。通过这些附着点连成一条虚构的线,即 Tillaux 螺旋。

在 CT 和 MRI 扫描成像上,直肌的肌腹是有一定组织密度和厚度的梭形体,附着于眼球壁处的肌腱最薄[4]。由四条直肌形成的假想的锥体称为肌锥,其内空间称为肌锥内间隙,直肌与眶壁之间的空间称为肌锥外间隙。

上斜肌起自 Zinn 环上,在视神经孔的内上方。沿着眶内侧壁的上方向前走行至眼眶内上角的滑车,其肌腱通过滑车后反折,向外、向后走行并止于眼球后上方。

下斜肌起自上颌骨上的一小凹陷,在泪囊窝的外下方。下斜肌向后外走行,在下直肌下方交叉后,止于眼球的后外部黄斑附近。在前方,下斜肌和下直肌的肌鞘与眶缘后 Tenon 囊共同构成 Lockwood 下方悬韧带。在眶下方手术中,一定注意不要损伤下斜肌,注意它位于眼眶下缘的正后方,在眼球突出患者,其位于眶下缘上或前方。

许多疾病会影响眼外肌。在甲状腺相关性眼病中,由于眼肌肥大伴脂肪组织增生引起的眼球突出是其早期表现。大多数肌腹增粗是由于糖胺多糖的高渗状态和水肿引起,但肌腱无明显增粗。眼眶肌炎是一种特发性疾病,以炎症侵犯一条或多条眼肌为特点,通常肌腹和肌腱都增粗。转移性肿瘤通常好发于有大量血液供应的眼外肌,并且可能作为一局灶性结节出现在一条或多条眼外肌中[11]。在眶壁骨折中,眼外肌通常因水肿或出血而变得更圆,当肌肉嵌顿入骨折处时,肌肉向骨折部位呈牵拉状态[4]。

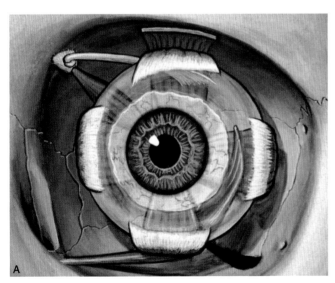
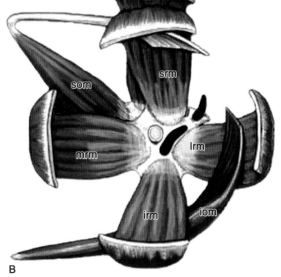

图 1.6　支配眼球运动的肌肉。**A.** 眼外肌与眼球。**B.** 眼外肌。Iom,下斜肌;irm,下直肌;lrm,外直肌;mrm,内直肌;som,上斜肌;srm,上直肌

眶内运动神经

眶外肌受第 Ⅲ、Ⅳ、Ⅵ 对脑神经的支配（图1.7）[12]。动眼神经（第 Ⅲ 对脑神经）起自中脑的动眼神经核。进入海绵窦并在其外侧壁的硬脑膜中

向前走行。在海绵窦的前面,加入来自劲动脉交感神经丛的交感神经纤维。动眼神经从海绵窦入眶,穿过 Zinn 环后分成两支。上支支配上直肌和提上睑肌。下支发出纤维至下直肌、内直肌和下斜肌（表1.2）。

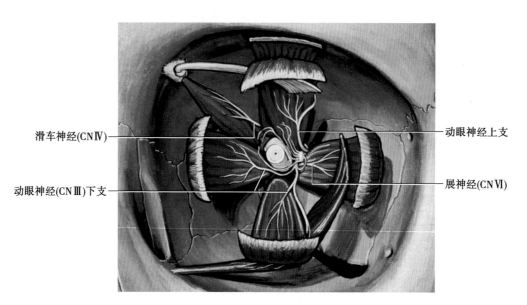

图 1.7   眶内运动神经

滑车神经(CNⅣ)
动眼神经(CNⅢ)下支
动眼神经上支
展神经(CNⅥ)

表 1.2   眼眶和眼睑的神经及其分支
神经:靶组织
视神经（CN Ⅱ）:视网膜神经节细胞
动眼神经（CN Ⅲ）:上直肌、提上睑肌、内直肌、下直肌、下斜肌,附加睫状神经节的副交感神经纤维
滑车神经（CN Ⅳ）:上斜肌
展神经（CN Ⅵ）:外直肌
三叉神经（CN Ⅴ）:
眼支（V_1）:额部分支:额部、上睑内侧、眉间
泪腺分支:泪腺、上睑外侧
鼻睫分支:虹膜、睫状体、鼻筛窦黏膜、睑内侧及结膜、鼻背
上颌分支（V_2）:眶下分支:下睑、面颊、上唇
颧支:颧颞分支:颞侧皮肤、附加促泪腺分泌的副交感神经纤维
颧面分支:面颊
面神经（CN Ⅶ）:额肌、降眉间肌、降眉肌、眼轮匝肌、面部运动肌
交感神经:眼球和眼眶的血管平滑肌、在眶下裂及眼睑中沿着眶筋膜分布的平滑肌
副交感神经:虹膜和睫状肌、泪腺分泌纤维、睑板腺
CN,脑神经

滑车神经（第 Ⅳ 对脑神经）起自中脑动眼神经核

复合体尾部(caudal end of the oculomotor nuclear complex)的滑车髓核。滑车神经向前延伸穿过海绵窦的硬脑膜,并在外侧壁的硬脑膜中动眼神经的下方走行。滑车神经在 Zinn 环上方穿过眶上裂入眶。在与眶顶相邻的眶外间隙,滑车神经穿过上直肌和提上睑肌复合体,沿着上斜肌的外表面走行,在其后 1/3 处进入上斜肌。滑车神经在眶顶的位置容易因钝性创伤而受损,在眶上方手术分离眶骨膜时,滑车神经也可能受到损伤。

展神经（第 Ⅵ 对脑神经）起自脑桥的运动神经核,并在颅内弯曲走行至海绵窦,在窦体内与颈动脉相邻,位于三叉神经内侧。展神经穿过眶上裂和 Zinn 环入眶,并在肌锥内间隙的外侧走行,支配外直肌。

眶后部的病变和外科手术可能会影响这些神经,从而影响眼外肌。导致特征性的眼球运动障碍及眼球移位,其程度取决于受损神经的数量。动眼神经上支受损通常导致上睑下垂。当三对脑神经同时受到损伤时,其发病部位常常位于眶尖或海绵窦内[13,14]。

眶内感觉神经

视神经严格来说不是感觉神经而是起自视网膜神经节细胞的中枢神经。双眼的鼻侧纤维在视交叉处交叉并且继续在视束内走行至外侧膝状体,然后交换视

神经元后投射至枕叶视皮质。视神经的眶内部分约3cm长,并且有点弯曲以适应眼球的运转。视神经向后走行穿过视神经管,在视神经管内与眼动脉相伴。在 CT 和 MRI 成像上,视神经穿过视神经管至视交叉,位于脑垂体后方。由于神经的直径大约只有 3mm,因此高分辨率薄片扫描对视神经成像非常重要。神经病变可导致其增粗,影像学上通常有特定的改变。视神经胶质瘤典型表现为视神经呈梭性肿大,视神经鞘脑膜瘤表现为视神经呈管状增厚[15]。视神经呈低密度,但鞘膜信号增强,呈曲型的双轨征。视神经炎表现为鞘膜信号不规则增厚且表面粗糙。

　　眼眶的感觉神经分布主要来自三叉神经(第 V 对脑神经)的眼支。眼支在海绵窦内发出分支并进入眶上裂,这些分支包括泪腺神经、额神经、鼻睫神经(图1.8)。泪腺神经在 Zinn 环上方进入肌锥外间隙,并向泪腺和上睑走行。额神经在提上睑肌和上方眶骨膜之间向前走行,并在眶上缘的眶上孔走出眼眶。鼻睫神经是唯一一个穿过 Zinn 环进入肌锥内间隙的分支,经视神经上方从外侧向内侧走行。鼻睫神经发出小的感觉神经分支,穿过睫状神经节,形成睫状后短神经并走行至眼球。当鼻睫神经到达眼眶内侧,发出睫状后长神经进入眼球后方。鼻睫神经继续在眶内侧向前走行,发出筛前神经和筛后神经,然后转为滑车下神经出眶。感觉神经会受到炎症和肿瘤的影响。上睑和前额的感觉异常,尤其是伴眼球运动受限时,应警惕眶尖或海绵窦病变。眶内的神经性肿瘤,如眶上部的神经纤维瘤和神经鞘瘤,通常影响感觉神经。眼睑和前额皮肤肿瘤可以沿着感觉神经扩散至眼眶深部和海绵窦。

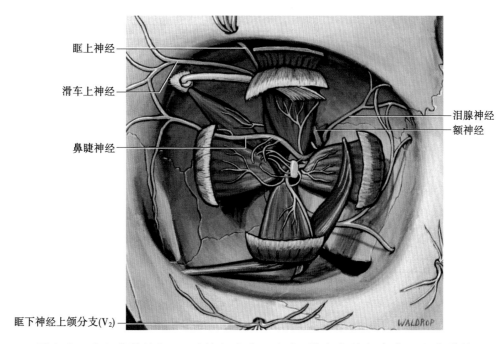

眶上神经

滑车上神经

鼻睫神经

泪腺神经

额神经

眶下神经上颌分支(V₂)

WALDROP

图 1.8　眼眶感觉神经,三叉神经分支。眶上、滑车上神经在进入眶上裂前并入额神经

自主神经系统

　　眼和眼眶的交感神经起自下丘脑,沿脊髓下降至椎旁交感神经链和颈上神经节的突触。到眼眶的纤维沿着颈内动脉和颈外动脉延伸至三叉神经节和海绵窦。窦内的准确关系尚存在争议,但这些纤维可能沿着一个或多个通路延伸,包括眼动脉、三叉神经、眼眶运动神经,或者直接通过眶上裂至睫状神经节[1]。交感神经纤维通常沿着上颌动脉和神经经过翼腭窝进入眶内。

　　一些交感神经穿过睫状神经节(无交换神经元),并在睫状短神经内走行至眼球。另一些绕开睫状神经节,汇入睫状长神经,并进入眼球调节血管收缩和虹膜括约肌。其他分支起自眶尖部弥散的交感神经丛,支配不同的眼眶组织,包括泪腺和受交感神经支配的睑部肌肉。

　　副交感神经纤维起自动眼神经核复合体的 E-W核,并在动眼神经中走行,穿过眶上裂至眼眶。然后通过小的感觉分支进入睫状神经节,交换神经元后发出睫状后短神经,支配睫状肌和瞳孔括约肌。

　　一些副交感神经纤维通过很迂曲的行程到达翼腭窝的翼腭神经节,并在此交换神经元。去眼眶的分支伴随上颌动脉、眶下动脉及眶下神经穿过眶下裂至眶下部。有分泌功能的副交感神经纤维经过颧神经的分支到达泪腺。

眼眶的动脉供应

供应眼眶的动脉是起自颈内动脉的眼动脉（图1.9）。眼动脉在视神经的颞下方通过视神经管进入眼眶，并发出分支至眼眶组织[16,17]。大约80%的个体，

眼动脉在视神经上方，从其颞侧穿到鼻侧，20%在视神经下穿过。眼动脉分支在这两种情况下可能存在变异。视网膜中央动脉通常是第一分支（表1.3）。沿着视神经的下方走行，大致在眼球后1cm处穿过硬脑膜。泪腺动脉是眼动脉进入眼眶后的第二分支，向前上走行至泪腺。分支到达上睑的颞侧，与面部颞浅动脉汇合。颞侧和鼻侧睫状后长动脉起自泪腺动脉的两旁，并向前与视神经平行行至眼球[18]。

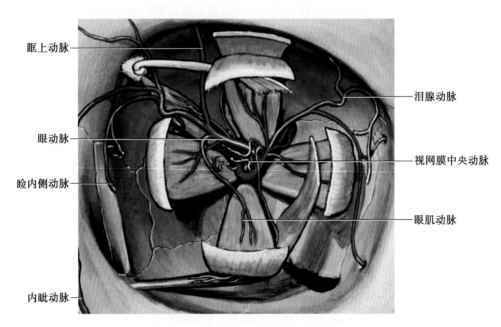

眶上动脉

眼动脉

睑内侧动脉

内眦动脉

泪腺动脉

视网膜中央动脉

眼肌动脉

图 1.9　眼眶动脉

表1.3　眼动脉分支[*]

视网膜中央动脉
颞侧睫状后动脉
泪腺动脉
上直肌和提上睑肌分支动脉
筛后和眶上动脉
鼻侧睫状后动脉
内侧肌肉分支
上斜肌和内直肌分支动脉
结缔组织分支
筛前动脉
上睑内侧分支
下睑内侧分支
鼻背支

[*]眼动脉分支存在变异，尤其当眼动脉经过视神经上方或下方时；本表所列的是经过视神经上方时眼动脉的分支情况[1]

眼动脉在眼眶后方越过视神经，并发出多种肌支进入直肌和斜肌的表面。眶上分支通过肌锥外间隙上方，经过眶上孔出眶。眼动脉穿过肌锥内鼻侧间隙，沿

着肌锥外鼻侧间隙前行，成为鼻额动脉，继续前行终止于滑车上动脉和鼻背动脉。这些动脉与内眦动脉及来自颈外动脉系统的其他面部动脉汇合。

在正常人眼眶CT或MRI图像上，可以看到眼动脉这个血管在视神经外下方进入眼眶。在眶尖部眼动脉越过视神经从颞侧走向鼻侧。有时候可以看到其向前内侧走行至内直肌。眼眶病变很少直接影响眼动脉。通常动脉瘤和动静脉畸形，在血管造影上可以看到增大的血管团。

眼眶的静脉引流

眼眶静脉引流是通过眼上静脉和眼下静脉及其分支，向后引流入海绵窦（图1.10）[19]。眼上静脉起自眶缘内上方的内眦分支，滑车下和面部静脉系统的眶上静脉。当它向后走行从鼻侧至颞侧在眶中上部越过视神经，与筛前静脉、涡静脉、并行的眼下静脉分支、眼外肌静脉分支和泪腺静脉汇合，继续向后走行通过眶上裂进入海绵窦。

眼静脉可以发生病变，如眼眶静脉曲张，其影像学

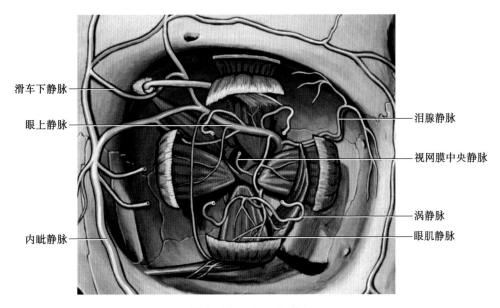

图 1.10 眼眶的静脉

滑车下静脉

眼上静脉

内眦静脉

泪腺静脉

视网膜中央静脉

涡静脉

眼肌静脉

上表现为不规则的肿块,有时候是扩张的血管。扩张的眼上静脉提示颈动脉海绵窦或硬脑膜海绵窦静脉压的增高,同时表现为巩膜上血管呈螺旋状改变和眼外肌充血[20]。

眼睑

眼睑的重要功能是保护眼球,它使泪液均匀散布在眼球表面,并促使其流至内眦进入泪液引流系统。睫毛防止从眼前飘过的微粒进入眼内,自主和反射性眨眼动作保护角膜免受损伤和强光。

眼睑为角膜前的泪膜提供重要的组成成分,促进泪腺的分泌。这些成分产生于副泪腺,包括 Wolfring 腺、Krause 腺、结膜的杯状细胞和睑板的 Meibomian 腺[21]。睫毛的 Moll 腺和 Zeis 腺的分泌物排向与其紧邻的睫毛,其分泌的油脂可润滑睫毛,同时分布于泪膜的外层以减慢泪液的蒸发。

在成年人中,上下睑缘之间的空隙称睑裂,睑裂高度约 8~10mm,睑裂宽度约 30~31mm。上、下睑在内眦和外眦处形成大约 60° 的夹角,有一定的种族差异[22]。平视时,儿童的上睑缘位于上方角膜缘,成年人的上睑缘遮盖上方角膜 1.5~2.0mm。下睑缘通常位于下角膜缘。

睑缘厚约 2mm,后缘表面覆盖结膜上皮细胞,以及间断排列的睑板腺开口,前缘被皮肤表皮覆盖,其上长有睫毛(图 1.11)。前、后缘被灰线分开,灰线是眼睑手术中的重要标志。

上睑的重睑线为一水平皱褶,是由提上睑肌腱膜

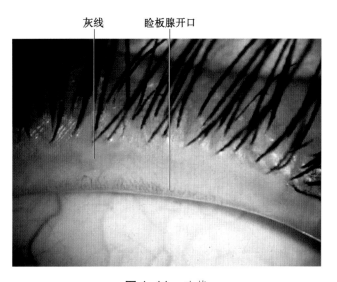

灰线　　睑板腺开口

图 1.11 睑缘

附着至轮匝肌肌间隔膜所形成(图 1.12)。在非亚裔人,重睑线位于睑缘正上方 8~11mm 处。如果该重睑线在上睑手术中发生破坏,一定要通过去除条形轮匝肌,或埋线的方法进行修复,以保持正常的外观,并且防止上睑提肌腱膜前脂肪向下移位或眼睑皮肤下垂。在亚洲人中,上睑的重睑线可能是单个,且位置低,或者两个,后者是由于眶隔的脱垂或上睑提肌腱膜上的脂肪组织造成的[23],也可能是与眼睑和眶缘解剖的变异有关[24]。

下睑的褶痕还没有明确的定义。通常前、后睑板自睑缘到该点融合为一个整体,并使其作为一个整体进行运动。该褶痕先天性缺陷可导致眼睑赘皮,造成下睑缘皮肤和眼轮匝肌向上卷曲至睑缘上,俯视时较

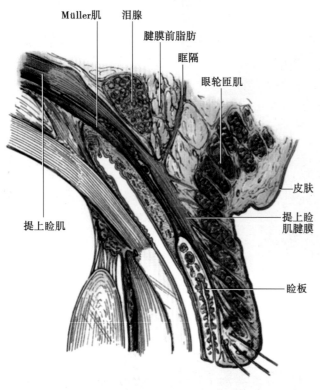

图 1.12   上睑的横截面

平视时更为严重。这就使下睑睫毛倒入角膜。这种情况可以通过眼睑整形术给予纠正[25]。

眼轮匝肌

眼轮匝肌是复杂的横纹肌,位于上、下睑的皮肤下。眼轮匝肌分为相互衔接的三部分,分别是眶部、眶隔前部和睑板前部(图 1.13)[1]。眶部在眶骨缘的前面,起自上颌骨额突的止点和内眦韧带。其纤维围绕

眶缘,在眼睑外侧联合处形成椭圆形结构,并在起始处下方终止。

眼轮匝肌的睑部位于从眶缘到睑缘的可运动眼睑的前面。肌纤维在眼睑周围形成半椭圆形,固定在内、外眦韧带处。尽管这部分在每个眼睑中形成一个独立的解剖单位,但从解剖结构上来说,通常再将其分成两部分,即眶隔前轮匝肌和睑板前轮匝肌。

眶隔前部眼轮匝肌位于上、下睑眶隔之前,肌纤维分别垂直起源于内眦韧带的上、下边界,围绕眼睑周围呈弓形,终止于外眦韧带水平部。

睑板前轮匝肌覆盖在睑板表面。其纤维在上、下睑中分别起源于内眦韧带的浅头和深头。肌肉通过眼睑泪液引流系统的壶腹部,并增厚覆盖泪小管,在泪液引流过程中充当泵的作用。部分肌纤维沿上、下睑走行,垂直于皮肤表面并穿行于睑板腺之间,称为 Riolan 肌,可以协助睑板腺体分泌。

许多病因都可以引起眼轮匝肌功能紊乱。创伤和既往手术引起的机械限制和瘢痕会导致瞬目减少、眼睑闭合不全或眼睑异位。原发性眼睑痉挛是由基底神经节中多巴胺能神经递质缺失导致的一种双侧颅脑运动障碍[26]。出现眼周肌肉的不自主收缩,导致视觉障碍,一些患者会出现功能性失明[27]。

眼轮匝肌麻痹可能与特发性或贝尔麻痹(Bell palsy)有联系。腮腺手术或听神经瘤切除与面部外伤一样可能会损伤面神经。眼睑闭合不全可能会导致角膜外露、溃疡甚至失明(参见第 31、32 和 35 章)。

轮匝肌后的筋膜层

轮匝肌后的筋膜层是一个位于眼轮匝肌和眶隔上

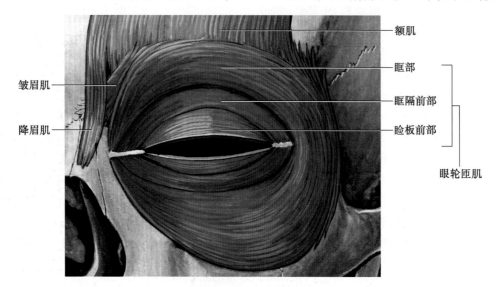

图 1.13   轮匝肌

睑提肌腱筋膜复合体之间的无血管、疏松的网状结构。该平面是外科手术中的重要标志，可避免术中眼睑内出血，并可识别眶隔。纤细的筋膜穿行于眶隔和眼轮匝肌之间，以维持眼睑的完整层状结构。在眼睑手术中，这些纤维的连续性发生中断是导致继发性上睑赘皮的原因，可在眼睑手术后发生。

眶隔

　　眶隔在解剖上是多层膜结构，呈弓状起始于眶缘（图 1.14）[28]。与眶骨膜内层延续，形成眼眶筋膜系统最前面的隔膜层。在弓状缘，最外层（眶骨膜）延续为前额骨膜，内层（眼眶筋膜层）形成眶隔延伸进入眼睑[1]。

　　在眼睑内，眶隔形成一个几乎连续的层面，将前、后睑板分开。眶隔的终末纤维止于上睑提肌腱膜的上方，在高加索人眼睑中，大约在睑板上 3~5mm 处。在下睑，眶隔在睑板下数毫米处与下睑囊筋膜汇合，并且共同止于下睑缘[1,29]。在外科手术中，由于眶隔附着在眶骨缘上，所以可以通过向远端牵拉并感到存在一定张力来对其进行识别。在任何眼睑手术中，不能封闭眶隔，因为有引起缩短和眼睑闭合不全的风险。

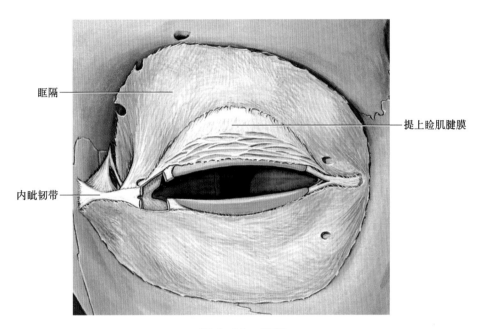

图 1.14　眶隔

眶隔

提上睑肌腱膜

内眦韧带

腱膜前脂肪间隔

　　腱膜前脂肪间隔位于上、下睑的眶隔正后方。上睑的腱膜前脂肪垫和下睑的睑囊筋膜脂肪垫是眼眶肌锥外脂肪的前移，它们被薄的纤维鞘所包围。纤维鞘来源于前部眶隔系统的前延。在手术中，这些脂肪垫是重要标志，可以帮助快速识别眼睑缩肌[30]。脂肪垫位于上睑提肌腱膜的前面和下睑睑囊筋膜的前面。眶隔无力和松弛会导致脂肪袋向外凸，形成老年人中常见的眼袋。

　　在上睑，有两个脂肪垫，分别是内侧脂肪垫和中央脂肪垫（图 1.15）。内侧脂肪垫呈白色，包含大量较厚的小叶间隔。在眼睑整容术或上睑下垂的手术中，需要切除里面的脂肪，打开这些间隔使脂肪自由脱出。在上睑的外侧，泪腺位于眶缘的下方。当筋膜支持系统变的松弛，泪腺会下垂，在眼睑外侧形成突起，可误诊为脂肪袋[1]。泪腺呈分叶状实性结构，颜色为粉红色至米黄色。

　　在下睑，有三个脂肪袋，每个都被纤维隔分开。内侧脂肪袋和中央脂肪袋被下斜肌的腱膜分开。在下睑整容术或任何眶下部手术中，一定要注意避免损伤该结构。

主要的眼睑缩肌

　　在上睑，提上睑肌起自 Zinn 环，向前走行时，与上直肌相邻。在眶上缘后面，其宽约 18mm，并且可以看到其肌鞘变宽变厚，该结构水平前行穿过眶上部，鼻侧附着于滑车周围筋膜，颞侧附着于泪腺周围，构成 Whitnall 眶上横韧带（图 1.16）。

　　Whitnall 韧带的作用尚存争议。但它为筋膜系统提供了支撑作用，维持了眶上各种解剖结构间的空间关系。从解剖关系来看，Whitnall 韧带作为一个防止

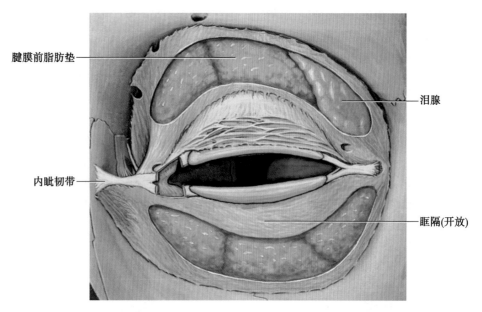

图 1.15　腱膜前脂肪间隔

腱膜前脂肪垫

泪腺

内眦韧带

眶隔(开放)

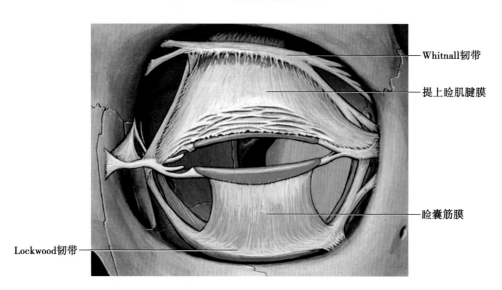

图 1.16　提肌和 Whitnall 韧带

Whitnall韧带

提上睑肌腱膜

睑囊筋膜

Lockwood韧带

提上睑肌和上直肌向后偏移的重要韧带[1,31]。在上睑下垂的修复手术中,一定要注意避免切断该结构,以防止提上睑肌脱垂以及切除更多的提上睑肌。

从 Whitnall 韧带开始,提上睑肌继续向下走行大约 14~20mm,止于睑板缘附近[1,32]。大部分纤维终止于纤细的相互连接的筋膜组织,向前下延伸止于睑板前眼轮匝肌的束间隔膜。这些相邻板层的上界位于上睑重睑线处。随着拉伸或腱膜断裂,这些束间隔膜的下面部分可能会因腱膜眶隔复合体的向上回缩而断裂,导致上睑重睑线向上移位。

成年人后天性上睑下垂最常见的原因是由于上睑提上睑肌腱膜变细、退化和拉伸。有时候腱膜可表现为自发断裂,但从睑板上直接断裂很罕见[33,34]。根据病因通过对腱膜进行缩短并重新固定于睑板来修复上睑下垂。先天性上睑下垂通常是肌源性原因,由于上睑提肌发育缺陷所致。上睑下垂通常与上睑提肌功能减弱有关。

在下睑,下睑囊筋膜是一个很薄的纤维膜,起自 Lockwood 韧带和下直肌与下斜肌周围的鞘膜[35]。然后向上走行,并在睑板下大约 4~5mm 处与眶隔的纤维汇合。从该接合点开始,形成一个共同的筋膜继续向上走行止于睑板下缘。

睑内翻和睑外翻在获得性眼睑位置异常中最为常见[36]。通常由于筋膜囊断裂或拉伸退化、睑板和眦韧带松弛导致的水平张力减弱引起[37]。随着解剖结构复杂性的增加,眶隔前眼轮匝肌深部固定的缺失可能使睑板上纤维回缩至睑缘,导致获得性机械性眼睑赘皮。多种因素的相互作用决定了眼睑位置的异常。可以通过手术纠正这种缺陷。

交感辅助性眼睑缩肌

上、下睑的平滑肌受交感神经支配,并且作为辅助性眼睑缩肌(amlessory retractors)。在上睑,睑板上缘的 Müller 肌起自上睑提肌下表面,Whitnall 韧带的前面[38]。Müller 肌向后下走行至上睑提肌腱膜,并附着于此(图 1.17)。止于上睑板上缘的前面,通过狭窄的结缔组织带与睑板胶原纤维融合[39]。从解剖上来讲,该结缔组织带没有什么功能,只是个短腱而已。在下睑,交感神经支配的肌肉较难确定;纤维走行在睑囊筋膜后面,止于下睑板下缘[40]。

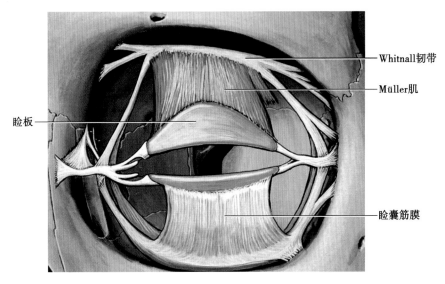

图 1.17　上睑的 Müller 交感肌

交感神经麻痹会导致 Horner 综合征。该综合征有三个特征性表现,即患侧上睑下垂、瞳孔缩小、同侧面部无汗。Müller 肌的过度刺激对甲状腺眼病眼睑退缩的作用较小。在甲状腺眼病眼睑退缩手术中,常常没有发现该肌肉过度肥大。但是,上睑提肌和 Müller 肌的瘢痕性收缩和上穹窿结膜悬吊韧带的收缩可能起重要作用。矫正上睑退缩需要切除或回退 Müller 肌,在 60%~65% 的患者中,需要与提上睑肌腱膜回退相联合[41]。最近,提倡把全层眼睑切开术作为一个简单有效术式来矫正上睑退缩[42]。

睑板

睑板是由致密的结缔组织组成,厚约 1~1.5mm,可保持眼睑结构的完整(图 1.18)。睑板水平长约 25mm,并且逐渐弯曲以适应眼球前面的形态。上睑的睑板中央垂直高度是 8~12mm,下睑是 3.5~4.5mm[1]。每个睑板内有 Meibomian 腺体,上睑约有 25 个,下睑约有 20 个。这些腺体分泌脂质,与睫毛毛囊无关,参与角膜前泪膜脂质层的形成[43]。由脂质、细胞碎片或角化异常引起的 Meibomian 腺小导管阻塞[44] 会导致肉芽肿性炎症及感染,临床表现为睑板腺囊肿[37](参见第

10 章)。

眦韧带

在内侧,睑板通过结缔组织束形成内眦韧带的下支。上支、前支、下支汇合后共同形成一个结实的韧带(图 1.19)。前支从内侧通过止于上颌骨的眶突,起主要支撑内眦角的作用。后支起自上支、前支连接处附近的共同韧带,在泪小管间通过,止于 Horner 肌前的泪后嵴。后支对内眦角产生向后拉力,以使其紧贴眼球。内眦韧带的上支呈弧形结构从前、后支发出,为内眦角提供垂直方向的支撑作用[45]。但是,它也形成泪囊窝的软组织顶,并且在泪泵机制中扮演重要角色。泪泵机制将在第 30 章中讨论。内眦韧带的后支和上支的关系,同 Horner 肌和 Riolan 肌的纤维连接一样,局部显微解剖证据显示,在眼睑闭合时泪囊上部扩张而下部受挤压,在睁开眼睑时,上泪囊受挤压[46]。

在颞侧,睑板通过未完善发育的纤维束形成外眦韧带的下支[47]。这些纤维束形成了外眦韧带的主体,止于外侧眶缘后的眶骨结节。

结膜

结膜是覆盖在眼睑后面和角膜旁眼球前表面的黏

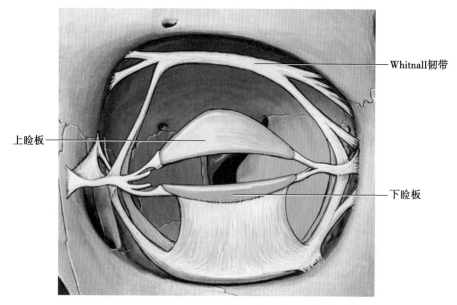

图 1.18 睑板

内侧标注：上睑板
右侧标注：Whitnall韧带、下睑板

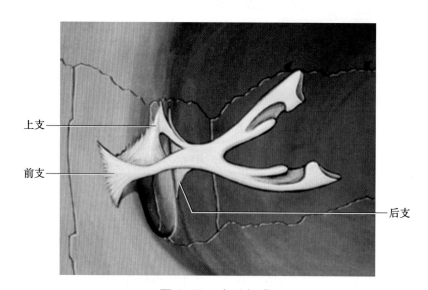

图 1.19 内眦韧带

左侧标注：上支、前支
右侧标注：后支

膜组织。结膜眼睑部分覆盖在 Müller 肌和睑板的后面。与穹窿结膜相延续，并在此与球结膜结合。下穹窿通过悬韧带进行支撑，该悬韧带起自 Lockwood 韧带。上穹窿被起自 Whitnall 韧带区域细小结缔组织悬吊支撑。在一些眼睑手术中，这些悬吊结构可能发生断裂，可用缝线从结膜通过上睑提肌腱膜或睑囊筋膜对其修复，防止结膜脱垂。

眼睑的神经

运动神经

眼轮匝肌和额肌的运动神经起自面神经（第Ⅶ对脑神经）的颞支和颧支（图 1.20）。面神经有两个根，粗大的运动根支配额肌和眼轮匝肌以及一些咀嚼肌。细小的感觉根伴有特殊的感觉纤维，感知来自舌前的味觉，外耳道、软腭和邻近的咽部的感觉，同时也伴有促进泪腺分泌的副交感神经。

面神经在大脑皮质的投射区域是中央前回的下部。面神经通过脑桥，在此处大部分交叉至对侧的面神经核。面神经核被分为上、下两部分，上部分支配额肌、眼轮匝肌的上部和皱眉肌，下部分支配其他的面部表情肌。运动神经的轴突离开面神经核，并从小脑角处的脑干出去。运动神经轴突在这里易受到来自与其相邻的扩张或松弛的小脑动脉造成的交叉压迫，可以导致老年患者出现偏侧颜面痉挛。

运动支通过面神经管至膝状神经节，并从茎乳孔

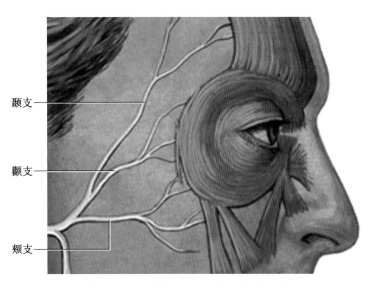

颞支———

颧支———

颊支———

图 1.20　面神经支配轮匝肌和额肌

出颅,进入腮腺后方分成两支。上方的颞面支通常再细分为颞支和颧支,支配额肌和眼轮匝肌。颞支在肌肉下方沿着耳屏下至眶上缘颞上 1.0~1.5cm 处之间走行。当颞支通过眼眶外侧,其位置变得表浅,并且通常分成 3~4 支。前支和中支支配额肌和眼轮匝肌的上部。在眼睑内,终末支垂直走行在轮匝肌后的筋膜层。手术时若采用重睑线切口,可以切断此神经,有时可以导致术后眨眼无力和暂时眼睑闭合不全。

颞面支的颧支通过皮下脂肪深处的颧弓。到眼睑的分支位置较深相对安全,大约距腮腺 5cm 处。然后颧支变得浅表,支配眼轮匝肌的下部。

感觉神经

眼睑的感觉神经起自三叉神经的眼支(V_1)和上颌支(V_2)(图 1.8)。上睑的感觉传入通过眼支的主要终末分支,眶上神经,滑车上神经和泪腺神经传至眼支。下睑感觉冲动经过眶下神经传至上颌支。

三叉神经是由一个小的运动神经元和一个大的感觉神经元组成。运动神经纤维支配咬肌和其他的咀嚼肌。感觉神经纤维提供眼、面、头皮的痛觉,触觉,温度觉和本体感觉。这些神经元向后通过三叉神经的眼支、上颌支和下颌支,然后再通过梅克尔腔(Meckel cave),在位于海绵窦后部外侧的三叉(Gasserian)神经节内进行换元。二级感觉神经元延伸至脑桥尾部。

三个主要分支中,眼支(V_1)有来自眼睑和眼眶的感觉传入神经。上颌支(V_2)由下睑和面颊上部的神经组成。眼支从 Gasserian 神经节前面开始延伸,沿着海绵窦外侧壁滑车神经下方向前走行。在海绵窦内,接收与动眼神经、滑车神经和展神经伴行的细小的感觉神经分支,可以感知来自眼外肌的信息。

泪腺神经是眼支中最小的分支。通过位于 Zinn 环上的眶上裂入眶。沿颞上肌锥外间隙向前走行,进入泪腺。在进入泪腺前,与一些来自颧颞神经的小分支汇合,上颌支有来自翼腭神经节的副交感性分泌运动神经纤维。一些泪腺感觉神经的终末分支穿过腺体或在腺体周围,终止于结膜和上睑外侧的皮肤。

额支通过 Zinn 环上方的眶上裂入眶,并沿着眶顶向前内侧走行。通常分成两个分支,滑车上神经和眶上神经。滑车上神经向前内方走行,在滑车上方通过,并在眼眶内上缘穿过眶隔。向上走行至前额中央,接收来自前额下部和上睑内 1/3 的感觉神经冲动。眶上支在眶骨膜下眼眶中线附近向前走行。在眶上切迹或眶上孔出眶,分为四个分支。传送来自前额、结膜和上睑中央 2/3 区域皮肤的感觉神经冲动。

眼支的鼻睫支通过眶上裂和 Zinn 环进入眼眶肌锥内间隙。入眶后不久,发出一小的感觉支,该感觉支通过睫状神经节后在睫状后短神经内向前走行至眼球。接着鼻睫神经走行转向内侧,在眶尖前 8~12mm 处越过视神经上方,并发出 2~3 支睫状长神经。睫状长神经与睫状短神经并行,穿过视神经旁的巩膜,继续走行至虹膜、睫状肌和角膜。睫状长神经也含有来自海绵窦交感神经丛至虹膜括约肌的自主神经传出纤维。

鼻睫神经主干继续沿内侧走行,发出一支或多支筛神经的分支,这些分支通过筛孔接收来自鼻窦和筛窦黏膜的感觉神经冲动。鼻睫神经的终末部分接收自眼睑内侧、结膜内侧、泪阜、泪囊和鼻旁的感觉传入冲动。

眼睑的血液供应

眼睑的血供丰富,有颈内动脉系统的眼动脉及颈外动脉的面动脉供血,并且两个系统相互吻合。眼睑后层有来自眼动脉分支的动脉弓供应血液。在上睑,睑缘动脉弓位于睑缘上 2mm 处,周围动脉弓位于睑板上缘,行走于提上睑肌腱膜和 Müller 肌之间(图 1.21)。眼睑内侧由来自眼动脉终末分支的内上方眼睑血管供应血液。眼睑外侧由来自泪腺动脉的外上方眼睑血管供应血液。下睑周围动脉弓是由来自内侧和外下方的眼睑血管供应血液。在眼睑重建术中,应尽可能保留眼睑动脉弓。眼睑前层是由面横动脉、颞浅动脉和角动脉供血。

眼睑静脉回流系统组织结构稍微欠佳,主要是将血液引流至面静脉系统,但也可经眶上静脉、滑车上静脉和滑车下静脉与眶静脉汇合(图 1.22)。

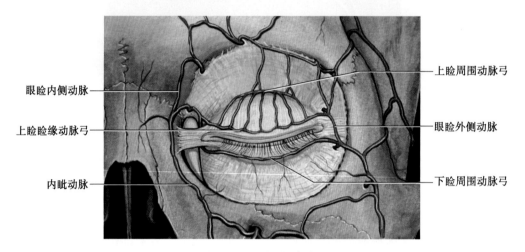

图 1.21 眼睑动脉

眼睑内侧动脉
上睑睑缘动脉弓
内眦动脉
上睑周围动脉弓
眼睑外侧动脉
下睑周围动脉弓

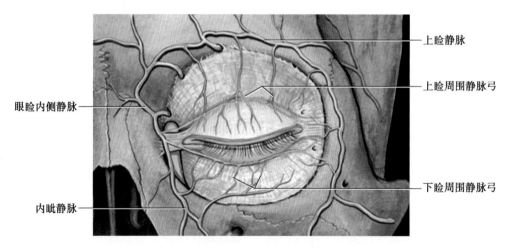

图 1.22 眼睑静脉

眼睑内侧静脉
内眦静脉
上睑静脉
上睑周围静脉弓
下睑周围静脉弓

眼睑有大量的淋巴引流。传统认为,上睑的外侧 2/3 和下睑的外侧 1/3 引流至腮腺深部淋巴结和颌下淋巴结。上睑的内侧 1/3 和下睑的内侧 2/3 向内下引流至颈前淋巴结。但最近研究表明,还存在其他的引流方式[47]。眼睑皮下组织的大量切除或眼睑外下区域的深部切口会造成淋巴管破坏,导致持续性淋巴水肿。

泪器系统

泪器系统是由位于眼眶颞上泪腺窝中的泪腺和泪液引流系统组成,泪液引流系统是由泪小点、泪小管、泪囊和眼眶前内侧的鼻泪管组成(图 1.23)。眼睑推动泪液至内眦,在内眦流入上、下睑的泪小点。泪小点是直径约为 0.3mm 的小孔,距离眦角 5~7mm 处[1]。在泪小点的开口,泪小管最初垂直走行约 2mm,然后扩张形成一膨大的囊,称壶腹部。泪小管水平部直径约 1~2mm,其从壶腹部向泪囊延伸,间距约 7~8mm。泪小管走行弯曲,在眼轮匝肌收缩过程中尤其明显。因此,在泪道探查手术中,应该向外侧牵拉眼睑,使泪小

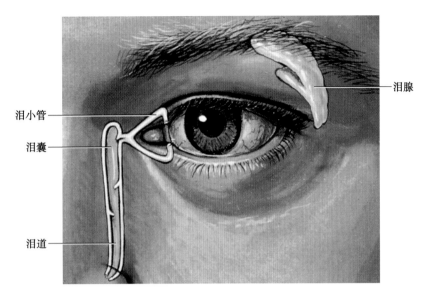

图 1.23　泪器系统

管变直,并且探查角度与拉紧的睑缘平行,以防损伤泪小管。

　　多数情况下,上、下泪小管在进入泪囊前汇合形成一个共同的泪总管。泪总管斜行进入泪囊形成 Rosenmuller 瓣膜。该瓣膜可防止眼泪从泪囊逆流至睑裂,其作用在儿童较成人更有效。当鼻泪管阻塞时,瓣膜作用或炎性水肿会阻止黏脓性物质回流,临床上表现为泪囊炎伴脓肿。

　　泪囊是导管膜状结构,内衬已进化无纤毛的呼吸上皮。位于由上颌骨额突和泪骨前面 1/2 形成的泪囊窝处。泪囊窝前界是上颌骨的泪前嵴,后界是位于泪骨的泪后嵴,泪囊窝部的上颌骨相对较厚并且很难穿透,但泪骨部分薄如纸。在泪囊鼻腔吻合术中,用止血钳通过泪骨进入鼻腔会更容易。

　　除了泪囊窝的骨性部分,泪囊前面由复杂的软组织环绕,并位于内眦韧带前支和后支的后面,位于内眦韧带上支上方的泪囊呈闭合状(图 1.24)。因此,泪囊是完全密闭的,内部由隔膜分隔,独立于眼睑和眼眶组织。泪囊壁的最外层由纤维结缔组织构成。眶隔前眼轮匝肌的深头(有时候指 Jones 肌)止于内眦韧带的上支并从中穿过,从而影响泪囊中泪液的流动。此外,Horner 肌沿着内眦韧带的后支止于泪后嵴,通过泪囊的外后侧,其收缩会改变泪囊的容积。

　　膜状泪囊直径 1.5 ~ 2.5mm,垂直长度约 12 ~ 15mm。泪囊体从内眦韧带上方开始向下延伸至骨性鼻泪管的开口。在这里泪囊变小,在泪囊和鼻泪管附近形成一个峡。该管在上颌骨的鼻泪管中继续向下,沿着鼻腔内壁至下鼻甲下的开口。鼻泪管正常方向是向后并稍向外。在鼻泪管探查术中,要始终记住该结构,避免损伤黏膜下层,形成瘢痕。

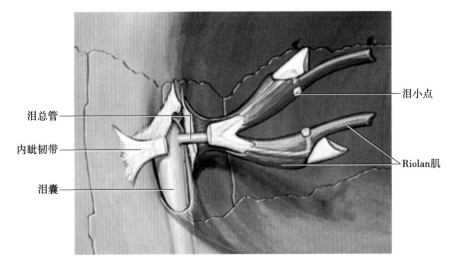

图 1.24　泪小管、泪囊及内眦韧带

鼻泪管开口于距鼻翼缘大约 40~45mm 处下鼻甲[48]，在穿过鼻黏膜前，鼻泪管延续成为一个扩大的乳头，鼻泪管终末的褶皱黏膜在此形成鼻泪管皱襞（Hasner 瓣）。在先天性鼻泪管阻塞患者，该瓣膜是闭锁的。

成年获得性泪溢可能因泪小点或泪小管的狭窄或阻塞，但最重要的原因是鼻泪管壁的炎性纤维化[49]。围术期评估可以确定可能阻塞的部位和最合适的手术方式[50,51]。在大多数病例中，鼻腔泪囊吻合术可以治愈泪囊下部或鼻泪管处病变所导致的泪溢。当泪小管阻塞时，可能要采取泪小管重建的方法，但在很多患者中，结膜泪囊鼻腔吻合术联合 Jones 管植入将会缓解泪溢。

在先天性鼻泪管阻塞中，病因为鼻泪管中 Hasner 膜闭锁。该膜在出生后半年可以自发性开放。如果不开放，采用鼻泪管探查通常可以治愈（参见第 9 章）。

眶周解剖

海绵窦

海绵窦是一对位于眼眶后颅中窝底部的结构，在蝶鞍和垂体的两边[52]。海绵窦的前方通向眶上裂和眶尖[53]。眼眶的眼上、眼下静脉向后方回流至海绵窦。有四对脑神经通过海绵窦和眶上裂入眼眶。这些神经分别是第Ⅲ对脑神经、第Ⅳ对脑神经与第Ⅵ对脑神经和三叉神经的眼分支（V_1）（图 1.25）。在眼眶病变中，可能涉及这些神经血管结构，并且眶部的肿瘤或炎症会通过眶上裂进入海绵窦。海绵窦和眶尖连接处的病变会导致眼球或眼眶的功能障碍。症状有助于确定

病变位置，也有助于诊断和治疗方案的制定。眶上裂综合征包括通过眶上裂的结构受到挤压，例如第Ⅲ对脑神经、第Ⅳ对脑神经与第Ⅵ对脑神经的麻痹，或三叉神经眼支（V_1）的感觉障碍。眶尖综合征包括眶上裂和视神经的病变。大部分海绵窦后方的病变会产生眶尖综合征伴 Horner 综合征，并可累及在海绵窦中央穿出的 V_2 分支（上颌神经）。

鼻腔

鼻是由鼻中隔分开的一对鼻腔组成。鼻中隔是一块由厚的黏膜软骨膜包绕的骨和软骨板所组成，下睑遭受创伤和肿瘤切除术后，可采用鼻中隔重建下睑。鼻腔外侧壁有成对的骨性凸起，分别是下、中、上鼻甲（图 1.26）。中鼻甲和上鼻甲是筛骨的一部分，下鼻甲是一块单独的骨头。每个鼻甲下方的区域称鼻道。鼻泪管开口于下鼻道，在下鼻甲下方，外鼻孔后方约 30~35mm，鼻底上方 4~18mm 处[1]。前组鼻窦（上颌窦，前组筛窦和额窦）与中鼻道相通，后组鼻窦（后组筛窦和蝶窦）与上鼻道相通。

钩突是中鼻道前方一个光滑的、覆有褶皱黏膜的隆起，其上界是可变的，但通常起自中鼻甲的前方附近，曲折向后下走行，与漏斗和上颌孔（maxillary osteum）的前面紧邻（图 1.26）。该结构在鼻泪囊和鼻泪管的正前方，在内镜泪囊引流术中是一个重要的解剖标志。然而在 63% 个体中，钩突可能在泪囊上方[54]。

鼻窦

鼻窦充满气体，是鼻腔呼吸部分的延伸。有四对鼻窦，根据其所在骨头进行命名，分别是上颌窦、额窦、蝶窦和筛窦（图 1.27）。

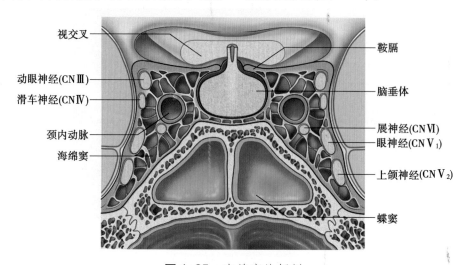

视交叉
鞍膈
动眼神经(CN Ⅲ)
滑车神经(CN Ⅳ)
脑垂体
颈内动脉
展神经(CN Ⅵ)
海绵窦
眼神经(CN V_1)
上颌神经(CN V_2)
蝶窦

图 1.25   海绵窦的解剖

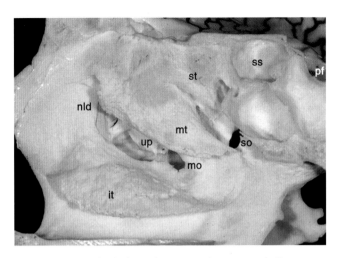

图 1.26　鼻腔外侧壁。it,下鼻甲;mt,中鼻甲;
mo,上颌孔;nld,鼻泪管的位置;pf,垂体窝;
so,蝶骨孔;ss,蝶窦;st,上鼻甲;up,钩突

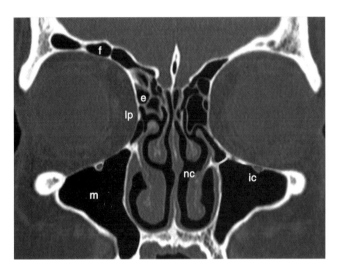

图 1.27　CT 骨窗扫描显示鼻窦和鼻。e,筛窦;
f,额窦;ic,眶下管;lp,纸板;m,上颌窦;nc,鼻腔

上颌窦最大,呈锥状。前壁形成面颊的上颌面,后壁将其与颞下窝外侧和翼腭窝后方分开。上颌窦的薄顶形成眶底,眶底有从后至前的骨性眶下管,三叉神经上颌支的远端从中通过。由于眶底很薄,是眼眶爆裂性骨折发生的常见部位,可伴有筋膜组织或下直肌嵌入上颌窦。上颌窦是鼻窦恶性肿瘤最常发的部位,向后可累及翼腭窝和眶尖或直接通过窦顶至眶下部。

筛窦是由大量单独的筛房组成,筛房被薄骨板分开,形成复杂通路和盲道,类似蜂窝状的气房。这些气房在大小和数量上存在很大变异,少数体积较大气房与眼眶内壁骨折有关。筛窦外侧壁是很薄的纸板,将筛窦与眶内分开。该结构很容易被肿瘤、筛窦炎症或外科操作所破坏。鼻丘气房是最前面的气房,并且在55%个体中,它们有时候可以延伸至泪骨下方[54],泪囊

鼻腔吻合术中有时在此处可以看到它们。骨性视神经管沿着后组筛骨气房的边界走行。

蝶窦在所有鼻窦中位置最靠后。位于中线上,通常被一薄的隔膜分开,有时分开不全。位于颅前窝和颅中窝连接处的颅底。前界是后组筛骨气房,后界是垂体窝,外界是颈内动脉和海绵窦。视交叉位于蝶窦上。视神经管沿着蝶窦的外上方,在蝶骨小翼的下方走行。蝶窦肿瘤可以延伸至海绵窦和眶尖。

在所有鼻窦中,额窦的位置最靠前和最靠上。它们是一对在额骨中存在不同气化程度的不规则的空间。前方一厚板将额窦与前额分开,后方有一相对薄板将额窦与大脑额叶分开。额窦的薄底形成眼眶的上壁。病变如黏液囊肿可能会使眶上壁扩张或侵蚀。

颞下窝和翼腭窝

颞下窝位于眼眶外下方,被蝶骨大翼分开。有颈外动脉和颞浅动脉,颈内静脉和翼腭静脉丛引流来自海绵窦和眶下的血液。第Ⅶ对脑神经、第Ⅸ对脑神经、第Ⅺ对脑神经及三叉神经上颌支(V_2)经过该区域。

在颞下窝的内侧是翼腭窝。这是一个颅底下的小空间,在上颌窦的后面,眶尖和眶下裂的下方(图1.28)。三叉神经上颌支从后方通过圆孔进入翼腭窝,沿着颧神经分支经过眶下裂入眶。翼腭窝的良性和恶性肿瘤原发或继发于邻近组织,进而扩展至眶尖。

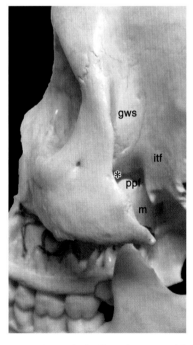

图 1.28　颞下窝和翼腭窝。gws,蝶骨大翼;itf,颞下窝;m,上颌骨;ppf,翼腭窝

眼眶解剖和成像的相互关系

CT 是基于一束 X 线穿过不同密度的组织而得到的图像。因此 CT 不易通过电磁辐射来区别两种密度相等的组织。骨头密度高,能有效阻止 X 线的穿透,故典型的成像为没有任何细节的白色。骨窗设置被调整为更接近骨成像的对比水平,故可以看清骨组织细节的变化(图 1.29)。MRI 依赖磁场中运动的质子,基于被扫描组织的生化特点而成像。因为骨骼中质子很少,因此骨头不能很好地在 MRI 上成像[4]。

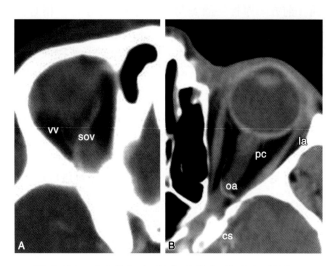

图 1.29　CT 软组织窗水平位扫描眼眶所显示的重要血管结构。A. 眼眶上部。B. 眼眶中部。cs,海绵窦;la,泪腺动脉;oa,眼动脉;pc,睫后动脉;sov,眼上静脉;vv,涡静脉

在 CT 图片上,眶顶在眼眶上方呈现一弧形低骨密度线,将眶与颅前窝分开(图 1.30)。在颅内,眶上壁表面呈轻微的起伏状,代表着大脑的脑沟和脑回。从前面,通过眼眶前方可以看到眶顶内成对的额窦。

眶底在 CT 骨窗上呈现为一个很薄的骨板,将眼眶和上颌窦分开(图 1.27 和图 1.30)。上颌窦含有气体,通常成像为黑色。眶下神经血管束从前至后走行于眶底中央部的眶下神经管内。在冠状位呈现为一个有骨密度的圆形或椭圆形结构,软组织密度位于其中央。对眶底进行病理性评估,最好使用冠状位 CT 的骨窗进行扫描[8]。在爆裂性骨折时,下直肌朝碎骨片方向呈垂直延伸,提示下直肌在骨折部位有嵌顿;临床上表现为持续性垂直复视。

眼眶内壁大致相互平行,也与正中矢状面平行。在 CT 和 MRI 上,它们是由筛骨纸样薄板组成,并将眼眶内侧与薄骨小梁间隔的大量气房分开(图 1.27)。筛骨后方,蝶骨体内包含充满气体的蝶窦,并延伸至眶

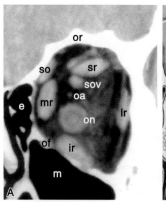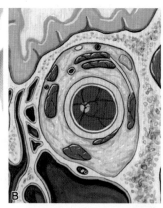

图 1.30　A. 冠状位 CT 扫描。B. 眼眶示意图。e,筛窦;ir,下直肌;lr,外直肌;m,上颌窦;mr,内直肌;oa,眼动脉;of,眶底;on,视神经;or,眶顶;sov,眼上静脉;sr,上直肌

尖。筛骨前方,可以看到泪囊窝是一个以前、后泪嵴为界小凹陷。鼻泪管充满气体时,CT 扫描图片为黑色;但通常因含有黏液,CT 扫描时呈组织密度影。

在 CT 和 MRI 水平扫描图片上,眼外直肌呈梭形条带外观,中等组织密度,在肌腹最粗,在肌腱处最薄。它们位于邻近眶壁数毫米处眼眶脂肪内。接近眼球时,肌腹至肌腱逐渐变薄,并与邻近巩膜附着(图 1.31)。上斜肌位于眼眶内上方,与额骨相对(图 1.30)。下斜肌很难识别,因为下斜肌位于眼眶内下方,在眶缘后呈水平走向。通过眼球下方做低位手术切口时,可以看到在巩膜后外侧有一个较厚的眼肌及其止端[4]。

眼动脉通过视神经管在视神经的后下方进入眼眶。水平位上,眼动脉在眶尖附近在视神经上方从外

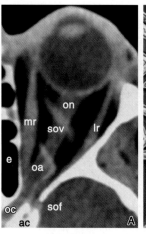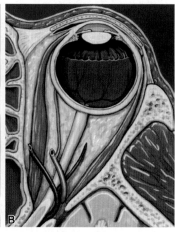

图 1.31　A. CT 水平位扫描图像。B. 眼眶示意图。ac,前床突;e,筛窦;lr,外直肌;mr,内直肌;oa,眼动脉;oc,视神经管;on,视神经;sof,眶上裂;sov,眼上静脉

侧穿至内侧,然后在眼眶内侧继续前行(图 1.31~图 1.33)。在冠状位,眼动脉在眶尖附近呈圆形低密度影,位于视神经外侧,然后向内侧走行于视神经和上直肌之间,这种改变在前面的扫描切面上更为明显。在冠状位上,通常额动脉是一个圆形低密度影,邻近眶上壁中央。

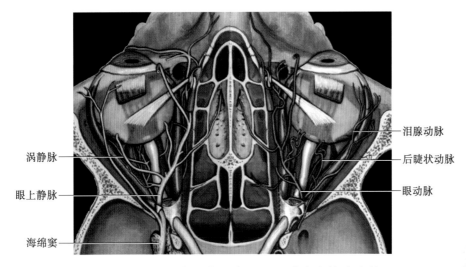

图 1.32　眼眶水平位示意图显示动脉和静脉血管

泪腺动脉
后睫状动脉
眼动脉

涡静脉
眼上静脉
海绵窦

眼上静脉起自眼眶内上缘附近,向后走行越过位于眶中部上方的视神经,从内侧穿至外侧,在眼眶上方呈一个直径为数毫米的弯曲结构(图 1.31~图 1.33)。在眶尖偏后的层面中,可以看到眼上静脉通过眶上裂进入海绵窦。

通过对眼眶前面进行分层扫描,可以看到泪腺是一个位于眼眶外上方邻近额骨的中等密度椭圆形团块。在水平位和冠状位扫描时均易识别。

鼻窦是眼眶周围充满气体的空腔。额窦、筛窦和上颌窦被分别当做眼眶上壁、内侧壁和下壁。CT 骨窗扫描可以看到鼻窦通过薄骨壁将其与眼眶脂肪分开。

在水平位扫描图像的后段,可以看到视神经管位于蝶窦外侧和前床突内侧(图 1.33)。两个视神经在位于垂体漏斗前方的视交叉汇合(图 1.34)。在视交叉的两侧和下方是一对海绵窦,其内含有颈内动脉的乙状窦部分。

图 1.33　水平位 CT 眼眶扫描。cs,海绵窦;e,筛窦;lg,泪腺;lr,外直肌;ls,泪囊;mr,内直肌;oa,眼动脉;oc,视神经管;pf,垂体窝;sb,蝶骨;so,上斜肌;sof,眶上裂;sov,眼上静脉;zb,颧骨

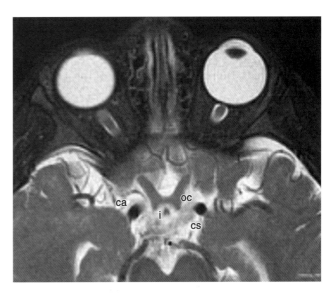

图 1.34　水平位 MRI 扫描眼眶和视交叉图像。ca,颈动脉;cs,海绵窦;i,垂体漏斗;oc,视交叉

总 结

眼眶、眼睑和泪腺系统的解剖非常复杂。在小的骨性区域内，即使邻近的组织其类型也存在较大差异。在眼眶或眼整形手术中，详细掌握组织的解剖结构和关系至关重要。眼眶和眼睑中的脂肪对其组织空间起到填充作用，这也导致手术中眼眶及眼睑的解剖结构及层次常常难以分辨。因此，手术野层次的定位通常依赖于手术者头脑中非常清晰的解剖影像，这只有通过对解剖知识透彻的理解才能做到。

参考文献

*1. Dutton JJ. Atlas of clinical and surgical orbital anatomy. 2nd ed. London (UK): Saunders Elsevier; 2011. p. 262.

　　This book, in its second edition, presents the most comprehensive discussion and detailed drawings of orbital, lacrimal, and eyelid anatomy currently available. The first edition was named among the 100 most important ophthalmic books published in the twentieth century, by Thompson S, Blanchard DL. Arch Ophthalmol 2001;119:761–3.

2. Aviv RI, Casselman J. Orbital imaging: Part 1. Normal anatomy. *Clin Radiol* 2005;**60**:279–87.

*3. Aviv RI, Miszkiel K. Orbital imaging: Part 2. Intraorbital pathology. *Clin Radiol* 2005;**60**:288–307.

　　This paper gives a very well-illustrated review of the radiographic features of a wide variety of orbital pathologic conditions.

*4. Dutton JJ. Radiology of the orbit and visual pathways. London (UK): Saunders Elsevier; 2010. p. 408.

　　A comprehensive well-illustrated text on CT and MRI features of more than 100 orbital disorders.

5. Pinto A, Brunese L, Daniele S, et al. Role of computed tomography in the assessment of intraorbital foreign bodies. *Semin Ultrasound CT MR* 2012;**33**:392–5.

6. Qin W, Chong R, Huang X, et al. Adenoid cystic carcinoma of the lacrimal gland: CT and MRI findings. *Eur J Ophthalmol* 2012;**22**:316–19.

7. Jo A, Rizen V, Nikolic V, et al. The role of orbital wall morphological properties and their supporting structures in the etiology of "blow-out" fractures. *Surg Radiol Anat* 1989;**11**:241–8.

8. Song WK, Lew H, Yoon JS, et al. Role of medial orbital wall morphologic properties in orbital blow-out fractures. *Invest Ophthalmol* 2009;**50**:495–9.

9. Takahashi Y, Miyazaki H, Ichinose A, et al. Anatomy of deep lateral and medial orbital walls: implications in orbital decompression surgery. *Orbit* 2013;**32**:409–12.

10. Borumandi F, Hammer B, Noser H, et al. Classification of orbital morphology for decompression surgery in Graves' orbitopathy: two-dimensional versus three-dimensional orbital parameters. *Br J Ophthalmol* 2013;**97**:659–62.

11. Gupta P, Singh U, Singh SK, et al. Bilateral symmetrical metastasis to all extraocular muscles from distant rhabdomyosarcoma. *Orbit* 2010;**29**:146–8.

12. Horn AK, Leigh RJ. The anatomy and physiology of the ocular motor system. *Handb Clin Neurol* 2011;**102**:21–69.

13. Adams ME, Linn J, Yousry I. Pathology of the ocular motor nerves III, IV, and VI. *Neuroimag Clin N Am* 2008;**18**:261–82.

14. Korchi AM, Cuvinciuc V, Caetano J, et al. Imaging of the cavernous sinus lesions. *Diagn Interv Imaging* 2014;**95**:849–59.

15. Lee AG, Johnson MC, Policeni BA, et al. Imaging for neuro-ophthalmic and orbital disease – a review. *Clin Experiment Ophthalmol* 2008;**37**:30–53.

*16. Hayreh SS, Dass R. The ophthalmic artery, II. Intra-orbital course. *Br J Ophthalmol* 1962;**46**:165–85.

　　Definitive discussion of the ophthalmic artery within the orbit.

*17. Hayreh SS. The ophthalmic artery, III. Branches. *Br J Ophthalmol* 1962;**46**:212–47.

　　Excellent discussion of the orbital branches and variations in the orbit.

18. Erdogmus S, Govsa F. Anatomic characteristics of the ophthalmic and posterior ciliary arteries. *J Neuroophthalmol* 2008;**28**:320–4.

19. Brismar J. Orbital phlebography, III. Anatomy of the superior ophthalmic vein and its tributaries. *Acta Radiol Diagn (Stockh)* 1974;**15**:481–96.

20. Miller NR. Dural carotid-cavernous fistulas: epidemiology, clinical presentation, and management. *Neurosurg Clin N Am* 2012;**23**:179–92.

21. Takahashi Y, Watanabe A, Matsuda H, et al. Anatomy of secretory glands in the eyelid and conjunctiva: a photographic review. *Ophthal Plast Reconstr Surg* 2013;**29**:215–19.

22. Rhee SC, Woo KS, Kwon B. Biometric study of eyelid shape and dimensions of different races with reference to beauty. *Aesthetic Plast Surg* 2012;**36**:1236–45.

23. Kakizaki H, Leibovich I, Selva D, et al. Orbital septum attachment on the levator aponeurosis in Asians: in vivo and cadaver study. *Ophthalmology* 2009;**116**:2031–5.

24. Saonanon P. Update on Asian eyelid anatomy and clinical relevance. *Curr Opin Ophthalmol* 2014;**25**:436–42.

25. Johnson CC. Epiblepharon. *Arch Ophthalmol* 1968;**66**:1172–5.

26. Horie C, Suzuki Y, Kiyosawa M, et al. Decreased dopamine D receptor binding in essential blepharospasm. *Acta Neurol Scand* 2009;**119**:49–54.

27. Dutton JJ. Botulinum-A toxin in the treatment of craniocervical muscle spasms: short- and long-term, local and systemic effects. *Surv Ophthalmol* 1996;**41**:41–65.

28. Putterman AM, Urist MJ. Surgical anatomy of the orbital septum. *Ann Ophthalmol* 1974;**6**:290–4.

29. Meyer DR, Linberg JV, Wobig JL, et al. Anatomy of the orbital septum and associated eyelid connective tissue. *Ophthal Plast Reconstr Surg* 1991;**7**:104–13.

30. Doxanas MT, Anderson RL. Clinical orbital anatomy. Baltimore, MD: Williams and Wilkins; 1984. p. 232.

31. Anderson RL, Dixon RS. The role of Whitnall's ligament in ptosis surgery. *Arch Ophthalmol* 1979;**97**:705–7.

32. Anderson RL, Beard C. The levator aponeurosis. Attachments and their clinical significance. *Arch Ophthalmol* 1977;**95**:1437–41.

33. Dutton JJ. Atlas of oculoplastic and orbital surgery. Philadelphia, PA: Lippincott Williams & Wilkins; 2013. p. 330.

34. Dutton JJ. The evaluation and management of ptosis: a color atlas and practical guide. Singapore: PG Publishing, Ltd.; 1989. p. 156.

*35. Kakizaki H, Malhotra R, Selva D. Lower eyelid anatomy: an update. *Ann Plast Surg* 2009;**63**:344–51.

　　An excellent and up-to-date review of lower eyelid anatomy.

36. Jones LT. The anatomy of the lower eyelid and its relation to the cause and cure of entropion. *Am J Ophthalmol* 1960;**49**:29–36.

37. Dryden RM, Leibsohn J, Wobig J. Senile entropion: Pathogenesis and treatment. *Arch Ophthalmol* 1978;**96**:1883–5.

38. Kuwabara T, Cogan DG, Johnson CC. Structure of the muscles of the upper eyelid. *Arch Ophthalmol* 1975;**93**:1189–97.

*39. Kakizaki H, Malhotra R, Selva D. Upper eyelid anatomy: an update. *Ann Plast Surg* 2009;**63**:336–43.

　　Review of current knowledge of upper eyelid anatomy including latest anatomic studies.

40. Hawes MJ, Dortzbach RK. The microscopic anatomy of the lower eyelid retractors. *Arch Ophthalmol* 1982;**100**:1313–18.

41. Chalfin J, Putterman AM. Müller's muscle excision and levator muscle resection in retracted upper lid. Treatment of thyroid related retractions. *Arch Ophthalmol* 1979;**97**:1487–91.

42. Elner VM, Hassan AS, Frueh BR. Graded full-thickness anterior blepharotomy for upper eyelid retraction. *Trans Am Ophthalmol Soc* 2003;**101**:67–73.

43. Knop N, Knop E. Meibomian glands. Part I: anatomy, embryology and histology of the Meibomian glands. *Ophthalmologe* 2009;**106**:872–83.

44. Gutgesell VJ, Stern GA, Hood CI. Histopathology of Meibomian gland dysfunction. *Am J Ophthalmol* 1982;**94**:383–7.

45. Doxanas MT, Green WR, Arentsen JJ, et al. Lid lesions of childhood: a histopathologic survey at the Wilmer Institute (1923-1974). *J Pediatr Ophthalmol* 1976;**13**:7–39.

46. Thale A, Paulsen TA, Rochels R, et al. Functional anatomy of the human efferent tear ducts: a new theory of tear outflow mechanism. *Graefes Arch Clin Exp Ophthalmol* 1998;**236**:674–8.

*47. Nijhawan N, Marriott C, Harvey JT. Lymphatic drainage pattern of the human eyelid assessed by lymphoscintigraphy. *Ophthal Plast Reconstr Surg* 2010;**26**:281–5.

　　This study is the first to present anatomic data that challenges accepted concepts of eyelid lymphatic drainage.

48. Ali MJ, Nayak JV, Vaezeafshar R, et al. Anatomic relationships of nasolacrimal duct and major lateral wall landmarks: cadaveric

study with surgical implications. *Int Forum Allergy Rhinol* 2014;**4**: 684–8.

*49. Linberg JV, McCormick SA. Primary acquired nasolacrimal duct obstruction: a clinicopathologic report and biopsy techniques. *Ophthalmology* 1986;**93**:1055–63.

　　Although dated, this paper was the first to demonstrate histologic evidence of progressive fibrosis in the etiology of acquired NLD obstruction.

50. Dutton JJ. 21 Diagnostic and imaging techniques. In: Linberg JV, editor. Lacrimal surgery. New York: Churchill Livingstone; 1988. p. 19–48.

51. Dutton JJ. Clinical evaluation and imaging of lacrimal obstruction. In: Cohen AH, Mercandetti M, Bruzzo E, editors. The lacrimal system; diagnosis, management, and surgery. 2nd ed. Heidelberg (Germany): Springer; 2015. p. 75–94.

52. Knapp UJ, Konerding MA. Medial wall of the cavernous sinus: micro-anatomical diaphanoscopic and episcopic investigation. *Acta Neurochir* 2009;**151**:961–7.

53. Reymond J, Kwiatkowski J, Wysocki J. Clinical anatomy of the superior orbital fissure and the orbital apex. *J Craniomaxillofac Surg* 2008;**36**:346–53.

54. Soyka MB, Treumann T, Schlegel CT. The Agger Nasi cell and uncinate process, the keys to proper access to the nasolacrimal drainage system. *Rhinology* 2010;**48**:364–7.

2

第2章 基础遗传学和遗传性综合征

YU-HUNG LAI,JENINA E.CAPASSO,and ALEX V.LEVIN

引言

畸形是由遗传畸变,致畸环境暴露,或者感染引起的先天性异常。其他引起先天性身体异常的原因包括分裂(disruptions,如由羊膜带引起的面裂或眼睑畸形)和变形(deformations)(如由羊水过少引起的关节挛缩或后斜头畸形)。

先天性畸形在新生儿中发病概率是 59.6‰,即表示全球范围内每年有 790 万新生儿患病[1]。大部分出生缺陷(39.7‰~82‰的存活新生儿)与基因相关[2,3]。43%~70%的出生缺陷的患儿在 5 岁之前死亡[1]。许多患先天畸形存活的儿童伴随着终身残疾,包括身体、心理和眼面部畸形所致的视力障碍。

认识由基因引起的眼面部畸形可帮助眼科医师制定适当的干预,给患者家庭提供有关病因学及再发病风险的咨询,寻找可能有关联的眼部和系统的畸形,找到为患者及家庭提供相关支持和帮助的组织机构,提供预后的信息。随着基因治疗及其他基因基础干预的发展,使基因修复干预治疗成为可能。因此,基因学的基础知识对于眼整形外科专家是必需的。

基础科学

基因由 DNA 组成。所有的基因有共同的结构包括外显子和内含子。外显子是基因中最终会被翻译为蛋白质的 DNA 序列。内含子是介于外显子之间的 DNA 序列,以确保每一段外显子适当地结合在一起。

遗传信息由 DNA 转换成信使 RNA(mRNA)的过程被称作转录[4]。翻译是由 mRNA 编码蛋白质的过程

(图 2.1)。直观点讲,DNA 用几乎相同的语言被转录成 mRNA,然而 mRNA 用完全不同的语言被翻译,即蛋白质语言。翻译发生在核糖体上,转运 RNA(tRNA)转运每个 mRNA 密码子相对应的氨基酸合成蛋白质[5]。这里有几个这个过程的图解和动画的网址提供给有兴趣的读者[6~8]。

DNA 由四种核苷酸组成,每种都包含四种碱基之一:腺嘌呤(A)、胸腺嘧啶(T)、胞嘧啶(C)和鸟嘌呤(G)。DNA 一次被读取三个核苷酸:每三个一组,叫做密码子,在蛋白质翻译中特定的位置对应特定的氨基酸。外显子由一系列不同的长度的密码子组成,一些密码子指导翻译过程终止,然而另一些密码子指导这个过程开始。

基因序列的变化可能会也可能不会致病。大多数变化是多态性变化,是引起人类的自然变异而不会致病。突变是导致机体发生疾病或者功能障碍、甚至使机体不能存活的一个序列变化。在有些案例中,如果其他基因可以代偿缺陷基因的功能,突变也是可以接受的。

突变通过不同的途径影响转录和翻译(图 2.2)。当核苷酸从一个编码氨基酸的密码子被转换成一个终止子,导致翻译提前结束并形成缩短的蛋白质产物,就发生了无意义的突变。导致一种氨基酸置换为另一种氨基酸的 DNA 改变叫做错义突变,它产生含有相同数量氨基酸的蛋白质,但是该蛋白的结构和功能都发生了变化。移码突变是指一个或多个碱基缺失或插入基因序列导致序列读码框发生改变:例如,在序列 ACT-GAACTT 中插入一个 G,使序列转化为 ACGT-GAACTT,会导致初始的三个三联密码子(ACT、GAA、CTT)读码时转换为(ACG、TGA、ACT),引起氨基酸读取的混乱,导致无功能蛋白质的合成。

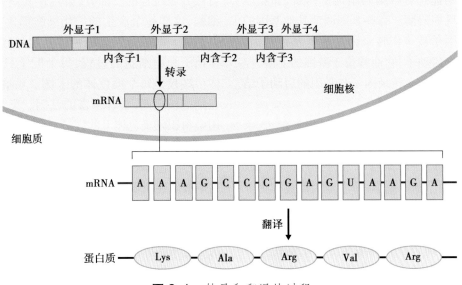

图 2.1　转录和翻译的过程

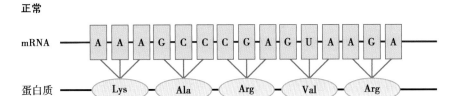

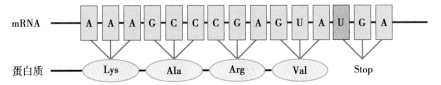

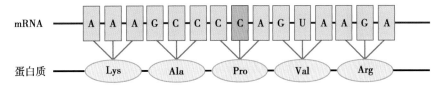

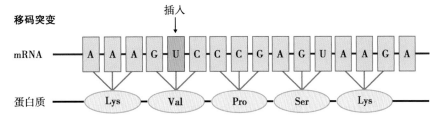

图 2.2　突变的类型示意图

基因有许多功能。有些编码结构蛋白质,如胶原和纤维蛋白。有些编码酶。有些基因调节其他基因的活动。这些调节因子被称作转录因子或者发育基因。每个基因都有一个启动子,它通常位于基因的上游,控制或调节该基因的转录。转录因子与基因的启动子结合,以启动或控制 DNA 转录[9]。

人类大约有 25 000~30 000 个基因分布在 23 条染色体上。1 号到 22 号染色体被称为常染色体。每个个体都有两份染色体:一份来自母亲,一份来自父亲。因此,每个人都有两个基因副本,每个基因都被称为等位基因。此外,每个女性都有两条 X 染色体,男性有一个 X 和一个 Y 染色体。每个等位基因上都有一个相同的突变,被称为纯合子。如果突变只发生在一个等位基因上,则为杂合子。如果一个男性在他的一条 X 染色体上有一个基因突变,他被认为是半合子。如果基因的两个副本都有突变,但突变(同一基因)是不同的,则这个人是复合杂合子。

每条染色体都有一条短臂(p)和一条长臂(q)。染色体异常可以是数值上的或者结构上的。染色体具有结构特征,可以用来定位畸变或基因。在细胞有丝分裂和减数分裂的过程中,着丝点是染色体的(中心)狭缩区域,这是一个重要的结构。有丝分裂是体细胞

自然分裂过程的一部分,染色体复制并分裂成两个子细胞,这样每个产生的后代细胞都含有 46 条(23 对)染色体。减数分裂是染色体复制和分裂形成配子,产生精子和卵细胞的过程,每个配子只包含 23 条染色体。端粒是每个染色体的末端。亚端粒区域,即着丝点到端粒之间,含有丰富的基因。染色体显带技术利用染料识别染色体上的区域,将染色体分成区、带和亚带。一种特定的命名法用于描述这些区域:2P13.4 特指 2 号染色体短臂 1 区 3 带 4 亚带。从着丝点到远端,这个数值逐渐增加。条带不是基因,而片段系统与条带不相对应,因为不同的染料会产生不同的条纹。每段条带可能含有许多基因。采用命名细胞遗传学的国际系统也适用于标测染色体[10]。结构变化可能是原发的(发生于怀孕期间)或获得的(通常与肿瘤疾病有关)。染色体结构异常包括转位、反转位、环状改变和其他可能破坏基因功能的变异(图 2.3~图 2.5)。平衡易位表示在一条染色体上发现来自另一条染色体的片段,但没有染色体片段的丢失或损坏。父母的表型是正常的,但是他或她的后代可能会遗传因染色体不平衡所导致的各种各样的结果。环状改变、反转位、易位和其他畸变可能导致特定基因在终止点时发生染色体的改变或复制数量的变化——获得或丢失染色体上的 DNA。

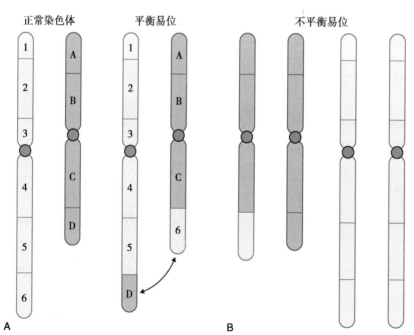

图 2.3　染色体易位。A. 绿色染色体的片段 6 被转移到蓝色染色体上。蓝色染色体的片段 D 被转移到绿色染色体上,染色体物质无丢失,所以这是一个平衡的易位。B. 这个患者遗传了一条正常的绿色染色体和一条从图 A 所示在亲本那里获得的有绿色片段 D 的蓝色染色体。从另一个亲本那里得到一个正常的绿色和正常的蓝色染色体。因此,患者有一条有额外片段的绿染色体,但是也有一条缺少一个片段的蓝染色体。这是一个不平衡的易位

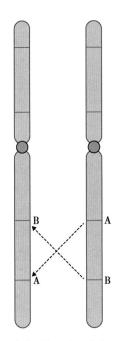

图 2.4 染色体倒位。如果基因在断点被破坏,可能会导致疾病

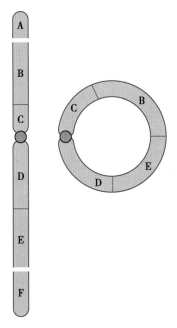

图 2.5 环形染色体。注意染色体两条片段已被删除(A 和 F)

因此,基因疾病可能由单个基因突变或涉及多个基因的染色体畸变引起的。还有许多超出了本章范围的导致基因疾病的其他机制。例如,一些基因转录成 RNA,但是从未翻译成蛋白质。这些微小 RNA(miRNA)起调节功能[11]。它在细胞核中转录、加工,然后转运到细胞质中,在那里它们会影响其他基因的产物 mRNA 翻译。当发生异常时,微小 RNA 在器官发育不良上有重要的作用。例如无眼畸形[12]、肿瘤发生[13]、青

光眼和白内障。

流行病学

在世界范围内,遗传性疾病导致儿童失明占 14%~44%,在美国则占 10%~20%[14]。在发达国家中,染色体异常大约占先天性缺陷的 6%[3]。例如,在世界范围内,21 三体据估计在 1000 个存活的新生儿中出现一个[15]。据估计,有超过 10 000 种单基因疾病能发生在人类身上[16]。人类单基因疾病的患病率大约为 1%[16]。在发达国家中,出生缺陷中 7.5% 可能由单基因缺陷导致[3]。在一些低收入和中等收入的国家,近亲结合比率可能高达 20%~50%,导致常染色体隐性疾病的发病率增加[17]。受基因和环境影响的多基因遗传病占所有出生缺陷的 20%~30%[3]。

在孟德尔遗传疾病中,58% 涉及多个器官或系统,眼睛是其中最常受累的器官之一[18]。这些疾病对寿命和功能有着深远的影响。在缺陷的个体中,只有 42.5% 有正常的寿命,而 23.7% 在生育年龄之前就死亡。那些患有眼部相关孟德尔遗传疾病的人可以存活相对较长的时间,但是伴有终身的视力障碍。在西班牙一项研究中,分析了 100 多万名新生儿,发现无眼畸形/小眼畸形、先天性白内障和眼缺损是最常见的先天性眼畸形[19]。该研究的作者发现在患有眼畸形综合征的婴儿当中,染色体、常染色体隐性、环境因素、常染色体显性等致病因素分别占 60%、15%、10% 和 5.83%。大多数眼畸形的患者同时患有其他系统性疾病:肢体异常(59.3%),耳/面部障碍(47.1%),中枢神经系统疾病(42.5%),和肌肉骨骼系统的障碍、不包括肢体异常(42.2%)。

发病机制和病因学

常见的疾病遗传模式

单基因遗传疾病遵循经典的孟德尔遗传模式:常染色体显性遗传,常染色体隐性遗传,X 连锁隐性遗传和 X 连锁显性遗传。表 2.1 给出了各种有眼部畸形表现的例子的多种遗传类型。

当致病基因位于一个常染色体(1~22 号染色体),且只有一个基因副本是突变的,这个疾病属于常染色体显性遗传。它可以从双亲中继承,也可以是患者自身突变而来。受累的患者,不论性别,有 50% 的风险将突变传递给孩子,不管患者或患者孩子的性别。

表 2.1　伴有眼部病变的遗传疾病

遗传方式	合并眼部畸形的综合征	突变基因
常染色体显性	Apert 综合征	FGFR2(10q26)
常染色体显性	眼咽型肌营养不良症	PABPN1(14q11.2)
常染色体隐性	Fraser 症	FRAS1(4q21.21) FREM2(13q13.3) GRIP1(12q14.3)
常染色体隐性	Achalasia-Addisonianism-Alacrimia 综合征	AAAS(12q13.13)
X 连锁隐性	Lenz 小眼球综合征	BCOR(Xp11.4)
X 连锁显性	Goltz 综合征	PORCN(Xp11.23)P
线粒体	慢性进行性眼肌麻痹(CPEO)	线粒体基因缺失
染色体畸变	唐氏综合征	21 三体型
染色体畸变	特纳综合征	女性染色体 X(XO)

常染色体显性遗传疾病可表现不完全外显率和不同的表现度。外显率指的是疾病的临床表现，是一种表型的表达。如果一个人有突变，但是没有异常的临床症状，这叫做不外显。不同的表现度是指表观表达的范围，同一个突变发生在不同患者，程度有轻微有严重，甚至表现出不同的畸形。例如，在同一个家庭，在常染色体显性遗传性神经纤维瘤病 1 型 NF-1 基因突变的个体中，一个可能有严重的眼睑或眼眶丛状神经纤维瘤，而另一个可能没有丛状神经纤维瘤，而患有视神经胶质瘤(参见第 18 章)。

常染色体显性疾病影响眼眶的例子包括颅缝早闭综合征，如 Apert 综合征[20]。相关的眼部表现包括屈光不正和由眼外肌异位、畸形或缺失引起的斜视、上睑下垂、时常导致暴露性角膜炎的眼球突出，视乳头水肿和视神经萎缩[20,21]。Apert 综合征由位于常染色体 10q26 的成纤维细胞生长因子受体 2 基因(FGFR2)突变引起[22]。这个基因在颅骨闭合的调节上起很重要的作用。Crouzon 综合征和 Pfeiffer 综合征也可以来自于一系列不同的 FGFR2 基因的点突变[23,24]。这是一个表型

异质性的例子，不同的突变发生在同一个基因上可能导致不同的疾病。先天性脑神经异常支配综合征(如 Moebius 综合征，眼外肌先天性纤维化，眼球后退综合征)，Treacher Collins 综合征和泪腺发育不全也是常染色体显性遗传疾病。

一个基因的两个副本都发生突变产生不正常的表型的时候，就发生了常染色体隐性遗传疾病。如果双亲都是携带者(每一个都只有一个基因副本发生突变，而没有发生疾病)，他们的每个孩子有 25% 的发病风险(两份有缺陷的基因)，有 50% 的风险携带缺陷基因而没有疾病表现(一份健康的基因和一份有缺陷的基因)，有 25% 的机会继承了两份正常的基因副本。一个患病者必须得与携带者或另一个患病者结合，才能生育一个患病的小孩。一般来说，随机繁殖出来一个携带者的风险小于 3%。如果是由亲戚或同族有血缘关系的两个人结合而生育的小孩，那么患常染色体隐性遗传疾病的概率就会增加。受影响的个体可能在他们的基因的每个副本上有同样的突变(纯合突变)或者在他们的基因的每个副本上有不同的突变(复合杂合突变)。表型可反映基因突变的存在，如那些影响眼外观的常染色体隐性遗传疾病，包括皮肤白化症、Achalasia-Addisonianism-Alacrimia 综合征、Fraser 综合征。

X-连锁遗传疾病与 X 染色体上的基因有关。伴眼部畸形的 X-连锁隐性遗传的例子包括先天性角化不良，Lenz 小眼球综合征，和伴眼组织缺损的小眼畸形。在女性中，X-连锁隐性遗传疾病需要两个基因副本都发生突变才能导致疾病，类似于常染色体隐性遗传疾病。然而男性只有一条 X 染色体，基因突变发生在他们的一个副本上就会导致疾病的发生。如果一个父亲患病，母亲正常，那么他们所生育的儿子都会是正常的，因为父亲传递他的 Y 染色体给儿子。他们所剩的所有女儿都将是携带者，因为父亲会将他携带有突变基因的 X 染色体传递给女儿。因此，没有男性到男性的遗传。如果母亲是携带者，她要么没有表现，要么可能有不同程度的迹象，因为莱昂作用(Lyonization)。莱昂作用是指雌性细胞中灭活其中一个 X 染色体中的过程。对于一个 X 连锁隐性疾病的女性携带者，如果正常的 X 染色体被灭活，只有"携带突变基因"细胞会表现出突变的后遗症。一般来说，失活是随机的，可让突变 X 染色体和正常 X 染色体的细胞数量相当。这导致几乎没有或没有可检测到的疾病的临床表现。如果失活是偏移的，身体的局部或者全身就会有过多的细胞不表达正常的 X 染色体而表达突变的 X 染色

体,然后疾病的临床表现就会发生。例如,X连锁眼白化病的携带者可能有"泥浆泼溅样(mud splattered)"样眼底,其中黑色素斑块代表视网膜色素上皮细胞表达正常的X染色体,而无色素斑块代表视网膜色素上皮细胞表达不正常的X染色体[25]。一些携带者体内突变的OA1基因的X染色体的细胞系也可能在其皮肤上表现出色素减退斑。

当只在一个X染色体上的一个副本发生突变,就足以导致女性患病,这被认为是X连锁显性遗传疾病。因为男性只有一条X染色体,X连锁显性遗传疾病通常是致命的或更严重的。一个患病的母亲有50%的概率怀上一个患病的孩子。男性胎儿的流产可能是X连锁显性遗传疾病的一个征象。Goltz综合征(局灶性真皮发育不全 MIM 305600)是由位于Xp11.23的PORCN基因突变引起的X连锁显性遗传疾病。这个疾病也称为局灶性真皮发育不全,是一种以皮肤受累、肢体畸形、眼部畸形和颅面受累为特征的多系统疾病。眼部表现包括无眼球畸形或小眼畸形,虹膜和脉络膜视网膜缺损,和泪管畸形[26]。其他的X连锁显性遗传的例子有Aicardi综合征和色素失调症。

其他遗传模式

染色体畸变

所有染色体数目的畸变,无论是部分还是全部,被称作非整倍性(整倍性的反义)。非整倍性疾病中最常见的是染色体重复。一条染色体的所有或部分的重复被称为三倍体。其中最常见的是21三体(唐氏综合征,图2.6)。实际上,唐氏综合征是最常见的可以存活的染色体畸变。染色体缺失,无论是整体还是部分,被称作单倍体。典型的例子发生在性染色体的改变。与X染色体相关的女性单倍体可导致Turner综合征(身材矮小,卵巢功能早期丧失,以及不孕)。虽然大多数染色体畸变导致产前或产后早期死亡,但也有数百种变异类型可以存活下来,其中很多患者合并眼部的畸形[27]。非常罕见的情况是患者的每个细胞都有一套额外的完整的染色体(总共69条染色体),被称作三倍体。

线粒体畸变

线粒体是细胞里负责通过氧化磷酸化产生能量的细胞器。他们是已知唯一含有独特的与一般染色体DNA不同结构的DNA的细胞器。线粒体DNA被翻译成蛋白质需要能量并在线粒体内完成。线粒体

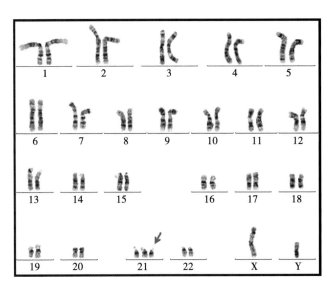

图2.6 21三体(唐氏综合征)核型(Courtesy of Barry L. Barnoski,Camden,NJ,USA)

DNA只从母亲传递给孩子,不会由父亲提供。父亲的线粒体DNA被限制在精子的尾部,在受精的时候就丢失了。线粒体需要从细胞核中产生的蛋白质来维持功能。如果一个细胞核基因突变,导致线粒体功能紊乱,这种疾病是根据上面描述的孟德尔遗传模式遗传的。如果线粒体基因突变则引起线粒体疾病,然而,突变将由母亲传递给孩子,而没有性别优势。一个例外是Leber遗传性视神经病变,这是由线粒体基因突变引起的,仅由女性传递,但是具体原因不明,男性比女性更容易受到影响。线粒体DNA突变引起的疾病的表达是相当可变的,取决于携带突变的线粒体DNA的拷贝数(突变负荷)和给定组织的细胞中线粒体的数量。

慢性进行性眼外肌麻痹的特点是渐进性的上睑下垂和眼球运动障碍。受影响的个体也可能有全身肌肉系统的受累或者心脏传导缺陷和视网膜色素变性(Kearns-Sayre综合征)。虽然线粒体DNA基因突变可以导致慢性进行性眼外肌麻痹,但核基因也可能导致该疾病的常染色体显性或常染色体隐性遗传。眼咽型肌营养不良是渐进性上睑下垂,眼球运动受限,和吞咽困难伴常染色体显性遗传的一个例子(参见第28章)。

体细胞突变和镶嵌性

体细胞突变发生在怀孕后发育中的胚胎细胞中。这产生了一种不同基因型的细胞系,称为嵌合体。嵌合可能存在于身体的任何组织(体细胞嵌合体)和(或)精子或卵细胞(生殖细胞嵌合体)。突变发生得越早,受累的细胞和组织越多。如果突变发生在双细

胞期,身体的一半细胞会携带突变。如果突变发生在胚胎发育晚期,就会有更少的细胞,更少的组织受累。Struge-weber 综合征是一种神经与皮肤功能异常疾病,其表型特征为葡萄酒胎记、软脑膜血管瘤病和眼部表现(伴或不伴血管瘤的青光眼)[28]。Shirley 等人(2013)报道说,这种疾病是由 GNAQ 基因的体细胞突变引起的[29]。突变发生在胚胎发育早期可能导致双侧大脑严重受累,而突变发生较晚可能导致部分受累,可能只是单侧面部葡萄酒胎记和眼部表现,而没有大脑的受累。眼部表现与在三叉神经 V_1 和 V_2 分布区域的面部葡萄酒色斑有关[30]。

嵌合体可能会引起眼眶的和节段性的神经纤维瘤病 1 型。前者可能没有系统的表现,除单侧蝶骨发育不良外,主要包括严重的眼眶和眼睑神经纤维瘤,眼球运动受限,青光眼和 Lisch 结节。节段性神经纤维瘤病 1 型可以表现为咖啡牛奶斑和某个区域的皮下神经纤维瘤病,但是不累及眼部[31]。

生殖细胞嵌合体的患者通常表型正常但是有将突变基因传递给后代的风险。预测这种风险很困难,因为没有实际的方法去了解携带突变的生殖细胞的百分比。因此,无法估计突变的精子或卵细胞能够受精的可能性。通过体外受精和胚胎植入前的遗传学诊断,可以检测出家族中已知的突变。据估计,患有视网膜母细胞瘤的儿童中有 5% ~ 10% 是生殖细胞嵌合体的产物[32]。一些患者应该怀疑为生殖细胞嵌合体,例如,当基因型正常的父母有两个或更多受影响的孩子时。

多基因和多因素

多基因疾病是指需要多个基因突变才能产生表型的疾病。能够影响遗传疾病的环境被称为多因素。近视是一种既多基因又多因素的疾病。双基因疾病是多基因遗传病中最简单的一种。第一种被报道的双基因疾病是由 ROM1 和 PRPH2 基因杂合突变引起的视网膜色素变性,两者自身都不是造成疾病的原因[15]。当第二基因的多态性改变了疾病的发病风险时,另一种不同的多基因疾病就发生了。Leber 遗传性视神经病变是一种多因素疾病,如果患者吸烟,就会加重线粒体基因突变的表达。

检查

核型,荧光原位杂交和微阵列

染色体畸变通常涉及多个基因,因此经常表现为多系统表型。当患者涉及多个系统的畸形,包括眼睑或眼眶,应该考虑单个基因表达眼睛以外的组织(如 Marfan 综合征的 FBN1 基因)或者一个涉及多个基因的染色体畸变,每个基因都对多系统表现负责。在后一种情况,第一个考虑到的测试可能是核型,去识别染色体结构的明显改变,比如说缺失。然而,在核型上,染色体物质的缺失或复制可能甚微难以观察到。染色体微阵列可以检测到亚微观的变化。荧光原位杂交(FISH)可用于识别染色体特定的缺失或复制。如果一个患者患有由于 11p13 缺失造成的 WAGR 综合征(Wilms 肿瘤、无虹膜畸形、生殖系统畸形、发育障碍),FISH 可以用来探测这个染色体畸变。然而染色体微阵列的使用在很大程度上减少了对 FISH 的需求,因为它可以在同一时间为不同复制数的变异筛查整个基因组,并且比 FISH 更好地确定畸变的程度。

如果核型和阵列检测到一个变异,就可以搜索文献和可用的网络数据库(http://genome.ucsc.edu/,http://decipher.sanger.ac.uk/),观察这种变异是否与患者身上类似的表型有关。测试父母的基因也对决定确定这种变异是否确实致病或确定它的来源(如平衡易位)有所帮助。人类可能携带大量完全良性的变异。在某些情况下,父母和孩子可能会有相同的变异。除非两个人都表达病理表型,否则改变很可能是良性的。当一种病理性变异先前没有被报道过,我们可以研究该区域的基因(http://genome.ucsc.edu/http://www.ncbi.nlm.nih.gov/mapview/);通过对那些基因何时缺失或复制进行研究,就可能对其表型进行解释。如果核型和阵列结果阴性,那么就该考虑单个基因变异的可能性,如点突变。在这些病例中,诊断需要基因测序。

基因测序

如果对单个基因或相关基因进行测序,就需要识别与一个或多个基因相关的表型。有时可通过咨询 www.genetests.org 或者类似的网站来寻求帮助。一个异常的核型、阵列或 FISH 并不能排除基因中序列改变的可能性,例如,一个用来查找引起 CHARGE 综合征(眼组织缺损,心脏缺陷,后鼻孔闭锁,生长发育迟缓,生殖器发育不全,耳异常/耳聋)的染色体畸变的阵列结果是阴性的,可以考虑较小基因异常发生的可能性,比如位于 8q12.2 的 CHD7 基因的点突变。现代测序技术允许许多基因,有时超过 100 个基因同时测序。这种测序面板可用于分析多基因疾病如视网膜色素变性、黄斑营养不良和儿童白内障等异常(https://www.genetests.org)。同时测试多个基因是经济和高效的,特别是当表型可以被缩小到一个类别而不是一个特定单一的基因紊乱的时候。确定基因检测的覆盖范围通常是个挑战[33]。

当在基因中发现一种序列变异时,必须确定它是良性多态性还是一种致病的突变。通常,进行测试的实验室将提供信息,特别是检测到明显的致病性或良性的变异基因。当这种变异基因的意义未知时,则需要进一步进行研究。例如,对医学文献和网络数据库的查阅可能发现同一密码子的其他突变也可导致疾病发生的报道,从这些信息可以推断,同一密码子中未知意义的变异也会引起疾病。如果在患者身上发生的无意义突变(过早终止的基因序列的突变)先前没有被报道过,那么下游无意义突变的证据可间接表明这种突变是导致这种疾病的原因。分离性分析也是必不可少的。未患病的家庭成员不应携带假定的致病性等位基因,而那些患病的人则携带致病性等位基因。

表2.2　对基因测序"阴性"结果的解释

突变类型	原因	解决方案
内含子突变	有些实验室只对基因的外显子测序	测序整个基因,包括内含子
启动区域的突变	有些实验室只对基因自身进行分析	测序启动区域(如果已知)
密码子的突变	有些实验室只测试特定的一般的突变	测试全部基因
复制数量的变化(重复/缺失)	如果基因缺失,基因测序不能找到突变。相反,它只找到存在的副本。正常的三倍基因(triplicated gene)也不会被测序识别,但会导致疾病	进行基因特定的缺失/复制测试
印迹甲基化	它可以抑制基因复制,而没有 DNA 序列变化	表观遗传甲基化研究
短串联重复	测序不能可靠地识别短重复序列	特定的分子检测方法用来检测三核苷酸重复

基因检测结果为"阴性"有几种可能的解释。DNA 测试的方法可能并没有完全测序基因,例如,只观察特定的常见突变或仅对密码子进行测序,从而丢失了在内含子中的突变。与实验室测序方法相关的其他可能情况如表 2.2 所示。也有可能是测试确实是阴性的,但患者确实有这种疾病,因为在不同的基因中发生了不相关的突变。我们目前还不知道导致每一种疾病的所有基因。

全外显子组测序

全外显子组测序(WES)允许通过下一代的测序对基因的所有编码区域(外显子)同时进行分析。WES 能够识别 48% 视网膜疾病可能的病理变异,而其他系统可识别大约 20%~30% 的变异,这取决于数据过滤的策略[34,35]。染色体微阵列和同时对父母检测有助于提高 WES 的诊断水平[34]。目前的挑战是对报道的基因变异进行确定。由于基因组中所有编码基因都被测序,一些与孩子的眼部情况无关的、家庭可能不想知道的结果可能被发现(如患阿尔茨海默病的风险)。美国医学遗传学和基因学学院已经发布了一份基因突变的列表,推荐给这些患者,因为他们在医学上是可行的[36]。但是一些实验室允许家庭自愿选择是否要了解这些偶然发现的结果。当临床表现使医生无法对特定基因或基因组进行测试,或对单个基因或基因组进行测试无阳性结果时,WES 似乎是最好的选择。

伦理问题及争议

基因方面的伦理问题随着诊断能力的不断扩大而成倍增加。例如,针对一些无法治疗的成年后发病的疾病,对儿童进行症状出现前的基因检测,如色素性视网膜炎,其结果(阳性或阴性)可能对个体、家庭和家庭内部动态产生影响。虽然早期对 Kearns-Sayre 综合征的检测可能会在眼肌麻痹检出前发现和治疗心脏传导缺陷,但是对于色素性视网膜炎患者来说,可能没有同样的益处,甚至可能是一种风险。基因检测也可能揭示出意外或不需要的信息,如非父系或血缘关系。遗传途径的揭示以及明确致病基因来自某个人,可能导致其罪恶感或自责。识别遗传疾病的易感人群可能会改变其保险资格(根据《2008 年基因信息不歧视法案》[GINA],目前美国不允许这样做)。需要进行彻底的预测试和之后的遗传咨询，以确保对测试结果及其后果的充分知情同意。

基因检测越来越成为现代医疗的一部分。不仅要确定诊断，而且要制定后续计划，选择适当的治疗和管理方式。了解家庭中的复发风险，并提供相关的遗传咨询。然而，要进行正确的测试，并知道如何解释结果是复杂的，需要适当的专业知识。与成本、覆盖率和检测质量相关的问题使临床护理的基因检测更加复杂。眼部或医学遗传学家，以及他们的基因顾问，可以安排诊断测试策略，并提供对测试结果的解释[33]。

遗传咨询

遗传咨询是眼部遗传学的一个重要而基本的方面[37]。传统上来说，获得谱系对遗传顾问非常关键，这有助于临床医生做出适当的诊断[38]。该谱系还提供有关其他遗传和临床症状的信息，可能为先证者（proband）的诊断提供线索。基因检测是复杂的，需要仔细考虑风险和收益、测试选择、实验室选择、成本、结果的解释和后续的咨询。像所有医学研究一样，基因测试是可以选择的。进行基因测试的决定对每个人来说都是独一无二的。患者和家庭教育目的是帮助家庭决定是否进行测试。除了患者教育，遗传顾问和其他受过培训的遗传学专业人士也在适当的时候提供心理社会支持，并适当地为患者家庭提供资源，如特殊疾病资助组织和低视力康复机构。

参考文献

1. Christianson A, Modell B. Medical genetics in developing countries. *Annu Rev Genomics Hum Genet* 2004;**5**:219–65.
*2. Baird PA, Anderson TW, Newcombe HB, et al. Genetic disorders in children and young adults: a population study. *Am J Hum Genet* 1988;**42**(5):677–93.
    An estimate of genetic diseases in the population of a developed country.
3. Christianson A, Howson CP, Modell B. Global report on birth defects: the hidden toll of dying and disabled children. New York: March of Dimes Birth Defects Foundation; 2006.
4. Transcription and Translation: Transcription (basic) [Internet]. Cold Spring Harbor Laboratory <http://www.dnalc.org/resources/3d/12-transcription-basic.html>; [cited 06.12.14].
5. Scitable: a collaborative learning space for science [Internet] Definition: translation / RNA translation. Nature Education; 2014 <http://www.nature.com/scitable/definition/translation-173>; [cited 01.12.14].
6. Genetics Home Reference [Internet]. U.S. National Library of Medicine; 2014 <http://ghr.nlm.nih.gov/>; [cited 06.12.14].
7. DNA learning center [Internet]. Cold Spring Harbor Laboratory; 2014 <http://www.dnalc.org/resources/>; [cited 06.12.14].
8. Scitable: a collaborative learning space for science [Internet]. Nature Education; 2014 <http://www.nature.com/scitable>; [cited 06.12.14].
9. Scitable: a collaborative learning space for science [Internet] Definition: transcription / DNA transcription. Nature Education; 2014 <http://www.nature.com/scitable/definition/transcription-87>; [cited 01.12.14].
10. International Standing Committee on Human Cytogenetic Nomenclature, Shaffer LG, McGowan-Jordan J, et al. ISCN 2013: an international system for human cytogenetic nomenclature (2013). Basel (Switzerland): Karger; 2013.
*11. Xu S. microRNA expression in the eyes and their significance in relation to functions. *Prog Retin Eye Res* 2009;**28**(2):87–116.
    Further reading to understand microRNA.
*12. Graw J. Eye development. *Curr Top Dev Biol* 2010;**90**:343–86.
    A review of eye development and the associated genes.
*13. Liu MM, Chan CC, Tuo J. Epigenetics in ocular diseases. *Curr Genomics* 2013;**14**(3):166–72.
    A review of epigenetics in ocular diseases.
14. Kong L, Fry M, Al-Samarraie M, et al. An update on progress and the changing epidemiology of causes of childhood blindness worldwide. *J AAPOS* 2012;**16**(6):501–7.
15. World Health Organization. Genes and human disease: Genes and chromosomal diseases [Internet]. World Health Organization; 2015 <http://apps.who.int/iris/handle/10665/44532>; [updated 21.01.15; cited 21.01.15].
16. World Health Organization. Genes and human disease: Monogenic diseases [Internet]. World Health Organization; 2015 <http://www.who.int/genomics/public/geneticdiseases/en/index2.html>; [updated 21.01.15; cited 21.01.15].
17. World Health Organization. Community genetics services: report of a WHO consultation on community genetics in low- and middle-income countries. Geneva (Switzerland): World Health Organization; 2011.
18. Costa T, Scriver CR, Childs B. The effect of Mendelian disease on human health: a measurement. *Am J Med Genet* 1985;**21**(2):231–42.
19. Bermejo E, Martinez-Frias ML. Congenital eye malformations: clinical-epidemiological analysis of 1,124,654 consecutive births in Spain. *Am J Med Genet* 1998;**75**(5):497–504.
20. Jadico SK, Young DA, Huebner A, et al. Ocular abnormalities in Apert syndrome: genotype/phenotype correlations with fibroblast growth factor receptor type 2 mutations. *J AAPOS* 2006;**10**(6):521–7.
21. Khong JJ, Anderson P, Gray TL, et al. Ophthalmic findings in Apert syndrome prior to craniofacial surgery. *Am J Ophthalmol* 2006;**142**(2):328–30.
22. Wilkie AO, Slaney SF, Oldridge M, et al. Apert syndrome results from localized mutations of FGFR2 and is allelic with Crouzon syndrome. *Nat Genet* 1995;**9**(2):165–72.
23. Kan SH, Elanko N, Johnson D, et al. Genomic screening of fibroblast growth-factor receptor 2 reveals a wide spectrum of mutations in patients with syndromic craniosynostosis. *Am J Hum Genet* 2002;**70**(2):472–86.
24. Passos-Bueno MR, Wilcox WR, Jabs EW, et al. Clinical spectrum of fibroblast growth factor receptor mutations. *Hum Mutat* 1999;**14**(2):115–25.
25. Levin AV, Stroh E. Albinism for the busy clinician. *J AAPOS* 2011;**15**(1):59–66.
26. Sutton VR, Van den Veyver IB. Focal dermal hypoplasia [Internet]. Seattle, WA: University of Washington, Seattle; 1993-2014 <http://www.ncbi.nlm.nih.gov/books/NBK1543/>; [updated 11.01.13; cited 2015 February 27].
*27. Siddiqui SN, Levin AV, Rusinek M, et al. Ocular manifestations of chromosomal abnormalities. In: Traboulsi E, editor. Genetic diseases of the eye. 2nd ed. New York: Oxford University Press; 2012. p. 190–242.
    Further reading to understand the chromosomal abnormalities.
28. Thomas-Sohl KA, Vaslow DF, Maria BL. Sturge-Weber syndrome: a review. *Pediatr Neurol* 2004;**30**(5):303–10.
29. Shirley MD, Tang H, Gallione CJ, et al. Sturge-Weber syndrome and port-wine stains caused by somatic mutation in GNAQ. *N Engl J Med* 2013;**368**(21):1971–9.
30. Hennedige AA, Quaba AA, Al-Nakib K. Sturge-Weber syndrome and dermatomal facial port-wine stains: incidence, association with glaucoma, and pulsed tunable dye laser treatment effectiveness. *Plast Reconstr Surg* 2008;**121**(4):1173–80.
31. Ruggieri M, Pavone P, Polizzi A, et al. Ophthalmological manifestations in segmental neurofibromatosis type 1. *Br J Ophthalmol* 2004;**88**(11):1429–33.
32. Sippel KC, Fraioli RE, Smith GD, et al. Frequency of somatic and germ-line mosaicism in retinoblastoma: implications for genetic counseling. *Am J Hum Genet* 1998;**62**(3):610–19.
33. Capasso JE. The cost of genetic testing for ocular disease: who pays?

Curr Opin Ophthalmol 2014;**25**(5):394–9.

34. Lee H, Deignan JL, Dorrani N, et al. Clinical exome sequencing for genetic identification of rare Mendelian disorders. *JAMA* 2014; **312**(18):1880–7.

35. Yang Y, Muzny DM, Xia F, et al. Molecular findings among patients referred for clinical whole-exome sequencing. *JAMA* 2014;**312**(18): 1870–9.

36. Green RC, Berg JS, Grody WW, et al. ACMG recommendations for reporting of incidental findings in clinical exome and genome sequencing. *Genet Med* 2013;**15**(7):565–74.

37. Sutherland JE, Day MA. Genetic counseling and genetic testing in ophthalmology. *Curr Opin Ophthalmol* 2009;**20**(5):343–50.

38. Stroh E. Taking the family history in genetic disease: a guide for ophthalmologists. *Curr Opin Ophthalmol* 2011;**22**(5):340–6.

3

第3章 临床评估与疾病谱

PETER J. DOLMAN, and LUCY A. GOOLD

引言

准确而彻底的临床评估为所有疾病和功能失调的诊断和处理提供了基础。

首次评估中有条理的眼部病史应该包括患者的个人情况、主诉及症状的演变、还有过去的用药史、手术史、个人史和家庭史。

病史记录是通过对眼球、眼眶和眼附属器的直接检查,使用标准化方法来记录解剖异常或功能异常的情况。在许多情况下,检查是在症状指引下进行的。

症状和体征的模式显示出一份鉴别诊断清单,要求进一步行临床、实验室和影像学检查,以完善或证实可能的诊断和制定适当的处置计划。

每次随访中,应对病程和治疗反应进行重复评估。可以通过使用一种纸质的或电子的标准的形式对临床数据进行记录,以便对每次随访之间的检查结果进行对比性回顾性分析。

临床病史

概述

病史可能是简洁的或者是详细的,这取决于疾病的复杂程度。它通常是直接从患者本人那里获得,但是如果患者太年轻、医学上或精神上丧失了能力,或者无法充分进行交流,则可能需要第三方提供病史。

采集病史的过程有助于建立融洽的医患关系,并允许临床医师谨慎地观察一些普通的临床症状,包括患者的情绪、面部表情,以及眼睑位置的波动等。这对儿童特别有用,如果他们觉察到被观察,他们可能会遮住自己的脸。

个人一般情况

年龄、性别和种族可能有助于缩小鉴别诊断范围,因为某些眼眶和附属器疾病有特征性的发病情况(表3.1和表3.2)。

主诉和疾病的演变

采集病史首要目的是了解患者所有与主诉相关的症状,确定它们的特征、严重程度、部位,以及使症状加重和缓解的因素。症状的发病日期、发病率和顺序及其后续过程可能有助于揭示致病原因(表3.3)。应该明确迄今为止所进行的任何检查和治疗的结果,了解疾病或异常对患者的表现、功能和生活质量的影响。

表3.1 眼眶和眼睑疾病的性别偏好

	致病过程	举例
女性多见	肿瘤	泪腺腺样囊性癌,脑膜瘤,皮脂腺癌,骨瘤
	炎症/自身免疫性	甲状腺相关眼病
	血管	海绵状畸形,婴儿血管瘤
	结构	先天性鼻泪管阻塞
男性多见	肿瘤	多发性神经纤维瘤
	炎症/自身免疫性	蜂窝织炎
	血管	
	结构	创伤

表3.2　疾病过程的年龄分布

	疾病过程	眼眶	眼睑	泪器
先天性	结构	先天性囊肿,裂综合征,羊膜带综合征	先天性上睑下垂,眼组织缺损	泪囊膨出(dacryocele),泪腺瘘管,泪小管发育不全
	肿瘤	畸胎瘤,纤维肉瘤,眼外视网膜母细胞瘤		
	血管	婴儿血管瘤,静脉-淋巴管畸形	婴儿血管瘤(肿瘤),静脉-淋巴管畸形	
婴儿和儿童	结构	皮样囊肿	眼睑赘皮,上睑下垂,眼睑创伤	泪小管创伤
	肿瘤	视路神经胶质瘤,神经母细胞瘤,尤因肉瘤,原始神经外胚层肿瘤(PNET),视网膜母细胞瘤,横纹肌肉瘤,朗格汉斯细胞增多症,粒细胞肉瘤	白血病浸润,眼眶恶性肿瘤扩散,丛状神经纤维瘤	白血病浸润,眼眶恶性肿瘤的继发性扩散
	炎症	传染性和非特异性的眼眶炎症,甲状腺相关眼病	睑板腺囊肿,眶隔前蜂窝织炎,脓疱病,睑缘炎,接触性皮炎	泪小管眼,泪囊炎
	血管	静脉或淋巴管畸形 婴儿血管瘤	静脉或淋巴管畸形 婴儿血管瘤	
成年	肿瘤	脑膜瘤,神经鞘瘤,淋巴瘤,海绵状静脉畸形,来自眼睑、鼻旁窦或颅脑肿瘤的扩散,转移瘤	基底细胞癌,鳞状细胞癌,皮脂腺癌,黑色素瘤,Merkel细胞癌,良性的皮肤和附属器病变	移行细胞癌,淋巴瘤,继发扩散
	结构	创伤,黏液囊肿,泪管积液,先天性骨不对称,隐匿性鼻窦综合征,颅骨综合征	睑内翻,睑外翻,上睑下垂,睑退缩,创伤,面部老化	获得性鼻泪管阻塞,泪小管断裂
	炎症	眶蜂窝织炎,骨膜下脓肿,特发性眼眶炎症,特发性硬化性炎症,IgG4相关疾病,血管炎,结节病,甲状腺眼病	睑缘炎,睑板腺囊肿,接触性皮炎,脓疱病,疱疹爆发,真菌感染,眶隔前蜂窝织炎,Melkersson-Rosenthal综合征	泪小管炎,泪囊炎,化脓性肉芽肿
	血管	硬脑膜海绵窦瘘	静脉畸形,动静脉畸形	

表 3.3　疾病的发生、过程及持续时间

		疾病过程	眼眶	眼睑或泪器
发生	暴发	创伤	出血/骨折/异物	裂伤,血肿,烧伤
		血管	出血,直接型颈动脉海绵窦瘘(CCF),垂体卒中	
		炎症或感染	毛霉菌病	坏死性筋膜炎
	急性	炎症	感染,非特异和特异性炎症,甲状腺眼病	睑腺炎,眶隔前蜂窝织炎,泪囊炎
		血管	分流或 CCF,淋巴管畸形导致的出血	血管畸形引起的出血
		肿瘤	高级淋巴组织增生,转移癌	上皮瘤样增生
	慢性	炎症	甲状腺眼病,类肉瘤,肉芽肿性多血管炎	睑板腺囊肿,慢性泪囊炎,泪小管炎
		肿瘤	淋巴组织增生,脑膜瘤,海绵状静脉畸形	神经纤维瘤,泪囊肿瘤
		结构	黏液囊肿,获得性囊肿	腱膜性上睑下垂,泪囊膨出,积水
过程	进展	炎症	甲状腺眼病,血管炎,结节病	眼瘢痕性类天疱疮
		结构	蝶骨翼发育不全,淀粉样变性	囊肿,上睑下垂,眶脂肪脱垂
		肿瘤	海绵状静脉畸形,淋巴瘤,血管性肿瘤,第二肿瘤,转移瘤	丛状神经纤维瘤
	波动	炎症	眼眶炎症(孤立的或系统的)	泪小管炎,泪囊炎
		血管	淋巴管畸形	
持续时间	数天	炎症或感染	眼眶蜂窝织炎,泪腺炎,肌炎	急性泪囊炎
		创伤	异物,软组织损伤	异物
	数月	炎症或感染	寄生虫囊肿,黄色瘤	获得性鼻泪管阻塞,泪小管炎
		肿瘤	血管的,间充质的,第二肿瘤,转移的,淋巴细胞增生	泪囊肿瘤
	数年	肿瘤	淋巴增生,脑膜瘤,神经鞘瘤,海绵状静脉畸形	神经纤维瘤
		结构	不对称的,蝶骨翼发育不全	眼睑赘皮,先天性鼻泪管阻塞,不对称

对于每一种症状,经验丰富的临床医生将会询问后续问题,以明确可能的疾病过程和部位,从而缩小鉴别诊断的范围。

既往史

对过敏史的记录是为了避免不恰当的处方,了解当前和过去的药物有助于确定其他医疗情况,避免使用不必要的相互作用的新药物。特别重要的是识别抗凝血剂和抗血小板药物,以及它们使用的适应证,以便在手术前能够适当调整[1]。以往眼球、眼眶、泪腺、眼睑和鼻窦的疾病或手术都应该记录。

系统回顾

这主要是判断症状是否与其他系统或器管有关系,并有助于完善可能的诊断。例如,双侧泪腺肿大患者伴有干口和多关节病变,提示干燥综合征(Sjögren 综合征)诊断的可能性。对患有已知多血管炎肉芽肿(韦格纳血管炎)的人来说,询问呼吸或肾功能的情况是必需的。对眼睑松弛或睫毛下垂的患者,就应该对其打鼾和可能的睡眠呼吸暂停情况进行询问。一个适当的手术前评估应包括一个系统检查,以确保麻醉的安全[2]。

家族史和个人史

家族史可能指出基于遗传模式的各种遗传情况(参见第 2 章)。例如,慢性进行性眼外肌麻痹通常是由散发的或从母亲遗传的突变引起的线粒体异常导致的,但也可能是一个眼咽营养不良的表现,通过常染色体显性遗传模式致病(参见第 28 章)。许多眼眶疾病都是多因素的,既有遗传因素,也有环境因素:甲状腺相关眼病可能有很强的家族史,但在吸烟者和女性中也更为普遍。

患者的职业可能与疾病的病因、接触传染性病原体(小学老师)、致癌物质(农民或化学家)、创伤(建筑工作或职业司机)或压力(高压工作,可能会加重自身免疫性疾病如甲状腺相关眼病)有关。职业类型可能决定了手术后患者休息时间的长短,如患者工作涉及服务行业或重体力劳动时,手术后需要休息更长的时间。

吸烟与许多眼眶及眼附属器疾病有关[3,4];创伤、感染可能与过量的乙醇或兴奋性药物的使用有关,而患者很可能不会遵守治疗要求。

患者的旅行史可能与特定传染性病原体感染有关(参见第 10 章)。

临床检查

视力

眼睛和眼附属器有两个重要的功能:视觉和非言语交流。视敏度在眼部评估中通常被作为第一项评估内容。

中心远视力

每只眼睛都单独测试,各种测试都可用。

Snellen 图表是最常用的,它由不断增大的字母排列组成。每一个字母在指定行对应的距离(分母)看时,都是 5 分视角。分子是指测试进行的距离。例如,20/400(6/120)"大 E",对应在 120m 处看时,为 5 分视角。logMAR 视力表衡量的是最小角度分辨率的对数,通常检测距离是 4m。这个测试改进了 Snellen 视力表的几个不足之处[5]。首先,每一行包含五个字母,它们的间隔都是均匀的,避免了"拥挤现象",在这种情况下,密集的字母可能会干扰视觉感知,比如弱视。其次,每两行之间的分辨率都有一个合乎逻辑数学性递进(logical mathematical progression),允许重复性评分,特别适用于研究。Snellen 视力表中 6/60(20/200)这一行相当于 LogMAR 视力表中 1.0 行。每个成功读取的字母值为 0.02,从初始值 1.0 中减去。因此,每个正确的读行(包含五个字母)减去 0.1。如果所有字母都从头到尾读完(相当于 Snellen 视力表中的敏锐度 6/6),LogMAR 分数为 0(表 3.4)。

表 3.4 在 Snellen 视敏度测试中采用英尺、米所得数值与 LogMAR 值之间的换算

Snellen(Feet)	Meter	LogMAR
20/200	6/60	1.00
20/160	6/48	0.90
20/125	6/38	0.80
20/100	6/30	0.70
20/80	6/24	0.60
20/63	6/19	0.50
20/50	6/15	0.40
20/40	6/12	0.30
20/32	6/9.5	0.20
20/25	6/7.5	0.10
20/20	6/6	0.00
20/16	6/4.8	-0.10
20/12.5	6/3.8	-0.20
20/10	6/3	-0.30

对于那些无法阅读视力表上字母的成人而言,可以使用 E 字视力表,Landholt C 视力表,或数字符号。对于无法阅读视力表上字母的儿童来说,可以使用图片或类型识别(Kay 图片,Cardiff 视敏度测试卡,Sheridan-gardiner 测试)。

对于 3 个月或更大的婴儿来说,婴儿注视和跟踪物体的能力都可以被记录下来。当孩子较好的眼睛被遮住时会产生抗拒,这时候弱视眼就会被识别出来。

如果可能的话,在测量最佳矫正视力的时候,屈光不正应该得到矫正。直径为 1.2mm 的标准针孔可矫正 3D 的屈光不正[6]。

眼眶和眼附属器的疾病可能通过屈光不正、遮挡视轴、破坏泪膜、产生压迫、炎症或浸润视神经而损害中心视力(表 3.5)。

表 3.5　眼眶和眼附属器疾病导致视力丧失的机制

视力丧失的机制	病因
屈光不正	引起眼轴长度变化:球后肿瘤
	散光:眼睑或泪囊或泪腺肿瘤
视轴遮挡	上睑下垂或眼睑松弛
	眼睑或眼附属器肿瘤
泪膜破坏	泪湖增加:情感或反射流泪、分布破坏、流出减少
	干眼:泪腺破坏、泪管损伤、角膜感觉减少、蒸发增加
	分泌物:结膜炎症、泪腺炎、泪小管炎、泪囊炎、眼睑松弛
视神经疾病	压迫:筋膜室综合征、异物或骨片、与视神经相邻的肿块
	浸润:真菌(毛霉菌病)、肿瘤(淋巴瘤、神经胶质瘤)
	炎症:传染病(结核病、梅毒、弓形虫病、水痘带状疱疹)、自身免疫性、非特异性

近视力

可用列出小字号段落的阅读卡片来测量。老视的症状通常在 40 岁后就出现,可能引起眼眶或泪器紊乱,包括眶周痛、间歇性复视、反射性流泪。

色觉

色觉是指根据物体反射或发射的光的波长,来区分物体的能力。对颜色的感知是主观的,这取决于光线与视网膜视锥细胞内色素相互作用时,大脑对该刺激产生的判读[7]。

色觉受损可能是由于视锥细胞中缺少某种色素所导致。6%的男性有红绿色系障碍。

获得性色觉障碍可能是某些药物(包括抗疟药)或毒素(包括重金属)的副作用所致。色觉障碍可能是甲状腺眼病中受压性视神经病变的一个敏感信号,通常在任何视神经疾病中,它早于视力的丧失[8],色觉障碍也可以见于视神经炎、类肉瘤或其他视神经内外的肿瘤。其他原因还包括进展期糖尿病、青光眼或年龄相关性黄斑变性。

在"特殊临床试验"的标题下,办公管理和特殊色觉测试如下所述。

周边视野

上方和颞侧的视野缺损可能由眉部或上睑下垂或皮肤松弛引起[9]。旁中心暗点可能由青光眼、玻璃膜疣或视神经疾病包括视神经炎、甲状腺眼病或肿瘤(神经内或眼眶周围)压迫引起。与生理盲点扩大有关的弥漫性压陷可能在特发性颅内高压中见到。在视神经交叉后的视觉通路上的损伤表现为以中线对称的双侧缺损[10]。

在办公室,面对面视野检查可以识别大的视野缺陷或扩大的盲点,但是为了精确记录视野,静态或动态视野计测量通常是必要的(见下文,特殊临床检查)。

瞳孔

瞳孔大小

在昏暗灯光和室内环境光线下,用尺子或光束卡尺来测量瞳孔直径。

瞳孔不对称(瞳孔不等大)的原因包括滴眼液和全身药物的使用、虹膜的创伤或瞳孔自主传导通路受损。15%的人有生理性瞳孔不等大[11]。

瞳孔散大(瞳孔放大)的原因包括以下几点:
- 局部散瞳药
- 钝挫伤(外伤性瞳孔散大)
- 副交感神经链破坏(脑神经(CN)Ⅲ麻痹,急性 Adie 瞳孔)

动眼神经麻痹通常伴有上睑下垂和上、下、内直肌和下斜肌部分或完全减弱。同侧瞳孔散大,增加了动脉瘤或肿瘤压迫性病变的可能性,因此,需要紧急检查。不伴有瞳孔散大的第Ⅲ对脑神经麻痹很可能由缺血引起。

瞳孔缩小的原因包括以下几点:

- 局部缩瞳药
- 全麻药物
- 交感神经链破坏（Horner 综合征）

　　Horner 综合征由典型的瞳孔缩小、上下睑下垂（Müller 肌及下睑板肌失神经支配）及同侧面部无汗（在累及到交感神经链近端到颈动脉分支的情况下）的症状组成。在昏暗灯光下，更加散大的瞳孔，和上下睑下垂可能会造成明显的眼球内陷（图 3.1）。先天性病例可能在受累侧虹膜颜色苍白。局部 4% 可卡因可阻止在扩张肌神经肌接点处甲肾上腺素的释放。在 Horner 综合征中，一小时后受累侧瞳孔仍然保持着缩小的状态。获得性 Horner 综合征必须用 CT 检查严重的病因，包括儿童神经母细胞瘤、肺尖肿瘤或颈动脉夹层动脉瘤。

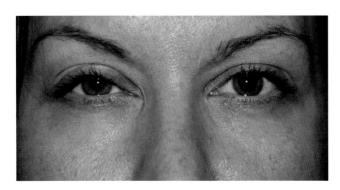

图 3.1　一名遭受生产相关创伤且患有 Horner 综合征的 16 岁女性患者的右眼瞳孔缩小及上睑下垂。轻度苍白的虹膜颜色确认疾病是在 2 岁之前发生的

直接和间接对光反射和交替光照试验

　　当光线照射眼睛时，被照射的眼（直接的）和对侧眼（间接的）瞳孔快速和同等的缩小。这种正常的反射弧依赖于完整的视觉传入通路（CN Ⅱ）和传出通路（CN Ⅲ）。在视神经完全受到损伤的情况下，当光线照射患眼时，瞳孔不会缩小，但当光线照射另一只眼时，双眼瞳孔都会缩小。

　　在交替光照测试中，可观察到相对性传入性瞳孔传导阻滞，即 Marcus Gunn 瞳孔。当光线从未受累一侧向受累的一侧摆动时，瞳孔收缩较小（而且可能出现扩大）。传入性瞳孔阻滞提示了同侧视神经病变（炎症、血管和压迫）或，在罕见的病例中，广泛的视网膜病变。

调节反射和瞳孔对光反射与调节分离

　　近距离视物瞳孔缩小，也许是为了提高景深。在瞳孔对光反射与调节分离（light-near dissociation）中，瞳孔会发生收缩，这种收缩是因瞳孔对调节的反应，而不是对光线的反应。

　　单侧的病例通常与 Adie 综合征有关，这是由于周围神经病变累及了睫状神经节。视近物时瞳孔反应非常缓慢，并伴有虹膜括约肌的缓慢运动。瞳孔对稀释的 0.125% 浓度毛果芸香碱滴眼液的反应表现为去神经超敏反应（与正常瞳孔不同）。Argyll-Robertson 瞳孔是指与神经梅毒相关的双侧瞳孔对光反射与调节分离。Parinaud 中脑背侧综合征可能由肿瘤、出血引起或者与眼球上转麻痹有关[12]。

眼部检查

眼压

　　眼压（IOP）是以 mmHg 为单位，使用不同的眼压计测量，包括 Goldmann 压平式眼压计、Tone-pen 眼压计或者 air puff 非接触眼压计。高眼压（>22mmHg）可能与眼眶病变有关，包括创伤、出血、筋膜室综合征（参见第 34 章），由颈动脉海绵窦瘘或眶周或巩膜静脉畸形（参见第 24 章和第 26 章）可导致上巩膜静脉压力增高；另外，限制性下直肌病变造成的眼球上转受限，包括肌炎或甲状腺相关眼病，也是上巩膜静脉压力增高的诱因。IOP 上升也可能是对眼内或眼周系统或局部应用皮质类固醇激素有关。

眼底检查

　　在缺乏视网膜损伤情况下出现玻璃体细胞，提示眼内淋巴瘤的可能，通常累及视神经或中枢神经系统。

　　交感性眼炎、结节病或肺结核等可能会引起脉络膜肉芽肿浸润。应识别黄斑病变，以区分其他原因造成的视觉损失，包括视神经或眼眶病变。

　　视神经检查所发现的视神经睫状分流血管，可能是视神经脑膜瘤、胶质瘤或海绵状静脉病变的一个征象。急性或亚急性视神经病变往往产生视盘充血，而慢性视神经病变则来自于压迫或肿瘤浸润，表现为视神经苍白（参见第 18 章）。

　　视盘水肿的特点是视盘隆起和充血，经常伴有视盘边界模糊，偶尔伴有视网膜褶皱。表 3.6 列举了一些导致视盘水肿的明显病因，包括颅内肿瘤或特发性颅内高压症的视乳头水肿（图 3.2），脱髓鞘性视神经炎，前部动脉缺血性视神经病变（来自巨细胞动脉炎、结节性多动脉炎、肉芽肿性多动脉炎（GPA）、Churg-Strauss 病），非动脉缺血性视神经病变（拥挤的视盘），

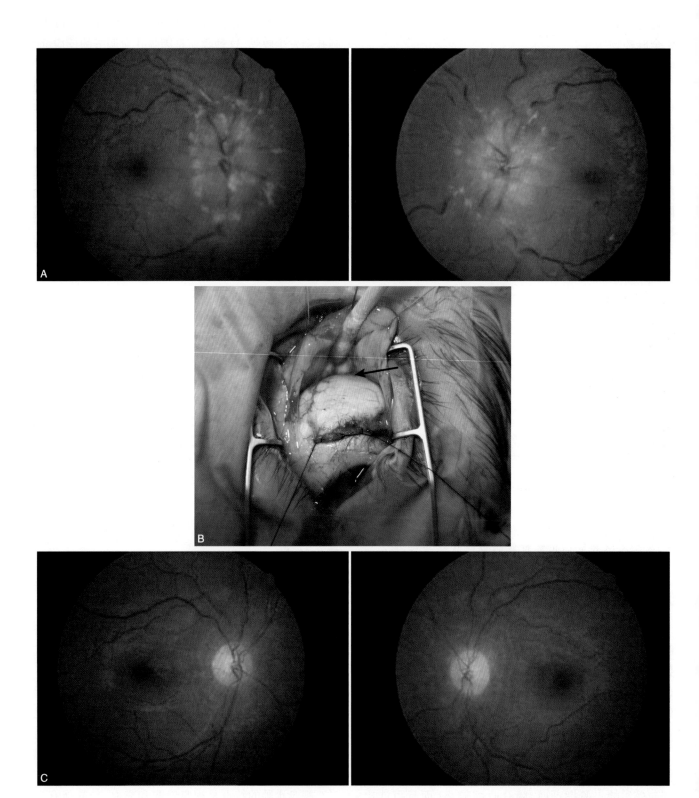

图 3.2　特发性颅内高压。**A.** 视盘图片显示伴有边缘模糊、出血及棉绒斑的严重的视盘水肿,该图来自一个 18 岁的肥胖女性,伴随头痛和双眼手动视力,对口服乙酰唑胺、利尿剂、重复腰椎穿刺无反应。CT 扫描排除了颅内肿块和矢状窦血栓形成的可能性。**B.** 尽管考虑腰椎分流,由于她的肥胖和明显的视觉损伤,她还是决定通过内侧入路进行左侧视神经鞘开窗,牵开内侧直肌并且使眼球向外侧旋转以使内侧视神经向前突出(箭头)。**C.** 在单侧开窗后,她的视力恢复到 20/20,她的头痛解决了,她的乳头水肿也解决了。减肥计划也开始实施

表 3.6 视乳头水肿的原因

	眼别	症状/体征	视力	视野
视乳头水肿	双侧	头痛、短暂性视觉障碍	周边视力受损,中心视力保存	生理盲点扩大,缩窄
视神经炎	单侧	眼球运动疼痛,其他神经症状(多发性硬化)	突然视力丧失	局部丢失
前部缺血性视神经病变	单侧	视盘拥挤或系统性血管炎	突然视力丧失	水平偏盲
浸润性视神经病变	双侧	连续的脑神经病变	快速视力丧失	整体丢失
压迫性视神经病变	单侧	视神经睫状静脉分流、眼球突出	不知不觉中视力丧失	整体丢失

炎症性疾病(结节病),感染性疾病(猫抓病、莱姆病、结核病、梅毒),浸润(淋巴瘤),压迫性疾病(脑膜瘤、眼眶肿瘤、甲状腺眼病),毒素和创伤。当出现视神经苍白,可能提示视力不可逆的丧失。

眼眶

概述

在详细测量之前,对眼眶的总体评估有助于确定其结构的缺陷、移位或不对称。

眼眶结构扩大可能与面部偏瘫(参见第 7 章)有关或来自于后天获得性疾病,如神经纤维发育不良(参见第 16 章)或肿瘤,如神经母细胞瘤或脑膜瘤(图 3.3)。扩大的血管病变,特别是在婴儿期,也会导致眼眶过度生长(参见第 24 章)。蝶骨翼脑膜瘤可能引起颞窝的丰满。

眼眶发育不全可能与无眼畸形、小眼畸形或颅缝早闭有关,或在幼年行剜除术后获得(图 3.4)。

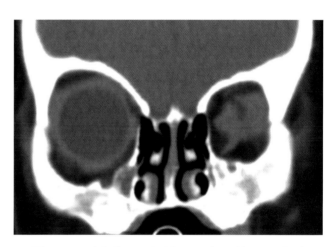

图 3.4 冠状位 CT 扫描显示先天性无眼畸形婴儿左眼眶发育不全

眼眶移位(异位)可能与先天性面裂有关,它是由基因畸变或羊膜带综合征导致(图 3.5)(参见第 7 章)[13,14]。获得性异位通常是由面中部的外伤造成(参见第 34 章)。眼角间距(两个内眦之间)用透明的尺子测量,成人平均为 29 ~ 32mm。它通常等于睑裂的水平长度和瞳距(成人平均 62mm)的一半。内眦距过宽是指在没有眼眶、外眦或眼球移位的情况下,眼角的间距增宽;内眦距过宽常见于先天性小睑裂综合征(参见第 8 章)或鼻筛窦的创伤(参见第 34 章)(图 3.6)。

内侧或外侧眼角的移位可能表示鼻筛窦骨或颧骨的骨折。

眼球轴向移位

不同的眼球突出计可用于测量眼球的轴向移位。

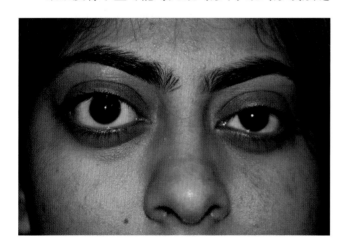

图 3.3 先天性轻度右半面畸形,在儿童和青少年时期右侧面部组织呈不对称性生长

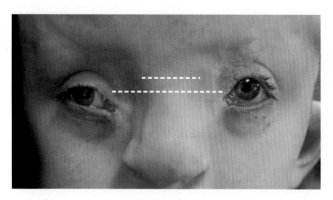

图 3.5 这名儿童在妊娠 34 周出生,有羊膜带综合征,导致了左顶脑膨出、腭裂、眼距过宽,以及双侧眼眶和眼睛之间距离异常增宽。在这个病例中,实际的瞳距远比下面的长白线所代表的预期值宽得多。内眦距离通常是瞳距的一半,而这个孩子的距离也要大得多

Hertel 眼球突出计帮助确定眶外侧缘到角膜顶点的距离(mm),使用分裂棱镜及放置一个标尺在眼睛的颞侧,与患者面对面检查时就可以看到(图 3.7A)。一般来说,这些仪器的可信范围在 1mm 内,最近报道显示这与同一个检查者和仪器很相关,虽然它的评判间信度较低,不如 CT 检查[15]。

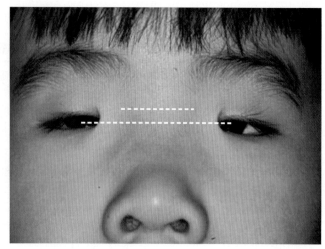

图 3.6 一个患有睑裂狭小、眼上睑下垂和小睑裂综合征(BPES)的 2 个月大的男孩。内眦距过宽指的是过宽的眼角间距,但是眼球和眼眶的位置正常。在这个儿童中,由较低的白色虚线所描绘的瞳距是正常的,而内眦距离比上方白色虚线所描绘的预期距离宽

使用 Naugle 眼球突出计,前额和脸颊被用作固定点来测量两眼之间的轴向位置的不同。如果眶缘发生了移位,它在面部骨折患者中有用。

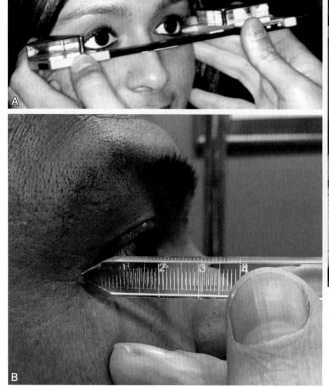

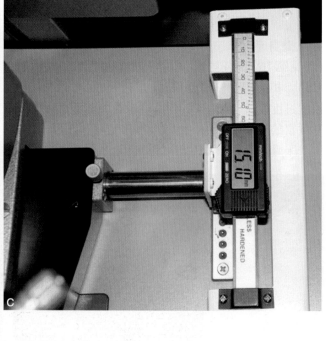

图 3.7 眼球突出计的类型。A. Hertel 眼球突出计。B. Luedde 眼球突出计。C. 裂隙灯眼球突出计

Luedde 眼球突出计是一个矩形透明的直尺,它固定在外侧眶缘,从侧面直接观察到角膜顶点的距离(图 3.7B)。这种廉价的设备与 Hertel 眼球突出计有很好的相关性[16]。

一个数字卡尺连接在一个裂隙灯生物显微镜的滚轮上,当焦点从外侧眶缘调整到角膜顶端的泪膜时,可以用于轴向距离的测量(图 3.7C)[17]。

对于白种人,正常的眼球突出计测量值从 12mm 到 21mm 不等,但平均而言,东亚血统的人可能低 2mm,非洲血统的人高 2mm。4 岁以下儿童的平均眼球突出度为 12.3mm,它随着年龄的增长而增长[18]。由于正常范围宽,两眼之间的比较或与旧照片的比较可能更有助于识别潜在的病理改变。双眼之间大于 2mm 的不对称应该进一步检查。

表 3.7 列举了眼球突出和眼球内陷的原因。搏动性眼球突出是眶顶部存在大缺损的一个征象,它可以由骨折、神经纤维瘤 1 型、既往手术、脑脊膜膨出或脑膨出导致。

眼球非轴向移位

眼球可能向远离肿块病灶的方向移位,例如肿瘤、血管畸形、炎性假瘤、脓肿或血肿。它可能会向脂肪萎缩或瘢痕性(硬化性炎症或恶性肿瘤)的区域移位,或者由于眶骨骨折移位和骨破坏导致的眶腔容积扩大所致(图 3.8)。例如,眼球下移(眼球向下移位)可能由眼眶上方肿块(筛骨黏液性囊肿、眶骨膜下脓肿;图 3.9A、B)或眶底凹陷(隐匿性鼻窦综合征、骨折、眶底减压或其他破坏性病变导致(图 3.9C、D),见表 3.8[19]。

水平移位的测量,可以将透明的尺子水平置于两眉毛的中点,测量内侧角膜缘的距离。垂直移位的测量,则可以将透明尺子垂直对准水平尺子的边缘,来测量瞳孔向下移位的距离(图 3.10)[20]。

眼眶的触诊和听诊

眶缘触诊可以识别骨折错位、骨的抬高或凹陷性损伤、异物或压痛区域。

软组织肿块或脱垂泪腺的边缘可以通过示指进行轻柔探查来确定。

眼眶的压力可以通过闭合的眼睑,轻柔地触诊眼球来评估。血肿、脓肿或气肿等占位性病变可造成眶内压急剧升高导致眶间隔综合征(orbital compartment syndrome)发生,表现为眼球突出、球结膜水肿、眼压升

表 3.7　眼球突出与内陷

位置异常	致病机制	特定疾病
眼球突出	炎症	甲状腺眼病,眶蜂窝织炎
	肿瘤	视神经脑膜瘤,胶质瘤,肉瘤,淋巴瘤,组织细胞增多病
	创伤	球后出血,眼眶气肿
	血管	淋巴管畸形,静脉畸形
眼球内陷	结构	创伤,不对称,蝶骨翼发育不良,隐匿性鼻窦和颅骨综合征,静脉畸形
	萎缩	创伤,放射后,前列腺素类似物
	瘢痕形成	硬化性炎症,转移性硬性乳腺癌

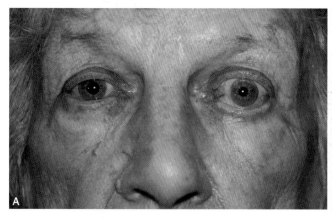
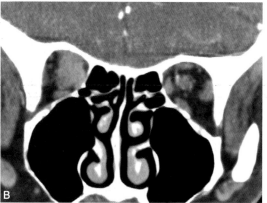

图 3.8　A. 患者女性,80 岁,右侧眼球内陷进展迅速,伴眼球运动受限。B. CT 显示在眶尖部有一肿物,活检结果显示为瘢痕性鳞状细胞癌。其他限制眼球运动的瘢痕性病变有乳腺癌和一些硬化性炎性病变

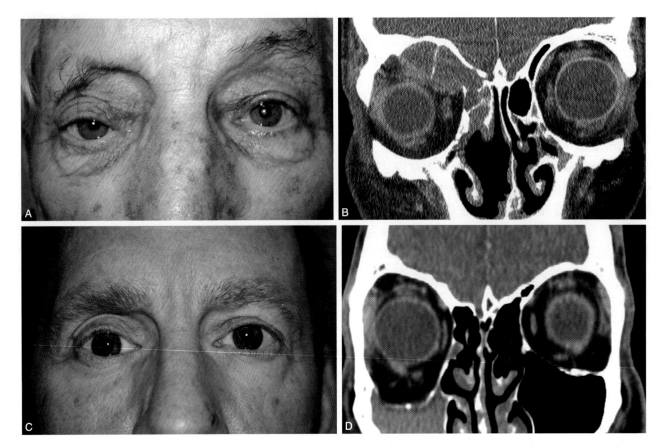

图 3.9　造成眼球向下移位的两个不同原因。A. 上内侧眶缘实性占位造成右眼球向下移位。B. 冠状位 CT 扫描确定上方额筛窦黏液囊肿且向下推压眼球。C. 右眼球向下移位，伴眼球内陷和眶上沟加深。D. 冠状位 CT 扫描确定隐匿性鼻窦综合征，可见上颌窦阻塞、不透明和眶下壁明显向下弯曲

表 3.8　眼球非轴向移位

眼球移位的方向	病因
向下	额窦肿块（黏液囊肿、骨瘤，肿瘤或脓肿） 颅内或眶顶的恶性肿瘤，炎症，创伤 眼眶上方的肿块 眶底缺损（创伤、鼻窦膨胀不全）
向上	上颌窦或泪囊恶性肿瘤、感染、炎症、眼眶下方的占位病变
向内	眶外侧或泪腺肿块（肿瘤、血管、炎症） 颞窝的病理性扩大 内侧壁骨缺损（创伤、手术）
向外	眶内侧肿块（感染、淋巴瘤、血管畸形、肿瘤） 筛窦和泪囊病变 外壁骨折移位

高、眼球运动受限和可能的视力损害。紧急干预以降低眼压或眶压，来预防或扭转视力的丧失（参见第 10 章和第 34 章）。

听诊可能识别来自颈动脉海绵窦瘘（参见第 26 章）或动静脉畸形的杂音（参见第 24 章）。

感觉障碍

涉及前额、颞侧、眼睑和面中部的眼周疼痛或感觉障碍，应该通过测量合适区域皮肤的感觉和角膜的感觉来进行评估。角膜感觉测量在面瘫病例中很重要（参见第 31 章），可从棉签上扯下一小束棉花轻轻接触周边角膜来测试。这些神经分布的感觉缺陷或疼痛可使疾病局限化，并可提示特定的病理过程（炎症/感染或肿瘤）（表 3.9）。

眶周软组织改变

眶周软组织改变为眼眶病变提供了重要线索。

对皮肤检查可以发现包括神经纤维瘤病 1 型或 Albright 综合征中的咖啡斑，T 细胞淋巴瘤中的浸润灶，或黄色肉芽肿病变中的叶黄素（xanthophyllic）沉积

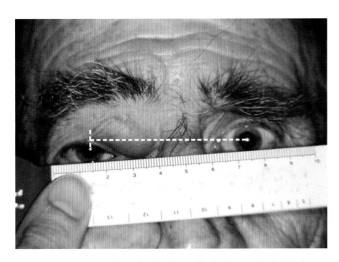

图 3.10 倾斜的标尺显示鼻上的眶前淋巴瘤导致右眼向下和向外移位。图中白线显示了经眉毛中心点的水平标尺,测量中心的到瞳孔中心的距离:右侧瞳孔距中心点 36mm,左侧为 25mm。右眼眶上的垂直白色虚线显示第二把垂直尺子如何测量眼球垂直移位(该病例右眼向下移位了 3mm)

(图 3.11)。对结膜检查可以发现结膜肉样结节、淋巴样"鲑鱼斑"及皮肤脂肪瘤或眶脂肪脱垂。在眼睑和眼眶上自发的淤青提示血管异常、转移性神经母细胞瘤或血液恶病质(blood dyscrasia)。

无红斑的孤立性眼睑水肿可能是被动性充血、过敏或淋巴紊乱(Melkersson-Rosenthal 综合征)的特征。当合并红斑时,提示眼睑发炎(皮炎;参见第 13 章)或感染(眶隔前蜂窝织炎;参见第 10 章)[21]。

很多原因,包括眼眶炎性疾病(参见第 11 章),甲状腺眼病(参见第 12 章),或感染(参见第 10 章)等都可以引起眼睑和结膜出现红斑和水肿,并伴有眼球运动障碍或眼球突出等眶部改变。来自眼上静脉或海绵

表 3.9 疼痛和感觉缺失

疾病过程	疼痛	感觉缺失
感染	细菌、病毒、寄生虫感染	毛霉菌病
炎症	特发性眼眶炎症、甲状腺眼病、血管炎	
眶间隔综合征	出血,颈动脉海绵窦瘘	
肿瘤	腺囊癌,周围神经扩散的皮肤恶性肿瘤	周围神经扩散的皮肤恶性肿瘤
创伤	来自骨折的急性和亚急性疼痛,软组织损伤,异物,热损伤	眶下壁骨折(眶下神经),眼睑、前额或眉部裂伤(眶上神经)

窦血栓形成或硬脑膜海绵窦瘘的静脉回流,可能会导致眼突和表层巩膜血管动脉化,以及眼睑和结膜的水肿和红斑(图 3.12)[22]。

包括临床活动性评分(clinical activity score, CAS)和 VISA(视力、炎症、斜视、外观)在内的炎症评分是甲状腺相关眼病中眼眶软组织充血和炎症变化的分级依据(参见第 12 章)。CAS 被用作疾病活动性的替代指标。VISA 炎症评分可用于提示肌肉炎症明显或增粗的指标;但只有在炎症评分或其他临床症状恶化的情况下,活动性甲状腺眼病才会被诊断出来[23]。

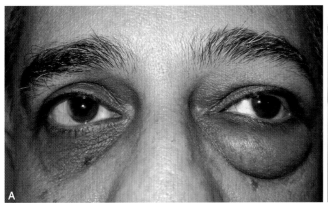
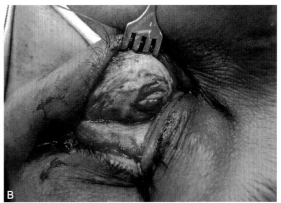

图 3.11 A. 一名患有哮喘的 57 岁男子在眶下方眼睑皮肤下形成一种明显实性的黄色肿块。B. 活体组织检查证实为成人型哮喘和眶周黄色肉芽肿(AAPOX)

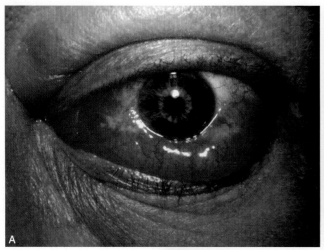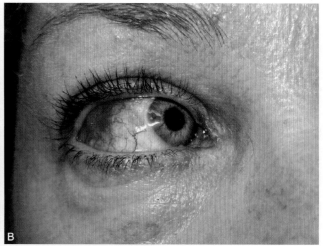

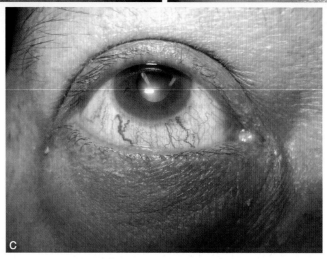

图 3.12 增粗的眼外肌引起静脉淤滞导致活动性甲状腺眼病出现眼周肿胀和红斑（A）；局部非坏死性巩膜炎（B）；硬脑膜海绵窦瘘特征性的螺旋状的结膜血管（C）

眼球运动

眼球运动（ocular motility）的研究涉及眼外肌以及眼外肌遭受破坏的情况下，如何确保眼球在大范围注视下能够协同工作。如果患者抱怨复视或怀疑有眼眶或神经系统疾病，则应进行详细的眼球运动检查。

眼偏斜（斜视）

定义 是指双眼睁开时，存在明显的眼位偏斜（斜视）。非注视眼的位置被描述为上斜（上转）、下斜（向下）、外斜（向外）或内斜（向内）。间歇性斜视只在一定条件下偶尔发生。例如间歇性外斜视只在远距离注视时显得明显。交替性水平斜视意味着患者可以用任何一只眼睛注视。

共同性斜视是指眼位出现恒定性偏斜，可以发生在所有注视方向；而非共同性斜视的眼位偏斜随着注视方向不同而变化。"A 征"表示眼球向下注视时，偏斜最大，而"V 征"则相反。

隐藏的眼位偏斜（隐斜）只在双眼被分离时表现明显（如采用遮盖或马氏杆法，破坏双眼融合）。例如，右眼上斜视，当右眼被遮盖时，右眼向上偏斜，但是当双眼都打开时，它们则平行。中枢神经系统克服隐斜的能力被称作融合能力，它能够克服的量称为融合幅度[24,25]。

眼位偏斜的量值采用棱镜屈光度来测量。棱镜屈光度是测量光线通过棱镜发生偏转的单位，1 个单位等于 1m 距离处光线发生 1cm 的偏转。棱镜条规格包含 1~25 棱镜屈光度的棱镜，也可使用 50 棱镜屈光度的棱镜。

斜视评估 当采集病史时，就开始对患者进行整体性观察。转脸、头倾斜或下巴垂直倾斜，都提示可能存在潜在的非共同性斜视，患者往往通过调整头部位置来保持双眼眼位一致。在采集病史期间，可以观察到明显的眼位偏斜。

光反射测试　Hirschberg 测试是根据手电筒的反光偏离瞳孔中心多少来识别和估计斜视的情况：每 1mm 的偏斜相当于 7°或 15 棱镜屈光度。如果反光位于鼻侧瞳孔缘，这只眼外斜 15°；如果反光在颞侧角膜缘，这只眼内斜 45°（90 棱镜屈光度）。Krimsky 测试提供了一种更为精确的测量方法，通过在斜视眼前方放置一个棱镜棒，窄的一端指向偏斜，直到两侧瞳孔对齐[26]。

遮盖试验　在遮盖-去遮盖试验中，患者注视远处一个小目标（通常是 Snellen 视力表上一个可被看到的字母），当代偿头位被中和时，在每只眼睛前循序放置遮光板。当注视眼被遮住时，斜视眼移到中间位，这就提示了斜视方向。如果双眼运动一致，当一只眼被遮盖时，另一只眼就不会发生移动。可以通过遮盖一只眼几秒钟，让它发生移动，然后去除遮盖，如果眼球发生重新注视运动，则可确定为隐斜。在交替遮盖试验中，通过将遮光板来回移动来识别总体偏斜（显性和隐性）。棱镜遮盖试验是使用棱镜条，放置在斜视眼前方，狭窄的一端指向偏斜的方向，直到当进行交替遮盖时，没有眼球移动的发生。当融合被破坏时，可以确定最大偏斜度[27]。增加棱镜强度，直到非遮盖眼没有进一步再注视运动，然后再增加棱镜度，直到反向注视运动被观察到。这两个点间的差值是融合幅度。对那些在进展性斜视中建立起来具有大融合幅度的患者（如在甲状腺眼病），他们可能通过较低棱镜度的矫正来实现双眼单视，并可通过将棱镜棒减小到仍能维持单眼视所需最低值来对其进行测试。

一般而言，棱镜测量需要在六个注视方向来进行。在非共同性斜视，最大偏斜通常是在麻痹肌肉的方向或远离限制的一侧。测量结果的改变可能提示神经肌肉接头异常，如重症肌无力（参见第 28 章）。

眼球运动

定义　眼球运动（ocular movements）可能是单眼（单眼运动）或双眼（双眼同向运动和双眼异向运动）。双眼同向运动（versions）是两只眼睛一起向相同的方向运动：在正常的视觉发育中，这使得双眼单视具有立体视觉和深度感知。双眼异向运动（vergences）是指眼球向不同方向运动：会聚时眼球向内转，分散时眼球分开[28]。

扫视（samlades）是一种快速有目的性的眼球运动，当受试者被要求向不同方向注视时可观察到扫视。眼球运动缓慢、过度或眼球震颤可能都是神经系统缺

陷的征兆。追踪是眼球追随目标的运动，一般在六个基本方向上进行评估。

测量　单眼运动通常在 4~6 个不同的注视方位进行评估。斜视矫正师采用一种普通刻度对单眼运动进行分级，这种刻度范围介于-4（反应不足）到+4（反应过度）之间。0 代表正常，-1 代表 25%的运动不足，-4 代表在指定方向上没有运动[29]。

另一种方法是使用 Hirschberg 测试来估计每个方向上眼球的运动程度。通过对手电筒光反射与瞳孔的相对位置来判断眼球旋转度数，其可靠性等同于较为复杂的视野测量法。如果患者向上看，光反射在瞳孔和角膜缘中间（大概距中心 4mm），表示存在大约 30°的向上旋转（图 3.13）[30]。除向上注视以外，正常单眼运动在其他所有方向上至少可运动 45°，也可能会稍微低一些，且可随着年龄的增长而下降。

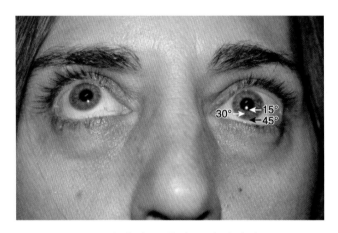

图 3.13　一个患有甲状腺眼病的患者双眼限制性上斜视。基于瞳孔光反射，右眼上斜 15°（在瞳孔缘），左眼上斜 10°。箭头表示光反射的位置取决于眼球向上注视的量

被动牵拉试验可以让患者被动地将眼睛移动到不同的方向，并可区分限制肌（由于骨折的影响，牵拉单眼运动受限）和麻痹肌（尽管向瘫痪肌方向的随意运动减少，但是牵拉性运动显示具有全方位的运动能力）[31]。

疲劳（如在重症肌无力症中所见）可以通过长时间的注视来进行测试，以观察单眼运动或上睑位置是否随着时间的推移而减弱。

许多不同疾病会导致单眼运动异常（表 3.10）。

眼睑

眼睑，当闭合的时候，可以保护眼球前部免受伤害和过多光线刺激。眨眼间，泪膜在眼球表面散开分布，

为无血管的角膜提供营养和氧气、清除碎片,并为光线折射提供光滑的光学层面。来自睑板腺的脂质提供泪膜的外脂质层,改善泪膜稳定性并限制蒸发。另外,眼睑也增强了眼部美观,并与眉毛一起有助于情感的表达。

表 3.10	复视和运动障碍
	导致运动障碍的疾病
先天性	Duane 综合征, Brown 综合征, Moebius 综合征
	先天性眼外肌纤维化(单眼上转麻痹)
神经性	动眼神经、滑车神经、展神经麻痹
	核上性和核性注视麻痹
限制性	甲状腺眼病,创伤
	肿块作用(肿瘤,淋巴组织增生)
肌原性	甲状腺眼眶病
	肌炎,肌病

眼睑的位置和轮廓

睑缘反射距离(margin reflex distance,MRD)是指角膜反光(瞳孔中央)与睑缘之间的垂直距离。MRD1(有时缩写为 MRD)是指瞳孔中央到上睑的距离,而 MRD$_2$ 是指瞳孔中央到下睑的距离(图 3.14)[32]。

上睑通常位于上方角膜缘下 1~3mm(MRD1 = 3~5mm)。上眼上睑下垂被定义为第一眼位上睑缘位置异常偏低(MRD1 ≤ 3mm),而上睑回退是指第一眼位上睑缘异常抬高(MRD1 ≥ 5mm)。上睑弧的最高点通常在瞳孔中央的鼻侧。上睑弧线向外侧移位,是甲状腺眼病的特征。获得性腱膜性上睑下垂通常影响上睑的鼻侧部分。在第 28 章中讨论了上睑下垂和回退的原因。

下睑通常位于下方角膜缘(MRD$_2$ = 6mm)。下睑回退定义为 MRD$_2$ 大于 6mm 或下方巩膜出现暴露。应注意观察患者头位居中和第一眼位时下睑的位置。对于下巴内收头位的患者,可以出现明显的假性眼睑回退,并且可以出现代偿性向上注视。病因包括甲状腺眼病导致的下直肌瘢痕或后退、眼球突出、颧骨后退、湿疹、老化或眼轴过长(参见第 28 章)[33]。

上睑重睑线是由提上睑肌腱膜附着于皮肤所形成,在非东亚血统的人群中,重睑线在上睑缘上 8~10mm 处,平均而言女性重睑线要高 1mm。中国、韩国或日本血统的人,重睑线位于眼线上方 2~3mm 处;在某些情况下,重睑线不明显,这是因为眶隔低位插入提上睑肌腱膜,使得腱膜前脂肪延伸至眼睑边缘所致(图 3.15)[34]。在腱膜断裂的退化性上睑下垂或甲状腺眼病术后提上睑肌发生后退的患者中,可以看到高位重睑线。后者在东亚人种身上尤其明显。在眼睑松弛综合征或额肌瓣悬吊术后都可能发生重睑线消失或位置偏低,同时也可能伴有上睑睫毛的下垂。

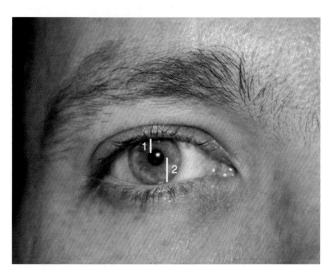

图 3.14 睑缘反射距离的测量,从瞳孔反光到上睑缘的距离(1),MRD1 = 3mm,到下睑缘的距离(2),MRD$_2$ = 6mm

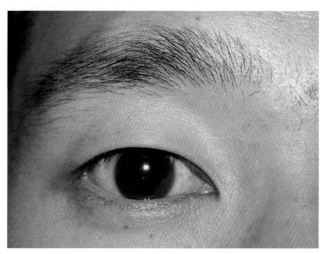

图 3.15 亚洲人的眼睑位置较低或无双重睑,因为眶隔较低地插入到提上睑肌腱膜中,使得腱膜前脂肪更靠近睑缘,从而改变或消除牵缩肌与眼睑皮肤之间的附着

睑裂高度(palpebral fissure height,IPF)是测量上睑缘和下睑缘之间的距离,平均 9～11mm。单独使用,IPF 不像 MRD 那样有参考价值,因为 2mm 的上睑下垂和 2mm 的下睑回退将具有与正常位置眼睑相同的 IPF 值。

眼睑水平松弛、肌腱附着和睑缘错位

上下睑应紧紧贴敷眼表,有效清扫泪液。随着年龄的增长,内眦或外眦韧带发生开裂,导致下睑水平松弛的发生,偶尔也见于面瘫患者。

如果牵拉下睑中央可以使其较正常而言远离眼球表面,那么下睑牵拉试验(lid distraction test)阳性,通常大于 10mm[35]。

快速复位试验(snap-back test)是评估下睑被牵拉离开眼球后的反应。这个试验将下睑水平松弛进行以下分级:

1. 无松弛:眼睑立即回弹复位
2. 轻度松弛:自发地缓慢回弹复位
3. 中等松弛:只有在眨眼时,下睑才回弹复位
4. 严重松弛:即使眨眼时,下睑也没有回弹复位[35]

当眦韧带向眼球中心方向移动超过 2mm,则认为其发生了断裂。外眦角圆钝或眨眼时向内运动,提示外眦韧带发生了断裂。

如果上睑容易被牵拉或被翻转,明确提示上睑松弛的存在,如眼睑松弛综合征(图 3.16)。

对睑缘是否存在错位或倒睫进行评估(参见第 29 章)。

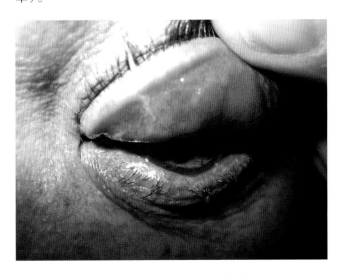

图 3.16　一个患有睡眠呼吸暂停和眼睑松弛综合征的肥胖男性患者,其上睑易于牵拉。眼睑结膜面有一个柔软的乳头状结膜反应,这是由于夜间眼睑自发翻转引起的,也可导致分泌物

眼睑功能

通过对上睑从最大向下注视到最大向上注视时所发生的垂直位移来测量提上睑肌功能或睑缘移位,在此过程中,保持眉毛位置稳定,以防额肌影响测量值的增大(图 3.17)。正常最大提上睑肌功能(maximum levator function,MLF)为 12～16mm,如果 MLF 低于 10mm,提示神经源性、肌源性或神经肌肉接头点发生异常。如果 MLF 小于 4mm,通常需要额肌瓣悬吊来矫正上睑下垂,而 MLF 大于 4mm,通常可以采用提上睑肌前徙或切除来矫正上睑下垂。下睑缩肌(睑囊筋膜,Jones 肌)将来自下直肌的力量传递给下睑板下缘。手术或创伤造成缩肌破坏可能会导致下睑无法移动,当向下注视时视力出现模糊。

通过观察轻轻眨眼和用力闭眼时眼睑的闭合情况,来评估眼轮匝肌的功能。眼睑闭合不全可通过测量"闭合"状态下睑之间的裂隙(毫米)来进行。当眼睑闭合时,通过轻轻地拨开眼睑来评估轮匝肌的肌力。眨眼速度和完整性都是评价眼轮匝肌的敏感性参数。

眼保护机制

眼睑手术之前,应该测试眼保护机制,包括泪膜评估(见下文),轮匝肌功能和 Bell 现象(眼睑闭合时眼球上转)。

眼睑皮肤,睑缘和附属器

采用大体观察和裂隙灯生物显微镜下观察的方法,来完成对眼睑皮肤、睑缘和附属器的评估(参见第 10、13、22 和 23 章)。

眉毛

眉毛是一条以线状分布的短的毛发,位于或略低于眶上缘。在男性,眉毛刚刚位于眶缘以下;在女性,眉毛位置通常会高些,尤其是在外侧(参见第 30 章)。上半部分的眉毛向下外侧倾斜,下半部分则向上倾斜,所以它们相遇处形成一个中央脊,可以用来隐藏手术切口。

眉毛的主要功能是将汗水和雨水从前额转移到面部的一侧,使它们远离眼睛。第二个重要功能是非语言交流,能够增强悲伤、惊喜、幸福和愤怒的面部表情[36]。

通过对比两侧眉毛的位置来对其对称性进行评估,或通过与老旧照片比较,以评估这期间眉毛的变化。眉毛可能会因前额瘢痕(创伤或水痘带状疱疹病

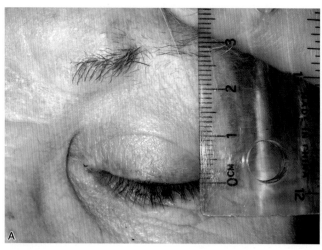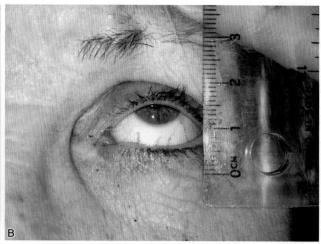

图 3. 17　固定眉毛以抵消额肌作用,测量眼球从最大向下注视到向上注视时上睑边缘的移动量,来评估提上睑肌功能

毒感染)或过度的提眉手术导致眉毛异常抬高。较为常见的是由于衰老或面神经麻痹,可让眉毛位置显得偏低[37]。

眉毛的密度也应该被评估。眉毛的厚度随着青春期的发育而增加,随着年龄的增长而减少。颞侧眉毛变薄可能是选择性去除的结果,也可能是伴有低甲状腺素的 Graves 病引起的。

泪器

临床症状

泪器常见的临床症状包括溢泪、结膜分泌物和内眦部肿块(参见第 30 章)。溢泪可能由于泪液产生、分布、排除异常导致。结膜分泌物可能是泪小管和泪囊阻塞并感染的体征,但应与原发性结膜炎或眼睑松弛综合征相鉴别。内眦部肿块可能是泪囊黏液囊肿、慢性泪囊炎或泪囊恶性肿瘤的征象,也可能来源于相邻的鼻窦(黏液囊肿或恶性肿瘤)或头颅(脑膨出)的病变。

眼睑评估

对眼睑的睑板腺炎(可造成泪膜脂质不足,泪液有蒸发倾向)或位置不正(可造成刺激和反射性分泌过多)进行评估。眼睑松弛(退化、瘢痕或神经性)被认为是泪液分布异常的一个诱因。眼睑位置不正或泪小点缺失被认为是泪液排出异常的诱因。

泪液量测定

泪河(湖)的高度在干眼症中减少或降低,在泪道流出受阻中升高。泪河(湖)高度可以在裂隙灯光束下用测微计来测量:高度小于 0.2mm 提示泪液分泌量减少[38]。

Schirmer 试验是指规格为 5mm×35mm 的滤纸放置 5 分钟后其所吸收的泪液量,折叠末端置于睑缘中外 1/3 交界处的睑缘上,避免接触角膜。在基础泪液分泌试验中(Schirmer 1),放置滤纸之前,点局部麻醉药并将其吸干;5 分钟后,如滤纸润湿长度小于 6~8mm 表明干眼。Schirmer 2 试验不用局部麻醉药,与 Schirmer 1 试验相比,滤纸条润湿长度增加反映了泪液反射性分泌的情况[39]。

泪液染色试验

荧光素染色试验可以确定角膜上皮的缺损,也可以着染其下面的基底膜。玫瑰红染色试验更为敏感,即使角膜在缺乏明显侵蚀的情况下,也可以对其失活的上皮进行识别。Lisamine 绿被认为是确定角膜或结膜干眼的最敏感的染料[40]。

泪液稳定性测试

在泪膜破裂试验中,滴在眼表面上的荧光素,随着眨眼运动在泪膜中进行扩散。凭借裂隙灯生物显微镜,泪膜破裂时间是在明亮的钴蓝光下进行观察,从最后一次眨眼直到在荧光素染色的泪膜上出现黑斑为止的时间(图 3.18)。泪膜破裂时间少于 10 秒表示杯状细胞损耗性干眼(缺乏黏蛋白)[40]。

高渗透压测试

与泪液分泌降低有关的高渗透压是干眼症的重要

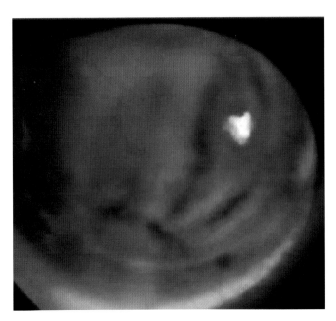

图 3.18　快速的泪膜破裂时间意味着泪膜粘连性较差,可能与泪膜内脂质或黏蛋白缺乏有关

特点[41]。

临床泪器测试

包括功能性(染料消失试验)、解剖性(泪道冲洗)或结合性(Jones 染料测试)测试。

染料消失试验(dye disappearance test, DDT)　将荧光素染料滴于双侧下穹窿,染料应该在 5 分钟内消失。用钴蓝光比较两眼泪河的高度和染料相对留存率。对于双眼不对称性泪溢,泪溢一侧染料存留时间的相对持久性可以反映泪液分布障碍,以及泪道功能障碍或解剖阻塞的存在。DDT 对幼儿很有帮助。当孩子坐在检查椅的父母膝上时,可以从相当远的距离照射钴蓝色光,来观察荧光素的存留情况。

泪道冲洗　将泪小点扩张,并使用带有 23 号钝插管的 3ml 注射器将盐水缓慢地注入下泪小管。盐水能够自如进入鼻腔表明泪道解剖通畅。泪道部分阻塞可能导致注入的盐水通过另一个泪小管发生反流,借此也可估算阻塞的程度。泪总管或鼻泪管完全阻塞可导致盐水从另一个泪小点完全反流。黏性或脓性分泌物可能意味着感染,血性分泌物可能意味着泪囊肿瘤。从同一个泪小管反流表明泪小管阻塞。在这种情况下,轻柔的探测可以确定狭窄或阻塞的位置。

Jones 染料测试　(图 30.24)它可以明确泪道功能或结构异常的位置[42]。当泪道冲洗通畅而泪河较高提示可能存在泪道功能性阻塞时,进行 Jones 染料测试。有些医生首选这项检查,而不是 DDT

和泪道冲洗。

开始检测时,将荧光素溶液滴于结膜穹窿中,并将减轻充血剂或局部麻醉剂喷射到下鼻道内。几分钟以后,在下鼻道内放置棉花团。测试结果阳性代表泪道功能和解剖正常。阴性结果则提示泪道功能障碍或解剖阻塞。

如果未看见染料,则需要做第二项测试。将染料擦净,生理盐水冲洗下穹窿,然后将患者鼻子清洗后敷以纱布。如果混有荧光素的盐水能够进入鼻子,表明泪管存在功能性阻塞。如果是清澈的生理盐水,意味着泪泵功能丧失(泪液分布障碍)。如果没有液体通过,提示泪道系统的解剖性阻塞。

特殊临床检查

要求训练有素的眼科技术人员进行各种有目的性的临床检查,以帮助对临床检查中发现的疾病进行特征性描述及明确诊断。其中,视野可以反映视觉通路疾病的特征,也需要对直视检查中发现的运动问题进行记录。

视功能检查和视神经分析

色觉检查

在诊室可以用色盲图(Ishihara, Hardy-Rand-Rittler 和 Dvorine)进行检查。它们由一系列不同尺寸、不同亮度的彩色点组成,其中由相似的彩色点构成数字、图形或曲线。Ishihara 测试用于识别具有先天性红色觉和绿色觉异常的受试者,而 Hardy-Rand-Rittler 测试用于检测蓝色觉异常,并且对获得性色觉异常检测更为可靠[43]。

更加精确的测试可以采用颜色安排试验(color arrangement tests)来进行,如 Farnsworth Munsell 100 色相(FM100)和 Farnsworth D-15。FM100 由 85 个彩色盖子组成,第一个和最后一个盖子是固定的。受试者按颜色顺序排列其余不固定的 83 个帽子。将印在圆盘底部的数字记录在标准的圆形图表上;当线从图表上的圆周穿过,错误就会被发现。通过观察非环形线的子午线,就可以发现双色异常的三种形式中的任何一种异常。这种检测对于获得性和先天性色觉异常非常敏感,但很费力。D15 也是一种类似的测试方法,测试时仅需 15 种颜色的盖子;可以为双色异常提供相对少的检测信息,一般用于筛查目的[44]。

周边视觉

定量视野有助于确定视野缺损的位置和原因,并可监控视野缺损的进展。静态视野测量和动态视野测量是定量视野测量的两种主要方法。前者是指从随机固定点发出不同亮度的刺激,确定其被感知的阈值,来完成视野的测定;后者是指将具有固定尺寸和亮度的刺激从不可见区域移动到可见区,直到刺激被检测到为止,来完成视野的测定。

根据测试结果绘制视野图和视野山(hill of vision),敏感度最高峰代表黄斑中心凹,等到周边视野敏感度就会逐渐减弱,无底井状视野缺失代表视盘的生理性盲点。

静态视野检查使用自动化设备,包括 Humphrey 视野分析仪和 Octopus 视野计,但在检测时需要一个技术人员来操作设备。可靠性指标包括测量固定丢失(测试盲点处的刺激),假阳性(在没有视觉刺激的情况下出现反应)和假阴性(尽管有非常明亮的刺激,但没有给出任何反应)[45]。

动态视野检查仪是将特定尺寸和强度的视标沿着不同经线从不可见区域稳定地移动到可见区域。等视线是对所看到特定尺寸和亮度的视标点的周长进行的描绘。通过使用不同尺寸或亮度的视标,可以描绘出许多等视线,然后以类似于地形图上的等高线的方式来记录视野山。动态视野检查仪的常见仪器包括 Goldmann 视野计(也可使用静态视野计对固视点附近进行特别测试)和 Bjerrum 平面视野计。测试结果的准确性依赖于视野测试师的技术,特别是对儿童和有认知障碍的患者[45]。

光学相干断层成像

光学相干断层成像(OCT)可以记录压迫性视神经病变引起的视乳头肿胀和良性颅内高压引起的视乳头水肿,以及监测慢性压迫病变引起的进行性视乳头萎缩。压迫性视神经病变引起的神经纤维层丢失(颞侧神经纤维丢失)模式与青光眼性视神经病变(上方和下方神经纤维丢失)模式存在不同。

对于压迫性视交叉病变导致视野检查结果异常,而 OCT 检查却未发现相应视网膜神经纤维层厚度及结构发生改变的患者,手术减压后其视功能恢复的可能性较那些结构和功能都出现异常的患者为好[46]。

将平行分离的近红外光束进行相长干涉和相消干涉的放大来完成 OCT 的操作。测量光束直接通过视网膜层面,而参考光束则投向参考镜面。参考镜面与记录光束同步,使得来自视网膜层间界面的反射产生相长干涉,生成横断面显示图,相消干扰代表深度,相长干涉代表亮度,以三维方式对视乳头或视网膜进行描述。OCT 属于一种无创、快速和易于操作的检测方法[46]。

电生理

眼眶和眼睑疾病对视觉功能的影响可以采用两种电生理检查对其进行测试。

视网膜电流图(ERG) ERG 是测量视网膜对明亮闪光的电反应。全视野 ERG 使用碗形视野计作背景,用接触镜电极和放置于前额的参考电极来记录视网膜的电生理活动。被测试者经暗适应后,以低度闪光诱导视杆细胞反应(暗视下视杆细胞反应)。标准白色闪光诱导所有光感受器细胞发生最大反应。接下来进行明适应,另一明亮闪光诱导明视单次闪光视锥细胞反应。最后,使用 30Hz 的闪烁光刺激来获取单独锥细胞的闪烁反应。

在单闪记录中可以辨认的特定模式:来自光感受器的初始负偏差("a"波);接下来是由双极细胞和 Müller 细胞引起的正向"b"波;由视网膜色素上皮细胞引起的"c"波,是暗视 ERG 的第三部分。因特定视网膜疾病具有可预见性 ERG 的改变,这些电波的幅度及时间潜伏值构成了 ERG 诊断疾病的信息基础。比如,一患者罹患双侧上睑下垂、凝视麻痹及视网膜色素病变,其 ERG 结果显示 a-波正常、b-波降低,该结果提示患者可能罹患肌强直性营养不良,而不是卡恩斯-塞尔综合征(Kearns-Sayre syndrome)[47]。

不同的测试包括图形 ERG(中央视网膜功能)和多焦 ERG(用于检测视网膜较小的区域)。

视觉诱发电位 采用视觉诱发电位(VEP)测量视网膜之外(特别是视神经)视觉系统的电生理学情况。采用放在枕部头皮的电极记录对图像反转刺激的反应,小振幅电位通过重复刺激和信号平均的方法进行放大。通过对动作电位的潜伏值及振幅进行测量,就可发现眼电生理中的病理变化导致的 VEP 异常。压迫性视神经病变常常表现为幅度较低及潜伏值较长[48]。

眼球运动功能

斜视矫正试验

斜视矫正医师能够更精准地量化和监测眼球运动

及双眼单视功能的异常。

Hess 屏和 Lees 屏测试

　　眼球校正测试要求双眼分离以确定完全的偏斜度,包括显性和隐性偏斜。在 Hess 屏检测中,通过佩戴红绿眼镜来达到目的,而 Lees 屏检测则是使用镜子平分双眼来实现。

　　Hess 检测中,被测试者佩戴一副有红绿互补滤色镜(Armstrong 护目镜)。测试时,一般以左眼为先,前置绿色过滤镜片。在注视方块内外的九个方向,在测试板上有通过连点连在一起的切线网格。

医师在这些点上投以红色目标。给被测试者绿光(Foster 火炬),并要求其把绿光叠加在红光上。通过对红点位置与代表绿光的位置进行记录和比较,就得到左眼 Hess 表的测量结果。然后,红眼镜放在左眼前,右眼以同样方式进行测试,可以获得 Hess 表的另一半检测结果。把测试表放置在 50cm 处,在这个长度时,点点之间的距离为 10$^\triangle$。图表评估结果可以揭示哪只眼是原发性受累(视野较小),共同性或非共同性斜视(基于相反视野内最大过度反应的分布),以及斜视的性质,不管是限制性或麻痹性(图 3.19)[49]。

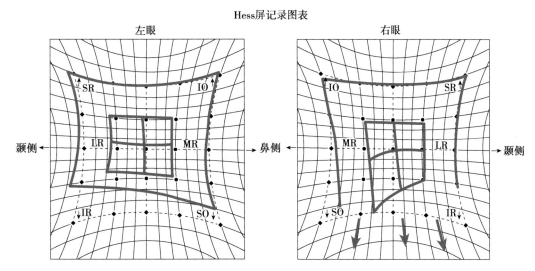

Hess屏记录图表

图 3.19　Hess 屏识别继发于眶底骨折的左下直肌减弱,伴有继发性右上斜肌和下直肌过度反应。IO,下斜肌;IR,下直肌;LR,外直肌;MR,内直肌;SO,上斜肌;SR,上直肌

　　由于固定目标是一个点,故 Hess 和 Lees 屏测试不具有量化旋转性复视的能力。另外,这些测试要求被测试者具有良好的视敏度与正常的视网膜对应。

双眼视觉仪

　　这些光学设备(Worth 弱视镜及同视机)包含两个视管,分别代表每个眼睛的不同映像,并可通过角度调节来实现双眼不同程度的发散和会聚。这些设备还可用来测量眼球位置的偏差,确定视网膜的对应、融合、抑制及立体视。旋转性复视可能是斜肌压迫或弱化所导致,可用弱视镜对其进行确诊及量化,这对设计甲状腺眼病的斜视手术,或随访与眼眶外伤有关的斜视都有帮助[50]。

单眼视野检查

　　通过沿四个主要注视方向观察患者眼球跟踪视标

的能力,就可用 Goldmann 视野分析仪对单眼运动进行记录和监控。

　　这种测试是可靠和可重复的;主要可用于监测与限制性疾病相关的单眼运动的研究,如甲状腺眼病、瘢痕性肌炎,或创伤后眼球运动受限[30]。

双眼单视的视野

　　用 Goldmann 视野分析仪也许可获得后天性非共性斜视患者的双眼单视视野(field of binocular single vision)图。采用与以上描述单眼运动测试的类似方法,将视标从双眼单视区域内移动到双眼出现复视的区域。融合视标(比如十字)被用来检测包括旋转性复视在内的复视,旋转性复视无法用点视标进行检测;融合视标也被用于刺激生理性融合,以期获得更精确的结果。复视区域是根据记录视标被看成两个时的轨迹来绘制的(图 3.20)[51]。

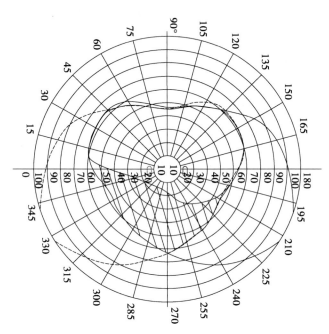

图 3.20　与图 3.19 同一患者的双眼单视视野图,下方复视(阴影区)与左侧下直肌减弱有关

综合临床评估

基于临床评估,医生应给出一个确定的诊断或鉴别诊断,并规划进一步的检查和处理。

眼睑疾病

大部分眼睑疾病都可诊断并能够处置。例如后部睑缘炎推荐药物治疗,而退化腱膜性上睑下垂或下睑内翻则考虑手术治疗。其他情况的上睑下垂手术前也要求进一步检查,比如怀疑肌无力需要进行自身抗体测试,怀疑眼眶上方肿瘤则需眼眶 CT 扫描,或怀疑获得性 Horner 综合征是上睑下垂的病因时,可诊断性点滴可卡因及行特定的放射检查。在其他情况,比如湿疹性皮炎,局部应用皮质类固醇或他克莫司软膏及隔离可能接触过的致敏原等方法都可以尝试;如果不行,皮肤刮片或活检也许能帮助排除真菌性病因或恶性肿瘤。经典的结节性基底细胞癌可以被广泛切除,但大多数被怀疑为恶性肿瘤者需要活检以明确病理诊断,然后再计划更为精确的治疗方案。

泪器疾病

泪器疾病最常见的症状是泪溢、慢性分泌物或泪囊区肿块。这些情况的诱因参见第 30 章。一般通过临床检查即可诊断,且初诊时就会提出合适的治疗方法。如因功能性阻碍引起的溢泪,可能需要包括泪道

造影检查在内的辅助检查;而对非典型的内眦肿块,则需要 CT 检查。

眼眶疾病

因为许多不同的组织局限于眼眶内,且许多疾病也会对其产生影响,故眼眶疾病的诊断具有极大挑战性。

一些位于眼眶表浅的疾病,包括皮样囊肿、泪腺导管囊肿、眶脂肪脱垂及婴幼儿血管瘤,可仅凭病史及临床检查得以诊断。

其他疾病,如甲状腺眼病、眼眶蜂窝织炎、泪腺炎、肌炎或眼眶骨折,凭借临床症状及体征就可以做出疑似诊断,但为了确诊和了解病变范围,则需要进一步行放射影像学与/或血液的检查。

对于大多数眼眶疾病,基于本章列表的内容总结很有用,内容包括人口统计资料、发病时间、部位及假设的疾病过程(先天性、炎症、肿瘤或脉管性病变)。位置较深的眼眶疾病几乎都需要影像学检查,常选用 CT 或 MRI;这些检查可以提供病变的位置、累及的组织结构及病理生理过程(孤立的肿块,浸润性和(或)侵入性,或脉管性)。临床检查所见和影像学资料结合所提供的信息通常可以缩窄鉴别诊断的范围。通常将可触及部位的孤立性肿块直接切除,而具浸润性边缘且累及局部组织的病变常常需要活检,然后基于病理检查结果制定进一步处置计划。

在极少数情况下,因病变危及视力或生命,可以在诊断性检测实施前进行紧急的眼眶干预。例如,由眶内血肿或脓肿引起的眼眶骨筋膜室综合征,需要紧急行外眦切开和下眦切开术。

下面三章主要内容涉及疾病的放射检查、实验室检查和病变组织的病理学检查。在下面的章节中,根据疾病的过程和病理生理学来确定论述主题。在每个特定论述的副标题之下,包含受累的组织、流行病学、临床评估、检查和处置等内容。

参考文献

*1. Ing E, Douketis J. New oral anticoagulants and oculoplastic surgery. *Can J Ophthalmol* 2014;**49**(2):123–7.
    An up-to-date review of anticoagulants and appropriate management prior to oculoplastic surgery.
2. Barnett S, Moonesinghe SR. Clinical risk scores to guide perioperative management. *Postgrad Med J* 2011;**87**(1030):535–41.
3. Stan MN, Bahn RS. Risk factors for development or deterioration of Graves' ophthalmopathy. *Thyroid* 2010;**20**(7):777–83.
4. Thornton J, Kelly SP, Harrison RA, et al. Cigarette smoking and thyroid eye disease: a systematic review. *Eye (Lond)* 2007;**21**(9):1135–45.
5. Hussain B, Saleh GM, Sivaprasad S, et al. Changing from Snellen to LogMAR: debate or delay? *Clin Experiment Ophthalmol* 2006;**34**(1):6–8.

6. Kim WS, Park IK, Chun YS. Quantitative analysis of functional changes caused by pinhole glasses. *Invest Ophthalmol Vis Sci* 2014; **55**(10):6679–85.

7. Jeremy N, Darcy T, Hogness DS. Molecular genetics of human color vision: the genes encoding blue, green, and red pigments. *Science* 1986;**232**:193–202.

8. McKeag D, Lane C, Lazarus JH, et al. Clinical features of dysthyroid optic neuropathy: a European Group on Graves' Orbitopathy (EUGOGO) survey. *Br J Ophthalmol* 2007;**91**(4):455–8.

9. Fay A, Lee LC, Pasquale LR. Dermatochalasis causing apparent bitemporal hemianopsia. *Ophthal Plast Reconstr Surg* 2003;**19**(2):151–3.

10. Riordan-Eva P. Clinical assessment of optic nerve disorders. *Eye (Lond)* 2004;**18**:1161–8.

11. Kawasaki A. Physiology, assessment, and disorders of the pupil. *Curr Opin Ophthalmol* 1999;**10**(6):394–400.

12. Perkin GD. Neuro-ophthalmological syndromes for neurologists. *J Neurol Neurosurg Psychiatry* 2004;**75**:20–3.

*13. Hunt JA. Common craniofacial anomalies: facial clefts and encephaloceles. *Plast Reconstr Surg* 2003;**112**(2):606–16.
    A good overview of clefting syndromes.

14. Fogh-Andersen P. Genetic and non-genetic factors in the etiology of facial clefts. *Scand J Plast Reconstr Surg* 1981;**1**(1):22–9.

15. Bingham CM, Sivak-Callcott JA, Gurka MJ, et al. Axial globe position measurement: a prospective multicenter study by the International Thyroid Eye Disease Society. *Ophthal Plast Reconstr Surg* 2016; **32**(2):106–12.

16. Chang AA, Bank A, Francis IC, et al. Clinical exophthalmometry: a comparative study of the Luedde and Hertel exophthalmometers. *Aust N Z J Ophthalmol* 1995;**23**(4):315–18.

17. Eid E, Chung Y, Dolman P. A novel slit-lamp proptometer. Submitted for publication.

18. Dijkstal JM, Bothun ED, Harrison AR, et al. Normal exophthalmometry measurements in a United States pediatric population. *Ophthal Plast Reconstr Surg* 2012;**28**(1):54–6.

19. Cobb AR, Murthy R, Cousin GC, et al. Silent sinus syndrome. *Br J Oral Maxillofac Surg* 2012;**50**(6):81–5.

20. Spoor TC. Atlas of oculoplastic and orbital surgery. Boca Raton, FL: Taylor and Francis Group CRC Press; 2010.

21. Carlisle RT, Digiovanni J. Differential diagnosis of the swollen red eyelid. *Am Fam Physician* 2015;**92**(2):106–12.

22. Ong CK, Wang LL, Parkinson RJ, et al. Onyx embolisation of cavernous sinus dural arteriovenous fistula via direct percutaneous transorbital puncture. *J Med Imaging Radiat Oncol* 2009;**53**(3):291–5.

23. Dolman PJ, Rootman J. VISA classification for Graves' orbitopathy. *Ophthal Plast Reconstr Surg* 2006;**22**(5):319–24.

*24. Denniston A, Murray P. Oxford handbook of ophthalmology. 3rd ed. Oxford: Oxford University Press; 2014.
    A comprehensive manual of ophthalmic clinical examination and common disorders.

25. Ulyat K, Firth AY, Griffiths HJ. Quantifying the vertical fusion range at four distances of fixation in a normal population. *Br Ir Orthopt J* 2004;**1**:43–5.

26. Joo KS, Koo Hyun, Moon NJ. Measurement of strabismic angle using the distance Krimsky test. *Korean J Ophthalmol* 2013;**27**(4):276–81.

27. Holmes JM, Leske DA, Hohberger GG. Defining real change in prism-cover test measurements. *Am J Ophthalmol* 2008;**145**(2):381–5.

*28. Ansons AM, Davis H. Diagnosis and management of ocular motility disorders. 4th ed. London: Blackwell; 2014. p. 104–5.
    An overview of ocular movement disorders and their management.

29. Kupersmith MJ, Fazzone HE. Comparing ocular muscle limitation tests for clinical trial use. *Arch Ophthalmol* 2004;**122**(3):347–8.

30. Dolman PJ, Cahill K, Czyz CN, et al. Reliability of estimating ductions in thyroid eye disease: an International Thyroid Eyed Disease Society multicenter study. *Ophthalmology* 2012;**119**(2):382–9.

31. Wright KW, Spiegel PH. Pediatric ophthalmology and strabismus. New York: Springer; 2013. p. 202.

32. Liu G, Volpe NJ, Galetta SL. Neuro-ophthalmology: diagnosis and management. 2nd ed. Philadelphia, PA: Saunders; 2010.

33. Bartley GB. The differential diagnosis and classification of eyelid retraction. *Trans Am Ophthalmol Soc* 1995;**93**:371–89.

34. Tomohisa N, Yusuke S, Weijin D, et al. Morphological analysis of the upper eyelid tarsus in Asians. *Ann Plast Surg* 2011;**66**(2):196–201.

35. Onofrey BE, Skorin L, Holdeman NR. Ocular Therapeutics handbook: a clinical manual. 2nd ed. Philadelphia, PA: Lippincott Williams and Wilkins; 2005.

36. Javid S, Izzat J, Pawan S. The role of eyebrows in face recognition. *Perception* 2003;**32**:285–93.

37. Patil SB, Kale SM, Jaiswal S, et al. Effect of aging on the shape and position of the eyebrow in an Indian population. *Aesthetic Plast Surg* 2011;**35**(6):1031–5.

38. Mainstone JC, Bruce AS, Golding TR. Tear meniscus measurement in the diagnosis of dry eye. *Curr Eye Res* 1996;**15**(6):653–61.

39. Li N, Deng X, He M. Comparison of the Schirmer I test with and without topical anesthesia for diagnosing dry eye. *Int J Ophthalmol* 2012;**5**(4):478–81.

40. Paschides CA, Kitsios G, Karakostas KX, et al. Evaluation of tear break-up time, Schirmer's-I test and Rose Bengal staining as confirmatory tests for keratoconjunctivitis sicca. *Clin Exp Rheumatol* 1989;**7**(2):155–7.

41. Bron AJ, Tomlinson A, Foulks GN, et al. Rethinking dry eye disease: a perspective on clinical implications. *Ocul Surf* 2014;**12**(2 Suppl.):S1–31.

42. Jones LT. Lacrimal fluorescein test. *Am J Ophthalmol* 1977;**83**(5):762.

43. Huna-Baron R, Glovinsky Y, Habot-Wilner Z. Comparison between Hardy-Rand-Rittler 4th edition and Ishihara color plate tests for detection of dyschromatopsia in optic neuropathy. *Graefes Arch Clin Exp Ophthalmol* 2013;**251**(2):585–9.

44. Farnsworth D. The Farnsworth-Munsell 100-hue and dichotomous tests for color vision. *J Optic Soc Am* 1943;**33**:568–74.

45. Cunningham ET, Paul R-E. Ophthalmologic evaluation – specialized ophthalmologic examinations. In: Vaughan & Asbury's general ophthalmology. 18th ed. New York: McGraw-Hill Medical; 2011.

46. Danesh-Meyer HV, Carroll SC, Foroozan R, et al. Relationship between retinal nerve fiber layer and visual field sensitivity as measured by optical coherence tomography in chiasmal compression. *Invest Ophthalmol Vis Sci* 2006;**47**(11):4827–35.

47. Raitta C, Karli P. Ocular findings in myotonic dystrophy. *Ann Ophthalmol* 1982;**14**(7):647–50.

48. Hedges TR, Yang EB, Vuong L, et al. Multifocal VEP in unilateral compressive optic neuropathy. *Invest Ophthalmol Vis Sci* 2005;**46**(13):4764.

49. Roodhooft JM. Screen tests used to map out ocular deviations. *Bull Soc Belge Ophtalmol* 2007;**305**:57–67.

50. Georgievski Z, Kowal L. Evaluating torsion with the torsionometer, synoptophore, double Maddox rod test and Maddox wing: a reliability study. *Austr Orthopt J* 1996;**32**:9–12.

51. Sullivan TJ, Kraft SP, Burack C, et al. A functional scoring method for the field of binocular single vision. *Ophthalmology* 1992;**99**(4):575–81.

4

第4章 实验室血清学检查

ARCHANA SRINIVASAN, TERI T. KLEINBERG, ANN P. MURCHISON, and JURIJ R. BILYK

本章综述了用于诊断和监测眼眶和眼附属器疾病进展的重要血清学检查。

常规血清学

分类全血细胞计数

引言

在评估一个个体一般健康情况时常规进行分类分类全血细胞计数(complete blood count, CBC)检查,它提供了红细胞(RBC)、白细胞(WBC)和血小板的信息,包括总数、红细胞指数、血细胞比容和血红蛋白的决定因素,白细胞分类计数定量了不同类型的白细胞。

指征

术前评估 争议:虽然 CBC 曾经在评估眼整形和眼眶手术患者风险时常规进行,但目前很多中心不再认为它是必需的。Turnbull 和他的同事复习了 2570 例进行择期手术患者的图表,发现只有 4 例患者从常规的实验室检查获益[1]。另一项研究显示 60% 的患者没有明显原因进行了实验室检查,仅有 0.22% 的异常结果影响了术前决定[2]。一个安全、性价比高、可选择的术前血红蛋白检测建议推荐给那些预期失血量较多和 65 岁以上的患者[3]。术前全面检查发现严重白细胞减少、白细胞增多、血小板减少的概率非常低,因此,不建议术前常规行白细胞和血小板计数[3]。最后,如果结果正常,在手术 4 个月内及患者临床状态没有改变时没必要再次检查[4]。

泪器感染(泪囊炎和泪腺炎) 对于大多数泪囊炎患者,CBC 用于鉴别诊断是没有必要的,但在非常年轻、免疫功能不全或年老的患者应考虑评价白细胞增多的程度。大多数泪腺炎是非感染性的,但偶尔可能因病毒或细菌感染所致,CBC 分类计数可能有助于确定这类患者。

眼眶感染 CBC 分类计数可能有助于区分感染性和非感染性眼眶蜂窝织炎。当没有全身使用糖皮质激素时,中性白细胞增多并"左移"(不成熟的白细胞占优势)高度提示细菌感染。它可能对监测治疗反应也是有用的。

甲状腺眼病(Graves 眼眶病) Graves 病可能伴有正常红细胞性贫血(normocytic anemia)、低-正常到轻度白细胞总数减少、相对淋巴细胞和单核细胞增多、低-正常到轻度血小板减少。

其他非感染性眼眶炎症 CBC 分类计数可能有资助于区分特发性眼眶炎症综合征(idiopathic orbital inflammation syndrome, IOIS)和细菌感染。CBC 对于急性发作期和影像检查受限的儿童患者特别有用。嗜酸性细胞增多而非中性白细胞增多提示非感染性病因,虽然嗜酸性细胞增多可能见于眼附属器寄生虫感染。

脑神经麻痹 CBC 能检测隐血恶病质,包括白血病。

伴有眼部表现的全身疾病 CBC 是有眼部表现的全身疾病一般检查的一部分,包括 Stevens-Johnson 综合征、重症肌无力和神经纤维瘤病[5]。

血尿素氮、肌酐和肌酐清除率

引言

饮食中的氨基酸,吸收后并未用于蛋白质合成,在肝脏被氧化成蛋白尿和二氧化碳[6]。蛋白尿最初由肾脏分泌,进入血液中。简而言之,血尿素氮(blood urea nitrogen,BUN)是对肝脏和肾脏功能的检测[7]。只要肝脏功能正常,BUN 反向反映肾小球过滤率(glomerular filtration rate,GFR)[7,8]。若肝脏功能减退,虽然 GFR 正常,BUN 将降低。同样,如果肝脏和肾脏功能按比例降低,虽然 GFR 降低,BUN 可能正常[9,10]。影响 BUN 的其他因素包括高蛋白饮食、增加组织分解(外伤、出血等)的异常状态和许多药物(四环素、甲氨蝶呤、万古霉素、普萘洛尔、两性霉素 B 等)。BUN 随年龄增长而增加,男性比女性稍高。

血清肌酐(Cr)是饮食中肉类和骨骼肌代谢的副产品。正常生理情况下,Cr 释放入血液的量是恒定的,血清 Cr 是稳定的。一旦 Cr 到达肾脏,它会自由过滤。但是,在疾病状态肾脏功能受累时,血清 Cr 水平升高[11]。简单讲,血清 Cr 反映其产生和 GFR 之间的平衡。因此。只要 Cr 产生保持稳定(不变的饮食,稳定的肌肉质量),血清 Cr 可作为 GFR 的替代标记:随着 GFR 降低,血清 Cr 升高。但是,其他研究显示血清 Cr 不是反映 GFR 和肾脏功能最准确的指标,其敏感性大约 75%[8]。

肌酐清除率(creatinine clearance rate,CrC)是 GFR 和肾脏功能常用的间接测量方法[12]。CrC 要求测量三个变量,血清 Cr、尿 Cr 和 24 小时尿量,并通过明确的公式定义:

$$CrC = (尿\ Cr \times 24\ 小时尿量) / 血清\ Cr$$

正常 CrC 取决于患者的年龄,较小程度上取决于性别(与男性相比,女性 CrC 更低,因为全身肌肉质量更低)。种族也影响结果。50 岁以上的患者 CrC 更低,因为年龄相关的肌肉质量降低。试验高度决定于 24 小时尿标本的准确收集。CrC 也受饮食限制(素食者或素食主义者)和使用某些系统性药物(甲氧苄啶/磺胺甲噁唑、西咪替丁等)的影响。

在结合患者的年龄、性别和种族情况下,患者 GFR 可以用没有收集 24 小时尿量的血清 Cr 来进行估计,被称为估计性 GFR(estimated GFR,eGFR)[13,14]。很多实验室使用这个公式报道行血清 Cr 检查的每个患者的 eGFR。

虽然有些局限性,在大多数成年人,eGFR 与通过 CrC 测试 GFR 有很好的关联,在确定早期肾衰时特别有用。但是,eGFR 在某些人群(儿童、老人、孕妇及截瘫患者等)应小心使用。

临床意义

肾功能影响眼整形和眼眶病处理的很多方面,最重要的是抗生素的剂量。抗生素剂量问题在伴随急性肾功能不全的危重患者中特别重要[15~17]。肾功能在评估眼眶病变的主要影响之一是做 CT 和 MRI 检查(参见第 5 章)时静脉用对比剂,静脉用对比剂(IVC)的安全性主要决定于肾功能,IVC 是医源性急性肾功能损害最常见的原因[18]。对比剂导致的肾毒性(CIN)在肾功能正常的患者并不常见,但在慢性肾脏疾病的患者发生率明显升高至 25%[18]。预防 CIN 主要通过静脉用等渗盐水或无限制的口服液体摄入量以保证足够的强化前水化(precontrast hydration)[19]。

炎症性疾病检测

甲状腺眼病

血清学检查已经成功的用于甲状腺疾病的诊断,即用化学发光微粒免疫测定血清甲状腺刺激激素、三碘甲状腺原氨酸(T3)和游离甲状腺素(四碘甲状腺原氨酸,T4)[20]。但是,用甲状腺功能检测监控甲状腺眼病(thyroid eye disease,TED)的治疗和进展是有争议的。众所周知,系统性甲状腺疾病的活动性和 TED 的严重性是不一致的[21]。已推荐自身免疫功能更新的测试,包括甲状腺受体刺激和抑制抗体,作为 TED 的活动性标记。

甲状腺刺激激素

在用于评估甲状腺功能亢进的任何单个血液检测项目中,血清甲状腺刺激激素(TSH)具有最高的敏感性和特异性,可用于怀疑甲状腺功能异常的快速筛查[22]。除外产生 TSH 的垂体腺瘤、甲状腺激素抵抗和少见的甲状腺激素连接蛋白异常,正常的血清 TSH 几乎与甲状腺功能亢进无相关性[22]。

三碘甲状腺原氨酸

三碘甲状腺原氨酸(T3)是甲状腺激素的活动形式,它通过连接调节基因表达、具有转录因子功能的核受体蛋白而介导细胞的作用[22,23]。T3 水平升高可能提示甲状腺功能亢进的严重性增加,至少在儿童,可能与 TED 的出现有关[24]。

游离甲状腺素

游离甲状腺素(T4)是甲状腺激素的前体,它在甲状腺去碘化而成为 T3[23]。当血清游离 T4 和 TSH 联合检测时,将提高疑似甲状腺功能亢进的诊断准确性[22]。只要垂体-甲状腺轴未受损伤,游离 T4 和 TSH 则共享一个逆对数关系,游离 T4 小的改变就会对 TSH 水平有大的影响[22]。游离 T4 的水平作为替代治疗中甲状腺激素用量的依据[22]。遗憾的是,游离 T4 水平并未显示与 TED 进程有明显的相关性[25]。

甲状腺刺激激素受体抗体检测

TED 至少部分是由于甲状腺刺激激素受体(TSHR)的抗体活化甲状腺细胞引起的[23,26]。已证实 TED 患者眼眶成纤维细胞 TSHR 信使 RNA(mRNA)和功能性蛋白水平高于正常人[26]。因此,实验室检查这些抗体理论上有助于 TED 的诊断和处理。目前有两种方法评估 TSHR 抗体[20],第一种方法是测量针对 TSHR 抗体的所有免疫球蛋白,如甲状腺素结合抑制免疫球蛋白(TBⅡ)试验。虽然在试管、平板或珠子表面测量患者血清抗体与 TSHR 结合的方法具有高的敏感性和特异性,但它们没有测量免疫球蛋白的功能活性[27]。

第二种方法是通过测量这些刺激、结合和阻断性抗体的下游作用来对它们进行区分,如测量甲状腺刺激免疫球蛋白(thyroid-stimulating immunoglobulin,TSI)。

争议:虽然甲状腺自身抗体可能有助于阐述甲状腺疾病的病因,确定 TED 患者的高危因素,但它不能替代周密的病史采集、体格检查和 TSH、T4 和 T3 检测[28]。结果应当小心理解,因为不同抗体的检测方法之间有较大的差异[29]。同样,临床研究的比较也有局限性,因为 TED 评分方法、抗体检测的敏感性和特异性以及患者随访时间的长短都有广泛的变异。

甲状腺素结合抑制免疫球蛋白(TBⅡ) TBⅡ试验测量抗体抑制 TSH 结合其受体的能力,反映抗体的出现,但不能区分是刺激性还是抑制性的免疫球蛋白。虽然 TBⅡ 试验对 TSHR 自身抗体检测具有高的敏感性和特异性,但它不能测量它们的功能活性[27]。TBⅡ 是用放射受体试验测量的,结果以 TSHR 抑制的百分比进行显示。

目前还没有足够的证据说明 TBⅡ 可单独作为反映 TED 活动性或治疗指导性指标。

甲状腺刺激免疫球蛋白(TSI) TSI 生物活性检测通过它们对下游环磷酸腺苷(cAMP)产生的影响,能区分刺激、结合和阻断 TSHR 的抗体[20]。TSI 值是用 cAMP 比正常对照增加的百分比来计算的,正常参考值范围是基线以下 140%。

目前的证据提示,TED 患者眼眶组织中 TSHR 的 TSI 活化可能上调炎症细胞因子,导致脂肪前体细胞和眼眶成纤维细胞增殖[30]。TSI 可能是 TED 活动性的独立预测指标,可考虑作为功能性的生物标记[20,27,31]。TSI 水平与 TED 临床活动性和临床严重性评分强相关[27]。在儿童和成人均显示,升高的最初的 TSI 水平与 TED 的发生和进展存在正相关[30,32,33]。

但是,尚未建立一个明确的 TSI 度量标准。一个小的患者队列性回顾研究提示,TSI 水平大于基底活动 400% 可能提示甲状腺亢进患者有发生眼病的高风险,可能因早期建议到眼科医生处而受益[30]。一项针对儿童大的横断面回顾性研究提示,血清 TSI 升高是一项敏感、特异、可重复的 TED 生物学标记,患有 Graves 病和 TED 的儿童,以及甲状腺功能正常的 TED 儿童 100% 出现[34]。

甲状腺过氧化物酶抗体

甲状腺过氧化物酶是甲状腺激素生物合成时催化碘化的酶,它是一个主要的微粒体抗原,其抗体在自身免疫性甲状腺疾病中具有定向性,能帮助诊断桥本甲状腺炎、Graves 病和产后甲状腺炎。甲状腺过氧化物酶抗体(TPOAb)通过放射免疫实验(RSR,Cardiff)测量,在现代实验室,它已经代替了微粒体抗体检测。

TPOAb 出现并不与 TED 活动性、严重性或 TSI 水平相关联[27]。事实上,TPOAb 阴性在 TED 患者可能更普遍,虽然机制不明[27]。患者 TPOAb 阴性而 TSI 升高可能与其临床明显 TED 的危险性显著增加相关,优势比将近 37[31]。

甲状腺球蛋白抗体

甲状腺球蛋白是甲状腺滤泡细胞产生的一种蛋白质,用于甲状腺产生 T3 和 T4。已在甲状腺癌、桥本甲状腺炎和 Graves 病患者,以及甲状腺功能正常的人群发现甲状腺球蛋白抗体(TgAb)。TgAb 用酶免疫分析法测量。遗憾的是,还不知道 TgAb 和 TED 之间的相关性[31]。

胰岛素样生长因子-1 抗体

胰岛素样生长因子(IGF-1)抗体通过招募和活化 T 细胞、刺激透明质酸产生而促进眼眶炎症和组织水肿[26]。IGF-1 也刺激脂肪生成,因此,针对 IGF-1 的自身抗体可能激活眼眶成纤维细胞而导致眼眶脂肪增多、眼外肌肥大。

眼外肌抗体

针对某些肌肉抗原（G2 秒和 Fp）的抗体可能是 TED 患者眼肌损害敏感、但非特异的标记[26]。在一个小的观察病例序列中发现，眼外肌 G2 秒和 Fp 蛋白的抗体滴度在活动性 TED 患者高于非活动性 TED，虽然这些发现还没有被更大量的研究证实[35]。

结节病

结节病（sarcoidosis）被定义为炎症细胞异常聚集，表现为在任何器官形成非干酪样肉芽肿，最常见的是肺。

血管紧张素转化酶

血管紧张素转化酶（ACE）是一种重要的肾素级联成分，在应对血容量减少和低血压时起作用。ACE 劈开更大的血管紧张素 I 分子成为血管紧张素 II，后者是强有力的血管收缩剂。血管紧张素 II 改变肾小管重吸收或分泌，刺激抗利尿剂激素（ADH）和肾上腺分泌，这些导致肾小管水滞留增多、血管收缩，交感神经活性增加。

正常情况下，很多细胞和体液中存在 ACE，但在肺毛细血管内皮细胞和肾脏近端小管上皮样细胞中尤为丰富。在某些病理条件下——原发性结节病，ACE 由肉芽肿内的上皮细胞和巨噬细胞产生。因此，血清 ACE 水平反映了体内肉芽肿的质量[36,37]。ACE 水平可在多种情况下升高，包括结节病、糖尿病、骨关节炎和甲状腺功能亢进[38]。更少见地，ACE 水平在其他病理情况（甲状腺功能减退、阻塞性肺疾病和肾病）以及使用了治疗性 ACE 抑制剂[38]的患者可能降低。ACE 水平检测最早用于结节病的诊断和监测，ACE 水平是结节病严重性的合理反映[39]。60%～90% 的活动性结节病患者 ACE 水平升高[40,41]。

ACE 检测的特异性也与被研究的人群和检测方法有关。重要的是，血清 ACE 可在多种非结节病和其他眼眶炎症情况下升高，包括眼眶淋巴瘤[42]和 IOIS[43]。最近，免疫球蛋白 G4（IgG4）检测已经被用于评估多种疾病，包括结节病。42% 的眼眶结节病病例样本 IgG4 阳性[44]。应该注意的是，ACE 活性在儿童通常很高，并保持升高直到进入青春期[39]。

由于其有限的特异性和敏感性，在 ACE 检测的临床应用方面仍然存在着一些疑问。尽管这样的告诫是肯定的，在结合患者的临床表现和组织活检情况下，单独使用 ACE 也是诊断结节病的有用工具。

血管炎

引言

伴有多血管炎的肉芽肿病（granulomatosis with polyangiitis，GPA，既往被称为 Wegener 肉芽肿）在 1897 年被首次描述，在 1936 年由 Frederick Wegener 进一步阐明。GPA 可出现于所有年龄组，但最常见于中年人。更好发于男性和白人[45]。它被定义为一种自身免疫性多系统疾病，以坏死性肉芽肿性炎症和小到中等血管的血管炎为特征，易累及呼吸系统和肾脏系统。呼吸系统和肾脏系统以外，最常受累的部位之一为眼眶，见于 45%～60% 的 GPA 患者[45~47]。眼眶可以是发病部位或者唯一首发部位，实际上，也是眼部受累的最常见表现[45,47~49]。虽然受累的经典部位是肺和肾，但机体的任何部位均可受累。

GPA 大致分为两种明显的临床表现：①局灶性和②系统性或全身性。全身性 GPA 是一种危及生命的状况。通常，与全身性 GPA 相比，眼眶病医生更多遇到的是局灶性 GPA（65.5%）[50]。

除了下面章节列出的特殊的血清学指标之外，GPA 患者也可能表现为贫血、白细胞增多症、血小板增多症和红细胞沉降率（ESR）及 C 反应蛋白（CRP）升高，伴 C3 和 C4 补体水平下降[45,49]。

抗中性粒细胞胞质抗体

抗中性粒细胞胞质抗体（antineutrophil cytoplasmic antibody，ANCA）是一组与特定的自身免疫性疾病，尤其是血管炎相关的细胞质自身抗体。根据与患者中性粒细胞反应时其免疫荧光模式，将两种最重要的 ANCA 亚型称为：胞质型（cANCA）或者核周/核型（pANCA）。ANCA 的病理作用是有争议的，但是 ANCA 与几种特发性血管炎密切相关，包括 GPA、嗜酸性 GPA（Churg-Strauss 综合征）、显微镜下多血管炎。值得注意的是，嗜酸性 GPA 很少累及眼眶和鼻窦，而显微镜下多血管炎不会累及上呼吸系统[49,51]，因此，对眼眶病医生而言不是特别重要。

ANCA 攻击中性粒细胞，特别针对蛋白酶 3（PR3）和髓过氧物酶（MPO）抗原。在病理状态下，ANCA 导致中性粒细胞活性增加并产生反应性氧化物的通路上调，引起炎症和对周围组织的损害[52]。

在对 GPA 最初的研究中，cANCA 检测以两步法进行。首先，进行一个间接的荧光抗体试验来探测抗体的存在,如果是阳性,再进一步测定其浓度。对cANCA 阳性的病例,进行针对抗 PR3 抗体的酶链免疫吸附试验(ELISA)(见下文)[53]。根据这些发现,cAN-CA 敏感性为 87%～99%,在非活动疾病的敏感性更低。cANCA 在活动性 GPA 的特异性为 100%,但是很少有其他条件(显微镜下多血管炎、霍奇金病、多发性骨髓瘤、HIV 感染)可能导致假阳性结果[54]。值得注意的是,局灶性鼻窦-眼眶 GPA cANCA 检测的敏感性明显低于全身性 GPA;在一项研究中,只有 32% 的已知患有鼻窦-眼眶 GPA 的患者 cANCA 检测阳性[50]。

与此相反,pANCA 靶抗原(MPO)是多变的,导致其较 cANCA 检测的可靠性更低;因此,pANCA 阳性病例必须做 MPO 验证试验[55]。pANCA 可能在多种疾病状态下升高,包括川崎病和炎性肠病(尤其是溃疡性结肠炎)。在一项研究中,1/5 的 pANCA 和 MPO 血清学阳性患者被发现患有非血管性炎症(类风湿性关节炎、结节病和系统性红斑狼疮等)[55]。与 cANCA 阳性疾病相比,pANCA 阳性疾病很少累及眼球或眼眶[55]。通常,cANCA 阳性疾病比 pANCA 阳性疾病有更高的血管炎活性评分。

争议:ANCA 浓度在监测疾病活动度、疗效、缓解和复发中的应用仍有争议[56,57]。

蛋白酶 3 和髓过氧化物酶

相对于免疫荧光法用于 cANCA 和 pANCA 的检测,蛋白酶 3(PR3)和髓过氧化物酶(MPO)抗体检测则以 ELISA 为基础。推荐 PR3 和 MPO 检测作为 AN-CA 阳性患者的确认试验,以增加 ANCA 检测的敏感性和特异性[58]。PR3 抗原是一种发现于人类中性粒细胞胞质的蛋白质。PR3 与 cANCA 活性密切相关,而MPO 则与 pANCA 相关[55]。在有条件的实验室,AN-CA、PR3 和 MPO 可以进行联合检测,或者仅在 ANCA阳性病例中进行 PR3 和 MPO 检测。

IgG4 相关性疾病

引言

免疫球蛋白在由淋巴细胞调控的适应性免疫系统中起关键作用。在 T 细胞辅助下,B 细胞分化为浆细胞,并合成称为抗体和免疫球蛋白的糖蛋白。免疫球蛋白与特定的抗原结合并促进下游的功能,如在诱导吞噬中补体的激活[59]。IgG 大致占人体血浆中的所有免疫球蛋白的 75%(IgM、A、D 和 E 占其余 25%)。IgG有 4 种亚型,按在血清中的浓度递减排列为:IgG1>

IgG2>IgG3>IgG4[60]。IgG 亚型间的主要区别在于重链与抗体结合区之间的分子键(图 4.1),而这些差别影响了它们结构的稳定性和生物学活性。因为所有亚型均能透过胎盘,所以在出生时血清 IgG 主要来自于母亲。内源性 IgG 的产生大约在出生后 6 个月才开始。相对于 IgG2 和 IgG4,IgG1 和 IgG3 更早达到成人水平。对儿童患者,血清值应当与相同年龄组的参考值对比。IgG 正常值变异很大程度上取决于遗传。选择性的 IgG 亚型的升高依靠抗原刺激。T 细胞依赖抗原的反复刺激,可能导致明显的 IgG4 抗体应答。病毒可以刺激 IgG1 和 IgG3 反应,而细菌可以刺激更多的反应发生。

抗原特异性抗体用 ELISA 检测,这一生物化学试验,是将包裹着微电极的靶抗原暴露于含有结合抗原抗体的液体样本中[62]。这些结合抗原继而连接到二抗、二抗连接有产生可量化的可视信号的酶。IgG 亚

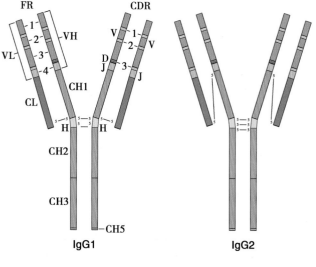

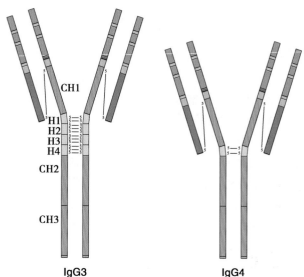

图 4.1　人 IgG 亚型(From Lefrance et al. [61])

型缺乏提示免疫系统紊乱,而不能提供一个确切的诊断。但是,亚型缺乏与某些类型的感染倾向相关,并和特殊类型的疾病相关。

免疫球蛋白 G4

血清免疫球蛋白 G4(IgG4)浓度非常低(正常成人<121mg/dl)[63],导致 IgG4 缺乏难以评判。IgG4 占健康成人血清 IgG 总量的 3%~6%,是最少量的亚型[63,64]。100 余种因素都可以引起个体间 IgG4 正常浓度的差异,但在个体内则趋于稳定[63]。IgG4 被称为"古怪的抗体",因为它的表现与其他 IgG 亚型不同,它很难与激活免疫级联反应的补体受体结合[63,65]。IgG4 可被辅助 T 细胞 2 型(Th2)产生的细胞因子激活,Th2 也控制着 IgE 的产生[66]。

IgG4 相关疾病(IgG4-RD)是近年来所认识的纤维炎症性疾病,其特点为 IgG4 阳性浆细胞浸润组织和血清 IgG4 水平升高(>135mg/dl)[63,67]。2001 年,IgG4-RD 首次用于胰腺疾病的描述,但越来越多的证据显示其为一种多器官疾病,包括但不限于:淋巴结、皮肤、脑膜、大动脉、肝脏、乳腺、唾液腺、骨骼,以及与本文读者最相关的泪腺和眼眶[64,68,69]。2011 年的一份共识声明对 IgG4-RD 的诊断提供了一些指南(表 4.1)[70]。

IgG4 相关眼眶病(IgG4-ROD)的临床表现与 IOIS 和淋巴组织增生相似。共同特征包括进行性的眼周肿胀和双侧受累倾向,虽然 IgG4-ROD 可以其更长的体征持续时间和/与哮喘及特异反应性相关而与 IOIS 鉴别[64]。一项研究显示,按照几个最近的诊断标准,最初诊断为淋巴组织增生和 IOIS 的病例,分别有 40%~50% 和 5%~24% 属于 IgG4-ROD[71]。

表 4.1 IgG4-RD 标准

涉及新的器官/位点的 IgG4 相关疾病建议的最低标准(2011 波士顿共识)

1. IgG4+浆细胞和 IgG4/IgG 比例升高的特征性组织病理发现(以下 3 种中的 2 种*):
   a. 密集的淋巴浆细胞浸润;
   b. 纤维化,常有席状纹特征
   c. 闭塞性纤维化
2. 血清 IgG4 浓度升高
3. 糖皮质激素治疗有效
4. 与 IgG4 相关疾病一致的其他组织病变

* 泪腺例外,该处可能缺乏席状纹纤维化和闭塞性纤维化
引自 Deshpande 等[70]。

争议:重要的是,不要将血清 IgG4 浓度中等度升高或组织病理学上发现 IgG4 阳性浆细胞归因于没有特异性组织病理形态、免疫组织化学和临床表现的系统性疾病[63];其他病理过程,包括 GPA 和结节病,可能显示 IgG4 轻微升高。值得注意的是,如果病变样本显示典型的组织病理和免疫组织化学特征,血清 IgG4L 高并不是诊断 IgG4-RD 的必要条件,尤其是对之前已接受了糖皮质激素治疗的患者[63]。

最近发表的一项研究显示[72],尽管已出版的研究存在异质性和不同的疾病表现,但血清 IgG4 升高超过 140mg/dl 对 IgG4 相关疾病诊断的敏感性为 90%,特异性为 60%,阴性预测值为 96%,阳性预测值为 34%。血清 IgG4 可能是治疗反应有用的标志物。已经证明,血清 IgG4 水平在糖皮质激素和利妥昔单抗治疗后降低。然而,似乎在持续的血清 IgG4 升高和疾病复发之间并没有明确的相关性[73]。

浆母细胞计数

血清 IgG4 水平在诊断 IgG4-RD 中的应用受较低的特异性和阳性预测值及前区效应(prozone effect)限制。Wallace 等已经提出总的循环浆母细胞可能是一个新的 IgG4-RD 诊断和治疗反应的生物标志物[74,75]。总浆母细胞计数通过外周血流式细胞仪测定。未经治疗的、活检证实为 IgG4-RD 的患者血清浆母细胞浓度中位值较健康对照组高近 50 倍,比其他炎症性疾病患者治疗前高近 10 倍。

重症肌无力的乙酰胆碱受体抗体滴度和其他检查

引言

重症肌无力(myasthenia gravis,MG)通常以两种不同的模式之一发病。早发性 MG,定义为发病年龄小于 50 岁,是典型的女性疾病,胸腺增生发病率较高;值得注意的是,女性发病的偏好在 40~50 岁年龄段却消失了[76,77]。晚发性 MG 发生在 50 岁以后,在男性更常见[78]。症状严重度通常在发病后 3 年内达到顶峰[79]。全部 MG 病例中大约 10%~15% 病变仅限于眼外肌,称为眼型 MG(oMG)。大约 75%~85% 的 MG 患者发病表现为眼外肌麻痹(伴或不伴复视)[80]。最初限于眼附属器的 MG 常常在其显现后的第一个 2 年内进展\成为全身型 MG(50%~80%);因此,oMG 的诊断应该留给在这个时间窗口内没有"扩散"的那些患者[80-86]。儿童 MG 在北美洲和欧洲少见,在所有 MG 病例中约

占 10%～15%，但这一数字在亚洲几乎增加到50%[87,88]。家族性病例非常罕见[77]。MG 的估计发病率为 100 万人中 4～11 人，美国的患病率为每 10 万人 5～15 人[80]。

疑似 MG 病例的经典检查通常包括乙酰胆碱受体抗体检测、单纤维肌电图（SF-EMG）和 CT 或纵隔 MRI[78,89]。

血清学检测

乙酰胆碱受体（AChR）抗体仍然是血清学确认 MG 的主要指标，在广义的 MG 患者中其阳性率约 85%[78,90]。对胸腺瘤患者，AChR 抗体阳性是诊断标准。但是，诊断为 MG 的患者可能在疾病早期最初缺乏 AChR 抗体；大多数这样的患者将在 1 年内产生抗体，因此在几个月后对疑似病例进行重新检测应谨慎。AChR 抗体水平可能与 MG 的严重程度相关或不相关[76,91,92]。高达 20% 的 MG 患者可能出现 AChR 滴度阴性，大约二分之一（40%～77%）oMG 患者也为阴性[80,86,90,93]。

有三种可用于 AChR 抗体分析的方法：结合、阻断和调节，以其假定的作用方式命名，尽管确切的机制仍在争论之中[94~96]。每种 AChR 抗体亚型和胸腺受累类型（阳性率在胸腺淋巴滤泡增生中为 60%，胸腺瘤为 20%～25%，胸腺萎缩为 9%）之间敏感性不同。在三种亚型中，结合 AChR 抗体最常见于 MG，被认为对全身型 MG 和 oMG 都最敏感。15%～20% 的 MG 患者 AChR 抗体阴性，40% 对肌肉特异性激酶（muscle specific kinase，MuSK）抗体试验阳性[78,97]。总的来讲，大约 5% 的 MG 患者有 MuSK 抗体[98]。与 AChR 抗体阳性 MG 不同，MuSK 抗体滴度与临床疾病的严重程度相关[99]。有 MuSK 抗体的 MG 比典型的 AChR 阳性 MG 明显更为严重[100,101]。值得注意的是，眼部症状在这一 MG 亚型并不常见。MuSK 抗体在 MG 的抗体中是独特的，它们属于 IgG4 亚型而且不结合补体。

2%～50% 的 AChR 和 MuSK 抗体阴性 MG（"双血清阴性 MG"）患者的脂蛋白受体相关蛋白 4（LRP4）滴度阳性，这取决于民族、种族和地理环境[97,102,103]。在最近的一项用细胞测定法（cell-based assay）对 LRP4 抗体进行的研究中，双重血清阴性 MG 的总体阳性率为 19%，但在不同的欧洲人口中差异很大（7%～33%）[103]。小部分 AChR 和 MuSK 阳性患者也可能表现 LRP4 阳性[103]。值得注意的是，如细胞显示[103]，27% 的 AChR 和 MuSK 抗体阴性的 oMG 患者将表达 LRP4 抗体。

所有 MG 中约有 5% 对经典的 AChR、MuSK 和 LRP4 抗体检测为阴性。该亚组被称为"血清阴性 MG"。使用细胞试验（而不是通常的放射免疫）测定 AChR 抗体，该亚组中约 50%～60% 可能显示"聚集的" AChR 抗体[97,104]。特别重要的是要记住在 oMG 中，只有 50% 的患者 AChR 抗体阳性；大多数 AChR 血清阴性患者将出现聚集的 AChR 抗体[97,104,105]。血清阴性 MG 与 AChR 阳性 MG 的临床表现和治疗相似[104]。

非血清学测试的价值

冰试验　冰试验对 MG 具有高度的特异性，灵敏性为 80%～90%[106~108]。首先测量睑缘至瞳孔反光点（margin-to-reflex）距离，然后将冰袋放置在闭合的眼睑上 2 分钟，并重新测量睑裂。患者上睑下垂改善 2mm 或以上则视为阳性[106,108]。冰袋放置 5 分钟，复视也可能改善，但不能解决[109]。

电生理学　据报道，单纤维肌电图（SF-EMG）是 MG 最敏感的试验（全身型 MG 85%，oMG 50%）[78,93,110]。注意，与经典 EMG 相比，SF-EMG 更敏感，但对 MG 的特异性较低。此外，进行 SF-EMG 测试明显更加困难，因此通常仅限于较大的大学医学中心才能进行。对疑似 oMG，额肌或眼轮匝肌的 SF-EMG 优于其他部位。

胸部成像　所有 MG 患者都应行胸部成像，通常用对比增强 CT，以排除胸腺增生或胸腺瘤，它发生在大约 10% 的 MG 患者中[86]。

依酚氯铵（tensilon）试验　依酚氯铵试验仍然在许多中心实施；作者已经放弃了这一试验，而赞成其他方式。如果阳性尽管是有帮助的，但阴性依酚氯铵试验并不能排除 MG。此外，可能发生罕见但明显的心脏副作用，包括心动过缓和心脏停搏；在有心脏病史的老年患者进行试验时，应进行仔细的心脏监测[111,112]。

干燥综合征

引言

以瑞典眼科医生 Henrik Sjögren 命名的干燥综合征（Sjögren Syndrome，SS）是一种慢性自身免疫性疾病，以外分泌腺及上皮 B 细胞过度活化和淋巴细胞浸润为特征[113]。最常见的是，这会导致唾液腺和泪腺周边上皮淋巴细胞浸润和损伤而引起眼干和口干[114]。其他系统的上皮结构也可以累及，包括皮肤、周围神经系统、肾脏、肝脏和肺。当 SS 单独发病时称为原发性 SS（pSS），而与另一种结缔组织疾病一起发病时称为继发性 SS（sSS）。SS 的病因是未知的，与其他自身免疫性疾病一样，被认为是多因素的，但很多包括遗传和环境因素[115~117]。

2012 年,美国风湿病学会(ACR)/Sjögren 国际协作临床联盟(SICCA)提供了几种诊断 pSS 的最新分类标准(表 4.2)[118,119]。该标准使用眼部和唾液腺评估以及抗核抗体(ANA)、ANA 亚型和类风湿因子(RF)的实验室检测。鉴于本节的主旨,仅讨论这些实验室研究。

表 4.2　美国-欧洲共识组和 Sjögren 国际协作临床联盟的干燥综合征(SS)诊断标准

症状/检查	美国-欧洲 共识组*	美国风湿病学会/ Sjögren 国际协作 临床联盟+
眼部症状	√	
口腔症状	√	
眼部体征	√	√
唾液腺组织病理	√	√
唾液腺功能	√	
血清抗体	√	√

* 6 个中有 4 个阳性诊断原发性 SS(pSS)120
\+ 2/3 阳性诊断 pSS118
√ 包括标准

由于眼干和口干是 31% 的 SS 患者唯一的疾病表现,所以对于眼外科医生来说,重要的是要注意适当的测试[120]。

抗核抗体

抗核抗体(anti-nuclear antibody,ANA),或称抗核因子(ANF),是结合于核内容物的自身抗体。ANA 有很多亚型,每一种结合于不同的核蛋白或蛋白复合物。ANA 测试评估血清自身抗体的存在,通常用间接免疫荧光法和 ELISA 技术。其水平以免疫荧光滴度的形式报告,并描述最大血清稀释度,在该稀释度检测自身抗体是可能的;一般而言,1∶160 或更高的滴度是很重要的。最常用的免疫荧光法存有瑕疵。ANA 存在于 59%~85% 的 SS 患者[121]。尽管如此,单一的阳性 ANA 并不能诊断 SS,因为它在系统性红斑狼疮(SLE)和高达 23% 的健康成人中都可以是阳性[122]。

抗核抗体亚型　与 ANA 滴度相比,特异性自身抗体更有助于 SS 的诊断。针对抗 SS 提取的核抗原的抗体是最重要的,分为抗 Ro 和抗 La(以提供原型血清的供体命名),或更常见的 SS-A 和 SS-B[123]。与这些抗体

滴度相关的数据和疾病活动度是矛盾的,但一般来说,更高的滴度与更大的腺体外表现有关[124]。

抗 Ro/SS-A 抗体　SS-A 类别中有两种自身抗体与分子量约 52kD 和 60kD 的不同蛋白质反应。抗 SS-A 抗体见于高达 50%~75% 的 pSS 患者和 15% 的 sSS 患者,但也见于其他自身免疫性疾病,尤其是 SLE,甚至在健康个体中[125,126]。SS-A 对 pSS 的敏感性约为 97%[125]。

抗 La/SS-B 抗体　40%~50% 的 pSS 和 15% 的 SLE 患者 SSB/La 抗体阳性。

类风湿因子

RF 是抗 IgG 的 Fc 片段的抗体,是 SS 中最常见的自身抗体[127]。高 RF(通常在第 95 百分位数以上)可以发生在各种疾病中,包括类风湿性关节炎、SLE 和 SS。尽管 5%~10% 的健康个体也发现 RF 水平升高,但 36%~74% 的 SS 患者会呈现其升高[128,129]。RF 对 SS 没有特异性,但对 SS 的敏感性为 75%~95%[130]。此外,较小的发病年龄和腺体外受累与升高的 RF 之间有关联[117,124]。

非血清学测试的价值

泪液成分分析和眼表　除了评估眼表和泪液功能,还可以评估疑似 SS 患者的泪液成分。即使血清阴性,抗 SSA 和抗 SSB 自身抗体的泪液分析可能是阳性的[131]。可以进行其他泪膜分析,包括泪液溶菌酶和乳铁蛋白的浓度,其对常见于 SS 的泪液缺乏表现出良好的敏感性(85%)和特异性(92%)[132]。伴有干眼症状的 SS 患者的泪液分析也可能显示白细胞介素-6 和肿瘤坏死因子-α 升高,尽管这不是特异的,因为它们在非 SS 性干眼患者也升高[133]。

唾液腺超声检查　用闪烁扫描法对唾液腺之前的分析大多数都已摒弃。着眼于唾液腺超声学检查并评估实质异质性的一些研究,已经被发现对 pSS 具有良好的特异性和较好的敏感性(分别为 95% 和 63%)[134,135]。

巨细胞动脉炎(颞动脉炎)

引言

除了无数的全身和神经系统后遗症之外,巨细胞动脉炎(giant cell arteritis,GCA)是老年成人缺血性视神经病变和其他脑神经病变的常见原因[136]。系统性表现包括头痛、颌跛行(jaw claudication)、头皮触痛或坏

死,以及疲劳、发烧和体重减轻等全身症状。

GCA 测试的支柱仍然是 Westergren ESR、CRP 和血小板计数。遗憾的是,这些测试往往是非特异性的,其临床相关性至关重要。由于这些测试的非特异性,通常需要行颞动脉活检以确认或反驳任何可疑的 GCA 诊断[137]。

Westergren 红细胞沉降率和 C 反应蛋白

红细胞沉降率(ESR)和 C 反应蛋白(CRP)是仍在使用的最古老的实验室检查[138~140]。两种血液检测都用于检测体内的炎症[141~143]。在炎症过程中,纤维蛋白原大量进入血液,导致 RBC 相互粘连,提高了 ESR 水平[140]。男性 ESR 的正常范围为 0~23mm/h,女性为 0~29mm/h,但随年龄而变化。广泛接受的正常 ESR 估值遵循两个直接公式:

对于男性:正常 ESR 为<年龄/2
对于女性:正常 ESR 为<(年龄+10)/2

ESR 升高提示体内存在炎症,但不能提供炎症的部位或原因等细节,因此,ESR 始终与其他测试(包括 CRP)配合使用。

CRP 是 1930 年 Tillet 和 Francis[139] 在肺炎球菌性肺炎患者的血浆中首先发现的[139]。CRP 在肝脏合成,其水平在炎症发作后的第一个 2 小时内即上升近 50 000 倍,半衰期 18 小时。因为 CRP 参与炎症过程的急性期,所以它常被称为"急性期蛋白"[138,142]。

临床应用

ESR 明显升高被认为是诊断 GCA 的标志[144]。美国风湿病学会(ACR)指南将 ESR>50mm/h 列为诊断 GCA 的五个标准之一[145],还包括发病年龄≥50 岁,新发局部头痛,颞动脉触痛或搏动减弱,颞动脉活检异常。但是,据报道 7%~20%的 GCA 患者 ESR 是正常的[144,146,147]。此外,ESR 水平不能可靠的提示疾病严重程度。由于 ESR 的正常值在女性更高,并随年龄增长而升高,因此对 ESR 结果需要谨慎解读[148]。

CRP 在大部分疾病中先于 ESR 升高,在 GCA 也常常是升高的。但是据报道,正如 ESR,2%~14%的 GCA 患者 CRP 值也是正常的[149~152]。隐匿性 GCA 患者的 ESR 和 CRP 水平明显低于典型的有全身症状的 GCA 患者[153]。一项以人口为基础的研究发现,全身症状更常发生于高 ESR 的患者,而视觉症状与 ESR 水平没有相关性[146]。

CRP 较 ESR 有几项明显的优点,列于表 4.3 中。

一项评估 ESR/CPR 对诊断 GCA 敏感性的研究确定:升高的 ESR 对 GCA 的敏感性为 76%~86%,而升高的 CRP 的敏感性为为 97.5%[151]。ESR 和 CRP 的联合敏感性为 99.2%[151]。另一项研究也发现 CPR 的敏感性高于 ESR[156]。但是,与 CRP 相比,在诊断时 ESR 是复发的最佳预测指标[157]。

表 4.3　ESR/CPR 测定的优点和缺点

	ESR	CPR
优点	价廉	对炎症刺激反应迅速;反映单个急性期蛋白值;不受年龄及性别影响;定量准确、可重复
缺点	受年龄、性别、红细胞形态、贫血、红细胞增多症影响;反映了多种血浆蛋白水平;对炎症刺激反应慢	可提供的临床信息更少;相对昂贵

CPR:C 反应蛋白 ESR:红细胞沉降率
资料来源于 SOX、Liang[154] 和 Epstein[155] 等

争议:ESR 和 CRP 是非特异性标志物,常用于诊断 GCA。但是,临床医师必须谨记,GCA 仅仅行血清学诊断在两个方面具有潜在的危险。首先,如果 ESR 和 CPR 正常,而患者患有 GCA,可能进展为毁灭性的损伤(双眼视力丧失、卒中等)。Murchison 等在他们研究用 ACR 标准诊断 GCA 的有效性中发现,若仅采用 ACR 标准,35 位经活检证实为 GCA 的患者中有 9 例漏诊[137]。与此相反,如果其他原因导致了 ESR 和 CRP 升高,不仅忽视了真正的病因,而且高龄患者将承受不必要的、持续数月的全身皮质类固醇激素治疗和潜在的危险的副作用。由于存在上述隐患,颞浅动脉活检仍然是 GCA 诊断的金标准,因其特异性为 100%。

除了 ESR 和 CPR,血小板计数增加也是诊断 GCA 的有用标记。虽然并非诊断性的,50 岁以上血小板增多症的患者发生视力丧失、复视和头痛,应被视为 GCA 的危险信号。血小板增多症可能出现在疾病的初始阶段,甚至当其他实验室指标正常时[158]。

测试感染

用白细胞分类测试感染已经讨论过了。在这一节

中,将讨论另两种关于结核和梅毒的检测方法。虽然直接的分枝杆菌感染可能累及眼眶和眼附属器[159],一般而言,梅毒从不累及眼眶(见下文)和眼附属器,只有两个例外:视神经炎(视神经乳头炎、视神经视网膜炎等)和眼睑下疳[160]。需要注意的是,两种感染性病原体都可能影响中枢神经系统,是一种已知的肥厚性硬脑膜炎的病因。因此,患者可能向眼眶病医生报告各种各样的脑神经病变[161~163]。人类免疫缺陷病毒(human immunodeficiency virus,HIV)感染也可能表现为眼眶和眼附属器的各种感染性、自身免疫性和恶性症状。所以,HIV 的血清学检查也包括在内。

Quantiferon Gold 检测结核

即使在流行地区,眼眶结核也是非常少见的[164]。由于眼眶结核与眼眶恶性肿瘤、发育异常及非结核性感染的临床特征相似,所以临床上高度怀疑方可诊断眼眶结核。

Quantiferon(QFT)是一家名为 Cellestis Limited 的澳大利亚生物技术公司研发的一项注册专利检查,可用于潜伏和活动期结核检测。QFT 是一种干扰素(IFN)-γ 释放试验(IGRA),通过测定结核抗原导致 IFN-γ 的释放量,从而检测淋巴细胞对结核分枝杆菌的敏感性。Quantiferon-TB Gold in tube(QFT-GIT)是最常用的检测方法,它基于 ELISA,使用了来源于三种结核抗原(ESAT-6,CFP-10 和 TB7.7)的 14 种不同的肽。结核反应计算为抗原刺激的血浆 IFN-γ 浓度减去无抗原孵育的血浆 IFN-γ 浓度的差异,报告为阳性、阴性或不确定。

2008 年 7 月,美国食品药品管理局(Food and Drug Administration,FDA)批准了第四代 IGRA 试验,称为 T-spot[165]。改试验将外周血单核细胞(PBMCs)和对照物以及含两种结核抗原 ESAT6 和 CRP10 的肽混合物孵育,利用酶联免疫斑点试验(ELISpot)法检测经抗原刺激后与对照组相比,分泌 IFN-γ(在每个测试以斑点代表)细胞增长的数量。

在 IGRAs 出现之前,结核菌素皮肤试验(tuberculin skin test,TST)是检测结核感染唯一实用和商业可用的免疫测试方法[166]。虽然这个实验能够可靠地预测现在或将来活动性结核增加的风险[167~170],但仍有某些局限性。有效的 TST 试验需要在前臂掌面皮下注射 0.1ml 纯化的蛋白衍生物(PPD),PPD 是经灭菌过滤、浓缩处理所得的结核分枝杆菌的沉淀物。在注射 48~72 小时后看结果,要求第二次访视卫生保健提供者。此外,结果受检查者错误和偏倚的影响。再者,因

PPD 可产生抗原交叉反应,非结核分枝杆菌感染和接种了卡介苗(BCG)的个体可出现假阳性结果[168,171,172]。

已报道的研究中,TST 和 IGRA 结果的一致性有着广泛的差异[173~176]。结果一致性受以下因素影响:测试解释标准、感染患病率、年龄、种族、卡介苗接种、近期 TST 试验、免疫状态及同时存在的非结核分枝杆菌感染[177]。

TST 和 IGRA 主要用于结核监测以及有高危因素者的诊断,高危因素包括免疫功能不全、与活动期结核患者密切接触、卫生保健工作者及在国外流行地区出生者(表 4.4)。

表 4.4　目前推荐的结核分枝杆菌检测方法

QFT 的首选	接种过卡介苗的个体;不太可能回来行 TST 的患者
TST 的首选	五岁以下儿童

BCG:卡介苗;QFT:Quantiferon;TST:结核菌素皮肤试验
FromMazurek GH,Jereb,J,Vernon A,et al.,Updated guidelines for using interferon gamma release assays to detect Mycobacterium tuberculosis infection—United States,2010. Washington,DC:Department of Health and Human Services;Atlanta,GA:Centers for Disease Control and Prevention

梅毒

引言

梅毒螺旋体是一种能通过变形累及所有器官系统的螺旋体,因此获得了"了不起的模仿者"的绰号[178]。由于青霉素的问世,自 1940 年以来,梅毒的发病率显著下降。但遗憾的是,其发病率再一次上升,尤其是在合并 HIV 感染和男性同性恋者[179~182]。梅毒的眼部症状呈多样性,包括脉络膜视网膜炎、视网膜炎、全葡萄膜炎、巩膜外层炎、视神经炎、视神经周围炎[183,184]。眼眶梅毒十分罕见,可能累及骨膜、眶尖和海绵窦(参见第 10 章)[185,186]。

目前还不可能行梅毒螺旋体体外培养[187],诊断依靠直接检出细菌或血清学试验[188]。虽然不常进行,暗视野显微镜通过观察盐水中活动的梅毒螺旋体可立即作出诊断,敏感性高达 97%[189]。当密螺旋体数量(treponeme quantity)和感染风险都最高时,通过聚合酶链反应(polymerase chain reaction,PCR)行螺旋体 DNA 扩增能够准确诊断早期梅毒,从生殖器或肛门处获取标本敏感性最高[187,190,191]。但 PCR 相当昂贵,且要求复杂的技术[192]。因此,血清学检查是最常用的方法,

其明显的缺点是需要等待宿主的免疫反应。

有两种类型的血清学检测:螺旋体(特异的、定性的)和非螺旋体(非特异的、定量的)。

螺旋体检测针对梅毒螺旋体多肽,包括荧光螺旋体抗体吸收试验(FTA-ABS)、梅毒螺旋体血凝试验(TPHA)、梅毒螺旋体明胶颗粒凝集试验(TPPA)或最近常用的酶联免疫吸附试验(EIA)[187]。

非螺旋体检测针对磷脂,包括快速血浆反应素试验(rapid plasma reagin test,RPR)、性病研究实验室试验(venereal disease research laboratory test,VDRL)、甲苯胺红不加热血清试验(toluidine red unheated serum test,TRUST)[187]。

由于梅毒特异性的 IgM 和 IgG 分别产生于感染后 2 周和 4 周,非特异性抗体在此时间段之后,所以在梅毒潜伏期及原发感染早期,所有血清学试验都可能呈阴性(EIA 在 3 周以内,RPR 和 VDRL 在 4 周内)[192]。可能患神经梅毒(包括视神经炎或神经周围炎)的患者应行脑脊液检测,以寻找非螺旋体检测的阳性结果、白细胞计数升高、蛋白质升高[188]。

螺旋体检测

三大类螺旋体检测方法是凝集试验、FTA-ABS 和 EIA[182]。检查结果是定性的,报告为有反应或无反应。有反应表示感染,但不能区分近期或远期感染、治疗或未治疗。前面已经提到,这些检测在有其他感染或自身免疫性炎性疾病时可以给出假阳性结果[182,187]。

EIA 检测两种或多种重组梅毒螺旋体脂蛋白的 IgM 和 IgG 抗体的存在,脂蛋白可诱导产生高滴度的抗体[187]。在过去的十年,EIA 已成为梅毒的筛选试验[188]。该试验自动、快速、高容量,通常是可靠的,敏感和特异性超过 99%[193]。EIA 的主要优点是通过客观的分光光度法阅读自动解析样本[194]。

非螺旋体检测

非螺旋体检测法检测针对梅毒感染产生的一种心脂-胆固醇-卵磷脂反应性抗原的 IgM 和 IgG 抗体[191,195,196]。检查结果是半定量的,报告为抗体滴度,它反映仍能检测出活性的稀释倍数。非螺旋体检测法的优点包括广泛的可用性、成本效益、确定血清学活性、监测治疗效果[192]。假阳性结果出现在怀孕、结核、立克次体感染和自身免疫性或其他炎性疾病[182,195]。

VDRL 患者血清抗体与从牛心提取的心磷脂发生反应,在显微镜下可见试管中液体产生泡沫(絮凝),这是唯一能用于脑脊液检测的非螺旋体检测法。

RPR 在 RPR 中,心磷脂与活性碳颗粒结合,产生显微镜下可见的絮凝[196]。

TRUST 在 TRUST 试验中,甲苯胺红颗粒替代了 RPR 中的活性炭[196,197]。

HIV 感染

引言

1982 年,Holland 等第一次报道了 HIV/AIDS 累及眼部的病例[198]。眼部症状通常由条件致病菌或与 AIDS 相关的肿瘤所致[199]。研究表明,在 HIV 自然进程的某个时间点,约 70%~80% 的患者会出现眼部疾病[200],出现的频率及疾病形式呈现多样性,取决于 HIV 感染的阶段[201]。HIV 几乎能影响眼睛的任何部位,最常见的眼部表现是非感染性视网膜微血管病变[201]。就眼眶而言,最典型的受累表现是侵袭性非霍奇金淋巴瘤(NHL,通常是弥漫大 B 细胞型)或继发于窦眶曲霉菌感染的眶蜂窝织炎[202]。HIV 相关的曲霉菌病通常发生于 CD4+细胞数低于 100/μl 的患者[202]。有趣的是,尽管 HIV 感染有慢性的免疫抑制,窦眶毛霉菌病并不常见。HIV 感染患者也有更高的发生急慢性鼻窦炎的风险,也可能累及眼眶[203,204]。HIV 感染人群比未感染人群带状疱疹反应通常更严重[205]。已报道 HIV 阳性患者眼部附属器发生其他恶性肿瘤,包括卡波西肉瘤和结膜鳞状上皮细胞癌。Guech Ongey 等发现这些恶性肿瘤在美国 HIV/AIDS 患者中的发病率明显更高[206]。眼科医生识别眼内或眼周提示 HIV 感染的疾病非常重要,因为有时这是未诊断 HIV 患者免疫抑制的首发体征。

HIV 检测

测试可大致分为两类:筛查试验,比如 EIA,可检测所有窗口期外的感染患者;确诊试验,包括免疫印迹法(Western blot,WB),可以区分筛查试验假阳性的个体和真正感染的患者。HIV 感染可通过检测 HIV 特异性抗体而证实[207]。大约 99% 的感染患者在感染后三个月就能检测到这种抗体[208]。从感染至患者血清出现 HIV 抗体的这段时间称为"窗口期"。HIV-1 抗体的平均窗口期为 22 日[209],但反应可能因个体而变化[210,211]。通过检测病毒抗原(P24 试验)和病毒 RNA(用核酸扩增技术,NATs)诊断 HIV 也是可能的。这些试验将 HIV 诊断的窗口期分别缩短到 16 日和 12 日[208]。

大多数用于 HIV 的筛查试验是基于 EIA 的原理,接种过流感疫苗[212,213]、乙肝、狂犬病[214~216] 和自身免疫性疾病[217~221]患者可出现假阳性结果。此外,怀孕、恶性肿瘤和淋巴瘤也可能导致 HIV 抗原的非特异性识别。所以,每个阳性 EIA 都需进行确诊试验。

快速检测

从 2002 年开始,FDA 批准了 6 种快速 HIV 检测方法,可在 30 分钟内得到结果[222]。与常规 EIAs 相比,6 种快速检测方法都有高度的敏感性和特异性[223]。这些方法尤其适用于需要紧急检测的情况,比如被针刺伤后的患者或正在分娩的产妇[209]。

免疫印迹法

WB 是一种免疫印迹法,可以检测单个病毒蛋白的抗体。结果可以是阳性、阴性或不确定,取决于抗原-抗体反应结果产生的染色带的图案。不确定结果的特点是病毒带少得难以确定病毒感染。检查结果若不确定,患者通常在 3~4 周内需要再行测试。如果再次测试的结果为阳性,提示该感染个体发生了血清转化;如果仍为不确定,应怀疑是否与其他抗体产生了交叉反应。

P24 检测

在最初感染大约的 1~3 周后就能在感染患者的血液中检测到 P24 抗原。在 HIV 抗体仍持续产生的这个阶段检测抗原,有助于缩短 HIV 诊断的窗口期。但是,并非所有的血清转化患者都能检测出 P24 抗原;对 HIV 抗体阳性的个体,这种抗原不可能被全部检测到[224]。

聚合酶链反应

PCR 是一项核酸扩增技术,用于确定与宿主基因组整合的病毒 RNA。该试验窗口期短,为 12~15 日。PCR 可以定性或定量,定性试验是诊断性的,而定量试验估计病毒载量,主要应用于疗效监测。当抗体试验结果不确定时,可进行定性 PCR 检测。它对于诊断母亲血清学阳性的婴儿 HIV 特别有用,这是由于母亲的抗体在出生最初 15 个月的婴儿血液中持续存在,此时抗体试验无用[225];对持续性免疫抑制且不能发生抗体反应的患者,该方法也十分有用。

CDC 对 HIV 检测的建议

2014 年,美国疾病控制与预防中心(Center for Disease Control and Prevention,CDC)基于 2012 年 12 个月 FDA 批准的检测方法,发布了新的 HIV 实验室检测方案(图 4.2)[226]。测试从组合免疫测定开始,检测 HIV-1 和 HIV-2 抗体,HIV-1p24 抗原。无反应或阴性结果直接出报告,而反应性样本需进行补充的免疫测定以区分 HIV-1 和 HIV-2 抗体。标本在最初的免疫测定有反应,而在抗体分化实验无反应或不确定,需进行 HIV-1 核酸分辨率检测。

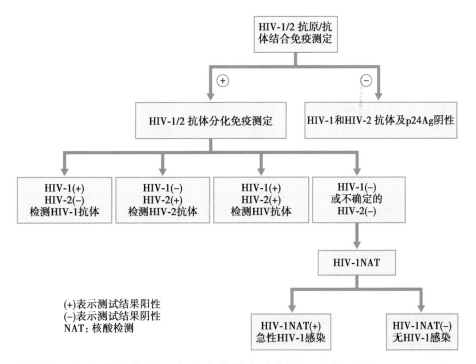

图 4.2 CDC 推荐的 HIV 实验室检测方法(Adapted from Laboratory testing for the diagnosis of HIV infection:updated recommendations. Atlanta,GA:CDC;June 2014)

恶性肿瘤的检测

血清和尿蛋白电泳

引言

电泳通过应用外部电场使蛋白质由于本身物理属性不同而分开。蛋白质分子的净电荷、大小及形状常常被用来分开不同的蛋白[227]。对电泳基本原理的早期研究始于 19 世纪早期，以法拉第电解定律为基础。直到 19 世纪 30 年代，Arne Tiselius 提出了第一个电泳技术，称为"电泳的移动边界法"[228]。19 世纪 40 和 50 年代得到了进一步的发展，出现了使用滤纸和凝胶作为支持介质的"区带电泳"[229]。直到 19 世纪 60 年代，发展了更加复杂的使用琼脂糖和聚丙烯酰胺的凝胶电泳方法，能够根据物理和化学属性的微小差距将蛋白质分开[229]。

血清蛋白电泳

血清蛋白电泳（serum protein electrophoresis, SPEP）主要用于检测多发性骨髓瘤（multiple myeloma, MM）和其他称为"单克隆丙种球蛋白病"的蛋白失调疾病群。这些疾病以恶性或潜在恶性的 B 细胞或浆细胞的克隆性增生为特点，导致产生异常数量的免疫球蛋白。单克隆丙种球蛋白病还包括华氏巨球蛋白血症、孤立性浆细胞瘤、冒烟型骨髓瘤、意义未明的单克隆丙种球蛋白病和淀粉样变性[230]。异常的免疫球蛋白形成了限制流动的带，称为血清蛋白电泳的"M 带"。

两种主要的血浆蛋白，球蛋白和白蛋白，决定了 SPEP 的图案。这些蛋白的亚型以及它们的相对数量是血清蛋白电泳分析的主要焦点[227,231]。图 4.3 显示了正常 SPEP 图形。

目前，在临床上最常用的 SPEP 是琼脂糖凝胶电泳（AGE）。在过去十年兴起的毛细管电泳（CE）是一种以液相为基础的分离技术，以直径为 10~100um 的石英颗粒代替琼脂糖凝胶。有研究表明在检测血清蛋白异常时，该技术比 AGE 的敏感性更高，而特异性更低[232,233]。

一些患有多发性骨髓瘤或其他单克隆丙种免疫球蛋白病的患者，SPEP 可能是正常的，因为完全没有单克隆免疫球蛋白，或者其表达水平极低[234]。因此，推荐所有疑诊单克隆丙种球蛋白病的患者行尿蛋白电泳（UPEP）检查[235]。

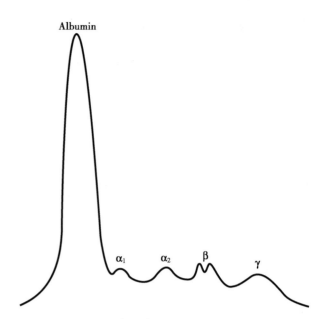

图 4.3　SPEP 的正常图示（Adapted from Waldman SD. Interventional pain management. 2nd ed. Philadelphia：Saunders；2001，p. 95）

尿蛋白电泳

尿蛋白电泳（urine protein electrophoresis, UPEP）主要用于检测尿液标本中的本-周蛋白（Bence-Jones protein, BJP）。BJP 是一种单克隆球蛋白或分子量为 22~24KDa 的免疫球蛋白轻链[236]，其命名源于英国医生 Henry Bence Jones，他在 1847 年首次描述[237]。BJP 发现于单克隆丙种球蛋白病患者的尿液中，在电泳 γ 区带呈现狭窄的尖峰。尿液应充分浓缩以提高诊断的敏感性[238]。

多发性骨髓瘤

MM 是第二常见的血液恶性肿瘤，仅次于非霍奇金淋巴瘤[239]。大约 30% 的患者在检查身体上与之无关的问题时偶然发现[240]。尽管 MM 的眼部表现常见[241~243]，但眼眶受累罕见[241~246]。不管怎样，表现为眼眶占位性病变的患者常需考虑 MM 的可能。眼眶 MM 可能表现为三种完全不同的类型：①浆细胞瘤，它是一种单克隆浆细胞的单发肿瘤，没有其他骨质病灶；②原发性髓外浆细胞瘤（PEP），发生于软组织，而非骨骼；③渐进性坏死性黄色肉芽肿（NXG），是一种罕见的组织细胞疾病，以皮肤变硬和皮下结节为特征。该三种类型的每一类均缺乏 MM 全身受累的典型表现[239]。

MM 的诊断依据是单克隆高丙种球蛋白血症，血清和尿液蛋白电泳均可检测。IgG 骨髓瘤最常见，其次为 IgA 骨髓瘤。MM 的 M 蛋白在 γ-、β-或 α-区带表现为清晰的、轮廓分明的、狭窄的高峰(图 4.4)。

　　M 蛋白数量、骨髓活检结果及其他特征有助于鉴别 MM 和其他原因引起的单克隆丙种球蛋白病。副蛋白类型可通过免疫固定技术进一步确定。

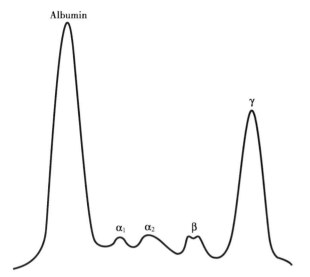

图 4.4　M 蛋白在多发性骨髓瘤 γ-区带的高峰 (Adapted from Waldman SD. Interventional pain management. 2nd ed. Philadelphia：Saunders；2001，p.95)

免疫球蛋白相关淀粉样变性

　　免疫球蛋白相关淀粉样变性(immunoglobulin-related amyloidosis, Ig-RA)是一种单克隆浆细胞疾病,分泌的单克隆免疫球蛋白作为不溶性纤维沉积于一个或多个器官。Ig-RA 表现为两种类型之一,轻链型或重链型,取决于沉积物由免疫球蛋白轻(L)链或免疫球蛋白重(H)链构成,几乎所有病例均为 L 链型,75%的患者发现 λ-L 链沉积,剩余的为 κ 型沉积[247]。

　　眼眶受累在原发性淀粉样变性比继发性更常见,在遗传性、家族性以及老年性罕见[248]。局部淀粉样变性极其罕见,仅有 4%累及眼眶[248]。能确定所有类型淀粉样变性的最确切的方法是组织活检和刚果红染色。区分特殊类型的淀粉样变性,需要用商业化的抗 κ 和 γ 链的特异性抗血清,通过组织标本的免疫组化染色检测。SPEP 用于检测单克隆免疫球蛋白轻链,这主要用于 L 型淀粉样变性的实验检测。血清中这些游离的单克隆轻链的浓度与总生存期相关,浓度越高提示预后越差[249]。L-淀粉样变性可能与 MM 有关,或可能发生在恶性浆细胞瘤未被确诊时。在缺乏 MM 时,由 IgG 或 IgA 构成的低浓度(<10g/L)单克隆峰见于血清和尿中的 BJP。甚至在没有血清 M 蛋白时,可

能发现 BJP[250]。

乳酸脱氢酶

引言

　　乳酸脱氢酶(lactate dehydrogenase, LDH,有时也缩写为 LD)是一种参与无氧糖酵解的酶,基本上所有的身体组织都有。组织损伤过程中会释放 LDH,因此 LDH 是各种疾病状态的潜在标志物。各种各样的非恶性疾病(如心肌梗死、心衰、甲状腺功能低下、急性胰腺炎、HIV 感染)升高了血液 LDH 水平[251]。但是,LDH 水平最初用于肿瘤监测和癌症治疗反应。很多癌症增殖偏向于依赖无氧糖酵解(Warburg 效应),升高了血中 LDH 水平[252~254]。同时,细胞破坏也会提高 LDH 水平。因此,在高代谢、增殖和包括很多恶性肿瘤在内的高细胞转换(cellular turnover)过程中,LDH 都将升高。特别是 NHL 经常伴随高 LDH 水平。

在眼眶疾病中的意义

　　表现为未知病因眼眶肿块的患者,高血清 LDH 水平应怀疑恶性肿瘤,包括 NHL。但是,应当注意,LDH 并非某种特定类型癌症的可靠标记物。再者,如前所述,LDH 在各种非恶性疾病也可升高。

在全身性疾病中的意义

　　LDH 常规用作 NHL 预后的标记,尤其是弥漫大 B 细胞淋巴瘤。近期的一项研究总结出：在所有用于弥漫大 B 细胞淋巴瘤的国际预后指数(international prognostic index, IPI)的因子中,血清 LDH 升高对疾病预后的影响最大[255]；血清 LDH>311.5IU/L 的患者比血清 LDH 更低者预后明显更差。血清 LDH 水平也可作为合理可靠的肿瘤负荷标记,是 NHL 预后及治疗反应的一个重要特征。

　　争议：在眼附属器淋巴瘤(ocular adnexal lymphoma, OAL),尚未建立用 LDH 监控治疗反应和监测肿瘤的方案。注意 40%~50%的 OAL 是结外边缘区淋巴瘤,另外 20%~25%包含了其他惰性 NHL,因此仅有约 20%的 OAL 是侵袭性的。血清 LDH 浓度在监测结外边缘区淋巴瘤或其他惰性 OAL 亚型进展和复发中是否起作用仍不清楚。LDH 可能有助于监测惰性 OAL 转化为更具侵袭性的弥漫大 B 细胞淋巴瘤,但目前仍是推测性的。

参考文献

1. Turnbull JM, Buck C. The value of preoperative screening investigations in otherwise healthy individuals. *Arch Int Med* 1987;**147**(6):1101–5.

2. Kaplan EB, et al. The usefulness of preoperative laboratory screening. *JAMA* 1985;**253**(24):3576–81.

3. Sharma GK, Sharma S, Shaheen W. Preoperative testing. Contributor Information and Disclosures; 2009.

4. Macpherson DS, Snow R, Lofgren RP. Preoperative screening: value of previous tests. *Ann Intern Med* 1990;**113**(12):969–73.

5. Onofrey BE, Skorin L, Holdeman NR. Ocular therapeutics handbook: a clinical manual. Philadelphia, PA: Lippincott Williams & Wilkins; 2005.

6. Sakami W, Harrington H. Amino acid metabolism. *Ann Rev Biochem* 1963;**32**(1):355–98.

7. Dossetor JB. Creatininemia versus uremia: the relative significance of blood urea nitrogen and serum creatinine concentrations in azotemia. *Ann Intern Med* 1966;**65**(6):1287–99.

8. Levey A. Measurement of renal function in chronic renal disease. *Kidney Int* 1990;**38**(1):167.

9. Papadakis MA, Arieff AI. Unpredictability of clinical evaluation of renal function in cirrhosis: prospective study. *Am J Med* 1987;**82**(5):945–52.

10. Sherman DS, Fish DN, Teitelbaum I. Assessing renal function in cirrhotic patients: problems and pitfalls. *Am J Kidney Dis* 2003;**41**(2):269–78.

11. Levey AS, Perrone RD, Madias NE. Serum creatinine and renal function. *Ann Rev Med* 1988;**39**(1):465–90.

12. Perrone RD, Madias NE, Levey AS. Serum creatinine as an index of renal function: new insights into old concepts. *Clin Chem* 1992;**38**(10):1933–53.

13. Levey AS, et al. Using standardized serum creatinine values in the modification of diet in renal disease study equation for estimating glomerular filtration rate. *Ann Intern Med* 2006;**145**(4):247–54.

14. Levey AS, et al. A new equation to estimate glomerular filtration rate. *Ann Intern Med* 2009;**150**(9):604–12.

15. Jamal J-A, et al. How can we ensure effective antibiotic dosing in critically ill patients receiving different types of renal replacement therapy? *Diagn Microbiol Infect Dis* 2015;**82**(1):92–103.

16. Roberts JA, et al.; International Society of Anti-Infective Pharmacology and the Pharmacokinetics and Pharmacodynamics Study Group of the European Society of Clinical Microbiology and Infectious Diseases. Individualised antibiotic dosing for patients who are critically ill: challenges and potential solutions. *Lancet Infect Dis* 2014;**14**(6):498–509.

17. Scoville BA, Mueller BA. Medication dosing in critically ill patients with acute kidney injury treated with renal replacement therapy. *Am J Kidney Dis* 2013;**61**(3):490–500.

18. Pattharanitima P, Tasanarong A. Pharmacological strategies to prevent contrast-induced acute kidney injury. *Biomed Res Int* 2014;**2014**:236930.

19. Akyuz S, et al. Efficacy of oral hydration in the prevention of contrast-induced acute kidney injury in patients undergoing coronary angiography or intervention. *Nephron Clin Pract* 2014;**128**(1–2):95–100.

20. Ponto KA, et al. Clinical relevance of thyroid-stimulating immunoglobulins in Graves' ophthalmopathy. *Ophthalmology* 2011;**118**(11):2279–85.

21. Trzepacz PT, et al. Graves' disease: an analysis of thyroid hormone levels and hyperthyroid signs and symptoms. *Am J Med* 1989;**87**(5):558–61.

22. Bahn RS, et al.; American Thyroid Association; American Association of Clinical Endocrinologists. Hyperthyroidism and other causes of thyrotoxicosis: management guidelines of the American Thyroid Association and American Association of Clinical Endocrinologists. *Thyroid* 2011;**21**(6):593–646.

23. Chistiakov D. Thyroid-stimulating hormone receptor and its role in Graves' disease. *Mol Genet Metab* 2003;**80**(4):377–88.

24. Lee JH. Thyroid peroxidase antibody positivity and triiodothyronine levels are associated with pediatric Graves' ophthalmopathy. *World J Pediatr* 2014;**10**(2):155–9.

25. Eckstein AK, et al. Thyrotropin receptor autoantibodies are independent risk factors for Graves' ophthalmopathy and help to predict severity and outcome of the disease. *J Clin Endocrinol Metab* 2006;**91**(9):3464–70.

*26. Khoo TK, Bahn RS. Pathogenesis of Graves' ophthalmopathy: the role of autoantibodies. *Thyroid* 2007;**17**(10):1013–18.
    The authors provide an overview of the various autoantibodies implicated in Graves disease along with a discussion of the relevance of these tests.

27. Lytton S, et al. A novel thyroid stimulating immunoglobulin bioassay is a functional indicator of activity and severity of Graves' orbitopathy. *J Clin Endocrinol Metab* 2010;**95**(5):2123–31.

28. Winter WE, Jialal I, Devaraj S. Thyrotropin receptor antibody assays clinical utility. *Am J Clin Pathol* 2013;**139**(2):140–2.

29. Massart C, d'Herbomez M. Thyroid-stimulating hormone receptor antibody assays: recommendation for correct interpretation of results in Graves disease. *Clin Chem* 2013;**59**(5):855.

30. Takakura A. Predicting the development of orbitopathy in Graves thyroidopathy patients: the potential role of TSI testing. *Ophthal Plast Reconstr Surg* 2015;**31**(5):369–72.

31. Khoo D, et al. The combination of absent thyroid peroxidase antibodies and high thyroid-stimulating immunoglobulin levels in Graves' disease identifies a group at markedly increased risk of ophthalmopathy. *Thyroid* 1999;**9**(12):1175–80.

32. Acuna OM, Athannassaki I, Paysse EA. Association between thyroid-stimulating immunoglobulin levels and ocular findings in pediatric patients with Graves disease. *Transact Am Ophthalmol Soc* 2007;**105**:146.

33. Dragan LR, Seiff SR, Lee DC. Longitudinal correlation of thyroid-stimulating immunoglobulin with clinical activity of disease in thyroid-associated orbitopathy. *Ophthal Plast Reconstr Surg* 2006;**22**(1):13–19.

34. Diana T, et al. Clinical relevance of thyroid-stimulating autoantibodies in pediatric Graves' disease—a multicenter study. *J Clin Endocrinol Metab* 2014;**99**(5):1648–55.

35. De Bellis A, et al. Extraocular muscle antibodies and the occurrence of ophthalmopathy in Graves' disease. *Clin Endocrinol* 2004;**60**(6):694–8.

36. Callen JP, Hanno R. Serum angiotensin I-converting enzyme level in patients with cutaneous sarcoidal granulomas. *Arch Dermatol* 1982;**118**(4):232–3.

37. Müller-Quernheim J, Prasse A, Zissel G. Pathogenesis of sarcoidosis. *La Presse Médicale* 2012;**41**(6):e275–87.

38. Muller B. Analysis of serum angiotensin-converting enzyme. *Ann Clin Biochem* 2002;**39**(5):436–43.

39. Lieberman J. Elevation of serum angiotensin-converting-enzyme (ACE) level in sarcoidosis. *Am J Med* 1975;**59**(3):365–72.

40. Mavrikakis I, Rootman J. Diverse clinical presentations of orbital sarcoid. *Am J Ophthalmol* 2007;**144**(5):769–75, e1.

*41. Weinreb RN, Tessler H. Laboratory diagnosis of ophthalmic sarcoidosis. *Survey Ophthalmol* 1984;**28**(6):653–64.
    A concise review of the laboratory findings in sarcoidosis involving the eye and ocular adnexa.

42. Behbehani RS, et al. Orbital lymphoma with concomitant sarcoid-like granulomas. *Ophthal Plast Reconstruct Surg* 2005;**21**(6):458–61.

43. Tang SX, et al. Bilateral lacrimal gland disease: clinical features of 97 cases. *Ophthalmology* 2014;**121**(10):2040–6, e1.

44. Wong AJ, et al. IgG4 immunostaining and its implications in orbital inflammatory disease. *PLoS ONE* 2014;**9**(10):e109847.

45. Muller K, Lin JH. Orbital granulomatosis with polyangiitis (Wegener granulomatosis): clinical and pathologic findings. *Arch Pathol Lab Med* 2014;**138**(8):1110–14.

46. Holle JU, Gross WL. Neurological involvement in Wegener's granulomatosis. *Curr Opin Rheumatol* 2011;**23**(1):7–11.

47. Pakrou N, Selva D, Leibovitch I. Wegener's granulomatosis: ophthalmic manifestations and management. *Semin Arthritis Rheum* 2006;**35**(5):284–92.

48. Ahmed M, et al. Diagnosis of limited ophthalmic Wegener granulomatosis: distinctive pathologic features with ANCA test confirmation. *Int Ophthalmol* 2008;**28**(1):35–46.

49. Tarabishy AB, et al. Wegener's granulomatosis: clinical manifestations, differential diagnosis, and management of ocular and systemic disease. *Surv Ophthalmol* 2010;**55**(5):429–44.

*50. Woo TL, et al. Australasian orbital and adnexal Wegener's granulomatosis. *Ophthalmology* 2001;**108**(9):1535–43.
    A landmark study that analyzed the clinical, radiographic, and laboratory findings of orbital GPA. The authors were the first to report the limited value of cANCA testing in isolated, sino-orbital GPA.

51. Guillevin L, et al. Churg-Strauss syndrome. Clinical study and long-term follow-up of 96 patients. *Medicine (Baltimore)* 1999;**78**(1):26–37.

52. Jennette JC, Falk RJ. Pathogenesis of antineutrophil cytoplasmic

autoantibody-mediated disease. *Nat Rev Rheumatol* 2014;**10**(8): 463–73.

53. Sinico RA, Radice A. Antineutrophil cytoplasmic antibodies (ANCA) testing: detection methods and clinical application. *Clin Exp Rheumatol* 2014;**32**(3 Suppl. 82):S112–17.

54. Rao JK, et al. The role of antineutrophil cytoplasmic antibody (c-ANCA) testing in the diagnosis of Wegener granulomatosis: a literature review and meta-analysis. *Ann Int Med* 1995;**123**(12): 925–32.

55. Franssen C, et al. Disease spectrum of patients with antineutrophil cytoplasmic autoantibodies of defined specificity: distinct differences between patients with anti-proteinase 3 and anti-myeloperoxidase autoantibodies. *J Intern Med* 1998;**244**(3): 209–16.

56. Kallenberg CG, Heeringa P, Stegeman CA. Mechanisms of disease: pathogenesis and treatment of ANCA-associated vasculitides. *Nat Clin Pract Rheumatol* 2006;**2**(12):661–70.

57. Renaudineau Y, Le Meur Y. Renal involvement in Wegener's granulomatosis. *Clin Rev Allergy Immunol* 2008;**35**(1–2):22–9.

58. Moosig F, Lamprecht P, Gross WL. Wegener's granulomatosis: the current view. *Clin Rev Allergy Immunol* 2008;**35**(1–2):19–21.

59. Meulenbroek AJ, Evenblij M, Franke B. Van bloed tot geneesmiddel: gezond vertrouwen. Amsterdam: Sanquin; 2003.

60. Jefferis R, Kumararatne D. Selective IgG subclass deficiency: quantification and clinical relevance. *Clin Exp Immunol* 1990;**81**(3): 357–67.

61. Lefranc M-P, Giudicelli V, Duroux P, et al. IMGT®, the international ImMunoGeneTics information system®. *Nucleic Acids Res* 2009;**37** (Suppl. 1):D1006–12.

62. Lequin RM. Enzyme immunoassay (EIA)/enzyme-linked immunosorbent assay (ELISA). *Clin Chem* 2005;**51**(12):2415–18.

*63. Stone JH, Zen Y, Deshpande V. IgG4-related disease. *N Engl J Med* 2012;**366**(6):539–51.
      A seminal publication on the features of IgG4-related disease with an excellent discussion on clinical, laboratory, and histopathologic features. This paper provides an excellent introduction and overview for readers unfamiliar with IgG4-RD.

64. Plaza JA, et al. Orbital inflammation with IgG4-positive plasma cells: manifestation of IgG4 systemic disease. *Arch Ophthalmol* 2011;**129**(4):421–8.

65. Aalberse R, et al. Immunoglobulin G4: an odd antibody. *Clin Exp Allergy* 2009;**39**(4):469–77.

66. Zen Y, Nakanuma Y. Pathogenesis of IgG4-related disease. *Curr Opin Rheumatol* 2011;**23**(1):114–18.

67. Umehara H, et al. Comprehensive diagnostic criteria for IgG4-related disease (IgG4-RD), 2011. *Mod Rheumatol* 2012;**22**(1): 21–30.

68. Kamisawa T, et al. A new clinicopathological entity of IgG4-related autoimmune disease. *J Gastroenterol* 2003;**38**(10):982–4.

*69. McNab AA. McKelvie P. IgG4-related ophthalmic disease. Part I: Background and pathology. *Ophthal Plast Reconstr Surg* 2015;**31**(2): 83–8.
      An excellent recent review on the features of periocular IgG4-related disease, presented in two parts. The authors provide the reader with updated information regarding diagnosis and treatment of this entity.

70. Deshpande V, et al. Consensus statement on the pathology of IgG4-related disease. *Mod Pathol* 2012;**25**(9):1181–92.

71. Andrew NH, et al. An analysis of IgG4-related disease (IgG4-RD) among idiopathic orbital inflammations and benign lymphoid hyperplasias using two consensus-based diagnostic criteria for IgG4-RD. *Br J Ophthalmol* 2015;**99**(3):376–81.

72. Carruthers MN, et al. The diagnostic utility of serum IgG4 concentrations in IgG4-related disease. *Ann Rheum Dis* 2015;**74**(1): 14–18.

73. Khosroshahi A, et al. Rituximab for the treatment of IgG4-related disease: lessons from 10 consecutive patients. *Medicine (Baltimore)* 2012;**91**(1):57–66.

74. Wallace ZS, et al. Plasmablasts as a biomarker for IgG4-related disease, independent of serum IgG4 concentrations. *Ann Rheum Dis* 2015;**74**(1):190–5.

75. Fox RI, Fox CM. IgG4 levels and plasmablasts as a marker for IgG4-related disease (IgG4-RD). *Ann Rheum Dis* 2015;**74**(1):1–3.

76. Berrih-Aknin S, Frenkian-Cuvelier M, Eymard B. Diagnostic and clinical classification of autoimmune myasthenia gravis. *J Autoimmun* 2014;**48-49**:143–8.

77. Punga T, et al. Circulating miRNAs in myasthenia gravis: miR-150-5p as a new potential biomarker. *Ann Clin Transl Neurol* 2014;

1(1):49–58.

*78. Jayam Trouth A. et al. Myasthenia gravis: a review. *Autoimmune Dis* 2012;**2012**.
      A wonderful review of the myriad forms of MG for the ophthalmologist or orbital specialist.

79. Grob D, Brunner NG, Namba T. The natural course of myasthenia gravis and effect of therapeutic measures. *Ann N Y Acad Sci* 1981; **377**(1):652–69.

80. Elrod RD, Weinberg DA. Ocular myasthenia gravis. *Ophthalmol Clin* 2004;**17**(3):275–309.

81. Bever CT, et al. Prognosis of ocular myasthenia. *Ann Neurol* 1983; **14**(5):516–19.

82. Grob D, et al. Lifetime course of myasthenia gravis. *Muscle Nerve* 2008;**37**(2):141–9.

83. Kupersmith MJ, Latkany R, Homel P. Development of generalized disease at 2 years in patients with ocular myasthenia gravis. *Arch Neurol* 2003;**60**(2):243–8.

84. Monsul NT, et al. The effect of prednisone on the progression from ocular to generalized myasthenia gravis. *J Neurol Sci* 2004;**217**(2): 131–3.

85. Sommer N, et al. Ocular myasthenia gravis: response to long-term immunosuppressive treatment. *J Neurol Neurosurg Psychiatry* 1997;**62**(2):156–62.

86. Spillane J, Beeson DJ, Kullmann DM. Myasthenia and related disorders of the neuromuscular junction. *J Neurol Neurosurg Psychiatry* 2010;**81**(8):850–7.

87. Zhang X, et al. Clinical and serological study of myasthenia gravis in HuBei Province, China. *J Neurol Neurosurg Psychiatry* 2007;**78**(4): 386–90.

88. Eymard B, et al. Anti-acetylcholine receptor antibodies in neonatal myasthenia gravis: heterogeneity and pathogenic significance. *J Autoimmun* 1991;**4**(2):185–95.

89. Sathasivam S. Steroids and immunosuppressant drugs in myasthenia gravis. *Nat Clin Pract Neurol* 2008;**4**(6):317–27.

90. Liu GT, Volpe NJ, Galetta S. Neuro-ophthalmology: Diagnosis and management. Philadelphia, PA: Elsevier; 2010.

91. Cui X-Z, et al. Evaluation of the new classification and surgical strategy for myasthenia gravis. *Am Surgeon* 2012;**78**(12):1329–35.

92. Pestronk A, Drachman DB, Self SG. Measurement of junctional acetylcholine receptors in myasthenia gravis: clinical correlates. *Muscle Nerve* 1985;**8**(3):245–51.

*93. Vincent A, Newsom-Davis J. Acetylcholine receptor antibody as a diagnostic test for myasthenia gravis: results in 153 validated cases and 2967 diagnostic assays. *J Neurol Neurosurg Psychiatry* 1985; **48**(12):1246–52.
      A nice study on the use of antibody testing in MG, with data on sensitivities and specificities of the various acetylcholine receptor antibodies.

94. Bindu PS, et al. Myasthenia gravis and acetylcholine receptor antibodies: a clinico-immunological correlative study on South Indian patients. *Ann Indian Acad Neurol* 2008;**11**(4):242–4.

95. Fulpius BW, Miskin R, Reich E. Antibodies from myasthenic patients that compete with cholinergic agents for binding to nicotinic receptors. *Proc Natl Acad Sci USA* 1980;**77**(7):4326–30.

96. Keesey JC. Clinical evaluation and management of myasthenia gravis. *Muscle Nerve* 2004;**29**(4):484–505.

97. Berrih-Aknin S, Le Panse R. Myasthenia gravis: a comprehensive review of immune dysregulation and etiological mechanisms. *J Autoimmun* 2014;**52**:90–100.

98. Hoch W, et al. Auto-antibodies to the receptor tyrosine kinase MuSK in patients with myasthenia gravis without acetylcholine receptor antibodies. *Nat Med* 2001;**7**(3):365–8.

99. Bartoccioni E, et al. Anti-MuSK antibodies: correlation with myasthenia gravis severity. *Neurology* 2006;**67**(3):505–7.

100. Evoli A, et al. Clinical correlates with anti-MuSK antibodies in generalized seronegative myasthenia gravis. *Brain* 2003;**126**(10): 2304–11.

101. Leite MI, et al. Fewer thymic changes in MuSK antibody-positive than in MuSK antibody-negative MG. *Ann Neurol* 2005;**57**(3): 444–8.

102. Higuchi O, et al. Autoantibodies to low-density lipoprotein receptor–related protein 4 in myasthenia gravis. *Ann Neurol* 2011;**69**(2): 418–22.

103. Zisimopoulou P, et al. A comprehensive analysis of the epidemiology and clinical characteristics of anti-LRP4 in myasthenia gravis. *J Autoimmun* 2014;**52**:139–45.

104. Leite MI, et al. IgG1 antibodies to acetylcholine receptors in 'sero-

negative' myasthenia gravis. *Brain* 2008;**131**(7):1940–52.

105. Kida K, et al. Heterogeneity in myasthenia gravis: HLA phenotypes and autoantibody responses in ocular and generalized types. *Ann Neurol* 1987;**21**(3):274–8.

106. Golnik KC, et al. An ice test for the diagnosis of myasthenia gravis. *Ophthalmology* 1999;**106**(7):1282–6.

107. Kubis KC, et al. The ice test versus the rest test in myasthenia gravis. *Ophthalmology* 2000;**107**(11):1995–8.

108. Sethi KD, Rivner MH, Swift TR. Ice pack test for myasthenia gravis. *Neurology* 1987;**37**(8):1383.

109. Chatzistefanou KI, et al. The ice pack test in the differential diagnosis of myasthenic diplopia. *Ophthalmology* 2009;**116**(11):2236–43.

110. Lennon VA. Serologic profile of myasthenia gravis and distinction from the Lambert-Eaton myasthenic syndrome. *Neurology* 1997; **48**(Suppl. 5):23S–27S.

111. Barton JJ, Fouladvand M. Ocular aspects of myasthenia gravis. *Semin Neurol* 2000;**20**(1):7–20.

112. Seybold ME. The office Tensilon test for ocular myasthenia gravis. *Arch Neurol* 1986;**43**(8):842–3.

113. Moutsopoulos H. Sjögren's syndrome: autoimmune epithelitis. *Clin Immunol Immunopathol* 1994;**72**(2):162–5.

*114. Nocturne G, Mariette X. Advances in understanding the pathogenesis of primary Sjögren's syndrome. *Nat Rev Rheumatol* 2013;**9**(9): 544–56.

　　An update on the pathogenesis of Sjögren disease that is worthwhile reading for the ophthalmologist.

115. Borchers AT, et al. Immunopathogenesis of Sjögren's syndrome. *Clin Rev Allergy Immunol* 2003;**25**(1):89–104.

116. Delaleu N, Jonsson R, Koller MM. Sjögren's syndrome. *Eur J Oral Sci* 2005;**113**(2):101–13.

117. Voulgarelis M, Tzioufas AG. Pathogenetic mechanisms in the initiation and perpetuation of Sjögren's syndrome. *Nat Rev Rheumatol* 2010;**6**(9):529–37.

*118. Shiboski S, et al. American College of Rheumatology classification criteria for Sjögren's syndrome: a data-driven, expert consensus approach in the Sjögren's International Collaborative Clinical Alliance Cohort. *Arthritis Care Res* 2012;**64**(4):475–87.

　　The official manifesto by the ACR regarding the diagnosis of Sjögren syndrome. A good paper to keep on the laptop for reference regarding diagnostic criteria.

119. Vitali C, et al. Classification criteria for Sjögren's syndrome: a revised version of the European criteria proposed by the American-European Consensus Group. *Ann Rheum Dis* 2002;**61**(6):554–8.

120. Laposata M. Laboratory medicine diagnosis of disease in clinical laboratory. 2nd ed. New York: McGraw Hill Professional; 2014.

121. Nardi N, et al. Circulating auto-antibodies against nuclear and non-nuclear antigens in primary Sjögren's syndrome. *Clin Rheumatol* 2006;**25**(3):341–6.

122. Tan EM, et al. A critical evaluation of enzyme immunoassays for detection of antinuclear autoantibodies of defined specificities: I. Precision, sensitivity, and specificity. *Arthritis Rheum* 1999;**42**(3): 455–64.

123. Wenzel J, et al. Antibodies targeting extractable nuclear antigens: historical development and current knowledge. *Br J Dermatol* 2001; **145**(6):859–67.

124. Bournia V-K, Vlachoyiannopoulos PG. Subgroups of Sjögren syndrome patients according to serological profiles. *J Autoimmun* 2012; **39**(1):15–26.

125. Locht H, Pelck R, Manthorpe R. Diagnostic and prognostic significance of measuring antibodies to alpha-fodrin compared to anti-Ro-52, anti-Ro-60, and anti-La in primary Sjögren's syndrome. *J Rheumatol* 2008;**35**(5):845–9.

126. Yoshimi R, et al. Clinical and pathological roles of Ro/SSA autoantibody system. *Clin Develop Immunol* 2012;**2012**:606195.

127. Elagib K, et al. Rheumatoid factors in primary Sjoegren's syndrome (pSS) use diverse V~ H region genes, the majority of which show no evidence of somatic hypermutation. *Clin Exp Immunol* 1999; **117**:388–94.

128. Fauchais A-L, et al. Immunological profile in primary Sjögren syndrome: clinical significance, prognosis and long-term evolution to other auto-immune disease. *Autoimmun Rev* 2010;**9**(9):595–9.

129. Martel C, et al. Active immunological profile is associated with systemic Sjögren's syndrome. *J Clin Immunol* 2011;**31**(5):840–7.

130. Shmerling R. Rheumatic disease: choosing the most useful diagnostic tests. *Geriatrics* 1996;**51**(11):22–6, 29–30, 32.

131. Toker E, Yavuz Ş, Direskeneli H. Anti-Ro/SSA and anti-La/SSB autoantibodies in the tear fluid of patients with Sjögren's syndrome. *Br*

J Ophthalmol 2004;**88**(3):384–7.

132. Klaeger AJ, et al. Clinical application of a homogeneous colorimetric assay for tear lysozyme. *Ocul Immunol Inflamm* 1999;**7**(1):7–15.

133. Yoon K-C, et al. Interleukin-6 and tumor necrosis factor-α levels in tears of patients with dry eye syndrome. *Cornea* 2007;**26**(4): 431–7.

134. Cornec D, et al. Contribution of salivary gland ultrasonography to the diagnosis of Sjögren's syndrome: toward new diagnostic criteria? *Arthritis Rheum* 2013;**65**(1):216–25.

135. De Vita S, et al. Salivary gland echography in primary and secondary Sjogren's syndrome. *Clin Exp Rheumatol* 1991;**10**(4):351–6.

136. Kawasaki A, Purvin V. Giant cell arteritis: an updated review. *Acta Ophthalmol* 2009;**87**(1):13–32.

137. Murchison AP, et al. Validity of the American College of Rheumatology criteria for the diagnosis of giant cell arteritis. *Am J Ophthal* 2012;**154**(4):722–9.

138. Clyne B, Olshaker JS. The C-reactive protein. *J Emerg Med* 1999; **17**(6):1019–25.

139. Tillett WS, Francis T. Serological reactions in pneumonia with a non-protein somatic fraction of pneumococcus. *J Exp Med* 1930; **52**(4):561–71.

140. Vajpayee N, Graham SS, Bem S. Basic examination of blood and bone marrow. In: McPherson MD, Pincus MR, eds. Henry's clinical diagnosis and management by laboratory methods. 22nd ed. Saunders, PA: Elsevier; 2011.

141. Park CH, Lee SH. Investigation of high-sensitivity C-reactive protein and erythrocyte sedimentation rate in low back pain patients. *Korean J Pain* 2010;**23**(2):147–50.

142. Pepys MB, Hirschfield GM. C-reactive protein: a critical update. *J Clin Invest* 2003;**111**(12):1805.

143. Wolfe F. The C-reactive protein but not erythrocyte sedimentation rate is associated with clinical severity in patients with osteoarthritis of the knee or hip. *J Rheumatol* 1997;**24**(8):1486–8.

144. Salvarani C, et al. Polymyalgia rheumatica and giant-cell arteritis. *N Engl J Med* 2002;**347**(4):261–71.

145. Hunder GG, et al. The American College of Rheumatology 1990 criteria for the classification of giant cell arteritis. *Arthritis Rheum* 1990;**33**(8):1122–8.

146. Salvarani C, Hunder GG. Giant cell arteritis with low erythrocyte sedimentation rate: frequency of occurrence in a population-based study. *Arthritis Care Res* 2001;**45**(2):140–5.

147. Wise CM, et al. Temporal arteritis with low erythrocyte sedimentation rate: a review of five cases. *Arthritis Rheum* 1991;**34**(12): 1571–4.

*148. Hayreh SS, et al. Giant cell arteritis: validity and reliability of various diagnostic criteria. *Am J Ophthalmol* 1997;**123**(3): 285–96.

　　A landmark publication on the sensitivity and specificity of various clinical and serologic markers for GCA. A must-read for every ophthalmologist.

149. Kyle V, Cawston T, Hazleman BL. Erythrocyte sedimentation rate and C reactive protein in the assessment of polymyalgia rheumatica/giant cell arteritis on presentation and during follow up. *Ann Rheum Dis* 1989;**48**(8):667–71.

150. Myklebust G, Gran J. A prospective study of 287 patients with polymyalgia rheumatica and temporal arteritis: clinical and laboratory manifestations at onset of disease and at the time of diagnosis. *Rheumatology* 1996;**35**(11):1161–8.

151. Parikh M, et al. Prevalence of a normal C-reactive protein with an elevated erythrocyte sedimentation rate in biopsy-proven giant cell arteritis. *Ophthalmology* 2006;**113**(10):1842–5.

152. Pountain G, Calvin J, Hazleman B. α1-antichymotrypsin, C-reactive protein and erythrocyte sedimentation rate in polymyalgia rheumatica and giant cell arteritis. *Rheumatology* 1994;**33**(6):550–4.

*153. Hayreh SS, Podhajsky PA, Zimmerman B. Ocular manifestations of giant cell arteritis. *Am J Ophthalmol* 1998;**125**(4):509–20.

　　As with the previously highlighted reference, an important paper on the myriad clinical ophthalmic manifestations of GCA.

154. Sox HC, Liang MH. Diagnostic decision: the erythrocyte sedimentation rate: guidelines for rational use. *Ann Int Med* 1986;**104**(4): 515–23.

155. Epstein FH, Gabay C, Kushner I. Acute-phase proteins and other systemic responses to inflammation. *N Engl J Med* 1999;**340**(6): 448–54.

156. Kermani TA, et al. Utility of erythrocyte sedimentation rate and C-reactive protein for the diagnosis of giant cell arteritis. *Semin Arthritis Rheum* 2012;**41**(6):866–71.

157. Cantini F, et al. Erythrocyte sedimentation rate and C-reactive protein in the evaluation of disease activity and severity in polymyalgia rheumatica: a prospective follow-up study. *Semin Arthritis Rheum* 2000;**30**(1):17–24.

158. Lincoff NS, Erlich PD, Brass LS. Thrombocytosis in temporal arteritis: rising platelet counts: a red flag for giant cell arteritis. *J Neuroophthalmol* 2000;**20**(2):67–72.

159. Salam T, et al. Periocular tuberculous disease: experience from a UK eye hospital. *Br J Ophthalmol* 2015;**99**(5):582–5.

160. Cillino S, et al. Chancre of the eyelid as manifestation of primary syphilis, and precocious chorioretinitis and uveitis in an HIV-infected patient: a case report. *BMC Infect Dis* 2012;**12**(1):226.

161. Mamelak AN, et al. Idiopathic hypertrophic cranial pachymeningitis: report of three cases. *J Neurosurg* 1993;**79**(2):270–6.

162. Hatano N, et al. Idiopathic hypertrophic cranial pachymeningitis: clinicoradiological spectrum and therapeutic options. *Neurosurgery* 1999;**45**(6):1336.

163. Dumont AS, et al. Idiopathic hypertrophic pachymeningitis: a report of two patients and review of the literature. *Can J Neurol Sci* 2000;**27**(04):333–40.

164. Aggarwal D, Suri A, Mahapatra AK. Orbital tuberculosis with abscess. *J Neuro-ophthalmol* 2002;**22**(3):208–10.

165. US Food and Drug Administration. T-SPOT-TB - P070006. Available at: <http://www.fda.gov/MedicalDevices/ProductsandMedical Procedures/DeviceApprovalsandClearances/PMAApprovals/ ucm102794.htm>; [cited 09.03.15].

*166. American Thoracic Society. Diagnostic standards and classification of tuberculosis in adults and children. *Am J Respir Crit Care Med* 2000;**161**(4 Pt 1):1376–95.
An important review on the diagnostic criteria and classifications of TB.

167. Antonucci G, et al. Risk factors for tuberculosis in HIV-infected persons: a prospective cohort study. *JAMA* 1995;**274**(2):143–8.

168. Edwards PQ, Edwards LB. Story of the tuberculin test from an epidemiologic viewpoint. *Am Rev Respir Dis* 1960;**81**(1 Pt 2):1–47.

169. Horsburgh CR Jr. Priorities for the treatment of latent tuberculosis infection in the United States. *N Engl J Med* 2004;**350**(20):2060–7.

170. Selwyn PA, et al. A prospective study of the risk of tuberculosis among intravenous drug users with human immunodeficiency virus infection. *N Engl J Med* 1989;**320**(9):545–50.

171. Judson FN, Feldman RA. Mycobacterial skin tests in humans 12 years after infection with *Mycobacterium marinum*. *Am Rev Respir Dis* 1974;**109**(5):544–7.

172. Snider DE. Bacille Calmette-Guerin vaccinations and tuberculin skin tests. *JAMA* 1985;**253**(23):3438–9.

173. Arend SM, et al. Comparison of two interferon-γ assays and tuberculin skin test for tracing tuberculosis contacts. *Am J Respir Crit Care Med* 2007;**175**(6):618–27.

174. Chee CB, et al. Comparison of sensitivities of two commercial gamma interferon release assays for pulmonary tuberculosis. *J Clin Microbiol* 2008;**46**(6):1935–40.

175. Choi JC, et al. The effect of previous tuberculin skin test on the follow-up examination of whole-blood interferon-γ assay in the screening for latent tuberculosis infection. *Chest J* 2008;**133**(6):1415–20.

176. Leung CC, et al. Comparison of T-Spot. TB and tuberculin skin test among silicotic patients. *Eur Respir J* 2008;**31**(2):266–72.

177. Mazurek GH, et al. Updated guidelines for using interferon gamma release assays to detect Mycobacterium tuberculosis infection, United States, 2010. Atlanta, GA: Department of Health and Human Services, Centers for Disease Control and Prevention; 2010.

178. Hutchinson J. An address on syphilis as an imitator. *Br Med J* 1879;**1**(953):499.

179. Nakashima AK, et al. Epidemiology of syphilis in the United States, 1941–1993. *Sex Transm Dis* 1996;**23**(1):16–23.

180. Peterman TA, et al. Syphilis in the United States: on the rise? *Exp Rev Anti-infect Ther* 2015;**13**(2):161–8.

181. Yadlapati A, et al. Ocular syphilis in patients infected with human immunodeficiency virus: case report and review of the literature. *Infect Dis Clin Pract* 2014;**22**(2):68–70.

182. Henao-Martínez AF, Johnson SC. Diagnostic tests for syphilis: new tests and new algorithms. *Neurol Clin Pract* 2014;**4**(2):114–22.

183. Puech C, et al. Ocular manifestations of syphilis: recent cases over a 2.5-year period. *Graefes Arch Clin Exp Ophthalmol* 2010;**248**(11):1623–9.

184. Parker SE, Pula JH. Neurosyphilis presenting as asymptomatic optic perineuritis. *Case Rep Ophthalmol Med* 2012;**2012**:621872.

185. Noel CB, Moeketsi K, Kies B. Cavernous sinus syndrome, an atypical presentation of tertiary syphilis: case report and review of the literature. *Clin Neurol Neurosurg* 2011;**113**(1):65–7.

186. Kemp JE. Syphilis of the orbit. *Arch Dermatol Syphilol* 1923;**8**(2):165–74.

187. Ho EL, Lukehart SA. Syphilis: using modern approaches to understand an old disease. *J Clin Invest* 2011;**121**(12):4584.

188. French P. Syphilis. *Br Med J* 2007;**335**(7627):973.

189. Wheeler H, Agarwal S, Goh B. Dark ground microscopy and treponemal serological tests in the diagnosis of early syphilis. *Sex Transm Infect* 2004;**80**(5):411–14.

190. Palmer H, et al. Use of PCR in the diagnosis of early syphilis in the United Kingdom. *Sex Transm Infect* 2003;**79**(6):479–83.

*191. Tipple C, Taylor GP. Syphilis testing, typing, and treatment follow-up: a new era for an old disease. *Curr Opin Infect Dis* 2015;**28**(1):53–60.
An excellent review on the somewhat complicated algorithm for syphilis diagnosis and treatment. A good manuscript to have handy when working up a patient with suspected syphilis.

192. Tong M-L, et al. Analysis of three algorithms for syphilis serodiagnosis and implications for clinical management. *Clin Infect Dis* 2014;**58**(8):1116–24.

193. van Dommelen L, et al. Confirmation of high specificity of an automated enzyme immunoassay test for serological diagnosis of syphilis: retrospective evaluation versus results after implementation. *Sex Transm Dis* 2015;**42**(3):120–2.

194. Aktas G, et al. Evaluation of the serodia *Treponema pallidum* particle agglutination, the Murex Syphilis ICE and the Enzywell TP tests for serodiagnosis of syphilis. *Int J STD AIDS* 2005;**16**(4):294–8.

195. Clement ME, Hicks CB. RPR and the serologic diagnosis of syphilis. *JAMA* 2014;**312**(18):1922–3.

196. Ratnam S. The laboratory diagnosis of syphilis. *Can J Infect Dis Med Microbiol* 2005;**16**(1):45.

197. Pettit D, et al. Toluidine red unheated serum test, a nontreponemal test for syphilis. *J Clin Microbiol* 1983;**18**(5):1141–5.

198. Holland GN, et al. Ocular disorders associated with a new severe acquired cellular immunodeficiency syndrome. *Am J Ophthalmol* 1982;**93**(4):393–402.

199. Govender P, et al. Ocular manifestations of HIV/AIDS: a literature review*(Part 1). *Afr Vision Eye Health* 2010;**69**(4):193–9.

200. Sarraf D, Ernest JT. AIDS and the eyes. *Lancet* 1996;**348**(9026):525–8.

201. Jabs DA. Ocular manifestations of HIV infection. *Transact Am Ophthalmol Soc* 1995;**93**:623.

202. Copeland R, Phillpotts B. Ocular manifestations of HIV. Emedicine website from WebMD 2010;6(22):06. Available at: <http://www.emedicine.com/oph/topic261.htm>.

*203. Godofsky EW, et al. Sinusitis in HIV-infected patients: a clinical and radiographic review. *Am J Med* 1992;**93**(2):163–70.
A dated but relevant paper on the increased incidence of bacterial sinusitis in the HIV-infected individual.

204. Kronish JW, et al. Orbital infections in patients with human immunodeficiency virus infection. *Ophthalmology* 1996;**103**(9):1483–92.

205. Buchbinder SP, et al. Herpes zoster and human immunodeficiency virus infection. *J Infect Dis* 1992;**166**(5):1153–6.

206. Guech-Ongey M, et al. Elevated risk for squamous cell carcinoma of the conjunctiva among adults with AIDS in the United States. *Int J Cancer* 2008;**122**(11):2590–3.

207. Gürtler L. Difficulties and strategies of HIV diagnosis. *Lancet* 1996;**348**(9021):176–9.

208. Dodd R, et al. Transfusion medicine and safety. *Biologicals* 2009;**37**(2):62–70.

209. Kishore K, Cunningham P, Menon A. Laboratory diagnosis of HIV infection. *HIV* 2009.

210. Henrard DR, et al. Virologic and immunologic characterization of symptomatic and asymptomatic primary HIV-1 infection. *JAIDS* 1995;**9**(3):305–10.

211. Stramer SL, et al. Detection of HIV-1 and HCV infections among antibody-negative blood donors by nucleic acid–amplification testing. *N Engl J Med* 2004;**351**(8):760–8.

212. Arnold N, et al. Donor follow-up of influenza vaccine-related multiple viral enzyme immunoassay reactivity. *Vox Sang* 1994;**67**(2):191–4.

213. MacKenzie WR, et al. Multiple false-positive serologic tests for HIV, HTLV-1, and hepatitis C following influenza vaccination, 1991. *JAMA* 1992;**268**(8):1015–17.

214. Challakere K, Rapaport M. False-positive human immunodeficiency

virus type I ELISA results in low-risk subjects. *Western J Med* 1993;**159**(2):214.

215. Lee D, Eby W, Molinaro G. HIV false positivity after hepatitis B vaccination. *Lancet* 1992;**339**(8800):1060.

216. Pearlman ES, Ballas SK. False-positive human immunodeficiency virus screening test related to rabies vaccination. *Arch Pathol Lab Med* 1994;**118**(8):805–6.

217. Biggar R, et al. ELISA HTLV retrovirus antibody reactivity associated with malaria and immune complexes in healthy Africans. *Lancet* 1985;**326**(8454):520–3.

218. Dock N, et al. Evaluation of atypical human immunodeficiency virus immunoblot reactivity in blood donors. *Transfusion* 1988;**28**(5):412–18.

219. Jindal R, Solomon M, Burrows L. False positive tests for HIV in a woman with lupus and renal failure. *N Engl J Med* 1993;**328**(17):1281–2.

220. Ng V. Serological diagnosis with recombinant peptides/proteins. *Clin Chem* 1991;**37**(10):1667–8.

221. Moore JD, Cone EJ, Alexander SS Jr. HTLV-III seropositivity in 1971-1972 parenteral drug abusers—a case of false positives for evidence of viral exposure? *N Engl J Med* 1986;**314**(21):1387–8.

222. Branson BM. State of the art for diagnosis of HIV infection. *Clin Infect Dis* 2007;**45**(Suppl. 4):S221–5.

223. Delaney KP, et al. Evaluation of the performance characteristics of 6 rapid HIV antibody tests. *Clin Infect Dis* 2011;**52**(2):257–63.

224. Fearon M. The laboratory diagnosis of HIV infections. *Can J Infect Dis Med Microbiol* 2005;**16**(1):26.

225. Health Canada. Canadian STD Guidelines, 1998. Ottawa, Canada: Health Canada; 1998.

*226. Centers for Disease Control and Prevention. Laboratory testing for the diagnosis of HIV infection: updated recommendations. Atlanta, GA: CDC; 2014.
    The definitive algorithm for HIV testing from the CDC.

227. Jacoby R, Cole C, Abeloff M. Molecular diagnostic methods in cancer genetics. In: Abeloff MD, Armitage JO, Lichter AS, et al., editors. Clinical oncology. 2nd ed. New York: Churchill Livingstone; 2000. p. 119–21.

228. Tiselius A. Study of the electrophoresis of proteins by the moving boundary method. *Nova Acta Regiae Sci Soc Upsaliensis* 1930;**7**:1–107.

229. Vesterberg O. History of electrophoretic methods. *J Chromatography A* 1989;**480**:3–19.

230. Barlogie B, Alexanian R, Jagannath S. Plasma cell dyscrasias. *JAMA* 1992;**268**(20):2946–51.

231. Ravel R. Clinical laboratory medicine: clinical applications of laboratory data. Philadelphia, PA: Mosby; 1995. p. 3452.

232. Bossuyt X. Separation of serum proteins by automated capillary zone electrophoresis. *Clin Chem Lab Med* 2003;**41**(6):762–72.

233. Katzmann J, et al. Prospective study of serum protein capillary zone electrophoresis and immunotyping of monoclonal proteins by immunosubtraction. *Am J Clin Pathol* 1998;**110**(4):503–9.

234. George ED, Sadovsky R. Multiple myeloma: recognition and management. *Am Fam Physician* 1999;**59**(7):1885–94.

235. Alexanian R, Weber D, Liu F. Differential diagnosis of monoclonal gammopathies. *Arch Pathol Lab Med* 1999;**123**(2):108–13.

236. Bernier GM, Putnam FW. Polymerism, polymorphism, and impurities in Bence-Jones proteins. *Biochim Biophys Acta* 1964;**86**(2):295–308.

237. Jones HB. On a new substance occurring in the urine of a patient with mollities ossium. *Philosophic Transact Royal Soc London* 1848;**138**:55–62.

238. Keren DF. Detection and characterization of monoclonal components in serum and urine. *Clin Chem* 1998;**44**(6):1143–5.

239. Burkat CN, Van Buren JJ, Lucarelli MJ. Characteristics of orbital multiple myeloma: a case report and literature review. *Survey Ophthalmol* 2009;**54**(6):697–704.

240. Ries LAG, et al. SEER cancer statistics review, 1975–2005. Bethesda, MD: National Cancer Institute; 2008. p. 1975–2005.

241. Lee HJ, et al. Systemic amyloidosis associated with multiple myeloma presenting as periorbital purpura. *J Dermatol* 2008;**35**(6):371–2.

242. Omoti A, Omoti C. Ophthalmic manifestations of multiple myeloma. *West Afr J Med* 2006;**26**(4):265–8.

243. Palamar M, et al. Choroidal plasmacytoma in a patient with multiple myeloma. Diagnosis by fine-needle aspiration biopsy. *Graefes Arch Clin Exp Ophthalmol* 2008;**246**(8):1195–7.

244. Knecht P, Schuler R, Chaloupka K. Rapid progressive extramedullary plasmacytoma in the orbit. *Klin Monatsbl Augenheilkd* 2008;**225**(5):514–16.

245. Rootman J. Diseases of the orbit: a multidisciplinary approach. New York: Lippincott Williams & Wilkins; 2003.

246. Yeung SN, et al. Histopathologic features of multiple myeloma involving the optic nerves. *J Neuro-Ophthalmol* 2008;**28**(1):12–16.

247. Stone JH, et al. Rituximab versus cyclophosphamide for ANCA-associated vasculitis. *N Engl J Med* 2010;**363**(3):221–32.

248. Hashemian H, et al. Ocular presentations of amyloidosis. Amyloidosis. Available at:<http://www.intechopen.com/books/amyloidosis/ocular-presentations-of-amyloidosis>; [accessed 02.14].

249. Kumar S, et al. Serum immunoglobulin free light-chain measurement in primary amyloidosis: prognostic value and correlations with clinical features. *Blood* 2010;**116**(24):5126–9.

250. Attaelmannan M, Levinson SS. Understanding and identifying monoclonal gammopathies. *Clin Chem* 2000;**46**(8):1230–8.

251. Lactate dehydrogenase test. In MedlinePlus Medical Encyclopedia. Washington, DC: U.S. National Library of Medicine.

252. Bertram JS. The molecular biology of cancer. *Mol Aspects Med* 2000;**21**(6):167–223.

253. Grander D. How do mutated oncogenes and tumor suppressor genes cause cancer? *Med Oncol* 1998;**15**(1):20–6.

254. Warburg O. On the origin of cancer cells. *Science* 1956;**123**(3191):309–14.

*255. Park J, et al. The highest prognostic impact of LDH among International Prognostic Indices (IPIs): an explorative study of five IPI factors among patients with DLBCL in the era of rituximab. *Ann Hematol* 2014;**93**(10):1755–64.
    An important study on the use of LDH in the management of DLBCL.

5

第5章 成像模式

GREGORY D. AVEY, TABASSUM KENNEDY, and MARK J. LUCARELLI

引言

在过去的 40 年,眼眶成像方法的进步令人欣喜。影像学方法从常规的 X 线摄影、复面断层扫描(polytomography)和导管造影发展到计算机断层扫描(computer tomography,CT)、磁共振成像(magnetic resonance imaging,MRI)和超声波检查法。这些更新且无创的技术为详细观察眼眶内容物的可能成为现实,常常对正常解剖和病理过程进行毫米或亚毫米级的观察。本章将探讨历史背景、临床相关基本原理以及各种方法的相对优劣之处;同时,它们的高级应用和正在研发的进展也将在此讨论。

X 线摄影

从眼眶成像技术选择的研究结果看,常规 X 线摄影相对断面成像(CT 和 MRI)已黯然失色。因为眼眶解剖结构的复杂性及重叠的骨结构遮住了骨折部,X 线摄影检查发现眼眶骨折的敏感性较低(64%~78%)[1]。常规 X 线摄影评价软组织也非常局限。目前,常规 X 线摄影主要局限于在 MRI 检查前对金属异物进行安全筛查、术中定位以及泪囊造影等特殊检查。

眼眶的额射线拍摄法能够使致密坚硬的颅骨边缘投影远离眼眶。柯氏(Caldwell)位是向横轴面倾斜 20°获得的额面部的图像,图片上坚硬的边缘正好投射在眼眶平面之下。瓦氏(Waters)位,大约倾斜40°,使颞骨岩部投影于上颌窦下方。颏下位,是头尾端的投影,有助于评价眼眶侧面的边缘。瑞氏(Rhese)位或斜孔位,投射的 X 线平行于视神经管,用于检查眶尖。侧位也常常是常规眼眶 X 线摄影系列的一部分[2]。

X 线摄影检测金属异物的敏感性大于90%,因此,在 MRI 检查前用于筛查有异物取出史、从事焊接或金属加工的患者(图 5.1)[3]。X 线摄影检测具有更低放射密度物质的敏感性非常低,如玻璃、塑料或木材。对这些病例,推荐用 CT 和 MRI 评估,但 MRI 使用较少[1,4]。

泪囊造影在评估原因不明的泪溢或复发性泪囊炎患者的病情时有意义。顺着泪点的插管,将对比剂注射入泪管,有助于显示阻塞或狭窄的位置。利用数字减影技术,可以评估静态的解剖和动态的泪液引流情况,而没有覆盖的骨性解剖结构的遮蔽[5,6]。

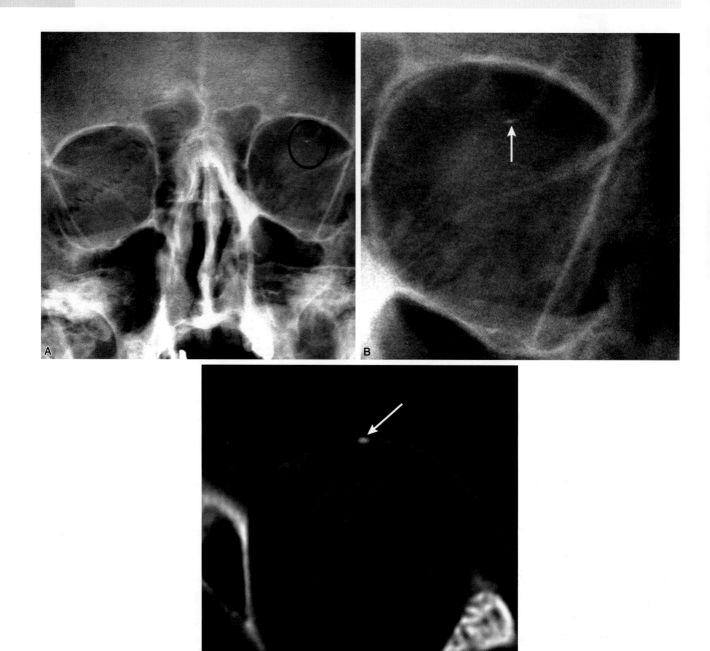

图5.1　柯氏位额 X 线摄片 (A)，左眼眶锥形 X 线束摄影片，(B) 显示左眼眶上方一个小而不透光的金属异物(A 圆圈、B 箭头)。这种异常在轴位 CT 影像(C 箭头)上证实，位于眶隔前眶周软组织内

超声波检查法

超声波检查法已长期用于评估肿瘤和其他眼内病变，也用于评估和处理眼眶疾病。由于 CT 和 MRI 具有优异的分辨率，并且易获取，所以在大部分医疗中心，眼眶超声通常用于特殊诊断或介入性检查，而不是普遍使用的眼眶内容物成像方法，原因之一是很多中心没有熟练的眼眶超声波检查仪使用者。标准超声(包括接触式 B 超和 A 超)有助于鉴别不同

的眼眶血管性病变[7]；同样，仅用彩色多普勒超声对 20 例眼周及眼眶婴幼儿血管瘤患者的病变进行了检查[8]。

近期发表的几篇文献显示了眼眶超声在专业介入应用中的价值[9~11]。眼眶超声引导可用于巨囊型眼眶淋巴管畸形经皮穿刺引流，加速化学消融术(硬化治疗)后巨囊的引流[9]。彩色多普勒超声引导下对眼眶婴幼儿血管瘤注射皮质类固醇进行治疗，也提倡行彩色多普勒引导下芯针穿刺活检术[10,11]。

CT 扫描

自从 20 世纪 70 年代 CT 发明以来,使医学实践、特别是急救领域发生了革命性的变化。基于放射学原理,CT 以无创方式使用电离辐射产生图像。当 X 线管和相对的检测器围绕患者同步旋转时,CT 图像便由此产生。组织根据其分子组成和密度的不同而吸收不同量的 X 线,对 X 线吸收的这种差异用于形成内部结构放射线密度的横截面图像。这种放射线密度用亨氏单位进行测量。若将水定义为 0,亨氏单位包括从 −1000 到+1000 的范围。相对于水具有较高衰减的组织(软组织、骨和钙化)为正值,在 CT 图像上显示为亮像素;与水相比,放射密度相对较低的那些结构为负值,在 CT 图像上显示为暗像素[12]。

CT 技术在三个不同的方面发展:图像分辨率,减少辐射暴露和缩短扫描采集时间。早期的轴向 CT 扫描仪单独获取图像,一次一个断面,需要数分钟的扫描时间。如果在采集平面外进行重建,这种检查容易受运动退化(motion degradation)和阶梯伪影的影响[13]。更新一代的螺旋 CT 扫描仪连续获取图像,

因而减少放射剂量,缩短扫描时间,提高了后期处理能力[14]。此外,新一代扫描仪不再使用单个检测器阵列,而是多排多个检测器。目前临床使用的检测器阵列已多达 320 行。这种尺寸的检测器可以用一个机架旋转对头部进行成像,几乎可以消除运动伪影。现代扫描仪的各向同性图像可以在任何需要的平面进行重建,这在眼眶成像中尤其重要。在冠状、矢状和斜矢状平面行眼眶重建是对轴向平面获得信息的补充(图 5.2 和图 5.3)。CT 是多种临床情况下作为首选的影像学检查方法,包括外伤(图 5.4 和图 5.5)、疑似钙化(图 5.6)及异物检测(图 5.7)[15]。在评估眼眶肿物时,CT 可以提供 MRI 难以检测的骨骼受累的信息(图 5.8 和图 5.9)。拟行眼眶减压手术时,CT 对骨性解剖结构详细的显示有助于评估骨皮质的厚度。对疑似眼眶血管畸形的病例,已提出了一种专用的动态动脉期 CT 血管造影和 Valsalva 增强的静脉期 CT 方案[16]。该方案具有在一次检查中同时评估动脉解剖、病变形态、增强动力学以及眼眶包块膨胀性的优点。CT 最主要的缺点是辐射暴露,增加了癌症和白内障发生的风险。

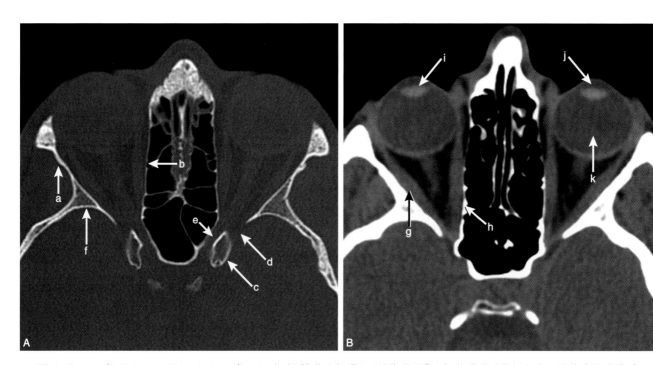

图 5.2　正常眼眶 CT 图。眼眶正常 CT,包括轴位(A、B),冠状位(C)和矢状位(D)重建。"骨窗"影像在评价骨结构完整性时具有优越性(A),而"软组织窗"影像评估软组织结构更优,包括眼外肌、眼球和眶脂肪(B、C、D)。正常眼眶解剖结构做如下标志:a,眶外壁;b,眶内壁/筛骨纸板;c,前床突;d,眶上裂;e,视神经管;f,蝶颞支;g,外直肌;h,内直肌;i,晶状体;j,前房;k,玻璃体腔;l,上方肌群;m,下直肌;n,上斜肌;o,视神经;p,下斜肌;q,上直肌肌腱;r,提上睑肌肌腱

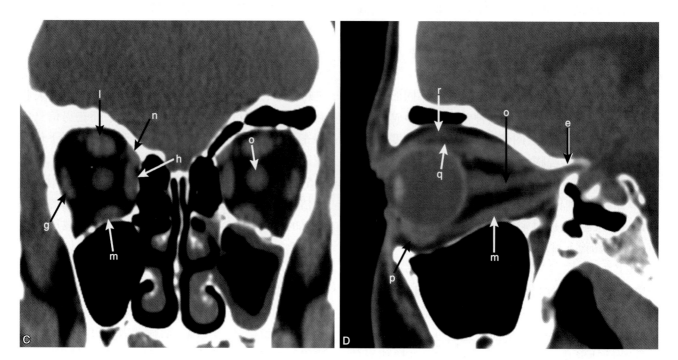

图 5.2(续)

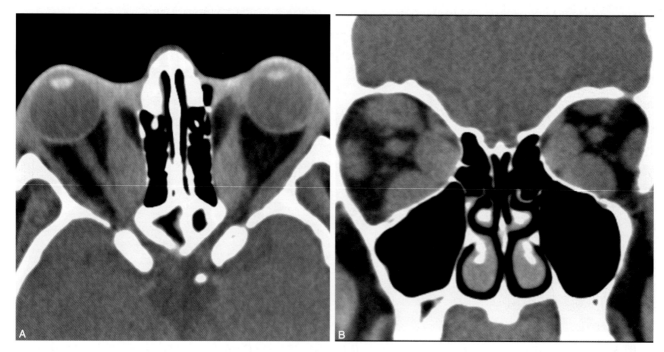

图 5.3　甲状腺眼病 CT 图。非增强的眼眶轴位(A)和冠状位(B) CT 显示眼外肌明显增粗,相对来说外直肌和肌腱结合部未受累。这例患者异常的总体布局在冠状位(B)显示最好,轴位成像也显示了眶尖区拥挤(A)

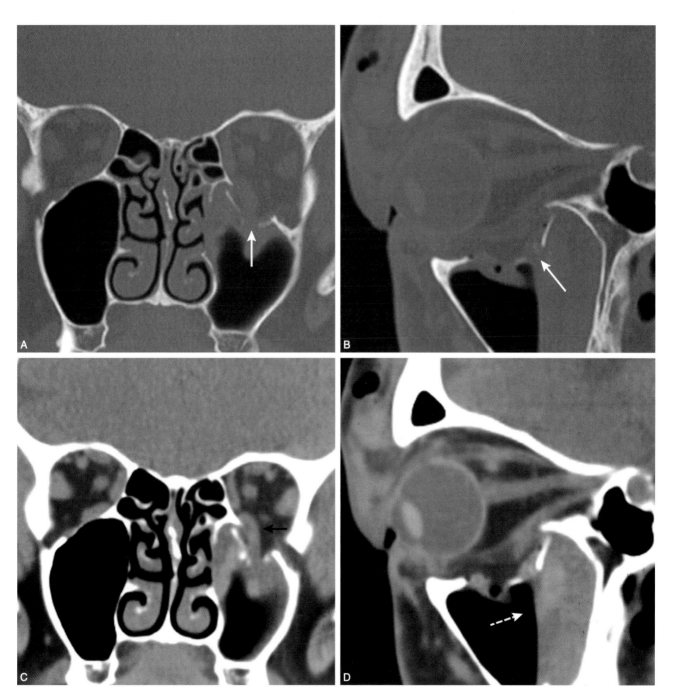

图 5.4 眶底骨折。非增强的眼眶 CT 检查,骨窗(A、B)和软组织窗(C、D)显示左眼眶底(白箭头)节段性骨折,伴下直肌通过骨折缺损处向下移位(黑箭头)。还有出血,在左侧上颌窦内有一气液平面(虚线箭头)

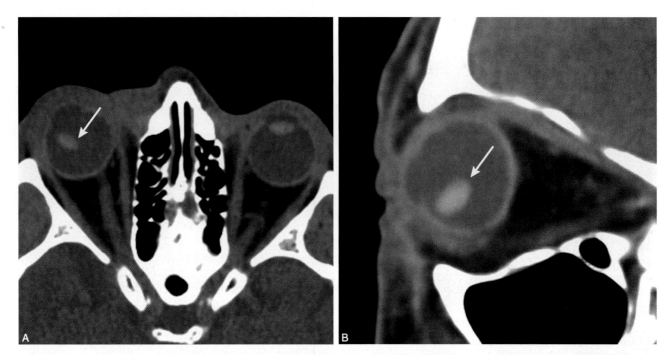

图 5.5   晶体脱位。非增强的轴位(A)和失状位(B)眼眶 CT 检查显示右侧晶体脱位进入玻璃体腔(箭头)

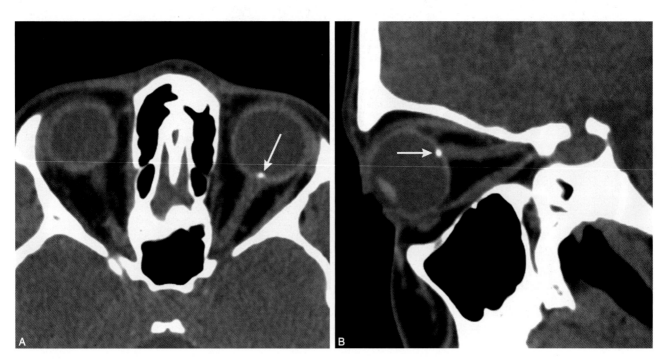

图 5.6   眼玻璃膜疣 CT 图。非增强的轴位(A)和失状位(B)眼眶 CT 影像显示左侧视神经乳头的局部钙化,符合良性的眼玻璃膜疣(箭头)

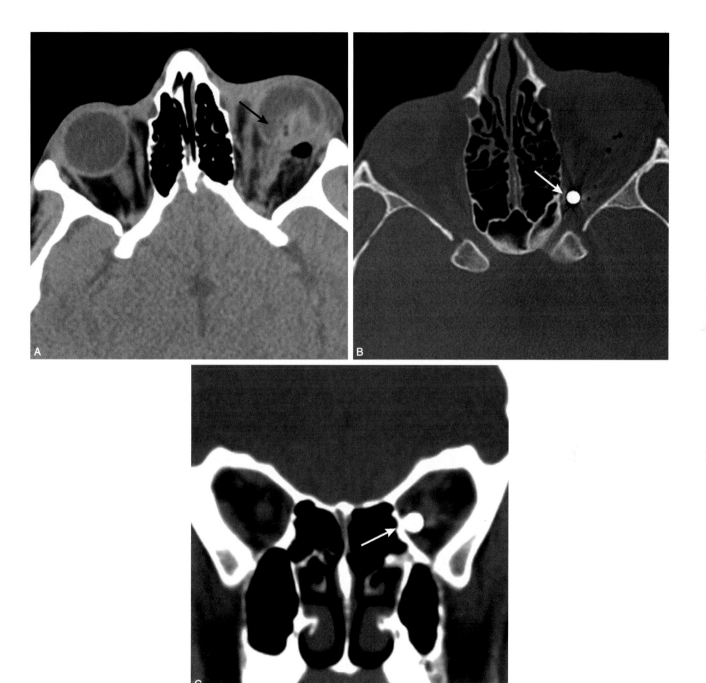

图 5.7 眼外伤。没有增强的眼眶轴位(A、B)和冠状位(C)CT 扫描显示左眼球破裂,玻璃体腔出血,在软组织窗显示得最好(黑箭头)。眼球破裂和枪击伤有关,一粒子弹碎片位于左眼眶内侧壁附近(白箭头)

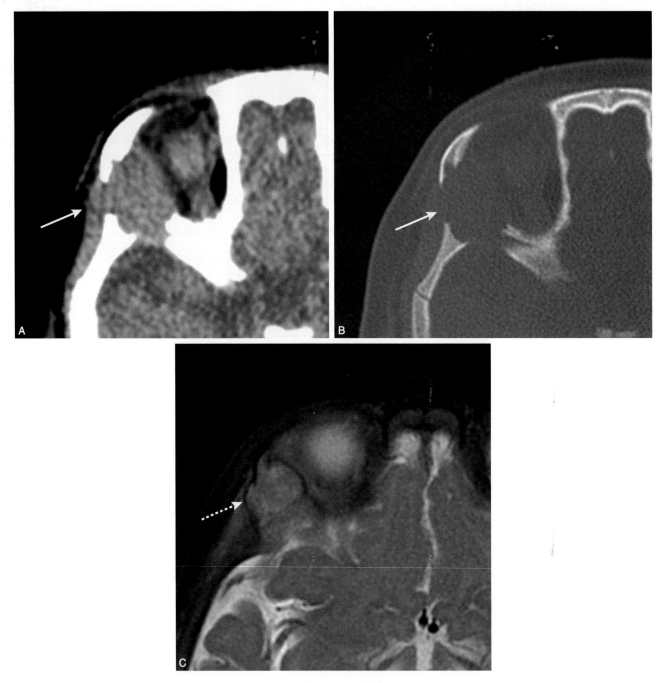

图 5.8　朗格汉斯细胞增生症。右眼眶轴位 CT(**A**、**B**)和 T2W MR(**C**)扫描显示外侧眶顶软组织包块(白箭头)和溶骨性改变(虚线箭头)。软组织病变在 MR(**C**)图片上显示清晰,而骨质改变在 CT 图片(**B**)上显示清晰。这些是本病典型的影像学改变特点

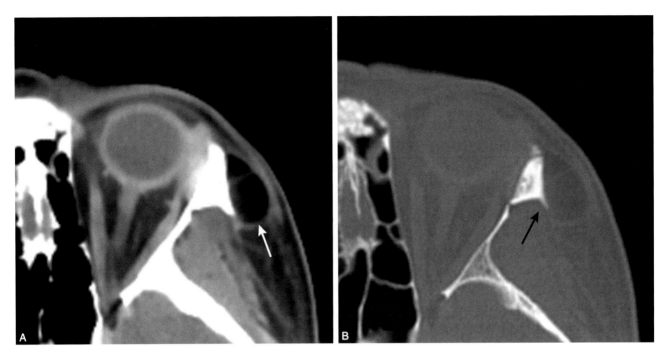

图 5.9　眶周皮样囊肿 CT 图。左侧眼眶软组织窗 (A) 和骨窗 (B) 轴位 CT 影像显示了一个沿左眼眶外侧缘的脂肪衰减病灶 (白色箭头)，伴有光滑的骨重构 (黑色箭头)。影像学改变与皮样囊肿一致

CT 可在有或无静脉注射对比剂的情况下进行。CT 成像中使用的对比剂为碘剂，用于识别血管、血流量大的结构或穿过毛细血管内皮或血脑屏障后对比度增强的区域。最后这些情况常见于肿瘤和炎症部位，通过对比突出病变包块，并区分炎症或感染区域与周围正常组织。对比增强的程度和模式通常有助于确定病理，使放射科医生能够给出更有针对性的鉴别诊断。在眼眶成像中，强化用于显示特定的情况，包括对感染或炎症的评估 (图 5.10)、对眼眶肿物的定性 (图 5.11) 以及对颈动脉海绵窦瘘或其他血管病变的评估。但在评估外伤 (图 5.4 和图 5.5)、异物 (图 5.1，图 5.7 和图 5.12) 或钙化 (图 5.6) 时，通常不需要增强扫描[17]。

CT 的安全性

随着对辐射暴露风险意识的增强，用于创建 CT 图像的放射剂量也相应受到限制[18]。在头部成像中，对放射线最敏感的结构是晶体，因而采取特别措施以避免晶体不必要的辐射暴露[19]。在眼眶成像中，晶体辐射暴露是不可避免的，因而限制检查的整个剂量，相关的辐射剂量由使用的图像参数决定。一般来说，影响 CT 剂量的因素有三个：千伏 (kV)，有效毫安 (mA) 和扫描的物理长度[20]，扫描长度必须做适当地限定以包含相应的解剖结构。千伏测量 X 线管产生的光子能量，增加千伏可以增加组织穿透力，对体型大的患者

具有重要的诊断意义。然而，随着千伏的增加，辐射剂量呈指数增长，因此千伏应设定在允许足够数量的 X 线到达检测器的最小水平。有效毫安是测量给定体积的组织中通过或被吸收的 X 线光子数量，随着毫安剂量呈线性变化，通常由扫描仪自动调节，以补偿患者进行 CT 扫描仪时组织厚度变化带来的影响。

CT 成像中断层厚度和噪音之间存在一个重要的权衡，如果扫描层面越薄，则穿过组织切面的 X 线光子越少，导致组织采样区域减少并噪声增加。对于传统的过滤后重建技术，噪声增加是图像宽度变化的平方根[21]。例如，如果所有其他因素保持恒定，则 2.5mm 厚图像的噪声是 10mm 厚图像的两倍。噪声、像宽和剂量这些因素，必须在每个方案中找到适当的平衡。

美国国家剂量指南已经在几个国家出版，通常作为诊断参考水平设在特定检查类型报告剂量的第 75 百分位[22,23]。这些规范数据允许成像中心对于落在典型剂量范围之外的方案提出纠正措施。尽管 CT 技术和设备在不断地改善，对方案持续监测有助于保证剂量，保持低至合理可达的水平。

眼眶 CT 的辐射剂量是典型的年度背景辐射剂量的分数 (目前约为 1/5)[24]，该 CT 剂量仍然小于美国境内年度背景剂量的地理差异[21]。这种低剂量不应阻止临床上必要信息的获得，尤其是在没有其他替代方式可提供这些数据的情况下。

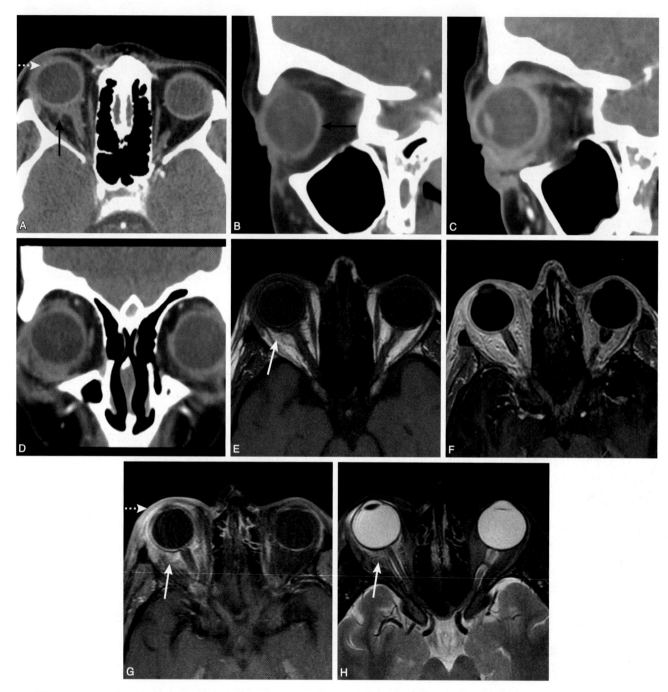

图 5.10 CT 和 MRI 示眼眶蜂窝织炎。右眼眶 CT(A、B、C、D) 和 MRI(E、F、G、H) 增强扫描显示右眼眶蜂窝织炎相关改变。与正常的左侧眼眶(B) 相比,注意 CT(黑箭头) 和 MRI(白箭头) 图片显示不对称的突眼,眶隔前(虚线箭头) 和球后脂肪炎症浸润。这些炎症改变在没有脂肪抑制(F) 时很难判断,但在脂肪抑制强化后 T1 和 T2 图像上容易显示(G、H)

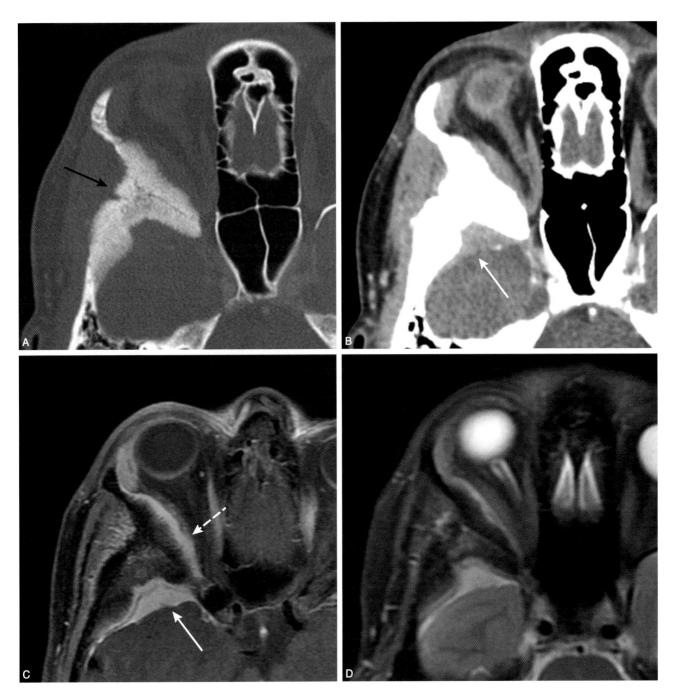

图 5.11　CT 和 MRI 示骨内脑膜瘤。右眼眶轴向 CT(A、B)和 MRI(C、D)增强扫描显示两种成像模式可以提供理想的信息。CT 骨窗(A)显示针状骨膜反应,这是累及蝶颞支的骨内脑膜瘤的典型改变(黑箭头)。CT 和 MRI 均明确显示右侧中颅窝内硬脑膜为基础的相关软组织成分(白箭头)。但是 MRI 更好地评估病变的全部软组织范围,包括眶内部分(虚线箭头)

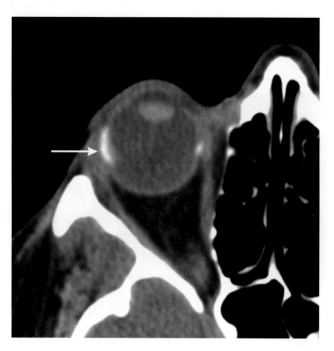

图 5.12 CT 示巩膜带。右眼眶轴位未增强 CT 显示了右侧巩膜带的典型特征(箭头)

和任何注射药物一样,CT 增强扫描的不良事件发生率很小,但很重要。对于现代低渗透浓度的造影剂,真正过敏反应的发生率非常低,在 10 000 次给药中约为 4 次(0.04%)[25]。据报道,特应性反应和生理性反应(通常为血管迷走反应)的发生率更高,为 0.2%~0.7%[25~27],对于荨麻疹和其他非过敏反应,常见做法是在造影前给予抗组胺药物或皮质类固醇[28]。需要特别注意的是,与其他类型的食物过敏或哮喘相比,没有证据表明:对海鲜或贝类过敏的患者在 CT 增强扫描中发生过敏反应的风险更大[29]。通常,食物过敏和哮喘并不被考虑为 CT 增强扫描的禁忌证。同样,认识到 CT 和 MRI 造影剂在化学上的不同也很重要,如果患者对某一类型的造影剂过敏,可选择另一种模式成像。

对比剂诱导肾病(contrast-induced nephropathy, CIN)的发生同样归咎于血管内 CT 造影剂的使用,所以对肾功能差的危险患者提倡进行肾功能筛查(表 5.1)。尤其与糖尿病患者利益相关,因为有报道显示他们在使用血管内 CT 造影剂后,CIN 的发病率更高。但是,应当注意患者在生病或住院后常发生肾功能改变,并非总是 CIN 导致的。近期的一篇综述显示,包含对照组的八项关于 CIN 的研究,仅有一项发现 CIN 证据[28]。设定适宜的肾功能临界水平的依据也很有限。放射科医生的调查显示,很多组选择最大血清肌酐临界点为 1.5mg/dl 至 2.0mg/dl,糖尿病患者常使用更低的临界值[30]。

肾功能不全的患者由于体内甲福明的累积可导致甲福明相关性乳酸酸中毒的发生。美国 FDA 推荐:在进行检查前应暂停甲福明摄入,并持续至检查后 48 小时。FDA 在说明中还建议仅在肾功能检测正常时,方可重新进行甲福明治疗[28]。

表 5.1　在血管内使用碘化对比剂之前需要肌酐筛查的患者组

年龄>60 岁
肾脏病史: ■ 透析   ■ 肾移植   ■ 独肾   ■ 肾脏手术   ■ 肾癌
需要药物治疗的高血压病史
糖尿病病史
甲福明或含有甲福明的药物*

因为增加乳酸酸中毒的风险[28]
* 致谢美国费城 Jurij Bilyk

MRI

MRI 在组织对比和无电离辐射两方面都优于 CT。MRI 对于潜在的视神经炎、非创伤性视力丧失和脑神经病变病例均为首选检查[15,31]。眼眶软组织肿块用 MRI 通常能更好地显示其特征,但是肿物相对眶骨的定位用 CT 评估更具优势。由于 MRI 提高了电离辐射的敏感性,故 MRI 扫描可以更好地描述视网膜母细胞瘤的特征,特别是在遗传性 RB 患者的研究中[32]。甲状腺相关眼病在 CT 或 MRI 非常具有特征性[33]。但是,CT 能更好地显示眶骨的细节,常常使 CT 成为选择手术计划的研究。

与 CT 相比,MRI 扫描需要更长的时间来完成,在紧急情况下通常更少使用。基于临床实际情况,在紧急情况下,可能谨慎地先进行 CT 检查,如果需要再行 MRI 检查。

磁共振成像是通过将患者置于强磁场中形成的,目前典型的临床磁场强度为 1.5T 和 3.0T(相比之下,地球只有 30μT 的磁场)[15]。质子和中子为奇数的原子,如氢、钠和磷,有一个小的但明显的磁场,能够按 MRI 产生的磁场优先排列。实际上,这些氢原子(有效的质子)像小偶极磁铁,在更大的外部磁场作用下导致随机分布的原子进行重新排列[34]。

一旦质子进行排列，射频波将调谐在一个称为拉莫尔的频率，或称共振频率。这个共振频率与磁场成比例;因此，在 3.0T 的共振频率是 1.5T 的两倍。在这种共振频率下，组织中的一些质子将吸收射频波的能量。吸收这种能量后，这些质子将向远离主磁场的方向跃迁，使他们处在更高的能量状态。一射频波关闭，质子逐渐回落到按主磁场排列状态，反过来释放射频

波。这个信号的频率与磁场强度成正比,能量与被成像的组织中的质子数量成正比,然后经处理而形成磁共振图像。某些组织,如水和脂肪,含有丰富的氢原子,使用磁共振能很好地成像。但是,致密的骨皮质和空气由于缺乏氢原子,MRI 上常常只有有限的信号甚至没有信号,MRI 显像差。理解 MRI 需要理解几个基本原理:T1 弛豫、T2 弛豫、脂肪抑制(通过脂肪饱和或反转恢复)和扩散(表 5.2;图 5.13)。

表 5.2　不同 MRI 序列的组织信号强度

	脂肪	CSF	肌肉	玻璃体	空气/骨皮质
T1	高信号	高信号	等信号	低信号	低信号
T1 脂肪抑制	低信号	低信号	等信号	低信号	低信号
T2 脂肪抑制	低信号	高信号	等信号	高信号	低信号
短 Tau 反转恢复序列(STIR)	低信号	高信号	等信号	高信号	低信号
液体衰减反转恢复序列(FLAIR)	高信号*	低信号	等信号	高信号	低信号

* FLAIR 在脂肪饱和与否均能完成,在脂肪饱和时,脂肪将是低信号

磁共振成像的基本原理

T1 弛豫

随着射频波的使用,在各特定组织中的质子将以不同的频率沿主磁场恢复其原有的方向,这个恢复率称为自旋晶格弛豫或者 T1。质子沿主磁场重新排列越快,在 T1 加权像上获得的信号量越大。某些组织,如脂肪,T1 弛豫时间较短,比相邻组织恢复快,T1 加权像明亮。其他组织,如肌肉,有中等 T1 弛豫时间和中等 T1 加权信号。最后,水和玻璃体 T1 弛豫时间长,T1 加权像暗。钆对比剂缩短了组织的 T1 弛豫时间,导致聚集了钆对比剂的组织有更明亮的 T1 信号。

T2 弛豫

射频波的使用也引起氢原子以拉莫尔方程决定的频率相位旋转,但是,当射频波关闭后,旋转很快就会开始跌落出排列。这由自旋的质子之间的相互作用所致,称为自旋-自旋弛豫或者 T2。这些自旋的相位越多,从一定量的组织中恢复的信号就越少。这被测量为 T2 弛豫时间。短的 T2 弛豫时间意味着组织更少的信号强度,T2 加权像会是黑的。典型的 T2 低信号组织包括肌肉、肌腱和细胞性肿瘤。相反,水和脂肪 T2 弛豫时间长,并含有大量质子,T2 加权图像通常是

高信号。T2 被认为是一种水敏感序列,用于显示水肿或液体,在 T2 加权像呈高信号(明亮)。

脂肪抑制

抑制脂肪的高信号几乎是每个 MRI 检查的组成部分。T1 和 T2 加权图像上脂肪固有的高信号强度掩盖了 T2 加权像上的水肿或 T1 加权像的对比增强。然而,抑制脂肪信号强度的能力可能受到磁场中局部多相性的影响。这些各种各样的多相性常见于周围的空气界面和邻近的牙齿重建。这会导致水肿的外观或对比度增强,特别是与上颌窦相邻的眶下部。脂肪饱和失效能引起高信号强度,从不完全脂肪抑制到模拟对比增强或水肿。虽然设计适当的检查方案可以限制这些眼眶内的假象,但很难完全抑制,观察者必须意识到这些潜在的假性病变(图 5.14)[15]。

弥散加权

弥散加权是 MRI 又一种有用序列(图 5.13H),可测量感兴趣的组织内的分子运动情况。通常用于脑卒中成像,由于梗死区的细胞毒性水肿引起弥散受限,进而在弥散加权成像(DWIs)中呈亮区。然而弥散受限也常见于细胞性肿瘤,如淋巴瘤(图 5.15)。弥散加权序列有助于鉴别淋巴瘤和特发性眼眶炎性疾病,前者常显示出更强的弥散受限,因而 DWIs 呈较高信号。

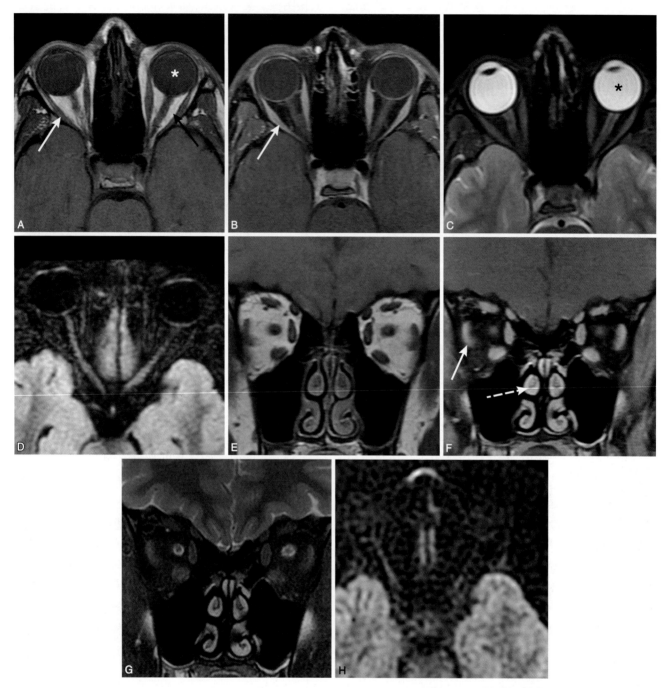

图 5.13　正常眼眶 MRI 扫描图像。包括轴位 T1 扫描（A），轴位脂肪抑制并强化扫描 T1 扫描（B），轴位（T2），轴位 FLAIR T2 扫描（D），冠状位 T1（E），强化冠状位 T1（F），冠状位（T2），螺旋弥散（H）。A 和 E 是 T1 加权像扫描图片，其余的是脂肪抑制后 T1 加权像扫描图片。在 T1 加权像上，眶内脂肪呈亮信号（A，黑箭头），眼外肌（A，白箭头）和玻璃体腔（A，星号）信号呈中等亮度。强化后扫描，眼外肌（B、F，白箭头）和鼻黏膜（F，虚箭头）信号变亮。玻璃体腔在 T2 加权像上呈亮信号（C，星号），采用脂肪抑制序列后扫描可见眶内脂肪信号相对一致（B、C、F 和 G）

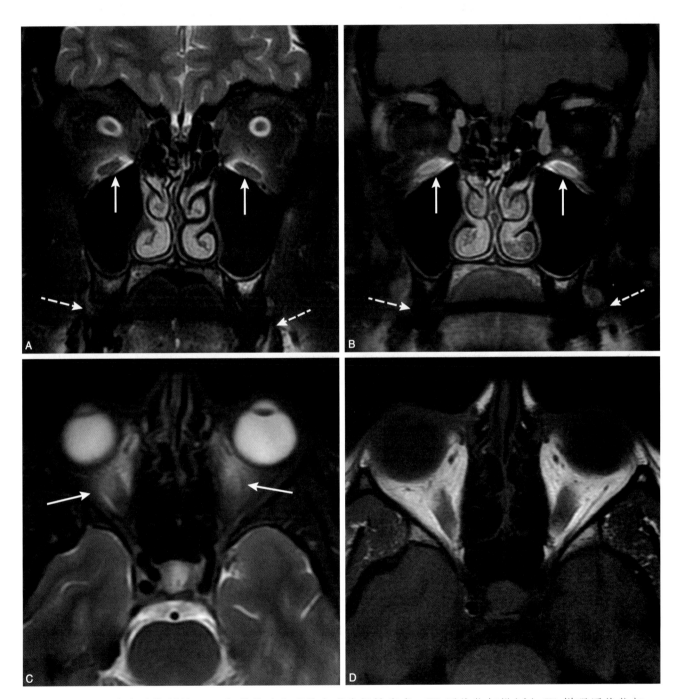

图 5.14　没有脂肪抑制的 MRI 扫描导致眶下壁表现为假性病变。T2 冠状位扫描（A），T1 增强冠状位扫描（B），T2 轴位（C）脂肪抑制像显示沿眶底增强信号（实性箭头）来源于复位的牙齿（虚线箭头），这与脂肪没有被抑制有关，而并不是真正的病变。应该注意无脂肪抑制 T1 轴位像显示眶脂肪正常，提示上述发现为假象（D）。无脂肪抑制相关的牙科五金件是伪影，不应误认为是病变

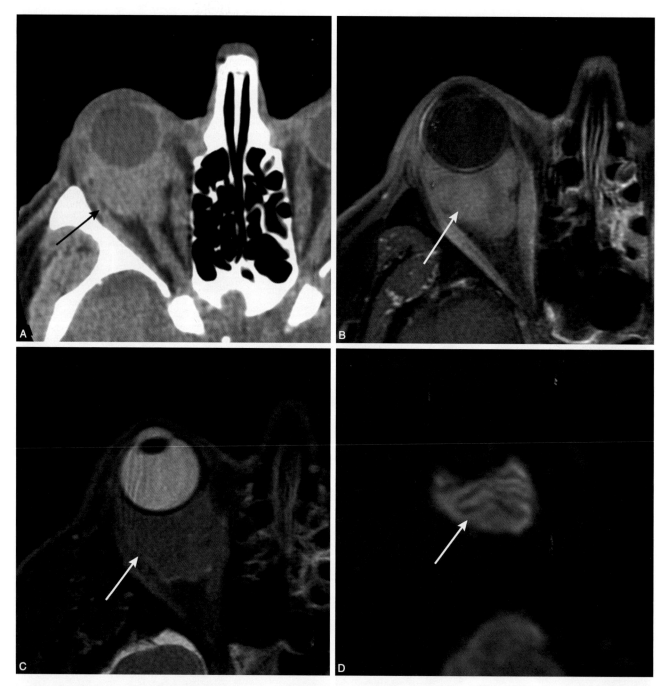

图 5.15　眼眶淋巴瘤。右眼眶轴向 CT(A) 和 MRI(B、C 和 D) 扫描显示球后肌锥内眼球周围铸型样肿块。在 MRI 上,病变均匀强化(B) ,T2 相对较暗(C) ,且弥散受限(D) ,均提示病灶含大量细胞结构。图像具有眼眶淋巴瘤的特征

它也有助于诊断眼眶皮样/表皮样囊肿以及区分良性与恶性肿瘤[35]。

磁共振血管造影

　　磁共振血管造影(MRA)属于非侵入性的检查手段,可用于评估脑部及眼眶血管。MRA 有几种不同的方式,最常见的依赖 T1 加权像的变异,使研究的血管内质子的信号被抑制,而流动血管所携带的质子未被

抑制而呈 MRI 高信号,这种技术也称为"飞行时间(time of flight)"技术,能在相对较短的时间内完成而不需要使用对比增强剂[36]。对比增强 MRI 需要在使用对比造影剂后捕捉增强的血管图像。该方式的对比时间具有挑战性,因为与注射对比剂的困难相比,心排出量和血管口径的差异会确定合适的成像时间。时间分辨(time-resolved)MRA 通过对感兴趣的区域连续获取图像,从而解决了部分挑战,通常比常规对比增强

MRA 分辨率略低。时间分辨 MRA 还有助于评估颈动脉-海绵窦瘘的反向流动和眼眶肿物中的血管分布[37]。时间分辨 MRA 的应用已显示它能明确颅外头颈部肿瘤的诊断,并有助于其治疗[38]。另一种技术,相位对比(phase-cntrast)MRA 用于计算血流和脑脊液(CSF)流动的速度和方向。该技术常用于评估颅内静脉血栓,但在眼眶很少使用。

MRI 脉冲序列在眼眶成像中普遍应用

MRI 的优点之一是在成像时没有 CT 的电离辐射。允许成像仪直接获取任意平面的图像(轴位、冠状位、矢状位和斜轴位),并通过组织对比获得特定病变的最优图像。图像获取通常仅受患者在扫描时保持体位不动的时间长短,以及患者能忍耐躺在 MRI 机器上时间长短的限制。通常,获取每张图像的最佳时程应少于 3 分钟,整个检查过程可长至 30～45 分钟。按照规程操作,就可获取所需要的实质性的图像和平面扫描结果。普通脉冲序列 MRI 成像及其临床应用在下面的章节中会有总结(表 5.2 和图 5.13)。

T1

正如名字所示,T1 加权成像依赖不同类型的组织间 T1 弛豫时间的差异。T1 加权像通常用于描绘感兴趣组织的解剖。与取得 T2 加权像相比,T1 加权像能够相对快速地获取,通常更少受运动以及磁场不均一性的影响。脂肪在 T1 加权像本质上是明亮的,有助于和眼球,眼外肌和视神经中等或低 T1 信号强度对比。除了脂肪,只有几种重要的物质呈 T1 高信号,包括黑色素颗粒(如脉络膜黑色素瘤),含蛋白质液体(如颅咽管瘤或浓缩的窦性分泌物),亚急性血液产物(如出血性分离,创伤,硬脑膜下或硬脑膜外血肿)(图 5.16)以及钆对比剂。

对比增强和脂肪抑制后 T1 像

该序列通常在静脉注射对比剂以后获得,以评估毛细血管渗漏区域或血脑屏障破坏。葡萄膜由于其血管性质,正常显示为增强。很多眼眶肿物、炎性病灶和脓肿壁也显示对比增强(图 5.10,图 5.11 和图 5.15)。为应对体积平均(volume averaging)的挑战,增强并脂肪抑制后的 T1 图像通常至少在 2 个平面获得。尤其冠状位图像可通过评估视神经横截面以辅助诊断视神经炎(图 5.17)。逐渐强化的眼眶肿物见于海绵状静脉病变(以前称为海绵状血管瘤)。对那些疑似或确认的低流量静脉血管畸形,通过对同一平面的强化扫描,其累及效应有助于病变的观察[39]。在解释眶下壁的 MRI 脂肪抑制图像时应谨慎,因为常常发现下直肌周围无法实现脂肪饱和,这是由于这个区域与上颌窦的空气和牙科五金件相关的磁场不均一所致(图 5.14)[15]。

脂肪抑制的 T2 像

用于眼科成像的 T2 加权像通常采用脂肪抑制来完成,以便突出 T2 高信号的组织。水在 T2 呈高信号,通常在玻璃体或脑脊液等区域明显显示。水肿或炎症及脱髓鞘区域常常在 T2 呈高信号。肿瘤在 T2 有不同的高信号。某个肿物呈 T2 低信号(如与邻近肌肉的信号强度相似)提示含大量细胞的病变,如淋巴瘤(图 5.15)。黑色素在 T2 通常也呈低信号,这是由于黑色素的顺磁效应。病灶内发现特征性的液-液平面影像提示淋巴管畸形(图 5.18)。

弥散加权成像

弥散加权成像(DWIs)检测组织中水分子运动受限的程度。通过计算表观弥散系数(ADC)而形成 DWIs 图像。DWI 上,水分子运动受限的区域呈现高信号。但是这些 DWI 序列中也有部分 T2 加权。当一个病灶自身 T2 明亮,与周围组织有相同弥散度时,可能会在 DWI 上表现为弥散受限,称之为"T2 穿透效应(T2 shine through)"。真正弥散受限的区域在 DWI 上明亮,在计算的 ADC 图上表现为黑暗(低弥散)。DWIs 常常获得于可能有脑梗死的病例。除了急性和亚急性梗死,弥散受限也见于多细胞性肿瘤(图 5.15)。研究表明弥散系数有助于鉴别淋巴瘤和特发性眼眶炎性疾病或其他炎性病变[40,41]。值得注意的是,考虑到眼眶内磁场的不均匀性,常常要求行特殊的 DWIs 检查以获得可靠的眼眶内部或其周围组织的弥散加权图像[42]。

液体衰减反转恢复序列

液体衰减反转恢复成像是 T2 加权像的一种类型,其中自由水(如脑脊液)的信号是空的。与常规 T2 加权像相比,它是显示白质内水肿或神经胶质增生的序列。这些图像对怀疑脱髓鞘和颅内感染的病例特别有用。由于该序列不能抑制 CSF 内的蛋白和细胞沉积(如肉瘤、脑膜炎和转移性肿瘤成分),脑沟内或沿脑神经和颅底的高信号沉积物会很明显。液体衰减反转恢复序列在眼眶的应用能更好地显示眼眶肿物的存在和范围[43]。

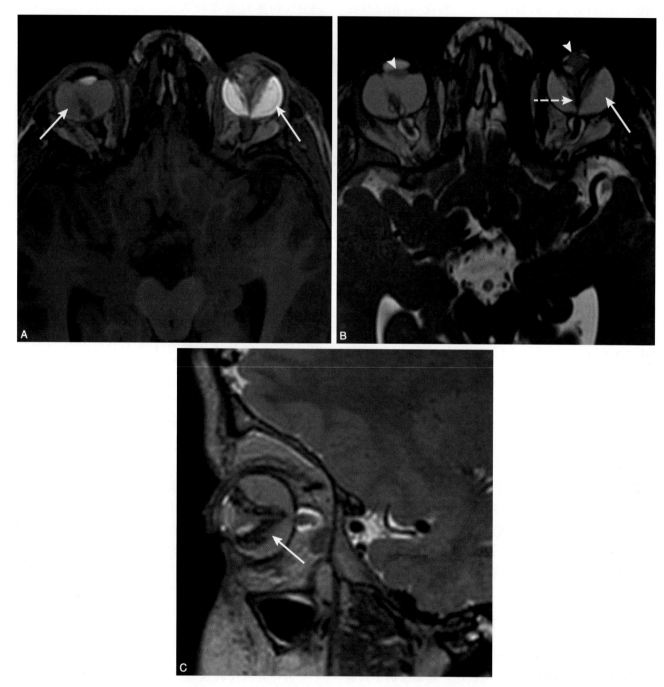

图 5.16 MRI 显示双眼原始玻璃体持续增生症（PHPV）。眼眶轴位 T1（A），轴位 T2（B）以及矢状位液体衰减反转恢复序列（FLAIR）（C）显示双侧小眼球，T1 和 T2 加权序列上与血液产物相关的视网膜脱离呈高信号（实线箭头），持续的扩张的玻璃体管（虚线箭头）和变形的晶体（箭头）。这些是典型 PHPV 的改变

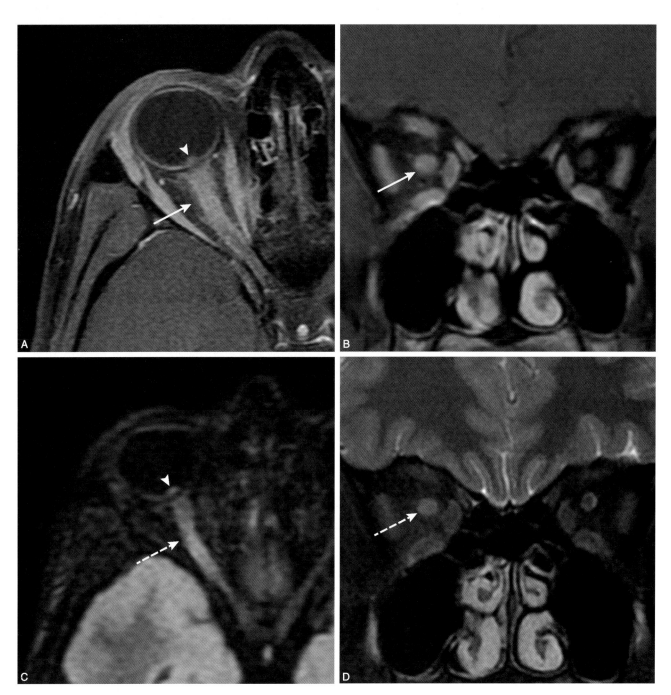

图 5.17 MRI 显示视神经炎。对比增强前后 MRI 眼眶扫描包括对比增强后的轴位和冠状位 T1（A、B），轴位 FLAIR（C），和冠状位 T2 加权像（D）显示眼眶和右侧视神经眶内段、包括视乳头（箭头）异常增强信号（实线箭头）和水肿（虚线箭头）。这些都是视神经炎的典型特征

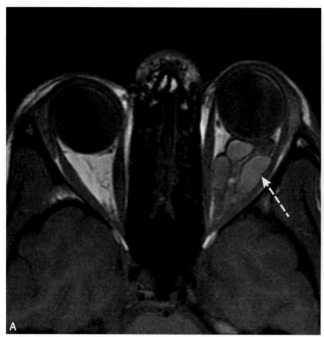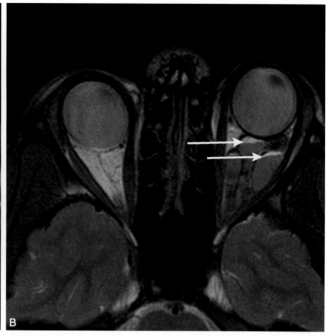

图 5.18　淋巴管畸形眼眶轴位 T1（A）和 T2（B）加权 MRI 扫描显示左眼眶肌锥内分叶状肿块在 T1 呈高信号（虚线箭头）。注意 T2 像上病灶内的液-液平面（B，实线箭头）。该液-液平面存在高度提示淋巴管畸形

短 Tau 反转恢复序列

相对于更常选用的脂肪抑制脉冲，短 Tau 反转恢复序列成像运用了脂肪的 T1 弛豫率作为脂肪抑制的手段。该脂肪抑制法更少受因磁场不均一性引起的伪影的影响，伪影是下直肌附近假病灶最常见的原因。眼眶的这些图像有时可替代常规 T2 脂肪抑制图像。但是该序列费时较长，典型的低信噪比，并可能导致更多的运动伪影和噪声更高的图像。

MRI 应用进展

血管性肿块的特征或时间分辨磁共振血管造影

运用时间分辨 MRA 可以有把握地诊断和定性很多常见的眼眶血管性肿块。尤其是这种非侵入性检查能够明确海绵状静脉病变（海绵状血管瘤），减少活检及其他侵入性的外科治疗。虽然标准的形态学序列常常能够提示诊断（如与比邻结构相符合的淋巴瘤，包绕视神经的视神经鞘脑膜瘤，T2 呈高信号的海绵状静脉病变），但常常不足以明确诊断。时间分辨 MRA，制造商给了不同的称谓，如 TRICKS、TWIST 或者 TRACKS，特别有助于显示肿块的血管特性和对比增强的速度。由于 MRI 没有电离辐射，时间分辨 MRA 序列可在数分钟内完成，对患者无有害的影响。它也有助于确定海绵状静脉病变的缓慢填充[37]。相比之下，淋巴瘤、脑膜瘤以及坚硬的纤维性肿瘤会显示快速的、相对均质的对比增强度。时间分辨 MRA 还有助于评估婴幼儿血管瘤、先天性血管瘤，动静脉畸形和动静脉瘘的动脉血供及回流方式[44]。与前述血管性肿块 CT 成像相似，使用或不使用咽鼓管充气法都能获得 MRI 图像，并可显示静脉曲张的扩张性特征[45]。

眼眶多方位成像

无电离辐射允许眼球在中间位和偏斜位时眼眶重复成像。可以评估眼球运动和相关的眼外肌适当增厚、缩短或缺失。这对于评估脑神经麻痹、眼外肌受限、Brown 综合征、Duane 综合征或斜视手术失败具有重要意义[46,47]。

MRI 的安全性

现代 MRI 设备运用超导磁体产生主要磁场。磁场总是打开的，因而常常有潜在的危害。以患者为中心的铁磁危害包括来自金属加工的金属异物或弹道碎片、医疗装置如动脉瘤夹、支架和各种植入材料。在过去的 20～30 年，大量植入材料都设计成能与 MRI 兼容。但是，当兼容性无法确定时，必须仔细筛查患者及相关的装置，与 MRI 设备的现场强度验证为兼容。对有从事金属加工或弹片暴露工作史的患者，推荐 MRI 检查前用射线照相法筛查眼眶以排除眼球附近或眼眶内的金属异物[48]。值得注意的是，金和铂不具有磁性，

因此上睑重量与最高 7.0T 的 MRI 兼容[49,50]。

使用钆为基础的对比剂是 MRI 有效评估很多眼眶疾病的关键。钆增强有助于鉴别肿瘤和相邻组织，识别并划分眼眶炎性病变，区分急性脱髓鞘和慢性神经胶质增生。虽然钆螯合剂总体上非常安全，已报道过罕见的相关病例，肾源性系统性纤维化。这是一种硬皮病样的病变，引起皮肤和内脏器官纤维化，原因归咎于肾功能差的患者使用了某些钆化合物所致。考虑到这种罕见但严重的副作用，推荐有肾功能不全或急性肾损伤的危险因素的患者先进行肾功能筛查。达到 MRI 筛查目的的肾功能由估计的肾小球滤过率（GFR）决定。当估计的 GFR 低于 30ml/（min·1.73m^2）时，通常不能给这些患者使用含钆制剂，除非其诊断信息基本明确，且不能使用其他方式获得[51]。GFR 低于 60ml/（min·1.73m^2）的患者应慎用含钆制剂（表 5.3）。

表 5.3　FDA 推荐在 MRI 中钆的使用标准

GBCAs 增加了药物清除异常的患者 NSF 的风险。这类患者应避免使用 GBCAs，除非具有基本诊断信息并且不适合行非对比增强或者其他模式的 MRI。NSF 可能引起致命的或使人衰弱的系统性纤维化，累及皮肤，肌肉和内脏器官。

慢性、严重肾脏疾病（GFR<30ml/（min·1.73m^2））或急性肾损害的患者 NSF 的风险最高。

筛查急性肾损害和其他可能降低肾功能的疾病。对有慢性肾功能损害风险的患者（如年龄>60 岁，患有高血压或者糖尿病），通过实验室检查评估 GFR。

对有 NSF 高风险的患者，不应超过推荐剂量，在再次使用前应保证足够长的药物从机体清除的时间

FDA，美国食品药物管理局；GBCAs，含钆对比剂；GFR，肾小球滤过率；MRI，磁共振成像；NSF，肾源性系统性纤维化
引自 FDA，2010[52]。

参考文献

*1. Kubal WS. Imaging of orbital trauma. *Radiographics* 2008;**28**(6):1729–39.
  A comprehensive imaging review of trauma in and around the orbit.
2. Bontrager KL, Lampignano JP, Bontrager KL. Bontrager's handbook of radiographic positioning and techniques. 7th ed. St. Louis, MO: Mosby/Elsevier; 2010. p. vii, 323.
3. Bray LC, Griffiths PG. The value of plain radiography in suspected intraocular foreign body. *Eye (Lond)* 1991;**5**(Pt 6):751–4.
4. Shelsta HN, et al. Wooden intraorbital foreign body injuries: clinical characteristics and outcomes of 23 patients. *Ophthal Plast Reconstr Surg* 2010;**26**(4):238–44.
5. Weber AL, et al. Normal anatomy and lesions of the lacrimal sac and duct: evaluated by dacryocystography, computed tomography, and MR imaging. *Neuroimaging Clin N Am* 1996;**6**(1):199–217.
6. Saleh GM, et al. Digital subtraction dacryocystography and syringing in the management of epiphora. *Orbit* 2007;**26**(4):249–53.
7. Ko F, et al. Confirmation of and differentiation among primary vascular lesions using ultrasonography. *Ophthal Plast Reconstr Surg* 2011;**27**(6):431–5.
8. Spierer O, et al. Colour Doppler ultrasound imaging findings in paediatric periocular and orbital haemangiomas. *Acta Ophthalmol* 2012;**90**(8):727–32.
9. Hill RH 3rd, et al. Percutaneous drainage and ablation as first line therapy for macrocystic and microcystic orbital lymphatic malformations. *Ophthal Plast Reconstr Surg* 2012;**28**(2):119–25.
10. Orlandi D, et al. Ultrasound-guided core-needle biopsy of extraocular orbital lesions. *Eur Radiol* 2013;**23**(7):1919–24.
11. Ke Y, et al. The value of color Doppler imaging and intralesional steroid injection in pediatric orbital capillary hemangioma. *J Chin Med Assoc* 2014;**77**(5):258–64.
12. Wesolowski JR, Lev MH. CT: history, technology, and clinical aspects. *Semin Ultrasound CT MR* 2005;**26**(6):376–9.
13. Goldman LW. Principles of CT and CT technology. *J Nucl Med Technol* 2007;**35**(3):115–28, quiz 129–30.
14. Robb WL. Perspective on the first 10 years of the CT scanner industry. *Acad Radiol* 2003;**10**(7):756–60.
15. Lee AG, et al. Imaging for neuro-ophthalmic and orbital disease—a review. *Clin Experiment Ophthalmol* 2009;**37**(1):30–53.
16. Heran MK, et al. Dynamic arterial and Valsalva-augmented venous phase multidetector CT for orbital vascular lesions: a pictorial review. *Ophthal Plast Reconstr Surg* 2014;**30**(2):180–5.
  Describes a multiphase CT technique for efficient characterization of vascular lesions of the orbit.
17. Zuravleff JJ, Johnson MH. An ophthalmic surgeon's view of orbital imaging techniques. *Semin Ultrasound CT MR* 1997;**18**(6):395–402.
18. Brenner DJ, Hall EJ. Computed tomography—an increasing source of radiation exposure. *N Engl J Med* 2007;**357**(22):2277–84.
19. Nikupaavo U, et al. Lens dose in routine head CT: comparison of different optimization methods with anthropomorphic phantoms. *AJR Am J Roentgenol* 2015;**204**(1):117–23.
20. Kalra MK, et al. Strategies for CT radiation dose optimization. *Radiology* 2004;**230**(3):619–28.
21. Huda W, Slone RM. Review of radiologic physics. Baltimore, MD: Williams & Wilkins; 1995. p. xv, 286.
22. Foley SJ, McEntee MF, Rainford LA. Establishment of CT diagnostic reference levels in Ireland. *Br J Radiol* 2012;**85**(1018):1390–7.
23. McCollough C, et al. Diagnostic reference levels from the ACR CT Accreditation Program. *J Am Coll Radiol* 2011;**8**(11):795–803.
24. Wang JW, Tang C, Pan BR. Data analysis of low dose multislice helical CT scan in orbital trauma. *Int J Ophthalmol* 2012;**5**(3):366–9.
25. Cochran ST, Bomyea K, Sayre JW. Trends in adverse events after IV administration of contrast media. *AJR Am J Roentgenol* 2001;**176**(6):1385–8.
26. Mortele KJ, et al. Universal use of nonionic iodinated contrast medium for CT: evaluation of safety in a large urban teaching hospital. *AJR Am J Roentgenol* 2005;**184**(1):31–4.
27. Wang CL, et al. Frequency, outcome, and appropriateness of treatment of nonionic iodinated contrast media reactions. *AJR Am J Roentgenol* 2008;**191**(2):409–15.
28. American College of Radiology. ACR manual on contrast media, Version 9. Reston, VA: American College of Radiology; 2013.
*29. Schabelman E, Witting M. The relationship of radiocontrast, iodine, and seafood allergies: a medical myth exposed. *J Emerg Med* 2010;**39**(5):701–7.
  A succinct debunking of this common medical myth.
30. Elicker BM, Cypel YS, Weinreb JC. IV contrast administration for CT: a survey of practices for the screening and prevention of contrast nephropathy. *AJR Am J Roentgenol* 2006;**186**(6):1651–8.
31. Wippold F. ACR appropriateness criteria®: orbits, vision, and visual loss. *AJNR Am J Neuroradiol* 2010;**31**:196–8.
32. de Jong MC, et al. Diagnostic performance of magnetic resonance imaging and computed tomography for advanced retinoblastoma: a systematic review and meta-analysis. *Ophthalmology* 2014;**121**(5):1109–18.
*33. Goh PS, et al. Review of orbital imaging. *Eur J Radiol* 2008;**66**(3):387–95.
  A review of common orbital lesions based on location and imaging appearance.
*34. Plewes DB, Kucharczyk W. Physics of MRI: a primer. *J Magn Reson Imaging* 2012;**35**(5):1038–54.

A primer intended to give clinically oriented physicians a conceptual understanding of MRI physics and image formation.

35. Sepahdari AR, et al. Diffusion-weighted imaging of orbital masses: multi-institutional data support a 2-ADC threshold model to categorize lesions as benign, malignant, or indeterminate. *AJNR Am J Neuroradiol* 2014;**35**(1):170–5.

36. Wheaton AJ, Miyazaki M. Non-contrast enhanced MR angiography: physical principles. *J Magn Reson Imaging* 2012;**36**(2):286–304.

37. Kahana A, et al. Noninvasive dynamic magnetic resonance angiography with Time-Resolved Imaging of Contrast KineticS (TRICKS) in the evaluation of orbital vascular lesions. *Arch Ophthalmol* 2007;**125**(12):1635–42. *Illustrates the technique and conceptual foundation of using time-resolved imaging to characterize orbital masses.*

*38. Ramey NA, et al. Clinical usefulness of orbital and facial Time-Resolved Imaging of Contrast KineticS (TRICKS) magnetic resonance angiography. *Ophthal Plast Reconstr Surg* 2012;**28**(5): 361–8.
    Quantitatively validates the utility of time-resolved MRA in characterizing vascular lesions of the orbit.

39. Rootman DB, et al. Cavernous venous malformations of the orbit (so-called cavernous haemangioma): a comprehensive evaluation of their clinical, imaging and histologic nature. *Br J Ophthalmol* 2014; **98**(7):880–8.

40. Politi LS, et al. Ocular adnexal lymphoma: diffusion-weighted MR imaging for differential diagnosis and therapeutic monitoring. *Radiology* 2010;**256**(2):565–74.

41. Hiwatashi A, et al. Diffusivity of intraorbital lymphoma vs. IgG4-related disease: 3D turbo field echo with diffusion-sensitised driven-equilibrium preparation technique. *Eur Radiol* 2014;**24**(3):581–6.

42. Mahmoud OM, et al. Role of PROPELLER diffusion weighted imaging and apparent diffusion coefficient in the diagnosis of sellar and parasellar lesions. *Eur J Radiol* 2010;**74**(3):420–7.

43. Jackson A, et al. Combined fat- and water-suppressed MR imaging of orbital tumors. *AJNR Am J Neuroradiol* 1999;**20**(10):1963–9.

44. Blackham KA, et al. Applications of time-resolved MR angiography. *AJR Am J Roentgenol* 2011;**196**(5):W613–20.

*45. Smoker WR, et al. Vascular lesions of the orbit: more than meets the eye. *Radiographics* 2008;**28**(1):185–204, quiz 325.
    A well-illustrated article demonstrating common and uncommon orbital masses.

46. Bhola R, et al. High-resolution magnetic resonance imaging demonstrates varied anatomic abnormalities in Brown syndrome. *J AAPOS* 2005;**9**(5):438–48.

47. Kau HC, et al. High-resolution magnetic resonance imaging of the extraocular muscles and nerves demonstrates various etiologies of third nerve palsy. *Am J Ophthalmol* 2007;**143**(2):280–7.

*48. Expert Panel on MR Safety; Kanal E, Barkovich AJ, et al. ACR guidance document on MR safe practices: 2013. *J Magn Reson Imaging* 2013;**37**(3):501–30.
    A comprehensive review of MRI safety and best practices.

49. Schrom T, et al. Effect of 7.0 Tesla MRI on upper eyelid implants. *Ophthal Plast Reconstr Surg* 2006;**22**(6):480–2.

50. Marra S, et al. Effect of magnetic resonance imaging on implantable eyelid weights. *Ann Otol Rhinol Laryngol* 1995;**104**(6):448–52.

51. Kaewlai R, Abujudeh H. Nephrogenic systemic fibrosis. *AJR Am J Roentgenol* 2012;**199**(1):W17–23.

52. US Food and Drug Administration. FDA Drug Safety Communication: New warnings for using gadolinium-based contrast agents in patients with kidney dysfunction [Internet]. <http://www.fda.gov/Drugs/DrugSafety/ucm223966.htm>; 2010 [cited 22.06.15].

6

第6章 病理学

PIA R. MENDOZA and HANS E. GROSSNIKLAUS

病理医生角色

病理学研究疾病状态下细胞、组织和器官的结构、生化和功能改变[1]。病理医生对于临床医生而言非常重要,他们可以帮助临床医生处理标本和进行实验室检查。大多数病理执业医生都进行了有关解剖病理学(病理学的分支,致力于组织的大体和微观评价以找到疾病的证据)和(或)临床病理学(病理学的分支,通过实验室分析体液和组织而处理疾病的诊断)的培训。一个临床病理医生可能建议进行微生物学研究、临床化学、分子检测或使用血液产品。但是,临床医生和病理医生打交道的主要问题是关注组织活检标本和结果。例如,当诊断不清楚时,可能需要活检得到诊断材料以指导进一步治疗。一个眼眶或眼附属器活检病例可能到解剖病理医生手中,特别是经过专业训练的外科病理医生有能力对手术室取下的标本进行检查并确定恶性病变的病理分期。眼科医生取的活检可以让眼病理医生处理,他们之前可能经过了眼科医生、病理医生培训或两者都培训过。眼病理学被认为是外科病理学和眼科学的亚专业。

手术前、手术中和手术后与病理医生沟通是高质量患者照护中非常重要的一环。尽管鼓励医生个体之间进行直接沟通,但也可以通过书写病理申请和病理报告的形式传递信息。外科医生和病理医生之间和谐相处有利于临床标本适当处置方面信息的交换(如需要冰冻切片,正确的提交标本固定液和相关的实验室检查)。这样,最大限度降低了手术室工作人员和手术医生错选固定液的机会。例如,怀疑淋巴瘤者在活检后,病变标本除了行常规甲醛溶液固定外,还需要放在金属基质固定液(如B5,Zenker或硫酸锌液)中快速固定以获得最优细胞核形态,新鲜组织放在盐水或RPMI(Roswell Park Memorial Institute medium)中便于

做流式细胞学检测。常用固定液、介质的类型及适应范围在表6.1中汇总。

表6.1 眼科病理常用的固定液和介质

固定液或介质的名称	检查类型	使用举例
10%中性缓冲甲醛溶液	常规组织学	大多数组织活检
B5,Zenker或硫酸锌液	最优核形态	淋巴瘤诊断
RPMI介质	流式细胞术	淋巴瘤诊断
改良的Carnoy液	保存组织形态和核酸	提取DNA或RNA做分子检测
Michel/Zeus介质	免疫荧光	诊断眼瘢痕性类天疱疮
戊二醛	电镜	评估分化差的新生物
95%乙醇	细胞学	固定针吸活检标本

Modifed from Rosa RH, Buggage R, Harocopos GJ, et al. Ophthalmic pathology and intraocular tumors: basic and clinical science course section 4. San Francisco, CA: American Academy of Ophthalmology; 2011: 29

不能过分强调病变组织处理前所获得足够临床信息的重要性。病理组织学诊断涉及临床病史和组织学数据的整合(临床与病理的关联),病史错误或不全可能会导致对标本解释的不准确。临床医生应当在标本申请单上提供准确而详细的病史,如果信息不全,病理医生应当复习患者的记录或给临床医生打电话。病史

应包括患者的年龄、性别、种族（如果相关），病灶的位置和偏重，手术过程和临床印象。眼眶病的放射影像学检查结果也应记录。如果以前在相同部位做过活检，需要复习以前的病检切片，以便和现在的进行比较。如果临床和病理诊断有实质性的不同，必须马上解决不符的问题。临床医生和病理医生应当保持密切的工作关系，避免因标本错误处理、结果延误或异常测试结果所产生的挫折感[2,3]。

病理医生负责用临床医生理解的语言写出最终的病理报告。病理报告包括描述大体表现、显微镜下表现和最后诊断。在描述中，病理医生试图叙述得尽量准确，以便另一个医生在读报告时能够基于病理医生的描述而看到标本。当评估一个标本时，每个病理医生都遵循一个系统的方法，使用层次框架结构，即部位（组织来源或类型），一般疾病过程（炎症，新生物，先天性或退行性变），基于标本可见的指示特征做出的最后诊断。显微评估从描述正常组织开始，接着描述病理结构和细胞特征。最后诊断的格式如下：

组织类型，部位和偏重（操作）：

诊断

如

皮肤，左下睑（切除活检）：基底细胞癌

组织病理学基础

常用的病理学术语[1]

常用的病理学术语（图 6.1 和图 6.2）如下：

棘皮症　皮肤基底层和棘层增生或肥大增厚

皮肤棘层松解　毗邻的上皮细胞间细胞桥溶解致结合丢失

光化性　暴露于紫外线或阳光所致

间变　恶性细胞特征；多形性，高核浆比，不规则核，突出的核仁，大量有丝分裂；意味着缺少细胞分化

萎缩　曾经发育成熟的细胞和组织体积减小

嗜碱性　易被碱性染料苏木素（呈蓝紫色）染色；如细胞核

迷芽瘤　正常、成熟组织生长在异常部位

角化病　不成熟的单个上皮细胞角质化

发育不良　上皮无序排列，正常角化细胞成熟序列受干扰

嗜酸性　易被酸性染料伊红（呈粉红色）染色；如细胞质

错构瘤　正常部位的组织数量和（或）体积异常

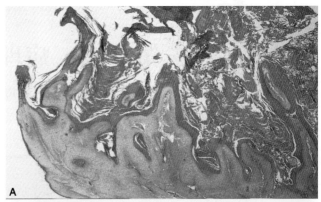
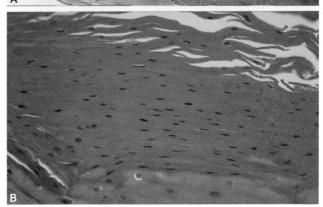

图 6.1　眼睑角化棘皮瘤。**A.** 低倍镜显示特征性的杯状病损，有角质充填的火山口，是和鳞状细胞癌明显的鉴别点，是表皮马尔比基层增厚（棘皮症）的范例。**B.** 高倍镜显示病灶角质层增厚（角化过度），并存留细胞核（角化不全）

增多

角化过度　上皮角质层增厚

肥大　单个细胞或组织体积增大

增生　单个细胞或组织数量增多

发育不全　胚胎发生过程中组织发育受阻

化生　一种类型的组织转化为另一种类型

角化不全　在角质层中保留细胞核；快速细胞转化的组织学证据

多形的　多种大小和形态的混合，通常指细胞核

海绵状结构　因水肿导致表皮质上皮细胞之间空间增宽

畸胎瘤　肿瘤由源于三个胚胎胚芽层的组织构成

正常眼睑组织学

在睑板水平，眼睑从前向后由皮肤、眼轮匝肌、睑板和睑结膜构成（图 6.3），手术切开睑缘灰线，在功能上可使眼轮匝肌和睑板分离为前层和后层。与身体其他部位相比，眼睑皮肤更薄。它由角化的复层鳞状上皮构成，也包含黑色素细胞和朗格汉斯细胞（抗原递

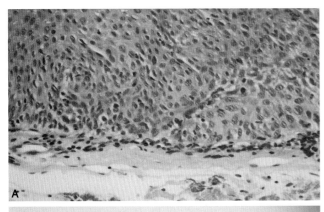

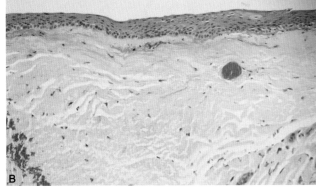

图 6.2 光化性变化。**A.** 紫外线对皮肤的损伤可能导致表皮萎缩,引起正常成熟序列的丢失和细胞随意的排列。**B.** 慢性阳光暴露引起皮肤和结膜基质弹性组织变性。正常胶原纤维 HE 染色通常呈嗜酸性或呈粉红色,由于包含了异常的弹性物质,故本例中染色呈嗜碱性或蓝灰色

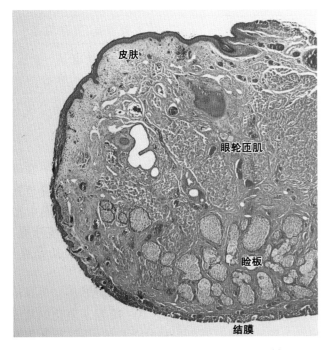

图 6.3 眼睑组织学。从前向后眼睑全层横切面观:皮肤、眼轮匝肌,包含睑板腺的睑板及睑结膜

呈树突细胞)。表皮有 4 层,由棘层和基底层共同构成,称为马尔比基层(malpighian layer)。上皮细胞或角化细胞通常由细胞间桥连接。表皮下是疏松胶原结缔组织构成的真皮,含有皮肤的附件,如毛囊、毛囊皮脂单位(睫毛及相关的 Zeis 腺),外分泌汗腺和顶浆分泌 Moll 腺(图 6.4)。眼轮匝肌是横纹骨骼肌,功能是使眼睑闭合。抬高上睑的肌肉是提上睑肌(在眼睑处仅存在提上睑肌腱膜)和苗勒平滑肌。睑板由致密纤维结缔组织构成,包含有睑板腺。邻近睑板上缘是 Wolfring 副泪腺,Krause 副泪腺见于穹窿结膜。睑结膜和睑板的后表面紧密贴附。结膜由非角化的复层鳞状上皮构成,包含的杯状细胞产生泪液膜的黏液层,下面是疏松的胶原基质(substantia propria,固有质)(图 6.5)。眼睑和结膜有淋巴系统供应,引流到耳前、腮腺、耳下淋巴结网。穹窿和泪阜部位的结膜包含大量的杯状细胞。泪阜有别于其他部位的结膜,因它含有毛囊、皮脂腺和副泪腺(Popoff 腺)。

眼睑有丰富的腺体,以各种方式分泌产物(表 6.2)。全浆分泌腺,如睑板腺分泌油蜡状皮脂,没有

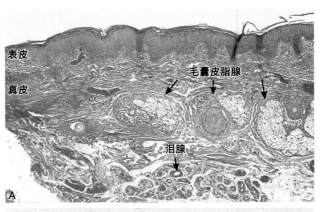

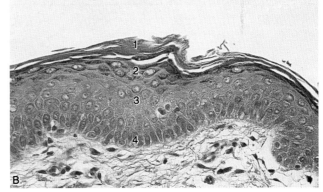

图 6.4 皮肤层。**A.** 皮肤由角化的复层鳞状上皮的表皮和包含皮肤附件,如毛囊皮脂单位和腺体的疏松结缔组织的真皮构成。**B.** 表皮质从外向内由下面几层构成:1,角质层(角化层);2,颗粒层(粒层);3,棘层;4,基底层

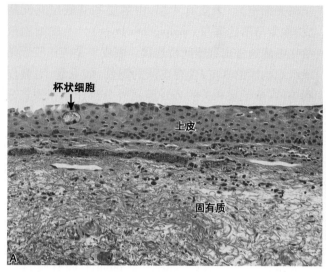 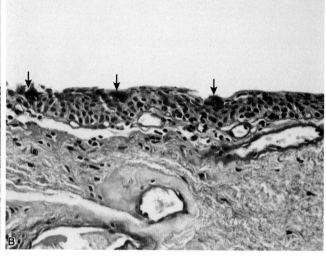

图 6.5 结膜组织学。A. 结膜有非角化的复层鳞状上皮、杯状细胞和位于其下面的纤维血管疏松胶原基质（固有质）。B. PAS 染色显示结膜上皮质中产生黏液的杯状细胞（箭头）

表 6.2 眼睑腺体

腺体名称	腺体类型	分泌类型	部位	功能	病理
泪腺	主泪腺	外分泌	眼眶外上	反射和基础分泌形成泪液膜的水液层	干燥综合征，移植物抗宿主病，唾液腺类型的肿瘤（多形性腺瘤，腺样囊性癌）
Krause 腺	副泪腺	外分泌	穹窿结膜	基础分泌形成泪液膜的水液层	
Wolfring 腺	副泪腺	外分泌	睑板内		
睑板腺	皮脂腺	全分泌	睑板内	分泌泪液膜的脂质层	睑板腺囊肿、内睑腺炎、皮脂腺癌
Zeis 腺	皮脂腺	全分泌	睑缘	润滑睫毛	外睑腺炎、皮脂腺癌
Moll 腺	汗腺	顶浆分泌	睑缘	润滑睫毛	顶泌汗腺囊瘤、囊腺瘤，顶泌汗腺癌
外分泌腺	汗腺	外分泌	皮肤	控制温度，电解液平衡	小汗腺囊瘤、汗管瘤、汗腺癌

管腔，把整个细胞和它们的分泌物一起释放出来。顶浆分泌腺通过对其细胞顶端部分进行分离来分泌汗液。外分泌汗腺和泪腺分泌都不伴有细胞任何部位的丢失。腺体成分和皮肤是发生眼睑癌的前体。

正常泪腺和泪液引流系统组织学

泪腺位于眼眶外上方的泪腺窝，解剖上泪腺被提上睑肌腱膜分为眶部和睑部。组织学上，泪腺由腺泡和导管构成。分泌腺泡由柱状上皮围绕一个中心腔构成。上皮细胞中嗜酸性、PAS 染色阳性的囊泡称为酶原颗粒，包含溶菌酶、乳铁蛋白和泪液

中分泌的免疫球蛋白 A（IgA）（图 6.6）。位于纤维血管基质中的导管，由柱状上皮覆盖，第二层是扁平的肌上皮细胞。小片淋巴细胞和浆细胞通常散在分布于间质中。泪腺被认为是一个小的唾液腺，上皮性泪腺肿瘤分类是采用其他唾液腺（如腮腺）的分类方案。

泪液引流系统由上下泪小点、泪小管、泪囊和鼻泪管构成。组织学上，泪管内衬 10~12 层非角化的复层鳞状上皮。泪囊有假复层柱状上皮的过渡、有杯状细胞和绒毛。鼻泪管的组织学特征与泪囊相似，在上皮下结缔组织中有血清-黏液性腺体[4]。

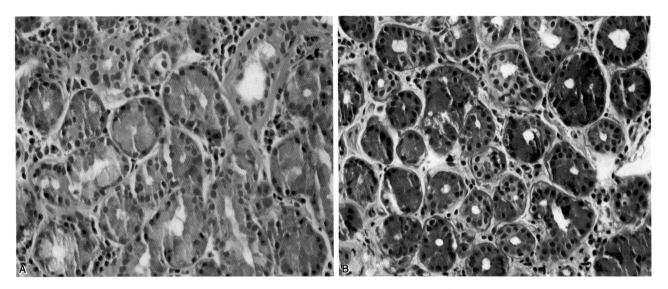

图 6.6　泪腺组织学。**A.** 泪腺由腺泡和导管构成。分泌腺泡由柱状上皮围绕一个中心腔构成。**B.** 腺泡细胞中 PAS 染色阳性的酶原颗粒包含溶菌酶、乳铁蛋白和泪液中分泌的 IgA

正常眼眶的组织学

　　眼眶是一个金字塔样或梨形结构,形态受骨性眶壁的限制,以保护眼球及其周围的软组织。眶内组织包括眼球、视神经及其脑膜鞘、眼外横纹肌、肌腱、脂肪、筋膜、血管、周围神经及滑车软骨(图 6.7)。结缔组织隔膜将眼眶脂肪分成很多小叶。正常成熟骨,又称板层骨,由外观呈粉红色具有条理性的胶原蛋白层组成。由于含有磷酸钙,骨折片在 HE 染色时可能呈黑紫色。骨和软组织的良性和恶性新生物可能来源于眶内上述的多种结构,其一般特征在表 6.3 中进行了描述。

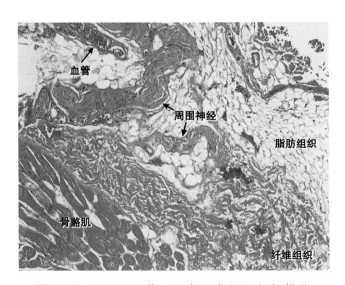

图 6.7　眼眶组织学。眶内正常组织包括横纹肌、血管、纤维结缔组织、脂肪组织和周围神经

表 6.3　眼眶和眼附属器肿物的特征

组织来源	新生物命名法	描述或生长方式
脂肪组织	脂肪-	脂肪细胞具有大的清楚的空泡,新月形的核
纤维组织	纤维-	在胶原基质中,成纤维细胞是具有苍白核的梭形细胞
平滑肌	平滑肌-	平滑肌细胞细长,呈平行束状排列
骨骼肌	横纹肌-	骨骼肌可能有圆胖的偏心核的横纹肌样细胞,或胞质纹被拉长的肌细胞
骨	骨-	骨组织在胶原基质内有骨细胞围绕,含矿物(钙化)
血管组织	血管-	血管通道内衬内皮细胞,含血液,有不同的管径
神经鞘	鞘瘤,神经纤维瘤	神经鞘细胞梭形,有波浪核
上皮	腺-	上皮细胞有大量的细胞质,形成多层、柱状、管状或腺样结构
造血组织	淋巴-	血细胞松散分布或不黏附
黑素细胞组织	黑素-	黑色素细胞可能在细胞质中含有色素并形成巢

Modifed from Molavi DW. Soft tissue and bone. In: The practice of surgical pathology. New York: Springer; 2008: 283

正常眼球的组织学

正常眼球的组织学将不在这里详述。读者可以参考其资料进行更深入的讨论[2,5~7]。

标本处理

组织学

常规组织处理

切开活检,仅有肿瘤的一部分作为样本;切除活检,去除了全部病灶。通过减少电烙或烧灼小心处理组织,避免挤压标本对保持良好的组织结构和细胞细节很重要。恰当的标本定位、完整的文档(如描述并画出切除部位),用缝线或标记标注边缘在提交组织时非常重要。常规组织学分析,切除的组织应立即放入固定液中以避免自溶。最常用的固定液是10%中性甲醛溶液,甲醛溶液是一种40%甲醛溶液,用交联蛋白质、脂肪和糖类的磷酸盐缓冲,避免组织酶促降解;但是,甲醛溶液可使核酸变性。将组织完全浸在足量的固定液(大约10~20倍)中非常重要。一旦组织固定,病理医生或病理辅助人员进行大体观察。大片的组织可能被解剖,以选择有代表性的部分,更小片的组织全部送检。为定位或确定手术边缘,在大体观察时,有时需要用不同颜色的墨汁涂手术标本边缘,以便即使在标本切开后仍能辨别边缘。对含骨肿瘤或明显钙化的标本,如很多患肺结核的眼睛,在标本处理之前先用乙二胺四乙酸的酸性溶液脱钙。

标本之后用梯度乙醇处理,接着二甲苯浸泡以去除组织中的大部分水,石蜡包埋。有机溶剂用于溶解脂质和一些合成材料,如聚甲基丙烯酸甲酯(如PMMA材质的人工晶体),聚丙烯和硅胶。丝绸、尼龙和其他缝线在标本处理过程中不溶解。一旦脱水,组织被包埋在石蜡中以保持机械稳定,允许切片。用切片机切片,通常厚度为4~6μm。切片然后放到玻片上,有时借助于黏合剂或烤箱加热,以保持薄的石蜡切片在玻片上。切片是无色的,除非固有色素的区域。各种组织染料用于组织染色鉴定,最常用的是HE。使用的其他组织染料在表6.4中列出。这些特殊的染料对特定的组织成分、器官或非细胞物质有基本的化学亲和力,可以突出特殊的特性,有助于诊断,例如刚果红对淀粉样蛋白,马氏三色对胶原蛋白,Gomori乌洛托品银对真菌(图6.8)。染色后,组织切片准备行显微镜检查。

表6.4　眼病理常使用的特殊染色

染色名称	染色的物质	应用
HE	细胞核(染成蓝色);细胞质(染成粉红色)	常规染色
PAS	糖原,基底膜	全眼球,角膜,结膜
革兰氏染色	革兰氏阳性菌(染成蓝色);革兰氏阴性菌(染成红色)	细菌感染
Gomori乌洛托品银	真菌菌丝	真菌感染
抗酸/品红染色	分枝杆菌	结核
刚果红	淀粉样蛋白	淀粉样变性
马氏三色	肌肉(染成红色);胶原(染成蓝色)	肌肉肿瘤,血管肿瘤中的平滑肌
阿辛蓝	黏多糖	黏液性肿瘤,海绵状视神经萎缩
黏蛋白卡红	黏蛋白	腺癌
吉姆萨染色	风干的细胞成分	淋巴瘤针吸活检
油红	冰冻切片中的脂肪	皮脂腺癌
弹性染色/Verhoeff-van Gieson	弹力纤维	颞动脉
普鲁士蓝	铁	铁肺尘埃沉着症

Modifed from Rosa RH, Buggage R, Harocopos GJ, et al. Ophthalmic pathology and intraocular tumors: basic and clinical science course section 4. San Francisco, CA: American Academy of Ophthalmology; 2011: 31

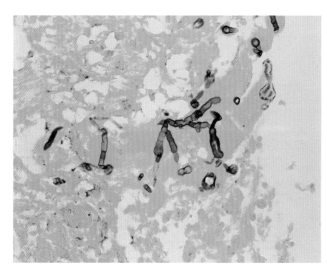

图 6.8 眼眶毛霉菌病。Gomori 乌洛托品银（GMS）染色突出了分支真菌菌丝

常规标本的全部处理通常需要 10~12 小时,常常要过夜。因此,外科医生希望在取活检的同一天得到送做永久切片标本的诊断是不合理的。特殊标本快速处理的技术,仅用于需要紧急处理的病例。但是,快速处理后组织准备的质量通常低于标准处理的组织。对处理眼标本有经验和知识的技术员可以制作高质量的组织切片。

眼球内容物剜除术、眼球摘出和剜出内容物标本的大体观察

眼球内容物剜除术通常用于治疗失明而疼痛的眼睛或眼内炎。送检的标本包括一分为二的角膜和剩余

的眼内容物,包括葡萄膜、视网膜和玻璃体。眼球摘除术用于治疗失明而疼痛的眼睛、全眼球炎或眼内肿瘤。已推荐视网膜母细胞瘤[8]和葡萄膜黑色素瘤[9]眼球检查的指导原则,行眼球摘除的全部眼球标本需要在立体显微镜下仔细检查,记录大体所见,放大照相。Roth 和 Foos 详述了完善的眼球大体检查方法[10]。眼球应尽快固定于眼球 20 倍数量（大约 300ml）的 10% 中性甲醛溶液缓冲液中。成人眼球直径测量值大约为 24mm,甲醛溶液以大约 1mm/h 的速率侵入,因此,一个眼球至少应浸泡在甲醛溶液中 24 小时以上再处理,以保证充分固定和组织稳定。应当记录眼球的尺寸（前后×水平×垂直）和视神经的长度。应关注巩膜或角膜破裂,以及眼内肿瘤眼外侵犯。通过眼球后部的标记可以鉴别右眼和左眼:视神经位于鼻侧,下斜肌肌肉附着点在黄斑区颞侧,上斜肌标记上端,它的肌腱止点在 12 点位顶点稍偏颞侧（图 6.9）。一旦确定了眼球的一侧,可根据眼外肌前面的附着点进一步定位。内、下、外、上 4 条直肌的止点逐渐远离角膜缘,形成 Tillaux 螺旋。眼球切开前应用强光透照,这有助于确定眼内病灶,如肿瘤会阻断投射光线,投射出阴影（图 6.10）。用标记笔在巩膜上描画阴影的轮廓,用于指导眼球大体解剖的观察。用刀片从后向前切开眼球,切开平面开始于视神经附近（图 6.11）。按标准,眼球被切成三部分:中央部分包含大多数角膜、虹膜、前面的瞳孔和后面的视神经,称为瞳孔-视神经切面（P-O 切面）,其他两部分圆顶帽状组织,称为冰帽（图 6.12）。对常规病例,眼球被水平切开,在瞳孔和视神

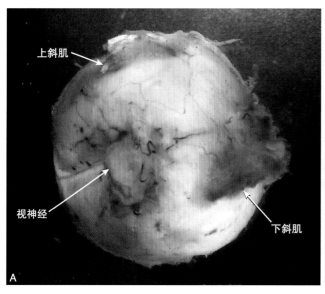

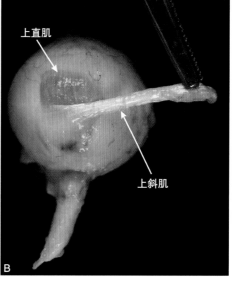

图 6.9 眼球大体观察。A.后方的标志,如视神经位于鼻侧,下斜肌止端在颞侧,有助于确定这是右眼球。B.上斜肌肌腱和上直肌肌腹标志为左眼球的上极

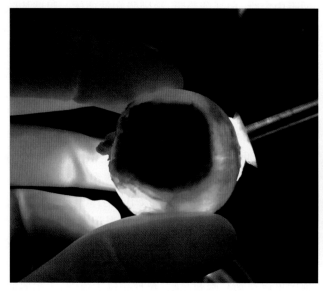

图 6.10　眼球透照。光路被眼内肿瘤阻断,投射出阴影

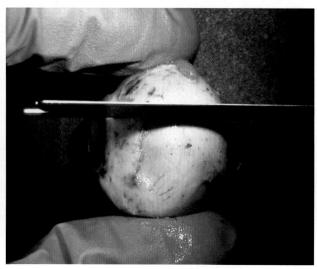

图 6.11　眼球切面。常规病例眼球在水平面切开

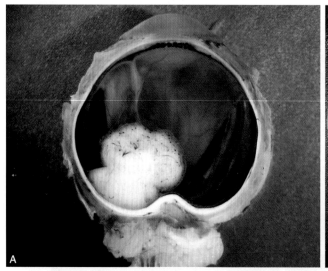

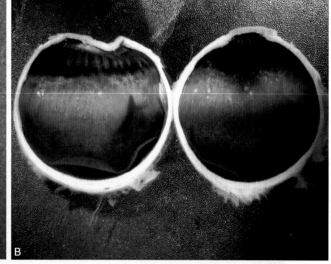

图 6.12　眼球标准切开成三部分。A. 中央 P-O 切面包含大多数角膜、虹膜、前面的瞳孔和后面的视神经,P-O 切面应包括感兴趣区域的最大部分,如无黑色素的、蘑菇形脉络膜黑色素瘤。B. 其他两部分圆顶帽状组织,称为冰帽

经的同一切面包括黄斑。眼球也可按感兴趣的区域位置垂直或斜行切开。如果眼球有伤口,伤口应当垂直于或包含在 P-O 切面中。眼球也能冠状切开,分开前后部分。临床眼底特征和睫状体肿瘤可通过这种方法直接观看。

　　眼眶内容物剜除用于治疗扩散的眼睑或眼眶新生物、侵犯眼眶的眼内肿瘤、严重损毁外观的血管畸形、严重的炎症或感染性病变,如毛霉菌病。病变也可原发于邻近的头、颈结构,眼眶继发性受累。与眼球摘除的标本类似,必须确保充分固定。眼眶内容物剜除的标本可能需至少固定 72 小时。对大多数患者,在行眼眶内容物剜除时已知道诊断,组织病理学检查的主要目的是评估手术切缘,研究可能有预后意义的显微特征。为判断边缘,标本必须用墨水涂染,并得到边缘截面。中央垂直部分类似于眼球的 P-O 切面,但包括眼睑和眼眶组织(图 6.13)。眼眶内容物剜除标本因为体积大,直到术后 1~2 周,通常不能得到切片,可能需要特殊的手工处理。

冷冻切片

　　冷冻切片指组织快速冷冻,在称为低温恒温器

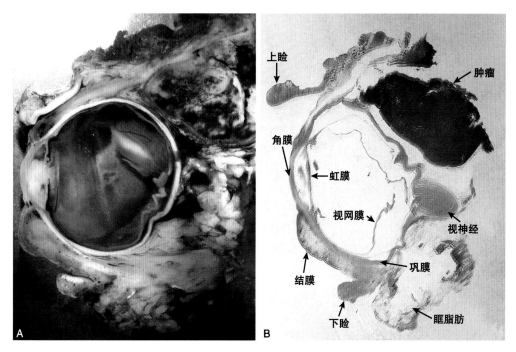

图 6.13 眼眶转移性黑色素瘤眼眶内容物娩出标本。A. 垂直切面大体观察显示在邻近眼球的眼眶上方中等色素的包块,导致明显突眼和结膜充血。上方手术边缘标记为蓝色。B. HE 染色组织切片显微镜观察揭示肿瘤是恶性黑色素瘤

的冷冻切片机中立即切片。如果组织评估结果要影响术中患者的手术方式,就是冷冻切片申请的指征。冷冻切片最常用于确定恶性肿瘤的切缘有无肿瘤或评估组织样本是否足够达到诊断目的。为确保对病例的充分了解和使患者获得最好的结果,如果预期要做冷冻切片,手术医生应当提前与病理医生沟通。新鲜标本必须用盐水作为转运介质送到实验室行冷冻切片。理想状态是手术医生将标本转运给病理医生,有助于对病变组织的定位及讨论病情。一旦收到,全部标本或有代表性的部分标本提交分析。组织在半固体介质中包埋,在 -25℃ 冷冻,恒冷箱切片机上切片,HE 染色。虽然这种方法可以立即制作诊断性组织切片,与甲醛溶液固定、石蜡包埋处理的组织切片相比,切片的质量更低。组织中的水结冰、结晶,导致组织学特征某种程度的失真。因为这些,最后诊断必须推迟直至得到永久切片的结果。冷冻切片是一个费时、费钱的过程,应谨慎使用。同时,它消耗有用的组织,后者用于常规的处理可能更好[11]。Mohs 显微手术是一种特殊的技术,以冷冻切片为基础,可以对非常狭窄的手术边缘做完整切除。常用于眼睑基底细胞癌和鳞状细胞癌,以保留组织、获得充足的美容和功能结果及提高治愈率。但是,对皮脂腺癌或黑色素瘤并不是同样有效。

特殊程序和技术

免疫组织化学

免疫组织化学是使用针对特殊细胞抗原的抗体的一种技术,这些抗原在某种组织类型表达。该方法常用于常规组织学的辅助诊断,如分化差的新生物的诊断、小圆蓝色细胞瘤的分类、淋巴瘤或白血病的分型,眼眶或葡萄膜转移瘤的评估,另外,免疫组织化学染色作为预后标记和治疗指南的应用越来越多[12]。大多数病理实验室都有细胞抗原特异的各种各样的单克隆和多克隆抗体。抗原抗体反应时,一抗在细胞内或围绕细胞结合特殊抗原,抗体通常通过二抗连接到发色体。比较有代表性地是利用过氧物酶反应促使发色体基质在组织中的抗体结合部位产生棕色产物(图 6.14)。根据具体情况,可以选择发色体,对含有色素的组织和黑色素瘤使用红色发色体,因为在棕色的色素中红色仍然可见。眼科病理常用的免疫组织化学染色,详见表 6.5。

细胞学和针吸活检

细胞学是研究细胞抽出物、涂片和体液以诊断感染、炎症和肿瘤的过程。针吸活检(fine-needle aspira-

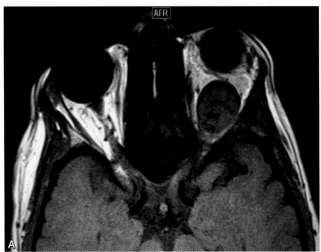
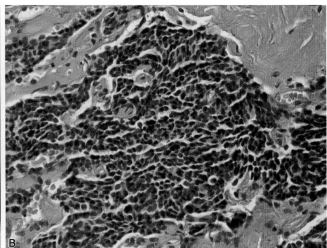
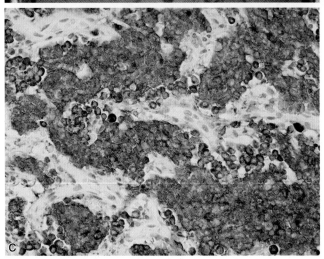

图6.14 免疫组织化学用于眼眶转移性良性肿瘤。**A.** 一例有全身良性肿瘤病史的患者产生了一个眼眶包块。**B.** 在 HE 切片上可见一个分化差的新生物。**C.** 免疫组织化学染色突触素阳性,证实了细胞的神经内分泌性质

表6.5 眼科病理常用的免疫组织化学染色

免疫组织化学染色	染色的组织/细胞	病种
细胞角蛋白(CK)	上皮细胞	腺瘤,癌
上皮膜抗原(EMA)	上皮细胞	脑膜瘤
肌间线蛋白	横纹肌的中间长丝	横纹肌肉瘤
平滑肌抗原(SMA)	平滑肌	平滑肌瘤
S100	神经嵴来源细胞	黑色素瘤,神经鞘瘤,Rosai-Dorfman 病
HMB45,Melan A	黑色素细胞	痣,黑色素瘤
CD45	全白细胞标记	淋巴瘤
CD20	B 淋巴细胞	B 细胞淋巴瘤
CD3	T 淋巴细胞	炎症,T 细胞淋巴瘤
CD34	血管内皮细胞,树突间质细胞	血管瘤,孤立性纤维瘤
CD68	组织细胞	幼年性黄色肉芽肿
胶质纤维酸性蛋白(GFAP)	胶质细胞中的中间体	神经胶质肿瘤
突触素,嗜铬粒蛋白,神经元特异烯醇酶(NSE)	神经内分泌细胞	小细胞癌,良性肿瘤(carcinoid)
亲脂素	细胞内脂肪	皮脂腺癌
^{67}Ki/MIB-1	细胞周期 G1、S、G2 和 M 期的细胞	增殖指数

CD,分化抗原簇(cluster of differentiation)
Modfied from Eagle RC,Jr. Immunohistochemistry in diagnostic ophthalmic pathology:a review. Clin Experiment Ophthalmol 2008;36 (7):675-88

tion biopsy，FNAB）用 23-G 针在不同的角度制作几个通道，从有代表性的病灶区域抽吸细胞。对囊性病变和眶内深部病灶，FNAB 可能是常规开放式活检的一个有用的替代方法，在直视下、超声或 CT 引导（需要介入放射科医生的帮助）下来完成。这种技术已被外科医生用于发生在眼眶可疑的转移瘤、眼眶和眼睑可疑的淋巴瘤以及泪腺肿瘤的诊断[13]。但是，在眼眶肿瘤中做几个通道是很困难的，样本可能不足以代表全部肿瘤。FNAB 结果由训练有素的细胞学医生或眼病理医生进行判断。通过 FNAB 得到的细胞可用细胞离心涂片器液进行处理来制作涂片。涂片可用 95% 乙醇固定，Papanicolaou（Pap）或 HE 染色，或空气干燥后用 May-Grunwald-Giemsa（MGG）染色。HE 和 Pap 染色对评价鳞状病变和

黑色素瘤特别好，因为色素和核仁染色明显。MGG 染色对淋巴样细胞很好。应准备大的细胞块，以便病理医生在需要时选择特殊染色、免疫组织化学和分子技术。

免疫荧光

免疫荧光用荧光标记的抗体显示沿上皮基底膜沉积的免疫球蛋白。这种研究有助于诊断眼瘢痕性类天疱疮、系统性红斑狼疮或其他胶原血管疾病和类天疱疮病。如果怀疑，行结膜或眼睑皮肤活检，标本放于 Michel 媒介中，Michel（商品名为 Zeus）媒介不是固定液，而是一种溶液，用于为免疫荧光检查运输组织。接下来的标本处理是快速冷冻、直接做 C3、IgG、IgA、IgM 和纤维蛋白原免疫荧光[14]（图 6.15）。

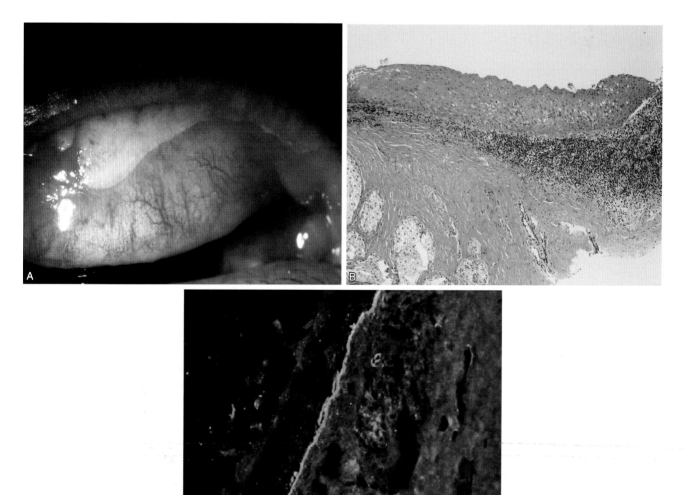

图 6.15 免疫荧光用于结膜扁平苔藓。**A.** 一例患者表现双侧睑结膜下白色、扁平病灶。**B.** 病灶活检显示棘皮病样结膜上皮，伴交界面改变，在表面的基质层有致密的慢性炎症浸润。**C.** 免疫荧光结果阳性，在基底膜有纤维蛋白和 C3 线样沉着

流式细胞术

流式细胞术用于分析在液流中成一列纵队排列的细胞的物理和化学特征。使用流式细胞术的一个例子是确定疑诊眼眶淋巴瘤或白血病的白细胞免疫表型。为保持细胞生存能力,需要送新鲜组织,放于生理盐水或裹着生理盐水湿润的纱布,或放于细胞的支持介质中,如 RPMI 介质。流式细胞术要求至少 $1cm^2$ 大小的组织,但如果组织有大量的细胞,可以更少。和实验室沟通及标本快速转运是必要的,因为淋巴样细胞易碎,即使放于支持液中,长时间后不能保持活性。将组织标本放于固定液,如甲醛溶液中,可能破坏抗原位置,致使无法用于辅助测试。荧光标记的特殊抗体结合于淋巴样细胞表面,在一个薄管中快速流动的标记细胞的混悬液被光源(通常是氩激光)照亮。由于兴奋的荧光染料恢复到它的静息能量水平,发出特殊波长的光,被光电探测器接收。然后信号由计算机软件分析,结果描画成五彩缤纷的点阵直方图(图 6.16)。临床实践中,流式细胞术最常用于确定造血细胞增殖的免疫表型。此外,可以分析多种抗体和细胞大小,定量不同类型的淋巴细胞,通过评估免疫球蛋白轻链可确定细胞的克隆性。依据样本中的细胞数量和临床指征,流式细胞学医生(血液病理医生)选择检测的抗体种类。流式细胞术可作为细胞形态学和免疫组织化学分析的辅助措施。细胞形态学仍然是淋巴增生性疾病诊断的金标准,必须递送甲醛溶液固定组织中有代表性的病变部分。

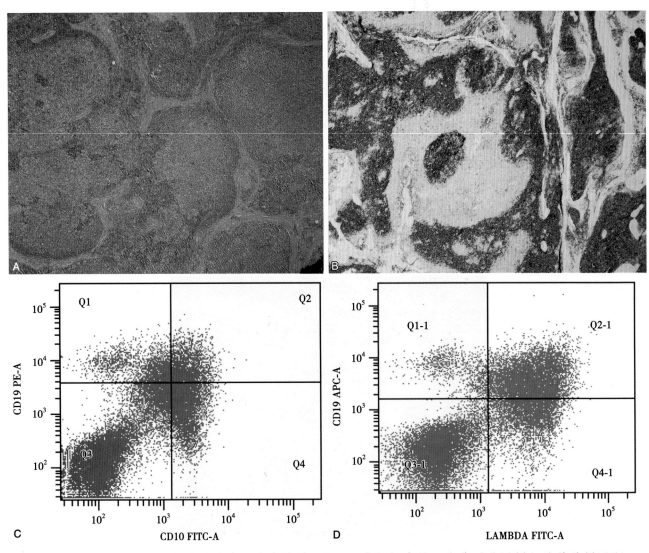

图 6.16 滤泡 B 细胞淋巴瘤的流式细胞术检测。**A.** HE 染色切片显示非典型淋巴样细胞结节样浸润。**B.** 免疫组织化学染色 CD10 阳性。**C.** 流式细胞术散点图显示表达 CD10 的 B 淋巴细胞克隆。**D.** 淋巴细胞仅表达免疫球蛋白 λ 轻链

分子病理学

分子病理是一个快速发展的领域,涉及以核酸为基础的技术,用于新生物、遗传性疾病和感染性疾病的诊断和预后判断。分子和细胞基因检测不仅仅用于诊断,越来越多地用作治疗指南和很多眼及眼眶疾病的遗传咨询[2]。检测染色体易位有助于诊断软组织肉瘤,特别是当肿瘤分化差,形态学特征与其他肿瘤类型重叠时[15]。分子生物学临床应用的进步,使得识别存在或消失的核酸(DNA或RNA)序列、在特定的染色质区域或线粒体确定异常成为可能[16]。分子病理用于确定肿瘤诱导或肿瘤抑制基因,检测病毒 DNA 或 RNA。核酸可从新鲜或冷冻的无菌组织、甲醛溶液固定石蜡包埋的组织或血液中取出。临床标本分子检测的范围在实验室之间有差别,但测试不断地变得更加可及。常用的分子技术和它们的使用列于表6.6。

表 6.6　常用的分子病理技术

技术	描述	应用
聚合酶链反应(PCR)	DNA 目标区域扩增	确定病毒、实体肿瘤的突变检测、遗传性基因疾病的诊断、B 和 T 细胞淋巴瘤的基因重排检测
反转录 PCR(RT-PCR)	从 RNA 扩增 DNA,检测染色体易位产生的融合基因	横纹肌肉瘤和其他软组织肉瘤的亚型
基因表达谱	用微阵列技术在单项测定中检测多个基因的表达	葡萄膜黑色素瘤的预后
荧光原位杂交(FISH)	检测特定区域特征性的染色体易位或删除	白血病、淋巴瘤、软组织肿瘤、儿童眼眶肿瘤的诊断

电子显微镜

诊断性电子显微镜用于显示肿瘤中可疑的分化细胞的超微结构。与扫描电子显微镜相比,透射电子显微镜更常用于临床标本。扫描电子显微镜聚焦在样本表面,而透射电子显微镜显示详细的内部结构,如细胞内的细胞器、细胞质包含物或细丝和细胞核的特征。但是近几年,其他技术,尤其是免疫组织化学在很大程度上取代了诊断性电子显微镜,因为与电子显微镜比较,它们更快、更少的人工劳力、常常提供更有意义的数据。手术医生应当咨询病理医生电子显微镜是否可以提供特定组织标本的诊断信息和标本手术取出后如何在戊二醛中进行固定。固定后,样本包埋在环氧树脂中。半薄切片(1μm)甲苯胺染色,光学显微镜观察。选择区域行超薄切片(0.5μm),铀酰乙酸和枸橼酸铅染色,电子显微镜观察。特殊的病例,电子显微镜研究儿童圆形细胞肿瘤很有价值,如横纹肌肉瘤、尤因肉瘤、神经母细胞瘤及罕见肿瘤如粒细胞肉瘤和组织细胞症 X。通过眼外肌活检确定异常线粒体,有助于诊断慢性进行性眼外肌麻痹。有关眼眶和眼附属器肿瘤电子显微镜特征全面的描述可参见 Jakobiec 教科书,有带注释的图片[17]。

疾病进展

先天异常

先天异常通常是指出生时出现的大小、部位、结构或组织数量的异常。很多先天异常可能分类为错构瘤或迷芽瘤。错构瘤指在正常部位的组织数量异常增多(畸形生长)和(或)(过度增大)。儿童毛细血管瘤是一种错构瘤,由增生的毛细血管内皮细胞构成的血管病灶。与此相反,迷芽瘤是正常的组织结构却生长在异常的部位,发生于一个或两个胚胎胚芽层形成成熟组织时,对于特定的位置它是异常的。皮样瘤是常见的迷芽瘤,在异常部位由成熟的皮肤(角化的表皮、真皮和皮肤附件如毛发和皮脂腺)构成(图6.17)。由三个胚芽层来源的组织构成的肿瘤称为畸胎瘤。

炎症

炎症是组织对异物或有害刺激的反应,有害刺激可能是感染性或非感染性(创伤、缺血或毒素)。炎症以不同的方法进行分类。发病可能急性或慢性,反应为特异性或非特异性,分布可局限或弥漫。慢性炎症进一步分为肉芽肿性或非肉芽肿性。肉芽肿性炎症甚至进一步分为干酪样或非干酪样肉芽肿性炎。免疫系统的全部细胞来源于多潜能造血干细胞。

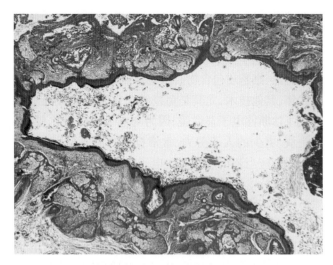

图 6.17　眼眶先天性迷芽瘤。皮样囊肿是一种眼眶先天性病变,衬里为成熟的皮肤(角化的表皮、真皮和皮肤附件如毛发和皮脂腺),生长部位异常(Courtesy of Frederick A. Jakobiec, Boston, USA)

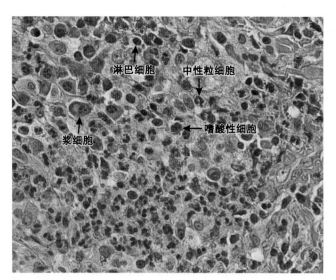

图 6.18　炎症。混合性炎细胞浸润,包括急性炎症细胞(中性粒细胞和嗜酸性细胞)和慢性炎症细胞(淋巴细胞和浆细胞)

急性炎症会发现多形核白细胞(PMN)、嗜酸性粒细胞和嗜碱性粒细胞。PMN,即中性粒细胞,是急性或炎症早期的主要炎症细胞,通过其多节段的细胞核进行区分。嗜酸性粒细胞有双叶核和胞质内明显的嗜酸性颗粒,常见于过敏反应和寄生虫感染。嗜碱性粒细胞含有胞质内嗜碱性颗粒。与组织结合的肥大细胞与血管内的嗜碱性粒细胞是等效细胞。

淋巴细胞和浆细胞浸润是慢性非肉芽肿性炎的特征。淋巴细胞表现为体积小、核圆而深染、细胞质少。这些细胞最终在骨髓(B 细胞)或胸腺(T 细胞)中进行分化,常规组织学不可能区分 B 和 T 淋巴细胞。B细胞可能产生免疫球蛋白,可分化为浆细胞,具有偏心的"钟面(clockface)"核,核周光晕与高尔基体相对应(图 6.18)。慢性非肉芽肿性炎以出现单核细胞为特征。单核细胞成熟、发展成巨噬细胞,可从血液移行到组织,被归类为组织细胞。组织细胞有大量的噬酸性细胞质。有时,它们可能呈现上皮细胞外观,成为所谓的上皮样组织细胞。上皮样组织细胞可能融合,形成有多个核的合胞体,即众所周知的多核巨细胞。巨细胞和上皮样组织细胞可能形成球形聚合体,即肉芽肿,是肉芽肿性炎症的特征之一。肉芽肿可有中央坏死(干酪样肉芽肿)或仅有致密的细胞(非干酪样肉芽肿)。巨细胞有多种形式:有马蹄样细胞核的朗格汉斯细胞,Touton 巨细胞(有一个被充满油脂的透明区域包围着的环核),细胞核随意排列的异物巨细胞(图6.19)。

根据致病因素不同,眼眶和眼附属器感染可以表现为局部(如睑腺炎),多中心(如乳头状瘤)或弥漫性(如蜂窝织炎)。感染途径有多种,可能是通过咬伤或伤口原发感染,手术器械残留,从相邻的部位直接扩散(如鼻旁窦感染),或从远处血源性扩散。感染源可能是细菌、病毒、真菌或寄生虫。有关眼眶和眼附属器感染的深入探讨,见第 10 章。

伤口愈合是组织事件的一个步骤,可以使机体在伤后恢复解剖和功能完整性。它包括急性炎症期、再生、修复和收缩。可能产生由白细胞、增生的血管和成纤维细胞构成的肉芽组织。纤维瘢痕成熟后就会发生组织替代和重塑,最后发生收缩。眼睑皮肤丰富的血供支持了其快速愈合。外伤后眼眶内的肌肉、肌腱、脂肪、泪腺和眼球等组织,都将因瘢痕形成而发生变形。

肿瘤

肿瘤是一种特定组织或细胞的异常生长,这种异常生长常常形成的肿块称为肿瘤,有时也不形成肿块。它们根据组织来源进行分类,表现为各种生长方式(表 6.3,图 6.20)。肿瘤可以是良性或恶性。

增生、组织来源、位置描述性术语添加后缀"-瘤"用于良性肿瘤的命名,如上皮来源的良性肿瘤称为腺瘤。恶性肿瘤的后缀有:"-癌"用于上皮癌,"-肉瘤"用于间叶细胞癌,或"-母细胞瘤"用于前体细胞或胚胎细胞来源的癌(如上皮来源的恶性肿瘤称为腺癌)。将恶性肿瘤从良性肿瘤中区分出来的临床征象是恶性

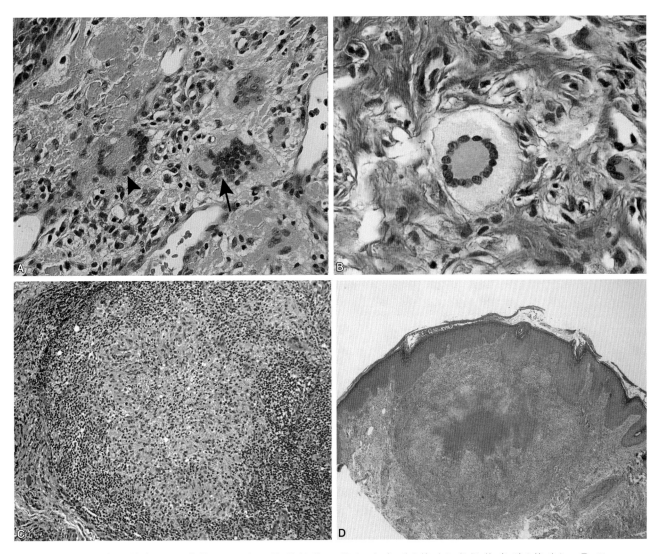

图 6.19 肉芽肿性炎。**A.** 多核巨细胞可能是朗格汉斯细胞类型(箭头)或异物类型(箭头)。**B.** Touton 巨细胞出现于幼年性黄色肉芽肿。**C.** 一例眼眶类肉状瘤病患者可见肉芽肿由类上皮组织细胞和巨细胞聚集,周围是一圈淋巴细胞构成。**D.** 中央坏死、周围有组织细胞的肉芽肿来源于一例眼睑假类风湿结节

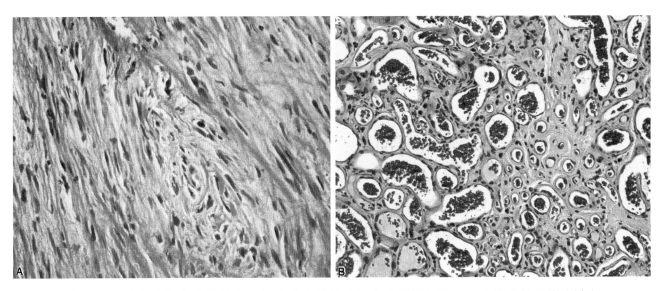

图 6.20 肿瘤生长方式的例子。**A.** 肉瘤在胶原基质中有梭形细胞。**B.** 血管瘤是血管的增生

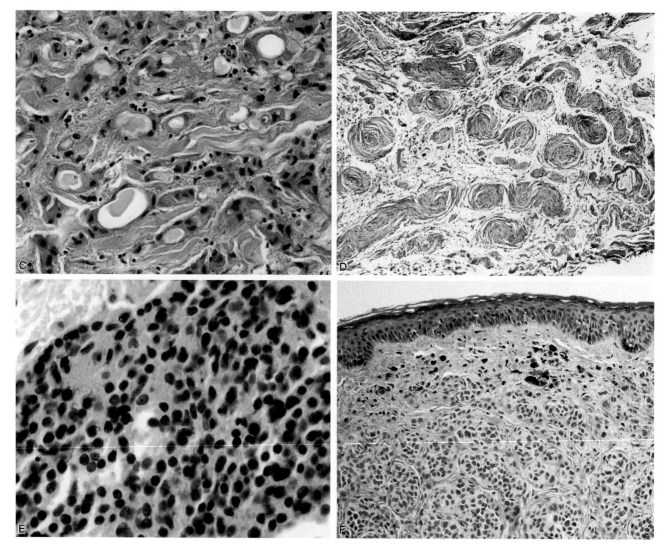

图 6.20(续)   C.癌细胞有大量粉红色细胞质,形成条索或小管。D.神经纤维瘤是有波浪状神经纤维束的肿瘤。E.淋巴瘤的细胞疏松排列。F.黑色素细胞形成巢(B,Courtesy of Frederick A. Jakobiec,Boston,USA)

肿瘤有侵犯周围组织或远处扩散(转移)的能力。恶性肿瘤的一般组织学特征包括细胞核改变(多形性、染色质多、扩大),有丝分裂活性,坏死,失去正常组织结构,侵犯邻近组织。眼眶和眼附属器恶性肿瘤或癌可能原发、继发(与原发癌不相关,但可作为治疗效果的结局出现)或转移。

有关眼和眼附属器常见恶性肿瘤切除组织报告的建议已被概述[18]。肿瘤的组织学分级是依据细胞间变和分化水平(肿瘤和来源组织有多少相似性)的测量结果。美国癌症协作组(AJCC)[19]已经明确眼部恶性肿瘤(包括眼睑癌、泪腺癌、眼眶肉瘤和眼附属器淋巴瘤)的临床和病理分期方案。前哨淋巴结活检可能帮助判断某些眼睑恶性肿瘤的分期和预后[20]。

变性

变性是指多种组织的改变,这种改变与时间推移或老化有关。这些过程可能是对外伤或炎症的反应。不像肿瘤,变性过程不常常与细胞增生相关;却常常有细胞或组织块的丢失和非细胞物质的沉着。细胞外沉着可能因细胞产生过多正常物质或代谢异常物质。组织变性可与其他全身病共同发生,包括营养不良性钙化和淀粉样沉积物[2](图 6.21)。

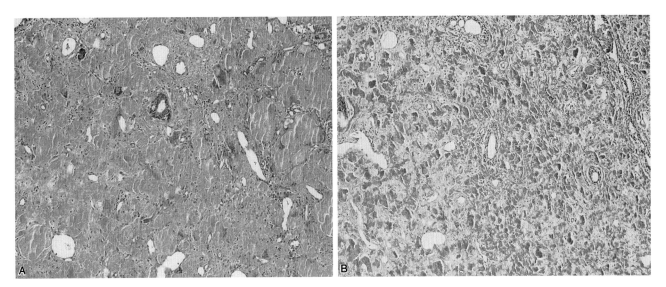

图 6.21 变性。A. 眶内淀粉样沉积物 HE 染色为嗜酸性无定形的物质。B. 刚果红将淀粉样沉积物染成红-橘黄色,在偏振光下显示苹果绿色的双折射

参考文献

1. Kumar V, Abbas AK, Aster JC. Robbins and Cotran pathologic basis of disease. 9th ed. Philadelphia, PA: Elsevier Saunders; 2015. p. 31–8.
*2. Rosa RH, Buggage R, Harocopos GJ, et al. Ophthalmic pathology and intraocular tumors: basic and clinical science course section 4. San Francisco, CA: American Academy of Ophthalmology; 2014. p. 5–45.
   Recommended reading for residents and practitioners for basic ophthalmic pathology.
3. Simons KB, Gardner PM. The clinician and pathologist. In: Sassani JW, editor. Ophthalmic pathology with clinical correlations. Philadelphia, PA: Lippincott-Raven; 1997. p. 1–9.
*4. Font RL, Croxatto J, Rao NA. Tumors of the eye and ocular adnexa. AFIP atlas of tumor pathology. 4th series. Washington, DC: American Registry of Pathology; 2006.
   Well-known and widely referenced resource for more comprehensive discussion of ophthalmic pathology.
5. Heegaard S, Grossniklaus HE, editors. Eye pathology. Heidelburg, Germany: Springer; 2015.
*6. Yanoff M, Sassani JW. Ocular pathology. 6th ed. Edinburgh, UK: Mosby Elsevier; 2009.
   Useful ophthalmic pathology text in a convenient outline format.
*7. Eagle RC. Eye pathology: an atlas and text. 2nd ed. Philadelphia, PA: Lippincott Williams & Wilkins; 2011. p. 1–13.
   Well-illustrated atlas with concise yet comprehensive text.
8. Sastre X, Chantada GL, Doz F, et al. Proceedings of the consensus meetings from the International Retinoblastoma Staging Working Group on the pathology guidelines for the examination of enucleated eyes and evaluation of prognostic risk factors in retinoblastoma. *Arch Pathol Lab Med* 2009;**133**(8):1199–202.
9. Folberg R, Verdick R, Weingeist TA, et al. The gross examination of eyes removed for choroidal and ciliary body melanomas. *Ophthalmology* 1986;**93**(12):1643–7.
10. Roth AM, Foos RY. A system for the macroexamination of eyes in the laboratory. *Am J Clin Pathol* 1973;**59**(5):674–83.
11. Chevez-Barrios P. Frozen section diagnosis and indications in ophthalmic pathology. *Arch Pathol Lab Med* 2005;**129**(12):1626–34.
12. Eagle RC Jr. Immunohistochemistry in diagnostic ophthalmic pathology: a review. *Clin Experiment Ophthalmol* 2008;**36**(7):675–88.
13. Agrawal P, Dey P, Lal A. Fine-needle aspiration cytology of orbital and eyelid lesions. *Diagn Cytopathol* 2013;**41**(11):1000–11.
14. Michel B, David K. Preservation of tissue-fixed immunoglobulins in skin biopsies of patients with lupus erythematosus and bullous diseases. *J Invest Dermatol* 1973;**59**(6):449–52.
15. Khong JJ, Moore S, Prabhakaran VC, et al. Genetic testing in orbital tumors. *Orbit* 2009;**28**(2–3):88–97.
16. Roefs AM, Waters PJ, Moore GR, et al. Orbicularis oculi muscle biopsies for mitochondrial DNA analysis in suspected mitochondrial myopathy. *Br J Ophthalmol* 2012;**96**(10):1296–9.
17. Jakobiec FA, Iwamoto T. Diagnostic ultrastructural pathology of ophthalmic tumors. In: Jakobiec FA, editor. Ocular and adnexal tumors. Birmingham, UK: Aesculapius; 1978. p. 359–453.
18. Folberg R, Salomao D, Grossniklaus HE, et al. Recommendations for the reporting of tissues removed as part of the surgical treatment of common malignancies of the eye and its adnexa. *Mod Pathol* 2003; **16**(7):725–30.
*19. Edge S, Byrd DR, Compton CC, et al., editors. AJCC cancer staging manual. 7th ed. New York: Springer; 2010. p. 521–90.
   Standard reference for clinical and pathologic staging of tumors.
20. Mendoza PR, Grossniklaus HE. Sentinel lymph node biopsy for eyelid and conjunctival tumors: what is the evidence? *Int Ophthalmol Clin* 2015;**55**(1):123–36.

第二部分　先天和发育性疾病

7

第7章　眼眶发育性疾病

AUGUSTO CRUZ, MORRIS HARTSTEIN, and YAIR RUBINSTEIN

引言

眼眶和眶内容物的发育异常可以单独发生,也可以合并其他的先天异常。眼眶发育异常种类很多,包括颅面裂及复合型颅面裂综合征、颅缝早闭和各种眼球发育畸形等一系列疾病。其中,无眼球和小眼球是最严重的眼部先天缺陷之一,它们可以导致不可逆的先天性盲[1]。无眼球是指眼球及其附属器(如眼外肌)的缺失。小眼球主要表现为眼球的体积小于正常范围[2]。上述缺陷可以单独发生,也可作为某一综合征局部表现。颅面裂(craniofacial cleft,CFC)定义为颅面部分或全部的软组织、骨性结构或两者同时缺损。累及眼眶的颅面裂仅占所有颅面裂的0.22%,但它是非常重要的缺陷[3],对患者及其家庭造成巨大且终身的心理创伤。患者一般需要接受长期、多阶段的手术,但有时效果并不理想[4-6]。颅缝早闭作为先天性颅骨畸形的一种,同样可以单发或作为综合征的一部分。轻者仅表现为头骨形态异常,重者表现为严重畸形甚至威胁生命。严重者需要及时干预,以保存生命、眼球和视力。

颅的胚胎发育

在胚胎发育早期,神经管前外端逐渐生长形成胚眼[7]。不同种类的眼部发育异常可以独立发生、合并其他的神经系统发育异常,或作为多系统发育异常综合征的一部分[2]。

胚胎4周时,前脑逐步发育,两侧出现一对线状沟,眼开始形成[8]。它们迅速扩大,向表面外胚叶生长,形成视泡。随后,视盘向内凹陷,最终形成视杯。大约在胚胎32日时,附近增厚的表面外胚叶组织形成晶状体板,继而形成晶状体泡。

胚胎6周~8个月时,视杯内层分化为视网膜神经上皮质,外层分化为色素上皮质[9]。视网膜中神经元的轴突不断延伸,经由视茎进入大脑,之后形成视神经。

胚胎6周时,眼周间叶组织开始分化,形成内侧的脉络膜和外侧的巩膜,与视神经外的硬脑膜接续[10]。视杯外层形成虹膜前表面,视杯内层前部形成睫状体虹膜部内层。瞳孔括约肌和瞳孔开大肌由视杯下的外胚叶细胞发育形成。

在眼前段,间充质和表面外胚叶形成角膜。前房内壁形成瞳孔膜,之后发育形成瞳孔。

透明样血管连接发育中的晶状体和视网膜,其周围间隙之后由一种透明的凝胶物质填充,即为玻璃体[10]。当晶状体发育成熟,玻璃体动脉血管在胎儿期退化,仅保留一个透明通道。

胚胎28日时,最初的原始眼外肌组织由视泡周围的间充叶组织发育形成。

胚胎7周时,表面外胚叶上的两个小褶分别出现在发育期角膜的头部和尾部,它们是上下睑的原基。眼睑褶相向生长,最终粘连。粘连的眼睑和角膜之间的空间发育形成结膜囊。胚胎5~7个月时,眼睑分离[9]。

眼眶的胚胎发育反映了中枢神经系统(central nervous system,CNS)、眼球和周围软组织形成的复杂的相互关系[7]。眼眶是脑颅(头盖骨)和咽颅(面颅)之间的移行区域。脑神经嵴细胞(cranial neural crest cells,CNCC)和轴旁中胚叶发育形成了眼眶内容物和骨壁[8]。人们对神经嵴细胞(neural crest cells,NCC)在形成全身多个器官（包括颅面部的许多结构）中所起到的作用进行了广泛的研究，其结果对胚胎学中一些早期概念的形成有很大的影响。1868 年，Hiss 发现在原肠胚形成不久后，外胚叶和轴旁中胚叶之间会出现一种特殊的细胞，它分布在神经管的两端[9]。当时认为胚胎的三个原始胚层（外胚层、中胚层和内胚层）分别产生特定的不同类型组织。Hiss 所描述的这一细胞之后被命名为 NCC，NCC 先形成过渡结构，之后发生迁移，最后形成多种器官，这些器官过去认为来源于中胚叶。该发现是对胚胎学传统概念的重大突破[10]。事实上，一些研究者把 NCC 视为第四个胚层[5]，即"外胚间充质"[11]。NCC 的诱导、迁移和分化由多种生长和转录信号分子控制[12,13]。

颅骨的骨化是中胚叶和 NCC 间相互作用的一个很好的范例。颅穹窿（颅盖）通过膜内化骨形成，间充质细胞直接分化为成骨细胞。颅底及面颅通过软骨内化骨形成。前者间充质细胞直接分化为成骨母细胞，而后者细胞先分化为软骨细胞和软骨母细胞，再分化为成骨母细胞。两种骨化类型都起源于中胚叶或 NCC。在眼眶发育中，只有额骨（眶顶）的眶板通过膜内化骨形成[14]。

从形态学的角度看，胚胎 4 周时，位于胚胎头端的中胚叶和 NCC 开始发育，形成大量突起和弓形结构。人类胚胎有五对鳃弓/咽弓[7~10,12]，由生理裂缝分隔开。所有面部结构的发育均源于第一鳃弓和它的五个主要突起，即额鼻突、两侧上颌突及两侧下颌突。原始突起通过分裂、增殖和融合，形成包括眼眶在内的所有颅面部结构[15]。

原始鳃弓部位发生的先天性异常通常命名为鳃弓综合征，如 Treacher Collins 综合征[16]。颅面缺陷是由于 NCC 的迁移或存活障碍所致。随着其分子机制的阐明，单纯形态学描述方法已被取代，研究者们提出了"神经嵴病（neurocristopathy）"这一概念[8]。例如 Treacher Collins 综合征就是由于 TCFO1 基因突变，造成 NCC 形成和迁移障碍而导致的[8]。

小眼球和无眼球

流行病学

根据美国一项对 50 000 名孕妇的调查，新生儿中小眼球和临床无眼球的发病率为 2.2/10 000[17]。加州出生缺陷监测项目是基于 250 万名出生于 1989—1997 年之间的新生儿而建立的。结果显示无眼球的患病率为 0.18/10 000，双侧小眼球的患病率为 0.22/10 000。40 岁以上妇女分娩这类畸形儿的风险更高（相对风险：2.0；95% 可信区间：0.5~8.6）[18]。2006—2008 年间英国一项共计 18 个月的调查显示：无眼球的发病率为 0.6/100 000（95% 可信区间：0.3~1.3），小眼球的发病率为 2.5/100 000（95% 可信区间：1.7~3.6），无明显的性别差异[19]。

分类和术语

原发性无眼球多为散发，因前脑壁未外翻，导致眼球始基未成形[20]。该病与系统性缺陷无关，75% 的病例可能是双侧性的[20]。事实上，在临床查体或影像学检查中常常可以发现眼球的残余物，故常常用"临床无眼球"（区别于真性无眼球）来描述该病[21]。

相反，小眼球可为单侧或双侧，可能代表原发的眼球发育异常，与颅面发育不良相关，或者是某些严重综合征的一部分，如染色体畸变中的 13 三体综合征和 18 三体综合征[17]。它也可以合并影响眼部的其他疾病，包括先天性感染（如风疹）、视隔发育不良（septo-optic dysplasia）或早产儿视网膜病变[18]。

发病机制

无眼球畸形发生于发育早期，约在妊娠的 22~27 日（胚胎长 3mm）时[22]。原发性无眼球是由于整个神经管退化或未发育所致[20]。继发性无眼球是指初期视泡形成后又发生退化，因此可能存留部分神经外胚叶组织[20,22]。有报道称，在一临床无眼球患者的眼窝中发现有眼外肌植入的纤维结节，这可能是发育中止的眼球[22]。无眼球患者的眼眶和结膜囊的体积显著减小。在真性小眼球中，尽管神经外胚叶结构缺如，但可能存在排列紊乱的中胚叶和表面外胚叶组织。文献报道继发性无眼球的病因可能为风疹病毒、巨细胞病毒感染，孕期使用沙利度胺、麦角酸二乙基酰胺（LSD）以及维生素 A 缺乏[21]。

无眼球和小眼球还和一些基因突变有关[22]。尽管 SOX2 是主要的致病基因，最先发现的却是 PAX6 基因[23]。报道的其他相关基因包括 RAX 和 CHX10[22]。

临床特征

无眼球和小眼球会导致眶周软组织、骨性眼眶及面中部发育不全，因此，早期识别和干预非常重要。对于发生在单侧的患者，应仔细检查和评估健康眼。如果不及时处理，会导致患侧眶容积严重缺损；同时又由于另一侧正常，结果就导致外观不对称性加重[24]

（图 7.1）。无眼球和小眼球往往合并其他的先天发育异常，如面中部发育不全、小耳畸形和口及下颌发育不全。

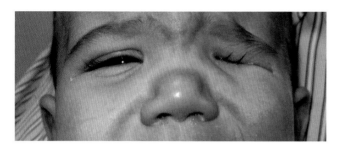

图 7.1　左侧无眼球伴眼睑不对称和睑皮松弛

一些小眼球合并囊肿的病例，虽然囊肿最终需要手术切除（图 7.2），但是囊肿的增大能刺激眼眶发育，因此可考虑保留一段时间[25]。

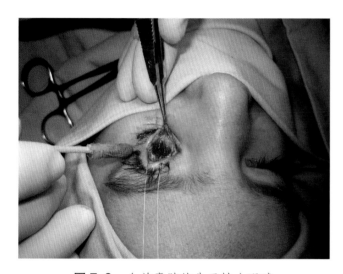

图 7.2　合并囊肿的先天性小眼球

小眼球合并的最常见的眼部异常包括永存原始玻璃体增生症、核性白内障和眼组织缺损[26]。眼睑改变包括水平和垂直方向的睑裂减小以及结膜表面积减小，这对于选择合适的义眼片有很大影响。眼睑的附属结构一般存在，但体积和数量减少。小眼球患者还可能存在骨性眼眶发育不良。

检查

对于小眼球的患眼，评估其潜在视功能以预防弱视并获得最佳视力是十分重要的。电生理检查可以测量儿童潜在的视功能。如果小眼球的患眼有潜在视功能，应选择透明眼片以保证视力的充分发育。获得完整的病史和适当的眼眶影像学检查很重要。超声检查能初步鉴别无眼球和严重小眼球。但是对于

决定手术的病例，建议行 CT 以获得直观的眼眶骨性结构图像（图 7.3）。MRI 可以用于评估软组织和大脑的情况，随访也可以选用 MRI 以减少辐射。眼附属器畸形，包括眼睑、泪道系统、睫毛及全脸的发育畸形都应当检查并记录[21]。

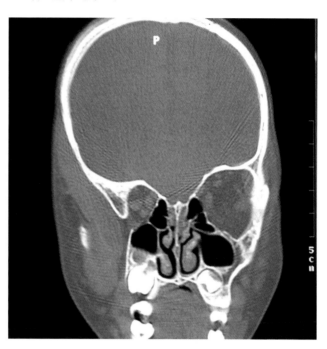

图 7.3　CT 显示无眼球导致右眼眶发育不良

处理

大约 90% 的眼眶生长发生在 5 岁以前，因此尽早进行初始有效的治疗十分关键[27,28]。治疗目的是扩大骨性眼眶、结膜、穹窿和睑裂长度，促进面部对称和放置适当眼片。首先，应逐步佩戴更大的眼片，以刺激眼眶容积和结膜的发育，这需要父母与眼科医师的良好合作。在大约 2~3 岁时，仅更换大眼片的方式已经达到极限，一般需要进行手术以进一步扩大结膜囊和眼窝。手术通过植入某种植入物或组织来刺激眼眶生长。可利用颊黏膜或硬腭植片移植扩大结膜表面积[21]。

可通过许多方法来扩大眼眶容积。丙烯酸或聚甲基丙烯酸甲酯（PMMA）眼片可经外路置于眼窝，避免了经前路手术损伤结膜（图 7.4）。到患儿 2~3 岁时，可以植入 18mm 的球形眼座，以避免之后再次手术替换更大的眼座。真皮脂肪片（DFG）也是很好的选择，其优点是同时扩大了眼窝的容积和表面积。对于 4 岁以下的儿童，DFG 会随患儿生长而增大，很好地扩大了眶容积[21]（图 7.5 和图 7.6）。基于以上原因，对于无眼球和小眼球患者，我们推荐采用真皮脂肪片移植

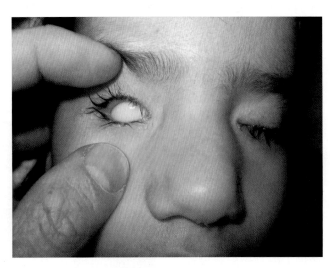

图7.4 右侧无眼球患者佩戴 PMMA 眼片

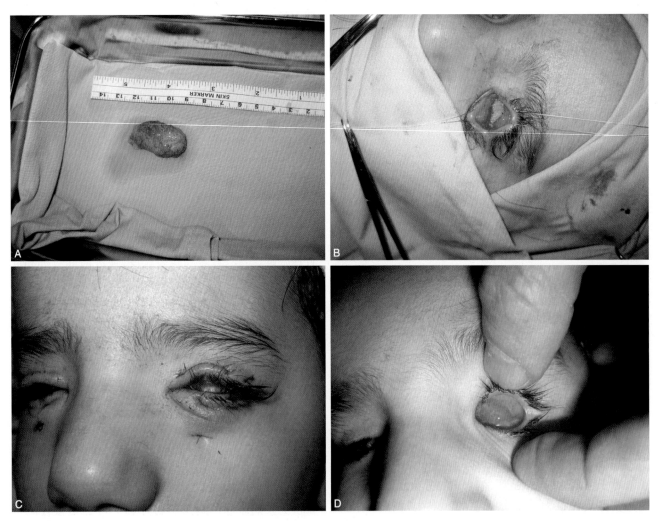

图7.5 真皮脂肪片(DFG)。A. 切取 DGF。B. 眶内植入 DGF。C. DGF 术后安装环形义眼片。D. 结膜覆盖 DGF

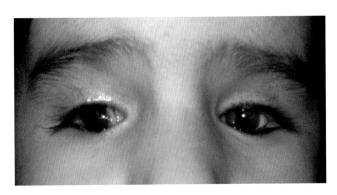

图7.6　双眼真皮脂肪片（DFG）移植并佩戴眼片

的方法。近年来，研究者们正在探索能否选用微型脂肪片代替DFG，治疗有足够结膜、只需要填充软组织来扩大眼眶容积的患者。

DFG的另一个替代物是组织扩张器，对于极端狭窄的眼窝很有用。动态流体扩充器可以植入眼窝内，并在颞窝处皮下设置一注射用端口（图7.7）。注射可能疼痛，该装置可能引起糜烂、脱出和疼痛。

水凝胶组织扩充器是扩大收缩眼窝的新选择[29]，可通过结膜切口手术植入。但更简单的方法是植入半球形水凝胶扩充器，与佩戴义眼片类似，再用医用胶水闭合睑缘。这是一个不手术扩张组织和眼窝的好方法。在用义眼片初步扩大眼眶后，通过外眦切口将球形水凝胶扩充器深深植入眶骨骨膜下。该植入物可以长期留置在眼眶中，必要时也可分块取出[29]。

可注射自膨胀水凝胶球是另一选择，每个小球的最终体积都可达到0.2cm³。这些小球可以用小号套针经皮注射，一次注射多于1ml可能引发疼痛。它的生物相容性好、植入方便、能精准获得所需容积[29]。这类水凝胶植入物的长期效果尚需进一步评估。

部分无眼球和小眼球患者的眼眶发育不全，血供很差，因此移植成活率低，上述方法可能无效。可以先利用颞肌筋膜瓣和帽状腱膜瓣使眼窝血管化，再覆以真皮脂肪片或黏膜植片。此方法在一些病例中取得了成功。也有少数病例先通过游离皮瓣使眼窝血管化，再进行移植。

在眶颅扩张手术中，可能会多次截骨，从而向前及向外扩大眼眶和颅骨[30]。

先天性无眼球和小眼球的处理极富挑战性，需要制定一个众多照护人员参与的综合方案。密切随访和家长配合是成功治疗的关键。但是，患者最终可能获得非常好的临床效果（图7.8）。

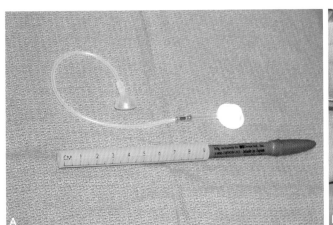

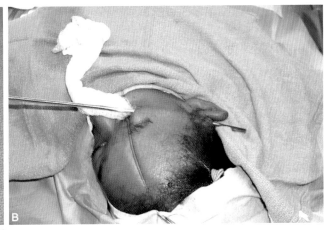

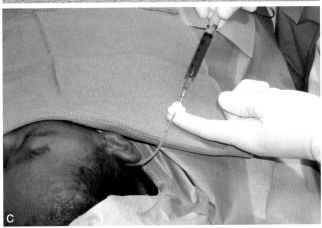

图7.7　A. 动态流体扩充器（DFI）。B. DFI植入术中。C. 装有液体的DFI端口

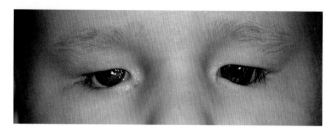

图 7.8　双侧无眼球治疗后佩戴眼片

颅面裂及裂开综合征

　　颅面裂（craniofacial cleft，CFC）和裂开综合征（clefting syndromes）几乎涉及儿童照护的各个方面，包括气道和呼吸、喂养、语言、视力、外观和患者及其家属的心理。虽然裂开的表现多种多样，眼眶是所有面斜裂的中心，但几乎没有关于 CFC 的眼科学专著。面斜裂会导致无眼球、小眼球、眼睑退缩、眦部畸形、泪道阻塞、角膜病、斜视、高度屈光不正、弱视和失明。然而，除了少数情况例外[31,32]，小儿眼科医师和眼整形医师往往不参与颅面裂患者的照护，且关于颅面裂有价值的资料非常少。我们相信眼科医师可以为颅面裂患者的照护提供一定帮助，希望本书能促使眼科学这一专科加入到临床颅面裂的多学科诊治中。

历史背景

　　跟据 Boo Chai 的记载，在 1732 年，von Kulmus 以拉丁文记录了首例面斜裂患者。关于颅面裂畸形患儿的记录很少，在现代医学出现之前，这类患儿可能很难存活。

流行病学

　　在所有活产、死产和终止妊娠的婴儿中，包括最常见的唇腭裂在内，面裂的发病率约为 0.127（95% 可信区间：0.089～0.182），或 1/786（范围：1/551～1/1122）[3]。有关面斜裂在婴儿或胎儿中所占比例及其在所有面裂中所占比例的相关临床数据极少。Natsume 等复习了日本及其他几个国家的发病率，他们发现面斜裂约占所有面裂的 0.22%[33]。墨西哥 Monasterio 的研究结果类似[34]。

发病机制和病因学

　　CFC 的确切病因仍存在争议。部分患者表现出特征性的面部和四肢畸形，这一般被认为是羊膜带综合征的标志[35,36]。其他的经典学说包括颅面各突起的融合失败和中胚叶迁移[37]。关于 CFC 的分子和遗传学机制的研究在不断进展，最近研究发现，脑神经嵴细胞能调节颅面中胚叶结构间的相互作用，借此控制面部和颅部全部肌肉骨骼的成型[38,39]。Saadi 等的工作有力揭示了 CFC 的遗传学基础，他们发现 *SPECC1L* 基因是控制面部形态的一个重要基因，它通过表达一种细胞骨架交联蛋白而发挥作用，*SPECC1L* 基因的突变会导致面斜裂[40,41]。

　　CFC 及躯体其他部位的多发畸形是否存在一个特异的遗传学基础呢[42]？鼠类突变基因（Disorganization，Ds）能造成多种散发性发育畸形，自从发现该基因后，研究者们就提出了这一问题[43]。尽管在人类尚未发现这类基因，相关病例尚存在争议[44]，但合并羊膜带综合征的不典型 CFC 可能存在某一遗传学基础。

术语和分类

　　过去，大量术语用于描述 CFC，包括颅裂及额鼻裂、轴旁裂、旁正中裂、眼鼻裂、眦鼻裂、眦面裂、口面裂、口鼻裂和耳颅裂发育异常，以区分大量不同类型的 CFC[37,45]。混乱的术语促使许多学者对 CFC 畸形进行分类，1887 年，Morian 首次尝试对 CFC 的主要类型进行分类[46]。20 世纪 60 年代到 20 世纪 70 年代，Karfik[47]、Harkins 等[48] 和 Boo-Chai[49] 提出了新的分类方法。尽管 Harkin 未将面中裂包含在他的分类体系中，但他的工作得到了美国唇腭裂康复协会的认可[48]。

　　1976 年，Paul Tessier 基于其诊治 336 例 CFC 患者的经验，提出了一种纯粹的形态学分类法。这种分类法作为一种重要的系统性描述方法而被广为接受[45]。Tessier 区分出 16 类裂隙，它们分布在通过眼眶中心的水平轴线上下（图 7.9），从中线开始，0、1、2、3、4、5 代表眼眶水平面以下的缺损。这六种类型都可能合并水平轴以上的缺损，分别用数字 14、13、12、11、10 和 9 表示。7、6、8 号裂也位于眼眶以下，但没有相对应的眼眶以上部分。7 号裂表现为口联合裂，6 号裂表现为 Treacher Collins 综合征中颧骨的缺损，8 号裂位于外眦。另外，Tessier 还将一种极为罕见的联合下颌裂命名为 30 号裂[50]。

　　Tessier 的命名法尽管已被广泛接受，但它仍未完全取代传统术语。例如，14 号裂也被称作额鼻发育不良[51]，3、4、5 号裂和其对应的 11、10、9 号裂经常被命名为面斜裂[3,35,37,49,51~53]。Tessier 之后，van der Meulen 等提出了一种不同的分类法。代替传统的术语"裂隙"，他们引入了"发育不良"这一术语来命名多种临床情

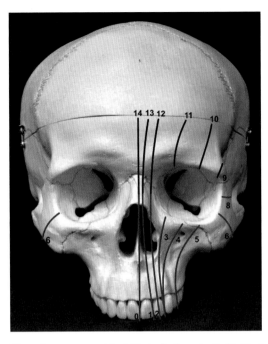

图 7.9　Tessier 颅面裂分类法。红线指眶正中平面以下的裂隙，蓝线指位于其上的裂隙。30 号下颌裂和 7 号口联合裂未标志。注意 14、13、12、11、10、9 号裂是 0、1、2、3、4、5 号裂在上方的延伸（上下数字总和为 14）

况，包括上睑下垂、内眦赘皮、睑裂狭小、斜视和皮脂瘤等[54]。他们的理论有些混乱，尚未得到应用。Tessier 分类法仍是颅面外科医师最广为应用的方法[51,55]。

鉴别诊断

　　面裂患者在产前或出生时即表现典型特征，因此不需要进行鉴别诊断。相反，应对 CFC 的新生儿进行局部和全身状态的评估。

临床特征

　　由于眼眶是面和颅的移行区域，大多数 CFC 会直接或间接地影响眼眶位置、眶壁及其内容物。面中裂不穿过眼眶，但会显著影响眶间距（图 7.10）。这提示存在真性眶间距增宽，而并非常见的内眦距过宽。0～14 号颅面裂代表了一系列从软组织轻微缺损到巨大裂开畸形的疾病谱[37,45,51,56]。从下方开始，0 裂表现为上唇和鼻正中部的缺损，缺损向后延伸即为腭裂。鼻翼向外侧移位，鼻中隔受累（鼻裂）。正中裂向头侧延伸，即为 14 号裂，常表现为筛窦增大，左右眼眶内侧壁间距增大，导致不同程度的眶间距增宽。严重病例甚至不能建立双眼视。患者的非主视眼出现外斜和弱视。

　　1/13 和 2/12 旁正中裂难以区分（图 7.11）。1 号裂始于上唇唇弓区域，延伸通过鼻翼穹窿。裂隙向上穿过鼻骨和上颌骨额突之间，成为 13 号裂。Tessier 认为 2 号裂与 1 号裂形态相似[45]，它位于更外侧，但仍处于鼻软骨尾部和鼻翼基底之间。2 号裂的上部称 12 号裂，位于内眦的正中。1、2 号裂均不累及泪道系统和内眦，但是，根据颅骨受累的程度，会有筛窦扩大、眶间距增宽和脑膨出等表现。

　　3、4、5 号斜裂及其对应上部的 11、10、9 号裂对眼眶有严重的影响。3 号裂又称鼻眼裂、鼻上颌裂或口-鼻-眼裂，一些学者认为它是最常见的面斜裂[45,51,57]。然而，1963 年 Gunther 提出，在一项 16 年的研究中，他仅接触到 4 例 3 号裂患者。在这项研究中，900 例新诊断的唇腭裂患者来到他的研究机构[58]。与 1、2 号裂相似，3 号裂起源于上唇人中部位，穿过鼻翼基底部与内眦，使得鼻和内眦距离缩短。鼻软骨常常弯曲，内

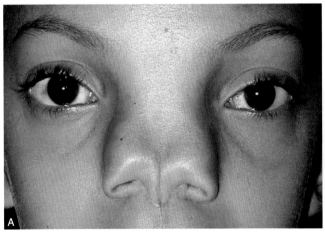

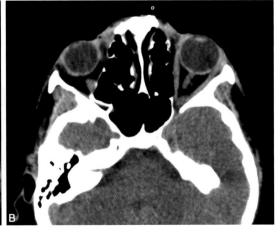

图 7.10　A、C 和 E. 0/14 号裂的不同表现，这些裂通常称为额鼻发育不良。B、D 和 F. 双侧眶内壁间距增大，导致眶间距增宽

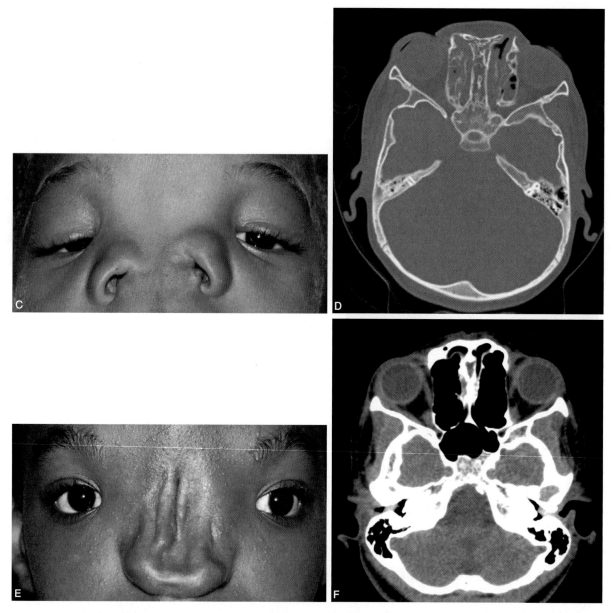

图 7.10(续)

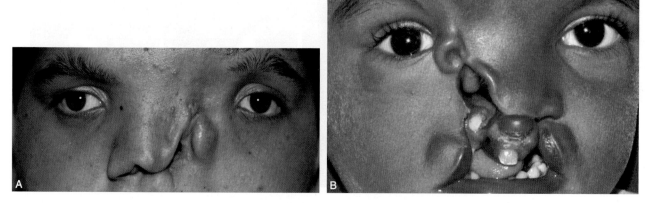

图 7.11   1/13(A) 和 2/12(B) 旁正中裂, 单侧鼻歪曲和受累侧眼眶向外移位

眦向下移位（图7.12）。由于上颌骨的外壁和额突缺失，无法建立泪道系统[58~60]。眼眶内侧、鼻和上颌窦直接相通。

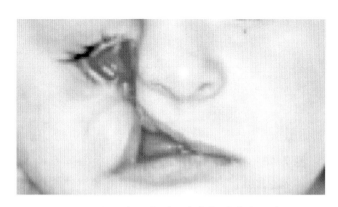

图7.13　罕见的4号裂，裂隙绕过鼻部，对下睑造成直接影响

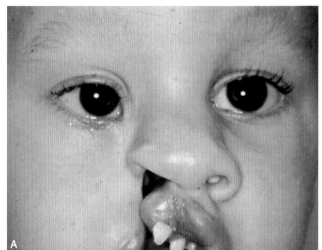

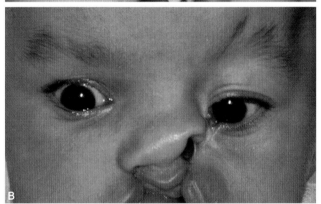

图7.12　A和B.3号裂，裂隙向上延伸（11号裂），引起该患儿左侧眉扭曲（B）

　　4号裂始于上唇人中和口角的唇中部，它绕过鼻部、穿过下睑内侧到达泪小点，睑裂受累的表现多样。但当它向头侧延伸合并10号裂时，眼部严重受累，下睑缘向下移位（图7.13）。

　　5号裂极为罕见[61~64]，它始于口角外侧，延伸至下睑外侧面。5号裂合并其头侧对应缺损（9号裂）[53,65~67]，可能是所有面斜裂中最少见的一种。Tessier在他的经典著作中提到他从未接诊过9号裂的患者[45]。关于5/9号裂的记录很少[31,68]。图7.14展示的患者图片由Pereira等[44]提供，患者的上下睑同时出现畸形，对角膜表面造成严重影响。如果这一裂隙未及时修复，将会发生角膜穿孔。

　　7号裂表现为口角外侧的横向缺损，不影响视觉。相对，6号裂和8号裂属于经典的裂隙畸形。6号裂被视作一种不完全Treacher Collins综合征的类型[37]，表

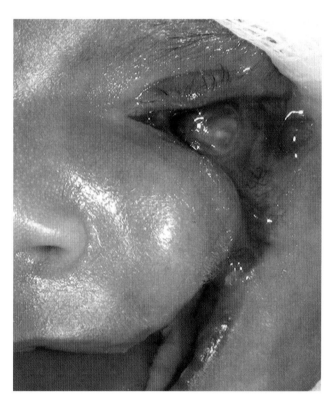

图7.14　极为罕见的5/9号裂。9号裂造成上睑歪曲变形，可见严重的角膜暴露

现为颧-上颌裂合并下睑外侧的缺损[45]（图7.15）。最后，位于外眦处横向的8号裂也较为特殊，一些学者认为这种裂隙是Treacher Collins和Goldenhar综合征的一种变异[65]。单纯8号裂，眼眶外侧缘和外眦未形成，骨性缺损从颧额关节水平延伸直至颞侧区域（图7.16）。

　　尽管Tessier分类法作为一种实用的描述性方法被广泛应用，但造物神奇，实际病例的多样性远远超出了Tessier坐标分类法的囊括范围。外科医师在诊治颅面裂的过程中，都会遇见不符合Tessier描述的病例。他们有沿着非典型轴线的多发裂隙，伴发多

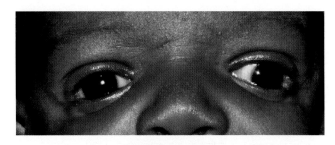

图 7.15　Treacher Collins 综合征，在 Tessier 的分类法中称为 6 号裂。双侧颧骨和下睑外侧缺损，左眼的外眦畸形可被视作不完全的 8 号裂

器官系统畸形（图 7.16）。这些缺损令人迷惑，难以解释。

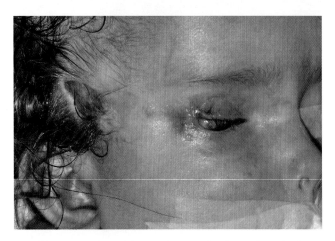

图 7.16　特殊的孤立性 8 号裂，水平裂隙由外侧眶缘延伸至颞侧区域

检查

所有患者必须接受颅面医护小组（包括神经科医师、眼科医师、耳鼻喉科医师、口腔医师和整形医师）的全面体检。另外，遗传学专家、儿科医师和麻醉医师也应对患者进行评估。需要行面部、颅部的 CT 和 MRI 检查。影像学检查对制定手术方案、发现合并的面部和中枢神经系统畸形十分重要。

治疗

CFC 畸形累及眼眶的主要治疗方法为手术。治疗很复杂，需要分多个阶段、结合多种术式[6]。正如 Monasterio 和 Taylor 所概括，CFC 畸形的治疗重点包括颅面骨的复位、软组织缺损的重建、尽可能多地保留符合审美需要的颜色和组织结构亚单位、减少瘢痕[34]。患者需接受多学科小组的评估，包括儿童神经外科医师、眼科医师、颅面外科医师、耳鼻喉科医师和口颌面专家。如患者需要治疗颅内畸形、重建气道和提供紧

急眼球保护措施，则应尽早干预[34,63]。

治疗 CFC 畸形的具体手术方式并不在本章的讨论范围，然而，从文献中可以提取出一些通用原则[4,6,34,59,62,63,69]。骨缺损可通过自体皮瓣修复，由于缺损往往与鼻、鼻旁窦和口相联系，使用异体材料有较高的感染风险。瘢痕应放于美学亚单位（aesthetic subunits）的边缘位置。避免采用多突交错皮瓣，尽可能采用推进皮瓣，并重新定位肌肉组织[69]。部分手术步骤通常需要推迟到青春期晚期进行，如矫正眶间距增宽采用的眶周矩形截骨术或面中部截骨术[6,70]。然而，如果上睑缺损需要紧急修复，这些步骤应尽早进行。

颅缝早闭

颅缝早闭和狭颅症两个术语可互换使用，它们描述同一类病理情况，表现为一条或多条颅缝提前融合，继而导致颅骨形态的改变。

基础科学

颅缝是一种特殊类型的骨关节，通过纤维组织使颅骨相互连接。出生时，所有颅缝尚未融合，因此颅骨有较大程度的活动性并可以相互重叠，尤其是通过产道时[71]。颅缝闭合是一个缓慢的生理学过程，除了额缝（额中缝）一般在出生后第二年闭合外[72]，所有其他颅缝在成年后才开始闭合[71]。大部分颅缝早闭是原发性的，机械力或形变力会引起继发性颅缝早闭[73]。代谢因素，例如佝偻病[74]导致的颅缝早闭极为罕见。

表 7.1 阐述了颅缝闭合的起始时间、相关的非综合征型颅缝早闭症（NSCS）和用于描述这些表现的术语。在所有形式的孤立性颅缝早闭中，最终颅骨的形状均遵循 Virchow 定律。即无论颅缝早闭发生在何时，由于颅骨生长存在，将导致与早闭颅缝成垂直面的颅腔缩短，与早闭颅缝成平行面的颅腔拉长。尽管所有颅缝都可能早闭，只有额缝或冠状缝的病理性闭合才能主要累及眼眶。额缝早闭造成三角头畸形，单侧和双侧的冠状缝早闭分别导致斜头畸形和短头畸形。

分类

原发性颅缝早闭症主要分为两类：非综合征型颅缝早闭症（NSCS）和综合征型颅缝早闭症（SCS）。前者只发生一条或多条颅缝的过早闭合，后者还会出现身体其他部位的畸形，如脸、皮肤、躯干和四肢[75]。

表7.1 术语表:颅缝的闭合和非综合征型颅缝早闭症

颅缝	位置 (位于哪些颅骨之间)	开始闭合时间 (岁)	早闭畸形的命名	眼眶变形
额缝	左右额骨	2	三角头畸形	有
冠状缝	额骨和顶骨	24	单侧:前斜头畸形*	有
			双侧:短头畸形、塔头畸形、尖头畸形	有
矢状缝	左右顶骨	22	舟状头畸形、长头畸形	无
人字缝	顶骨和枕骨	26	后斜头畸形	无

* 一般简称斜头畸形

原发性非综合征型颅缝早闭症

发病机制 原发性单颅缝早闭的病因尚不明确,但已有证据提示其具有遗传学基础。近年研究发现,遗传机制对受累颅缝有不同程度的影响[76]。部分非综合征型颅缝早闭症的患者与综合征型的患者有相同的突变基因(FGFR2、FGFR3、TWIST)[77]。

临床特征 如图7.17A、B所示,三角头畸形的特征为三角形的额区和沿额缝分布的垂直骨嵴。严重病例整个额眶颞复合体狭窄,导致眼眶内侧壁距离缩短(眶间距过窄)。另外,患者还有外侧眶缘后缩、睑裂偏斜和内眦赘皮的表现[72,78],导致颅骨在矢状和垂直方向上代偿性生长[78]。

过去,三角头畸形被视作一罕见疾病[79],然而,近年来发现的大量病例说明额缝早闭是一种常见病变,占所有颅面专科患者的10%~20%[80]。过去认为额缝早闭的新生儿患病率为1/15 000[81],但近年来的数据表现出上升趋势[82],一些学者估计其新生儿患病率高达1/2500[80]。

单侧冠状缝早闭(斜头畸形或歪头畸形)同样是非综合征型颅缝早闭症中较常见的一种,其出生患病率约为1/10 638[83]。根据Virchow定律,在斜头畸形中,受累侧眶上区显著后缩,伴对侧额骨前突。眶上缘向上移位,眶垂直距离增大。还有同侧鼻根的偏离和对侧面中部及下颌转位[73,76,84](图7.17C、D)。患者的颅底不对称,以前颅窝同侧压缩和对侧代偿性扩张为特征。冠状缝早闭侧蝶骨大翼变直,前颅窝中线与后颅窝处显著分离[85]。

双侧冠状缝早闭造成矢状面上头颅狭窄(短头畸形),冠状面上颅骨代偿性生长,使双顶径增大。

颅骨在垂直方向上也增大,头颅形似高塔,故称"尖头畸形(turricephaly)"(图7.17E、F)。术语"尖头畸形"也常常被用于描述短头畸形,意为"头顶突出",它能更好地表明冠状缝、矢状缝合额缝早闭之间的关系[86]。

短头畸形是单条颅缝早闭中最少见和最复杂的形式,双侧冠状缝闭合会严重影响颅骨发育,因此容易发生颅内高压,部分复杂的冠状缝早闭会导致尖头畸形[86](图7.18A、B)。

短头畸形和尖头畸形的患者更容易发生颅内高压和视盘水肿[86],除了这两者,其他孤立性异常颅缝早闭往往对眼部影响不大。在三角头畸形,特别是斜头畸形中,眼部常见表现为屈光不正(远视和散光)及斜视[73,87~94]。因此,我们建议所有非综合征型颅缝早闭症的患儿接受全面的眼科检查和视光学评估,以预防屈光性或斜视性弱视[92]。

检查和处理 所有非综合征型颅缝早闭症患者必须接受多学科小组的评估,包括颅面外科医师、儿童神经外科医师、心理学家、神经病学医师、眼科医师和耳鼻喉科医师[95]。非综合征型颅缝早闭症需与变形性颅缝早闭和综合征型颅缝早闭症鉴别[96]。面部与颅部的CT断层扫描和三维重建是一种值得推荐的影像学检查方法,可以发现单条颅缝融合、评估继发的相关脑部病变和骨性改变。比如"击铜征(copper beaten sign)",这是由于新生儿颅内压增高,颅骨内侧出现如榔头击打样的变形[97](图7.18)。

任何提前发生的颅缝融合都会限制颅腔容积,因此,应对颅内压升高进行严密监测。可以反复进行视盘检查和影像学检查,特别是对于多条颅缝早闭的患者尤为重要[86]。颅脑生长受限合并颅内高压暗示患儿

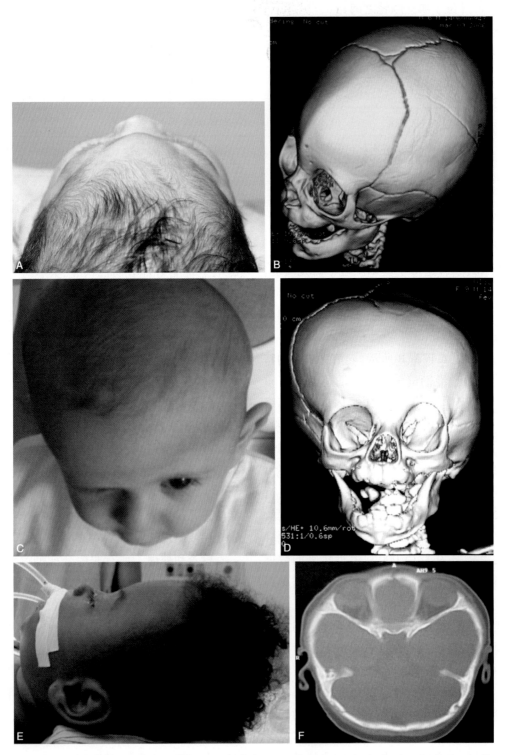

图 7.17   单发颅缝早闭的临床和影像学表现。A 和 B.三角头畸形。C 和 D.左斜头畸形。E 和 F.短头畸形

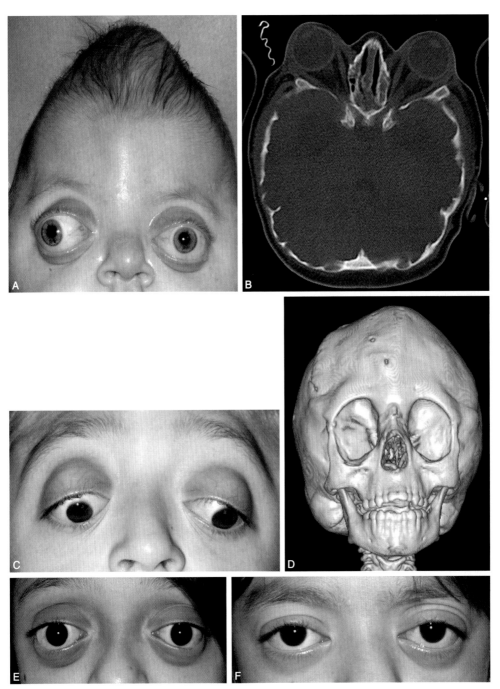

图 7.18 Crouzon 综合征的多种临床表现。**A.** 多条颅缝早闭引起尖头畸形。**B.** 水平位 CT 骨窗扫描：眶外侧骨壁严重缩短和击铜征阳性。**C.** 双眼上转受限，呈 A 征。**D.** CT 三维重建显示多条颅缝早闭。**E 和 F.** 较轻度颅缝早闭伴不同程度眼球突出

可能存在智力和学习能力的发育迟缓[98]。但是，充分的文献调研显示单条颅缝早闭并不明显增加智力障碍的危险性[99]。尽管如此，颅缝早闭越严重、范围越广，出现认知障碍的可能性越大。

　　非综合征型颅缝早闭症主要通过手术治疗。轻度病例，如三角头畸形可以随访，或为了改善外观而进行手术。较严重的病例，如额缝早闭和单双侧冠状缝早闭应予以矫正。有多种额眶成形术术式，根据累及的颅缝不同进行选择。手术方式为颅内入路，前徙并重塑眶上区域[72,86,100,101]。

综合征型颅缝早闭症

　　历史背景　综合征型颅缝早闭症于 1896 年在巴黎首次发现，Eugene Apert 当时作为一名儿科医师在

儿童医院实习,他发现一名 1 岁半的女孩的头颅形状很特别,还合并有并指(趾)畸形。困惑于这个女孩的临床表现,Apert 做了所有医师都该做的事:他复习了当时的文献并汇总了八个类似病例(7 例在法国,1 例在英国),他把这些病例总结为一个新的综合征,命名为"尖头并指(趾)畸形(acrocephalosyndactyly)"。10 年后,他发表了这一观察研究,他的经典论文名为"尖头并指(趾)畸形综合征"[102]。

1912 年,巴黎 Salpetriere 医院的 Octave Crouzon 报道了两例临床表现类似的患者(一位 29 岁的母亲和她 3 岁的儿子),患者表现为头颅形状异常、下颌骨突出、突眼和外斜。Crouzon 得出结论,称自己发现了一种新的遗传性综合征,并命名为"遗传性颅面骨发育障碍"。他读过 Apert 的文献,指出这两个病例存在特殊性:患者的手指和脚趾是正常的[103]。在 Crouzon 文章发表的 52 年之后,Pfeiffer 描述了另一种主要的综合征型颅缝早闭症,一个家系 3 代中有 8 人患病,表现出典型特征[104,105]。

Apert 和 Crouzon 的论文距今已有一个世纪,至今已有大量关于综合征型颅缝早闭症及面颅早闭症[106]的文献发表。在 PubMed 上进行初步检索,可以找到近 1000 篇以 Apert 和 Crouzon 命名的颅缝早闭症的文献。这些文献涵盖多个专科,包括遗传学、颅面外科学、口腔颌面外科学、神经外科学、眼科学、耳鼻咽喉科学、心理学和牙科学。

发病机制　不同种类的颅缝早闭可见于超过 100 种综合征中,欲了解详情可参考 Cohen 的汇编集[107]。这一节阐述其中的三种主要综合征(网址 http://www.omim.org, Apert, OMIM#101200; Crouzon, OMIM#123500; Pfeiffer, OMIM#101600)。颅面裂早

闭是这些综合征的主要临床表现,它们都与已知基因突变有关,这些基因编码成纤维细胞生长因子(FGF)受体[108]。

哺乳动物中,FGF 家族有 18 种相关多肽,参与多种生理活动,包括颅骨骨化。有 4 种 FGF 受体(FGFR),均为信号转导分子。FGFR 包括 3 段胞外结构域、1 段跨膜区和 1 段胞内酪氨酸激酶结构域。FGF 可与 FGFR 随意结合,刺激胞内结构域,从而激发一系列复杂胞内信号[109]。

20 世纪 90 年代,分子生物学迅速发展,学者发现三种主要的综合征型颅缝早闭症都与 FGFR 不同结构域的多种突变有关,通过常染色体显性遗传[108,110]。近年发现,大多数 Apert 和 Crouzon 综合征患者的基因组中,均存在来自双亲,尤其是父亲的 FGER2 散发突变[111,112],Apert 和 Crouzon 综合征在新生儿中的患病率约为 15/1 000 000[113]。只有 Crouzon 综合征的一种特殊形式(伴黑棘皮症,OMIM#612247)与 FGFR3 基因的突变有关[114]。Pfeiffer 综合征被视作一种异质性疾病,与 FGFR1 和 FGFR2 基因突变有关。分子分析不能完全解释不同种综合征型颅缝早闭症的不同表型,例如,部分 Crouzon 综合征和 Pfeiffer 综合征的患者有相同的 FGFR2 突变[108,115,116]。

临床表现

颅骨　Apert 综合征有典型的颅骨改变,患者往往出生时双侧冠状缝融合,伴有广泛颅顶中线部位的骨质缺损,由眉间延伸至后囟。凭借骨岛间的联合,该中线缺损随着时间的推移可自发闭合,导致尖头畸形[117](图 7.19)。这一典型特征不一定都会出现,在一项对 36 名 Apert 综合征患者的研究中,发现所有患者都存在 FGFR2 基因突变,其中,一例出现斜头畸形,由左侧冠

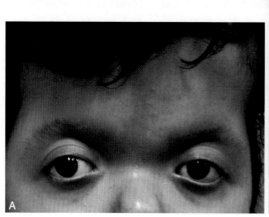
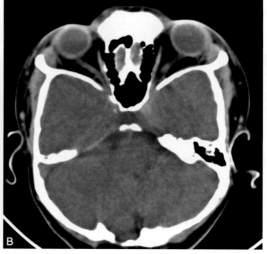

图 7.19　Apert 综合征典型的尖头畸形。A 和 B. 图示右侧眼眶向外偏离

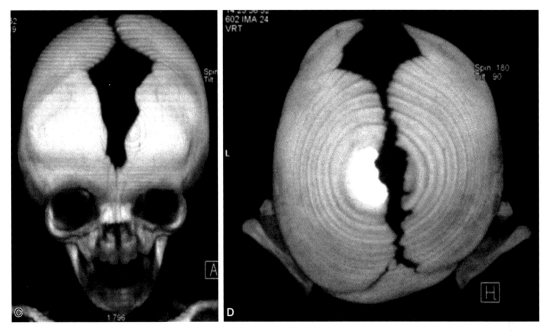

图 7. 19(续)　C 和 D. 出生时颅骨中线部分缺损延伸至人字缝

状缝早闭导致;一例出现双侧冠状缝合人字缝融合;还有两例未出现临床上及影像学上明显的颅缝早闭[118]。

Crouzon 综合征中,颅缝融合的临床表现多样。部分患者早期无任何颅缝早闭的症状,部分患者出生时即表现出明显的冠状缝、矢状缝或人字缝的融合(图 7. 18)。Crouzon 综合征的一个重要表现是其特征性的颅缝融合进展过程,即使患儿出生时未表现任何颅缝融合症状,其在 1 岁左右发生冠状缝合矢状缝的融合,随之发生人字缝的融合[119]。

Pfeiffer 综合征中,不同临床亚类的颅缝早闭,其表现不同。报道较多的有三种不同表型[120],Ⅰ 型

Pfeiffer 综合征的颅骨变化较轻,能满足正常生活需要;Ⅱ 型以三叶草型头颅畸形为特征,严重的颅缝融合导致头骨呈三角形,引起脑组织向上方及颞侧疝出;Ⅲ 型与 Ⅱ 型表现类似,只是颅缝闭合的形式不同, 没有典型的三叶草型头颅畸形(图 7. 20)。

手足　手足畸形是三种主要颅缝早闭症的重要临床特征,对鉴别不同表型很有用。并指(趾)畸形可以累及全部五指(趾),是 Apert 综合征重要并有鉴别意义的特征。Crouzon 综合征患者不会出现并指(趾),尽管在影像学检查中可以发现轻微的骨性缺损[121,122]。Pfeiffer 综合征也会出现手指和脚趾的畸形,

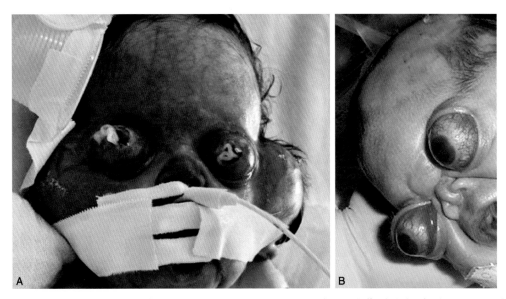

图 7. 20　伴有严重眼球突出的 Pfeiffer 综合征。A. Ⅱ 型(三叶草型头颅畸形)。B. Ⅲ 型

Pfeiffer 综合征的三种亚类都会出现拇指及第一趾增宽及向外偏离(图 7.21)。

中枢神经系统   三种主要综合征普遍合并多种脑部畸形,包括脑室扩大、脑积水、薄型胼胝体、透明隔缺损及中脑和颞叶畸形。Chiari 畸形(小脑扁桃体通过枕骨大孔疝出)常发生于 Crouzon 综合征的患者中(约 75%),是重要的手术指征[123]。认知功能障碍也较为常见,尤其是在 Apert 综合征的患者[118,124]。

颅内高压是由于脑组织生长与颅腔容积不匹配导致的,在 Crouzon 综合征和 Pfeiffer 综合征的发生率很高(约 50%)[119,125],其颅内压升高程度较低、速度较慢。由于特征性的颅内高压症状,如呕吐、头痛往往较轻微或不出现,容易漏诊[125]。慢性颅内压升高常表现为头颅影像学检查中的"击铜征"和视乳头水肿(见下文,眼部表现)。

面中部发育不良和气道阻塞   因为综合征型颅缝早闭症中颅缝的病理学改变也发生在颅底和面颅骨缝,所以三种主要综合征都会出现面中部生长严重阻滞。患者表现不同程度的面中部发育不良及特征性的浅眼眶和下颌突出(Ⅲ类错拾畸形)。

鼻和鼻咽部区域狭窄,而相应的软组织生长正常,导致上气道系统拥挤和阻塞。呼吸系统的损伤是慢性的,导致打鼾、睡眠呼吸暂停和长期低氧饱和度。严重呼吸系统异常的患儿需要在出生即刻行气管切开术[126~129]。

眼部表现   由于眼眶是面和颅的移行区,面颅缝早闭对骨性眼眶的形状和容积有巨大影响。颅缝融合严重者,其眼眶非常浅,引起严重的眼球前突和暴露,这被称为眼球突出(exorbitism)。除了眼眶变浅,患者还会出现眶间距异常增宽,进一步加大眼球突出和暴露程度。部分患者需要紧急处理,因为可能出现自发性眼球半脱位和角膜溃疡[130](图 7.22)。

另一个不容忽视的临床表现是视盘水肿以及继发的视力下降[131]。如前文所述,颅缝早闭症的视乳头水肿是慢性的,如果在颅顶生长前和生长后未对视盘进行密切随访,该体征可能被忽视。Crouzon 综合征和 Pfeiffer 综合征(约 35%)的视乳头水肿发生率比 Apert 综合征(4%~5%)高[119,125,132]。

即使有了现代额面前移术的技巧,三种主要综合征型颅缝早闭症的眼部并发症发病率还是很

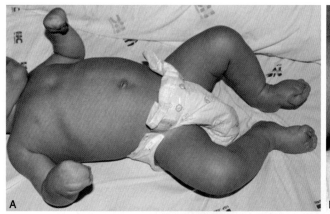

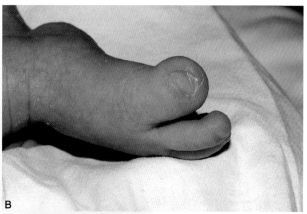

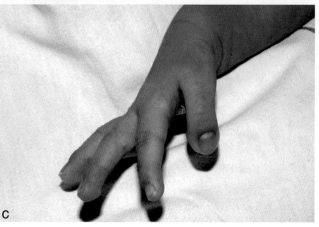

图 7.21   A. Apert 综合征的并指(趾)畸形。B. 第一趾宽。C. Ⅲ型 Pfeiffer 综合征拇指增粗且偏离

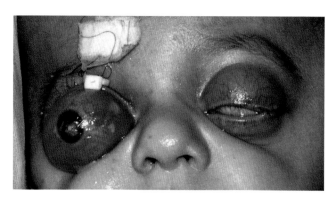

图 7.22　伴有自发性眼球半脱位和角膜溃疡的 Pfeiffer 综合征。反向 Frost 缝线无法控制眼球位置

高[133]。一些研究指出,35% ~ 40% 的患者会出现至少单眼的视力下降,视力损害的主要原因是斜视或屈光参差导致的弱视,随之发生视神经萎缩[134~137]。旋转垂直斜视尤为多见,占 40% ~ 90%,V 外斜是最常见的形式[138]。眼外肌平衡失调涉及多种因素,包括眼外肌缺如、异常插入、眼外肌外旋和肌肉滑车不稳定[138~140]。

治疗

综合征型颅缝早闭症的治疗需要多学科团队的合作和三级医疗机构的设施支持,包括儿童 ICU、儿童神经外科医师、颅面外科医师、儿童麻醉医师、眼科医师、口鼻喉科医师、牙科医师和心理医师[95]。

根据患者需要,选用个性化的手术方案。综合征型颅缝早闭症与孤立性颅缝早闭不同,后者一般只需要一次手术,综合征型颅缝早闭症患者从出生到青春期通常需要经历多次手术[108]。对于症状严重的 Crouzon 综合征和 Pfeiffer 综合征的患者,需紧急行气管切开术以重新开放气道。

严重眼球突出和暴露导致角膜溃疡的患者需紧急处理,湿房镜、大量人工泪液、睑缘缝合等治疗对保护眼球往往还不够,特别是当全眼球脱出眼眶时。对这些严重病例可行前路上睑延长术,使提上睑肌腱膜后退、并用皮瓣覆盖 Müller 肌(图 7.23)。

MRI 和 CT 可以检查患者有无合并严重中枢神经系统的异常,如 Chiari 畸形。对于这类患者,可先行后颅腔扩张术,再行额眶面的手术。一旦气道稳定,喂养问题解决,即可计划颅面手术。

传统的治疗方案是在 1 岁前行额眶前移术,再作 Le Fort Ⅲ 型截骨,根据患者年龄决定是否行骨牵引。也有方案能一次性解决面中部和额眶部的后缩(Monobloc 法)[141],该术式需要用外固定式牵引器或内置式牵引器进行骨牵引,这个过程很复杂,包括大范围额部开颅并去除额骨,对上下眶裂前所有眼眶壁行环状截骨,截开眶外侧壁、颧弓和筛骨垂直板,最后分离翼上颌。所有截骨术完成后,全部的前眶和面中部组织可以用罗氏钳移动,随后置入骨牵引器。通过内置式颅颞牵引器或外固定式牵引器,使全部的前眶和面中部在术后作为一个整体前移。牵引器保留 6 个月,再行二期手术取出。

Monobloc 法是唯一可以同时解决颅高压、纠正眼球突出、改善气道损伤的术式,并能取得良好效果(图 7.24),但是该术式的学习曲线复杂。Monobloc 法的并发症包括硬膜撕裂和脑脊液漏、感染、前移不对称、鼻偏曲和睑裂改变[142]。经济成本是另一个必须考虑的问题。内置式牵引器非常昂贵,对大多数发展中国家的公众健康服务体系不适合。

颅面矫形手术对眼外肌平衡失调的作用有限,一些患者术后仍有视盘水肿。婴幼儿患者应接受弱视治疗(遮盖法)、屈光矫正和规律的视盘检查。

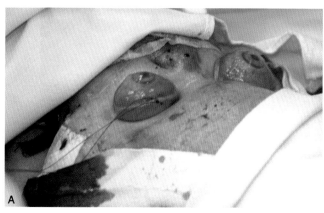
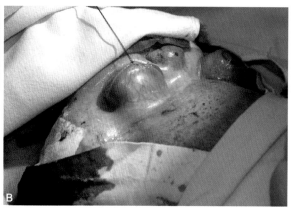

图 7.23　上睑延长及皮瓣移植术。A. 双侧眼球半脱位。B. 上睑不能覆盖眼球表面

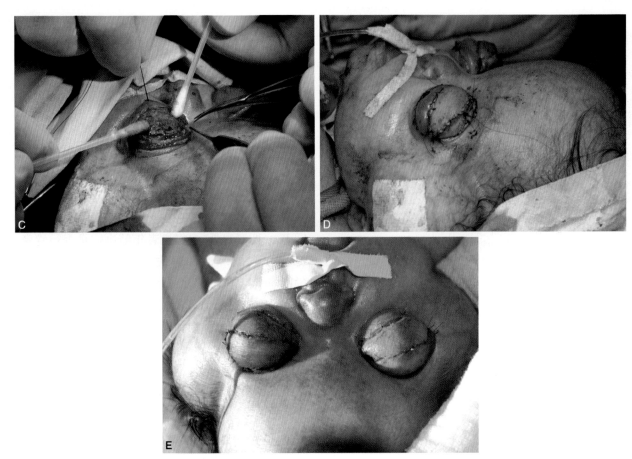

图 7.23(续)   C.分离提上睑肌腱膜并后徙。D.皮瓣覆盖 Müller 肌。E.术后效果,眼球完全得到保护

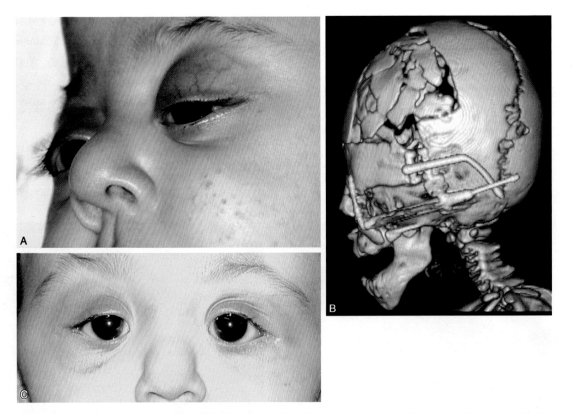

图 7.24   A-C.采用 Monobloc 法及内置式牵引器治疗 Apert 综合征患儿。A.术前尖头畸形。B.牵引器在位。C.骨牵引效果良好

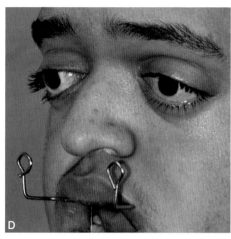
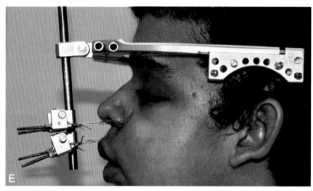

图 7.24（续）　D 和 E. Le Fort Ⅲ 型截骨及外固定式牵引器。D. 术前上颌后退。E. 面中部前移效果良好

畸胎瘤

畸胎瘤是一种包含三个胚层（内胚层、中胚层、外胚层）分化而来的多种组织的畸形[143,144]。畸胎瘤源于异位的原始生殖细胞，出生时就存在，女性的发病率是男性的两倍[143]。在活产婴儿的发病率为 1/400，18% 的畸胎瘤会威胁生命。头颈部畸胎瘤较少见，只占 1/100，在活产婴儿中的发病率为 1/40 000[144]。畸胎瘤一般发生在骶骨和纵隔[143,144]，分为成熟畸胎瘤和未成熟畸胎瘤。成熟畸胎瘤一般为良性，未成熟畸胎瘤可能为恶性。

眼眶畸胎瘤一般出生时即存在，类似于皮样囊肿或脂质皮样囊肿。其位置一般靠近眼球，而非位于骨缝处。畸胎瘤几乎都发生在单侧眼眶的下方，随着体积扩大，畸胎瘤可能变为橙色。畸胎瘤的体积从极小到极大都有，可能完全遮挡眼球导致视力下降。畸胎瘤表现为眼球突出和明显肿块，与婴幼儿期其他表现为肿块迅速增大的疾病相似，如淋巴管畸形、婴幼儿血管瘤、横纹肌肉瘤及转移性神经母细胞瘤[143]（图 7.25A）。畸胎瘤扩张至临近鼻咽部时，可能累及呼吸系统甚至导致患者死亡[145]。

畸胎瘤的肿块可以是实性的、囊性的或者两者兼具[145]，CT 和 MRI 对确定肿块的内部特征以及与眼眶其他组织的关系很有用（图 7.25B、C）。组织病理学检查可以发现畸胎瘤定义中的来自三个不同胚层的组分，但成熟畸胎瘤包含成体组织（图 7.25D、E），而未成熟畸胎瘤包含未完全分化的胚胎样组织[144]，这些病变有恶变的风险。畸胎瘤中也可能出现腺样组织和分泌性脉络丛组织，这可以解释偶尔发生的畸胎瘤迅速增大的现象[143]。

眼眶畸胎瘤的治疗方式取决于其大小、患者潜在视功能和对周围组织（鼻旁窦、颅底或大脑）的侵犯程度。对于仍有潜在视功能的患者，术中应精密操作，尝试将畸胎瘤与眼球或视神经分离，以保存视力。对

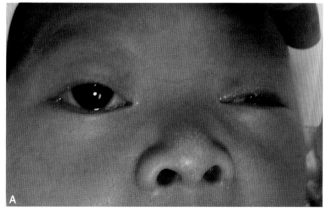
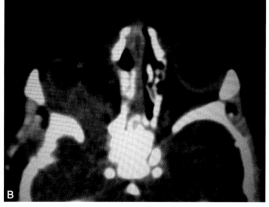

图 7.25　A. 2 岁周大的男孩突然发生右侧眼球突出。B. 水平位 CT 扫描显示位于球后的眶内肿物，右侧眼眶扩张。肿块前部囊性区使眼眶内侧壁移位、鼻咽部狭窄，后部实性区经眶上裂侵犯海绵窦

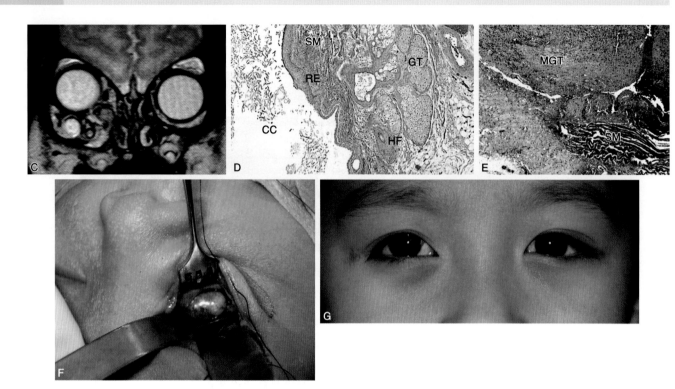

图7.25(续) **C.**冠状位MRI T2加权像显示眶下方的囊肿引起眶底扩大、右侧鼻气道狭窄。**D.**畸胎瘤病理学检查,HE染色,40倍(SM,横纹肌;RE,呼吸上皮;CC,囊腔;GT,腺样组织(胰源性);HF,毛囊)。**E.**Masson三色染色,40倍(MGT,成熟神经胶质组织;SM,横纹肌)。**F.**经下穹隆结膜入路手术,切除全部囊性成分及部分后方神经胶质组织。**G.**术后8年照片,患儿的外观及功能均良好。尽管手术保留了异常的成熟神经胶质成分,肿块并未长大(Courtesy of Peter Dolman,Vancouver,Canada)

于某些患者,可以只去除畸胎瘤中不断增大的囊性部分,保留不增大的部分,如神经胶质、纤维或肌肉,从而减少对外观和功能的损害(图7.25F、G)。对于没有潜在视功能,或眼球严重变形的患者,应剜出眼球和畸胎瘤,以尽可能多的保存未受侵犯的正常眼眶组织[143]。手术一般需要多学科团队的协作以处理多种组分。畸胎瘤不完全切除后可能再发,甚至导致恶变[145]。对于不能手术的患者,可考虑放化疗,但一般预后不佳[146]。

致谢

作者特别感谢 Daniel Weil 医师对本章内容的帮助。

参考文献

1. Voronina VA, Kozhemyakina EA, O'Kernick CM, et al. Mutations in the human RAX homeobox gene in a patient with anophthalmia and sclerocornea. *Hum Mol Genet* 2004;**13**(3):315–22.
2. Gujar SK, et al. Congenital malformations of the Orbit. *Neuroimag Clin N Am* 2011;**21**:585–602.
3. Natsume N, Tsukawaki T, Kuno J, et al. Survey of patients with oblique facial clefts in Japan. *Int J Oral Maxillofac Surg* 1999;**28**(1):53–5.
4. van der Meulen JC. Oblique facial clefts: pathology, etiology, and reconstruction. *Plast Reconstr Surg* 1985;**76**(2):212–24.
5. van den Elzen ME, Versnel SL, Wolvius EB, et al. Long-term results after 40 years experience with treatment of rare facial clefts: Part 2—Symmetrical median clefts. *J Plast Reconstr Aesthet Surg* 2011;**64**(10):1344–52.
6. Versnel SL, van den Elzen ME, Wolvius EB, et al. Long-term results after 40 years experience with treatment of rare facial clefts: Part 1—Oblique and paramedian clefts. *J Plast Reconstr Aesthet Surg* 2011;**64**(10):1334–43.
7. Berger AJ, Kahn D. Growth and development of the orbit. *Oral Maxillofac Surg Clin North Am* 2012;**24**(4):545–55.
8. Snider TN, Mishina Y. Cranial neural crest cell contribution to craniofacial formation, pathology, and future directions in tissue engineering. *Birth Defects Res C Embryo Today* 2014;**102**(3):324–32.
9. Larsen WJ. Development of the eyes. In: Larsen WJ, editor. *Human embryology*. 2nd ed. Hong Kong, China: Churchill Livingstone; 1997. p. 375–84.
10. Sadler TW. Eye. In: Sadler TW, editor. *Langman's medical embryology*. 8th ed. Philadelphia, PA: Lippincott Williams & Wilkins; 2000. p. 394–404.
11. Hall BK. The neural crest as a fourth germ layer and vertebrates as quadroblastic not triploblastic. *Evol Dev* 2000;**2**(1):3–5.
12. Noisa P, Lund C, Kanduri K, et al. Notch signaling regulates the differentiation of neural crest from human pluripotent stem cells. *J Cell Sci* 2014;**127**(Pt 9):2083–94.
13. Noisa P, Raivio T. Neural crest cells: from developmental biology to clinical interventions. *Birth Defects Res C Embryo Today* 2014;**102**(3):263–74.
14. Mishina Y, Snider TN. Neural crest cell signaling pathways critical to cranial bone development and pathology. *Exp Cell Res* 2014;**325**(2):138–47.
15. Kenneth LP. Embryology and anatomy of the developing face. In: Katowitz JA, editor. *Pediatric oculoplastic surgery*. New York: Springer-Verlag; 2002. p. 11–29.
16. Johnson JM, Moonis G, Green GE, et al. Syndromes of the first and second branchial arches, part 2: syndromes. *AJNR Am J Neuroradiol*

2011;**32**(2):230–7.

17. Heinonen OP, et al. *Birth defects and drugs in pregnancy*. New York: Publishing Sciences Group; 1977.

18. Shaw GM, Carmichael SL, Yang W, et al. Epidemiologic characteristics of anophthalmia and bilateral microphthalmia among 2.5 million births in California, 1989–1997. *Am J Med Genet A* 2005;**137**(1):36–40.

19. Shah SP, Taylor AE, Sowden JC, et al; Surveillance of Eye Anomalies (SEA-UK) Special Interest Group. Anophthalmos, microphthalmos, and typical coloboma in the united kingdom: a prospective study of incidence and risk. *Invest Ophthalmol Vis Sci* 2011;**52**(1):558–64.

20. Smith CG, Gallie BL, Morin JD. Normal and abnormal development of the eye. In: Crawford JS, Morin JD, editors. *The eye in childhood*. New York: Grune & Stratton; 1982. p. 1–18.

21. Katowitz JA. *Pediatric oculoplastic surgery*. New York: Springer Verlag; 2002. p. 180–3.

22. Fitzpatrick DR, van Heyningen V. Developmental eye disorders. *Curr Opin Genet Dev* 2005;**15**:348–53.

23. Verma AS, FitzPatrick DR. Anophthalmia and microphthalmia. *Orphanet J Rare Dis* 2007;**26**(2):47.

24. Bernardino CR. Congenital anophthalmia: a review of dealing with volume. *Middle East Afr J Ophthalmol* 2010;**17**(2):156–60.

25. Ozturker C, Kaynak P, Özkan Arat Y, et al. An atypical case of microphthalmos with cyst: cyst masquerading as phthisical eye. *Ophthal Plast Reconstr Surg* 2015;**31**(6):e150–2.

26. Levin AV. Congenital eye anomalies. *Pediatr Clin North Am* 2003;**50**:55–76.

27. Farkas LG, et al. Growth patterns in the orbital region. *Cleft Palate Craniofac J* 1992;**29**:315–18.

28. Osaki TH, Fay A, Mehta M, et al. Orbital development as a function of age in indigenous North American skeletons. *Ophthal Plast Reconstr Surg* 2013;**29**(2):131–6.

29. Gundlach KK, et al. Expansion of the socket and orbit for congenital clinical anophthalmia. *Plast Reconstr Surg* 2005;**116**:1214–22.

30. Lee YH, et al. Surgical reconstruction of the contracted orbit. *Plast Reconstr Surg* 1999;**103**:1129–36.

31. Pereira FJ, Milbratz GH, Cruz AA, et al. Ophthalmic considerations in the management of Tessier cleft 5/9. *Ophthal Plast Reconstr Surg* 2010;**26**(6):450–3.

32. Fries PD, Katowitz JA. Congenital craniofacial anomalies of ophthalmic importance. *Surv Ophthalmol* 1990;**35**(2):87–119.

33. Nagase Y, Natsume N, Kato T, et al. Epidemiological Analysis of Cleft Lip and/or Palate by Cleft Pattern. *J Maxillofac Oral Surg* 2010;**9**(4):389–95. doi:10.1007/s12663-010-0132-6. [Epub 2011 Mar 11.]

34. Monasterio FO, Taylor JA. Major craniofacial clefts: case series and treatment philosophy. *Plast Reconstr Surg* 2008;**122**(2):534–43.

35. Mayou BJ, Fenton OM. Oblique facial clefts caused by amniotic bands. *Plast Reconstr Surg* 1981;**68**(5):675–81.

36. Morovic CG, Berwart F, Varas J. Craniofacial anomalies of the amniotic band syndrome in serial clinical cases. *Plast Reconstr Surg* 2004;**113**(6):1556–62.

37. Kawamoto HK Jr. The kaleidoscopic world of rare craniofacial clefts: order out of chaos (Tessier classification). *Clin Plast Surg* 1976;**3**(4):529–72.

38. Rinon A, Lazar S, Marshall H, et al. Cranial neural crest cells regulate head muscle patterning and differentiation during vertebrate embryogenesis. *Development* 2007;**134**(17):3065–75.

39. Ewings EL, Carstens MH. Neuroembryology and functional anatomy of craniofacial clefts. *Indian J Plast Surg* 2009;**42**(Suppl.):S19–34.

40. Saadi I, Alkuraya FS, Gisselbrecht SS, et al. Deficiency of the cytoskeletal protein SPECC1L leads to oblique facial clefting. *Am J Hum Genet* 2011;**89**(1):44–55.

41. Gfrerer L, Shubinets V, Hoyos T, et al. Functional analysis of SPECC1L in craniofacial development and oblique facial cleft pathogenesis. *Plast Reconstr Surg* 2014;**134**(4):748–59.

42. Stanek J, de Courten-Myers G, Spaulding AG, et al. Case of complex craniofacial anomalies, bilateral nasal proboscides, palatal pituitary, upper limbs reduction, and amnion rupture sequence: disorganization phenotype? *Pediatr Dev Pathol* 2001;**4**(2):192–202.

43. Purandare SM, Ernst L, Medne L, et al. Developmental anomalies with features of disorganization (Ds) and amniotic band sequence (ABS): a report of four cases. *Am J Med Genet A* 2009;**149A**(8):1740–8.

44. Hunter AG. Human equivalent of mouse disorganization: Has the case been made? *Am J Med Genet A* 2011;**155A**(4):792–804.

45. Tessier P. Anatomical classification facial, cranio-facial and latero-facial clefts. *J Maxillofac Surg* 1976;**4**(2):69–92.

46. Morian R. Über die schräge Gesichtsspalte. *Arch Klin Chir* 1887;**35**:245.

47. Karfik V. [Proposed classification of rare congenital cleft defects of the face]. *Rozhl Chir* 1966;**45**(8):518–22.

48. Harkins CS, Berlin A, Harding RL, et al. A classification of cleft lip and cleft palate. *Plast Reconstr Surg Transplant Bull* 1962;**29**:31–9.

49. Boo-Chai K. The oblique facial cleft. A report of 2 cases and a review of 41 cases. *Br J Plast Surg* 1970;**23**(4):352–9.

50. Ladani P, Sailer HF, Sabnis R. Tessier 30 symphyseal mandibular cleft: early simultaneous soft and hard tissue correction – a case report. *J Craniomaxillofac Surg* 2013;**41**(8):735–9.

51. Thorne CH. Craniofacial clefts. *Clin Plast Surg* 1993;**20**(4):803–14.

52. Schlenker JD, Ricketson G, Lynch JB. Classification of oblique facial clefts with microphthalmia. *Plast Reconstr Surg* 1979;**63**(5):680–8.

53. Darzi MA, Chowdri NA. Oblique facial clefts: a report of Tessier numbers 3, 4, 5, and 9 clefts. *Cleft Palate Craniofac J* 1993;**30**(4):414–15.

54. van der Meulen JC, Mazzola R, Vermey-Keers C, et al. A morphogenetic classification of craniofacial malformations. *Plast Reconstr Surg* 1983;**71**(4):560–72.

55. Ozaki W, Kawamoto HK. Craniofacial clefting. In: Lin KY, Ogle RC, Jane JA, editors. *Craniofacial surgery*. Philadelphia, PA: W.B. Saunders; 2002. p. 309–31.

56. David DJ, Moore MH, Cooter RD. Tessier clefts revisited with a third dimension. *Cleft Palate J* 1989;**26**(3):163–84, discussion 84–5.

57. Eppley BL, van Aalst JA, Robey A, et al. The spectrum of orofacial clefting. *Plast Reconstr Surg* 2005;**115**(7):101e–14e.

58. Gunter GS. Nasomaxillary Cleft. *Plast Reconstr Surg* 1963;**32**:637–45.

59. da Silva Freitas R, Alonso N, Busato L, et al. Oral-nasal-ocular cleft: the greatest challenge among the rare clefts. *J Craniofac Surg* 2010;**21**(2):390–5.

60. Stretch JR, Poole MD. Nasolacrimal abnormalities in oblique facial clefts. *Br J Plast Surg* 1990;**43**(4):463–7.

61. Kara IG, Ocsel H. The Tessier number 5 cleft with associated extremity anomalies. *Cleft Palate J* 2001;**38**(5):529–32.

62. Galante G, Dado DV. The Tessier number 5 cleft: a report of two cases and a review of the literature. *Plast Reconstr Surg* 1991;**88**(1):131–5.

63. da Silva Freitas R, Alonso N, Shin JH, et al. The Tessier number 5 facial cleft: surgical strategies and outcomes in six patients. *Cleft Palate Craniofac J* 2009;**46**(2):179–86.

64. Bilkay U, Gundogan H, Ozek C, et al. A rare craniofacial cleft: bilateral Tessier no. 5 cleft accompanied by no. 1 and no. 6 clefts. *Ann Plast Surg* 2000;**45**(6):654–7.

65. Dumortier R, Delhemmes P, Pellerin P. Bilateral Tessier No. 9 cleft. *J Craniofac Surg* 1999;**10**(6):523–5.

66. David DJ, Moore MH, Cooter RD, et al. The Tessier number 9 cleft. *Plast Reconstr Surg* 1989;**83**(3):520–7.

67. Al-Ani SA, Locke MB, Rees M, et al. Our experiences managing a rare cranio-orbital cleft. *J Craniofac Surg* 2008;**19**(3):819–22.

68. Olasoji HO, Tahir C, Isa A. An unusual bilateral oblique facial cleft in a newborn. *Int J Pediatr Otorhinolaryngol* 2005;**69**(7):999–1001.

69. Chen PK, Chang FC, Chan FC, et al. Repair of Tessier no. 3 and no. 4 craniofacial clefts with facial unit and muscle repositioning by midface rotation advancement without Z-plasties. *Plast Reconstr Surg* 2012;**129**(6):1337–44.

70. Mulliken JB, Kaban LB, Evans CA, et al. Facial skeletal changes following hypertelorbitism correction. *Plast Reconstr Surg* 1986;**77**(1):7–16.

71. Cohen MC Jr. Sutural biology. In: Cohen MC Jr, MacLean RE, editors. *Craniosynostosis diagnosis, evaluation, and management*. 2nd ed. New York: Oxford Univeristy Press; 2000. p. 11–23.

72. van der Meulen J. Metopic synostosis. *Childs Nerv Syst* 2012;**28**(9):1359–67.

73. Di Rocco C, Paternoster G, Caldarelli M, et al. Anterior plagiocephaly: epidemiology, clinical findings,diagnosis, and classification. A review. *Childs Nerv Syst* 2012;**28**(9):1413–22.

74. Freudlsperger C, Hoffmann J, Castrillon-Oberndorfer G, et al. Bilateral coronal and sagittal synostosis in X-linked hypophosphatemic rickets: a case report. *J Craniomaxillofac Surg* 2013;**41**(8):842–4.

75. Cohen MC Jr. History, terminology, and classification of craniosynostosis. In: Cohen MC Jr, MacLean RE, editors. *Craniosynostosis: diagnosis, evaluation, and management*. 2nd ed. New York: Oxford Uni-

versity Press; 2000.

76. Greenwood J, Flodman P, Osann K, et al. Familial incidence and associated symptoms in a population of individuals with nonsyndromic craniosynostosis. *Genet Med* 2014;**16**(4):302–10.

77. Mulliken JB, Gripp KW, Stolle CA, et al. Molecular analysis of patients with synostotic frontal plagiocephaly (unilateral coronal synostosis). *Plast Reconstr Surg* 2004;**113**(7):1899–909.

78. Kolar JC, Salter EM. Preoperative anthropometric dysmorphology in metopic synostosis. *Am J Phys Anthropol* 1997;**103**(3):341–51.

79. Shillito J Jr, Matson DD. Craniosynostosis: a review of 519 surgical patients. *Pediatrics* 1968;**41**(4):829–53.

80. Collmann H, Sorensen N, Krauss J. Consensus: trigonocephaly. *Childs Nerv Syst* 1996;**12**(11):664–8.

81. Lajeunie E, Le Merrer M, Marchac D, et al. Syndromal and nonsyndromal primary trigonocephaly: analysis of a series of 237 patients. *Am J Med Genet* 1998;**75**(2):211–15.

82. van der Meulen J, van der Hulst R, van Adrichem L, et al. The increase of metopic synostosis: a pan-European observation. *J Craniofac Surg* 2009;**20**(2):283–6.

83. Lajeunie E, Le Merrer M, Bonaiti-Pellie C, et al. Genetic study of nonsyndromic coronal craniosynostosis. *Am J Med Genet* 1995;**55**(4):500–4.

84. Captier G, Leboucq N, Bigorre M, et al. Plagiocephaly: morphometry of skull base asymmetry. *Surg Radiol Anat* 2003;**25**(3–4):226–33.

85. Lo LJ, Marsh JL, Pilgram TK, et al. Plagiocephaly: differential diagnosis based on endocranial morphology. *Plast Reconstr Surg* 1996;**97**(2):282–91.

86. Vinchon M, Pellerin P, Baroncini M, et al. Non-syndromic oxycephaly and brachycephaly: a review. *Childs Nerv Syst* 2012;**28**(9):1439–46.

87. Chung SA, Yun IS, Moon JW, et al. Ophthalmic findings in children with nonsyndromic craniosynostosis treated by expansion cranioplasty. *J Craniofac Surg* 2015;**26**(1):79–83.

88. Denis D, Genitori L, Conrath J, et al. Ocular findings in children operated on for plagiocephaly and trigonocephaly. *Childs Nerv Syst* 1996;**12**(11):683–9.

89. Eveleens JR, Mathijssen IM, Lequin MH, et al. Vertical position of the orbits in nonsyndromic plagiocephaly in childhood and its relation to vertical strabismus. *J Craniofac Surg* 2011;**22**(1):135–8.

90. Gupta PC, Foster J, Crowe S, et al. Ophthalmologic findings in patients with nonsyndromic plagiocephaly. *J Craniofac Surg* 2003;**14**(4):529–32.

91. Levy RL, Rogers GF, Mulliken JB, et al. Astigmatism in unilateral coronal synostosis: incidence and laterality. *J AAPOS* 2007;**11**(4):367–72.

92. Macintosh C, Wells R, Johnson D, et al. What are the effects of metopic synostosis on visual function? *J Craniofac Surg* 2011;**22**(4):1280–3.

93. Tarczy-Hornoch K, Smith B, Urata M. Amblyogenic anisometropia in the contralateral eye in unicoronal craniosynostosis. *J AAPOS* 2008;**12**(5):471–6.

94. Weiss AH, Phillips JO. Hypertropia associated with superolateral translation of the superior rectus muscle pulley in unilateral coronal synostosis. *Arch Ophthalmol* 2006;**124**(8):1128–34.

95. McCarthy JG, Warren SM, Bernstein J, et al. Parameters of care for craniosynostosis. *Cleft Palate Craniofac J* 2012;**49**(Suppl.):1S–24S.

96. Liu Y, Kadlub N, da Silva Freitas R, et al. The misdiagnosis of craniosynostosis as deformational plagiocephaly. *J Craniofac Surg* 2008;**19**(1):132–6.

97. Persing JA. MOC-PS(SM) CME article: management considerations in the treatment of craniosynostosis. *Plast Reconstr Surg* 2008;**121**(4 Suppl.):1–11.

98. Speltz ML, Collett BR, Wallace ER, et al. Intellectual and academic functioning of school-age children with single-suture craniosynostosis. *Pediatrics* 2015;**135**(3):e615–23.

99. Speltz ML, Kapp-Simon KA, Cunningham M, et al. Single-suture craniosynostosis: a review of neurobehavioral research and theory. *J Pediatr Psychol* 2004;**29**(8):651–68.

100. Matushita H, Alonso N, Cardeal DD, et al. Frontal-orbital advancement for the management of anterior plagiocephaly. *Childs Nerv Syst* 2012;**28**(9):1423–7.

101. Selber JC, Brooks C, Kurichi JE, et al. Long-term results following fronto-orbital reconstruction in nonsyndromic unicoronal synostosis. *Plast Reconstr Surg* 2008;**121**(5):251e–60e.

102. Apert E. De l'acrocéphalosyndactilie. *Bull Mem Soc Med Hop Paris* 1906;**23**:1310–30.

103. Crouzon O. Dysostose cranio-faciale héréditaire. *Bull Mem Soc Med Hop Paris* 1912;**33**:545–55.

104. Pfeiffer RA. [Dominant Hereditary Acrocephalosyndactylia]. *Z Kinderheilkd* 1964;**90**:301–20.

105. Vogels A, Fryns JP. Pfeiffer syndrome. *Orphanet J Rare Dis* 2006;**1**:19.

106. Marchac D, Renier D. Faciocraniosynostosis: from infancy to adulthood. *Childs Nerv Syst* 1996;**12**(11):669–77.

107. Cohen MC Jr. Other syndromes with craniosynostosis. In: Cohen MC Jr, MacLean RE, editors. *Craniosynostosis: diagnosis, evaluation, and management 1*. New York: Oxford University Press; 2000. p. 385–440.

108. Aleck K. Craniosynostosis syndromes in the genomic era. *Semin Pediatr Neurol* 2004;**11**(4):256–61.

109. Teven CM, Farina EM, Rivas J, et al. Fibroblast growth factor (FGF) signaling in development and skeletal diseases. *Genes Dis* 2014;**1**(2):199–213.

110. Agochukwu NB, Solomon BD, Muenke M. Impact of genetics on the diagnosis and clinical management of syndromic craniosynostoses. *Childs Nerv Syst* 2012;**28**(9):1447–63.

111. Moloney DM, Slaney SF, Oldridge M, et al. Exclusive paternal origin of new mutations in Apert syndrome. *Nat Genet* 1996;**13**(1):48–53.

112. Kan SH, Elanko N, Johnson D, et al. Genomic screening of fibroblast growth-factor receptor 2 reveals a wide spectrum of mutations in patients with syndromic craniosynostosis. *Am J Hum Genet* 2002;**70**(2):472–86.

113. Cohen MM Jr, Kreiborg S, Lammer EJ, et al. Birth prevalence study of the Apert syndrome. *Am J Med Genet* 1992;**42**(5):655–9.

114. Arnaud-Lopez L, Fragoso R, Mantilla-Capacho J, et al. Crouzon with acanthosis nigricans. Further delineation of the syndrome. *Clin Genet* 2007;**72**(5):405–10.

115. Rutland P, Pulleyn LJ, Reardon W, et al. Identical mutations in the FGFR2 gene cause both Pfeiffer and Crouzon syndrome phenotypes. *Nat Genet* 1995;**9**(2):173–6.

116. Cohen MM Jr. Craniosynostoses: phenotypic/molecular correlations. *Am J Med Genet* 1995;**56**(3):334–9.

117. Kreiborg S, Marsh JL, Cohen MM Jr, et al. Comparative three-dimensional analysis of CT-scans of the calvaria and cranial base in Apert and Crouzon syndromes. *J Craniomaxillofac Surg* 1993;**21**(5):181–8.

118. Lajeunie E, Cameron R, El Ghouzzi V, et al. Clinical variability in patients with Apert's syndrome. *J Neurosurg* 1999;**90**(3):443–7.

119. Renier D, Lajeunie E, Arnaud E, et al. Management of craniosynostoses. *Childs Nerv Syst* 2000;**16**(10–11):645–58.

120. Cohen MM Jr. Pfeiffer syndrome update, clinical subtypes, and guidelines for differential diagnosis. *Am J Med Genet* 1993;**45**(3):300–7.

121. Anderson PJ, Evans RD. Re: Metacarpophalangeal analysis in Crouzon syndrome. *Am J Med Genet* 1998;**80**(4):439.

122. Murdoch-Kinch CA, Ward RE. Metacarpophalangeal analysis in Crouzon syndrome: additional evidence for phenotypic convergence with the acrocephalosyndactyly syndromes. *Am J Med Genet* 1997;**73**(1):61–6.

123. Cinalli G, Renier D, Sebag G, et al. Chronic tonsillar herniation in Crouzon's and Apert's syndromes: the role of premature synostosis of the lambdoid suture. *J Neurosurg* 1995;**83**(4):575–82.

124. Raybaud C, Di Rocco C. Brain malformation in syndromic craniosynostoses, a primary disorder of white matter: a review. *Childs Nerv Syst* 2007;**23**(12):1379–88.

125. Bannink N, Joosten KF, van Veelen ML, et al. Papilledema in patients with Apert, Crouzon, and Pfeiffer syndrome: prevalence, efficacy of treatment, and risk factors. *J Craniofac Surg* 2008;**19**(1):121–7.

126. Flores RL, Shetye PR, Zeitler D, et al. Airway changes following Le Fort III distraction osteogenesis for syndromic craniosynostosis: a clinical and cephalometric study. *Plast Reconstr Surg* 2009;**124**(2):590–601.

127. Boston M, Rutter MJ. Current airway management in craniofacial anomalies. *Curr Opin Otolaryngol Head Neck Surg* 2003;**11**(6):428–32.

128. Kouga T, Tanoue K, Matsui K. Airway statuses and nasopharyngeal airway use for airway obstruction in syndromic craniosynostosis. *J Craniofac Surg* 2014;**25**(3):762–5.

129. Nout E, Bouw FP, Veenland JF, et al. Three-dimensional airway changes after Le Fort III advancement in syndromic craniosynostosis patients. *Plast Reconstr Surg* 2010;**126**(2):564–71.

130. Cruz AA, Garcia DM, Akaishi PM, et al. Globe Protrusion and Interorbital Divergence in Syndromic Faciocraniosynostoses. *J Craniofac Surg* 2015;**26**(4):1163–4.

131. Bartels MC, Vaandrager JM, de Jong TH, et al. Visual loss in syndromic craniosynostosis with papilledema but without other symptoms of intracranial hypertension. *J Craniofac Surg* 2004;**15**(6):1019–22, discussion 23–4.

132. David LR, Velotta E, Weaver RG Jr, et al. Clinical findings precede objective diagnostic testing in the identification of increased ICP in syndromic craniosynostosis. *J Craniofac Surg* 2002;**13**(5):676–80.

133. Khong JJ, Anderson P, Gray TL, et al. Ophthalmic findings in Apert's syndrome after craniofacial surgery: twenty-nine years' experience. *Ophthalmology* 2006;**113**(2):347–52.

134. Gray TL, Casey T, Selva D, et al. Ophthalmic sequelae of Crouzon syndrome. *Ophthalmology* 2005;**112**(6):1129–34.

135. Khan SH, Nischal KK, Dean F, et al. Visual outcomes and amblyogenic risk factors in craniosynostotic syndromes: a review of 141 cases. *Br J Ophthalmol* 2003;**87**(8):999–1003.

136. Khong JJ, Anderson P, Gray TL, et al. Ophthalmic findings in apert syndrome prior to craniofacial surgery. *Am J Ophthalmol* 2006; **142**(2):328–30.

137. Tay T, Martin F, Rowe N, et al. Prevalence and causes of visual impairment in craniosynostotic syndromes. *Clin Experiment Ophthalmol* 2006;**34**(5):434–40.

138. Rosenberg JB, Tepper OM, Medow NB. Strabismus in craniosynostosis. *J Pediatr Ophthalmol Strabismus* 2013;**50**(3):140–8.

139. Diamond GR, Katowitz JA, Whitaker LA, et al. Variations in extraocular muscle number and structure in craniofacial dysostosis. *Am J Ophthalmol* 1980;**90**(3):416–18.

140. Holmes JM, Hatt SR, Leske DA. Superior oblique tucks for apparent inferior oblique overaction and V-pattern strabismus associated with craniosynostosis. *Strabismus* 2010;**18**(3):111–15.

141. Arnaud E, Di Rocco F. Faciocraniosynostosis: monobloc frontofacial osteotomy replacing the two-stage strategy? *Childs Nerv Syst* 2012; **28**(9):1557–64.

142. Cruz AA, Akaishi PM, Arnaud E, et al. Palpebral fissure changes after monobloc frontofacial advancement in faciocraniosynostosis. *J Craniofac Surg* 2008;**19**(1):106–9.

143. Fries PD, Kazim M. Benign Pediatric Orbital Tumors. In: Katowitz JA, editor. *Pediatric oculoplastic surgery.* New York: Springer; 1999.

144. Firat C, Aytekin AH, Akatli AN, et al. Surgical management of immature teratoma involving the oral cavity and orbit in a neonate. *J Craniofac Surg* 2014;**25**(6):e578–80.

145. Morris DS, Fayers T, Dolman PJ. Orbital teratoma: case report and management review. *J AAPOS* 2009;**13**(6):605–7.

146. Marina NM, Cushing B, Giller R, et al. Complete surgical excision is effective treatment for children with immature teratomas with or without malignant elements. A Pediatric Oncology Group/Children's Cancer Group Intergroup Study. *J Clin Oncol* 1999;**17**:2137–43.

8

第 8 章　眼睑发育异常

KAREN REVERE, WILLIAM R. KATOWITZ, MARYAM NAZEMZADEH, and JAMES A. KATOWITZ

引言

眼睑对保护、润滑和清洁眼表有重要作用,眼睑结构和功能的变化可能引起视力下降、威胁眼部健康、影响正常外观。

历史背景

在古代,先天畸形被认为代表神的旨意,在许多文化中被负面地认为是邪恶的表现或上帝的愤怒。尽管迷信依然存在,较之古代出生缺陷儿被赋予的极端负面的含义,现代对于先天畸形的认识已经有了显著改变。20 世纪 60 年代出现了术语"畸形学",这门学科是对多种正常生理特征和发育异常导致的病理变化进行分类的科学。

基础科学

胚胎学

几乎所有的面部组织都起源于外胚层神经嵴细胞。胚胎 4~8 周时,神经嵴细胞起源于胚神经褶外侧边缘。胚胎 4 周时咽弓开始形成,脸部主要由第 1 对咽弓形成。起源于第 1 对咽弓的五个主要面突的发育障碍会导致一系列颅面畸形。眼睑发育与面部发育的关系并不密切,而与眼球发育的联系更紧密[1]。

眼睑发育包括五个阶段,从胚胎 6 周开始。阶段 1 以眼睑褶的发育为特征,外胚叶移行,覆盖发育中的晶体泡(图 8.1)。阶段 2 时,睑裂融合,覆盖发育中的眼球,这一过程从胚胎 8 周持续到胚胎 5 个月。阶段 3 从胚胎 8 周到 7 个月,一些特殊的眼睑结构开始成型。阶段 4 从胚胎 5 个月到 7 个月,上下睑开始分离。眼睑分离是一个间断的过程,此过程进行期间,仍然持续有纤细上皮条索与睑缘连接,直至胎儿出生。阶段 5 以眼睑结构分化和成熟为特征,一般在胚胎 7 个月到出生这段时间完成(表 8.1)。当序贯发生的移行和分化过程受阻,就可能发生特征性的先天异常。

表 8.1　眼睑发育的阶段

阶段 1:外胚叶移行,覆盖发育中的晶体泡,形成眼睑褶

阶段 2:睑裂融合,覆盖眼球

阶段 3:眼睑特殊结构形成(Meibomian 腺、毛囊皮脂腺单位等)

阶段 4:睑裂分离

阶段 5:眼睑结构进一步分化和成熟

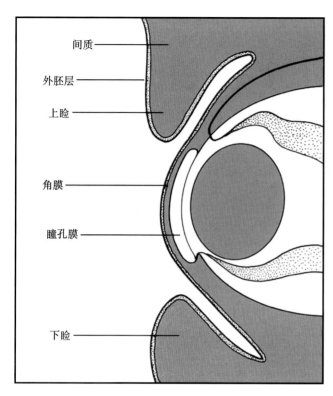

图 8.1 眼睑形成。图示胚胎 7 周时的眼睑的形成情况（From Katowitz JA, ed. Pediatric oculoplastic surgery. New York, NY: Springer; 2002）

间质
外胚层
上睑
角膜
瞳孔膜
下睑

隐眼畸形

流行病学

隐眼畸形，即"隐藏眼球"，最先在 1872 年由 Zehender 和 Manz 报道。这是一种罕见的疾病，有多种临床表现，完全性隐眼畸形最常见。孤立性隐眼畸形可以散发，或通过常染色体隐性遗传。隐眼畸形还可能合并两种相关综合征，表现为常染色体隐性遗传。其一为 Fraser 综合征，由 FRAS1 和 FREM2 基因突变导致，特征为隐眼、并指（趾）、泌尿生殖器畸形、颅面畸形、唇腭裂、智力发育迟缓和肌肉骨骼异常[2]。其二为 Manitoba-oculotrichoanal 综合征，由 FREM1 基因突变导致，特征为隐眼、面部毛发呈三角生长、鼻尖分裂或增宽、胃肠道畸形[3]。

发病机制

隐眼畸形是眼睑褶成型异常和迁移失败导致的，各型隐眼畸形的不同特征表现可以从胚胎学角度加以解释。表面外胚叶内陷形成晶状体这一过程发生在眼睑褶形成之前，因此，隐眼可以有或没有晶状体，这取决于眼睑褶发育障碍发生在外胚叶内陷之前或之后。出生时，上方角膜可以透明，但如缺乏适当润滑，则可在出生后角化。另外，上方角膜在出生时也可能已发生角化，这是由于角膜在宫内缺乏眼睑覆盖，导致角膜各层发育不完全（发生在胚胎第 8 周到 5 个月），以及羊水中含有的肾性分泌物也对暴露其中的角膜产生影响[4]。

分类

由 Francoise 在 1969 年提出的分级方法沿用至今，他将隐眼畸形分为 3 类：完全性（全）隐眼畸形、不完全性（部分）隐眼畸形、顿挫型/先天性睑球粘连[5]。近年来，Subramanian 等将先天性睑球粘连进一步细分，根据眼睑、结膜穹窿和角膜的完整程度，分为轻、中、重三级[6]。

鉴别诊断

尽管隐眼畸形、小眼球和临床无眼球有类似的潜在病理学表现，这些疾病一般可根据临床表现予以区分。

临床特征

完全性隐眼畸形的特征为自前额延续至颊部的皮肤覆盖眼球，患者未分化出可辨别的上下睑[5]，眼内结构严重紊乱。不完全性隐眼畸形的特征为皮褶覆盖内侧睑裂，患者具有可区分的外侧眼睑组织。上睑可能有部分缺损，眼内容物通常结构紊乱，骨性眼眶缩窄。完全性和不完全性隐眼畸形都可能伴发眼部囊肿。先天性睑球粘连的患者往往有成型的眼睑，但上睑皮肤与角膜或眼球上部融合（图 8.2）。上方睑球粘连处的角膜会有角化，但下方角膜一般透明。

根据 Subramanian 在过去 22 年里对 25 例隐眼畸形患者的分析结果，所有先天性睑球粘连的患者均伴有鼻畸形（包括鼻裂、球状鼻和鼻翼隆起），眉缺损（内侧或外侧均可），以及由头皮向下延伸的条状毛发[6]，正常眼睑的腺体（如 Meibomian 腺）可能缺如或发育不完全。在完全性和不完全性隐眼畸形中，受累侧眼眶往往发育不全[6]。

检查

因为表面有上皮覆盖，往往不容易发现潜在的眼部异常。电生理检查如视网膜电图（ERG）和视觉诱发电位（VEP）有助于评估受累眼的潜在视功能。超声可用于评估眼内容物的组织结构。CT 可评估眼眶结构。但应避免对儿童进行不必要的 CT 检查，因有

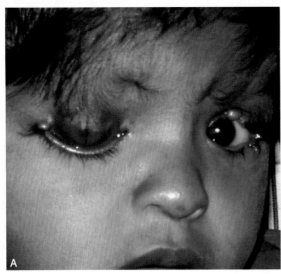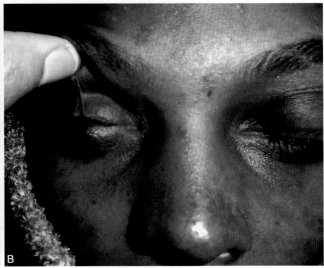

图 8.2 隐眼畸形。**A.** 2 岁女孩，右侧隐眼畸形。患儿上睑发育异常，无睑缘结构，并与眼表完全粘连，合并同侧眉缺损，对侧上睑表现为 Tessier11~12 号裂。**B.** 成人单侧隐眼。患者上下睑残留微小的缝隙，可观察到角化组织，上下睑均与眼表粘连（Courtesy of Shreya Shah，Dahod，India）

放射暴露的风险。如果父母有相关病史，有利于确诊。对合并其他畸形表现（如并指（趾））的患儿，应请医学遗传学家进行评估，以筛查相关系统性病变，如 Fraser 综合征或 Manitoba-oculotrichoanal 综合征。

处理

　　眼睑重建应考虑眼睑的四个主要结构和功能部分：黏膜用于润滑并使其后面的眼表处于光滑状态，睑板作为眼睑的支架，眼睑缩肌和伸肌保证瞬目功能，皮肤覆盖眼睑的外表面。已有多种眼睑重建的方法，Subramanian 等在对 25 例隐眼畸形患者的总结中发现，对先天性睑球粘连的患者使用 Mustarde 颊部旋转皮瓣能取得良好的效果[6]，其他局部皮瓣或植片也可用于重建眼睑前层。对于仍存在视力的患儿，一般避免采用均分眼睑手术。羊膜移植可用于覆盖暴露的角膜和结膜表面[7]。结膜植片、口鼻黏膜植片、巩膜植片或尸源性真皮可用于重建眼睑后表面[6,8,9]。

病程、并发症和预后

　　虽然在不完全性隐眼畸形和先天性睑球粘连患者更有效，但对所有类型的隐眼畸形患者都可尝试视觉康复治疗。对完全性隐眼畸形行眼睑重建术的效果并不理想[10]。总体而言，其潜在视功能不佳，手术矫正的目的是为了得到较好的外观及良好的眼睑支撑结构，为将来佩戴眼片提供可能。所有眼睑后层组织替代物都不存在能够正常分泌泪液的结构，即使在眼

睑重建术成功完成后，保持角膜表面透明仍是一个持续的挑战。和其他无视功能的眼部发育不全性疾病（如小眼球）一样，可利用颊黏膜植片覆盖眼球，以保证眼片佩戴的舒适度，并取得较好的外观[11]。

眼睑缺损

流行病学

　　新生儿眼睑缺损总的发病率为 0.7/10 000[12]，它可以散发，与角膜眼睑粘连相关，也可作为某一综合征的局部表现，如 Fraser 综合征、Goldenhar 综合征、Treacher Collins 综合征（TCS）、CHARGE 综合征（眼睑缺损、心脏病、后鼻孔闭锁、生长发育迟缓、生殖泌尿道系统异常及耳部异常）、Manitoba-oculotrichoanal 综合征及其他罕见病变。孤立性眼睑缺损常散发，其具体发病率不明[13]。

发病机制

　　术语"眼睑缺损"描述的是一种沿睑缘分布的部分组织解剖学变异或缺失的情况。病因多样，从胚胎学角度看，该病可能是由于外胚叶或中胚叶组织迁移异常导致的。机械力，如羊膜带压迫，可能引起未发育完全的眼睑组织的压缩性破坏。Goldenhar 综合征病例，角膜皮样瘤的存在可能对眼睑造成压力，导致眼睑局部发育障碍。胚胎形成阶段胚胎生长板会发

生移动,这一现象可以解释眼睑缺损发生部位的区别。不同部位眼睑缺损的发生率从高到低依次为上睑中内 1/3 连接处、上睑中央、下睑中外 1/3 连接处和下睑中内 1/3 连接处[14](表 8.2)。

表8.2 眼睑缺损的发生部位(由最常见到最不常见)
上睑中内 1/3 连接处
上睑中央
下睑中外 1/3 连接处
下睑中内 1/3 连接处

分类

　　眼睑缺损被归入颅面裂畸形中,最初在 1976 年由 Tessier 报道[13](图 8.3),Tessier 分类是一个纯粹的解剖学分类方法。最近,Tawfic 等将眼睑缺损分为两类:①孤立性眼睑缺损,可合并或不合并角膜睑结膜粘连;②作为系统性综合征部分表现的眼睑缺损,包括 Fraser 综合征、Goldenhar 综合征和其他一些罕见的综合征[13]。

临床表现

　　当眼睑缺损与 Fraser 综合征、Goldenhar 综合征或

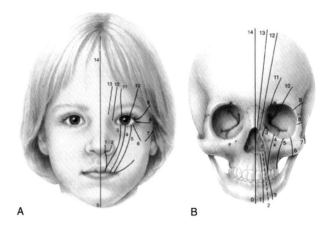

图8.3 面裂的 Tessier 分型,类似极坐标系统,两侧均以受累眼中心作为参照点。图为 0～14 号面裂在面部软组织(A)和颅骨(B)上的示意(From Katowitz JA, ed. Pediatric oculoplastic surgery. New York, NY: Springer; 2002)

Treacher Collins 综合征相关时,多发生在双侧。孤立性单纯眼睑缺损一般发生在单侧,没有相关的系统性症状,且很少发生明显的角膜病变。眼睑缺损的范围在临床上可能会被高估,这是因为组织弹性和肌张力会将缺损边缘拉向一侧(图 8.4)。其他合并的眼部表现包括 Goldenhar 综合征中的角膜皮样瘤、小眼球和虹膜缺损。面部异常包括同侧眉毛缺损、眶上缘成形异常、唇颚裂和鼻裂。Treacher Collins 综合征可能合并

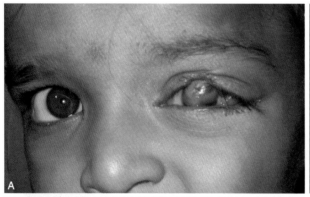

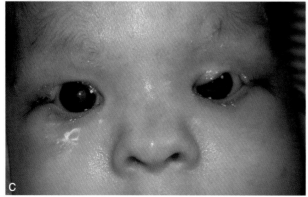

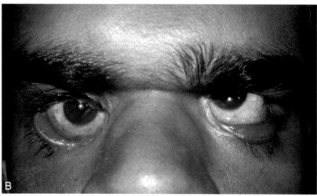

图8.4 眼睑缺损。A. 左上睑中央孤立的眼睑缺损,位于 Tessier 10 号面裂区域。B. 双下睑内侧眼睑缺损,位于 Tessier 3 号面裂区域,导致先天性睑外翻。患者眉弓前突,遮盖下方退缩的左侧上睑。C. 双上睑缺损的新生儿。图示双侧眼睑缺损,延伸至眉部(Courtesy of Shreya Shah, Dahod, India; and Peter Dolman, Vancouver, Canada)

真性眼睑缺损（符合上述条件）或"假性眼睑缺损"。假性眼睑缺损的眼睑前层连续，后层不连续[10]。Fraser 综合征、Goldenhar 综合征和 Treacher Collins 综合征的临床表现在第 8 章讨论[13]。

检查

对于眼睑缺损的患儿，应请儿科或新生儿科团队进行初步评估，以筛查相关综合征。如果可行，推荐由遗传学专家进行筛查和咨询。应对患儿进行全面的眼科检查，尤其关注其角膜情况。

处理

一般根据角膜暴露情况决定是否需要早期手术干预。无论眼睑缺损的程度如何，当出现角膜暴露时，就应该积极润滑治疗。也可采用密封疗法，用塑料膜覆盖暴露的角膜。但是，密封疗法或频繁使用润滑眼膏等治疗操作可能造成弱视。对于眼睑缺损较少（<25%）、不伴有明显角膜病、Bell 现象明确的患者，建议密切观察至 2~4 岁，此时会有更多组织可以用于重建，并且弱视的风险降低[15]。25%~50% 的眼睑缺损可予一期缝合或与外眦松解术同时进行。即使修复时吻合处的张力极小，一期缝合仍可能发生术后上睑下垂（上睑缺损的病例）。

对于超过 50% 的睑缘缺损，可选择以下几种术式：①均分眼睑（lid-sharing）手术；②旋转皮瓣；③睑板移植片；④术前皮肤扩张术。均分眼睑手术可用于年龄较大的患儿，但会造成幼儿弱视。当面临难以控制的角膜病变或角膜溃疡的威胁时，才对幼儿行均分眼睑手术，并积极防治术后弱视。对于这类患者，在术后 2 周应及时切开转移的眼睑[10]。除了弱视，均分眼

睑手术的另一弊端是重建区眼睑无睫毛。旋转皮瓣或交叉皮瓣能更好地改善外观，在术后 2~3 周切开。如选用睑板移植片法，睑板结膜瓣可来源于未受累的上睑或硬腭，以重建眼睑后层，肌皮瓣前徙重建眼睑前层。

病程、并发症和预后

与隐眼畸形、临床无眼球和小眼球不同，孤立性眼睑缺损的患者，其眼球一般正常，但是大范围眼睑缺损可能需要紧急处理。尽管具有正常视力，由于暴露或感染，角膜有受到永久损害的风险。只要角膜得到保护，眼睑缺损患者的长期预后一般较好。但是，必须告知家属，为取得良好效果可能需要多次手术。

睑缘粘连

流行病学

孤立性睑缘粘连和丝状睑缘粘连（ankyloblepharon filiforme adnatum，AFA）的病因不明，多为散发。AFA 在新生儿中的发病率为 4.4/100 000[16]，临床上可能合并唇腭裂。睑缘粘连与多种综合征有关，包括睑缘粘连-外胚层缺陷-唇腭裂综合征，Edward 综合征（18 三体综合征）和 CHANDS（卷发、睑缘粘连及指甲发育不良综合征）[17]。

发病机制

在宫内，胚胎融合的眼睑褶未成功分离，即发生睑缘粘连。患儿出生时表现为全部或部分睑缘粘连[18,19]（图 8.5）。当有一条或多条纤维组织连接上下

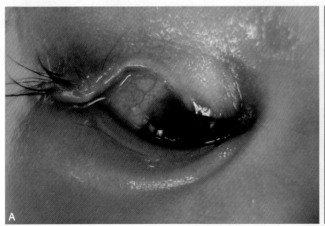
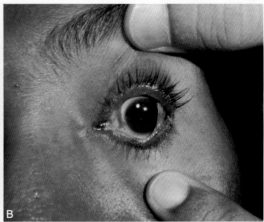

图 8.5　睑缘粘连。A 和 B. 上下睑持续性粘连，表明眼睑发育异常。一般在胚胎 6~7 个月时，上下睑分离，互相独立（Courtesy of Shreya Shah，Dahod，India；and Peter Dolman，Vancouver，Canada）

睑时,即为丝状睑缘粘连。由于直到睑裂分离为止的胚胎发育过程均正常,因此眼睑和眼球结构正常。继发性睑缘粘连有以下原因:感染、眼外伤、Stevens-Johnson 综合征(SJS)、中毒性表皮坏死松解症及鼻泪道硅胶管置管术后[20]。

临床表现

虹膜前房角发育不全和青少年型青光眼的发生可能与丝状睑缘粘连有关。全身性疾病方面,丝状睑缘粘连可合并唇裂、腭裂、脑积水、脑脊膜脊髓膨出、肛门闭锁、心脏病和并指(趾)畸形[21]。

检查

应行全面的眼科检查,密切关注眼压升高情况和脑积水的眼部表现,建议行基因筛查。

治疗

两种先天性睑缘粘连都有发生弱视的危险,因此应沿眼睑正常分裂位置行睑缘分离术。如果眼睑结构正常,正常分裂位置一般容易识别。

病程、并发症和预后

如果及时行眼睑分离术,视力预后良好。通常,眼睑分离术后患者外观改善良好。

双行睫

流行病学

双行睫可以是先天性或获得性的,先天性双行睫几乎都与淋巴水肿-双行睫综合征(LDS)有关。这是一种常染色体显性遗传病(位于 16q24.3 的 FOX2 基因),其特征为睑缘处两行平行排列的睫毛以及四肢淋巴水肿[22]。淋巴水肿-双行睫综合征的遗传外显率(penetrance)不完全,尽管几乎所有病例均存在双行睫,但其他临床表现非常多样。淋巴水肿发生较晚(10 岁以后),刚发生时一般不明显(图 8.6)。孤立性先天性双行睫极为少见,获得性双行睫较先天性双行睫常见,常见于眼睑慢性炎症的情况,如睑缘炎、眼瘢痕性类天疱疮、Stevens-Johnson 综合征及眼化学伤后。

病理生理学

睫毛是一种皮肤附属器,其分化与 Zeis 腺相关。与 Meibomian 腺一样,这些毛囊皮脂腺单位由表面外

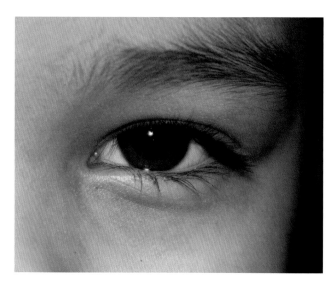

图 8.6　淋巴水肿-双行睫综合征。6 岁女孩,表现为双下睑双行睫,伴有轻度角膜上皮点状缺失,下肢腓肠肌处淋巴水肿。有明显家族史,哥哥、母亲和伯母均受累(Courtesy of Peter Dolman,Vancouver,Canada)

胚叶沿睑缘内陷形成[10]。由于存在发育异常,睫毛位于 Meibomian 腺开口处或非常接近 Meibomian 腺开口,导致双行睫。这种位于异常部位的睫毛可以不产生临床症状,也可以因接触而慢性刺激眼表。对于获得性双行睫,由于慢性炎症导致组织化生,睫毛从 Meibomian 腺开口长出。

鉴别诊断

倒睫同样是一种获得性睫毛异常,是原位于 Meibomian 腺前的毛囊皮脂腺单位发生了异位,一般继发于慢性炎症或瘢痕。位于正常位置的睫毛向眼表生长也会刺激角膜和结膜。裂隙灯下进行全面检查可以鉴别倒睫与双行睫。

临床表现

临床上,双行睫一般从 Meibomian 腺开口长出,横贯全部受累眼睑(图 8.7)。获得性双行睫比先天性淋巴水肿-双行睫综合征更可能出现症状,后者还合并有其他先天异常,如上睑下垂、先天性心脏病、硬膜外脊髓囊肿和腭裂[22]。

检查

由于先天性双行睫与青春期起病的淋巴水肿有关,儿科医师应了解双行睫的临床表现并随访至青春期。基因检测可能有用。

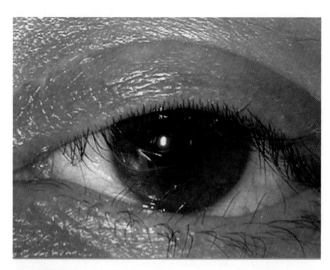

图 8.7　双行睫。附加的一行睫毛位于正常睫毛之后，往往从 Meibomian 腺开口处长出（Courtesy of Aaron Fay，Boston，USA）

治疗

无论双行睫的病因为何，其治疗方式由睫毛接触眼部的程度而定。如果睫毛不接触角膜和结膜，不需要治疗。如果睫毛只接触结膜，适当的干预措施可以减轻流泪不适症状。早期可采用眼部润滑剂保守治疗，但如果症状不缓解，最终应行手术干预。睫毛接触角膜会出现角膜不规则、溃疡、瘢痕而增加视力下降的风险，因此需要手术治疗。

纠正双行睫有多种手术方式，较为保守的治疗方法包括电解法和冷冻法，但这些方法可能导致睑缘色素沉着或结构变形（尤其是冷冻法），且复发率高。劈开睑缘并去除毛囊是一种更长效的手术，但可能导致倒睫和睑内翻。冷冻法采用双次冻融技术，对眼睑后层进行冷冻，劈开睑缘并将眼睑后层前移手术的成功率较高，术后发生眼睑畸形或皮肤色素沉着等并发症也较少[23]。

病程、并发症和预后

如果在形成角膜永久损害之前及时治疗，预后非常好。家属必须了解双行睫术后复发并需要二次手术的可能。

眼睑赘皮

流行病学

眼睑赘皮是一种相对常见的眼睑畸形，在 7~14

岁东亚（中国、日本、韩国）儿童中的患病率约为 12.6%[24]，在非东亚儿童中少见。尽管也存在上睑赘皮，眼睑赘皮一般发生在下睑[24,25]。虽然眼睑赘皮大多被看做儿科疾病，近来有越来越多的关于成人眼睑赘皮的报道[25]。获得性眼睑赘皮见于甲状腺相关眼病或眼球突出患者[26]。

发病机制

眼睑赘皮的特征为沿睑缘分布的水平皮褶，可能有多种病因，包括眼睑缩肌发育不良、缩肌与皮肤缺乏连接、眼轮匝肌肥大、睑板前轮匝肌插入位置过于靠近睑缘且轮匝肌及皮肤与其下睑板连接松散[25,27,28]。这导致睑板前轮匝肌和眼睑皮肤覆盖睑缘，引起睫毛向内旋转以及潜在的眼表刺激（图 8.8）。在皮褶处施加一定的压力往往可以暂时性地重建睫毛的正常位置。甲状腺相关眼病中，眼球突出导致获得性眼睑赘皮，病因可能为眶压增高导致眼睑前层覆盖睑缘[25]。

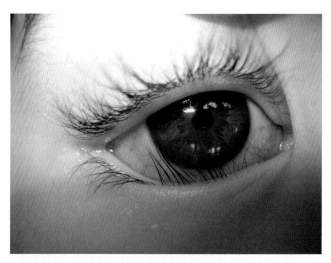

图 8.8　眼睑赘皮。下睑皮肤和下睑缩肌黏附不良（主要见于东亚儿童），可能导致下睑睫毛翻转接触眼表，眼球下转时更明显。在 4 岁前可能随面部发育成熟而缓解或自愈。有刺激症状、溢泪或角膜病的患者可以手术矫正，通过切除睫毛下一窄条皮肤和肌肉组织，使皮肤和下睑缩肌再度黏附（Courtesy of Peter Dolman，Vancouver，Canada）

鉴别诊断

下睑赘皮与睑内翻的临床表现相似，但在睑内翻，睑缘本身翻向内侧（见下文）。内眦赘皮会产生形态类似的靠近睑缘的皮褶，若合并有半圆形的内眦赘皮，会额外增加内眦的张力，加重眼睑赘皮[27]。如眼睑赘皮治疗后仍存在溢泪，应考虑先天性鼻泪道阻塞。

对于出现慢性双眼刺激症状、眼红、流泪的患者，还应考虑过敏性结膜炎。

临床表现

典型的眼睑赘皮发生在双侧，一般累及下睑内侧。与其他眼睑畸形类似，睫毛会与眼表接触。眼睑赘皮可能无症状，也可能有明显症状，包括异物感、分泌物增多、畏光、眼摩擦感、溢泪、眼痒、瞬目增多及眼红。眼睑赘皮症状的严重程度与睫毛的类型和数目有关[25]，细的、数量少的睫毛比粗的、数量多的睫毛产生的症状轻。这可能是部分迟发的、有症状的眼睑赘皮的产生原因，因为睫毛随着年龄增长发生变化。眼睑赘皮可能继发散光而导致视力下降[28,30]。

分类

Khwarg 和 Lee 提出了一种对下睑赘皮严重程度进行分级的方法，该法基于皮褶高度、睫毛接触角膜范围和角膜糜烂范围进行分级[31]。其他一些学者也提出了类似的非正式的分类方案，以利于指导儿童眼睑赘皮的治疗[25]。

治疗

除非睫毛接触眼表引起症状，或有屈光性弱视的可能，眼睑赘皮一般采用润滑剂行保守治疗。有意思的是，即使存在角膜刺激，一些患儿并不会感到不适，因此较为保守的治疗其疗效满意[24]。随着鼻梁发育，部分眼睑赘皮患者会自行缓解[24,32,33]。将透明质酸注射于眼睑赘皮皮褶的眼轮匝肌层下是一种暂时有效的方法，可先采取该方法，直到眼睑赘皮随年龄增长自行纠正[32]。

如果选择手术，有一种无切口的术式，通过在眼睑埋线使其外翻，矫正眼睑赘皮，但术后复发率高[34]。改良 Hotz 法需要制作切口，以切除病变处覆盖的皮肤和眼轮匝肌，术中确定是否选择睑板锚定缝合。1879年，Hotz 为治疗睑内翻倒睫提出 Hotz 法[35]，改良 Hotz法在此基础上加以改进，效果良好，但会造成眼睑外部瘢痕，术后睑外翻或退缩也有发生[36]。另外，除了症状得到缓解，父母还会惊喜地发现接受眼睑赘皮矫正术患儿的眼睛比术前更大、更漂亮[25]。

睑内翻

流行病学

原发性先天性睑内翻是一种少见疾病，可以发生在单侧或双侧。睑板扭转（tarsal kink）综合征是一种罕见的先天异常，会导致上睑内翻[37]。儿童的获得性睑内翻可由沙眼、Stevens-Johnson 综合征、眼部瘢痕性类天疱疮、带状疱疹、单纯疱疹或化学伤引起。

发病机制

关于先天性睑内翻的发病机制，目前已有不少假说，但样本量都较小。部分学者认为睑内翻可能由出生时眼睑结构炎症而引起的组织收缩所致；部分学者认为可能与睑板部分缺损有关；部分学者认为可能是眼轮匝肌肥大亢进导致睑板内翻[34]。此外，传统观念一般认为下睑缩肌肌腱断裂是导致成人睑内翻的一个因素，近年发现其同样可能引起先天性睑内翻。在获得性睑内翻中，首先因为炎症或感染导致结膜瘢痕，进而形成瘢痕性睑内翻。

鉴别诊断

先天性睑内翻较难诊断，应注意区分以睑缘内翻为特征的睑内翻和其他会造成婴幼儿睫毛角膜摩擦的疾病，如眼睑赘皮或双行睫。如前所述，眼睑赘皮主要见于东亚儿童，表现为睑缘部位额外的皮肤褶皱和多余的肌肉。先天性睑内翻不会进展，往往需要手术矫正。双行睫表现为自 Meibomian 腺开口长出的一排额外睫毛。眼睑赘皮和双行睫患者的睑缘位置正常。

临床表现

典型的睑内翻发生在双侧，一般累及下睑内侧。睑缘向眼球方向翻转。睑板扭转（tarsal kink）综合征是一种罕见而严重的睑内翻形式，累及上睑，睑缘末端呈直角向内侧翻转（图 8.9）。该病可以是先天的，但继发于严重角膜病的获得性睑板扭转综合征更常见。根据睫毛与眼表接触的严重程度，患者可能无症状，也可能出现明显症状。如果累及角膜，可出现角膜擦伤、溃疡或瘢痕，视力会受到影响。若有潜在的炎症或感染存在，应注意形觉剥夺性弱视的可能。也可能发生睑球粘连等其他表现。

检查

对于儿童获得性睑内翻，应检查排除以下疾病：眼部瘢痕性类天疱疮（结膜活检）、带状疱疹或单纯疱疹（结膜细胞 PCR 检查）。尽管沙眼在西方国家较少见，它是发展中国家最常见的感染性致盲性疾病[31]。致盲的原因为沙眼衣原体感染导致的炎症反复发作，

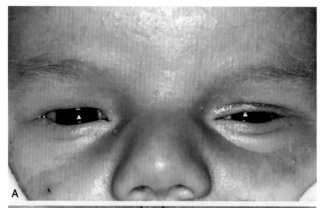

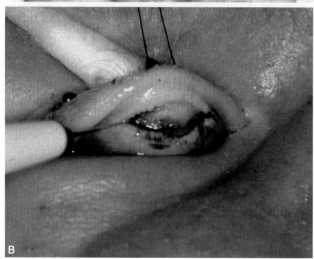

图8.9 睑板扭转综合征。A.该新生儿表现为右上睑先天性睑内翻。B.借助睑缘牵引缝线翻转上睑,可发现"扭转的"睑板表现为自我折叠。手术需要沿扭转的后层眼睑水平切开,再单纯外翻缝合(Courtesy of Peter Dolman, Vancouver, Canada)

以及继发的结膜瘢痕、瘢痕性睑内翻、角膜溃疡和瘢痕。沙眼一般作临床诊断,沙眼衣原体的实验室检查往往只用于科研[33]。

治疗

睑内翻不会自愈,轻者可用眼部润滑剂治疗,是否需要手术干预取决于睫毛刺激角膜的严重程度。有非切开法和切开法两类术式,非切开法通过眼睑埋线使其外翻,令下睑缩肌复位,与睑板再度附着[38],该法具有微创的优点,但复发率高。切开法通过睫毛下皮肤入路使下睑缩肌复位,与睑板再度附着[35],这是一种直观的方法,成功率高,但会造成下睑皮肤瘢痕。该法可进一步改良,即作仅暴露睑板的皮肤切口,再旋转缝合睑板与皮下组织[10]。对于上睑瘢痕性睑内翻,可横向切开眼睑并翻转睑缘[39](图8.9B)。

病程、并发症和预后

如采用切开法治疗,睑内翻复发率很低。潜在的并发症包括瘢痕形成、睑外翻和退缩,可能需要再次手术。

睑外翻和眼睑翻转

流行病学

睑外翻(ectropion),以及其他形式更严重的先天性眼睑向外翻转,可继发于眼睑结构异常或累及眼睑前后层的炎症。先天性睑外翻的病因不明,但在产伤的新生儿中发病率更高。在非裔儿童、唐氏综合征及结缔组织病如鱼鳞病中,睑外翻发病率更高[10]。

发病机制

先天性睑外翻的主要发病机制包括在垂直方向上睑前层缩短而后层伸长、外眦韧带松弛(或先天缺损)或两者并存。其他少见原因还包括眼轮匝肌张力过低、外侧眼睑伸长、眶隔与提上睑肌腱膜未连接。新生儿中有一种更严重的睑外翻形式,称先天性眼睑翻转(congenital ectropion),表现为上睑缘向外旋转。一旦翻转,由于痉挛的眼轮匝肌起括约肌的作用,会导致结膜受压和继发水肿,产生恶性循环。鱼鳞病与眼睑退缩和睑外翻有关,这是由眼睑前层慢性瘢痕化导致的。

临床表现

典型的先天性睑外翻为双侧,上睑或下睑均可累及。先天性眼睑翻转的患者睑板全长完全向外翻转(图8.10)。其翻转的睑结膜能够保护角膜,尤其是在上睑翻转的情况下,因而由眼部干燥引发的症状少见。一些特异的临床表现(如眼睑松弛、受累眼睑水平向和垂直向的长度、皮损的存在或唐氏综合征的表现)可以帮助发现潜在的结构异常,从而制定相应的诊疗计划。

检查

对有其他并发症的患儿,儿科医师或新生儿团队应加入到长期照护计划中。某些情况下可考虑行基因筛查。

治疗

治疗方案应根据患者的角膜和结膜的情况决定,早期的保守治疗包括眼表润滑剂及贴合眼睑[10]。另一可需要再次手术。如能保持角膜不受累,患者的潜在视功能良好。

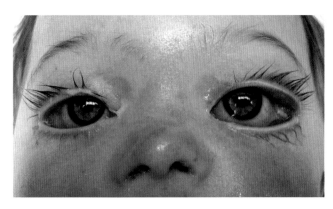

图 8.10 先天性睑外翻。这名儿童患有唐氏综合征,可见其先天性上下睑外翻。手术对四个眼睑进行水平紧缩,并在眶缘内侧留置暂时性睑板缝线,术后效果良好(Courtesy of Peter Dolman, Vancouver, Canada)

行的暂时性治疗方法是在上睑眼轮匝肌平面下注射透明质酸[40]。尽管这些方法在某些特定的临床条件下有效,但均不能长期使用,特别是遮盖法,可能造成弱视。

对于更严重的病例,必须手术矫正。手术有三个主要目标:①矫正眼睑水平方向上的松弛(外眦韧带固定);②处理眼睑前层垂直方向上的不足(皮瓣植片);③松解瘢痕[41]。对于患有鱼鳞病需要皮肤移植的患者,获取未受累的皮肤可能较困难。对于这类具有严重系统性疾病的患者,另一替代方案是联合采用翻转缝线、维 A 酸和润滑剂加强治疗[42]。

病程、并发症和预后

大部分儿童睑外翻手术后复发率很低,慢性皮肤变化和瘢痕化的鱼鳞病可能是个例外,这些患儿可能

先天性眼睑退缩

流行病学

虽然儿童受惊吓时会暴露上方巩膜,但这与系统性疾病无关。孤立性眼睑退缩少见,先天性眼睑退缩大多与潜在疾病有关,包括眼眶炎性疾病(如甲状腺相关性眼病,参见第 12 章,图 12.6)、中枢神经系统疾病(如面神经麻痹、动眼神经异常支配、脑积水和中脑背侧综合征)、颅缝早闭(如 Crouzon 综合征、Pfeiffer 综合征)、解剖变异(浅眼眶)、对侧上睑下垂造成的假性眼睑退缩、外伤或瘢痕[43]。

发病机制

儿童眼睑退缩一般为多因素致病,包括眼睑前层长度缩短、眼睑缩肌的异常神经支配、骨性眼眶结构异常导致突眼、炎症或自身免疫反应导致眶脂肪或眼外肌增大、眼眶肿物、瘢痕或由于对侧上睑下垂,在 Hering 法则的支配下出现患侧眼睑退缩。

分类

根据病因,眼睑退缩可以分为三类:肌源性、神经源性和机械性[44]。

鉴别诊断

眼睑退缩的病因鉴别较为复杂(表 8.3)。

表 8.3 儿童眼睑退缩的鉴别诊断

神经源性	肌源性	机械性
早产儿良性一过性共轭向下凝视	先天性眼睑退缩	睑板扭转综合征
"瞪目"反射("eye popping" reflex)	先天性甲亢/甲状腺眼病	高度近视
中脑背侧综合征	先天性肌强直	眼球突出
小脑幕裂孔疝先兆	重症肌无力	颅面裂畸形
吉兰-巴雷综合征(Guillain-Barré syndrome)	术后:下直肌后退(下睑),上直肌后退(上睑),上睑下垂修复术后,眼球摘除	
癫痫		
腭肌阵挛		
Marcus Gunn 颌动瞬目综合征		
先天性动眼神经异常支配		
对侧上睑下垂所致假性眼睑退缩		
伴有上直肌和提上睑肌神经支配加强的眶壁骨折		
分离性垂直斜视		
拟交感作用的滴眼液		
自主行为		

临床表现

对于眼睑退缩的患儿,应记录其上方或下方巩膜的暴露程度。仔细检查眼睑和角膜情况以评估眼睑其他异常或眼表疾病。在决定治疗方案之前,应明确其潜在病因。

检查

对于持续巩膜暴露或睑裂闭合不全的患儿,应进行全面医学评估,包括查血排查甲状腺相关眼病或其他可能的眼眶炎性疾病、眼眶和颅的影像学检查。综合征型颅缝早闭应进行基因检测。

治疗

一般根据眼表结构的暴露程度决定眼睑退缩的治疗方式,病情较轻的患者可用眼部润滑剂、遮盖疗法或湿房镜保证角膜得到良好润滑[10]。但是,所有上述治疗手段均可能导致弱视。如果是由手术或瘢痕造成的眼睑退缩,指压按摩眼睑可能是一种有效的矫正方法[45]。能取得长期效果的手术包括:①暂时性睑缘缝合术;②永久性睑缘缝合术;③提上睑肌腱膜后徙术;④Müller 肌后徙术;⑤置入自体或异体垫片[46],上述部分式式有时可能无法取得较好结果。近年来,全层或改良全层眼睑切开术作为治疗上睑退缩的另一选择很受欢迎,该法效果明确且能明显改善睑裂高度[47,48]。

病程、并发症和预后

和前文提到的疾病一样,如果在疾病早期积极保护角膜,患者的潜在视功能可以得到保存。对于严重的眼睑退缩患者,行永久性睑裂缝合术前应就外观问题与家属商议,如对外观有较高要求或眼表干燥较为严重的,可能需要再次手术。

宽睑和 Centurion 综合征

流行病学

宽睑(euryblepharon)和 Centurion 综合征是少见的先天异常,尽管发病机制和病因不同,两者都可导致下睑外翻。

发病机制

宽睑描述的是一种先天性睑裂增宽的情况[49],该病常合并不同程度的下睑外翻,由于上睑水平长度大于其对应的下睑,外眦韧带下移常导致外眦不理想。

Centurion 综合征包括慢性溢泪和下睑内侧被牵引离开眼球两个特征,这种畸形似乎是由于患者具有鹰钩鼻或罗马式鼻梁,导致内眦韧带向前移位所致("Centurion"源于一种罗马官名,能指挥 100 名手下,即百夫长)。另一可能原因是内眦韧带后支相对薄弱并且与眼睑后方黏附不良,某些患者受累的眼球会相对后移[50],可能伴有不同程度的泪点外翻(图 8.11)。

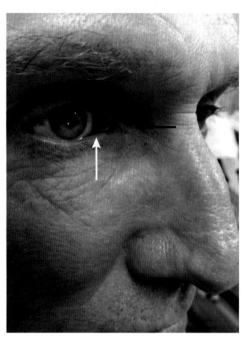

图 8.11　Centurion 综合征。中年男性,诉慢性溢泪数年,泪道冲洗正常。经仔细检查,发现下睑内侧向前牵拉,导致泪点和泪湖(白箭头)间出现空隙。内眦韧带向前移行是在出生后随着鼻部的发育成熟发生的(黑箭头)(Courtesy of Peter Dolman,Vancouver,Canada)

临床表现

宽睑可为双侧或单侧,下睑外翻可以无症状或表现与角膜暴露相关的症状。暴露性角膜炎是由瞬目障碍、眼睑闭合不全和眼睑闭合不全导致的(图 8.12)。Centurion 综合征一般表现为症状性流泪,是由于内侧眼睑和泪点被牵引脱离眼球导致的[50]。该症状可以出生时就有或在儿童期出现,一般常规进行鼻泪管探查和冲洗。

检查

对 Centurion 综合征进行检查,常发现泪器闪烁描

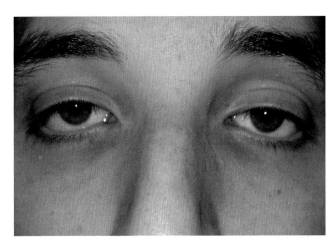

图 8.12　该名青少年男性患者的下睑外 1/3 向下移位，导致外侧睑裂增宽，大于内侧。症状表现为眼球暴露和流泪，可通过下睑外眦韧带复位术治疗（Courtesy of Peter Dolman, Vancouver, Canada）

记术示泪囊功能性阻塞，而泪道冲洗和泪道造影结果正常，这表明患者的解剖学结构仍开放。

治疗

轻度宽睑或 Centurion 综合征的患者不需要治疗，症状较轻的干眼可用润滑性滴眼液或眼膏。当症状严重，角膜暴露或患者关注自身外观情况时，可选择下睑复位术。宽睑综合征的外侧眼睑松弛可通过切去外侧条状睑板治疗。如出现垂直方向上睑缩短，可能需要眼睑前层皮瓣移植，和（或）眼睑后层板层移植。

Centurion 综合征可行内眦切开术，使内眦松解回到正常位置，并使眼睑或泪点与眼球充分接触[50]。术中，在内眦韧带松解后，应评估术后内眦位置的改变情况，如有必要，需折叠缝合眼睑后层。如泪点外翻明显，可在眼睑内侧作纺锤形缝合。对合并鼻泪管阻塞的患者，可同时行外路鼻腔泪囊吻合术。

病程、并发症和预后

如果宽睑或 Centurion 综合征的患者接受了眼睑位置异常矫正手术，眼表得到保护，一般预后良好。

内眦赘皮和睑裂狭小综合征

流行病学

内眦赘皮是位于内眦处多余的组织皱褶，它可以是面部结构正常变异，或作为睑裂狭小-上睑下垂-逆向内眦赘皮综合征（blepharophimosis, ptosis, and epicanthus inversus syndrome, BPES）的一部分。BPES 的定义中包含以下特征：①上睑下垂；②逆向内眦赘皮；③睑裂狭小；④内眦距过宽。该病因位于常染色体上的 FOXL2 基因显性突变造成。Ⅰ型 BPES 患者的眼睑具有上述特征，且合并卵巢早衰；Ⅱ型 BPES 仅有眼睑表现。BPES 的具体发病率不明[51]。

分类

根据皮褶的起止点，将内眦赘皮分为四型：睑板型（赘皮起自上睑，止于内眦部），逆向型（赘皮起自下睑，止于内眦部），睑型（赘皮起自上睑，止于下睑），睫毛上型（赘皮起自眉弓部，止于泪囊窝）（图 8.13）。

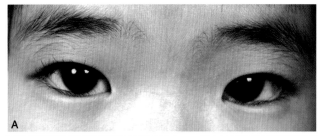
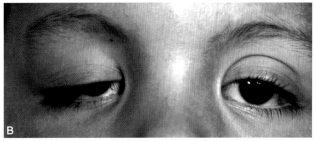
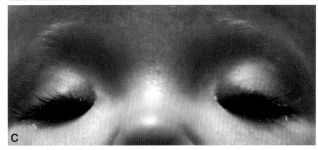

图 8.13　内眦赘皮。A. 睑板型，常见于东亚人群。B. 睑型。C. 逆向型，常见于睑裂狭小-上睑下垂-逆向内眦赘皮综合征（BPES）（Courtesy of Aaron Fay, Boston, USA）

临床表现

睑板型内眦赘皮是亚洲人的一种正常解剖形态，逆向型内眦赘皮多见于 BPES。内眦赘皮一般无症状，也不会造成弱视。但是如果内眦赘皮严重，当患者注视某些方向时，其赘皮会非常明显。BPES 中的内眦赘皮一般永久存在,特别是当合并有内眦距过宽时。

检查

儿科医师应加入到 BPES 患者的诊疗中,应对患者行基因检测,I 型 BPES 患者还应行妇科检查。

治疗

由于很少影响视力,除非患者或家属有外观需求,内眦赘皮才行手术治疗。轻度赘皮随年龄增长,鼻梁发育会自行缓解。去除赘皮的手术可采用多种皮瓣设计。如果 BPES 患者还存在内眦距过宽,可同时作穿鼻结扎或行内眦韧带折叠术。先天性上睑下垂的患者往往需要进行双侧额肌悬吊术,根据视力受累情况,在内眦赘皮矫正之前或之后进行。

先天性上睑下垂

流行病学

"ptosis"这个词来源于希腊语中的"下坠",一般认为发生在小于 1 岁儿童中的上睑下垂是先天性的。多种先天性脑神经异常支配性疾病(CCDD)与上睑下垂有关,包括 Duane 眼球后退综合征、睑裂狭小综合征、先天性眼外肌纤维化、Marcus Gunn 颌动瞬目综合征和单眼双上转肌麻痹。先天性上睑下垂同样可见于交感神经系统功能紊乱的疾病中,如 Horner 综合征;或合并不同类型斜视,如先天性内斜或外斜[52]。

先天性上睑下垂的患病率约为 7.9/100 000,活产儿的发病率为 1/842[53]。先天性上睑下垂一般散发,也可通过常染色体显性、常染色体隐性甚至 X 性连锁显性的方式遗传[53,54]。首个被发现与先天性上睑下垂有关的基因是 PTOS1 基因,它通过常染色体显性遗传[55]。之后又发现了 ZFH-4 基因,该基因能产生一种蛋白质,这种蛋白质在神经肌肉发育过程中表达,也见于动眼神经核存在的中脑区[56,57]。

发病机制

关于先天性上睑下垂的发病机制有许多理论。过去,先天性上睑下垂被认为是由于肌肉发育异常导致的,但新近的理论聚焦于肌肉神经支配异常。从先天性上睑下垂患者分离的提上睑肌进行组织病理学检查,发现纤维化和骨骼肌纤维密度下降[58]。提上睑肌浸润和(或)神经支配异常的确切机制尚不明确,条件不同,其机制也不同,但可能与结局无关;因为最终的功能性结局都是局灶性肌肉营养障碍。

鉴别诊断

应与假性上睑下垂鉴别,假性上睑下垂见于下列情况:对侧眼睑退缩或突出、面部不对称、眼球内陷、小眼球、无眼球、真性小眼球、屈光参差(远视或近视度数低的眼,其眼睑表现出下垂)或合并有垂直性斜视。先天性上睑下垂可能与一些潜在的系统性疾病相关,接诊医师应熟悉这些疾病,当发现上睑下垂的患儿出现其他综合征的表现时,应提醒儿科医师或新生儿照护小组。与先天性上睑下垂相关的系统性疾病总结于表 8.4。

表 8.4　与上睑下垂有关的其他系统性疾病

Saethre-Chotzen 综合征
Noonan 综合征
唐氏综合征
Mowat-Wilson 综合征
多囊肾综合征
1 型神经纤维瘤病
Costello 综合征
Joubert 综合征
Cornelia de Lange 综合征

临床表现

孤立性先天性上睑下垂有三个经典的表现,有助于与其他形式上睑下垂进行鉴别:①低位的、难以辨别甚至完全缺如的上睑皮肤皱褶;②提上睑肌肌力下降;③向下注视时上睑退缩。常用边缘反射距离 1(margin reflex distance 1, MRD1)表示睑裂高度,即以毫米为单位测量角膜中心映光点到中央上睑缘的距离,记录 MRD1 很重要。毛细血管瘤或丛状神经纤维瘤病导致的机械性上睑下垂一般是局部的,应向家长询问患儿是否存在睑裂高度的波动性变化及呼吸或吞咽困难的病史,以明确重症肌无力的可能。眼睑位置在眼球上转和下转时的变化即为提上睑肌肌力,在婴幼儿中难以测量。理想的测量方法应阻断提眉作用,单独评估提上睑肌的力量,从而得到确切的提上睑肌肌力(图 8.14)。

在对上睑下垂进行全面评估的过程中,应仔细检查瞳孔,以排除 Horner 综合征。Horner 综合征是由于交感神经异常支配导致的,表现为瞳孔不等大,患侧

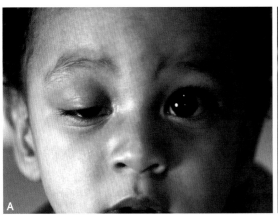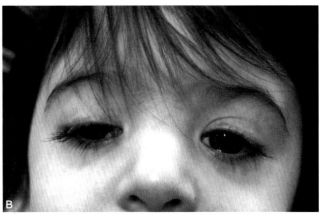

图 8.14　先天性上睑下垂。图示发生于单侧（A）或双侧（B）的先天性上睑下垂。典型表现为上睑皮肤皱褶消失。和成人肌源性上睑下垂一样，患儿试图借助额肌的力量抬高眼睑。在双侧不对称上睑下垂的病例中（B），右侧上睑皮肤皱褶缺如，边缘反射距离（MRD）为 0；左侧上睑皮肤皱褶细小，边缘反射距离（MRD）为 1mm。可观察到仰头视物（Courtesy of Aaron Fay，Boston，USA；and Peter Dolman，Vancouver，Canada）

瞳孔缩小，在暗处更明显。Horner 综合征相关的上睑下垂程度较轻，一般小于等于 2mm。为了确诊，可对成人使用 1% 阿可乐定。由于有呼吸抑制的风险，该法禁用于儿童。作为替代，可使用 10% 可卡因滴眼液，但必须由经验丰富的医师操作。在我院门诊，由一名经验丰富的儿童神经眼科医师负责此项操作。可卡因能阻断作为神经激素的肾上腺素再摄取，因此激发试验阳性表现为未受累侧瞳孔比 Horner 综合征侧瞳孔扩张更大，两侧瞳孔不等大加剧。如果测试结果提示 Horner 综合征，之后需对整个交感通路（头、颈、胸部）行影像学检查，以排除局部病变[59]。

　　根据睑裂高低，患儿可能会采取仰头体位以保证视觉清晰。另外，患儿会试图抬眉视物，这表现为额肌功能亢进。从弱视角度，此类适应性表现的存在能确保并说明该患儿仍在试图维持双眼视。如果考虑行额肌悬吊术，观察患儿的抬眉情况对手术方案的制定很有用，2.5% 去氧肾上腺素试验对制定手术方案也有帮助。即使是严重先天性上睑下垂、肌力很差的患者，对该试验也可能有良好反应。闭眼时眼球的自发上转称 Bell 现象，应注意检查。Bell 现象阴性，上睑下垂矫正术后角膜暴露的风险加大。可利用一小片纸巾或棉花测试角膜知觉，角膜神经支配异常也会增加术后暴露性角膜炎的风险。还应评估患者的视力情况，上睑下垂可引发散光，在病程长且处理不当的患者中还可能引发弱视，从而严重影响视力。

检查

　　确诊单纯性先天性上睑下垂需要进行全面检查，有时需通过排除法。以往的发病记录，如出生时或婴幼儿期的照片，对确定上睑下垂的病因很有帮助。检查瞳孔能确定有无瞳孔不等大和眼位，需要进行睫状肌麻痹验光。单纯性先天性上睑下垂一般不需要眼眶或大脑的影像学检查，但是，对于怀疑机械性上睑下垂，可能存在眼眶血管瘤或 1 型神经纤维瘤病的患者，需要行眼眶 MRI 检查。药物试验阳性的患者应接受从脑部到胸部的 MRI 检查，以确定是否存在 Horner 综合征。重症肌无力的诊断流程在第 4 章和第 28 章中讨论。

　　部分先天性上睑下垂的病例需要进行基因检测，合并先天性上睑下垂的综合征的相关基因总结于表 8.5。

表 8.5　上睑下垂的基因检测

1. 先天性上睑下垂相关基因附加的基因检测
   a. *PTOS1*
   b. *PTOS2*
   c. *ZXFH4*
   d. X-连锁（*Xq24*）
2. 睑裂狭小综合征（*FOXL2*）
3. 先天性眼外肌纤维化（*CFEOM*）
   a. *ARIX* 基因（602753），位于染色体 11q13
   b. 染色体 21q
   c. *COL25A1* 基因（610004），位于染色体 4q25

From Nakashima M1，Nakano M，Hirano A，Kishino T，Kondoh S，Miwa N，Niikawa N，Yoshiura K. Genome-wide linkage analysis and mutation analysis of hereditary congenital blepharoptosis in a Japanese family. J Hum Genet 2008;53(1):34-41

治疗

如果不影响视力，上睑下垂不需要手术，除非患者有外观要求，或显著异常头位影响正常颈部和脊椎的发育。如果存在弱视的风险，必须手术。

争议：先天性上睑下垂的手术干预时机存在争议。理想的选择是在患儿 6 个月后进行手术，此时全身麻醉的风险较低[60]。手术干预方式的选择由很多因素决定，包括对去氧肾上腺素试验的反应、睑缘位置变化（即提上睑肌肌力）、是否存在 Bell 现象和角膜知觉。对 2.5% 去氧肾上腺素试验反应良好或 Bell 现象阴性的患儿，即使提上睑肌肌力较差，也可选用 Müller 肌-结膜切除术（MMCR）或 Müller 肌-结膜切除联合睑板切除术（改良 Fasanella-Servat 法）。外路提上睑肌缩短术可用于提上睑肌肌力大于等于 5mm 的患者，该法可能会使患者的眼睑难以用力闭合，造成睑裂闭合不全，在睡眠中眼球下转时更明显。密切随访和积极角膜润滑治疗对防治角膜擦伤和溃疡是必需的。

如果提上睑肌肌力很差，小于等于 4mm，去氧肾上腺素试验阴性，可选用额肌悬吊术或外路"超常量"提上睑肌缩短术，超常量提上睑肌缩短术直接将上睑固定于 Whitnall 韧带[61,62]。额肌悬吊术利用合成或自体材料连接睑板与额肌，或直接将眼睑与额肌瓣吻合。表 8.6 列出了可以利用的植入材料。自体组织可以从下肢（阔筋膜）、上肢（掌长肌腱）或头部（颞筋膜）获取。一般认为自体组织是最有效的悬吊材料，复发和感染率低。聚四氟乙烯（Gore-Tex）材料悬吊的复发率也相对较低[63]，但术后肉芽肿形成率较高[14]。其他不同材料的复发率各有不同[63]。推荐对 4 岁以下患儿采用硅胶管悬吊法，其复发率为 7%～44%[63,64]。对 4 岁以后的复发性上睑下垂，推荐行自体阔筋膜悬吊法。

表 8.6　上睑下垂术中所需额肌悬吊材料

1. 合成材料
   a. 硅胶
   b. 膨体聚四氟乙烯（ePTFE）
   c. 尼龙单丝
2. 供体（异体）
   a. 保存阔筋膜
3. 自体
   a. 阔筋膜

额肌瓣前徙术大多在亚洲的医疗中心应用，该法直接将额肌与睑板或眶隔连接[65～67]。一些研究者认为，在眉骨明显、眼窝深邃的患者中使用此术式的术后外观不佳[68]。事实上，所有额肌悬吊术式在面部相对平板的患者中的效果都更好。在非亚裔儿童中，经现代改良的额肌瓣法具有手术切口小、能保持正常眼睑形状、预后好的优点[69]。这一理论已在仅有 2 岁的儿童中得到了证实。

争议：下垂侧眼睑需要手术矫正这一观点已达成共识（尤其在儿童），但是，肌力较差、需要行额肌悬吊术的单侧上睑下垂患者的最佳治疗方案仍有争议。目前有三种方案：不干预[70]，行单侧额肌瓣悬吊术[71]，或离断提上睑肌造成双侧上睑下垂、进而行双侧额肌悬吊术[72]。通常，对肌力较差的单侧上睑下垂患者先行单侧额肌悬吊术，如果术后明显不对称，考虑再次手术[73]。对于双侧非对称性上睑下垂，一侧提上睑肌肌力弱于另一侧，采用双侧额肌悬吊术。对部分病例，双眼可选用不同术式以保证对称性。

病程、并发症和预后

上睑下垂修复术后最需要关注的是因角膜暴露而导致的视力下降，特别是超常量提上睑肌缩短术或额肌悬吊术的患者，因为会造成睑裂闭合不全。合理选择术式十分重要，对于 Bell 现象阴性、角膜神经营养异常、垂直凝视麻痹或眼球运动受限的患者，即使影响术后外观，提升量应较为保守，使睑裂恰好处于高于视轴的位置。术中可行临时外侧睑缘缝合术，数日后拆线，以避免术后即刻角膜暴露[74]。尽管医师更关注术后角膜感染和瘢痕情况，术后上睑高度欠矫或过矫更为常见。术前应告知家属有需要再次手术修复的可能。对于术后效果不佳的病例，应考虑再次手术[74]。

参考文献

1. Moore KL. The developing human: clinically oriented embryology. 4th ed. Philadelphia, PA: WB Saunders; 1988. p. 419.
2. Slavotinek AM, Tifft CJ. Fraser syndrome and cryptophthalmos: review of the diagnostic criteria and evidence for phenotypic modules in complex malformation syndromes. *J Med Genet* 2002;**39**(9): 623–33.
3. Slavotinek AM, Baranzini SE, Schanze D, et al. Manitoba-oculo-tricho-anal (MOTA) syndrome is caused by mutations in FREM1. *J Med Genet* 2011;**48**(6):375–82.
4. Sevel D. A reappraisal of the development of the eyelids. *Eye (Lond)* 1988;**2**:23–9.
5. Francoise J. Syndrome malformatif avec cryptopthalmic. *Acta Genet Med Gemellol (Roma)* 1969;**18**:18–50, [in Italian].
6. Subramanian N, Iyer G, Srinivasan B. Cryptophthalmos: reconstructive techniques – expanded classification of congenital symblepharon variant. *Ophthal Plast Reconstr Surg* 2013;**29**:243–8.
7. Steward JM, David S, Seiff SR. Amniotic membrane graft in the surgical management of cryptophthalmos. *Ophthal Plast Reconstr Surg* 2002;**18**:378–80.
8. Ferri M, Harvey JT. Surgical correction for complete cryptophthalmos: case report and review of the literature. *Can J Ophthalmol*

1999;**34**:233–6.

9. Tran AQ, Lee BW, Alameddine RM, et al. Reconstruction of unilateral incomplete cryptophthalmos in Fraser syndrome. *Ophthal Plast Reconstr Surg* 2015 Mar 25;[Epub ahead of print].

10. Foster JA, Katowitz JA. Developmental eyelid abnormalities. Katowitz JA, editor. Pediatric oculoplastic surgery. New York: Springer-Verlag; 2002. p. 177–215.

11. Heher KL, Katowitz JA. Oral mucous membrane grafts for corneal protection to permit prosthetic shell wear. *Ophthal Plast Reconstr Surg* 1997;**13**(1):40–7.

12. Williamson KA, FitzPatrick DR. The genetic architecture of microphthalmia, anophthalmia and coloboma. *Eur J Med Genet* 2014;**57**(8): 369–80.

13. Tawfik HA, Abdulhafez MH, Fouad YA. Congenital upper eyelid coloboma: embryologic, nomenclatorial, nosologic, etiologic, pathogenetic, epidemiologic, clinical, and management perspectives. *Ophthal Plast Reconstr Surg* 2015;**31**(1):1–12.

*14. Tessier P. Anatomical classification facial, cranio-facial and laterofacial clefts. *J Maxillofac Surg* 1976;**4**:69–92.
This is a landmark paper that introduced the modern classification of facial clefts.

15. Mustarde JC. Congenital soft tissue deformities. In: Black EH, Nesi FA, Gladstone G, et al., editors. Smith and Nesi's ophthalmic plastic and reconstructive surgery. 3rd ed. New York: Springer; 2012. p. 1085–102.

16. Chang L, Blain D, Bertuzzi S, et al. Uveal coloboma and basic science update. *Curr Opin Ophthalmol* 2006;**17**:447–70.

17. Sutton VR1, Plunkett K, Dang DX, et al. Craniofacial and anthropometric phenotype in ankyloblepharon-ectodermal defects-cleft lip/palate syndrome (Hay-Wells syndrome) in a cohort of 17 patients. *Am J Med Genet A* 2009;**149A**(9):1916–21.

18. Duerksen K, Barlow WE, Stasior OG. Fused eyelids in premature infants. *Ophthal Plast Reconstr Surg* 1994;**10**(4):234–40.

19. Cizmeci M, Kanburoglu M. A stitched eye in the newborn: ankyloblepharon filiforme adnatum. *J Pediatr* 2013;**162**:211–12.

20. Aslankur M, Yasar I, Ozdemir M, et al. A case of secondary ankyloblepharon following bicanalicular silicone tube implantation. *Ophthal Plast Reconstr Surg* 2012;**28**:382.

21. Loannides A, Georgakarakos ND. Management of ankyloblepharon filiforme adnatum. *Eye* 2011;**25**:823.

22. Dellinger MT, Thome K, Bernas MJ, et al. Novel FOXC2 missense mutation identified in patient with lymphedema-distichiasis syndrome and review. *Lymphology* 2008;**41**(3):98–102.

23. O'Donnell BA, Collin JR. Distichiasis: management with cryotherapy to the posterior lamella. *Br J Ophthalmol* 1993;**77**(5):289–92.

24. Kim JS, Jin SW, Hur MC, et al. The clinical characteristics and surgical outcomes of epiblepharon in Korean children: a 9-year experience. *J Ophthalmol* 2014;156–601.

25. Sundar G, Young SM, Tara S, et al. Epiblepharon in East Asian patients: the Singapore experience. *Ophthalmology* 2010;**117**(1): 184–9.

26. Chang EL, Hayes J, Hatton M, et al. Acquired lower eyelid epiblepharon in patients with thyroid eye disease. *Ophthal Plast Reconstr Surg* 2005;**21**:192–6.

27. Levitt JM. Epiblepharon and congenital entropion. *Am J Ophthalmol* 1957;**44**:112–13.

28. Preechawai P, Amrith S, Wong I, et al. Refractive changes in epiblepharon. *Am J Ophthalmol* 2007;**143**:835–9.

29. Oh J, Lee K. Medial lower lid epiblepharon repair solely by skin-redraping medial epicanthoplasty. *Br J Ophthalmol* 2014;**98**(10): 1437–41.

30. Lee DP, Kim SD, Hu YJ. Change of visual acuity and astigmatism after operation in epiblepharon children. *J Kor Ophthal Soc* 2001;**42**: 223–7.

31. Khwarg SI, Lee YJ. Epiblepharon of the lower eyelid: classification and association with astigmatism. *Korean J Ophthalmol* 1997;**1**: 111–17.

32. Naik MN, Ali MJ, Das S, et al. Nonsurgical management of epiblepharon using hyaluronic acid gel. *Ophthal Plast Reconstr Surg* 2010; **26**(3):215–17.

33. Taylor HR, Burton MJ, Haddad D, et al. Trachoma. *Lancet* 2014; **384**:2142–52.

34. Quickert MH, Wilkes TDI, Dryden RM. Nonincisional correction of epiblepharon and congenital entropion. *Arch Ophthalmol* 1938;**101**: 778–81.

35. Hotz FC. A new operation for entropion and trichiasis. *Archives of Ophthalmol* 1979;**11**:442–50.

36. Wladis EJ. Transconjunctival epiblepharon repair. *Ophthal Plast Reconstr Surg* 2014;**30**:271–2.

37. Price NC, Collin JR. Congenital horizontal tarsal kink: a simple surgical correction. *Br J Ophthalmol* 1987;**71**(3):204–6.

38. Tse DT, Anderson RL, Fratkin JD. Aponeurosis disinsertion in congenital entropion. *Ophthalmology* 1983;**101**:436–40.

39. Bleyen I, Dolman PJ. The Wies procedure for management of trichiasis or cicatricial entropion of either upper or lower eyelids. *Br J Ophthalmol* 2009;**93**:1612–15.

40. Litwin AS, Kalantzis G, Drimtzias E, et al. Nonsurgical treatment of congenital ichthyosis cicatricial ectropion and eyelid retraction using Restylane hyaluronic acid. *Br J Dermatol* 2015;**173**(2):601–3.

41. Vallabhanath P, Carter SR. Ectropion and entropion. *Curr Opin Ophthalmol* 2000;**1**:345–51.

42. Sigurdsson H, Baldursson BT. Inverting sutures with systemic retinoids and lubrication can correct ectropion in ichthyosis. *Ophthal Plast Reconstr Surg* 2014 Sep 11;[Epub ahead of print].

43. Stout AU, Borchert M. Etiology of eyelid retraction in children: a retrospective study. *J Pediatr Ophthalmol Strabismus* 1993;**30**(2): 96–9.

44. Bartley GB. The differential diagnosis and classification of eyelid retraction. *Ophthalmology* 1996;**103**(1):168–76.

45. Putterman AM. Eyelid finger manipulation in the treatment of over-corrected blepharoptosis and post-blepharoplasty ectropion-retraction. *Plast Reconstr Surg* 2015;**135**(6):1073e–4e.

46. Katowitz WR, Katowitz JA. Congenital and developmental eyelid abnormalities. *Plast Reconstr Surg* 2009;**124**:93–105.

47. Stewart KJ, Griepentrog GJ, Lucarelli MJ. Modified full-thickness anterior blepharotomy for upper eyelid retraction in children. *J AAPOS* 2013;**17**(2):223–4.

48. Demirci H, Hassan AS, Reck SD, et al. Graded full-thickness anterior blepharotomy for correction of upper eyelid retraction not associated with thyroid eye disease. *Ophthal Plast Reconstr Surg* 2007;**23**(1): 39–45.

49. McCord CD, Chappell J, Pollard ZF. Congenital euryblepharon. *Ann Ophthalmol* 1979;**11**:1217.

50. Sullivan TJ, Welham RA, Collin JR. Centurion syndrome. Idiopathic anterior displacement of the medial canthus. *Ophthalmology* 1993; **100**(3):328–33.

51. Verdin H, De Baere E. blepharophimosis, ptosis, and epicanthus inversus. In: Pagon RA, Adam MP, Ardinger HH, et al., editors. GeneReviews® 1993-2015. [Internet]. Seattle, WA: University of Washington; 2004 Jul 8 [updated 2015 Feb 5].

52. Anderson RL, Baumgartner SA. Strabismus in ptosis. *Arch Ophthalmol* 1980;**98**(6):1062–7.

53. Griepentrog GJ, Diehl NN, Mohney BG. Incidence and demographics of childhood ptosis. *Ophthalmology* 2011;**118**:1180–3.

54. McMullan TF, Collins AR, Tyers AG, et al. A novel X-linked dominant condition: X-linked congenital isolated ptosis. *Am J Hum Genet* 2000;**66**:1455–60.

55. Engle EC, Castro AE, Macy ME, et al. A gene for isolated congenital ptosis maps to a 3-cM region within 1p32-p34.1. *Am J Hum Genet* 1997;**60**:1150–7.

56. McMullan TW, Crolla JA, Gregory SG, et al. A candidate gene for congenital bilateral isolated ptosis identified by molecular analysis of a de novo balanced translocation. *Hum Genet* 2002;**110**:244–50.

57. Nakashima M, Nakano M, Hirano A, et al. Genome-wide linkage analysis and mutation analysis of hereditary congenital blepharoptosis in a Japanese family. *J Hum Genet* 2008;**53**(1):34–41.

58. Lemagne JM, Colonval S, Moens B, et al. Anatomical modification of the levator muscle of the eyelid in congenital ptosis. *Bull Soc Belge Ophthalmol* 1992;**243**:23–7.

59. Liu GT, Volpe NJ, Galetta SL. Pupillary abnormalities. In: Liu GT, Volpe NJ, Galetta S, editors. Neuro-ophthalmology: diagnosis and management. 2nd ed. New York: Saunders; 2002. p. 439–40.

60. Cook-Sather SD, Schreiner MS. Pediatric anesthesia techniques. In: Katowitz JA, editor. Pediatric oculoplastic surgery. New York: Springer-Verlag; 2002. p. 61–82.

61. Epstein GA, Putterman AM. Super-maximum levator resection for severe unilateral congenital blepharoptosis. *Ophthalmic Surg* 1984; **15**:971–9.

62. Press UP, Hubner H. Maximal levator resection in the treatment of unilateral congenital ptosis with poor levator function. *Orbit* 2001; **20**:125–9.

63. Simon GYB, Macedo AA, Schwarcz RM, et al. Frontalis suspension for upper eyelid ptosis: evaluation of different surgical designs and suture material. *Am J Ophthalmol* 2005;**140**:877–85.

64. Carter S, Meecham WJ, Steiff SR. Silicone frontalis slings for the correction of blepharoptosis: indications and efficacy. *Ophthalmology*

1996;**103**:623–30.

65. Han K, Kang J. Tripartite frontalis muscle flap transposition for blepharoptosis. *Ann Plast Surg* 1993;**30**:224–32.

66. Zhong M, Jun R, Li Q, et al. Frontalis muscle flap advancement for correction of severe ptosis under general anesthesia: modified surgical design with 162 cases in china. *Aesth Past Surg* 2014;**38**:503–9.

67. Roberts JB. A new 'muscle substitution' operation for congenital palpebral ptosis. *Ophthalmic Record* 1916;397–402.

68. Han K, Kang J. Tripartitie frontalis muscle flap transposition for blepharoptosis. *Ann Plast Surg* 1993;**30**:224–32.

69. Goldey S, Baylis H, Goldberg R, et al. Frontalis muscle flap advancement for correction of blepharoptosis. *Ophthal Plast Reconstr Surg* 2000;**16**:83–93.

70. Small RG. The surgical treatment of unilateral severe congenital blepharoptosis: the controversy continues. *Ophthal Plast Reconstr Surg* 2000;**16**:81–2.

71. Callahan A. Correction of unilateral blepharoptosis with bilateral eyelid suspension. *Am J Ophthalmol* 1972;**74**:321–6.

72. Beard C. A new treatment for severe unilateral congenital ptosis and for ptosis with jaw winking. *Am J Ophthalmol* 1965;**59**:252–8.

73. Kersten RC, Bernardini FP, Khouri L, et al. Unilateral frontalis sling for surgical correction of unilateral poor-function ptosis. *Ophthal Plast Reconstruct Surg* 2005;**21**:412–17.

*74. Heher KL, Katowitz JA. Pediatric ptosis. In: Katowitz JA, editor. Pediatric oculoplastic surgery. New York: Springer-Verlag; 2002. p. 253–88.
   This comprehensive text of pediatric oculoplastic disorders and procedures provides excellent surgical details for pediatric cases.

9

第 9 章　泪液引流系统发育障碍

DANIELE LORENZANO,GEOFFREY E. ROSE,and DAVID H. VERITY

引言

泪液引流系统的发育是一个复杂的过程,它由覆盖在泪沟表面外胚层的板层发生内陷,形成胚胎期前鼻皱褶中的上皮脊索。此结构在内眦与原始下鼻道之间发生管腔化,形成泪液引流结构。随着眼轮匝肌的发育,泪道在内眦部形成一个主动性的"泵",而在远端形成一个"被动"的排水系统。任何偏离这个发育顺序的情况均可造成泪道引流系统结构性发育障碍,包括泪道完全缺如,副泪小管以及憩室(由泪脊索发育异常造成),泪小点闭锁以及先天性鼻泪管阻塞(由脊索不完全管腔化造成,后者通常在出生后一年内自愈)。

历史背景

尽管像泪小点闭锁、先天性泪道瘘和双泪小管等泪液引流结构异常很早就已发现,但其胚胎发育机制直到二十世纪七八十年代才被 Sevel 首次报道。他通过对不同发育时期的眼睑结构进行研究,阐明了胚胎期眼睑和泪液引流系统的发育过程[1]。近年来,对小鼠的扫描电子显微镜技术(为我们)提供了更详细的眼睑和泪道发育过程,而影响泪道祖细胞和上皮生长的遗传因素还有待进一步研究。目前已知 *Runx*、*Barts*、*Pax* 基因和 Sonic Hedgehog 通路与胚胎期附属器的发育有关,但它们在泪液引流系统发育中起到的具体作用尚未阐明。

基础科学

了解泪道系统的胚胎发育机制[1]有助于理解先天性泪道疾病的病理生理学和手术方案的制定。

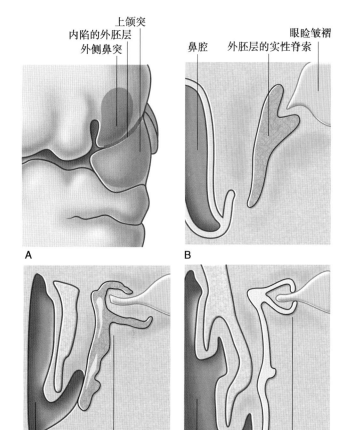

图 9.1　泪液引流系统胚胎学。A. 妊娠 5.5 周时,表面外胚层(用红线表示)开始在上颌突和外侧鼻突之间向内凹陷。B. 妊娠约 6 周时,这一外胚层的脊索被包裹于鼻腔和内眦之间的区域。C. 脊索向眼睑和下鼻甲延伸发生在 2~3 个月时,此后不久,孤立腔开始形成。D. 脊索完全管腔化出现在妊娠第 7~9 个月,终止于泪小点和 Henle 阀的开放

泪液引流系统由增厚的外胚层在外侧鼻突和邻近上颌突之间下陷成沟发育而成（图9.1A）。外胚层增厚、内陷进入深层间质，形成一个继续向尾端发展的上皮脊索。胚胎继续发育，上皮脊索随着上颌突的骨化而被骨质包裹，形成骨性鼻泪管。来源于脊索上端分叉处的细胞形成泪道原基。卡内基分期（The Carnegie stage，CS）和成熟周（maturative week，MW）有助于确定泪液引流系统发育过程中的三个关键时期，即"泪板期""泪索期"和"成熟期"。

在泪板期，覆盖于泪沟的外胚层逐渐增厚，大约到CS18期，在其内侧终末端形成分叉。

在CS19~23期的泪索期，泪板陷入表皮外胚层下方形成泪道上皮脊索。同时，原始泪小管，下颌椎板（inferior meatal lamina）和前软骨化（precartilagenous）的鼻甲也参与了早期泪道的形成。泪液引流系统在泪索期末时确定存在，但泪器要在胚胎第1个月末时才可辨认出来，此时表面外胚层被包裹在胚胎的前鼻褶皱中（图9.1B）。

泪液引流系统的成熟期以及原始睑部眼轮匝肌的形成始于MW9期，与此同时，泪索中出现管腔，下颌椎板被吸收，内眦韧带形成。妊娠晚期，Horner肌包绕泪小管。泪液引流系统在妊娠第2个月末基本形成（图9.1C、D），一直到大约妊娠28周上下睑分离、泪小点开放之前，其结构基本不变[2]。

发病机制

泪液引流系统发育异常主要存在两种机制：①鼻颧（nasojugal）上皮凹陷与表面外胚层分离不完全或异常分离；②泪道原基不完全管腔化。

近端泪器发育不全和畸形

泪道发育不全临床并不常见，可单独出现，也可伴随颅、面部中线的异常。

泪小点缺如或闭锁

流行病学与临床特征

泪小点缺如和泪小点闭锁若同时累及上下泪小管则表现为出生后的永久性流泪。完全无泪小点结构的泪小点完全缺如比较少见。病变累及下泪小点多见，导致其发生的原因包括鼻泪管上皮脊索未达睑缘、泪索形成过程中的其他异常（如先天性泪道瘘）或

眼睑异常（如双行睫）[3]。此外，泪小点缺如还与外胚层发育不良[4]（图9.2）、Hay-Wells综合征[5]和Levy-Hollister综合征有关[6]。

泪小点闭锁（"无孔泪小点""泪小点膜闭"）相较泪小点缺如常见，可为部分闭锁，其特征为上皮细胞膜覆盖于泪小管乳头的正常环状组织（略高于眼睑边缘）[7]。

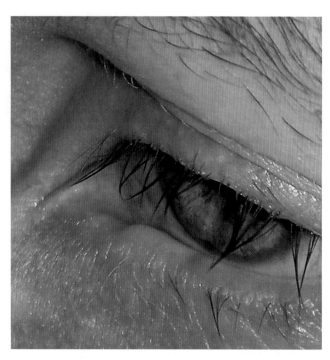

图9.2　外胚层发育不良患者上下泪小点完全缺如

治疗

泪小点膜闭常可通过扩张器或小剪刀打孔以恢复其通畅性。对于泪小点缺如的患者，可在预设的泪小点缺如的位置剪开，通常可暴露深处的泪小管的开口（参见第30章）。

泪小管发育不全

流行病学与临床特征

泪小管发育不全（lacrimal canalicular agenesis）源自于泪道上皮脊索向睑缘的不完全迁移或异常迁移（图9.1）。它通常是泪小点缺如的更完全的形式，并几乎可累及与闭锁泪小点的相连续的区域。仅有极少数的泪小管发育不全患者可出现泪小点正常，而远端泪小管发育不全，造成这种现象最主要的原因是以往探通过程中造成泪小管瘢痕的形成[8]。

治疗

有时可通过外路鼻腔泪囊吻合术（DCR）进行逆行

性探查以明确远端泪小管是否通畅,并行袋形缝合术(marsupialization)至睑缘处。若此方法失败,可考虑结膜鼻腔泪囊吻合术联合 Pyrex 管旁路法进行治疗。

副泪小点和副泪小管

流行病学与临床特征

副泪点(lacrimal punctal duplication)和副泪小管(supernumerary canaliculi)较罕见[9],但可能与唐氏综合征[10]、耳前窦综合征、Waardenburg 综合征[11]、Pashayan 眼睑鼻面部综合征[12]相关。内眦处皮肤结膜交界位置的发育异常可导致副(或"双")泪小点,常连接一段较短的泪小管,或止于盲端或融入正常泪小管(图 9.3)。当正常泪小管存在时,双泪小点常无临床症状,但与泪小管瘘或泪囊憩室有关。

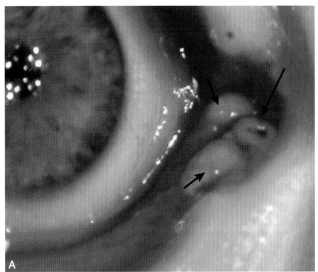

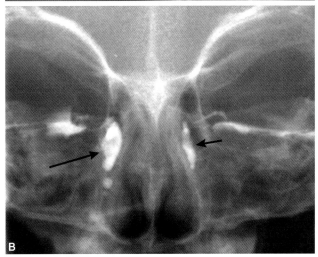

图 9.4　A. 图片所示为一个异常发育的中央泪小管(长箭头)将泪阜分裂为两个(短箭头)。B. 泪道造影显示,与对侧正常泪囊(短箭头)相比,患侧泪囊显著增宽(长箭头)

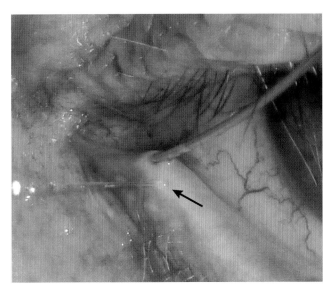

图 9.3　下睑双泪小管,从内侧泪小管注入的生理盐水从外侧泪小管反流(箭头),证明两个泪小管结构相互沟通

治疗

泪道瘘和泪囊憩室的治疗方法将在后面的部分进行描述。

泪道("原基")瘘

流行病学与临床特征

泪道瘘是由于泪道上皮脊索向下睑内侧组织发生异常凹陷而引起的,在极少数病例中,泪道瘘会通向泪阜("裂成两部分的泪阜")(图 9.4)或通向上睑。

其特征为瘘管被覆上皮质——可以是皮肤占主导时的鳞状上皮,但更为常见的是泪小管占主导时的立方上皮;在一些病例中,两种上皮均存在。

通常,单侧的先天性泪道瘘表现为液体从内眦韧带下方的"针孔样"皮肤凹陷处渗漏(图 9.5),并且几乎总与泪总管相连。与之相反,泪囊的瘘管是非先天性的,常由急性泪囊脓肿引流造成(图 9.6),并且除非长期存在,否则不会形成上皮质。先天性泪道瘘与唐氏综合征,缺指畸形-外胚层发育不良-唇腭裂(ectrodactyly-ectodermal dysplasia-cleft lip/palate, EEC)综合征,以及与伴有眼距过宽或尿道下裂的综合征有关。

来源于泪总管的先天性泪道瘘,若鼻泪管具有足够的引流泪液的能力,泪道瘘可保持长期干燥;若鼻

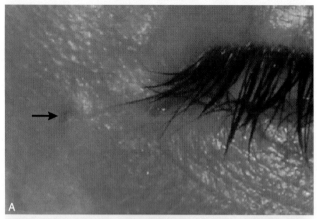

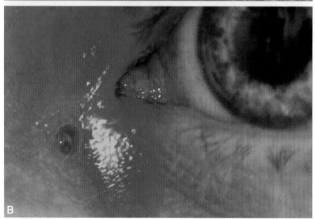

图9.5　A.先天性泪道瘘,表现内眦处的皮肤凹陷(箭头)。B."泪道瘘造成的眼周溢泪"(图片显示荧光素"串珠"从附属结构中流出)

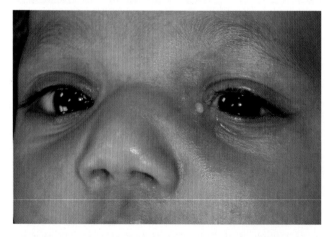

图9.6　先天性鼻泪管阻塞和泪囊炎导致患儿发生获得性泪道瘘

泪管不具有足够的能力处理反射性流泪,则瘘管会间歇性地排出眼泪;若鼻泪管无泪液引流的能力,则瘘管会持续性流泪。在极少数情况,这些异常表现可出现在老年鼻泪管阻塞或瘘管被油脂或皮屑阻塞发生炎症形成"瘘管炎"时。

治疗

　　明确的是,对于不排液的瘘管若发生瘘管炎只需将其切除。间断性排液(比如,伴有鼻型感冒)的瘘管,可以不干预,除非该部位出现表皮脱落,但目前对此治疗还存在一些争议。

　　争议:一些人建议只切除瘘管,但可能会出现瘘管复发或导致儿童顽固性"泪溢"(更准确的描述应该是"眼周泪溢")的风险,两者均是由于降低了泪液排出能力(通过切除瘘管)却未增加替代的泪液排出途径所导致。另一些人建议放置硅胶支架或行 DCR 增加排液能力从而降低这些风险(图 9.7)[13]。折中的方法是在切除瘘管的同时检测泪液流出的通畅性,仅在发现远端阻塞或临床表现为瘘管持续性流泪时放置硅胶支架或行 DCR 治疗[14]。

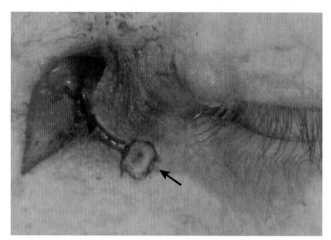

图9.7　先天性泪道瘘采用瘘管切除术联合外路泪囊鼻腔吻合术进行治疗。箭头所示的是切除前被分离出的泪道瘘管

泪囊和泪管的先天性异常

　　发育为鼻泪管的上皮脊索直到妊娠晚期才完成管腔化[1],事实上相当多的儿童出生后,这个过程仍未完成;在绝大多数先天性泪溢的儿童中,泪溢并不是一种疾病状态,而是正常胚胎过程的"末尾"。只有极少数儿童会发生下部鼻泪管发育不全,通常是由于泪板下部在上颌突的内陷不足或缺失导致的。

新生儿溢泪

流行病学与临床特征

　　大约有 20% 的儿童在出生后存在泪溢[15],在眼睑、鼻部或泪点无明显结构异常的情况下,这一表现被认为是"正常"的。若结合 Gaussian 累积分布曲线(与所有生物过程的预期一样),儿童鼻泪管会在合理的时间内自发完成管腔化,而对于那些管腔化延迟太久或导致并发症(如感染性泪囊炎、频发和严重的结膜炎、严重的继发性湿疹)出现的病例应尽早给予干预措施[16]。

治疗

作为正常的生理过程,约95%受累儿童的症状会在 1 岁内自行消退[15],每日按摩泪囊 4~6 次可加速其管腔化过程。向家长演示正确的方法十分重要,按摩时应强调在泪前嵴后方施加有效压力,而不是单纯沿着鼻侧按压。

20%儿童出生时存在不全管腔化,其中95%可恢复正常,在 1 岁前暂不使用任何干预措施是合理的。行鼻泪管探查时无论是否使用硅胶管,都可增加发生上皮质机械性损伤和管道炎性闭塞的风险,同时也增加泪小管损伤的风险。因此,过早探查是不必要的,这有可能使大量婴儿(多于 19%)存在发生不必要的医源性泪道阻塞的风险,并可能被视为医疗过失[15]。

若流泪超过一年,多种处理方法可供选择。若泪溢尚未引起复发性结膜炎或表皮脱落,可继续观察,部分儿童会在接下来的 1~2 年中完成管腔化过程[17]。然而,超过 1 岁的患儿("胚胎"决定了其完成管腔化的概率较低)应考虑手术干预,几乎所有干预措施都是采用鼻泪管探查术来打开泪道的闭锁区。由于泪小管口径很小,所有探查均有造成永久性泪小管损伤的风险,尤其是在泪小管与泪总管交汇的夹角处。

争议:新生儿泪管阻塞的处理方法仍存在争议,主要原因是缺乏科学数据以及与自然生理过程间的逻辑关系。通过鼻泪管探查可开通所有堵塞,一些医生通过下鼻道内镜检查发现探查几乎总可造成内侧下鼻甲骨不全骨折,并可能会牵拉形成新的瘘道。另一些医生倾向于经下鼻道在内镜下对探针顶端的组织直接切除,并在鼻泪管内植入硅胶支架(无论是单泪小管还是双泪小管);然而,并无证据显示置管的预后比单纯探通的预后更好[17]。在鼻泪管探查术后,应嘱咐家长每日按摩泪囊至少 4 次,持续 10 日左右,以保证液体能顺利流过开放的鼻泪管,直到上皮重新形成。否则,即使在最精细的手术后,重新开放的通道也会被炎性渗出物阻塞。

若经两三次探通后,患儿仍存在症状——如晨起眼睑黏性物黏合,白天反复出现黏液脓性分泌物,

复发性感染性结膜炎等,此时患儿应考虑行 DCR 治疗。若操作得当,DCR 几乎 100%能立即解除症状和体征。

鼻泪管发育缺陷

若外胚层泪板的尾部未能陷入发育中的上颌突,则会在鼻泪管下部形成一个完整的骨性阻塞(因此,最终形成一个盲管)。泪道探查可发现这种异常结构,需行 DCR 治疗。当鼻部或上颌发育过程中出现异常时,常出现类似的情况,此时行 DCR 使位置可能需更靠后,以便进入同侧鼻腔,或在同侧鼻腔缺如时可延伸至对侧鼻腔(图 9.8)[18,19]。沿鼻泪管走行的皮肤瘘的发生可能与部分泪板内陷有关,这种情况很罕见,通常与 Tessier 2 型和 3 型眶面裂相关。对于不仅伴有泪道梗阻,还伴有下睑退缩或裂口上瘢痕导致明显的睑外翻(图 9.9)的患者,可行泪道引流手术联合下睑提升手术;可通过"反向眼睑成形术"切口向内延长手术切口至鼻,同时对眼睑及泪道进行手术。

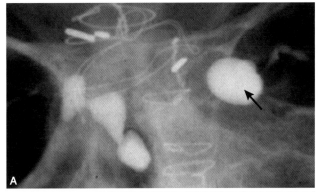

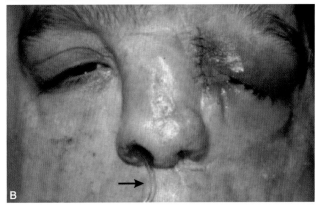

图 9.8　伴有左侧鼻腔缺如的面裂综合征。**A.** 手术前泪道造影显示泪囊造影剂滞留(箭头)且同侧鼻腔缺如,可见既往颌面外科手术留置的导线。**B.** 鼻腔泪囊吻合术后,左侧泪囊与对侧鼻腔之间形成手术瘘道,箭头所示为由右侧鼻孔伸出的硅胶支架

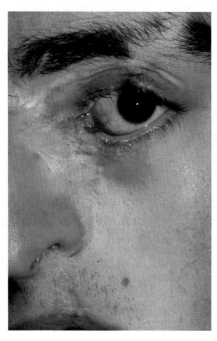

图 9.9　面裂综合征,可见裂口上的瘢痕和明显的睑外翻

先天性泪囊膨出

流行病学与临床特征

　　一般认为先天性泪囊膨出(congenital dacryocele)源于妊娠期,由于鼻泪管尚未贯通,Hasner 瓣的作用使得羊水积聚于泪囊内形成高压;这一压力导致泪囊膨胀,在新生儿,泪囊外观可呈蓝色(图 9.10)。偶尔泪囊内的压力过大,导致整个鼻泪管(在新生儿时长度极短)发生扩张,甚至进入鼻腔;这种鼻腔内的扩张会阻塞鼻腔,如果发生双侧阻塞,可能会导致严重的新生儿呼吸窘迫(图 9.11),因为新生儿只靠鼻呼

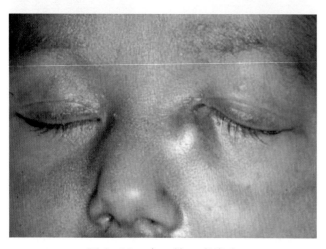

图 9.10　先天性泪囊膨出

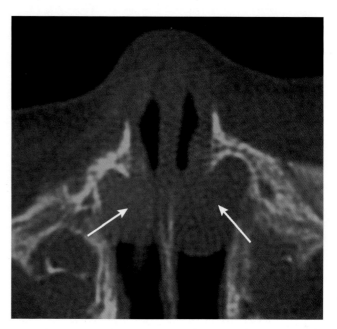

图 9.11　先天性泪囊膨出。CT 扫描显示双侧泪囊黏液囊肿(箭头),体积较大,延伸至鼻腔引起气道阻塞

吸[20]。这种情况需紧急手术,应立即行鼻腔检查,并行鼻泪管造口,将其与下鼻道连通。

治疗

　　泪囊膨出时轻轻按摩可能会促使囊肿内液体排入鼻腔,但应避免用力过猛,因为有报道称医源性泪囊破裂时内容物进入皮下可导致严重的面部蜂窝织炎。然而,对于持续存在的羊膜膨出可暂不处理膨出的泪囊,待鼻泪管自然管腔化,或可在新生儿生长几个月后,再考虑进行探查。

　　先天性泪囊膨出应与位于前部鼻周的脑膨出相鉴别,脑膨出通常位于鼻梁旁(图 9.12),可伴有泪道发育不全,后者常与发生于鼻旁区的裂隙相伴随。治疗方法包括切除鼻周脱出的颅内容物、脑膨出或脑膜膨出,并行泪囊鼻腔吻合术[21]。

先天性泪囊炎

流行病学与临床特征

　　由于子宫内发生泪囊感染十分罕见,因此先天性泪囊炎(congenital dacryocystitis)更确切地说应该是新生儿泪囊炎。先天性泪囊炎是由于出生后随即发生的羊膜膨出感染所引起。

治疗

　　由于感染可能是由肺炎链球菌、金黄色葡萄球

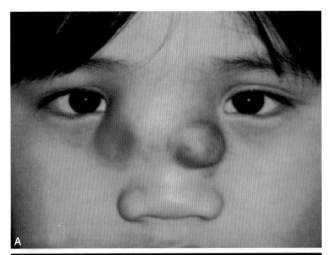

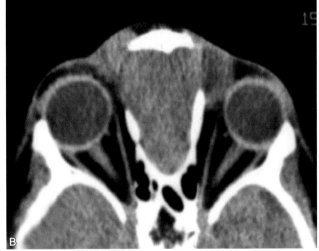

图 9.12　双侧额筛窦脑膨出。A. 外观图。B. 水平位 CT 扫描图

菌或肠杆菌等致命微生物引起,若不予治疗可能会导致败血症,因此应立即采取全身应用抗生素进行治疗。

泪道憩室

流行病学与临床特征

先天性泪道憩室(lacrimal diverticulae)通常出现在泪囊和鼻泪管上端交界处,常在影像学检查中偶然发现(图 9.13)。若憩室很大,可造成"容量相关性"症状,如反复性眼部分泌物,间歇性内眦肿胀等;类似症状最常见于泪囊黏液脓性囊肿,若由憩室引起的,往往需要冲洗泪道系统。

治疗

治疗应采用开放 DCR 联合憩室袋形缝合术,并与软组织进行吻合术。

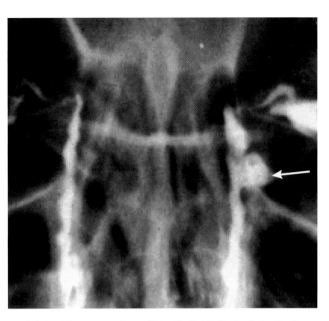

图 9.13　DCG 在泪囊泪管交界处发现泪囊憩室(箭头)

发育性泪道异常和颅面畸形

颅面综合征通常是由于眶内软组织位置异常(包括眼距过宽或眼睑附属器异常)导致溢泪或骨性畸形引起的泪液引流障碍(包括上颌骨发育不全)。在胚胎期面部形成过程中,上颌突与鼻突会发生融合,若由于遗传或胎儿因素(如羊膜带)导致融合过程失败,可造成面部裂隙和泪溢。泪液引流系统的任何部分均有可能受累,受累结构可以发生缺失、错位(图9.14)、狭窄,也可发生与皮肤表面的畸形连接[22]。

伴有眼睑综合征的泪道畸形

流行病学与临床特征

由于眼睑和泪液排出系统均起源于表面外胚层,引流通道的异常常与外胚层发育不良(图 9.2)或包含外胚层发育不良的综合征(如 EEC 综合征)[4] 有关。常见的泪道异常包括泪点和泪阜的缺失或位置异常,而其他的眼睑组织异常可能包括眼睑麦氏腺异常或眼表角质蛋白形成异常。伴有位置异常(如睑缘错位或开口、内翻或外翻、眼睑退缩)的眼睑结构异常均可作为刺激因素引起反射性泪溢。

在患有睑裂狭小、上睑下垂和反向型内眦赘皮综合征的儿童中,已经描述了多种泪道异常,包括下泪点向外移位、上泪点向内移位、泪小管狭窄、泪小管水平延伸、多泪点、下泪小点向后异位和上泪小点发育

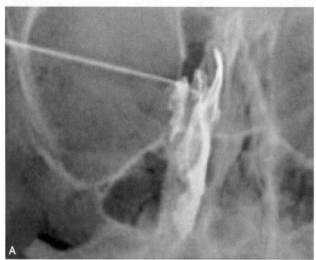

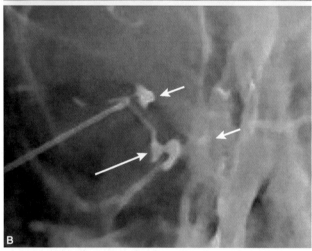

图 9.14　右眼伴有下睑内侧裂和慢性黏液性分泌物的患儿泪囊造影结果。A. 自上泪小点注入造影剂通过正常上泪小管进入鼻腔。B. 自下泪小点注入造影剂显示泪小管憩室是一个终止于末端的囊状结构（长箭头），未与鼻腔连通。短箭头显示的是经上泪小点注入造影剂出现的造影剂残留（图 A 中所示）

不全[23]。

治疗

确保良好预后的关键因素包括术前及术中对异常解剖结构的全面把握，眼睑功能和泪点的评估，以及对瘘管的确认。除泪道造影外，行耳鼻喉评估或 CT 检查也是必要的。

手术时机的选择同样也很重要。一般来说，首先进行颅面重建，但当发生大的黏液囊肿、泪囊炎或出现瘘管排液时，泪道手术应在早期进行。否则，感染源可能会延缓面部愈合。

鼻发育不良或发育不全

流行病学

泪小管或泪囊发育不全在鼻发育不良或发育不全的患者中较为常见，也往往与面裂或鼻泪管盲端形成等因素相关。

治疗

一般来说，对于这类患儿首先要维持新生儿上气道通畅（所有婴儿都是通过鼻呼吸的），然后一期行鼻重建手术，二期行泪道手术。二期泪道手术选择结膜泪囊鼻腔吻合术，常需行一期或二期旁路玻璃管（glass bypass tube）植入。所幸的是，这样的开放式泪道手术对于这些罕见的鼻畸形或严重的鼻面部畸形患者而言是安全和有效的[18,19,24]。

肿物导致的鼻泪管阻塞

临床特征

内眦部鼻侧的面部进展性肿物可导致泪液流出系统受压和假性鼻泪管阻塞。这些肿物包括正中旁脑膨出和脑膜膨出（图 9.12），鼻神经胶质瘤，毛细血管瘤和淋巴管瘤或含牙囊肿等[25]。

位于鼻中线的皮样囊肿通常表现为鼻尖的一个小"凹陷"，也可能在泪囊旁的鼻梁上形成炎性瘘管。

治疗

大多数病例与典型的泪囊囊肿的临床表现存在不同。若有些患者的症状和体征不典型或存在多种发育异常，必须进行影像学检查。

参考文献

1. Sevel D. Development and congenital abnormalities of the nasolacrimal apparatus. *J Pediatr Ophthalmol Strabismus* 1981;**18**:13–19.
*2. de la Cuadra-Blanco C, Peces-Peña MD, Jáñez-Escalada L, et al. Morphogenesis of the human excretory lacrimal system. *J Anat* 2006; **209**:127–35.
   A systematic analysis of the stages in development of the human excretory lacrimal system.
3. Lyons CJ, Rosser PM, Welham RA. The management of punctal agenesis. *Ophthalmology* 1993;**100**:1851–5.
4. McNab AA, Potts MJ, Welham RAN. The EEC syndrome and its ocular manifestations. *Br J Ophthalmol* 1989;**73**:261–4.
5. Hay RJ, Wells RS. The syndrome of ankyloblepharon, ectodermal defects and cleft lip and palate: an autosomal dominant condition. *Br J Dermatol* 1976;**94**:277–89.
6. Levy MJ. Mesoectodermal dysplasia: A new combination of anomalies. *Am J Ophthalmol* 1967;**63**:978–84.
7. Welham RA, Hughes SM. Lacrimal surgery in children. *Am J*

Ophthalmol 1985;**99**:27–34.

8. Hakin KN, Sullivan TJ, Sharma A, et al. Paediatric dacryocystorhinostomy. *Aust N Z J Ophthalmol* 1994;**22**:231–5.

9. Chignell AH. Double punctum and canaliculus. *Am J Ophthalmol* 1968;**65**:736–9.

10. Coats DK, McCreery KM, Plager DA, et al. Nasolacrimal outflow drainage anomalies in Down's syndrome. *Ophthalmology* 2003;**110**:1437–41.

11. Gorlin RJ, Cohen MM Jr, Levin LS. Syndromes of the head and neck. New York: Oxford University Press; 1990.

12. Pashayan HM, Pruzansky S, Solomon L. The EEC syndrome. Report of six patients. *Birth Defects Orig Artic Ser* 1974;**10**:105–27.

13. Welham RA, Bergin DJ. Congenital lacrimal fistulas. *Arch Ophthalmol* 1985;**103**:545–8.

14. Al-Salem K, Gibson A, Dolman PJ. Management of congenital lacrimal (anlage) fistula. *Br J Ophthalmol* 2014;**98**(10):1435–6.

*15. MacEwen CJ, Young JD. Epiphora during the first year of life. *Eye* 1991;**5**:596–600.
    An excellent cohort study of the incidence and natural history of epiphora during the first year of life.

16. Sturrock SM, MacEwen CJ, Young JD. Long-term results after probing for congenital nasolacrimal duct obstruction. *Br J Ophthalmol* 1994;**78**:892–4.

17. Young JD, MacEwen CJ, Ogston SA. Congenital nasolacrimal duct obstruction in the second year of life: a multicentre trial of management. *Eye* 1996;**10**:485–91.

18. Sherafat H, Mehta JS, Rose GE. Dacryocystorhinostomy in patients lacking an ipsilateral nasal cavity. *Br J Ophthalmol* 2007;**91**:307–9.

*19. Jain R, Rose GE. Lacrimal drainage surgery in patients with rare nasal diseases. *Eye (Lond)* 2007;**21**:1361–6.
    An overview and results of management by open lacrimal drainage surgery in patients with rare nasal diseases.

20. Sullivan TJ, Clarke MP, Morin JD, et al. Management of congenital dacryocystocoele. *Aust N Z J Ophthalmol* 1992;**20**:105–8.

*21. Hakin KN, Rose GE, Sullivan TJ. Combined congenital dacryocoele and anterior orbital encephalocoele. *Orbit* 2000;**19**:1–5.

22. Hicks C, Pitts J, Rose GE. Lacrimal surgery in patients with congenital cranial or facial anomalies. *Eye (Lond)* 1994;**8**:583–91.

23. Kohn R. Additional lacrimal findings in the syndrome of blepharoptosis, blepharophimosis, epicanthus inversus, and telecanthus. *J Pediatr Ophthalmol Strabismus* 1983;**20**:98–100.

*24. Yuen SJ, Oley C, Sullivan TJ. Lacrimal outflow dysgenesis. *Ophthalmology* 2004;**111**:1782–90.
    A systematic approach to the management of lacrimal outflow dysgenesis.

25. Odufuwa B, Rose GE. 'Eye-tooth': a case of orbital dentigerous cyst after trauma. *Arch Ophthalmol* 2001;**119**:1560–1.

10

第三部分 炎症、感染和自身免疫性疾病

第 10 章 眼眶及眼附属器感染

PETER J. DOLMAN

引言

许多病原体能够感染眼眶及眼附属器的组织,引起各种疾病,包括从常见的睑腺炎到可能损害视力甚至危及生命的眼眶蜂窝织炎。

历史背景

早在 3700 多年前,巴比伦人(Babylonian)记录并描述了眼眶切开和眼周脓肿,并规定了对意外损伤眼部的惩罚[1]。一世纪中期,罗马学者 Celsus 在他的百科全书 de Medicina 中描述了泪囊脓肿并瘘管切除术及下泪骨烧灼术[1]。在 19 世纪中期,对解剖学有了进一步了解,使手术技术得以改进,但是在近 150 年才产生了感染的概念,并发现了致病的病原体。

感染的概念

尽管早在公元前 3000 年埃及人在纸莎草纸记录中描述了肉眼看到的人类寄生虫,但并不清楚它们的致病作用[2]。

1677 年,荷兰商人 Antonie van Leewenhoek 通过自己的手工显微镜首次观察到微生物。最初,他对单细胞生物的描述被科学界所嘲笑;但在随后的几年里,他描述了各种原生动物、真菌和细菌[3]。

大概两个世纪后,路易斯·巴斯德(Louis Pasteur)证明,这些微生物中的一些可能会酸化葡萄酒,并可能与感染性疾病有关[3]。这种"细菌理论"在 1876 年被罗伯特·科赫(Robert Koch)证实,当时他从感染的马体内分离了炭疽杆菌并且将这种细菌种植到实验室小鼠体内。在接下来的二十年里,应用科赫的方法,特殊传染病包括霍乱和结核病的病原体被确定,使得通过简单的卫生措施来控制流行病成为可能。

1892 年,迪米特里·伊万诺夫斯基(Dimitri Ivanovsky)发现了第一种病毒。随着电子显微镜在 20 世纪 40 年代的引入,利用接种疫苗治疗常见病毒性疾病开始出现[4]。

抗感染治疗

1796 年,爱德华·詹纳(Edward Jenner)普及了疫苗接种,当时他证明了接种牛痘病毒可以对毒力更强的天花产生免疫(vacca 的拉丁语意为"牛")[5]。

1935 年,格哈德·多马克(Gerhard Domagk)发现某些磺胺类药物的抑菌作用,在第二次世界大战期间减少了伤口感染[5]。1928 年,亚历山大·弗莱明(Alexander Fleming)便观察到青霉素真菌的杀菌作用,虽然青霉素在 1940 年才上市[6]。为了抗击耐药菌和致命病原体的进化而开发了新的抗生素[7]。

抗生素对眼眶及眼附属器感染的作用至关重要。在前抗生素时代,眼眶蜂窝织炎可导致 20% 患者视力丧失,17% 的患者发生死亡,但随着适当的药物治疗,这些比率急剧下降[8]。

基础科学

病原体

当病原体击败机体自身防御机制时,就会发生感染性疾病。四种主要类型的病原体都可感染眼眶及眼附属器。

细菌

细菌是无细胞核的单细胞微生物(原核生物)[9]。

165

它们通过二分裂进行繁殖，在显微镜下表现为球形（球菌）、杆形（杆菌）或螺旋形（螺旋体和螺旋菌属）。不同的染色方法包括革兰氏染色（阳性或阴性），分枝杆菌的抗酸试验，以及用于识别孢子形成物的染色。不同的细菌可能依赖不同的生长条件：需氧菌（含氧），厌氧菌（无氧）或两者均可（兼性厌氧菌）。某些细菌菌株可增强其入侵组织或抵抗宿主防御系统的能力，包括保护性外囊以及产生酶和毒素。例如，耐甲氧西林金黄色葡萄球菌（MRSA）含有编码 β-内酰胺抗生素耐药性的基因以及毒力因子的基因，后者可增强其组织破坏性，形成生物膜并释放肠毒素。β-溶血性链球菌基于其细胞壁的成分，分为 A 组（化脓性链球菌）或 B 组（无乳链球菌）：前者更具毒性，因为其产生促进侵入组织和附着于上皮细胞的蛋白质以及细胞荚膜（可抑制吞噬作用）。

真菌

此类有核微生物（真核生物）被分为单细胞酵母和多细胞真菌[10]。慢性泪囊炎中常见的酵母是白色念珠菌，致病性真菌包括感染眼睑皮肤的芽胞杆菌和引起眼眶蜂窝织炎的曲霉菌属。

病毒

此类 DNA 或 RNA 的壳体结构没有代谢功能，并且依赖其宿主细胞进行复制。宿主细胞结构或功能的破坏会导致疾病。感染眼睑皮肤的病毒包括人乳头状瘤病毒（*Human papillomavirus*）和传染性软疣病毒。感染眼眶组织的病毒包括水痘带状疱疹病毒、流行性腮腺炎病毒和 Epstein-Barr 病毒（EB 病毒）。

寄生虫

体内寄生虫（微小单细胞原生动物和多细胞蠕虫）可感染内部组织，包括眼眶囊虫和棘球绦等[1]。体表寄生虫在表皮上存活，包括节肢动物如蜱和蛆虫（感染眼睑皮肤）以及毛囊蠕形螨和阴虱（蟹虱）（感染睫毛）。

自然宿主防御

机体通过非特异性机制和免疫系统防御感染因素[11]。

非特异性机制

病原体进入体内的入口包括眼睛的皮肤、黏膜表面以及呼吸道和消化道。皮肤的紧密角质层可以被穿透性外伤、昆虫叮咬及原有炎症所穿破。毛囊和睑板腺为另一种侵入途径。眼睛和呼吸道的黏膜容易受到侵害，但可以通过泪液和唾液中溶菌酶保护自身免受革兰氏阳性菌的侵害。在鼻窦和鼻道中，黏液捕获致病微生物，并由纤毛扫入咽部。

炎症是机体对感染或创伤的反应，通过毛细血管扩张和渗漏引起红、肿、热、痛，并因周围细胞释放细胞因子而加速反应。细胞因子趋化急性炎症细胞，包括中性粒细胞和单核细胞，后者转化成吞噬细胞，可吞噬和消化入侵的病原体。吞噬细胞将消化的微生物的部分结构暴露在其表膜上，这些"抗原决定簇"刺激免疫系统形成针对这些病原体的特异性抗体。与病原体结合的抗体可进一步发挥潜在的吞噬作用。

免疫反应

宿主的免疫系统通过体液和细胞机制识别和中和外来的威胁[11]。骨髓来源的淋巴细胞前体发育成 B 淋巴细胞（来自法氏囊）或 T 淋巴细胞（来自胸腺）。吞噬细胞表面上的抗原决定簇引发免疫应答，与 B 细胞表面上的特异性抗体受体和 T 细胞表面的蛋白质簇相结合，导致其转化。活化的 B 细胞转化为产生针对引发起始应答（体液免疫）抗原的特异性抗体（免疫球蛋白）的浆细胞，或转化为能对抗原再次暴露迅速起反应的记忆细胞，从而提供长期免疫力。抗体结合细菌表面的膜或囊，并同时促进吞噬作用；而当抗体与病毒结合时则限制了病毒进入靶细胞的能力。活化的 T 细胞通过血液循环到达感染部位，寻找并杀死寄生虫、真菌和感染病毒和某些细菌如结核分枝杆菌的细胞（细胞免疫）[12]。

由眶隔定义的解剖界限

眶隔是眼轮匝肌后部的纤维隔膜，从眼眶的弧形边缘延伸至睑板附近的眼睑缩肌。在其内侧，隔膜与包裹泪囊的泪筋膜相融合。因此，隔膜划定了三个潜在的感染区域：眼睑，泪道流出道和眼眶。

眼睑感染

感染性睑缘炎

发病机制和病因学

前部睑缘炎是发生于睫毛及其相关皮脂腺的炎症。

"脂溢性睑缘炎"是一种慢性的脂质过度产生,在睫毛和其相邻皮肤上可见油脂和鳞屑的疾病。这些鳞屑的培养物已经分离出马拉色酵母菌(曾称为糠秕孢子菌),在头皮脂溢性皮炎中亦发现此种真菌[13]。

"感染性前部睑缘炎"是一种对定植于毛囊的病原体产生的炎症反应。最常见的病原体是金黄色葡萄球菌,它可以释放外毒素到泪膜中,引起累及眼睑边缘、周围皮肤和角膜的自身免疫反应[14]。其他相关微生物包括其他细菌(表皮葡萄球菌和假单胞菌属),真菌(假丝酵母属,特别是在免疫受损的个体)和病毒(水痘带状疱疹或单纯疱疹病毒)。两种可见的寄生虫可累及睑缘:阴虱(蟹虱)和毛囊虫(毛囊蠕形螨)[15]。

"眦部睑缘炎"累及外眦边缘,可能是由一种革兰氏阴性双杆菌属——慢性结膜炎莫拉菌,或金黄色葡萄球菌引起的。

后部睑缘炎累及睑板腺,以阻塞、炎症和最终破坏腺体开口(睑板腺功能障碍)为主要特点[16]。泪液中缺少脂质成分导致泪液蒸发增加,泪液渗透压增大可引起眼部表面刺激症状。在这种环境下某些细菌迅速繁殖,如表皮葡萄球菌和痤疮丙酸杆菌,它们可以产生促进脂质分解为游离脂肪酸和油脂的脂肪酶,从而进一步破坏泪膜。

流行病学

睑缘炎常见于年龄较大的人[17]。前部睑缘炎与全身性脂溢性皮炎有关(参见第 13 章),其特征在于头皮、眉毛和睫毛产生皮屑。刺激性和接触性皮炎可能容易诱发感染。

后部睑缘炎与激素因素以及酒渣鼻有关,后者是一种在前额、鼻子和面颊上部引起红色、油性皮肤的皮脂腺紊乱(参见第 13 章)。帕金森病和面神经麻痹可能由于减少眼轮匝肌的收缩而易患睑板腺功能障碍。

临床特征

一般症状包括瘙痒、脱屑和睑缘炎症。细菌感染增加眼表主诉,包括疼痛、灼烧感、流泪、畏光、视力模糊和分泌物增多等。

前部脂溢性睑缘炎可能会随睫毛的生长产生鳞状皮屑(图 10.1)。后部睑缘炎以睑板腺开口的油脂凝结为特点。在腺体中央或周围可见毛细血管扩张(图 10.2)。病程较重者出现腺体开口狭窄和消失[16](图 10.3)。

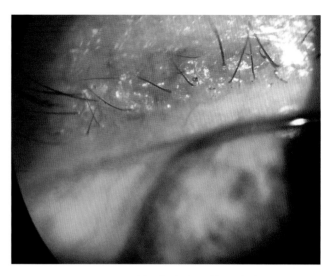

图 10.1 前部感染脂溢性睑缘炎

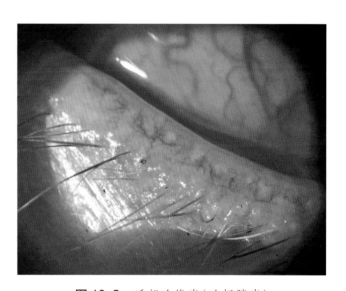

图 10.2 后部睑缘炎(睑板腺炎)

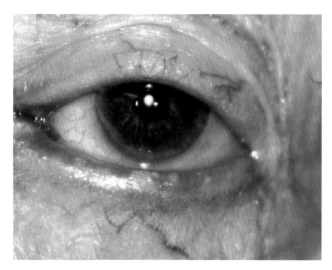

图 10.3 进展期后部睑缘炎,伴有炎症以及睑板腺开口和睫毛消失

细菌感染的体征如下(图10.4):

■ 睫毛根部附近存在溃疡性毛囊炎。

■ 睫毛囊损伤,造成睫毛短、生长方向错乱或不生长。

■ 睑腺炎或外睑腺炎,Zeis腺体内的局灶性脓肿。

■ 由于存留来自炎性睑板腺的分泌物而发生的多发睑板腺囊肿。

■ 内睑腺炎,即睑板腺囊肿的继发感染。

■ 角膜变化,包括下方角膜炎或边缘性自身免疫性溃疡。

■ 眼泪呈泡沫状,由细菌产生的脂肪酶引起油脂皂化而来。

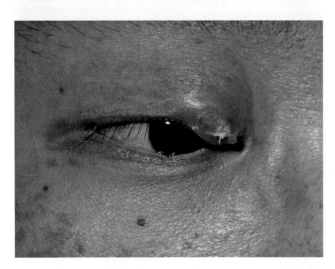

图10.4　外睑腺炎

　　眦部睑缘炎表现为发红、鳞屑和外眦裂开,通常与外侧结膜炎和分泌物有关。

　　假丝酵母真菌感染睑缘可能表现为溃疡、脓疱或小肉芽肿。

　　阴虱(蟹虱)感染的特征是睑缘发痒和炎症,可见半透明的虱卵鞘(虱子卵)黏在睫毛上。成虫虱子较难辨认,但对于存在明确毛囊感染病史的患者应怀疑此病。

　　争议:毛囊蠕形螨可能与慢性睑缘炎相关,但是发病机制和发病率并不明确。可通过从睫毛毛囊沿着睫毛基底部延伸的透明套对其进行识别。

鉴别诊断

■ 接触性皮炎

■ 皮脂腺细胞癌

■ 自身免疫病(Stevens-Johnson综合征,眼部类天疱疮)

检查

　　对睑缘脱屑或分泌物进行培养,可以鉴定病原体

和药敏性。在显微镜下可以观察到脱落睫毛上的螨虫(图10.5)。

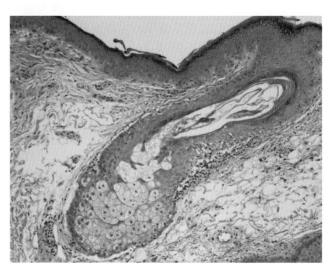

图10.5　睫毛根部的毛囊蠕形螨(HE,×40)(Courtesy of Val White,Vancouver,Canada)

治疗

　　治疗脂溢性睑缘炎应使用抗脂溢性清洗剂,并使用稀释肥皂液清除睑缘鳞片[18]。

　　后部睑板腺炎(meibomitis)可用热敷、眼睑按摩和局部擦洗进行治疗。

　　争议:鱼油添加剂可能会改善泪液脂质组成。使用微探针和局部可变压的加热钳治疗(使脂类软化流动)仍然存在争议[18,19]。

　　局部眼用妥布霉素或杆菌肽可以减少眼表细菌过度生长,局部或口服阿大观霉素能改善油脂分泌并减轻炎症。

　　全身用四环素(多西环素,100mg/d)数月可减轻感染性睑缘炎和酒渣鼻的症状。局部应用0.75%甲硝唑软膏(甲硝唑凝胶)适于皮肤红斑痤疮的治疗。

　　局部皮质类固醇软膏能减轻炎症并协助脂质流动。上睑板内皮下注射地塞米松磷酸盐溶液或曲安奈德悬浮液对小睑板腺囊肿和局灶性睑板腺炎有治疗效果,但曾有眶周注射悬浮液引起栓塞性失明的报道。

　　局部酮康唑可用于治疗念珠菌和马拉色菌的感染。使用润滑剂或抗生素软膏可使虱子窒息死亡,而机体毛发要用1%氯菊酯乳液(kwellada-P)漂洗。用50%强度的茶树油擦拭睑缘对蠕形螨可能有效果[20]。

当睑板腺囊肿和睑腺炎增大到一定程度时,可切开刮除。

并发症和预后

感染性睑缘炎是一种需要持续治疗的慢性疾病,可能导致睑板腺破坏、睫毛破坏、睑缘变形和角膜溃疡或瘢痕形成,也可能会导致眶隔前蜂窝织炎或极少的眼眶蜂窝织炎。

脓疱病和丹毒

发病机制和病因学

传染性脓疱病累及皮肤浅层,通常由金黄色葡萄球菌或化脓性链球菌引起。"大疱"型引起伴有急性真皮炎症的表皮水疱,"寻常"型表现为在表皮和真皮质中的急性炎症细胞和血清渗出。这种疾病通过直接接触传播,通常是经皮肤破口进行传播[21]。

丹毒(St Anthony's fire)是一种罕见的感染,通常与 A 或 B 组 β-溶血性链球菌属(化脓性链球菌和无乳链球菌)引起的咽炎相关。细菌的外毒素常引起累及真皮浅层和淋巴管界限清楚的皮疹。它不像眶隔前蜂窝织炎或坏死性筋膜炎可累及皮下组织[22]。眼睑的坏死性筋膜炎将在后面的"眶隔前蜂窝织炎"中论述。

流行病学

脓疱病经常发生于幼儿或其照顾者。患有湿疹和特应性皮炎的人患病风险较高。丹毒最常见于青年人、老年人和免疫抑制者。

临床特征

脓疱病在湿疹或轻微创伤部位呈现为脓疱病变和圆形红斑。大疱型可形成清晰的水疱,而寻常型则形成黄色的硬皮(图 10.6)。

丹毒是一种迅速扩张的、疼痛的、鲜红色的皮肤病变。病变较高,界限清楚,纹理可能很粗糙,并形成小的水疱或坏死区。通常伴有周围淋巴结和淋巴管疼痛,同时可能伴有发热、寒战和头痛。眶周区域和鼻部常可受累[22](图 10.7)。

鉴别诊断

- 脓疱病:接触性皮炎、大疱性类天疱疮、单纯疱疹病毒(HSV)
- 丹毒:带状疱疹、眶隔前蜂窝织炎、接触性皮炎

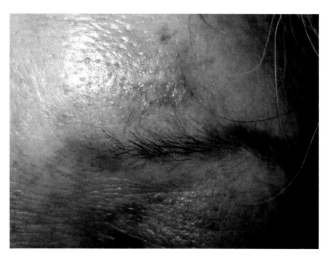

图 10.6　眉毛上方寻常型脓疱病(金黄色葡萄球菌)

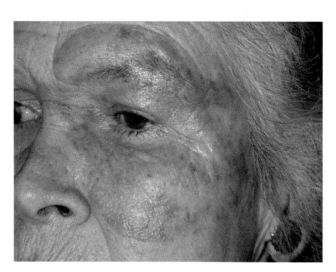

图 10.7　A 组 β-溶血性链球菌引起的丹毒(Courtesy of Jurij Bilyk, Philadelphia, USA)

检查

伤口培养物可能有助于脓疱病的诊断,但对于丹毒的诊断价值较低,丹毒血培养偶尔呈阳性。

治疗

脓疱疮可用温的稀释的醋湿敷,并用夫西地酸软膏治疗。口服邻氯青霉素(cloxacillin)或甲氧苄啶-磺胺甲噁唑(复方磺胺甲噁唑,TMP-SMZ)可治疗耐甲氧西林金黄色葡萄球菌(MRSA)导致的大疱性疾病。尽管根治很困难,但对于有症状的接触者,应进行检查,并做鼻腔分泌物培养,局部用莫匹罗星治疗[21]。

应用针对链球菌属的抗生素口服或静脉注射治

疗丹毒。建议使用青霉素及其衍生物或克林霉素至少 7 日。为防复发,应进行鼻腔菌群培养和治疗。

并发症和预后

引起脓疱病和丹毒的细菌可能会扩散到皮下组织层,导致眶隔前蜂窝织炎或坏死性筋膜炎。通过眼眶静脉的血液扩散可能导致眼眶蜂窝织炎或海绵窦血栓形成。链球菌菌血症可能导致肾小球性肾炎或关节炎。

眼睑真菌感染

发病机制和病因学

人类真菌如红色毛癣菌的可由机体其他部位包括足部、指甲或腹股沟传播而来,也可来自其他被感染者。动物真菌如微孢子虫可由受感染的宠物直接传播[23]。一些真菌如芽胞杆菌,病变呈局灶性,可能与危及生命的系统性感染相关[24](图 10.8)。

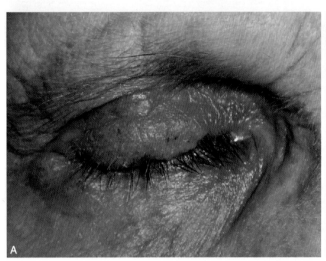
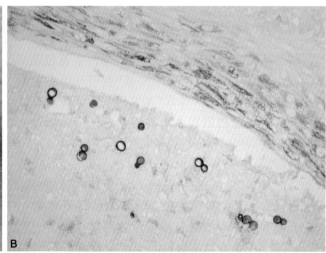

图 10.8　A.80 岁女性患者,平素体健,右眼睑真菌感染。B. 活检示芽胞酵母菌,之后确诊为芽生菌感染性皮炎(Grocott 六亚甲四胺银染色,×40)

流行病学

运动员,免疫力低下的人群,以及与宠物接触的人群容易受累。

临床特征

真菌感染可呈椭圆形鳞状红色斑块,斑块中央苍白("环形虫")。睫毛脱落是一个常见的表现[23]。

鉴别诊断

- 特应性皮炎
- 湿疹
- 恶性肿瘤

检查

刮取或活检病变组织可能会找到菌丝,且通常比培养更敏感。

治疗

疑诊眼睑真菌感染时,通常局部应用含/不含皮质类固醇的酮康唑进行经验性治疗。对更具毒性的生物体如布氏囊菌病,必须口服伊曲康唑。

病毒性乳头状瘤:软疣和疣

发病机制和病因学

病毒性疣是由 130 种不同类型的人乳头状瘤病毒(HPV)引起的,不同类型影响机体的不同部位。它们感染鳞状上皮细胞核,引起细胞增生和过度角化。感染眼睑区域的类型无恶性倾向。

传染性软疣病毒是仅影响人类的痘病毒科的成员。已分为四种类型:1 型感染者 95% 以上有免疫力,而在大多数人类免疫缺陷病毒(HIV)感染者中可分离出 2 型病毒,它很可能通过微创伤侵入皮肤上皮细胞的细胞质,引起细胞膨胀直至破裂,并释放病毒进一步传播。传播可通过个体间直接接触、自体传播,以及通过共用污染的毛巾和运动器材传播。

流行病学

运动员,幼儿及其照顾者和免疫功能低下者(尤其是艾滋病毒阳性个体)最易受软疣感染。

临床特征

发生在眼睑的病毒性疣,皮赘呈锯齿状,可以是宽基底的(无柄的扁平疣)或有蒂的(丝状的)(图10.9A、B)。

传染性软疣在机体的潮湿区域表现为单个或成簇状丘疹,包括腋窝、腹股沟和眼睑皮肤。大小为1~4mm,颜色从白色到棕色(图10.10A)。在 HIV 阳性患者偶尔会出现高达 2cm 的较大病变(图 10.10B)。软疣具有中心凹陷(脐状)的蜡状表面,中心凹陷可脱落或传播含有病毒的软白色核心(软疣体)。眼睑边缘附近的病变可能为与之相关的红色片状皮炎和滤泡性结膜炎[25]。

鉴别诊断

- 包含体囊肿
- 痣
- 脂溢性角化病

检查

通常进行临床诊断,但活组织检查样本的组织病理学可证实诊断(图 10.9C 和图 10.10C)。

治疗

病毒性疣可能会自发消退。灼烧切除术比化学治疗更为有效和安全。软组织病变可擦除、刮除或切除[25]。

并发症和预后

病变新发和复发相对常见,其治疗方法相同。接

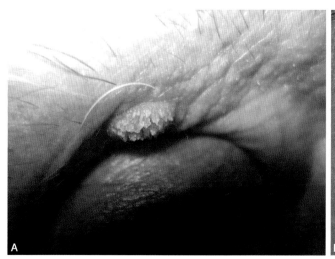
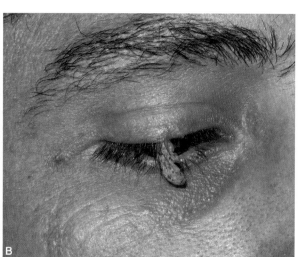
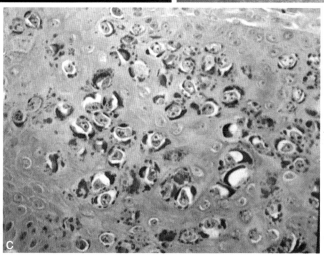

图 10.9　A.表面粗糙的无蒂疣。B.丝状乳头状瘤(疣)。C.组织病理学显示核内包含 HPV 特征的锯齿状角化细胞(HE,×40)(B,Courtesy of Ignacio Sanchez-Carpintero,Madrid,Spain)

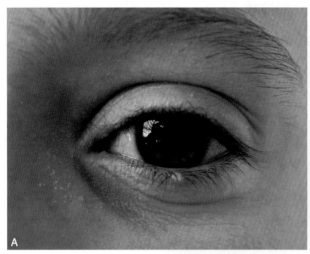
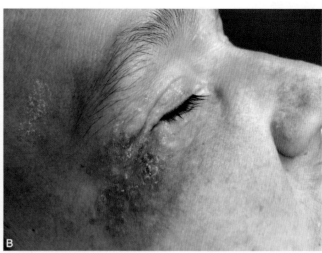
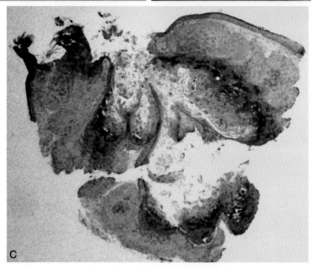

图 10.10　A.位于睑缘的单个接触性传染性软疣伴结膜炎,穹窿部结膜可见明显滤泡。B.静脉注射药物成瘾的艾滋病女性患者,右眼下睑缘旁巨大软疣,其上伴有脓疱病。C.病理学显示溃疡性皮损与软疣,疣体由上皮细胞组成,其胞质内含有病毒包含体(Henderson-Paterson 小体,即接触性感染性软疣病毒包含体)

触软疣后应注意和检查潜在感染的可能。

细菌感染可能与软疣共存(图 10.10B)。

病毒性疱疹暴发:单纯疱疹和带状疱疹

发病机制和病因学

1 型单纯疱疹病毒(HSV)通常会导致面部感染(发热性水疱、角膜炎和睑结膜炎),2 型 HSV 感染生殖器。原发性 HSV-1 感染通常发生在婴儿期或儿童期,在皮肤或黏膜通过唾液传播。它们在感觉神经细胞中休眠,直到被应激、感染或紫外线暴露等因素激活,沿着神经轴突造成皮肤或眼表面损伤[26]。

水痘-带状疱疹病毒(VZV)原发性感染会引起水痘,通常发生在未接种疫苗的儿童中。潜伏在脊髓感觉神经细胞中的病毒可能会被重新激活,导致带状疱疹,常发生于老年人[27]。

眼部受累是通过三叉神经眼支或上颌支感染带状疱疹和单纯疱疹病毒引起[28]。

流行病学

体弱患者、老年人和免疫受损的个体最易感染[25]。

临床特征

单纯疱疹在眼睑边缘或皮肤上呈小疱疹状暴发,通常引起角膜树枝状溃疡(图 10.11)[24]。

带状疱疹表现为一片或多片连续的皮损并伴有发热、不适和疼痛。在几天之内,皮损转变成红斑,进

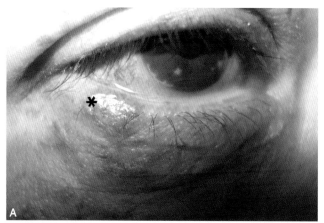

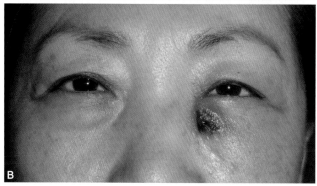

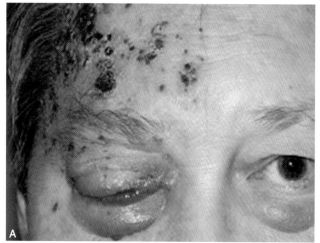

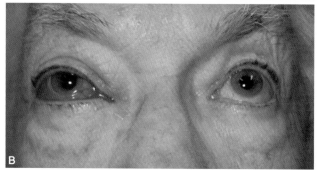

图 10.11　A. 右眼下睑缘单纯疱疹病毒 1 型疱疹暴发(* 显示),伴角膜树枝状染色。患者口服伐昔洛韦和静滴曲氟尿苷治疗后症状消退。B. 从炎性结节发展而来的下睑内侧坏死灶,最初怀疑为 MRSA 进行治疗,直到对结痂和拭子进行 PCR 检测,确定为 HSV-1 型;口服伐昔洛韦,每日两次,每次 1g,连续 10 日,用药后好转

展为水疱、脓疱,最终结痂(图 10.12A)。根据受累神经分支,炎性病变可能涉及皮肤、结膜、角膜(树枝状溃疡)、房水、玻璃体、视网膜、视神经和眼眶(肌炎)(图 10.12B、C)。鼻尖上的病变应怀疑鼻睫神经眼部受累。

鉴别诊断

- 丹毒
- 早期 Stevens-Johnson 综合征

查找病原体

　　涂有病变小疱或结痂碎片的聚酯拭子在室温下干燥后,进行聚合酶链反应(PCR)检测,以鉴定病毒性病原体[27]。

治疗

　　单纯疱疹性皮炎局部可用阿昔洛韦治疗,角膜炎

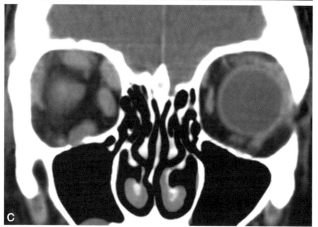

图 10.12　A. 沿三叉神经第一分支(V_1)分布的带状疱疹病变,伴有结膜炎、虹膜炎和角膜炎。患者口服伐昔洛韦 400mg,每日 5 次,共 10 日,治疗后好转。B. 一名 80 岁女性患者,在治疗 V_1 型带状疱疹后,随即发生了累及右眼全部眼外肌的急性肌炎。患者接受口服伐昔洛韦联合泼尼松治疗 10 日,病情好转。C. 冠状位 CT 扫描显示右眼全部斜肌和直肌均受累,与带状疱疹感染有关

和结膜炎用局部和口服抗病毒药物治疗。对活动性感染,口服方案包括阿昔洛韦 200mg,每日 5 次,持续 10 日;或伐昔洛韦 1g,每日两次,持续 10 日;伐昔洛韦,每日 500mg,用于预防。

眼部带状疱疹用温和的抗菌剂湿敷和炉甘石液清洗。在症状初现时，口服抗病毒药物（阿昔洛韦800mg，每日5次，持续7日；伐昔洛韦1g，每日3次，持续7日），可缩短病程。带状疱疹后神经痛可用局部麻醉凝胶和口服卡马西平或加巴贲丁治疗。合并细菌感染可口服抗生素（头孢氨苄或复方磺胺甲噁唑）治疗[27]。

并发症和预后

两种感染都可能导致角膜或皮肤瘢痕形成，并可能引起泪小管狭窄。带状疱疹复发很常见，可能会伴有带状疱疹后神经痛。

眶隔前蜂窝织炎

发病机制和病因学

眶隔前蜂窝织炎（preseptal cellulitis）是位于眶隔前的浅表眼睑软组织的感染，病变容易扩散，其范围可超出眼眶边缘。

入侵途径　病原体可以通过昆虫叮咬、创伤、异物和医源性因素（包括使用受污染的针头、穿刺和手术切口）等方式直接种植于皮肤。在皮肤存在炎症、烧伤或破损的情况下更容易发生感染[29]。

播散可能源于邻近感染，包括睑腺炎、脓疱病、泪小管炎或泪囊炎。微生物可能由相邻鼻窦炎、齿龈脓肿或口腔手术而来，通过面颊、鼻腔或前额软组织进行扩散[29]。细菌性或病毒性结膜炎可能会发展为眶隔前蜂窝织炎[30]。

远处感染灶通过血液传播较少见，常与系统性上呼吸道感染相关。

病原体　最常见的有金黄色葡萄球菌和各种链球菌，包括肺炎链球菌和化脓性链球菌。耐甲氧西林金黄色葡萄球菌（MRSA）在许多地区越来越常见[30]。与创伤相关的病原体有芽胞杆菌属（包括好发于南亚的炭疽杆菌和全球的蜡状芽胞杆菌）[31]以及有机异物中的真菌。对于被动物、患有齿龈脓肿或牙科术后的患者咬伤，或患有鼻窦炎的成人，应该考虑厌氧菌（消化球菌属、消化链球菌属和类细菌）感染的可能[29,30]。

在1985年流感嗜血杆菌疫苗出现前，B型流感嗜血杆菌（Hib）是5岁以下儿童与呼吸道感染相关的眶隔前蜂窝织炎或眼睑创伤中最常见的可分离微生物，但现在相对少见[32]。

病毒性病原体包括腺病毒（引起流行性角结膜炎），单纯疱疹病毒，以及软疣合并细菌感染。真菌病原体包括曲霉菌和芽胞杆菌。

流行病学

眶隔前蜂窝织炎最常见于10岁以下儿童，半数年龄小于5岁。性别分布均等，其发生率比眶蜂窝织炎高4倍。在冬季更常见，多与上呼吸道感染（URI）相关[29,30]。

临床特征

受累眼睑发生急性红肿和疼痛，并出现上睑下垂。流泪、结膜充血和视力模糊表明存在相关的结膜炎或角膜炎。发热和全身不适提示可能发生血源性扩散。

患者可能会诉既往存在上呼吸道感染、鼻窦炎、牙科手术、昆虫咬伤、眼睑创伤或手术或相邻组织感染等病史。炎症最明显的部位可能是疾病起源的部位。

眶隔前蜂窝织炎必须与眶深部感染进行鉴别。前者炎症范围可在眶缘之前扩散；后者由于受睑板和眶隔限制，炎症界限明确。眶隔前蜂窝织炎无眼球位移、眼球运动受限或眶压增高（图10.13）。

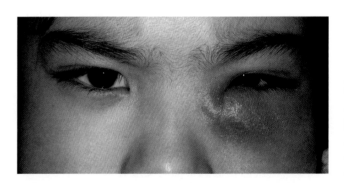

图10.13　10岁女性，由右眼急性泪腺炎扩散而来的眶隔前蜂窝织炎

坏死性筋膜炎（NecFasc）是一种迅速蔓延的细菌感染引起广泛的皮下组织坏死的疾病，通常由A组β溶血性链球菌（包括化脓性链球菌）引起（坏死性筋膜炎II型）。其他涉及的病原体为金黄色葡萄球菌（包括耐甲氧西林金黄色葡萄球菌）和含厌氧菌的多种微生物感染（坏死性筋膜炎I型）。当猩红色疱状皮损扩大，伴随继发坏死或皮肤脱落，受累区域迅速扩大，且患者出现高热不适，则提示为该病（图10.14）。综合经验治疗，早期应使用广谱抗生素、进行手术清创，可避免造成面部畸形、病变加重或死亡[33]。

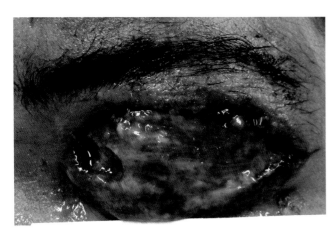

图 10.14 清创术后左眼上睑坏死性筋膜炎,发生在眼睑轻微擦伤后,病变向周围组织迅速扩散,出现痛性疱疹和红斑。细菌培养及药敏实验最终结果为 A 组 β-溶血性链球菌,对静滴万古霉素和头孢噻肟敏感(Courtesy of Heather O'Donnell, Vancouver, Canada)

鉴别诊断

- 细菌性或病毒性结膜炎
- 颈动脉海绵窦瘘
- 孤立性泪小管炎,睑板腺炎和泪囊炎
- 非特异性眼眶炎症
- 眼眶蜂窝织炎
- 横纹肌肉瘤或其他儿童恶性肿瘤

检查

白细胞计数通常升高。结膜囊、眼睑病变或泪小管分泌物培养有助于药物敏感性的确定。穿通伤应进行真菌培养,存在水疱样皮损或角结膜炎时应进行 PCR 以查明病毒。疑似鼻窦炎或高热不适时应行血液培养,但只有 10% 为阳性。对于新生儿应考虑腰椎穿刺以排除李斯特菌、奈瑟球菌或嗜血杆菌属引起的脑膜炎。

对于不确定的病例应行 CT 对眼眶、鼻窦和口腔进行扫描,以排除眼眶蜂窝织炎,并确定病灶是否来源于鼻窦或口腔。

疑似坏死性筋膜炎时,应对感染组织进行活检培养及组织学检查。

治疗

药物 应根据病原菌可能的来源和患者的年龄使用抗生素:

- 口服头孢氨苄:睑腺炎、脓疱病和穿通伤
- 口服克林霉素或复方磺胺甲噁唑:疑诊 MRSA
- 口服阿莫西林和克拉维酸(augmentin, clavulin):泪道和鼻窦来源疾病,动物叮咬和口腔疾病
- 伐昔洛韦:带状疱疹
- 口服抗真菌剂(氟康唑用于念珠菌,曲霉唑用于曲霉菌):推荐用于感染性疾病

疑似菌血症、神经系统疾病或坏死性筋膜炎的患者,收住院静脉用抗生素(阿莫西林克拉维酸,条件允许可用哌拉西林-他唑巴坦或万古霉素、头孢曲松或头孢噻肟)进行治疗。

手术

- 对睑腺炎、眼睑脓肿、泪囊脓肿进行引流,泪小管炎进行刮除治疗。
- 可行广泛清创术,对坏死性筋膜炎的治疗可请其他专家会诊。

会诊 以下情况应请专家会诊:

- 针对难治或复杂性感染导致的传染病进行治疗
- 针对疑诊脑膜炎行神经病学治疗
- 针对坏死性筋膜炎行整形手术
- 针对潜在的慢性鼻窦炎行鼻窦手术
- 针对脓肿行牙科治疗

并发症和预后

年龄较小的儿童患有严重的眶隔前蜂窝织炎时,可能发生弱视[34]。长期感染或外伤可能造成上睑下垂或皮肤瘢痕[29]。进一步发展为眼眶蜂窝织炎有视力丧失或死亡的风险。坏死性筋膜炎若未得到及时诊治,死亡率为 20%[33]。

泪道感染

泪小管炎

发病机制和病因学

感染性泪小管炎很罕见,且常诊断较迟。最常见的致病微生物是以色列放线菌——一种丝状的革兰氏阳性兼性厌氧菌[35]。除此之外,链球菌、葡萄球菌和棒状杆菌属也是致病菌,其中一些菌种比放线菌更常见[36]。最常见的真菌是白色念珠菌,见于 5% 的病例[37]。单纯疱疹病毒、腺病毒(EKC)和水痘带状疱疹病毒这三种病毒可能导致与结膜炎相关的短暂性泪小管炎,常常导致泪小管狭窄或闭塞。

泪小管内栓塞会增加发生感染性泪小管炎的风险(以及不可逆的狭窄),故不推荐将其用于干眼症的治疗[38]。

流行病学

泪小管炎好发于 50 岁以上的个体。女性为男性的三倍,可能是由于干眼症发生率高、泪道栓塞的应用率高、也可能与化妆品有关[37]。

临床特征

泪小管炎通常单侧发生,且较长的下泪小管发生炎症的可能性是其他部位的 2 倍。尽管临床特征很明确,但这种疾病常常被误诊,且得不到恰当的治疗。

症状包括结膜充血和大量分泌物、眼表刺激症状和流泪。受累的泪小点开口变形、疼痛或肿胀是重要的表现,轻压泪小管可挤出较厚的脓液或凝固物(图 10.15A、B)。

鼻泪管是对侧泪小管进行冲洗的唯一通道。泪囊无扩张,挤压时也无脓液反流。这些表现有助于排除泪囊炎。

继发于栓塞嵌顿泪道的泪小管炎可能存在从泪小点突出的化脓性肉芽肿、血性眼泪或梗阻(图 10.15C)。

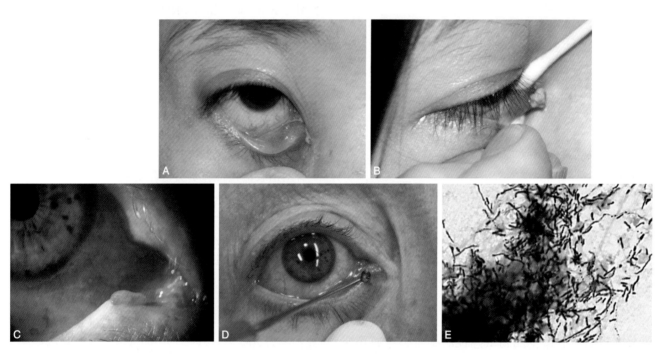

图 10.15　A.38 岁女性,泪小点肿胀、发炎一年。B.用棉签挤压可见分泌物。C.泪小管化脓性肉芽肿,提示泪小点塞留置并可能存在小管炎。D.泪小点扩张器与刮匙取出塞子和许多硫磺样颗粒。E.泪小管硫磺样颗粒的病理学检查显示为革兰氏染色阳性的分枝伊氏放线菌(branching *Actinomyces israelii*)

导致泪小管炎的病毒感染通常与急性结膜炎相关,并伴有其他特异性病原体感染的表现,导致泪道狭窄和泪溢。

鉴别诊断

- 睑缘炎或睑板腺功能障碍
- 慢性结膜炎
- 泪囊炎
- 眼睑松弛综合征
- 巨(深)穹窿综合征
- 药物或自身免疫性泪小管狭窄

检查

对脓液或分泌物进行需氧菌、厌氧菌和真菌培养。硫磺颗粒为金黄色凝固物提示为放线菌属,应进行组织病理学检查以鉴定革兰氏阳性分枝菌丝(图 10.15D、E)。高分辨率超声波检查(以识别泪小管结石或栓塞)和泪小管切开术已有描述。

治疗

保守治疗只能暂时缓解症状,包括按摩,同时温水湿敷压迫或反复冲洗。药物治疗包括局部(红霉素,环丙沙星)和全身(青霉素)应用广谱抗生素。

　　争议:手术干预治疗泪小管炎可更成功和持久,但仍存在争议。泪小点或泪小管切开术可以清除碎片和泪小管结石。受累的泪道内栓塞可能需要更广泛的探查。硅胶支架可用于泪小管狭窄,Jones pyrex 管用于治疗泪小管阻塞(参见第 30 章)。

并发症和预后

　　诊断延迟可能会导致慢性结膜炎、继发性角膜感染或泪小管狭窄的发生。诊断和适当的治疗可使患者和临床医生都比较满意。尽管医疗干预能缓解症状,但有报道显示复发率高达 33%。泪小管刮除术和嵌顿栓子摘除术在 84% 的病例中疗效持久[39]。

泪囊炎

发病机制和病因学

　　泪囊炎是发生于泪囊和鼻泪管(NLD)的炎症,通常由从上方的结膜或从下方的鼻黏膜扩散而来的微生物引起。它通常与功能性或解剖性鼻泪管阻塞(NLDO)有关。泪囊扩张,内有滞留的泪液和黏液分泌物,为结膜微生物菌群的生长提供了丰富的培养基[40]。

　　急性先天性病例常常发生在泪囊扩张的情况下,远端阻塞导致泪囊和泪道的巨大扩张[41]。慢性婴幼儿泪囊炎与先天性鼻泪管阻塞相关(参见第 9 章)。

　　获得性泪小管炎中急性发生的阻塞可能来源于任何年龄的面中部创伤或鼻息肉,或老年人的鼻泪管慢性增厚和狭窄(原发性获得性鼻泪管阻塞)。

　　引起阻塞较少见的病因有黏液管型(增厚的泪囊分泌物)、泪道结石(泪囊分泌物)或泪道栓塞移位。泪道结石发生于高达 15% 的泪囊炎中,绝大多数急性发生[42]。

　　非阻塞型泪囊炎可能来自邻近的结膜炎、鼻窦炎,少数来自于眶隔前蜂窝织炎。

　　泪囊炎的细菌反映了正常结膜菌群:培养出的常见需氧菌包括表皮葡萄球菌、金黄色葡萄球菌、肺炎链球菌、假单胞菌属和大肠埃希菌,厌氧菌包括消化链球菌和丙酸杆菌。急性和慢性泪囊炎的细菌分布无明显差异[41]。念珠菌或曲霉菌等真菌感染有时与泪道结石有关[43]。

流行病学

　　获得性泪囊炎具有年龄的双峰分布:婴儿与先

天性 NLDO 相关,以及超过 50 岁的成年人与原发获得性 NLDO 相关。婴儿期,男婴和女婴受累可能性相等,但在成年后,女性比男性多出 4 倍,这可能与女性泪道狭窄或化妆品中的刺激性成分有关。唐氏综合征患者更容易发生 NLDO 和感染。鼻部病变(包括鼻中隔偏曲,慢性鼻炎或鼻息肉)增加了泪囊感染的风险。

临床特征

　　急性泪囊炎表现为内眦下方泪囊区疼痛、红肿。由于泪膜不稳定,可能出现视力模糊。眶隔前蜂窝织炎或瘘管也可能会发生。压迫泪囊可能出现泪小点溢脓。但逆行传播至眼眶的病例很罕见。严重的病例可能会出现发热和全身不适(图 10.13)。

　　慢性泪囊炎通常是无痛的,表现为慢性泪溢和泪液引流不足。滞留的黏液黏附眼表碎屑,导致在眼睑边缘和泪膜上形成毒性沉积物,引起复发性结膜炎。婴幼儿泪囊炎通常伴有晨起大量分泌物、慢性泪溢和复发性中毒性或感染性结膜炎(图 10.16)。

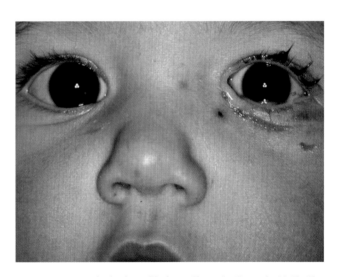

图 10.16　患有先天性鼻泪管阻塞的 9 个月龄婴儿,表现为复发性化脓性结膜炎和泪溢

　　黏液囊肿表现为无痛性泪囊肿块,压迫泪囊可见黏液。当肿物累及范围超过内眦韧带以上或产生血性眼泪,则提示泪囊肿瘤[44]。

　　慢性 NLDO 与持续泪溢和相邻睑缘皮肤的浸润有关。

　　泪道结石可能引起间歇性阻塞,导致急性泪囊炎反复发作。急性泪囊潴留综合征是指急性阻塞以及泪囊扩张引起的突发性疼痛,并且在黏液栓塞自发解除后症状减轻。

鉴别诊断

- 泪小管炎
- 睑板腺囊肿
- 结膜炎
- 皮样或表皮样囊肿（内侧）
- 脑膨出（既往创伤史或发育异常）
- 泪囊炎性肿物（肉瘤，Wegener 综合征）
- 泪囊肿瘤（淋巴瘤，上皮乳头状瘤和癌）
- 眶隔前蜂窝织炎

检查

大多数病例都是临床性诊断。结膜分泌物或泪囊排出物（通过压迫或针吸）培养可以鉴定特定的病原体和药物敏感性。

CT 检查可鉴别泪道结石或肿瘤，排除先天性泪囊膨出（congenital dacryocele）对鼻腔气道的损害，确定扩散程度，并有助于制定外伤性患者的手术方案。

泪囊造影可以鉴别憩室或泪道结石。

治疗

口服镇痛药和广谱抗生素用于治疗急性泪囊炎：阿莫西林克拉维酸（augmentin，clavulin）或头孢氨苄应用 7～10 日，取决于临床反应和药敏结果。对于成人相关的鼻窦炎，可以加服克林霉素或莫西沙星。若怀疑或培养结果为 MRSA，则加服复方磺胺甲噁唑或克林霉素[41]。对于伴有眼眶受累或菌血症者，可能需要静脉注射治疗。

争议：对于疼痛的、具有波动感的泪囊脓肿，可以用大口径（19 号）针头吸出脓液，或择期行手术治疗，通过小的皮肤切口进行引流。这存在瘘管形成的风险，但瘘管可以通过旁路手术切除[45]。

局部加压热敷用于慢性泪囊感染的治疗，通过轻柔的泪囊按摩排空残留的物质。局部用抗生素（加替沙星或莫西沙星）治疗继发性结膜炎。

对于儿童，一旦感染得到控制，就需排查潜在的 NLDO；对于成人，需行鼻内或鼻外泪囊鼻腔吻合术。泪道结石送培养和组织学检查。

并发症和预后

大多数急性病例对抗生素反应良好，但必须治疗潜在的阻塞以防止复发。毒性结膜炎可能会导致角膜溃疡或瘢痕。未经治疗的感染可能导致皮肤瘘管形成和睑部畸形，或引起眼眶蜂窝织炎或眼眶脓肿。

眼眶感染

急性细菌感染（眼眶蜂窝织炎）

发病机制和病因学

超过 80% 的眼眶感染来源于鼻旁窦[29,46]。来自筛窦炎的微生物，在成人可能通过神经血管穿行，在儿童可能直接通过较为薄弱的眶内侧壁进入眼眶内。在 5～7 岁间，额窦逐渐发育，骨质屏障较厚，所以眶上壁脓肿罕见，且好发于青少年和成人[29]。眶骨膜提供了一个实性的第二屏障，因此来源于鼻窦炎的感染常常在眶骨膜下形成脓肿。

从其他邻近结构播散来的病原体占 15%，包括眼睑、眉毛、眼球（全眼球炎）、泪囊，或经过上颌窦扩散来的口腔感染[47,48]。

眶隔前蜂窝织炎偶尔可穿透眶隔，这可能与婴儿眶隔发育不良，或与致病微生物（MRSA）特有的侵袭性有关。

直接由意外创伤或手术创伤所致的眼眶感染，通常会在 48～72 小时内出现临床表现（图 10.17）。

通过动脉的血源性传播相对较少，常与留置导管或污染的针头有关。静脉传播是通过面部的无瓣膜静脉回流或从海绵窦逆行而发生的[29]。

所涉及的病原体与其来源和患者年龄有关[49]。金黄色葡萄球菌和链球菌（包括肺炎球菌）与眼睑和泪囊感染有关。社区获得性耐甲氧西林金黄色葡萄球菌（MRSA）在某些地区的发病率正在增加，并且可穿透皮肤的小伤口[50,51]。以往流感病毒是导致婴幼儿泪囊炎或血源性感染常见的病原体，但在接种流感嗜血杆菌疫苗的地区已很少见[52]。

9 岁以下儿童的鼻窦感染通常由单一的无芽胞需氧菌引起。在青少年，特别是在成年人，鼻窦感染发病的时间间隔较长，并且可能有多种微生物参与，包括兼性厌氧菌[49]。口腔感染也涉及厌氧菌。

有机异物穿通伤可能会带入真菌，特别是曲霉菌（图 10.17）[50]。

流行病学

眼眶蜂窝织炎比眶隔前蜂窝织炎少 4 倍，并可发生于各年龄段，但主要见于 7 岁至 12 岁的儿童（年龄稍大于眶隔前蜂窝织炎患儿）。眼眶蜂窝织炎最常发生于冬季，与急性或慢性过敏性鼻窦炎有关。创伤性病例在男性中更为常见[47]。

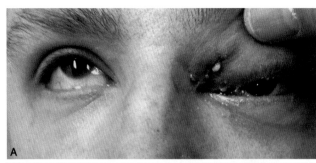

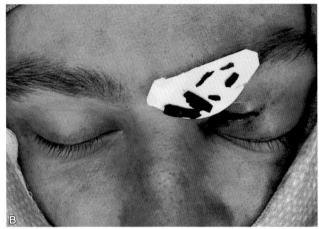

图 10.17 A. 山地车事故导致树枝刺入左眼上睑，继发眼眶蜂窝织炎，4 日后出现左眼向上注视受限。B. 手术探查取出木质异物，然后应用抗生素和抗真菌药物抗感染治疗

临床特征

细菌性眶蜂窝织炎通常单眼发生，发展迅速，导致疼痛、发红及结膜、眼睑肿胀，常伴有上睑下垂。在发生眶隔后炎症时，发红的表现被限制在眶缘内，并且其位置提示可能为感染的中心。眼球突出，眶内脓肿可能导致眼球移位。

眼眶张力升高和局灶性炎症可能导致高眶压，并且出现眼球运动受限、眼球运动疼痛及复视（图 10.18A）。眶尖炎症或眶筋膜室综合征可能会导致视力丧失。

进行性脑神经麻痹伴有高热、头痛或意识改变，提示存在眶尖部受累（细菌或真菌），或颅内扩散伴海绵窦血栓形成[47]。

既往鼻窦炎病史或近期呼吸道感染史、牙痛、眼睑或泪道感染，或近期眼部损伤或手术史提示疾病的可能来源。

鉴别诊断

- 急性特发性眼眶炎症

- 颈动脉海绵窦瘘
- 眼眶血管炎
- 眶隔前蜂窝织炎
- 甲状腺眼病
- 恶性肿瘤

检查

影像 头部、眼眶、鼻窦和上颌的轴位、冠状位和矢状位增强 CT 扫描有助于排除其他诊断。特发性眼眶炎症通常累及泪腺、眼外肌、巩膜或眶脂肪，但不伴有鼻窦炎或脓肿（图 10.18B-D）。CT 有助于确定其来源，包括鼻窦炎、眶隔前感染、泪囊炎、全眼球炎、牙周脓肿或眼眶异物。

争议：受累部位可以根据 Chandler 分类进行分组（表 10.1）[46]。尽管该分类表明了疾病连续进展，但是任何感染都可能涉及一个或多个阶段，并且在任何方向都可能进展，所以它的实用性存在争议。

在非典型眼眶脓肿、无窦道形成的以泪腺或眼眶外侧为中心的微小脓肿，应怀疑有 MRSA 感染的可能（图 10.19）[51]。

必须排除骨髓炎或颅内扩散。MRI 有助于确定颅内受累情况。

实验室检查 血细胞计数通常表现为白细胞增多和 C-反应蛋白（CRP）水平升高。

皮肤伤口、鼻腔分泌物或结膜分泌物的拭子送革兰氏染色和培养。血培养在 1/3 的婴儿中可能是阳性的，但在成人不到 5%[53]。对可疑脑膜炎的患者应进行腰椎穿刺。

治疗

紧急收入院并与传染病科、儿科、耳鼻咽喉科和神经外科/神经内科进行会诊。

医疗干预 最初根据可疑的病原体和患者年龄进行经验性抗生素治疗。

对于 9 岁以下的儿童通常静脉应用 2 种对鼻窦、皮肤或泪囊病原体有效的抗生素治疗：

- 阿莫西林-克拉维酸（若可行静脉注射）、头孢噻肟或头孢曲松对葡萄球菌、肺炎球菌和大多数革兰氏阴性杆菌（包括流感嗜血杆菌）均有效，并且能全部穿透血脑屏障。
- 通常加用万古霉素以更好地覆盖葡萄球菌，特别是 MRSA。在第三次给药前，必须检查药物的血清谷浓度。

对于年龄大于 9 岁伴有鼻窦炎的患者，应予以万

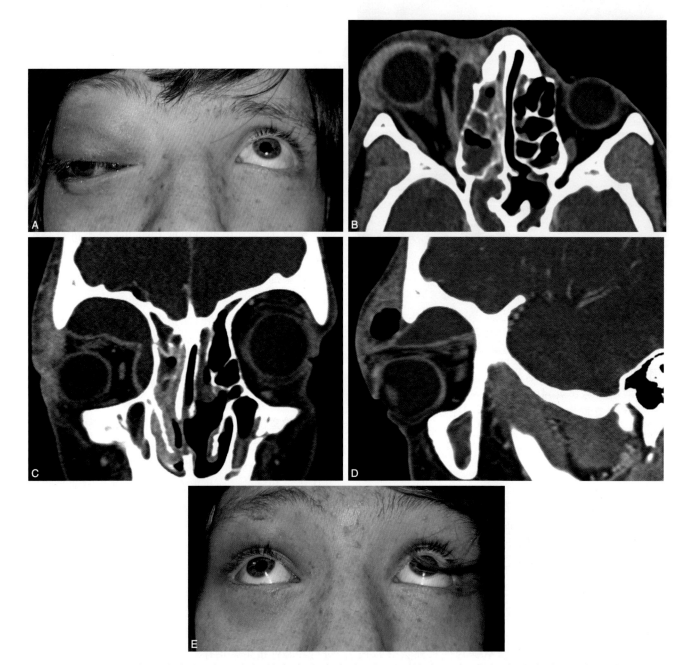

图 10.18　A. 16 岁男性患者,有长期慢性鼻窦感染病史,右眼眶蜂窝织炎,出现急性疼痛,视力下降至 20/
200,上睑红肿、下垂,眼球运动受限、眼球突出。B. 轴位 CT 扫描显示右侧筛窦密度增高,邻近可见巨大骨膜
下脓肿,导致眼球突出,眼球后极部视神经受牵拉呈隆起状改变。C. 冠状位 CT 扫描显示右眶顶及内侧壁可
见巨大骨膜下脓肿,引起眼球位置下移。紧邻眶顶脓肿的颅内组织可见少量脓液。鼻窦、眼眶和颅内脓肿内
可见空气,说明存在兼性厌氧病原体。D. 矢状位 CT 扫描显示眶顶骨膜下脓肿扩张,眶隔向前上方移位至眶
上缘。E. 外眦切开术及紧急骨膜下脓肿引流术后,患者视力恢复。继而进行静脉注射万古霉素、头孢噻肟和
口服甲硝唑治疗。神经外科医生对患者抗生素治疗后的反应进行了观察,但 4 日后患者出现左足乏力,需进
行硬膜外积脓引流。随后进行了鼻窦手术以预防反复感染

表 10.1　眼眶感染的 Chandler 分类

1 组	眶前蜂窝织炎
2 组	弥漫性眼眶蜂窝织炎
3 组	眶骨膜下脓肿（subperiorbital abscesses, SPA）
4 组	眼眶脓肿
5 组	海绵窦血栓

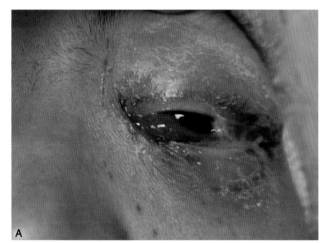

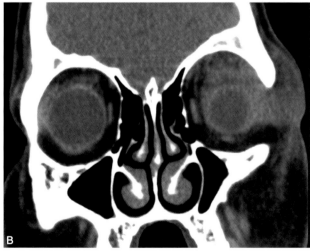

图 10.19　A. 35 岁男性患者，左眼颞侧眉弓附近发生小擦伤后，出现左眼痛、眼球突出并向下移位，以及上睑肿胀。B. 冠状 CT 扫描显示眼眶脓肿延伸至上睑及颞窝，鼻窦无感染；外侧非波动性脓肿并非鼻窦来源或血源性感染，提示可能是耐甲氧西林金黄色葡萄球菌感染。对坏死性脓肿组织进行培养和活检，结果证实了猜测，静脉注射万古霉素后患者症状好转

古霉素联合头孢噻肟或头孢曲松，辅以甲硝唑以覆盖厌氧病原体的治疗。

抗真菌剂用于治疗有机污染物。

基于培养和药敏实验结果，可能需要更换或停用抗生素种类。对于大多数鼻窦感染，持续静脉给药 7 日后，再转为口服治疗。若颅内或骨骼受累则需要更长的治疗时间。

鼻腔减充血剂和鼻腔灌洗有助于清除鼻窦阻塞。

争议：口服皮质类固醇曾经是治疗感染的禁忌，但大多数专家认为，它对于大多数细菌感染的非免疫受损的个体的治疗是安全的。皮质类固醇经常用于急性鼻窦炎，以减少水肿、加速引流。几项系列研究发现其加剧眼眶感染的风险很低，且能加速炎症的消退。一旦脓肿排出、抗生素治疗 48 小时后临床症状有所改善，即可以安全地加用皮质类固醇。皮质类固醇禁用于结核或真菌感染[54,55]。

手术　筋膜室综合征导致视力受损时可能需要行紧急外眦切开术。

皮肤或泪囊脓肿需要引流。眼睑或眼眶内伴有微小脓肿的炎性肿块需行组织学活检和培养，特别需要排除 MRSA。

Garcia 和 Harris 提供了治疗 SPA 的指南[56]：

- 即刻引流（<4 小时）：视力受损
- 紧急引流（<24 小时）：任何年龄大于 9 岁的患者，或任何年龄出现大的上方/下方的 SPA，或任何眼眶脓肿；口腔来源或上颌窦、额窦来源的 SPA；任何可疑颅内扩散；脓肿内存在气体（暗示厌氧菌）的情况。
- 避免引流，但必须密切随访：9 岁以下患有孤立性筛窦炎和小的内侧 SPA 患者。

内侧 SPA 可在内镜下引流；眶顶部的 SPA 可以直接通过小的眉弓下切口或间接通过上睑皱褶处切口进行引流；眶底脓肿可以通过小的皮肤或穹窿切口引流。

并发症和预后

早期诊断、接种针对嗜血杆菌及肺炎球菌的疫苗以及适当抗生素的应用减少了严重并发症的发生。

视力丧失可能是由于感染性血栓性静脉炎导致视神经炎、视神经受压或缺血引起。

在使用抗生素时代之前，颅内扩散占眶蜂窝织炎相关死亡病例的 20%。最近一系列病例回顾发现，4% 的患者在适当的抗生素治疗和眼眶脓肿引流后出现了颅内受累[57]。硬膜外积脓或颅内脓肿可能需行进一步的鼻窦引流和神经外科手术治疗（图 10.18C；图 10.20）。

意识改变、发热、精神萎靡不振和脑神经麻痹预

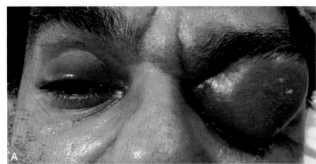

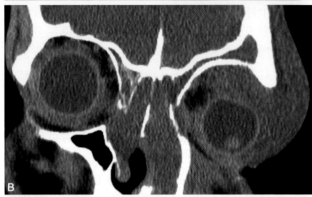

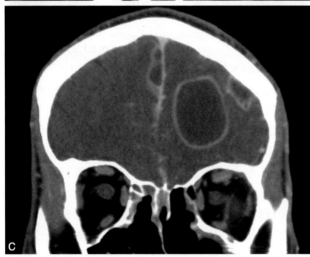

图 10.20 A. 63 岁男性患者,左眼视力下降至指数,进行性意识模糊、发热及左侧眼眶充血 1 周余。B. 冠状位 CT 扫描可见左侧全组鼻窦炎和眶顶骨膜下脓肿,以及左前部颅内积脓和左额部脓肿形成。为患者行眼眶脓肿引流术以及内镜下行鼻窦开窗术,术后神经外科医生监测了患者静脉广谱抗生素治疗后的改善情况。C. 三周后,患者视力和眼眶恢复正常,精神状态改善。颅内脓肿和积脓边界清楚而稳定

示海绵窦血栓形成。增强 CT 或 MRI 可以确定眶上静脉扩张和窦内血栓填充。多普勒超声检查可显示出静脉淤滞。治疗方法包括广谱抗生素(包括抗厌氧菌)以及抗凝血剂的使用[57]。

争议:使用皮质类固醇治疗海绵窦血栓形成存在争议。

骨髓炎可伴有持续发热、疼痛和受累骨质的炎症反应以及皮肤瘘道(图 10.21)。相比而言,其后遗症较轻,包括继发性上睑下垂,眼球运动障碍,以及皮肤瘢痕形成(图 10.18E)。

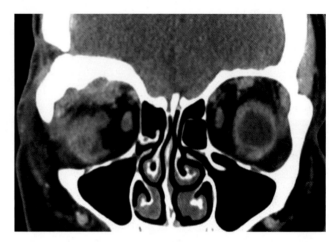

图 10.21 52 岁女性患者,9 年前因颅内动脉瘤行开颅手术,术后钻孔感染,并出现右眼眶顶部骨髓炎及眶骨膜下脓肿。患者反复发生皮肤瘘道和皮下脓肿,并由家庭医生对她进行反复的抗生素治疗。治愈该患者需联合开颅术和开眶术以切除感染的骨质,并随后长期静脉注射抗生素治疗

非典型细菌感染

发病机制和病因学

结核病(TB)由结核分枝杆菌引起,并通过飞沫传播。它通过血行播散,或经相邻的鼻窦侵入骨骼、软组织或泪腺而感染眼眶[58]。

梅毒是由梅毒螺旋体引起的性传播疾病。原发感染后,可能会通过血行播散到眼眶和眼球。在潜伏期之后,它表现为疼痛性骨膜炎或软组织树胶样肿[59]。

流行病学

由于耐药菌株的出现和免疫抑制剂的使用,尽管进行了免疫接种和联合治疗,结核病仍会复发。在一些有男性同性恋的城市已经报道了梅毒的集中暴发。

临床特征

结核病表现为眶骨(通常是上颌骨)的隐性骨膜炎,或表现为累及泪腺或眶脂肪的坏死性结核瘤伴瘘管形成。梅毒树胶样肿可表现为疼痛性溶骨性骨膜炎,泪腺或眼肌炎性肿块,或眶尖综合征。

鉴别诊断

- 骨膜炎:骨髓炎或骨转移
- 细菌性或病毒性泪腺炎
- 肉瘤或血管炎

检查

结核瘤进行活检可显示干酪性肉芽肿。目前对组织标本中抗酸杆菌进行鉴定或培养仍较困难。辅助检查包括结核菌素皮肤试验,胸部 X 线检查和病理组织标本的 PCR 检测。

梅毒螺旋体太小,无法用光学显微镜观察,亦不能在培养基中培养。使用性病研究实验室(VDRL)血清学检测或进行快速血浆反应素(RPR)试验可确诊。可用特异性更高的荧光法密螺旋体抗体吸附(FTA-ABS)试验排除假阳性结果。

治疗

结核病和梅毒都须上报,最好与公共卫生和传染病专家共同对其进行治疗。对结核病应使用异烟肼、利福平和乙胺丁醇长期联合治疗。梅毒在血清学转变前对青霉素敏感并可对其进行治疗。

真菌感染

发病机制和病因学

最常见的眼眶真菌感染是毛霉菌病(由毛霉菌根霉、毛霉和犁头霉引起)和曲霉病(由烟曲霉、黄曲霉和黑曲霉引起)。其他眼眶真菌病(芽生菌病、假丝酵母菌病或念珠菌病)罕见报道。

曲霉菌和毛霉菌是腐烂的植被和土壤中无处不在的真菌,它们的孢子经常被吸入体内,但是这些真菌和发芽的菌丝通常被气道黏膜巨噬细胞破坏[60]。曲霉菌定居在鼻甲或鼻窦,导致真菌球或慢性过敏性鼻窦炎[61]。

菌丝侵袭通常仅在宿主防御功能受损的情况下发生。微生物可能从筛窦或蝶窦扩散到眶尖,继而进入颅骨。微血管浸润可导致组织、骨梗死和坏死,脑神经病变和脑血管事件。曲霉菌病也可由肺部感染血液进行播散,特别是在免疫功能低下的宿主体内[62]。

流行病学

毛霉菌病几乎总是与基础疾病有关[63]:
- 糖尿病,尤其是酮症酸中毒:根霉属菌产生酮还原酶,使其能在高糖的条件下存活。

- 恶性血液病和造血干细胞移植:与免疫抑制剂和预防性使用伏立康唑(对毛霉菌病无效)相关,以对抗移植后曲霉菌病。
- 去铁胺和铁超负荷:这种螯合剂被用于治疗肾衰竭以减少铝,以及避免多次输血引起的铁超负荷。去铁胺和高铁可促进根霉属菌的生长。
- 实体器官移植:肾移植是一种特殊的风险因素。
- 皮质类固醇治疗:免疫抑制以及可能引起高血糖症。
- 获得性免疫缺陷综合征(AIDS)。

曲霉菌病的危险因素与之相似,但糖尿病和去铁胺的使用是次要因素。中性粒细胞减少症(遗传或药物诱导)、血液和实体器官移植以及静脉内药物滥用容易导致疾病播散,引起类似毛霉菌病的暴发性疾病。慢性鼻窦炎定植菌群引起的过敏性鼻窦炎在其他健康宿主中多表现为惰性感染[64]。

临床特征

毛霉菌病可累及肺部、胃肠道或皮肤,但临床中最常见的是鼻-眶-脑感染,常伴有高血糖症[65]。毛霉菌病表现为急性全鼻窦炎、发热、脓性鼻涕和头痛。在数天内快速播散到其他组织。因为微血管侵袭和坏死造成黑色焦痂,腭部或鼻腔结构受累时很明显。眼眶受累表现为眶尖综合征,伴有突然失明、剧烈疼痛、三叉神经缺血引起面部麻木或眼外肌麻痹[65](图10.22A)。静脉血栓形成可引起结膜水肿和眼睑肿胀,但缺血和轻度充血有助于与急性细菌性病因鉴别。颅内侵犯累及大脑导致瘫痪,累及海绵窦则导致血栓形成或颈动脉受累。

眼眶曲霉菌病也可能具有类似的暴发性临床表现,但它多源于其他部位感染的播散,如污染的注射针头或肺部感染的播散。对于患有过敏性鼻窦炎和鼻息肉的其他健康个体,由邻近鼻窦蔓延所致的眼眶感染可能表现为无痛性硬化型眶内肿块[64]。

鉴别诊断

- 细菌性眶蜂窝织炎
- 海绵窦血栓
- 眶尖或眶上裂综合征
- 眼眶肿瘤
- 蝶窦肿瘤
- Tolosa-Hunt 综合征(痛性眼肌麻痹综合征)

检查

受累鼻窦组织病理组织学活检是鉴定曲霉菌和

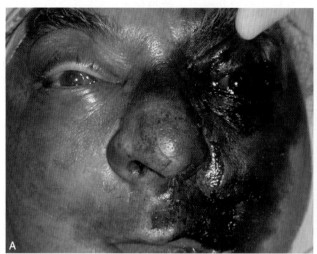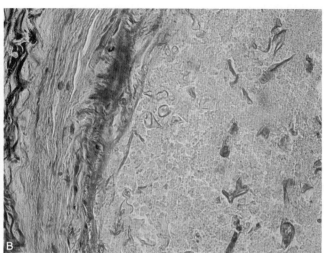

图 10.22　A.65 岁男性患者,因严重的左侧眶周疼痛、眼上睑下垂和眼肌麻痹于急诊行静脉注射头孢曲松治疗,4 日后患者出现皮肤坏死、偏瘫和左侧面部麻木,进展迅速。B. 对坏死的上颚进行活检确诊为毛霉菌病,立即予高剂量两性霉素静脉注射,并行眶内容物剜除,对坏死皮肤和上颚进行清创,但患者最终在 24 小时内死亡(A. Courtesy of Augusto Cruz,Ribeirão Preto,Brazil)

毛霉菌最好的方法。荧光增白剂和六亚甲基四胺银染色有助于突出真菌菌丝。在毛霉菌病中,真菌菌丝广泛着染,并具有少量隔膜(图 10.22B),而曲霉菌病的隔膜更窄。苏木精和伊红染色都可发现根霉菌和曲霉菌的菌丝[66]。

两种真菌的培养都很困难,PCR 技术可以提高检测敏感度。

增强 CT 有助于确定受累部位,包括眼眶和颅内受累范围。

治疗

- 与耳鼻喉科医生、神经外科医生和传染病专家进行会诊。
- 立即抗真菌治疗:对于毛霉菌病,静脉输注脂质体两性霉素 B,并通过导管直接进入感染组织。脂质制剂能提供最高的药物浓度并能使可肾毒性降至最低。对于曲霉菌病,两性霉素 B 应一直使用到曲霉菌被排除,然后换为对曲霉菌病治疗更为有效的伏立康唑。治疗应持续到临床症状改善[67]。
- 若有可能,应纠正代谢紊乱和免疫抑制。

争议:手术切除坏死组织对眼眶、鼻咽和鼻窦病变的清除至关重要。手术在降低死亡率方面的作用仍存在争议。

并发症和预后

眼眶毛霉菌病的死亡率从 40% 到 60% 不等,在颅

内扩散前进行早期诊断和积极治疗预后最好。幸存者通常有显著的致残率,包括手术清创后毁容、视力丧失、复视或脑血管事件的缺陷。

弥散性曲霉菌病的发病率和死亡率显著,这取决于受累组织。惰性局限性眼眶曲霉菌病患者手术清创和药物治疗预后良好。

病毒感染

尽管病毒很少被视为眼眶感染的病原体,但会侵入眼眶组织,并可能通过感染或继发性免疫反应引起疾病。带状疱疹病毒可引起急性肌炎(图 10.12B、C)或视神经炎。腮腺炎病毒和 EB 病毒可引起急性泪腺炎(图 10.23)[68]。EB 病毒与眼眶和鼻窦的 T 细胞淋巴瘤有关。

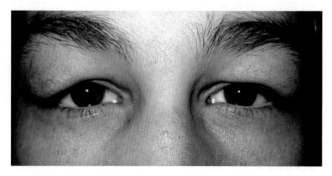

图 10.23　16 岁男性患者,患有传染性单核细胞增多症(EB 病毒感染)伴有双侧急性泪腺炎

寄生虫感染

发病机制和病原学

三种蠕虫的幼虫可侵犯眼眶。细粒棘球绦虫幼虫引起的棘球蚴病（棘球蚴）在中间宿主体内形成包囊。成年绦虫在肉食性寄主（狗、狼和土狼）的小肠中繁殖，卵随粪便排散。放牧绵羊、驯鹿或其他草食动物摄取这些虫卵污染的植被，成为中间宿主。人类也可能通过吃受粪便污染的蔬菜而感染。虫卵在小肠中孵化，胚胎随血液传播至肝脏（70%）、肺和其他器官并停留，随后转化成幼虫囊虫，绦虫头部在此复制。眼眶受累发生率不到 2%。当肉食动物摄食幼虫感染的草食动物的肉时，就形成一个完整的循环[69,70]。

囊尾蚴病是由带状绦虫（猪带绦虫）的幼虫引起的组织感染。人类是通过食用被猪带绦虫孢囊污染的未煮熟的猪肉感染绦虫成虫，孢囊在体内产生头节，继而在肠内转化为成虫并产卵。这些虫卵常通过被污染的手指、食物或水源传播。当食入被污染的食物，人或猪会患囊尾蚴病。虫卵在肌肉（包括眼肌）和大脑中形成成囊前期幼虫[71]。当人类摄入未煮熟的猪肉时，就形成一个完整的循环。

旋毛虫病是由于食用了未煮熟的含有成囊前期幼虫的猪肉而引起的。它们在肠道发育成蛔虫（肠道期）并释放幼虫经血行传播，在横纹肌中形成囊肿（侵袭期）[72]。

流行病学

在世界范围内人类与天然动物宿主密切接触的地区都发现有棘球蚴。流行地区包括中美洲和南美洲、美国西部、中东、北非、中国和俄罗斯。在儿童中更为常见。

囊尾蚴病发生在卫生条件较差的农村地区，猪和人类可能会摄入被含有绦虫卵的人类粪便污染的食物或水。流行地区包括拉丁美洲、印度、中国和中非。它发生在所有年龄段，主要在 10~40 岁之间。

旋毛虫病主要发生在未经商业制备和未煮熟的猪肉、熊或其他消费野生肉类的地方。

临床特征

眼眶棘球蚴囊肿在数年内缓慢增长，常引起眼球突出，有时还会造成视觉障碍。囊肿可能自发或在手术干预后破裂，引起急性眼眶炎症和微生物播散。曾有报道称病变导致眶壁骨变薄，并延伸至颅内或颞窝

（图 10.24A）。

眼肌受累的囊尾蚴病可引起渐进性眼球突出、视物变形和复视。还可见结膜下、玻璃体和视网膜囊肿。眼眶内即将死亡的囊肿可能会引起周围炎症，这也许是感染的首发征兆（图 10.25A）。大脑受累（神经囊尾蚴病）可引起意识模糊、头痛或癫痫发作。

眼外肌受累的旋毛虫病表现为眶隔前水肿、球结膜水肿和疼痛性肌病。

鉴别诊断

- 泪腺或肌肉的囊性肿瘤
- 皮样或表皮植入性囊肿
- 眼眶蜂窝织炎或非特异性眼眶炎症（囊肿破裂或退化）
- 寄生虫囊肿可能彼此混淆

检查

可进行以下几项检查：

- 超声检查和增强 CT 或 MRI 可确定眼眶或其他组织的囊肿，并辅助评估疗效。棘球蚴囊肿的囊壁呈分层状，或囊尾蚴囊肿存在头节，均具有诊断性。即将死亡或死亡的囊内含有钙质，囊肿破裂可能引发周围炎症（图 10.25B、C）。
- 血清学：抗体的间接血凝试验和酶联免疫吸附试验阳性具有辅助诊断意义，但对孤立的眼眶和中枢神经系统囊肿只有 50% 的敏感性。
- 可能会发生嗜酸性粒细胞增多。

在棘球蚴病中，病理学检查可发现层状囊壁，其内包含有头节的子囊。在囊尾蚴病中，可发现含有头节的囊肿（图 10.24B）。即将死亡的囊肿可能被肉芽肿性炎症和钙质包围。在旋毛虫病中，受累肌肉可能坏死，并包含着带有卷曲幼虫的小囊肿。

治疗

对于绦虫病，应予阿苯达唑治疗至少 3 个月，对于囊尾蚴病，应予阿苯达唑 4 周；使用连续超声成像监测用药后的反应。噻菌灵用于治疗旋毛虫病。泼尼松可以控制退化性囊肿的炎症。

手术适用于未经影像诊断或造成视觉压迫的棘球蚴囊肿。囊肿内容物溢出可能引起全身性过敏反应或局部播散。大部分眼眶囊肿都是孤立的，手术可治愈。

并发症和预后

据报道，大型腹腔囊肿破裂可导致过敏反应。囊

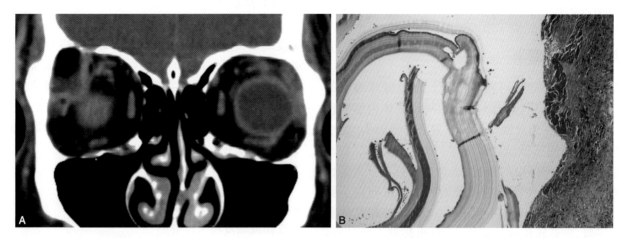

图10.24   A. 41岁男性,进行性无痛性右眼球突出伴轻度上睑下垂4个月余。患者居住在鹿和土狼栖居的绿化带附近。毗邻右侧泪腺可见一层状囊肿,导致部分眶顶骨质完全缺失。B. 切除组织活检发现是由非上皮化的层状膜构成的囊肿破裂,内有局灶性钙化,周围可见肉芽肿性炎症。病原体未见,但有可疑残留小钩。全身检查显示无肝囊肿或肺囊肿,血清学检查阴性。阿苯达唑治疗后完全康复

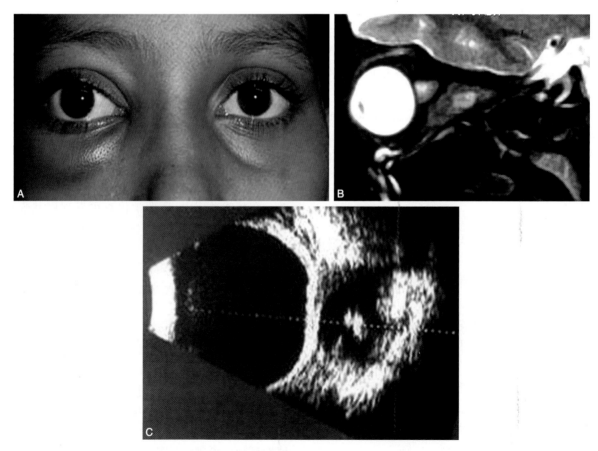

图10.25   A. 年轻女性,右下睑急性发作性疼痛、肿胀,垂直方向凝视受限。B. 矢状位CT显示右下直肌内囊肿,中央混浊,怀疑为退化性头节。C. B超扫描显示囊肿,头节位于囊肿中央。阿苯达唑和口服泼尼松治疗后,可进行连续超声扫描,用于监测囊肿退化和缩小(A. Courtesy of Suryasnata Rath, Bhubaneshwar, India)

肿破裂可能引起病原微生物播种，最好用阿苯达唑治疗。

致谢

感谢加拿大英属哥伦比亚大学医学院传染病科的 Val Montessori 医生对本章的审查。

参考文献

1. Harish V, Benger RS. Origins of lacrimal surgery, and evolution of dacryocystorhinostomy to the present. *Clin Experiment Ophthalmol* 2014;**42**(3):284–7.
2. Cox FEG. History of Human parasitology. *Clin Microbiol Rev* 2002;**15**(4):595–612.
*3. de Kruif P. Microbe hunters. Orlando, FL: Harcourt Inc.; 1954.
    A classic biography of the major players in early microbial discovery written in engaging prose.
4. Lustig A, Levine AJ. One hundred years of virology. *J Virol* 1992;**66**(8):4629–31.
5. Behbehani AM. The smallpox story: life and death of an old disease. *Microbiol Rev* 1983;**47**(4):455–509.
6. Fleming A. On the antibacterial action of cultures of a penicillium, with special reference to their use in the isolation of B. influenzae. *Clin Infect Dis* 1980;**2**(1):129–39.
*7. Ling LL, Schneider T, Peoples AJ, et al. A new antibiotic kills pathogens without detectable resistance. *Nature* 2015;**517**:455–9.
    This article describes a method for growing uncultured bacteria and the discovery of a new resistant-free antibiotic, teixobactin.
8. Ferguson MP, McNab AA. Current treatment and outcome in orbital cellulitis. *Aust N Z J Ophthalmol* 1999;**27**:375–9.
9. Whitman WB, Coleman DC, Wiebe WJ. Prokayotes: the unseen majority. *Proc Natl Acad Sci USA* 1998;**95**(12):6578–83.
10. Celio GJ, Padamsee M, Dentinger BT, et al. Assembling the fungal tree of life: constructing the structural and biochemical database. *Mycologia* 2006;**98**(6):850–9.
11. Sompayrac LM. How the immune system works. 5th ed. Hoboken, NJ: Wiley-Blackwell; 2015.
12. Medzhitov R. Recognition of microorganisms and activation of the immune response. *Nature* 2007;**449**:819–26.
13. Gupta AK, Bluhm R, Cooper EA, et al. Seborrheic dermatitis. *Dermatol Clin* 2003;**21**(3):401–12.
14. O'Brien TP. The role of bacteria in blepharitis. *Ocul Surf* 2009;**7**:521–2.
15. Gao Y, Di Pascuale MA, Li W, et al. High prevalence of ocular Demodex in lashes with cylindrical dandruff. *Invest Ophthalmol Vis Sci* 2005;**46**:3089–94.
16. Neson Nelson JD, Shimazaki J, Benitez-del-Castillo JM, et al. The International Workshop on Meibomian Gland Dysfunction: report of the definition and classification subcommittee. *Invest Ophthalmol Vis Sci* 2011;**52**(4):1930–7.
17. Lemp MA, Nichols KK. Blepharitis in the United States 2009: a survey-based perspective on prevalence and treatment. *Ocul Surf* 2009;**7**(Suppl. 2):S1–14.
*18. Lindsley K, Matsumura S, Hatef E, et al. Interventions for chronic blepharitis. *Cochrane Database Syst Rev* 2012;(5):CD005556.
    A systematic review of blepharitis management.
19. Lane SS, DuBiner HB, Epstein RJ, et al. A new system, the LipiFlow, for the treatment of meibomian gland dysfunction. *Cornea* 2012;**31**(4):396–404.
20. Gao Y, Di Pasuale MA, Elizondo A, et al. Clinical treatment of ocular demodecosis by lid scrub with tea tree oil. *Cornea* 2007;**26**:136–43.
21. Hartman-Adams H, Banvard C, Juckett G. Impetigo: diagnosis and treatment. *Am Fam Physician* 2014;**90**:229–35.
22. Krasagakis K, Samonis G, Maniatakis P, et al. Bullous erysipelas: clinical presentation, staphylococcal involvement and methicillin resistance. *Dermatology (Basel)* 2006;**212**:31–5.
23. Basak SA, Berk DR, Lueder GT, et al. Common features of periocular tinea. *Arch Ophthalmol* 2011;**129**(3):306–9.
24. Rodriguez RC, Cornock E, White VA, et al. Eyelid blastomycosis in British Columbia. *Can J Ophthalmol* 2012;**47**(3):e1–2.
25. Nguyen HP, Stiegel FE, Hsu S, et al. Treatment of molluscum contagiosum in adult, pediatric and immunodeficient populations. *J Cutan Med Surg* 2014;**18**(5):299–306.
26. Tsao CH, Chen CY, Yeh KW, et al. Monthly recurrent herpes simplex virus blepharitis in a boy for more than 10 years. *Infection* 2003;**31**(4):257–9.
27. Shaikh S, Ta CN. Evaluation and management of herpes zoster ophthalmicus. *Am Fam Physician* 2002;**66**(9):1723–30.
28. Puri LR, Shrestha GB, Shah DN, et al. Ocular manifestations in herpes zoster ophthalmicus. *Nepal J Ophthalmol* 2011;**3**(2):165–71.
29. Lee S, Yen MT. Management of preseptal and orbital cellulitis. *Saudi J Ophthalmol* 2011;**25**:21–9.
30. Pandian DG, Babu RK, Chaitra A, et al. Nine years' review on preseptal and orbital cellulitis and emergence of community-acquired methicillin-resistant *Staphylococcus aureus* in a tertiary hospital in India. *Indian J Ophthalmol* 2011;**59**(6):431–5.
31. Soysal HG, Kiratli H, Recep OF. Anthrax as the cause of preseptal cellulitis and cicatricial ectropion. *Acta Ophthalmol Scand* 2001;**79**(2):208–9.
32. Ambati BK, Ambati J, Azar N, et al. Periorbital and orbital cellulitis before and after the advent of *Haemophilus influenzae* type B vaccination. *Ophthalmology* 2000;**107**(8):1450–3.
33. Shield DR, Servat J, Paul S, et al. Periocular necrotizing fasciitis causing blindness. *JAMA Ophthalmol* 2013;**131**(9):1225–7.
34. Upendran MR, McLoone E. Delayed resolution of eyelid swelling in preseptal cellulitis in a child: beware of causing occlusion amblyopia. *BMJ Case Rep* 2013;**2013**:pii: bcr2013008676.
35. Kaliki S, Ali MJ, Honavar SG, et al. Primary canaliculitis: clinical features, microbiological profile, and management outcome. *Ophthal Plast Reconstr Surg* 2012;**28**:355–60.
36. Gogandy M, Al Sheik O, Chaudry I. Clinical features and bacteriology of lacrimal canaliculitis in patients presenting to a tertiary eye care center in the Middle East. *Saudi J Ophthalmol* 2014;**28**:31–5.
37. Freedman JR, Markert MS, Cohen AJ. Primary and secondary lacrimal canaliculitis: a review of literature. *Surv Ophthalmol* 2011;**56**(4):336–47.
38. SmartPlug Study Group. Management of complications after insertion of the SmartPlug punctal plug: a study of 28 patients. *Ophthalmology* 2006;**113**:1859–62.
39. Lin SC, Shu-Ching K, Chieh-Chih T, et al. Clinical characteristics and factors associated with the outcome of lacrimal canaliculitis. *Acta Ophthalmol* 2011;**89**(9):759–63.
40. Mills DM, Bodman MG, Meyer DR, et al. The microbiologic spectrum of dacryocystitis: a national study of acute versus chronic infection. *Ophthal Plast Reconstr Surg* 2007;**23**(4):302–6.
41. Shekunov J, Griepentrog GJ, Diehl NN, et al. Prevalence and clinical characteristics of congenital dacryocystocele. *J AAPOS* 2010;**14**:417–20.
42. Hawes MJ. The dacryolithiasis syndrome. *Ophthal Plast Reconstr Surg* 1988;**4**(2):87–90.
43. Eshraghi B, Abdi P, Akbari M, et al. Microbiologic spectrum of acute and chronic dacryocystitis. *Int J Ophthalmol* 2014;**18**:864–7.
44. Valenzuela AA, McNab AA, Selva D, et al. Clinical features and management of tumors affecting the lacrimal drainage apparatus. *Ophthal Plast Reconstr Surg* 2006;**22**:96–101.
45. Barrett RV, Meyer DR. Acquired lacrimal sac fistula after incision and drainage for dacryocystitis: a multicenter study. *Ophthal Plast Reconstr Surg* 2009;**25**(6):155–7.
46. Chandler JR, Langfenbrunner DJ, Stevens ER. The pathogenesis of orbital complications in acute sinusitis. *Laryngoscope* 1970;**80**:1414–28.
47. Chaudry IA, Al-Rashed W, Arat YO. The hot orbit: orbital cellulitis. *Middle East Afr J Ophthalmol* 2012;**19**(1):34–42.
48. de Assis-Costa MD, Santos GS, Sonoda CK, et al. Odontogenic infection causing orbital cellulitis in a pediatric patient. *J Craniofac Surg* 2013;**24**(5):526–9.
49. Harris GJ. Subperiosteal abscess of the orbit. Age as a factor in the bacteriology and response to treatment. *Ophthalmology* 1994;**101**(3):585–95.
50. Pandian DG, Babu RK, Chaitra A, et al. Nine years' review on preseptal and orbital cellulitis and emergence of community-acquired methicillin-resistant *Staphylococcus aureus* in a tertiary hospital in India. *Indian J Ophthalmol* 2011;**59**(6):431–5.
51. Mathias MT, Horsley MB, Mawn LA, et al. Atypical presentations of orbital cellulitis caused by methicillin-resistant Staphylococcus aureus. *Ophthalmology* 2012;**119**(6):1238–43.
52. Ambati BK, Ambati J. Periorbital and orbital cellulitis before and after the advent of Haemophilus influenzae type B vaccination. *Ophthalmology* 2000;**107**(8):1450–3.

53. McKinley SH, Yen MT, Miller AM, et al. Microbiology of pediatric orbital cellulitis. *Am J Ophthalmol* 2007;**144**(4):497–501.

54. Yen MT, Yen KG. Effect of corticosteroids in the acute management of pediatric orbital cellulitis with subperiosteal abscess. *Ophthal Plast Reconstr Surg* 2005;**21**(5):363–6.

55. Pushker N, Tejwani LK, Bajaj MS, et al. Role of oral corticosteroids in orbital cellulitis. *Am J Ophthalmol* 2013;**156**(1):178–83.

*56. Garcia GH, Harris GJ. Criteria for nonsurgical management of subperiosteal abscess of the orbit: analysis of outcomes 1988-1998. *Ophthalmology* 2000;**107**:1454–6.
    Describes guidelines for nonsurgical management of subperiosteal abscess.

*57. Chaudhry IA, Shamsi FA, Elzaridi E, et al. Outcome of treated orbital cellulitis in a tertiary eye care center in the middle East. *Ophthalmology* 2007;**114**(2):345–54.
    An overview of outcomes and complications following treated orbital cellulitis.

58. Madge SN, Prabhakaran VC, Shome D, et al. Orbital tuberculosis: a review of the literature. *Orbit* 2008;**27**(4):267–77.

59. Boone PM, Levy V, Relucio KI. Early syphilis in an HIV-infected man presenting with bone lesions and orbital swelling. *Infect Med* 2009; **26**:178–83.

60. Chakrabarti A, Denning DW, Ferguson BJ, et al. Fungal rhinosinusitis: a categorization and definitional schema addressing current controversies. *Laryngoscope* 2009;**119**(9):1809.

61. Nicolai P, Lombardi D, Tomenzoli D, et al. Fungus ball of the paranasal sinuses: experience in 160 patients treated with endoscopic surgery. *Laryngoscope* 2009;**119**(11):2275.

62. Levin LA, Avery R, Shore JW, et al. The spectrum of orbital aspergillosis: a clinicopathological review. *Surv Ophthalmol* 1996;**41**(2):142.

63. Ibrahim AS, Spellberg B, Walsh TJ, et al. Pathogenesis of mucormycosis. *Clin Infect Dis* 2012;**54**(Suppl. 1):S16–22.

64. Sivak-Callcott JA, Livesley N, Nugent RA, et al. Localised invasive sino-orbital aspergillosis: characteristic features. *Br J Ophthalmol* 2004;**88**(5):681.

65. Yohai RA, Bullock JD, Aziz AA, et al. Survival factors in rhino-orbital-cerebral mucormycosis. *Surv Ophthalmol* 1994;**39**(1):3.

66. Walsh TJ, Gamaletsou MN, McGinnis MR, et al. Early clinical and laboratory diagnosis of invasive pulmonary, extrapulmonary, and disseminated mucormycosis (zygomycosis). *Clin Infect Dis* 2012 ;**54**(Suppl. 1):S55–60.

67. McCarthy M, Rosengart A, Schuetz AN, et al. Mold infections of the central nervous system. *N Engl J Med* 2014;**371**(2):150–60.

68. Badilla J, Dolman PJ. Orbital myositis involving the oblique muscles associated with herpes zoster ophthalmicus. *Ophthal Plast Reconstr Surg* 2007;**23**(5):411–13.

69. Larrieu E, Del Carpio M, Mercapide CH, et al. Programme for ultrasound diagnoses and treatment with albendazole of cystic echinococcosis in asymptomatic carriers: 10 years of follow-up of cases. *Acta Trop* 2011;**117**(1):1–5.

70. Rajabi MT, Bazvand F, Makateb A, et al. Orbital hydatid cyst with diverse locality in the orbit and review of literatures. *Arch Iran Med* 2014;**17**(3):207–10.

71. Rath S, Honavar SG, Naik M, et al. Orbital cysticercosis: clinical manifestations, diagnosis, management, and outcome. *Ophthalmology* 2010;**117**:600–5.

72. Gottstein B, Pozio E, Nöckler K. Epidemiology, diagnosis, treatment, and control of trichinellosis. *Clin Microbiol Rev* 2009;**22**(1):127–45.

第 11 章　非感染性眼眶炎症

ILSE MOMBAERTS

引言

炎症是免疫系统对于致病因素（通常是感染或组织损伤）的一种适应性的反应。另一方面，炎症也可能是由于自身免疫疾病直接诱发的。在眼眶病中，约有 20% 非甲状腺相关的肿块是和炎症有关[1]。

在炎症性疾病中，原发性炎症非常常见，有些疾病仅发生于眼眶，但是我们却知之甚少，称为特发性眼眶炎症（idiopathic orbital inflammation，IOI），还有一些疾病源自于自身免疫性疾病（表 11.1）。继发性眼眶炎症来源于是一组异源性疾病，包括特异性炎症细胞的增生或肿瘤性病变。

在本章中，将会就非感染性、非甲状腺性眼眶炎症的临床诊断路径进行描述，并对常见病因进行讨论，如特发性、自身免疫性和组织细胞性疾病。需要注意的是，对全身皮质类固醇激素治疗有效，不能作为诊断的依据。

表 11.1　不同原因的眼眶炎症

原发性眼眶炎症	自身免疫	甲状腺疾病	
		血管炎	多血管炎性肉芽肿（Granulomatosis with polyangiitis，GPA） Churg-Strauss 综合征（变应性肉芽肿性血管炎），结节性多动脉炎，非典型性 Cogan 综合征，颞动脉炎，Kawasaki 综合征，白塞综合征
		结节病	
		结缔组织疾病	干燥综合征 系统性红斑狼疮，类风湿性关节炎，皮肌炎
		IgG4 相关性疾病	
		巨细胞肌炎	
	特发性		

表 11.1　不同原因的眼眶炎症(续)

继发性眼眶炎症	肿物相关	淋巴组织增生	反应性淋巴组织增生 B 细胞淋巴瘤 T 细胞淋巴瘤
		黄色肉芽肿性疾病	
		其他恶性肿瘤,转移癌	
		淀粉样变性	
		其他原因:多形性腺瘤、骨化纤维瘤病	
	皮样囊肿破裂或内容物溢出		
	异物植入(木头、铜)		
	眼部炎症	巩膜炎,青光眼	
		视网膜母细胞瘤,葡萄膜恶性黑色素瘤	
	血管性	出血	
		淋巴水肿	
		眼上静脉血栓	
	药物性	双磷酸盐类,干扰素 α,利巴韦林,可卡因	

历史背景

在公元前第一个世纪,罗马医生 Cornelius Celsus 定义了急性炎症的 4 个基本特征:红、肿、热、痛。对于眼眶来说,Celsus 的体征包括眶周温度升高或者发热、眶周疼痛或者头痛、眼睑水肿、眼睑肿物、结膜水肿、上睑下垂、眼球位置异常、眼睑红肿和结膜或巩膜充血。在 19 世纪后期,Rudolf Virchow 补充了功能障碍作为慢性炎症的体征。对应于眼眶,Virchow 的体征主要表现为眼球运动异常、干眼综合征、上睑下垂或退缩、视力障碍、面部或者角膜知觉丧失、瞳孔活动障碍。

基础科学

免疫

免疫主要分为两个主要的防御系统,且两者互为补充:先天性(自然天生性)免疫和获得性(适应性)免疫。先天性免疫反应代表宿主的第一道防线,而获得性免疫反应则是机体对抗原持续刺激而建立的后天反应。

对于眼眶来说,天然内在的免疫防御系统是指物理性上皮屏障,如眼睑的皮肤、结膜,以及抗菌的酶类,如泪液中的溶菌酶等。在细胞水平上的效应器包括中性粒细胞、单核细胞、巨噬细胞(是指在眼眶组织内定居的细胞)以及具有吞噬和杀伤作用的自然杀伤细胞(NK 细胞)(图 11.1)。循环系统的效应器包括补体成分、细胞因子和细胞质内的蛋白成分如 C 反应蛋白(CRP)。内在的微生物感应器警示宿主有微生物入侵,主要的微生物感应器是 TOLL 样受体(TLRs),通常表达在巨噬细胞和树突状细胞表面。

若抗原能够突破天然免疫系统,获得性免疫系统就会对其发起攻击,这种获得性免疫反应具有抗原特异性,并可为将来抗原再次入侵作好储备。在正常状态下,介导获得性免疫的细胞是静止的,当其被激活后,能够迅速增殖并产生对抗防御因子。细胞水平的效应器主要是 T(胸腺)淋巴细胞和 B(骨髓)淋巴细胞。T 细胞可调节和辅助主动免疫应答,B 细胞受刺激后会分化成为浆细胞,后者产生抗体(免疫球蛋白,Ig),介导体液免疫。体液免疫开始于抗体的产生、辅助性 T 淋巴细胞(T$_H$ 淋巴细胞)激活和细胞因子的释放。细胞介导免疫反应包括吞噬细胞的激活、抗原特异性细胞毒性 T 细胞激活和各种细胞因子释放。先天性免疫系统和获得性免疫系统共同参与并构成体

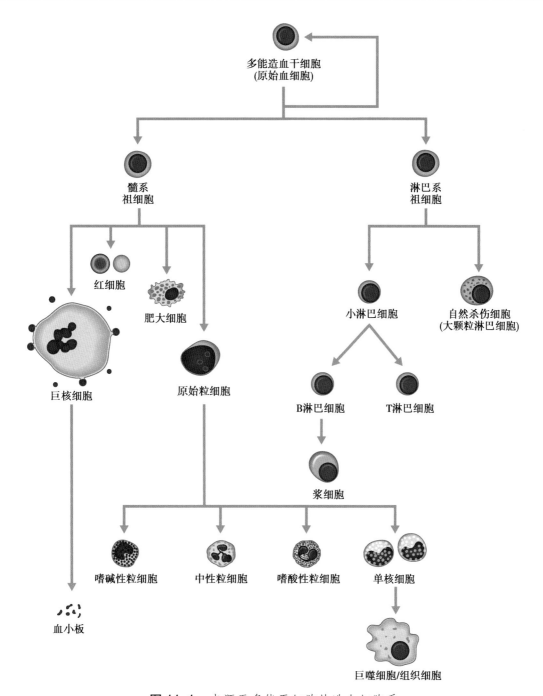

图 11.1　来源于多能干细胞的造血细胞系

液免疫和细胞免疫系统。

辅助 T 淋巴细胞(T_H)是一种特异性的 T 细胞,也称为 $CD4^+T$ 细胞,它通过释放细胞因子调节免疫活性。T_H1 细胞能够增强巨噬细胞的杀伤作用,并促进细胞毒性 T 的增殖(1 型细胞免疫),对抗病毒和其他细胞内病原微生物,消灭肿瘤细胞,刺激皮肤迟发超敏反应。T_H2 细胞能够刺激 B 细胞进入增殖状态,诱导 B 细胞抗体类型的转换,促进 IgG、IgM、IgA 抗体的产生(2 型体液免疫),从而帮助消灭细胞外的微生物。

急性炎症的组织学特征是中性粒细胞的浸润。

中性粒细胞是一种具有分叶核的白细胞,并具有吞噬活性(图 11.2A)。当寄生虫感染时会同时伴有嗜酸性粒细胞浸润,而过敏性反应会伴有嗜碱性粒细胞(在组织内称为肥大细胞)浸润。在慢性炎症或炎症持续状态时,中性粒细胞浸润会被单核细胞浸润替代,如单核细胞来源的巨噬细胞、淋巴细胞和浆细胞(图 11.2B)。

某些特定的慢性炎症可能会形成肉芽肿。肉芽肿通常由密集的高分化的淋巴细胞和类上皮样巨噬细胞构成,这些巨噬细胞有时可以融合形成巨细胞

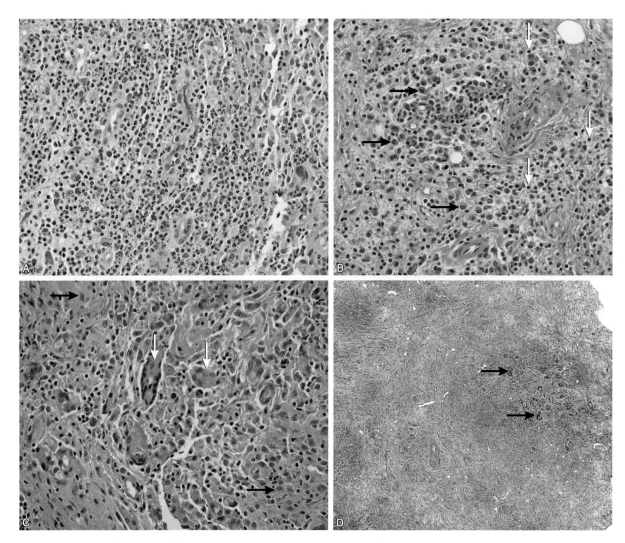

图 11.2　不同炎症的组织学表现。A. 眼眶的急性炎症,伴有大量多形核白细胞浸润(HE,×400)。B. 慢性眼眶炎症,显示浆细胞(黑色箭头)和淋巴细胞(白色箭头)浸润(HE,×400)。C. 囊肿破裂导致眼眶肉芽肿性炎症,显示类上皮细胞(黑色箭头)和异物巨细胞(白色箭头)(HE,×400)。D. 特发性硬化性眼眶炎症,可见泪腺组织纤维化,黑箭头显示残留的泪腺小管(HE,×100)(Courtesy of Anna Stagner,Boston,USA)

(图 11.2C)。在自身免疫性疾病中,被激活的巨噬细胞常常是造成组织损伤的主要原因。炎症造成组织破坏,继而造成功能损伤,而邻近的正常组织也可能受到损伤。当炎症消退时,组织开始修复,成纤维细胞增殖并分泌和沉积胶原,最终瘢痕形成并有透明残留物。硬化性炎症是一种特殊的瘢痕形成,其内过度纤维化,而炎症细胞相对较少(图 11.2D)。与其他类型的慢性炎症相比,硬化性炎症并不遵循典型的从急性炎症向慢性炎症转化的过程,我们对它知之甚少。

药物治疗

无论何为潜在的致病原因,药物治疗的目标都是抑制炎症反应。药物治疗通常根据其安全性而依次进行,但也要考虑到炎症的阶段、疾病的活跃程度和

严重性、组织损伤程度和生活质量等(框 11.1)。

框 11.1　眼眶炎症性疾病药物治疗的选择

一线用药

- 非甾体类抗炎药物
- 糖皮质激素(口服泼尼松、静脉甲泼尼龙、曲安奈德缓释剂)
- 抗疟疾药物(羟氯喹、来氟米特)

二线用药

- 抗代谢药物(氨甲蝶呤、硫唑嘌呤、麦考酚酸莫酯)
- T 细胞抑制剂(环孢霉素、他罗利姆)
- 烷化剂(环磷酰胺、苯丁酸氮芥)

三线用药

- 单克隆抗体(利妥昔单抗、英夫利昔单抗)

一线治疗主要是皮质类固醇激素（常用甲泼尼龙），然后长疗程高剂量的激素常导致众多的全身副作用，包括失眠、体重增加、情绪变化、精神疾病、血糖增高、痤疮和骨质疏松。

二线治疗方案主要是抗代谢药物（甲氨蝶呤、硫唑嘌呤、麦考酚酸莫酯），T 细胞抑制剂（环孢素、他罗利姆）和烷化剂（环磷酰胺、苯丁酸氮芥）。

新的生物制剂能够通过更精准的靶向方式选择性抑制炎症反应的某个通路，因而较皮质类固醇激素具有更少的副作用。这些生物制剂包括肿瘤坏死因子 α（TNF-α）抑制剂（英夫利昔单抗、依那西普、阿达木单抗）和利妥昔单抗，能够直接抑制 CD20 阳性的 B 细胞。所有的这些非皮质类固醇激素类药物，包括抗疟疾药物羟氯喹和来氟米特，也可参考类风湿性关节炎的用药指南（DMRADs）。

临床诊断路径

临床特征和影像学

详细的病史采集和必要的放射学检查是诊断眼眶炎症病因的第一步（图 11.3）。特发性和非 IgG4 相关性自身免疫性疾病的人群统计学资料与淋巴组织增生性疾病和 IgG4 相关性疾病有所不同（图 11.4）。眼眶炎症的症状和体征差异较大，根据病因、解剖学部位、肿物大小和纤维化程度的不同而表现不同。许多眼眶炎症缺乏特征性的临床体征，实际上，它们的

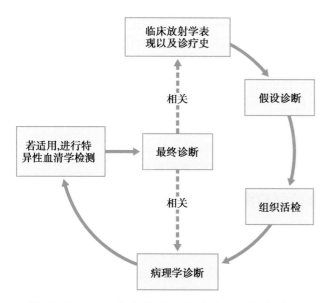

图 11.3　眼眶炎症的诊断特点（没有激素诊断实验）

临床放射学特征也相似。但在某些情况下，典型的眼部炎症以及眼眶周围受累情况可以对诊断进行补充和修正（图 11.5 和图 11.6）。通常情况下，双侧眼眶同时或者先后受累，倾向于诊断自身免疫性疾病，然而有时特发性和淋巴组织增生性疾病也可具有此表现。

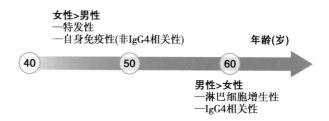

图 11.4　非感染性，非甲状腺眼眶炎症的患者群分布

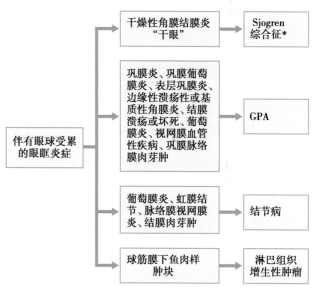

图 11.5　基于眼球受累证据的眼眶炎症的病因。* 通常见于所有泪腺炎症性肿块

组织活检

组织活检可以进一步缩窄鉴别诊断范围，便于从大量信息中进行鉴别诊断。对于某些疾病，具有特征性的临床放射学特征以及诊断意义的医疗病史，或者评估手术所造成的损伤超过可能的收益时，则不需要进行活检。后者尤其是针对位于眶尖、视神经鞘、眶上裂或巩膜的病变。泪腺组织活检对于泪腺功能损伤的风险相对较低，因为在炎症性病变中，腺体已经发生了萎缩。为了获得充足的、足以进行鉴别诊断的组织，推荐参考以下指南（框 11.2）。

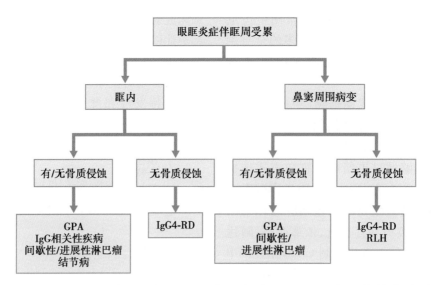

图 11.6　根据眶周受累证据的眼眶炎症的病因。GPA，多血管性肉芽肿；IgG4-RD，IgG4 相关性疾病；IOI，特发性眼眶炎症；RLH，反应性淋组织增生

框 11.2　眼眶炎症诊断性活检指南

近期没有使用糖皮质激素或其他免疫抑制剂

切取的用以活检的组织，需要用福尔马林固定或新鲜保存

尽可能取较多的组织

在肿物内多点取样

避免组织破坏

与既往其他器官病变的活检组织对比

全身皮质类固醇激素或其他免疫抑制剂应当在取活检前数个星期停用，以免影响活检的结果。若患者正在接受皮质类固醇激素治疗，应当在手术前数周停药。若无法停药，也应当尽可能使用最低剂量。

切开或切除性活检优于细针穿刺活检，因为需要进行肿瘤形态学评估。此外，穿刺活检并不适用于实性的、橡胶样肿瘤，常见于特发性炎症和自身免疫性疾病。相反，对于某些疾病，如怀疑淋巴瘤或转移癌，细针穿刺活检对于明确诊断很有帮助。

用于活检的标本应当足够大，用甲醛溶液固定、石蜡包埋以用于组织学检查、免疫组织化学检查、免疫表型分型和酶联聚合反应（PCR）进行基因分子生物学检测。对于需要进行流式细胞技术和其他一些补充测试，则需要将新鲜标本浸泡于生理盐水中送检，尤其是怀疑淋巴组织增生性疾病。对于质硬、白色、无血管泪腺病变，怀疑特发性病变，推荐使用"条例 3"，即建议至少取 3 块足够大的标本：一个用甲醛溶液固定，一个送新鲜组织，另一个用作"治疗"性切除。因为对于特发性泪腺炎，切除性手术对于患者的

治疗是有益处的。

若有可能，标本应当覆盖肿物的所有区域。对于某些淋巴组织增生性病变和其他肿瘤性病变，其周边区域组织可能伴有继发性炎症，而确诊性活检应当取中心的组织；相反，某些疾病，周边的特异性炎症特征可能是诊断的主要指标，而中心仅仅是一些纤维组织。对于泪腺组织，除非肿物明确累及睑部泪腺，通常通过皮肤切口取眶部泪腺组织进行活检。这样可避免从睑板结膜面切口而损伤主泪腺导管（开口于颞上穹窿部位）。

柔软、松弛的肿物常是淋巴组织增生，过度的操作会造成人为的形态改变。为了减少在取活检过程中对组织的损伤，使用钝头的组织镊或低负压小孔吸引器优于有齿镊，手术刀片优于剪刀。

有可能的话，既往活检的其他器官组织标本应该同时提供给同一位病理医生参考，以便于诊断系统性疾病。

若标本活检仅有少量非特异性炎症，而没有其他病理学改变，或者病理学改变与临床放射学诊断不符，则推荐从其他部位重新取材活检。

血清学检测

炎症性指标如 CRP、高红细胞沉降率、白细胞增多和低白蛋白血症，常见于炎症局限于眼眶内的患者。然而，血清学检查对于自身免疫性疾病的诊断常常有指导性价值（参见第 4 章）。血清学检测包括抗中性粒细胞胞质抗体（ANCA）、血管紧张素转化酶（ACE）、抗干燥综合征抗体（抗 SSA 和抗 SSB）、抗核

抗体(ANA)、类风湿因子(RF)、抗环瓜氨酸蛋白抗体(ACPA)-包括抗环瓜氨酸肽抗体(抗 CCP)和 IgG4。这些检测应视患者病情而定,并非每个患者都需要进行所有检测。值得注意的是,不能将血清学检查作为替代组织学检查的手段。首先,局限于眼眶的自身免疫性疾病,其血清学标志常常为阴性,可能由于疾病局限且范围较小,难以导致血清学改变;其次,一些血清学标记物的特异性较低。比如在 IgG4 相关性疾病中,疾病仅局限于眼部时,血清 IgG4 可能为正常,也可能由于前带现象导致血清学水平正常。这种现象不仅局限于 IgG4 相关性疾病中[2,3]。

确定诊断

当病理学诊断和临床评估、病史、影像学表现,以及可能存在的疾病特异性血清学标志相符时,可以确立诊断。因此,就单一的非特异性炎症或者 IgG4 染色阳性等组织学发现并不能作为诊断 IOI 或者 IgG4RD 的充分诊断依据[4,5]。诊断亦需一定的临床放射学和病理学表现,若证据不足,应请其他专家进行全身系统性检查和评估。

特发性眼眶炎症

IOI 是一种特发于眼眶的疾病,与全身疾病没有明确关系,然而至今我们对这种疾病的了解甚少。眼眶肌炎的最早记录要追溯到 1903 年,Gleason 报道了一例迅速发病的进展性的双侧眼眶肿瘤的病例,然而病理检查显示为眼外肌炎症。1905 年 Birch-Hirschfeld 报道了一系列的患者呈现眼眶肿瘤的体征,而病理检查均只有炎症性组织,并命名为"眼眶炎性假瘤"。遗憾的是,这个诊断已经在难以确诊的眼眶疾病中滥用。

IOI 表现为眼眶内肿物,引起非特异性炎症、纤维化,发生于泪腺则引起泪腺损伤。眼外肌受累(特发性肌炎)的患者和泪腺受累(特发性泪腺炎)的患者,通常发生与眼眶炎症并非直接相关的自身免疫性疾病发病率较高,如肌炎型患者发生局限性回肠炎(Crohn 病)[6~9]。

发病机制

特发性眼眶炎症的免疫病理学还有待进一步明确。基于其临床表现的多样性和临床过程的不可预测性,与其说它是一种疾病,倒不如将其看成疾病发展的一个过程更为合适[10]。有人猜测是有感染性抗原前体进入机体后引起的一系列反应,因为在 IOI 患者体内发现了异常的(细胞介导的)T_H1 通路,并有 TOLL 样受体表达的增高,但是在 IOI 的组织标本中没有发现细菌或病毒载量的增加[11~13]。有报道称肥大细胞与 IOI 中的纤维增生有关,有证据证明成纤维细胞也在其中起到作用,其同时具有免疫细胞和成纤维细胞的特性[14,15]。在特发性泪腺炎中,T_H2 介导的 B 细胞体液免疫在淋巴滤泡型泪腺炎的发病机制中起主要作用;而 T_H1 介导的细胞免疫在硬化型中起主要作用[16]。

流行病学

IOI 可发生于所有年龄组,但是泪腺炎以 50 岁人群高发,而肌炎则多发于 30 岁左右。女性略多发,没有种族差异。

分类

IOI 可分为 4 种解剖类型。当病变局限于泪腺称为特发性泪腺炎,这是最为常见的解剖类型(图 11.7)。当病变局限于一条或者多条眼外肌,则称为特发性眼外肌炎。较少的情况下,病变累及眼眶的多个结构,则称为弥漫性 IOI(图 11.8)。极为少见的情况,病变累及视神经鞘膜,称为特发性视神经周围炎。

临床特征

急性或者亚急性发病。大多数肌炎型患者伴有疼痛,而非肌炎型患者疼痛发生率则相对较低(分别为 81% 和 67%)[17~19]。IOI(包括硬化型)和特发性肌炎中双眼眶受累的发生率为 8%~14%,而在特发性泪腺炎中其发生率为 20%[8,17~21]。特发性泪腺炎中,半数的患者具有干眼,20% 患者具有颞上方的巩膜炎(或巩膜外层炎)[18]。

特发性肌炎会累及任何肌肉,其中水平直肌最容易受累[17]。受累肌肉在巩膜表面肌肉止端常表现为巩膜外层炎。肌肉功能减弱,尤其在收缩时出现疼痛,但不能称其为活动受限[8](图 11.9)。当复发时出现不同肌肉受累,称为迁移性特发性肌炎[22]。

相关研究

一项全身应用皮质类固醇激素治疗的研究证明,口服泼尼松龙(1mg/(kg·d))3~7 日,患者临床症状有改善,但不能因此不进行活检而做出 IOI 的诊断。80% 的非硬化性 IOI 通过激素治疗症状能改善,而其他类型的炎症性病变包括特异性增生性病变等激素治疗亦能奏效[23~25]。

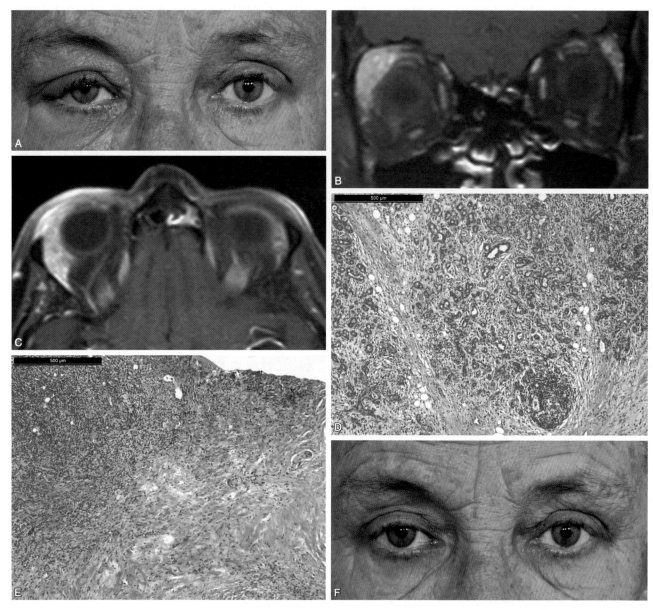

图 11.7 特发性泪腺炎。**A.** 一名 56 岁的女性患者右眼外侧眼睑水肿 2 个月，伴严重的眼眶疼痛，眼部有沙砾感。检查发现，患者右侧泪腺肿大、质硬，伴有右侧干眼。**B** 和 **C.** MRI 显示泪腺肿大、边界清晰，周围脂肪组织明显强化。**D** 和 **E.** 右侧眶部泪腺活检显示淋巴浆细胞浸润并具有少许淋巴滤泡形成，T 细胞弥散分布，滤泡的中心是 B 细胞。浆细胞 IgG 染色阳性而 IgG4 染色阴性。泪腺腺泡萎缩，少许导管存留，胶原纤维增生伴有散在的嗜酸性粒细胞（HE，×50）。**F.** 活检后 5 个月，除了缺乏反射性泪液分泌，患者无症状，不需要接受抗感染治疗

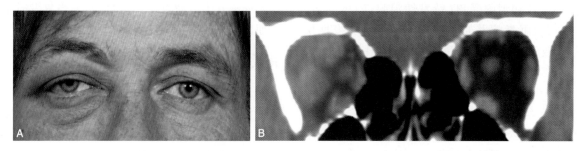

图 11.8 特发性眼眶炎症。**A.** 43 岁男性，主诉复视，伴右眼视物模糊、眼睑肿胀、右侧眼周不适 2 周。同时具有右眼轻度上睑下垂和轻微视神经萎缩，眼球内转运动严重受限。**B** 和 **C.** CT 显示眼眶外上方边界不清的肿块，可被强化，上直肌和外直肌增粗，肿块凸入眶上裂和翼腭窝

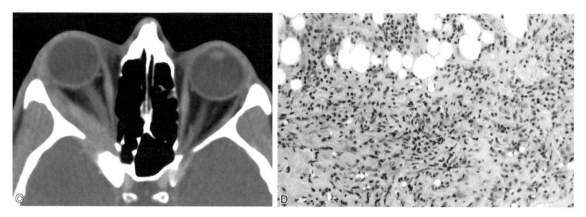

图 11.8(续) D.活检显示致密的 T 淋巴细胞、B 淋巴细胞、浆细胞和组织细胞浸润,伴眶脂肪广泛纤维化。浆细胞表达 IgG,仅有少数细胞表达 IgG4(HE,×50)。患者有轻度视神经病变,因此进行大剂量口服皮质类固醇激素治疗,在 3 个月内逐渐减量,并补充放疗 2000cGy。患者完全康复,观察 9 年未见复发

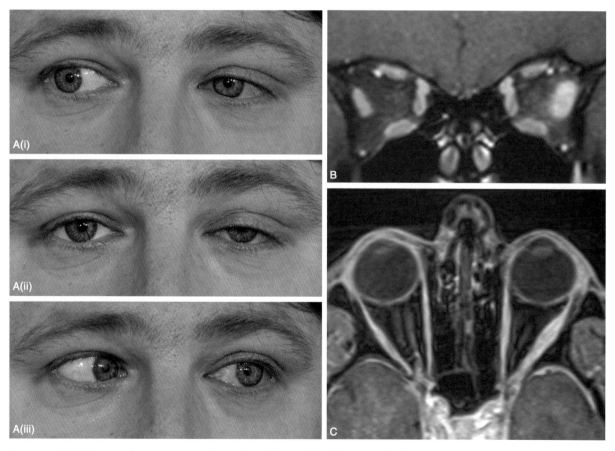

图 11.9 特发性眼眶单肌炎。A.一位 38 岁男性银屑病患者,主诉急性发作的头疼,眼球运动时加重 1 周,伴有左眼发红、复视。检查发现左眼外转受限、内转正常但伴疼痛。左眼外直肌止点部位表现为巩膜表层炎。B 和 C.MRI 显示左眼外直肌增粗,腱膜未受累。患者使用非甾体类抗炎药后,症状稍缓解。口服大剂量皮质类固醇激素后,患者疼痛迅速消失,眼球运动逐渐恢复。3 个月后逐渐减量,病情未复发

在影像学上,特发性泪腺炎表现为泪腺增大、边界清楚,偶尔会累及周围眼眶和眼睑组织,或伴有上直肌或外直肌增粗[18](图11.7B)。特发性眼眶肌炎的特征是一条或多条肌肉弥漫增粗。与既往观点不同,前部腱膜受累在影像学上的可靠程度并不高,因为在特发性肌炎中仅有不到50%的发生率,而43%的淋巴性病变和6%的甲状腺相关性眼病病变肌肉也可出现相同表现[8,17,26,27](图11.9和图11.10)。

特发性眼眶炎性假瘤,尤其是硬化型,其边界并不清楚,弥漫累及眼眶内多个结构,常位于上方或外侧眼眶[19~21]。IOI有时会越过眼眶通过眶上裂到达海绵窦和颅中窝,或者通过眶下裂侵犯翼腭窝或颞下窝[28,29](图11.8)。在36%的患者中,出现眶外侵犯,常伴随骨质改变,如侵蚀、破坏、硬化或重塑等[29]。

病理学

组织活检对于IOI的诊断至关重要,因为IOI是一种排除性诊断。然而特发性眼眶肌炎具有特征性的临床表现和影像学表现,肌肉活检通常不必进行。当出现无痛性、所有肌肉受累、肌肉结节性增粗和眼球运动受限等不典型症状,并且能明确是非甲状腺相

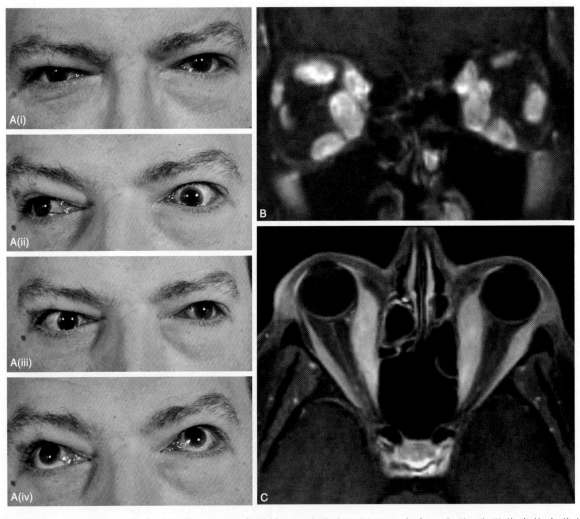

图11.10   特发性眼眶多发性肌炎。A.45岁男性,主诉严重双侧眼眶疼痛1个月,非甾体类抗炎药物治疗无效,同时伴有眼睑水肿和复视。患者近来曾被诊断为Graves病(格雷夫斯病,毒性弥漫性甲状腺肿,Graves甲状腺功能亢进),因此推测为甲状腺相关性眼眶病。体检发现患者结膜水肿,肌肉止端巩膜外层炎,各向眼球运动均受限,左眼较为严重。患者视力正常。B和C.MRI显示眼外肌弥漫增粗,肌肉止端未累及,下斜肌和提上睑肌未受累。心脏方面检查排除巨细胞性心肌炎。患者对大剂量口服皮质类固醇激素反应良好,3个月内逐渐减量停药。眼球运动明显改善,左眼外转轻度受限伴有大角度的内隐斜,双侧内直肌后退后,症状得到改善。然而由于皮质类固醇激素的使用造成患者双侧无血管的股骨头坏死。8年后,最近一次随诊无复发

关性眼病肌炎时,则有必要进行肌肉活检(图 11.11)。

组织学上,IOI 表现为淋巴浆细胞性浸润,混合有中性粒细胞、嗜酸粒细胞,偶见组织细胞和巨噬细胞。IOI 中,与大多数常见的淋巴增生性病变不同,T 细胞比 B 细胞多[30]。淋巴细胞的浸润可集中或局限于淋巴滤泡内,常常有反应性生发中心。IOI 组织内必须有纤维增生,此为诊断的依据,但是需要与正常泪腺和年龄性改变的泪腺相鉴别[31,32]。泪腺组织中可以观察

到早期腺泡破坏和后期导管破坏,而在肌肉组织中呈现出肌肉纹理消失,肌纤维退化[6,33]。当病变以致密的硬化为主时,炎症浸润则非常罕见,称为硬化型 IOI,是一种特殊类型,需要尽快进行全身的检查,以排除全身性疾病比如 IgG4 相关性眼病[34]。

治疗

口服或静脉应用大剂量皮质类固醇激素(60 ~

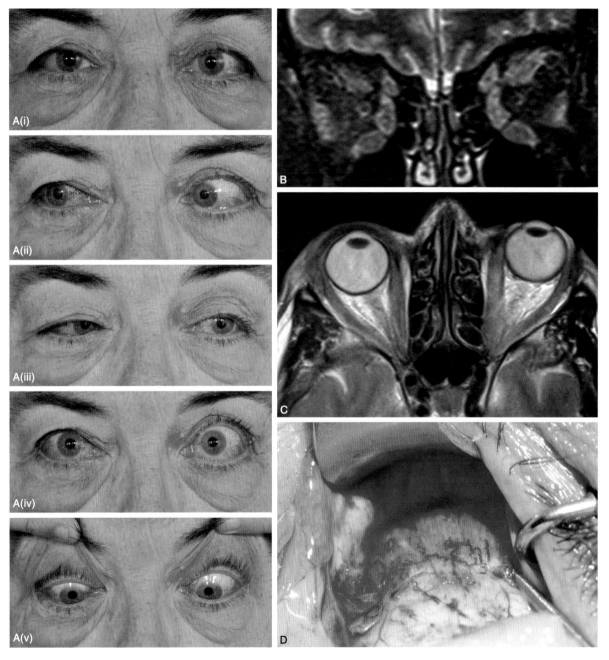

图 11.11　巨细胞眼眶肌炎。A. 56 岁女性,双侧眼睑无痛性肿胀 3 周,伴迅速发展的双侧视力下降,左眼严重。检查发现,右眼视力 20/50,左眼指数;眼睑水肿、充血,各向眼球运动受限。血清学检查:甲状腺功能和甲状腺自身抗体均正常。B 和 C. MRI 检查发现除了右侧上直肌以及双侧提上睑肌外,所有眼外肌包括斜肌均弥漫性肿大,并累及肌腱止端,左侧较重。D. 放大镜观察发现左侧内直肌充血增厚

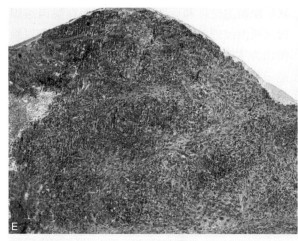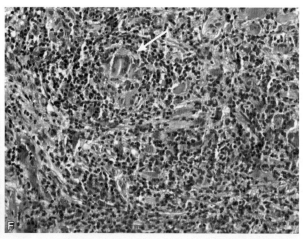

图 11.11（续） E.直肌活检提示肌纤维退行性变和肉芽肿性炎症浸润,内为组织细胞、巨细胞、淋巴细胞和嗜酸粒细胞。其内没有纤维化。真菌染色为阴性（HE,×50）。F.高倍显微镜显示多核巨细胞（箭头）（HE,×200）。这些发现符合巨细胞眼眶肌炎,而心脏和全身检查未发现巨细胞性心肌炎、血管炎、潜在恶性病变、系统性红斑狼疮、结节病或寄生虫感染。静脉应用大剂量皮质类固醇激素治疗使得视神经功能迅速而全面恢复,眼外肌功能也逐渐恢复。在口服逐渐减量的皮质类固醇激素 3 个月疗程即将结束时,患者眼睑水肿和眼球运动障碍的症状再次复发,因此又进行了一疗程的大剂量激素治疗,随后 3 个月药量递减。起病后 2 年内,患者除残留的双眼眼球上转障碍外,无其他症状发生

80mg）治疗对于几乎所有典型的急性肌炎和 80% 非肌炎型患者均有效[8,24,25,35]。在合并压迫性视神经病变的患者中,皮质类固醇激素尤为适用[24]。但是在激素减量或停药过程中,近半数的患者会出现复发,因此激素的总体治愈率仅有 37%[24]。而硬化型 IOI 的患者仅有 33% 对激素治疗有反应,而其中 42% 会出现复发。

手术切除泪腺肿块对于 80% 的特发性泪腺炎患者有效,并且能够将复发率降低至 8%,74% 的患者可以获得痊愈[6]。手术切除病变的大部分组织,不仅能够获得活检标本,本身也是一种治疗,一步治疗可以获得双重作用。在弥漫性 IOI 中,手术切除肿物也是有益的,尤其对于硬化性病变更为有效[19,36,37]。

在无法行肿物切除术的 IOI、肌炎、弥漫性或非典型病变患者中,可行病变周围反复局部激素注射治疗替代全身激素治疗;对于病情较轻的患者,非甾体类抗炎药也可奏效[17,38]。在病死率高、严重的、复发性和顽固性病例中,甲氨蝶呤联合放疗和其他生物制剂,如利妥昔单抗或者英夫利西单抗可以作为二线和三线治疗[6~8,24,39]。

眼眶多血管炎性肉芽肿（Wegener 肉芽肿）

多血管性肉芽肿（granulomatosis with polyangiitis,GPA）曾被以人名命名为 Wegener 肉芽肿。它是一种蛋白酶 3-反应性-ANCA 相关性血管炎（PR3-AAV）,以坏死性肉芽肿性炎症为特征,常常累及上下呼吸道,

坏死性血管炎会累及到呼吸道和肾脏的中型和小型血管[40]。最早在 20 世纪初由 Peter McBride 报道了"一例患者鼻部和面部迅速被破坏"的病例,由 Heinz Karel Ernst Klinger 进行了病理学检查。1936 年 Friedrich Wegener 推测这种疾病应该是一种临床病理学三联征,因为它累及血管、呼吸道和肾脏三个系统。

发病机制

GPA 的发病被认为是环境因素（如细菌和中毒）和基因易感性共同造成。ANCA 病理性机制也参与其中。ANCA 是针对中性粒细胞和单核细胞的颗粒内抗原的抗体,通过与中性粒细胞和内皮细胞产生相互作用而造成组织损伤。

流行病学

GPA 常发生于 40~50 岁的人群,男性和女性发病均等。而白种人,尤其是北欧人较其他种族人口更容易罹患该病。

分类

根据临床表现,大体上 GPA 可分为两类:全身性/全身性以及局部/局限性。

全身性的 GPA 是一种危及生命的疾病。在没有全身化疗的情况下,系统性 GPA 是一种致命性的疾病,平均生存率仅有 5 个月,82% 患者在 1 年内死亡。细胞毒性物质如环磷酰胺能够大大地降低死亡率,使

90%的患者症状缓解[41]。

局限性 GPA 是全身性 GPA 的一个亚型还是一种独立的疾病目前尚不清楚。局限性 GPA 常累及上呼吸道包括鼻腔、鼻旁窦，继而累及眼眶[42]。眼眶病医生常接诊的是局限性 GPA 患者[43]。

眼眶 GPA 常表现为三种相对独立的表型：紧邻受累鼻旁窦的眼眶突出肿物、眼眶弥漫性的肿物、泪腺肿物[44]。所有这些表现都与典型的鼻窦破坏性病变有关。

临床特征

眼眶 GPA 表现为亚急性发作，30% ~ 55% 的患者首诊即为双侧发病，85% 的患者在随诊过程中发

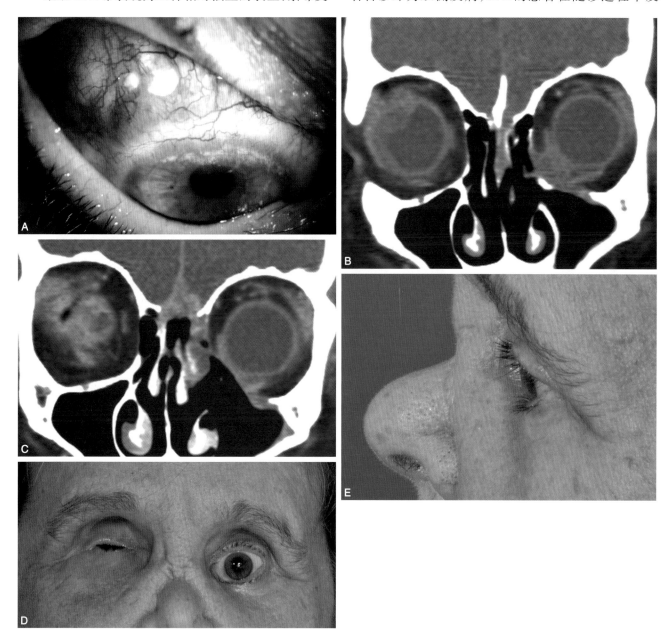

图 11.12 眼眶 GPA。65 岁女性，主诉复发性鼻塞、鼻窦炎和双侧巩膜外层炎 3 年。反复鼻腔活检提示肉芽肿性炎症。期间出现鼻背部疼痛和水肿 1 个月余，之后发生鼻部变形。检测中性粒胞质抗体阴性，提示局限性 GPA。A. 右眼坏死性巩膜炎，需要行巩膜移植，并启动皮质类固醇激素、甲氨蝶呤和复方磺胺甲噁唑联合治疗。之后患者出现肺部结节、淋巴结病，因此又联合使用了环磷酰胺。B. 6 个月后右眼出现视网膜脱离和疼痛性低眼压，同时伴有泪囊黏液囊肿。患者左眼视力 20/20，并伴有上睑内侧黄色瘤样病变、各方向无痛性眼球运动均受限、眶下神经麻痹。CT 显示左侧眼眶内肿物位于球壁和眶内下壁之间，伴有临近骨质侵蚀。因此，又为患者进行麦考酚酸莫酯治疗。C. 6 个月后行 CT 检查显示上颌窦瘘、右眼眶内结核样病变伴有泪腺肿大；左眼眶内肿物缩小，眼眶内侧壁、上颌窦顶以及鼻中隔骨质破坏，左侧筛窦肿物从筛板突破入前颅凹。利妥昔单抗治疗后颅内病变消退。D 和 E. 5 年后照片显示中线、眼、眼眶病变稳定安静，但是遗留左眼眶塌陷，马鞍鼻。1 年后患者被诊断为高分化膀胱移行细胞癌，并行化疗

生双侧受累[44,45]。眼眶疼痛在患者中变异较大,20%~80%的患者伴有疼痛[43,45,46]。眼眶 GPA 的表现(常为疼痛)与血管炎有关,30%~55%的疼痛也可因眼眶肿物本身造成[44,47]。约半数的患者在出现眶内肿物前因鼻内软骨支撑系统受侵蚀而表现为马鞍鼻畸形[48](图 11.12)。泪腺肿块常为表现为双侧疼痛/无痛的泪腺炎。泪腺炎症区域的眼睑皮肤呈现特征性的改变,包括黄色瘤样病变,也称为"黄色眼睑征",表现为眼眶肿物、眼睑色泽异常以及泪腺炎[44,49](图11.13)。

眼眶 GPA 严重破坏眼眶的软组织和骨质,并具有较高的致死率。40%的眼眶 GPA 会造成眶腔瘢痕,导致眼球内陷、眼球运动障碍、慢性眼眶疼痛和视神经受压[50](图 11.12)。其他并发症包括结膜鼻腔瘘管、慢性感染性眼眶脓肿形成[43,45,51,52]。73%患者伴有视功能损伤,致盲率高达 19%[45]。

检查

CT 和 MRI 显示眼眶内的球外浸润性肿块,常位于眼眶内侧或下方与病变的鼻旁窦紧邻[46,53,54]。21%~46%的病例会出现骨质破坏,通过 CT 能较好显示。鼻腔和鼻甲骨的破坏,尤其是鼻中隔消失是 GPA 的典型表现[47,54]。少数病例的病变仅位于眶尖或者向颅内蔓延[43,55]。慢性鼻腔内吸食可卡因也可造成鼻中隔受累的鼻窦破坏,伴有临近眼眶内肿块,其影像学表现与 GAP 相似[56]。

弥漫性眶内外浸润也称为"眼眶弥漫性"肿瘤,是GPA(通常为进展期 GPA)的特殊表现。泪腺 GPA 表现为弥漫性泪腺增大,通常是独立的,有时伴有眶脂肪肿块[44]。

PR3-ANCA 检测有助于 GPA 支持的诊断[57]。然而对于局限性眼眶 GPA、ANCA 的阳性率仅为 20%,因此

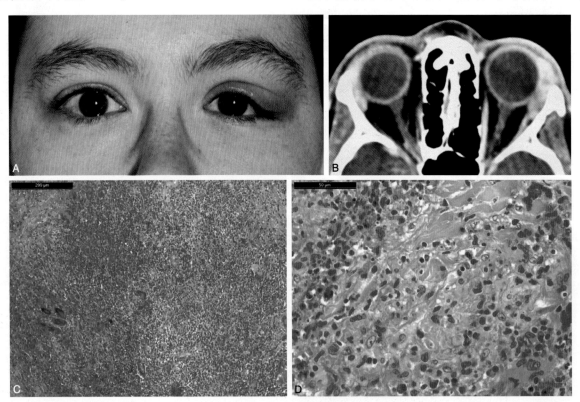

图 11.13　GPA 泪腺炎。A.31 岁女性,快速发作的无痛性左上睑肿胀 3 周,既往有中耳炎、复发性鼻窦炎和鼻塞。检查发现左眼上睑皮肤僵硬,颞上睑板上方有质硬肿块,左眼外转轻度受限,并伴有干眼症。B.CT 扫描显示左侧泪腺弥漫性增大,不伴有鼻窦病变。C.泪腺质硬肿块组织活检显示中性粒细胞、多核巨细胞、组织细胞、淋巴细胞和浆细胞浸润,泪腺腺泡萎缩,导管纤维化合并结节性退化(HE,×100)。D.高倍镜下观察到坏死区域伴大量中性粒细胞浸润(HE,×400)。一个月后患者右侧泪腺也发生肿胀。血液检查示核周抗中性粒细胞胞质抗体阳性(p-ANCA;抗髓过氧化物酶),而胞质ANCA(cANCA)阴性;全身检查未见异常。支持局限性 GPA。全身激素治疗后,除了干眼,其他症状均得到缓解。维持治疗采用复方磺胺甲噁唑。6 年后,发现肺内实质性结节和淋巴结病变,需要再次激素治疗,同时联合甲氨蝶呤治疗

ANCA 的检测也具有一定的局限性[43,47]（参见第 4 章）。

病理学

GPA 的特征是"组织学三联征"，即血管炎、坏死、伴或不伴巨细胞的肉芽肿性炎症。然而眼眶标本通常太小难以包含有血管[58,59]，因此在眼眶病变中，仅有半数左右的组织标本表现出三联征（图 11.13C、D）。次要的病理学特征为多形态炎症细胞的大量浸润包括中性粒细胞、嗜酸粒细胞、淋巴细胞、浆细胞和巨噬细胞，同时伴有胶原干化或颗粒样变性等特征[44,59,60]。值得注意的是，在 86% 的眼眶和泪腺 GPA 病变中可见 IgG4 阳性的浆细胞增多[61]。

治疗

相对于全身疾病的治疗，眼眶受累的治疗同等重要，效果的评估不仅包括疾病的阶段和活动性，还应该考虑到组织破坏和患者生活质量。皮质类固醇激素用于使症状缓解的诱导治疗，但是激素的剂量和疗程并没有明确的规定。皮质类固醇激素联合或者转变为甲氨蝶呤、硫唑嘌呤、环磷酰胺、麦考酚酸莫酯或利妥昔单抗等药物作为维持治疗。临床中发现利妥昔单抗对于难治性的眼眶疾病具有疗效[55,62,63]。GPA 患者同时伴随感染、心血管事件、恶性肿瘤的概率非常高，都会导致治疗结果的不确定性，而这些伴随疾病也多是由治疗本身造成的而不是原发疾病造成的。

一旦发生眶腔塌陷，免疫抑制剂治疗宣告失败[50]。当发生眶腔塌陷或者持续的眼球突出，可行外科手术，有助于减轻疼痛和缓解压迫性视神经病变[45]。

过敏性肉芽肿（Churg-Strauss 综合征）

过敏性肉芽肿与全身血管炎密切相关，偶尔累及眼眶，也称为"多血管炎性嗜酸细胞性肉芽肿"（eosinophilic granulomatosis with polyangiitis, EGPA）。在 1951 年由 Churg 和 Strauss 博士首次报道[64]。这种自身免疫性血管炎也和 ANCA 阳性滴度有关，既往或目前合并呼吸道高敏状态。

发病机制

EGPA 是一种 T_H2 介导的疾病，CD4T 淋巴细胞通过分泌细胞因子促进过敏反应和嗜酸性粒细胞反应。局部上皮细胞和内皮细胞也通过表达嗜酸细胞趋化因子 3 和趋化嗜酸粒细胞的因子 CCL17，这些改变也正是该病的诊断要点[65]。

临床特征

EGPA 临床上分为 3 期，然而在临床上不一定会按照顺序出现，而且不同患者每个阶段的病情严重程度也变异较大[66]。

过敏期：90% 患者的过敏症状先于一般症状或者两者同时发生，例如哮喘和（或）过敏性鼻炎，伴随流涕、鼻塞和复发性鼻息肉等。哮喘常于其他体征出现前数年发生，但是当综合征发作时，哮喘也会随之加重。

嗜酸粒细胞期：特征是血液及受累器官内嗜酸粒细胞计数增加，最常见于肺和消化道。

全身症状包括发热、体重下降、夜间盗汗，同时伴有器官特异性症状——哮喘或腹痛伴消化道出血。

血管炎期：受累器官内小血管和中血管的炎症是该期特征，并可继发坏死。受累器官的不同，出现相应严重的并发症，包括消化道的溃疡、穿孔、腹膜炎等，以及嗜酸细胞性心肌炎甚至心肌梗死。

眼眶组织受累的报道不超过 20 例，受累组织包括泪腺、结膜、眶脂肪和肌肉。临床表现为慢性炎症性肿块，病理显示嗜酸粒细胞性肉芽肿（eosinophilic granulomas, EGs）或者表现为坏死性血管炎的暴发性眼眶炎症。在很多病例中，除了有哮喘、鼻炎的病史外，眼眶病变可以是此综合征的首发症状[67]。

检查

白细胞分类计数显示嗜酸粒细胞超过 10%。系统性血管炎期，血清 ANCA 检测可以呈现阳性结果。肺部影像学检查可出现一过性肺部浸润病灶，增强 CT 扫描可显示眼眶受累。

病理学

组织病理学显示受累的组织内出现肉芽肿性炎症并伴有大量的嗜酸粒细胞浸润。小动脉血管炎仅能在 50% 的病例中看到[68]。

诊断

美国风湿免疫学院制定了 6 个 Churg-Strauss 综合征的诊断指标，出现 4 个或以上指标可以诊断，敏感性达 85%，特异性 99.7%[69]。

- 哮喘
- 鼻旁窦异常
- 肺部浸润灶
- 白细胞分类计数嗜酸粒细胞超过 10%
- 血管外嗜酸粒细胞

■ 单神经病变或多神经病变

治疗

组织学检查确诊后，口服或静脉应用皮质类固醇激素作为一线治疗。对于心脏、肾脏、中枢神经系统、胃肠道受累的患者，环磷酰胺或硫唑嘌呤可作为二线治疗方案。甲氨蝶呤可作为减少激素治疗的替代，据报道，利妥昔单抗对顽固性病例有效[65]。

预后

EGPA 需要持续的药物治疗，然而在新的生物制剂出现之前，一篇文献报道，当 2 个或多个主要器官受累时，5 年的病死率接近 50%[70]。

眼眶结节病

结节病是一种系统性疾病，以非干酪样肉芽肿为主要特征，任何系统均会受累（包括心脏、内分泌和神经系统），但最常累及肺部及其邻近淋巴结、肝脏和皮肤。历史上，在 19 世纪末期，Jonathan Hutchinson 首先将其作为一种皮肤病进行了描述，之后意识到其实是一种多系统疾病，Jörgen Nilsen 将之命名为良性淋巴肉芽肿。Caeser W. Boeck 用 "sarkoid（肉样）" 这个名词来描述这种疾病，因为病变类似肉瘤但是一种良性病变。最早对泪腺结节病进行描述的文献是 1941 年由学者 J. Rosenbaum 所著。结节病与皮肤和造血组织癌症发生的风险增高有关[71]。

文献报道全身性结节病患者中 50%～100% 以眼眶病作为首诊症状[72~75]。然而 5% 的结节病患者具有泪腺肿大[75]。当仅有眼眶病变，而没有全身其他器官累及时，则称为眼眶肉样瘤、肉瘤样反应或特发性肉芽肿性眼眶炎症[72,73,76]。极少数情况下，双侧泪腺类肉瘤样病可由于丙肝感染后使用干扰素 α 和病毒唑治疗而造成的[77,78]。

流行病学

结节病好发于 30～50 岁人群，女性更多见，在非洲人群和斯堪的纳维亚血统中非常常见。

发病机制

据推测该病的发生是由于易感宿主暴露于某种尚未确定的致病物质，可能是感染、有机物或无机物质。这导致肉芽肿的形成和维持。结节性肉芽肿是由巨噬细胞和巨噬细胞的转化细胞、上皮样细胞、巨细胞和 T 细胞组成。肉芽肿可以持续存在，也可能吸收或纤维化。

分类

眼眶结节病有四种形式：单独泪腺受累最常见，其次是眼眶脂肪受累，再次视神经鞘膜受累（神经结节病的一部分），和眼外肌受累[72,73,79]。后 3 种类型可以互相合并发作或者伴随泪腺肿大。

临床特征

36% 患者表现为双侧无痛性泪腺肿大，19% 的患者伴有干眼症[73]（图 11.14）。眶脂肪团块表现为炎症

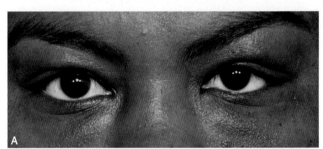
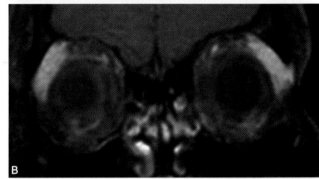
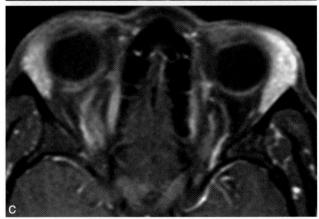

图 11.14 泪腺结节病。A. 34 岁女性，主诉左眼疼痛、上睑水肿伴有轻度畏光 6 个月。她因为呼吸困难行皮质类固醇激素和支气管扩张雾化治疗 3 年。近期患者感全身疲劳。患者双侧泪腺明显肿大、质软，左为著。B 和 C. MRI 显示双侧泪腺弥漫性增大并明显强化。患者 ACE 水平升高，胸部放射线检查显示双侧肺门淋巴结病变。这些发现提示泪腺和肺部结节病。采用低剂量皮质类固醇激素口服治疗，反应良好

体征或者占位性效应,通常是无痛性,30%患者累及双眼[72,73,75]。3%~15%的眼眶结节病患者会出现结节病相关的眼部炎症。

眼眶结节病的诊断在临床中很具有挑战性,因为它与其他疾病(包括 IOI,淋巴增生性疾病、转移癌)的表现非常类似,而血清学检查可能一无所获。

检查

眼眶 MRI 显示泪腺弥漫性增大、均匀强化,强化程度偶尔较临近脂肪和外直肌更明显[73,75]。还可表现为边界不清的软组织团块;视神经鞘膜的不规则、结节状增厚(可能蔓延到颅内);或眼外肌弥漫性增粗并累及腱膜[72,73](图 11.15A-C)。全身结节病的筛查应包

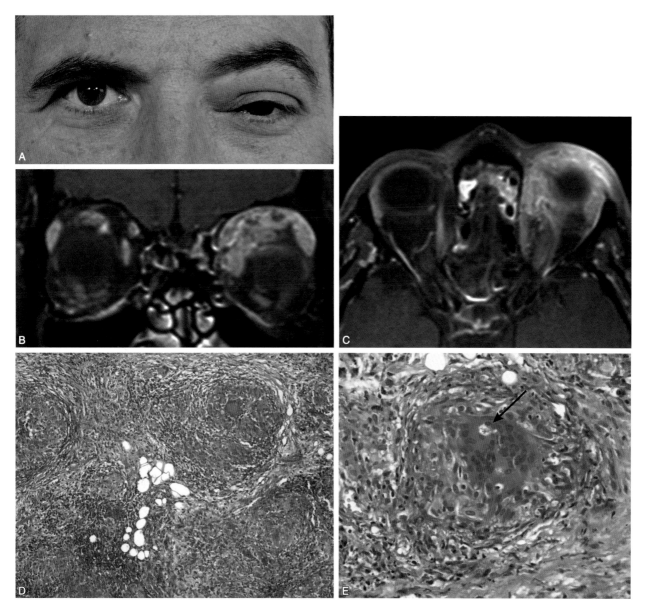

图 11.15　眼眶结节病。A.45 岁男性,因左眼突发无痛性肿胀和上转时复视就诊。近期患者有双侧踝关节无痛性水肿病史,短期低剂量激素治疗后好转。10 年前,患者被诊断为左眼圆锥角膜。查体所见,患者左眼眼位偏低,上转受限,眶上方可触及质软肿物。B 和 C.眼眶 MRI 显示眶内弥漫性软组织肿块,累及眼眶上象限,边界不规则,包绕内直肌,泪腺肿大。D.患者接受眼眶肿物切除和活检,术中见肿物质硬、不规则,呈分叶状。病理结果提示典型的结节病特点,包括非坏死性肉芽肿,内含有组织细胞和多核巨细胞,部分细胞内含有星状小体。可见裸露肉芽肿和被少量淋巴细胞包绕的肉芽肿。真菌和结核杆菌染色阴性(HE,×100)。E. 多核巨细胞胞质内的星状小体(箭头)(HE,×200)。血清 ACE 检测阴性。胸部 CT 显示肺门淋巴结病变,不伴支气管受累。患者接受了口服皮质类固醇激素治疗,维持治疗 1 年后病情平稳恢复

括胸部影像学检查，以明确肺门淋巴结情况。55%的泪腺结节病患者具有肺门淋巴结病变[73]。

血管紧张素转化酶（ACE）和溶菌酶由肉芽肿内的上皮样细胞产生，在血清内，能够反映结节性肉芽肿的总量。然而在结节病的评估中，这些指标则特异性和敏感性不强，对治疗的指导意义并不大。例如，在某些病例中，如泪腺病变患者，ACE 的阳性率达71%。在全身性结节病中，81%的泪腺受累和30%的非泪腺受累的眼眶病患者的 ACE 阳性[73,74]。然而在非结节病的泪腺病变患者中，也有 ACE 的低表达，约26%[74]。另一个常用的指标是溶菌酶，眼眶结节病患者中仅有 1/4 增高[73]。特异性的血清学变化研究可参见第 4 章。

病理学

结节病的典型病变是非坏死性肉芽肿，含有大量巨噬细胞和其转化细胞、上皮样细胞和多核巨细胞。巨细胞内可能含有胞质内包含体，如星状体或 Schaumann 小体（钙化小体）（图 11.15D、E）。肉芽肿被少量淋巴细胞浸润包绕，有时可无淋巴细胞包绕，因此其又被称为"裸露肉芽肿"。20%的标本中有纤维化形成[72]。应当排除特异性肉芽肿的病原菌：真菌需要过碘酸-希夫或 Grocott 胺银染色，结核杆菌用抗酸染色（Ziehl-Neelsen 染色），异物性肉芽肿需要用偏振光显微镜观察。

治疗

根据受累器官和病情的严重程度决定治疗方案。眼眶结节病对口服皮质类固醇激素治疗高度敏感。DMRAD 给出一些其他选择，最常用的是甲氨蝶呤，用于慢性/顽固性病例[80]。对于病情不活跃的全身性结节病，建议行眼眶病灶内皮质类固醇激素注射（曲安奈德或地塞米松）或行肿瘤减灭手术，或手术切除病变[75]。病灶内注射皮质类固醇激素，可能会因注射进血管，而带来一定的视网膜动脉栓塞的风险。

干燥综合征

干燥综合征（SS）是一种慢性自身免疫性疾病，其特点是外分泌腺体的炎症，如唾液腺、泪腺和上皮组织。干燥性角膜结膜炎（干眼综合征）是最重要的诊断依据，是由泪腺临近的结膜炎症所致。历史上，最早在 1888 年由 Hadden 将眼干和口干联系在一起，并将之命名为"xerostomia（口干症）"；1892 年 Mikulicz 将其描述为一种综合征。1933 年 Henrick Sjögren 详细地报道了疾病的临床特征和病理学发现，并描述了其与类风湿性关节炎的关系。Sjögren 将其命名为"角膜结膜干燥"，与缺乏维生素 A 所造成的干眼（眼球干燥症）相鉴别。

外分泌腺体可以单独受累（原发性 SS），也可与另一种自身免疫性疾病同时出现，如类风湿性关节炎、系统性红斑狼疮，或系统性硬化（继发性 SS）。SS 患者，尤其是老年性患者，6%具有发展成为淋巴瘤的风险，最常累及头颈部[81]。泪腺 SS 发生淋巴瘤包括 MALT 亚型的风险则较其他部位低 15 倍，仅有 0.4%[81]。

发病机制

包括遗传和非遗传因素。对于具有基因易感性的患者，环境因素、病毒感染以及其他能够诱发炎症的因素可能是主要致病原因。分泌腺体细胞受损后释放 SSA（又称为 SS-A 或 Ro-60），这是一种存在于所有有核细胞内的自身抗原。

流行病学

平均发病年龄为 40~50 岁，女性好发，白种人更为常见。在眼眶中，只有一种发病形式，即仅仅泪腺肿大（图 11.16A、B）。

临床特征

眼眶 SS 呈慢性发病、无痛性的泪腺肿大，伴随眼睑红肿；57%的患者为双侧性，64%的患者具有干眼症[82]。干眼症状的严重性与泪腺邻近结膜的炎症与主泪腺的萎缩有关，而与泪腺肿大的程度无关。17%的 SS 患者影像学上显示泪腺肿大，而临床并无炎症表现或者干眼[83]。通过对比发现，影像学上泪腺体积较小或类似萎缩的患者干眼程度更重。

检查

46%的 SS 患者眼眶 CT 或 MRI 图像显示病变范围超出泪腺[82]。泪腺内囊肿形成非常罕见[84]。SS 的血清学特点是具有自身抗体——抗-SSA 或抗-SSB，在某些诊断标准中是必备条件。然而，在一个大样本的 Sjögren 泪腺炎患者中，检测发现抗-SSA 和抗-SSB 均为阴性（只有一个患者检测为边界值），ANA、RF 或者同时阳性率仅为 21%[82]。在类风湿性关节炎继发性 SS 中抗-CCP 可作为一个血清标记物。

病理学

组织学显示淋巴浆细胞浸润,淋巴滤泡形成伴有生发中心,泪腺腺泡萎缩和纤维化(图 11.16C、D)。IgA 免疫组织化学量化检测可能有助于诊断,但并非常规进行。IgA 阳性浆细胞与所有泪腺内浆细胞的比例较正常泪腺内的比例降低[82]。残留的导管和导管周围肌上皮细胞形成所谓的肌上皮岛。可使用"病灶计分法"对炎症进行分级,类似小唾液腺的活检分级方法。病灶计分法是计数淋巴病灶的数目,一个病灶定义为每 $4mm^2$ 的肉芽肿组织内有 50 或更多的淋巴细胞和组织细胞[85]。重要的是,21% 的增大泪腺显示单克隆性且在图像上不能分辨[81,82]。

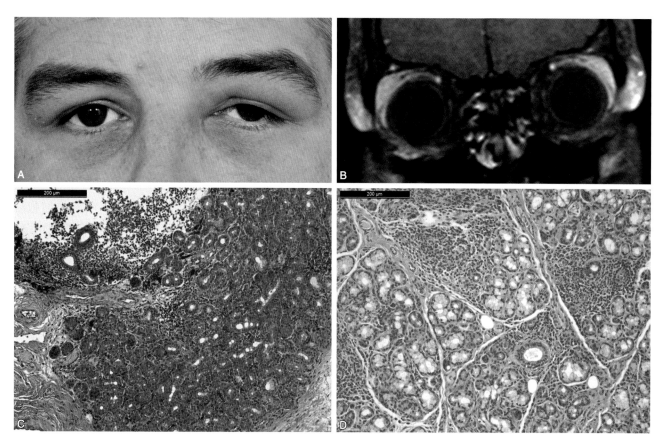

图 11.16 Sjögren 泪腺炎。A. 32 岁男性,无痛性眼睑肿胀 3 个月,左眼重于右眼。患者曾经接受"试验性激素治疗",症状很快缓解,但是停药后迅速复发。查体所见:双侧眼睑水肿,左侧发红。但未触及肿物,无眼干的证据。B. 眼眶 MRI 显示双侧泪腺肿大和增强。C. 眼眶和左侧泪腺标本活检,肉眼可见肿物质软,呈紫红色。组织学显示导管周围和实质内 T 淋巴细胞和 B 淋巴细胞浸润,淋巴滤泡形成,并有生发中心。浆细胞 IgG4 染色阴性,罕见纤维化组织。结果提示干燥综合征反应性淋巴组织增生(HE,×100)。D. 唇腺活检显示淋巴细胞浸润(HE,×50)。患者血清学检查抗核抗体、抗干燥综合征抗体、抗环瓜氨酸多肽抗体、类风湿因子阳性,结果符合干燥综合征。随后发现患者双眼严重的角膜点染。6 个月的口服皮质类固醇激素治疗后症状缓解,之后患者被诊断为上肢肌炎。2 年后,患者开始进行皮质类固醇激素联合硫唑嘌呤治疗

治疗

根据病情的严重程度和原发/继发性疾病的累及范围进行局部性和全身性治疗均有效。全身治疗包括皮质类固醇激素和 DMRDs 中的药物。对于持续性的泪腺增大,或者病灶呈单克隆性,或病变向眶内蔓延时建议进行眼眶放疗[82]。

免疫球蛋白 G4 相关性疾病

IgG4-RD 是一类新近认识的自身免疫性疾病,其特征性改变是病变呈纤维化肿块,富含 IgG4 阳性浆细胞,以及血清 IgG4L 高。虽然该疾病主要累及腺体,如胰腺、泪腺和唾液腺,但是也有其他部位受累的报道,如胆道系统、腹膜后、眼眶、肾脏、肺和淋巴结[86~88]。

眼眶受累并非罕见,在一个病例系列报道中,23%的患者存在眼部受累[89],而50%~63%的病例都合并其他部位已知的疾病,包括淋巴结病变、唾液腺炎症或自身免疫性胰腺炎[90~94]。半数的患者具有过敏性哮喘、鼻炎或鼻窦疾病病史[95]。眼眶IgG4-RD可能存在患淋巴瘤的风险,通常是淋巴结外边缘区淋巴瘤,即MALT淋巴瘤,尤其老年人群中更为常见,极少数情况下可能患滤泡性或弥漫大B细胞淋巴瘤[92,96~98]。尚不能确定的是,淋巴瘤是由IgG4-RD发展而来,还是作为新发病变与IgG4-RD同时出现[98,99]。

流行性学

IgG4-RD常见于中年或者略年长的患者,男性似乎更易患病,但是在眼眶IgG4-RD中,无明显的性别差异。

病理学

虽然目前的研究证实自身免疫和过敏均参与疾病的发生发展,然而推测可能存在一种刺激因子,诱导B细胞分化成为能够分泌IgG4的浆细胞。IgG4抗体并非致病原因。至于IgG4浆细胞是否在疾病中起主要作用还是它们仅仅是另外一种未知炎症过程的产物目前尚不明确。

疾病类型

目前眼眶受累有三种常见的疾病类型:泪腺型(IgG4相关性泪腺炎),眼眶神经型(最常见的是眶下神经)伴有眼外肌受累,眼眶脂肪型[97]。后两种类型通常伴有泪腺的肿大。所有类型均是IgG4相关性眼部疾病(IgG4-ROD)[99]。

临床特征

IgG4相关性泪腺炎表现为无痛性泪腺肿大,50%~93%的患者双侧发病,仅有8%患者伴干眼[88,93~95,100](图11.17和图11.18)。其他眼眶类型通常也是无痛性的,约60%为双侧性[93,94]。若出现眼外肌肥大,则肌肉运动轻度受限[94];眼眶神经虽然增粗,但是通常无支配区域知觉的丧失(图11.19)[101]。

检查

影像学检查提示泪腺组织弥漫增大,眼外肌增粗,但是肌腱部位不受累(最常见和最严重的是外直肌受累),或病变浸润眼眶脂肪[94,102]。眶下神经增粗时,横截面可以比视神经更粗[103]。眶下神经可能呈肿块性增粗,导致眶下神经管骨性扩张,病变可延伸到颅内(图11.19)[97]。几乎所有患者均伴有同侧鼻旁窦疾病,无骨质破坏[94]。

血清IgG4大于135mg/dl则视为水平升高,然而仅有47%的眼眶IgG4-RD患者能检测出血清IgG4L高[5,94]。在仅有眼眶受累的患者,血清IgG4水平可能正常。而全身IgG4-RD也可能因为前带现象而表现为阴性结果[4]。在其他疾病中,包括慢性鼻窦炎、SS、Graves病,血清IgG4也可能升高,因此IgG4L高并非IgG4-RD的特有表现[5,104]。最近研究提示浆母细胞的水平升高可能是IgG4-RD新的标记物[105]。

病理学

组织病理学显示淋巴浆细胞浸润、嗜酸粒细胞浸润和淋巴滤泡形成并伴有生发中心。组织纤维化,通常伴有胶原生成,是病理组织学的特征。在泪腺标本中最常表现为泪腺腺泡组织萎缩和腺管消失[90]。组织病理学与IOI非常类似,但是免疫组化则显示IgG4阳性的浆细胞增多。在眼眶脂肪肿块中IgG4阳性的浆细胞的绝对数应超过10个/HP,在泪腺组织中应超过100个/HP;而IgG4阳性浆细胞/IgG阳性浆细胞比值应当大于40%[5,86](图11.17E-G)。在缺乏全身系统性IgG4-RD病史或血清IgG4水平不高的情况下,这些病理学诊断标准尤为重要。值得注意的是,组织IgG4阳性浆细胞的增多在IgG4-RD中并非是特异性的,泪腺和眼眶IOI、GPA、MALT淋巴瘤、反应性淋巴增生、成人黄色肉芽肿性疾病和结节病中,IgG4阳性浆细胞的数量也都会增加[61,106~110]。总之,在大多数眼眶病变尤其是泪腺病变组织中,IgG4染色阳性和炎症浸润、纤维化形成直接相关。

治疗

眼眶IgG4-RD对中等剂量口服泼尼松(30~40mg)反应良好,但是有半数的患者在减量或者停药过程中复发。在复发和严重的病例中,联合硫唑嘌呤、甲氨蝶呤、放疗和利妥昔单抗等治疗可能有效[107]。眼眶IgG4-RD有可能自发消退,目前有报道应用手术减灭或切除而治愈[88,108,111]。

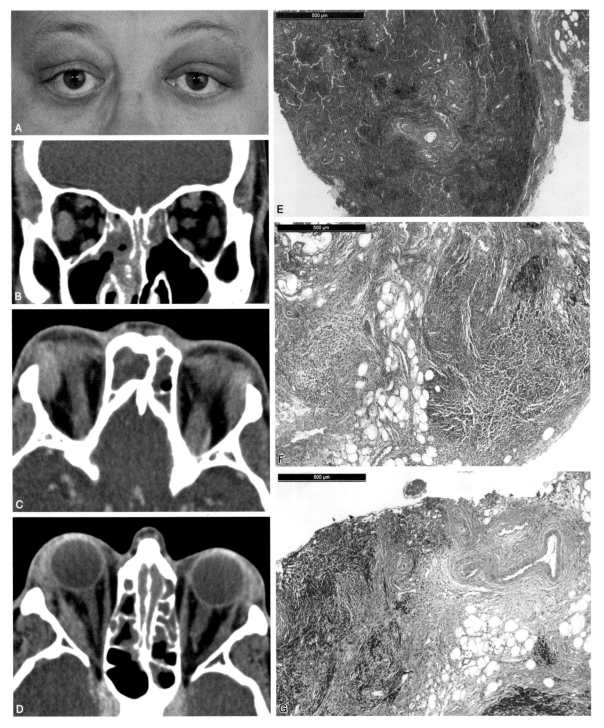

图 11.17　眼眶 IgG4-RD。**A.** 44 岁男性，双侧上睑无痛性红肿、伴眼干 8 年，患者间歇性口服低剂量皮质类固醇激素。他罹患过斑秃、溃疡性结肠炎、附睾淋巴结病变（反应性淋巴滤泡增生）、鼻息肉等疾病。查体所见，睑部可触及质软泪腺肿块、右眼内转和上转受限、干眼。**B-D.** 眼眶 MRI 显示双侧泪腺增大，右眼外直肌增粗，腱膜未受累，鼻旁窦病变伴鼻息肉和鼻部手术后改变。**E.** 8 年前的质硬白色泪腺肿块标本，当时诊断为"反应性淋巴组织增生"，组织内含有大量淋巴细胞浸润，B 细胞多于 T 细胞，腺泡萎缩和轻度纤维化。浆细胞 IgG4 阴性（HE，×50）。**F.** 8 年后的泪腺组织标本显示腺泡萎缩，可见残留的导管、组织纤维化和脂肪浸润。炎性浸润细胞呈滤泡样分布，并伴有生发中心（HE，×50）。**G.** 泪腺附近富含血管的眼眶浸润组织标本显示大量的淋巴细胞浸润，IgG4 炎性细胞>10 个/每高倍镜视野，IgG4/IgG 小于 40%。IgH 和 IgK 基因重排检测显示无克隆性（HE，×50）。血液和全身检查提示血清 IgG4 边界性升高，轻度嗜酸性粒细胞增多和肺门淋巴结病变。综合所有检查结果，提示全身性和局部 IgG4-RD。全身皮质类固醇激素治疗后患者反应良好

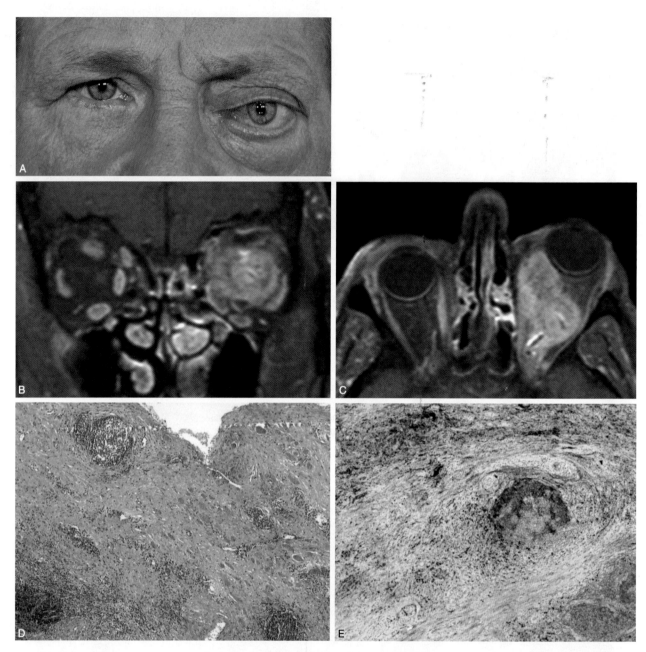

图 11.18 眼眶 IgG4-RD。A. 57 岁男性,间歇性复视和左眼上睑水肿 12 年,曾经因眼睑水肿行眼睑成形术。近来患者自觉症状加重,包括左眼视力下降、眼部不适。患者左眼上睑下垂,眼球向下移位、上转受限,伴轻度视神经病变。B 和 C. 冠状位和轴位 MRI 提示眶内肿物呈多叶状、边界清晰,沿着眼眶内壁方向延伸并包绕眼上静脉。鼻窦无病变。D. 行肿瘤减灭术切除质硬、白色、无血管的团块肿物。病理学检查发现明显的纤维化和炎性浸润,局部形成滤泡,具有较多浆细胞和嗜酸粒细胞(HE,×16)。E. IgG4/IgG 阳性浆细胞比例大于 40%,IgG4 阳性浆细胞计数>10 个/每高倍视野(IgG4 免疫组化染色,×50)。患者血清 IgG4 水平升高到 207.6mg/dl,未发现全身其他部位 IgG4-RD。减灭术后,患者症状部分缓解。6 个月后,患者上睑下垂和眼眶疼痛加重,眼球水平运动受限。对大剂量皮质类固醇激素治疗无反应,而利妥昔单抗治疗后症状部分缓解,血清 IgG4 水平下降到正常

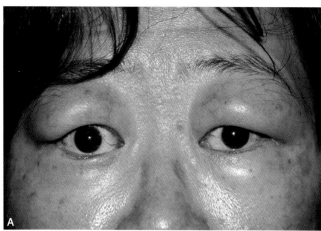
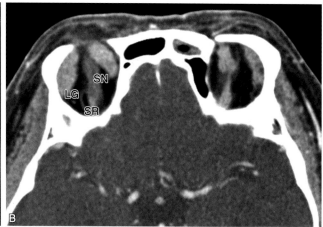
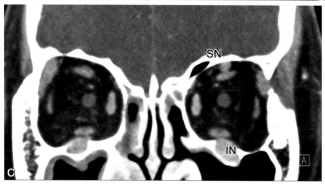

图 11.19　IgG4-RD 眼眶感觉神经增大。A. 53 岁女性,双侧泪腺渐进性肿大伴眼睑水肿、上睑下垂。B. 眶上部轴位 CT 扫描显示双侧泪腺(LG)增大、双侧眶上神经增粗(supraorbital nerve,SN)。C. 冠状位 CT 显示双侧眶下神经(infraorbital nerve,IN)增粗,骨性眶下管扩张。泪腺组织活检显示多形态性慢性炎性细胞浸润,伴过度的组织硬化和闭塞性静脉炎。IgG4 阳性浆细胞丰富,远远超过 100 个/每高倍视野。患者的血清总 IgG 和 IgG4 亚型均明显升高。口服皮质类固醇激素治疗反应良好,之后改为口服甲氨蝶呤维持,泪腺肿大消退,但感觉神经的粗大始终没有减轻。SR,上直肌(superior rectus muscle)(Courtesy of Peter Dolman,Vancouver,Canada)

组织细胞疾病

　　眼眶黄色肉芽肿性疾病包含多种疾病,以组织细胞增生为特征性改变,统称为"非朗格汉斯组织细胞增多症"(框 11.3)。包括青少年型黄色肉芽肿和四种成年发病的综合征:成年黄色肉芽肿(伴或不伴哮喘)、渐进性坏死性黄色肉芽肿(necrobiotic xanthogranuloma,NXG)、Erdheim-Chester 病、播散性黄色瘤[112,113]。

成人发病黄色肉芽肿和成人发作哮喘伴眼周黄色肉芽肿

发病机制

　　眼眶周围黄色肉芽肿的病因不明。文献中报道了一些重要的相关因素,如嗜酸粒细胞、免疫球蛋白升高、银屑病、甲状腺疾病、淋巴组织增生等。这些相

框 11.3　病理改变具有组织细胞聚集特点的疾病:

1. 树突状细胞来源

■ 朗格汉斯细胞增生症(Langerhans cell histiocytosis,LCH):(既往称包裹性嗜酸性粒细胞肉芽肿、Hand-Schüller-Christian 综合征和 Letterer-Siwe 综合征)

■ 非朗格汉斯细胞增生症:(non-Langerhans cell histiocytosis,Non-LCH)

a)青少年型黄色肉芽肿

b)成人特发性黄色肉芽肿

　(1)成人发病黄色肉芽肿(AOX)

　(2)成人发作性哮喘伴眼周黄色肉芽肿(AAPOX)

　(3)渐进性坏死性黄色肉芽肿(NXG)

　(4)Erdheim-Chester 病(E-CD)

　(5)弥漫性黄色瘤

2. 单核细胞或巨噬细胞来源

■ 鼻窦组织细胞增生伴肿块性淋巴结病变(Rosai-Dorfman 病)

关因素都提示其与自身免疫性机制有关。有观点认为，全身的免疫球蛋白和局部脂质之间发生反应，所产生的免疫复合物在局部沉积，继而组织内产生异物巨细胞反应。然而，眼附属器的具体病变机制我们依然知之甚少[114]。

临床特征和流行病学

成年发作性黄色肉芽肿（adult-onset xanthogranuloma，AOX）表现为弥漫性的眼睑黄色斑块，类似黄色瘤（图 11. 20A、B）。病变可能导致严重的眼睑增厚。病理学检查可确诊，CT 扫描有助于确定病变的范围[115]。当眼部病变合并哮喘时，常称为成人发作性哮喘合并眼周黄色肉芽肿（adult-onset asthma with periocular xanthogranuloma，AAPOX）[113]。

AOX 与血液学异常、淋巴组织增生浸润、肝脾肿大相关。因此须进行全身评估。在一项病例系列研究中，9 例患有眼部黄色肉芽肿的患者中，8 例是成年人，平均年龄为 41 岁。患者均有眼睑水肿，并伴随特征性的黄色浸润性病变[116]。

检查和检验

CT 扫描提示眼眶浸润性病变，累及眶内脂肪、眼外肌和泪腺。可以双眼发病[116]。

病理学

AOX 的病理组织学特点是在表皮和深部组织内存在载脂巨噬细胞（黄色瘤细胞）。在淋巴细胞浸润中可以找到异物巨细胞（具有不规则细胞核的巨噬细胞相融合）和 Touton 巨细胞（泡沫状组织细胞组成的聚合体，细胞核呈环状）（图 11. 20C）。在渐进坏死类型中可看到透明坏死和胶原降解现象。

治疗

眼周黄色肉芽肿是一种进展性疾病，若不予治疗，可能导致上睑下垂，引起视功能损伤。治疗主要包括局部手术切除，有时需要进行皮肤移植、放疗、全身或病灶内应用皮质类固醇激素和免疫抑制剂。据报道，AOX 病灶内注射曲安奈德（20~40mg，每 2~6 个

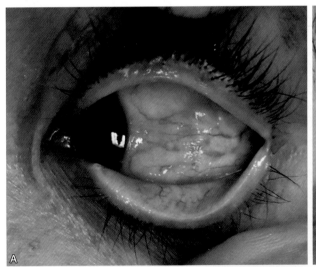

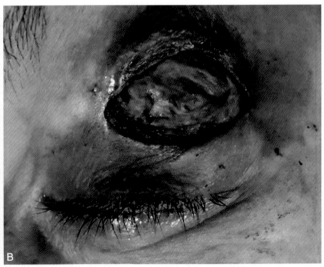

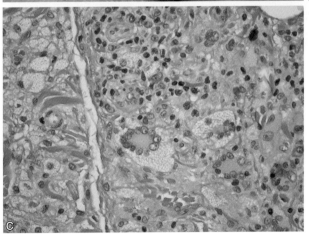

图 11. 20　AAPOX。63 岁女性患者，左眼眶上部进展性肿块 6 个月，左眼球一侧表面黄色团块，全身虚弱，患有哮喘。A. 结膜黄色蜡样浸润。B. 眶上部脂肪活检显示黄色浸润性病变质地较硬。C. 活检切片显示黄色肉芽肿炎性细胞浸润、淋巴细胞样聚集，并可见大量浆细胞、组织细胞和 Touton 型巨细胞。病变累及眼轮匝肌，伴有局部神经内炎症。对全身皮质类固醇激素治疗反应良好，但在减量过程中病情复发，加用硫唑嘌呤后症状控制（Courtesy of Peter Dolman，Vancouver，Canada）

月一次)亦可有效[117]。

渐进性坏死性黄色肉芽肿

渐进性坏死性黄色肉芽肿(NXG)是一种罕见的疾病,累及 50~60 岁左右的患者。在 1980 年才首次命名该病。眼睑、眼附属器、指端和躯干出现红黄色结节。内脏器官也可同样受累,血液系统异常并非罕见。全身检查和长期随诊很必要[115]。

病理学

如同 AOX、NXG 的病因学也不明确。一项假说认为脂质-血清免疫复合物在皮肤内的沉积激活了巨细胞异物反应[114]。

临床特征和相关检查

眼周病变的特征性改变表现为无痛性红黄色蜡样病变或肉色结节,伴有溃疡和瘢痕形成(图 11.21A)。同 AOX 一样,病变可以侵犯到眼眶前部(图 11.21B),大多数眶前部肿物可导致上睑下垂。也可出现机械性上睑下垂,瘢痕性眼睑闭合不全而继发暴露性角膜炎等。切除病变活检或者行减灭手术后,病灶可复发或加重。有些病例活检切口难以愈合。

病理学

与 AOX 的组织学特征不同的是,NXG 的肉芽肿性炎症之间的坏死灶或嗜酸粒细胞胶原降解,并可见泡沫状组织细胞、异物巨细胞、Touton 巨细胞和淋巴细胞(图 11.21C、D)。皮肤受累时常见从真皮质至皮下组织,偶尔可见"Touton 细胞脂膜炎"。亦可见淋巴样结节、浆细胞聚集、胆固醇结晶等。组织细胞和巨细胞的 S100 免疫组化染色均为阴性,说明它们不是来源于朗格汉斯细胞,但是溶菌酶和 CD68 染色均为阳性。

治疗

对于 NXG 有多种治疗方案可供选择,全身药物治疗的改善率约为 60%;还可行放疗和手术切除术,但

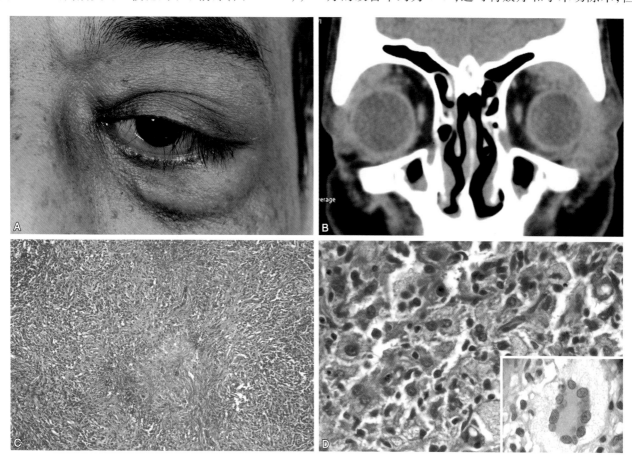

图 11.21 渐进性坏死性黄色肉芽肿。A. 患者左眼上睑下垂,伴下睑中央和上睑内侧无症状性的橘黄色质硬的斑块。B. 冠状位眼眶 CT 显示双侧眼眶内肿块呈弥漫性和异质性(左侧外上方最为显著)。C. 活检显示淋巴浆细胞和组织细胞浸润,伴局灶性坏死(HE,×20)。D. 特征性的表现是 Touton 巨细胞,后者是多核细胞,细胞核排列成环状,包绕中心的同质性胞质,细胞核周围有泡沫状胞质(Courtesy of Kaustubh Mulay,Hyderabad)

是成功率较低。NXG 患者具有罹患血液系统恶性肿瘤的风险,因此需要终生随诊监测。

多发性骨硬化性细胞组织增生症(Erdheim-Chester 病)

多发性骨硬化性细胞组织增生症(Erdheim-Chester 病,ECD)是一种罕见的、逐渐进展的脂质性肉芽肿性的疾病,表现为骨痛、腹膜后纤维化和面部浸润,常见于 40~50 岁人群中。临床表现从无症状性浸润到暴发性器官衰竭,差异巨大。

发病机制

ECD 的病因学尚不明确,但 ECD 与多种免疫性疾病相关,提示我们 T 细胞和巨噬细胞之间的异常反应可能是致病机制。证据来源于一个非常罕见的组织

细胞疾病——"巨噬细胞活跃综合征"(macrophage activation syndrome,MAS),该病发作是由于巨噬细胞吞噬骨髓内造血潜能细胞所致。MAS 被认为是由于 NK 细胞和细胞毒性 T 细胞功能缺陷而导致巨噬细胞功能异常活跃,MAS 与朗格汉斯细胞增生症(LCH)和 ECD 均有一定的关系。

临床特征

ECD 与多种软组织疾病具有一定的相似性,但是通过骨骼的特有表现可与其他疾病鉴别。眼部病变通常累及双侧,表现为眼睑质硬、弥漫性黄色肉芽肿,可累及眼睑深部组织和眼眶软组织,造成上睑下垂(图 11.22A、B);眼眶也通常为双侧受累,肿物在眶内生长(图 11.22C),造成眼外肌麻痹和压迫性视神经病变,而不像其他黄色肉芽肿性疾病易于向眶外生长

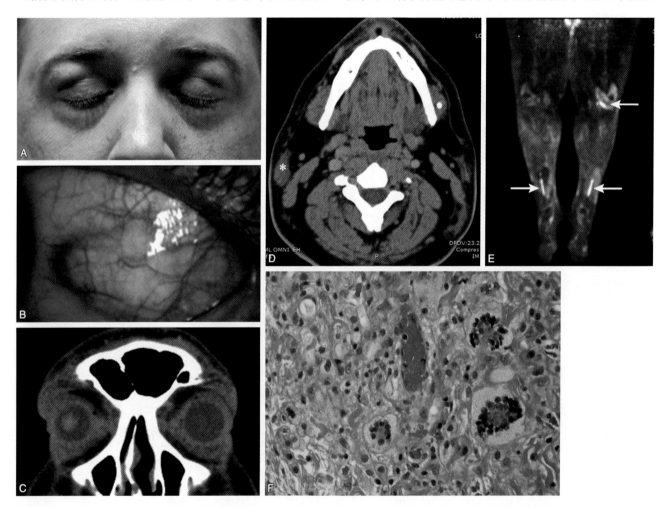

图 11.22　Erdheim-Chester 病。30 岁男性,主诉呼吸困难、眼部刺激症状,双眼上睑出现肿块并不断增大。A 和 B. 查体可见泪腺区和球结膜表面的质硬、橡胶样浸润病灶。C. 冠状位 CT 扫描显示眶内球周的浸润性病灶,伴眼睑颞上方和眶前部受累。D. 颈部 CT 扫描发现颈部受累(*所示)。E. PET 扫描发现胫骨炎症(箭头所示)。F. 组织活检发现泡沫状组织细胞和大量 Touton 巨细胞。细胞核排列成环状环绕嗜酸性胞质,而核外侧的胞质则呈淡染的颗粒状、泡沫状(Courtesy of Aaron Fay,Boston,USA)

（窦性组织细胞疾病合并肿块性淋巴结病变是个例外，该疾病也称为 Rosai-Dorfman 疾病）。ECD 的严重破坏性提示我们对所有眼周组织细胞疾病都应该进行全身的筛查（框 11.4）。

框 11.4 骨骼肌以外受累的 Erdheim-Chester 病

眼：双侧眼睑黄色肉芽肿，球后软组织病变
皮肤：痒疹、黄色瘤、眶周黄色瘤
肺：胸腔积液、肺纤维化
心脏：心衰、心包浸润
中枢神经系统：尿崩症、共济失调、行为异常、下肢瘫痪
腹部：腹膜后黄色肉芽肿和纤维化（导致肾脏或输尿管梗阻）

检查

影像学检查发现长骨的骨干和干骺端出现双侧对称性、溶骨性和硬化性改变，锝（^{99}Tc）检查发现骨异常处放射性核素摄取增加（图 11.22D、E）。这些发现可以区分 ECD 和 LCH，后者溶骨性骨骼改变很少发生在长骨。

病理学

ECD 的特征性病理改变是泡沫状、载脂的非朗格汉斯组织细胞的广泛浸润。在青少年型黄色肉芽肿（JXG）也有相同的细胞，不论是外观或免疫组织化学染色都相同。因此，有人认为 ECD 是 JXG 的一种伴有主要骨骼和重要器官受累的类型。组织活检可见纤维化的黄色肉芽肿，其内含有泡沫状组织细胞、胶原沉积和 Touton 巨细胞（图 11.22F）。与 LCH 不同的是，ECD 的组织细胞不表达 S100 蛋白，电子显微镜下也没有 Birbeck 结节。在黄色瘤细胞间有单核炎性细胞浸润；黄色瘤细胞核小而居中，胞质淡染，有空泡，后者是由于常规甲醛溶液固定包埋过程中脂质丢失所造成的。与渐进性坏死性黄色肉芽肿相比，ECD 病灶内没有坏死灶。

治疗

全身皮质类固醇激素治疗对眼眶和眼眶外病变可能有效，而全身性疾病则需要进行化疗，化疗药物包括长春新碱、蒽环霉素、环孢素、麦考芬莫酯等免疫抑制剂，常联合泼尼松龙。ECD 在非朗格汉斯组织细

胞病中，预后最差，一项病例系列研究显示，60% 的患者在 2.7 年内死亡[118]。

播散性黄色瘤

播散性黄色瘤（xanthoma disseminatum，XD）是一种少见的、非家族遗传性的浸润性疾病，最早累及皮肤、黏膜组织和下丘脑[119]。虽然根据病名，XD 看似是一种脂质代谢异常，但 XD 患者的血脂是正常的。高达 50% 的患者最终发展成为骨髓性恶性肿瘤。

发病机制

XD 是一种特发性病变，病因和危险因素尚不明确。表皮和中枢神经系统内组织细胞的聚集是主要病理改变，因此 XD 与其他非 LCH 疾病非常类似，而与高血脂性黄色瘤相似点不多。增生的组织细胞吸收胆固醇和脂质而呈现泡沫状外观，这是组织细胞性和黄色瘤性病变的典型特征。

流行病学

文献上大约有 100 例有关的 XD 病例报道，男性比女性更为多见，比例约 2:1。病变通常出现在青年人，年龄跨度从 8 个月到 85 岁。没有明显的种族趋势[120]。

临床特征

XD 的典型表现是位于肢体屈曲处皮肤表面的融合性、紫红色皮肤结节，如腋窝、臀部，该特点有助于临床诊断，但是表皮任何区域均可受累（图 11.23A-C）。约有 40% 的患者主诉存在吞咽困难或呼吸困难，原因是病变累及口腔和上呼吸道；40% 的患者罹患尿崩症，是由于蝶鞍区脑膜受累造成[121]。皮肤病变、黏膜病变和尿崩症是 XD 特异性的改变。20% 的 XD 患者有结膜或角膜受累，而 JXG 更倾向于累及葡萄膜[122]。

检查

诊断通常根据临床表现确定。然而表现为黄色瘤、尿崩症，尤其在孩童时期发病的患者，也要考虑到全身性 LCH（Hand-Schüller-Christian 病）的可能。因此应当检查血脂和血清胆固醇，XD 患者无高脂血症和高胆固醇血症。此外，一些患者同时患有或后期发展成为骨髓恶性肿瘤，如多发性骨髓瘤。因此，应对 XD 患者进行骨髓活检以及血清和尿蛋白电泳检测。

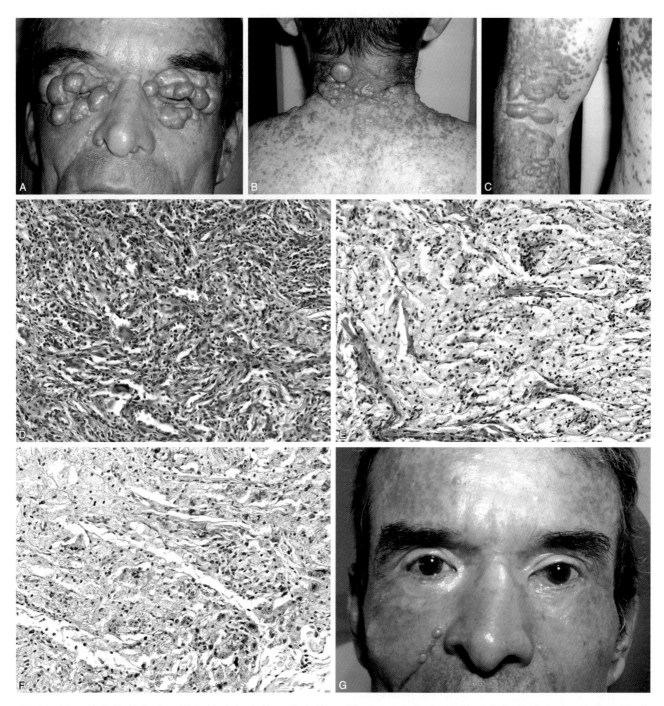

图 11.23　播散性黄色瘤。播散性黄色瘤是一种血脂正常、非 LCH 疾病，常见于少年或青年人，并常伴随尿崩症和骨髓恶性肿瘤。**A-C.** 双眼上下睑可见紫红色和黄色融合性结节病变，患者上肢、颈部亦可见弥漫性结节。**D** 和 **E.** 组织病理学检查显示细胞增生并伴有 Touton 巨细胞（HE，×40）。**F.** CD68 免疫组化染色可用于鉴别组织细胞、其他巨噬细胞来源的细胞（此病例）和不表达 CD68 的淋巴细胞。**G.** 术后 3 个月，全层皮肤移植术后，下睑（耳后皮瓣）和上睑（上壁内侧皮瓣）愈合良好，没有复发性脂质沉积的表现（Courtesy of Angela Dolmetsch，Cali，Colombia）

病理学

组织学上，XD 与 Erdheim-Chester 病和其他非 LCH 无法鉴别。它们的典型改变均是良性外观的组织细胞增生，伴有空泡状胞质和排列一致的细胞核。组织细胞染色 CD68 阳性、S100 阴性。在电镜下观察可见 XD 的 Birbeck 结节显著缺失（图 11.23G）。

治疗

目前尚无治愈方法。有数种治疗选择，包括皮质类固醇激素、全身降血脂药物、降胆固醇酸、辛伐他汀、非诺贝特、环磷酰胺、硫唑嘌呤、长春新碱、苯丁酸氮芥。最为有前景的化疗药物可能是 2-氯脱氧腺苷（克拉屈滨），是一种嘌呤核苷类似物，在一项有 8 例 XD 患者的病例报道中，使用克拉屈滨后均得到有效的改善[123]。对局部病变进行手术切除或二氧化碳激光切除也可能获得不错的疗效（图 11.23G）。

青少年型黄色肉芽肿

临床特征和流行病学

青少年型黄色肉芽肿（juvenile xanthogranuloma，JXG）是一种良性增生性皮肤病变。眼部是最常见皮外受累部位。虹膜黄色肉芽肿常引起前节出血。

原发眼眶受累非常罕见，但是有不到一岁的婴儿发病的报道，另一个发病高峰期是成人，并可表现为轴性眼球突出。

鉴别诊断包括儿童期的肿瘤（婴儿血管瘤、横纹肌肉瘤、纤维肉瘤、皮样囊肿和畸胎瘤），特发性眼眶炎症和 LCH[115]。

病理学

确诊需要组织活检，但是 5% 的患者可能没有皮肤病损。显微镜下可见淋巴细胞、浆细胞、嗜酸粒细胞混杂在单核多角形组织细胞间，偶见纺锤形组织细胞。组织细胞染色发现 CD68、FⅩⅢa、肌动蛋白交联蛋白和 HLA-DR（人白细胞 D 相关抗原）阳性。与朗格汉斯细胞增生症相反，JXG 来源于皮肤的树突状细胞，S100 染色阴性而 CD1a 染色阳性，在电子显微镜下没有 Birbeck 结节。

治疗

典型的 JXG 是良性病变，很多皮损可以自发消失。对于有症状的且不能切除的皮外或眼眶病变，可以进行全身激素、化疗和（或）放疗等治疗。

其他组织细胞疾病

朗格汉斯细胞增生症

LCH 是一类疾病的总称，其特征是朗格汉斯树突状白细胞（LCs）在骨骼或软组织内浸润。临床表现可以是单一的骨、皮肤或肺部的局灶病损（孤立性嗜酸性肉芽肿 EG）也可表现为多灶性骨病灶（多灶性 EG）；或表现为三联征，即眼球突出、尿崩症和溶骨性病灶（Hand-Schüller-Christian 病）；还可以是同时累及骨、皮肤、肝脏、脾脏、淋巴结等多系统的增生性病变（Letterer-Siwe 病）[115,124,125]。

这种病变被多次命名。最早由 Hand、Schuller 和 Christian 在 1893 年、1915 年和 1920 年分别进行了描述，暴发型和婴儿型是由 Letterer 和 Siwe 在 1924 年和 1933 年分别进行报道。1953 年，这种病理过程被称为组织细胞疾病 X，并对看似不同的三种表型进行分类[126]。虽然在 1985 年组织细胞疾病协会已经采用了现代术语"朗格汉斯细胞增生症"，"组织细胞疾病 X"这个名称依然被广泛使用，直到 20 世纪末。

发病机制

早在 100 年前，人们就已经对 LCH 进行了描述，但是该病的病因至今尚不明确。近年来研究提示特殊表型 LCs 的单克隆增殖可能是主要致病因素。这些细胞表达一系列正常组织细胞不表达的胞膜标记物和胞质标记物，提示细胞的成熟过程受到抑制。LCs 可以上调选择素和整合素黏附分子，后两者可以使正常情况下没有 LCs 细胞的组织（如骨质）内出现病灶。

争论：LCH 病变过程是由于免疫调节异常还是环境因素诱发，抑或是由于原发肿瘤造成，目前尚无结论。

临床特征和流行病学

LCH 好发于儿童和青年人，年平均发病率约 4~5 人/百万人口。EG 是最常见的表型（70%），常见于大龄儿童和青年人，并且在这类疾病中预后最好（图 11.24A、B）。彻底详细的全身检查以及密切的随诊很重要，以排除系统性疾病或 Erdheim-Chester 病。慢性多灶性类型（Hand-Schüller-Christian 综合征）常见于儿童，很少发生于青年人，病情起伏变化（图 11.25）。Letterer-Siwe 综合征很少见，但它起病急、进展迅速，常累及 3 岁以下的儿童,并具有显著的全身症状和黏膜皮肤受累表现。多数患者病情迅速恶化,病变可累及骨髓和或重要器官。生存期很少超过 1~3 年。

在眼眶病变中,LCH 所占比例不到 1%。高达 24% 的 LCH 患者会出现眼眶受累,其中最为常见的是 EG,最为罕见的是急性、播散型。典型的表现包括眼球突出、上睑下垂和视乳头水肿。溶骨性病变常累及颞上眶缘,软组织受累则可出现反应性炎症。

检查

CT 检查可以明确 LCH 的骨质改变,在 LCH 晚期,病变可能导致眶壁骨质溶解,并沿眶缘生长(图 11.24B、C)。MRI 有助于明确颅内侵犯情况[125]。

病理学

LCH 病变质软、易碎、易出血,外观为黄褐色。组织病理学检查可见朗格汉斯组织细胞和具有含铁血黄素的巨噬细胞,提示病灶内出血(图 11.24C 和图 11.25D)。超微结构研究显示 LCs 胞质内含有特征性的 Birbeck 颗粒(球拍状小体、Birbeck 结节、朗格汉斯

结节或 X 小体)(图 11.24D)。其他有助于确诊的标记物包括胞膜和胞质内标记物 CD1a,以及 S100 蛋白。但是目前 LCH 诊断标准是临床上出现与 LCH 的形态学一致的病变,细胞表达 CD1a 和 CD207(Langerin 蛋白),电镜下观察到 Birbeck 结节,多核巨细胞内含有大量的线粒体但是没有朗格汉斯结节。

鉴别诊断

早期 LCH 的鉴别诊断包括儿童尤因肉瘤、骨肉瘤、神经母细胞瘤等,在成人还应当考虑到转移癌可能。

治疗

LCH 的预后随年龄增长而好转,可能是由于不累及全身系统的局部孤立性病变更多见于年龄稍大的患者(如孤立性嗜酸性粒细胞肉芽肿多见于青年人)。相反,预后较差的疾病表现多见于婴幼儿,如多发性骨髓受累、肺功能衰竭以及呼吸道阻塞,但是没有溶骨性病变。Letterer-Siwe 病无一例外见于婴儿,且预后极差,即使使用目前最新的化疗方案,5 年生存率也仅

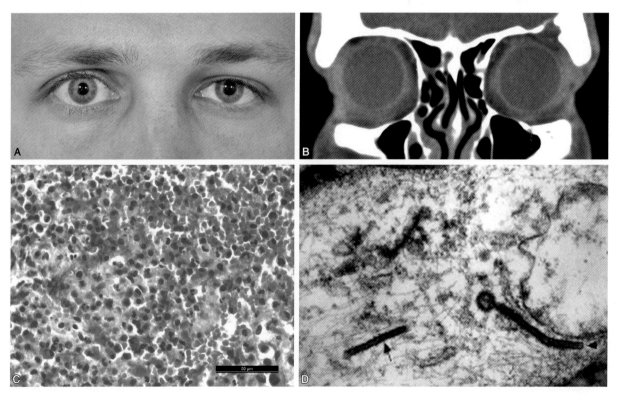

图 11.24　孤立性嗜酸性粒细胞肉芽肿。A.18 岁男性,左眼上睑进行性水肿。B.冠状位 CT 扫描显示肿物位于眶顶和额骨。C.致密的组织细胞浸润,其内有混杂有大量嗜酸粒细胞。免疫组化染色显示 S100 和 CD1a 阳性(HE,×400)。手术切除疗效明显。D.电子显微镜下,朗格汉斯细胞内 Langerin 蛋白(朗格汉斯细胞产生的特异性凝集素)储存处可见典型的网球拍样 Birbeck 颗粒(D. With permission from Margo CE, Goldman DR. Langerhans cell histiocytosis, Surv Ophthalmol 2008;53(4):332-58)

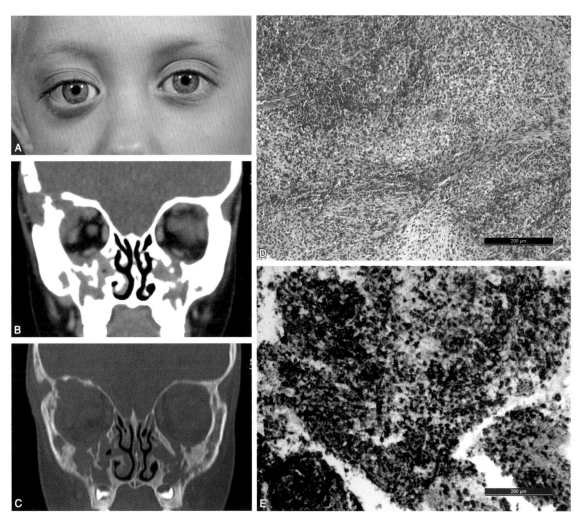

图 11.25 朗格汉斯组织细胞病伴 Hand-Schüller-Christian 三联征。A. 5 岁男性患儿,具有中枢性尿崩症、生长迟滞和进展性右眼突出。B 和 C. 冠状位眼眶 CT 显示右眼眶内占位性病变,包绕泪腺,同时侵犯眶外侧壁和前颅窝,可见弥漫的溶骨性病灶,软脑膜受累。D. 对眶内肿物进行组织活检,显示病变内含有大量组织细胞、嗜酸粒细胞和些许巨细胞及中性粒细胞(HE,×100)。E. 朗格汉斯细胞染色 CD1a 阳性(CD1a 免疫组化染色,×100)。为患者进行了眼眶肿瘤减灭术、长春新碱化疗和去氨加压素维持治疗。患者规律随诊 10 年,未见新生病灶

有 50%。尽管存在眼眶病变自发消退的报道,目前孤立性眶内病变的治疗方案仍是以局部治疗为主,对于局部治疗效果不佳、局部反应较重或其他部位出现新发病灶者,则需要进行全身性治疗。对眶外或眶内肿物进行病灶内皮质类固醇激素注射治疗可达到快速缓解。对于发生于非承重骨的孤立性病灶,治疗多选择保守治疗,或进行病灶刮除和局部切除手术。即使手术切除病变,仍有 1/3 的患者复发。对于难以到达的深部病灶或高发病率的病变部位,可进行低剂量分次放疗(400~800cGy)。对于弥散性病变,可考虑使用泼尼松龙治疗,若皮质类固醇激素疗效不满意可以辅以化疗。垂体功能减退的患者则需进行相应激素替代治疗。

Rosai-Dorfman 病/窦性组织细胞增生症伴肿块性淋巴结病变

流行病学

Rosai-Dorfman 病是一种罕见的特发性疾病,其特征是占位性病变内可见 S100 阳性的组织细胞浸润。80%的患者具有双侧无痛性颈部淋巴结病变,并可伴有发热、乏力、体重下降和夜间盗汗。43%的患者伴有淋巴结外病变,常累及呼吸道、内脏器官、皮肤、骨、中枢神经系统、泌尿生殖道和眼眶[127,128]。

该疾病常见于青年人,平均发病年龄 20.6 岁;而出现孤立性颅内病变的患者年龄较大,平均年龄约

37.5 岁[115]。

临床特征

　　10%的患者出现眼附属器受累。病变可局限于眼球表面、眼睑或位于眶内或眶外间隙而表现为渐进性眼球突出。眼周受累的最常见表现为眼睑特发性、无痛性水肿。

　　眶外表现包括鼻腔、肺部、颅内或腹膜后病变。窦性组织细胞增生症伴肿块性淋巴结病变(sinus histiocytosis with massive lymphadenopathy, SHML)通常具有自限性，但是仍有高达 7%的患者发生重要器官受压、免疫调节异常及感染，甚至偶尔导致患者死亡[127,128]。

病理学

　　SHML 病变的组织学检查可见淡染区含有组织细胞，其又被结缔组织条带间隔。组织细胞呈片状，其内可能含有吞噬的红细胞(吞噬红细胞作用)、浆细胞或淋巴细胞(伸入运动、淋巴吞噬作用)(图 11.26)。伸入运动(一个细胞寄居在另一个细胞的胞质内)并非 SHML 的独有现象，但是当具有相应临床表现和组织细胞表达 S100 时，则可作为 SHML 的诊断性特征。一个大的组织细胞吞噬淋巴细胞、红细胞或中性粒细胞是一种典型的特征，也可见于成熟的淋巴细胞。超微结构研究并不能观察到典型的 LCs 胞质内包含体，提示这些细胞与朗格汉斯组织细胞并非同源性。

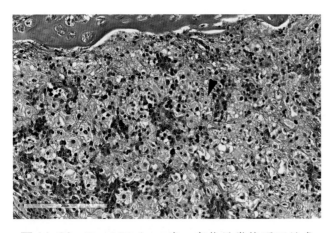

图 11.26　Rosai-Dorfman 病。高倍显微镜下可见成片组织细胞，细胞内有伸入运动(箭头显示)。伸入运动时组织细胞吞噬完整的淋巴细胞(Courtesy of Steve Rasmussen, Vancouver, Canada)

检查

　　由于存在全身受累的可能性，因此须对头颅、面部、肺和腹膜后等部位进行检测。

治疗

　　目前有关于淋巴结占位病变造成的继发性气道阻塞、迅速增大的淋巴结和重要器官受压的治疗指南。间歇性全身激素或其他免疫抑制剂可用于治疗特发性眼睑肿胀。眶周区域和眼睑肿瘤的减灭手术亦有助于治疗。

　　大剂量皮质类固醇激素是一线治疗，然而危及生命的病灶则需要进行手术或放疗。严重眶内病变引起的视神经病变和危机生命的全身病变则需要考虑进行全身化疗。

总结

　　眼眶炎症的致病原因很多，并且临床放射学表现有相似之处，这提示了组织活检对于明确病变来源的重要性。

　　非甲状腺性自身免疫性疾病起初常常局限于眼眶，导致血清学检测和全身检查少有阳性结果。

　　纤维化的炎症疾病，如 IOI 的病因尚不明确，依然是最常见的眼眶炎症。最新认识的疾病 IgG4-RD 也可导致眼眶纤维化炎症。由于它与淋巴增生性病变类似，因此而应该提高警惕并进行深入彻底的检查。其诊断标准不仅仅涉及 IgG4 染色的应用，因此 IgG4-RD 的诊断目前并不常用。

　　组织细胞疾病，包括 LCH 和非 LCH 都非常重要，虽然并不常见，但可引起炎症、纤维化和器官衰竭。

致谢

　　感谢 Rita Van Ginderdeuren 博士对本章节病理切片的审阅。

参考文献

　1. Ben Simon GJ, Yoon MK, Atul J, et al. Clinical manifestations of orbital mass lesions at the Jules Stein Eye Institute, 1999-2003. *Ophthalmic Surg Lasers Imaging* 2006;**37**:25–32.

　2. Khosroshahi A, Cheryk LA, Carruthers MN, et al. Brief Report: spuriously low serum IgG4 concentrations caused by the prozone phenomenon in patients with IgG4-related disease. *Arthritis Rheumatol* 2014;**66**:213–17.

　3. Carruthers MN, Khosroshahi A, Augustin T, et al. The diagnostic utility of serum IgG4 concentrations in IgG4-related disease. *Ann Rheum Dis* 2014;**74**(1):14–18.

　4. Rosenbaum JT, Choi D, Wilson DJ, et al. Molecular diagnosis of orbital inflammatory disease. *Exp Mol Pathol* 2015;pii: S0014-4800(15)00011-8.

*5. Deshpande V, Zen Y, Chan JK, et al. Consensus statement on the pathology of IgG4-related disease. *Mod Pathol* 2012;**25**:1181–92.

　　Referred to as the Boston consensus on pathologic diagnosis of IgG4-RD, the lacrimal gland requires a 10-fold higher absolute count of tissue IgG4-positive plasma cells than defined in the initial guidelines.

6. Mombaerts I, Cameron JD, Chanlalit W, et al. Surgical debulking for idiopathic dacryoadenitis: a diagnosis and a cure. *Ophthalmology* 2014;**121**:603–9.

7. Garrity JA, Coleman AW, Matteson EL, et al. Treatment of recalcitrant idiopathic orbital inflammation (chronic orbital myositis) with infliximab. *Am J Ophthalmol* 2004;**138**:925–30.

8. Mombaerts I, Koornneef L. Current status in the treatment of orbital myositis. *Ophthalmology* 1997;**104**:402–8.

9. Culver EL, Salmon JF, Frith P, et al. Recurrent posterior scleritis and orbital myositis as extra-intestinal manifestations of Crohn's disease: case report and systematic literature review. *J Crohns Colitis* 2008;**2**:337–42.

10. Harris GJ. Idiopathic orbital inflammation: a pathogenetic construct and treatment strategy. *Ophthal Plast Reconstr Surg* 2006;**22**:79–86.

11. Wladis EJ, Iglesias BV, Adam AP, et al. Toll-like receptors in idiopathic orbital inflammation. *Ophthal Plast Reconstr Surg* 2012;**28**:273–6.

12. Wladis EJ, Iglesias BV, Gosselin EJ. Characterization of the molecular biologic milieu of idiopathic orbital inflammation. *Ophthal Plast Reconstr Surg* 2011;**27**:251–4.

13. Bijlsma WR, Kalmann R, Dekkers J, et al. Identification of infectious entities in idiopathic orbital inflammation biopsies. *Br J Ophthalmol* 2013;**97**:664–5.

14. Yan J, Li Y, Qiu H, et al. Immunohistochemical study of the presence of mast cells in idiopathic orbital inflammatory pseudotumor: possible role of mast cells in the course of its pathogenesis. *Int Ophthalmol* 2007;**27**:235–9.

15. Lee BJ, Atkins S, Ginter A, et al. Increased CD40+ fibrocytes in patients with idiopathic orbital inflammation. *Ophthal Plast Reconstr Surg* 2015;**31**(3):202–6.

16. Guo J, Qian J, Zhang R. Histopathology and immunohistochemical profile in idiopathic dacryoadenitis. *Curr Eye Res* 2012;**37**:365–71.

17. Mannor GE, Rose GE, Moseley IF, et al. Outcome of orbital myositis. Clinical features associated with recurrence. *Ophthalmology* 1997;**104**:409–13.

18. Mombaerts I, Cameron JD, Chanlalit W, et al. Surgical debulking for idiopathic dacryoadenitis : a diagnosis and a cure. *Ophthalmology* 2014;**121**:603–9.

*19. Hsuan JD, Selva D, McNab AA, et al. Idiopathic sclerosing orbital inflammation. *Arch Ophthalmol* 2006;**124**:1244–50.
   Multicenter review of sclerosing IOI, delineating the protean manifestations and the frequent need of combination therapy.

20. Swamy BN, McCluskey P, Nemet A, et al. Idiopathic orbital inflammatory syndrome: clinical features and treatment outcomes. *Br J Ophthalmol* 2007;**91**:1667–70.

21. Pemberton JD, Fay A. Idiopathic sclerosing orbital inflammation: a review of demographics, clinical presentation, imaging, pathology, treatment, and outcome. *Ophthal Plast Reconstr Surg* 2012;**28**:79–83.

22. Avni-Zauberman N, Tripathy D, Rosen N, et al. Relapsing migratory idiopathic orbital inflammation: six new cases and review of the literature. *Br J Ophthalmol* 2012;**96**:276–80.

23. Lutt JR, Lim LL, Phal PM, et al. Orbital inflammatory disease. *Semin Arthritis Rheum* 2008;**37**:207–22.

24. Mombaerts I, Schlingemann RO, Goldschmeding R, et al. Are systemic corticosteroids useful in the management of orbital pseudotumors? *Ophthalmology* 1995;**103**:521–8.

25. Bijlsma WR, Paridaens D. Kalmann R. Treatment of severe idiopathic orbital inflammation with intravenous methylprednisolone. *Br J Ophthalmol* 2011;**95**:1068–71.

26. Mombaerts I, Tousseyn T, Van Limbergen E, et al. Clinically recognizing enlarged extraocular muscles from lymphoid origin. *Ophthalmology* 2014;**122**:217–18.

27. Ben Simon GJ, Syed HM, Douglas R, et al. Extraocular muscle enlargement with tendon involvement in thyroid-associated orbitopathy. *Am J Ophthalmol* 2004;**137**:1145–7.

28. Clifton AG, Borgstein RL, Moseley IF, et al. Intracranial extension of orbital pseudotumour. *Clin Radiol* 1992;**45**(1):23–6.

29. Zborowska B, Ghabrial R, Selva D, et al. Idiopathic orbital inflammation with extraorbital extension: case series and review. *Eye* 2006;**20**:107–13.

30. Lowen MS, Saraiva VS, Martins MC, et al. Immunohistochemical profile of lymphoid lesions of the orbit. *Can J Ophthalmol* 2005;**40**:634–9.

31. Wieczorek R, Jakobiec FA, Sacks EH, et al. The immunoarchitecture of the normal human lacrimal gland. Relevancy for understanding pathologic conditions. *Ophthalmology* 1988;**95**:100–9.

32. Obata H. Anatomy and histopathology of the human lacrimal gland. *Cornea* 2006;**25**:S82–9.

33. Mombaerts I, Goldschmeding R, Schlingemann RO, et al. What is orbital pseudotumor? *Surv Ophthalmol* 1996;**41**:66–78.

34. Rootman J, McCarthy M, White V, et al. Idiopathic sclerosing inflammation of the orbit. A distinct clinicopathologic entity. *Ophthalmology* 1994;**101**:570–84.

35. Yuen SJA, Rubin PAD. Idiopathic orbital inflammation: distribution, clinical features, and treatment outcome. *Arch Ophthalmol* 2003;**121**:491–9.

36. Mahr MA, Salomao DR, Garrity JA. Inflammatory orbital pseudotumor with extension beyond the orbit. *Am J Ophthalmol* 2004;**138**:396–400.

37. Chen YM, Hu FR, Liao SL. Idiopathic sclerosing orbital inflammation: a case series study. *Ophthalmologica* 2010;**224**:55–8.

38. Leibovitch I, Prabhakaran VC, Davis G, et al. Intraorbital injection of triamcinolone acetonide in patients with idiopathic orbital inflammation. *Arch Ophthalmol* 2007;**125**:1647–51.

39. Ho VH, Chevez-Barrios P, Jorgensen JL, et al. Receptor expression in orbital inflammatory syndromes and implications for targeted therapy. *Tissue Antigens* 2007;**70**:105–9.

40. Jennette JC, Falk RJ, Bacon PA, et al. 2012 revised International Chapel Hill Consensus Conference nomenclature of vasculitides. *Arthritis Rheum* 2013;**65**:1–11.

41. Mukhtyar C, Flossmann O, Hellmich B, et al. European Vasculitis Study Group (EUVAS). Outcomes from studies of antineutrophil cytoplasm antibody associated vasculitis: a systematic review by the European League Against Rheumatism systemic vasculitis task force. *Ann Rheum Dis* 2008;**67**(7):1004–10.

42. Carrington CB, Liebow A. Limited forms of angiitis and granulomatosis of Wegener's type. *Am J Med* 1966;**41**(4):497–527.

43. Woo TL, Francis IC, Wilcsek GA, et al. Australasian orbital and adnexal Wegener's granulomatosis. *Ophthalmology* 2001;**108**:1535–43.

44. Perry SR, Rootman J, White VA. The clinical and pathologic constellation of Wegener granulomatosis of the orbit. *Ophthalmology* 1997;**104**:683–94.

45. Holle JU, Voigt C, Both M, et al. Orbital masses in granulomatosis with polyangiitis are associated with a refractory course and a high burden of local damage. *Rheumatology* 2013;**52**:875–82.

46. Fechner FP, Faquin WC, Pilch BZ. Wegener's granulomatosis of the orbit: a clinicopathological study of 15 patients. *Laryngoscope* 2002;**112**(11):1945–50.

*47. Tan LT, Davagnanam I, Isa H, et al. Clinical and imaging features predictive of orbital granulomatosis with polyangiitis and the risk of systemic involvement. *Ophthalmology* 2014;**121**:1304–9.
   Large study on the clinicoradiological identification of an inflamed orbit from GPA origin.

48. Gomes GL, Halpern AS, Souza FH, et al. Association between saddle nose deformity and retro-orbital mass in Wegener's granulomatosis. *Acta Reumatol Port* 2010;**35**:340–5.

49. Tullo AB, Durrington P, Graham E, et al. Florid xanthelasmata (yellow lids) in orbital Wegener's granulomatosis. *Br J Ophthalmol* 1995;**79**:453–6.

50. Talar-Williams C, Sneller MC, Langford CA, et al. Orbital socket contracture: a complication of inflammatory orbital disease in patients with Wegener's granulomatosis. *Br J Ophthalmol* 2005;**89**:493–7.

51. Pakrou N, Selva D, Leibovitch I. Wegener's granulomatosis: ophthalmic manifestations and management. *Semin Arthritis Rheum* 2006;**35**(5):284–92.

52. De Silva DJ, Cole C, Luthert P, et al. Masked orbital abscess in Wegener's granulomatosis. *Eye (Lond)* 2007;**21**:246–8.

53. Provenzale JM, Mukherji S, Allen NB, et al. Orbital involvement by Wegener's granulomatosis: imaging findings. *Am J Roentgenol* 1996;**166**:929–34.

54. Courcoutsakis NA, Langford CA, Sneller MC, et al. Orbital involvement in Wegener granulomatosis: MR findings in 12 patients. *J Comput Assist Tomogr* 1997;**21**(3):452–8.

55. Baslund B, Wiencke AK, Rasmussen N, et al. Treatment of orbital inflammation with rituximab in Wegener's granulomatosis. *Clin Exp Rheumatol* 2012;**30**:S7–10.

56. Leibovitch I, Khoramian D, Goldberg RA. Severe destructive sinusitis and orbital apex syndrome as a complication of intranasal cocaine abuse. *Am J Emerg Med* 2006;**24**:499–501.

57. Radice A, Bianchi L, Sinico RA. Anti-neutrophil cytoplasmic autoantibodies: methodological aspects and clinical significance in systemic vasculitis. *Autoimmun Rev* 2013;**12**:487–95.

58. Kalina PH, Lie JT, Campbell RJ, et al. Diagnostic value and limitations of orbital biopsy in Wegener's granulomatosis. *Ophthalmology* 1992;**99**:120–4.

*59. Isa H, Lightman S, Luthert PJ, et al. Histopathological features predictive of a clinical diagnosis of ophthalmic granulomatosis with polyangiitis (GPA). *Int J Clin Exp Pathol* 2012;**5**:684–9.
   Large case series describing the classic and secondary histopathologic features of orbital GPA, which is particularly of importance when serologic and systemic evidence is lacking.

60. Ahmed M, Niffenegger JH, Jakobiec FA, et al. Diagnosis of limited ophthalmic Wegener granulomatosis: distinctive pathologic features with ANCA test confirmation. *Int Ophthalmol* 2008;**28**: 35–46.

*61. Chang SY, Keogh KA, Lewis JE, et al. IgG4-positive plasma cells in granulomatosis with polyangiitis (Wegener's): a clinicopathologic and immunohistochemical study on 43 granulomatosis with polyangiitis and 20 control cases. *Hum Pathol* 2013;**44**:2432–7.
   Orbital, lacrimal gland, and sinonasal lesions in biopsy-proven and generalized GPA show increased IgG4-positive plasma cells, confirming the low specificity of the IgG4 stain as an isolated test.

62. Taylor SR, Salama AD, Joshi L, et al. Rituximab is effective in the treatment of refractory ophthalmic Wegener's granulomatosis. *Arthritis Rheum* 2009;**60**:1540–7.

63. Martinez Del Pero M, Chaudhry A, Jones RB, et al. B-cell depletion with rituximab for refractory head and neck Wegener's granulomatosis: a cohort study. *Clin Otolaryngol* 2009;**34**:328–35.

64. Churg J, Strauss L. Allergic granulomatosis, allergic angiitis, and periarteritis nodosa. *Am J Pathol* 1951;**27**(2):277–301.

65. Vaglio A, Moosig F, Zwerina J. Churg-Strauss syndrome: update on pathophysiology and treatment. *Curr Opin Rheumatol* 2012;**24**(1): 24–30.

66. Della Rossa A, Baldini C, Tavoni A, et al. Churg-Strauss syndrome: clinical and serological features of 19 patients from a single Italian centre. *Rheumatology* 2002;**41**(11):1286–94.

67. Takanashi T, Uchida S, Arita M, et al. Orbital inflammatory pseudotumor and ischemic vasculitis in Churg-Strauss syndrome: report of two cases and review of the literature. *Ophthalmology* 2001; **108**(6):1129–33.

68. Hellmich B, Ehlers S, Csernok E, et al. Update on the pathogenesis of Churg-Strauss syndrome. *Clin Exp Rheumatol* 2003;**21**(6 Suppl. 32):S69–77.

69. Masi AT, Hunder GG, Lie JT, et al. The American College of Rheumatology 1990 criteria for the classification of Churg-Strauss syndrome (allergic granulomatosis and angiitis). *Arthritis Rheum* 1990;**33**(8):1094–100.

70. Guillevin L, Lhote F, Gayraud M, et al. Prognostic factors in polarteritis nodosa and Churg-Strauss syndrome. A prospective study in 342 patients. *Medicine (Baltimore)* 1996;**75**(1):17–28.

71. Bonifazi M, Bravi F, Gasparini S, et al. Sarcoidosis and cancer risk: systematic review and meta-analysis of observational studies. *Chest* 2015;**174**:778–91.

72. Mavrikakis I, Rootman J. Diverse clinical presentations of orbital sarcoid. *Am J Ophthalmol* 2007;**144**:769–75.

73. Prabhakaran VC, Saeed P, Esmaeli B, et al. Orbital and adnexal sarcoidosis. *Arch Ophthalmol* 2007;**125**:1657–62.

74. Rabinowitz MP, Halfpenny CP, Bedrossian EH Jr. The frequency of granulomatous lacrimal gland inflammation as a cause of lacrimal gland enlargement in patients without a diagnosis of systemic sarcoidosis. *Orbit* 2013;**32**:151–5.

75. Demirci H, Christianson MD. Orbital and adnexal involvement in sarcoidosis: analysis of clinical features and systemic disease in 30 cases. *Am J Ophthalmol* 2011;**151**:1074–80.

76. Mombaerts I, Schlingemann RO, Goldschmeding R, et al. Idiopathic granulomatous orbital inflammation. *Ophthalmology* 1996;**103**: 2135–41.

77. Hwang CJ, Gausas RE. Sarcoid-like granulomatous orbital inflammation induced by interferon-alpha treatment. *Ophthal Plast Reconstr Surg* 2008;**24**:311–13.

78. Morley AM, O'Sullivan E, Thaung C, et al. Sarcoid-related dacryoadenitis following treatment with interferon alpha and ribavarin for hepatitis C. *Orbit* 2011;**30**:27–9.

79. Brooks SE, Sanguexa OP, Field RS. Extraocular muscle involvement in sarcoidosis: a clinicopathologic report. *JAAPOS* 1997;**1**:125–8.

80. Iannuzzi MC, Rybicki BA, Teirstein AS. Sarcoidosis. *N Engl J Med* 2007;**357**:2153–65.

*81. Tonami H, Matoba M, Kuginuki Y, et al. Clinical and imaging findings of lymphoma in patients with Sjögren syndrome. *J Comput Assist Tomogr* 2003;**27**:517–24.
   Large retrospective study on the prevalence of lymphoma in Sjögren syndrome, describing the lower risk of lacrimal gland lymphoma compared with that of cervical node lymphoma.

82. Parkin B, Chew JB, White VA, et al. Lymphocytic infiltration and enlargement of the lacrimal glands: a new subtype of primary Sjögren's syndrome? *Ophthalmology* 2005;**112**:2040–7.

83. Izumi M, Eguchi K, Uetani M, et al. MR features of the lacrimal gland in Sjögren's syndrome. *Am J Roentgenol* 1998;**170**:1661–6.

84. Cassidy DT, McKelvie P, Harris GJ, et al. Lacrimal gland orbital lobe cysts associated with MALT lymphoma and primary Sjögren's syndrome. *Orbit* 2005;**24**:257–63.

85. Xu KP, Katagiri S, Takeuchi T, et al. Biopsy of labial salivary glands and lacrimal glands in the diagnosis of Sjögren's syndrome. *J Rheumatol* 1996;**23**:76–82.

86. Cheuk W, Chan JKC. IgG4-related sclerosing disease: a critical appraisal of an evolving clinicopathologic entity. *Adv Anat Pathol* 2010;**17**:303–31.

87. Kanari H, Kagami S, Kashiwakuma D, et al. Role of Th2 cells in IgG4-related lacrimal gland enlargement. *Int Arch Allergy Immunol* 2010;**152**(Suppl. 1):47–53.

*88. Go H, Kim JE, Kim YA, et al. Ocular adnexal IgG4-related disease: comparative analysis with mucosa-associated lymphoid tissue lymphoma and other chronic inflammatory conditions. *Histopathology* 2012;**60**:296–312.
   The shared clinicopathological features of orbital IgG4-RD and MALT lymphoma emphasize the need for in-depth studies in IgG4-RD.

89. Wallace ZS, Deshpande V, Stone JH. Ophthalmic manifestations of IgG4-related disease: single-center experience and literature review. *Semin Arthritis Rheum* 2014;**43**:806–17.

90. Cheuk W, Yuen HKL, Chan JKC. Chronic sclerosing dacryoadenitis: part of the spectrum of IgG4-related sclerosing disease? *Am J Surg Pathol* 2007;**31**:643–5.

91. Takahira M, Kawano M, Zen Y, et al. IgG4-related chronic sclerosing dacryoadenitis. *Arch Ophthalmol* 2007;**125**:1575–8.

92. Sato Y, Ohshima K, Ichimura K, et al. Ocular adnexal IgG4-related disease has uniform clinicopathology. *Pathol Int* 2008;**58**:465–70.

*93. Sogabe Y, Ohshima KI, Azumi A, et al. Location and frequency of lesions in patients with IgG4-related ophthalmic diseases. *Graefes Arch Clin Exp Ophthalmol* 2014;**252**:531–8.
   Large case series describing the anatomical spectrum of IgG4-ROD, of which half of cases are non-lacrimal.

*94. Tiegs-Heiden CA, Eckel LJ, Hunt CH, et al. Immunoglobulin G4-Related Disease of the Orbit: Imaging Features in 27 Patients. *AJNR Am J Neuroradiol* 2014;**35**:1393–7.
   First description of tendon-sparing extraocular muscle enlargement – most frequently and most dramatically of the lateral rectus muscle – as an identifying feature in orbital IgG4-RD.

95. Koizumi S, Kamisawa T, Kuruma S, et al. Clinical features of IgG4-related dacryoadenitis. *Graefes Arch Clin Exp Ophthalmol* 2014;**252**: 491–7.

96. Cheuk W, Yuen HK, Chan AC, et al. Ocular adnexal lymphoma associated with IgG4+ chronic sclerosing dacryoadenitis: a previously undescribed complication of IgG4-related sclerosing disease. *Am J Surg Pathol* 2008;**32**:1159–67.

97. McNab AA, McKelvie P. IgG4-related ophthalmic disease. Part II: Clinical aspects. *Ophthal Plast Reconstr Surg* 2015;**31**(3):167–78.

98. Japanese study group of IgG4-related ophthalmic disease. A prevalence study of IgG4-related ophthalmic disease in Japan. *Jpn J Ophthalmol* 2013;**57**:573–9.

99. Stone JH, Khosroshahi A, Deshpande V, et al. Recommendations for the nomenclature of IgG4-related disease and its individual organ system manifestations. *Arthritis Rheum* 2012;**64**:3061–7.

100. Plaza JA, Garrity JA, Dogan A, et al. Orbital inflammation with IgG4-positive plasma cells: manifestation of IgG4 systemic disease. *Arch Ophthalmol* 2011;**129**(4):421–8.

101. Inoue D, Zen Y, Sato Y, et al. IgG4-related perineural disease. *Int J Rheumatol* 2012;**2012**:401890.

*102. Hardy TG, McNab AA, Rose GE. Enlargement of the infraorbital nerve: an important sign associated with orbital reactive lymphoid hyperplasia or immunoglobulin G4-related disease. *Ophthalmology* 2014;**121**:1297–303.
   The radiological feature of infraorbital nerve enlargement in both orbital IgG4-RD and orbital reactive lymphoid hyperplasia underlines their clinicoradiologic similarities.

103. Ohshima K, Sogabe Y, Sato Y. The usefulness of infraorbital nerve enlargement on MRI imaging in clinical diagnosis of IgG4-related orbital disease. *Jpn J Ophthalmol* 2012;**56**:380–2.

104. Takeshima K, Inaba H, Furukawa Y, et al. Elevated serum immuno-

globulin G4 levels in patients with Graves' disease and their clinical implications. *Thyroid* 2014;**24**(4):736–43.

105. Wallace ZS, Mattoo H, Carruthers M, et al. Plasmablasts as a biomarker for IgG4-related disease, independent of serum IgG4 concentrations. *Ann Rheum Dis* 2015;**74**:190–5.

106. Deschamps R, Deschamps L, Depaz R, et al. High prevalence of IgG4-related lymphoplasmacytic infiltrative disorder in 25 patients with orbital inflammation: a retrospective case series. *Br J Ophthalmol* 2013;**97**:999–1004.

107. Plaza JA, Garrity JA, Dogan A, et al. Orbital inflammation with IgG4-positive plasma cells: manifestation of IgG4 systemic disease. *Arch Ophthalmol* 2011;**129**:421–8.

108. Kubota T, Moritani S, Yoshino T, et al. Ocular adnexal marginal zone B cell lymphoma infiltrated by IgG4-positive plasma cells. *J Clin Pathol* 2010;**63**:1059–65.

109. Verdijk RM, Heidari P, Verschooten R, et al. Raised numbers of IgG4-positive plasma cells are a common histopathological finding in orbital xanthogranulomatous disease. *Orbit* 2014;**33**: 17–22.

*110. Wong AJ, Planck SR, Choi D, et al. IgG4 immunostaining and its implications in orbital inflammatory disease. *PLoS ONE* 2014;**9**(10): e109847.

    Large study of the prevalence of increased numbers of IgG4-positive plasma cells in the lacrimal gland and orbital specimens of IOI, GPA and sarcoidosis, underscoring the low specificity of the IgG4 stain.

111. Kase S, Yamamoto T, Ishijima K, et al. Spontaneous regression of IgG4-related dacryoadenitis. *Mod Rheumatol* 2013;**23**:1018–21.

112. Sivak-Calcott JA, Rootman J, Rasmussen SL, et al. Adult xanthogranulomatous disease of the orbit and ocular adnexa: new immunohistochemical findings and clinical review. *Br J Ophthalmol* 2006; **90**:602–8.

113. Shams PN, Rasmussen SL, Dolman PJ. Adult-onset asthma associated with simultaneous conjunctival, eyelid, and orbital xanthogranulomatosis responsive to systemic immunosuppression. *Ophthal Plast Reconstr Surg* 2015;**31**(6):e162–3.

114. Bullock JD, Bartley GB, Cambell RJ, et al. Necrobiotic xanthogranuloma with paraproteinaemia. Case report and a pathogenetic theory. *Ophthalmology* 1986;**93**:1233.

115. Verity DH, Meligonis G, Rose G. Benign histiocytic disorders of the orbit. In: Albert D, Jakobiec FAJ, editors. Principles and practices of ophthalmology. St. Louis, MO: Saunders; 2015.

116. Miszkiel KA, Sohaib SAA, Rose GE, et al. Radiological and clinico-pathologic features of orbital xanthogranuloma. *Br J Ophthalmol* 2000;**84**:251.

117. Elner VM, Mintz R, Demirci H, et al. Local corticosteroid treatment of eyelid and orbital xanthogranuloma. *Ophthal Plast Reconstr Surg* 2006;**22**:36.

118. Veyssier-Belot C, Cacoub P, Caparros-Lefebvre D, et al. Erdheim-Chester disease, clinical and radiologic characteristics of 59 cases. *Medicine (Baltimore)* 1996;**75**:157.

119. Montgomery H, Osterberg AE. Xanthomatosis: correlation of clinical, histopathological and chemical studies of cutaneous xanthoma. *Arch Dermatol Syphilol* 1938;**37**(3):373–402.

120. Altman J, Winkleman R. Xanthoma disseminatum. *Arch Dermatol* 1962;**86**:582–96.

121. Zak IT, Altinok D, Neilsen SSF, et al. Xanthoma disseminatum of the central nervous system and cranium. *AJNR Am J Neuroradiol* 2006; **27**:919–21.

122. Wayman LL, Margo CE. Xanthoma disseminatum with bilateral epibulbar involvement. *Am J Ophthalmol* 2005;**139**:557–9.

123. Khezri F, Gibson LE, Tefferi A. Xanthoma disseminatum effective therapy with 2-chlorodeosyadenosine in a case series. *Arch Dermatol* 2011;**147**(4):459–64.

124. Maccheron LJ, McNab AA, Elder J, et al. Ocular adnexal Langerhans cell histiocytosis clinical features and management. *Orbit* 2006;**25**: 169–77.

125. Esmaili N, Harris GJ. Langerhans cell histiocystosis of the orbit: spectrum of disease and risk of central nervous system sequelae in unifocal Cases. *Ophthal Plast Reconstr Surg* 2015;**32**(1):28–34.

126. Lichtenstein L. LCH: integration of eosinophilic granuloma of bone, 'Letterer-Siwe disease' and 'Schüller-Christian disease' as related manifestations of single nosologic entity. *Arch Pathol* 1953; **56**:84.

127. Mohadjer Y, Holds JB, Rootman J, et al. The spectrum of orbital Rosai-Dorfman disease. *Ophthal Plast Reconstr Surg* 2006;**22**: 163–8.

128. McClellan SF, Ainbinder DJ. Orbital Rosai-Dorfman disease: a literature review. *Orbit* 2013;**32**:341–6.

12

第12章　甲状腺相关性眼病

REBECCA S. BAHN and MICHAEL KAZIM

引言

甲状腺眼病(thyroid eye disease,TED)也称 Graves 眼眶病或 Graves 眼病(Graves ophthalmopathy,GO),是一种 Graves 病相关的自身免疫性疾病,可引起眶脂肪肥大和眼外肌肿大[1]。大多数患者症状相对较轻,主要表现为眶脂肪肥大、眼外肌轻度肿大,以及上睑退缩,还有眼球突出和凝视征[2](图 12.1)。约 1/3 的患者症状较重,眼外肌迅速受累,肌肉增粗可能导致眼周软组织充血、眼球明显突出、持续性复视或危害视力的并发症(如角膜溃烂或视神经病变)的发生[2](图 12.2)。

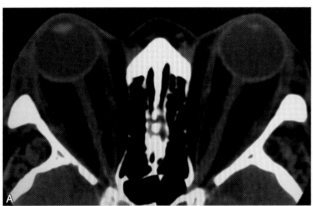

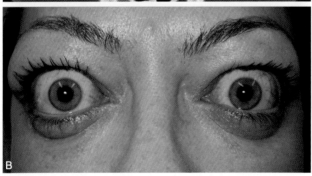

图 12.1 轻度甲状腺眼病在 CT 扫描中主要表现为脂肪增多(A),患者临床表现为上睑退缩和眼球突出(B)(Courtesy of Peter Dolman,Vancouver,Canada)

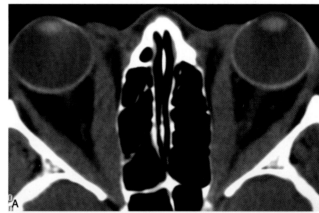

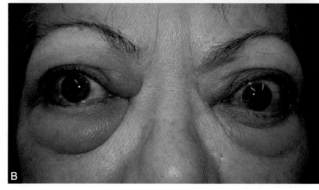

图 12.2 重度甲状腺眼病在 CT 扫描中主要表现为眼外肌增粗(A),患者临床表现为软组织充血、眼外肌运动受限以及压迫性视神经病变(B)(Courtesy of Peter Dolman,Vancouver,Canada)

TED 通常呈双峰式病程,对于非吸烟患者,早期为进展性表现,活动期可持续 6~18 个月,随后是静止期。对于吸烟患者,活动期可延长至 3 年。Rundle 根据病情严重程度随时间延长的变化,首次绘制了"Rundle 曲线"[3](图 12.3)。轻度 TED 的曲线平缓,重度 TED 的曲线陡峭。了解疾病的活动期对于选择恰当的治疗方案至关重要。

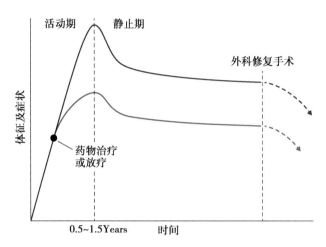

图 12.3　Rundle 曲线描绘了疾病严重程度随时间的改变,先是活动进展期,随后为静止稳定期(Reprinted from Dolman P. Assessment and management plan for Graves orbitopathy. In: Bahn RS, editor. Graves' disease: a comprehensive guide for clinicians. New York: Springer; 2015)

本章主要回顾 TED 的发病机制、风险因素、与 Graves 病的关系、疾病评估和分类、基于疾病活跃期和严重程度的疾病治疗,以及可能出现的并发症。

历史背景

约在 1786 年,Caleb Hillier Parry 曾描述了 13 例同时存在甲状腺肿大和心动过速的患者,其中一名患者伴有眼球突出[4]。上述观察结果并未发表于医学文献上,直到 1825 年,Parry 的儿子收集整理了 Parry 的医学手稿,并发表了这些工作成果。1835 年,都柏林外科医生 Robert James Graves 首次描述了一种临床三联征——3 名女性患者,均同时患有甲状腺肿大、剧烈心悸以及双侧眼球突出[5]。1840 年和 1844 年,在 Karl Adolph von Basedow 发表的出版物中,描述了相同发现,但更强调了眼部表现。术语"Graves 病"在北美较常用,但在欧洲"von Basedow 病"(和 Merseburger 三联征)则更为常用。

20 世纪初,Graves 病和 TED 被认为是由于垂体分泌过多促甲状腺激素(TSH)引起。因此,对这两种疾病的治疗均采取垂体放疗[6]。早期动物研究发现一种"促突眼物质",可从 TED 患者的 γ-球蛋白碎片中提纯得到。在特定种属的鱼类中,这种物质可引起眼球突出,并且在后续研究中,将 TSH 或垂体提取物注射至豚鼠或小鼠体内后,可诱发眼球突出。20 世纪 50 年代中期,Adams 等在大多数 GD 患者的血清中找到一种物质,并称之为长效甲状腺刺激物(long-acting thyroid stimulator,LATS),该物质被认为是 GD 和 TED 的致病因子[7]。如今我们得知,LATS 是非常重要的免疫球蛋白,包括刺激性抗 TSH 受体抗体,后者的确是 Graves 病的病因,在 TED 的发病中亦起到核心作用(参见发病机制)。

1944—1960 年之间,Rundle 等人首次发表了对 TED 自然病程的描述[3]。在一组针对未经治疗的 TED 患者的队列研究中,通过对多项临床参数进行详细的检查和测量后,他们发现 TED 通常在发病后随即进展至严重阶段,接着进入动态平台期,随后进入静止期,静止期内各种症状发生不完全缓解。Rundle 还指出,动态平台期的长短以及静止期以前症状的严重程度在不同患者之间变化很大。这项研究至今仍然受到认可,因为了解疾病的不同阶段对于治疗结果具有重要意义(参见治疗)。

基础科学

与 GRAVES 病的关联

尽管大多数 TED 患者罹患 Graves 病,部分 TED 患者却表现为甲状腺功能正常或甲状腺功能低下。根据诊断标准,30%~50% 的 Graves 病患者出现眼部受累的表现[8]。大约 1/3 的 TED 患者,在被诊断为甲状腺功能亢进的同时即开始出现眼部症状和体征。7.5% 的 TED 患者,眼部表现在确诊甲状腺功能亢进前出现;63% 的患者则是在确诊甲状腺功能亢进后才出现眼部表现[9]。GD 患者可出现皮肤和骨骼的改变,如皮肤病和杵状指,但相对罕见(分别见于 4% 和 1% 的 TED 患者),这些改变几乎不会发生在静止期和轻度 TED 患者。

自身免疫性甲状腺疾病谱

自身免疫性甲状腺疾病(autoimmune thyroid disease,AITD)代表了一系列疾病,包括位于疾病谱一端的伴甲状腺功能低下的桥本甲状腺炎(Hashimoto thyroiditis，HT）和位于疾病谱另一端的伴甲状腺功能亢进及 TED 的 GD 在内的所有疾病。在 AITD 谱两端之间，也存在甲状腺功能正常或亚临床型 HT 和 GD，以及淋巴细胞性甲状腺炎、产后甲状腺炎、纤维化型甲状腺炎。AITD 的发病、进展以及结局受多种因素的共同影响，包括易感性遗传背景、针对甲状腺抗原产生的自身免疫及暴露于促进发病的环境因素等[10]。甲状腺过氧化酶（TPO）抗体、甲状腺球蛋白（Tg）抗体可在近 90% 的 HT 和甲状腺功能低下患者体内检测到，但这些抗体也可出现于约 70% 的 GD 患者体内。抗 TPO 抗体也可出现于甲状腺功能正常的个体中，在随机人群中概率为 12%～26%[11]。女性患者的抗 TPO 抗体较男性患者更为常见。随着年龄的增长，抗 TPO 抗体检出率增高，对于疑诊为 AITD 的患者，TPO 检出率亦增高。针对促甲状腺激素受体（TSHR）的自身抗体基本上可在所有 Graves 病患者体内检测到，亦见于由 HT 所致的甲状腺功能减退患者[12]。抗 TSHR 抗体在甲状腺功能正常的非 TED 个体中罕见，但可在大多数 TED 患者中检出，若检测方法敏感度足够高，即使是甲状腺功能正常的患者亦可检出[13]。影响 AITD 发病的环境因素包括碘过量、硒和维生素 D 缺失。吸烟可增加 GD 发病的风险，但也可能轻微降低 HT 发病的风险[14]。适度饮酒在某种程度上是 GD 和 HT 的保护因素[10]。

目前认为 AITD（无论是 GD 还是 HT，或是其他亚型）最初具有共同的发病特点，而在随后的病情阶段中出现不同的临床表型[15]。在这些疾病中，甲状腺内的抗原提呈细胞将 TPO、Tg 和（或）TSHR 等自体抗原呈递给回流的颈部淋巴结内的免疫细胞；在基因和环境因素的共同作用下，免疫应答失调，使得自身反应性 T 淋巴细胞和 B 淋巴细胞浸润于甲状腺内，而非对这些抗原维持免疫耐受。免疫细胞分泌的 Th1 以及 Th2 型细胞因子之间的平衡在很大程度上决定了临床表型。Th-1 型细胞因子为主者，以细胞免疫和甲状腺细胞凋亡所致的 HT 或其亚型多见。Th-2 型细胞因子对甲状腺细胞的凋亡具有保护作用，并且能促进体液免疫，产生抗 TSHR 的自身抗体。若这些抗体本质上为刺激性抗体，则可导致甲状腺细胞增生和功能亢进，引起 Graves 病。

AITD 与其他自体免疫性疾病的关联

AITD 患者也可表现出其他自体免疫性疾病的表现。一项大型队列研究发现，10% 的 GD 患者和 14% 的 HT 甲状腺炎患者罹患其他自体免疫性疾病；3%～4% 的 AITD 患者罹患类风湿性关节炎[16]。研究显示，所有自身免疫性疾病在 AITD 患者中的发病率高于正常人群（包括 1 型糖尿病），如恶性贫血、系统性红斑狼疮、肾上腺皮质功能减退症、乳糜泻和白癜风的发病率超过 10%。8% 的 GD 患者、4% 的 HT 患者可出现重症肌无力（myasthenia gravis，MG），而 MG 仅发生于 0.2% 的非 GD 患者。由于 MG 相关性 GD 的临床表现为频繁的眼部肌肉受限，因此对于 TED 患者容易忽略此诊断。GD 患者出现上睑下垂提示伴有 MG，治疗甲亢有助于改善 MG 症状。

流行病学

在美国，每年按年龄调整的 TED 发病率在女性和男性中分别是 16/100 000 和 3/100 000[17]；发病年龄呈双峰样分布，女性为 40～44 岁和 60～64 岁，男性为 45～49 岁和 65～69 岁。一项大型流行病学队列研究发现，TED 更多见于女性，是男性发病率的 6 倍，该比例与 GD 发病的女/男比例类似[18]。确诊为 TED 的患者，大约 90% 患有 Graves 病，1% 患有原发性甲状腺功能减退，3% 患有 HT 并伴有甲状腺功能减退，还有 5% 的患者甲状腺功能正常。

流行病学中关于兄弟姐妹和双生子的研究发现，主要组织相容性复合体 Ⅱ（MHC Ⅱ）在 GD 的发病中是重要的遗传因素。近期发现还有其他免疫调节基因或甲状腺特异性基因与之相关，包括细胞毒性 T 淋巴细胞相关抗原 4（CTLA-4）、PTPN22、FOXP3、CD40、CD25，甲状腺激素受体（TSHR）和甲状腺球蛋白[19]。但是，同时患有 GD 和 TED 的患者与仅患有 GD 患者相比，其遗传关联的一致性无差异[20]。TED 的发病风险不仅由遗传易感性决定，环境因素通过表观遗传修饰后发挥作用，在疾病的发展中亦起到重要作用[21]。

危险因素

吸烟

众多研究表明，吸烟是 TED 发病的重要危险因素[22]。在最近的一项前瞻性研究中，Graves 病并给予放射碘治疗或抗甲状腺药物治疗的患者中被确诊为 TED 者，吸烟者与不吸烟者的优势比分别为 5.2∶1 和 9.8∶1[23]。总体上超过 40% 的吸烟者发展为 TED 或病情恶化，该比例几乎是不吸烟者的两倍。其他研究发现主动吸烟者患 TED 的风险与每日吸烟的数量成正比，戒烟者比未戒烟者的风险明显降低[24]。此外，在治疗 TED 眼部病变时,吸烟者的治疗效果较差[25]。应鼓励患者戒烟,因为戒烟可降低疾病进展的风险并减轻病情的严重程度。即使无法完全戒烟,减少吸烟亦有好处。目前,有关吸烟导致 TED 恶化的机制尚不清楚,可能与吸烟时眼眶缺氧或烟草烟雾中存在的氧自由基有关,这两者都可以促进眼眶成纤维细胞增殖[26]。此外,与不吸烟者相比,吸烟者的白细胞介素-1 受体拮抗剂水平更低,该因子水平与 TED 进程成反比[27]。有关电子烟与 TED 发病风险方面尚无研究数据。

放射碘疗法

目前,大量研究显示放射碘(radioactive iodine,RAI)治疗可能是 TED 病情发生和进展的危险因素。多项研究显示,RAI 治疗的危险度为 33%~39%,抗甲状腺药物治疗的危险度为 10%~21%,手术的危险度为 16%[23,28]。一项大型随机研究中,对接受甲硫咪唑治疗的患者与接受 RAI 治疗(伴/不伴糖皮质激素类药物治疗)的患者进行了比较[29]。结果发现,治疗 6 个月内,15% 单独接受 RAI 治疗的患者以及 3% 接受甲硫咪唑治疗的患者出现 TED 进展,行 RAI 联合糖皮质激素类药物治疗的患者未出现 TED 进展。总之,这些研究表明,对于活动性 TED 患者,RAI 治疗具有导致病情进展的风险,尽管该风险较小,但不可忽视。相反,非活动性 TED 患者几乎不存在此风险[30]。

为伴有轻度活动性 TED 的不吸烟的甲状腺功能亢进患者进行 RAI 治疗时,医生应与患者进行沟通是否预防性使用糖皮质激素,考虑患者的身体状况以及 TED 进展的风险因素,权衡用药利弊[31]。目前研究显示最好的预防性药物是泼尼松(0.4~0.5mg/(kg·d)),在 RAI 治疗后 1~3 日开始口服,持续 1 个月,在接下来的 2 个月逐渐减量[30]。然而,最新的一项回顾性队列研究表明,小剂量泼尼松(0.2mg/(kg·d)),持续 6 周,疗效可能相同[32]。中等至严重的活动性 TED 患者不应进行 RAI 治疗,应行抗甲状腺药物治疗或甲状腺切除术,因为目前的观点认为这些治疗对 TED 的病程似乎无影响。关于戒烟的干预性试验目前尚无报道,但一些回顾性研究表明戒烟有效[33]。因此,建议 TED 患者戒烟,并且鼓励他们进行戒烟咨询,和(或)使用药物戒烟。

甲状腺功能失调

研究显示,甲状腺功能亢进和甲状腺功能低下都具有促进 TED 发展和恶化的风险。一项回顾性研究发现,相比于眼部病变较轻的患者,患有严重 TED 患者伴有甲状腺功能障碍的比值为 2.8(95% 的置信区间:1.2~6.8)[34]。最新的一项前瞻性研究显示,在 RAI 治疗的 2 周后开始进行早期左旋甲状腺素补充治疗,可预防甲状腺功能低下,对 TED 患者有利[35]。总体看来,各项研究表明,持续的甲状腺功能亢进、由 RAI 或甲硫咪唑治疗引起的医源性甲状腺功能低下,都是 TED 的风险因素,需要积极预防。目前,预防 RAI 治疗所致的甲状腺功能低下的最佳甲状腺素替代药品正处于研发阶段。

发病机制

TED 的临床症状和体征,可以通过力学概念进行解释,即眼眶内软组织肿大而眼眶容积固定[1]。眶内组织扩张,使眼球向前移位,并且阻碍眼眶内静脉回流。同时,单核细胞和巨噬细胞浸润眼眶,并分泌细胞因子和其他炎症介质。眼眶组织的变化导致眼球突出、眶周肿胀、眼部疼痛、结膜及眼睑红肿、球结膜水肿等,不同患者症状有所不同。尽管大多数患者表现为眶脂肪和眼外肌肥大,但在少数病例中这些组织增大可独立存在[36]。目前观点认为,眼眶脂肪组织肥大是由眼眶成纤维细胞前体细胞增生引起,同时伴有透明质酸(一种由眼眶成纤维细胞分泌的亲水性黏多糖)聚集,而不是现存的脂肪细胞体积增大[37]。在活动性 TED 早期即可出现眼外肌肥大,肌细胞结构完整,但被局部分泌的透明质酸所分隔[38]。然而,当疾病进入非活跃期,眼外肌组织对炎症的反应最终可能发展为纤维化,并引起斜视。

GD 患者的甲状腺功能亢进是由于产生了直接针对甲状腺滤泡细胞表面 TSHR 的自身抗体所致[39]。GD 患者眼部结构的改变同样也是由于对 TSHR 自身免疫反应所致。然而,眼眶内成纤维细胞也可表达 TSHR,在 TED 中亦成为自身免疫的靶受体[1]。此外,虽然抗 TSHR 抗体对甲状腺亢进的发生起到关键作用,但眼部病变的启动和进展是由于细胞免疫和体液免疫的共同参与。辅助 T 细胞激活后识别眼眶成纤维细胞或抗原提呈细胞表面的 TSHR 多肽,引起炎症因子及趋化因子的局部分泌。此外,眼眶成纤维细胞表面的 TSHR 与血液循环中的自身抗体结合,促进眼眶成纤维细胞分泌透明质酸以及脂肪合成[40,41]。随后发生结缔组织重塑,导致不同程度的眼外肌肥大和眶脂肪肿大。另外,近期研究显示,可以表达 CD34 的部分眼眶成纤维细胞来源于骨髓,通过血液循环到达眼眶以及其他炎症部位[42]。由于这些细胞为 TSHR 高表达细胞,可分泌大量的细胞因子和趋化因子,它们可能是引起眼部病变的最为重要的眼眶成纤维细胞。除了TSHR、TED患者的眼眶成纤维细胞还表达高水平的胰岛素样生长因子1R(IGF-1R)[43]。早期研究表明这些受体可能与TSHR相互作用,从而对TSHR信号产生协同放大的作用,促进透明质酸的产生、脂肪的合成和炎症介质的分泌[44]。目前尚无充分证据表明血液循环中抗IGF-1R抗体是GD的特异性抗体。TED患者眼眶的细胞产生生理性IGF-1,后者通过与细胞表面的IGF-1R相结合,使下游TSHR信号通路增强(图12.4)。

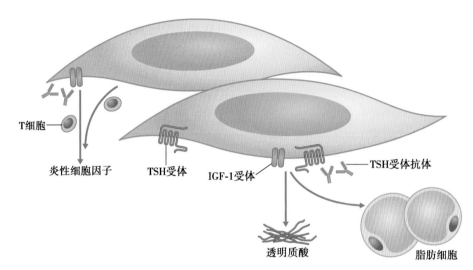

图12.4　TED的发病机制。辅助性T淋巴细胞识别眶成纤维细胞表面的TSHR多肽,自身免疫性抗体与TSHR结合;促进眼眶成纤维细胞分泌炎症因子和透明质酸。此外,TSHR与抗体结合后,部分眼眶成纤维细胞分化为脂肪细胞。TSHR和IGF-1受体分别与血液循环中的自身免疫受体及局部产生的IGF-1结合,相互作用,对TSHR信号增强、透明质酸分泌及脂肪合成增多等发挥协同作用,最终导致结缔组织重塑,使TED患者出现眼外肌的不同程度增粗及眶脂肪肥大的特征性表现

TED 的诊断

甲状腺的相关研究

　　TED是成年人单侧或双侧眼球突出最常见的原因[45]。目前尚无某个临床表现或实验室检查是诊断TED的唯一标准。TED的诊断是结合病史、体格检查、TSH检测和游离甲状腺素水平等而得出。50岁女性患者出现甲状腺功能亢进、甲状腺肿大、双眼突出等症状,诊断TED很容易,但是对于轻型或不典型病例诊断起来更具挑战性。因此,对于每个患者考虑到以下三个特征,有助于诊断:①典型的临床特征;②目前或既往存在Graves病史;③典型的影像学检查结果。至少符合其中2个特征时,诊断才可靠。TED典型的临床表现包括单侧或双侧上睑退缩、眼球突出(通过与既往存档的照片比较),并且出现与TED一致的眼球运动受限(上转或外展受限)。对于临床表现与TED一致的患者,若目前或既往均未确诊甲亢,则应检测患者的TSHR结合性抗体或TSHR刺激性抗体水平,若为阳性,则可支持诊断[13]。相反,甲状腺过氧化物酶(TPO)抗体并不支持诊断,因为该抗体水平在人群中普遍增高。对于甲状腺功能正常的患者,出现单侧眼球突出或其他不对称的眼部表现时,鉴别诊断的内容应更为广泛。此时,眼眶CT、MRI可能会提示眶内占位性病变、特发性眼眶炎症(炎性假瘤)、浸润性病变或其他眼眶病或全身性疾病。若影像学表现与TED一致,抗TSHR抗体水平升高有助于诊断甲状腺功能正常的TED[13]。尽管TSHR自身免疫性抗体水平未升高不能排除TED的诊断,但须在随后的时间里继续进行评估和观察。有关TSHR抗体检测以及甲状腺功能测试的详细内容见第4章。

影像学检查

　　诊断标准的前两条具有易变性或不充分性,因此需要进一步行影像学检查。另外,对于初步评估符合TED但随后表现偏离最初诊断的病例也同样需要进行影像学检查,以排除其他混杂或并发疾病。目前对TED的影像学特征的认识很充分,主要表现为直肌梭形增粗而肌腱未受累(图12.2A)。最常见的受累直肌(按递减顺序)是上直肌/提肌复合体、下直肌、内直

肌以及外直肌。极少病例中出现上、下斜肌肥大。对上直肌/提肌复合体进行仔细测量非常重要。尽管在影像学中上直肌/提肌复合体肥大导致上睑退缩最常见,但相比其他直肌,其肥大程度细微,在影像学检查中容易被忽视[46](图 12.5)。CT、MRI 在诊断方面具有同样的价值,并且由于增强扫描不是必需的,应综合考虑手术计划、放射线暴露、幽闭恐惧症以及行局部MRI 扫描的可行性等因素,选择合适的影像学检查方法。对于拟行手术治疗的患者,可首选 CT 扫描,因为减压术需更好地观察骨壁情况。

炎症的改变(如结膜或眼睑充血和眼表刺激),在很多常见的眼部疾病中都可以出现,包括病毒结膜炎或过敏性结膜炎。即使眼部影像学检查显示出眼外肌肥大,对其解读也具有难度,因为海绵窦瘘、转移性疾病、淋巴瘤或斜视手术后都可出现眼外肌肥大。对于这些病例,应结合临床特点以及影像学特征进行分析,以得出正确的诊断。此外,当 TED 与其他眼眶病具有相同的改变时,依据图像进行诊断将变得更为复杂。这些病变包括视神经脑膜瘤、眼眶肿瘤、眼肌型重症肌无力、原发性开角型青光眼和视网膜病变等。

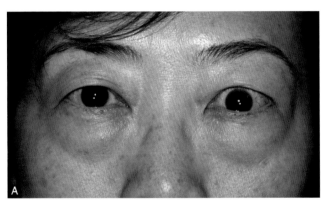
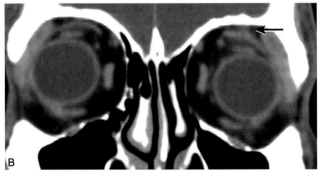

图 12.5　左侧上睑退缩(A),CT 扫描显示左眼上睑提肌腱膜及肌肉肥大(箭头)(B)(Courtesy of Peter Dolman,Vancouver,Canada)

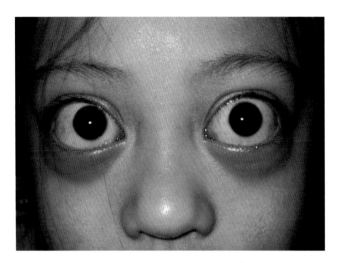

图 12.6　一个罕见的患有早期甲状腺眼病的 3 岁儿童,体征完全是由眶脂肪增多引起,不伴有眼外肌增大或软组织充血(Courtesy of Peter Dolman,Vancouver,Canada)

诊断的困难性

一般情况下,上述影像学检查有助于诊断,但对于少部分影像学结果无法确定或并发其他病变的病例,诊断仍很困难。

儿童 TED 患者诊断较为困难,其临床表现常常仅为进行性眼球突出,而缺乏该疾病成人表型中典型的炎症体征和症状[45](图 12.6)。因为缺乏典型的直肌梭形增粗,所有影像学表现无助于诊断并不奇怪。仅仅由眶内脂肪肥大引起的儿童眼球突出,在 CT 或 MRI扫描中并不明显,因为对于病理性脂肪体积增大没有方法计算。同样,极早期的 TED,可表现为非特异性

鉴别诊断

- 眼眶充血
  - 硬脑膜-海绵窦瘘
  - 传染性/过敏性结膜炎
  - 非特异性眼眶炎性病变
  - 急性鼻窦炎
- 眼睑退缩
  - 对侧眼上睑下垂
  - 眼眶肿瘤
  - 结膜瘢痕
- 斜视
  - 肌炎
  - 眼外肌转移性病变
  - 重症肌无力
  - 展神经麻痹
  - 辐辏功能不足

- 视神经病变
  - 视神经脑膜瘤
  - 良性颅内高压
  - 眼眶肿瘤导致视神经压迫性病变
  - 既往未注意的外伤性视神经病变
  - 晚期青光眼

TED 的分类

NOSPECS 分级法

过去 60 年里，很多研究都是关于 TED 的分类，但每一种分类法都仅仅强调某个临床问题，均无法满足所有的临床、科研需要。Sydney Werner 首先描述了 NOSPECS 分级法[47]。NOSPECS 分级法最初是作为辅助记忆 TED 临床特征的符号使用的：N（no signs or symptoms）表示没有体征或症状，O（only signs）表示只有体征，S（soft tissue signs and symptoms）表示具有软组织受累的体征和症状，P（proptosis）表示眼球突出，E（extraocular muscle involvement）表示眼外肌受累，C（corneal involvement）表示角膜受累，S（sight loss）表示视力下降（表 12.1）。尽管该分级法是按照发生时间的先后顺序将临床特点进行排列，但并非所有患者都会出现所有的临床表现，并且部分患者临床表现出现的顺序也不同于 NOSPECS。最新版本的分级法中，根据严重程度对每项体征进行进一步的分级（0~3 级）。尽管该分级法有助于我们对 TED 的学习或对临床病例进行描述，但无法用于临床研究。与癌症分级系统（如 tumor-node-metastasis（TNM）分期系统）不同，级别越高代表病变越晚期，在 NOSPECS 系统中角膜擦伤计分与轻度视神经病变计分相同。此外，NOSPECS 系统无法定义眼眶病变的不同阶段（活跃期或静止期）。

EUGOGO 分级系统

为了解释临床表现以及定义 TED 活动性，欧洲甲状腺眼病学组（European Group on Graves Orbitopathy，EUGOGO）发表了有关 TED 的 EUGOGO 图集[48]。该图集是非常有用的研究工具，因为它对 TED 的每一个临床特点以及评估手段都进行了详尽的图文描述。但是，在临床中应用时发现该分级方法操作繁琐、耗时过多。EUGOGO 分级系统对严重程度的分级是从轻度到重度。轻度 TED 包括眼睑水肿或退缩，不伴或伴有很轻微的眼球运动功能障碍，该组的治疗以支持治疗为主。中度 TED 患者可以出现复视、眼球突出度超

过 25mm，并伴有功能失调性炎症。对于活动性 TED 和中度 TED 患者建议进行免疫调节治疗。当出现压迫性视神经病变、角膜溃疡导致视力下降时，则为重度 TED，推荐采取外科手术治疗。患者主诉的严重程度对于临床诊断具有重要的参考价值[2]，但在 EUGOGO 中并不被纳入评估范围。

表 12.1 Werner 的 NOSPECS 严重程度分类法

分类	分级	
0		没有体征或症状
1		只有体征
2		软组织受累，伴相应体征和症状
	0	无
	A	轻微
	B	中等
	C	显著
3		眼球突出
	0	<23mm
	A	23~24mm
	B	25~27mm
	C	≥28mm
4		眼外肌受累
	0	无
	A	眼球做最大限度转动时运动受限
	B	明显的运动受限
	C	眼球固定
5		角膜受累
	0	无
	A	角膜点染
	B	溃疡
	C	混浊
6		视力下降
	0	无
	A	20/20~20/60
	B	20/70~20/200
	C	<20/200

Modifed from Werner SC. Classifcation of the eye changes of Graves' disease. J Clin Endocrinol Metab 1969;29:982-4

临床活动度评分（clinical activity score，CAS）是用于预测对糖皮质激素治疗反应性的量表，可作为 EUGOGO 图集的使用指南。CAS 采用二进法（有为 1 分，无为 0 分）描述 7 种临床症状和体征，包括静息状态下眼痛、运动诱发眼痛、眼睑皮肤发红、眼睑肿胀、

结膜红肿、球结膜水肿以及泪阜水肿[49]。首诊时评估这 7 项的得分,随诊过程中出现病情进展时应增加附加评估项目——眼球运动受限、眼球突出及发生视神经病变(框 12.1)。对于具有 4 项及以上的症状(体征)的患者,在预测患者对糖皮质激素治疗的反应性时,阳性预测值(PPV)为 80%,阴性预测值(NPV)为 64%。但是 CAS 有一定的局限性。首先,尽管糖皮质激素是治疗自免疫性疾病活跃期炎症公认的方法;但对于一些 TED 患者,尽管其缺乏临床症状或体征,有两种表型仍可提示其可能是活动期 TED,但这两种表型却未包括在 CAS 评分中。一种是年轻患者,另一种是年长的东亚患者。前者表现为进行性眼球突出和上睑退缩,而不伴任何炎症性临床体征和症状;后者可发生由于眼外肌肥大导致的进行性视神经病变,而不伴有炎症性体征和症状;再者,伴有持续眼眶充血的患者 CAS 评分很高,但实际上患者并无炎症。其次,CAS 已被作为临床研究的主要终点,但是由于该评估方法采用二进制方式(有为 1 分,无为 0 分)记录 7 种临床症状和体征,除非所评估内容完全恢复正常,否则无法发现病情的好转。最后,视神经功能的唯一评估方法是 Snellen 视力表,但其对于视神经病变的敏感性及特异性都不高。与 NOSPECS 一样,CAS 总分无法体现出视神经病变与结膜充血之间差异的重要性[2]。

框 12.1　临床活动度评分(CAS) *

(对首次进行 CAS 评估者,评估项为 1~7)
1. 自发性眼眶疼痛
2. 注视诱发眼眶疼痛
3. 活动性 GO(炎症阶段)所致眼睑肿胀
4. 眼睑红肿
5. 活动性 GO(炎症阶段)所致结膜红肿
6. 球结膜水肿
7. 泪阜或半月皱襞的炎症(随诊患者评估,包括第 8~10 项在内的 10 项)
8. 眼球突出程度增加 2 毫米以上
9. 各个方向注视时单眼运动减弱
10. Snellen 视力表检测视力下降≥1 行

* 评估"炎症性"眼周软组织的症状及体征,以此作为反映免疫活动的指标

VISA 分级法

为了完善上述方法的局限性,2006 年,Dolman 和 Rootman 发表了 VISA 分级法,并且最近被国际甲状腺眼病学会(ITEDS)通过[50]。VISA 分级法是对 TED 的主观性及客观性表现按照其严重性和活动性进行评分。以单页表格进行记录,并且数据贯穿整个临床测试(图 12.7)。在表格最后会有关于疾病严重性及进展性的每一项参数的总分,而不是表格中所有参数的总分。VISA 分级法通过了严格的测试,并且被所有 ITEDS 研究采用。

VISA 具体内容

V:视力(vision)/视神经病变(optic neuropathy)　VISA 分级法记录了是否存在视神经病变,因为当怀疑出现视神经病变时需要进行治疗。根据患者的中心视力、色觉、视野、视觉诱发电位以及影像学检查,评估病情的严重性以及患者对治疗的反应。

I:炎症(inflammation)/充血(congestion)　眼眶软组织炎症和充血是一项独立的参数,可进行分级并记录其进展。相应症状包括静息状态和运动时的眼眶疼痛,体征包括结膜或眼睑充血水肿。将这些参数得分汇总后,选取眼/眼睑得分中最低的分数,得到 VISA 炎症得分。水肿的结膜位于眼睑灰线后为结膜水肿 1 级,若超出灰线则为 2 级。眼睑水肿但未造成组织突出为 1 级,若眼睑皮肤卷起,包括出现下睑出现颧部赘肉(festoons)时为 2 级[50]。

尽管 CAS 得分可来源于 VISA 炎症得分,但 VISA 评估系统并不是将炎症得分作为疾病活动性的证据。相反,VISA 评分系统是以所有 VISA 参数(已记录的或既往进展的证据)为评估病变活动性的依据。炎症得分高的患者,其发生多条眼外肌肥大的风险高,因而应该对此类患者进行密切随访,或针对其具有斜视或视神经病变可能性进行治疗。对于炎症无进展且得分高、同时伴有眶内组织增多的患者,需要进行眼眶减压术而非药物治疗。

S:斜视(strabismus)/运动受限(motility restriction)　使用修订后的 Bahn-Gorman 量表记录复视症状,并分为 0~3 级。使用在第 3 章讲述的角膜映光法,通过 4 个方向上相邻 5°的方法进行单眼运动受限的测量,根据单眼运动的范围(0~15°、15~30°、30~45°、>45°)将眼球运动受限分为 0~3 级。棱镜片遮盖法可对不同注视方向的斜视进行客观的测量,以制定手术矫正方案。

A:外观(appearance)/角膜暴露(exposure)　该部分记录有关外观和角膜暴露的内容,包括眼球突出、眼睑退缩、眼睑增厚或泪腺脱垂。用照片记录外观变化。

ITEDS-VISA 随诊表				患者姓名：	
日期：		访问#：			
眼眶病		甲状腺		出生日期：　　　　　　年龄：	
症状：		症状：		性别：	

一般情况
吸烟史：

发展：		阶段：

用药史：

治疗：		治疗：		QOL：　☹ - - - - - - - - - ☺

主观	客观	OD	OS	
视力				**折射**
				带镜 _____ + _____ × _____
视力：　正常/不正常	中心视力：sc /cc / ph	20/___	20/___	_____ + _____ × _____
	with manifest	20/___	20/___	表现 _____ + _____ × _____
				_____ + _____ × _____
色觉：　正常/异常	色觉检查图表(HRR) / 14			
	瞳孔(传入障碍)	y / n	y / n	
	视神经：水肿	y / n	y / n	
	灰白	y / n	y / n	
发展：　s / b / w	黄斑/晶体病变	y / n	y / n	
炎症/阻塞				**炎症指数(最差眼/眼睑)**
	肉芽肿　　　　　　(0-1)			肉芽肿　　　(0-1)：
球后疼痛	结膜水肿　　　　　(0-2)			结膜水肿　(0-2)：
静止　　　(0-1)	结膜发红　　　　　(0-1)			结膜发红　(0-1)：
凝视　　　(0-1)	眼睑发红　　　　　(0-1)			眼睑发红　(0-1)：
眼睑水肿：　y / n	眼睑水肿　上眼睑　(0-2)			眼睑水肿　(0-2)：
昼夜变化：　(0-1)	下眼睑　(0-2)			球后疼痛　(0-2)：
				昼夜变化　(0-1)：
发展：　s / b / w				总分：(10)：
斜视/运动				**晶体测量：**
复视：	转向(程度)：	┼	┼	
无　　　　(0)				
凝视　　　(1)				↑
间歇性　　(2)	限制　　　>45°	0	0	← →
持续性　　(3)	30~45°	1	1	
头部转动/倾斜：　y / n	15~30°	2	2	↓
发展：　s / b / w	<15°	3	3	
外观/暴露				**脂肪脱垂和眼睑位置**
	上眼睑位置：MRD	mm	mm	
眼凝视　　　　y / n	巩膜外露(上)	mm	mm	
	(下)	mm	mm	
	提肌功能	mm	mm	
光敏感性　　　y / n	兔眼	mm	mm	
眼突　　　　　y / n	眼球突出度测量(Base: mm)	mm	mm	
流泪　　　　　y / n	角膜糜烂	y / n	y / n	
眼刺激性　　　y / n	角膜溃疡	y / n	y / n	
	眼压　-直线	mmHg	mmHg	
发展：　s / b / w	-上升	mmHg	mmHg	

病级			分数	进展/响应	疾病活动度
V	(视神经病变)	y / n	/1	s / b / w	
I	(炎症/阻塞)	0-10	/10	s / b / w	活跃
S	(复视)	0-3	/3	s / b / w	
	(限制)	0-3	/3	s / b / w	静息
A	(外观/暴露)：正常-严重		/3	s / b / w	

管理者	随访间期：

图 12.7　基于 VISA 分级法的随诊表。主要根据四个临床参数判断疾病的严重性，并且根据这四个参数的进展变化评估活动性(Courtesy of International thyroid Eye Disease Society，www. thyroideyedisease. org)

生存质量评分

根据 TED 对生存质量的深刻影响，建立了若干已审核的问卷，包括所有 EUGOGO 中心使用的原创 GO-QOL[51]。除此之外，还包括美国 TED-QLS[52] 和加拿大 TED-QOL[53]（图 12.8）。所有问卷都涉及 TED 药物和手术的治疗价值。这些问卷为我们提供了关于 TED 对患者的影响以及治疗价值的信息。

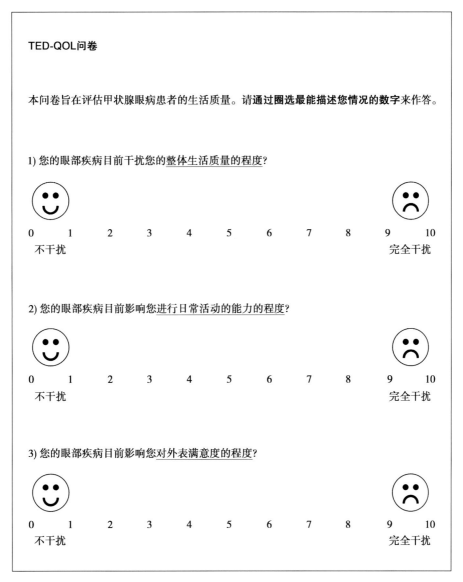

图 12.8　TED-QOL 问卷（From Fayers T, Dolman PJ. Validity and reliability of the TED-QOL: a new three-item questionnaire to assess quality of life in thyroid eye disease. Br J Ophthalmol 2011; 95: 1670-4）

治疗

活动性 TED 的药物治疗

TED 的临床评估和治疗需要多学科联合才能达到最佳效果[54]，包括内分泌医师、眼科医师以及其他学科（如放射科、耳鼻喉科）医师。虽然各学科的作用有所重叠，但只有内分泌医师才能治疗患者的甲状腺功能失调，评估并提出 TED 的可逆危险因素。有关 TED 患者的甲状腺功能失调的治疗很复杂，前面已作讨论（参见危险因素部分）。TED 的治疗要根据适当的分级，与患者进行充分的沟通交流，充分考虑到他们的顾虑和优势等情况。

轻度病变

对于轻度活动性和非活动性 TED，通过局部治疗可使症状缓解[30]。眼部润滑剂如人工泪液（4~6次/日）和凝胶（睡前使用）能够缓解角膜干燥、畏光和异物感等角膜症状。睡前使用黏性凝胶和眼膏能显著缓解眼睑闭合不全患者晨起后的眼红症状。大约60%的轻度患者在半年内症状可自发改善，40%的患者症状稳定，只有极少数患者病情加重[8]。因此，大多数轻度TED患者应每隔几个月复查一次，除了局部治疗外不需其他治疗（补硒治疗也许有效，见下文）。然而，对于部分轻度TED患者，其生活质量大大降低，可能需要进行其他的治疗干预[30]。

硒是一种口服抗氧化剂，在一项前瞻性研究中，轻度TED患者被随机分为服用硒组（100μg，2次/天）、己酮可可碱组（另一种抗氧化剂）和安慰剂组[55]。6~12个月后，硒应用组较其他两组的患者，其眼部症状（体征）的数个参数以及QOL评分均明显改善，并且未出现不良反应。另外，在有关其他疾病的试验中发现长期服用硒可导致血糖升高，而在本试验中患者的血糖水平保持稳定。本试验中的入组患者硒含量存在小幅度下降，而对于硒含量正常或病情更严重的患者，口服硒治疗是否有益仍需进一步研究。

中-重度活性性病变

免疫调节治疗非常适合于具有明显炎症反应和眼外肌受累证据的进展期患者。口服糖皮质激素（GCs）是公认的治疗TED的主要治疗方法，泼尼松起始剂量为40~100mg/d，10~24日后开始逐渐减量（累积量达2~6g）。但是最近一些前瞻性临床试验显示，静脉输注GCs作用更显著，副作用更少。在一项大规模试验中，70个重度活动性TED患者被随机分组，一组口服泼尼松（起始量100mg/d，每周按10mg/d进行减量，总剂量4.0g），另一组静脉滴注甲泼尼龙（IVGC）（500mg/周×6周，然后改为250mg/周×6周，总剂量4.5g）[56]。3个月后，IVGC治疗组中有77%的患者取得综合结果（≥3个症状得到改善：眼压、复视、眼外肌大小、眼球突出、睑裂宽度及视力），而口服GC组中只有51%患者取得相同效果。但是10%~20%的IVGC患者治疗后复发，并且视神经损害仍在进展[57]。在加拿大温哥华的英国哥伦比亚大学一项大型研究发现，在经过适当剂量的IVGC治疗后，35%的患者复视加重，17%的患者出现新的视神经病变[58]。相较于口服GC治疗，IVGC的不良反应更少，提高了患者的生活质量，减少了后续的手术治疗。肝损伤是IVGC潜在的并发症，具有剂量依赖性，只发生于静脉滴注甲泼尼龙累积量超过8g的患者[59]。IVGC的其他严重

并发症包括心脑血管事件、自身免疫性脑炎、肝功异常（正常值上限的4倍以上）[60]。因此，IVGC治疗存在相对禁忌证，包括慢性病毒感染、自身免疫性体质、既往肝功能异常。治疗期间应注意复查肝功能[30]。

非甾体类免疫调节剂的应用能够减少GC剂量，同时能够预防、缓解下一疗程的激素治疗。尽管单独使用环孢素作用弱于口服GC，但是该药对于口服皮质类固醇有附加作用，因此有时被用作类固醇激发剂（steroid-sparing agent）。目前，静脉注射免疫球蛋白（IVIg）被认为与口服GC一样有效，不良反应发生率低且不严重[61]。但是，费用昂贵限制了它作为一线治疗手段。4组安慰剂对照试验中均证实，生长抑素类似物对治疗无益，并且容易出现胃肠道副作用[62]。

利妥昔单抗（rituximab，RTX）是一类抗CD20的嵌合单克隆抗体，它能够诱导B细胞瞬间损耗，阻碍早期B细胞活化和分化，阻止细胞因子分泌、T细胞活化和抗原呈递[63]。几项病例研究显示该药有益于TED患者[64]。最近有两项关于利妥昔单抗治疗中度严重的活动性TED患者的双盲、随机对照试验报道[64,65]。Stan等人的研究中，收集了25例患者，分为两组，分别输注RTX和生理盐水，每次1000mg，每隔2周1次[64]。两组在试验过程中症状都有所改善，24周、52周时CAS评分或QOL评分都无明显差异。在24周时，RTX组患者的稳定率达到31%，安慰剂组达到17%（p=0.41）。Salvia等人的研究发现RTX的疗效显著，他们纳入患者32例（1000mg静点，两周1次，或500mg静点，一周1次），与IVGC（甲泼尼龙总剂量为7.5g）作对比[65]。在24周时，RTX组患者的稳定率达到100%（并且无再活动迹象），而IVGC组只有69%（P<0.04）。尽管这两项研究中RTX疗效存在差异的原因尚不明确，可能是由于Stan的研究平均持续时间（1年）较Salvia（4.5个月）更长，对结果产生了影响。很明显，还需更大的研究来确定RTX治疗是否对分组的TED患者有效。

数个有关采用眼眶外部光束放射治疗中-重度TED患者的随机试验显示，该方法对眼球运动障碍有一定作用，但不影响疾病的进展[66]。同样，有一项关于轻度TED患者给予低剂量放射疗法的研究证实，尽管眼球运动度得到一定程度的改善，但软组织肿胀、眼球突出以及生存质量并未得到改善[67]。有一项试验例外，该研究发现放射治疗眼与对侧伪放射治疗眼的疗效并无临床显著性差异[68]。对部分轻-中度的TED患者有时会选择性采用低累计量的眼外放射疗法（<10gray），尤其是伴有复视和眼球运动受限者。

多项研究显示,放射疗法与口服激素联合治疗相较于单独口服激素治疗能够更快地减轻疾病的活动性。一项有关活动性 TED 的大型回顾性病例对照研究显示,单独给予口服激素以及口服激素联合放射疗法都大大降低了压迫性视神经病变的发生率(17% VS 0%),同时接受两种治疗的患者其眼球运动也得以改善[58]。作者认为对早期活动性 TED 患者,给予联合疗法能够对疾病的进展和压迫性视神经病变的发生起到预防性作用。对于 IVGC 联合放射疗法是否有效,有待进一步研究[69]。眼眶放射治疗的副作用包括视网膜病变(总体的 1%~2%),合并糖尿病的患者发生视网膜病变风险更高,由于糖尿病患者视网膜对辐射阈值更低,因此是放射治疗的禁忌证[70]。

长期以来,很多学者都致力于 TED 患者行甲状腺切除术(联合/不联合残余甲状腺消融术)治疗潜在作用的研究,他们观察到对甲状腺功能亢进患者进行抗甲状腺药物治疗或甲状腺切除治疗后,其 TSHR 抗体水平均逐渐降低,大多数患者在 18 个月后抗体消失,此现象引起了人们很大的兴趣[71]。相反,RAI 治疗可导致 TSHR 抗体水平升高,在此后一年的时间里缓慢下降。一项关于活动性 TED 患者治疗的回顾性研究中,对比观察了甲状腺次全切术和甲状腺全切术联合 RAI(完全甲状腺消融术)的治疗效果。术后给予两组 TED 患者 IVGC 治疗。在术后 9 个月,对患者的综合指标(突眼、CAS 临床活动评分、睑裂大小、复视)进行评估,结果显示甲状腺全切术的效果优于次全切术[72]。为甲状腺功能亢进的 TED 患者进行甲状腺全切术(或次全切术)的治疗效果是否优于甲硫咪唑治疗,还需进一步前瞻性研究进行比较。

稳定期 TED 的治疗

在大多数 TED 病例中,只有当疾病进入稳定阶段才可选择手术治疗。确定疾病是否处于稳定阶段难度很大,因为没有可靠的血清学以及影像学标准来区分活动期和稳定期。此外,即使进行详细的病史回顾,仅仅依靠单一的临床检查也无法确定眼眶病的发病阶段。因此,通过观察疾病某些改变的存在或消失有助于确定疾病的活动期和稳定期。在超过 90% 的病例中,稳定期超过 6 个月则预示进入持久的稳定阶段。活动期眼眶病复发率比既往所知的概率更大。风险约达 15%,并且通常在初始发病后的 10 年内发生[73]。一旦患者进入稳定阶段,就可考虑手术治疗。手术包括眼眶减压术、斜视手术及眼睑退缩矫正术。为了使患者在功能和美容方面都恢复至其发病前状态,因此需要考虑到手术的每一步。若一个患者需要进行所有手术,那么就要按照下述顺序进行,因为每个手术步骤都会对随后的操作产生重要的和必要的影响。

眼眶减压术

减压手术主要用于处理眼球突出和视神经受压。根据患者对减轻眼球突出的需求以及导致眼球突出的眼部软组织扩张情况,制定针对该患者的个性化手术方案,才能达到最佳效果。首先我们可通过对比患者发病前照片来评估眼部变化,同时对于软组织扩张情况可通过 CT 和 MRI 扫描来进行评估。尽管可以进行很多定量评估,但还应将眼外肌显著肥大导致眼球突出的病例与眼外肌轻度肥大或单纯因眶脂肪增多(可行眶脂肪减压术)导致眼球突出的病例区分开来。当确定了减少患者眼球突出的量和引起眼球突出的眼部软组织扩张的类型后,便可制定手术计划,以取得最佳的效果,并使手术风险最小化。有序的手术操作可使眼球突出最大限度的减轻,同时手术并发症最少。常可行联合手术,其效果可叠加。

眶脂肪减压术

眶脂肪减压术主要用于单纯的眶脂肪扩张导致的眼球突出的患者。预期可使眼球突出度减少 3~4mm[74]。不到 1% 的病例可能出现新发斜视或斜视加重的并发症。10% 患者术前斜视得以改善,可能是肌纤维隔溶解的结果。

骨减压

眼眶是由四块骨壁组成一个金字塔式的结构,基底部开放。去除其中任何一个或多个骨壁可使眼眶骨容积扩大,减轻眼球突出。选择去除哪块(或哪些)骨壁主要取决于对眼球突出减轻幅度的预期值以及去除特定骨壁时相应的风险。去除的骨壁越多,眼球突出减轻幅度越大,同时切除眶脂肪对眼球突出的减轻可起到叠加作用。

外侧壁减压术 依靠特殊的技术去除眶外侧骨壁,能够使眼球突出度平均减少 3mm[75]。一些笔者建议去除骨壁直至颞叶硬脑膜,还有一些笔者建议应留下后皮质骨,以减少脑脊液漏和颅内出血的风险。同样,眶外侧壁的前面部分可以从内侧打薄而不显露颞肌。这种方法能够减少术中出血和咀嚼时眼球突出的发生。此外,完全去除眶外侧壁可导致颞肌向内侧移位来填充新产生的空间(图 12.9)。

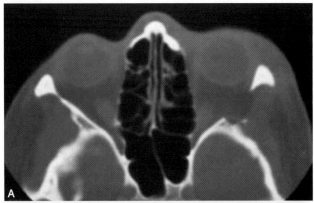

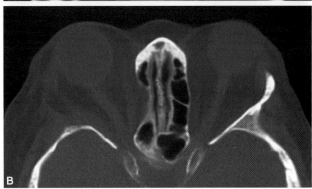

图 12.9　A.轴位 CT 扫描显示左眶外侧壁减压后的状态,并可见完整的眶缘。B.轴位 CT 扫描显示右眶外侧壁被完全切除,以及右内侧壁减压(Courtesy of Aaron Fay,Boston,USA)

也可通过同样的技术去除眶下管的外侧壁。对于大多数患者,该手术仅小幅度地减轻了眼球突出。通过外侧入路,也可移除眼眶颞下方脂肪,使眼球突出度再减轻 1~1.5mm。

内侧壁减压术　除了使眼眶骨容积增大,内侧骨壁减压还可用于治疗压迫性视神经病变,因为它可以

通过蝶窦进入视神经管。内侧壁骨减压术途经筛窦、蝶窦气房以及上颌窦内侧。从颚骨到泪骨的骨性支柱将这些空间分隔开(图 12.10)。当将这三块骨质去除后,眼球突出度能减轻 5~6mm[76]。经泪阜或经皮肤切口入路,或利用内镜,可抵达眶内侧壁。内镜方法的优势是能更容易抵达最后部的气房,尤其是进行眶尖减压时该方法尤为重要。另外,经鼻入路可以处理窦腔引流的问题,因为它可以更好地观察眶周窦腔的深部空间。

眶顶减压术　眶顶减压术临床中应用较少,当眼球突出极为严重需要进行所有手术操作以达到满意的减压效果,以及压迫性视神经病变对其他治疗效果不佳时,可行眶顶减压术。采用眶顶减压术,应保留眶顶前部,以避免额叶脱垂进入眼眶。据报道,眶顶减压术能使眼球突出程度减轻 2~3mm。

斜视手术

手术修复的第二阶段就是矫正限制性斜视导致的复视。通过每半年进行 1 次视轴矫正测量,结果稳定即说明处于稳定阶段,在稳定阶段进行斜视手术成功率最高。当对疾病的进展或稳定性无法进行评估时,术前对看近或看远状态下八个主视野进行视轴矫正测量,对制定手术方案非常重要,因为该测量常可发现影响手术效果的继发性肌肉受累的情况。此外,斜视矫正医师还可提供有关手术效果的独立评估,尽管该效果很难实现。

与大多数斜视患者不同,TED 斜视主要是由于直肌的不对称纤维化引起。手术的目标是在平视和向下注视时,提供双眼单视能看到尽可能大的区域。周边复视一般会长期存在。尽管最常受累的眼外肌

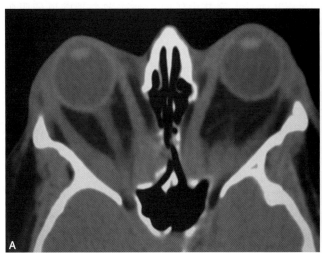

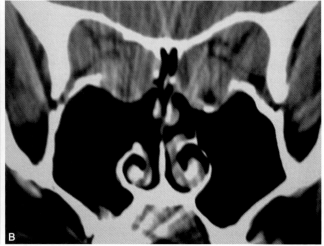

图 12.10　眶内侧壁及眶下壁减压术后的 CT 扫描。A.轴位。B.冠状位

是下直肌和内直肌,但在手术规划时应考虑到上直肌的作用以及这些肌肉的继发作用。当一只眼不止一条肌肉受累时,手术最好分为两个阶段进行,第一阶段应先处理水平位或垂直位的最大偏差。在这些病例中,行水平肌和上直肌可调节手术的矫正效果较好,但下直肌可调节手术可增加肌肉滑脱的风险。

全麻状态下,还可进行眼球牵拉运动试验,以便进一步确定手术方案。若进行标准的后退手术,那么应该注意,Tenon 囊后退可防止眼球转动受限。通过结膜使 Tenon 囊后退,非纤维化的结膜能够覆盖巩膜而不会妨碍眼球转动[77]。

眼睑退缩

上、下睑退缩在 TED 中是最常见的特异性表现。眼睑退缩主要由以下一个或多个机制导致:眼球突出,上睑提肌、Müller 肌、下睑缩肌和结膜的内部和外部纤维化,继发于同侧下直肌受限的上直肌-提上睑肌复合体过度收缩,以及继发于持续性甲状腺亢进的 Müller 肌过度收缩[46,78]。若眼球突出严重,手术治疗后仍未改善,可导致上睑的眼睑退缩矫正术困难重重,而下睑矫正术几乎无法实施。同样,下直肌纤维化的解除对恢复正常的上睑位置非常重要。根据 Sherrington 定律,眼球上转严重受限可导致上直肌-提上睑肌复合体过度收缩。上、下直肌后退可能与新发的或加重的眼睑退缩有关。

矫正上睑退缩需要很多手术操作,包括伴/不伴填充移植物(自体筋膜、异体巩膜、异种移植物包括人造真皮)的提上睑肌后退术,提上睑肌切开术,Müller 肌切除术、Müller 肌和提上睑肌后退术,以上手术操作无论是经皮肤还是经结膜入路,都应在全麻或者镇静下进行,以便术中进行调整[79~81]。这些手术的局限性在于因切口愈合时过度纤维化导致无法预知的退缩复发。最近有研究报道称,全层睑切开术因其操作简单、患者舒适度高、快速、术中肿胀轻、眼睑高度和外观效果好等,具有很大的优势[79]。

下睑退缩矫正要根据退缩程度进行分级。对于有 1~2mm 的少量退缩的病例,进行下睑缩肌溶解(lysis)可能会改善眼睑的位置,但是往往更需要眼睑插片。对于退缩 2~3mm 的病例,眼睑插片嵌在结膜/下睑缩肌和睑板之间,眼睑插片包括游离的睑板/结膜(主要取自上睑板中央部分)、口腔黏膜、鼻黏膜或异种移植物。自体移植物较为持久,而非自体移植组织

通常会被再吸收,导致眼睑再次发生回退。如果眼睑退缩超过 3mm,或者涉及眼球突出的情况,则推荐使用自体耳软骨,因为其组织稳固的特质能起到支架的作用,同时也能起到延长眼睑的作用。下睑的牵引缝线偶尔需要留置到术后 1 周以上。

TED 视神经病变

TED 最严重的临床表现是视神经病变导致的视力丧失。在大多数病例中,视神经病变是由于在有限的眶尖部直肌病理性增粗导致视神经受压引起(CON)。在更少一部分的患者中,由于眼外肌和眶脂肪同时扩大,导致这种视神经压迫现象更为普遍。对于这类患者,眼眶软组织体积增大并不会通过眼球前移(如逐渐加重的眼球突出)或眼眶骨性容积扩张而缓解,从而导致环空压力(annular pressure)作用于视神经。由于牵拉视神经导致视神经病变最为少见,因此造成视神经病变的主要原因是眶脂肪膈的扩张[82]。对于眼外肌肥大导致眶尖部拥挤引起的压迫性视神经病变,最重要的措施是行眶尖减压。对于活动期 TED,若需行手术减压,那么眶脂肪减压应当延期进行。对于一些稳定期病变,由于环空压力或视神经牵拉导致的视神经病变,切除眶脂肪可逆转视神经病变[83]。尽管手术补救 TED 的压迫性视神经病变有效,但也存在一定的局限性。在急性发作期进行眼眶减压术的并发症主要包括出血风险增大、复视、眼球突出过矫、视力丧失。此外,急性期眼眶减压术并不能常规缩短眼眶病的病程。因此,对早期术后视神经功能改善的评估要依据是否存在眼外肌继续增粗导致视力再次下降的情况(图 12.11)。Gold 等人的研究中,纳入 104 例激素敏感型(口服泼尼松 1mg/kg 治疗)TED 压迫性视神经病变患者,为他们进行辅助性眼眶放射治疗(2000cGy)。3 个月后停用糖皮质激素,总剂量达 2.85g 泼尼松(或 2.28g 甲基泼尼松)。激素联合放射治疗的患者中,仅 6%的患者压迫性视神经病变复发,需要进一步行眼眶减压手术;60%的患者不用进行手术治疗。相反,对于那些活动期行眼眶减压术的患者,预计其中有 50%~75%患者需行眼外肌手术,以及眼睑退缩手术(垂直肌退缩引起)。综上所述,对于激素敏感型 TED 压迫性视神经病变患者,放射治疗大有裨益。但是,对于胰岛素依赖型糖尿病、控制不良的高血压、系统性的血管炎的患者,是放射治疗的禁忌,因为这些疾病会增加发生放射性视网膜病变的风险[84]。

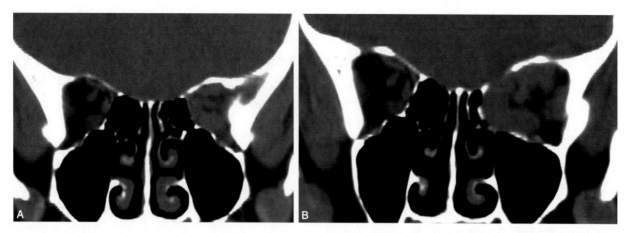

图 12.11　A.冠状位 CT 扫描显示左侧眼外肌肥大导致眶尖拥挤,压迫视神经,导致左眼视力下降至 6/60。B.术后 CT 扫描显示眶内侧壁和下壁减压术后,患者中心视力和色觉恢复正常。需要注意到内直肌和下直肌在减压术后继续增粗,视神经存在再次受压的可能(Courtesy of Peter Dolman,Vancouver,Canada)

参考文献

*1. Bahn RS. Graves' ophthalmopathy. N Engl J Med 2010;**362**: 726–38.
   Review of the clinical disease, pathogenesis, and potential novel therapy for TED.

2. Dolman PJ. Evaluating Graves Orbitopathy. Best Pract Res Clin Endocrinol Metab 2012;**26**(3):229–48.

3. Rundle FF, Wilson CW. Development and course of exophthalmos and ophthalmoplegia in Graves' disease with special reference to the effect of thyroidectomy. Clin Sci 1945;**5**:177–94.

4. Parry CH. Collections from the unpublished medical writings of the late Caleb Hillier Parry. London. Underwoods 1825;**2**:111–24.

5. Graves JP. Newly observed affliction of the thyroid gland in females. Lond Med Surg J 1835;**7**:516–20.

6. Mourits MP. Historical notes on Graves' disease. In: Wiersinga W, Kahaly GJ, editors. Graves' orbitopathy: A multidisciplinary approach. Basel, Switzerland: Krager; 2007. p. 247–53.

7. McKenzie JM. The long-acting thyroid stimulator: its role in Graves' disease. Recent Prog Horm Res 1967;**23**:1–46.

8. Tanda ML, Piantanida E, Liparulo L, et al. Prevalence and natural history of Graves' orbitopathy in a large series of patients with newly diagnosed Graves' hyperthyroidism seen at a single center. J Clin Endocrinol Metab 2013;**98**:1443–9.

9. Laurberg P, Berman DC, Bulow Pedersen I, et al. Incidence and clinical presentation of moderate to severe Graves' orbitopathy in a Danish population before and after iodine fortification of salt. J Clin Endocrinol Metab 2012;**97**:2325–32.

10. Effraimidis G, Wiersinga WM. Mechanisms in endocrinology: autoimmune thyroid disease: old and new players. Eur J Endocrinol 2014;**170**:R241–52.

11. Prummel MF, Wiersinga WM. Thyroid peroxidase autoantibodies in euthyroid subjects. Best Pract Res Clin Endocrinol Metab 2005;**19**: 1–15.

*12. Rapoport B, McLachlan SM. The thyrotropin receptor in Graves' disease. Thyroid 2007;**17**:911–22.
   Review of structure and function of the thyrotropin receptor with respect to its role in Graves disease.

13. Khoo DH, Eng PH, Ho SC, et al. Graves' ophthalmopathy in the absence of elevated free thyroxine and triiodothyronine levels: prevalence, natural history, and thyrotropin receptor antibody levels. Thyroid 2000;**10**:1093–100.

14. Stan MN, Bahn RS. Risk factors for development or deterioration of Graves' ophthalmopathy. Thyroid 2010;**20**:777–83.

15. Simmonds MJ. GWAS in autoimmune thyroid disease: redefining our understanding of pathogenesis. Nat Rev Endocrinol 2013;**9**: 277–87.

16. Boelaert K, Newby PR, Simmonds MJ, et al. Prevalence and relative risk of other autoimmune diseases in subjects with autoimmune thyroid disease. Am J Med 2010;**123**:183.e1–183.e9.

17. Bartley GB. The epidemiologic characteristics and clinical course of

ophthalmopathy associated with autoimmune thyroid disease in Olmsted County, Minnesota. Trans Am Ophthalmol Soc 1994;**92**: 477–588.

18. Tunbridge WM, Evered DC, Hall R, et al. The spectrum of thyroid disease in a community: the Whickham survey. Clin Endocrinol (Oxf) 1977;**7**:481–93.

19. Jacobson EM, Tomer Y. The CD40, CTLA-4, thyroglobulin, TSH receptor, and PTPN22 gene quintet and its contribution to thyroid autoimmunity: back to the future. J Autoimmun 2007;**28**:85–98.

20. Yin X, Latif R, Bahn R, et al. Influence of the TSH receptor gene on susceptibility to Graves' disease and Graves' ophthalmopathy. Thyroid 2008;**11**:1201–6.

21. Tomer Y, Menconi F. Type 1 diabetes and autoimmune thyroiditis: the genetic connection. Thyroid 2009;**19**:99–102.

22. Wiersinga WM, Bartalena L. Epidemiology and prevention of Graves' ophthalmopathy. Thyroid 2004;**12**:855–60.

23. Traisk F, Tallstedt L, Abraham-Nordling M, et al. Thyroid-associated ophthalmopathy after treatment for Graves' hyperthyroidism with antithyroid drugs or iodine-131. J Clin Endocrinol Metab 2009;**94**: 3700–7.

24. Thornton J, Kelly SP, Harrison RA, et al. Cigarette smoking and thyroid eye disease: a systematic review. Eye (Lond) 2007;**21**:1135–45.

25. Bartalena L, Marcocci C, Tanda ML, et al. Cigarette smoking and treatment outcomes in Graves ophthalmopathy. Ann Intern Med 1998;**129**:632–5.

26. Cawood TJ, Moriarty P, O'Farrelly C, et al. Smoking and thyroid-associated ophthalmopathy: A novel explanation of the biological link. J Clin Endocrinol Metab 2007;**92**:59–64.

27. Bartalena L, Manetti L, Tanda ML, et al. Soluble interleukin-1 receptor antagonist concentration in patients with Graves' ophthalmopathy is neither related to cigarette smoking nor predictive of subsequent response to glucocorticoids. Clin Endocrinol (Oxf) 2000; **52**:647–51.

28. Tallstedt L, Lundell G, Torring O, et al. Occurrence of ophthalmopathy after treatment for Graves' hyperthyroidism. The Thyroid Study Group. N Engl J Med 1992;**326**:1733–8.

*29. Bartalena L, Marcocci C, Bogazzi F, et al. Use of corticosteroids to prevent progression of Graves' ophthalmopathy after radioiodine therapy for hyperthyroidism. N Engl J Med 1989;**321**: 1349–52.
   Randomized control trial forming the rationale for the use of corticosteroids to prevent TED in patients receiving radiotherapy for Graves hyperthyroidism.

*30. Bartalena L, Baldeschi L, Dickinson AJ, et al. Consensus statement of the European group on Graves' orbitopathy (EUGOGO) on management of Graves' orbitopathy. Thyroid 2008;**18**:333–46.
   Evidence-based guideline for the treatment of TED.

31. Bahn RS, Burch HB, Cooper DS, et al. Hyperthyroidism and other causes of thyrotoxicosis: management guidelines of the American Thyroid Association and American Association of Clinical Endocrinologists. Endocr Pract 2011;**17**:456–520.

32. Lai A, Sassi L, Compri E, et al. Lower dose prednisone prevents

radioiodine-associated exacerbation of initially mild or absent Graves' orbitopathy: a retrospective cohort study. *J Clin Endocrinol Metab* 2010;**95**:1333–7.

33. Pfeilschifter J, Ziegler R. Smoking and endocrine ophthalmopathy: Impact of smoking severity and current vs lifetime cigarette consumption. *Clin Endocrinol (Oxf)* 1996;**45**:477–81.

34. Prummel MF, Wiersinga WM, Mourits MP, et al. Effect of abnormal thyroid function on the severity of Graves' ophthalmopathy. *Arch Intern Med* 1998;**150**:1098–101.

35. Tallstedt L, Lundell G, Blomgren H, et al. Does early administration of thyroxine reduce the development of Graves' ophthalmopathy after radioiodine treatment? *Eur J Endocrinol* 1994;**130**:494–7.

36. Anderson RL, Tweeten JP, Patrinely JR, et al. Dysthyroid optic neuropathy without extraocular muscle involvement. *Ophthalmic Surg* 1989;**20**:568–74.

37. Bahn RS. Clinical review 157: Pathophysiology of Graves' ophthalmopathy: the cycle of disease. *J Clin Endocrinol Metab* 2003;**88**: 1939–46.

38. Smith TJ, Bahn RS, Gorman CA. Connective tissue, glycosaminoglycans, and diseases of the thyroid. *Endocr Rev* 1989;**10**:366–91.

39. Weetman AP. Graves' disease. *N Engl J Med* 2000;**343**:1236–48.

40. Kumar S, Iyer S, Bauer H, et al. A stimulatory thyrotropin receptor antibody enhances hyaluronic acid synthesis in Graves' orbital fibroblasts: inhibition by an IGF-I receptor blocking antibody. *J Clin Endocrinol Metab* 2012;**97**:1681–7.

41. Kumar S, Nadeem S, Stan MN, et al. A stimulatory TSH receptor antibody enhances adipogenesis via phosphoinositide 3-kinase activation in orbital preadipocytes from patients with Graves' ophthalmopathy. *J Mol Endocrinol* 2011;**46**:155–63.

42. Smith TJ. TSH-receptor-expressing fibrocytes and thyroid-associated ophthalmopathy. *Nat Rev Endocrinol* 2015;**11**:171–81.

43. Wiersinga WM. Autoimmunity in Graves' ophthalmopathy: the result of an unfortunate marriage between TSH receptors and IGF-1 receptors? *J Clin Endocrinol Metab* 2011;**96**:2386–94.

44. Krieger CC, Neumann S, Place RF, et al. Bidirectional TSH and IGF-1 receptor cross talk mediates stimulation of hyaluronan secretion by Graves' disease immunoglobulins. *J Clin Endocrinol Metab* 2015;**100**: 1071–7.

45. Durairaj VD, Bartley GB, Garrity JA. Clinical features and treatment of Graves ophthalmopathy in pediatric patients. *Ophthal Plast Reconstr Surg* 2006;**22**:7–12.

46. Davies MJ, Dolman PJ. Levator muscle enlargement in thyroid eye disease-related upper lid retraction. *Ophthal Plast Reconstr Surg* 2016;[Epub ahead of print].

47. Werner SC. Classification of the eye changes of Grave's disease. *J Clin Endocrinol Metab* 1969;**29**:982–4.

*48. Dickinson AJ, Perros P. Controversies in the clinical evaluation of active thyroid-associated orbitopathy: use of a detailed protocol with comparative photographs for objective assessment. *Clin Endocrinol (Oxf)* 2001;**55**:283–303.
    Important compendium of photographs of patients with TED to be used by clinicians in the comparative assessment of patients with TED.

49. Mourits MP, Koornneef L, Wiersinga WM, et al. Clinical criteria for the assessment of disease activity in Graves' ophthalmopathy: a novel approach. *Br J Ophthalmol* 1989;**73**:639–44.

50. Dolman PJ, Rootman J. VISA Classification for Graves orbitopathy. *Ophthal Plast Reconstr Surg* 2006;**22**:319–24.

51. Terwee CB, Gerding MN, Dekker FW, et al. Development of a disease specific quality of life questionnaire for patients with Graves' ophthalmopathy: the GO-QOL. *Br J Ophthalmol* 1998;**82**:773–9.

52. Yeatts RP. Quality of life in patients with Graves ophthalmopathy. *Trans Am Ophthalmol Soc* 2005;**103**:368–411.

53. Fayers T, Dolman PJ. Validity and Reliability of the TED-QOL: a new three-item questionnaire to assess quality of life in thyroid eye disease. *Br J Ophthalmol* 2011;**95**:1670–4.

54. Wiersinga WM. Management of Graves' ophthalmopathy. *Nat Clin Pract Endocrinol Metab* 2007;**3**:396–404.

55. Marcocci C, Kahaly GJ, Krassas GE, et al. Selenium and the course of mild Graves' orbitopathy. *N Engl J Med* 2011;**364**:1920–31.

*56. Kahaly GJ, Pitz S, Hommel G, et al. Randomized, single blind trial of intravenous versus oral steroid monotherapy in Graves' orbitopathy. *J Clin Endocrinol Metab* 2005;**90**:5234–40.
    First study to show the increased efficacy of intravenous corticosteroids over oral corticosteroids in the treatment of patients with active TED.

57. Bartalena L, Krassas GE, Wiersinga W, et al. European Group on Graves Orbitopathy. Efficacy and safety of three different cumulative doses of intravenous methylprednisolone for moderate to severe and active Graves' orbitopathy. *J Clin Endocrinol Metab* 2012;**97**:

4454–63.

58. Shams PN, Ma R, Pickles T, et al. Reduced risk of compressive optic neuropathy using orbital radiotherapy in patients with active thyroid eye disease. *Am J Ophthalmol* 2014;**157**:1299–305.

59. Marino M, Morabito E, Brunetto MR, et al. Acute and severe liver damage associated with intravenous glucocorticoid pulse therapy in patients with Graves' ophthalmopathy. *Thyroid* 2004;**14**: 403–6.

60. Marcocci C, Watt T, Altea MA, et al. Fatal and non-fatal adverse events of glucocorticoid therapy for Graves' orbitopathy: a questionnaire survey among members of the European Thyroid Association. *Eur J Endocrinol* 2012;**166**(2):247–53.

61. Kahaly G, Pitz S, Muller-Forell W, et al. Randomized trial of intravenous immunoglobulins versus prednisolone in Graves' ophthalmopathy. *Clin Exp Immunol* 1996;**106**:197–202.

62. Stiebel-Kalish H, Robenshtok E, Hasanreisoglu M, et al. Treatment modalities for Graves' ophthalmopathy: systematic review and meta-analysis. *J Clin Endocrinol Metab* 2009;**94**:2708–16.

63. Salvi M. Immunotherapy for Graves' ophthalmopathy. *Curr Opin Endocrinol Diabetes Obes* 2014;**21**:409–14.

64. Stan MN, Garrity JA, Carranza Leon BG, et al. Randomized controlled trial of rituximab in patients with Graves' orbitopathy. *J Clin Endocrinol Metab* 2015;**100**:432–41.

65. Salvi M, Vannucchi G, Curro N, et al. Efficacy of B-cell targeted therapy with rituximab in patients with active moderate to severe Graves' orbitopathy: a randomized controlled study. *J Clin Endocrinol Metab* 2015;**100**:422–31.

66. Bradley EA, Gower EW, Bradley DJ, et al. Orbital radiation for Graves' ophthalmopathy: a report by the American Academy of Ophthalmology. *Ophthalmology* 2008;**115**:398–409.

67. Prummel MF, Terwee CB, Gerding MN, et al. A randomized controlled trial of orbital radiotherapy versus sham irradiation in patients with mild Graves' ophthalmopathy. *J Clin Endocrinol Metab* 2004;**89**:15–20.

68. Gorman CA, Garrity JA, Fatourechi V, et al. A prospective, randomized, double-blind, placebo-controlled study of orbital radiotherapy for Graves' ophthalmopathy. *Ophthalmology* 2001;**108**:1523–34.

*69. Dolman PJ, Rath S. Orbital radiotherapy for thyroid eye disease. *Curr Opin Ophthalmol* 2012;**23**(5):427–32.
    Comprehensive review of orbital radiotherapy for TED.

70. Wakelkamp I, Tan H, Saeed P, et al. Orbital irradiation for Graves' ophthalmopathy: is it safe? A long-term follow-up study. *Ophthalmology* 2004;**111**:1557–62.

71. Laurberg P, Wallin G, Tallstedt L, et al. TSH-receptor autoimmunity in Graves' disease after therapy with anti-thyroid drugs, surgery, or radioiodine: a 5-year prospective randomized study. *Eur J Endocrinol* 2008;**158**:69–75.

72. Menconi F, Marino M, Pinchera A, et al. Effects of total thyroid ablation versus near-total thyroidectomy alone on mild to moderate Graves' orbitopathy treated with intravenous glucocorticoids. *J Clin Endocrinol Metab* 2007;**92**:1653–8.

73. Patel P, Khandji J, Kazim M. Recurrent thyroid eye disease. *Ophthal Plast Reconstr Surg* 2015;**31**(6):445–8.

*74. Prat MC, Braunstein AL, Dagi Glass LR, et al. Orbital fat decompression for thyroid eye disease: retrospective case review and criteria for optimal case selection. *Ophthal Plast Reconstr Surg* 2015;**31**(3): 215–18.
    A large series reviewing the results of Orbital Fat Decompression.

75. Fichter N, Krentz H, Guthoff RF. Functional and esthetic outcome after bony lateral wall decompression with orbital rim removal and additional fat resection in Graves' orbitopathy with regard to the configuration of the lateral canthal region. *Orbit* 2013;**32**(4): 239–46.

76. Boboridis KG, Uddin J, Mikropoulos DG, et al. Critical appraisal on Orbital Decompression for Thyroid Eye Disease: A Systematic Review and Literature Search. *Adv Ther* 2015;**32**(7):595–611.

77. Zoumalan CI, Lelli GJ Jr, Kazim M. Tenon recession: a novel adjunct to improve outcome in the treatment of large-angle strabismus in thyroid eye disease. *Ophthal Plast Reconstr Surg* 2011;**27**(4): 287–92.

*78. Cruz AA, Ribeiro SF, Garcia DM, et al. Graves' upper eyelid retraction. *Surv Ophthalmol* 2013;**58**:63–76.
    Excellent review of the treatment options for TED-Eyelid retraction.

79. Elner VM, Hassan AS, Frueh BR. Graded full-thickness anterior blepharotomy for upper eyelid retraction. *Arch Ophthalmol* 2004; **122**(1):55–60.

80. Looi A, Sharma B, Dolman PJ. A modified posterior approach for upper eyelid retraction. *Ophthalmic Plast Reconstr Surg* 2006;**22**(6):

434–7.

81. Kazim M, Gold KG. A review of surgical techniques to correct upper eyelid retraction associated with thyroid eye disease. *Curr Opin Ophthalmol* 2011;**22**(5):391–3.

82. Anderson RL, Tweeten JP, Patrinely JR, et al. Dysthyroid optic neuropathy without extraocular muscle involvement. *Ophthalmic Surg* 1989;**20**(8):568–74.

83. Kazim M, Trokel SL, Acaroglu G, et al. Reversal of dysthyroid optic neuropathy following orbital fat decompression. *Br J Ophthalmol* 2000;**84**:600–5.

84. Kalmann R, Mourits MP. Diabetes mellitus: a risk factor in patients with Graves' orbitopathy. *Br J Ophthalmol* 1999;**83**(4): 463–5.

13

第 13 章　眼睑皮炎和其他皮肤疾病

IGNACIO SÁNCHEZ-CARPINTERO and MARTIN C. MIHM, Jr.

引言

眼睑皮肤疾病涉及较广泛,从常见疾病(接触性皮炎)到罕见病(鱼鳞病)。本章节主要讲述累及眉毛、眼睑和眶周区域的病变。在大多数情况下必须进行全面的皮肤检查,但根据眼部的表现,也可对某些疾病进行基本诊断。本章节将会详细介绍湿疹和玫瑰痤疮的系列病变。

基础科学[1]

眼睑的皮肤是全身最薄的皮肤,且没有皮下脂肪。眼睑是一种多层复合结构,不仅能够保护眼球,在维持眼表的完整性方面也起到重要作用。理论上讲,眼睑分为前层和后层。前层包括皮肤和眼轮匝肌,后层则包括睑板和睑结膜。

眼睑的皮肤部分由皮肤和睑缘的汗腺、皮脂腺和3~4排无立毛肌的毛发(睫毛)组成。顶泌汗腺(Moll腺)将汗液直接分泌到睫毛的毛囊内。结膜下,包含许多弹性纤维的致密结缔组织组成睑板,大皮脂腺腺体嵌在睑板内。这些特殊的皮脂腺称为睑板腺,其产生的油脂组成泪膜的脂质层。

眼睑富含血管组织,其来源是睑板动脉。睑板内侧动脉是眼动脉的分支,睑板外侧动脉则来自泪腺动脉。上睑内含有两个动脉弓,分别位于睑缘上方和睑板上方,而下睑仅有一个主要的动脉弓。

湿疹性皮肤病变

特应性皮炎

当患者出现特异性皮肤体征和症状,可诊为特应性皮炎。特应性通常用于慢性、复发性支气管哮喘、鼻炎和结膜炎等疾病的描述,并常有家族史。

发病机制

特应性皮炎(atopic dermatitis,AD)的发病机制至今不明,若家长均患有特应性皮炎,则其子女发病的可能性为81%。已有报道患者存在多种免疫系统的异常,尤其是TH1和TH2淋巴细胞功能平衡的破坏。其中TH2细胞起主要作用,它能够合成白介素4(IL-4),而IL-4又促进免疫球蛋白E(IgE)的合成。而特应性皮炎患者特征性IgE升高。

AD还涉及角质纤丝聚集蛋白基因突变。这种蛋白分子在上皮内表达,对于维持上皮屏障功能的完整性至关重要。角质纤丝聚集基因的无效突变能够破坏这种屏障功能。AD常合并眼表疾病,这使一些作者提出了一个假说:常见的角质纤丝聚集基因突变可能在AD合并眼部病变的患者发病中起主要作用。然而对AD患者的角膜标本进行分析,发现角质纤丝聚集蛋白表达的缺失并非由最常见的角质纤丝聚集蛋白基因突变引起的,而主要是继发于炎症,因为所有非AD患者的角膜炎标本均缺乏角质纤丝聚集蛋白的表达[2]。

临床特征

皮肤受累,其皮损具有形态学特征。AD 起病急,呈慢性病程,伴有不同程度瘙痒。正常情况下,患儿于哺乳期出现症状(图 13.1),表现为双侧脸颊红斑、脱屑性

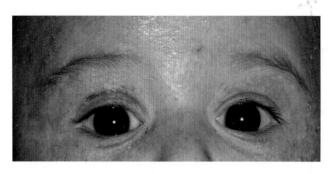

图 13.1 哺乳期婴儿患特应性皮炎合并眶周受累(Courtesy of Marta Feito,Madrid,Spain)

表 13.1　特应性皮炎的临床特点和诊断

基本特征(必须)	瘙痒
	湿疹(急性、亚急性、慢性),具有典型形态及年龄特异性(累及面部、颈部和伸肌者主要见于婴儿和儿童,有身体弯曲部位的病灶可出现在任何年龄段,腹股沟和腋窝则不发病)
重要特征(见于多数患者,支持诊断)	发病年龄早
	特应性(个人史或家族史,IgE 反应)
	干燥症
合并特征(辅助诊断,但对于发现、诊断 AD 的特异性不强)	非特异性血管反应(面部苍白、白色皮肤划痕症、迟发变白反应)
	毛囊角化症
	白色糠疹
	掌纹过多
	鱼鳞病
	眼和眶周病变
	毛囊突显
	苔藓样硬化,痒疹
排除诊断	疥疮
	脂溢性皮炎
	刺激性和接触性皮炎
	皮肤 T 细胞淋巴瘤
	银屑病
	光敏性皮炎
	免疫缺陷性疾病
	其他原因造成的红斑

Modified from Eichenfield LF,Tom WL,Chamlin SL,et al. Guidelines of care for the management of atopic dermatitis:Section 1. Diagnosis and assessment of atopic dermatitis. J Am Acad Dermatol 2014;70:338-51.

病变,之后多年内在躯体弯曲部位(肘窝、腘窝和颈后)皮肤出现相似病灶(表 13.1)[3]。一些患者表现为全身性暴发。此病变具有自愈性,但终生都有可能复发。

眼周表现

眼部特应性皮炎有两个临床体征:眼周色素沉着和 Dennie-Morgan 线(下睑缘下方对称的一条或者两条突出的皱褶)(图 13.2),这是 AD 的特异性临床表现,在脂溢性皮炎、接触性皮炎中无此表现。

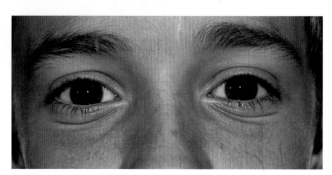

图 13.2 特应性皮炎患者双眼下睑的 Dennie-Morgan 线

检查

特应性皮炎通常依靠临床表现进行诊断,很少进行实验室检查。IgE 水平增高是目前已知的唯一有助于诊断的检查结果。若怀疑二重感染,应当进行皮肤的细菌培养。

据报道,一些细胞生物标记物与疾病的严重程度有关,比如嗜酸性粒细胞阳离子蛋白、总 IgE、溶解性 IL-2 受体、胸腺活化调节因子等[4]。血清 IL-17 和 IL-23 水平在 AD 患者中显著高于正常人群以及非 AD 患者[5]。

治疗

AD 会持续多年,需要长期使用抗炎药物治疗。

局部治疗 局部应用保湿剂,包括润肤乳(如乙二醇、甘油硬脂酸酯)和湿润剂(如甘油、乳酸和尿素)对于保持皮肤水脂屏障功能的完整性非常重要[6]。理想的药物应是安全、有效、无任何添加剂、无香料以及其他易致过敏的物质。持续的保湿能够延长疾病发作的间歇期并减轻症状和体征。在急性炎症阶段,若保湿剂无效,则需使用皮质类固醇治疗(表 13.2)[6]。面部尤其是眼周的皮肤,推荐短期内使用弱效的皮质类固醇(如 0.05%丙酸氟替卡松、0.1%糠酸莫米他松、0.1%曲安奈德)以避免皮肤萎缩和毛细血管扩张等副

作用。在出现皮肤革兰氏阳性细菌二重感染(通常是金黄色葡萄球菌)的情况下,应当局部使用抗生素软膏(莫匹罗星、夫西地酸或庆大霉素)。

表 13.2　不同效能局部皮质类固醇的代表性药物

皮质类固醇 分类	相应药物及浓度(%)
Ⅰ.超高效	丙酸氟倍他索 0.05% 醋酸双氟拉松 0.05% 丙酸卤倍他索 0.05%
Ⅱ.高效能	安西奈德 0.1% 双丙酸倍他米松 0.05% 去氯地塞米松 0.25%,凝胶 0.05% 醋酸双氟拉松 0.05%,氟轻松醋酸酯 0.05% 哈西奈德 0.1%,糠酸莫米松 0.1%,曲安奈德 0.5%
Ⅲ-Ⅳ.中效	戊酸倍他米松 0.1%,氯可托龙戊酸酯 0.1%,去氯地塞米松乳膏 0.05%,醋酸氟轻松 0.025%,氟氢缩松 0.05%,氟替卡松丙酸酯 0.05%、0.005%,糠酸莫米他松 0.1%,曲安奈德 0.1%
Ⅴ.中-低效	丁酸氢化可的松 0.1%,氢化可的松 0.1%,戊酸氢化可的松 0.2%,泼尼卡酯 0.1%
Ⅵ.低效	双丙酸阿氯米松 0.05%,地奈德 0.05%,醋酸氟轻松 0.01%
Ⅶ.极低效	地塞米松 0.1%,氢化可的松 0.25%、0.5%、1%,醋酸氢化可的松 0.5%~1%

Modified from Eichenfield LF, Tom WL, Berger TG, et al. Guidelines of care for the management of atopic dermatitis: Section 2. Management and treatment of atopic dermatitis with topical therapies. J Am Acad Dermatol 2014;71:116-32

争议:局部皮质类固醇治疗较为常用,而无显著副作用。众所周知,全身应用皮质类固醇可导致青光眼、白内障,而局部皮质类固醇治疗的副作用尚不清楚。有证据显示眼周长期使用强效皮质类固醇可能损伤视功能。实际上,应用无论是弱效还是强效皮质类固醇治疗眼睑病变时都可能导致眼部并发症[7]。

局部应用神经钙调蛋白抑制剂如他克莫司(0.1%和0.03%)和吡美莫司(1%)可作为需长期局部用药患者的替代药物。持续药物的使用可以延长疾病发作的间歇期。1%吡美莫司已被批准用于2岁以下患儿和轻-中度 AD 成人患者的二线用药。长期局部使用神经钙调蛋白抑制剂并不会引起局部应用激素的相关副作用,如皮肤萎缩等,因此其适用于易摩擦部位和眼周的皮肤。

争议:2006 年美国食品和药品监察局(FDA)强调长期局部使用神经钙调蛋白抑制剂的安全性缺乏长期的观察数据,理论上长期使用神经钙调蛋白抑制剂具有患皮肤恶性病变和淋巴瘤的风险。最近有报道吡美莫司在婴儿 AD 患者中有效,长期间歇性使用可以持续缓解症状,没有证据证明其对全身免疫系统具有抑制作用。因此,一些作者认为 FDA 对于婴儿使用吡美莫司的警告已不再适用[8]。

全身治疗　多种形式的光疗有益于疾病和症状控制。最常用的是窄带紫外线 B(UVB)。光疗可单独进行,也可和皮质类固醇联合应用,但是应避免与神经钙调蛋白抑制剂同时使用。

可以短期内进行口服皮质类固醇治疗,然后改用其他方案。环孢素 A、硫唑嘌呤、甲氨蝶呤和麦考酸莫酯对于顽固性的特应性皮炎可以超出适应证使用[9]。奥马珠单抗是一种抗 IgE 的单克隆抗体,目前用于治疗严重的过敏性哮喘,其对 AD 的作用正在研究中[10]。

并发症

有可能出现单纯疱疹的暴发性播散(疱疹性湿疹)。约一半全身暴发性疱疹的患者伴有发热和全身症状,10%的患者眼部受累,主要是角膜结膜炎[11](图13.3)。皮肤屏障损伤可能更利于病毒入侵。暴露于1 型单疱病毒(HSV-1)的具有疱疹性湿疹病史的患

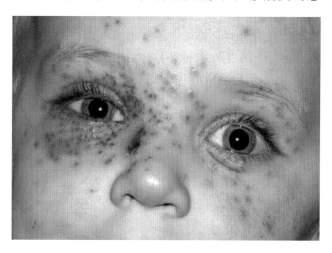

图 13.3　疱疹性湿疹(Courtesy of Jurij Bilyk, Philadelphia, USA)

者,其外周血单核细胞免疫反应显著高于没有这种并发症的患者[12]。

脂溢性皮炎

脂溢性皮炎是一种常见的皮肤炎症,多见于皮脂腺分泌活跃的皮肤区域,常与皮脂腺分泌过盛有关。是由一种广泛存在于皮肤的微生物——马拉色菌醇母菌的引起的皮肤炎症反应。

临床特征

脂溢性皮炎典型的临床症状包括皮屑、红斑和瘙痒。头皮、面部和胸部最常受累。面部最常受累的区域是前额、眉间、上睑、鼻唇沟、鼻侧面和耳后区域。根据典型的发病部位和临床表现很容易得到临床诊断。脂溢性皮炎是一种慢性、复发性疾病。严重的脂溢性皮炎可能与人类免疫缺陷病毒(HIV)感染相关。一些神经系统疾病比如帕金森病患者的脂溢性皮炎发病率亦较高。玫瑰痤疮和脂溢性皮炎常可见于同一患者。

鉴别诊断

- 银屑病
- 玫瑰痤疮(早期阶段)
- 系统性红斑狼疮

治疗

应用抗真菌唑类药物如局部用酮康唑是主要的治疗手段。也可选择其他药物如局部用皮质类固醇和神经钙调蛋白抑制剂。皮质类固醇可能引起皮肤萎缩等副作用,因此只能短期使用。推荐常规使用润肤剂,亦有一定疗效。相比安慰剂,局部应用激素和神经钙调蛋白抑制剂对于缓解症状更为有效。然而短期治疗下这些药物和唑类药物相比并没有明显的差异[13]。局部用酮康唑无副作用,可每日使用。对酮康唑治疗反应欠佳的患者,可行局部皮质类固醇乳膏治疗一周,然后改为神经钙调蛋白抑制剂维持治疗3个月。

口服米诺环素可以显著减少玫瑰痤疮以及因脂溢性皮炎造成的睑缘炎患者眼睑的细菌载量(图13.4)。因此,全身抗生素治疗可用于对局部治疗无效的患者[14]。

接触性皮炎

接触性过敏性皮炎约占皮肤科门诊患者的 2%~

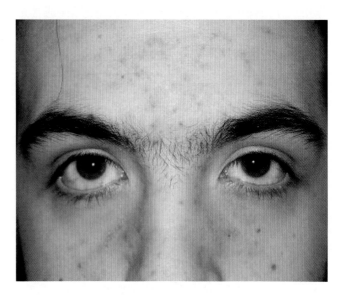

图 13.4　此患者为脂溢性皮炎同时伴有脂溢性睑缘炎,同时患痤疮

4%,而实际发病率可能更高。

临床特征

接触性皮炎的临床表现因引起皮炎的致敏物质不同、致敏物质涂抹的部位不同、接触的时间长短和患者的个人体质不同,而各具特点。化妆品引起的接触性皮炎常发生于面部,尤其是眼睑(图13.5)。临床上表现为不同程度的红斑、皮屑和瘙痒。在急性阶段,可出现水疱和渗出;慢性阶段表现为鳞屑、干燥和苔藓化硬化(由于慢性的搔抓和(或)摩擦引起皮肤变硬和皮革化)(图13.6)。也可表现为眼睑水肿。此外,也可出现细菌二重感染。

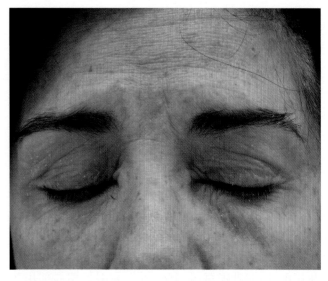

图 13.5　化妆品导致的眼睑接触性过敏性皮炎

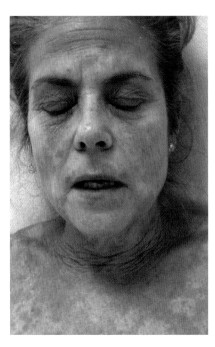

图 13.6　全身接触性过敏性皮炎，面部广泛受累

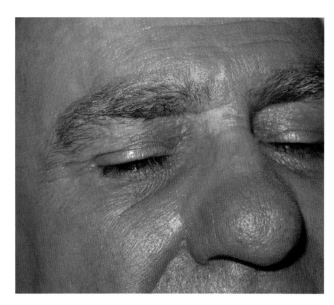

图 13.7　单侧眼睑受累的刺激性接触性皮炎

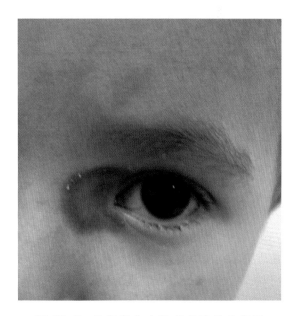

图 13.8　7 岁患儿皮肤真菌病累及眼周

诊断

根据详细的临床病史可基本诊断接触性皮炎，若需要，可进行斑贴试验以确诊。除进行标准测试和其他可行的测试，根据患者病史，应当对患者所有化妆制品进行检测。香水是最容易引起接触性皮炎的物质，其次是化妆品、防腐剂和染发剂。超过 80% 的接触性皮炎的皮损部位远离接触部位。比如对指甲油的过敏反应可以表现在眼睑上。

争议：标注"无香料"的产品并非一定不含有香料化学物，而只是意味着没有能够感知到的香味而已。这些产品可能含有一种遮盖香料，以遮盖其他物质的味道。

鉴别诊断

接触性皮炎的鉴别诊断包括各种类型的湿疹。刺激性接触性皮炎可发生于任何人，但更常见于既往有 AD 病史的患者（图 13.7）。刺激性接触性皮炎表现为局部皮肤的刺痒、脱屑或者红斑，但是可发展为渗出性水疱。当刺激物过于强烈时，可于接触后数分钟或数小时内发生反应。而刺激物较弱时，可于接触数天或数周后才产生症状。

皮肤真菌病可表现为与接触性过敏性皮炎类似的症状——红斑性病灶，伴有脱屑和结痂，但其边界常更为明显，皮损中心色更白（图 13.8）。为明确诊断，尤其是临床诊断不清楚时，需要进行皮肤病灶的氢氧化钾刮片观察和微生物培养。

局部药物也可产生刺激和过敏性皮炎，也可引起接触性荨麻疹、光敏感等过敏反应。详细地询问病史可获得可能导致过敏的药物（表 13.3）[15]。

治疗

治疗主要是在于寻找致敏原和避免接触致敏物质。局部应用皮质类固醇能够加速症状和体征的缓解。通常行中效皮质类固醇治疗 1～2 周（表 13.2）。口服皮质类固醇适用于产生严重湿疹的患者（如泼尼松龙 0.5mg/kg×1 周，短期用药不需要逐渐减量）。

表 13.3　局部用药导致的不同皮肤疾病

疾病	临床特征
接触性荨麻疹	■ 局部烧灼感、刺痛感、瘙痒感；可见红肿(肿胀和发亮) ■ 接触后数分钟到 1 小时内发生 ■ 通常在发作后 24 小时内缓解
过敏反应	■ 呼吸困难、恶心、呕吐,皮疹伴水肿;这些症状发生率低但可致命
过敏性接触性皮炎	■ 红、肿,极度瘙痒,蜂房样皮疹 ■ 当个体的免疫系统对特殊过敏原致敏时才会发生 ■ 通常在接触过敏原后 12 小时左右出现皮疹,48 小时左右达峰值
光敏感	■ 日光和化妆品内某些成分导致皮疹

Reproduced with permission from http://www.dermnetnz.org/dermatitis/topical-medication-allergy. html. Accessed：10th May 2015 © 2015 DermNet New Zealand Trust

其他炎症性疾病

玫瑰痤疮

玫瑰痤疮也称为酒渣鼻,是一种皮肤炎症状态,表现为充血性红斑、水肿、血管扩张、丘疹、脓疱和面部结节。有多种临床亚型:红斑-血管扩张性玫瑰痤疮、丘疹脓疱性玫瑰痤疮、酒渣鼻玫瑰痤疮、眼部玫瑰痤疮和新出现的肉芽肿性玫瑰痤疮(图 13.9)。目前不同亚型玫瑰痤疮之间的关系尚不清楚,可能是玫瑰

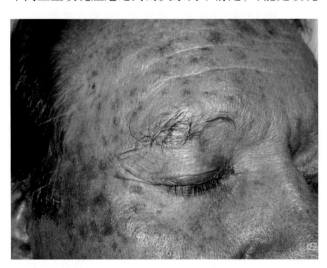

图 13.9　丘疹脓疱性的玫瑰痤疮炎症

痤疮的不同严重程度,也可能是同一种普通表现型的独立疾病过程。

流行病学

玫瑰痤疮好发于 30 岁左右的人群,高峰年龄是 40~59 岁。发病率为 0.09% ~22%。据报道,英国确诊的玫瑰痤疮的发病率为 1.65/1000 人/年[16]。

发病机制

玫瑰痤疮的病理生理学非常复杂。最近的研究提示玫瑰痤疮最初是由于机体的固有免疫系统对环境刺激产生反应,导致血管改变和炎症[17]。组织学检查可见血管和淋巴管扩张。神经血管和神经免疫信号通路中各种介质和受体之间的调节异常可能是该病早期阶段的主要发病机制[18]。抗菌肽在病变过程中也可能发挥作用;肥大细胞作为抗菌肽介导的皮肤炎症的主要介质,在皮肤全层均明显增多[19]。

毛囊蠕形螨感染在皮肤和眼部玫瑰痤疮的发病中也发挥一定作用。蠕形螨是一种小型寄生螨,常常寄生在人类的毛囊内。通过对玫瑰痤疮病损皮肤进行活检或者在光学显微镜下观察眼部玫瑰痤疮患者睫毛即可确诊(参见第 10 章)。最新的检查技术如活体共焦显微镜可以提高诊断水平[20]。

目前发现玫瑰痤疮具有一系列的潜在诱发因素:紫外线、极端温度、辛辣食物、乙醇、咖啡因和西红柿。一些研究者认为以上因素能够激活周围感觉神经末梢,在玫瑰痤疮的病理生理机制中发挥作用。还有一些研究者认为基因遗传因素对于玫瑰痤疮的发病具有重要作用。

争议:蠕形螨对玫瑰痤疮和睑缘炎的发病作用目前还存在争议。这种皮外寄生虫可在毛囊皮脂腺内找到。部分患者单剂量口服伊维菌素或者局部使用有一定疗效[21]。

临床特征

早期玫瑰痤疮表现为不同程度的红斑伴血管扩张。该病最常见的临床表现是脓疱性丘疹。病程呈进展性,有发病间歇性及缓解期。

眼部表现

20% ~50% 皮肤玫瑰痤疮患者罹患眼部玫瑰痤疮[16,22](图 13.10)。眼部症状常常被误诊,尤其是未出现皮损的患者[22]。当老年患者出现持续的眼红和反复发作的结膜-睑缘炎时,应当考虑眼部玫瑰痤疮的

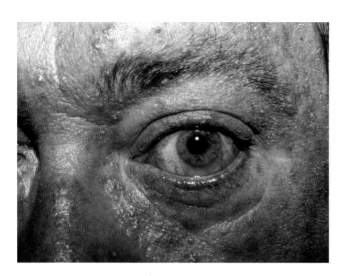

图 13.10　玫瑰痤疮眼部受累（Courtesy of Javier Vazquez-Doval，Logrono，Spain）

可能[23]。

　　所有类型的玫瑰痤疮均可表现为后部睑缘炎或睑板腺炎，导致睑板腺分泌物稠厚而泪膜中正常的油脂成分减少。慢性眼睑炎症持续数年后可导致睑板腺的完全阻塞。泪液中缺乏油脂成分可干眼症，并可伴有眼部疼痛。

　　眼部玫瑰痤疮患者若早期出现睑板腺炎，表现为眼干和烧灼感、晨起结痂、畏光、周期性视物模糊、异常反射性流泪等症状。肉眼可见眼部红斑和睑缘增厚、结膜充血水肿、眼睑边缘血管扩张。

治疗

　　无论是否伴有眼部受累，玫瑰痤疮都需要一个长期的、详细的随访计划和长期的、复杂的治疗方案。清洁卫生是主要的治疗手段，辅以全身或局部药物治疗。

- 甲硝唑：局部 0.75% 甲硝唑凝胶每日两次，是皮肤炎症性玫瑰痤疮最常用的治疗方案。也可行全身甲硝唑治疗，其有效性和药物耐受性已经在一项儿童患者的研究中得到验证[24]。为了得到完全、持续的症状缓解，推荐剂量为 20~30mg/（kg·d），持续 3 个月。对于患有角膜炎和角膜溃疡的患者，用药时间应延长。在儿童患者，尤其是没有出现皮肤痤疮病损的患儿，眼部玫瑰痤疮常常被误诊或漏诊[24]。

- 壬二酸：15% 壬二酸凝胶治疗亦有效。可能因为壬二酸能下调抗菌肽通路，故相比甲硝唑，能够更快地减轻症状。一些患者用药后可能产生刺痛、烧灼和眼痒感。一种 15% 壬二酸的新型泡沫状制剂正在研发中[25]。

- 四环素类：对于炎症性玫瑰痤疮，标准的系统性治疗方案是使用四环素类药物，如米诺环素或多西环素。FDA 唯一批准的用于玫瑰痤疮治疗的口服药物是 40mg 多西环素控释剂胶囊[26]。它是一种新型的亚抗菌剂量的、缓释的、低剂量多西环素，用于治疗脓疱丘疹性玫瑰痤疮[27]。对局部治疗反应欠佳的眼部玫瑰痤疮可能导致严重的角膜病变，可采用这种安全有效的治疗方案，口服多西环素 40mg/d，持续数月[23,28]。

- 伊维菌素：近期研究表明，局部使用 1% 的伊维菌素乳膏每日一次，疗效显著优于 0.75% 的甲硝唑乳膏，患者满意度更高，而两者副作用类似[29]。伊维菌素同时具有抗寄生虫作用和抗炎作用，能够减轻细胞和体液免疫反应，清除毛囊内的蠕形螨。伊维菌素被批准用于皮肤玫瑰痤疮，但是对于治疗睑缘病变目前尚无相关文献报道。极少情况下，伊维菌素可导致眼部分泌物增多、泪液增多、眼干或刺痒，眼部、眼睑或眼睑结膜疼痛或水肿。

- 其他治疗：非 FDA 批准的口服药物包括四环素、大环内脂类、甲硝唑和异维 a 酸。β-肾上腺素能阻滞剂，如普萘洛尔已用于抑制玫瑰痤疮的充血反应。最近一项研究采用多西环素和普萘洛尔联合治疗方案，结果显示可有效减轻充血和炎症反应[30]。口服阿奇霉素对于脓疱丘疹性玫瑰痤疮有效[31]。眼部症状、眼睑病变和结膜充血评分等均有显著提高，而没有明显的副作用。对于口服多西环素发生胃肠道反应的患者，也可采用阿奇霉素，疗效相当，并且耐受性更好。据报道，服药后轻度发热是其唯一的副作用[32]。

荨麻疹和血管性水肿

荨麻疹

　　慢性荨麻疹定义为持续的瘙痒性风团超过 6 周。虽然大多数荨麻疹被认为是特发性疾病，部分慢性特发性荨麻疹患者发病的根本原因是自身免疫机制异常。这部分患者的血小板计数增高，类风湿因子阳性，抗核抗体均显著升高[33]。

　　荨麻疹是由 IgE 介导的过敏反应，典型的病变表现为真皮乳头水肿导致的蜂房样皮损和皮肤显著增厚，持续时间不超过 24 小时。反复的、慢性的、低剂量的过敏原暴露可能导致皮肤持续增厚，尤其是原本皮肤较薄的部位，如眼睑。

　　诱发因素常包括食物和昆虫叮咬。副肿瘤综合征和自身免疫性疾病也会导致荨麻疹。生理性荨麻疹可由于压迫或受热引起(如游泳镜造成的眼周病变,眼部睑板腺炎热敷后)。

血管性水肿

血管性水肿是一种荨麻疹样过敏反应,累及真皮深层、表皮下组织,某些血管性水肿导致呼吸道和消化道黏膜受累,且多呈急性发作。血管性水肿通常为特发性,需要排除药物反应和 C1 抑制因子缺乏。C1-脂酶抑制蛋白(C1-INH)基因缺乏常表现为仅眼睑受累的复发性炎症反应。局限的、非凹陷性的上皮下水肿发作持续数天,可于童年早期出现,青春期加重。Ⅰ型是真性 C1-INH 蛋白缺乏,而Ⅱ型的 C1-INH 蛋白水平正常或增高,但是蛋白功能异常。提供检测 C1-INH、C4 水平和 C1-INH 的活性以确诊。

治疗   对于大多数荨麻疹,抗组胺治疗是主要的治疗方案。目前有经典(镇静性)的抗组胺药物(氯苯那敏、羟嗪、苯海拉明)、二代抗组胺药物(西替利嗪、氯雷他定、咪唑斯汀)和三代抗组胺药物(地氯雷他定、非索非那定)。比拉斯汀是一种新型二代抗组胺药物,已经被批准用于慢性荨麻疹的系统性治疗[34]。另一种抗组胺药物卢帕他定,具有血小板活性因子受体拮抗作用,并在体外具有抗 TNF-α 作用。这些额外的抗炎效应能够提高疗效[35]。部分患者可能对联合 H_2 拮抗剂治疗反应好。

对于抗组胺治疗无效的患者,可以考虑二线治疗方案。可采用口服皮质类固醇、多塞平、孟鲁司特、秋水仙碱、达那唑以及其他全身用药。而目前还没有标准化治疗方案。目前治疗荨麻疹和血管性水肿的新药如奥马珠单抗具有潜力[36]。

C1-INH 缺乏的治疗与其他类型血管性水肿不同。紧急情况下,应该给予浓缩 C1-INH 或新鲜冻存血浆治疗。司坦唑醇或达那唑对大多数患者有效。其他药物包括氨甲环酸、ε-氨基己酸等。

血管性水肿或者眼睑水肿鉴别诊断   很多临床疾病和外界因素可导致眼睑水肿[37]。
- 药物:很多药物如对乙酰氨基酚、阿司匹林和非甾体抗炎药等均可导致眼睑的水肿。其机制是药物引起全身水潴留、血管性水肿、荨麻疹或者局部睑结膜炎。
- 过敏:眼周过敏的情况包括季节性和常年性过敏、春季卡他性角结膜炎、接触性皮炎和药物引起的过敏性睑结膜炎。这些过敏反应均可导致眼睑水肿、结膜水肿、眼表充血、流泪和脱屑性湿疹样红斑。

- 皮肤填充物:美容或者眼部重建所使用的皮肤填充剂可能导致过敏反应。透明质酸应该是最安全的皮肤填充剂。其他永久性皮肤填充剂如聚芳基酰胺和聚丙烯酰胺可导致局部或者区域性的迟发副作用。可见质软炎性结节、荨麻疹样反应,眼睑广泛水肿(图 13.11)。为填充泪沟行眼周围局部填充剂注射时,若注射过于表浅可导致局部水肿和隆起。因为可能导致不可逆盲,超出适应证眉间填充应当格外小心[38]。

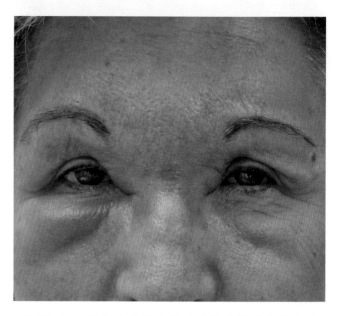

图 13.11   注射皮肤填充物造成的荨麻疹样反应及多处面部水肿

- 甲状腺相关眼病:常导致年长患者双侧眼睑、结膜和眼眶水肿,同时可出现眼睑闭合不全、眼睑退缩和眼球突出等体征。静止期与眼睑水肿表现类似。在甲状腺相关眼病的活跃期,创伤(如手术)可加速病情发展。
- Melkersson-Rosenthal 综合征:特征是非干酪样坏死性肉芽肿围绕淋巴管,并且具有临床三联征:面瘫、面部水肿和皱襞舌。面部水肿的典型表现是口周水肿,但也可出现眼睑水肿,或仅表现为眼睑水肿。无痛性、非凹陷性眼睑水肿最初为间歇性,而后逐渐发展为持续性。单侧和双侧发病均有报道。
- 眼睑松弛综合征:双侧或单侧复发性、无痛性、非凹陷性上睑或下睑水肿,通常好发于青年女性,并随着年龄增长发作频率逐渐降低。活动性发作平均持续 2 日,导致诊断及治疗困难。反复发作后导致色素沉着、皮肤变薄、眼睑皱纹等改变,有时眼睑呈"绉纸样"。
- 全身水肿:全身水肿有可能早期仅表现为眼部水肿,

或者以眼部最为显著,典型的表现为晨起时最为严重,由于长期的体位所造成。随着白天体位的改变,眼部水肿逐渐减轻。鉴别诊断包括心脏疾病、肾脏疾病、肝脏疾病、低蛋白血症、淋巴管阻塞和甲状腺功能低下。

▪ 淋巴水肿:表现为局部水肿,是由于细胞外液局部聚集造成,而这些液体本应该通过淋巴系统引流。淋巴水肿可累及眼睑皮肤、睑板后层或睑结膜,最终导致组织纤维化。可见于面部外伤后或手术后淋巴回流中断。

▪ 干燥性角膜结膜炎或干眼:由于眼表干燥,可能导致结膜反常水肿,水肿可扩散至睑结膜引起眼睑水肿。

中毒性表皮坏死和 Stevens-Johnson 综合征

　　Stevens-Johnson 综合征(SJS)以及中毒性表皮坏死组成了一组常由用药导致的少见却威胁生命的疾病。SJS 的典型表现为至少两处黏膜表面严重糜烂,伴唇部和口腔黏膜严重的表层坏死以及化脓性结膜炎。中毒性表皮坏死(toxic epidermal necrolysis,TEN)表现为大片的表皮剥脱和严重的表皮坏死。这些疾病被认为是严重表皮松解性药物不良反应的最严重类型。根据广泛的皮肤剥脱可识别。

发病机制

　　SJS 的诱发因素很多,包括药物、细菌感染如肺炎支原体、真菌以及病毒感染。药物是 SJS 最常见的致病因素,也几乎是 TEN 患者唯一的致病因素。许多药物可致病,最常见的是非甾体类抗炎药物、磺胺类药物和抗癫痫药物(尤其是卡马西平、苯妥英、苯巴比妥米那、拉莫三嗪、丙戊酸)。其他药物包括甲氧苄啶、磺胺甲基异噁唑/复方磺胺甲噁唑片和别嘌醇等。

临床特征

　　SJS 患者通常仅有显著的前驱症状-上呼吸道疾病,伴发热、咳嗽、关节炎、腹泻和萎靡不振。数天后,出现对称性、暴发红斑并逐渐发展成中央水疱,并可见局部表皮坏死。皮肤受累可表现为局限的数个靶心样病变,或可表现为全身性病变。口唇可见血痂和黏膜剥脱。通常伴有全身淋巴结病变。TEN 患者通常在出现皮肤表现前 1~3 日出现发热、眼部刺痛和吞咽疼痛。初发病灶呈典型暗红色,并逐渐发展成为坏死性病灶和上皮剥脱。剥脱首先出现在躯干部位,之后蔓延到颈部、面部和上肢近心端。典型的病例在早期阶段表现为足底和手掌受累。超过 90% 的患者有口腔、眼部和生殖器黏膜的红斑和糜烂。25% 的患者累及呼吸道上皮。

眼部受累

　　药物引起的眼部病变非常可怕(图 13.12)。在全身表皮剥脱的患者中,其眼部表现尤为严重。已有报道出现畏光、视力减退、眼睑位置异常、干眼和角膜穿

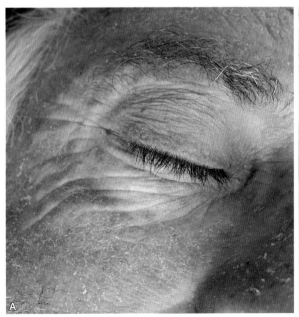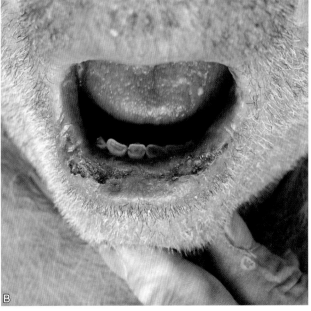

图 13.12　Stevens-Johnson 综合征的临床表现。面部湿疹样病变(A),黏膜受累(B 和 C,不同患者),皮肤靶心样病变(D)

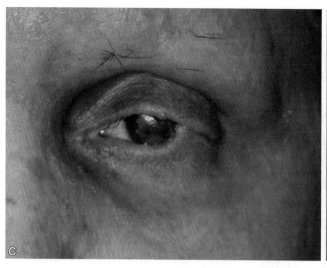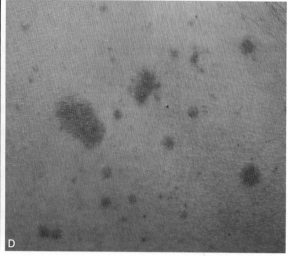

图 13.12（续）

孔等症状[39]。SJS 患者可表现为严重的结膜糜烂、畏光和眼睑假膜形成。眼部后遗症包括假膜形成导致眼睑固定、睑球粘连、睑内翻和角膜瘢痕形成等。

鉴别诊断

- 葡萄球菌性烫伤样皮肤综合征
- 寻常型天疱疮及副肿瘤综合征
- 多形性红斑
- 急性泛发性发疹性脓疱病

治疗

患者应当在烧伤科病房或重症监护病房治疗，并停止任何可疑药物。诊疗计划应包括多学科医疗队伍协力、应用支气管镜、严格的电解质和水液平衡管理，以及精细的外科创面护理。目前尚无任何有关特殊治疗的循证医学数据。目前治疗方法包括全身皮质类固醇、血浆置换和静脉注射免疫球蛋白。虽然静脉注射免疫球蛋白仍有争议，但是似乎有一定疗效。目前并无证据证明，全身免疫调节剂治疗对于改善 SJS 和 TEN 患者的最终视力和慢性眼表并发症有效果[40]。

免疫性疾病

寻常型天疱疮

寻常型天疱疮是一种自身免疫性疾病，通过针对抗角质细胞表面的 IgG 自身抗体导致皮肤和黏膜病变。在黏膜型中 IgG 直接对抗桥粒芯黏蛋白 3，而在皮肤黏膜型中，IgG 直接对抗桥粒芯蛋白 1 和 3。

临床特征

所有患者均会出现疼痛性口腔黏膜糜烂；超过半数的患者会出现松弛性水疱和广泛的皮肤糜烂。同时还会累及结膜、鼻黏膜、生殖器黏膜。棘层松解征（尼氏征）是其典型表现，即当给予一个轻微的按压或摩擦时，表层皮肤容易向侧方移动。

眼部表现

有 16% 的患者会合并眼部病变（图 13.13）。结膜炎是最常见的临床表现，其次是睑结膜糜烂。普遍报道有眼部刺激性症状和眼红。眼部症状与寻常型天

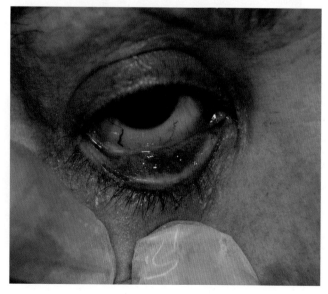

图 13.13　寻常型天疱疮患者的眼部表现（Courtesy of Agustín España，Pamplona，Spain）

疱疮的活动性和浸润程度无关[41,42]。

治疗

对于天疱疮的最佳治疗仍不明确[43]。目前有潜力的治疗方法包括辅助霉酚酸酯、硫唑嘌呤、静脉注射免疫球蛋白、英利昔单抗、利妥昔单抗。利妥昔单抗疗效可、耐受性好，严重副作用很少，仅 3.3%；大剂量利妥昔单抗似乎能延长缓解期[44]。其他具有不确定证据的治疗手段包括大剂量（120～180mg）与低剂量（45～60mg）泼尼松、地塞米松冲击、环磷酰胺、地塞米松-环磷酰胺冲击治疗、环孢素、氨苯砜、依那西普、阿昔洛韦、他克莫司[43]。

大疱性类天疱疮

大疱性类天疱疮是一种自身免疫性表皮下大疱性疾病，这种疾病中，自身抗体针对基底膜的半桥粒蛋白（BP180 及 BP230）。该病多发病于 60 岁以上人群。水疱多发于此病，比寻常型类天疱疮多见，但是口腔及生殖器黏膜多无受累。

临床特征

类天疱疮有水疱期或无水疱期。无水疱期主要表现为轻到重度的皮肤瘙痒，伴/不伴有表皮剥脱、湿疹或荨麻疹样病变。在水疱期，可见正常皮肤或皮肤红斑处出现水疱、囊疱，同时合并荨麻疹样及浸润性丘疹及斑块。颈部和面部受累较少。尼氏征阴性。

眼部表现

最近一项有关于寻常型天疱疮、落叶型天疱疮、大疱性天疱疮患者的研究显示，畏光是最常见眼部症状。在这些疾病中常见的眼部体征主要有睑缘炎（68.1%）、结膜充血（22.7%）和角膜缘扩张（18.2%）。大多数的患者泪液分泌试验和泪膜破裂时间均减少[45]，也可见瘢痕性睑内翻。对于黏膜的类天疱疮，在给予修复治疗之前应控制炎症活动性[46]。儿童的黏膜类天疱疮累及眼部者罕见报道，主要表现轻度的双侧结膜粘连、睑球粘连、外周炎症性角膜炎。对于可疑病例可进行活检以确诊[47]。

治疗

目前，口服或局部应用皮质类固醇是一线治疗方法[48]。免疫抑制剂治疗目前尚存在争议，如硫唑嘌呤、苯丁酸氮芥、环磷酰胺、环孢素、甲氨蝶呤、霉酚酸酯。氨苯砜对于合并黏膜病变的患者有益。

系统性红斑狼疮

系统性红斑狼疮（system lupus erythematosus，SLE）是一种多系统功能异常，对皮肤的影响显著。该病发生与体内的自身抗体有关。

临床特征

SLE 包括以下几种亚型：急性、亚急性、慢性、新生儿型（先天性）。急性型较为局限性或普遍性。最常见的特征性临床表现是颧部蝴蝶形红斑。皮下型光敏度较强，主要分布在上背部、肩膀、颈部和胸部。抗-RO 抗体阳性。颧部红斑易与面部的颧部玫瑰痤疮相混淆。

慢性盘状红斑狼疮是最为常见的临床亚型，表现为头皮、面部、耳部的硬化性鳞状红斑，伴瘢痕化和色素沉着。少部分病例表现在眼周围皮肤病变。

先天性红斑狼疮主要的临床表现是前额、眶周、面颊、眼睑暴发环状、多环状、红斑样鳞状皮疹[49]。这种环状、多环状眶周红斑非常普遍（图 13.14）。对于生后前 2 周出现持续面部皮炎的婴儿，应怀疑这种类型 SLE。母亲和患儿体内的抗-RO 抗体通常为阳性。

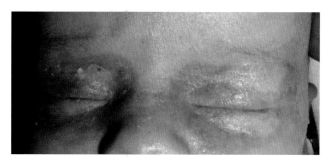

图 13.14 先天性 SLE 患儿的双侧眼周特征性皮疹（Courtesy of Marta Feito，Madrid，Spain）

眼部表现

SLE 能够累及眼睑、眼附属器、巩膜、角膜、葡萄膜、视网膜及视神经。最为常见的临床表现是干燥性角结膜炎。由于视网膜、脉络膜、视神经病变，部分患者会出现视力下降。有趣的是，眼部症状可以作为 SLE 的首发症状，并且与 SLE 的活动性有关。早期诊断和及时启动治疗是避免视力下降的基础[50]。

眼部的盘状红斑表现并不多见。慢性眼睑炎主要表现为水肿、下睑皮肤红斑、下睑睫毛脱落，但无皮肤瘢痕，皮质类固醇类眼药水对此无效[51]。

鉴别诊断

皮肤红斑狼疮应与以下疾病相鉴别：银屑病、脂溢性皮炎、痤疮、红斑痤疮、寻常狼疮、类肉瘤病、鲍文病、多形性日光疹、环状肉芽肿和皮肌炎。皮肌炎主要表现为特征性向阳性皮疹（图 13.15）和（或）Gottron丘疹，为稍隆起、紫色丘疹及斑块样皮损，多发生在骨性隆起处，尤其是掌指的近端及远端指间关节。该病很少出现眼睑损害或只表现眼睑损害，6%慢性皮肤型红斑狼疮患者会出现下睑皮肤受累。对于治疗后仍持续表现为慢性睑缘炎、睫毛脱落的患者，应考虑为盘状红斑狼疮。

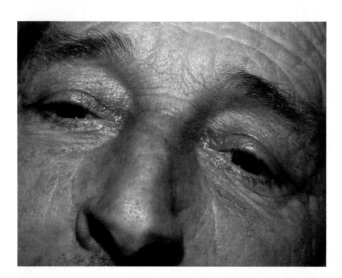

图 13.15 皮肌炎患者的向阳性皮疹（Courtesy of Javier Vazquez-Doval, Logrono, Spain）

检查

诊断 SLE 必须具备多系统受累以及抗核抗体阳性。对于临床高度怀疑的患者，和（或）抗核抗体滴度高的患者，应进行补充试验：补体、抗-dsDNA 抗体、可提取性核抗原（extractable nuclear antigen，ENA）面板（抗-Sm、抗-Ro、抗-SSB 和核糖核蛋白），同时也需要筛查抗心磷脂抗体、狼疮抗凝物。

治疗

推荐的预防性治疗包括使用防晒霜。通常情况下，局部应用皮质类固醇、神经钙调蛋白抑制剂对于皮损治疗有效。对于大多数患者，口服抗疟药（羟化氯喹）亦有效。难治性 SLE 患者，可采取口服皮质类固醇、甲氨蝶呤、沙利度胺、维 A 酸、氨苯砜和咪唑硫唑嘌呤等免疫抑治疗，以及免疫调节治疗（依法利珠单抗、抗肿瘤坏死因子抑制剂、静脉输入免疫球蛋白、利妥昔单抗）[52]。

白癜风

白癜风是一种获得性色素性皮肤病，由于皮肤、头发或两者的功能性黑色素细胞缺失导致的特征性皮损，表现为边界清楚的皮肤脱色素斑块，估计发生率为1%[53]。病变范围和分布常随疾病进展而改变。疾病进展和治疗效果无法预测，发病机制尚不清楚。自身免疫、细胞毒性、神经性和病毒感染等机制可能导致了黑色素细胞破坏[54]。

眼部受累

白癜风和黑色素瘤间的关系尚未完全阐明。据推测，针对黑色素瘤抗原的抗体可能与正常皮肤发生交联反应。葡萄膜黑色素瘤患者可自发或在疫苗治疗后发生白癜风。临床上，这些患者发展为双侧多发性病变，主要影响上半身[55]。

眼周白癜风可能有眼表及泪液功能改变（图13.16）。Schirmer 试验和泪膜破裂时间均可能变化[56]。

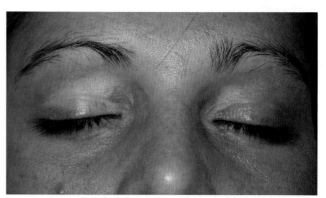

图 13.16 双侧白癜风伴眼睑白斑

争议：目前发现白癜风可能与原发性开角型青光眼有关。一些学者建议治疗白癜风的患者应定期进行眼科检查[57]。

鉴别诊断

白癜风可能是一种更为复杂的综合征的部分表现，称为 Vogt-Koyanagi-Harada 综合征，该病是一种自身免疫性多系统疾病，可攻击黑色素细胞，表现为眼、耳、脑膜和皮肤的弥漫性肉芽肿性炎症。眼部受累往往与全身表现如白癜风、脑膜炎、耳鸣和白发症相关。长期并发症包括与白内障、青光眼和脉络膜新生血管形成相关的视力下降。目前，大剂量全身应用皮质类固醇是治疗金标准，也可行结膜下注射曲安奈德注射液[58]。

治疗

色素再生可自发发生。窄谱中波紫外线光疗是一般性白癜风的标准治疗方法。紫外线刺激后，白斑可以被来自毛囊的前体黑色素细胞重新着色[59]。308nm 准分子激光或准分子灯可以应用于局部区域病灶的治疗[60]。

已证实，神经钙调蛋白抑制剂在局部皮质类固醇替代治疗方面与他克莫司和吡美莫司一样有效。白癜风色素再生后 1 年内复发的风险约为 40%。再生后，建议使用 0.1% 他克莫司软膏每周两次，以防止色素脱失[61]。

对于稳定的和局限性白癜风患者，可进行手术治疗（疱状移植，培养和非培养的细胞移植，穿孔/迷你分层厚皮片移植）[62]。

现已证明，用于青光眼和多毛症治疗的前列腺素 F2α 衍生物（拉坦前列素和贝美前列素）具有非预期的色素沉着效应。这种效应可用以治疗白癜风和斑秃。在豚鼠中，拉坦前列素衍生物可诱导皮肤色素沉着，同时引起眼周和虹膜色素沉着。事实上，该药的皮肤色素再生效果似乎优于窄谱中波紫外线光疗。拉坦前列素有较好的前景，并且可能与窄谱中波紫外线光疗有协同作用[63]。

相关疾病和并发症

虽然大多数白癜风患者在首诊时并无甲状腺疾病的相关症状或体征，但是高达 28% 的患者可能存在抗甲状腺过氧化物酶抗体[64]，因此应筛查患者血清促甲状腺激素和甲状腺过氧化物酶抗体。高龄发病的白癜风患者少见，应警惕甲状腺功能减退、类风湿性关节炎、糖尿病和斑秃[54]。

白癜风患者可出现局限性白发病（图 13.17）。该病为在任何毛发覆盖区域（包括眉毛和睫毛）的一组毛囊局限性白色毛发斑块。它可能与数种综合征和获得性病症有关（表 13.4）[65]。

表 13.4　与白发病相关的遗传性和获得性疾病

遗传性疾病	临床特征
结节性硬化病	白发病是该病最早的表现之一
花斑	80%~90% 的花斑患者仅表现为白发病，眉毛和睫毛也会受累
Waardenburg 综合征	前额一小撮白发，可能同时有眉毛和睫毛变白，是其典型表现
白化病综合征	皮肤稳定的先天性色素脱失斑，以及白发病
获得性疾病	临床特征
白癜风	高达 25% 的患者会出现白发病，特别是在节段型患者中更常见
VKH 综合征	该病第三阶段会出现白发病，普遍为眼周受累，常表现为睫毛变白
Alezzandrini 综合征	通常同侧性面部白癜风和白发病
斑秃	斑秃患者头发再生过程中可表现为白发，VKH 综合征会出现斑秃和白发病
类肉状瘤病	在葡萄膜炎发作过程中，睫毛会变白
睑缘炎	可表现为眼睑边缘肥厚、倒睫、睫毛脱落、白发病
黑色素细胞病	白发病的发生可能与先天性及获得性色素痣关系更密切，与后者关系更大。可能是恶性黑色素瘤的早期表现
神经纤维瘤	孤立性神经纤维瘤会出现白发病
药物	局部药物：前列腺素类药物、咪喹莫特、氯霉素 系统药物：维 A 酸、氯喹、西妥昔单抗、肿瘤浸润淋巴细胞免疫治疗

Modified from Sleiman R, Kurban M, Succaria F, Abbas O. Poliosis circumscripta: overview and underlying causes. J Am Acad Dermatol 2013;69:625-33

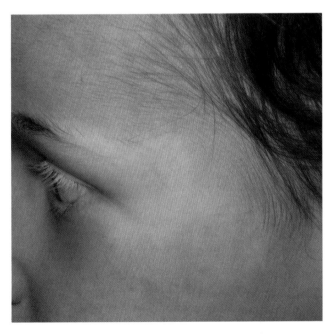

图 13.17　白癜风患者伴局限性白发病

斑秃

斑秃是一种器官特异性自身免疫疾病。大多数患者起初头皮上出现圆形/椭圆形的非瘢痕性脱发的斑块。除头皮和躯体毛发外,眉毛和睫毛也会受累(图 13.18)。

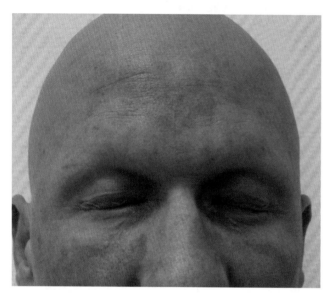

图 13.18　普通斑秃累及眉毛和睫毛

临床特征

大多数睫毛受累的斑秃患者,其头皮也同时受累,有助于诊断。主要特点是在脱发区域的边缘出现短"叹号"样毛发(头发远端宽于近端)。

鉴别诊断

当斑秃累及眉毛和睫毛时,由此导致的脱发称作"眉毛/睫毛脱落"(图 13.19)[66]。许多先天性和获得性疾病可以导致眉毛/睫毛脱落(表 13.5)。拔毛癖是一种精神疾病,患者强迫性地扯掉头发、眉毛、睫毛或其他部位的毛发;其特征是不同程度的毛发损伤(图 13.20)。

表 13.5　睫毛脱落的原因

物理创伤	烧伤、放疗、冷冻疗法、手术
皮肤病	毛发疾病:斑秃、额部浸润性肿瘤引起脱发 皮肤盘状狼疮 丘疹性黏蛋白沉积症 扁平苔藓 皮脂腺癌和基底细胞癌
系统性疾病	黏液性水肿(甲减) SLE 传染性疾病:梅毒、结节型麻风 移植物抗宿主疾病
其他	拔毛癖 沙眼

Reproduced with permission from Vij A, Bergfeld WF. Madarosis, milphosis, eyelash trichomegaly, and dermatochalasis. Clin Dermatol 2015;33:217-26

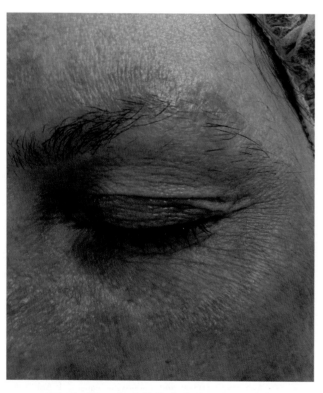

图 13.19　扁平苔藓患者出现眉毛脱落

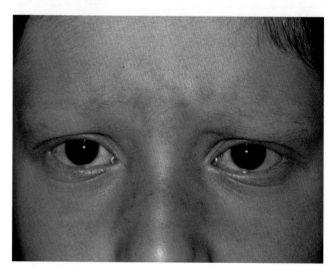

图 13.20　拔毛癖(可见不同程度的毛发损伤)

治疗

斑秃的治疗主要是局部或病灶内使用皮质类固醇。二苯基环丙烯酮的免疫治疗效果较好,可用于难治性或广泛播散型斑秃。其他的治疗方法包括甲泼尼龙冲击治疗、放疗、甲氨蝶呤、环孢素。

争议: 前列腺素 F2α 衍生物可能对斑秃有效。部分研究证实此类药物有效,但另有研究却认为无效[67,68]。肿瘤坏死因子抑制剂对斑秃无效,甚至会引发斑秃或使之恶化。有一篇报道称阿达木单抗治疗效果显著[69]。

色素性疾病

雀斑

临床特征

雀斑主要见于浅色皮肤的个体,表现为淡棕色斑块。雀斑出现在阳光照射的皮肤区域,尤其是面部和上肢,也可累及眼周皮肤,日晒后雀斑更加明显。雀斑可能表现为常染色体显性遗传。

诊断

临床诊断很容易,没有必要进行活检。组织学上,由于黑色素细胞分泌黑色素增多,可见病灶部上皮内黑色素簇状增多。与和单纯性雀斑痣相鉴别[70]。

单纯性雀斑痣

临床特征

雀斑痣是一种色素性斑块,直径小于 1cm。雀斑痣可表现为孤立病灶,也可作为综合征中的一部分出现(着色病)。它可发生于身体任何部位,与日照无关。一般从儿童期开始出现病灶。多发性雀斑痣伴皮外表现的患者,可能是特殊综合征的表现。以下描述了部分眼部受累的特殊综合征:

- **Bannayan-Riley-Ruvalcaba 综合征:** 是一种罕见的常染色体显性综合征,表现为过度增长,身高、体重增加,大头畸形,错构瘤,胃肠道错构息肉,生殖器色斑以及肌病等表现。眼部表现为:斜视、眼距过宽、外斜和假性视乳头水肿等。
- **Leopard 综合征:** 常染色体显性遗传,表现为多发性雀斑痣、心脏缺陷(心电图异常)、眼部受累、肺动脉

瓣狭窄、生殖器异常、生长迟缓和耳聋。眼部主要表现为眼距过宽。也有个案报道一个婴儿患者具有双眼迷芽瘤[71]。

晒斑/日晒性雀斑

临床特征

晒斑或日晒性雀斑表现为多发性棕色斑块,1～10mm 大小不等,位于日光照射部位,面部最常受累。病灶边缘可光滑和(或)不规则。

鉴别诊断

通过临床表现和体征可进行诊断。任何可疑病变都应进行活检以排除其他疾病,如恶性雀斑痣。组织学检查可明确最终诊断。非侵入性手段如皮肤镜或活体共焦反射显微镜检查对诊断也有一定帮助,使部分患者免于活检。鉴别诊断包括以下疾病:

- 色素性日光性角化病
- 恶性雀斑痣
- 色素性脂溢性角化
- 扁平苔藓样角化
- 黑斑病

恶性雀斑痣和恶性雀斑痣样黑色素瘤

恶性雀斑痣好发于日光照射的皮肤,特指原位恶性黑色素瘤的一种类型。当病灶具有侵袭特征时称为恶性雀斑痣样黑色素瘤[70]。恶性雀斑痣发展成为恶性黑色素瘤的概率约为 5%,其中主要危险因素是长期紫外线暴露。实际上,若病变发生在非日光照射区域,或组织学上没有慢性日光损伤改变如日光性弹性组织变性,则不能诊断恶性雀斑痣或恶性雀斑痣样黑色素瘤。

争议: 目前,有关恶性雀斑痣是恶性黑色素瘤的前驱表现,或者是其原位癌,尚有争议[72]。

临床特征

恶性雀斑痣表现为 0.5～1cm 大小的色素性斑块,棕褐色或棕色,边界不规则。恶性雀斑痣增大表现为病变尺寸增加,可扩散到相当大的范围,有时可扩大到 20cm 左右(图 13.21)。病灶中央可呈现灰白色,这种现象称为部分消退。恶性雀斑痣样黑色素瘤可表现为明显的中心病灶、色泽变化,病灶可向周围区域扩散,如结膜、口腔黏膜或外耳道等,取决于病变起始部位。

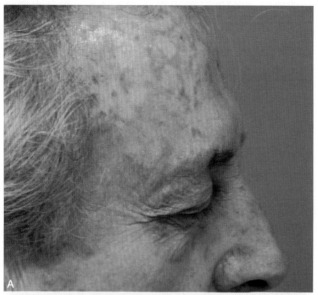

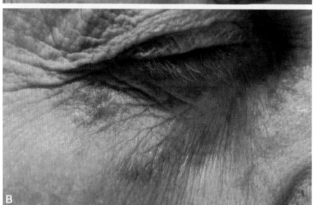

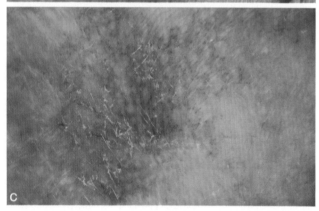

图 13.21 A-C.雀斑样恶性黑色素瘤

鉴别诊断

面部的色素性病变有时很难从临床角度进行完全鉴别。因此对于面部病变,活检往往非常必要。鉴别诊断包括:

- 日光性雀斑
- 发育不良性痣
- 色素性脂溢性角化

- 浅层色素沉着型基底细胞癌
- 良性苔藓样角化

无色素性的恶性雀斑痣与鳞状细胞癌(squamous cell carcinoma,SCC)或慢性湿疹相似。

治疗

恶性雀斑痣或雀斑痣样恶性黑色素瘤应当进行手术治疗。因为在临床上很难对病灶进行良好定位,Mohs 切除术是最好的术式选择[73]。

争议:病灶的部位和大小可能导致手术异常困难。恶性雀斑痣通常多年稳定,不侵蚀真皮组织,且多见于老年患者,因此应考虑进行非手术治疗,如局部使用 5% 咪喹莫特乳膏(乐得美)。咪喹莫特治疗后组织学和临床病灶清除率可分别达到 76.2% 和 78.3%[74]。有报道称一位眼睑恶性雀斑痣和结膜不典型原发性获得性黑变病患者,局部使用咪喹莫特联合睑周恶性雀斑痣冷冻,局部应用干扰素 α-2b 治疗结膜病灶,患者治疗后获得痊愈[75]。

文献报道的病例中,咪喹莫特治疗睑周皮肤病变耐受性良好,可作为手术的替代治疗,治疗后外观和功能均较好。使用咪喹莫特治疗的患者组织学检查非常困难,因此应当使用活体共焦反射显微镜进行随诊[76]。

眼部黑色素增多症(OTA 痣,太田痣)

Ota 痣是一种先天性疾病,表现为巩膜和眼睑黑色素增多。目前认为其发病机制是由于胚胎时期色素细胞从神经脊向表皮迁移过程中眼部色素细胞过度迁移造成。95% 的患者是单眼患病,80% 为女性患者。

临床特征

可根据临床表现直接进行诊断,很少需要进行皮肤活检。三叉神经分布区域的眼部和上颌部皮肤呈现斑片状、蓝黑色或者灰色色素沉着(图 13.22)。2/3 的患者可见巩膜斑片状色素沉着,使得青光眼发生风险增高。色素沉着也可表现在口腔黏膜、鼻黏膜、虹膜、脉络膜和咽喉部黏膜。眼部皮肤色素细胞增多的患者应当每 6 个月进行详细的眼部检查以及影像学检查,以便早期发现黑色素瘤[77]。眼部黑变病、Ota 痣、结膜黑色素痣、混合痣和原发性获得性黑变病患者具有发展为黑色素瘤倾向。

治疗

组织活检的标准应当放低。皮肤 Ota 痣可以用调

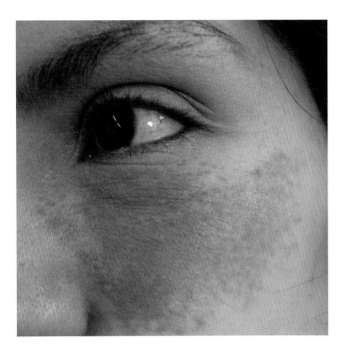

图 13.22　Ota 痣伴眼球受累患者

Q 激光治疗。可能需要多次治疗才能大体清除色素。对于棕色病灶或白皮肤的儿童以及成人患者治疗次数应适当减少[78]。

鉴别诊断

结膜和巩膜色素性病灶的鉴别诊断包括先天性黑色素沉着症、结膜色素痣、获得性黑变病和结膜黑色素瘤。

Ota 痣还应同咖啡-牛奶斑相鉴别（图 13.23），后者多见于神经纤维瘤病，很少累及眼周。边界清楚的浅棕色斑块是其典型表现，可与 Ota 痣相鉴别，Ota 痣的边界通常难以界定。

Ota 痣还应与表皮痣相鉴别，后者是一种良性错构瘤，通常在出生后一年内出现。临床上，其表现为色素性斑块，呈线性分布（图 13.24）。

最后，在非常罕见的情况下，先天性黑色素细胞痣表现可与 Ota 痣类似（图 13.25）。

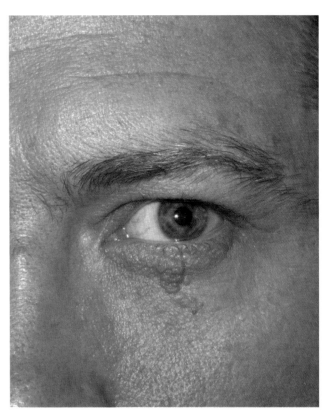

图 13.24　下睑表皮痣，呈线状排列

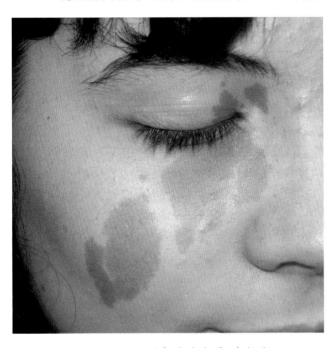

图 13.23　眼周皮肤的咖啡-牛奶斑

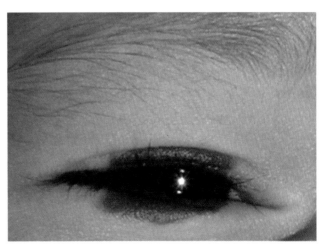

图 13.25　先天性黑色素细胞痣累及上下睑（Courtesy of Marta Feito, Madrid, Spain）

并发症

Ota 痣患者发展为葡萄膜黑色素瘤的风险为 1/400。正常人群葡萄膜黑色素瘤发病率非常低,因此与正常人群相比,Ota 痣患者的发病风险非常惊人。对于葡萄膜黑色素瘤患者而言,合并黑色素细胞增多症者发生肿瘤转移的风险是非黑色素细胞增多症者的 2 倍[77]。

导致色素沉着的其他病因

药物相关性色素沉着

全身药物

四环素类药物主要用于治疗粉刺、玫瑰痤疮、睑板腺疾病和预防术后感染。其常见的副作用有皮肤、指甲、牙齿、口腔黏膜和巩膜色素沉着。眼部色素沉着也有报道。停药后虽然不再出现新的眼部病变,但是色素沉着无法消退[79]。

局部药物

如本书中之前的章节所述,前列腺素衍生物可以导致虹膜、眼周皮肤和睫毛色素沉着[80]。

黄褐病

概念和发病机制

黄褐病是一种络氨酸代谢异常的常染色体隐性遗传病,尿黑酸在不同器官内聚集,如眼、皮肤、软骨以及其他结缔组织,导致局部黑色素较重。色素沉积还可导致关节破坏、肾结石形成以及心脏瓣膜疾病。尚未发现眼部色素沉积导致明显的功能影响。

临床特征

对称性巩膜棕色色素沉着和角膜缘棕色斑点很常见。结膜蠕虫样色素沉着或结膜血管直径扩张也较常见。前房角色素沉着可导致视网膜中央静脉阻塞和眼压升高,角巩膜色素沉着可导致快速进展性散光[81]。

日光性角化病及原位鳞状细胞癌

皮肤鳞状细胞癌(SCC)以及基底细胞癌是人体最常见的肿瘤。日光性角化病被认为是 SCC 的癌前病变,即 SCC 发病最早期的病变。

流行病学

日光性角化病发展为 SCC 的概率尚不清楚,但目前已有报道大约 1% 的日光性角化病患者发生 SCC[82]。相关危险因素如下:接触致癌物质以及促癌剂(如紫外线、三氧化二砷、人乳头状瘤病毒、吸烟),遗传性综合征(如着色性干皮病、白化病、基底细胞癌伴发毛囊性皮肤萎缩),以及免疫抑制状态(器官移植、获得性免疫缺陷综合征等)。

争议:部分学者并不接受日光性角化病是癌前病变这一传统观念,他们认为这些病变就是真正的上皮内 SCC。他们提议制定 SCC 分级标准,根据病灶不典型增生程度分为轻度、中度和重度[83]。但是这个假设不能解释那些新发的、无前期病变的 SCC。

临床特征

日光性角化主要发生于白皮肤患者。触诊时常感觉病灶范围大于肉眼所见。日光损伤的皮肤常出现质地粗糙的红斑样病变,颜色与周围正常皮肤不同。不同的临床亚型如下:伴有皮角的肥大型、苔藓样型、增生性光化性角化病型和色素沉着型。病灶出现任何临床变化,比如大小变化、厚度变化和溃疡形成,均提示可能进展为 SCC。

皮肤或者黏膜原位 SCCs 分别称为 Bowen 病和红斑增生症。大多数原位 SCCs 是惰性的,数年内发展缓慢,但是可以逐渐进展并具有侵袭性。病变多表现为孤立的、边界清楚的红色或粉红色斑块,日光照射区皮肤最易受累。Bowen 病多见于躯干和肢体,头部和颈部也可受累。

诊断

日光性角化病通常根据临床表现即可进行诊断。当怀疑 SCC 或诊断不能确定时,需要进行组织活检。病理检查可发现,日光性角化病变的上皮基底层内可见无极性排列的不典型增大的角化细胞。真皮质可见日光性弹性组织变性,并伴有淋巴细胞和浆细胞浸润性炎症。

组织学上,原位 SCCs 显示上皮质全层受累,多形性角化细胞亦可累及上皮附属器。同时可见高度间变和不成熟的角化细胞,这些细胞呈多形性,具有核分裂象、角化不良和极性消失等特点。

鉴别诊断

日光性角化病的鉴别诊断:
- 原位 SCC 或侵袭性 SCC

- 基底细胞癌
- 银屑病和湿疹
  原位 SCC 的鉴别诊断:
- 日光性角化病
- 基底细胞癌
- 银屑病和湿疹
- 乳房外 Paget 病
- Bowen 样丘疹病
- 原位恶性黑色素瘤

治疗

日光性角化病 日光性角化病最常用的治疗方法是液氮冷冻治疗。其他改良方法如局部应用 5% 咪喹莫特或 3.75%、5% 的 5-氟尿嘧啶(5-FU)乳膏,巨大戟醇凝胶和局部应用双氯芬酸。联合治疗也是一种有效的治疗手段(局部应用氟尿嘧啶或咪喹莫特治疗前/后进行冷冻治疗,局部咪喹莫特治疗前/后进行光动力学治疗)。也可进行二氧化碳激光烧灼治疗[84]。

咪喹莫特是一种免疫调节剂,推荐每周使用 3 次,持续 4 周;若病灶未清除,可以再追加一个疗程。主要副作用是涂抹部位皮肤的不适感。部分患者也可能产生严重的局部反应。

建议 5% 的氟尿嘧啶乳膏应每日使用,持续 4 周。在欧洲也可使用 5% 氟尿嘧啶-10% 水杨酸溶液制剂溶液。

0.015% 巨大戟醇凝胶相比其他治疗方法疗程更短,只需连续使用 3 日即可达到临床效果。治疗过程中可能出现局部皮肤反应,如溃疡等。

3% 双氯芬酸推荐每日两次,连续使用 2~3 个月。

光动力治疗常推荐用于日光性角化病病变数目增多的患者。涂抹局部光敏剂(5-氨基乙酰丙酸或戊酮酸甲酯)3 小时后进行光源照射。最常见的并发症是照射期间出现的皮肤灼伤和刺痛感。该技术的优点是美容效果良好,优于其他治疗如冷冻或氟尿嘧啶。

Bowen 病 由于病变所在解剖部位各异、病变大小及厚度不同,相应的治疗方案以及治疗模式各异,故对于 Bowen 病不同治疗方法间的疗效差异的评估非常困难。手术切除、冷冻、烧灼刮除、氟尿嘧啶和放疗是经典的治疗方法,以上不同治疗方法疗效相仿。

由于肿物大小和位置各异,行经典的手术切除较为困难。由于眼周的病变其位置和边界都难以确定,故对于眼周受累的患者推荐使用光动力学治疗(2 个疗程,间隔 1~2 周)(图 13.26)。咪喹莫特也可用于

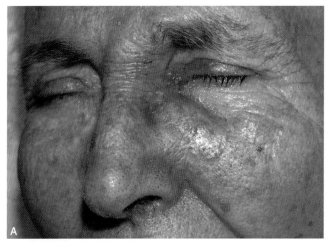

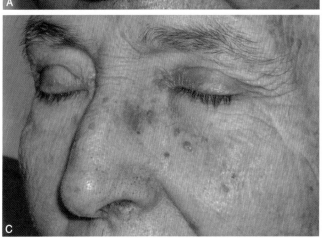

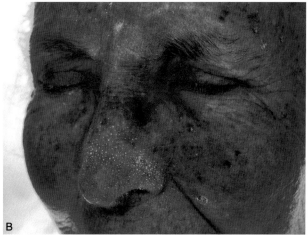

图 13.26 眼周 Bowen 病光动力学治疗前(A)。氨基酮戊酸涂抹后 3 小时进行 Wood 灯荧光成像(B)。治疗后 1 个月,病灶完全清除,疗效满意(C)(Courtesy of Carlos Serra, Valencia, Spain)

治疗 Bowen 病,但尚未经过批准[85,86]。推荐每周使用 5 次,连续 6 周。

鱼鳞病和鱼鳞病样综合征

鱼鳞病是一组遗传性皮肤疾病,以皮肤干燥和鱼鳞样改变为特点;该疾病是由于细胞角化过度或鳞屑滞留所致。由于皮肤屏障功能受损,所有类型鱼鳞病均存在透过上皮水分的流失和锁水能力的下降。

分类

鱼鳞病有很多种亚型:原发型和鱼鳞样疾病(表 13.6)[87]。本章节主要关注累及眼部的鱼鳞病和鱼鳞样疾病。

表 13.6 鱼鳞病和鱼鳞病样综合征

原发性鱼鳞病	寻常型鱼鳞病 X-连锁隐性遗传鱼鳞病 大疱性先天性鱼鳞病样红斑 火棉胶婴儿 片层状鱼鳞病 非大疱性先天性鱼鳞病样红斑
鱼鳞病样疾病	中性脂质储积症合并鱼鳞病 花斑鱼鳞病 CHIME 综合征 Neu-Laxova 综合征 角膜炎-鱼鳞病-耳聋(KID)综合征 Netherton 综合征 雷夫道姆病 Sjögren-Larsson 综合征 戈谢戈谢综合征 CHILD 综合征 皮肤剥脱综合征 毛发硫营养不良 Dorfman-Chanarin 综合征(伴鱼鳞病的中性脂质贮存异常) Zunich 神经外胚层综合征

Modified from Paller AS, Mancini A. Chapter 5. Hereditary disorders of cornification. In: Paller AS, Mancini A, editors. Hurwitz clinical paediatric dermatology. A textbook of skin disorders of childhood and adolescence. 3rd ed. Philadelphia, PA: Elseviers Saunders; 2006

鱼鳞病和鱼鳞病样疾病伴眼部受累

X-连锁隐性遗传鱼鳞病 这种 X 连锁隐性遗传病在出生后 3 个月内发病,皮肤的鱼鳞改变常呈火棉胶样膜状物。通常除了手掌、足底、面部中心和身体肢体弯曲面,其余整个皮肤全部受累。据文献报道,类固醇硫酸酯酶基因缺乏可与 X-连锁鱼鳞病和角膜前弹力层营养不良有关[88]。其他的眼部并发症包括反复发作的双眼角膜上皮糜烂和角膜混浊。所有成年患者均出现角膜混浊,但视力可不受影响。混浊病灶可为孤立性,也可弥漫融合成片,位于前弹力层附近或累及角膜基质。

片层状鱼鳞病 该疾病是一种常染色体隐性遗传病,伴有转谷氨酰胺酶 1 基因突变。患者常出生后即有火棉胶样膜状物,一旦火棉胶膜脱落,可见大片板状、伴色素沉着的鱼鳞样病灶。眼部易受累(图13.27),常表现为双侧上、下睑瘢痕性睑外翻[89]以及角膜穿孔[90]。

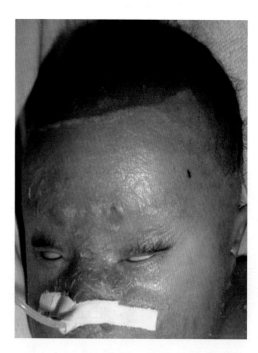

图 13.27 片层状鱼鳞病伴典型的眼部受累(Courtesy of Marta Feito, Madrid, Spain)

毛囊性鱼鳞病 毛囊性鱼鳞病是一种罕见的神经皮肤病变,伴有秃发和畏光。患儿出生时即有皮肤增厚和全身的刺状毛囊丘疹。手掌和脚掌均可受累,头皮无毛发生长。最常见的眼部症状为出生后即出现的严重畏光,也可出现角膜糜烂和瘢痕形成。活检可发现皮脂腺缺乏[91]。

Conradi-Hünermann-Happle 综合征 该病也称为 X-连锁显性遗传斑点性软骨发育不全 2,是一种极为罕见的胆固醇代谢异常性疾病。表现为骨骼缺损、眼部受累和一过性鱼鳞癣样红皮病,之后出现 Blaschko 线上的线状鱼鳞癣。眼部表现为先天性白内障和小眼球[92]。

角膜炎-鱼鳞病-耳聋综合征（keratitis-ichthyosis-deafness，KID）　KID 是一种非常罕见的遗传性皮肤病。其典型的改变是血管化角膜炎、鱼鳞样皮肤过度角化和感音性耳聋。一般的，患儿出生后前 3 个月内就会出现皮肤增厚呈皮革样改变，伴有小点状丘疹。面部和肢体可见疣状角化过度斑块，弥漫性增厚病变累及掌跖。常见秃顶和指甲营养不良，眼部症状呈进展性，常见表层和深层角膜上皮新生血管伴瘢痕以及角结膜干燥症，从而导致不同程度的视力损害[93]。

CHIME 综合征　该命名是由以下疾病的首字母缩写组成的：眼组织残缺（coloboma）、心脏异常（heart defects）、早年发作性游走性鱼鳞病样皮肤病变（early onset migratory ichthyosiform dermatosis）、智能缺陷（mental retardation）、耳廓畸形（ear anomalies）（包括传导性耳聋）。患者出生时就表现为皮肤厚而干燥，眼部常可见视网膜和脉络膜缺损，后者发生率较前者更低[94]。

Sjögren-Larsson 综合征　该综合征是由于微体脂肪醛脱氢酶缺乏所致的常染色体隐性遗传病。表现为先天性鱼鳞病、痉挛性双侧瘫或四肢麻痹、智能缺陷和眼部受累。眼部受累表现为双侧视力损伤和畏光，眼底检查可见中心凹周围黄白色折光性结晶[95]。还可见黄斑萎缩伴视网膜内结晶、中心凹假性囊肿和最近报道的黄斑区色素缺失[96]。

Refsum 综合征　成人 Refsum 综合征（或 Refsum 病）是一种常染色体隐性遗传性疾病，由于过氧化氢酶异常，导致植烷酸蓄积，从而引起嗅觉丧失、骨骼畸形、慢性多神经病变、小脑性共济失调、感音性耳聋、鱼鳞病和心血管异常。典型的临床表现为视网膜色素变性导致的夜盲以及嗅觉丧失。眼科医生在疾病诊断中起到了重要的作用，因为毯层样视网膜变性是最早期的临床表现[97]。

毛发低硫营养不良　该病是一种罕见的常染色隐性遗传性疾病，主要表现为毛发易碎、硫缺乏，伴有多系统异常，如发育迟缓、智力障碍、身材矮小、鱼鳞病、眼部异常、感染、光敏感和 DNA 修复缺乏相关性疾病[98]。

Dorfman-Chanarin 综合征　是一种罕见的常染色体隐性遗传性脂质储积病，因甘油酯循环障碍导致，伴先天性鱼鳞癣样红皮病。肝脏、肌肉、耳部、眼部和中枢神经系统受累多见[99]。

Zunich 神经外胚层综合征　这种神经外胚层综合征的典型表现是颅面部先天性畸形、双侧视网膜缺损、鱼鳞癣样红皮病、毛发稀疏细小、听力丧失、精神发育迟缓、耳廓异常、短指畸形和第二脚趾过宽[100]。

总结

对累及眼部的皮肤疾病进行学习，可提高我们根据临床病理学基础而进行相应治疗的能力。在本章节中，我们描述了最常见的累及眼眶和眼附属器的皮肤病。

参考文献

1. Lee WW, Erickson BP, Ko MJ, et al. Advanced single-stage eyelid reconstruction: anatomy and techniques. *Dermatol Surg* 2014;**40** (Suppl. 9):S103–12.
2. Lapp T, Auw-Haedrich C, Reinhard T, et al. Analysis of filaggrin mutations and expression in corneal specimens from patients with or without atopic dermatitis. *Int Arch Allergy Immunol* 2014;**163**:20–4.
3. Eichenfield LF, Tom WL, et al. Guidelines of care for the management of atopic dermatitis: section 1. Diagnosis and assessment of atopic dermatitis. *J Am Acad Dermatol* 2014;**70**:338–51.
4. Thijs JL, Nierkens S, Herath A, et al. A panel of biomarkers for disease severity in atopic dermatitis. *Clin Exp Allergy* 2015;**45**(3): 698–701.
5. Leonardi S, Cuppari C, Manti S, et al. Serum interleukin 17, interleukin 23, and interleukin 10 values in children with atopic eczema/dermatitis syndrome (AEDS): association with clinical severity and phenotype. *Allergy Asthma Proc* 2015;**36**:74–81.
*6. Eichenfield LF, Tom WL, Berger TG, et al. Guidelines of care for the management of atopic dermatitis: section 2. Management and treatment of atopic dermatitis with topical therapies. *J Am Acad Dermatol* 2014;**71**:116–32.
　　This evidence-based guideline addresses clinical questions that arise in the management of atopic dermatitis. The authors summarize the main nonpharmacologic interventions and pharmacologic topical therapies for this common disease, adding interesting suggestions on dosing and monitoring on available evidence.
7. Daniel BS, Orchard D. Ocular side-effects of topical corticosteroids: what a dermatologist needs to know. *Australas J Dermatol* 2015;**56**(3): 164–9.
8. Luger T, Boguniewicz M, Carr W, et al. Pimecrolimus in atopic dermatitis: consensus on safety and the need to allow use in infants. *Pediatr Allergy Immunol* 2015;**26**(4):306–15.
9. Sidbury R, Davis DM, Cohen DE, et al. Guidelines of care for the management of atopic dermatitis: section 3. Management and treatment with phototherapy and systemic agents. *J Am Acad Dermatol* 2014;**71**:327–49.
10. Andreae DA, Wang J. Immunologic effects of omalizumab in children with severe refractory atopic dermatitis: a randomized, placebo-controlled clinical trial. *Pediatrics* 2014;**134**(Suppl. 3):S160.
11. Luca NJ, Lara-Corrales I, Pope E. Eczema herpeticum in children: clinical features and factors predictive of hospitalization. *J Pediatr* 2012;**161**:671–5.
12. Bin L, Edwards MG, Heiser R, et al. Identification of novel gene signatures in patients with atopic dermatitis complicated by eczema herpeticum. *J Allergy Clin Immunol* 2014;**134**:848–55.
13. Kastarinen H, Okokon EO, Verbeek JH. Topical anti-inflammatory agents for seborrheic dermatitis of the face or scalp: summary of a Cochrane Review. *JAMA Dermatol* 2015;**151**:221–2.
14. Ta CN, Shine WE, McCulley JP, et al. Effects of minocycline on the ocular flora of patients with acne rosacea or seborrheic blepharitis. *Cornea* 2003;**22**:545–8.
15. DermNet New Zealand Trust. <http://www.dermnetnz.org/dermatitis/topical-medication-allergy.html>; [accessed 05.10.15].
16. Spoendlin J, Voegel JJ, Jick SS, et al. A study on the epidemiology of rosacea in the U.K. *Br J Dermatol* 2012;**167**:598–605.
*17. Steinhoff M, Schauber J, Leyden JJ. New insights into rosacea pathophysiology: a review of recent findings. *J Am Acad Dermatol* 2013;**69** (6 Suppl. 1):S15–26.
　　This article is a current review of rosacea pathophysiology. The authors

discuss some of the recent findings and aims to build unifying hypotheses for a modern understanding of this disease.

18. Schwab VD, Sulk M, Seeliger S, et al. Neurovascular and neuroimmune aspects in the pathophysiology of rosacea. *J Investig Dermatol Symp Proc* 2011;**15**:53–62.

19. Muto Y, Wang Z, Vanderberghe M, et al. Mast cells are key mediators of cathelicidin-initiated skin inflammation in rosacea. *J Invest Dermatol* 2014;**134**:2728–36.

20. Randon M, Liang H, El Hamdaoui M, et al. In vivo confocal microscopy as a novel tool for the diagnosis of Demodex eyelid infestation. *Br J Ophthalmol* 2015;**99**:336–41.

21. Brown M, Hernández-Martín A, Clement A, et al. Severe *Demodex folliculorum*-associated oculocutaneous rosacea in a girl successfully treated with ivermectin. *JAMA Dermatol* 2014;**150**:61–3.

22. Webster G, Schaller M. Ocular rosacea: a dermatologic perspective. *J Am Acad Dermatol* 2013;**69**(6 Suppl. 1):S42–3.

23. De Marchi SU, Cecchin E, De Marchi S. Ocular rosacea: an underdiagnosed cause of relapsing conjunctivitis-blepharitis in the elderly. *BMJ Case Rep* 2014;**19**:2014.

24. Léoni S, Mesplié N, Aitali F, et al. Metronidazole: alternative treatment for ocular and cutaneous rosacea in the pediatric population. *J Fr Ophtalmol* 2011;**34**:703–10.

25. Del Rosso JQ, Kircik LH. Update on the management of rosacea: a status report on the current role and new horizons with topical azelaic acid. *J Drugs Dermatol* 2014;**13**:s101–7.

*26. Del Rosso JQ, Thiboutot D, Gallo R, et al. Consensus recommendations from the American Acne & Rosacea Society on the management of rosacea, part 3: a status report on systemic therapies. *Cutis* 2014;**93**:18–28.

   This article provides a final overview of consensus recommendations from the American Acne & Rosacea Society on the management of the common presentations of cutaneous rosacea. The recommendations provided here serve to guide clinicians in their clinical practice.

27. Jackson JM, Kircik LH, Lorenz DJ. Efficacy of extended-release 45 mg oral minocycline and extended-release 45 mg oral minocycline plus 15% azelaic acid in the treatment of acne rosacea. *J Drugs Dermatol* 2013;**12**:292–8.

28. Sobolewska B, Doycheva D, Deuter C, et al. Treatment of ocular rosacea with once-daily low-dose doxycycline. *Cornea* 2014;**33**:257–60.

29. Taieb A, Ortonne JP, Ruzicka T, et al. Superiority of ivermectin 1% cream over metronidazole 0.75% cream in treating inflammatory lesions of rosacea: a randomized, investigator-blinded trial. *Br J Dermatol* 2015;**172**:1103–10.

30. Park JM, Mun JH, Song M, et al. Propranolol, doxycycline and combination therapy for the treatment of rosacea. *J Dermatol* 2015;**42**:64–9.

31. Bakar O, Demircay Z, Toker E, et al. Ocular signs, symptoms and tear function tests of papulopustular rosacea patients receiving azithromycin. *J Eur Acad Dermatol Venereol* 2009;**23**:544–9.

32. Mantelli F, Di Zazzo A, Sacchetti M, et al. Topical azithromycin as a novel treatment for ocular rosacea. *Ocul Immunol Inflamm* 2013;**21**:371–7.

33. Confino-Cohen R, Chodick G, Shalev V, et al. Chronic urticaria and autoimmunity: associations found in a large population study. *J Allergy Clin Immunol* 2012;**129**:1307–13.

34. Ridolo E, Montagni M, Bonzano L, et al. Bilastine: new insight into antihistamine treatment. *Clin Mol Allergy* 2015;**13**:1.

35. Johnson M, Kwatra G, Badyal DK, et al. Levocetirizine and rupatadine in chronic idiopathic urticaria. *Int J Dermatol* 2015;**54**(10):1199–204.

36. Urgert MC, van den Elzen MT, Knulst AC, et al. Omalizumab in patients with chronic spontaneous urticaria: a systematic review and GRADE assessment. *Br J Dermatol* 2015;**173**(2):404–15.

*37. Sami MS, Soparkar CNS, Tower RN. Eyelid edema. *Seminar Plast Surg* 2007;**21**:24–31.

   This article provides a review of some of the more common causes of pre- and postoperative eyelid edema, many of which have important systemic implications, and offer management suggestions.

38. Carle MV, Roe R, Novack R, et al. Cosmetic facial fillers and severe vision loss. *JAMA Ophthalmol* 2014;**132**:637–9.

39. Mouafik SB, Hocar O, Akhdari N, et al. Ophthalmic manifestations after Lyell and Stevens-Johnson syndromes. *Ann Dermatol Venereol* 2015;**142**(6–7):393–8, [in French].

40. Kim DH, Yoon KC, Seo KY, et al. The role of systemic immunomodulatory treatment and prognostic factors on chronic ocular complications in Stevens-Johnson syndrome. *Ophthalmology* 2015;**122**:254–64.

41. Akhyani M, Keshtkar-Jafari A, Chams-Davatchi C, et al. Ocular involvement in pemphigus vulgaris. *J Dermatol* 2014;**41**:618–21.

42. Balica S, Bulai Livideanu C, Fournié P, et al. Is conjunctival mucous involvement a marker of severity in pemphigus vulgaris? *J Eur Acad Dermatol Venereol* 2013;**27**:520–1.

43. Zhao CY, Murrell DF. Pemphigus vulgaris: an evidence-based treatment update. *Drugs* 2015;**75**:271–84.

44. Wang HH, Liu CW, Li YC, et al. Efficacy of rituximab for pemphigus: a systematic review and meta-analysis of different regimens. *Acta Derm Venereol* 2015;**95**(8):928–32.

45. Tan JC, Tat LT, Francis KB, et al. Prospective study of ocular manifestations of pemphigus and bullous pemphigoid identifies a high prevalence of dry eye syndrome. *Cornea* 2015;**34**:443–8.

46. Gibbons A, Johnson TE, Wester ST, et al. Management of patients with confirmed and presumed mucous membrane pemphigoid undergoing entropion repair. *Am J Ophthalmol* 2015;**159**(5):846–52.

47. Lavallée A, Bourret-Massicotte D, Laughrea PA. Childhood mucous membrane pemphigoid: a case with exclusively ocular involvement. *Cornea* 2013;**32**(10):1399–401.

48. Feliciani C, Joly P, Jonkman MF, et al. Management of bullous pemphigoid: the European Dermatology Forum consensus in collaboration with the European Academy of Dermatology and Venereology. *Br J Dermatol* 2015;**172**:867–77.

49. Cooper RM, Butler DF, Ghali F, et al. Periorbital cutaneous neonatal lupus. *Skinmed* 2007;**6**:145–6.

50. Silpa-Archa S, Lee JJ, Foster CS. Ocular manifestations in systemic lupus erythematosus. *Br J Ophthalmol* 2016;**100**(1):135–41.

51. Yaghoobi R, Feily A, Behrooz B, et al. Palpebral involvement as a presenting and sole manifestation of discoid lupus erythematosus. *Sci World J* 2010;**10**:2130–1.

52. Walling HW, Sontheimer RD. Cutaneous lupus erythematosus: issues in diagnosis and treatment. *Am J Clin Dermatol* 2009;**10**:365–81.

53. Ezzedine K, Eleftheriadou V, Whitton M, et al. Vitiligo. *Lancet* 2015;**386**(9988):74–84.

54. Alikhan A, Felsten LM, Daly M, et al. Vitiligo: a comprehensive overview Part I. Introduction, epidemiology, quality of life, diagnosis, differential diagnosis, associations, histopathology, etiology, and work-up. *J Am Acad Dermatol* 2011;**65**:473–91.

55. Rishi P, Shields CL, Patrick K, et al. Cutaneous vitiligo following management of uveal melanoma in 6 patients. *JAMA Ophthalmol* 2013;**131**:1174–8.

56. Serin D, Buttanri IB, Parlak AH, et al. Impression cytology of the ocular surface and tear function in patients with periocular vitiligo. *Eur J Ophthalmol* 2012;**22**:734–8.

57. Rogosić V, Bojić L, Puizina-Ivić N, et al. Vitiligo and glaucoma – an association or a coincidence? A pilot study. *Acta Dermatovenerol Croat* 2010;**18**:21–6.

58. Hosoda Y, Hayashi H, Kuriyama S. Posterior subtenon triamcinolone acetonide injection as a primary treatment in eyes with acute Vogt-Koyanagi-Harada disease. *Br J Ophthalmol* 2015;**99**(9):1211–14.

59. Goldstein NB, Koster MI, Hoaglin L, et al. Narrow band ultraviolet B treatment for human vitiligo is associated with proliferation, migration and differentiation of melanocyte precursors. *J Invest Dermatol* 2015;**135**(8):2068–76.

60. Sun Y, Wu Y, Xiao B, et al. Treatment of 308-nm excimer laser on vitiligo: a systemic review of randomized controlled trials. *J Dermatolog Treat* 2015;**30**:1–7.

61. Cavalié M, Ezzedine K, Fontas E, et al. Maintenance therapy of adult vitiligo with 0.1% tacrolimus ointment: a randomized, double blind, placebo-controlled study. *J Invest Dermatol* 2015;**135**:970–4.

62. Matin R. Vitiligo in adults and children: surgical interventions. *BMJ Clin Evid* 2015;**2015**:pii:1717.

63. Anbar TS, El-Ammawi TS, Abdel-Rahman AT, et al. The effect of latanoprost on vitiligo: a preliminary comparative study. *Int J Dermatol* 2015;**54**(5):587–93.

64. Dash R, Mohapatra A, Manjunathswamy BS. Anti-thyroid peroxidase antibody in vitiligo: a prevalence study. *J Thyroid Res* 2015;**2015**:192736.

65. Sleiman R, Kurban M, Succaria F, et al. Poliosis circumscripta: overview and underlying causes. *J Am Acad Dermatol* 2013;**69**:625–33.

66. Vij A, Bergfeld WF. Madarosis, milphosis, eyelash trichomegaly, and dermatochalasis. *Clin Dermatol* 2015;**33**:217–26.

67. Choi YM, Diehl J, Levins PC. Promising alternative clinical uses of prostaglandin F2α analogs: beyond the eyelashes. *J Am Acad Dermatol* 2015;**72**:712–16.

68. Roseborough I, Lee H, Chwalek J, et al. Lack of efficacy of topical latanoprost and bimatoprost ophthalmic solutions in promoting eyelash growth in patients with alopecia areata. *J Am Acad Dermatol*

2009;**60**:705–6.

69. Gorcey L, Gordon Spratt EA, Leger MC. Alopecia universalis successfully treated with adalimumab. *JAMA Dermatol* 2014;**150**:1341–4.

70. Crowson N, Magro CM, Mihm MC. Malignant melanoma. In: Crowson N, Magro CM, Mihm MC, editors. The melanocytic proliferations. A comprehensive textbook of pigmented lesions. New York: Wiley-Liss; 2001. p. 281–398.

71. Choi WW, Yoo JY, Park KC, et al. LEOPARD syndrome with a new association of congenital corneal tumor, choristoma. *Pediatric Dermatol* 2003;**20**:158–60.

72. Tannous ZS, Lerner LH, Duncan LM, et al. Progression to invasive melanoma from malignant melanoma in situ, lentigo maligna type. *Hum Pathol* 2000;**31**:705–8.

73. Hou JL, Reed KB, Knudson RM, et al. Five-year outcomes of wide excision and Mohs micrographic surgery for primary lentigo maligna in an academic practice cohort. *Dermatol Surg* 2015;**41**:211–18.

74. Mora AN, Karia PS, Nguyen BM. A quantitative systematic review of the efficacy of imiquimod monotherapy for lentigo maligna and analysis of factors that affect tumor clearance. *J Am Acad Dermatol* 2015;**73**(2):205–12.

75. Bratton EM, Knitsen-Larson S, Durairaj VD, et al. Combination topical therapy for conjunctival primary acquired melanosis with atypia and periocular lentigo maligna. *Cornea* 2015;**34**:90–3.

76. Alarcon I, Carrera C, Alos L, et al. In vivo reflectance confocal microscopy to monitor the response of lentigo maligna to imiquimod. *J Am Acad Dermatol* 2014;**71**:49–55.

77. Shields CL, Kaliki S, Livesey M, et al. Association of ocular and oculodermal melanocytosis with the rate of uveal melanoma metastasis: analysis of 7872 consecutive eyes. *JAMA Ophthalmol* 2013;**131**:993–1003.

78. Changzheng H, Sami LS, Yan L. Factors affecting response and laser sessions and complications in Nevus of Ota treated by Q-switched alexandrite laser: A retrospective study. *G Ital Dermatol Venereol* 2015;Mar 9. [Epub ahead of print].

79. Khan TT, Reddy UP. Conjunctival pigmentation following minocycline therapy. *Ophthal Plast Reconstr Surg* 2014;Sep 15. [Epub ahead of print].

80. Alm A. Latanoprost in the treatment of glaucoma. *Clin Ophthalmol* 2014;**8**:1967–85.

81. Lindner M, Bertelmann T. On the ocular findings in ochronosis: a systematic review of literature. *BMC Ophthalmol* 2014;**14**:12.

82. Glogau RG. The risk of progression to invasive disease. *J Am Acad Dermatol* 2000;**42**:S23–4.

83. Lober BA, Lober CW. Actinic keratosis is squamous cell carcinoma. *South Med J* 2000;**93**:650–5.

*84. Gupta AK, Paquet M, Villanueva E, et al. *Cochrane Database Syst Rev* 2012;(12):CD004415.
   This article assesses the evidence of the efficacy of different therapies such as imiquimod, ingenol mebutate, diclofenac, 5-fluorouracil, cryotherapy, and combined therapy, among others, for actinic keratosis derived from multiple randomized trials and systematic reviews.

85. Rosen T, Harting M, Gibson M. Treatment of Bowen's disease with topical 5% imiquimod cream: retrospective study. *Dermatology Surg* 2007;**33**:427–31.

86. Brannan PA, Anderson HK, Kersten RC, et al. Bowen disease of the eyelid successfully treated with imiquimod. *Ophthal Plast Reconstr Surg* 2005;**21**:321–2.

87. Paller AS, Mancini A. Hereditary disorders of cornification. In: Paller AS, Mancini A, editors. Hurwitz clinical pediatric dermatology. A textbook of skin disorders of childhood and adolescence. 3rd ed. Philadelphia, PA: Saunders; 2006. p. 107–27.

88. Hung C, Ayabe RI, Wang C, et al. Pre-Desemet corneal dystrophy and X-linked ichthyosis associated with deletion of Xp22.31 containing the STS gene. *Cornea* 2013;**32**:1283–7.

89. Nayak S, Rath S, Kar BR. Mucous membrane graft for cicatricial ectropion in lamellar ichthyosis: an approach revisited. *Ophthal Plast Reconstr Surg* 2011;**27**:e155–6.

90. Turgut B, Aydemir O, Kaya M, et al. Spontaneous corneal perforation in a patient with lamellar ichthyosis and dry eye. *Clin Ophthalmol* 2009;**3**:611–13.

91. Alfadley A, Al Hawsawi K, Al Aboud K. Ichthyosis follicularis: a case report and review the literature. *Pediatr Dermatol* 2003;**20**:48–51.

92. Leclerc-Mercier S, Dufernez F, Fraitag S, et al. Keratotic follicular plugs with calcification in Conradi-Hünermann-Happle syndrome: histological, biochemical and genetic testing correlation. *Br J Dermatol* 2015;**173**(5):1316–18.

93. Messmer EM, Kenyon KR, Rittinger O, et al. Ocular manifestations of keratitis-ichthyosis-deafness (KID) syndrome. *Ophthalmology* 2005;**112**:e1–6.

94. Shashi V, Zunich J, Kelly TE, et al. Neuroectodermal (CHIME) syndrome: an additional case with long term follow up of all reported cases. *J Med Genet* 1995;**32**:465–9.

95. Bhallil S, Chraibi F, Andalloussi IB, et al. Optical coherence tomography aspect of crystalline macular dystrophy in Sjögren-Larsson syndrome. *Int Ophthalmol* 2012;**32**:495–8.

96. van der Veen RL, Fuijkschot J, Willemsen MA, et al. Patients with Sjögren-Larsson syndrome lack macular pigment. *Ophthalmology* 2010;**117**:966–71.

97. Rüether K, Baldwin E, Casteels M, et al. Adult Refsum disease: a form of tapetoretinal dystrophy accessible to therapy. *Surv Ophthalmol* 2010;**55**:531–8.

98. Faghri S, Tamura D, Kraemer KH, et al. Trichothiodystrophy: a systematic review of 112 published cases characterises a wide spectrum of clinical manifestations. *J Med Genet* 2008;**45**:609–21.

99. Wollenberg A, Geiger E, Schaller M, et al. Dorfman-Chanarin syndrome in a Turkish kindred: conductor diagnosis requires analysis of multiple eosinophils. *Acta Derm Venereol* 2000;**80**:39–43.

100. Tinschert S, Anton-Lamprecht I, Albrecht-Nebe H, et al. Zunich neuroectodermal syndrome: migratory ichthyosiform dermatosis, colobomas, and other abnormalities. *Pediatr Dermatol* 1996;**13**:363–71.

第四部分　肿瘤疾病

4

第 14 章　肿瘤形成的基本概念

KAUSTUBH MULAY and SANTOSH G. HONAVAR

引言

　　癌症(Cancer)是一组以异常细胞不受控增殖为特征的疾病,有可能侵入或扩散到身体其他相邻或不相邻的部位。癌症是全球主要的公共卫生问题。在美国,癌症是导致死亡的主要原因之一,仅次于心血管疾病[1]。在英国,它是死亡的主要原因。但在许多发展中国家,由于感染和伤害导致的死亡比例较高,因而癌症的死亡率相对较低[2]。在全球范围内,2012 年发现的最常见的癌症发生部位,男性是在肺部、前列腺、结直肠、胃部和肝脏,女性是在胸部、结直肠、肺部、子宫颈和胃部[3]。仅在美国,2015 年约有 2580 人将被诊断患有眼部和眼眶肿瘤,270 人将因这类肿瘤而死亡[1]。

历史背景

　　"你对过去了解的越多,对未准备的就越好。"——西奥多·罗斯福。

癌症的历史

　　几个世纪以来,关于癌症的知识已经发生了巨大的变化。自古以来,癌症就持续不断地影响着世间生物,其在人类中的发病率只增不减。其增长的原因一是不健康的生活方式,以及环境和消费品中致癌物质的增加,二是人类寿命的延长和诊断技术的进步。在

　　公元前 1500 年至公元前 1600 年间撰写的《埃德温史密斯和乔治埃伯斯纸草文稿》中含有对癌症的最古老的描述[4]。由英霍蒂普(Imhotep)撰写的《史密斯纸草文稿》首次提及了乳腺癌,但是最早的播散性癌症的病例可追溯到 2700 多年前西伯利亚的一位斯基泰国王[4,5]。希波克拉底(Hippocrates)(公元前 460 年到公元前 360 年)在他的《文集》中讨论了形成肿块(希腊语"onkos"意为"大块""负担")的疾病,并用 karkinos 和 karkinomas 这两个术语分别描述了非溃疡性和溃疡性肿瘤。凯尔苏斯(Aulus Cornelius Celsus)(公元前 25 年到公元前 50 年)后来把希腊词转译成了癌症,拉丁词是"crab"。这位罗马医生认为 cacoethes 是可以切除的早期肿块,与 carcinomas(较早的 carcinos)相反,carcinomas 是对治疗无反应且切除后会复发的肿块,可以导致死亡[6]。oncos(希腊语,意为"肿胀")一词由伽林(Galen)(公元后 130 年到公元后 200 年)首次用于描述肿瘤。直到 19 世纪,Oribasius、Aetius、Ægineta Paulus、Gabriele Fallopius、Harvey、Aselli、Pecquet 和 John Hunter 等医生对癌症的认识和治疗作出了重大贡献[4]。在 19 世纪,Virchow 描述了现代癌症病理学的科学基础,而 Morgagni 则将尸检发现与疾病的临床过程相关联。

眼眶和眼附属器肿瘤的历史

　　有关眼眶和眼附属器肿瘤的文献已有数百年的历史。该部位肿瘤的第一本著作可追溯到十六世纪。

1550 年,乔治·巴蒂斯(George Bartisch)就进行了眼睑肿瘤切除手术,他描述该眼睑肿瘤固定于骨头上,而且难以切除[7]。后来,法布里修斯(Fabricius)描述了眼眶肿瘤的治疗方法[8]。眼眶和眼附属器肿瘤的新进展发生在 19 世纪。在 19 世纪的前二十五年,冯·格雷费(von Graefe)和弗里克(Fricke)描述了眼睑肿瘤的眼睑复位和转皮瓣手术[1,9]。在第二次世界大战期间总结的经验的帮助下,该手术在战后时期取得了更好的手术效果和美容效果[10~12]。眼睑手术的一个重要里程碑是 1941 年 Mohs 技术的出现,这大大提高了眼睑肿瘤手术的效果[13]。20 世纪见证了成像技术的若干进步,诸如 CT、MRI 以及正电子发射断层扫描(PET)。这些技术极大地提高了诊断的敏感性和特异性,可以使人们能够更好地选择手术方法,同时更好地确定眼眶中的肿瘤位置。近来,细针穿刺细胞学检查(FNAC)技术使用的增加,有助于减少不必要的手术。冰冻切片可以帮助实现肿瘤的实时边缘控制。广泛使用免疫组织化学(IHC)等辅助病理学技术和荧光原位杂交(FISH)、染色体核型分析和聚合酶链式反应(PCR)等分子诊断技术,可提高诊断水平,促进精准治疗。靶向化疗、新辅助化疗和外照射放疗等治疗技术的进展,从而降低了眼眶肿瘤患者的死亡率。

流行病学

如同身体其他部位的肿瘤一样,眼眶肿瘤的发病率也在增加[14]。眼眶肿瘤约占全身肿瘤的 0.1%,占所有眼眶疾病的 20%~25%[15,16]。超过 50% 的占位性眼眶肿块为瘤性肿块,而这其中大部分是原发性肿瘤[16~21]。特别是在儿童群体中,有相当一部分眼眶肿块是囊性病变[16~21]。在眼眶肿瘤中,55%~71% 为良性,以发生在儿童群体中的血管瘤(hemangioma)和发生在成人群体中的海绵状静脉病变(cavernous venous lesions)最为常见[16~18,21]。儿童和成人最常见的恶性肿瘤分别为横纹肌肉瘤(rhabdomyosarcoma,RMS)和非霍奇金淋巴瘤(non-Hodgkin lymphoma,NHL),发病率分别为 4.3/百万和 0.28/百万[16~24]。从邻近组织侵入的肿瘤大多为继发性肿瘤,其中最常见的是葡萄膜黑色素瘤(uveal melanoma)的眼眶转移[16,17,21]。一些眼眶和眼附属器肿瘤表现出性别偏好,如皮脂腺癌(sebaceous eyelid carcinoma)好发于女性,而 RMS 更好发于男性[25,26]。

定义和命名

从字面意义上来说,neoplasia(肿瘤形成)意味着"新的生长",该词是从希腊词 neo(新)和 plasma(形成)衍生而来。由此产生的"新的生长"被称为肿瘤(neoplasm),与术语肿瘤(tumor)(拉丁文中的"肿胀")同义使用。"肿瘤"(neoplasm)可以定义为由于异常的、过度的、不协调的、自发的和无目的的细胞增殖而形成的一个组织团块,甚至在去除启动细胞增殖的刺激之后这些异常细胞仍能继续增殖[27]。

所有良性或恶性的肿瘤都具有增殖的肿瘤细胞的所构成的实质和纤维结缔组织支架所构成的间质。实质决定了肿瘤的命名。后缀"-oma"表示良性肿瘤,恶性肿瘤则称为癌(carcinoma)(上皮性)或肉瘤(sarcoma)(间叶性)。但精原细胞瘤(seminoma)和淋巴瘤(lymphoma)这两种肿瘤的命名不符合该规则,尽管这两种肿瘤的英文名称后缀也是-oma,但它们属于恶性肿瘤。

畸胎瘤(teratomas)是由来源于所有三种生殖细胞层(外胚层,内胚层和中胚层)的元素组成的肿瘤(参见第 7 章)。错构瘤(hamartomas)是良性肿瘤,由该器官由固有的成熟但排列紊乱的组织细胞组成。因此,错构瘤是在正常解剖部位存在的正常组织,但数量过多。神经纤维瘤(neurofibromas)被认为是错构瘤,因为它们通常在外周神经解剖位置上出现了紊乱的神经组织。相反,术语迷芽瘤(choristoma)(异位)则是一个用来描述正常组织异位生长的状态。简单来说,迷芽瘤是指在异常部位存在正常组织。眼睑内的畸形牙齿(牙源性迷芽瘤 odontogenic choristoma)和皮肤脂肪瘤(dermolipoma)(由眼表上脂肪,有时候还有头发组成的迷芽瘤)就是迷芽瘤的例子。

基础科学:肿瘤的特征

分化和间变

分化描述实质肿瘤细胞在形态上和功能上类似于正常细胞的程度。谱系的一端是分化良好的肿瘤,其在功能和形态上偏离正常组织的程度最低,而低分化肿瘤在谱系的另一端,其在功能和形态上与正常组织的相似程度极小。低分化细胞在组织学上表现出显著的核多形性,可能具有多个细胞核或奇异的细胞核(图 14.1A)。具有中间特征的被称为中度分化的肿瘤。良性肿瘤与正常组织相似,因此分化良好。间变(意为倒分化)意味着正常细胞结构和功能性分化的丧失。分化程度越低,间变程度则越高。

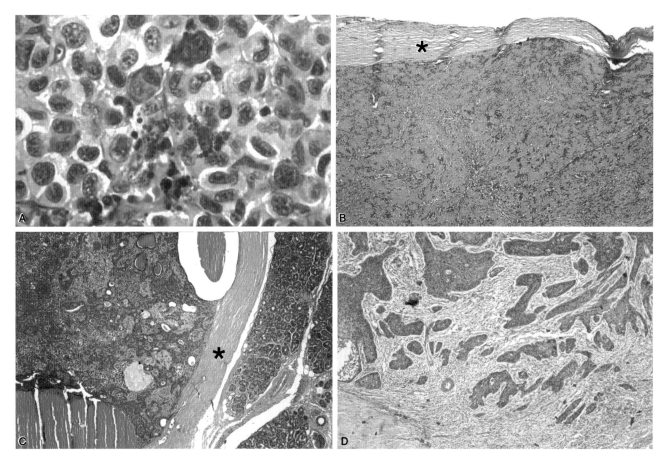

图 14.1 A. 未分化的肉瘤显示出显著的核多形性,具有多核肿瘤细胞和异形核细胞(HE,×400)。B. 神经鞘瘤中的真包膜(* 标志处)(HE,×40)。C. 具有假包膜的多形性腺瘤(* 标志处:HE,×40)。D. 侵入巩膜的眼表鳞状细胞癌(squamous cell carcinoma),注意:其缺乏任何限制性包膜(HE,×100)

生长速度

一般而言,良性肿瘤生长缓慢,而恶性肿瘤生长迅速。恶性肿瘤的生长速度与其分化程度成反比。

局部侵入

大多数良性肿瘤具有局限性,而恶性肿瘤有可能侵入邻近组织或转移到远处部位。许多良性肿瘤如神经鞘瘤(schwannoma)都有一个真包膜,限制了肿瘤的生长(图 14.1B)。其他如多形性腺瘤(pleomorphic adenoma)则有一个由致密结缔组织组成的假包膜,随着肿瘤的缓慢扩张逐渐变厚(图 14.1C)。而一些良性肿瘤还可能无包膜。恶性肿瘤不具有包膜并且能够侵入邻近组织(图 14.1D)因此在手术期间需要切除一些正常周围组织以确保完全切除肿瘤。

转移

仅凭肿瘤发生转移就足以将其定性为恶性。转移可以定义为发生了肿瘤的移植,其与原发肿瘤不连续,并位于远离原发肿瘤的位置。眼球和眼眶的恶性肿瘤可以通过血源性扩散(如肺泡性软组织肉瘤(alveolar soft part sarcoma)),淋巴扩散(如鳞状细胞癌(squamous cell carcinoma,SCC))或沿神经扩散(如腺样囊性癌(adenoid cystic carcinoma))发生转移。淋巴结受累的模式取决于宿主组织的淋巴回流,如眼睑皮脂腺癌(sebaceous carcinoma)首先转移到耳前淋巴结。当肿瘤细胞累及远处淋巴结而未累及近处淋巴结时,有时被认为发生了跳跃性转移。

争议:前哨淋巴结是接受原发肿瘤的淋巴结转移的第一区域淋巴结。行前哨淋巴结病理检查有助于评估病变的累及范围和制定进一步治疗计划,一些人提倡将其用于眼睑和结膜肿瘤的检查[28]。但前哨淋巴结检查可能会遗漏肿瘤跳跃性转移的情况。

致癌作用

癌症是一个多步骤的过程,在这个过程中,细胞发生了复杂的代谢和行为变化,导致过度且不合时宜的增殖,逃脱免疫系统的监视,并最终侵入远处组织而发生转移[29]。遗传损伤是致癌作用的基石(前提),可由环境因素、化学物质、病毒或激素作用而引起。

物理致癌作用

紫外线(UV)和电离辐射是致癌作用中最常见的物理因素[27]。1992 年,国际癌症研究机构(IARC)将紫外线辐射归类为 I 类致癌物,指出太阳辐射会导致皮肤恶性黑色素瘤(cutaneous malignant melanoma)以及非黑素细胞性皮肤癌(nonmelanocytic skin cancer)[30]。紫外线可诱发突变、酶失活,有时甚至会引起细胞死亡。从生物化学层面来看,暴露于紫外线会导致 DNA 中形成嘧啶二聚体,这种损伤通常可在正常个体中得到修复。而在遗传易感性个体如着色性干皮病(xeroderma pigmentosa,XP)患者中,这种损伤无法得到修复,并且在长时间暴露于紫外线的情况下易罹患癌症。电离辐射通过改变细胞 DNA 或形成自由基而损伤 DNA(图 14.2)。DNA 损伤反过来导致诱变。非放射性物理致癌作用很少见,可能是由于长期的结石或移植物刺激造成。

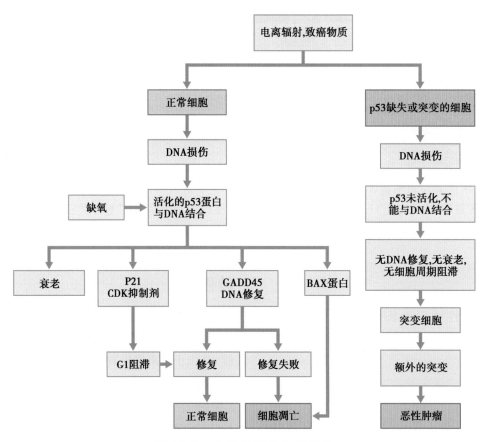

图 14.2 电离辐射的细胞效应

化学致癌作用

自 1775 年 Percival Pott 爵士首次报告清扫烟囱的人具有较高阴囊癌(scrotal cancer)发病率以来,人们就已经发现了几种化学致癌物[31]。化学致癌物导致的细胞转化涉及三个阶段:引发、促进和进展。直接作用的化学致癌物质,如烷化剂和酰化剂无需代谢转化就能够引起细胞转化,而间接作用的致癌物质(前致癌物质),如芳香胺或偶氮染料必须在体内进行代谢转化才能变成致癌物。直接作用和间接作用的致癌物质包含与 DNA、RNA 和蛋白质形成加合物的亲电子基团。尽管任何基因都可能受到影响,但是 RAS 和 *TP53* 基因是化学致癌物最常见的靶标。经过一个增殖周期后,DNA 损伤被转移到子代细胞中,从而使其变为永久性和不可逆性损伤,并且易受启动子(pro-moter)活动的影响。激素、药物和酚类等启动子本身并不具有致癌性,但它们会增加化学物质的致癌性。它们还会导致克隆性增殖和"启动"细胞的扩增,此时它们对生长因子的要求降低。被"启动"细胞的克隆累积了额外的突变,并增殖形成恶性肿瘤。

病毒和微生物致癌作用

已知几种病毒和微生物制剂会引起癌症,参见表14.1。人类乳头状瘤病毒(human papilloma virus,HPV)会引起鳞状乳头状瘤(squamous papillomas)(1、2、4、6 和 7 型)和子宫颈或肛门生殖器的鳞状细胞癌(SCC)(16 和 18 型)。最近的文献描述了 HPV 在眼表鳞状细胞瘤(ocular surface squamous,OSSN)中的作用[32]。人类乳头瘤病毒(HPV)将其致癌潜能归因于病毒基因 E6 和 E7,这两个病毒基因与生长调节蛋白相互作用[33](图 14.3)。E7 蛋白与视网膜母细胞瘤蛋白结合并释放 E2F 转录因子,而 E2F 转录因子通常被Rb 隐蔽,促进细胞周期的进展。E6 蛋白与 *p53* 蛋白结合并导致 *p53* 蛋白发生降解。E7 也使细胞周期蛋白依赖性激酶(CDK)1A/p21 和 1B/p27 失活。此外,E1 和 E2 蛋白在病毒基因组复制中起重要作用[33]。高危 HPV 类型刺激肿瘤抑制基因的丧失,激活细胞周期蛋白,抑制细胞凋亡并对抗细胞衰老。

表 14.1　病毒和人类癌症

病毒	相关癌症	作用机制
EB 病毒	霍奇金淋巴瘤 伯基特淋巴瘤 鼻咽癌 处于免疫功能低下状态的非霍奇金淋巴瘤	Nf-κB 和 JAK/ST-AT 信号通路被 LMP1 激活
卡波西肉瘤病毒	卡波西肉瘤 原发性渗出性淋巴瘤	产生了病毒癌蛋白
人类乳头状瘤病毒	子宫颈癌,肛管癌,外阴癌,阴道癌,阴茎癌	产生了 E6 和 E7 病毒癌蛋白
人类 T 细胞白血病病毒 1 型	成人 T 细胞白血病/淋巴瘤	病毒癌蛋白 TAX
乙型肝炎病毒	肝细胞癌	慢性刺激和炎症
丙型肝炎病毒	肝细胞癌	慢性刺激和炎症
人类免疫缺陷病毒	卡波西肉瘤	免疫抑制

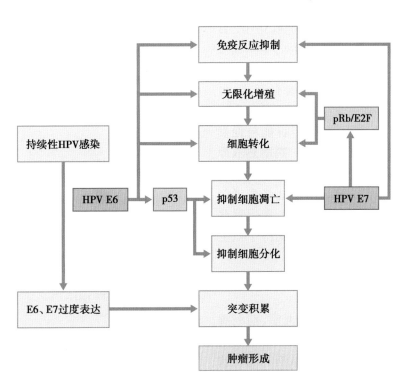

图 14.3　人乳头状瘤病毒诱导的肿瘤形成机制

EB 病毒（Epstein-Barr virus，EBV）是第一个与人类癌症相关的病毒，现在已经了解其与伯基特淋巴瘤（Burkitt lymphoma，BL）、眼眶 T 细胞淋巴瘤和其他一些癌症相关[34]。潜伏膜蛋白 1（LMP1）是一个 EBV 编码的基因，其作为致癌基因，通过激活核因子 κB（NF-κB）和 JAK/STAT 信号通路来促进 B 细胞增殖。LMP1 还通过激活 B 细胞淋巴瘤 2（Bcl-2）基因来使细胞凋亡失活。

人类 T 细胞嗜淋巴细胞病毒-1（Human T-cell lymphotropic virus-1，HTLV-1）是唯一涉及人类癌症的反转录病毒。涉及人类 T 细胞淋巴瘤和白血病的 HTLV-1 在其基因组中含有 pX 区域，其具有细胞转化所必需的 TAX 蛋白。TAX 蛋白反式激活编码细胞因子、细胞因子受体和共刺激分子的基因的表达，其可建立导致 T 细胞增殖的自分泌系统。此外，TAX 还会抑制肿瘤抑制基因，如 CDKN2A/p16 和 *TP53*。

最近，梅克尔细胞癌多瘤病毒（Merkel cell carcinoma polyomavirus）因为与梅克尔细胞癌（Merkel cell carcinoma）（一种罕见且具侵袭性的表现神经内分泌分化的皮肤恶性肿瘤）相关，因而受到关注[35]。尽管迄今为止的研究都指向了 T 抗原的作用，但是肿瘤发生的确切机制尚不清楚[35]。

幽门螺杆菌（*Helicobacter pylori*）是第一个被归类为致癌物的细菌。除了作为消化性溃疡（peptic ulcer）和胃癌（gastric cancer）的病原体之外，它还与眼附属器淋巴瘤（ocular adnexal lymphoma，OAL）有关[36]。类似地，鹦鹉热衣原体（*Chlamydia psittaci*）与眼附属器黏膜相关淋巴组织（ocular adnexal mucosa-associated lymphoid tissue，MALT）淋巴瘤有牵连，可能与克隆选择 MALT 以及随后发生的淋巴瘤有关[37]。确切的肿瘤发生机制尚不完全清楚，但可能与促发克隆 B 细胞增殖的炎性细胞因子有关。鹦鹉热衣原体在 OAL 中的作用仍存争论，很少有作者不同意这种关联。另外，其他人已成功地证明了这些患者组织中存在鹦鹉热衣原体[38,39]。在使用抗生素后这些淋巴瘤出现了消退，该结果进一步补充支持了以上观点[40]。

激素性肿瘤形成

人体内的几种癌症（如乳腺癌、睾丸癌、前列腺癌、甲状腺癌和子宫内膜癌）与激素有关。在这些癌症中，激素起到诱导细胞增殖的作用，从而为随机错误遗传的积累提供了机会[41]。最近的文献已经描述了结膜和眼睑癌症中激素受体的表达，从而表明激素性

肿瘤形成的可能作用[42,43]。

癌症的遗传基础

遗传损伤是致癌作用的基石。存在遗传损伤的单个祖细胞的克隆性增殖可导致肿瘤的形成。影响癌症相关基因的几种改变可能引起细胞转化的发生。

核型变化

癌症中的核型变化是微妙且不易被检测到，或者说只有在变化足够大时才能够通过光学显微镜看到。在一些造血和间叶肿瘤中可以看到平衡易位。在 BL 中，由于与 14 号染色体上的免疫球蛋白重链基因并列，8 号染色体和 14 号染色体之间的易位导致 8 号染色体上的 MYC 基因过度表达[44]（图 14.4）。由于人体内几种基因的表达受 *c-myc* 调控，所以组成型表达导致细胞生长，不受控制的增殖，并降低凋亡阈值。在滤泡性淋巴瘤（follicular lymphoma，FL）中，14 号染色体和 18 号染色体之间的易位导致 *Bcl-2*（抗凋亡）基因过度表达[45]。*Bcl-2* 在 B 细胞生发中心的组成型表达导致损伤的 B 细胞积累，而损伤的 B 细胞寿命发生延长，并造成额外的遗传性损伤，而遗传性损伤反过来又最终导致了 FL 的发展。尤因肉瘤（Ewing sarcoma）中 t（11;22）（q24;q12）易位导致 11 号染色体上的 EWS 基因与 22 号染色体上的 FL11 基因融合形成 EWS-FL11，其可促进细胞增殖和细胞存活[46]。

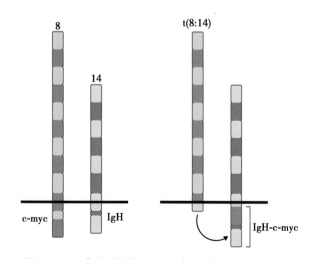

图 14.4　在伯基特淋巴瘤中观察到 t（8;14）涉及 8 号染色体上 *c-myc* 基因与 14 号染色体上免疫球蛋白 H（IgH）基因的并置，从而导致 *c-myc* 基因过度表达

缺失是第二种常见的核型异常,它可能导致肿瘤抑制基因的丢失。一个常见的机制是在一个等位基因中有一个失活点发生突变,然后是另一个非突变等位基因的缺失[47],这种缺失导致基因杂合性丧失。在大多数神经母细胞瘤中发现杂合性丧失涉及 1p36 和 11q23,并且与不良的临床结果有关[48]。

在神经母细胞瘤(*MYCN* 基因)(图 14.5)和乳腺癌(*ERBB2* 基因)中可见基因扩增,基因扩增是指基因序列复制数量的增加。非整倍体是细胞核中染色体数目不是单倍体状态的整倍数的一种情况,在许多癌症中都可见到,并且是由有丝分裂检查点错误所引起。眼眶横纹肌肉瘤和眼部附属器淋巴瘤中已证实有非整倍体存在[49,50]。

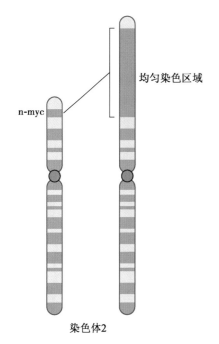

图 14.5 神经母细胞瘤中可见 2 号染色体上 *n-myc* 基因的扩增

微小核糖核酸的作用

微小核糖核酸(miRNA)是非编码的单链 RNA,其在 RNA 沉默和基因转译后的表达中起作用。miRNA 因此是基因的负调控因子。miRNA 通过导致致癌基因过表达或通过减少肿瘤抑制基因的表达来参与细胞转化(图 14.6)。在一些白血病和淋巴瘤中可见 miRNA 的下调或缺失导致了 *Bcl-2* 过度表达。在套细胞淋巴瘤、多发性骨髓瘤和前列腺癌中也发现了 miR-NA 的丢失[51]。

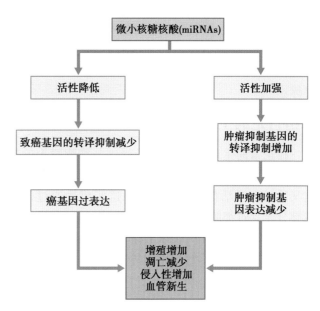

图 14.6 微小核糖核酸(miRNA)在致癌过程中的作用

癌症表观遗传学

表观遗传学是指基因表达的遗传性研究,其发生与 DNA 一级序列的变化无关。分化过程中获得的这些变化在多个细胞分裂过程中保持稳定[52]。这种遗传性是通过表观遗传修饰来介导的。例如 DNA 中胞嘧啶碱基的甲基化,组蛋白转译后修饰以及 DNA 核小体的定位[53]。对可遗传的表观遗传标记未能进行适当维护,可导致各种信号转导途径被不适当的激活或抑制,并可导致疾病状态的产生,如癌症等[53,54]。在眼眶横纹肌肉瘤中可观察到 *RB1*、*HIC1*、*HIN1* 和 *CDX-1* 肿瘤抑制基因的启动子高甲基化[55]。在眼附属器淋巴瘤中可观察到启动子高甲基化 *p16*、*ECAD* 和 *MT1G* 肿瘤抑制基因[56,57]。韩国人群中的一项研究也表明,鹦鹉热衣原体可能引发这些基因异常的 DNA 高甲基化[57]。在眼睑皮脂腺癌中已经观察到 E-钙黏蛋白启动子甲基化,它与预后不良有关[58]。由组蛋白脱乙酰酶(HDAC)介导的组蛋白乙酰化的丧失导致基因抑制。在最近的临床试验中,已经报道了在泪腺腺样囊性癌中对 HDAC 抑制剂的部分反应,显示 HDAC 在该肿瘤发展中的可能作用[59]。

癌症的分子发病机制

癌细胞转化是一个多步骤且复杂的过程(图 14.5)。四种类型的调节基因参与正常细胞生长:编码细胞增殖通路的原癌基因(促生长基因);抑制生长的肿瘤抑制基因;控制程序性细胞死亡的凋亡调节基因;以及调节有丝分裂期间发生的 DNA 修复的 DNA 修复基因。以下章节将讨论癌症在基因层面上的主要标志。

自给自足的生长信号

在正常的生理情况下,生长受体与细胞膜上的特异性受体结合,导致受体发生短暂且有限的活化,而这又反过来激活信号转导蛋白。这些信号通过信号转导分子穿过细胞溶质传递到细胞核,诱导和激活核调节因子,引发和调节 DNA 转录并使得细胞最终进入到细胞周期。

生长因素

一些癌细胞通过获得合成与其相应的相同生长因子的能力而获得自给自足的生长[47]。虽然眼眶淋巴管畸形在本质上为良性,但它已被证明可表达生长因子受体,表明其抑制剂可能具有治疗作用[60]。在合成转化生长因子-α(TGF-α)及其受体的一些肉瘤中存在类似的机制[47]。TGF-α 通过诱导血管内皮生长因子(VEGF)促进血管新生。TGF-α 与表皮生长因子受体(EGFR)的结合激活下游信号通路,并导致细胞增殖和最终肿瘤的形成。

生长因子受体

突变生长因子受体促进细胞增殖,与生长因子发生最低程度的结合或不结合,例如眼眶和眼周的基底细胞和 SCCs 中 EGFR 过表达[61]。

信号转导蛋白

信号转导蛋白促进生长因子与其核靶的结合。编码信号通路成分的基因发生突变导致癌症自主性生长。RAS 是小 G 蛋白的一员,是人类癌症中最常见的突变癌基因[47]。失活型 RAS 是二磷酸鸟苷(GDP)结合蛋白。生长因子导致 GDP 与三磷酸鸟苷(GTP)发生了交换,从而活化了 RAS。RAS 内在的鸟苷三磷酸酶(GTPase)活性将 GTP 转化为 GDP,导致 RAS 失活。当发生突变时,RAS 保持不受鸟苷三磷酸酶(GTPase)的影响并继续促进细胞增殖。N-ras 突变已在眼眶横纹肌肉瘤中得到证实[62]。在急性髓细胞白血病中可见 N-ras 和 k-ras 突变,并且也可见于眼眶粒细胞肉瘤[63]。

核转录因子

在各种核调节转录蛋白中,位于 8 号染色体上的 MYC 基因是最重要的。在生理状态下,MYC 蛋白与 DNA 结合并通过转录激活调节细胞周期。一旦细胞进入细胞周期,其水平就会下降。MYC 癌蛋白的持续存在或过度表达在几种人类癌症中可见,可导致细胞自主增殖[64~66]。MYC 蛋白可激活或抑制其他基因的转录。CDK 被 MYC 激活,而 CDK 抑制剂则会被 MYC 抑制。因此,MYC 调节异常通过增加促进细胞周期进展的基因的表达和抑制延缓或阻止细胞周期进展的基因来促进肿瘤发生[47]。MYC 调节异常已经出现在眼附属器淋巴瘤中[67]。

细胞周期调控蛋白

细胞周期处于细胞周期蛋白、CDK 和 CDK 抑制剂的控制之下(图 14.7)。细胞周期蛋白与 CDK 的复合物通过磷酸化各种底物来驱动细胞周期。CDK 受抑制剂控制,编码细胞周期蛋白、CDK 和 CDK 抑制剂的基因突变导致细胞周期进展失控。在套细胞淋巴瘤中可见细胞周期蛋白 D 的突变(易位),在恶性黑色素瘤中可见 CDK4 基因扩增[68,69]。

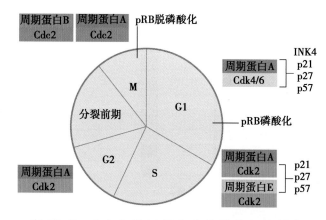

图 14.7　参与细胞周期各个阶段的细胞周期蛋白和细胞周期蛋白依赖性激酶(CDK)

对生长抑制信号的不敏感性

肿瘤抑制基因在细胞生长期间起到"刹车"作用。这些基因中的任何突变都起到消除制动效应的作用,并为不受控制的细胞增殖铺平道路。人类细胞周期中的主要肿瘤抑制基因是 RB、TP53 和转化生长因子-β(TGF-β)。位于 13q14 上的 RB 基因是第一个被发现的肿瘤抑制基因,被认为是这类基因的原型。它编码核转录蛋白 pRB。活化的 RB 通过与转录因子 E2F 结合阻断细胞分裂,从而抑制细胞周期相关基因的转录并最终抑制 G1-S 期的细胞周期。CDK 的过度磷酸化可引起 *RB* 基因的失活,消除了其"刹车"作用,并促进细胞通过 G1-S 期以及引起细胞增殖(图 14.8)。CDK 的这种活性被 TGF-β 通过激活 p16 所阻断。*RB* 基因突变可见于包括视网膜母细胞瘤在内的多种人类肿瘤中[47]。对于视网膜母细胞瘤的发展,*RB* 基因位点的正常等位基因都需要被灭活。在家族病例中,儿童遗传了 *RB* 基因的一个异常拷贝。当另一个正常拷贝由于体细胞突变而丢失时,这些儿童就会患上视网膜母细胞瘤(图 14.9)。在零星病例中,正常等位基因由于体细胞突变而丢失(图 14.10)。

TP53 也被称为基因组的守护者,是最常见的突变基因之一。*p53* 是由 *TP53* 编码的蛋白质,在细胞周期中起着两个重要作用:抑制细胞周期蛋白和细胞周期蛋白依赖性激酶(CDK)。从而阻止细胞进入 G1,并通过激活 *BAX* 基因促进细胞凋亡。随着 *TP53* 基因的纯合性丢失,DNA 损伤无法得到修复,并且这种遗传上受损的细胞继续增殖。在眼睑皮脂腺癌和眼眶横纹肌肉瘤中可见 *p53* 突变[70,71]。此外,*p53* 的表达与眼眶横纹肌肉瘤的分化和增殖有关,这表明其在此类肿瘤中可作为潜在的预后指标[71]。

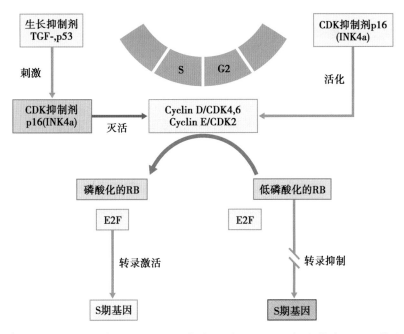

图 14.8　Rb 在细胞周期调控中的作用。低磷酸化的 Rb-E2F 复合物与 DNA 结合,导致抑制 S 期所需的基因发生转录。RB 通过细胞周期蛋白和细胞周期蛋白依赖性激酶(CDK)复合物的磷酸化导致 E2F 释放,其激活 S 期基因转录

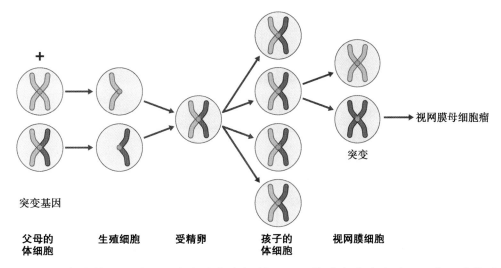

图 14.9　家族性视网膜母细胞瘤的发病机制。父母携带者将突变的 *RB* 基因遗传给后代。视网膜细胞受到第二次突变的影响,最终导致视网膜母细胞瘤的发生

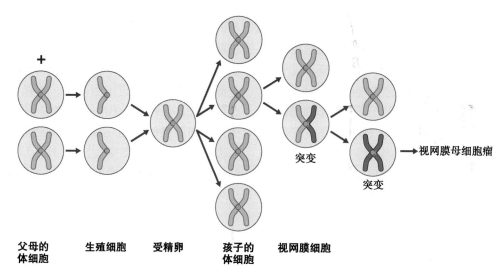

图 14.10 散发性视网膜母细胞瘤的发病机制。出生后视网膜细胞发生的两次 *RB* 基因突变

TGF-β 与 TGF-β 受体结合后,通过激活 CDK 抑制剂而抑制细胞增殖,并抑制生长促进基因如 *MYC*,细胞周期蛋白和细胞周期蛋白依赖性激酶(CDK)。*TGF-β* 基因的突变导致其抑制作用的丧失并促进细胞生长。TGF-β/SMAD 信号通路与基底细胞癌的发病机制存在一定关联[72]。

眼眶肿瘤中描述的其他肿瘤抑制基因包括 *von Hippel Lindau*(*VHL*)和神经纤维瘤(NF)致病基因。

凋亡细胞死亡逃避

癌症中的异常细胞不仅会因为致癌基因的活化或肿瘤抑制基因的失活而积累,而且还会因为调节细胞凋亡基因的突变而积累。细胞凋亡或程序性细胞死亡是由遗传决定的过程。凋亡通路具有上游调节子和下游效应子。调节子通过外源性(死亡受体)或内源性(线粒体)通路发挥作用。如图 14.11 所示,外

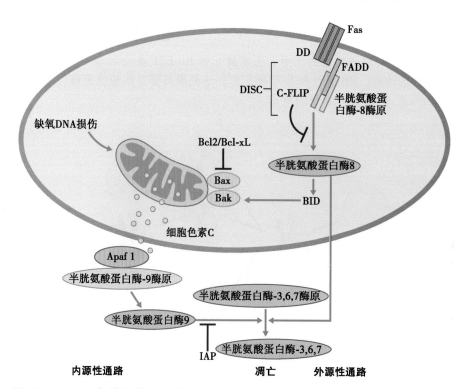

图 14.11 细胞凋亡的内源性和外源性通路。Apaf 1,凋亡蛋白酶激活因子 1

源性和内源性通路受刺激后分别导致半胱氨酸蛋白酶 8 和半胱氨酸蛋白酶 9 的活化，从而导致引发细胞凋亡的蛋白水解级联反应。在几种人类癌症中可见紊乱的细胞凋亡。在 BL 中,t(14;18) (q32;q21) 导致 Bcl-2 蛋白的过表达,其可保护淋巴细胞免于凋亡,这使得受遗传损伤的淋巴细胞可存活更长时间并增殖[73]。

无限复制的潜力、端粒和端粒酶

经过一定数量的有丝分裂(细胞加倍)后,人类细胞停止分裂,进而变得衰老。这种细胞衰老的特性归因于每次细胞分裂后端粒的缩短。缩短的端粒被 DNA 修复机制识别,导致由 TP53 和 RB 基因介导的细胞周期的停滞。这些基因的突变导致这些检查点(checkpoints)的失效和非同源末端连接通路的激活,由此将两个染色体缩短的末端连接起来,从而拯救了细胞。不适当地激活修复系统会导致在染色体分裂后期分裂产生双着丝染色体,并导致新的双链 DNA 的断裂。重复的桥接-融合-断裂循环最终会产生有丝分裂障碍和大规模的细胞凋亡。端粒酶的再活化导致桥接-融合-断裂循环停止,细胞避免了死亡。在眼睑皮脂腺癌中可见端粒酶的上调,从而维持了端粒的长度[74,75]。

血管新生

癌细胞需要营养和灌注才能生存。从氧气和营养物质能够扩散到的血管到癌细胞能够存活的血管之间的最大距离是 2mm[47]。肿瘤血管新生受促血管新生因子和抑制因子之间平衡的调节。血管新生的启动子包括 VEGF 和碱性成纤维细胞生长因子(bFGF)。抑制血管新生的因子包括血小板反应蛋白-1(TSP-1)、血管生成抑制素、血管抑制素和内皮抑素。

尽管大多数细胞类型都可以产生 TSP-1,但由基质成纤维细胞、内皮细胞和免疫细胞产生的 TSP-1 却可以抑制肿瘤的进展[76]。TSP-1 通过直接影响内皮细胞迁移和存活,以及通过间接影响生长因子动员而发挥其抗血管新生的作用[76]。此外,TSP-1 还通过激活 TGF-β 来抑制肿瘤生长,而 TGF-β 反过来又激活 CDK 抑制剂并抑制生长促进基因。

作为血纤维蛋白溶酶原蛋白水解切割产物的血管生成抑制素,通过与各种位点和受体结合而调节其血管新生作用。其中最重要的是抑制三磷腺苷(ATP) 代谢,从而抑制内皮细胞的增殖和迁移,最终导致内皮细胞死亡[77]。此机制还通过抑制肿瘤细胞在低 pH 细胞外基质中存活所需的 ATP 合成酶而引起肿瘤细胞毒性[77]。

血管抑制素是一种脑血管新生抑制剂-1 的蛋白水解片段,通过抑制内皮细胞迁移和增殖而发挥其抗血管新生作用[78]。

内皮抑素从 XVIII 型胶原蛋白经蛋白水解切割后衍生而来,可特定性抑制内皮细胞增殖,从而抑制血管新生和肿瘤生长。TP53 基因的突变促使了几种人类癌症中血管新生的发生[79,80]。

侵入和转移

转移是一个复杂的过程,涉及局部侵入,血管和淋巴管的渗透,微转移的形成以及微转移发展为肉眼可见的肿瘤。

细胞外基质的侵入

转移过程中的第一步是癌细胞发生松动。E-钙黏蛋白将细胞结合在一起。大多数上皮肿瘤中可见由于 E-钙黏蛋白基因的突变失活、β-连环蛋白的活化,或 SNAIL 和 TWIST 转录因子的不适当表达等因素导致 E-钙黏蛋白功能的缺失[47]。松动的癌细胞附着于细胞外基质(ECM)蛋白如纤连蛋白和层粘连蛋白,这将伴随着整合素的丧失。这种整合素在生理状态下有助于维持细胞处于静止的分化状态。随后是基底膜和间质结缔组织的降解。肿瘤细胞过度表达蛋白酶和基质金属蛋白酶(MMP),同时减少 MMP 的抑制剂,这些过程会导致 ECM 的溶解。癌细胞因基底膜退化和蛋白基质水解而进行迁移。肿瘤细胞产生的细胞因子促进了这种迁移。基质降解产物(胶原蛋白和层粘连蛋白)和生长因子如胰岛素源生长因子具有趋化特性。

肿瘤细胞的血管扩散和归巢

一旦进入血液,肿瘤细胞与白细胞和血小板形成栓子。血栓为肿瘤细胞提供营养,并保护它们免受宿主细胞的免疫攻击。然后肿瘤栓子黏附在血管内皮上,细胞通过基底膜进入实质内。宿主组织产生生长因子,如血小板源生长因子、成纤维细胞生长因子和 TGF-β,这些生长因子促进了肿瘤细胞的生长和存活。可通过肿瘤的原发器官、血液供应和淋巴引流来预测其可能的转移部位。

癌症和免疫监视

肿瘤细胞合成新抗原(表14.2),其激发了宿主中的抗肿瘤机制。在宿主的抗肿瘤机制中,细胞免疫优于体液免疫。尽管体液免疫是由B淋巴细胞通过产生抗体介导的,但是细胞介导的免疫涉及T淋巴细胞、自然杀伤(NK)细胞和巨噬细胞。细胞毒性T淋巴细胞在病毒相关的癌症例如BL中起到保护作用并且具有抗原特异性。它们的作用受到主要组织相容性复合体(MHC)的限制,并被穿孔素、粒酶、干扰素-α和Fas配体介导的细胞凋亡所调节。自然杀伤(NK)细胞的抗肿瘤发生作用不需要事先进行敏化。不表达MHC1分子的肿瘤细胞通过释放IL-2、γ-干扰素、粒酶、穿孔素和Fas配体来激活NK细胞。巨噬细胞被γ-干扰素的释放所激活,并通过TNF-α、溶菌酶和氧自由基发挥作用。

表14.2　参与宿主抗肿瘤反应的新抗原

新抗原	例子
突变的致癌基因和肿瘤抑制基因的产物	Her2-neu,β-连环蛋白,ras,p53和CDK4的产物
过表达或异常表达的细胞蛋白质(由正常细胞产生,但在肿瘤细胞中异常高产)	酪氨酸酶(由黑素细胞产生并在黑色素瘤中过度表达)
由致癌病毒产生的抗原	在伯基特淋巴瘤中由EBV产生的抗原和在T细胞淋巴瘤中由HTLV-1产生的抗原
胚胎抗原(在胚胎发育过程中产生,而不是由成体组织产生)	甲胎蛋白(AFP):卵黄囊瘤、肝癌 癌胚抗原(CEA):结肠癌、胰腺癌
改变的细胞表面糖蛋白和糖脂	CA15.3(乳腺癌)、CA19.9(胰腺癌)、CA125(卵巢癌)
细胞型分化抗原(特异于正常细胞的分化或分化阶段并由肿瘤细胞保留)	CD20(B细胞)、CD3(T细胞)

然而,肿瘤细胞可能有几种逃避宿主保护性防御的方法。这些方法包括抗原阴性变体的选择性外向生长、MHC分子的表达缺失或降低、免疫抑制和抗原掩蔽。

眼肿瘤和遗传

很明显,在许多眼科肿瘤中,除了环境影响之外,还存在许多遗传易感性因素。尽管有关这些广泛和详细的讨论超出了本章范围,但是表14.3列出了一些伴有眼病的重要家族性癌症综合征。

表14.3　家族性癌症综合征的眼部和全身表现

综合征	相关基因	基因位置	遗传	相关的眼科肿瘤	全身关联
Gorlin-Goltz 综合征[129]	PTCH1	9q22,32	常染色体显性	眼睑基底细胞癌	基底细胞癌、牙源性角化囊肿、手掌/足底凹点、大脑镰的层状钙化、髓母细胞瘤、肋骨异常、骨骼畸形、巨头畸形、唇裂/腭裂、卵巢/心脏纤维瘤、肠淋巴囊肿、眼部异常(斜视、眼距过宽、先天性白内障、眼组织缺损)

表 14.3　家族性癌症综合征的眼部和全身表现(续)

综合征	相关基因	基因位置	遗传	相关的眼科肿瘤	全身关联
Beckwith-wiede-mann 综合征[130]	CDKN1C	11P15,5	常染色体显性	眼眶横纹肌肉瘤	腹壁缺陷、内脏肥大、胎儿肾上腺皮质性肢端肥大症、肾脏异常、心脏症状、肾母细胞瘤、肝母细胞瘤、横纹肌肉瘤、肾上腺皮质癌、神经母细胞瘤
Birt-Hogg-Dubé 综合征[131]	FLCN	17P11,2	常染色体显性	脉络膜黑色素瘤、眼睑纤维毛囊瘤	纤维毛囊瘤、毛盘瘤、软垂疣、毛囊周围纤维瘤、肺囊肿、自发性气胸、肾肿瘤
BAP1 综合征[132]	BAP1	3P21	常染色体显性	葡萄膜黑色素瘤、结膜黑色素瘤	皮肤恶性肿瘤、Spitz 肿瘤、内脏恶性肿瘤
Carney 复合症[133]	CNC	17q22~24	常染色体显性	眼睑/结膜黏液瘤	小痣、蓝痣、心脏黏液瘤、皮肤黏液瘤、乳腺导管腺瘤、卵巢囊肿、肢端肥大症、甲状腺肿瘤、原发性色素性结节状肾上腺皮质病(PPNAD)、黑色素型神经鞘瘤
遗传性非息肉性结肠直肠癌(HNPCC)[134]	MLH1 MSH2 MSH6 PMS2 EPCAM	3p21,3 2p21 2p16 7p22,1 2p21	常染色体显性	皮脂腺癌(Muir-Torre 综合征)	结肠直肠癌 子宫内膜癌 卵巢癌、胃癌、小肠癌、肝胆道癌、上泌尿道癌、脑癌、皮肤癌
Costello 综合征[135]	HRAS	11p15,5	常染色体显性	眼眶横纹肌肉瘤	发育迟缓、智力残疾、皮肤褶皱松弛、关节异常灵活、大口、心脏问题、乳头状瘤、横纹肌肉瘤、神经母细胞瘤、尿路上皮癌,膀胱癌

表 14.3 家族性癌症综合征的眼部和全身表现(续)

综合征	相关基因	基因位置	遗传	相关的眼科肿瘤	全身关联
Cowden 综合征[136]	PTEN	10q23,31	常染色体显性	眼睑乳头状瘤和毛根鞘瘤	面部丘疹、肢端角化病、掌跖角化病、皮肤脂肪瘤、皮肤血管瘤、肠道错构瘤性息肉、巨头畸形、Lhermitte-Duclos 病、乳腺癌、滤泡状癌,甲状腺癌、子宫内膜癌
Li-Fraumeni 综合征[137,138]	*TP53*	17p13,1	常染色体显性	眼框脂肪肉瘤、葡萄膜黑色素瘤	软组织肉瘤、骨肉瘤、绝经前乳腺癌、脑肿瘤、肾上腺皮质癌、支气管肺泡癌、白血病
MEN2B[139]	RET	10q11,2	常染色体显性	眼睑、结膜和角膜的神经瘤	嗜铬细胞瘤、甲状腺髓样癌、肥厚的嘴唇神经瘤——舌头、嘴唇和颊黏膜马方样体型、骨骼缺陷
NF1[140]	NF1	17q11,2	常染色体显性	视神经胶质瘤	咖啡牛奶斑(浅褐色斑疹)、皮肤神经纤维瘤、皮下神经纤维瘤、丛状神经纤维瘤、腋窝/腹股沟斑点、虹膜色素缺陷瘤、骨发育不良
NF2[141,142]	NF2	22q12,2	常染色体显性	眼眶神经鞘瘤和脑膜瘤	前庭神经鞘瘤、神经纤维瘤、脑膜瘤、胶质瘤、神经鞘瘤、白内障
家族性视网膜母细胞瘤[143]	Rb	13q14	常染色体显性	视网膜母细胞瘤	颅内原始神经外胚层肿瘤,最常见于松果体
结节性硬化症[144]	TSC1 TSC2	9q34 16p13,3	常染色体显性	视网膜错构瘤	低黑色素斑点、血管纤维瘤、指甲纤维瘤、鲨革斑、室管膜下结节、皮质发育不良、室管膜下巨细胞星形细胞瘤、心脏横纹肌瘤、淋巴管平滑肌瘤病、血管平滑肌脂肪瘤、肾囊肿

表 14.3　家族性癌症综合征的眼部和全身表现(续)

综合征	相关基因	基因位置	遗传	相关的眼科肿瘤	全身关联
Von Hippel Lindau (VHL)综合征[145]	VHL	3p25	常染色体显性	视网膜血管母细胞瘤	小脑血管母细胞瘤、脊髓血管母细胞瘤、内淋巴囊肿瘤、肾细胞癌和囊肿、嗜铬细胞瘤、胰腺囊肿、神经内分泌肿瘤、附睾囊腺瘤、阔韧带囊腺瘤
着色性干皮病[146]	XPA	9q22,3	常染色体隐性	基底细胞癌，鳞状细胞癌，以及眼睑和眼表的恶性黑色素瘤	基底细胞癌，鳞状细胞癌，以及暴露于阳光区域的恶性黑色素瘤
	ERCC3	2q21			
	XPC	3p25,1			
	ERCC2	19q13,3			
	DDB2	11p12~11			
	ERCC4	16p13,12			
	ERCC5	13q32~33			

眼眶肿瘤的分子生物学和遗传学

　　眼眶就好像一个潘多拉盒子，人体内几乎所有的肿瘤在此均可发生。尽管关于这些肿瘤的分子和遗传特征的讨论超出了本章范围，但这里仍对一些常见的肿瘤进行讨论。

泪腺肿瘤

　　泪腺肿瘤(lacrimal gland tumors)比较少见，而关于这些肿瘤的分子生物学和遗传学的研究也较为零散。大部分已知的是基于我们对唾液腺肿瘤的了解。在所有的多形性腺瘤中，70%存在复发性易位[81,82]。这些易位基因大多数靶向 8q12 上的多形性腺瘤基因 1(PLAG1)[83,84]。PLAG1 是在胚胎组织(如肺、肾和肝脏)而非成体组织中表达的锌指转录因子。相互易位 t(3;8)(p21;q12)是所有重排中最常见的[85]。由 β-连环蛋白(CTNNB1)或白血病抑制因子受体(LIFR)基因启动子替换 PLAG1 启动子可激活 PLAG1[86]。PLAG1 的过表达通过激活生长因子，特别是胰岛素样生长因子 2(IGF2)从而导致肿瘤的发生[86~88]。在 PA 中较不频繁的靶基因是 HMGA2，已被定位到 12q14~15[89,90]。PLAG1 重排在多形性腺瘤癌中持续存在，但在所有其他癌中均不存在[91]。

　　MYB 基因过度表达可见于泪腺和唾液腺的腺样囊性癌(adenoid cystic carcinoma, ACC)中[92,93]。涉及 MYB 和 NFIB 基因的复发易位 t(6;9)(q22-23;p23-24)比较常见[92]。Mitani 等人[94]发现了该融合产物的 14 个变体，其中 28% 为原发性，35% 为转移性唾液腺 ACC。ACC 也有 1p32-36、6q23-27 和 12q12-14 的损失，和 8q24 和 22q13 的获得[95]。在大部分唾液腺和泪腺黏液表皮样癌中可见由 t(11;19)(q21;p13)产生的 CRTC1-MAML2 融合，并且 CRTC1-MAML2 融合与较低等级相关[87,96~99]。

眼附属器淋巴瘤

　　对眼附属器淋巴瘤(ocular adnexal lymphoma, OAL)进行细胞遗传学分析的结果并不一致。尽管一项中国研究观察到 61% 的眼附属器 MALT 淋巴瘤中存在染色体畸变，但丹麦的一项研究发现，仅有 5% 的人群发生这种改变[100,101]。t(11;18)(q21;q21)导致了 11q21 上的细胞凋亡抑制因子 2(API2)基因和 18q21 上的 MALT 淋巴瘤易位 1(MALT1)基因发生并置，这是最常见的基因异常，其次常见的基因异常是 MALT1 和 IGH 基因的融合[102,103]。其他不常见的基因异常是染色体 6、7 和 13 的长臂缺失和染色体 3、15q、18q 和 6p 的基因增加[103]。这些结果导致了 NFkB 通路的活化并最终导致淋巴瘤形成[102]。大约 80%~90% 的滤泡性淋巴瘤的特征是 t(14;18)(q32;q21)涉及 Bcl-2 和 IGH 基因[104,105]。

在套细胞淋巴瘤中可以观察到,*IGH* 基因与 11q13 上的 *CCND1* 基因发生并置,导致细胞周期蛋白 D1 过度表达,最终导致细胞周期失调。在 15%~40% 的套细胞淋巴瘤中可见 *IGH* 可变区突变[106]。尽管 *Bcl-2* 和 *EZH2* 发生了易位,但涉及 *EP300*、*MLL3*、*CREBBP* 和 *MLL2* 的突变在生发中心 B 细胞样(GCB)类型的 DLBCL 中可见,在活化的 B 细胞样瘤中还可见 NFkB 增强子的活化[107,108]。

横纹肌肉瘤

胚胎和肺泡亚型约占所有横纹肌肉瘤的 80%[109]。根据是否存在 PAX 融合,将横纹肌肉瘤(rhabdomyosarcoma,RMS)分为 PAX 融合阳性(PFP)和 PAX 融合阴性(PFN)。这些涉及成对的盒蛋白 3(PAX3)或 PAX7 和叉头转录因子 1(FOXO1)基因[110]。PFN 肿瘤发生年龄较小,与 11p15,5 杂合性丢失相关,携带 NRAS、KRAS、HRAS、PIK3CA、CTNNB1 和 FGFR 突变[110]。PFP 肿瘤发生年龄较大,并且预后不良[110]。约 80% 的肺泡横纹肌肉瘤(ARMS)有 t(2;13)(q35;q14) 和 t(1;13)(p36;q14),分别导致 PAX3-FOXO1 和 PAX7-FOXO1 嵌合蛋白的形成[111]。染色体 2、7、8、11、12、13、17、19 和 20 的扩增见于胚胎性横纹肌肉瘤(ERMS)[112~114]。ERMS 和 ARMS 均可见 MYCN、MDM2,CDK4 和 IFG-R1 的扩增。RMS 在多种癌症综合征中也被描述,如 Li-Fraumeni 综合征、Beckwith-wiedemann 综合征、1 型神经纤维瘤病、Costello 综合征、Nijmegen 断裂综合征、Rubinstein-Taybi 综合征、Dubowitz 综合征,2A 型多发性内分泌瘤、Roberts 综合征和 Duchenne 肌营养不良症[115]。

组织细胞疾病

组织细胞疾病的特征是单核细胞-巨噬细胞谱系细胞的组织浸润,常伴有其他炎症细胞浸润。最近,才对这些疾病的分子生物学和遗传结构予以一些关注。尽管 Erdheim-Chester 病是具有多器官受累的组织细胞增生(但不认为它代表转移过程,因此也不是单克隆的),但朗格汉斯细胞增生症的特征确实在于组织细胞的克隆性增殖。自从在朗格汉斯细胞增生症和 Erdheim-Chester 病中发现 BRAF[V600E] 体细胞突变以来,重新归类这些疾病的势头有所增加[116,117]。研究已经显示 BRAF[V600E] 突变驱动了这两种组织细胞疾病,并且显示阻断 BRAF 激酶可改善这些突变患者的预后[118,119]。BRAF 是 RAS-RAF-促分裂原活化蛋白激酶细胞外信号级联反应的重要组成部分。该通路在被触发时引起细胞增殖,增加细胞存活、细胞分化和细胞运动性。BRAF[V600E] 导致激酶活性增加,随后通过促分裂原活化蛋白激酶通路增加信号转导。使用 BRAF 抑制剂(如威罗菲尼或达拉菲尼)和 MEK 抑制剂的靶向治疗在这些患者中产生良好的结果。促分裂原活化蛋白激酶 21(MAPK21)基因的突变在 27.5% 的朗格汉斯细胞增生症病例中已被确定,这解释了 BRAF 突变阴性患者中 MAPK 通路的活化[120]。

视神经胶质瘤

几种原发性和继发性肿瘤可能与视神经有关。其中,视神经胶质瘤(optic nerve gliomas,ONG)是最常见的原发性肿瘤,最常见的是毛细胞性星形细胞瘤,多发于儿童。在毛细胞性星形细胞瘤中,MAPK 信号级联大部分是通过遗传改变,由 RAF 活化所介导[121]。大多数毛细胞星形细胞瘤在 7q34 处具有 BRAF 的串联重复,导致产生 KIAA1549:BRAF 融合产物[122~124]。Rodriguez 等[125] 发现在 65% 的病例中存在 BRAF 重复。约 15%(范围 10%~44%)的 ONG 与 NF1 相关联[126]。在 NF1 的设定中,由于 NF1 基因失活,MAPK 通路被激活[127]。这些改变的预后意义并不明显。p16(CD-KNM2A)基因位于 9p21,3 编码的蛋白质上,该蛋白主要功能是抑制肿瘤。p16 的缺失主要见于儿童高分化神经胶质瘤[128]。

致谢

非常感谢 Chalamala Jangaiah 和 N. Pradeep 在编写本章插图中给予的帮助。

参考文献

1. Siegel RL, Miller KD, Jemal A, et al. *CA Cancer J Clin* 2015;**2015**(65):5–29.
2. Deaths registered in England and Wales (Series DR), 2013. South Wales, UK: Office for National Statistics; 2014. p. 1–22.
3. Globocan 2012 (IARC). Estimated cancer incidence, mortality and prevalence worldwide in 2012. Lyon, France: IARC Press; 2013 <http://globocan.iarc.fr/Pages/fact_sheets_cancer.aspx>; [accessed 01.04.15].
*4. Faguet GB. A brief history of cancer: age-old milestones underlying our current knowledge database. *Int J Cancer* 2015;**137**:2022–36.
   Dr Faguet's review details the history of cancer from those discovered in dinosaur fossils, suggestions of cancer in Ancient Egyptian papyri written in 1500–1600 BCE, to contributions by pioneers beginning with Hippocrates and ending with the origins of radiation and medical oncology.
5. Schultz M, Parzinger H, Posdnjakov DV, et al. Oldest known case of metastasizing prostate carcinoma diagnosed in a skeleton of a 2700-year-old Scythian king from Arzhan (Siberia, Russia). *Int J Cancer* 2007;**121**:2591–5.
6. Celcus AC. De Medicina (with English translation by W. G. Spencer) Book V.28, 2C-F William Heinemann Ltd. Cambridge, MA: Harvard University Press; 1938 <http//:www.archieve.org/stream/demedicina02celsuoft/demedicina02celcuoft_djvu.txt>; [accessed 25.07.15].
*7. Char DH. History of ocular oncology. *Ophthalmology* 1996;**103**:

s96–101.

This mini-review by Dr Char chronicles the history of ocular oncology ranging from description on orbital and eyelid neoplasms in the 16th century, von Graefe's and Fricke's reports on surgeries in the 19th century and, the advent of the Mohs micrographic surgery to the most recent advances in the diagnosis and management of ocular adnexal tumors.

8. Straub W. The ophthalmology of Fabricius Hildanus in the 17th century. *Doc Ophthalmol* 1990;**74**:21–9.

9. Marmelzat WL. Noli-me-tangere circa 1754: Jaques Daviel's forgotten contribution to skin cancer. *Arch Dermatol* 1964;**90**:280–3.

10. Beard C. Observations on the treatment of basal cell carcinoma of the eyelids. The Wendell L. Hughes Lecture. *Trans Am Acad Ophthamol Otolaryngol* 1975;**79**:664–70.

11. Fox SA. Autogenous free full-thickness eyelid grafts. *Am J Ophthal* 1969;**67**:941–5.

12. Aurora AL, Blodi FC. Reappraisal of basal cell carcinoma of eyelids. *Am J Ophthalmol* 1970;**70**:329–36.

13. Mohs FE. Chemosurgery: a microscopically controlled method of cancer excision. *Arch Surg* 1941;**42**:279–95.

14. Koopman JH, van der Heiden-van der Loo M, van Dijk MR, et al. Incidence of primary malignant orbital tumours in the Netherlands. *Eye* 2011;**25**(4):461–5.

15. Costin BR, Perry JD, Foster JA. Classification of orbital tumors. In: Perry JD, Singh AD, editors. Clinical ophthalmic oncology. Berlin, Germany: Springer; 2013.

16. Abramson DH, Schefler AC, Dunkel IJ, et al. Adult ophthalmic oncology: orbital diseases. In: Kufe DW, Pollock RE, Weichselbaum RR, et al., editors. Holland-Frei Cancer Medicine. 6th ed. Hamilton, ON: BC Decker; 2003 <http://www.ncbi.nlm.nih.gov/books/NBK13668/>; [accessed 05.09.15].

17. Johansen S, Heegaard S, Bogeskov L, et al. Orbital space-occupying lesions in Denmark 1974-1997. *Acta Ophthalmol Scand* 2000;**78**:547–52.

18. Seregard S, Sahlin S. Panorama of orbital space-occupying lesions. The 24-year experience of a referral centre. *Acta Ophthalmol Scand* 2003;**77**:91–8.

19. Darsaut TE, Lanzino G, Beatriz Lopez M, et al. An introductory overview of orbital tumors. *Neurosurg Focus* 2001;**10**:1–9.

20. Gunalp I, Gunduz K. Biopsy-proven orbital lesions in Turkey: a survey of 1092 cases over 30 years. *Orbit* 1994;**13**:67–79.

21. Shields JA, Shields CL, Scartozzi R. Survey of 1264 patients with orbital tumors and simulating lesions. The 2002 Montgomery lecture. *Ophthalmology* 2004;**111**:997–1008.

22. Demirci H, Shields CL, Shields JA, et al. Orbital tumors in the older adult population. *Ophthalmology* 2002;**109**:243–8.

23. Karcioglu ZA, Hadjistilianou D, Rozans M, et al. Orbital rhabdomyosarcoma. *Cancer Control* 2004;**11**:328–33.

24. Moslehi R, Coles FB, Schymura MJ. Descriptive epidemiology of ophthalmic and ocular adnexal non-Hodgkin's lymphoma. *Expert Rev Ophthalmol* 2011;**6**:175–80.

25. Mulay K, Aggarwal E, White VA. Periocular sebaceous gland carcinoma: a comprehensive review. *Saudi J Ophthalmol* 2013;**27**:159–65.

26. Shields JA, Shields CL. Rhabdomyosarcoma: review for the ophthalmologist. *Surv Ophthalmol* 2003;**48**:39–57.

27. Mohan H. General aspects of neoplasia. In: Mohan H, Mohan S, editors. Essential pathology for dental students. New Delhi, India: Jaypee Brothers Medical Publishers (P) Ltd.; 2011. p. 227–40.

  Dr Harsh Mohan's book features in an easy-to-understand, concise yet comprehensive manner the contemporary concepts in neoplasia.

28. Pfeiffer ML, Savar A, Esmaeli B. Sentinel lymph node biopsy for eyelid and conjunctival tumors: what have we learned in the past decade? *Ophthal Plast Reconstr Surg* 2013;**29**:57–62.

29. Li F, Tiede B, Massague J, et al. Beyond tumorigenesis: cancer stem cells in metastasis. *Cell Res* 2007;**17**:3–14.

30. IARC. Solar and ultraviolet radiation. IARC monographs on the evaluation of carcinogenic risk of chemicals to man, vol. 55. Lyon, France: International Agency for Research on Cancer; 1992.

31. Brown JR, Thornton JL. Percivall Pott (1714-1788) and Chimney Sweepers' Cancer of the Scrotum. *Br J Ind Med* 1957;**14**:68–70.

32. Gichuhi S, Ohnuma S, Sagoo MS, et al. Pathophysiology of ocular surface squamous neoplasia. *Exp Eye Res* 2014;**129**:172–82.

33. Münger K, Baldwin A, Edwards KM, et al. Mechanism of Human papillomavirus – induced oncogenesis. *J Virol* 2004;**78**:11451–60.

34. Pattle SB, Farrell PJ. The role of Epstein-Barr virus in cancer. *Expert Opin Biol Ther* 2006;**6**:1193–205.

35. Spurgeon ME, Lambert PF. Merkel cell polyoma virus: a newly discovered human virus with oncogeneic potential. *Virology* 2013;**435**:118–30.

36. Coupland SE. A possible new role for Helicobacter pylori in the development of ocular adnexal lymphoma. *Am J Hematol* 2010;**85**:641–2.

37. Collina F, De Chiara A, De Renzo A, et al. Chlamydia psittaci in ocular adnexa MALT lymphoma: a possible role in lymphomagenesis and a different geographical distribution. *Infect Agent Cancer* 2012;**7**:8.

38. Ferreri AJ, Guidoboni M, Ponzoni M, et al. Evidence for an association between *Chlamydia psittaci* and ocular adnexal lymphomas. *J Natl Cancer Inst* 2004;**96**:586–94.

39. Yakushijin Y, Kodama T, Takaoka I, et al. Absence of chlamydial infection in Japanese patients with ocular adnexal lymphoma of mucosa-associated lymphoid tissue. *Int J Hematol* 2007;**85**:223–30.

40. Ferreri AJ, Ponzoni M, Guidoboni M, et al. Regression of ocular adnexal lymphoma after *Chlamydia psittaci* – eradicating antibiotic therapy. *J Clin Oncol* 2005;**23**:5067–73.

41. Henderson BE, Feigelson HS. Hormonal carcinogenesis. *Carcinogenesis* 2000;**21**:427–33.

42. Bredow L, Stützel L, Böhringer D, et al. Progesterone and estrogen receptors in conjunctival melanoma and nevi. *Graefes Arch Clin Exp Ophthalmol* 2014;**252**:359–65.

43. Mulay K, Shah SJ, Aggarwal E, et al. Periocular sebaceous gland carcinoma: do androgen receptor (NR3C4) and nuclear survivin (BIRC5) have a prognostic significance? *Acta Ophthalmol* 2014;**92**:e681–7.

44. Haluska FG, Tsujimoto Y, Croce CM. The (8;14) chromosome translocation of Burkitt lymphoma cell line Daudi occurred during immunoglobulin gene rearrangement and involved heavy chain diversity region. *Proc Natl Acad Sci U S A* 1987;**84**:6835–9.

45. Séité P, Hillion J, d'Agay MF, et al. BCL2 complex rearrangement in follicular lymphoma: translocation mbr/JH and deletion in the vcr region of the same BCL2 allele. *Oncogene* 1993;**8**:3073–80.

46. Desai SS, Jambhekar NA. Pathology of Ewing's sarcoma/PNET: Current opinion and emerging concepts. *Indian J Orthop* 2010;**44**:363–8.

47. Kumar V, Abbas AK, Aster CJ, editors. Neoplasia. In: Robbins basic pathology. 9th ed. Philadelphia, PA: Saunders; 2013. p. 161–214.

  Chapter 5 on "Neoplasia" in Robbin's basic pathology deals with the basic biology of neoplasia, including the nomenclatures involved, differences between benign and malignant neoplasms, and various factors and processes involved in neoplastic transformation.

48. Attiyeh EF, London WB, Mosse YP, et al. Chromosome 1p and 11q deletions and outcome in neuroblastoma. *N Eng J Med* 2005;**353**:2243–53.

49. Staibano S, Franco R, Tranfa F, et al. Orbital rhabdomyosarcoma: relationship between DNA ploidy, p53, Bcl-2, MDR-1 and Ki67 (MIB1) expression and clinical behaviour. *Anticancer Res* 2004;**24**:249–58.

50. Rashid A, Grossniklaus HE. Ocular and adnexal lymphoma: molecular pathology. In: Singh AD, editor. Ocular and adnexal lymphoma. Berlin, Germany: Springer science and Business Media; 2013. p. 25–56.

51. Stahlhut Espinosa CE, Slack FJ. The role of MicroRNAs in cancer. *Yale J Biol Med* 2006;**79**:131–40.

52. Sharma S, Kelly TK, Jones PA. Epigenetics in cancer. *Carcinogenesis* 2010;**31**:27–36.

53. Egger G, et al. Epigenetics in human disease and prospects for epigenetic therapy. *Nature* 2004;**429**:457–63.

54. Jones PA, et al. The fundamental role of epigenetic events in cancer. *Nat Rev Genet* 2002;**3**:415–28.

55. Chan WM, Liu DT, Pang CP, et al. Pediatric malignancies. Case 1: hypermethylation in orbital alveolar rhabdomyosarcoma. *J Clin Oncol* 2005;**23**:4790–1.

56. Carugi A, Onnis A, Antonicelli G. Geographic variation and environmental conditions as cofactors in *Chlamydia psittaci* association with ocular adnexal lymphomas: a comparison between Italian and African samples. *Hematol Oncol* 2010;**28**:20–6.

57. Choung HK, Kim YA, Lee MJ, et al. Multigene methylation analysis of ocular adnexal MALT lymphoma and their relationship to *Chlamydophila psittaci* infection and clinical characteristics in South Korea. *Inv Ophthalmol Vis Sci* 2012;**53**:1928–35.

58. Jayaraj P, Sen S, Sharma A. Epigenetic inactivation of E-cadherin gene in eyelid sebaceous gland carcinoma. *Br J Dermatol* 2012;**167**:583–90.

59. Dong M, Ning Z, Newman M. Phase I study of chidamide (CS055/

HBI-8000), a novel histone deacetylase inhibitor, in patients with advanced solid tumors and lymphomas. *J Clin Oncol* 2009;**27**:Abstr 3529.

60. Esmaeli B, Prieto VG, Gonnering R, et al. Growth factor receptor expression in orbital lymphangioma: possible therapeutic implications. *Orbit* 2004;**23**:263–9.

61. Yin VT, Pfeiffer ML, Esmaeli B. Targeted therapy for orbital and periocular basal cell carcinoma and squamous cell carcinoma. *Ophthal Plast Reconstr Surg* 2013;**29**:87–92.

62. Zhang H, Song G, Zhang S, et al. Point mutations of N-ras oncogene and abnormal expression of rasp21, p53 proteins in orbital rhabdomyosarcoma. *Zhonghua Yan Ke Za Zhi* 2000;**36**:267–9, 16. [in Chinese].

63. Meshinchi S, Stirewalt DL, Alonzo TA, et al. Activating mutations of RTK/ras signal transduction pathway in pediatric acute myeloid leukemia. *Blood* 2003;**102**:1474–9.

64. Erikson J, Ar-Rushdi A, Drwinga HL, et al. Transcriptional activation of the translocated c-myc oncogene in Burkitt lymphoma. *Proc Natl Acad Sci U S A* 1983;**80**:820–4.

65. Guglielmi L, Cinnella C, Nardella M, et al. MYCN gene expression is required for the onset of the differentiation programme in neuroblastoma cells. *Cell Death Dis* 2014;**5**:e1081.

66. Gu J, Linnoila RI, Seibel NL, et al. A study of myc-related gene expression in small cell lung cancer by in situ hybridization. *Am J Pathol* 1988;**132**:13–17.

67. Hother C, Rasmussen PK, Joshi T, et al. MicroRNA profiling in ocular adnexal lymphoma: a role for MYC and NFKB1 mediated dysregulation of microRNA expression in aggressive disease. *Invest Ophthalmol Vis Sci* 2013;**54**:5169–75.

68. Jares P, Colomer D, Campo E. Molecular pathogenesis of mantle cell lymphoma. *J Clin Invest* 2012;**122**:3416–23.

69. Olivier M, Hollstein M, Hainaut P. TP53 Mutations in Human Cancers: Origins, Consequences, and Clinical Use. *Cold Spring Harb Perspect Biol* 2010;**2**:a001008.

70. Kiyosaki K, Nakada C, Hijiya N, et al. Analysis of p53 mutations and expression of p53 and p21 WAF1/CIP1 protein in 15 cases of sebaceous carcinoma of the eyelid. *Invest Ophthalmol Vis Sci* 2010;**51**:7–11.

71. Xu XL, Li B, Sun XL, et al. Clinical significance of mdm2 and p53 expression in orbital rhabdomyosarcoma. *Zhonghua Yan Ke Za Zhi* 2004;**40**:755–9, [in Chinese].

72. Lange D, Persson U, Wollina U, et al. Expression of TGF-beta related Smad proteins in human epithelial skin tumors. *Int J Oncol* 1999;**14**:1049–56.

73. God JM, Haque A. Burkitt lymphoma: pathogenesis and immune evasion. *J Oncol* 2010;**2010**:516047.

74. Li B, Li ND, Xu XL, et al. Telomerase expression in sebaceous carcinoma of the eyelid. *Chin Med J* 2004;**117**:445–8.

75. Li B, Li N, Cheng G, et al. Correlation of the expression of telomerase RNA with risk factors for the recurrence of sebaceous gland carcinoma. *Graefes Arch Clin Exp Ophthalmol* 2006;**244**:480–4.

76. Lawler J. Thrombospondin-1 as an endogenous inhibitor of angiogenesis and tumor growth. *J Cell Mol Med* 2002;**6**:1–12.

77. Sham MH, Cai K. Angiogenesis and lung cancer: antiangiogenic agents and therapy. In: Chatterjee M, Rana A, Rana B, editors. Angiogenesis and therapeutic targets in cancer. Sharjah, UAE: Betham Science Publishers; 2010. p. 99–134.

78. Kaur R, Brat DJ, Devi NS, et al. Vasculostatin, a proteolytic fragment of brain angiogenesis inhibitor 1, is an antiangiogenic and antitumorigenic factor. *Oncogene* 2005;**24**:3632–42.

79. Farhang Ghahremani M, Goossens S, Nittner D, et al. p53 promotes VEGF expression and angiogenesis in the absence of an intact p21-Rb pathway. *Cell Death Differ* 2013;**20**:888–97.

80. Grossfeld GD, Ginsberg DA, Stein JP, et al. Thrombospondin-1 expression in bladder cancer: association with p53 alterations, tumor angiogenesis, and tumor progression. *J Natl Cancer Inst* 1997;**89**:219–27.

81. Sandros J, Stenman G, Mark J. Cytogenetic and molecular observations in human and experimental salivary gland tumors. *Cancer Genet Cytogenet* 1990;**44**:153–67.

82. Bullerdiek J, Wobst G, Meyer-Bolte K, et al. Cytogenetic subtyping of 220 salivary gland pleomorphic adenomas: correlation to occurrence, histological subtype, and in vitro cellular behavior. *Cancer Genet Cytogenet* 1993;**65**:27–31.

83. Kas K, Röijer E, Voz M, et al. A 2-Mb YAC contig and physical map covering the chromosome 8q12 breakpoint cluster region in pleomorphic adenomas of the salivary glands. *Genomics* 1997;**43**:349–58.

84. Kas K, Voz ML, Hensen K, et al. Transcriptional activation capacity of the novel PLAG family of zinc finger proteins. *J Biol Chem* 1998;**273**:23026–32.

85. Kas K, Voz ML, Röijer E, et al. Promoter swapping between the genes for a novel zinc finger protein an β-catenin in pleomorphic adenomas with t(3;8)(p21;q12) translocations. *Nature Genet* 1997;**15**:170–4.

86. Hensen K, Van Valckenborgh IC, Kas K, et al. The tumorigenic diversity of the three PLAG family members is associated with different DNA binding capacities. *Cancer Res* 2002;**62**:1510–17.

87. Stenman G. Fusion oncogenes and tumor type specificity–insights from salivary gland tumors. *Semin Cancer Biol* 2005;**15**:224–35.

88. Voz ML, Agten NS, Van de Ven WJ, et al. PLAG1, the main translocation target in pleomorphic adenoma of the salivary glands, is a positive regulator of IGF-II. *Cancer Res* 2000;**60**:106–13.

89. Geurts JM, Schoenmakers EF, Röijer E, et al. Expression of reciprocal hybrid transcripts of HMGIC and FHIT in a pleomorphic adenoma of the parotid gland. *Cancer Res* 1997;**57**:13–17.

90. Geurts JM, Schoenmakers EF, Röijer E, et al. Identification of NFIB as recurrent translocation partner gene of HMGIC in pleomorphic adenomas. *Oncogene* 1998;**16**:865–72.

91. Bahrami A, Dalton JD, Shivakumar B, et al. PLAG1 Alteration in carcinoma ex pleomorphic adenoma: immunohistochemical and fluorescence in situ hybridization studies of 22 cases. *Head Neck Pathol* 2012;**6**:328–35.

92. Persson M, Andren Y, Mark J, et al. Recurrent fusion of MYB and NFIB transcription factor genes in carcinomas of the breast and head and neck. *Proc Natl Acad Sci* 2009;**106**:18740–4.

93. West RB, Kong C, Clarke N, et al. MYB expression and translocation in adenoid cystic carcinomas and other salivary gland tumors with clinicopathologic correlation. *Am J Surg Pathol* 2011;**35**:92–9.

94. Mitani Y, Li J, Rao PH, et al. Comprehensive analysis of the MYB-NFIB gene fusion in salivary adenoid cystic carcinoma: incidence, variability and clinicopathologic significance. *Clin Cancer Res* 2010;**16**:4722–31.

95. White VA. Update on lacrimal gland neoplasms: molecular pathology of interest. *Saudi J Ophthalmol* 2012;**26**:133–5.

96. Behboudi A, Enlund F, Winnes M, et al. Molecular classification of mucoepidermoid carcinomas-prognostic significance of the MECT1-MAML2 fusion oncogene. *Genes Chromosomes Cancer* 2006;**45**:470–81.

97. Tonon G, Modi S, Wu L, et al. t(11;19)(q21;p13) translocation in mucoepidermoid carcinoma creates a novel fusion product that disrupts a Notch signaling pathway. *Nat Genet* 2003;**33**:208–13.

98. Coxon A, Rozenblum E, Park YS, et al. Mect1-Maml2 fusion oncogene linked to the aberrant activation of cyclic AMP/CREB regulated genes. *Cancer Res* 2005;**65**:7137–44.

99. Miyabe S, Okabe M, Nagatsuka H, et al. Prognostic significance of p27Kip1, Ki-67, and CRTC1-MAML2 fusion transcript in mucoepidermoid carcinoma: a molecular and clinicopathologic study of 101 cases. *J Oral Maxillofac Surg* 2009;**67**:1432–41.

100. Sjo LD, Heegaard S, Prause JU, et al. Extranodal marginal zone lymphoma in the ocular region: clinical, immunophenotypical, and cytogenetical characteristics. *Invest Ophthalmol Vis Sci* 2009;**50**:516–22.

101. Dong LN, Liu HG, Jin HS, et al. Primary ocular adnexal lymphoproliferative lesions: clinicopathologic features and genetic alterations. *Zhonghua Bing Li Xue Za Zhi* 2008;**37**:809–14.

102. Decaudin D, de Cremoux P, Vincent-Salomon A, et al. Ocular adnexal lymphoma: a review of clinicopathologic features and treatment options. *Blood* 2006;**108**:1451–60.

103. Streubel B, Simonitsch-Klupp I, Mullauer L, et al. Variable frequencies of MALT lymphoma-associated genetic aberrations in MALT lymphomas of different sites. *Leukemia* 2004;**18**:1722–6.

104. Rasmussen P, Ralfkiaer E, Prause JU, et al. Malignant lymphoma of the lacrimal gland: a nation-based study. *Arch Ophthalmol* 2011;**129**:1275–80.

105. Horsman DE, Gascoyne RD, Coupland RW, et al. Comparison of cytogenetic analysis, southern analysis, and polymerase chain reaction for the detection of t(14;18) in follicular lymphoma. *Am J Clin Pathol* 1995;**103**:472–8.

106. Kienle D, et al. VH mutation status and VDJ rearrangement structure in mantle cell lymphoma: correlation with genomic aberrations, clinical characteristics, and outcome. *Blood* 2003;**102**:3003–9.

107. Testoni M, Zucca E, Young KH, et al. Genetic lesions in diffuse large

B-cell lymphomas. *Ann Oncol* 2015;**26**:1069–80.

108. Hother C, Rasmussen PK, Joshi T, et al. MicroRNA profiling in ocular adnexal lymphoma: a role for MYC and NFKB1 mediated dysregulation of microRNA expression in aggressive disease. *Invest Ophthalmol Vis Sci* 2013;**54**:5169–75.

109. Breneman JC, Lyden E, Pappo AS, et al. Prognostic factors and clinical outcomes in children and adolescents with metastatic rhabdomyosarcoma—a report from the Intergroup Rhabdomyosarcoma Study IV. *J Clin Oncol* 2003;**21**:78–84.

110. Chen L, Shern JF, Wei JS, et al. Clonality and evolutionary history of rhabdomyosarcoma. *PLoS Genet* 2015;**11**(3):e1005075.

111. Sorensen PH, Lynch JC, Qualman SJ, et al. PAX3-FKHR and PAX7-FKHR gene fusions are prognostic indicators in alveolar rhabdomyosarcoma: a report from the children's oncology group. *J Clin Oncol* 2002;**20**:2672–9.

112. Anderson J, Gordon A, Pritchard-Jones K, et al. Genes, chromosomes, and rhabdomyosarcoma. *Genes Chromosomes Cancer* 1999;**26**:275–85.

113. Prezioso D, Lotti T, Montironi R, et al. Role of neoadjuvant treatment in clinically confined prostate cancer. Takeda NHT Italian Group. *Eur Urol* 1999;**35**(Suppl. 1):17–21, discussion 2.

114. Bridge JA, Liu J, Weibolt V, et al. Novel genomic imbalances in embryonal rhabdomyosarcoma revealed by comparative genomic hybridization and fluorescence in situ hybridization: an intergroup rhabdomyosarcoma study. *Genes Chromosomes Cancer* 2000;**27**:337–44.

115. Liu J, Guzman MA, Pezanowski D, et al. FOXO1-FGFR1 fusion and amplification in solid variant of alveolar rhabdomyosarcoma. *Mod Pathol* 2011;**24**:1327–35.

116. Badalian-Very G, Vergilio JA, Degar BA, et al. Recurrent BRAF mutations in Langerhans cell histiocytosis. *Blood* 2010;**116**:1919–23.

117. Haroche J, Charlotte F, Arnaud L, et al. High prevalence of BRAF V600E mutations in Erdheim-Chester disease but not in other non-Langerhans cell histiocytoses. *Blood* 2012;**120**:2700–3.

118. Haroche J, Cohen-Aubart F, Emile JF, et al. Dramatic efficacy of vemurafenib in both multisystemic and refractory Erdheim-Chester disease and Langerhans cell histiocytosis harboring the BRAF V600E mutation. *Blood* 2013;**121**:1495–500.

119. Berres ML, Lim KP, Peters T, et al. BRAF-V600E expression in precursor versus differentiated dendritic cells defines clinically distinct LCH risk groups. *J Exp Med* 2014;**211**:669–83.

120. Brown NA, Furtado LV, Betz BL, et al. High prevalence of somatic MAPK21 mutations in BRAF V600E-negative Langerhans cell histiocytosis. *Blood* 2014;**124**:1655–8.

121. Jeuken JW, Wesseling P. MAPK pathway activation through BRAF gene fusion in pilocytic astrocytomas; a novel oncogenic fusion gene with diagnostic, prognostic and therapeutic potential. *J Pathol* 2010;**222**:324–8.

122. Bar EE, Lin A, Tihan T, et al. Frequent gains at chromosome 7q34 involving BRAF in pilocytic astrocytoma. *J Neuropathol Exp Neurol* 2008;**67**:878–87.

123. Jacob K, Albrecht S, Sollier C, et al. Duplication of 7q34 is specific to juvenile pilocytic astrocytomas and a hallmark of cerebellar and optic pathway tumors. *Br J Cancer* 2009;**101**:722–33.

124. Jones DT, Kocialkowski S, Liu L, et al. Tandem duplication producing a novel oncogenic BRAF fusion gene defines the majority of pilocytic astrocytomas. *Cancer Res* 2008;**68**:8673–7.

125. Rodriguez FJ, Ligon AH, Horkayne-Szakaly I, et al. BRAF duplications and MAPK pathway activation are frequent in gliomas of the optic nerve proper. *J Neuropathol Exp Neurol* 2012;**71**:789–94.

126. Cameron JD, Rodriguez FJ, Eberhart C. An 80-year experience with optic nerve glioma cases at the Armed Forces Institute of Pathology: evolution from museum to molecular evaluation suggests possible interventions in the cellular senescence and microglial pathways (an American Ophthalmological Society thesis). *Trans Am Ophthalmol Soc* 2014;**112**:11–25.

127. Dasgupta B, Li W, Perry A, et al. Glioma formation in neurofibromatosis 1 reflects preferential activation of K-RAS in astrocytes. *Cancer Res* 2005;**65**:236–45.

128. Rodriguez EF, Scheithauer BW, Giannnini C, et al. P13K/AKT pathway alterations are associated with clinically aggressive and histologically anaplastic subsets of pilocytic astrocytoma. *Acta Neuropathol* 2011;**121**:407–20.

129. Larsen AK, Mikkelsen DB, Hertz JM, et al. Manifestations of Gorlin-Goltz syndrome. *Dan Med J* 2014;**61**:A4829.

130. Weksberg R, Shuman C, Beckwith JB. Beckwith-Wiedemann syndrome. *Eur J Hum Gen* 2010;**18**:8–14.

131. Fontcuberta IC, Salomão DR, Quiram PA, et al. Choroidal melanoma and lid fibrofoliculomas in Birt-Hogg-Dubé syndrome. *Ophthalmic Genet* 2011;**32**:143–6.

132. Martorano LM, Winkelmann RR, Cebulla CM, et al. Ocular melanoma and the BAP1 hereditary cancer syndrome: implications for the dermatologist. *Int J Dermatol* 2014;**53**:657–63.

133. Kennedy RH, Waller RR, Carney JA. Ocular pigmented spots and eyelid myxomas. *Am J Ophthalmol* 1987;**104**:533–8.

134. Ponti G, de Leon MP. Muir-Torre syndrome. *Lancet Oncol* 2005;**6**:980–7.

135. Jurdy L, Merks JHM, Pieters BR, et al. Orbital rhabdomyosarcomas: a review. *Saudi J Ophthalmol* 2013;**27**:167–75.

136. Bardenstein DS, McLean IW, Nerney J, et al. Cowden's disease. *Ophthalmology* 1988;**95**:1038–41.

137. Poli T, Laganà F, Caradonna L, et al. Primary orbital liposarcoma in Li-Fraumeni cancer family syndrome: a case report. *Tumori* 2005;**91**:96–100.

138. Jay M, McCartney AC. Familial malignant melanoma of the uvea and p53: a Victorian detective story. *Surv Ophthalmol* 1993;**37**:457–62.

139. Jacobs JM, Hawes MJ. From eyelid bumps to thyroid lumps: report of a MEN type IIb family and review of the literature. *Ophthal Plast Reconstr Surg* 2001;**17**:195–201.

140. Ferner RE, Gutmann DH. Neurofibromatosis type 1 (NF1): diagnosis and management. *Handb Clin Neurol* 2013;**115**:939–55.

141. Kron M, Bohnsack BL, Archer SM, et al. Recurrent orbital schwannomas: clinical course and histopathologic correlation. *BMC Ophthalmol* 2012;**12**:44.

142. Yan J, Li Y. Extracranial orbital meningioma extending into the nasosinus in neurofibromatosis type 2. *J Craniofac Surg* 2014;**25**:664–6.

143. de Jong MC, Kors WA, de Graaf P, et al. Trilateral retinoblastoma: a systematic review and meta-analysis. *Lancet Oncol* 2014;**15**:1157–67.

144. Isaacs H. Perinatal (fetal and neonatal) tuberous sclerosis: a review. *Am J Perinatol* 2009;**26**(10):755–60.

145. Maher ER, Neumann HP, Richard S. von Hippel-Lindau disease: a clinical and scientific review. *Eur J Hum Genet* 2011;**19**(6):617–23.

146. Goyal JL, Rao VA, Srinivasan R, et al. Oculocutaneous manifestations in xeroderma pigmentosa. *Br J Ophthalmol* 1994;**78**(4):295–7.

15

第 15 章　淋巴组织增生性疾病

TIMOTHY J. SULLIVAN

引言

淋巴细胞是免疫系统的关键参与者,通常存在于淋巴结、黏膜下组织和淋巴管。淋巴组织增生性疾病包括从良性到恶性的各种疾病。这些疾病可以分为结内疾病(发生于淋巴结和淋巴组织如脾脏、胸腺或派伊尔结节)和结外疾病(发生于扁桃体、肠、骨、皮肤或中枢神经系统)(图 15.1)。

眼附属器淋巴组织增生性疾病(ocular adnexal lymphoproliferative disorders,OALD)占所有结外疾病的10%,可累及眼眶软组织的任何部分,以及结膜、眼睑或泪囊[1]。眼内和视神经淋巴瘤通常与中枢神经系统疾病有关,本章不作讨论。

疾病谱中的良性疾病包括反应性淋巴样增生和IgG4 相关性眼病[2]。这些病变生长缓慢,表现为孤立性肿块,在临床上与低级别淋巴瘤相似。病理学特点为具有明确的生发中心,包括各种成熟细胞类型和多克隆免疫标记(图 15.2)。有关此部分内容参见第 11章和第 17 章。

眼附属器淋巴瘤(ocular adnexal lymphomas,OAL)是由恶性 B 或 T 淋巴细胞的单克隆扩增产生的,是最常见的眼眶肿瘤,占成人眼眶肿瘤的55%。T 细胞和自然杀伤(NK)细胞淋巴瘤非常罕见,超过90%的眼眶淋巴瘤是原发性 B 细胞非霍奇金淋巴瘤(non-Hodgkin lymphoma,NHL)(图15.3)。

OAL 可为原发于眼附属结构的淋巴瘤,也可为继发于身体其他部位的淋巴瘤。当既往存在全身其他部位淋巴瘤病史,而后眼附属器出现类似病变时,则为继发性淋巴瘤。当眼附属器病变与全身性疾病同时出现时,可能是眼眶原发性淋巴瘤继发系统性受累,或由于原发于其他部位的侵袭性较强的病变累及了眼眶。更为少见的是原发于邻近鼻窦的淋巴瘤直接蔓延至眼附属器。

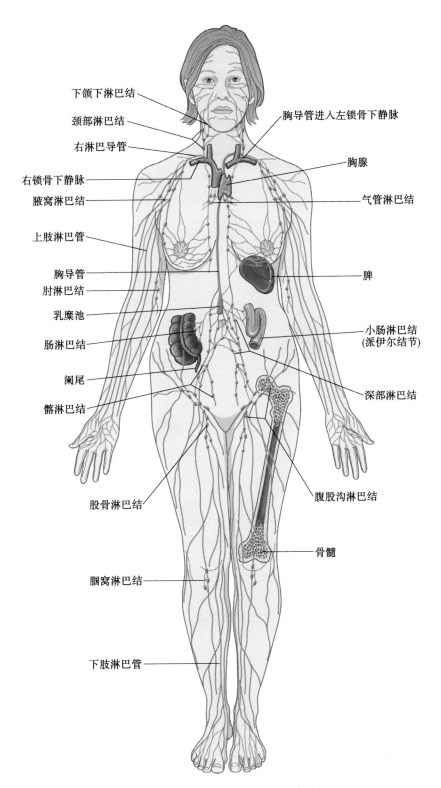

下颌下淋巴结

颈部淋巴结

右淋巴导管

右锁骨下静脉

腋窝淋巴结

上肢淋巴管

胸导管

肘淋巴结

乳糜池

肠淋巴结

阑尾

髂淋巴结

股骨淋巴结

腘窝淋巴结

下肢淋巴管

胸导管进入左锁骨下静脉

胸腺

气管淋巴结

脾

小肠淋巴结
(派伊尔结节)

深部淋巴结

腹股沟淋巴结

骨髓

图 15.1 常见淋巴结和结外部位的解剖

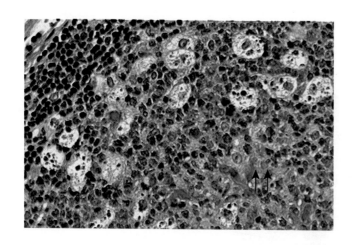

图 15.2 良性反应性淋巴样增生的组织病理学改变，其特征是包含各种成熟细胞，并且形成明确的生发中心（箭头）。免疫组织化学发现多克隆标记。非典型淋巴样增生具有非典型或紊乱的生发中心，但最近的遗传学和免疫表型研究进展发现，这些病变中至少有一部分是真正的淋巴瘤

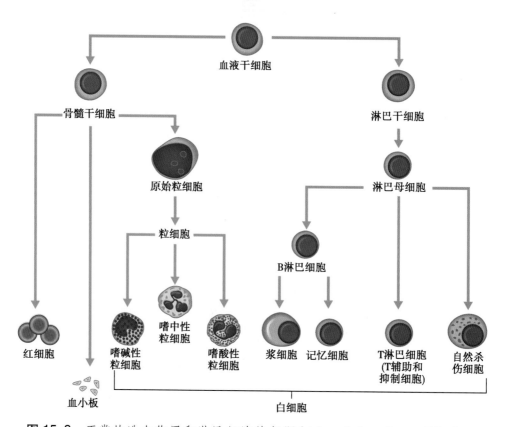

图 15.3 正常的造血作用和淋巴细胞的起源（Adapted from Terese Winslow, Copyright:© 2016, All rights reserved. http://www.lymphomation.org/images/nci-bloodcells.jpg）

流行病学

淋巴瘤大致可分为非霍奇金淋巴瘤（70%）和霍奇金淋巴瘤（30%）[3]。

霍奇金淋巴瘤是由克隆性霍奇金细胞和里德-斯特恩伯格细胞（Reed-Sternberg cells）组成，并伴有混合细胞浸润。这些肿瘤来源的 B 细胞不表达 B 细胞标记[4]。眼眶受累非常罕见。

在美国，每年出现 7.2 万例 NHL 新发病例，并且每年导致 2 万人死亡[5]。成熟 B 细胞淋巴瘤组成淋巴瘤的最大亚群，其年发病率为十万分之 1.2（中国）至十万分之 20（美国、欧洲和澳大利亚）[5]。几十年来，淋巴瘤的总发病率以每年 3%～4% 的速度增长[6,7]，结外疾病的发病率增长更快[8,9]。在结外淋巴瘤中，OALD 发病率增长最快（每年高达 6.3%）[10-12]。

历史背景

几十年来，OALD 一直困扰着临床医生和病理学家。早期病理诊断的局限性导致 20%~50% 的病例在临床特点和病理表现之间出现差异[13-15]。这种不匹配是指临床上具有侵袭性特点的淋巴瘤，其标本在组织形态学上呈良性（苏木精-伊红染色评估）；以及组织学上具有侵袭性特点的淋巴瘤，而临床表现为局限性病变[16,17]。

20 世纪 70 年代发现了单独的 B 淋巴细胞和 T 淋巴细胞亚群[18-20]，并且通过电子显微镜可更好地观察病变[21]，病理学家开始意识到淋巴瘤是由不同成分组成的。通过免疫表型和分化抗原簇（cluster of differentiation，CD）命名法的使用，让这些成分的区别变得更为明显[22,23]。原来被称为"B1"的 CD20 是第一个被发现的抗原簇，可表达于各阶段的 B 细胞表面。

分子遗传学在病理标本中的应用使得病理学家能够明确导致这些病变的基因异常[24-26]。

体内其他部位的黏膜相关淋巴组织（mucosa-associated lymphoid tissue，MALT）结外淋巴瘤几乎与眼眶的结外淋巴瘤同时发生，有关眼眶的结外淋巴瘤此前已有描述[21,27,28]。自 MALT 淋巴瘤被报道以来，累及眼附属器的 MALT 淋巴瘤也日益受到重视[29-32]。

以往的淋巴瘤分类方案中并没有包括 OALD 和结外病变。世界卫生组织（WHO）对《欧美淋巴瘤分类修订版（REAL）》进行了重新修订，认可了结外病变和边缘区淋巴瘤，旨在随着诊断技术的进步而发现新亚型[33,34]。

发病机制

正常的淋巴细胞发育

为了解淋巴瘤的形成，需要了解正常淋巴细胞的发育及其在免疫系统中的作用[35]。淋巴细胞需要对无数抗原作出反应，并形成多种针对不同抗原的克隆，这些克隆之间可以相互作用。淋巴瘤通常代表淋巴细胞的恶性克隆性增殖。正常免疫反应的通路和过程改变可导致淋巴瘤的发生。这些改变包括基因变化（从染色体易位到更微妙的体细胞突变和拷贝数的改变）、肿瘤微环境的影响和慢性抗原刺激[36,37]。这些变化可作用于 B 细胞受体（BCR）、P13K/AKT/mTOR 信号通路、NF-κB、表观遗传调节和细胞周期通路[38]。

WHO 淋巴瘤亚型的分类与停滞于特定发育阶段的淋巴细胞克隆性增殖对应[34]（图 15.4）。

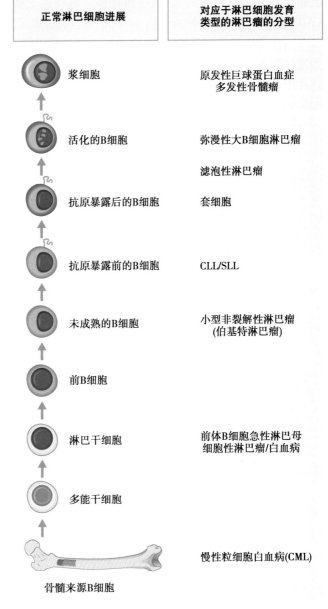

正常淋巴细胞进展	对应于淋巴细胞发育类型的淋巴瘤的分型
浆细胞	原发性巨球蛋白血症 多发性骨髓瘤
活化的B细胞	弥漫性大B细胞淋巴瘤
	滤泡性淋巴瘤
抗原暴露后的B细胞	套细胞
抗原暴露前的B细胞	CLL/SLL
未成熟的B细胞	小型非裂解性淋巴瘤（伯基特淋巴瘤）
前B细胞	
淋巴干细胞	前体B细胞急性淋巴母细胞性淋巴瘤/白血病
多能干细胞	
	慢性粒细胞白血病(CML)

骨髓来源B细胞

图 15.4 WHO 根据淋巴细胞发育特定阶段停滞细胞的克隆性增殖，制定的淋巴瘤亚型分类。CLL，慢性淋巴细胞性白血病；SLL，小淋巴细胞性白血病（Adapted from Terese Winslow，Copyright：© 2016，All rights reserved. http://www. lymphomation. org/images/b-cell-life-cycle. jpg）

正常的淋巴细胞发育始于骨髓的前体 B 淋巴母细胞，其经历免疫球蛋白变异、多样性和接合重组（可变区重组），成为表面免疫球蛋白阳性的初始 B 细胞，提供多样化的 BCR 库[38,39]（图 15.5）。在血液、原发性淋巴滤泡和滤泡套区存在着循环的初始 B 细胞，暴露于抗原后可导致其转化为母细胞，母细胞随后迁移到初级滤泡的生发中心暗区，变成中央母细胞，并且继续快速分裂。许多生发中心的早期变化与转录抑制基因——B 细胞淋巴瘤 6(Bcl-6 基因)有关[40]。通过活化诱导胞苷脱氨酶(AID) 导致体细胞超突变(somatic hypermutation, SHM),使免疫球蛋白重链(IGH)和轻链(IGL)基因座发生遗传改变,从而产生抗原亲和力更强的 B 细胞受体。这些中央母细胞迁移到生发中心的亮区,进一步受到 T 细胞和滤泡树突状细胞(FDC)的影响,并且经历 AID 介导的类别转换重组(class switch recombination, CSR),以建立不同的同型免疫球蛋白。这些中央细胞大部分亲和力低,有 90% 会因细胞凋亡而消除。通常,Bcl-6 下调为正常,这对淋巴细胞进一步发育很重要。剩下约 10% 的中央细胞与表面分子相互作用,分化成记忆 B 细胞或浆细胞。记忆 B 细胞存在于淋巴滤泡的边缘区域,而浆细胞归巢于骨髓[41](图 15.5)。

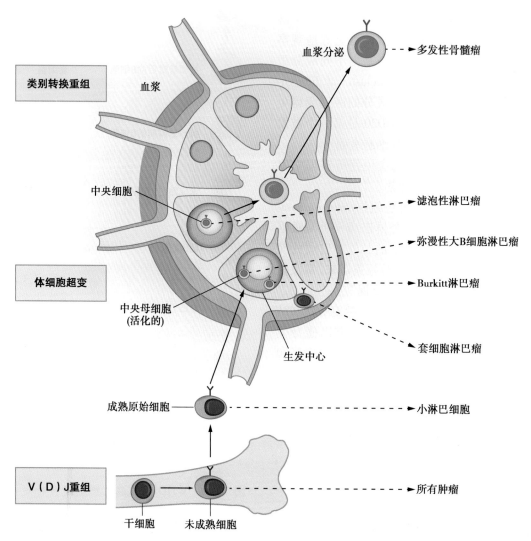

图 15.5 B 淋巴细胞的正常生命周期和淋巴瘤亚型的衍生。在正常的 B 细胞发育过程中,造血干细胞首先在骨髓中定殖并产生常见的淋巴祖细胞,其中一些将分化成 B 细胞谱系。在骨髓中,V(D)J 重组可使生殖细胞免疫球蛋白(Ig)基因座发生机械重排,从而形成染色体易位。表达 B 细胞受体的成熟初始 B 细胞离开骨髓,到达淋巴结和淋巴外的滤泡;在受到抗原刺激后,B 细胞被活化,经历增殖爆发,从而形成生发中心(GC)。在 GC 中,增殖的 B 细胞经历针对 Ig 基因的体细胞超突变。在 GC 中,最常见的侵袭性淋巴瘤即弥漫性大 B 细胞淋巴瘤(DLBCL)可来源于活化的 B 细胞(也称为中央母细胞),而最常见的惰性淋巴瘤,即 FL 可以来源于中央细胞。FL 也可以转变成 DLBCL。Burkitt 淋巴瘤可以源自早期 GC 反应的 IgM 阳性母细胞。GC 中的一些 B 细胞会进一步分化成记忆细胞,其他细胞则会变成浆细胞,从而引起多发性骨髓瘤。套区淋巴瘤和一些小淋巴细胞性淋巴瘤具有未突变的可变区(V 区)基因,表明它们来源于初始的外周 B 细胞。类别转换重组使得 B 细胞受体从膜结合受体转变为可溶性受体,也可引起染色体易位(With permission from Skibola CF, Curry JD, Nieters A. Genetic susceptibility to lymphoma. Haematologica July 2007;92:960-9. © 2007 by Ferrata Storti Foundation)

与这些发育阶段相对应，Burkitt 淋巴瘤源于暗区中央母细胞，弥漫性大 B 细胞淋巴瘤（diffuse large B-cell lymphoma，DLBCL）源于生发中心亮区中央母细胞，而滤泡性淋巴瘤（follicular lymphomas，FLs）则源于生发中心亮区的中央细胞。记忆 B 细胞产生结外边缘区淋巴瘤（extranodal marginal zone lymphoma，EMZL）和淋巴浆细胞性淋巴瘤，而淋巴结套区成熟初始 B 细胞产生套细胞淋巴瘤（mantle cell lymphoma，MCL）（图 15.4 和图 15.5）。

淋巴细胞发育在不同阶段发生一系列遗传学（染色体易位、缺失和突变）和表观遗传学变化，以及环境（慢性抗原刺激）和微环境（组织因子）变化，最终产生恶性细胞克隆。

细胞遗传学影响

淋巴细胞发生的遗传畸变可导致克隆性细胞增殖、凋亡机制受抑、免疫抑制，以及细胞信号转导功能的改变，并由此导致肿瘤的发生、发展和生长。当细胞的这些功能发生改变时，致癌基因和抑癌基因失衡导致淋巴性恶性肿瘤的发生。

某些细胞遗传学异常在不同的淋巴瘤类型中具有不同的特征。利用标准的核型分析方法，首先检测到的异常是 Burkitt 淋巴瘤中的 8;14 染色体易位。从此分子遗传学的进步使 OALD 的诊断得以明确。目前，大多数病理学实验室常规进行聚合酶链式反应（PCR）和荧光原位杂交（FISH）技术进行遗传学评估，取代了传统的评估方法如细胞培养或 Southern-blot 方法。通过比较基因组杂交（comparative genome hybridization，CGH）和其他复杂的研究实验室技术，可分析 DNA 序列拷贝数，以检测整个基因组中的基因缺失或获得[42,43]。最近，高分辨率单核苷酸多态性阵列（SNP-A）核型分析方法已被用于 OALD 的染色体和遗传异常的研究[44]。

最常见的 OALD 是 EMZL。这些淋巴瘤显示出一系列的细胞遗传学异常，这些异常与身体其他部位 MALT 病灶（如肺、肠道或皮肤）中见到的有所差异。这些差异包括 API2 和 MALT1 基因发生 t（11；18）（q21；q21）（0%~10% 眼附属器 EMZL 中出现），IGH 和 MALT1 基因发生 t（14；18）（q32；q21）（7%~11% 眼附属器 EMZL 中出现），Bcl-10 和 IGH 基因发生 t（1；14）（p22；q32）（眼附属器 EMZL 中未见报道），以及 FOXP1 和 IGH 基因的 t（3；14）（p14；q32）

（眼附属器 EMZL 中未见报道）[36]。这些差异导致转录因子 NF-κB 被活化，而后者可上调 B 细胞中各种增殖基因。其他异常包括 3 号染色体三体（出现在 40%~60% 的眼附属器 MALT 淋巴瘤中）和 18 号染色三体（出现在 14%~50% 的眼附属器 MALT 淋巴瘤中）[45]。最近，SNP-A 证实最常见的拷贝数增加为 3 号染色体三体（31%），其次是 18 号染色体三体（17%），6p 和 21q（14%），而拷贝数缺失则见于 6q 和 9p（7%）[44]。通过该技术也发现，拷贝数变异发生在约 70% 的 OALD 中，在良性淋巴组织增生性疾病中并未见拷贝数变异。

细胞遗传学异常的发生率随 MALT 淋巴瘤的组织（如胃、肺、皮肤和眼附属等）来源不同而变化[46]。有趣的是，发生于其他组织 MZL 中常见的基因易位现象，在眼附属器 EMZL 中发生率却较低，其他如遗传性、表观遗传性和微环境等因素可能影响 EMZL 的生成。

由于初始 t（14；18）染色体重排，引起 Bcl-2 的表达，进而使生发中心的中央细胞和中央母细胞无法发生凋亡，最终导致 FL 的发生[41]。其他引起 FL 的遗传学改变，由于继发性遗传改变的不同，其预后亦不同[47]。

我们已经知道 Bcl-6 在生发中心淋巴细胞形成和随后淋巴细胞的发育中起着重要作用。在亲和力成熟后未能下调 Bcl-6 可能是淋巴瘤基因造成的[40,48]。Bcl-6 是人类 DLBCL 细胞存活所必需的。DLBCL 通常在 3q27 基因位点发生 Bcl-6 基因改变，但也可以看到其他复杂的核型[49]。这些不同的变化可以解释 DLBCL 具有形态学和免疫组织化学不同的中央母细胞和免疫母细胞亚型[49]。根据明确的染色体异常，DLBCL 至少有三个不同的亚型，包括生发中心 B（DCB）细胞样亚型（预后最佳）、活化的 B 细胞（ABC）样亚型（中等至不良预后）及具有不良预后的非 GCB 样非 ABC 样亚型[50]。

MCL 是一种侵袭性淋巴瘤，由细胞增殖的异常调节和具有染色体高度不稳定性的存活途径共同作用而形成。MCL 的遗传标志是 t（11；14）（q13；q32）易位，导致 11 号染色体 q13 上的 CCND1 基因与 14 号染色体 q32 上的 Ig 重链基因发生并列重排形成 CCND1/IgH 融合基因[51]。CCND1 是一种原癌基因，编码细胞周期蛋白 D1，使细胞周期蛋白 D1 过度表达。这种易位发生在骨髓中早期 B 细胞处于分化前 B 阶段时,细胞通过 V(D)J 片段的重组启动免疫球蛋白基因重排。起源细胞是正常淋巴滤泡的套区中的成熟 B 细胞。尽管初始易位发生在骨髓中未成熟的 B 细胞,但只有当其成为初始生发中心前 B 细胞并发生额外的遗传畸变的,才能实现致癌优势[51,52]。可以通过细胞周期蛋白 D1 的免疫组织化学染色和 FISH 技术实现此类小细胞淋巴瘤的诊断[53]。

T 细胞性恶性肿瘤包括两类:来自成熟胸腺细胞的前体 T 细胞淋巴母细胞瘤,以及来自成熟的胸腺后 T 细胞的外周 T 细胞淋巴瘤(PTCL)。生理性 T 细胞发育受许多致癌基因和致癌通路的调控,说明正常分化与恶性转化之间存在平衡[54]。最近研究表明,由于 TET2 和 DNMT3A 突变,以及表型成熟 T 细胞中进一步发生的遗传损伤,包括已知的在很多阶段中导致肿瘤发展的 G17V RHOA 突变,使得早在造血分化时就产生了癌前细胞。该过程包括反复进行遗传修饰的 3 个信号过程,即抗原("信号 1"),共刺激("信号 2")或细胞因子受体("信号 3"),还包括由它们激活的酪氨酸激酶以及其他信号蛋白[55]。

淋巴瘤临床表现通常反映了与正常细胞所对应的异常细胞的行为。也与淋巴瘤形成的阶段相对应,此阶段中异常淋巴细胞积累了足够的遗传改变,导致细胞增殖失控或细胞凋亡失效,从而形成恶性肿瘤。细胞更新率低的恶性细胞克隆产生惰性淋巴瘤,例如 EMZL 和 FL,而细胞周期比较活跃者则形成侵袭性较强的病变,如 MCL 或 DLBCL。DLBCL 有许多亚型,这是亮区中央母细胞受到不同基因影响的结果。

部分低级别淋巴瘤会转变为更高级别的淋巴瘤。FL 每年以大约 2%~3% 的比率转化为更高级别的病变,其分子特征与 DLBCL 非常相似。4%~10% 的 EMZL 也可以转化为 DLBCL(具有所谓的 c-MYC、Bcl-6 和 Bcl-2 的三重重排),极少数的 EMZL 会转化为霍奇金淋巴瘤。年龄大于 60 岁、乳酸脱氢酶(LDH)升高是危险因素。有趣的是,这些患者通常伴有其他非淋巴性恶性肿瘤。

如前所述,最常见的 OAL 是 EMZL。眼眶并没有淋巴结或真正的淋巴引流系统,但是具有从泪腺延伸到结膜组织和泪道引流系统的完善的 MALT 系统。它可以被分解成"结膜相关淋巴组织"和"泪道引流系统相关淋巴组织",总称为"眼相关淋巴组织"[56]。来自这些组织的淋巴滤泡参与了对抗原正常的免疫应答,产生抗体和效应性浆细胞。尽管大多数 OAL 是由 EMZL 而来,可能是由这些组织产生的,但位于眼相关淋巴组织系统中的淋巴细胞会经历正常淋巴细胞的发育周期,这也许可以解释为什么在眼附属器区域会出现其他原发性 B 细胞淋巴瘤。起源于眼附属器组织的淋巴瘤可能会累及骨髓和其他组织的淋巴系统。相反,系统性淋巴瘤也可能会继发性累及眼附属器组织。

边缘区衍生的 B 细胞归巢于其特定的结外部位(如注定迁移至肠的细胞不会迁移至眼附属器,反之亦然)。淋巴结 B 细胞迁移至特定的淋巴结或次级淋巴器官,如扁桃体或胸腺。正常生发中心后 B 淋巴细胞归巢具有位点特异性,可通过黏附分子、细胞因子、趋化因子及其受体、鞘氨醇-1-磷酸受体(S1PR)和整联蛋白(integrin)等对其进行调控[57,58]。这些分子在追踪血液、次级淋巴器官和结外部位(如眼附属器)中起到重要作用。最近一项关键研究显示,OAL(不考虑组织学亚型)表达分子特征,也提示是一个动态的转运过程,不仅涉及组织的滞留,而且还会通过 S1PR 3 逸出并通过 CXCR4/CXCL12 和 α4 返回到结外部位[59]。α4β1 在 OAL 中表达强烈,是其穿过小静脉内皮向炎症部位迁移所必需的分子。这意味着 B 细胞 NHL 中的解剖定位是通过黏附和运动分子的不同表达进行调控,这可能有助于解释为什么 OALD 会出现在慢性炎症部位(图 15.6),为什么 OALD 经常是双侧的,以及为什么 OALD 可扩散到其他主要的结外部位。

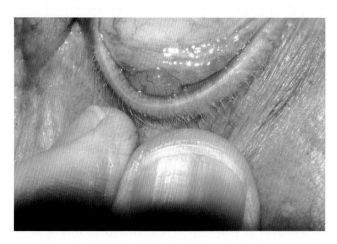

图 15.6 慢性病毒性滤泡性结膜炎引起的穹窿结膜滤泡性淋巴瘤

慢性抗原刺激

慢性抗原刺激和病原体对淋巴瘤的发生有重要影响。慢性轻度感染和炎症可诱导和促进癌变,改变 DNA,同时可提供充满细胞因子和生长因子的致癌环境[60]。眼附属器 EMZL 通常在慢性炎症的环境中发展[61],并已被证明与鹦鹉热衣原体、幽门螺杆菌、丙型肝炎病毒和其他病原体有关[62~64]。但许多研究显示,眼附属器 EMZL 与衣原体不相关,这可能与研究的地域性差异有关[65~67]。眼附属器 MALT 淋巴瘤易发地域不同,其可能的病原体也不同。衣原体具有细胞凋亡抑制作用以及导致淋巴瘤易发倾向的致癌性免疫调节作用,从而引起慢性感染[68]。慢性全身性感染可能存在多年,可引起长期的慢性抗原刺激。病原体可以产生引起分子模拟的抗原,使得机体产生免疫耐受,也可以产生其他促进体液免疫反应和细胞免疫反应的慢性抗原刺激因子,从而创造一个适合眼附属器 EMZL 发展的环境。对 *VH* 基因片段的突变进行分析也发现,慢性抗原刺激在眼附属器 EMZL 发展中起着一定的作用[38,69]。Decaudin 等研究显示,胃幽门螺杆菌感染和眼附属器 EMZL 发生之间存在显著关联。他们推测,某个结外部位(例如胃)的由细菌性炎症导致淋巴瘤基因改变的淋巴细胞,能够归巢于眼附属器[70,71]。

免疫抑制

长期以来人们认为免疫抑制与淋巴瘤的发病有关,需强调的是,在获得性免疫缺陷综合征(AIDS)流行的时代,淋巴瘤的发病率亦有所增加。与免疫抑制相关的淋巴瘤患者往往具有较高 EB 病毒(EBV)感染率,也与免疫调节缺陷和淋巴细胞增殖过程中异常免疫球蛋白生成及 T 细胞受体基因重排有关[72]。原发性先天性免疫缺陷综合征、共济失调毛细血管扩张症、Wiscott-Aldridge 综合征和治疗性免疫抑制等免疫疾病都易于发生淋巴瘤。有趣的是,在澳大利亚和美国的佛罗里达州,紫外线(UV)照射强度高,非黑色素瘤皮肤癌和淋巴瘤的发病率也很高,提示在这些肿瘤中,紫外线具有免疫抑制作用[73]。

病理学

随着靶向治疗时代的到来,对淋巴瘤需要进行准确诊断。最好用开放式活检进行病理组织学检查,取新鲜的组织用流式细胞仪分选,并用甲醛溶液液固定组织,制作石蜡切片,进行常规组织学、形态学和免疫组织化学检查(图 15.7)。细针穿刺活检可以诊断淋巴瘤,但是无法进行形态学评估,而形态学评估对于淋巴瘤的分型很重要。

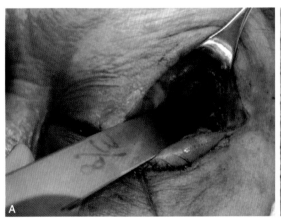
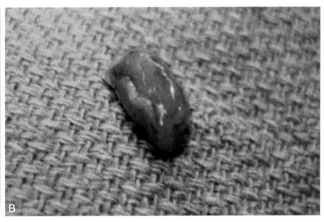

图 15.7　A. 泪腺淋巴瘤开放式活检。B. 如有可能,采用 1ml 新鲜标本进行流式细胞仪检查,采用另一份标本进行甲醛溶液浸泡,用于形态学及免疫组织化学检查,以及绘制基因图谱。术中注意不要挤压或烧灼组织(Courtesy of Peter Dolman,Vancouver,Canada)

MALT 型 OAL 与其他部位的 MALT 淋巴瘤类似,由形态学上小的边缘区细胞、单核细胞样细胞、偶尔存在的免疫母细胞、中央母细胞和小淋巴细胞组成(图 15.8A);可能还存在一些浆细胞样分化的细胞,以及伴有癌细胞的上皮组织的浸润,即所谓的淋巴上皮单位。在约 25% 的病例中可见 Dutcher 小体(PAS 染色阳性的假性核内包含体)(图 15.8B)。免疫组织化学染色显示,这些细胞的 CD20 和 CD79a 阳性,CD5(95%)、CD10 和 CD23 阴性[74,75](图 15.8C)。

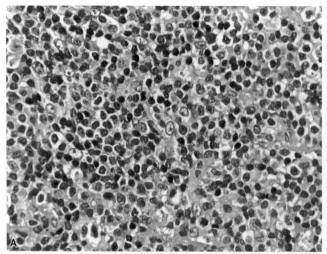

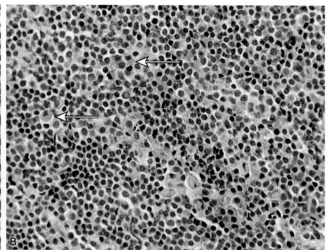

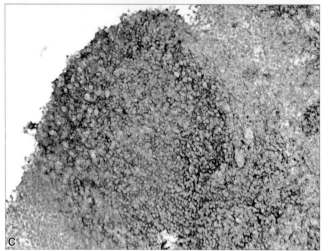

图 15.8　MALT 淋巴瘤。A. OAL 中 MALT 淋巴瘤是由形态学上小的边缘区细胞、单核细胞，偶尔存在的免疫母细胞、中央母细胞和小淋巴细胞组成（HE，×400）。B. 在约 25% 的病例中可以见到 Dutcher 小体（PAS 染色阳性的假性核内包含体）（白色箭头）。C. 免疫组织化学染色显示细胞膜 CD20 呈强阳性

　　FL 的肿瘤细胞形成滤泡，但其轮廓不清，没有外套区，肿瘤细胞的正常结构消失（图 15.9）。这些细胞有两种类型：小裂中央细胞和较大的无裂中央母细胞。这些细胞表达 B 细胞各个阶段的标志物——CD19、CD20、CD22 和 CD79a，并且 Bcl-2 阳性，能够表达生发中心标志物 Bcl-6、CD38 和 CD10，但 CD5 和 CD43 表达阴性[47,76]。

　　DLBCL 广泛累及组织，克隆性增殖的肿瘤细胞为大的肿瘤性 B 细胞，细胞核大，类似于中央母细胞（图 15.10）。此外，肿瘤细胞表达 B 细胞各个阶段的细胞标志物——CD19、CD20 和 CD79a，并且 CD5 可为阳性；肿瘤细胞可表达生发中心标志物 CD10 和 Bcl-6 以及活化标志物 MUM1 和 CD138，但不稳定。与 MCL 相比，它们不表达细胞周期蛋白 D1。重要的是，免疫组织化学法可以区分预后良好的 CD10 和 Bcl-6 阳性病变（GCB DLBCL）和预后较差的活化的非 GC DLBCL，后者可表达活化标志物 MUM1 和 CD138 而非 CD10 或 Bcl-6[77~80]。

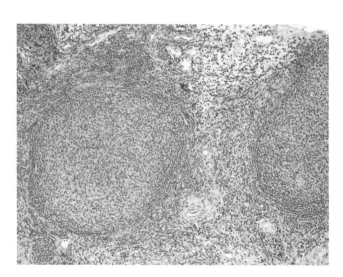

图 15.9　滤泡性淋巴瘤。图片显示多个相邻的滤泡，由具有锯齿状成角细胞核的小裂细胞、与大裂细胞和无裂细胞混合构成。滤泡间区由小的反应性细胞组成（Courtesy of Val White, Vancouver, Canada）

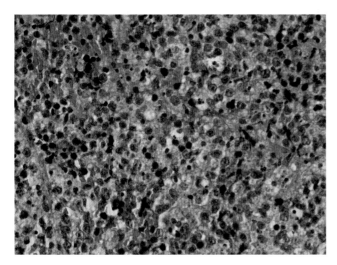

图 15.10　弥漫性大 B 细胞淋巴瘤。肿瘤细胞与中央母细胞相似,具有较大的不规则的细胞核,肿瘤细胞为体积较大的 B 细胞,呈弥漫性增殖。免疫组织化学将这些细胞分为具有生发细胞标志物(CD10和 Bcl-6)的弥漫性大 B 细胞、具有活化标志物(MUM1 和 CD138)的弥漫性大 B 细胞,以及既不具有生发细胞标志物也不具有活化标志物的弥漫性大 B 细胞(共分为三组)(HE,×400)

MCL 有时会表现为正常形态消失,呈结节状结构,伴有异常中央细胞样细胞浸润,而不伴有母细胞样细胞(图 15.11)。MCL 具有 CD5 和 CD43 阳性的特

征性免疫表型,而 Bcl-6 和 CD10 阴性;bcl-2 和细胞周期蛋白 D1 也阳性[51,52]。

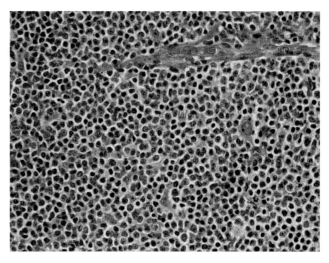

图 15.11　套细胞淋巴瘤。呈弥漫性生长,偶伴有结节状结构,具有中央细胞样细胞但没有母细胞样细胞。该肿瘤 CD5、CD43、Bcl-2 和 CD1 阳性(HE,×400)

T 细胞病变包括多种亚型,但典型的是 CD20 阴性、CD3 阳性以及 CD30 阳性,ALK 可为阳性,但不稳定[81]。

有关这些淋巴瘤亚型的特征参见表 15.1。

表 15.1　眼附属器 B 细胞淋巴瘤的临床、病理学和遗传学特征

淋巴瘤类型	临床生长模式	临床特征	可能的细胞来源	细胞形态	免疫过氧化物酶染色	遗传异常
霍奇金淋巴瘤	邻近播散	预后取决于病变的阶段	生发中心 B 细胞	Reed-Sternberg 细胞	CD15,CD30+	
非霍奇金淋巴瘤		预后取决于病变的分级	(如下述)			
结外边缘区淋巴瘤(MALT淋巴瘤)	惰性	与炎症(感染/免疫)相关 可能转变为 DL-BCL	滤泡后小边缘区 B 细胞	非均质浸润,包括浆细胞,小淋巴细胞和中央细胞	CD20,CD5+	t(11;18)发生率为 10%
滤泡性淋巴瘤	惰性	可能转变为 DL-BCL	生发中心 B 细胞	背靠背的滤泡,单调细胞(小裂中央细胞,大无裂中央母细胞)	Bcl-2+,Bcl-6+ CD20,CD19+	t(14;18)

表 15.1 眼附属器 B 细胞淋巴瘤的临床、病理学和遗传学特征(续)

淋巴瘤类型	临床生长模式	临床特征	可能的细胞来源	细胞形态	免疫过氧化物酶染色	遗传异常
套细胞淋巴瘤	侵袭性	通常治疗反应较差 不会转变为 DLBC	套区 B 细胞	单调套细胞和小裂中央细胞弥漫性浸润	细胞周期蛋白 D1+,CD5+	t(11;14)
弥漫性大 B 细胞(DL-BC)淋巴瘤	侵袭性	可能与获得性免疫缺陷综合征(AIDS),EBV 有关;35% 由 FL 转变而来	中央母细胞 VS 免疫母细胞	大细胞核(超过正常大小的两倍)	Bcl-6+	t(3;14)

临床特征

典型 OALD 患者的年龄一般介于 60~70 岁,可能患有自身免疫性疾病、人类免疫缺陷病毒(HIV)感染、其他病毒性疾病或具有使用免疫抑制剂的病史[82-84]。但 OALD 似乎没有明显的性别倾向。

OALD 的临床特征在某种程度上取决于所累及的组织和淋巴瘤的亚型。OALD 最常累及眼眶内软组织,其次是结膜,最后是眼睑。累及眶上部或泪腺的病变可伴有上睑下垂,或可触及肿块(图 15.12A)。结膜受累者可伴有鲑鱼肉样斑或结膜炎(图 15.12B)。泪囊受累可引起溢泪或泪囊炎。眼外肌受累可引起眼球突出或复视。视神经或玻璃体受累可出现视力障碍。

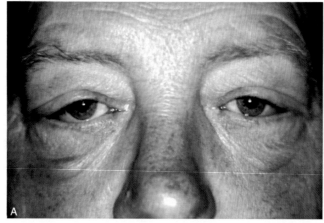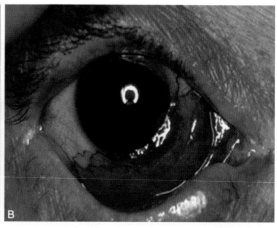

图 15.12 淋巴瘤的临床特征与所累及组织有关。**A.** 双侧泪腺淋巴瘤引起双侧上睑下垂,有 S 形畸形。**B.** 结膜受累呈现鲑鱼肉样结节(Courtesy of Peter Dolman,Vancouver,Canada)

根据不同的组织学亚型,OALD 的临床表现从惰性到更具侵袭性各有不同。

惰性病变表现为生长缓慢的无痛性、橡胶状、可移动的肿块,通常位于眶前部(图 15.13)。可能出现眼球移位或眼睑畸形,若病变累及结膜组织,表现为"鲑鱼肉样斑"状外观(图 15.12B)。与该临床表现相关的最常见的亚型是 EMZL,在西方国家,1/2~2/3 的 EMZL 为 OAL,在亚洲国家,此比例为 90%,而在亚洲国家 FL 的发病率非常低。除 EMZL 外,常见的惰性淋巴瘤还包括 FL 和淋巴浆细胞性淋巴瘤。

侵袭性淋巴瘤可以快速浸润眼眶组织,病变位置通常靠后。它们常常扩散至骨骼、脑、鼻窦、远处的淋巴结以及其他器官(图 15.14)。患有系统性淋巴瘤、白血病、HIV 感染或使用免疫抑制剂的患者,更有可能发生这类病变。两种最常见的侵袭性病变是 DLBCL 和 MCL。其他侵袭性淋巴瘤包括 T 细胞和 NK 细胞淋巴瘤,但更少见(图 15.15)。疼痛和炎症往往与侵袭性淋巴瘤有关[82]。

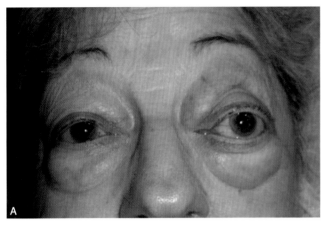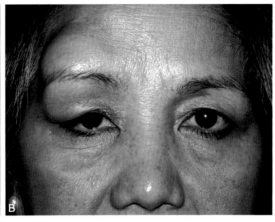

图 15.13　惰性淋巴瘤的临床特征。A. 女性,80 岁,因可触及双侧下睑内坚硬的橡胶状肿块、左侧眼眶鼻上方的肿物逐渐增大 1 年余就诊。病理组织活检确诊为 MALT 型 EMZL。B. 女性,42 岁,钝性创伤伴相关挫伤后 9 个月内,右侧前额、太阳穴和上睑处出现一个质硬、无触痛的肿块,逐渐增大。活检显示 2 级滤泡性淋巴瘤,分期发现未累及其他部位。患者对体外放射治疗的反应良好(Courtesy of Peter Dolman,Vancouver,Canada)

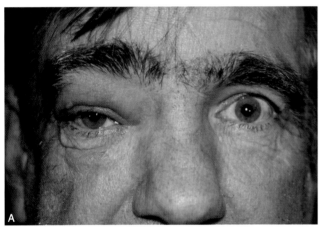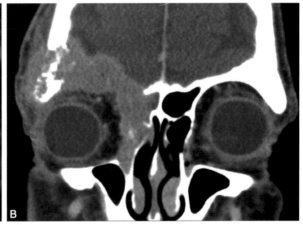

图 15.14　侵袭性淋巴瘤的临床特征。A. 患者男性,65 岁,2 个月内出现右上睑迅速肿胀、复视,伴右侧头痛,体重减轻 8kg,且有盗汗。患者视力正常,但向上注视时出现复视。B. 冠状位 CT 扫描显示累及眶上壁、额窦和筛窦以及颅骨的破坏性浸润性病变。组织活检证实该患者罹患具有高有丝分裂指数的高级别弥漫性大 B 细胞淋巴瘤,并且发现骨髓受累。进行六个周期的 CHOP-R 化疗后,患者反应良好,眼球恢复至正常位置,复视症状消除,3 年后无复发迹象(Courtesy of Peter Dolman,Vancouver,Canada)

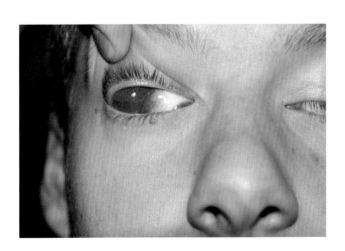

图 15.15　间变性 T 细胞泪腺淋巴瘤。患者男性,23 岁,在 5 周内出现右上睑突发性疼痛、肿胀,右侧颞上穹窿出现红色肿物。组织活检确诊为间变性大细胞淋巴瘤,CD3、CD4、ALK1 和 CD30 染色阳性,[67]Ki 增殖指数为 80%。无淋巴结及全身转移,该患者接受了放疗和化疗联合治疗,肿块消除,2 年内未复发(Courtesy of Peter Dolman,Vancouver,Canada)

影像学检查

CT 显示惰性淋巴结病变表现为围绕正常眼眶结构(如眼球、眼外肌或眼眶壁)生长的边界清楚的肿块,不伴眼球压陷或眶骨的侵蚀或重塑(图 15.16)。凡是淋巴性肿瘤邻接眶脂肪之处,均呈现条纹状轮廓,可能是由于存在不规则的浸润,反映了微筋膜结构组成的受累。"铸造样"生长形式也被称为"油灰填塞样"或"饼状轮廓",与眼眶的筋膜平面相接[85]。其他典型的 CT 特征包括界限清晰、均匀性、大于脑实质密度以及中度强化。病变可能呈多灶性和双侧受累[86](图 15.17)。

侵袭性病变如 DLBCL 或 FL 表现为浸润性影像学特点。侵袭性病变通常体积较大并且不均匀,会侵蚀周围骨骼,然后侵入到相邻颅内、鼻窦或皮肤等组织结构[86](图 15.14B)。

MRI 可以显示病变的眶外侵犯和中枢神经系统受累情况,但对骨质改变显示不佳。OALD 病变通常在 MRI 的 T1 和 T2 加权像上与眼外肌呈等信号(图 15.18),大多数情况下用钆造影后显示中度强化[86,87]。

在某些情况下可能会采用 B 超进行检查,因为少数病例报告显示有眼附属器和葡萄膜的受累[88,89]。玻璃体和视网膜的淋巴瘤往往属于高级别 DLBCL,且与中枢神经系统疾病有关,而葡萄膜的淋巴瘤通常是 EMZL,其发生可能与 OAL 相关。

争议:正电子发射断层扫描(positron emission tomography,PET)对淋巴瘤的分期、治疗后再分期、治疗监测和随访的作用已被广泛接受,但其仍在不断发展。最近研究显示,对于骨髓浸润,特别是对于高级别病变的系统性分期和鉴别,PET 要优于增强 CT 和骨髓活检(图 15.19)[86,90]。PET 技术在诊断常见(惰性)OAL 方面的效用最近得到了验证[91]。有少数研究报道了 PET 在 OALD 中的应用。PET 在检测与 OALD 有关的全身性疾病方面要优于 CT,但在某些情况下会导致疾病分期的上移。由于眼眶疾病的体积小以及本底生理性摄取,PET 在检测眼眶疾病方面仍存在局限性。

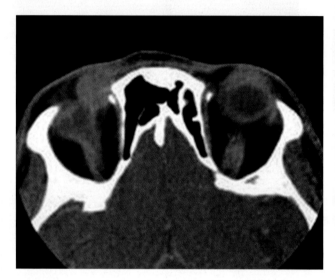

图 15.16　惰性淋巴瘤的 CT 特征。水平位 CT 扫描显示惰性淋巴瘤(通常是 MALT 淋巴瘤或 FL)的典型表现为:病变边界清晰,包绕周围结构,通常位于眼眶前方,增强扫描表现为早期均匀中度强化(Courtesy of Peter Dolman,Vancouver,Canada)

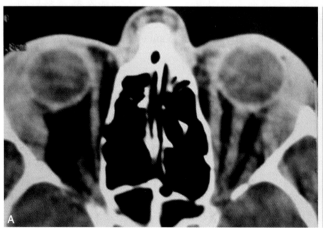

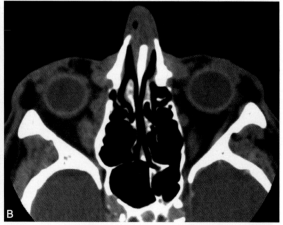

图 15.17　CT 扫描惰性淋巴瘤的位置。A. 25%~30% 的 MALT 型 EMZL 是双侧的,如该水平位 CT 扫描所示,双侧泪腺受累。注意椭圆形泪腺向后部延伸,在眼球周围铸型,眼球无任何压陷。B. 多灶性淋巴瘤比较少见(Courtesy of Peter Dolman,Vancouver,Canada)

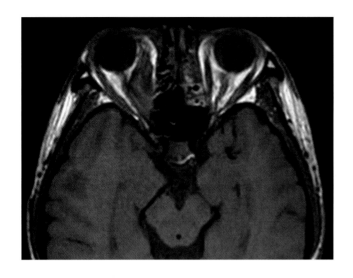

图 15.18　淋巴瘤的 MRI 特征。水平位 T1 加权 MRI 扫描显示右眶内侧局限性肿物，肿物导致内直肌移位，活组织检查结果诊为 2 级滤泡性淋巴瘤。MRI 有助于显示视神经或眼外肌的受累情况（Courtesy of Peter Dolman，Vancouver，Canada）

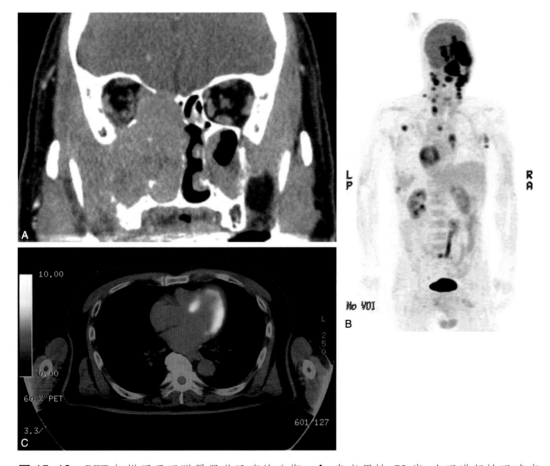

图 15.19　PET 扫描用于眼附属器淋巴瘤的分期。A. 患者男性，73 岁，右眼进行性眼球突出、眼眶不适、上睑下垂 8 周，伴体重减轻以及近期右眼视力丧失。该患者冠状位 CT 扫描显示为巨大的破坏性肿块，累及右中线鼻窦，并延伸到右眶内侧和眶尖。紧急活检确诊为高级别弥漫性大 B 细胞淋巴瘤。B. PET 扫描不仅可以识别右上颌骨、筛窦和额窦内代谢活跃性病变，还可以显示周围淋巴结和腹部器官的代谢活跃性病变。C. PET 扫描显示肝门淋巴结中活跃的代谢活动（Courtesy of Peter Dolman，Vancouver，Canada）

PET 的一个重要作用是区分存活肿瘤和残留肿块中的坏死或纤维化。PET 也可作为评估 OALD 治疗反应的传统影像学检查的辅助手段。最近关于 PET 在 OAL 中的作用的研究发现,PET 优于 CT,并且能够可靠地检测到全身性疾病,不仅能够检测到较高级别的 DLBCL 和 MCL,而且还能够检测到 EMZL 和 FL[91]。

分期

可以利用 Ann Arbor 分期系统或最新美国癌症联合委员会(AJCC)系统对疾病进行系统性评估和分期[92]。Ann Arbor 系统主要针对全身性疾病,当应用于 OAL 的分期时存在一定的局限性[93]。Ⅰ期是指淋巴瘤累及单一的一个结节或位点,如眼眶。Ⅱ期是指淋巴瘤位于隔膜一侧的两个区域,而Ⅲ期淋巴瘤则累及隔膜的两侧,Ⅳ期是指淋巴瘤累及范围弥漫或弥散。添加的"E"是指结外受累。对于大多数患者,根据 Ann Arbor 分期,OAL 被归类为 1E 期。这不足以对来自眼附属器内不同部位的病变的治疗结果进行分层(如结膜病变比眼眶病变有更好的预后,而后者通常比眼睑病变侵袭性更低)。Ann Arbor 系统忽视了解剖位置、原发肿瘤浸润程度、双侧或多中心附属器病变、非邻接结构受累以及区域淋巴结受累等情况。

针对原发性 OALD、AJCC 对 TNM 系统已进行了修改(框 15.1)[92]。继发性累及眼附属器的系统性淋巴瘤仍根据 Ann Arbor 系统进行分期[93]。如果系统性淋巴瘤发病早于眼附属器受累,则较易鉴别。在许多情况下,无法确定 OAL 是原发性淋巴瘤还是继发于全身性的淋巴瘤;反之亦然。

争议:有关新的 AJCC TNM 分期方法的使用和验证的研究已有文章发表[94~98]。Lee 等人回顾研究了基于 TNM 分期系统进行眼附属器结外边缘区 B 细胞淋巴瘤分期的可行性,发现可以利用 TNM 系统进一步区分 Ann Arbor 1E 期,在 Ann Arbor 1E 期,单侧 T1N0M0 患者较双侧 T1N0M0 患者或评分高于 T1N0M0 的患者而言,可获得较长的无进展生存期。而另一项研究的结果却令人困惑,认为复发和无病生存与治疗和组织病理学的关系更密切,而与 TNM 分期、肿瘤大小或位置无关。作者假设 Ann Arbor 1E 组可以细分为 5 个独立的 AJCC 亚组,他们希望通过这些亚组来区分治疗和预后的差异[95]。

框 15.1　眼附属器淋巴瘤的美国癌症联合委员会 TNM 分类

原发性肿瘤(T)

TX	淋巴瘤程度无法确定
T0	无淋巴瘤的证据
T1	淋巴瘤仅累及结膜,无眼眶受累
T1a	仅球结膜受累
T1b	睑结膜-穹窿-泪阜受累
T1c	球结膜和非球结膜受累
T2	淋巴瘤伴随眼眶受累-所有结膜受累
T2a	眶前部受累,但无泪腺受累(结膜疾病)
T2b	眶前部受累伴随泪腺受累(结膜疾病)
T2c	眶后部受累(结膜受累-所有眼外肌受累)
T2d	鼻泪管引流系统受累(结膜受累但不包括鼻咽部)
T3	淋巴瘤伴眶隔前眼睑受累-眼眶受累-任何结膜受累
T4	眼附属器淋巴瘤延伸到眼眶之外的邻近结构,如骨骼和颅脑
T4a	鼻咽部受累
T4b	骨受累(包括骨膜)
T4c	上颌面受累,筛窦-额窦
T4d	颅内传播

淋巴结受累(N)d

NX	淋巴结受累无法评估
N0	没有淋巴结受累的证据
N1	同侧区域淋巴结受累
N2	对侧或双侧区域淋巴结受累
N3	周围不引流眼附属器区域的淋巴结受累
N4	中央淋巴结受累

远处转移(M)

MX	淋巴瘤扩散无法评估
M0	没有其他结外部位受累的证据
M1	淋巴瘤在首次诊断或随诊中累及其他器官
M1a	眼附属器外非邻接的组织或器官受累(如腮腺、颌下腺、肺、肝、脾、肾、胸部)
M1b	淋巴瘤累及骨髓
M1c	M1a 和 M1b 均受累

From Coupland SE, White VA, Rootman, et al. A TNM-Based clinical staging system of ocular adnexal lymphomas. Arch Pathol Lab Med 2009;133:1262-7

Aronow 对同时根据 Ann Arbor 和 AJCC TNM 系统进行分期的 63 例患者进行评估，发现"T"并不能预测预后，但 N1~4 和 M1 期的患者生存率较低[96]。一项加拿大温哥华的更为大型的研究发现，双侧受累、淋巴结受累和肿瘤转移均与预后较差有关（表 15.2）[98]。该研究的作者认为，与 Ann Arbor 分期系统相比，TNM 分期能够更好地对双侧受累、淋巴结受累或肿瘤转移等患者的预后进行评估。Sniegowski 等人的研究显示，AJCC 分期中"T"可以预测 OAL 患者的无病生存率[97]。在评估局部原发性眼附属器 MALT 淋巴瘤的放射治疗效果时，Ohga 发现，对于日本人中 Ann Arbor 1E 期患者，TNM 分期系统无法预测患者的无进展生存期[99]。一项有关 DLBCL 的国际多中心研究发现，T 分类提高可能与原发性眼附属器 DLBCL 患者的疾病特异性存活率下降有关[100]。

表 15.2　基于 TNM 分期的评估 OAL 的预后的简单评分系统

组别	评分（双侧=1，淋巴结阳性/转移=1）	TNM 分期	10 年无进展生存率
第 1 组	0	单侧 OAL，无淋巴结受累或转移的发生（肿瘤的任何分期）	75%
第 2 组	1	双侧 OAL，或单侧 OAL 伴有阳性淋巴结/转移	50%
第 3 组	2	双侧 OAL，伴有阳性淋巴结/转移	0

From Rath S, Connors JM, Dolman PJ, et al. Comparison of American Joint Committee on Cancer TNM-based staging system (7th edition) and Ann Arbor classification for predicting outcome in ocular adnexal lymphoma. Orbit 2014;33:23-8

整理这些不同的研究发现存在一定的困难。同时，使用两种分期系统可以使眼科医师和肿瘤科医师更加关注原发性 OAL 患者，以评估新的分期系统的优点，并可能根据其效用性及预测价值对其进行相应修改。

当病变呈多克隆性增殖，或不符合其他诊断标准时，称为"反应性淋巴增生"（reactive lymphoid hyperplasia，RLH）或"非典型性淋巴增生"（atypical lymphoid hyperplasia，ALH）。处于此疾病阶段的患者也需要进行全面的系统分期，因为其中部分患者会罹患系统性淋巴瘤，而随着时间的推移，另一些患者会发展为 OAL。

其他分期检查

完整的病史应该包括患者既往恶性血液病、自身免疫性疾病或甲状腺眼病等病史。临床检查应包括淋巴结、肝脏和脾脏的触诊。血液检查应包括全血细胞计数、血清蛋白电泳、乳酸脱氢酶和 β2-微球蛋白水平检测、肾功能和肝功能的评估，以及丙型肝炎病毒和 HIV 感染等血清学检测。必须进行骨髓分析，许多学者提倡进行双侧髂骨嵴骨髓样本的检测。胸部 X 线摄影术和颈部、胸部、腹部和骨盆的影像检查应同 PET-CT 扫描联合进行。

预后指标

由于每个组织学亚组内不同患者的预后结果不同，研究人员制定了预后指标。其中第一项预后指标是通过对 2031 例 DLBCL 患者进行队列研究后获得[101]。根据患者年龄、肿瘤分期、血清 LDH、表现状态和结外病变部位的数量对患者进行分层，以创建国际预后指数（international prognostic index，IPI）。对年龄小于 60 岁的患者根据分期、LDH 水平和表现状态进行分层，以创建年龄调整的 IPI。这两个指数在预测生存率时比 Ann Arbor 分期系统更为准确。随后，在 2004 年发表了 FL 的国际预后指数（FLIPI）[102]。该预后指数采用了五个预后影响因素：年龄、分期、血红蛋白水平、LDH 水平和所累及淋巴结部位的数目。研究证明，针对于 FL、FLIPI 比 IPI 更具有识别力。最后，因为 FLIPI 和 IPI 都不能预测 MCL 的预后，最近通过对 455 名 MCL 患者进行队列研究，制定了针对 MCL 的预后指标[103]。根据四个独立的预后因素（年龄、表现、血清 LDH 水平和白细胞计数）将患者分为低、中、高危组。此外还根据[67]Ki 水平对细胞增殖进行了评估，结果显示细胞增殖与预后具有较强的相关性。

治疗

结外边缘区淋巴瘤、滤泡性淋巴瘤和小 B 细胞淋巴瘤

我们进一步了解了正常淋巴细胞及其对应的恶性细胞的基础细胞学机制。随着对使用基因表达谱进行分子诊断、细胞遗传学异常、肿瘤通路（即影响细

胞发育、细胞周期调控、存活和凋亡的可能受癌基因或肿瘤抑制基因影响的通路)和 BCR 信号转导通路等进行深入探究,特异性靶向治疗得以发展。有关于局部感染、炎症或其他环境因素导致 OAL 发展,OAL 向其他组织扩散以及恶性淋巴瘤细胞归巢至 OAL 的研究,为治疗提供了新的靶点。相比目前被广泛使用的治疗方法,识别个体肿瘤的分子特征对精准的靶向治疗起到更好的促进作用。

目前,某些靶向治疗方法已获批使用于临床,而其他一些则仅限用于科学研究层面。因此,某些疾病可能暂时只能在研究机构得到最好的治疗。应该让广大的眼科医生了解这些研究中心。一般来说,应基于临床证据和个体差异来制定治疗方案。决定治疗的重要因素与患者(年龄、并发症)和肿瘤(组织学类型、分期、解剖部位)有关[3,6]。

在个性化治疗之前,可先对淋巴瘤患者进行大体分类。如临床特征部分所述,OAL 可大致分为惰性淋巴瘤(结外边缘区淋巴瘤(EMZL)、FL、小细胞淋巴瘤)和侵袭性淋巴瘤(DLBCL、MCL 及 T 细胞和 NK 细胞淋巴瘤)。在 EMZL 或 MALT 淋巴瘤的治疗中一个新兴的原则是减少或消除慢性抗原刺激,如局部感染或炎症性因素。这对于胃 MALT 淋巴瘤是有益的,消除幽门螺旋杆菌可使 50%~80% 的肿瘤发生消退或缓解[104]。对于 OAL 患者也建议检测和治疗胃部幽门螺旋杆菌。因为衣原体和其他感染性因素与眼附属器 MALT 淋巴瘤的关系并不清楚,所以在没有明确衣原体感染的情况下,不推荐使用抗衣原体治疗[66,105]。韩国最近的一项研究发现,用一到两个周期的多西环素(100mg,每日两次),持续 3 周,治疗眼附属器边缘区淋巴瘤,可使 5 年无进展存活率达到 60.9%。所有患者在补救性化疗和(或)放疗后的 5 年无进展生存率均为 100%。研究者认为在他们的受试人群中,罹患 T1N0M0 期淋巴瘤的患者是初始多西环素治疗的良好候选者[106]。

惰性淋巴瘤,如三级 FL、小细胞淋巴细胞淋巴瘤、华氏巨球蛋白血症、边缘区淋巴瘤和部分 MCL,对非化学治疗药物有反应。这些非化学治疗药物包括利妥昔单抗和其他 CD20 抗体(奥法木单抗、奥妥珠单抗、维妥珠单抗 veltuzumab)以及其他免疫调节剂如PD-1;也可采用针对其他淋巴细胞表面抗原的单克隆抗体,例如 CD22(依帕珠单抗)、CD37(奥特乐土珠单抗)、CD74(米拉珠单抗)和 CD80(加利昔单抗);以及抑制 BCR 信号通路的药物[107]。其他治疗惰性淋巴瘤的新方法包括免疫调节药物,如来那度胺,其作用机

制尚不完全清楚,联合利妥昔单抗或化疗。布鲁顿酪氨酸激酶(Bruton tyrosine kinase,BTK)抑制剂如依鲁替尼,对一些淋巴瘤也有效。PI3K 抑制剂被批准在美国和欧洲用于慢性淋巴细胞性淋巴瘤和 FL 的治疗。使用肿瘤细胞独特型疫苗治疗 FL,尚未取得令人满意的结果[107]。

由于 FL 可以转变为 DLBCL 并有累积的基因突变,所以分期至关重要[18]。氟脱氧葡萄糖(FDG)PET在检查 FL 转变为 DLBCL 中具有特殊作用,对 PET 中表现为代谢最强烈的系统性病灶进行活检以明确是否发生了转变。对于没有发生转变的部位,分期也很重要。如果 FL 仅为局限性转变,可以对受累部分进行放射性治疗(involved field radiotherapy,IFRT)进行治疗,而辅助性化疗无法改变生存率。如果病变累及范围广泛,治疗目的是减轻患者痛苦,初始治疗可以相对保守。当全身罹患淋巴瘤且单个病变体积巨大(>7cm)、累及三个以上淋巴结组、患者有 B 组症状(如盗汗、发烧、体重减轻或症状性脾肿大)等时,应该开始进行治疗。通常情况下是进行利妥昔单抗和化疗药物联合治疗。可以考虑采用局部受累野放疗(IFRT),该方法适合于眼附属器受累的患者。目前有关[90]Y-替伊莫单抗或[131]I-托西莫单抗的放射免疫疗法。晚期反复复发性淋巴瘤可采用自体干细胞移植治疗。

近 30 年主要采用 CHOP(环磷酰胺、羟基柔红霉素、长春新碱、泼尼松龙)方案治疗眼附属器侵袭性淋巴瘤,主要是 DLBCL 和 MCL。近年来加入了利妥昔单抗,即 R-CHOP 方案。然而,随着分子遗传学的应用,治疗变化很快;现在,分子遗传学可以区分三种不同的 DLBCL 亚组。可以通过基因表达谱将非特异性DLBCL 细分成 GCB(生发中心 B 细胞)和 ABC(活化B 细胞)两个亚组。这些肿瘤分别来源于生发中心 B 细胞和生发中心后 B 细胞。原发性纵隔 B 细胞淋巴瘤(PMBL)是第三个亚组。首诊发现 DLBCL 的患者应该接受根治性治疗。一般来说,与仅用 CHOP 方案相比,R-CHOP 是首选的化疗方案,可以提高生存率[107,108]。最近的随机试验显示,采用 R-ACVBP(利妥昔单抗、多柔比星、环磷酰胺、长春地辛、博来霉素和泼尼松)和 DA-EPOCH(可调整剂量的依托泊苷、泼尼松、长春新碱、环磷酰胺、多柔比星、利妥昔单抗)方案治疗眼附属器侵袭性淋巴瘤的疗效优于 R-CHOP方案[109]。

另一个研究显示在 EB 病毒阳性 DLBCL 中 NF-κB和 JAK-STAT 通路活性增强,该结果提示这些通路可能是潜在的治疗靶点[110]。

套细胞淋巴瘤

大多数眼附属器套细胞淋巴瘤（mantle cell lymphoma，MCL）是继发性的。对于全身性 MCL 进行 R-CHOP 治疗可以获得 50% 的缓解率，但疗效的持续时间少于 2 年。这种病变通常需要采用交替或连续的无交叉反应的化疗方案进行积极治疗，缓解率可达 90%，但 5 年无病生存率约为 50%[52,82,111,112]。因此产生了更加积极的诱导性化疗方案、高剂量的巩固方案和自体干细胞应用方案及联合利妥昔单抗的治疗方案。这些治疗方案使得部分患者获得了长期的缓解。在年轻患者中，增加大剂量阿糖胞苷诱导治疗可改善无进展生存率和整体存活率[52]。一项研究报道显示 21 例眼眶或眼附属器 MCL 患者，接受利妥昔单抗和化疗联合治疗，5 年生存率为 80%，而未用利妥昔单抗治疗的患者的 5 年生存率仅为 8%[113]。较新的靶向治疗（上文所述）可能会提高 MCL 的缓解率、缓解时间和总生存率[52]。

T 细胞淋巴瘤

T 细胞淋巴瘤（T-cell lymphomas）是一组机制上不明确的疾病，少数表现出较低侵袭性和可治愈性；但更常见的是侵袭性与不良后果相关联。尽管接受了多种药物的化疗和干细胞移植，复发性疾病的患者通常存活期不到 6 个月[114,115]。

研究显示 T 细胞淋巴瘤与 BTK、ITK、SYK 和 JAK 等肿瘤通路有关，这也提示其作为靶向治疗的潜力。眼附属器 T 细胞淋巴瘤可能是继发性的，但关于眼附属器 T 细胞淋巴瘤靶向治疗的信息很少[81]。

各种临床、组织病理学、免疫表型和其他标志物影响着 OALD 的预后和结局。通过对 326 例眼部附属器淋巴瘤患者进行评估，Jenkins 等发现病史超过一年的附属器受累的患者发生肿瘤扩散的可能性较小[111]。他们还发现眶外扩散和肿瘤相关性死亡在双侧 OAL 患者中更为常见。其他研究者也证实了此结果，并且他们还用新的 AJCC TNM 分期系统对其进行了验证[82,87]。高龄、分期、侵袭性组织学表现和肿瘤细胞生长分数等均与预后较差相关。

考虑到 OAL 现有的治疗方案，Decaudin 等认为，对存在不利预后因素的患者推荐进行免疫治疗和化疗（R-CHOP）联合治疗方案，对于无不利预后因素但对视力受到威胁的患者，推荐采用放疗，而对于没有不利预后因素且没有视力威胁的患者可采用多种治疗方法[116]，包括放疗、免疫治疗（单克隆抗 CD20 抗体、利妥昔单抗）、苯丁酸氮芥、抗菌药物治疗，以及针对老年人和患有并发症的体弱患者推荐采用观察法[116]。

放射疗法

对于原发性 OAL 和良性淋巴组织增生症，目前最常用的一线治疗方法是放射疗法。通常用电子治疗结膜表面和眼眶前部的病变，用光子治疗眼眶深部组织的病变；病变局部控制率可达 95%~100%。接受 30Gy 以下剂量的患者，5 年局部控制率为 81%，而剂量大于 30Gy 患者的 5 年局部控制率为 100%[117]。10 年后，远处播散的风险为 25%[117]。一项研究显示，对于惰性淋巴瘤，放疗剂量大于 20Gy 时[82]，从统计学上来看，患者远处播散的风险显著降低，但对于侵袭性淋巴瘤则无此影响。这种局部控制良好与远处控制不佳的对比观察，引发有关基于远处控制改善条件下，采用诱导化疗或化疗作为 OAL 的一线治疗是否合理的研究。

一些研究表明，FL 对依次进行的 2~4Gy 低剂量放疗极其敏感，但最近一项试验发现，对于惰性淋巴瘤，将 24Gy 的放射剂量 12 等分，其疗效要优于采用 4Gy 放射剂量的放疗方法[118]。EMZL 对放疗可能具有或多或少的敏感性。应该对眼附属器区域的最佳放射剂量进行研究，尽量减少局部并发症。

放疗的并发症包括对受影响的皮肤、结膜和眼表面产生即时的软组织效应。与剂量相关的远期并发症包括干眼症、白内障、视网膜病变和视神经病；根据放射剂量和放疗范围，高达 33% 的患者会出现这些并发症。

化疗

对于原发性 OALD，建议对组织学表现为低级别或侵袭性的 OALD 患者进行化疗。苯丁酸氮芥通常单独应用于低级别 OALD 的老年患者[119]。组织学上更具侵袭性的 OALD 患者则采用 R-CHOP 或类似方案进行治疗[82,83,111]。

虽然总体疗率良好，但局部平均复发率仍然为 30%[120]。因此，如前所述，针对 DLBCL 和 MCL 特异性治疗方案得以建立。

免疫治疗

免疫治疗包括使用干扰素和一系列单克隆抗体。关于使用干扰素治疗 OALD 的报道有限，短期随访显示其效果良好[121]。病灶内应用干扰素可成功治疗年轻患者的结膜 MALT 淋巴瘤，且可避免使用放疗[122]。

单克隆抗体(最常见的是抗 CD20 抗体——利妥昔单抗)的使用使得过去十年的淋巴瘤治疗模式发生了转变。除了非常早期的前 B 细胞阶段和浆细胞分化的情况,几乎所有 B 细胞和 90% 的 B 细胞淋巴瘤在 B 细胞发育的大多数阶段都表达抗 CD20 抗原。利妥昔单抗含有人免疫球蛋白 G1(IgG1),同时具有鼠可变区的 κ-恒定区。该抗体可通过人补体和免疫效应细胞杀死 CD20 阳性细胞,增强补体介导的细胞裂解和抗体依赖性细胞介导的细胞毒作用(ADCC),激活细胞凋亡,并且还具有直接的抗增殖作用。利妥昔单抗作为一种单一药物已被用于治疗惰性 FL,最初被批准用于复发或难治性 FL 的治疗[123],但也有研究显示其有益于边缘区淋巴瘤、淋巴浆细胞性淋巴瘤和小细胞淋巴瘤的治疗[124]。利妥昔单抗联合化疗可改善 FL 和 DLBCL 的治疗有效率、无事件生存率、无进展生存率和整体生存率[125]。用利妥昔单抗治疗 OAL 的初步报道证实了其治疗其他部位的大多数 B 细胞淋巴瘤的总体疗效良好,除了一些流感样症状外,几乎没有副作用。OAL 的单克隆抗体治疗已经很成熟,但还需要进一步的研究来阐明其作为单一药物,与化疗联合起来用于初始治疗、复发或难治性淋巴瘤或作为 OAL 维持治疗的作用。

放射免疫疗法

将单克隆抗体与放射性核素结合,可以将放射治疗传递至结合了抗体的肿瘤细胞以及不表达抗原的邻近肿瘤细胞,同时将放疗对正常组织的辐射作用降至最低。可采用两种放射免疫偶联物——[90]Y-替伊莫单抗(泽娃灵,Biogen-IDEC 医药公司生产,美国加州圣地亚哥)和[131]I-托西莫单抗(百克沙,葛兰素史克公司生产,美国宾夕法尼亚州费城)治疗既往疗效差的滤泡性和转化性 NHL,该方案已被美国食品和药物管理局批准[126]。这两种放射免疫偶联物已经显示出其作为初始治疗、化疗序贯治疗和巩固治疗的好处。目前正在进一步研究预靶向治疗和分次治疗的进展。早期研究结果表明,对 12 例早期结外惰性淋巴瘤(其中 9 例为 MALT,3 例为 FL)的患者,使用[90]Y-替伊莫单抗作为一线治疗,显示出了良好的治疗前景[127]。其中 10 例患者的病情完全缓解,2 例部分缓解,放疗剂量为标准外照射放射治疗剂量的十分之一。所有患者均出现短暂性全血细胞减少症,但均未出现骨髓抑制。最近有报道显示,利妥昔单抗治疗反应差的 MALT 淋巴瘤患者,对[90]Y-替伊莫单抗存在完全应答。此外,还有一些有关[90]Y-替伊莫单抗用于 FL、DLBCL、MCL 和 Burkit 淋巴瘤治疗的报道。

病程和预后

大部分 OAL 为惰性淋巴瘤,患者在治疗后缓解期生活质量良好。但是,眼科医生需要意识到,随着观察时间延长,淋巴瘤具有显著的发病率和死亡率(表 15.3)。

表 15.3　与淋巴瘤亚型相关的死亡率

淋巴瘤亚型	死亡率(%)
眼附属器淋巴组织增生性疾病(总体)	20~25
结外边缘区淋巴瘤(EMZL)	10~25
滤泡性淋巴瘤(FL)	20~25
弥漫性大 B 细胞淋巴瘤(DLBCL)	40~45
套细胞淋巴瘤(MCL)	75
T-NK 细胞淋巴瘤	75~100

展望

随着人们对分子遗传学、基因表达、肿瘤通路和淋巴瘤形成中二次打击模型的深入了解,导致淋巴瘤靶向治疗的兴起。将诸如特定基因突变、致癌蛋白质(如 MYC、Bcl-2 和 Bcl-6)和生物学通路(PI3k/AKT/MTOR、JAK/STAT 和 Notch)等作为靶标,可以制定出更精准且副作用更少的治疗方案。针对其中的许多靶标,研究人员正在开发治疗药物,且前景光明[128,129]。

参考文献

1. Freeman C, Berg JW, Cutler SJ. Occurrence and prognosis of extra-nodal lymphomas. *Cancer* 1972;**29**:252–60.
*2. Cheuk W, Yuen HK, Chan AC, et al. Ocular adnexal lymphoma associated with IgG4 + chronic sclerosing dacryoadenitis: a previously undescribed complication of IgG4-related sclerosing disease. *Am J Surg Pathol* 2008;**32**:1159–67.
   Highlights the overlap between ocular adnexal lymphoma and IgG4 disease.
3. Stein H. Hodgkin lymphomas: introduction. In: Jaffe ES, Harris NL, Stein H, et al., editors. Tumours of haematopoietic and lymphoid tissue. Pathology and Genetics. Lyon, France: IARC Press; 2001. p. 239.
4. Farrell K, Jarrett RF. The molecular pathogenesis of Hodgkin lymphoma. *Histopathology* 2011;**58**:15–25.
5. SEER. Retrieved from http://seer.cancer.gov/statfacts/html/nh.html.
6. Clarke CA, Glaser SL. Changing incidence of non-Hodgkin lymphomas in the United States. *Cancer* 2002;**94**:2015–23.
7. Fisher S, Fisher R. The epidemiology of non-Hodgkin's lymphoma. *Oncogene* 2004;**23**:6524–34.
8. Devesa SS, Fears T. Non-Hodgkin's lymphoma time trends: United

States and international data. *Cancer Res* 1992;**52**(19 Suppl.): 5432s–40s.

9. Freeman C, Berg JW, Cutler SJ. Occurrence and prognosis of extra-nodal lymphomas. *Cancer* 1972;**29**:252–60.

10. Margo CE, Mulla ZD. Malignant tumors of the orbit. Analysis of the Florida Cancer Registry. *Ophthalmology* 1998;**105**:185–90.

11. Moslehi R, Devesa SS, Schairer C, et al. Rapidly increasing incidence of ocular non-Hodgkin lymphoma. *J Natl Cancer Inst* 2006;**98**: 936–9.

12. Sjo LD, Ralfkiaer E, Prause JU, et al. Increasing incidence of oph-thalmic lymphoma in Denmark from 1980 to 2005. *Invest Ophthal-mol Vis Sci* 2008;**49**:3283–8.

13. Jakobiec FA, McLean I, Font RL. Clinicopathologic characteristics of orbital lymphoid hyperplasia. *Ophthalmology* 1979;**86**:948–66.

14. Morgan G. Lymphocytic tumours of the orbit. *Mod Probl Ophthalmol* 1975;**14**:355–60.

15. Morgan G, Harry J. Lymphocytic tumours of indeterminate nature: a 5-year follow-up of 98 conjunctival and orbital lesions. *Br J Oph-thalmol* 1978;**62**:381–3.

16. Knowles DM, Jakobiec FA. Orbital lymphoid neoplasms: a clinico-pathologic study of 60 patients. *Cancer* 1980;**46**:576–89.

17. Knowles DM, Jakobiec FA, Halper JP. Immunologic characterization of ocular adnexal lymphoid neoplasms. *Am J Ophthalmol* 1979;**87**: 603–19.

18. Jakobiec FA. Orbital inflammations and lymphoid tumours. *Trans New Orleans Acad Ophthalmol* 1982;**30**:52–85.

19. Jakobiec FA. Ocular inflammatory disease: the lymphocyte redivi-vus. *Am J Ophthalmol* 1983;**96**:384–91.

20. Whiteside TL, Rowlands DT Jr. T-cell and B-cell identification in the diagnosis of lymphoproliferative disease. A review. *Am J Pathol* 1977;**88**:754–92.

21. Jakobiec FA, Iwamoto T, Knowles DM. Ocular adnexal lymphoid tumors. Correlative ultrastructural and immunologic marker studies. *Arch Ophthalmol* 1982;**100**:84–98.

22. Garner A, Rai AH, Wright JE. Lymphoproliferative disorders of the orbit: an immunological approach to diagnosis and pathogenesis. *Br J Ophthalmol* 1983;**67**:561–9.

23. Knowles DM, Jakobiec FA. Ocular adnexal lymphoid neoplasms: clinical, histopathologic, electron microscopic, and immunologic characteristics. *Hum Pathol* 1982;**13**:148–62.

24. Jakobiec FA, Neri A, Knowles DM. Genotypic monoclonality in immunophenotypically polyclonal orbital lymphoid tumors. A model of tumor progression in the lymphoid system. *Ophthalmology* 1987;**94**:980–94.

25. Medeiros LJ, Harmon DC, Linggood RM, et al. Immunohistologic features predict clinical behaviour of orbital and conjunctival lym-phoid infiltrates. *Blood* 1989;**74**:2121.

26. Knowles DM, Jakobiec FA, McNally L. Lymphoid hyperplasia and malignant lymphoma occurring in the ocular adnexa (orbit, conjunctiva, and eyelids): a prospective multiparametric analysis of 108 cases during 1977 to 1987. *Hum Pathol* 1990;**21**:959–73.

27. Isaacson PG, Wright DH. Malignant lymphoma of mucosa-associated lymphoid tissue. *Cancer* 1983;**52**:1410–16.

28. Jakobiec FA, Iwamoto T, Patell M, et al. Ocular adnexal monoclonal lymphoid tumors with a favourable prognosis. *Ophthalmology* 1986;**93**:1547–57.

29. White WL, Ferry JA, Harris NL, et al. Ocular adnexal lymphoma. A clinicopathologic study with identification of lymphomas of mucosa-associated lymphoid tissue type. *Ophthalmology* 1995;**102**: 1994–2006.

30. White VA, Gascoyne RD, McNeil BK, et al. Histopathologic findings and frequency of clonality detected by the polymerase chain reac-tion in ocular adnexal lymphoproliferative lesions. *Mod Pathol* 1996;**9**:1052–61.

31. Coupland SE, Krause L, Delecluse HJ, et al. Lymphoproliferative lesions of the ocular adnexa. Analysis of 112 cases. *Ophthalmology* 1998;**105**:1430–41.

32. Mannami T, Yoshino T, Oshima K, et al. Clinical, histopathological, and immunogenetic analysis of ocular adnexal lymphoproliferative disorders: Characterization of MALT lymphoma and reactive lym-phoid hyperplasia. *Mod Pathol* 2001;**14**:641–9.

33. Isaacson PG. The current status of lymphoma classification. *Br J Haematol* 2000;**109**:258–66.

34. Jaffe ES, Harris NL, Diebold J, et al. World Health Organisation clas-sification of neoplastic disease of the hematopoietic and lymphoid tissues. *Am J Clin Pathol* 1999;**111**(Suppl.):S8–12.

35. Coupland SE. The challenge of the microenvironment in B-cell lym-

phomas. *Histopathology* 2011;**58**:69–80.

*36. Sjö LD. Ophthalmic lymphoma: epidemiology and pathogenesis. *Acta Ophthalmol* 2009;**87**:1–20.
    Wonderful comprehensive overview of ocular adnexal lymphoma and its pathogenesis.

37. Coupland SE. Molecular pathology of lymphoma. *Eye(Lond)* 2013; **27**:180–9.

38. Blombery PA, Wall M, Seymour JF. The molecular pathogenesis of B-cell non-Hodgkin lymphoma. *Eur J Haematol* 2015;**95**:280–93.

39. Küppers R, Klein U, Hansmann M-L, et al. Cellular origin of human B-cell lymphomas. *N Engl J Med* 1999;**341**(20):1520–9.

40. Ci W, Polo J, Melnick A. B-cell lymphoma 6 and the molecular pathogenesis of diffuse large B-cell lymphoma. *Curr Opin Hematol* 2008;**15**:381–90.

41. Harris NL. Mature B-cell neoplasms: Introduction. In: Jaffe ES, Harris NL, Stein H, et al., editors. Tumours of haematopoietic and lymphoid tissue. Pathology and Genetics. Lyon, France: IARC Press; 2001. p. 121–6.

42. Spagnallo D, Ellis DW, Juneja S, et al. The role of molecular studies in lymphoma diagnosis: a review. *Pathology* 2004;**36**:19–44.

43. Spina V, Martuscelli L, Rossi D. Molecular deregulation of signaling in lymphoid tumors. *Eur J Haematol* 2015;**95**:257–69.

*44. Takahashi H, Usui Y, Ueda S, et al. Genome-wide analysis of ocular adnexal lymphoproliferative disorders using high-resolution single nucleotide polymorphism array. *Invest Ophthalmol Vis Sci* 2015;**56**: 4156–65.
    Epitomizes the cutting edge of genetic assessment of ocular adnexal lymphoma.

45. Streubel B, Simonitsch-Klupp I, Mullauer L, et al. Variable frequen-cies of MALT lymphoma-associated genetic aberrations in MALT lymphomas of different sites. *Leukemia* 2004;**18**:1722–6.

46. Li BZ, Lu HF, Zhou XY, et al. Frequency of genetic aberrations of mucosa-associated lymphoid tissue lymphoma of different sites. *Zhonghua Bing Li Xue Za Zhi* 2008;**37**:604–8.

47. Bende R, Smit L, van Noesel C. Molecular pathways in follicular lymphoma. *Leukemia* 2007;**2**:18–29.

48. Jardin F, Ruminy P, Bastard C, et al. The BCL6 proto-oncogene: a leading role during germinal center development and lymphoma-genesis. *Pathol Biol* 2007;**55**:73–83.

49. Freidberg J, Fisher R. Diffuse large B-cell lymphoma. *Hematol Oncol Clin North Am* 2008;**22**:941–52.

50. De Paepe P, de Wolf-Peeters C. Diffuse large B-cell lymphoma: a heterogeneous group of non-Hodgkin lymphomas comprising several distinct clinicopathological entities. *Leukemia* 2007;**21**: 37–43.

51. Jares P, Colomer D, Campo E. Genetic and molecular pathogenesis of mantle cell lymphoma: perspectives for new targeted therapeu-tics. *Nat Rev Cancer* 2007;**7**:750–62.

52. Skarbnik AP, Goy AH. Mantle cell lymphoma: state of the art. *Clin Adv Hematol Oncol* 2015;**13**:44–55.

53. Coffee R, Lazarchick J, Chévez-Barios P, et al. Rapid diagnosis of orbital mantle cell lymphoma utilizing fluorescent in situ hybridiza-tion technology. *Am J Ophthalmol* 2005;**140**:554–5.

54. Aifantis I, Raetz E, Buonamici S. Molecular pathogenesis of T-cell leukaemia and lymphoma. *Nat Rev Immunol* 2008;**8**:380–90.

55. Agostinelli C, Piccaluga P, Went P. Peripheral T cell lymphoma, not otherwise specified: the stuff of genes, dreams and therapies. *J Clin Pathol* 2008;**61**:1160–7.

56. Knop E, Knop N. The role of eye-associated lymphoid tissue in corneal immune protection. *J Anat* 2005;**206**:271–85.

57. Pals ST, De Gorter DJ, Spaargaren M. Lymphoma dissemination: the other face of lymphocyte homing. *Blood* 2007;**110**:3102–11.

58. Roos E. Adhesion molecules in lymphoma metastasis. *Cancer Metas-tasis Rev* 1991;**10**:33–48.

*59. Middle S, Coupland SE, Taktak A. Immunohistochemical analysis indicates that the anatomical location of B-cell non-Hodgkin's lym-phoma is determined by differentially expressed chemokine recep-tors, sphingosine-1-phosphate receptors and integrins. *Exp Hematol Oncol* 2015;**4**:10.
    Provides insight into the homing mechanisms which determine why ocular adnexal lymphomas home to the ocular adnexal region.

60. Schotterfield D, Beebe-Dimmer J. Chronic inflammation: a Common and important factor in the pathogenesis of neoplasia. *CA Cancer J Clin* 2006;**56**:69–83.

61. Ferreri AJ, Dolcetti R, Du M-Q, et al. Ocular adnexal MALT lym-phoma: an intriguing model for antigen-driven lymphomagenesis and microbial-targeted therapy. *Ann Oncol* 2008;**19**:835–46.

62. Abramson DH, Rollins I, Coleman M. Periocular mucosa-associated

lymphoid/low grade lymphomas: treatment with antibiotics. *Am J Ophthalmol* 2005;**140**:729–30.

63. Ferreri AJ, Guidoboni M, De Conciliis C, et al. Evidence for an association between Chlamydia psittaci and ocular adnexal lymphomas. *J Natl Cancer Inst* 2004;**96**:586–94.

64. Shen D, Yuen HKL. Detection of *Chlamydia* pneumonia in a bilateral orbital mucosa-associated lymphoid tissue lymphoma. *Am J Ophthalmol* 2006;**141**:1162–3.

*65. Decaudin D. Dolcetti R, deCremoux P, et al. Variable association between *Chlamydia psittaci* infection and ocular adnexal lymphomas: methodological biases or true geographical variation? *Anticancer Drugs* 2008;**19**:761–5.
   Demonstrates the variable association between chlamydia and ocular.

66. Husain A, Roberts D, Pro B, et al. Meta-analyses of the association between *Chlamydia psittaci* and ocular adnexal lymphoma and the response of ocular adnexal lymphoma to antibiotics. *Cancer* 2007;**110**:809–15.

67. Zhang G, Winter J, Variakojis D. Lack of an association between *Chlamydia psittaci* and ocular adnexal lymphoma. *Leuk Lymphoma* 2007;**48**:577–83.

68. Byrne GI, Ojcius DM. *Chlamydia* and apoptosis: life and death decisions of an intracellular pathogen. *Nat Rev Microbiol* 2004;**2**:802–8.

69. Bahler D, Szankasi P, Kulkarni S. Use of similar immunoglobulin VH gene segments by MALT lymphomas of the ocular adnexa. *Mod Pathol* 2009;**22**(6):833–8.

70. Decaudin D, Ferroni A, Vincent-Salomon A, et al. Ocular adnexal lymphoma and *Helicobacter pylori* gastric infection. *Am J Hematol* 2010;**85**(9):645–9.

71. Coupland SE. A possible role for *Helicobacter pylori* in the development of ocular adnexal lymphoma. *Am J Hematol* 2010;**85**(9):641–2.

72. Filipovich AH, Mathur A, Karmat D, et al. Primary immunodeficiencies: genetic risk factors for lymphoma. *Cancer Res* 1992;**52**(19 Suppl.):5465s–7s.

73. Australian Cancer Network Diagnosis and Management of Lymphoma Guidelines Working Party. Guidelines for the diagnosis and management of lymphoma. Sydney, Australia: The Cancer Council Australia and Australian Cancer Network; 2005.

74. Harris NL, Isaacson PG. What are the criteria for distinguishing MALT from non-MALT lymphoma at extranodal sites? *Am J Clin Pathol* 1999;**111**(Suppl. 1):S126–332.

75. Isaacson PG. Mucosa-associated lymphoid tissue lymphoma. *Semin Hematol* 1999;**36**:139–47.

76. Kridel R, Sehn LH, Gascoyne R. Pathology of follicular lymphoma. *J Clin Invest* 2012;**122**:3424–31.

77. Hans CP, Weisenburger DD, Greiner TC, et al. Confirmation of the molecular classification of diffuse large B-cell lymphoma by immunohistochemistry using a tissue microarray. *Blood* 2004;**103**:275–82.

78. Chang CC, McClintock S, Cleveland RP, et al. Immunohistochemical expression patterns of germinal center and activation B-cell markers correlate with prognosis in diffuse large B-cell lymphoma. *Am J Surg Pathol* 2004;**28**:464–70.

79. Perry A, Cardesa-Salzmann TN, Meyer PM, et al. A new biologic prognostic model based on immunohistochemistry predicts survival in patients with diffuse large B-cell lymphoma. *Blood* 2012;**120**:2290–6.

80. Scott DW, Wright GW, Mickey Williams P, et al. Determining cell-of-origin subtypes of diffuse large B-cell lymphoma using gene expression in formalin-fixed paraffin-embedded tissue. *Blood* 2014;**123**(8):1214–17.

81. Ondrejka SL, His ED. T-cell Lymphomas: updates in biology and diagnosis. *Surg Pathol Clin* 2016;**9**:131–41.

82. Sullivan TJ, Whitehead K, Williamson R, et al. Lymphoproliferative disease of the ocular adnexa: a clinical and pathologic study with statistical analysis of 69 patients. *Ophthal Plast Reconstr Surg* 2005;**21**:177–88.

83. Jenkins C, Rose GE, Bunce C, et al. Clinical features associated with survival of patients with lymphoma of the ocular adnexa. *Eye* 2003;**17**:809–20.

84. Ferry JA, Fung CY, Zukerberg L, et al. Lymphoma of the Ocular adnexa: a study of 353 cases. *Am J Surg Pathol* 2007;**31**:170–84.

85. Yeo JH, Jakobiec FA, Abbott GF, et al. Combined clinical and computed tomographic diagnosis of orbital lymphoid tumors. *Am J Ophthalmol* 1982;**94**:235–45.

86. Sullivan TJ, Valenzuela AA. Imaging features of ocular adnexal lymphoproliferative disease. *Eye* 2006;**20**:1189–95.

87. Demirci H, Shields CL, Karatza EC, et al. Orbital lymphoproliferative tumors analysis of clinical features and systemic involvement in 160 cases. *Ophthalmology* 2008;**115**:1626–31.

88. Grossniklaus HE, Martin D, Avery R. Uveal lymphoid infiltration report of four cases and clinicopathologic review. *Ophthalmology* 1998;**105**:1265–73.

89. Aronow ME, Portell CA, Sweetenham JW, et al. Uveal lymphoma: clinical features, diagnostic studies, treatment selection, and outcomes. *Ophthalmology* 2014;**121**(1):334–41.

*90. Valenzuela AA, Allen C, Grimes D, et al. Positron emission tomography in the detection and staging of ocular adnexal lymphoproliferative disease. *Ophthalmology* 2006;**113**:2331–7.
   An early paper showing the important role of PET scanning to define the extent of the lesion.

91. English JF, Sullivan TJ. The role of FDG-PET in the diagnosis and staging of ocular adnexal lymphoproliferative disease. *Orbit* 2015;**34**(5):284–91.

*92. Coupland SE, White VA, Rootman J, et al. A TNM-based clinical staging system of ocular adnexal lymphomas. *Arch Pathol Lab Med* 2009;**133**:1262–7.
   Shows the utility of the TNM classification applied to OALD.

93. Carbonne PP, Kaplan HS, Mushoff HS, et al. Report of the nomenclature committee on Hodgkin's disease staging. *Cancer Res* 1971;**311**:860–1.

94. Lee S-E, Paik J-S, Cho W-K, et al. Feasibility of the TNM-based staging system of ocular adnexal extranodal marginal zone lymphoma of mucosa-associated lymphoid tissue (MALT lymphoma). *Am J Hematol* 2011;**86**:262–6.

95. Graue GF, Finger PT, Maher E, et al. Ocular adnexal lymphoma staging and treatment: American Joint Committee on Cancer versus Ann Arbor. *Eur J Ophthalmol* 2013;**23**:344–55.

96. Aronow ME, Portell CA, Rybicki LA, et al. Ocular adnexal lymphoma: assessment of a tumor-node-metastasis staging system. *Ophthalmology* 2013;**120**:1915–19.

97. Sniegowski MC, Roberts D, Bakhoum M, et al. Ocular adnexal lymphoma: validation of American Joint Committee on Cancer seventh edition staging guidelines. *Br J Ophthalmol* 2014;**98**:1255–60.

98. Rath S, Connors JM, Dolman PJ, et al. Comparison of American Joint Committee on Cancer TNM-based staging system (7th edition) and Ann Arbor classification for predicting outcome in ocular adnexal lymphoma. *Orbit* 2014;**33**:23–8.

99. Ohga S, Nakamura K, Shioyama Y, et al. Treatment outcome of radiotherapy for localized primary ocular adnexal MALT lymphoma – prognostic effect of the AJCC tumor-node-metastasis clinical staging system. *Anticancer Res* 2015;**35**:3591–8.

100. Munch-Peterson H, Rasmussen PK, Coupland SE. Ocular adnexal diffuse large b-cell lymphoma: a multicenter international study. *JAMA Ophthalmol* 2015;**133**:165–73.

101. The International Non-Hodgkin's Lymphoma Prognostic Factors Project. A predictive model for aggressive non-Hodgkin's lymphoma. *N Engl J Med* 1993;**329**:987–99.

102. Solal-Céligny P, Roy P, Colombat P, et al. Follicular lymphoma international prognostic index. *Blood* 2004;**104**:1258–65.

103. Hoster E, Dreyling M, Klapper W, et al. The International Non-Hodgkin's Lymphoma Prognostic Factors Project. A predictive model for aggressive non-Hodgkin's lymphoma. *Blood* 2008;**111**:558–65.

104. Wündisch T, Thiede C, Morgner A, et al. Long-term follow-up of gastric MALT lymphoma after *Helicobacter pylori* eradication. *J Clin Oncol* 2005;**23**:8018–24.

105. Grünberger B, Hauff W, Lukas J, et al. Blind' antibiotic treatment targeting Chlamydia is not effective in patients with MALT lymphoma of the ocular adnexa. *Ann Oncol* 2006;**17**:484–7.

106. Han JJ, Kim TM, Jeon YK. Long-term outcomes of first-line treatment with doxycycline in patients with previously untreated ocular adnexal marginal zone B cell lymphoma. *Ann Hematol* 2015;**94**:575–81.

107. Bachy E, Salles G. Are we nearing an era of chemotherapy-free management of indolent lymphoma? *Clin Cancer Res* 2014;**20**:5226–39.

108. Habermann TM, Weller EA, Morrison VA, et al. Rituximab-CHOP versus CHOP alone or with maintenance rituximab in older patients with diffuse large B-cell lymphoma. *J Clin Oncol* 2006;**24**:3121–7.

109. Pfreundschuh M, Trumper L, Osterborg A, et al. CHOP-like chemotherapy plus rituximab versus CHOP-like chemotherapy alone in young patients with good-prognosis diffuse large-B-cell lymphoma: a randomised controlled trial by the Mab-Thera International Trial

(MInT) Group. *Lancet Oncol* 2006;**7**:379–91.

110. Hong JY, Ko YH, Kim SJ. Epstein–Barr virus-positive diffuse large B-cell lymphoma of the elderly: a concise review and update. *Curr Opin Oncol* 2015;**27**:392–8.

*111. Jenkins C, Rose GE, Bunce C, et al. Histological features of ocular adnexal lymphoma (REAL classification) and their association with patient morbidity and survival. *Br J Ophthalmol* 2000;**84**: 907–13.
  Demonstrates survival according to histological subtype, with long follow up.

*112. Looi A, Gascoyne RD, Chaanabhai M, et al. Mantle cell lymphoma in the ocular adnexal region. *Ophthalmology* 2005;**112**:114–19.
  One of the early papers demonstrating the importance of Mantle Cell lymphoma in the ocular adnexal region.

113. Rasmussen P, Sjo LD, Prause JU. Mantle cell lymphoma in the orbital and adnexal region. *Br J Ophthalmol* 2009;**93**:1047–51.

114. Coupland SE, Foss H-D, Assaf C, et al. T-cell and T/natural killer-cell lymphomas involving ocular and ocular adnexal tissues. *Ophthalmology* 1999;**106**:2109–20.

115. Woog JJ, Kim YK, Yeatts RP, et al. Natural killer/T-cell lymphoma with ocular and adnexal involvement. *Ophthalmology* 2006;**113**: 140–5.

116. Decaudin D, Dendale R, Lumbroso-Le Rouic L. Treatment of mucosa-associated lymphoid tissue-type ocular adnexal lymphoma. *Anticancer Drugs* 2008;**19**:673–80.

117. Fung CY, Tarbell NJ, Lacarelli MJ, et al. Ocular adnexal lymphoma: clinical behaviour of distinct World Health Organization classification subtypes. *Int J Radiat Oncol Biol Phys* 2003;**57**:1382–91.

118. Hoskin PJ, Kirkwood AA, Popova B. 4 Gy versus 24 Gy radiotherapy for patients with indolent lymphoma (FORT): a randomised phase 3 non-inferiority trial. *Lancet Oncol* 2014;**15**:457–63.

119. Ben Simon GJ, Cheung N, McKelvie P, et al. Oral chlorambucil for extranodal, marginal zone, B-cell lymphoma of mucosa associated lymphoid tissue of the orbit. *Ophthalmology* 2006;**113**:1209–13.

120. Song EK, Kim SY, Kim TM, et al. Efficacy of chemotherapy as a first-line treatment in ocular adnexal extranodal marginal zone B-cell lymphoma. *Ann Oncol* 2008;**19**:242–6.

121. Blasi MA, Gherlinzoni F, Calvisi G, et al. Local chemotherapy with interferon-alpha for conjunctival mucosa-associated lymphoid tissue lymphoma: a preliminary report. *Ophthalmology* 2001;**108**: 559–62.

122. Lucas RS, Mortimore R, Sullivan TJ, et al. Interferon treatment of childhood conjunctival lymphoma. *Br J Ophthalmol* 2003;**87**: 1191.

123. Hiddemann W, Kneba M, Dreyling M, et al. Frontline therapy with rituximab added to the combination of cylophosphamide, doxorubicin, vincristine, and prednisone (CHOP) significantly improves the outcome for patients with advanced-stage follicular lymphoma compared with therapy with CHOP alone: results of a prospective randomized study of the German Low-Grade Lymphoma Study Group. *Blood* 2005;**106**:3725–32.

124. Foran JM, Rohatiner AZ, Cunningham D, et al. European phase II study of rituximab (chimeric anti-CD20 monoclonal antibody) for patients with newly diagnosed mantle-cell lymphoma and previously treated mantle-cell lymphoma, immunocytoma, and small B-cell lymphocytic lymphoma. *J Clin Oncol* 2000;**18**:317–24. Erratum J Clin Oncol 2000;18:2006.

125. Sullivan TJ, Grimes D, Bunce I. Monoclonal antibody therapy of orbital lymphoma. *Ophthal Plast Reconstr Surg* 2004;**20**(2): 103–6.

126. Cheson BD. Radioimmunotherapy of non-Hodgkin's lymphomas. *Blood* 2003;**101**:391–8.

127. Esmaeli B, McLaughlin P, Pro B, et al. Prospective trial of targeted radioimmunotherapy with Y-90 ibritumomab tiuxetan (Zevalin) for front-line treatment of early-stage extranodal indolent ocular adnexal lymphoma. *Ann Oncol* 2009;**20**:709–14.

128. Bachy E, Salles G. Are we nearing an era of chemotherapy-free management of indolent lymphoma? *Clin Cancer Res* 2014;**20**: 5226–39.

129. Intlekofer A, Younes A. Precision therapy for lymphoma: current state and future directions. *Nat Rev Clin Oncol* 2014;**11**:585–96.

16

第 16 章　眶骨肿瘤

HARINDER S. CHAHAL，and RICHARD C. ALLEN

引言

影响眼眶骨壁的肿瘤很少见，仅占所有眼眶肿瘤的 2% 以下[1]，包括纤维-骨性、"反应性"、肿瘤性和血管性疾病。其中部分疾病在眼眶中表现为原发性病变，而另一些疾病通常对眼眶产生继发性影响。这些骨性病变在临床、影像学和组织病理学表现等方面有诸多相似。有关这类疾病的正确诊断和治疗往往需要跨学科合作完成。

反应性骨病变

胆固醇肉芽肿

胆固醇肉芽肿（cholesterol granuloma）可出现在身体的不同位置，包括胸部、腹膜及最常见的中耳和颞骨[2]，但在眼眶中，几乎仅见于泪腺窝区域。以往还用胆脂瘤、额骨脂质肉芽肿、慢性血囊肿和眼眶黄瘤病等描述该病[3]。

发病机制

眼眶胆固醇肉芽肿很罕见，主要是由胆固醇结晶引发的异物反应[2]。目前对于该病引起眼眶变化的发病机制了解甚少，部分学者认为外伤是重要的病因；而其他人则认为可能是由于骨板障内在的异常所引起[4]。胆固醇的来源可能与血液相关（由于细胞膜的溶解），与组织学上观察到的血液源性碎片一致；但是局部组织因缺氧分解也可以产生胆固醇[5]。最后，胆固醇

的存在会刺激肉芽肿性反应，并形成肿块，扩张并侵蚀邻近骨骼[6]。

鉴别诊断和临床特征

胆固醇肉芽肿常发生于中年男性。胆固醇肉芽肿易发于眼眶颞上部，最常见的临床表现为眼球突出，但也有报道显示该病可以引起眶周疼痛和上睑下垂等症状[4,7]。该病常被误诊为皮样囊肿或表皮样囊肿，更全面的鉴别诊断还应包括泪腺肿瘤、转移性肿瘤、动脉瘤性骨囊肿、嗜酸性肉芽肿、黏液囊肿和软骨瘤。

检查

CT 成像显示额骨板障的特征性溶骨腔，由于内外骨表面受侵蚀，使得病变可以扩散到硬膜外或骨膜下间隙（图 16.1）。肿块的密度通常等于或低于脑实质的密度[4,8]。MRI 有助于进一步区分胆固醇肉芽肿与其他软组织病变。鉴于胆固醇肉芽肿具有较高的脂质胆固醇含量，因此它们通常在 T1 和 T2 加权图像上表现为高信号[9]。

病理学

组织病理学上，胆固醇肉芽肿的特征性表现是中央胆固醇结晶被含有血液降解产物的多核巨细胞所包绕。由于胆固醇肉芽肿缺乏上皮成分，因此可与表现相似的胆脂瘤相鉴别，也可排除表皮样囊肿或皮样囊肿。此外，明显的黄色瘤样成分使得胆固醇肉芽肿与巨细胞肉芽肿和动脉瘤性骨囊肿相区别。

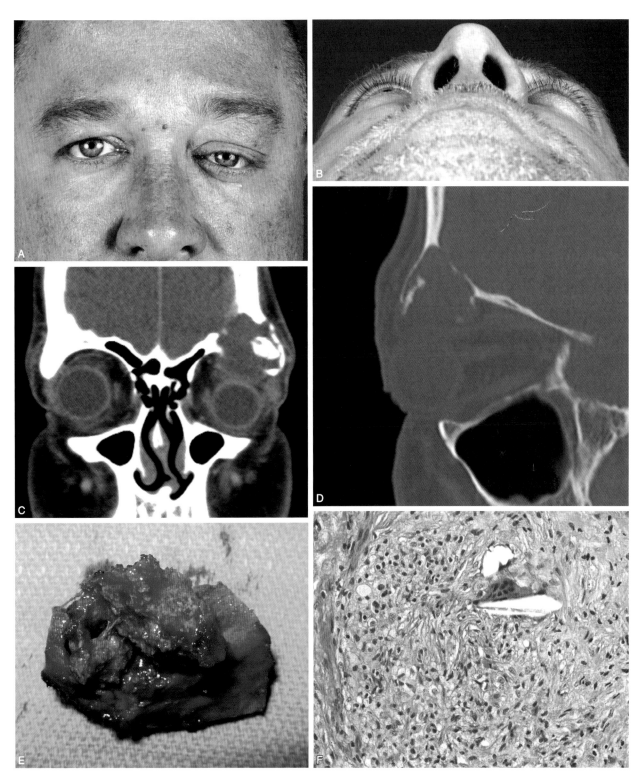

图 16.1   胆固醇肉芽肿。A.患者男性,41 岁,主诉左眼上方渐进性肿胀伴眼球向下移位。B.眼球略微向前移位。C.冠状位 CT 软组织窗扫描显示,在左眼眶颞上部存在来源于额骨的溶骨性病变。软组织块已经侵入眼眶上部,使眼球下移位。D.矢状位 CT 骨窗扫描显示松质骨和皮质骨完全破坏,病变向上进入到额窝内,向下则进入眶内。E.将肿物完全切除,大体标本如图所示。F.光学显微镜下可见被多核异物巨细胞包围的泡沫状组织细胞和胆固醇裂隙(HE,×400) (Courtesy of Aaron Fay,Boston,USA)

治疗

胆固醇肉芽肿的治疗原则是去除病变,并细致地切除囊壁和病变周围骨质,以减少复发。根据病变的大小和位置的不同,手术方式也有所不同[10~12]。

巨细胞肉芽肿

巨细胞肉芽肿(giant cell granulomas,GCG)是下颌骨或上颌骨中最常见的良性反应性纤维-骨性增殖,也可发生于其他部位(包括鼻旁窦、额骨、颞骨、长骨和颅骨)。累及眼眶的 GCG 非常罕见,文献报道的案例极少。尽管 GCG 为良性病变,但该病具有局部侵袭性,导致骨损伤[13~17]。

发病机制

炎症、创伤和骨内出血是 GCG 可能的致病原因,但其具体发病机制尚不清楚。该病偶尔与其他综合征(包括 Noonan 综合征、Stickler 综合征、Ⅰ 型神经纤维瘤病和巨颌症)有关,这提示 GCG 的发生可能与未知的染色体异常有关[18]。

鉴别诊断和临床特征

GCG 易发于 20 岁以下的女性。体征和症状通常由占位性效应引起,包括肿胀、畸形和偶尔疼痛。根据组织病理学和影像学结果,GCG 的鉴别诊断包括破骨细胞瘤,嗜酸性肉芽肿,动脉瘤样骨囊肿和甲状旁腺功能亢进性棕色瘤。

检查

GCG 在影像学上表现为边界清楚的、多房性、扩张性和溶骨性骨病。但是这些表现变化很大,并且为非特异性,容易与其他溶骨性和扩张性骨病如巨细胞瘤、动脉瘤性骨囊肿、骨肉瘤和非骨化性纤维瘤相混淆。

病理学

尽管 GCG 的大体表现和组织病理学改变具有非特异性,但是该病具有较为特征性的改变有助于疾病间的鉴别诊断。总体而言,GCG 是红色或红蓝色富含血管的组织[19,20]。显微镜下可见病变具有显著的破骨细胞样巨细胞群,这些细胞群倾向于聚集在出血性病灶附近,病变间质内可见椭圆形和梭形成纤维细胞,

伴有胶原形成、含血铁黄素沉积及类骨质或新骨形成等散在病灶。

其他几种眶骨病变也含有多核巨细胞。这些病变包括 GCG、巨细胞瘤、动脉瘤样骨囊肿、甲状旁腺功能亢进性棕色瘤和朗格汉斯细胞增生症(Langerhans cell histiocytosis,LCH)。GCG 具有与甲状旁腺功能亢进性棕色瘤相似的组织学表现,必须通过检查血清钙、磷和甲状旁腺激素来排除。然而,骨巨细胞瘤(giant cell tumors,GCT)在组织结构上独具特点,该病变不具有弥散性出血、含血铁黄素沉积、成纤维细胞和类骨质,但是巨细胞分布均匀,其内可含有多达 50 个细胞核和明显的有丝分裂象。此外值得注意的是,其具有单核细胞基质成分,而非成纤维细胞成分。GCG 缺乏明显的朗格汉斯细胞和充满血液的囊状血管通道,这分别有助于将其与 LCH 和动脉瘤性骨囊肿相鉴别[16,20,21]。

治疗和病程

大多数 GCG 为良性病变,仅使用刮除术即可获得较好的治愈率。可在术中进行冰冻切片检测以鉴别 GCG 与其他表现类似的病变,以便术后开始适当的治疗。报道显示该病变的复发率为 10%~50%。同时,有报道发现可采用皮质类固醇、降钙素、双膦酸盐、伊马替尼和干扰素(IFN)-α 等进行辅助治疗,各种治疗方法报道的成功率存在差异[18,22]。此外,也有报道显示可以辅以分次放疗,然而鉴于放疗后存在恶变的可能,一般避免采用放疗[19,18,23]。

动脉瘤样骨囊肿

动脉瘤样骨囊肿(aneurysmal bone cyst,ABC)是一种局部膨胀性溶骨性病变,病变内存在富含血液的腔隙及包绕病变的纤维-骨性反应组织。病变最常累及长骨(包括股骨、胫骨、肱骨和腓骨)的干骺端,但也可以累及整个骨骼[24]。ABC 可以原发,也可以继发于其他骨性病变,如巨细胞瘤、成骨细胞瘤、纤维异常增殖症等。原发性和继发性 ABC 在眼眶很少发生[25]。

发病机制

由于 ABC 同时包含血管和肉芽组织样成分,传统观念认为 ABC 本质上是一种反应性病变。以前认为,ABC 可能是由于创伤或动静脉异常导致的骨内血流

动力学改变所引起,通过形成充血的血管床,进而导致骨组织遭受侵蚀、压力重塑和被吸收。巨细胞的形成、成纤维细胞增殖和新骨沉积可以导致继发性骨修复的发生。

而最近有关肿瘤形成的研究表明,ABC 实际上可能是具有特定基因重排的克隆性肿瘤病变,该遗传重排导致梭形细胞内泛素蛋白酶 USP6 基因上调[26,27]。进一步的研究正在进行中,基因检测将来可能有助于 ABC 与类似的不显示 USP6 重排的病变(包括骨肉瘤、成软骨细胞瘤、巨细胞瘤和单纯性骨囊肿)的鉴别[27]。

临床特征

ABC 通常在 20 岁之前发病,没有明确的性别差异。据报道眶内病变先在数周至数月内缓慢增长,随后出现快速增长期,导致眼球突出、上睑下垂、复视和其他眼部症状[28]。

检查

ABC 的影像学特征具有鲜明的特点。CT 扫描其典型表现为多房性板障间病变,其中囊性空腔含有"液-液"平面,由于不凝血分层引起。皮质骨板的内外表面通常变薄,但仍完整。静脉注射含碘对比剂后,周围囊壁和病变内的分隔可被强化。MRI 扫描具有类似特征:所有序列均可见纤维囊和内分隔呈低信号,囊腔可见"液-液"平面,其信号强度可变。静脉注射钆增强扫描可见周围囊壁和病变内分隔可被明显强化。虽然眼眶 ABC 可能会扩张至颅内,但通常不会侵犯硬脑膜。

超声检查也可用以检测特征性的"液-液"平面,对于可能需要镇静后才能进行 CT 或 MRI 检查的年幼儿童而言,超声检查是一种安全的选择[29]。血管造影有时可以揭示这些血管病变的血液供应以及动静脉分流[30,31]。

病理学

病理组织学检查显示 ABC 是一种高度血管化的病变,由大量充满血液的囊肿组成,不含内皮细胞。囊肿被梭形成纤维细胞形成的隔膜所分隔,伴有散在的多核巨细胞、含血铁黄素巨噬细胞、肉芽组织和外渗的红细胞。隔膜通常还包含与新骨形成有关的骨小梁。GCT、成软骨细胞瘤、成骨细胞瘤、纤维异常增殖症和骨肉瘤等各种良性和恶性骨和软组织肿瘤,可能存在组织学无法与 ABC 鉴别的地方[32~34]。

治疗和病程

根据需要,眼眶 ABC 可采用病变全切除术联合骨缺损修复术进行治疗。尽管放射治疗只能用于不适合手术的病例,但放射治疗和全身性类固醇应用仍被用作辅助性治疗[35]。治疗后两年内常见复发,文献指出复发率为 10% ~ 50%[24]。有文献报道 ABC 恶变的病例,但极为罕见[27]。ABC 切除后应该密切随访。

甲状旁腺功能亢进性骨肿瘤——"棕色瘤"

棕色瘤(brown tumor)(囊性纤维性骨炎)是纤维组织和巨细胞在骨局部的积累,其发病机制是甲状旁腺激素(PTH)对原发性和继发性甲状旁腺功能亢进症患者的骨组织所产生的直接作用[36]。发生于颅面的棕色瘤并不常见,一般累及下颌骨或上颌骨,而眼眶受累则较为罕见[37,38]。眶壁受累罕见报道,其原发病变通常来源于上颌骨、额骨和鼻旁窦[39]。

发病机制

该病的发病机制是由于 PTH 对骨的影响,诊断甲状旁腺功能亢进对于该病与其他巨细胞病变的鉴别必不可少。通过检测 PTH、碱性磷酸酶、血钙和磷酸盐水平有助于诊断。原发性甲状旁腺功能亢进症 PTH 升高通常是由原发分泌腺分泌增加所致,而继发性甲状旁腺功能亢进症通常是由肾衰竭后遗症所致[19,40]。

鉴别诊断和临床特征

棕色瘤可以出现在任何年龄段,但在 50 岁以上的成年人中更为常见,女性发病率大于男性的三倍[41]。累及眼眶的棕色瘤可以表现为眶部肿块、眼球突出、疼痛、复视、眼球运动受限或视力下降[40,42]。基于临床、影像学和组织病理学证据应该与以下疾病进行鉴别诊断:GCT、巨细胞修复性肉芽肿、动脉瘤样骨囊肿、纤维异常增殖症(fibrous dysplasia,FD)、成骨细胞瘤、骨化性纤维瘤(ossifying fibroma,OF)、Paget 骨病和转移瘤。

检查

影像学扫描显示,棕色瘤通常因骨骼脱矿质表现为虫蚀样外观,伴内外骨皮质层受侵蚀和骨折。该病变通常表现为囊性、扩张性、侵袭性且边界清楚的溶骨性病变。与动脉瘤样骨囊肿类似,棕色瘤可能存在“液-液”平面[38]。根据疾病潜在的分期和治疗结果,棕色瘤也可能存在不同程度的钙化和反应性骨形成。双侧面部骨骼可以弥漫性增宽,被称为“狮面症”(facial leontiasis),甚为罕见[37]。

病理学

病理组织学方面,棕色瘤没有特征性表现,不易与其他巨细胞骨病(如 GCG 和 GCT)相鉴别。病变发生在有强烈骨吸收的区域,骨缺损区域被充满反应性成纤维细胞组织的囊肿所填充[41]。病理学检查显示在成纤维细胞基质中存在囊变、类骨质、含铁血黄素巨噬细胞和多核破骨巨细胞[37]。术语“棕色瘤”是源于血液色素对病变外观所产生的影响,这种血液色素可以是游离的,也可以存在于含铁血黄素巨噬细胞内。

治疗和病程

控制潜在的代谢紊乱后(有时需要进行甲状旁腺手术),大多数棕色瘤会自发消退。药物治疗无效或出现严重的功能性问题(包括视力丧失)时,可能需要采取手术切除治疗。如果甲状旁腺功能亢进持续或复发,可能会导致棕色瘤复发[40]。

良性纤维-骨性和软骨性病变

纤维异常增殖症

纤维异常增殖症(fibrous dysplasia,FD)是一种以纤维骨组织紊乱导致正常髓质骨发生扩张和置换为特征的骨病[43~46]。该病通常表现为单个部位骨受累的症状(单骨性),也可表现为多个部位骨受累的症状(多骨性),如与皮肤和内分泌异常有关,则称为 McCune-Albright 综合征[45,46]。大约 10%~20% 的 FD 累及颅面骨[44,47]。当眼眶受累时,FD 通常表现为单骨性,并可以通过骨缝累及多处眶壁[44,47~49]。术语“单骨性”用于 FD 有些不恰当,因为在 FD 中,单骨性是指一个区域而非一块骨骼。

发病机制

最新研究进展加深了我们对 FD 发病机制的认识。现在认为 FD 来源于成骨细胞中体细胞突变,导致细胞内环磷酸腺苷增加。该物质积累可能诱导细胞增殖、细胞异常分化以及紊乱的纤维化骨基质过度形成[43,50]。

临床特征

FD 一般在儿童期出现,但是症状可能会进展到成年期;女性略为多见[44,45]。眼眶受累的患者可能出现面部不对称、视力丧失、眼球突出或眼球移位等症状(图 16.2)[44,49,51]。失能性疼痛并不少见。这些症状可能是该病的首发临床表现。此外报道显示,眼部症状还包括泪溢、泪囊炎、上睑下垂、三叉神经痛和斜视[43,44,47,49,51]。

视力损伤被认为是颅面部 FD 最常见的神经并发症,尽管其病因尚不清楚。如前所述,与 FD 有关的动脉瘤性骨囊肿和黏液囊肿可以导致压迫性视神经病变。此外,既往认为,由于骨纤维结构发育不良使得视神经管发生缩窄,可导致视神经病变,但是最近的证据表明并非如此[43,44,47,51]。

影像学和鉴别诊断

根据病变的发展阶段,FD 的影像学特征从透明区到大面积硬化各有不同。在疾病早期阶段,CT 扫描显示病变具有清晰的界限且射线可透过。在疾病晚期,病变的透明性下降,且边界不清。通常表现为以纤维组织为主的射线可透区域与以骨质为主的射线不透区域或硬化区域相毗邻。如前所述,累及眼眶的 FD 是可穿越骨缝,累及多个颅骨的单骨性病变。MRI 扫描显示病变区域呈低至中等信号,增强扫描病变呈中至高信号(图 16.2)。一般不存在软组织受累[44]。重要的是,影像学提示眶尖部受累与视功能之间的相关性不显著。尽管视神经管和眶上裂严重受累,但患者仍具有正常的视功能[43]。根据影像学表现需要进行鉴别诊断的疾病因病变的解剖位置不同而不同,包括非骨化性纤维瘤、骨性纤维结构不良、动脉瘤样骨囊肿、GCT 和低级别骨肉瘤[46]。可以对活检标本进行神经生长因子受体 Trk A 的检测,如果存在神经生长因子受体 Trk A,则预示静脉应用托珠单抗治疗效果好。

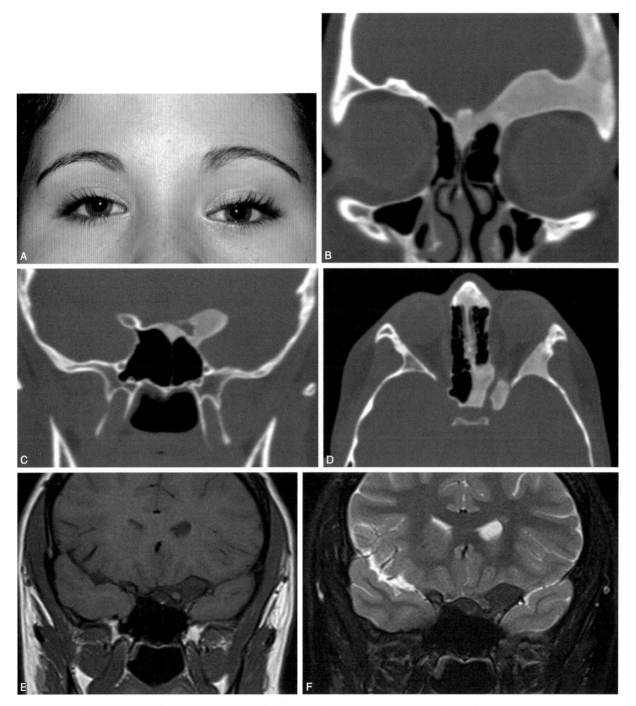

图 16.2　患者女性，15 岁，左侧纤维异常增殖症，眼球向下移位（A）。CT 扫描结果（B-D）。MRI 扫描 T1 加权像（E）和 T2 加权像（F）

病理学

FD 的典型组织学特征表现为在未成熟骨的不规则骨小梁周围有少量至中等量的细胞纤维性基质包绕。基质可能存在不同程度的胶原化，而且纤维组织与骨的比例多变，可以从完全纤维状到密布发育不良的骨小梁。与骨化性纤维瘤（ossifying fibroma，OF）不同，未成熟的骨小梁通常没有成骨细胞内衬。缺少细胞学异型性，但偶尔可观察到化生性软骨样成分或动脉瘤样骨囊样等继发性改变。组织学鉴别诊断与影像学鉴别诊断相似。

治疗和病程

眼眶病变的治疗策略应优先考虑恢复眼的功能、

减轻疼痛、改善结构性畸形,以及长期监测视功能(图16.3)。疼痛可能对传统药物(阿片类药物、加巴喷丁)没有反应,但是已有报道显示在眶外病变治疗中,双膦酸盐和甲状旁腺激素类似物可以减缓疼痛[45,46]。Trk A 受体阳性的肿瘤可用单克隆抗体(如托珠单抗或狄诺塞麦)进行治疗。然而,必要时完全切除并同时进行骨重建仍然是经典的治疗方法。有学者建议进行疾病监测,因为该病在青春期后会缓慢增长[49]。

另外,目前的证据表明,不应该进行预防性经颅视神经管减压术,该方法仅用于已出现视力丧失的患者[51]。内镜下经蝶窦视神经管减压术的潜在作用尚不明确。另外,位于眶尖区附近的病变出现内部囊肿,可能是早期手术的指征,因为这些扩张性病变是造成大多数 FD 患者急性视力丧失的原因[43]。最后,任何情况下病情的快速进展或症状突然变化都可能是 FD 恶变的征象(恶变为骨肉瘤最常见)[47]。

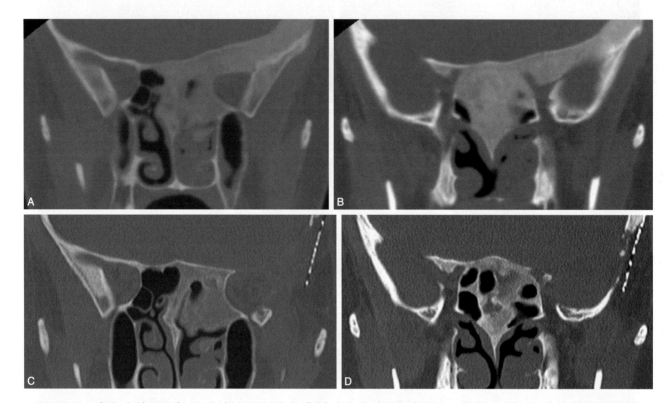

图 16.3　患者女性,16 岁,既往有左侧纤维异常增殖症病史(**A** 和 **B**)。患者 21 岁时,为治疗顽固性疼痛,经颅切除病变(**C** 和 **D**)

骨化性纤维瘤

骨化性纤维瘤(ossifying fibroma, OF)是一种富含细胞纤维组织成分的良性纤维骨肿瘤,在该病中,不同数量的骨组织取代了正常骨组织[52,53]。随着时间的推移,OF 的命名发生改变,曾用名为:青少年骨化性纤维瘤、砂粒性骨化性纤维瘤、质-骨化纤维瘤[52,54]。这些病名都阐述了相同病因下的不同临床表现和组织学表现[55,56]。OF 通常为孤立性病变,几乎仅发生在颅面骨,主要累及下颌骨和上颌骨[52,53]。眼眶的 OF 通常继发于鼻旁窦病变,常累及眶内壁或眶下壁[55]。累及其他眶壁的原发性眼眶 OF 少见报道[53,57]。

鉴别诊断和临床特征

OF 最常见于儿童和年轻人,部分报道认为 OF 多发于女性[54,57]。OF 为良性病变,且常无伴随症状,但是 OF 可以表现出局部侵袭性行为,尤其是在儿童患者中[52]。由于病变扩张可引起相应症状,导致面部明显不对称、疼痛和局部组织结构破坏[52,58]。当 OF 发生在眼眶,通常表现为眼球移位和复视;但有报道显示 OF 也可以表现为眼睑水肿、红斑、上睑下垂、球结膜水肿、眼球运动受限以及眼眶炎症[53,55,58,59]。OF 的这些表现可能与眶内其他骨性病变类似,如 FD、动脉瘤样骨囊肿、GCG、骨瘤和成骨细胞瘤[1]。

检查

CT 扫描显示 OF 特征性表现为病变呈界限清晰、单骨性、圆形或卵形肿块,并可导致受累骨发生扩张(图 16.4)。由于中心基质内成骨细胞和破骨细胞的活性相结合导致骨扩张的发生,在影像学上表现为骨密度降低[60]。病变表面的硬化外壳将其与周围骨质分隔[55],增强扫描时可见硬壳被强化[1,55]。在影像学上,OF 具有清晰边界的特性有助于将其与 FD 相鉴别,FD 通常表现为病变与周围正常骨之间具有紧密的连续性[56]。在 MRI 上,T1 加权像显示 OF 骨壁与脑灰质信号相等,T2 加权像的信号强度可变。[99]Tc 放射性核素的高摄取率是成骨细胞活性升高的结果[53]。

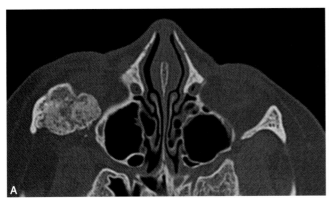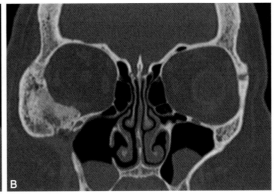

图 16.4　患者女性,27 岁,右侧颧骨发生单骨性骨化性纤维瘤(A 和 B),并经活检证实

病理学

OF 的组织学与其他纤维骨质病变相似,难以鉴别。一般而言,OF 由纤维性基质和不同成熟程度的骨质成分组成。骨小梁通常相互连接,并被成骨细胞包围,导致骨性囊肿形成,而 FD 缺乏这些特征[56]。根据骨样成分的特点,已经区分出数种不同的 OF 的组织学亚型。这些亚型可能具有临床意义,因为绝大多数眼眶受累病例均为"沙粒"型[55]。该亚型特征是在梭形细胞的基质中存在大量圆形少细胞性小骨(沙粒样)[55,56]。

OF 发病的分子机制仍不明确,目前有关可能发生的体细胞突变的研究仍在进行中[50]。

治疗和病程

因为 OF 具有局部侵袭性行为,因此大多数学者建议采取手术治疗完全切除病变;当手术无法完全切除病变,而仅仅对病变进行简单刮除,术后的复发率为 0%～28%[52,55]。对于较小的病变,可以采取眼眶切开术,但是对于较大的病变则可能需要联合手术[1]。广泛的骨质清除可能需要进行骨移植或其他异体材料进行骨缺损重建[56]。对这些患者应该进行长期随访,以监测病情复发并确保受累颅面骨骼正常发育。

骨瘤

骨瘤(osteoma)是一种缓慢发展的良性骨肿瘤,是鼻旁窦最常见的肿瘤,其中额窦最易受累[61,62]。尽管原发性眼眶骨瘤也有报道[64],但大多数眼眶骨瘤随着鼻窦病变的发展而发生,发生率为 0.9%～24%[1,62,63]。骨瘤一般都是在偶然进行影像学扫描时被发现,其很少引起严重的并发症[65]。

发病机制

发育异常、创伤、感染和慢性炎症是骨瘤可能的发病机制,但其确切病因尚不清楚。虽然大多数骨瘤为散发性,但它们可能与 Gardner 综合征相关;后者是一种遗传性结肠腺瘤病,发展为结肠腺癌的概率为 100%。患有骨瘤并怀疑伴发 Gardner 综合征(有阳性家族史、胃肠道症状和(或)结肠外表现)的患者应接受进一步检查以排除结肠腺癌这种潜在的致命性病变[63]。

鉴别诊断

眼眶骨瘤的鉴别诊断包括 OF、FD、成骨细胞瘤等良性纤维骨性病变和骨肉瘤等恶性肿瘤。

临床特征

眼眶骨瘤最常见于 40～50 岁的患者,以男性多见[61]。眼眶骨瘤的体征和症状包括头痛、复视、眼球移位、溢泪、视物变形、泪囊炎、眼眶蜂窝织炎和视力丧失等[63,64,66,67]。检查时,可能会触诊到骨性肿块[1]。

检查

眼眶骨瘤往往较小,且为骨性组织,薄层(1mm)CT 扫描成像优于 MRI。在 CT 中,骨瘤特征性的改变是高密度、局限性、硬化性肿块,肿块可以无柄或带蒂[1,63]。病变通常表现为中央区域透明,且被均匀钙化和分叶状骨所包围。这种影像学改变与骨瘤在组织学检查中所见的带状外观相对应。

分类

目前有几种分类用以描述骨瘤的组织学特征,尽管这些分类的区别所具有的临床意义有限[63]。骨瘤在组织学上典型的改变是不同的骨成熟区域呈同轴排列。这种带状表明骨瘤生长是从中心向外发展,这也就解释了为什么去除中心核的部分切除手术通常可以防止骨瘤复发[1]。在中央,可见夹杂活跃成骨细胞的疏松纤维血管组织和未成熟 Paget 样骨的存在[61]。骨样组织通常排列成小梁,并被成骨细胞包绕,这是鉴别骨瘤与骨肉瘤的关键[68]。内带外围的中间区域是松质骨,具有较高的成骨细胞活性,被类似于正常皮质骨的密质骨作为外带包围。重要的是,骨瘤的直径很少超过 1cm。"成骨细胞瘤",意味着其有更大的生长潜力,该术语用于描述具有相同组织结构但直径超过 1cm 的病变[68]。

预后和治疗

手术适应证包括视力丧失、视神经病变、眼部疼痛、眼球移位、复视、鼻窦阻塞、头痛或外观畸形[63]。考虑到骨瘤为良性且恶变风险极低,并且完全切除骨瘤可能会导致明显的外观损毁,针对病变中心的骨瘤次全切除是合理选择。尽管复发极为罕见[63],但应定期监测眼眶骨瘤的复发情况或残余肿瘤的生长情况。

成骨细胞瘤

成骨细胞瘤(osteoblastoma)是一种罕见的良性成骨性肿瘤,通常见于脊柱[69~72]。估计在不到 20% 的病例中会发生颅骨受累,累及眶部的病例更为少见[69]。在大多数病例中,眶内病变可累及前颅底[69],此时应该与类似肿瘤,如骨瘤、骨肉瘤、巨细胞瘤、动脉瘤样骨囊肿和 FD 相鉴别。

发病机制

成骨细胞瘤的发病机制尚不明确。目前有关成骨细胞瘤分子机制的研究也正在进行中[51,68]。

临床特征

成骨细胞瘤通常发生于儿童和年轻成人,所有年龄组都以男性好发[68,70]。肿瘤通常生长缓慢,但可出现类似感染或恶性肿瘤的快速生长过程[69]。成骨细胞瘤累及眼眶时,其常见的临床表现包括眼球突出、眶周肿胀、额部头痛和视力丧失(图 16.5)[69,71~74]。若颅底受累,可以表现为脑神经病变有关的症候综合征[69,72,74]。

检查

CT 扫描上,成骨细胞瘤边界清晰、骨密度高,但相比骨瘤而言,成骨细胞瘤的骨密度更低且均匀性差[69](图 16.5)。一般认为成骨细胞瘤的瘤体可以替换其周围骨质,并被新骨的薄壳所包围,但实际上没有骨皮质的侵蚀[69]。随着时间推移,初期的病变往往随着进行性骨化而变得透明。如果行 MRI 检查,通常会在 T1 加权像和 T2 加权像中显示一个低信号的非增强性肿块,这与弥漫性钙化和骨样组织生成相关[72,73]。其他检查方法,如核素锝扫描和血管造影术可以提高新骨生长和肿瘤血管化的可视度[61]。因为缺乏确定的影像学标准,成骨细胞瘤与骨肉瘤的鉴别仍存在困难[72]。

病理学

大体检查可见成骨细胞瘤是一种边界清晰且无包膜的肿瘤,其直径约为 1cm 或更大,血管明显并具有颗粒状组织。显微镜下可见肿瘤是由骨小梁和骨样组织组成,其间可见高度血管化基质分隔。可以看到酷似巨细胞肿瘤的多核巨细胞,但此细胞无异型性,仅存少量的有丝分裂象[68,70]。尽管成骨细胞瘤富含血管,甚至可能导致手术中发生严重出血,但是这种组织学改变在鉴别成骨细胞瘤与骨瘤时缺乏可靠性[69]。必须明确成骨细胞瘤与骨肉瘤的鉴别点。与骨肉瘤不同,成骨细胞瘤不会浸润和分离已存在的板层骨结构[68]。另外,骨肉瘤具有细胞异型性、有丝分裂旺盛和软骨增殖的特点,以此可以与成骨细胞瘤相鉴别[72]。

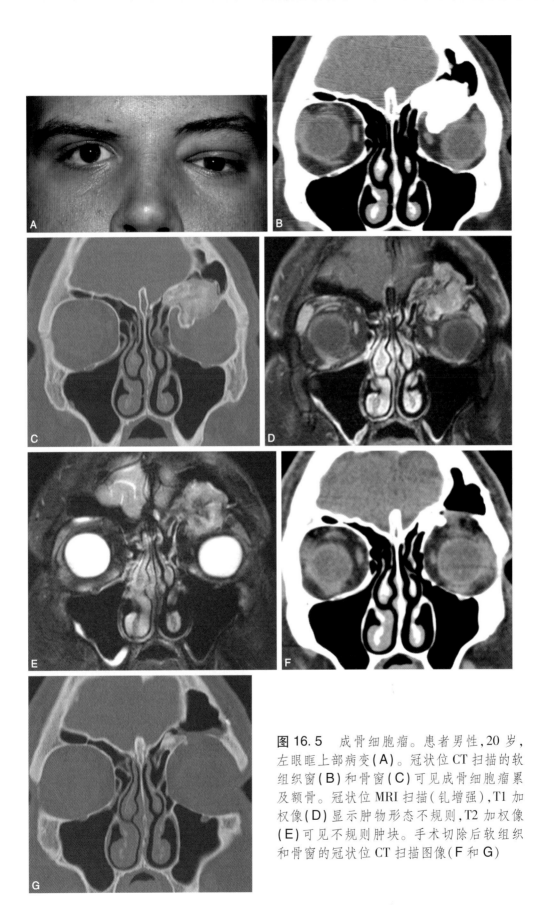

图 16.5　成骨细胞瘤。患者男性，20 岁，左眼眶上部病变（A）。冠状位 CT 扫描的软组织窗（B）和骨窗（C）可见成骨细胞瘤累及额骨。冠状位 MRI 扫描（钆增强），T1 加权像（D）显示肿物形态不规则，T2 加权像（E）可见不规则肿块。手术切除后软组织和骨窗的冠状位 CT 扫描图像（F 和 G）

治疗和病程

手术完全切除病变仍然是眼眶成骨细胞瘤的首选治疗方法(图 16.5)。由于肿瘤的高度血管化,以及颅底受累可能,手术切除具有挑战性。经常需要多学科合作,共同参与治疗,一些学者建议术前可行血管栓塞以改善术中出血状况[69]。成骨细胞瘤恶变极其罕见,但是对于不能切除或部分切除的病变,放疗可以作为辅助治疗方法。因为有报道显示不完全切除病变的患者,术后可能复发,因此建议对患者进行长期随诊[1]。

骨肿瘤

骨肉瘤

骨肉瘤(osteosarcoma)是一种最常见的原发性恶性骨肿瘤,长骨多受累[1,68]。骨肉瘤在文献中有多个名称,包括普通型骨肉瘤、经典骨肉瘤、骨源性肉瘤、成骨细胞癌和髓腔骨肉瘤[68]。眼眶受累罕见,若被累及则以上颌骨为主[1]。有报道显示眼眶骨肉瘤可为原发性病变,也可为转移性病变;其发生可与易感疾病如 Paget 骨病有关,也可与放化疗有关,甚至还与骨外病变有关[75~81]。

发病机制

骨肉瘤的病因尚不清楚。大多数骨肉瘤具有克隆性染色体异常,尽管具有诊断价值的染色体改变尚未被发现[68]。长期以来,Paget 骨病、既往放化疗暴露与骨肉瘤的发病率增加有关[68,81]。此外,视网膜母细胞瘤的放射治疗可诱发骨肉瘤这一观点已被证实,对遗传性视网膜母细胞瘤患者而言,放射治疗后诱发骨肉瘤的概率增加了 500 倍[81]。

临床特征

虽然骨肉瘤多发生于二十余岁的患者,但是累及眼眶的骨肉瘤最常见于 40~50 岁[68]。典型的表现为数月内肿块进行性发展导致的占位效应,伴有眼球突出、疼痛、复视和(或)视力下降[1,78,81~84]。相比女性,男性更易罹患骨肉瘤,男女发病率比例为 3:2[68]。

检查

CT 扫描显示病变为增强的、不规则、溶解性、硬化性肿块,通常伴有浸润性软组织成分,在 MRI 上可清晰显示[1,68]。采用 MRI 检查软组织浸润情况对手术计划很重要[85]。核放射性核素扫描有助于确定其他骨的受累情况[85]。鉴别诊断包括 FD、脑膜瘤和促结缔组织增生性纤维瘤[83]。

组织学

骨肉瘤是一种高度间变性和多形性肿瘤,包含多种细胞类型,包括多核巨细胞和梭形细胞。骨肉瘤的特征还在于其产生骨样组织和不同数量的软骨和(或)纤维组织[68]。因此,经典的骨肉瘤主要有三种亚型:成骨细胞性骨肉瘤、成软骨细胞性骨肉瘤和成纤维细胞性骨肉瘤。有报道显示,其他的具有较低侵袭性的眼眶骨肉瘤,如骨膜外骨肉瘤,是独立的疾病[82,84]。

治疗和病程

头颈部骨肉瘤患者的最佳治疗方案尚无标准,目前的治疗策略包括术前化疗、手术切除和术后化疗法治疗术后残余性肿瘤[1,80,85]。化疗的作用在一般部位骨肉瘤的治疗中已经确立,但对于眼眶骨肉瘤则不太清楚[81]。另外,发生在肢端的骨肉瘤其 5 年生存率约为 60%~70%;但由于眼眶骨肉瘤的诊断延迟、手术完全切除病变的可能性受限及肿瘤向颅内蔓延等因素,导致眼眶骨肉瘤的 5 年生存率较低[80,85]。需要对患者进行终身随访,密切关注眼眶及整个颅面骨骼受累情况[81]。

软骨肉瘤

软骨肉瘤(chondrosarcoma)是一种恶性软骨肿瘤,主要发生在骨盆、四肢和肋骨[86]。软骨肉瘤占恶性骨肿瘤的 10%~20%,其中 1%~12% 的软骨肉瘤发生于头颈部[68,86]。这些病变可能原发于鼻中隔软骨或骨化性软骨组织如蝶骨,也可能是现有软骨瘤的继发性病变[87]。已有报道对眼眶原发性软骨肉瘤进行了描述,但是眼眶受累通常继发于鼻窦和鼻腔的病变[87]。

发病机制

软骨肉瘤的确切发病机制尚不清楚,但文献显示软骨肉瘤与创伤、既往辐射史、遗传性多发性骨软骨瘤、Ollier 病、Maffuci 综合征、Paget 骨病、静脉使用二氧化钍以及暴露于铍、锆和人造荧光树脂等有关[86~88]。目前有关软骨肉瘤的发生机制已有数种理论假说,其中包括间充质干细胞的恶性转变[86]。最近,基因组杂交研究为可能的遗传易感性提供了证据,而免疫组织化学检查则有助于我们更好地区分和理解这些病变[86,88]。

临床特征

软骨肉瘤常见于男性,并易发于 50~60 岁人群[1]。肿块位于眼眶内侧或下方,常引起缓慢的占位效应,通常伴有鼻、鼻窦和鼻泪管等阻塞症状[1]。其他症状还包括视敏度下降、眼球运动受限及上睑下垂[89]。

检查和鉴别诊断

CT 扫描显示软骨肉瘤病变界限清晰,具有透明区和散在钙化区,病变可被中等强化[68]。MRI 扫描的 T1 加权像显示病变的非钙化区域与脑灰质等信号[1],由于肿瘤基质中含水量高,T2 相上呈高信号[86]。根据影像学进行鉴别诊断的范围比较广泛,首先包括海绵状静脉畸形、静脉曲张、血管外皮细胞瘤、脑膜瘤和淀粉样变性,其次包括淋巴瘤、神经母细胞瘤、神经鞘瘤、神经纤维瘤、黑色素瘤、硬化性血管瘤、转移瘤和眼外视网膜母细胞瘤[90]。鉴别诊断还应包括可能起源于鼻窦的其他病变,如鳞状细胞癌、腺样囊性癌和腺癌[91]。

病理学

病理组织学显示软骨肉瘤具有被由纤维带或骨小梁分开的不规则形状的高增生性软骨小叶。软骨细胞具有非典型性,且可被过染,常见双核。可以根据等级(基于细胞结构、核增大和不规则性,分为 1~3 级)和组织学类型(普通型、间质型、透明细胞型、黏液型和去分化型)对软骨肉瘤进行分类[68,88]。这些等级具有重要的临床意义,3 级病变预后最差,复发风险最高。眼眶的软骨肉瘤大部分为 1 级和 2 级病变,生长缓慢,转移发生率低[1]。发生于眼眶的具有较强侵袭行为的组织学亚型少有报道,包括去分化型软骨肉瘤和间质型软骨肉瘤[88~94]。

治疗和病程

预防复发和转移是治疗的主要目标[87]。完全切除这些眶内浸润性病变可能存在困难,并且这些病变会反复复发[1,86]。Selva 报道了两例使用放射治疗的病例,未见复发。在头颈部(包括眶部)病变中,放射治疗已被用于不完全切除和姑息治疗不可切除病变的辅助手段[1,86]。化疗对眼眶病变的作用尚不清楚,因为分化程度低的病变对化疗具有抵抗性,分化程度较高的病变可能对治疗有反应[86]。局部复发是导致死亡的主要原因,手术切缘瘤细胞残留者 5 年复发率为 65%[87]。需要患者进行长期随访,软骨肉瘤在初次诊断后 20 年或更久仍可发生转移[86,91]。

尤因肉瘤

尤因肉瘤(Ewing sarcoma,ES)是一种高度侵袭性、小蓝细胞肿瘤,主要累及白人男性的长骨和骨盆。发生于头颈部的 ES 并不常见(占 ES 病变的 4%),典型表现史累及上颌骨或下颌骨,眶部受累极为罕见[95,96]。大多数眶部受累的病例来自远处转移,但也有原发于眼眶和由鼻旁窦病变蔓延至眼眶的 ES 相关报道[95~101]。眼眶 ES 最常发生于额骨,其次为蝶骨和颧骨[95]。

临床特征和鉴别诊断

ES 多出现在 20 岁以下人群,但也有 40 岁以上罹患眼眶 ES 的病例报道[95]。在大多数眼眶受累的病例中,病变位于眶上或眶外侧,眼部症状包括眼球突出、疼痛、偶尔可有视觉丧失和眼球运动受限[96,99]。鉴别诊断应该包括其他的致命性病变,如神经母细胞瘤、横纹肌肉瘤和淋巴瘤。

检查

MRI 是评估 ES 最敏感的影像学技术,并可以辅助手术设计。ES 在 MRI 扫描上通常表现为非均质性病变,T1 加权像呈低信号,T2 加权像呈高信号或混合信号,钆造影剂增强扫描病变可被强化[102](图 16.6)。CT 扫描可以作为一种辅助检查手段,肿瘤通常表现未弥散的、不均匀强化的病变,与斑驳的骨破坏有关。斑块低密度区可能与陈旧性出血和坏死有关[96]。重要的是,由于大多数眼眶 ES 为转移性病变,所以在确诊眼眶 ES 时应进行全身检查以发现 ES 的原发病灶[1]。

病理学

ES 在组织学上表现为均匀的、密集的、小的圆形蓝色细胞。细胞质的特点是具有少数细胞器和丰富的糖原。这种组织学表现可能与其他蓝细胞性肿瘤(包括淋巴瘤、白血病、小细胞癌、横纹肌肉瘤和成神经细胞瘤)的组织学表现相似,需要使用免疫组织化学和细胞学进行进一步鉴别。ES 细胞 CD99 染色非常敏感,但没有特异性。此外,细胞遗传学分析显示 22 号染色体上 EWS 基因发生特征性和重现性易位。最值得注意的是,研究发现在大约 85% 的 ES 病例中存在 t(21;22)(q24;q12)易位[102]。只有病变标本的显微镜下表现、免疫组织化学染色结果与病变分子改变的特征性之间达成一致,才可能对 ES 进行准确诊断[102]。

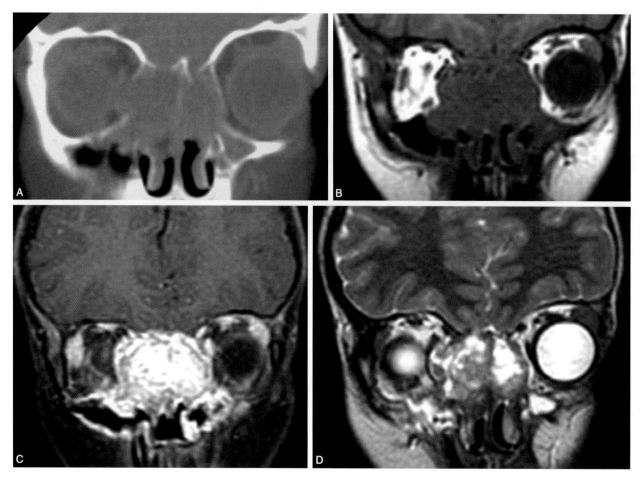

图 16.6   患儿女性,11 岁,双侧筛窦病变,右侧眶内受累。CT 扫描(A)和 MRI 扫描(B-T1,C-增强扫描,D-T2)可显示病变,活检证实为尤因肉瘤

ES 的病因尚不清楚。尽管具有重现性遗传异常,但大多数病例为散发病例,缺乏明确的遗传联系[102]。

治疗和病程

可以采取手术、放疗和化疗等联合治疗方案控制 ES 病情[101,102]。完全切除眶内肿瘤可能难以实现,并可能导致眼眶 ES 的预后较差。一些学者提出,即使对于具有有用视力的患者,也可采用眶内容剜除术作为防止原发性眼眶 ES 发生转移的一种手段[95]。由于缺乏数据,对这些患者的长期生存率知之甚少[95]。可以肯定的是,尽管文献报道头颈部 ES 患者较全身 ES 患者的预后为好,但是在诊断时就已存在远处转移的 ES 患者,其预后较差[101]。

血管性病变

原发性眼眶骨内血管瘤

原发性眼眶骨内血管瘤(primary orbital intraosse-ous hemangioma,POIH)是一种极为罕见的发生于眶骨的良性血管瘤。虽然组织病理学和临床表现与非骨性血管瘤不同,但文献中仍保留了"血管瘤"这一术语。骨内血管瘤占所有骨肿瘤的 1% 以下,约 50% 的骨内血管瘤位于椎骨或颅骨[103]。在眼眶中,POIH 通常表现为孤立性病变,可以累及任何眶壁,尽管多病灶性和双侧眼眶受累性 POIH 也有报道[103,104]。有研究显示创伤和先天性畸形是致病原因,但确切的发病机制尚不清楚[104]。

鉴别诊断

需要与 POIH 鉴别的病变包括动脉瘤样骨囊肿、巨细胞瘤、FD、LCH、横纹肌肉瘤、转移性疾病、血性囊肿、皮样囊肿、嗜酸性肉芽肿、胆脂瘤、脑膜瘤及骨肉瘤、软骨肉瘤和多发性骨髓瘤(multiple myeloma,MM)等颅底恶性肿瘤[104]。

临床特征

现有资料表明,POIH 最常发生于 40~50 岁人群,且多发于女性[103]。最常发生于额骨,其次是颧骨和蝶骨[103]。最常见的临床表现是眼眶边缘生长缓慢的肿块,其他症状包括疼痛、渐进性眼球突出、视力下降、复视、眼肌麻痹、溢泪、鼻出血、上睑下垂、头痛和鼻塞[103~106]。有趣的是,动脉搏动和杂音尚未见报道,可能是因为病变内血流十分缓慢之故[104]。

检查

CT 扫描显示 POIH 是一种界限清晰的板障内的溶解性病变,具有特征性的"辐射状"或内部条纹状改变[1,103,104]。根据病变的大小,MRI 表现可能会有所不同,但斑驳样改变常见于 T1 和 T2 加权像[103]。对比增强 MRI 扫描显示 POIH 呈早期局限性增强而晚期弥漫性增强[103]。在没有典型的影像学特征时,鉴别诊断包括软骨瘤、软骨肉瘤、骨转移瘤和淋巴瘤[106]。鉴于该病为血管性疾病,建议使用血管造影检查,常常可显示各种来源(包括眼动脉、筛骨动脉、面部动脉、上颌内动脉和颞浅动脉)的滋养血管[103]。

病理学

组织学上,POIH 包括由内皮细胞包绕并被反应性骨小梁分隔的薄壁、充满血液的腔隙组成[103]。根据病变内血管孔径的大小,POIH 被分成三种组织学亚型:即海绵状骨内血管瘤、毛细血管性骨内血管瘤和混合型骨内血管瘤。这些分型可能具有一定的临床意义,因为毛细血管亚型 POIH 倾向于在较早的年龄出现并且临床症状更明显[103]。免疫组织化学染色,如 CD34、CD31、波形蛋白、O13 和第八因子可以用于明确血管起源[103]。这些病变的 GLUT-1 染色阴性,表明它们不同于真性血管瘤[107]。

治疗和病程

报道显示完整切除病变是治疗症状性 POIH 最常用的方法,以尽量减少复发[105]。为了恢复眶壁结构的完整性,通常需要进行骨移植或异体材料植入进行重建[105]。强烈建议对 POIH 进行术前血管栓塞,因为许多报道显示术中出血严重,有时甚至需要输血[103,104]。对于无法切除的 POIH 建议采取放射治疗,但目前缺少这类病例报道[103]。POIH 通常为良性病程,但也可有无症状性病变的发生[106]。

造血和组织细胞性病变

眼眶朗格汉斯细胞增生症

朗格汉斯细胞增生症(langerhans cell histiocytosis,LCH)是一种病理性朗格汉斯细胞的增殖,可表现为单系统或多系统病变[108]。该病最常累及骨骼,但也可累及脑、肺和肝脏等重要器官[109]。该病的命名经历了数次变化。眼眶局限性病变或独立于其他骨骼的病变以往被称为嗜酸性肉芽肿。此外,颅骨多发性病变伴眼球突出和尿崩症,以往称为 Hand-Schüller-Christian 病[108]。与该病相关的其他命名包括组织细胞增多症 X(一种适用于具有共同病理组织学改变的所有临床类型的通用术语)以及 Letter-er-Siwe 病(一种多变的、发生于婴儿期的致命性病变)。眼眶 LCH 的流行性尚不清楚,一些报道显示其发病率较高,而另一些报道则认为其发病率极低[103,108~110]。

发病机制

LCH 的发病机制尚不清楚,但诸如病毒感染、遗传疾病、恶性肿瘤及季节和环境影响等各种因素都与 LCH 发病有关[108]。

鉴别诊断

LCH 的临床鉴别诊断包括眶周蜂窝织炎、急性泪囊炎、皮样囊肿破裂、血肿、炎性假瘤、毛母质瘤、白血病、肉瘤、转移性神经母细胞瘤、横纹肌肉瘤和其他肿瘤。

临床特征

LCH 通常发生于儿童时期(图 16.7),并以男孩多见,也可以发生于其他年龄(图 16.8)[108]。尽管 LCH 可能与多灶性或多系统性疾病有关,但眼眶 LCH 通常表现为孤立性骨质改变,伴有相应的软组织肿胀[108]。LCH 主要发生于眶上部或眶外上部,并且可能表现为明显肿块、疼痛、眼球突出、上睑下垂、眼睑肿胀、复视和视力损害。有报道显示眼眶 LCH 也可有眼底异常,例如视盘肿胀、黄斑水肿和静脉扩张[10]。LCH 也可累及眼附属器、脉络膜和视交叉等部位[108]。

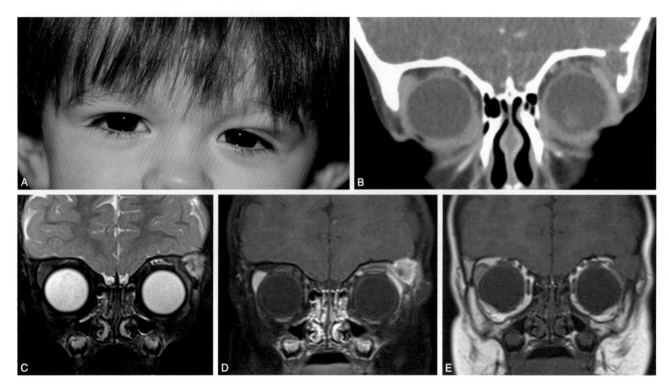

图 16.7　嗜酸性肉芽肿（朗格汉斯细胞增生症）。A. 患儿男性，3 岁，发现左颞上方肿块。B. 冠状位 CT 扫描显示侵蚀性蝶骨病变。C 和 D. 钆增强 MRI 扫描（冠状位），T2 加权像和 T1 加权像。E. MRI 平扫 T1 加权像。上述图像均显示颞上方肿块

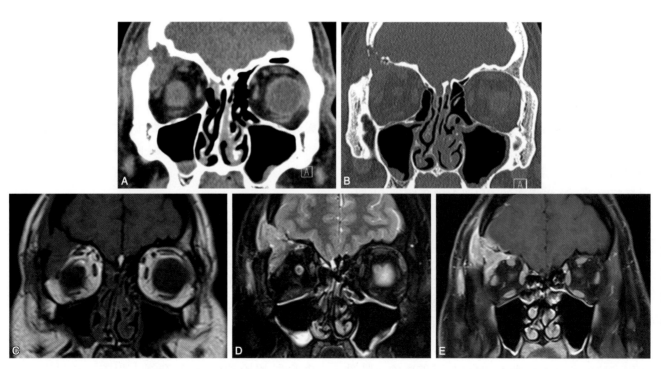

图 16.8　患者男性，26 岁，右侧颞上方溶解性病变，累及泪腺。活检显示为嗜酸性肉芽肿（LCH）。CT 扫描（A 和 B）显示骨质侵蚀。MRI 扫描 T1 加权像和 T2 加权像影像（C 和 D）。MRI 增强扫描，在 T1 加权像上可见硬脑膜被强化（E）

检查

LCH 的影像学检查结果缺乏特异性,但可显示该病变是一种边界清晰的骨性病变,并具有典型的"鸟眼状"溶解性改变。病变边缘通常可被强化,并且伴有软组织受累[1,109]。应该对全身进行检查以排除多灶性或多系统性疾病的可能[111]。

病理学

组织学上,LCH 由病理性朗格汉斯细胞的克隆性增殖组成,伴不同程度的破骨细胞样巨细胞和嗜酸性粒细胞。通常 LCH 病变的血管化程度高,出血可能大[107]。S100 和 CD1a 免疫组化标记物组合对诊断朗格汉斯细胞具有特异性,有助于 LCH 的确诊。此外,在电子显微镜下观察到的 Birbeck 颗粒和网球拍状包含物,被认为是 LCH 确诊的指征。

治疗和病程

通常根据疾病的部位和全身受累程度制定 LCH 的治疗策略。研究显示前眶局限性受累作为 LCH 初始表现的患者,预后良好,而那些病变蔓延至眼眶和眼周的患者更可能发生尿崩症[108]。已证实前眶原发性单灶性 LCH 对最小限度的干预具有良好的反应性,有报道显示一些病变在单纯活检术后就能得到缓解[108]。不论是否进行病变内类固醇注射,仔细手术切除病变是治疗该病的有效方法,并且没有指征表明需要采用激进的手术切除[109]。向后蔓延的体积较大的眼眶 LCH 或伴有多系统疾病的 LCH 最好采用全身化疗[109]。治疗后 10 年内 LCH 可能复发,因此建议长期随访以便发现、治疗复发的 LCH[109]。LCH 导致死亡的病例较为罕见,这种情况通常发生于 3 岁以下的内脏受累的患儿[68]。

多发性骨髓瘤(浆细胞性骨髓瘤)

多发性骨髓瘤(multiple myeloma,MM)是骨髓来源的浆细胞单克隆增生性肿瘤。MM 的特征是多处骨骼溶骨性病变、骨痛、高钙血症、单克隆丙种球蛋白病和器官损伤。MM 累及眶骨较罕见。在一些病例中,眼眶受累可能是 MM 的最初表现,但更为常见的是已确诊的 MM 发生了眼眶浸润[112]。

发病机制

慢性感染、化学暴露和放射线暴露与 MM 的发病有关,但其确切病因尚不清楚[68]。诊断性实验发现在尿液或血清蛋白电泳中存在单克隆免疫球蛋白。累及眼眶的 MM 中最常见的是免疫球蛋白 G(IgG)的重链[112],而累及全身的 MM 最常见的是 IgG 和 IgA 的重链。特定的染色体异常可能与预后较差有关,这方面的研究正在进行中[113]。

鉴别诊断

MM 的鉴别诊断包括特发性眼眶炎症、转移性疾病、淋巴瘤、血管瘤、泪腺肿瘤和纤维骨质病变。

临床特征

MM 是一种成人疾病,在男性和非洲裔美国人中更为常见[112]。眼眶受累患者的年龄和性别也符合该人口统计趋势。尽管有报道显示 MM 可以累及视神经、泪腺和眼外肌等组织,但眼眶颞上象限是 MM 最常见的累及区域[112]。患者通常表现为进行性眼球突出,此外还可出现视力下降、复视、上睑下垂、肿胀、瘀斑、蜂窝织炎以及渐进性坏死性黄色肉芽肿[112,114~116]。对 MM 患者进行眼科检查常常可发现角膜结晶和眼底棉絮斑,但在眼眶受累的 MM 病例中却少见报道[112]。

检查

影像学检查可以特征性显示中轴骨骼具有多个溶解性病变。CT 扫描可显示眼眶 MM 病变呈软组织肿块,且伴骨性膨胀和破坏,可被增强;而平片仅可显示溶解性病变[117]。MRI 扫描可见病变于 T1 相信号强度低,T2 相信号强度高[113]。值得注意的是,鉴于 MM 具有较高的合并肾衰竭的发生率,眼科医师在影像学检查时应注意静脉造影剂的使用[113]。

病理学

在组织学上,MM 是由不同成熟度的浆细胞增殖形成。浆细胞具有偏心的细胞核,外形光滑,核染质聚集,并具有核周晕或苍白区[115]。高度分化的肿瘤表现为紧密堆积的细胞层,较高级别的病变则表现出更多的异型性[68]。具有相同组织学改变的孤立性肿瘤被称为浆细胞瘤,也有眼眶发病的报道[115]。

治疗和病程

无论是否有眼眶受累,MM 的预后通常都较差,确诊后患者中位生存时间为 3 年[68,112]。对于孤立性浆细胞瘤,总体预后较好,但对于眼眶孤立性浆细胞瘤,预后情况可能并非如此[112,115]。有症状的眼眶病变可能对全身化疗或靶向放疗有良好的反应,部分病例报道显示肿瘤会急剧萎缩[113]。

其他病变

蝶骨翼脑膜瘤

脑膜瘤约占所有原发性颅内肿瘤的 13%~19%,是蝶骨翼最常见的肿瘤[118]。蝶-眶脑膜瘤(spheno-orbital meningioma,SOM)是一种眼眶继发性肿瘤,起源于蝶骨翼的硬脑膜,可通过视神经管、眶上裂或骨性眶壁逐渐延伸进入眼眶[119]。

发病机制

染色体异常可能在 SOM 的发病机制中起重要作用,许多病例显示存在 22 号染色体的改变[120]。此外,最近的遗传分析研究表明,在临床方面和分子学层面,SOM 可能来自视神经脑膜瘤[120]。

临床特征

SOM 诊断的平均年龄为 50 岁,在妇女和白种人中的发病率更高[118]。SOM 的临床特征因肿瘤的部位不同而有所差异(图 16.9~图 16.11)。大部分 SOM 肿瘤缓慢生长,由于逐渐形成的占位效应出现症状[119]。最常见的症状是进行性眼球突出,此外还有上睑下垂、球结膜水肿、眼睑水肿和眼外肌运动受限等[119,121]。40%~60% 的患者会出现视力下降,蝶鞍附近的肿瘤会导致视野丧失和视盘水肿[121]。

分类

世界卫生组织(WHO)使用组织学分级方案对脑膜瘤进行分类。绝大多数病变(80%)的组织学改变呈良性,是良性病变。Ⅱ级病变(约 15%~20%)显示组织学异型性但没有明显的恶性特征。临床上,这类病变可迅速增长并频繁复发,术后通常需要进行辅助性放疗。Ⅲ级病变是侵犯局部脑实质的颅内恶性肿瘤,大约 1% 的脑膜瘤属Ⅲ级病变。

检查

CT 扫描显示 SOM 为等密度、均匀病变,解剖结构相对独立,增强扫描时可被强化(图 16.10 和图 16.11)。MRI 扫描显示信号强度多变,但增强扫描时可被均匀、明显强化(图 16.9~图 16.11)。骨质增生和钙化也是蝶骨翼脑膜瘤常见特征。值得注意的是,脑膜瘤存在硬脑膜受累,可与 FD 鉴别[118,119,122~124]。

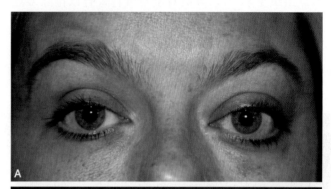
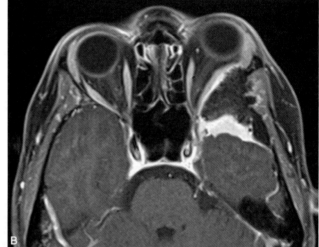
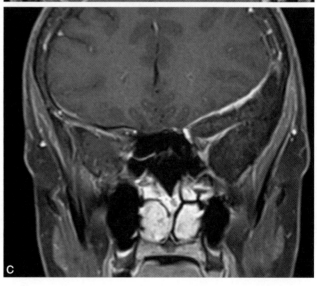

图 16.9　患者女性,37 岁,左蝶骨翼脑膜瘤。临床检查可见左眼球突出(A)和压迫性视神经病变。水平位和冠状位增强 MRI 扫描 T1 相图片(B 和 C)

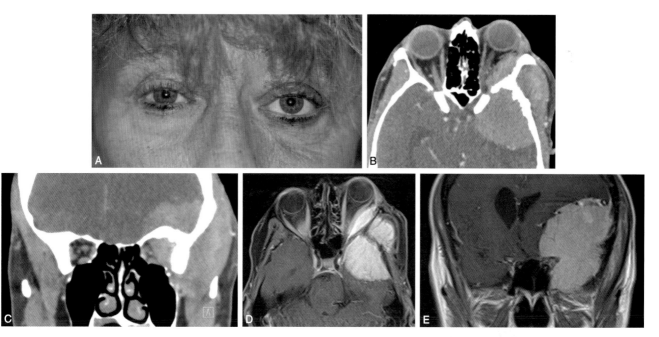

图 16.10　患者女性,47 岁,主诉左眼球突出(A)以及近期精神状态变化。CT(B 和 C)和 MRI 的 T1 加权像(D 和 E)显示巨大的蝶骨翼脑膜瘤

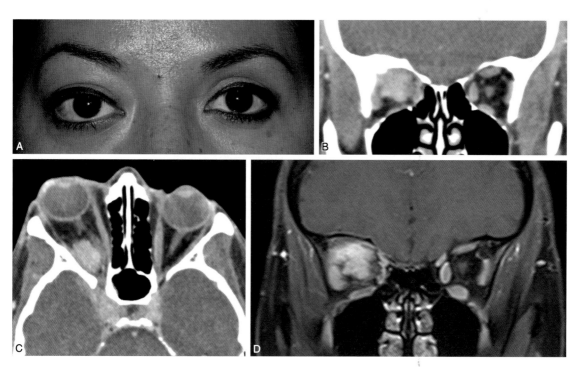

图 16.11　患者女性,37 岁,右侧慢性进行性眼球突出(A),伴有压迫性视神经病变。CT 扫描(B 和 C)、MRI 增强扫描(D 和 E)和 MRI 平扫(F)均显示蝶骨脑膜瘤,不伴骨质增生,存在明显的眶内受累。病变活检证实为脑膜瘤

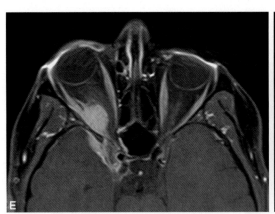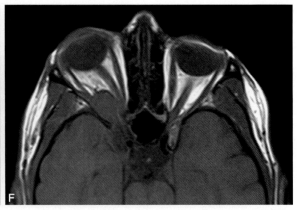

图 16.11(续)

病理学

　　累及蝶骨翼的脑膜瘤在病理组织学上通常为良性,少数病例具有组织学异型性[125]。SOM 瘤体外观存在很多变异,如分泌型、微囊型、透明细胞型、富淋巴浆细胞型、脉络膜型、非典型型、恶性型、乳头状型和退行型等[123]。一般来说,脑膜瘤的特征是脑膜上皮细胞呈轮状排列,此类细胞由嗜酸性细胞质和卵形细胞核组成,细胞核内的液泡和假包含体可有可无[123]。"砂粒体"细胞脑膜瘤的轮状结构中心可能存在钙质沉积[123]。

治疗和病程

　　目前,SOM 的治疗方法包括观察、手术和(或)化放疗。颅底脑膜瘤的恶性潜能整体较低,治疗原则是最大限度缓解症状和切除肿瘤,同时最大限度降低发病率。当肿瘤累及眶尖、视神经管或海绵窦时,完全切除存在一定的困难,或无法做到完全切除,因此有关 SOM 的最佳手术方式仍存在争议[118,121,125~129]。辅助性放射外科手术和放疗已被成功应用于 SOM 肿瘤次全切除的患者,特别是存在组织学异型性的患者[118,125,128]。有报道 SOM 的复发率高于其他部位的脑膜瘤,需要持续监测肿瘤生长和复发[119]。

巨细胞肿瘤(破骨细胞瘤)

　　巨细胞肿瘤(giant cell tumor,GCT)是一种良性的局部侵袭性肿瘤,通常见于长骨骨骺[130]。GCT 约占原发性骨肿瘤的 5%,可单独发生,或与 Paget 病相关[130]。这些病变在颅骨中很少发生,最常见的报道是发生于颞骨和蝶骨[131~134]。几乎所有眼眶受累的 GCT 为继发性,文献报道仅有一例原发于眼眶的 GCT(起源于眶顶)[135]。

发病机制

　　GCT 在分子水平层面的发病机制尚不明确,数个与发病有关的生长因子和肿瘤标志物正在研究中[130]。此外,已有报道显示 GCT 可能与端粒酶活性改变的多种细胞遗传学异常有关[130,134]。

临床特征

　　颅骨 GCT 通常见于 30~40 岁人群,并且女性略多见[131,135]。根据颅底受累程度不同,可能表现出不同的症状,包括头痛、复视、鼻出血、视野缺损、眼球突出、肿胀、疼痛、脑神经麻痹以及流涕等[132]。

检查和鉴别诊断

　　CT 扫描显示 GCT 是一种边界清晰的膨胀性、射线可透性的溶骨性病变,伴有皮质骨变薄或消失[133]。MRI 常常表现为 T2 加权像特征性的低信号,表明可能存在大量含铁血黄素沉积[130,133]。CT 和 MRI 增强扫描通常显示病变呈均匀强化[135]。发生于蝶骨的溶骨性肿块的影像学鉴别诊断包括脊索瘤、软骨瘤和软骨肉瘤[133]。有时可以从影像学上进行鉴别,因为这些病变通常存在钙化,往往 T2 加权像呈高信号[133]。

病理学

　　GCT 的病理组织学表现为单核细胞增殖,同时混有破骨细胞样巨细胞(包含 50~100 个核)。肿瘤基质血管化程度良好,包含梭形成纤维细胞[130,134,135]。可能存在有丝分裂象,但异型性不常见[130,134~136]。组织学中含有巨细胞的肿瘤,其鉴别诊断范围较为广泛,是前面讨论的许多疾病共同的病理特征,包括动脉瘤样骨囊肿、巨细胞修复性肉芽肿、成软骨细胞瘤、甲状旁腺功能亢进性棕色瘤以及其他病变。

治疗和病程

手术切除是 GCT 的主要治疗手段,尽管完全切除颅底病变的可能性不大[130~132,134,135]。切除范围不同,其复发率也有所不同,复发率为 10% ~ 20%[130]。尽管目前放射治疗的改进使得 GCT 治疗安全性有所提高,但鉴于以往存在肉瘤转变的报道,放射治疗仍存在争议[130~132,136,137]。CGT 的总体预后良好,但仍需密切随访[130]。

眼眶骨转移瘤

眼眶转移瘤并不罕见,占所有眼眶肿瘤的 5%,但是眼眶骨转移瘤(metastases to the orbital bones)罕见。但无论眼眶骨转移瘤的罕见程度如何,对于患有骨病变的患者,尤其既往有原发性恶性肿瘤病史的患者,应考虑转移病灶的可能。

发病机制

成人的眼眶转移瘤(不仅仅指骨骼)占眼眶转移瘤的 50%,常见的原发部位男性为肺部,女性为乳腺。在儿童期,大多数眼眶转移瘤起源于神经母细胞瘤和横纹肌肉瘤。但是这些转移性病变的主要发生于眼眶软组织内,极少数病例可继发性侵及眼眶骨壁[138~145]。由于眼眶骨转移瘤非常罕见,对于这些病变的发病率及其潜在的病理生理学改变知之甚少。迄今为止,活检证实向眼眶骨转移的原发性恶性肿瘤包括支气管癌、肝细胞癌、子宫癌、骨肉瘤、神经母细胞瘤、前列腺癌和乳腺癌[146~151]。几乎所有的转移瘤均来源于蝶骨大翼。究其原因,可能是在眼眶骨壁中,眶外侧壁,特别是蝶骨大翼参与构成的三角区,板障内部容积最大[152]。

鉴别诊断和临床特征

由于眶外侧壁深部受累,转移瘤可能表现出与眶尖压迫相似的症状——视力下降、瞳孔异常、眼球运动受限、复视、疼痛和搏动性眼球突出[144,146~149]。由于转移瘤对眶骨具有溶解性/破坏性,因此鉴别诊断应考虑眶骨的其他溶解性病变,如嗜酸性肉芽肿、骨肉瘤和尤因肉瘤(图 16.12)。

检查

CT 可能是证明眼眶骨转移瘤的溶解性/破坏性最有用的方式。MRI 可能提供额外的信息,并且根据不同的潜在原发性恶性肿瘤会有不同的表现;但是应对病变进行增强扫描。

病理学

骨转移瘤的病理组织学应该与患者的原发性恶性肿瘤一致。如果可能,病理学家应该对骨病变和患者原发病变的病理组织学进行直接比较。

治疗和病程

眼眶骨转移的发生预示着患者预后不良,特别是对既往无已知转移的患者,因为眼眶骨转移会改变疾病的分期或分类。但是,预后仍取决于患者的原发病变以及对全身治疗的反应。对诊断为眼眶转移瘤的患者,必须对未知的原发恶性肿瘤进行彻底的评估,以确定原发病变的来源。尽管已有报道采用放、化疗进行治疗,但眼眶骨转移瘤的治疗方式有限[143~150]。此外,手术在转移性病变中的治疗作用存在争议,但它可能是为减轻和缓解影响视力的视神经压迫所必须采取的方法[149,153~155]。

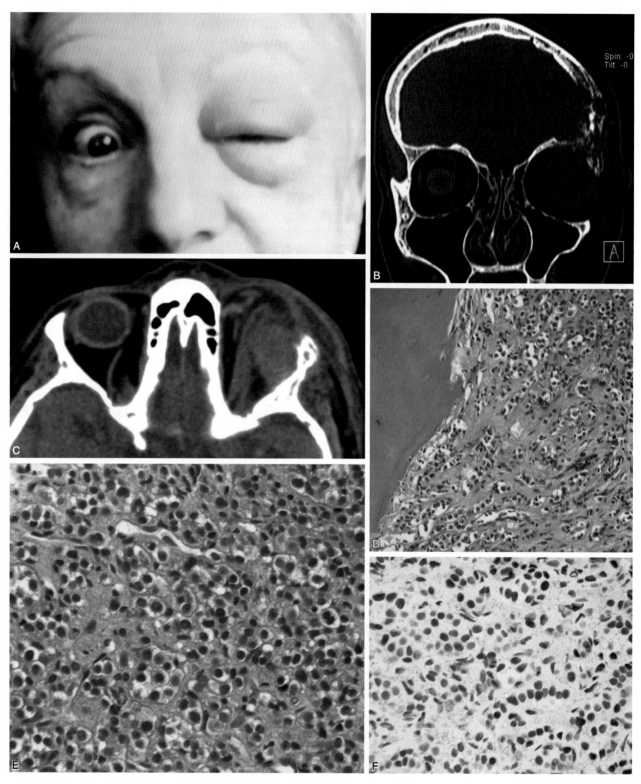

图 16.12　转移性乳腺癌。**A.** 患者女性,68 岁,有 20 年的乳腺癌缓解期病史,左侧眼睑迅速肿胀、眼球突出和眼眶疼痛。**B.** 冠状位 CT(骨窗)扫描显示左侧颞骨和额骨受累,病变呈明显的溶骨性改变。**C.** 水平位 CT(软组织窗)扫描显示外上侧眶壁有软组织肿块。**D.** 转移癌发生骨浸润,与乳腺小叶肿瘤起源一致。这些细胞通常呈"单行"模式(HE,×200)**E.** 肿瘤细胞含有胞质内黏蛋白,并被促结缔组织增生性间质所包围(HE,×400)**F.** 采用免疫组织化学染色显示肿瘤细胞核的雌激素受体呈中等程度阳性(ER,×400)(Courtesy of Aaron Fay,Boston,USA)

总结

眼眶骨肿瘤包括许多不同类型，通常可以分为纤维-骨性、反应性、肿瘤性或血管性眼眶骨肿瘤。虽然鉴别诊断通常较为广泛，但特定的影像学特征可能会缩小鉴别诊断的范围。当临床特征和影像学特征无法作出明确得诊断时，应该对病变进行活组织检查。因为许多病变之间具有相似的组织学特征，因此应由经验丰富的病理学专家进行检查。医生也应该认识到与病变有关的可能的全身状况。如果能够阐明这些肿瘤潜在的分子机制，就可开发出更多的靶向治疗方法。

参考文献

*1. Selva D, White VA, O'Connell JX, et al. Primary bone tumors of the orbit. *Surv Ophthalmol* 2004;**49**:328–42.
     Comprehensive review of bone tumors of the orbit. This article is a "must read" for any physician providing care for patients with orbital disease.

2. Roman-Romero L, Gonzalez-Garcia R. Cholesterol granuloma of the orbit. Report of cases and analysis of controversial treatment. *J Maxillofac Surg* 2011;**10**:166–9.

3. McNab AA, Wright JE. Orbitofrontal cholesterol granuloma. *Ophthalmology* 1990;**97**:28–32.

4. Selva D, Lai T, Krishnan S. Orbitofrontal cholesterol granuloma: percutaneous endoscopic-assisted curettage. *J Laryngol Otol* 2003; **117**:892–4.

5. Loeffler KU, Kommerell G. Cholesterol granuloma of the orbit – pathogenesis and surgical management. *Int Ophthalmol* 1997;**21**: 93–8.

6. Selva D, Phipps SE, O'Connell JX, et al. Pathogenesis of orbital cholesterol granuloma. *Clin Experiment Ophthalmol* 2003;**31**: 78–82.

*7. Arat YO, Chaudhry IA, Boniuk M. Orbitofrontal cholesterol granuloma: distinct diagnostic features and management. *Ophthal Plast Reconstr Surg* 2003;**19**:382–7.
     This manuscript reviews the distinguishing features of cholesterol granulomas and their management in the orbit.

8. Eijpe AA, Koornneef L, Verbeeten B Jr, et al. Cholesterol granuloma of the frontal bone: CT diagnosis. *J Comput Assist Tomogr* 1990; **14**:914–17.

9. Imre A, Pinar E, Paker I, et al. Osteoplastic flap approach versus orbitotomy in case of orbitofrontal cholesterol granuloma. *J Craniofac Surg* 2015;**26**:e36–7.

10. Aferzon M, Millman B, O'Donnell TR, et al. Cholesterol granuloma of the frontal bone. *Otolaryngol Head Neck Surg* 2002;**127**: 578–81.

11. Kim YJ, Sa HS. Recurrent cholesterol granuloma of the orbit. *Ophthal Plast Reconstr Surg* 2014;**30**:e109–10.

12. Selva D, Chen C. Endoscopic approach to orbitofrontal cholesterol granuloma. *Orbit* 2004;**23**:49–52.

13. Chawla B, Khurana S, Kashyap S. Giant cell reparative granuloma of the orbit. *Ophthal Plast Reconstr Surg* 2013;**29**:e94–5.

14. Sachithanandam K, Ilango N, Koshy S, et al. Giant cell reparative granuloma of the orbits, maxillae and mandible. *J Plast Reconstr Aesthet Surg* 2008;**61**:1567–8.

15. Font RL, Blanco G, Soparkar CN, et al. Giant cell reparative granuloma of the orbit associated with cherubism. *Ophthalmology* 2003;**110**:1846–9.

16. Mercado GV, Shields CL, Gunduz K, et al. Giant cell reparative granuloma of the orbit. *Am J Ophthalmol* 1999;**127**:485–7.

17. Hyver SW, Ellis DS, Stewart WB, et al. Sino-orbital giant cell reparative granuloma. *Ophthal Plast Reconstr Surg* 1998;**14**: 178–81.

18. de Lange J, van den Akker HP, van den Berg H. Central giant cell granuloma of the jaw: a review of the literature with emphasis on

19. Reis C, Lopes JM, Carneiro E, et al. Temporal giant cell reparative granuloma: a reappraisal of pathology and imaging features. *AJNR Am J Neuroradiol* 2006;**27**:1660–2.

20. D'Ambrosio AL, Williams SC, Lignelli A, et al. Clinicopathological review: giant cell reparative granuloma of the orbit. *Neurosurgery* 2005;**57**:773–8, discussion 778.

21. Kumar KA, Humayun S, Kumar BP, et al. Reparative giant cell granuloma of the maxilla. *Ann Maxillofac Surg* 2011;**1**:181–6.

22. de Lange J, van Rijn RR, van den Berg H, et al. Regression of central giant cell granuloma by a combination of imatinib and interferon: a case report. *Br J Oral Maxillofac Surg* 2009;**47**:59–61.

23. Conley A, Cho BH, Tye GW, et al. Giant cell reparative granuloma of the pediatric cranium: case report and review of the literature. *Childs Nerv Syst* 2014;**30**:521–6.

24. Marcol W, Mandera M, Malinowska I, et al. Aneurysmal bone cyst of the orbit. *Pediatr Neurosurg* 2006;**42**:325–7.

25. Yazici B, Yazici Z, Yalcinkaya U. Aneurysmal bone cyst secondary to ossifying fibroma in the orbit. *Ophthal Plast Reconstr Surg* 2011;**27**: e84–5.

26. Arora SS, Paul S, Arora S, et al. Secondary jaw aneurysmal bone cyst (JABC) – a possible misnomer? A review of literature on secondary JABCs, their pathogenesis and oncogenesis. *J Oral Pathol Med* 2014;**43**:647–51.

27. Oliveira AM, Chou MM. USP6-induced neoplasms: the biologic spectrum of aneurysmal bone cyst and nodular fasciitis. *Hum Pathol* 2014;**45**:1–11.

28. Yu JW, Kim KU, Kim SJ, et al. Aneurysmal bone cyst of the orbit: a case report with literature review. *J Korean Neurosurg Soc* 2012;**51**: 113–16.

29. Gomez J, Pinar A, Vallcanera A, et al. Sonographic findings in aneurysmal bone cyst in children: correlation with computed tomography findings. *J Clin Ultrasound* 1998;**26**:59–64.

30. Borkar SA, Kasliwal MK, Sinha S, et al. MR imaging in aneurysmal bone cyst of the orbit. *Turk Neurosurg* 2008;**18**:183–6.

31. Hino N, Ohtsuka K, Hashimoto M, et al. Radiographic features of an aneurysmal bone cyst of the orbit. *Ophthalmologica* 1998;**212**: 198–201.

32. Ronner HJ, Jones IS. Aneurysmal bone cyst of the orbit: a review. *Ann Ophthalmol* 1983;**15**:626–9.

33. Cakirer S, Cakirer D, Kabukcuoglu F. Aneurysmal bone cyst of the orbit: a case of rare location and review of the literature. *Clin Imaging* 2002;**26**:386–91.

34. Bealer LA, Cibis GW, Barker BF, et al. Aneurysmal bone cyst: report of a case mimicking orbital tumor. *J Pediatr Ophthalmol Strabismus* 1993;**30**:199–200.

35. Menon J, Brosnahan DM, Jellinek DA. Aneurysmal bone cyst of the orbit: a case report and review of literature. *Eye (Lond)* 1999;**13** (Pt 6):764–8.

36. Gonzalez-Martinez E, Santamarta-Gomez D, Varela-Rois P, et al. Brown tumor of the orbital roof as an initial and isolated manifestation of secondary hyperparathyroidism. *Orbit* 2010;**29**:278–80.

*37. Cecchetti DF, Paula SA, Cruz AA, et al. Orbital involvement in craniofacial brown tumors. *Ophthal Plast Reconstr Surg* 2010;**26**: 106–11.
     Excellent manuscript describing the authors' experience with brown tumors which affect the orbit.

38. Zwick OM, Vagefi MR, Cockerham KP, et al. Brown tumor of secondary hyperparathyroidism involving the superior orbit and frontal calvarium. *Ophthal Plast Reconstr Surg* 2006;**22**:304–6.

39. Monteiro ML. Multiple brown tumors of the orbital walls: case report. *Arq Bras Oftalmol* 2009;**72**:116–18.

40. Bahrami E, Alireza T, Ebrahim H, et al. Maxillary and orbital brown tumor of primary hyperparathyroidism. *Am J Case Rep* 2012;**13**: 183–6.

41. Lessa MM, Sakae FA, Tsuji RK, et al. Brown tumor of the facial bones: case report and literature review. *Ear Nose Throat J* 2005;**84**: 432–4.

42. Parrish CM, O'Day DM. Brown tumor of the orbit. Case report and review of the literature. *Arch Ophthalmol* 1986;**104**:1199–202.

43. Cruz AA, Constanzi M, de Castro FA, et al. Apical involvement with fibrous dysplasia: implications for vision. *Ophthal Plast Reconstr Surg* 2007;**23**:450–4.

*44. Katz BJ, Nerad JA. Ophthalmic manifestations of fibrous dysplasia. *Ophthalmology* 1998;**105**:2207–15.
     Review of the authors' experience with fibrous dysplasia affecting the

orbit and the visual outcomes of their patients. The manuscript also describes the distinguishing features of fibrous dysplasia as compared to other tumors affecting the bone.

45. Lietman SA, Levine MA. Fibrous dysplasia. *Pediatr Endocrinol Rev* 2013;**10**(Suppl. 2):389–96.

46. Riddle ND, Bui MM. Fibrous dysplasia. *Arch Pathol Lab Med* 2013; **137**:134–8.

47. Iida T, Mihara M, Narushima M, et al. Rapidly enlarging orbital tumor in a facial fibrous dysplasia lesion. *Ann Plast Surg* 2012; **68**:49–51.

48. Ricalde P, Horswell BB. Craniofacial fibrous dysplasia of the fronto-orbital region: a case series and literature review. *J Oral Maxillofac Surg* 2001;**59**:157–67, discussion 67–8.

49. Tabrizi R, Ozkan BT. Craniofacial fibrous dysplasia of orbit. *J Craniofac Surg* 2008;**19**:1532–7.

50. de Mesquita Netto AC, Gomez RS, Diniz MG, et al. Assessing the contribution of HRPT2 to the pathogenesis of jaw fibrous dysplasia, ossifying fibroma, and osteosarcoma. *Oral Surg Oral Med Oral Pathol Oral Radiol* 2013;**115**:359–67.

51. Satoh K, Mitsukawa N, Abe T. Is prophylactic decompression of the optic canal necessary in surgical correction of fronto-orbital fibrous dysplasia?: a review of 11 consecutive cases. *J Craniomaxillofac Surg* 2014;**42**:1614–16.

52. Hachach-Haram N, Benyon S, Maling S, et al. Surgical management of two complex cases of large juvenile orbital ossifying fibroma. *J Plast Reconstr Aesthet Surg* 2011;**64**:1661–4.

53. Wakefield MJ, Ross AH, Damato EM, et al. Review of lateral orbital wall ossifying fibroma. *Orbit* 2010;**29**:317–20.

54. Khanna M, Buddhavarapu SR, Hussain SA, et al. Cemento-ossifying Fibroma Of Paranasal Sinus Presenting Acutely As Orbital Cellulitis. *J Radiol Case Rep* 2009;**3**:18–25.

*55. Cruz AA, Alencar VM, Figueiredo AR, et al. Ossifying fibroma: a rare cause of orbital inflammation. *Ophthal Plast Reconstr Surg* 2008;**24**:107–12.
    Authors describe their experience with ossifying fibroma of the orbit and a case which resulted in orbital inflammation.

56. Hartstein ME, Grove AS Jr, Woog JJ, et al. The multidisciplinary management of psammomatoid ossifying fibroma of the orbit. *Ophthalmology* 1998;**105**:591–5.

57. Tunc M, Char DH. Ossifying fibroma of the lateral orbital wall in an adult. *Orbit* 1999;**18**:291–3.

58. Fakadej A, Boynton JR. Juvenile ossifying fibroma of the orbit. *Ophthal Plast Reconstr Surg* 1996;**12**:174–7.

59. Pant I, Chaturvedi S, Dua RK, et al. Pediatric fronto-orbital cemento-ossifying fibroma: a report of two cases. *Clin Neuropathol* 2014;**33**:98–100.

60. Shields JA, Nelson LB, Brown JF, et al. Clinical, computed tomographic, and histopathologic characteristics of juvenile ossifying fibroma with orbital involvement. *Am J Ophthalmol* 1983;**96**:650–3.

61. McHugh JB, Mukherji SK, Lucas DR. Sino-orbital osteoma: a clinicopathologic study of 45 surgically treated cases with emphasis on tumors with osteoblastoma-like features. *Arch Pathol Lab Med* 2009; **133**:1587–93.

62. Pons Y, Blancal JP, Verillaud B, et al. Ethmoid sinus osteoma: diagnosis and management. *Head Neck* 2013;**35**:201–4.

*63. Wei LA, Ramey NA, Durairaj VD, et al. Orbital osteoma: clinical features and management options. *Ophthal Plast Reconstr Surg* 2014;**30**:168–74.
    Review of the clinical features and management options of patients with orbital osteomas.

64. Livaoglu M, Cakir E, Karacal N. Large orbital osteoma arising from orbital roof: Excision through an upper blepharoplasty incision. *Orbit* 2009;**28**:200–2.

65. Jack LS, Smith TL, Ng JD. Frontal sinus osteoma presenting with orbital emphysema. *Ophthal Plast Reconstr Surg* 2009;**25**:155–7.

66. Kayaci S, Kanat A, Gucer H, et al. Primary osteoma of the orbit with atypical facial pain: case report and literature review. *Turkish Neurosurg* 2012;**22**:389–92.

67. Yazici Z, Yazici B, Yalcinkaya U, et al. Sino-orbital osteoma with osteoblastoma-like features: case reports. *Neuroradiology* 2012;**54**:765–9.

68. Fletcher CDHP, Mertens F, Bridge J. WHO Classification of Tumors of the Soft Tissue and Bone. Lyon, France: IARC Press; 2013.

69. Akhaddar A, Gazzaz M, Rimani M, et al. Benign fronto-orbital osteoblastoma arising from the orbital roof: case report and literature review. *Surg Neurol* 2004;**61**:391–7.

70. Doshi SV, Frantz TD, Korol HW. Benign osteoblastoma of the tem-poral bone: case report and literature review. *Am J Otolaryngol* 2001;**22**:211–14.

71. Lowder CY, Berlin AJ, Cox WA, et al. Benign osteoblastoma of the orbit. *Ophthalmology* 1986;**93**:1351–4.

72. Meli GA, Meli L, Chiaramonte R, et al. Osteoblastoma of the orbit. A case report and review of the literature. *Neuroradiol J* 2008;**21**:71–6.

73. Hafidi Z, Daoudi R. Osteoblastoma arising from the orbital roof. *Pan Afr Med J* 2013;**16**:101.

74. Leone CR Jr, Lawton AW, Leone RT. Benign osteoblastoma of the orbit. *Ophthalmology* 1988;**95**:1554–8.

75. Epley KD, Lasky JB, Karesh JW. Osteosarcoma of the orbit associated with Paget disease. *Ophthal Plast Reconstr Surg* 1998;**14**:62–6.

76. Fan JC, Lamont DL, Greenbaum AR, et al. Primary orbital extraskeletal osteosarcoma. *Orbit* 2011;**30**:297–9.

77. Jacob R, Abraham E, Jyothirmayi R, et al. Extraskeletal osteosarcoma of the orbit. *Sarcoma* 1998;**2**:121–4.

78. Lin PY, Chen WM, Hsieh YL, et al. Orbital metastatic osteosarcoma. *J Chin Med Assoc* 2005;**68**:286–9.

79. Rajabi MT, Saeedi-Anari G, Ramezani F, et al. Orbital metastatic osteosarcoma. *Arch Iran Med* 2015;**18**:123–6.

80. Sen O, Atalay B, Ozerdem OR, et al. Management of fronto-orbital sphenoidal and facial osteosarcoma: a case with uncommon localization. *J Craniofac Surg* 2005;**16**:470–3.

*81. Yip C-C, Kersten RC, McCulley TJ, et al. Osteogenic sarcoma after orbital radiation rhabdomyosarcoma. *Ophthalmology* 2003;**110**:1996–9.
    This manuscript highlights the risk of orbital osteosarcoma associated with previous radiation to the orbit.

82. Chalvatzis NT, Kalantzis G, Manthou ME, et al. Parosteal osteosarcoma of the orbit. *Ophthal Plast Reconstr Surg* 2008;**24**:229–31.

83. Morita R, Shimada K, Kawakami S. Low-grade central osteosarcoma of the orbit. *J Craniofac Surg* 2012;**23**:e178–80.

84. Parmar DN, Luthert PJ, Cree IA, et al. Two unusual osteogenic orbital tumors: presumed parosteal osteosarcomas of the orbit. *Ophthalmology* 2001;**108**:1452–6.

85. Luetke A, Meyers PA, Lewis I, et al. Osteosarcoma treatment - where do we stand? A state of the art review. *Cancer Treat Rev* 2014;**40**:523–32.

86. Coca-Pelaz A, Rodrigo JP, Triantafyllou A, et al. Chondrosarcomas of the head and neck. *Eur Arch Otorhinolaryngol* 2014;**271**:2601–9.

87. Kiratli H, Dikmetas O, Tarlan B, et al. Orbital chondrosarcoma arising from paranasal sinuses. *Int Ophthalmol* 2013;**33**:403–7.

88. Davies BW, Prescott CR, Said SA, et al. Radiation-induced dedifferentiated chondrosarcoma with orbital invasion. *Ophthal Plast Reconstr Surg* 2014;**30**:205–8.

89. Yang BT, Wang YZ, Wang XY, et al. Mesenchymal chondrosarcoma of the orbit: CT and MRI findings. *Clin Radiol* 2012;**67**:346–51.

90. Tuncer S, Kebudi R, Peksayar G, et al. Congenital mesenchymal chondrosarcoma of the orbit: case report and review of the literature. *Ophthalmology* 2004;**111**:1016–22.

91. Angotti-Neto H, Cunha LP, Oliveira AV, et al. Mesenchymal chondrosarcoma of the orbit. *Ophthal Plast Reconstr Surg* 2006;**22**:378–82.

92. Herrera A, Ortega C, Reyes G, et al. Primary orbital mesenchymal chondrosarcoma: case report and review of the literature. *Case Rep Med* 2012;**2012**:292147.

93. Liu M, Qin W, Yin Z. An unusual case of primary mesenchymal chondrosarcoma in orbit with intracranial extension. *Clin Imaging* 2010;**34**:379–81.

94. Odashiro AN, Leite LV, Oliveira RS, et al. Primary orbital mesenchymal chondrosarcoma: a case report and literature review. *Int Ophthalmol* 2009;**29**:173–7.

95. Alio JL 2nd, Sales-Sanz M, Vaz MA, et al. Primary extraosseous Ewing sarcoma of the orbit. *Ophthal Plast Reconstr Surg* 2013;**29**:e91–3.

*96. Dutton JJ, Rose JG Jr, DeBacker CM, et al. Orbital Ewing's sarcoma of the orbit. *Ophthal Plast Reconstr Surg* 2000;**16**:292–300.
    Excellent review of the authors' experience with Ewing sarcoma affecting the orbit.

97. Yang Y, Liu Y, Yin Z. Primary orbital Ewing sarcoma. *J Pediatr Ophthalmol Strabismus* 2011;**48**:e43–8.

98. Kano T, Sasaki A, Tomizawa S, et al. Primary Ewing's sarcoma of the orbit: case report. *Brain Tumor Pathol* 2009;**26**:95–100.

99. Naqvi SH, Hameed S, Naqvi SH, et al. Primary Ewing's sarcoma of the orbit with intracranial extension abutting the temporal lobe: a

rare case report. *Int Ophthalmol* 2014;**34**:1137–40.

100. Pang NK, Bartley GB, Giannini C. Primary Ewing sarcoma of the orbit in an adult. *Ophthal Plast Reconstr Surg* 2007;**23**:153–4.

101. Li M, Hoschar AP, Budd GT, et al. Primary Ewing's sarcoma of the ethmoid sinus with intracranial and orbital extension: case report and literature review. *Am J Otolaryngol* 2013;**34**:563–8.

102. Moore DD, Haydon RC. Ewing's sarcoma of bone. *Cancer Treat Res* 2014;**162**:93–115.

103. Madge SN, Simon S, Abidin Z, et al. Primary orbital intraosseous hemangioma. *Ophthal Plast Reconstr Surg* 2009;**25**:37–41.

*104. Rios Dias GD, Velasco Cruz AA. Intraosseous hemangioma of the lateral orbital wall. *Ophthal Plast Reconstr Surg* 2004;**20**:27–30.
   Clinical and imaging characteristics of intraosseous hemangiomas are discussed in this article.

105. Goisis M, Biglioli F, Guareschi M, et al. Primary intraosseous hemangiomas of the orbit. *Orbit* 2006;**25**:137–9.

106. Gupta T, Rose GE, Manisali M, et al. Cranio-orbital primary intraosseous haemangioma. *Eye (Lond)* 2013;**27**:1320–3.

107. Osaki TH, Jakobiec FA, Mendoza R, et al. Immunohistochemical investigations of orbital infantile hemangiomas and adult encapsulated cavernous venous lesions (malformation versus hemangioma). *Ophthal Plast Reconstr Surg* 2013;**29**:183–95.

*108. Herwig MC, Wojno T, Zhang Q, et al. Langerhans cell histiocytosis of the orbit: five clinicopathologic cases and review of the literature. *Surv Ophthalmol* 2013;**58**:330–40.
   Excellent review of the clinical, imaging, and histopathology findings in patients with Langerhans cell histiocytosis of the orbit.

109. Vosoghi H, Rodriguez-Galindo C, Wilson MW. Orbital involvement in Langerhans cell histiocytosis. *Ophthal Plast Reconstr Surg* 2009;**25**:430–3.

110. Shields JA, Shields CL, Scartozzi R. Survey of 1264 patients with orbital tumors and simulating lesions: the 2002 Montgomery Lecture, part 1. *Ophthalmology* 2004;**111**:997–1008.

111. Kiratli H, Tarlan B, Soylemezoglu F. Langerhans cell histiocytosis of the orbit. *Eur J Ophthalmol* 2013;**23**:578–83.

*112. Burkat CN, Van Buren JJ, Lucarelli MJ. Characteristics of orbital multiple myeloma: a case report and literature review. *Surv Ophthalmol* 2009;**54**:697–704.
   Review of the clinical and imaging characteristics of multiple myeloma affecting the orbit.

113. Hsu VJ, Agarwal MR, Chen CS, et al. IgA orbital plasmacytoma in multiple myeloma. *Ophthal Plast Reconstr Surg* 2010;**26**:126–7.

114. Hassan M, Alirhayim Z, Sroujieh L, et al. Multiple myeloma of the orbit. *Case Rep Ophthalmol Med* 2012;**2012**:252310.

115. Lazaridou MN, Micallef-Eynaud P, Hanna IT. Soft tissue plasmacytoma of the orbit as part of the spectrum of multiple myeloma. *Orbit* 2007;**26**:315–18.

116. Li K, Ku G, Yan M, et al. A rare and unique case of aggressive IgE-lambda plasma cell myeloma in a 28-year-old woman presented initially as an orbital mass. *Hum Pathol* 2012;**43**:2376–84.

117. Fay A, Leib ML, Fountain KS. Multiple myeloma involving the orbit. *Ophthal Plast Reconstr Surg* 1998;**14**(1):67–71.

118. Sughrue ME, Rutkowski MJ, Chen CJ, et al. Modern surgical outcomes following surgery for sphenoid wing meningiomas. *J Neurosurg* 2013;**119**:86–93.

119. Saeed P, van Furth WR, Tanck M, et al. Natural history of spheno-orbital meningiomas. *Acta Neurochir (Wien)* 2011;**153**:395–402.

120. Ho CY, Mosier S, Safneck J, et al. Genetic profiling by single-nucleotide polymorphism-based array analysis defines three distinct subtypes of orbital meningioma. *Brain Pathol* 2015;**25**:193–201.

121. Mariniello G, Bonavolonta G, Tranfa F, et al. Management of the optic canal invasion and visual outcome in spheno-orbital meningiomas. *Clin Neurol Neurosurg* 2013;**115**:1615–20.

122. Bikmaz K, Mrak R, Al-Mefty O. Management of bone-invasive, hyperostotic sphenoid wing meningiomas. *J Neurosurg* 2007;**107**:905–12.

123. Louis DN, Ohgaki H, Wiestler OD, et al. The 2007 WHO classification of tumors of the central nervous system. *Acta Neuropathol* 2007;**114**:97–109.

124. Roser F, Nakamura M, Jacobs C, et al. Sphenoid wing meningiomas with osseous involvement. *Surg Neurol* 2005;**64**:37–43.

125. Sandalcioglu IE, Gasser T, Mohr C, et al. Spheno-orbital meningiomas: interdisciplinary surgical approach, resectability and long-term results. *J Craniomaxillofac Surg* 2005;**33**:260–6.

126. Chaichana KL, Jackson C, Patel A, et al. Predictors of visual outcome following surgical resection of medial sphenoid wing meningiomas. *J Neurol Surg B Skull Base* 2012;**73**:321–6.

127. Lund VJ, Rose GE. Endoscopic transnasal orbital decompression for visual failure due to sphenoid wing meningioma. *Eye (Lond)* 2006;**20**:1213–19.

*128. Saeed P, van Furth WR, Tanck M, et al. Surgical treatment of spheno-orbital meningiomas. *Br J Ophthalmol* 2011;**95**:996–1000.
   Review of the surgical treatment of sphenoid wing meningiomas.

129. Talacchi A, De Carlo A, D'Agostino A, et al. Surgical management of ocular symptoms in spheno-orbital meningiomas. Is orbital reconstruction really necessary? *Neurosurg Rev* 2014;**37**:301–9, discussion 9–10.

130. Amanatullah DF, Clark TR, Lopez MJ, et al. Giant cell tumor of bone. *Orthopedics* 2014;**37**:112–20.

131. Harris AE, Beckner ME, Barnes L, et al. Giant cell tumor of the skull: a case report and review of the literature. *Surg Neurol* 2004;**61**:274–7.

132. Chan J, Gannon FH, Thompson LD. Malignant giant cell tumor of the sphenoid. *Ann Diagn Pathol* 2003;**7**:100–5.

133. Kashiwagi N, Hirabuki N, Andou K, et al. MRI and CT findings of the giant cell tumors of the skull: five cases and a review of the literature. *Eur J Radiol* 2006;**58**:435–43.

134. Company MM, Ramos R. Giant cell tumor of the sphenoid. *Arch Neurol* 2009;**66**:134–5.

135. Vernet O, Ducrey N, Deruaz JP, et al. Giant cell tumor of the orbit. *Neurosurgery* 1993;**32**:848–51.

136. Martins AN, Dean DF. Giant cell tumor of sphenoid bone: malignant transformation following radiotherapy. *Surg Neurol* 1974;**2**:105–7.

137. Kishima H, Miyao Y, Shimizu K. Radiosensitive giant cell tumor of the sphenoid bone. *Br J Neurosurg* 2001;**15**:171–4.

138. Orcutt JC, Char DH. Melanoma metastatic to the orbit. *Ophthalmology* 1988;**95**:1033–7.

139. Weiss R, Grisold W, Jellinger K, et al. Metastasis of solid tumors in extraocular muscles. *Acta Neuropathol* 1984;**65**:168–71.

140. Eckardt AM, Rana M, Essig H, et al. Orbital metastases as first sign of metastatic spread in breast cancer: case report and review of the literature. *Head Neck Oncol* 2011;**3**:37.

141. Autorino R, Zito A, Di Giacomo F, et al. Orbital metastasis as a first indication of prostate cancer: a case report. *Arch Ital Urol Androl* 2005;**77**:109–10.

142. Daumerie C, De Potter P, Godfraind C, et al. Orbital metastasis as primary manifestation of thyroid carcinoma. *Thyroid* 2000;**10**:189–92.

143. Baltogiannis D, Kalogeropoulos C, Ioachim E, et al. Orbital metastasis from prostatic carcinoma. *Urol Int* 2003;**70**:219–22.

144. Valenzuela AA, Archibald CW, Fleming B, et al. Orbital metastasis: clinical features, management and outcome. *Orbit* 2009;**28**:153–9.

145. Shields CL, Shields JA, Peggs M. Tumors metastatic to the orbit. *Ophthal Plast Reconstr Surg* 1988;**4**:73–80.

146. Pitts J, Chang CH, Mavrikakis I, et al. Hepatocellular carcinoma presenting as orbital bone metastasis. *Ophthal Plast Reconstr Surg* 2008;**24**:477–9.

147. Su GW, Hong SH. Leiomyosarcoma of the uterus with sphenoid bone and orbital metastases. *Ophthal Plast Reconstr Surg* 2007;**23**:428–30.

148. Gupta PK, Mital M, Dwivedi A, et al. Metastasis of greater wing of sphenoid bone in bronchogenic carcinoma: a unusual case report. *J Cancer Res Ther* 2011;**7**:195–7.

149. Kelkar G, Moiyadi AV, Kane SV. Extraskeletal osteosarcoma of the chest-wall with delayed metastasis to the sphenoid. *Indian J Cancer* 2010;**47**:82–4.

150. Hirunwiwatkul P, Tirakunwichcha S, Meesuaypong P, et al. Orbital metastasis of hepatocellular carcinoma. *J Neuroophthalmol* 2008;**28**:47–50.

151. Salmi D, Patel C, Imashuku S, et al. Neuroblastoma of unknown primary site with periorbital bone metastasis in a child. *Pediatr Blood Cancer* 2010;**55**:361–3.

152. Beden U, Edizer M, Elmali M, et al. Surgical anatomy of the deep lateral orbital wall. *Eur J Ophthalmol* 2007;**17**:281–6.

153. Walrath JD, Lelli GJ Jr, Engelbert M, et al. Metastatic endometrial carcinoma resulting in orbital apex compression. *Ophthal Plast Reconstr Surg* 2007;**23**:250–1.

154. Sharma A, Garg A, Mishra NK, et al. Primary Ewing's sarcoma of the sphenoid bone with unusual imaging features: a case report. *Clin Neurol Neurosurg* 2005;**107**:528–31.

155. Pompili A, Calvosa F, Caroli F, et al. The transdural extension of gliomas. *J Neurooncol* 1993;**15**:67–74.

17

第 17 章　泪腺肿瘤

DIEGO STRIANESE, GIULIO BONAVOLONTÀ, PETER J. DOLMAN, and AARON FAY

引言

泪腺病变主要分为五大类:炎症性病变、淋巴增生性病变、上皮性肿瘤、转移性肿瘤和囊性病变。以上病变约占眼眶肿物的 5%~10%[1,2]。尽管近年来诊疗水平不断提高,但由于泪腺区病变种类的多样性(表 17.1),有关泪腺病变的诊疗仍富有挑战性[3~15]。病史及临床特征对于泪腺病变的诊断非常重要,但对

表 17.1　泪腺疾病

泪腺炎症性疾病	良性	恶性
Churg-Strauss 综合征	良性多形性腺瘤(多形性腺瘤) 肌上皮瘤 大嗜酸粒细胞瘤 唾液腺母细胞瘤(sialo-blastoma) Warthin 瘤(乳头状淋巴囊腺瘤)	腺泡细胞癌 腺癌 腺样囊性癌(筛状、管状、基底样) 基底细胞腺癌 多形性腺瘤癌 癌肉瘤 透明细胞癌 囊腺癌 导管腺癌 上皮-肌上皮癌 恶性多形性腺瘤 黏蛋白腺癌 黏液上皮癌 嗜酸细胞腺癌(oncocytic carcinoma) 多形性低级别癌 鳞状细胞癌
肉芽肿性多发血管炎(Wegener 病)		
IgG4 相关性疾病		
结节病		
干燥综合征		
特发性眼眶炎症(眼眶假瘤)		
泪腺淋巴性病变		
良性淋巴增生		
非霍奇金淋巴瘤		
弥漫性大 B 细胞淋巴瘤		
结外边缘区 B 细胞淋巴瘤(mucosal-associated lymphoid tissue,MALT)	**泪腺窝的结构性及继发性病变**	
滤泡型淋巴瘤	泪管积液(dacryops)	
套细胞淋巴瘤	皮肤脂瘤(dermolipoma)	
	婴幼儿血管瘤	
泪腺上皮性肿瘤	转移癌	

于同一种泪腺病变有时其病史及临床特征也不同，并且影像学表现也很少具有特异性[4,13,15,16]。此外，对于泪腺病变的治疗，尤其是恶性上皮性肿瘤，众说纷纭[17]。比如在某些情况下，切开活检可能会增加肿瘤恶变的风险，而泪腺全切术则可能会增加干燥性角膜炎的罹患风险。本章节将讨论这些临床诊疗中的难题，并就这五种泪腺病变进行分析解读。

历史背景

自从 1974 年眼眶 CT 应用于临床后，泪腺病变的诊疗发生了巨大变化。CT 有助于观察恶性肿瘤的两大常见表现，即病变内钙化灶以及骨侵蚀。MRI 可更好地观察软组织改变。许多影响泪腺或泪腺窝的病变具有特异性影像学表现，但是病理诊断始终是确诊疾病的金标准。

基础科学

在胚胎发育至 22mm 时，上睑结膜的基底上皮层通过发芽（budding）形成泪腺，这些胚芽包含外胚层和中胚层，分别形成成熟泪腺的腺体以及间质部分。多形性腺瘤（pleomorphic adenomas，PAs）包含有间质成分和外胚层来源的成分。相反，上皮恶性肿瘤则来源于外胚层发育而来的上皮细胞，包括腺囊样、管样和黏液表皮样癌（mucoepidermoid carcinoma，MEC）。睑部泪腺在妊娠 10 周前形成，此时其余胚芽（buddings）开始发育形成体积较大的眶部泪腺。两者以插入眶外侧 Whitnall 结节的上睑提肌腱膜为分界。此后，在胚胎形成过程中及生命早期，循环系统中的淋巴细胞经过淋巴趋化，浸润受体丰富的间叶组织。这些淋巴细胞是眼泪中免疫球蛋白尤其是 IgA 的来源，同样也是生命后期病理性异常增殖（如良性淋巴增生和恶性淋巴瘤）的来源。

成熟泪腺位于上直肌和外直肌之间的眼眶外上方泪腺窝内。大小形状相当于一粒杏仁，由位置较浅的睑部泪腺和位置较深的眶部泪腺组成，这两者被提上睑肌腱膜的外角所分隔。睑部泪腺大小约为眶部泪腺的 1/3~1/2，并且含有来源于眶部泪腺的小导管。两叶均能分泌含有溶菌酶以及电解质（与血浆成分相似）的泪液。泪腺两叶分泌的泪液进入上结膜穹窿。

泪腺与唾液腺相似，是一种复管泡状腺，由多片小叶组成，每叶都富含腺泡，后者可分泌浆液性物质进入短的分支小管。腺泡由两层细胞以及一层薄的

透明质酸基底膜组成，环形排列围绕着中央管腔。基底细胞是肌上皮细胞。柱状腺泡细胞将液体分泌入小管，后者汇合形成排泄管（图 17.1）。泪腺上皮恶性肿瘤有时依据发生的解剖部位来命名（比如导管癌或肌上皮癌）。

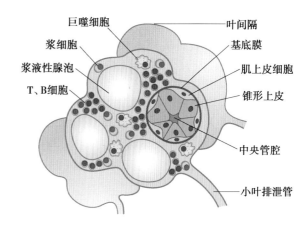

图 17.1　泪腺腺叶的超微解剖

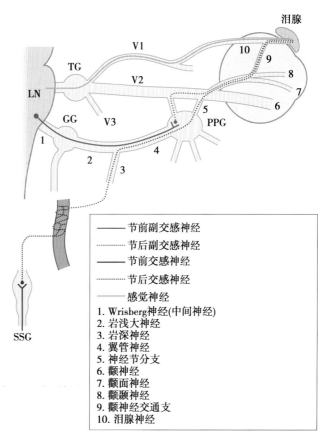

图 17.2　泪腺的感觉神经及自主神经支配。LN，泪腺核（lacrimal nucleus）；GG，膝状神经节（geniculate ganglion）；TG，三叉神经节（trigeminal ganglion）；SSG，颈上神经节（superior cervical ganglion）；PPG，翼腭神经节（pterygopalatine ganglion）；V1，三叉神经眼支；V2，三叉神经上颌支；V3，三叉神经下颌支

泪腺由泪腺动脉供血,泪腺动脉来源于视神经外侧的眼动脉,与泪腺神经一起走行于外直肌的上边缘。静脉血通过泪腺静脉引流,再并入眼上静脉。化疗药物可直接注入泪腺动脉,或者通过静脉注射全身给药;泪腺癌可通过泪腺静脉转移至全身其他部位。

泪腺神经可支配外上额部的感觉,同时泪腺上皮恶性肿瘤可沿泪腺神经扩散至眶后部和颅内。

泪液分泌反射通路由传入和传出通路组成。传入通路由角膜表面的感觉纤维(来自于睫状后长神经)以及鼻腔内的感觉和嗅觉神经组成。传出通路则从脑桥腹侧的泪腺核开始:与第Ⅶ对脑神经伴行的副交感神经纤维进入岩大神经,在翼腭窝内蝶腭神经节进行换元,节后纤维通过眶下裂进入眼眶,与交感神经在眼球后共同形成神经丛调控泪液分泌(图 17.2)。

流行病学

泪腺病变真实的发病率因统计学方法差异而难以确定。例如,一些研究数据是基于总体临床人群来计算的,而其他一些数据则来自于三级转诊中心[1~12]。此外,一些研究包括所有泪腺窝疾病,而另一些仅包括活检确诊的泪腺疾病。

一份常被引用的研究(1956 年)显示,一半以上的泪腺窝疾病是上皮性肿瘤,这其中大约 1/2 是恶性肿瘤[3]。之后,另外两项研究显示仅 1/3 的泪腺窝病变为上皮来源,且恶性率较低。近期,一项仅针对病理学确诊的泪腺疾病的研究显示,泪腺病变中 60% 为上皮性肿瘤,30% 为炎症,10% 为淋巴增生性病变(表 17.2)[1]。这显然不能代表所有泪腺肿物患者群体的患病情况。尽管这些数据存在很大差异,但炎症性病变被认为是临床上最为常见的泪腺窝疾病,第二位是淋巴增生性病变,之后是上皮性肿瘤[1,5,6,18]。

不同年龄阶段患病的种类也有所不同。泪腺感染在儿童中更为常见,而非感染性炎症常在年轻人或中年人中多见[25]。淋巴瘤虽然可见于各个年龄段,但 60~70 岁人群更常见。上皮源性肿瘤亦可见于各个年龄段,但主要是中年人患病。泪腺多形性腺瘤是最常见的原发性泪腺实体性瘤,8~80 岁均可发病,平均发病年龄是 40 岁[26]。腺样囊性瘤(adenoid cystic carcinoma,ACC)是最常见的泪腺上皮恶性肿瘤,发病年龄呈双峰分布,高峰为 40 余岁,另一个小高峰出现在青少年[27]。恶性多形性腺瘤、腺癌以及 MEC,平均发病年龄都多在 50~52 岁[8,9,28]。MEC 在女性中更多见(女/男比例约 3:2),腺癌则更常见于男性,而泪腺多形性腺瘤、腺样囊性癌或恶性多形性腺瘤发病无明显性别差异[29,30]。泪腺上皮肿瘤没有明显种族差异[5,8,28,31]。

累及双侧泪腺的病变通常是炎症或淋巴增生性病变,而上皮性病变罕见。

炎症性病变

泪腺炎可由感染或免疫性疾病引起。急性泪腺炎常为非特异性或感染相关性,而慢性泪腺炎多由粒细胞性或纤维性自身免疫性疾病所致。在第 10、11 章中也对泪腺炎症进行了讨论。

感染性泪腺炎

感染性泪腺炎的病原体可来源于结膜,通过泪腺导管进入泪腺,也可通过血源性播散而引起[32]。病原体可以是病毒、细菌或真菌。感染性泪腺炎可累及泪腺的一叶或两叶,50% 的患者为双侧泪腺受累。

临床特征

感染性泪腺炎可表现为疼痛、溢泪、球结膜水肿、结膜充血、黏液性分泌物,以及上睑板沟(superior sulcus)和上睑肿胀,甚至出现红斑或水肿,类似于 S 形外观。对于儿童,皮下水肿常延伸至脸颊和太阳穴,同时伴有耳前淋巴结肿大。累及眶部泪腺者,通常表现为眼球突出和眼球运动痛(图 17.3)。

表 17.2 泪腺上皮性肿瘤	
良性	
多形性腺瘤(良性多形性腺瘤)	48%
其他良性肿瘤	1%
恶性	
腺样囊性癌	30%
多形性腺癌(恶性多形性腺瘤,多形性腺瘤癌)	9%
黏液表皮样癌	2%
腺癌	4%
未分化癌	3%
其他恶性肿瘤	3%

上述数据来自 8 个大型系列研究,所有患者均经病理组织学确诊[8,17,19~24]。

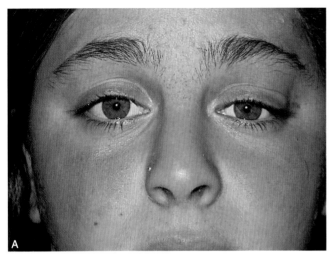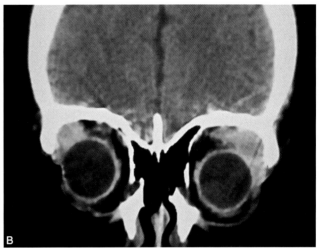

图 17.3　感染性泪腺炎。A. 一名 14 岁女性患者罹患传染性红斑，双侧泪腺发生炎症，左侧更重。B. CT 扫描显示左侧泪腺受累，由于急性炎症表现为低信号

感染性泪腺炎常发生于患有腮腺炎、麻疹、流感、猩红热或丹毒的患儿。在成人中，则多见于糖尿病或其他免疫缺陷疾病患者。

治疗

急性泪腺炎一般为自限性疾病。在急性期，冷敷、局部涂抹激素软膏以及口服退热药物可缓解症状。如果怀疑有细菌感染（黏液脓性分泌物、外伤史或全身细菌感染病史），应当全身应用抗生素治疗[33]。常用方案为口服阿莫西林/克拉维酸 875mg/12 小时，连用 7 日。有效抗生素应用后 48~72 小时内症状可好转，约在 1 周内可完全缓解。若抗生素应用后效果不明显，则应当进行诊断性穿刺活检。超声、CT 和 MRI 有助于明确诊断，但应根据患者年龄选择合适的检查。活检证实的慢性感染性泪腺炎，应当根据药敏试验，在感染科指导下选用合适的抗生素进行治疗。

自身免疫性泪腺炎

泪腺炎症可源于某些已命名的自身免疫性疾病或一些不确切的免疫性疾病。前一类疾病包括结节病、干燥综合征、Churg-Strauss 综合征和肉芽肿性多血管炎（GPA 或 Wegener 肉芽肿）[34~38]。以往报道的一些特发性眼眶炎症可能是由一类新近认识的疾病-IgG4相关性疾病（IgG4-RD）引起。此后，有关特异性炎症导致的硬化性或纤维性泪腺炎的报道逐年增多（图17.4）。

鉴别诊断

■ 急性特发性炎症

■ 结节病
■ GPA（Wegener 肉芽肿）
■ 干燥综合征
■ IgG4 相关性疾病
■ Churg-Strauss 综合征

临床特征

非感染性泪腺炎与感染性泪腺炎的临床表现相似（硬化型除外）[16]。硬化型泪腺炎通常在发病 1 个月到 1 年内发展为质硬肿块，引起复视、眼球突出、视力损伤和持续性疼痛，并且随着时间推移，治疗难度加大。大多数病例为双侧泪腺受累[36,37]，但也有单侧泪腺受累的病例报道[35]。

检查

自身免疫性泪腺炎的 CT 和 MRI 表现多样，可为界限清晰的肿物，也可为弥漫性侵润病变，后者可能与恶性病变相混淆。部分临床表现为单侧病变的患者，影像学检查可发现其对侧泪腺亦受累[25,37,39,40]。

治疗

对于典型急性泪腺炎，短期口服糖皮质激素（泼尼松龙 1mg/（kg·d））可缓解炎症症状，减少复发并确认诊断。如果患者用药后 72 小时内症状好转，则维持初始大剂量用药 1 周，此后 6 周内逐渐减药。大多数急性特发性炎症在用药数周后好转；但是，GPA、硬化性炎症、IgG4 相关性疾病等难治性疾病，可能需要持续数月的低剂量激素治疗，并且常常需要在风湿科医生配合下，加用免疫抑制剂联合治疗。

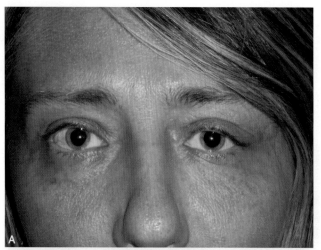

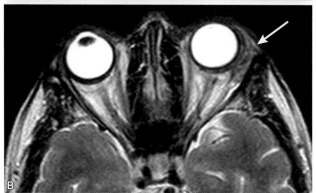

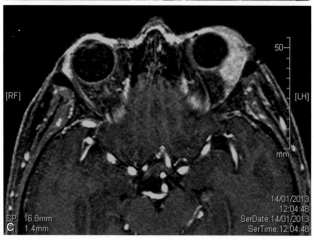

图 17.4　自身免疫性泪腺炎。A. 患者 45 岁女性，左眼缓慢性上睑下垂，伴颞侧眼睑无痛性水肿，呈 S 形外观。B. MRI 扫描（水平面）T2 相显示，左泪腺增大，边界不清，与眼外肌等信号（箭头所示）。C. MRI 扫描（水平面）T1 相显示左侧泪腺可被钆剂弥漫性增强

争议：在用药 48~72 小时内症状好转可协助诊断炎症性泪腺炎[25]。而表现不典型、复发性疾病或对药物不敏感者，则需要进行手术活检。部分专家认为，在抗感染治疗之前进行活检可以充分利用标本的价值。特异性炎症疾病，如 GPA、结节病或 Churg-Strauss 综合征需要特殊的、个性化的治疗方案（参见第 11 章）[6,34,38]。特发性眼眶炎症（IgG4 相关性疾病）的硬化型泪腺炎是一种特殊的临床亚型，该病逐渐进展，对免疫抑制治疗不敏感[41]。对于部分病例手术切除纤维化性肿块可能有用。

淋巴增生性病变

淋巴增生性病变包括良性反应性淋巴样增生、非典型淋巴增生和淋巴瘤[42]。该部分内容在第 15 章中已进行详细阐述。

流行病学

原发性眼眶淋巴瘤占所有非霍奇金淋巴瘤（NHL）的 1%，以及结节外 NHL 的 8%[41]。尽管泪腺淋巴瘤的发病率仍然饱受争议[5,18]，最近一篇关于眼眶扩张性疾病的综述显示，NHL 占泪腺病变的 7%，并且占眼眶颞上部所有病变的 3%[1]。目前，累及泪腺的霍奇金病未见报道。世界范围内，淋巴瘤的发病率逐渐升高。

发病机制

眼眶缺乏原始淋巴细胞和淋巴管，故而被认为是结外组织。黏膜器官中包含一种特殊的免疫系统成分，称为黏膜相关性淋巴组织（mucosa-associated lymphoid tissue，MALT）[41]。在意大利、美国和日本都有报道称，淋巴瘤与 EB 病毒感染或衣原体感染有关[43]。但也有研究结果与该观点存在争议。在世界范围内这些病原体感染的发生率存在差异，加之存在环境差异以及遗传学差异，上述原因有助于解释这些争议产生的原因。

临床特征

大多数泪腺淋巴瘤患者在诊断时已超过 65 岁。该病最常见的临床表现为渐进性、无痛性单侧或双侧泪腺肿大，导致眼球向下移位、眼球突出，以及上睑呈 S 形外观。10%~15% 的原发性眼眶淋巴瘤是双侧受累[41]。

检查

泪腺淋巴瘤在眼眶 CT 扫描中表现为泪腺弥漫性增大，向后方膨胀，并且呈"铸造样"围绕眼球生长。MRI 扫描中，眼眶淋巴瘤在 T1 和 T2 加权像上均表现为与眼外肌等信号强度（图 17.5）[40,44,45]。

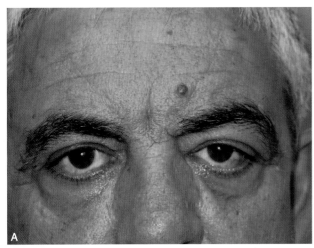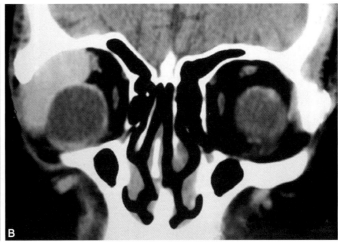

图 17.5 泪腺淋巴瘤。A. 患者,63 岁,男性,亚急性、进展性左眼上睑下垂、眼球突出、上睑水肿,呈"S形"外观。B. MRI 扫描显示左侧泪腺弥漫性增大,呈"煎饼"样环绕眼球生长(图片有误)

病理学

原发性眼眶淋巴瘤最常见的病理类型是结外边缘区域 B 细胞 MALT 淋巴瘤。泪腺淋巴瘤包括弥漫性大细胞淋巴瘤、滤泡性淋巴瘤和边缘细胞淋巴瘤。一项关于眼附属器淋巴瘤的大型队列研究显示,61%的眼眶 MALT 淋巴瘤累及泪腺,滤泡性淋巴瘤则为第二种常见的淋巴瘤[46]。套细胞淋巴瘤、慢性淋巴细胞性白血病以及淋巴浆细胞性淋巴瘤则在眼附属器淋巴瘤中较少见。

治疗

因为淋巴瘤术后易复发,单纯手术切除通常不作为首选的治疗方式,除非病灶区域相对独立。对于诊断为淋巴瘤的患者,有必要进行系统性全身检查,以便评估疾病分期并且选择合适的治疗方法。90%以上的局限性病灶应用低剂量放疗(20~36Gy)有效[41]。根据疾病分期和组织病理学分级,全身性疾病则常常需要联合化疗(参见第 15 章)[47,48]。

上皮性肿瘤

上皮性肿瘤是第三种最为常见的泪腺肿瘤,包括良性和恶性肿瘤。

多形性腺瘤(良性多形性腺瘤)

流行病学

多形性腺瘤(pleomorphic adenoma,PA)是最常见的泪腺肿瘤,大约占所有泪腺上皮性肿瘤的 50%[1,5]。好发于 40~60 岁之间的人群[49]。

临床特征

PA 的典型临床表现是隐匿性、无痛性眼球突出,眼球向鼻下方移位,上睑肿胀(图 17.6A),也可出现非典型症状[13~15,42,49]。症状持续时间介于 1 个月到 5年。常累及眶部泪腺,较少累及睑部泪腺。

检查

在 CT 或 MRI 上,PA 表现为圆形或椭圆形、界限清晰的肿物。由于各个瘤体中细胞和组成成分不同,PA 影像学表现可有衰减(图 17.6B)。细胞含量高的区域为均质性,而细胞较少的区域由于间叶组织、囊性退变、坏死或者浆液/黏液聚集,表现为不均匀的低密度。瘤体内钙化灶,以及肿块向前发展超过眶缘较少见。MRI 扫描也可发现相似表现:由于较小的瘤体内上皮成分排列紧凑,在 T1 相上表现为相对均质的中等信号,T2 相上为高信号;而较大肿瘤则因富含间叶组织、出血或发生坏死,在 T1 和 T2 相上均表现为不均匀信号[40,44,45]。

病理学

PA 的特点是同时包含增殖的上皮和间叶组织,以不同比例混合。上皮细胞形成特征性管状结构,围以肌上皮细胞,后者逐渐与黏液性间质相混合[50,51]。

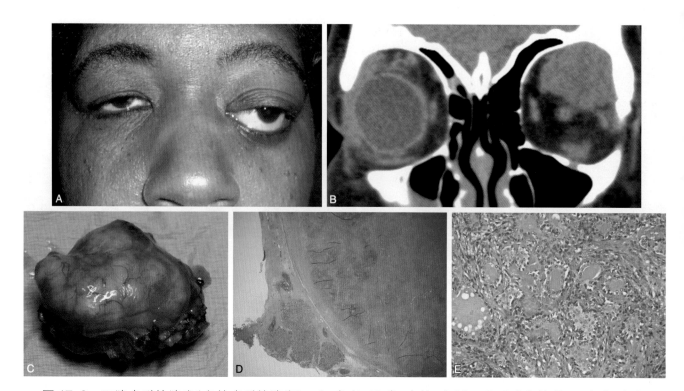

图 17.6 泪腺多形性腺瘤(良性多形性腺瘤)。A. 患者,40 岁,女性,主诉双眼不对称数月,无疼痛、复视等症状。B. CT 扫描(冠状位)显示,左侧泪腺窝可见一巨大的实性结节样肿物,眶顶骨质发生改变,提示病变为慢性病程。C. 大体标本显示肿物有包膜,并存在特征性小圆凸(bosselations)。D. 低倍镜检显示病变组织被纤维性假性包膜包裹,包膜之外可见残留的正常泪腺组织(HE,×10)。E. 高倍视野下可见许多管样结构(HE,×20)

上皮细胞通常包括管状结构的细胞及其他非管状结构的细胞,如梭形、圆形、卫星形、类浆细胞、嗜酸性粒细胞样、多角形以及透明形细胞。很少出现鳞状上皮化生。间质成分显示不同程度的黏液性、透明质酸性、软骨性或者骨性分化。多灶和多结节生长的病变更可能出现复发[51](图 17.6D、E)。

治疗

手术切除肿物是泪腺多形性腺瘤最主要的治疗方法。对于疑似病例推荐进行全切术(图 17.6C)[49]。在手术中尽可能保留睑部泪腺,可有助于减轻反射性或情感性泪液分泌障碍。当肿瘤较大且向后扩展时,可行眶外侧壁开眶术(包括覆盖的眶骨膜),有助于完成肿瘤全切。

PA 的预后取决于复发或恶变的风险。对于全切术后的患者,五年复发率很低,而对于部分切除的患者,复发率可高达 30%。PA 的恶变率与肿瘤分期有关,对于治疗后 20 年内复发的腺瘤,其恶变概率高达 10%,30 年内达 20%[28]。然而,在最近一项有关泪腺上皮肿瘤的多中心研究中,对复发腺瘤进行长期随访,并未发现恶变的病例[19]。既往报道的较高的复发率可能代表了部分切除或仅进行活检的病例。

争议:未完全切除的泪腺 PA,每年复发或恶变率约为 1%。因此,对于临床上怀疑 PA 的圆形实体性肿瘤通常建议进行全切术。但是,这种做法可能会导致某些与 PA 表现相似的疾病,如淋巴增生性病变进行不必要的泪腺切除,后者应用糖皮质激素或者免疫抑制剂症状可好转[13]。部分外科医生认为,细针穿刺活检对于泪腺 PA 的诊断具有卓越的优势,播散风险最低。而另一些专家则认为,通过细针穿刺取得的组织不足以代表这种混合性肿瘤,因为恶性病变区域可能无法取到。目前普遍认为,粗针穿刺取样可能会造成肿瘤播散,故不推荐使用[51]。

少见的泪腺良性上皮性肿瘤

肌上皮瘤(myoepithelioma)是一种由肌上皮细胞组成的良性肿瘤,通过全切术可治愈。病理组织学上,嗜酸性粒细胞瘤由线粒体丰富的富含嗜酸性胞质的特征性的上皮细胞组成。在眼附属器中最常累及泪腺,但泪腺受累的病例少有报道。手术切除可治愈。Warthin 瘤最常累及唾液腺,极少累及泪腺,仅有一篇文献报道[47]。

腺样囊性癌

流行病学

　　腺样囊性癌(adenoid cystic carcinoma,ACC)占泪腺疾病的 18%,占所有眼眶疾病的 2%[1],是最常见的泪腺上皮恶性肿瘤[5,48,52]。

临床特征

　　ACC 患者的平均发病年龄为 40 岁,比多形性腺瘤要早,甚至可在 10 岁时就发病[53]。女性相比于男性更易患病,比例大约为 2:1。患者常主诉局部疼痛数月。疼痛的原因是早期感觉神经被肿瘤侵袭所致[26,52],这也是 ACC 与 PA 或其他泪腺疾病的鉴别要点[52]。神经受累常常导致额颞侧敏感度增高。由于泪腺位于眼眶的颞上侧,患者常出现眼球向鼻下方移位、上睑下垂并呈"S 形"、复视以及眼球运动受限(图 17.7A)。

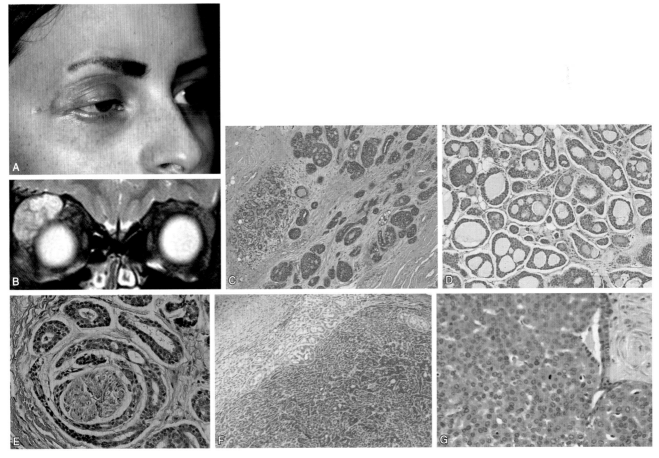

图 17.7　患儿女性,12 岁,右眼上睑肿物伴疼痛 1 个月。A. 完成术后辅助性放疗后照片。B. 手术前,MRI(冠状位)T2 相显示右侧泪腺巨大、异质性肿物。C. 肿物与正常泪腺组织并存(HE,×10)。D. 切片显示病变为 ACC 的筛状亚型,具有典型的"腺样"或"奶酪样"结构;注意伪腺体结构(HE,×20);E 和 F. 周围神经受侵犯是 ACC 的特征性表现,这是患儿早期就出现肿物疼痛的原因,可与良性泪腺肿瘤相鉴别。G. ACC 的基底样改变(标本取自另一位患者)与筛状改变不同。注意实性肿物中无腺体样结构。该亚型分化程度较低,侵袭性强,是 ACC 预后最差的一种亚型

检查

　　在影像表现上,ACC 表现为实性结节样肿物,边

缘不规则,伴周围组织浸润,并可造成骨质损坏[54]。典型的 CT 表现包括肿物边缘不规则、骨质溶解以及钙化。注射造影剂后形 MRI 扫描,ACC 表现为中等强度

信号,在 T1 和 T2 相上均表现为与肌肉等信号。但是,影像学特征因组织学成分不同而不同。与筛状肿物相比,实性肿物在 T2 相上信号强度更低,筛状型可显示高信号区域(图 17.7B、C,框 17.1)[40]。

框 17.1　良恶性上皮性肿瘤的鉴别

Rose 等人提出了一套评分系统以鉴别泪腺良恶性疾病,包括临床和影像学特点[49]。以下标准每条 1 分:症状持续时间(多于或少于 10 个月);持续性疼痛(有或无);影像学上肿块边界清晰;肿物围绕眼球"铸型";肿物钙化;骨质破坏。该评分体系尚未被广泛采用,其可信度也尚未证实。而且,一些病例报道显示,PA 也可以短暂出现上述症状,眼眶炎症也可表现为疼痛性皮下结节或囊性病变,或在眼眶影像学上表现为钙化伴骨质侵蚀[14,42]。

MRI 或 CT 扫描出现结节样和浸润性表现提示为腺癌,尽管有时良性混合瘤也可表现为结节和浸润影(表 17.3)。

尽管钙化常见于腺癌,但也可出现在腺瘤中。骨质侵蚀和钙化提示泪腺发生恶性肿瘤的可能。对于老年人长期的泪腺肿瘤,出现钙化则提示存在恶变的可能,在切除前需要进行活检。

表 17.3　泪腺疾病的影像学特点

影像学表现	诊断或分类
小圆凸	多形性腺瘤
毛糙边缘	泪腺炎
平滑边缘	淋巴增生
异质性	多形性腺瘤/腺瘤癌
包绕眼球"铸型"	淋巴增生
软组织侵袭或破坏	上皮癌
神经侵犯	腺样囊性癌
眼球压迫	多形性腺瘤
眼球移位	上皮肿瘤
眼球侵袭	上皮恶性肿瘤
骨骼重塑	长期的良性肿瘤(多形性腺瘤)
骨质破坏	上皮恶性肿瘤

分类和病理学

ACC 可根据组织生长方式进行分类,包括筛状型("瑞士奶酪")、管样型或基底样型,数种组织类型以不同比例混合,可以某种类型为主(图 17.7C-F)。筛状型最常见,表现为典型的"腺样""囊样"外观。而基底样型则表现为一层坚韧的"基底样"细胞,基底样型较为常见,但分化程度最低,预后亦最差[28,55,56]。管样型及其他类型的分化程度中等,预后亦中等。通常,一个 ACC 瘤体中可见到多种类型混合存在,必须观察整个病变组织后判断主要的组织类型,这可影响到肿瘤的生物行为及其预后。

筛状型的囊样结构中包含嗜碱性无定形黏多糖和(或)嗜酸性基底层。在管样型和实性腺样囊性型中,是以基底样肌上皮细胞为主,而囊样空隙较少见[50]。

在 2007 年发表了第一篇有关凋亡调节蛋白与泪腺恶性上皮性肿瘤发病机制相互关系的文章[53]。研究结果显示细胞凋亡以及相关蛋白的表达,可能有助于评估患者预后。具体来说,肿瘤细胞凋亡越多、p53 上调和 Bcl-2 下调越显著,患者预后越好。随后,这些研究结果得以证实,并且更加重视这些免疫组化评估的价值[57~60]。近期,有研究发现,在 ACC 中存在特征性的染色体易位——t(6;9),可使致癌基因 MYB 和转录因子 NFIB 产生融合,导致 MYB 高度表达。但是,MYB-NFIB 融合蛋白的表达水平似乎与预后无关[61]。

治疗

临床分期应包括完整病史、体格检查、CT(评估骨质破坏情况)以及 MRI(评估软组织受累情况)等资料。根据眼眶影像学资料,可评估肿物大小、形状、范围,以及邻近组织(包括骨髓、颅底、眶周区域)受累情况。并且必须对颈部淋巴结、肺部以及骨骼情况进行评估[62,63]。

争议:关于 ACC 的适当的局部治疗尚存在争议。部分学者认为眶内容剜除术可更好控制疾病,并且可使患者达到更长生存期[64~68]。而其他学者主张行保留眼球术后进行外部光束放射治疗(RT)或质子束放疗[69,70]。也有学者提倡进行术前放疗。近期的回顾性研究显示,激进的手术治疗并不影响总生存率[49,64,68,71]。

以第 6 版美国癌症联合委员会(American Joint Committee on Cancer,AJCC)癌症分期指南为基础,一项有关泪腺 ACC 患者的队列研究发现,对于分期<T3 的患者,保留眼球手术术前或术后进行局部放疗,治疗效果较好(图 17.8;表 17.4)。而对于分期≥T3 的患者,部分学者提倡进行眶内容物剜除术后行放疗,局部复发率更低。但是,目前尚无明确科学证据表

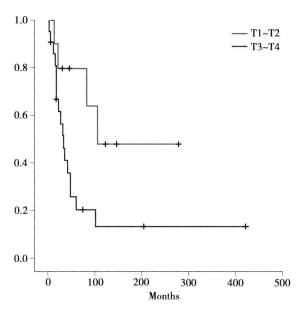

图 17.8　Kalpan-Mayer 曲线,显示不同分期疾病组的生存率

表 17.4　AJCC 泪腺肿瘤 TNM 分期(第 7 版)

原发性肿瘤(T)

TX	原发肿瘤的情况无法评估
T0	没有证据说明存在原发肿瘤
T1	肿瘤最大径≤2cm,伴/不伴肿瘤向腺体外侵犯累及眼眶软组织
T2	肿瘤最大径>2cm,≤4cm*
T3	肿瘤最大径>4cm*
T4	肿瘤侵犯骨膜/眶壁骨质/邻近组织
T4a	肿瘤侵犯骨膜
T4b	肿瘤侵犯眶壁骨质
T4c	肿瘤侵犯邻近组织(脑、鼻窦、翼窝、颞窝)

局部淋巴结(N)

NX	局部淋巴结情况无法评估
N0	无局部淋巴结转移(淋巴结未发现肿瘤)
N1	局部淋巴结转移

远处转移(M)

MX	远处转移无法评估
M0	无远处转移灶
M1	出现远处转移灶

*由于泪腺组织最大径为 2cm,≥T2 的肿瘤经常侵犯眼眶内其他软组织。

Used with permission from of the American Joint Committee on Cancer (AJCC), Chicago, Illinois. Original source:AJCC Cancer Staging Manual,Seventh Edition (2009) published by Springer Science and Business Media LLC,www. springerlink. com,and from Rootman J, White VA. Changes in the 7th edition of the AJCC TNM classification and recommendations for pathologic analysis of lacrimal gland tumors. Arch Pathol Lab Med 2009 Aug;133(8):1268-71

明,眶内容物剜除术可以延长患者生存时间,并且放疗只起到姑息性治疗作用。此类疾病十分罕见,缺乏前瞻随机性研究,因此不同治疗方案效果不同,建议根据个体情况进行解读。

当 ACC 的诊断存在疑虑时一般不对 ACC 进行切开活检,此时诊断多会考虑 PA。而对于 PA,通常采取肿瘤全切术。当 ACC 诊断明确时(临床表现为疼痛、眶周感觉减退、起病迅速、骨质侵蚀、MRI 呈弥散性不规则强化),应该尽量避免额外手术,将手术野中肿瘤播散的风险降至最低。术中应仔细观察邻近眶骨,对可疑区域进行活检或切除。应当仔细检查病理标本中是否存在周围神经和血管受侵犯。对所有切除的骨组织都应进行仔细的检查以便准确分期。为了全面评估所切除肿瘤及其周围组织,应在标本送检时进行定位及标记。

尽管放射治疗的疗效还未被证实,但辅助放疗的有效性值得期待。关于眼科领域进行辅助放疗的文献较少[69],但部分报道的疗效鼓舞人心[72]。众多关于放疗作用的证据是源于头颈部 ACC 的文献报道[73~75],术后接受放射治疗的头颈部 ACC 患者,短期疗效好,尤其对于那些肿瘤无法完整切除的患者[76]。

一项 2013 年的报道将顺铂和阿霉素注入颈内动脉进行新辅助性化疗[77]。结果显示动脉内减瘤(cytoreductive)治疗有利于泪腺 ACC 局部病变的控制及患者总体无病生存率的提高。但是,目前还未发现统计学上的显著性差异。另外,动脉内化疗取决于动脉血管树是否完整;动脉内化疗妨碍了手术前活检的进行,当然也妨碍了腺体外组织或转移癌灶的活检。这项研究结果没有得到其他研究的证实,并且该报道的作者后来也对他们原始的治疗方案进行了改动。

预后

尽管近年来对于 ACC 的诊断、分期和治疗已取得一定进步,但该病的预后仍然很差。据报道,该病的 5 年生存率为 38%~68%。Ahmad 发现 45%T3 期以上的患者以及 7%T3 期以下的患者 5 年内病故,说明疾病分期严重影响预后;因此作者认为,只有早期诊断才可能提高疾病预后[62]。另一种对此报道的解读则认为为期 5 年的随访时间并不足够,因为考虑到 ACC 的自然病程仍需要一定的时间。有趣的是早在 1992 年,Wright 发表综述称对于 ACC 和腺癌,在初次就诊到进行活检的时间间隔很长,导致患者转诊至专科医师就诊的时间发生延迟[52]。时至今日,该观点仍然具有参考价值。

影响泪腺上皮性肿瘤预后的因素尚未明确。在2009 年 AJCC 发布的第 6 版癌症分期指南中,对泪腺 ACC 的分期进行了修改,将泪腺肿瘤的大小(T)进行调整以对应唾液腺中的肿瘤大小[63]。尽管一项多中心研究采用第 6 版癌症分期指南证实了泪腺肿瘤的 AJCC 分类与预后相关[62],但目前还没有其他研究对最新更改版提供支持性资料。当将该分期标准应用于 74 例恶性上皮性肿瘤的研究中时,发现 T1 期和 T2 期患者的总体生存率明显高于 T3 期和 T4 期患者(图 17.8)。然而,大多数眼眶病专家还未应用该分期标准,可能是因为该指南并未给出相应的治疗方案。

Tellado 曾报道,年轻的 ACC 患者比成年患者的预后更好[25]。泪腺恶性上皮肿瘤的 5 年生存率大约为 50%,10 年生存率约为不到 30%[28,53,65,66,69]。实性 ACC、高级别 MEC 以及伴皮脂腺分化的腺癌预后较差,5 年生存率可能不到 30%[19,28,78,79]。一项纳入 21 例泪腺恶性上皮肿瘤的报道显示,总体 5 年生存率约为 47%[53],其中 ACC 患者相比于其他上皮性肿瘤患者的生存率更高,可能是因为该病例系列报道中的基底样型发病率低。对于泪腺恶性上皮性肿瘤,随访 5 年不足以观察复发率,因为该类疾病的复发常在发病 20 年后出现。

以凋亡因子为靶点的免疫组化研究可能有助于评估预后[53]。

自从 1856 年 Billroth 首次报道"圆柱瘤"后,ACC 的治疗已取得一定的发展,但是该病的预后仍然令人失望。

多形性腺瘤癌

发病率

多形性腺瘤癌(carcinoma ex pleomorphic adenoma)、恶性多形性腺瘤(malignant mixed tumor,MMT)、多形性腺癌(pleomorphic adenocarcinoma),均用于描述良性多形性腺瘤恶变[80,81]。占所有泪腺上皮型肿瘤的 4%~15%[5,82],占泪腺病变的 3%。

临床特征

病史各不相同,由于长期良性肿瘤恶变而成的恶性肿瘤,与泪腺原发恶性肿瘤有所差异。由于既往存在 PA,所以患者可能存在长期的眼球突出,但是当出现眼睑水肿、复视、快速进展的眼球突出以及炎症表现时才引起患者重视(图 17.9)。

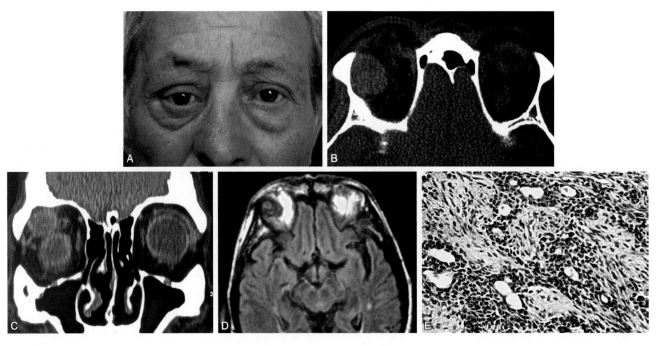

图 17.9　恶性多形性腺瘤。A. 患者,65 岁,男性,主诉长期右眼轻微上睑下垂及眼球突出,1 个月前出现眼睑水肿、复视、眼球突出快速加重以及炎症表现。B. 水平位 CT 扫描显示同时具有良性多形性腺瘤和恶性侵袭性癌的特征,肿物边界清晰,伴有轻度骨质重塑。C. 冠状位 CT 扫描显示具有良性多形性腺瘤和恶性侵袭性癌的特征,肿物边界清晰,伴轻度骨质重塑和侵蚀。D. 轴位 MRI 扫描显示右泪腺肿物呈不均匀信号。E.(病理组织学检查)由多形性腺瘤恶变为腺癌。肌上皮、唾液腺管、终末管、未分化细胞被良性间质成分包围

检查

因为同时存在良性多形性腺瘤和侵袭性癌的共同表现，MMT 影像学不具有特异性。长期存在的泪腺肿瘤出现骨侵蚀和钙化意味着恶变的可能（图 17.9B、C）。恶性结节区域在 MRI 的 T2 加权像上表现为高信号（图 17.9D）。

病理学

多形性腺癌的病理组织学常表现为良性多形性腺瘤成分，同时混杂良恶性组织渐变的交界区域（图 17.9E）。通常，癌性成分主要表现为腺癌，癌细胞来源于上皮细胞，但也可表现为导管癌、MEC、腺样囊性癌和癌肉瘤。对于部分病例，恶变可能起源于良性混合型肿瘤的肌上皮组织。恶性病变的组成成分以及其与多形性腺瘤包膜的关系不尽相同。肿瘤分期和预后取决于恶性病灶（非侵袭性或微侵袭性病变）与周围良性假膜的接近程度，也取决于其侵及（侵袭性病变）程度。

治疗

对于局限的或非侵袭性多形性腺癌的治疗与多形性腺瘤一致——采用全切术。伴有软组织浸润和骨质破坏时需要切除受累的骨质，并且术后进行辅助性放疗。非侵袭性腺癌在全切后预后较好。微小浸润或侵袭性腺癌在全切和放疗后的预后未必良好。据报道，5 年生存率为 20% ~ 70%[28,81]。然而该病罕见，故长期结果较难评估。而且，腺瘤内部癌性病灶的癌细胞亚型可能会影响预后。总之，导致泪腺多形性腺瘤恶变的决定因素以及该病的预后至今尚未明确。

黏液表皮样癌

流行病学

黏液表皮样癌（mucoepidermoid carcinoma，MEC）是最常见的唾液腺恶性上皮肿瘤，但在泪腺中较少见，占泪腺上皮肿瘤的比例不到 5%。

临床特征

一项纳入 25 例泪腺 MEC 患者的回顾性研究显示，患者平均年龄为 49 岁[29]。亚急性起病，表现为缓慢进展的眼球突出、非轴性眼球移位以及炎症性表现（图 17.10）。有趣的是，在另外一项流行病学调查中，5 名患者中有 2 名在确诊前 1 年出现了复发性结膜炎，并伴有眼睑水肿[1]。

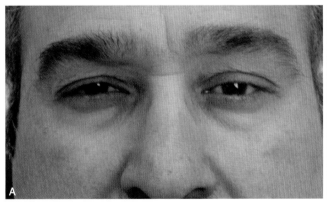
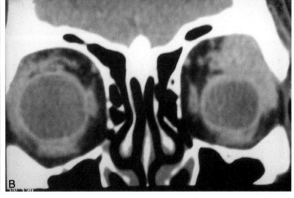

图 17.10　泪腺黏液表皮样癌。A. 患者，50 岁，男性，亚急性起病，表现为缓慢进展的左侧眼球突出、非轴性眼球移位以及炎症表现，如确诊前 6 个月内反复出现结膜炎及眼睑水肿。B. CT 扫描显示泪腺肿物，形状不规则，边界不清，病变超过泪腺窝，无骨质破坏

检查

MEC 的 CT 和 MRI 表现与其他泪腺恶性肿瘤相似，包括肿物形状不规则、边界不清楚、超出泪腺窝和骨质破坏。

病理学

美国军事病理研究所（AFIP）已经建立了一个成熟的、广泛被采用的评分系统可用于临床 MEC 的评估，该系统可客观的鉴别低级别和高级别癌。该评分

系统以病变的五大组织学特征为其基础：囊内成分、神经侵袭、坏死、有丝分裂活动度和细胞间变[83]。

治疗

目前已发表的纳入泪腺 MEC 患者数量最多的调查研究显示，1 级和 2 级病变的患者可进行病变全切术，术后进行或不进行辅助性放疗[29]，患者可以从中受益。而 3 级病变的患者，不论如何治疗，预后都较差[19]。

腺癌

流行病

原发性泪腺腺癌（adenocarcinoma）占泪腺上皮性肿瘤的 2% ~ 14%[1,4,8,10,12]。

临床特征

临床表现可为急性或者非常缓慢性病程。1/3 的患者出现眼眶疼痛。

检查

腺癌在 CT 上表现为弥漫性、形状不规则的结节肿物影。可见邻近骨质钙化、不规则性、破坏性改变以及病变沿上直肌浸润的表现（图 17.11）。在 MRI 的 T1 加权像上肿物与眼外肌等信号，在 T2 加权像上呈不均匀信号。

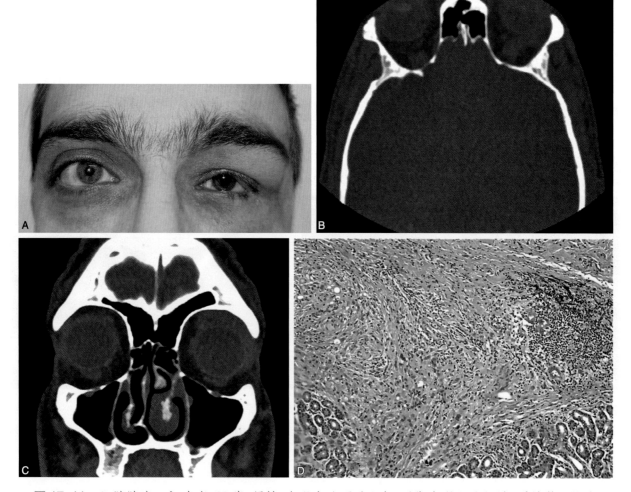

图 17.11　泪腺腺癌。A. 患者，38 岁，男性，左眼上睑下垂 2 年，近期出现眼睑红肿，质地软。B 和 C. CT 扫描（水平位和冠状位）显示左侧泪腺肿物形状不规则、边界不清，病变超过泪腺窝，无骨损表现。D. HE 染色显示弥漫性上皮细胞浸润，基底样细胞呈束状和管状，有硬癌表现。可见有丝分裂象。腺癌伴有微囊肿性附属器癌（汗管瘤样）分化表现。上皮膜抗原 EMA 和细胞角蛋白 AE1/AE3 染色阳性，支持诊断

病理学

高分化腺癌与低分化腺癌的病理表现不同。高分化腺癌表现为多形性、高分化腺体形成和细胞有丝分裂率低。低分化腺癌中包含多层间变细胞，伴有明显的腺体结构、坏死以及较高的有丝分裂率。该肿瘤可向皮脂腺分化，需要与皮脂腺癌相鉴别[78]。

治疗

由于病例报道较少，尚未形成治疗规范。但是，低分化肿瘤在早期容易转移至淋巴结、肝脏、肺部及骨骼，因此必须进行积极干预。部分外科医生推荐进行眶内容物剜除术，术后辅以高剂量放疗联合放射性颈部淋巴结彻底清扫（radical neck dissection），但是很少有证据证实这种激进的治疗方式能延长患者生命。有的医生则认为术前/术后放疗、全切术以及淋巴结清除联合治疗更为合适。

其他恶性肿瘤

至今已报道的其他泪腺罕见恶性肿瘤，包括 8 例鳞状细胞癌[19,69,84~86]，6 例管样腺癌[10,19,87~89]，5 例泪腺皮脂腺癌[79,90~93]，3 例腺泡细胞癌[94~97]，2 例肌上皮癌[19,98]，2 例上皮-肌上皮癌[99~101]，2 例癌肉瘤[8,19]，2 例多形性低级别腺癌[8,102]，1 例基底细胞癌[103]，1 例囊腺癌[103]，以及 1 例原发未分化大细胞癌[104]。

泪腺囊肿

泪腺导管囊肿（dacryops）是发生于泪腺分泌管或分泌小管的囊肿性病变。

流行病学

泪腺导管囊肿较罕见，占泪腺疾病的比例不足 5%[1]。

临床特点

睑部泪腺比眶部泪腺更易受累，造成眼球突出以及"S"形上睑下垂。嘱患者向内下方注视，翻起上睑，可见一蓝色透亮囊肿，即为泪腺睑叶导管囊肿（图 17.12）。

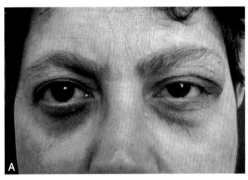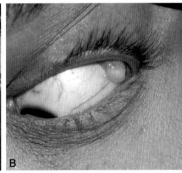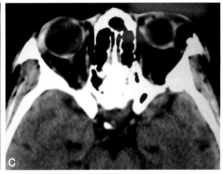

图 17.12　泪腺导管囊肿。A. 患者，55 岁，男性，左侧上睑下垂，情绪激动时加重。B. 左眼泪腺导管囊肿。C. 水平位 CT 扫描显示左侧泪腺导管囊肿

检查

当眶部泪腺受累时，必须进行影像学检查。泪腺导管囊肿为充满清亮液体的囊性病灶，在 MRI 扫描中，T1 加权像上呈低信号，T2 加权像上呈高信号。MRI 或者 CT 扫描可用于确定睑部泪腺囊肿的后界，有助于外科手术的制定。

病理学

泪腺导管囊肿的囊壁由 2 层细胞组成：内层为立方或柱状细胞，外层为肌上皮细胞，说明囊肿来源于泪腺导管而非腺泡（腺泡来源者仅有单层上皮细胞）。

治疗

泪腺导管囊肿推荐的治疗方法是全切术，术后复发率低。对于睑部泪腺病变推荐进行袋形缝合术[105]，可避免泪腺主导管阻塞。当处理睑部泪腺导管囊肿时，应注意不要损伤结膜交界面的导管开口。近期，有报道显示原发性鳞状细胞癌可来源于泪腺导管囊肿；良性多形性腺瘤、血管外皮细胞瘤以及单克隆类淋巴浸润等疾病可与泪腺导管囊肿同时发生[106]。

转移性和继发性病变

发生于泪腺窝的非上皮性病变包括婴幼儿性血管瘤、血管外皮细胞瘤、实性纤维性肿瘤、海绵状血管瘤、Kimura 病和淀粉样变性[106]。

整体诊疗规范

泪腺病变可分为以下三类需要治疗的情况：①急性或亚急性起病，影像学上表现为浸润或弥散性病变者（图 17.13A）；②慢性起病，具有浸润或弥漫性影像学改变者[107]（图 17.13B）；③范围局限的病变，症状持续时间不定（图 17.13C）。对于第一类疾病推荐进行活检确诊，尤其是对糖皮质激素不敏感者。

争议：选择细针穿刺活检还是开放式活检尚存争议，主要是因为存在破坏多形性腺瘤包膜的风险，或对于恶性病变可能会引起肿瘤播散的风险。某些医疗中心已使用细针穿刺活检进行眼眶占位性疾病的诊断，其敏感性为 75%～99%。若同时进行免疫表型检测（细针抽吸活检细胞学检查），细胞学诊断的敏感性会更高[108~111]。细针穿刺的不足在于无法对旧组织切片进行补充性分析、再分类和研究，部分淋巴瘤无法通过细针穿刺确诊。至今为止，更推荐开放性活检，因其不残留活检通道、致病率低，并且可获得更多的病变组织，更有利于检查分析。

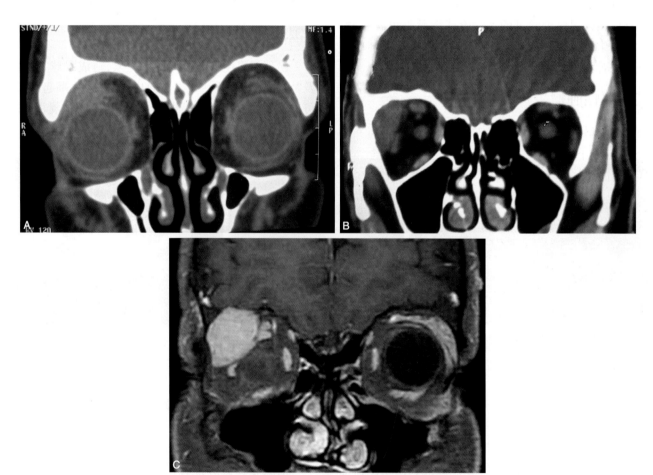

图 17.13　A. 急性或亚急性起病，病变影像学表现为浸润或弥漫影。B. 慢性起病，影像学表现为浸润或弥漫性改变。C. 病变范围局限，症状出现时间不定

上述第二类疾病包括恶性上皮性肿瘤和硬化性炎症病程。这些病变可表现出相似的临床和影像学特征。尽管切开活检所获得的病变标本足够对硬化性炎症性病变做出诊断；但对于药物治疗不敏感的患者，建议完全切除硬化性病变组织，同时可以缓解症状。

此类患者的手术方式通常是采取外侧眶或前眶切开术。外侧眶切开术能很好地暴露泪腺窝和球后区域，从而能完整切除病变泪腺及肿物。而前眶切开术则通过上睑重睑线外侧切口或一个靠近眶上外侧缘的皮肤切口进行。必要时，可通过上睑重睑线切口

加做外侧眶壁切开,以便暴露眶深部。外侧眶切开术可通过移除外上眶缘达到最大化。对于这两种方法,骨膜外切除有助于更好的暴露视野并且维持完整的解剖屏障。

当泪腺恶性上皮肿瘤体积较小,且未侵袭眼眶软组织时,应当对病变进行完整切除,并对手术切缘进行确认。骨组织切除具有挑战性,当骨组织大致正常时,应当尽量保留眶骨这道天然屏障以限制肿瘤的扩散。

眼眶内容物剜除术的价值目前尚存争议,仅仅当有证据表明眶内容物剜除术对于保留或延长生命有益时才能进行。晚期泪腺癌突破包膜时,可考虑行眼眶内容物剜除术,但目前没有证据表明该手术可以延长患者生命[65~69]。

第三类包括多形性腺瘤和囊肿。通过前眶切开术可完整切除多形性腺瘤或囊肿。当肿物向后扩展时,可选择外侧眶切开术。但是对于与多形性腺瘤相似的泪腺其他病变,这种方法可导致不必要的泪腺切除。对疑似病例,应考虑行术中冰冻组织活检,但 Font 和 Gamel 等认为,多形性腺瘤的假包膜破坏后,肿瘤复发和恶变的风险增高[28]。大多数专家认为,对于实性泪腺肿物不建议进行切取活检。

参考文献

1. Bonavolontà G, Strianese D, Grassi P, et al. An analysis of 2,480 space-occupying lesions of the orbit from 1976 to 2011. *Ophthal Plast Reconstr Surg [Internet]* 2013;**29**(2):79–86.
2. Shields JA, Shields CL, Scartozzi R. Survey of 1264 patients with orbital tumors and simulating lesions: the 2002 Montgomery Lecture, part 1. *Ophthalmology* 2004;**111**(5):997–1008.
3. Reese AB. The treatment of expanding lesions of the orbit with particular regard to those arising in the lacrimal gland; the seventh Arthur J. Bedell lecture. *Am J Ophthalmol* 1956;**41**(1):3–11.
4. Stewart WB, Krohel GB, Wright JE. Lacrimal gland and fossa lesions: an approach to diagnosis and management. *Ophthalmology* 1979;**86**(5):886–95.
5. Shields CL, Shields JA, Eagle RC, et al. Clinicopathologic review of 142 cases of lacrimal gland lesions. *Ophthalmology* 1989;**96**(4):431–5.
6. Andrew NH, McNab AA, Selva D. Review of 268 lacrimal gland biopsies in an Australian cohort. *Clin Experiment Ophthalmol* 2015;**43**(1):5–11.
7. Andrew N, Kearney D, Selva D. IgG4-related orbital disease: a meta-analysis and review. *Acta Ophthalmol* 2013;**91**(8):694–700.
8. Ni C, Kuo PK, Dryja TP. Histopathological classification of 272 primary epithelial tumors of the lacrimal gland. *Chin Med J* 1992;**105**(6):481–5.
*9. Zeng J, Shi J, Li B, et al. Epithelial tumors of the lacrimal gland in the Chinese: a clinicopathologic study of 298 patients. *Graefes Arch Clin Exp Ophthalmol* 2010;**248**(9):1345–9.
10. Paulino F, Huvos G. Epithelial tumors of the lacrimal glands: a clinicopathologic study. *Ann Diagn Pathol* 1999;**3**(4):199–204.
11. Perez DEC, Pires FR, Almeida OP, et al. Epithelial lacrimal gland tumors: a clinicopathological study of 18 cases. *Otolaryngol Head Neck Surg* 2006;**134**(2):321–5.
12. Riedel KG, Markl A, Hasenfratz G, et al. Epithelial tumors of the lacrimal gland: clinico-pathologic correlation and management. *Neurosurg Rev* 1990;**13**(4):289–98.
*13. Prabhakaran VC, Cannon PS, McNab A, et al. Lesions mimicking lacrimal gland pleomorphic adenoma. *Br J Ophthalmol* 2010;**94**(11):1509–12.
14. Vagefi MR, Hong JE, Zwick OM, et al. Atypical presentations of pleomorphic adenoma of the lacrimal gland. *Ophthal Plast Reconstr Surg* 2007;**23**(4):272–4.
15. Strianese D, Elefante A, Matarazzo F, et al. Orbital lymphoma mimicking lacrimal gland pleomorphic adenoma. *Case Rep Ophthalmol [Internet]* 2013;**4**(3):109–13. <http://www.ncbi.nlm.nih.gov/pubmed/24163677>.
16. Rootman J, McCarthy M, White V, et al. Idiopathic sclerosing inflammation of the orbit. A distinct clinicopathologic entity. *Ophthalmology* 1994;**101**(3):570–84.
17. Wright JE, Rose GE, Garner A. Primary malignant neoplasms of the lacrimal gland. *Br J Ophthalmol* 1992;**76**(7):401–7.
18. Eldesouky MA, Elbakary MA, Sabik S, et al. Lacrimal fossa lesions: a review of 146 cases in Egypt. *Clin Ophthalmol* 2014;**8**:1603–9.
19. Weis E, Rootman J, Joly TJ, et al. Epithelial lacrimal gland tumors. *Arch Ophthalmol* 2009;**127**(8):1016–28.
20. Henderson JW, Campbell R, Farrow G, et al. *Orbital tumors*. 3rd ed. New York, NY: Raven Press; 1994.
21. Shields JA, Shields CL, Scarlozzi R. Survey of 1264 patients with orbital tumors and simulating lesions: the Montgomery lecture part 1. *Ophthalmology* 2004;**111**(5):997–1008.
22. McLean IW, Burnier MN, Zimmerman LE, et al. Tumors of the lacrimal gland and sac. In: McLean IW, Burnier MN, Zimmerman LE, et al., editors. *Tumors of the eye and ocular adnexa*. Washington, DC: Armed forces institute of pathology; 1994. p. 215–27.
23. Paulino AF, Huvos AG. Epithelial tumors of the lacrimal glands: a clinicopathologic study. *Ann Diagn Pathol* 1999;**3**(4):199–204.
24. Reidel KG, Markl A, Hasenfratz G, et al. Epithelial tumors of the lacrimal gland: clinicopathologic correlation and management. *Neurosurg Rev* 1990;**13**(4):289–98.
25. Tang SX, Lim RP, Al-Dahmash S, et al. Bilateral lacrimal gland disease: clinical features of 97 cases. *Ophthalmology* 2014;**121**(10):2040–6.
26. Ramon L, Croxatto J, Oscar JO, et al. Tumors of the eye and ocular adnexa [Internet]. Washington, DC: American Registry of Pathology in collaboration with the Armed Forces Institute of Pathology; 2006. <http://locatorplus.gov/cgi-binPwebrecon.cgi?DB=local&v1=1&ti=1;1&Search_Arg=101299884&Search_Code=0359&CNT=20&SID=1>.
27. Tellado M V, McLean IW, Specht CS, et al. Adenoid cystic carcinomas of the lacrimal gland in childhood and adolescence. *Ophthalmology* 1997;**104**(10):1622–5.
28. Font RL, Gamel J. Epithelial tumors of the lacrimal gland: an analysis of 265 cases. In: Jakobiec F, editor. *Ocular and adnexal tumors*. Birmingham, AL: Aesculapius; 1978. p. 787–805.
29. Eviatar JA, Hornblass A. Mucoepidermoid carcinoma of the lacrimal gland: 25 cases and a review and update of the literature. *Ophthal Plast Reconstr Surg* 1993;**9**(3):170–81.
30. Heaps RS, Miller NR, Albert DM, et al. Primary adenocarcinoma of the lacrimal gland. A retrospective study. *Ophthalmology* 1993;**100**(12):1856–60.
31. Sunderraj P. Malignant tumours of the eye and adnexa. *Indian J Ophthalmol* 1991;**39**(1):6–8.
32. Lacrimal Gland Tumor Study Group. An epidemiological survey of lacrimal fossa lesions in Japan: number of patients and their sex ratio by pathological diagnosis. *Jpn J Ophthalmol* 2005;**49**(5):343–8.
33. Goold LA, Madge SN, Au A, et al. Acute suppurative bacterial dacryoadenitis: a case series. *Br J Ophthalmol* 2013;**97**(6):735–8.
34. Ostri C, Heegaard S, Prause JU. Sclerosing Wegener's granulomatosis in the orbit. *Acta Ophthalmol* 2008;**86**(8):917–20.
35. Kiratli H, Sekeroglu MA, Soylemezoglu F. Unilateral dacryoadenitis as the sole presenting sign of Wegener's granulomatosis. *Orbit* 2008;**27**(3):157–60.
36. Soheilian M, Bagheri A, Aletaha M. Dacryoadenitis as the earliest presenting manifestation of systemic Wegener's granulomatosis. *Eur J Ophthalmol* 2002;**12**(3):241–3.
37. Liu C-H, Ma L, Ku W-J, et al. Bilateral idiopathic sclerosing inflammation of the orbit: report of three cases. *Chang Gung Med J* 2004;**27**(10):758–65.
38. McNab AA. Orbital inflammation in Churg-Strauss syndrome. *Orbit* 1998;**17**(3):203–5.
39. Berry-Brincat A, Rose GE. Idiopathic orbital inflammation: a new dimension with the discovery of immunoglobulin G4-related disease. *Curr Opin Ophthalmol* 2012;**23**(5):415–19.
40. Won SJ, Kook JA, Mi RP, et al. The radiological spectrum of orbital

pathologies that involve the lacrimal gland and the lacrimal fossa. *Korean J Radiol* 2007;**8**(4):336–42.

41. Jakobiec FA. Ocular adnexal lymphoid tumors: progress in need of clarification. *Am J Ophthalmol* 2008;**145**(6):941–50.

42. Gibson A, Mavrikakis I, Rootman J, et al. Lacrimal gland pleomorphic adenomas with low-density zones resembling cystic change on computed tomography. *Ophthal Plast Reconstr Surg* 2007;**23**(3): 234–5.

*43. Ferreri AJM, Govi S, Pasini E, et al. Chlamydophila psittaci eradication with doxycycline as first-line targeted therapy for ocular adnexae lymphoma: final results of an international phase II trial. *J Clin Oncol* 2012;**30**(24):2988–94.

44. Mafee MF, Edward DP, Koeller KK, et al. Lacrimal gland tumors and simulating lesions: Clinicopathologic and MR imaging features. *Radiol Clin North Am* 1999;**37**(1):219–39.

45. Hughes GK, Miszkiel KA. Imaging of the lacrimal gland. *Semin Ultrasound CT MR* 2006;**27**(6):476–91.

46. Ferry JA, Fung CY, Zukerberg L, et al. Lymphoma of the ocular adnexa: a study of 353 cases. *Am J Surg Pathol* 2007;**31**(2):170–84.

47. Bonavolonta G, Tranfa F, Staibano S, et al. Warthin tumor of the lacrimal gland. *Am J Ophthalmol* 1997;**124**(6):857–8.

48. Chen YZ. Epithelial tumors of the lacrimal gland. *Zhonghua Yan Ke Za Zhi* 1983;**19**(4):197–200.

49. Rose GE, Wright JE. Pleomorphic adenoma of the lacrimal gland. *Br J Ophthalmol* 1992;**76**(7):395–400.

*50. Von Holstein SL, Coupland SE, Briscoe D, et al. Epithelial tumours of the lacrimal gland: a clinical, histopathological, surgical and oncological survey. *Acta Ophthalmol* 2013;**91**(3):195–206.

51. Lai T, Prabhakaran VC, Malhotra R, et al. Pleomorphic adenoma of the lacrimal gland: is there a role for biopsy? *Eye (Lond)* 2009; **23**(1):2–6.

52. Wright JE, Rose GE, Garner A. Primary malignant neoplasms of the lacrimal gland. *Br J Ophthalmol* 1992;**76**(7):401–7.

53. Strianese D, Baldi G, Staibano S, et al. Expression of apoptosis-related markers in malignant epithelial tumours of the lacrimal gland and their relation to clinical outcome. *Br J Ophthalmol* 2007; **91**(9):1239–43.

54. Vaidhyanath R, Kirke R, Brown L, et al. Lacrimal fossa lesions: pictorial review of CT and MRI features. *Orbit* 2008;**27**(6):410–18.

55. Forrest AW. Epithelial lacrimal gland tumors: pathology as a guide to prognosis. *Trans Am Acad Ophthalmol Otolaryngol* 1954;**58**(6): 848–66.

56. Zimmerman LE, Sanders TE, Ackerman L. Epithelial tumors of the lacrimal gland: prognostic and therapeutic significance of histologic types. *Int Ophthalmol Clin* 1962;**2**(2):337–67.

57. Liao Y, Zeng H, Wang X, et al. Expression patterns and prognostic significance of inhibitor of apoptosis proteins in adenoid cystic carcinoma and pleomorphic adenoma of lachrymal gland. *Exp Eye Res [Internet]* 2009;**88**(1):4–11.

*58. Mendoza PR, Jakobiec FA, Krane JF. Immunohistochemical features of lacrimal gland epithelial tumors. *Am J Ophthalmol [Internet]* 2013;**156**(6):1147–58.

59. Nagler RM, Ben-Izhak O, Ostrovsky D, et al. The expression and prognostic significance of Cks1 in salivary cancer. *Cancer Invest [Internet]* 2009 [cited 2015 May 11];**27**(5):512–20.

60. Ben-Izhak O, Laster Z, Akrish S, et al. The salivary tip of the p53 mutagenesis iceberg: novel insights. *Cancer Biomark [Internet]* 2009 [cited 2015 May 11];**5**(1):23–31.

61. Mitani Y, Li J, Rao PH, et al. Comprehensive analysis of the MYB-NFIB gene fusion in salivary adenoid cystic carcinoma: Incidence, variability, and clinicopathologic significance. *Clin Cancer Res* 2010; **16**(19):4722–31.

62. Ahmad SM, Esmaeli B, Williams M, et al. American Joint Committee on Cancer Classification Predicts Outcome of Patients with Lacrimal Gland Adenoid Cystic Carcinoma. *Ophthalmology [Internet]*. American Academy of Ophthalmology 2009;**116**(6):1210–15.

63. Rootman J, White V. Changes in the 7th edition of the AJCC TNM classification and recommendations for pathologic analysis of lacrimal gland tumors. *Arch Pathol Lab Med* 2009;**133**(8):1268–71.

64. Wright JE. Factors affecting the survival of patients with lacrimal gland tumours. *Can J Ophthalmol* 1982;**17**(1):3–9.

65. Byers RM, Berkeley RG, Luna M, et al. Combined therapeutic approach to malignant lacrimal gland tumors. *Am J Ophthalmol* 1975;**79**(1):53–5.

66. Henderson JW. Past, present, and future surgical management of malignant epithelial neoplasms of the lacrimal gland. *Br J Ophthalmol* 1986;**70**(10):727–31.

67. Reese AB, Jones IS. Bone resection in the excision of epithelial

68. Esmaeli B, Ahmadi MA, Youssef A, et al. Outcomes in patients with adenoid cystic carcinoma of the lacrimal gland. *Ophthal Plast Reconstr Surg* 2004;**20**(1):22–6.

69. Wright JE, Rose GE, Garner A. Primary malignant neoplasms of the lacrimal gland. *Br J Ophthalmol* 1992;**76**(7):401–7.

70. Lee DA, Campbell RJ, Waller RR, et al. A clinicopathologic study of primary adenoid cystic carcinoma of the lacrimal gland. *Ophthalmology* 1985;**92**(1):128–34.

71. Esmaeli B, Golio D, Kies M, et al. Surgical management of locally advanced adenoid cystic carcinoma of the lacrimal gland. *Ophthal Plast Reconstr Surg* 2006;**22**(5):366–70.

72. Bartley GB, Harris GJ. Adenoid cystic carcinoma of the lacrimal gland: is there a cure ... yet? *Ophthal Plast Reconstr Surg* 2002; **18**(5):315–18.

73. Silverman DA, Carlson TP, Khuntia D, et al. Role for postoperative radiation therapy in adenoid cystic carcinoma of the head and neck. *Laryngoscope* 2004;**114**(7):1194–9.

*74. Chen AM, Bucci MK, Weinberg V, et al. Adenoid cystic carcinoma of the head and neck treated by surgery with or without postoperative radiation therapy: prognostic features of recurrence. *Int J Radiat Oncol Biol Phys* 2006;**66**(1):152–9.

75. Gomez DR, Hoppe BS, Wolden SL, et al. Outcomes and prognostic variables in adenoid cystic carcinoma of the head and neck: a recent experience. *Int J Radiat Oncol Biol Phys* 2008;**70**(5): 1365–72.

76. Terhaard CHJ, Lubsen H, Van der Tweel I, et al. Salivary gland carcinoma: independent prognostic factors for locoregional control, distant metastases, and overall survival: results of the Dutch head and neck oncology cooperative group. *Head Neck* 2004;**26**(8): 681–3.

77. Tse DT, Kossler AL, Feuer WJ, et al. Long-term outcomes of neoadjuvant intra-arterial cytoreductive chemotherapy for lacrimal gland adenoid cystic carcinoma. *Ophthalmology* 2013;**120**(7): 1313–23.

78. Konrad EA, Thiel HJ. Adenocarcinoma of the lacrimal gland with sebaceous differentiation. A clinical study using light and electron-microscopy. *Graefes Arch Clin Exp Ophthalmol* 1983;**221**(2):81–5.

79. Briscoe D, Mahmood S, Bonshek R, et al. Primary sebaceous carcinoma of the lacrimal gland. *Br J Ophthalmol* 2001;**85**(5):625–6.

80. Perzin KH, Jakobiec FA, Livolsi VA, et al. Lacrimal gland malignant mixed tumors (carcinomas arising in benign mixed tumors): a clinico-pathologic study. *Cancer* 1980;**45**(10):2593–606.

81. Henderson JW, Farrow GM. Primary malignant mixed tumors of the lacrimal gland. Report of 10 cases. *Ophthalmology* 1980;**87**(6): 466–75.

82. Ashton N. Epithelial tumours of the lacrimal gland. *Mod Probl Ophthalmol* 1975;**14**:306–23.

83. Goode RK, Auclair PL, Ellis GL. Mucoepidermoid carcinoma of the major salivary glands: clinical and histopathologic analysis of 234 cases with evaluation of grading criteria. *Cancer* 1998;**82**(7): 1217–24.

84. Fenton S, Srinivasan S, Harnett A, et al. Primary squamous cell carcinoma of the lacrimal gland. *Eye (Lond)* 2003;**17**(3):424–5.

85. Hotta K, Arisawa T, Mito H, et al. Primary squamous cell carcinoma of the lacrimal gland. *Clin Experiment Ophthalmol* 2005;**33**(5): 534–6.

86. Su GW, Patipa M, Font RL. Primary squamous cell carcinoma arising from an epithelium-lined cyst of the lacrimal gland. *Ophthal Plast Reconstr Surg* 2005;**21**(5):383–5.

87. Nasu M, Haisa T, Kondo T, et al. Primary ductal adenocarcinoma of the lacrimal gland. *Pathol Int* 1998;**48**(12):981–4.

88. Krishnakumar S, Subramanian N, Mahesh L, et al. Primary ductal adenocarcinoma of the lacrimal gland in a patient with neurofibromatosis. *Eye (Lond)* 2003;**17**(7):843–5.

89. Kim MJJ, Hanmantgad S, Holodny AI. Novel management and unique metastatic pattern of primary ductal adenocarcinoma of the lacrimal gland. *Clin Experiment Ophthalmol* 2008;**36**(2): 194–6.

90. Shields JA, Font RL. Meibomian gland carcinoma presenting as a lacrimal gland tumor. *Arch Ophthalmol* 1974;**92**(4):304–6.

91. Rodgers IR, Jakobiec FA, Gingold MP, et al. Anaplastic carcinoma of the lacrimal gland presenting with recurrent subconjunctival hemorrhages and displaying incipient sebaceous differentiation. *Ophthal Plast Reconstr Surg* 1991;**7**(4):229–37.

92. Harvey PA, Parsons MA, Rennie IG. Primary sebaceous carcinoma of lacrimal gland: a previously unreported primary neoplasm. *Eye (Lond)* 1994;**8**(Pt 5):592–5.

tumors of the lacrimal gland. *Arch Ophthalmol* 1964;**71**:382–5.

93. Yamamoto N, Mizoe J, Hasegawa A, et al. Primary sebaceous carcinoma of the lacrimal gland treated by carbon ion radiotherapy. *Int J Clin Oncol* 2003;**8**(6):386–90.

94. De Rosa G, Zeppa P, Tranfa F, et al. Acinic cell carcinoma arising in a lacrimal gland. First case report. *Cancer* 1986;**57**(10):1988–91.

95. Fei P, Liu X, Sun Y, et al. Acinic cell carcinoma in the lacrimal gland—a case report and pathologic study. *Chin Med Sci J* 1991;**6**(2):110–12.

96. Rosenbaum PS, Mahadevia PS, Goodman LA, et al. Acinic cell carcinoma of the lacrimal gland. *Arch Ophthalmol* 1995;**113**(6):781–5.

97. Jang J, Kie JH, Lee SY, et al. Acinic cell carcinoma of the lacrimal gland with intracranial extension: a case report. *Ophthal Plast Reconstr Surg* 2001;**17**(6):454–7.

98. Herrera GA. Light microscopic, ultrastructural and immunocytochemical spectrum of malignant lacrimal and salivary gland tumors, including malignant mixed tumors. *Pathobiology* 1990;**58**(6):312–22.

99. Ostrowski ML, Font RL, Halpern J, et al. Clear cell epithelial-myoepithelial carcinoma arising in pleomorphic adenoma of the lacrimal gland. *Ophthalmology* 1994;**101**(5):925–30.

100. Chan W-M, Liu DTL, Lam LYM, et al. Primary epithelial-myoepithelial carcinoma of the lacrimal gland. *Arch Ophthalmol* 2004;**122**(11):1714–17.

101. Wiwatwongwana D, Berean KW, Dolman PJ, et al. Unusual carcinomas of the lacrimal gland: epithelial-myoepithelial carcinoma and myoepithelial carcinoma. *Arch Ophthalmol* 2009;**127**(8):1054–6.

102. Selva D, Davis GJ, Dodd T, et al. Polymorphous low-grade adenocarcinoma of the lacrimal gland. *Arch Ophthalmol* 2004;**122**(6):915–17.

103. Devoto MH, Croxatto JO. Primary cystadenocarcinoma of the lacrimal gland. *Ophthalmology* 2003;**110**(10):2006–10.

104. Bernardini FP, Croxatto JO, Bandelloni R. Primary undifferentiated large cell carcinoma of the lacrimal gland. *Ophthalmology* 2011;**118**(6):1189–92.

105. Salam A, Barrett AW, Malhotra R, et al. Marsupialization for lacrimal ductular cysts (dacryops): a case series. *Ophthal Plast Reconstr Surg* 2012;**28**(1):57–62.

*106. Bernardini FP, Devoto MH, Croxatto JO. Epithelial tumors of the lacrimal gland: an update. *Curr Opin Ophthalmol* 2008;**19**(5):409–13.

107. Xian J, Zhang Z, Wang Z, et al. Value of MR imaging in the differentiation of benign and malignant orbital tumors in adults. *Eur Radiol* 2010;**20**(7):1692–702.

108. Landgren O, Porwit MacDonald A, Tani E, et al. A prospective comparison of fine-needle aspiration cytology and histopathology in the diagnosis and classification of lymphomas. *Hematol J* 2004;**5**(1):69–76.

109. Kopp ED, Sahlin S, Tani E, et al. Fine-needle aspiration biopsy in lacrimal gland pleomorphic adenoma. *Eye (Lond) [Internet]*. Nature Publishing Group 2010;**24**(2):386.

110. Young NA, Al-Saleem T. Diagnosis of lymphoma by fine-needle aspiration cytology using the revised European-American classification of lymphoid neoplasms. *Cancer* 1999;**87**(6):325–45.

111. Tani E, Seregard S, Rupp G, et al. Fine-needle aspiration cytology and immunocytochemistry of orbital masses. *Diagn Cytopathol* 2006;**34**(1):1–5.

18

第 18 章　视神经及周围神经鞘瘤

PEEROOZ SAEED

引言

　　眼眶内包含丰富的神经组织,所以原发性和继发性神经源性肿瘤较常见。由于眼眶内神经源性病变的病因、发病机制和自然病程具有不确定性,故诊断和治疗仍然富有挑战性。

　　本章节阐述眼眶内最常见的神经源性肿瘤,包括视神经鞘脑膜瘤,视神经胶质瘤和周围神经肿瘤。眼眶继发性脑膜瘤也在此讨论,而蝶骨嵴脑膜瘤已在第16章阐述。

历史背景

　　1802 年,Scarpa 描述的视神经肿瘤,大部分是儿童视神经胶质瘤,较少部分是成人,这些患者的视神经被增厚的、坚硬的肿物所包绕。他发现肿物切除后局部复发率较高。根据 Scarpa 的原始记录,Scarpa 可能是世界上首位手术切除视神经鞘脑膜瘤而无视功能损害的医生。直至 1912 年 Hudson 才把视神经肿瘤区分为视神经胶质瘤和视神经鞘脑膜瘤[1],而在此之前有关神经肿瘤的性质一直处于混淆状态。Byers 发现自 19 世纪起文献报道了 102 例视神经肿瘤,大多数是视神经胶质瘤。到 1928 年,Mayer 收集了 40 例眼眶脑膜瘤,但是没有区分它们是原发性视神经肿瘤还是继发于颅内的脑膜瘤。这其中有些可能是视神经鞘脑膜瘤[2~4]。

　　Virchow 首次描述了脑膜瘤典型的病理特征:沙粒小体("沙粒样"是指肿瘤内可见的颗粒小体)[5]。1869年,Golgi 将其命名为"内皮瘤",考虑其可能来源于硬脑膜。Harvey Cushing 通过分析来源于脑膜肿瘤的不同病理特征,用简单的术语"meningothelioma(脑膜瘤)"缩写为"meningioma"来描述[6,7],结束了近 50 年的混淆命名。

　　Murry 和 Stout 研究原发性神经鞘肿瘤(primary nerve sheath tumors,PNSTs)的组织学特征,证实了神经鞘瘤和神经纤维瘤之间存在区别[9]。Harkin 和 Reed 于 1969 年描述神经鞘瘤呈良性局限性生长,增大后挤压视神经,而神经纤维瘤则是由施万细胞的树突和轴突所构成的扭曲状神经丛[10,11]。早在 1990 年,电子显微镜检查结果证实施万细胞参与了神经鞘瘤的发病机制,而在神经纤维瘤中却含有不同类型的细胞,有关这些细胞的确切信息仍存争议。分子和细胞生物学的发展为施万细胞是神经鞘瘤和神经纤维瘤的细胞来源提供了有力证据[10,11]。

基础科学

　　视神经是中枢神经,是间脑的一部分(前脑的后部),其他所有脑神经都是周围神经。同样,视神经由三层脑膜(硬脑膜、蛛网膜、软脑膜)所包绕,而周围神经是由神经外膜、神经束膜和神经内膜所包绕。视神经纤维由少突胶质细胞产生的髓鞘覆盖,而不是包绕周围神经系统的施万细胞[12]。原发性眼眶脑膜瘤发生在视神经蛛网膜腔或眼眶内异位性部位,而视神经胶质瘤来源于视神经的胶质细胞[12]。脑神经节来源于中枢神经系统。

周围神经鞘瘤的主要特点是其由施万细胞分化增殖而来。施万细胞是神经纤维瘤主要的瘤体细胞，波状核外形和 S-100 蛋白表达是其细胞学特征。神经纤维瘤同样含周围神经的非肿瘤成分，包括轴突、神经束膜细胞、成纤维细胞和多种炎性细胞成分，如肥大细胞和淋巴细胞[11,13]。

神经纤维瘤病-1 型和 2 型

视神经和眼眶周围神经鞘肿瘤可能与 1/7 的神经纤维瘤病具有相关性。这些综合征由特殊基因突变引起，其特征性改变为多种皮肤色素性病变和周围或中枢神经系统的良性和恶性肿瘤[14]。

神经纤维瘤病（neurofibromatoses, NF）-1 型（NF-1 型，又称 von Recklinghausen 病，多发性神经纤维瘤病）是一种常染色体显性遗传异常引起的疾病，新生儿发病率为 1/3000，主要是因为 17q11 染色体的 NF1 基因突变[15]。皮肤病变包括大量的咖啡斑、腋窝色素斑、虹膜 Lisch 结节，以及神经纤维瘤[16]。蝶骨大翼异常及视神经胶质瘤（发生在 15% 的 NF-1 患者）多发生在 3 岁以下儿童。青少年或成人中可能发生肿瘤的恶性转化。

NF-2 型是较少见的常染色体显性遗传异常，由 22 号染色体 NF2 基因突变引起[17]；NF2 基因产生 Merlin 蛋白（moesin-ezrin-radixin-like protein），后者是一种肿瘤抑制蛋白，受累个体易患多种神经系统肿瘤，包括双侧前庭神经鞘瘤，颅内及视神经鞘脑膜瘤以及脊柱肿瘤，而不是神经纤维瘤[18]。

NF-2 型初期诊断强调其是否具有疾病家族史或双侧前庭神经鞘瘤。目前诊断标准也考虑到周围神经鞘瘤、脊髓肿瘤、颅内脑膜瘤，以及发生在前庭神经鞘瘤之前的眼部异常，但是一半以上的患者没有 NF-2 型疾病的家族史。NF-2 嵌合型表现为轻度的全身性疾病或临床特征局限于神经系统某一部位，最常见的是同侧前庭神经鞘瘤和脑膜瘤[10,11,13]。

视神经鞘脑膜瘤

发病机制

视神经鞘脑膜瘤起源于眶内段或颅眶段视神经鞘脑膜细胞的增殖。视神经鞘脑膜瘤（optic nerve sheath meningiomas, ONSM）通常不依赖于原发部位，可沿着视神经周围扩展，通过硬膜下和蛛网膜下间隙，沿着最小阻力的路径比如血管和硬膜间隙生长（图 18.1）。随着肿物的生长，视神经的血液供应减少以及影响轴浆流导致神经功能下降。鉴于肿瘤生长在视神经实质和来自硬膜外滋养血管之间，故导致手术切除困难。ONSM 可以侵及视神经的一小段，也可以累及整个眶部和管部的视神经。少数病例，肿瘤通过视神经鞘硬脑膜向眼眶内组织侵犯，包括眶内脂肪、眼外肌及眶骨[19,20]。

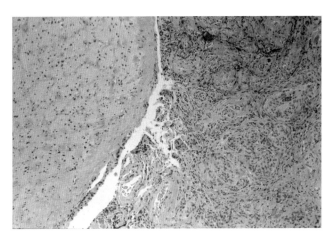

图 18.1　脑膜内皮型脑膜瘤（右）向视神经的硬膜下和蛛网膜下空间延伸（左）（HE 染色）

流行病学

脑膜瘤多见于 40~60 岁的成人，儿童很少见。多见于非洲籍美国女性，颅内脑膜瘤男女比例为 1:2；非洲人无性别差异。

ONSM 多发生在中年女性，但是文献报道男女比例变化较大，男女发病率为 1:5。

儿童 ONSM 的发病率约为 4%~7%，不同于成人，儿童 ONSM 发病无性别差异，通常与 NF-2 型有关。儿童眼眶脑膜瘤的预后较成人差。除视力损害外，肿瘤可能向邻近区域生长，比如海绵窦、蝶鞍、翼腭窝、Zinn 总腱环，以及蝶骨小翼[19~23]。

临床表现

ONSM 最常见的症状是视力下降（80%）。30% 患者可见眼球轻度突出，平均突出 3.2mm（范围 0~13mm）。97% 患者可见视盘改变，视盘水肿是最常见的改变，其次是视神经萎缩和视盘睫状血管。视力丧失、视盘萎缩以及视盘睫状血管是 ONSM 的三联征，但是仅见于 25% 的患者。视力是评估预后的关键因素，大多数患者视力常常高于 20/50[19]。

检查

影像学

MRI 是评估视神经肿瘤（包括 ONSM）较好的检查方法（图 18.2）。而 CT 增强对于区分有钙化的血管性肿瘤更敏感（图 18.3）。相对于脑组织和视神经组织而言，ONSM 在 MRI T1WI 相表现为等信号或轻度低信号。T1WI 增强及脂肪抑制有助于鉴别颅内、眼眶和视神经管脑膜瘤[20~23]。

ONSM 的诊断依赖于肿瘤生长模式的放射影像学改变，按照其改变可以分为以下 4 种类型：

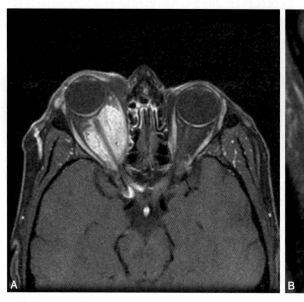
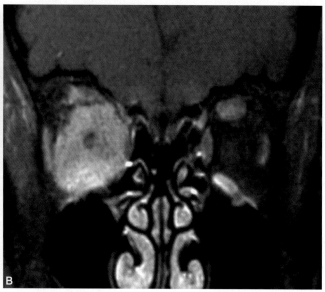

图 18.2　MRI 的 T1WI 增强及脂肪抑制扫描（A 水平位，B 冠状位），球状视神经鞘脑膜瘤，水平位呈车轨征

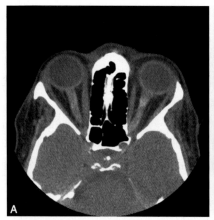
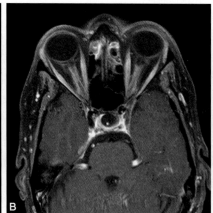
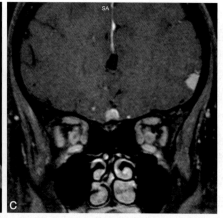

图 18.3　36 岁女性，双侧视力下降，未增强 CT 扫描，显示双侧视神经对称性钙化（A）；MRI 增强及脂肪抑制扫描显示双侧视神经增粗，鞘膜显著增强，伴发多个颅内脑膜瘤（B 水平位，C 冠状位）

1. 管状弥漫膨胀性生长模式，肿瘤的顶端向眼眶尖端生长，或前端向眼球方向生长
2. 球形生长模式，肿瘤由神经鞘向外部生长
3. 纺锤形生长模式，接近远端逐渐变小
4. 局限性外生型模式（仅偶尔可见）

大约 31% 的 ONSM 可见钙化现象。出现高密度钙化表明肿瘤发展缓慢[20~23]。

ONSM 的放射影像学研究发现，8% 的病例局限于视神经管内，双侧视神经管发病（约 38%）较眼眶内发病率高。大约一半双侧 ONSM 患者的肿瘤组织同时累及蝶骨嵴和双侧视神经管。因此,一些双侧 ONSM 确实累及双侧视神经,而另外一些 ONSM 是通过蝶骨嵴脑膜瘤扩散至双侧视神经管或单侧的 ONSM 经过蝶骨嵴扩散至对侧视神经管[19]。

生长抑素受体显像

影像学检查可能不能明确区分 ONSM 与其他视神经病变。准确的诊断是根据临床表现及术后病理检查结果(图 18.4)。但是,组织活检具有视力丧失和肿瘤扩散到眼眶的风险较高,尤其是 ONSM。因此,非侵袭性诊断方法至关重要。离体和活体研究证实脑膜瘤内可见高密度、均一分布的生长抑素受体(SSRs),而且生长抑素受体成像(SSRS)在活体可区分 SSR 阳性肿瘤。但是,其他肿瘤,如神经内分泌肿瘤和非霍奇金淋巴瘤(non-Hodgkin lymphoma,NHL)也表现为生长抑素受体表达的增加。脑膜瘤中 SSR 吸收率显著高于眼眶内其他肿瘤,除了腺癌。采用 5.9% 阈值吸收率,ONSM 中 SSRS 的敏感性高达 100%,特异性高达 97.2%。SSRS 可以用作 ONSM、血管性病变、NHL、视神经胶质瘤、特发性眼眶炎性假瘤和眼眶肉瘤的鉴别诊断,降低了眶内活检的必要性(图 18.5)。但是,SSRS 不能完全代替组织病理学诊断,因为尽管有风险,非典型性病例仍需要活检证实[24]。

治疗

ONSM 的治疗近几十年有很大进展。20 年前,大部分医生认为视神经鞘脑膜瘤不需要治疗。一般根据影像资料对患者进行临床观察,手术切除仅用于肿瘤侵犯到视交叉的患者。

但是,早期放疗能够改善或稳定进展期的 ONSM 患者的视力。文献报道,仅有 9% 的患者在放疗后出现视力下降。新的放疗技术的副作用小而短暂[24,25]。

争议:尽管对 ONSM 患者应制定个性化治疗方案,但是对于进展性视力下降或视野缺损的患者推荐放疗。可以采用体外放疗,分次立体放疗以及质子放疗,主要取决于肿瘤的位置和可用的技术,尤其是边界清楚的病变。在 2003 年,基于放疗对 ONSM 的有效性,放疗被推介用于治疗视力下降到 20/60 或更差的 ONSM 患者,现在放疗被推介应用于所有进展性视力丧失的 ONSM 患者。然而,ONSM 放疗最佳时机仍存在争议[24,25]。

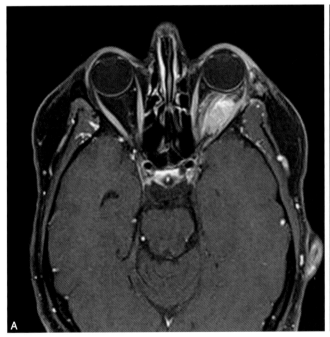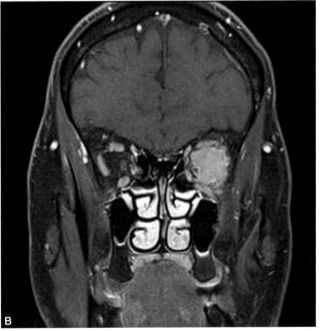

图 18.4 MRI 的 T1WI 增强及脂肪抑制像(**A** 水平位,**B** 冠状位)。患者接受视神经鞘及肿瘤活检发现脑膜内皮型脑膜瘤。给予每次 1.8Gy、总量 54Gy 放疗,随访 8 年未发现病情进展,视力稳定在 20/30

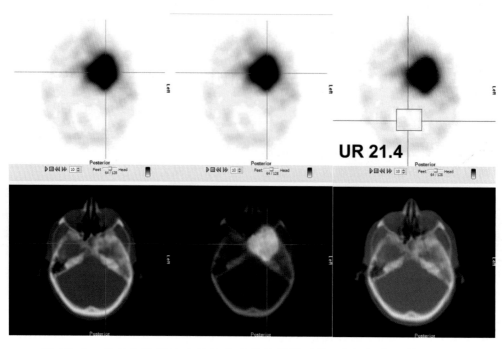

图 18.5 眼眶内脑膜瘤生长抑素受体放射性显像，生长抑素吸收值 21.4

手术原则

ONSM 手术切除技术较难，术后可能导致视力丧失；因此，在某些部位，放疗代替了手术治疗。但是，一些疑难病例或视力无法保留的肿瘤仍需要活检。手术同样适用于眶颅病变包括延伸到视交叉前和视交叉周围病变，尤其伴随有巨大的颅内肿瘤或累及蝶骨嵴平面肿瘤。目前，对于原发性 ONSM 保留视力的显微手术效果并不乐观，因为供应视神经的软脑膜血管经过脑膜瘤[19~23]。

眼眶异位脑膜瘤

文献报道 19 例眼眶脑膜瘤与视神经鞘或颅内脑膜没有关联，被称为"异位"或者"硬膜外"脑膜瘤。患者年龄介于 7~71 岁。与报道的大多数视神经鞘脑膜瘤为女性相比，本组病例 1 例为 9 岁女孩，其余病例均为男性。肿瘤多位于眼眶边缘，偶有位于眶内侧壁，与眶骨膜粘连。1 例肌锥内脑膜瘤，位于视神经内下侧。

目前有几种学说解释了异位脑膜瘤的起源。尽管在视神经的硬膜鞘外周没有发现蛛网膜细胞，Cushing 发现在脑神经通过颅骨的部位存在蛛网膜细胞。其他学者也发现在经过骨膜或颅骨的动脉鞘同样存在相似细胞[26~31]。

眼眶异位脑膜瘤其他起源：①偶发的眼眶内蛛网膜"巢"；②没有临床症状的分离的视神经鞘；③被覆

蛛网膜细胞的小神经。有学者认为几乎所有的异位脑膜瘤来源于相同的部位——眼眶内上方。发病部位提示眼眶异位脑膜瘤可能原发于眼眶的脑膜膨出或者来源于那些残留于中枢神经系统外的脑膜组织[28~31]（图 18.6）。

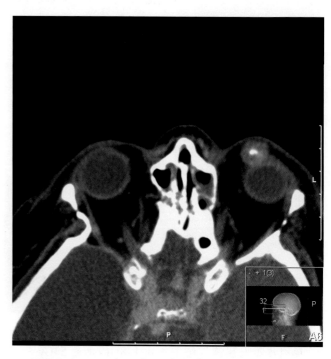

图 18.6 CT 水平位。左侧上睑可见明显增强影像，肿瘤切除活检证实为脑膜瘤。患者为 50 岁的男性，表现为左眼上睑下垂（Courtesy of R. Kalmann，Utrecht，Netherlands）

眼眶继发性脑膜瘤

大约 30%～40% 起源于颅前窝或颅中窝的脑膜瘤,有继发侵犯眼眶的可能。蝶眶脑膜瘤(spheno-or-bital meningiomas,SOM)占 1/2 以上,嗅沟脑膜瘤(ol-factory groove meningiomas,OGM)和鞍结节脑膜瘤(tu-berculum sella meningiomas,TSM)占不到 1/2。这些肿瘤可能扩展进入眼眶、鼻旁窦、海绵窦、蝶鞍、颞下窝和后颅窝[32~42]。95% 的 TSM 和 50% 以上的 OGM 患者可能出现视力丧失。蝶骨翼内 1/3 脑膜瘤(前部鞍突脑膜瘤,anterior clinoid meningiomas,ACM)同样表现为明显的同侧视力丧失,而 1/3 患者的对侧视力受影响。早在 1911 年,描述了 Foster Kennedy 综合征中可出现三联征,即一眼视盘苍白,另一眼视盘水肿,和嗅觉丧失或嗅觉减退,后者与前颅窝肿瘤相关,尤其是 OGM和 TSM。其他有关脑膜瘤的症状及体征,包括头痛、精神或人格的变化,后两者常常发生于 OGM[32~45]。

眼眶继发性脑膜瘤通常表现为肿瘤较大且病程长,症状及体征具有重叠性。这些脑膜瘤通过一种或两种路径侵入眼眶。它们可以侵犯骨骼引起骨质肥厚,并通过眼眶后外侧进入颞窝。其他的生长方式见于少数的蝶骨翼脑膜瘤、TSM 及 OGM,这些肿瘤可能通过眶上裂、视神经管和通过眶尖部骨骼侵入眼眶[46~48]。

视路胶质瘤

病因和发病机制

视路胶质瘤(optic pathway gliomas,OPG)是最常见累及视神经的肿瘤。由于干预后可能导致视力丧失的风险高,所以治疗较困难。OPG 占所有颅内肿瘤的 1%,有 2 种不同类型:青少年良性毛细胞型星形细胞瘤和成人恶性胶质细胞瘤[49~53]。

流行病学

OPG 的平均诊断年龄为 8.8 岁,但也可发生在 79岁。此外,侵犯下丘脑的 OPG,主要发生在低龄患儿(通常在 1 岁),伴有间脑综合征。男女比例大体一致,也有一些研究表明局限于视神经的 OPG 多见于女孩[49;53]。

儿童期诊断的 OPG 被认为是良性肿瘤。研究发现在 OPG 患者中,NF-1 型发生率不同,波动于 10%～70%,而在 NF-1 型患者,OPG 的发生率为 8%～31%。NF-1 型患者发生 OPG 的预后通常比单纯 OPG 患者的预后较好。

大多数病例,NF-1 型诊断标准依据至少有 6 个直径大于 15mm 的咖啡斑。事实上 NF-1 型真正发病率可能更高,因为大多数研究没有提到患者是否存在NF-1 型[49~54]。

临床表现

OPG 患者依据肿瘤的位置不同可能具有不同的症状。例如,眼眶内 OPG 表现为眼球突出、斜视或视力丧失(图 18.7A)。颅内 OPG 则表现为视力丧失、内分泌或下丘脑功能紊乱、点头痉挛和阻塞性脑积水。

眼球突出通常表现为渐进性和无痛性,少数患者可因瘤内出血发生急性视力丧失。肿瘤压迫视神经引起视盘水肿或颜色苍白,视力丧失、视野缺失和相对性传入性瞳孔障碍(图 18.7B)。肿瘤对神经纤维和营养动脉产生压迫,最终导致视神经萎缩,同样可出现原发性和继发性斜视以及眼球运动障碍。此外,累及蝶鞍的肿瘤,可出现垂直分离性眼球震颤。

肿瘤侵犯视交叉引起双侧视力丧失,双颞侧视野缺损。伴有 NF-1 型的患者眼球突出发生率为21.5%,不伴有 NF-1 型的患者眼球突出发生率为5.5%;然而,不伴有 NF-1 型患者更易出现眼球震颤和脑积水[49~54]。

检查

影像学

视神经胶质瘤 CT 图像显示边界清楚、增粗的视神经,通常呈弯曲或缠绕样改变。视交叉肿瘤表现不同,视交叉增粗扩张或蝶鞍上肿块,可伴有钙化;肿瘤与脑组织呈等密度,增强扫描强化不一。尽管 OPG 在CT 上明显可见,但是 MRI 是首选的检查方法。MRI典型的表现包括 T1WI 等信号到低信号样改变,T2WI为高信号,均匀性强化(图 18.7C、D)。一些报道详细描述了伴有 NF-1 型 OPG 患者 MRI 的表现,包括肿瘤环绕双侧视神经生长、眶内段视神经向下扭曲(图18.8)。此外,对于伴 NF-1 型的患者,双强度(double intensity)或假性脑脊液信号是其特征性表现,即 T1WI显示中央高信号,周围低信号,T2WI 可见相反信号表现。

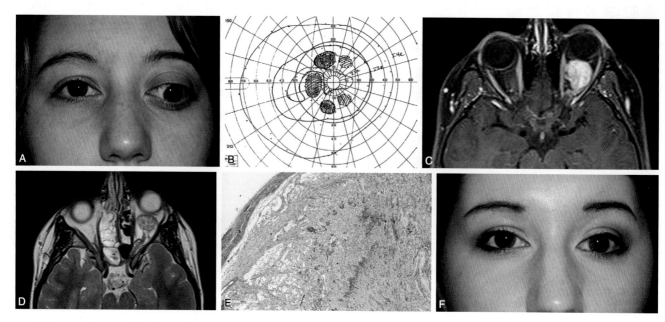

图 18.7 **A.** 15 岁的女孩,左眼眶肿物增大 4 年,伴有中心视力减退、斜视和复视及眼部不适。**B.** Goldmann 视野检查显示旁中心暗点增大。中心视力手术前降低到 20/100。**C.** MRI T1WI 水平位显示左眼视神经后梭形肿物,可见视神经远端扭曲及异质性外观。**D.** MRI 水平位强化扫描显示视神经胶质瘤延伸至视神经管前部。**E.** 光学显微镜照片(HE,×40)显示视神经胶质瘤的异常神经束,可见大量细胞、血管及囊性变。**F.** 术后外观图,通过开颅联合开眶手术切除视神经(With permission from Dolman PJ and Chung Y. Neurogenic tumours. In:Lambert S,Lyons C,editors. Paediatric ophthalmology and strabismus. 4th ed. London,UK:Elsevier;2017)

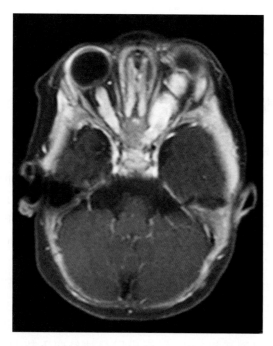

图 18.8 MRI T1WI 增强扫描显示双侧视神经及视交叉明显强化,符合视神经胶质瘤改变

伴有 NF-1 型患者可能表现为胶质瘤沿视神经管进入外侧膝状体和颞叶,病变呈浸润性。研究表明正

电子成像技术与磁共振相比有助于监测 OPG 的进展和治疗效果,以及显示其早期病变。

病理学

组织学方面,儿童 OPG 是典型的低级别胶质瘤,依据表现分为毛细胞型和纤维细胞型。毛细胞型星形细胞瘤最常见最经典,具有双相特征性的 Rosenthal 纤维和嗜酸性颗粒小体(图 18.7E 和 18.9)。相反,相对新确定的 OPG 亚型,即黏液性毛细胞型星形细胞瘤,这些肿瘤的特征性改变是毛细胞分散在疏松的纤维和黏液中,小而无症状,肿瘤缺乏 Rosenthal 纤维,只有稀少的嗜酸性颗粒小体。黏液性毛细胞型星形细胞瘤归类为毛细胞型星形细胞瘤,它的构成使其具有独特侵袭性生物学行为的肿瘤。

治疗

儿童 OPG 的自然病史几乎都是良性的,大多数肿瘤以自限性方式缓慢生长,有些自发性退化。长期随访研究表明,未治疗的患者仍然具有稳定的视功能。目前对于大多数单侧视神经胶质瘤患者,尤其是合并

NF-1 型的患者,应该定期有规律地随访,包括临床和神经影像学检查,不予干预,除非有证据表明视力恶化。一旦出现视力恶化、外观和不适的困扰,应该考虑治疗(图 18.7F)。

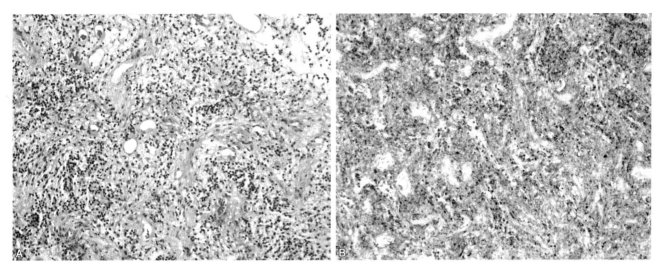

图 18.9 视神经胶质瘤由大量的新生星形细胞组成,细长形或发丝样外观(毛细胞型),细胞核呈多态性(A. HE 染色;B. GFAP)

放疗

传统上,放疗是治疗 OPG 的有效方法,但是在儿童患者中,这种方法已经被慢慢淘汰,主要是放疗后可能会出现认知和内分泌的障碍,以及放疗诱导引起的并发症,例如继发性肿瘤、阻塞性血管病变。目前,尽管缺乏随机对照试验,但与其他治疗相比,放疗是治疗 5~7 岁以上儿童进展性 OPG 的重要方法[53,55,56]。

争议:许多研究证明,就 10 年进展率、长期生存或视力维持方面,放疗与随访观察或手术治疗相比并无明显优势。新的放疗技术包括立体定向放射手术和质子束放疗已经得到发展。立体定向适形放疗 5 年生存率为 79%,没有传统外放射治疗引起相关的认知障碍和内分泌失调[57]。质子束放疗是较好的选择,它能够给病变区提供高放射剂量,但放射剂量急剧衰减和较小的副作用是其不足。

化疗

尽管没有找到治疗 OPG 主要的单剂量化疗药物,但是化疗仍然作为引起视力丧失或脑垂体分泌失调或下丘脑功能障碍的 OPG 的一线治疗方法。化疗可以适用于不伴有因手术或放疗所导致长期的认知障碍或神经内分泌后遗症且超过观察期的 OPG 患者,这对婴幼儿患者也适用。因此,化疗作为 3 岁以下伴有进展性或有症状的儿童 OPG 患者的主要治疗方法。卡铂、顺铂、长春新碱、长春碱、放线菌素 D、洛莫司汀、硫鸟嘌呤、甲基苄肼、依托泊苷、他莫昔芬、替莫唑胺已经被用作 OPG 一线化疗药物。但是最常用的方案是卡铂和长春新碱的联合,10 周诱导期,随后 48 周维持。

总之,新诊断的 OPG 推荐随访观察,而具有进展性、引起失明、外观畸形或不适症状明显的较大的眶内肿瘤应手术切除。手术同样适应一些外生型视交叉肿瘤。放疗适用于大龄儿童进展性视交叉肿瘤,化疗适应于三岁以下儿童进展性肿瘤。

自然病史和临床病程

总的来说,OPG 倾向于低级别,缓慢生长,有较长生存率的肿瘤。此外,合并有 NF-1 型和累及视路前部的 OPG 预后较好,发病较年轻的患者预后较差,15%~30% 的 OPG 患者具有进展性,导致大约 30% OPG 患者的视力损害,视力恶化和对侧视野损害归因于肿瘤对视神经轴索纤维的压迫,而不是肿瘤延伸到未受累的视交叉所造成的。视交叉和下丘脑受累导致生存率降低,但是治疗和未治疗肿瘤患者的生存率仍高于 90%。

Dutton 依据肿瘤的位置对 OPG 进行回顾性的研究[53]。表 18.1 总结了局限于视神经的胶质瘤的表现和效果,而表 18.2 依据受累的区域,总结了视神经胶质瘤的预后。研究证明黏液性毛细胞型星形细胞瘤亚群具有较高的局部复发率(75% 与 50%)和脑脊液播散(表 18.1 和表 18.2)。

表 18.1　前部视路胶质瘤：表现和预后

前部视路胶质瘤	
进展/复发	40%
视力≥20/40	21%
视力≥20/200	45%
渐进性视力丧失	21%
肿瘤相关死亡率	<5%

表 18.2　视路不同部位胶质瘤的预后

	视神经	视交叉	下丘脑第三脑室
肿瘤进展	21%	42%	51%
渐进性视力丧失	9%	23%	29%
肿瘤相关的死亡	5%	29%	43%

对来自 12 个医疗机构的 13 例病例，进行长达 20 年的详细观察，结果显示 OPG 可呈自发性神经放射性退变。然而术语"自发性退变"具有误导性，因为大多数患者具有显著的视力下降和其他神经病变的后遗症如脑积水、偏瘫和内分泌失调（放射性退变导致）。更为重要的是 8 例儿童未接受治疗，可能由于他们接受的治疗不是化疗。早期被引用的同样的回顾性研究显示，接受卡铂治疗的 32% 患者视力得到改善。自发性神经放射性退变成为小概率事件，通常与大量的潜在的可预防的发病率有关[54,58~60]。

成人恶性视路胶质瘤

流行病学

恶性视路星形细胞瘤发病迅速，其临床特征是进展性视力丧失，神经功能缺损和最终死亡。发病年龄从 20 岁到 80 岁不同，无性别差异[61~64]。

临床表现

视神经近端肿瘤表现为单侧视力恶化。疾病后期发展为下丘脑功能失调、偏瘫和其他神经功能缺陷，通常 1 年内死亡[61~64]。

检查

由于急性视力丧失，恶性视路胶质瘤可能容易与视神经炎和前部缺血性视神经病变混淆。与缺血性疾病相比，恶性视路胶质瘤 MRI 强化显著增强。在疾病早期，增强 MRI 显示前部视路轻度强化，类似视神经炎和肉瘤样病变。

恶性视路胶质瘤与儿童视神经胶质瘤的组织病理学显著不同，前者的特征是细胞极度多态性、核深染和散在的有丝分裂[62~64]。

治疗

恶性视路胶质瘤目前没有有效的治疗方法，放疗仅仅是姑息疗法。放化疗联合可起到短期疗效[63,64]。

眼眶周围神经肿瘤

病因和发病机制

大约 4% 的眼眶肿瘤是周围神经肿瘤，包括原发性神经纤维瘤和神经鞘瘤。其中，2% 病变为丛状神经纤维瘤，1% 是孤立性神经纤维瘤，1% 是神经鞘瘤。恶性周围神经瘤（恶性神经鞘瘤、神经纤维肉瘤）可发生在眼眶，但是很罕见[65~67]。

临床特征

多数周围神经肿瘤患者主诉疼痛，但是眼球运动正常，所以感觉神经比运动神经发生周围神经肿瘤的概率相对大。大多数眼眶占位性病变患者表现为慢性进展性眼球突出、眼球移位，以及病变增大引起眼球运动受限所导致的复视。除非肿瘤挤压视神经，视力一般无变化，但是发生在眶尖部肿瘤早期出现视力下降。

良性眼眶神经纤维瘤和神经鞘瘤具有较长进展性病程，尤其神经纤维瘤病程更为持久。在神经鞘瘤和恶性神经鞘瘤，两者的症状持续时间相似，提示这些恶性肿瘤是原发性而不是良性肿瘤的恶性转化。

三叉神经功能障碍在良性肿瘤患者较少见，多见于恶性肿瘤患者。良性和恶性神经鞘肿瘤的临床和放射学特征表现为缓慢增长的眼眶肿块，只有少数特征如三叉神经感觉丧失或骨破坏多表现在恶性神经鞘瘤。良性神经鞘瘤通常发生在眶上部,这主要是由于大多数感觉神经在此区域经过[65~67]。

检查

组织学

良性周围神经鞘肿瘤由各种轴突、施万细胞、支持性内皮细胞和血管成分混合增殖构成。

神经鞘瘤通常边界清楚,偏离起源的神经,可见显著的梭形施万细胞;细胞核呈栅栏样(Antoni A 型)

或者少见的构成模式(organized pattern)(Antoni B型)。轴突很少穿过肿瘤中心,却常常偏心穿过肿瘤(图 18.10A)。

神经纤维瘤常起源于神经内,表现为神经内增殖,因此病变的扩增和形状与所累及的神经密切相关。如果肿瘤涉及多支邻近的神经,增粗的神经束形成复合性肿块,因此肿瘤通常被称作"丛状"。

神经纤维瘤和较少的神经鞘瘤可发生瘤内变性,表现为黏液性或囊性改变和出血(图 18.10B、C)。肿瘤内变性区可见炎性细胞浸润[65~67]。

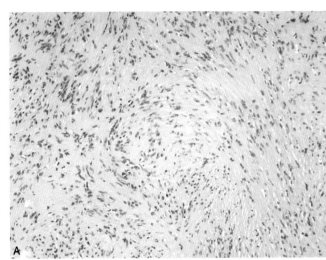
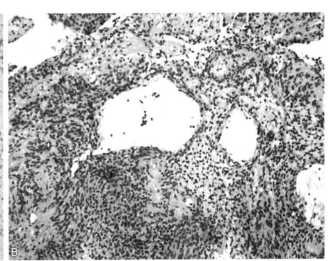
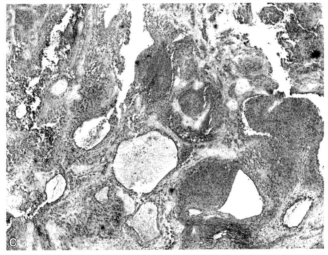

图 18.10　神经鞘瘤。眼眶神经鞘瘤 HE 染色组织切片(**A**),明显栅栏样细胞,囊样空隙(**B**)。大量泡沫样巨噬细胞伴囊样变。神经鞘瘤 S-100 染色阳性(**C**)

神经纤维瘤　神经纤维瘤(neurofibromas)可分为以下三种类型:①丛状(plexiform);②弥漫性(diffuse);和③孤立性(solitary)。

丛状神经纤维瘤　眼睑丛状神经纤维瘤侵犯眼睑全层,引起眼上睑下垂,通常眼睑颞侧较重。

丛状神经纤维瘤可伴随骨骼的改变,导致不同程度蝶骨翼发育异常和眶上裂扩大,颞叶膨出和搏动性眼球突出。

肿瘤多发生在眼睑外 1/3 处,由条索和结节构成,形成典型的 S 形畸形,触诊有"蠕虫袋样"感(图

18.11A）。在青春期,肿瘤通常蔓延到前额、颞侧和眶上部,导致眼球向下移位。不过在眼睑过度增厚的情况下很难评价眼球移位。

组织学上,丛状神经纤维瘤无包膜,具有器官样外观,神经束膜包绕轴突、施万细胞和神经内纤维细胞,形成增殖单元。肿瘤高度血管化,CT 和 MRI 显著增强,这是 NF-1 型的特殊改变。

丛状神经纤维瘤的治疗最棘手,通常效果令人失望。肿瘤富含血管且弥漫性浸润,通常波及正常组织结构如眼外肌(图 18.11B)。因此,不可能完整切除。丛状神经纤维瘤术后具有较高的复发率。通常需要多次手术才能达到满意的效果(图 18.11C)。

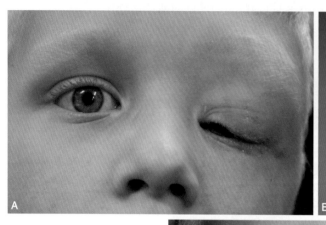
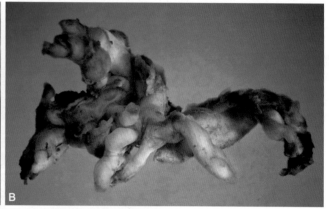
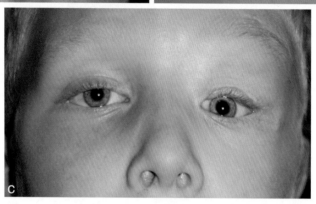

图 18.11　丛状神经纤维瘤。A.5 岁男孩,伴有 NF-1 型,左眼上睑和前部眼眶及颞侧可见丛状神经纤维瘤,遮盖眼球,形成弱视。B.术中可见丛状神经纤维瘤呈网状扩大,泪腺感觉神经增粗。C.术后外观像,肿瘤大部分切除,额肌悬吊联合眼睑水平缩短(With permission from Dolman PJ and Chung Y. Neurogenic tumours. In: Lambert S, Lyons C, editors. Paediatric ophthalmology and strabismus. 4th ed. London, UK: Elsevier; 2017)

儿童和成人眼眶颞侧神经纤维瘤的治疗有本质的不同。神经纤维瘤在儿童和青春期生长迅速,需要密切观察。根治性手术最好延迟到生长缓慢期。在成人,可以积极手术来达到确定的效果,也易于采用分期手术的方法来矫正畸形,可以几个月或几年。然而,在儿童如果上睑下垂影响视觉发育,应该采取手术预防弱视进展;推荐采用保守的分期手术方法。

弥漫性神经纤维瘤　弥漫性神经纤维瘤与丛状神经纤维瘤相似,具有眶脂肪和眼外肌的浸润。然而,弥漫性神经纤维瘤在 NF-1 型少见。

孤立性神经纤维瘤　孤立性神经纤维瘤通常表现为缓慢生长,表现为肿块效应,眼球向肿瘤对侧移位。肿瘤沿感觉神经生长,眶上方最常见。如果肿瘤发生在泪腺附近,具有类似泪腺肿瘤的临床表现(图 18.12A)。一般视力未受影响,疼痛少见,多见于 30~50 岁成年人,通常具有假性包膜,但是没有真正的神经束膜(图 18.12B)。病变由波浪束状的周围神经鞘细胞构成,具有逗号状核,基质中可见透明质酸和胶原。

孤立性神经纤维瘤和神经鞘瘤具有相似的临床和影像学表现。这两种肿瘤适合手术切除,通过前外侧开眶,如果肿瘤位于眶后部可经颅开眶。手术切除相对出血少,多数能达到无损切除(图 18.12C)。神经纤维瘤和神经鞘瘤的主要区别在于前者更容易恶变,即便恶变罕见[68~91]。

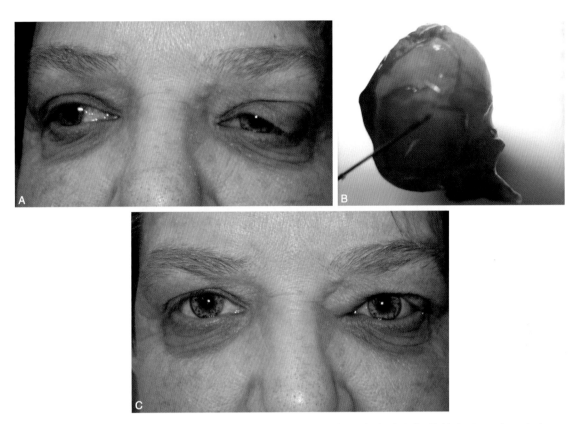

图 18.12　孤立性神经纤维瘤。A.45 岁女性,左眼皮下肿块引起机械性上睑下垂。全身其他部位患有大量的孤立性神经纤维瘤。B.切除的病变具有完整的包膜,病理证实为孤立性神经纤维瘤。C.肿瘤切除后上睑下垂恢复(Courtesy of Peter Dolman,Vancouver,Canada)

神经鞘瘤　前庭蜗神经和三叉神经是眼眶神经鞘瘤(schwannomas)最常见的发病起始部位。通常,眼眶神经鞘瘤的诊断年龄为 20~50 岁,平均诊断年龄是 50 岁。

神经鞘瘤主要起源于三叉神经第一分叉处(滑车上支和眶上支),位于眶上部。临床特征包括眼球突出、视力下降和复视、三叉神经分布区感觉麻木或疼痛。肿瘤压迫眼球引起远视和直接压迫神经引起视力下降。肿瘤早期较局限,增生为结节状,形成具有包膜的肿块[65~67,92~97]。

争议:即使鞘瘤细胞不存在于视神经,但是有三篇视神经鞘瘤的报道。有些学者认为,来源于神经嵴的异位的施万细胞是神经鞘瘤的起源。另外一些学者认为这些神经鞘瘤的施万细胞由依附于肿瘤的软脑膜细胞转化而来[65~67,95]。

影像学

神经鞘瘤缺乏神经放射学诊断的特征,眼眶 CT 常常显示平滑细长的局限的肌锥内或肌锥外肿块,同时可见眶上裂扩大。

神经鞘瘤 MRI T1WI 呈低信号,T2WI 呈高信号(图 18.13)。囊性变较少见,一旦鞘瘤内囊性变,肿瘤的非均质性改变是其 MRI 特征性表现(图 18.14)。

近来,有研究表明动态增强 MRI 的特征能鉴别肌锥内边界清楚的卵圆形肿块。如果肿块表现为渐进性增强则考虑海绵状静脉性病变而不是神经鞘瘤。肌肉内鞘瘤罕见,已报道的有内直肌、外直肌和下斜肌和上斜肌肌腱内鞘瘤[94,96,97]。

治疗

神经鞘瘤的治疗首选手术切除,如果完整切除,预后较好(图 18.14B)。较少的神经鞘瘤可能复发,尤其是肿瘤的不完整切除更易复发[92~96]。

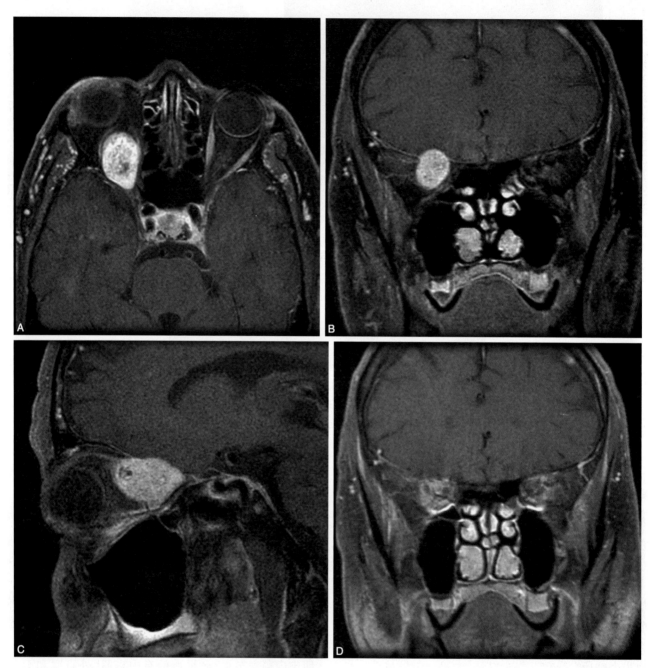

图 18.13　神经鞘瘤。MRI T1WI 脂肪抑制和增强扫描（A 水平位、B 冠状位、C 矢状位）可见左眼眶内上方不规则强化病变，向眶尖部延伸，符合眼眶神经鞘瘤改变。经内外联合开眶手术切除肿瘤。视力从光感提高到 20/40。D. 眶尖处残留病变 9 年内未进展

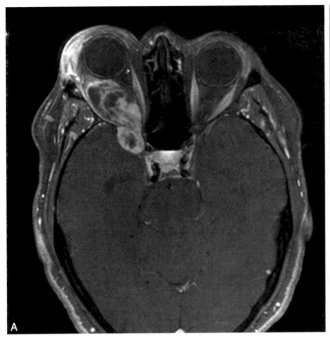
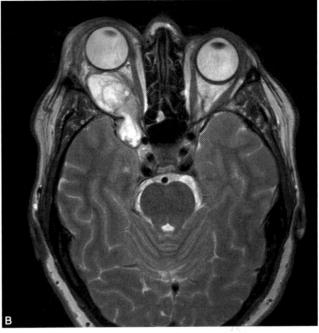

图 18.14 右眼眶及颅内囊性神经鞘瘤。A. MRI T1WI 水平位增强扫描。B. MRI T2WI 水平位扫描。患者经过翼点入路联合外侧开眶术切除肿瘤,眼眶内肿瘤完整切除;颅内残留肿瘤 6 年内无进展。术后视力保持在 20/20,斜视术后双眼视力得到改善

恶性周围神经鞘肿瘤

病因和发病机制

恶性周围神经鞘肿瘤(malignant peripheral nerve sheath tumors, MPNST)是非常罕见的侵袭性肿瘤。

MPNST 是非特异性术语,泛指起源于周围神经鞘细胞或其他细胞分化为周围神经鞘细胞形成的恶性肿瘤,包括恶性神经鞘瘤和神经纤维肉瘤。通常很难确定真正的细胞起源。肿瘤可能是原发的或者是神经纤维瘤恶性转化的结果(图 18.15)。MPNST 大约占人体所有软组织肉瘤的 10%[98~108]。

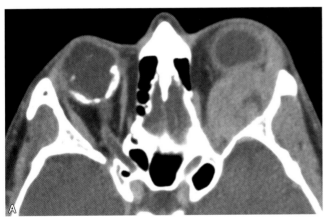
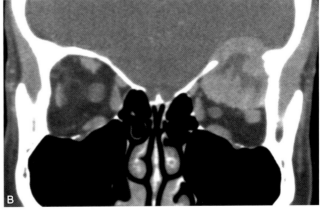

图 18.15 转移性周围神经鞘肿瘤。A. CT 水平位扫描结果。35 岁女性,患有 NF-1 型和右腿丛状神经纤维瘤恶变,5 年前发病。她在儿童时期腿部接受放射治疗。周围神经鞘肉瘤转移至左眼眶及脑部。B. CT 冠状位扫描显示肿瘤破坏了眼眶上壁进入颅内(With permission from Dolman PJ and Chung Y. Neurogenic tumours. In: Lambert S, Lyons C, editors. Paediatric ophthalmology and strabismus. 4th ed. London, UK: Elsevier; 2017)

MPNST 通常起源于三叉神经的眼支或上颌支,尤其是眶上支[98~108]。

流行病学

MPNST 主要发生在成人,大多数肿瘤发生在 20~50 岁之间。发生在伴有 NF-1 型的 MPNST 患者其发病较早,有报道也可以发生在婴儿。在 MPNST 的散发病例中,发病无性别倾向,但是同时伴有 NF-1 型患者则男性居多[98~108]。

临床表现

典型的患者在数月内出现眼眶疼痛和肿胀。这些病变的临床检查结果表现为良性,但可能并非准确。在受累神经支配的区域可能有感觉迟钝或者麻木,报道的病例有三叉神经麻痹性角膜炎的发生[98~108]。

检查

影像学

MPNST 的 MRI 检查显示边界清楚的肿块,病变具有混杂信号。肿瘤内可见囊性病变,受累的周围神经增粗,神经强化明显。由于病变发生在神经鞘内,所以具有边界清楚的梭形或球形外观(图 18.16),通常无真正的包膜,可能有假包膜。

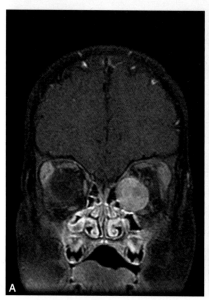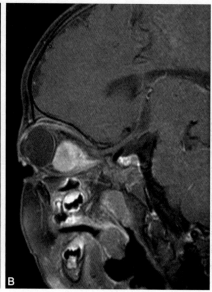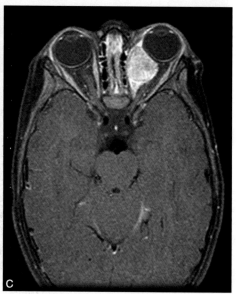

图 18.16 恶性周围神经鞘肿瘤。MRI T1WI 强化扫描结果(A 冠状位、B 矢状位、C 水平位)显示 2 岁女孩左眼眶内可见边界清楚的病变与内直肌相连

病理学

MPNST 由丰富的梭形细胞构成,细胞类似软组织肉瘤细胞,但是具有分化为神经鞘、施万细胞和周围神经细胞的元素(图 18.17A)。肿瘤存在许多变异,包括双向纺锤形和上皮样细胞形态或者含有坏死和黏液区。可见不规则大小和形状的细胞、细胞核增大和富含染色质是肿瘤的诊断依据(图 18.17B)。

免疫组化染色为 MPNST 提供了最典型的标志。HMB-45 通常阴性,而 70% 的肿瘤细胞中细胞角蛋白片段 S-100 蛋白表达阳性(图 18.17C)。MPNST 同样可见 CD65 或髓鞘基础蛋白免疫反应阳性。

治疗

MPNST 是高度侵袭性肿瘤,具有原位复发的倾向,彻底手术切除是正确的选择。由于 MPNST 可向颅内生长,所以眶内容物剜除可能是目前最佳治疗方法。如果眼眶 MPNST 合并颅内转移,需要眶内容物剜除联合开颅肿瘤切除手术。辅助放疗剂量超过 60Gy,有助于局部病变的控制[98~108]。

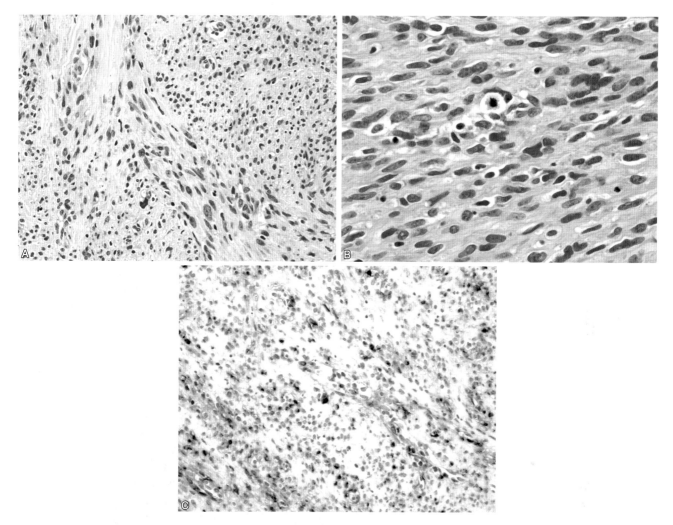

图 18.17 原发性神经鞘瘤。HE 染色显示纺锤形细胞增生(A),伴随中等程度的细胞多形性和有丝分裂(B),S-100 染色阳性(C)

其他神经源性肿瘤

副神经节瘤(嗜铬细胞瘤)

副神经节瘤(paragangliomas)是罕见的神经内分泌肿瘤,通常发生在手指指甲下区域。头颈部副神经节瘤占所有头颈部肿瘤的 0.6%。

在眼眶,这些肿瘤非常罕见,文献报道仅有 40 例。副神经节瘤是目前最广泛采用的术语,又称作血管神经肌瘤和化学感受器瘤。副神经节瘤的眼眶起源位置存在争议,主要是由于眼眶是否存在副神经节组织尚不确定。因此眼眶副神经节瘤被认为起源于支持细胞,而另外有学者认为其起源于副睫状神经节。

在神经内分泌肿瘤的分类上,传统的组织学具有局限性。组织病理学是诊断副神经节瘤最好的依据,但有时免疫组化检测无助于诊断,诊断主要依据病变组织是否含有神经内分泌颗粒。

由于肿瘤的血管属性、侵袭性和邻近的眼眶组织结构易被损害等导致手术相关并发症的发生,手术彻底切除副神经节瘤往往不可能。其他报道治疗头颈部副神经节瘤的方法包括栓塞、放疗和伽马刀。

大约 97% 的副神经节瘤是良性的,手术切除可以治愈。3% 是恶性的,可发生远处转移。除非是包膜完整的可接触到的肿瘤可以完整切除,活检证明是良性的病变可以观察。恶性病变需要多学科联合来处理原发肿瘤和转移灶[109~112]。

神经节胶质瘤

神经节胶质瘤(ganglioglioma)的临床表现和影像学特征与视神经胶质瘤相似。肿瘤由大量被结缔组织分隔的神经节细胞构成,部分区域富含结缔组织,其余区域结缔组织稀少。显微镜下发现,神经节富含新生的星形细胞核,同样可见少量随机分布而分化较好的神经节细胞和双核神经节细胞。这些肿瘤也同样表现对突触小泡和神经纤维蛋白的免疫反应性[109,113]。

髓上皮瘤

视神经髓上皮瘤(medulloepitheliomas)的表现取决于肿瘤的发病部位。如果肿瘤侵及视神经眶内段,表现为与视神经胶质瘤相似的眼球突出和视盘水肿。视神经后段的肿瘤表现为进展性球后视神经病变。这些病变的影像学可能与视神经胶质瘤相似,视神经呈梭形扩张。与视神经颅内段一样,视神经髓上皮瘤由多层圆柱状细胞构成,呈管状和条索状生长,形成紧密的相互连接的细胞绳索,形似网络,有丝分裂多见或者少有,肿瘤内可见广泛的不同程度间变的细胞。单纯的髓上皮瘤仅包含相似的髓上皮细胞和源于视泡的组织结构,包括视网膜色素上皮、睫状上皮、玻璃体和神经胶质。有良性和恶性畸形变异,包含一种或多种异源性成分如软骨或横纹肌。

视神经髓上皮瘤的治疗是完整切除肿瘤。尽管病变全部切除,仍然会复发和转移[109,114~117]。

血管母细胞瘤

血管母细胞瘤(hemangioblastoma)偶尔发生在视神经。一些患者同时伴有 von Hippel-Lindau 疾病。这些病变的神经放射学特征与视神经胶质瘤相似;然而它们通常表现为弥漫性增强。血管母细胞瘤由 2 种主要的细胞构成,一种是内皮细胞伴有周细胞,另外一种是间质细胞或基质细胞。这两种细胞的构成比例——其间的血管管径与基质细胞脂化的程度——引起肿瘤组织学的异质性[109,117]。尽管"血管母细胞瘤"命名是指具有恶性或至少具有侵袭性特征的低分化病变,但是血管母细胞瘤是良性病变,很少发生种植和转移或切除后复发。血管母细胞瘤的治疗是尽可能完整切除。

参考文献

1. Brissaud P, Lereboullet P. Deux cas d'hemicraniose. *Rev Neurol* 1890;**11**:537–40.
2. Byers WGM. Tumors of the optic nerve. *JAMA* 1914;**63**:20–5.
3. Byers WGM. The primary intradural tumors of the optic nerve. (Fibromatosis nervi optica). *Stud Roy Victoria Montreal* 1901;**1**: 3–82.
4. Craig WM, Gogela LJ. Intraorbital meningiomas; a clinicopathologic study. *Am J Ophthalmol* 1949;**32**(12):1663–80.
5. Virchow R. *Die Krankhaften Geschwulste*. Berlin, Germany: Hirschwald; 1864.
6. Cushing H. The cranial hyperostosis produced by meningeal endotheliomas. *Arch Neurol Psychiatry* 1922;**8**(2):139–96.
7. Cushing H, Eisenhardt L. Meningiomas. their classification, regional behaviour, life history, and surgical end results. Springfield, IL: Charles C Thomas; 1993.
8. von Recklinghausen FD. Ueber die multiplen Fibrome der Haut und ihre Beziehung zu den multiplen Neuromen. Festschrift zur Feier des funfundzwanzigjahrigen Bestehens des pathologischen Instituts zu Berlin. Herrn Rudolf Virchow. Berlin, Germany: Hirschwald; 1882.
9. Murray MR, Stout AP. Schwann cell versus fibroblast as the origin of the specific nerve sheath tumor. Observations upon normal nerve sheaths and neurilemmomas in vitro. *Am J Pathol* 1940;**16**:41–60.
10. Harkin JC, Reed RJ. Tumors of the peripheral nervous system. Atlas of tumor pathology. Washington, DC: Armed Forces Institute of Pathology; 1969.
11. Powers CJ, Friedman AH. A brief history of surgery for peripheral nerve sheath tumors. *Neurosurg Focus* 2007;**22**(6):E1.
12. Selhorst JB, Chen Y. The optic nerve. *Semin Neurol* 2009;**29**(1): 29–35.
13. Ferner RE. Neurofibromatosis 1 and neurofibromatosis 2: a twenty first century perspective. *Lancet Neurol* 2007;**6**(4):340–51. Review.
*14. Dolman PJ, Chung Y. Neurogenic tumors. In: Lambert S, Lyons C, editors. *Pediatric ophthalmology and strabismus*. 4th ed. London, UK: Elsevier; 2017.
    This well-illustrated chapter provides a good overview of orbital neurogenic tumors in childhood.
15. Ledbetter DH, Rich DC, O'Connell P, et al. Precise localization of NF1 to 17q11.2 by balanced translocation. *Am J Hum Genet* 1989;**44**:20.
16. DeBella K, Szudek J, Friedman JM. Use of the national institutes of health criteria for diagnosis of neurofibromatosis 1 in children. *Pediatrics* 2000;**105**:608.
17. Rouleau GA, Merel P, Lutchman M, et al. Alteration in a new gene encoding a putative membrane-organizing protein causes neurofibromatosis type 2. *Nature* 1993;**363**:515.
18. Baser ME, Friedman JM, Joe H, et al. Empirical development of improved diagnostic criteria for neurofibromatosis 2. *Genet Med* 2011;**13**:576.
*19. Saeed P, Rootman J, Nugent RA, et al. Optic nerve sheath meningiomas. *Ophthalmology* 2003;**110**:2019–30.
    This important paper highlights characteristics of optic nerve sheath meningiomas.
20. Dutton JJ. Optic nerve sheath meningiomas. *Surv Ophthalmol* 1992; **37**:167–83.
21. Kennerdell JS, Maroon JC, Malton M, et al. The management of optic nerve sheath meningiomas. *Am J Ophthalmol* 1988;**106**(4):450–7.
22. Eddleman CS, Liu JK. Optic nerve sheath meningioma: current diagnosis and treatment. *Neurosurg Focus* 2007;**23**(5):E4. Review.
23. Turbin RE, Pokorny K. Diagnosis and treatment of orbital optic nerve sheath meningioma. *Cancer Control* 2004;**11**:334–41.
24. Saeed P, Tanck MW, Freling N, et al. Somatostatin receptor scintigraphy for optic nerve seath meningiomas. *Ophthalmology* 2009;**116**: 1581–6.
*25. Turbin RE, Thompson CR, Kennerdell JS, et al. A long-term visual outcome comparison in patients with optic nerve sheath meningioma managed with observation, surgery, radiotherapy, or surgery and radiotherapy. *Ophthalmology* 2002;**109**:890–9, discussion 899–900.
    This well-cited paper follows a large series of patients undergoing different therapies for optic nerve sheath meningiomas.
26. Farah SE, Konrad H, Huang DT, et al. Ectopic orbital meningioma: a case report. *Ophthal Plast Reconstr Surg* 1999;**15**:463–6.
27. Wolter JR, Benz SC. Ectopic meningioma of the superior orbital rim. *Arch Ophthalmol* 1976;**94**:1920–2.
28. Tan KK, Lim AS. Primary extradural meningioma in a Chinese girl. *Br J Ophthalmol* 1965;**49**:377–80.
29. Johnson TE, Weatherhead RG, Nasr AM, et al. Ectopic (extradural) meningioma of the orbit: a report of two cases in children. *J Pediatr Ophthalmol Strabismus* 1993;**30**:43–7.
30. Craig W, Gogela LJ. Intraorbital meningiomas. *Am J Ophthalmol* 1949;**32**:1663–80.
31. Decock CE, Kataria S, Breusegem CM, et al. Ectopic meningioma anterior to the lacrimal gland fossa. *Ophthal Plast Reconstr Surg* 2009;**25**:57–9.
32. Al-Mefty O. Operative atlas of meningiomas. Philadelphia, PA: Lippincott-Raven; 1998. p. 1–66.
33. Babu R, Barton A, Kasoff SS. Resection of olfactory groove meningiomas: technical note revisited. *Surg Neurol* 1995;**44**(6):567–72.
34. Black PM. Meningiomas. *Neurosurgery* 1993;**32**(4):643–57.
35. Bondy M, Ligon BL. Epidemiology and etiology of intracranial meningiomas: a review. *J Neurooncol* 1996;**29**(3):197–205.

36. Bonnal J, Thibaut A, Brotchi J, et al. Invading meningiomas of the sphenoid ridge. *J Neurosurg* 1980;**53**(5):587–99.

37. Boulos PT, Dumont AS, Mandell JW, et al. Meningiomas of the orbit: contemporary considerations. *Neurosurg Focus* 2001;**10**(5):E5.

38. Chou S, Miles J. The pathology of meningiomas. In: Al-Mefty O, editor. Meningiomas. New York, NY: Raven; 1991. p. 37–57.

39. De Jesus O, Toledo MM. Surgical management of meningioma and plaque of the sphenoid ridge. *Surg Neurol* 2001;**55**(5):265–9.

40. Decock CE, Kataria S, Breusegem CM, et al. Ectopic meningioma anterior to the lacrimal gland fossa. *Ophthal Plast Reconstr Surg* 2009;**25**(1):57–9.

41. Dreyer NA, Loughlin JE, Rothman KJ. Cause-specific mortality in cellular telephone users. *JAMA* 1999;**282**:1814–16.

42. El Gindi S. Olfactory groove meningioma: surgical techniques and pitfalls. *Surg Neurol* 2000;**54**(6):415–17.

43. Foote KD, Friedman WA, Buatti JM, et al. Linear accelerator radiosurgery in brain tumor management. *Neurosurg Clin N Am* 1999;**10**(2):203–42.

44. Goel A, Muzumdar D, Desai KI. Tuberculum sellae meningioma: a report on management on the basis of a surgical experience with 70 patients. *Neurosurgery* 2002;**51**(6):1358–63.

45. Gokalp HZ, Arasil E, Kanpolat Y, et al. Meningiomas of the tuberculum sella. *Neurosurg Rev* 1993;**16**(2):111–14.

46. Hentschel SJ, DeMonte F. Olfactory groove meningiomas. *Neurosurg Focus* 2003;**14**(6):e4.

47. Saeed P, van Furth WR, Tanck M, et al. Natural history of spheno-orbital meningiomas. *Acta Neurochir (Wien)* 2011;**153**(2): 395–402.

48. Saeed P, van Furth WR, Tanck M, et al. Surgical treatment of sphenoorbital meningiomas. *Br J Ophthalmol* 2011;**95**(7):996–1000.

49. Avery RA, Fisher MJ, Liu GT. Optic pathway gliomas. *J Neuroophthalmol* 2011;**31**:269–78.

50. Listernick R, Ferner RE, Liu GT, et al. Optic pathway gliomas in neurofibromatosis-1: controversies and recommendations. *Ann Neurol* 2007;**61**:189–98.

51. North KN, Riccardi V, Samango-Sprouse C, et al. Cognitive function and academic performance in neurofibromatosis. 1: consensus statement from the NF1 Cognitive Disorders Task Force. *Neurology* 1997;**48**:1121–7.

52. Fisher MJ, Loguidice M, Gutmann DH, et al. Visual outcomes in children with neurofibromatosis type 1-associated optic pathway glioma following chemotherapy: a multicenter retrospective analysis. *Neuro Oncol* 2012;**14**(6):790–7.

*53. Dutton JJ. Gliomas of the anterior visual pathway. *Surv Ophthalmol* 1994;**38**:427–52.
    This is an important paper that follows the natural history of optic nerve gliomas.

54. Parsa CF, Hoyt CS, Lesser RL, et al. Spontaneous regression of optic gliomas: thirteen cases documented by serial neuroimaging. *Arch Ophthalmol* 2001;**119**(4):516–29.

55. Fouladi M, Wallace D, Langston JW, et al. Survival and functional outcome of children with hypothalamic/chiasmatic tumors. *Cancer* 2003;**97**(4):1084–92.

56. Raikar SS, Halloran DR, Elliot M, et al. Outcomes of pediatric lowgrade gliomas treated with radiation therapy: a single-institution study. *J Pediatr Hematol Oncol* 2014;**36**(6):e366–70.

57. Binning MJ, Liu JK, Kestle JR, et al. Optic pathway gliomas: a review. *Neurosurg Focus* 2007;**23**(5):E2.3.

58. Astrup J. Natural history and clinical management of optic pathway glioma. *Br J Neurosurg* 2003;**17**:327–35.

59. Liu GT, Lessell S. Spontaneous visual improvement in chiasmal gliomas. *Am J Ophthalmol* 1992;**114**(2):193–201.

60. Parsa CF, Hoyt CS, Lesser RL, et al. Spontaneous regression of optic gliomas: thirteen cases documented by serial neuroimaging. *Arch Ophthalmol* 2001;**119**(4):516–29.

61. Dinh TT, Wang YY, Rosenfeld JV, et al. Glioblastoma of the optic chiasm. *J Clin Neurosci* 2007;**14**(5):502–5.

62. Miyamoto J, Sasajima H, Owada K, et al. Surgical decision for adult optic glioma based on [18F]fluorodeoxyglucose positron emission tomography study. *Neurol Med Chir (Tokyo)* 2006;**46**(10):500–3.

63. Wabbels B, Demmler A, Seitz J, et al. Unilateral adult malignant optic nerve glioma. *Graefes Arch Clin Exp Ophthalmol* 2004;**242**(9): 741–8.

64. Hoyt WF, Meshel LG, Lessell S, et al. Malignant optic glioma of adulthood. *Brain* 1973;**96**(1):121–32.

65. Levin LA, Jakobiec FA. Peripheral nerve sheath tumors of the orbit. In: Albert DM, Jakobeic FA, editors. Principles and practice of ophthalmology. Philadelphia, PA: Saunders; 1994. p. 1978–2004.

66. Pollock SC. Tumors of cranial and peripheral nerves. In: Miller NR, Newman NJ, editors. Walsh and Hoyt's clinical neuro-ophthalmology, vol. 2. Baltimore, MD: Williams and Wilkins Co.; 1998. p. 2297–327.

67. Schatz H. Benign orbital neurilemmoma: sarcomatous transformation in Von Recklinghausen's disease. *Arch Ophthalmol* 1971;**86**: 268–73.

68. Grabb WC, Dingman RO, O'Neal RM, et al. Facial hamartomas in children: neurofibroma, lymphangioma, and hemangioma. *Plast Reconstr Surg* 1980;**66**:509–27.

69. Adekeye EO, Abiose A, Ord RA. Neurofibromatosis of the head and neck: clinical presentation and treatment. *J Maxillofac Surg* 1984; **12**:78–85.

70. Jackson IT, Laws ER Jr, Martin RD. The surgical management of orbital neurofibromatosis. *Plast Reconstr Surg* 1983;**71**:751–8.

71. Jackson IT, Carbonnel A, Potparic Z, et al. Orbitotemporal neurofibromatosis: classification and treatment. *Plast Reconstr Surg* 1993; **92**:1–11.

72. Marchac D, Britto JA. Remodelling the upper eyelid in the management of orbitopalpebral neurofibromatosis. *Br J Plast Surg* 2005;**58**: 944–56.

73. Lee V, Ragge NK, Collin JR. Orbitotemporal neurofibromatosis. Clinical features and surgical management. *Ophthalmology* 2004;**111**: 382–8.

74. Van der Meulen JC, Moscona AR, Vandrachen M, et al. The management of orbitofacial neurofibromatosis. *Ann Plast Surg* 1982;**8**: 213–20.

75. Madill KE, Brammar R, Leatherbarrow B. A novel approach to the management of severe facial disfigurement in neurofibromatosis type 1. *Ophthal Plast Reconstr Surg* 2007;**23**:227–8.

76. Jackson IT. Neurofibromatosis of the skull base. *Clin Plast Surg* 1995;**22**:513–30.

77. deSousa JL, Malhotra R. Tarsal infiltration in orbitotemporal neurofibromatosis. *J Plast Reconstr Aesthet Surg* 2006;**59**:780–1.

78. Mulvihill JJ. Neurofibromatosis. a genetic epidemiologist's point of view. *Ann N Y Acad Sci* 1986;**486**:30–7.

79. Adkins JC, Ravitch MM. The operative management of von Recklinghausen's neurofibromatosis in children, with special reference to lesions of the head and neck. *Surgery* 1977;**82**:342–8.

80. North K. Neurofibromatosis type 1 in childhood. London, UK: MacKeith Press; 1997. p. 31–3.

81. Jackson IT, Carbonnel A, Potparic Z, et al. Orbitotemporal neurofibromatosis: Classification and treatment. *Plast Reconstr Surg* 1993; **92**:1–11.

82. Lee V, Ragge NK, Collin JRO. The surgical management of childhood orbito-temporal neurofibromatosis. *Br J Plast Surg* 2003;**56**: 380–7.

83. Grabb WC, Dingman RO, Oneal RM, et al. Facial hamartomas in children: Neurofibroma, lymphangioma, and hemangioma. *Plast Reconstr Surg* 1980;**66**:509–27.

84. Harkin JC. Pathology of nerve sheath tumors. *Ann N Y Acad Sci* 1986;**486**:147–54.

85. Bloem JJ, van der Meulen JC. Neurofibromatosis in plastic surgery. *Br J Plast Surg* 1978;**31**:50–3.

86. Riccardi VM, Powell PP. Neurofibrosarcoma as a complication of von Recklinghausen neurofibromatosis. *Neurofibromatosis* 1989;**2**: 152–65.

87. Conley J. Neurogenic tumors of the head and neck. *J Otolaryngol Soc Aust* 1972;**3**:362–8.

88. Morax S, Herdan ML, Hurbli T. The surgical management of orbitopalpebral neurofibromatosis. *Ophthal Plast Reconstr Surg* 1988;**4**: 203–13.

89. Jackson IT, Laws ER Jr, Martin RD. The surgical management of orbital neurofibromatosis. *Plast Reconstr Surg* 1983;**71**:751–8.

90. Tyers AG, Collin JR. Colour atlas of ophthalmic plastic surgery. 2nd ed. Oxford, UK: Butterworth-Heinemann; 2001. p. 321–4.

91. Carroll GS, Haik BG, Fleming JC, et al. Peripheral nerve tumors of the orbit. *Radiol Clin North Am* 1999;**37**(1):195–202.

*92. Rootman J, Goldberg C, Robertston W. Primary orbital schwannoma. *Br J Ophthalmol* 1982;**66**:194–204.
    An early paper reviewing a series of primary orbital schwannomas.

93. Abe T, Kawamura N, Homma H, et al. MRI of orbital schwannomas. *Neuroradiology* 2000;**42**(6):466–8.

94. Wang Y, Xiao LH. Orbital schwannomas: findings from magnetic resonance imaging in 62 cases. *Eye (Lond)* 2008;**22**(8):1034–9.

95. Simpson RK Jr, Harper RL, Kirkpatrick JB, et al. Schwannoma of the optic sheath. *J Clin Neuroophthalmol* 1987;**7**(4):219–22.

96. Tanaka A, Mihara F, Yoshiura T, et al. Differentiation of cavernous

hemangioma from schwannoma of the orbit: a dynamic MRI study. *AJR Am J Roentgenol* 2004;**183**:1799–804.

97. Mafee MF, Putterman A, Valvassori GE, et al. Orbital space-occupying lesions: role of computed tomography and magnetic resonance imaging. An analysis of 145 cases. *Radiol Clin North Am* 1987;**25**: 529–59.

98. Wong WW, Hirose T, Scheithauer BW, et al. Malignant peripheral nerve sheath outcome. *Int J Radiat Oncol Biol Phys* 1998;**42**: 351–60.

99. Stark AM, Buhl R, Hugo HM, et al. Malignant peripheral nerve sheath tumours – report of 8 cases and review of the literature. *Acta Neurochir (Wien)* 2001;**143**:357–64.

100. Hrehorovich PA, Franke HR, Maximin S, et al. Malignant peripheral nerve sheath tumor. *Radiographics* 2003;**23**:790–4.

101. Schmidt RF, Yick F, Boghani Z, et al. Malignant peripheral nerve sheath tumors of the trigeminal nerve: a systematic review of 36 cases. *Neurosurg Focus* 2013;**34**(3):E5.

102. Martinez-Devesa P, Mitchell TE, Scott I, et al. Malignant peripheral nerve sheath tumors of the head and neck: two cases and a review of the literature. *Ear Nose Throat J* 2006;**85**:392–6.

103. Ducatman BS, Scheihauer BW, Piepgras DG, et al. Malignant periph-eral nerve sheath tumors: a clinicopathologic study of 120 cases. *Cancer* 1986;**57**:2006–21.

104. Cheng SF, Chen YI, Chang CY, et al. Malignant peripheral nerve sheath tumor of the orbit: malignant transformation from neurofi-broma without neurofibromatosis. *Ophthal Plast Reconstr Surg* 2008; **24**(5):413–15.

105. Williams Z, Coumans JV, Bredella MA, et al. Role of positron emis-sion tomography imaging in the surgical management of per-ipheral nerve sheath tumours in patients with neuro- fibromatosis type 1. *Neurosurgery* 2007;**61**:202–7.

*106. Lyons CJ, McNab AA, Garner A, et al. Orbital malignant peripheral

nerve sheath tumors. *Br J Ophthalmol* 1989;**73**:731–8.
 This is a good overview of orbital malignant PNST.

107. Jakobiec FA, Font RL, Zimmerman LE. Malignant peripheral nerve sheath tumors of the orbit: a clinicopathologic study of eight cases. *Trans Am Ophthalmol Soc* 1985;**83**:332–66.

108. Briscoe D, Mahmood S, O'Donovan DG, et al. Malignant peripheral nerve sheath tumor in the orbit of a child with acute proptosis. *Arch Ophthalmol* 2002;**120**(5):653–5.

*109. Miller NR. Primary tumours of the optic nerve and its sheath. *Eye (Lond)* 2004;**18**(11):1026–37. Review.
 An excellent review of primary optic nerve tumors.

110. Javed Ali M, Honavar SG, Naik MN, et al. Recurrent orbital paragan-glioma: a clinicopathological correlation of an extremely rare tumor. *Ophthal Plast Reconstr Surg* 2012;**28**:e124–6.

111. Hill RH 3rd, Platt SM, Bersani TA, et al. Regression of a paragan-glioma tumor of the orbit. *Orbit* 2015;**34**(2):99–102.

112. MacIntosh PW, Jakobiec FA, Stagner AM, et al. High grade neuroen-docrine neoplasm of the antrum and orbit. *Surv Ophthalmol* 2015; **60**(5):486–94.

113. Sadun F, Hinton DR, Sadun AA. Rapid growth of an optic nerve ganglioglioma in a patient with neurofibromatosis 1. *Ophthalmology* 1996;**103**:794–9.

114. Green WR, Iliff WJ, Trotter RA. Malignant teratoid medulloepithe-lioma of the optic nerve. *Arch Ophthalmol* 1974;**91**:451–4.

115. Chidambaram B, Santosh V, Balasubramanian V. Medulloepitheli-oma of the optic nerve with intradural extension—report of two cases and a review of the literature. *Childs Nerv Syst* 2000;**16**: 329–33.

116. Chavez M, Mafee MF, Castillo B, et al. Medulloepithelioma of the optic nerve. *J Pediatr Ophthalmol Strabismus* 2004;**41**:48–52.

117. Kerr DJ, Scheithauer BW, Miller GM, et al. Hemangioblastoma of the optic nerve: case report. *Neurosurgery* 1995;**36**:573–81.

19 第19章 眼眶脂肪、纤维、肌肉和其他间质肿瘤

VICTOR M. ELNER, HAKAN DEMIRCI, ZEYNEP GÜRSEL ÖZKURT, and NAZIHA SLIMANI

引言

起源于中胚层(位于胚胎三层中的外胚层和内胚层之间)的胚胎结缔组织称为间充质,间充质产生肌肉、骨骼、结缔组织和造血系统。起源于间叶组织的恶性肿瘤称为肉瘤,包括骨骼、血液、淋巴、脂肪和肌肉,与起源于上皮细胞的癌相比,非常少见。

间叶肿瘤依据显微镜下的形态学进行分类,取决于肿瘤与哪个组织最相似,根据细胞特征分为低、中和高级别,与局部浸润和转移风险具有相关性。分化差的肉瘤常常归类为广义的组织学类型,称为"圆形细胞"和"梭形细胞"肉瘤,需通过免疫组化和超微结构分析进一步定性(框19.1)。

框19.1 已报道的发生于眼眶的蓝色小圆细胞肿瘤

这些肿瘤更常见于儿童,通常分化较差。HE染色可见细胞内含有较少的细胞质,主要由圆形嗜碱性细胞核构成

B-细胞淋巴瘤
类癌
结缔组织增生性小圆细胞肿瘤
尤因肉瘤/原始性神经外胚层肿瘤
粒细胞肉瘤
平滑肌肉瘤
髓母细胞瘤
间皮瘤
神经母细胞瘤
视网膜母细胞瘤
横纹肌肉瘤
小细胞肺癌
滑膜肉瘤
Wilm瘤

本章主要阐述眼眶脂肪、纤维细胞和横纹肌的肿瘤,这些肿瘤是少见的异质性肿瘤,由于具有共同的临床特征、组织起源、细胞遗传学、分子生物学和预后,所以一起叙述。其他几种罕见的起源于眼眶间叶软组织的肿瘤也一并讲述,骨骼和血管性肿瘤在其他章节讲述。

基础科学

眼眶纤维组织和纤维脂肪组织都来源于神经嵴,具有独特的特征。眶隔系统包含血管、弹性纤维、胶原纤维Ⅰ、Ⅲ、Ⅳ型,把眼眶分为不同的区域。组织学检查,成纤维细胞和脂肪细胞代谢不活跃,无区域性差别,唯有上睑内侧脂肪垫较紧密,呈白色。

脂肪细胞肿瘤

脂肪瘤

流行病学

脂肪瘤(lipoma)是常见的良性间叶肿瘤,很少发生在眼眶,文献报道发生在眼眶或眼附属器者仅有25例[1]。脂肪瘤是质软、边界清楚、分叶状的黄白色病变,常发生在50岁以上男性[2]。

发病机制

75%以上的脂肪瘤发现有细胞遗传学异常。通常由于t(3;12)(q27-q28;q13-q15)转位导致25%12q13-q15区域变异[3]。细胞遗传学变异可能产生HMGA2和LPP基因的融合产物,它可以调控转录和促进肿瘤的

发生[4]。20%的脂肪瘤发现 13 号染色体异常,以及 6 号和 7 号染色体重排[5]。

临床特征

症状包括无痛性眼球突出、眼睑饱满,很少有明显的视觉异常症状。随着病变进展可引起眼球移位和复视(图 19.1A)。

检查

CT 扫描显示边界清楚、低密度、无强化的肿块,在眼球和眼眶其他结构之间呈铸造状样生长,无骨质侵蚀。MRI T1WI 显示边界清楚的肿块,与脂肪等信号,比眼外肌信号低;而 T2WI 显示脂肪瘤比眼外肌信号高,与脂肪等信号(图 19.1B),增强扫描肿瘤未见强化。超声显示低回声肿块。

病理学

可见在精细的基质中,脂肪瘤由成熟的脂肪细胞构成,血管增多不明显。与正常脂肪相比,脂肪细胞的体积和形状有轻度变化(图 19.1C、D)。电子显微镜显示细胞有单一、大而居中的脂质空泡,细胞质和细胞核分布在周边[6]。同时可见小的梭形细胞和前脂肪细胞,含有小的脂肪空泡,沿着间质血管排列。这些细胞常见于脂肪瘤,正常脂肪组织少见。

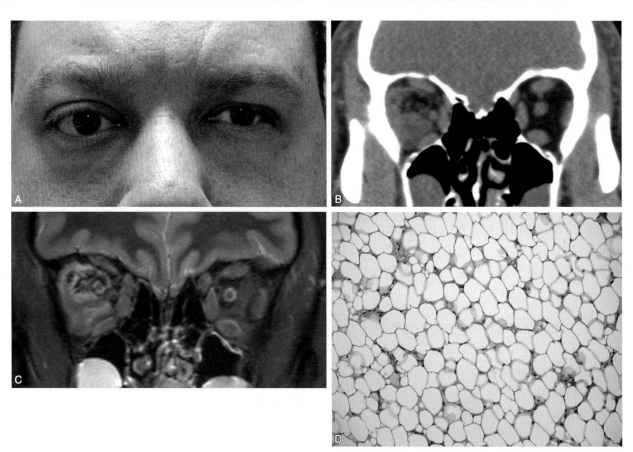

图 19.1 眼眶脂肪瘤。A. 临床图片。B. 眼眶脂肪瘤的 CT 冠状位扫描图。C. 眼眶脂肪瘤的 MRI 冠状位扫描图。D. 组织学检查显示细胞大小明显不同,不像正常的脂肪组织(Courtesy of Aaron Fay,Boston,USA)

梭形细胞/多形性脂肪瘤是发生在眼眶中一种不同的类型,其中有多种多样的混杂细胞,包括梭形细胞、圆形细胞以及核富含染色质的多形性细胞,有时为多倍体、花瓣样排列。其他变体包括血管脂肪瘤,由成熟的脂肪组织、增殖的小血管构成,小血管通常围绕在周围,其中部分含有微血栓和血管周围巨噬细胞;纤维脂肪瘤中可见纤维脂肪组织伴有明显的黏液变和轻度慢性炎症[7,8]。脂肪细胞免疫组化染色波形蛋白阳性;S-100 蛋白、瘦素和瘦素受体可表现阳性。

治疗

脂肪瘤的治疗是手术切除。

脂肪母细胞瘤和脂母细胞增生症

脂肪母细胞瘤(lipoblastoma)和脂母细胞增生症(lipoblastomatosis)是罕见的良性脂肪源性肿瘤,占儿童脂肪肿瘤的 4%～5%，源于白色脂肪中的脂母细胞在出生后继续不可控制地增殖[3]。脂肪母细胞瘤不同于脂肪瘤，脂肪瘤含有成熟的脂肪细胞，而脂肪母细胞瘤含有不同成熟程度的脂肪细胞。

历史背景

1926 年 Jaffe 首次使用了"脂肪母细胞瘤"这一术语；1958 年 Vellois 等基于他们观察到肿瘤组织中存在不同分化阶段的脂肪细胞，首次使用了"脂母细胞增生症"这一术语。他们认为肿瘤的这些表现提示了出生后脂肪发育成熟过程的停止[9]。也有人认为他们属于同种肿瘤的不同类型，脂肪母细胞瘤是边界清楚的肿块，而脂母细胞增生症是弥漫、浸润性肿块。由于这些肿瘤不发生转移，故又提出了"婴幼儿脂肪瘤"的术语，而不是脂肪母细胞瘤，但尚未被广泛采用[10]。

发病机制

脂肪母细胞瘤可能是由于多形性腺瘤基因 1（pleomorphic adenoma gene 1，PLAG1）表达所致，它是位于 8q12 区的一个发育基因，导致阻碍脂肪成熟的转录因子蛋白产生[11]。

流行病学

大约 70%～90% 的肿瘤发生在 3 岁以下的儿童，男性受累者是女性的 1.5 倍多[12]。脂肪母细胞瘤很少发生在眼眶和眼睑，大多数发生在手足、躯干、腹部、头颈部，可以局部扩散，但不发生转移。

临床特征

自 1966 年以来，英文文献仅发现 3 例眼眶脂肪母细胞瘤的报道，2 例在眼睑，1 例在眼眶前部；另外有 1 例报道为眼眶弥漫性脂肪母细胞增殖症[13]。这些病例表现为眼睑红肿，其他相关的症状有眼球突出、眼球移位、眼外肌运动障碍和复视。所报道的病变位于眼眶前部，均可触及。

检查

CT 扫描可见眼睑增厚及低密度肿块，MRI 扫描显示混杂信号，T1WI 比脂肪信号低，而 T2WI 信号增高。肿瘤异质性反映了肿瘤中存在纤维组织。

病理学

活体上，肿瘤呈黄白色，伴黏液或囊性变。组织学上，脂母细胞增殖症和脂肪母细胞瘤包含由成熟脂肪细胞和多空泡的脂母细胞混合构成的小叶，这些小叶被纤维间隔、大量的黏液基质和稀疏的血管丛分隔。肿瘤内可见不同成熟期的胚胎脂肪母细胞，细胞呈空泡状，核位于中央，无间变或非典型性改变。黏液基质可能含有未分化的梭形细胞。

细胞遗传学在脂肪母细胞瘤的诊断方面具有重要作用，检测到染色体 8q11～13 重排对于脂肪母细胞瘤诊断的敏感性为 77%，特异性为 98%[14]。

治疗

脂肪母细胞瘤和脂母细胞增殖症的治疗需要完整的手术切除。对于更具侵袭性的肿瘤，切除时需要精细的手术技术，以确保完整切除并保留正常组织。

预后和并发症

报道显示未完整切除的肿瘤，其复发率高达 50%[15]。晚期复发病例也有报道，故需要长期随访[3,12]。尽管复发的肿瘤转化为较成熟的脂肪瘤和纤维脂肪瘤可能引起局部功能障碍，但是未发现恶性转变的发生。

皮样脂肪瘤

皮样脂肪瘤（lipodermoid/dermolipoma）是先天性遗传异常的迷芽瘤（健康组织生长在异常解剖位置），来源于第二鳃弧，占成人全部眼眶病变的 3%，儿童的 5%。皮样脂肪瘤可能与发育异常相关，如 Goldenhar 综合征、眼外胚层综合征、Emanuel 综合征和脑颅皮肤脂肪瘤病（lipomatosis）有关（表 19.1）[16~18]。

鉴别诊断

临床上，主要与眼眶脂肪脱垂鉴别。巩膜粘连、灰白色实性肿物是鉴别皮样脂肪瘤和疝出的眶脂肪的临床特征，后者常表现为脂肪球。细小的毛发和角化是皮样脂肪瘤常见的临床特征，而眶脂肪疝没有。

临床特征

皮样脂肪瘤通常为单侧，但偶尔也可能双眼受累。它们位于结膜下，可以延伸到眶前部，有时累及外直肌、泪腺、外眦韧带或提上睑肌及其腱膜。它们最常累及颞上穹窿或外眦，呈粉红色或黄色，质软圆形的包块[19]（图 19.2A）。皮样脂肪瘤的临床外观通常保持稳定，但也有可能呈现缓慢增长、进行性角化和毛发生长（图 19.2B），由于这些原因和患者认识的提高，患者可能在 10 多岁时才寻求治疗。

表 19.1　与皮样脂肪瘤相关的综合征

Goldenhar 综合征（眼耳脊椎发育不良）	眼外胚层综合征（toriello lacassie droste 综合征）	脑颅皮肤脂肪瘤病	Emanuel 综合征
第一鳃弓和第二鳃弓发育缺陷引起的多畸形综合征	罕见的伴有多系统受累的神经发育综合征（眼、皮肤、中枢神经系统和心血管系统）	一种罕见的单侧神经皮肤综合征，涉及外胚层和中胚层起源的组织（皮肤、眼、脂肪组织和大脑）	一种罕见的 22 号染色体不平衡导致的多畸形综合征，伴小头畸形和精神运动性延迟
眼部表现：眼表皮样瘤	眼部表现：眼表皮样瘤	眼部表现：眼表或角膜缘皮样瘤、皮样脂肪瘤、巩膜异常，眼和眼睑缺损，无虹膜，小眼球和眼球钙化	眼部表现：斜视、近视、上睑下垂、结膜肿瘤如皮样脂肪瘤，Duane 异常
相关畸形：耳部和颈椎、颅面骨发育不全；骨骼畸形；肾、心脏异常	相关畸形：先天性皮肤发育不全，大脑的蛛网膜囊肿和癫痫、主动脉狭窄、渐进性骨囊肿、色素痣、非骨化性纤维瘤和颌骨巨细胞瘤	相关的头面部脂肪错构瘤，同侧颅内和椎管内脂肪瘤，主动脉狭窄，渐进性骨囊肿和颌骨肿瘤	相关面部畸形；肾、消化、神经系统异常；免疫系统异常引起的上呼吸道感染

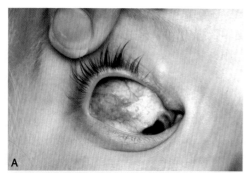
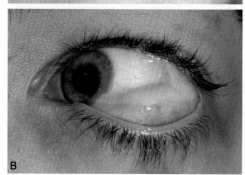

图 19.2　皮样脂肪瘤。A. 一个 10 岁女孩在颞上象限的结膜下和巩膜表面的黄色皮样脂肪瘤。B. 纤维脂肪性皮样脂肪瘤上的毛发对眼球是一个刺激因素

检查

CT 扫描显示在颞上方可见边界清楚、卵圆形低密度的肿块，密度与正常脂肪组织相似。MRI T1WI 和 T2WI 显示与眼外肌和眶脂肪等信号的包块，增强扫描未见强化。

组织学检查，皮样脂肪瘤可见成熟的脂肪细胞和较粗的胶原纤维组织以及分散在其中的鳞状上皮细胞，并常见毛皮脂单位。偶尔可见软骨、骨骼或泪腺腺泡。当有结膜上皮存在时，它可能呈现薄而平滑的外观，但常常不规则增厚。

治疗

大多数病例可以观察，但如果有症状或影响外观时可经结膜行手术切除。应注意保护手术容易损伤的结构，如外直肌、提上睑肌腱膜、泪腺以及泪腺导管。皮样脂肪瘤表面的结膜切除可能导致穹窿瘢痕和限制性斜视。考虑到干燥性角结膜炎、复视或上睑下垂的可能风险，切除最好相对保守。

预后

视力预后通常很好，无恶性转化的趋势。

脂肪肉瘤

流行病学

脂肪肉瘤（liposarcoma）是成人最常见的软组织肉瘤，占所有肉瘤的 20%，最常累及大腿和腹膜后，眼眶受累罕见。2015 年以前，PubMed 数据库英文报道大约有 50 例原发性眼眶脂肪肉瘤[20]。转移性眼眶脂肪肉瘤更罕见。

原发性眼眶脂肪肉瘤发病年龄从 5~79 岁，平均 32 岁，一些文献报道无显著性别差异，而另一些文献显示好发于女性[21]。

发病机制

细胞遗传学研究表明分化较好的脂肪肉瘤 12 号染色体异常，尤其在 12q13~15 区有大量原癌基因，包括 MDM2、CDK4 和 HMGI-C 的扩增[22]。MDM2 在细胞增殖中起重要的作用，CDK4 主要作用于细胞周期调控，而 HMGI-C 调节脂肪细胞分化。在脂肪肉瘤的其他亚型，*p53* 突变是最常见的异常。提示 MDM2 基因通过抑制 *p53* 表达在脂肪肉瘤的发病机制中发挥重要作用。此外，S 期 DNA 失活通过 *p53* 或 MDM2 突变损害了调节点被认为是脂肪肉瘤发病机制的因素之一。黏液或圆形细胞脂肪肉瘤的 12 和 16 号染色体之间发生了特异性转位。这个独特的 t(12;16)(q13;p11) 转位导致 CHOP-TLS 嵌合基因的形成[23]。在 10% 的肿瘤中，可见 t(12;22)(q13;q12) 异常转位，包括 CHOP 和定位到 22 号染色体 q12 区域 EWS 基因 5' 端[24]。CHOP-TLS 和 CHOP-EWS 嵌合蛋白作为癌基因转录因子发挥作用。在多形性脂肪肉瘤中，观察到复杂的染色体异常。若免疫组化染色 p27 在圆形或黏液细胞脂肪肉瘤中呈低表达，则预示患者的生存率降低[25]。

临床表现

原发性眼眶脂肪肉瘤最常见的表现是渐进性眼球突出，伴复视，眼球垂直或水平移位，眼睑肿胀，视力下降，视神经挤压征，以及眶尖部肿瘤导致的疼痛[21]。症状持续时间为数月至 7 年之久。

检查

在 CT 上，眼眶脂肪肉瘤常常表现为由不同成分形成的分叶状肿块，通常边界清楚，但也可能边界模糊[21]，增强扫描明显强化，但强化不均匀。

在 MRI 上，眼眶脂肪肉瘤 T1WI 与肌肉等信号或比肌肉信号低，T2WI 比周围脂肪信号低（图 19.3A、B）。病变内可见致密的间隔，可被钆造影剂弥漫性强化。黏液脂肪肉瘤轻度强化，多形性脂肪肉瘤呈明显强化（病理学见下所述），周围强化更显著。

大多数眶脂肪肉瘤位于肌锥内，其次眼眶上部，很少累及外侧、内侧和下方。

病理学

大体观察，脂肪肉瘤呈黄白色或黄色，质软/果冻状，或呈坚硬/分叶状肿块。肿瘤被认为起源于肌间筋膜平面的原始基质细胞或围绕毛细血管周围的多潜能间质细胞[26]。

分类

WHO 将脂肪肉瘤分为以下四个亚型：

1. 分化良好的非典型　此型很少发生转移，但可以局部复发和导致局部功能障碍

2. 黏液/圆形细胞　此型可以侵袭局部，也可以远处转移

3. 去分化　此型侵袭性高和恶性程度高

4. 多形性恶性

分化良好的非典型和黏液型是发生在四肢最常见的亚型。眼眶最常见的亚型是黏液/圆形细胞型，占眼眶脂肪肉瘤 50% 以上，其次是分化良好非典型型和多形性型[21]。分化良好非典型亚型包含成熟的脂肪细胞，具有明显的非典型性，细胞大小不一[27]，可见不同数量的空泡状的脂肪母细胞和富含染色质、多核的基质细胞[28]（图 19.3C、D）。黏液/圆形细胞亚型包含一致的、圆形或卵圆形的原始间质细胞和小的脂肪母细胞，由于大的脂肪滴挤压细胞核移位，所有小的脂肪母细胞具有印戒特征。此型可见黏蛋白基质和存在于各种纤维网络中复杂的树枝状血管丛。去分化亚型中的脂肪母细胞有明显的组织病理学改变，从低级别分化良好的区域到高级别多形性脂肪肉瘤形式[28]。多形性脂肪肉瘤亚型由在高级别多形性脂肪肉瘤（恶性纤维组织细胞瘤样肉瘤）中多形性多空泡的脂肪母细胞构成。多形性细胞的形态从圆形到梭形，后者呈成簇状排列。

治疗

一般选择广泛边界的肿瘤切除作为治疗的方法，通常需要行眶内容物剜除。切缘干净的眼眶内容物剜除是原发性眼眶脂肪肉瘤控制局部复发的最好方法。不完整切除具有较高的复发风险。如果肿瘤复

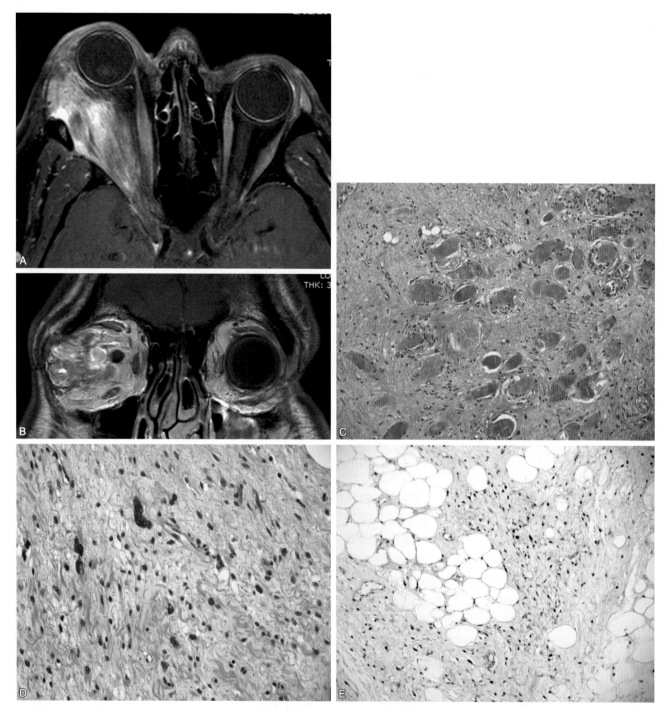

图 19.3 眼眶脂肪肉瘤。**A.** MRI T1WI 轴位扫描显示右眶内不均匀强化的浸润性肿块沿着眶外侧壁发展。**B.** MRI 冠状位扫描显示了同样的浸润性肿块。**C.** 高分化脂肪肉瘤的无特性梭形细胞浸润眼外肌纤维。**D.** 组织学（HE）显示高分化的脂肪肉瘤，可见纤维黏液样基质中奇异的多形性核。**E.** 核 MDM2 染色有助于鉴别脂肪肉瘤与良性肿瘤和其他肉瘤

发,可能会去分化发展为更加恶性的表型。

外放射常用于治疗复发性肿瘤。大多数肿瘤对化疗不敏感,但细胞毒性药物用于转移肿瘤的姑息治疗。

预后

脂肪肉瘤总体10年生存率为50%~85%[20]。原发性眼眶脂肪肉瘤预后较好,目前未见有转移的报道。若确诊时肿瘤的体积小及病理分型好,则患者的预后较好。

骨骼肌肿瘤

横纹肌肉瘤

流行病学

横纹肌肉瘤(rhabdomyosarcoma)是儿童最常见的眼眶恶性肿瘤,也是儿童最常见的头颈部软组织肉瘤[29]。肿瘤可累及泌尿生殖系统(29%)、脑膜周围组织(24%)、四肢(15%)、腹膜后间隙(13%)、眼眶(8%),和其他头颈部位(7%)[30]。在一篇以人口为基础的发病率的综述中报道,从1973年到2007年,横纹肌肉瘤每年以1.16%的速度增加[31]。

横纹肌肉瘤可原发于眼眶,或邻近鼻副窦的侵袭,由分化为横纹肌细胞的多潜能间质细胞增殖引起。由远处转移而来的眼眶横纹肌肉瘤罕见。眼眶横纹肌肉瘤占所有儿童恶性肿瘤的4%,所有眼眶肿瘤的10%,发病年龄多在10岁以内,原发性和继发性眼眶横纹肌肉瘤的平均发病年龄分别为7岁和12岁[29,32]。好发于男性,男女比例为5:3[29,32]。

横纹肌肉瘤多数散发,但是可见于一些遗传性癌症易感综合征,如神经纤维瘤病、Li-Fraumeni综合征,Costello综合征,Noonan综合征,家族性癌症综合征和Beckwith-Wiedemann综合征[33]。

临床特征

眼眶横纹肌肉瘤通常表现为数天或数周内、迅速进展性的眼球突出,伴上睑下垂,可触及的肿块,眼球向下向外移位,因为肿瘤多位于眼眶内上方[34,35]。如果眼睑受累,眼睑呈浅蓝色或淡红色,与急性感染和眼睑淤血相似。很多病例由于主诉有偶然的外伤导致延误诊断。如果肿瘤压迫眼球或视神经可以观察到脉络膜皱褶或视盘水肿(图19.4A)。腺泡型多见于眶下部。

继发于邻近鼻副窦的横纹肌肉瘤可表现为单侧或双侧眼眶受累。眼眶横纹肌肉瘤可侵蚀颅底、累及

大脑,或转移到肺、骨骼或骨髓[36]。

检查

CT上,横纹肌肉瘤早期表现为边界清楚、均质的软组织包块;晚期由于假性包膜侵犯,边界变得不规则。肿块与肌肉等密度,但是肌肉很少增粗[36]。出血或坏死引起密度不均匀。37%~87%的肿瘤位于肌锥外,13%~47%肿瘤同时位于肌锥内和肌锥外[36](图19.4B)。

MRI上,横纹肌肉瘤表现为不规则的肿块,信号呈均一或不均一样改变,T1WI与眼外肌等信号,比脂肪信号低。T2WI比眼外肌或脂肪信号高[37],中等到明显强化。脂肪抑制可更清楚的显示肿瘤的轮廓(图19.4C)。

病理学

确诊横纹肌肉瘤需要手术活检的证据。横纹肌肉瘤由形态多样和高有丝分裂活性的细胞构成。细胞包含浓染扩大的细胞核和不同数量的嗜双性到嗜酸性的细胞质(图19.4D)。

横纹肌肉瘤依据临床、遗传学和组织学特征分为胚胎型、腺泡型、多形性和葡萄状亚型。

胚胎型横纹肌肉瘤是最常见的亚型,占眼眶横纹肌肉瘤的50%~70%[36]。大片细胞和少量细胞黏液交错成簇排列。可见含锥形细胞质突起的双极细胞,偶尔可见更大的嗜酸性细胞,呈带状、蝌蚪状或网球拍状。用马氏三色或HE组织化学染色显示嗜酸性胞质包含束状肌动蛋白和肌球蛋白丝,偶尔形成交错条纹。胚胎型横纹肌肉瘤可能侵犯结膜、眼眶前部和眼睑,这是典型的组织学类型,也是横纹肌肉瘤命名的来源。

葡萄状横纹肌肉瘤是胚胎型横纹肌肉瘤的变异型,其外观呈葡萄状,通常侵犯泌尿系统黏膜或结膜。

腺泡型横纹肌肉瘤占眼眶横纹肌肉瘤的20%~30%,发生于大龄儿童,累及眼眶下部。组织病理学上,腺泡型横纹肌肉瘤是细胞丰富的肿瘤,由大的原始的圆形细胞构成,细胞核深染,染色质较粗,核仁明显。肿瘤细胞排列松散,边界模糊,分化差的恶性细胞被薄的纤维血管隔膜分隔成不规则的卵圆形空隙,类似于腺泡而得名。肿瘤巨细胞含有多个周边核,由横纹肌母细胞融合而成。

80%以上的腺泡型横纹肌肉瘤可见独特的染色体易位[38],(2;9)(q35;q14)或(1;13)(q36;q14)易位导致双嵌合基因PAX3-FKHR和PAX7-FKHR的形成。

多形性横纹肌肉瘤是最少见的类型,仅见于成年人,平均发病年龄56岁[39]。肿瘤包含大量杂乱排列的多形性未分化细胞,这些肿瘤细胞由多边形、蝌蚪形、

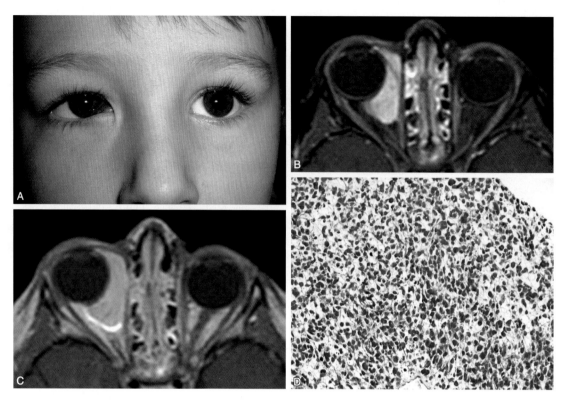

图 19.4　横纹肌肉瘤。A.7 岁男孩,表现为右眶鼻下方快速生长的肿块。一周前,他的脸部被弟弟击伤,发现突出于结膜下的肿块。B 和 C.MRI 显示肌锥内和肌锥外均质实性肿块,对这个年龄段患儿要怀疑横纹肌肉瘤的可能。D. 胚胎型横纹肌肉瘤,具有原始圆形、蓝色细胞的胚胎变异细胞(HE,×400)。免疫组织化学检查(未显示)证实横纹肌母细胞分化

网球拍状等各种不同形态的横纹肌母细胞构成,具有致密的嗜酸性胞质和深染的核[39]。

组织学检查,一半以上的胚胎型横纹肌肉瘤可见横纹,而腺泡型和多形性横纹肌肉瘤少见。PAS 染色,大多数横纹肌肉瘤亚型可见糖原。免疫组化染色显示强的波形蛋白反应,即使在分化较差的肿瘤细胞也可见;发育的横纹肌细胞中可见结蛋白和肌肉特异性肌动蛋白;分化好的细胞可见肌红蛋白、肌球蛋白和肌酸激酶 M[40]。在所有横纹肌肉瘤中,95%～100% 结蛋白和肌特异性肌动蛋白阳性,91%肌细胞生成素(myogenin)阳性,91% MyoD 阳性,28% 肌球蛋白阳性[39]。然而,腺泡型横纹肌肉瘤形成的融合蛋白(fusion protein)可以促使 MyoD 和 myogenin 基因表达,对这两种蛋白的免疫反应通常更规律和强烈[41]。

治疗

虽然手术减容存在争议,但对于可疑的眼眶横纹肌肉瘤应该立即活检,并且尽早行手术减容,同时尽可能避免造成并发症。通过手术减容能够改善肿瘤的分期和肿瘤对治疗的反应。

已建立的放化疗方案对治疗横纹肌肉瘤非常有效,包括化疗(长春新碱,放线菌素 D 和环磷酰胺)和外放射。基于不同类型横纹肌肉瘤的研究,胚胎型横纹肌肉瘤完全切除不需要外放射[42](表 19.2)。

表 19.2　手术病理分级系统(IRSG)

分组	标准
I	局部病变,完整切除
	1. 局限于器官或受累的肌肉
	2. 波及受累器官或肌肉以外,局部淋巴结无波及
II	折中切除或局部切除的三种类型包括
	1. 肿瘤大致切除,显微镜下残留
	2. 局部病变完整切除,淋巴结可能受累,和(或)肿瘤可能侵犯邻近组织器官
	3. 局部病变累及淋巴结,肉眼切除但显微镜下有残留
III	不完全切除或活检,肉眼可见残留
IV	发病时出现远处转移

预后

不同组间横纹肌肉瘤研究表明，眼眶横纹肌肉瘤的 5 年生存率超过 90%。胚胎型为 94%～97%，腺泡型为 74%[40,41]。Ⅰ型眼眶或眼睑横纹肌肉瘤术后常采用化疗，Ⅱ型几乎都采用术后放疗，发生转移的患者预后最差，通常转移到肺和骨骼，3 年生存率为 70%。

纤维性肿瘤

结节性筋膜炎

流行病学

结节性筋膜炎（nodular fascitis）过去常常被命名为假性肉瘤样纤维瘤病、增殖性筋膜炎和结节性纤维组织炎[43]。结节性筋膜炎可发生于各个年龄组，男女发病率相同。报道的大多数病例年龄均在 20～40 岁之间，只有 9 例年龄小于 20 岁[43]。常发生在躯干和上肢皮下筋膜。在婴儿和儿童，常见于头颈部和眼眶周围组织[44]。

结节性筋膜炎是纤维细胞和肌纤维细胞反应性良性增殖，1966 年 Font 和 Zimmerman 首次提出[43,44]。结节性筋膜炎很少发生在眼眶，报道的大量病例只有 2 例发生在眼眶[43]。它可能累及眼前部结构包括眼睑、眼球表面和角巩膜缘。已报道的结节性筋膜炎源于 Tenon 囊[45]和巩膜表面[46]。

病因和发病机制

虽然外伤可能是诱因，但大多数病例无外伤史[48]。在一些研究中，采用人雄激素受体甲基化特异聚合酶链反应（humara-methylation-specific polymerase reaction），发现在 S 和 G2 生长期有高比例的增殖细胞，而且是多克隆细胞扩增。这提示病变是反应性过程而不是肿瘤形成过程[49]。

临床特征

结节性筋膜炎病变边界清楚，生长迅速，可能表现为临床炎症的特征，包括疼痛持续不超过 1 个月[43,44]。病变表现为表浅的、可触及的肿块，引起眼睑畸形。报道仅有 1 例发生在眼球赤道后的结节性筋膜炎，引起眼球突出[50]。

检查

虽然在 CT 和 MRI 上没有特殊的征象，典型的结节性筋膜炎表现为边界清楚、表浅的软组织包块，中度到明显强化，局部骨质侵蚀[51]。

鉴别诊断

结节性筋膜炎的临床特征和影像学表现没有特异性，应与皮样或表皮样囊肿、血囊肿、结节病、侵袭性纤维瘤、皮肤纤维瘤、纤维肉瘤和恶性纤维组织细胞瘤相鉴别。在儿童，同样要与皮样囊肿、横纹肌肉瘤、嗜酸性肉芽肿、转移性神经母细胞瘤和粒细胞肉瘤相鉴别。

病理学

组织学上，结节性筋膜炎是由在水肿的间质中膨胀的、有丝分裂活跃的星状细胞和梭形成纤维细胞构成。这些细胞缺少深染和多形性核，胞质丰富，细胞混合在各种不同数量的黏液样基质中[51]。结节中有少量淋巴细胞、单核细胞浸润，偶见巨噬细胞[52]。由于细胞过多和有丝分裂活跃，容易被误诊为肉瘤[53]。由于被怀疑为恶性病变的指数高，导致不必要的侵袭性治疗。免疫组化染色显示对平滑肌特异性肌动蛋白和波形蛋白反应强阳性，而 S-100、结蛋白、p53、CD34 或上皮细胞膜抗原反应阴性[51]。这些结果与肌成纤维细胞的分化一致，能够被电镜下特征所证实，如富含扩张的粗面内质网和具有梭形密度平行束状排列的肌动蛋白样细丝[51]。

治疗和预后

手术切除是治疗的选择。大多数病例，即使不完全切除，残留的肿瘤可自行吸收[54]。单纯病灶内激素注射也可以治愈，但是不能明确诊断。局部复发罕见（报道为 0.4%～1%），复发后通常再次手术切除[55]。

孤立性纤维瘤

流行病学

孤立性纤维瘤（solitary fibrous tumor，SFT）是不常见的梭形细胞肿瘤，具有间质成纤维细胞样细胞的超微结构和免疫组化特征。WHO 把 SFT 分为可能的成纤维细胞或肌成纤维细胞肿瘤[56]。

1931 年，Klemperer 和 Rabin 描述了第一例发生于胸膜的 SFT[57]，此后，纵隔、腹膜、四肢深部软组织、眼眶和结膜 SFT 均有报道[58]。文献报道大约有 70 例眼眶 SFT[59,60]。它可发生于眼眶任何解剖部位，包括肌锥内、肌锥外、泪腺窝、泪囊和眼睑[59]。

临床特征

SFT 平均发病年龄为 40 岁（9~76 岁），无性别差异[59,60,61]，曾报道有 3 例儿童患病[59]。患者通常表现为缓慢生长（超过 3 年）、无痛性、边界清楚的肿块，位于前部者可触及到或引起眼球突出。SFT 可伴有视力下降、眼球运动受限、可触及的无波动感的肿块或上睑下垂[59]。复发性肿瘤常表现为对周围软组织或骨质侵袭，可扩散到副鼻窦和颅腔（图 19.5A）。

检查

CT 扫描显示边界清楚、等密度的强化病灶，也可出现眶壁重塑[59,60,62]（图 19.5B）。MRI 扫描显示丰富的肿瘤血管引起的显著强化，MRI 也作为 SFT 术后随访的手段[63]（图 19.5C）。超声检查，这些肿瘤为低反射，中等衰减。

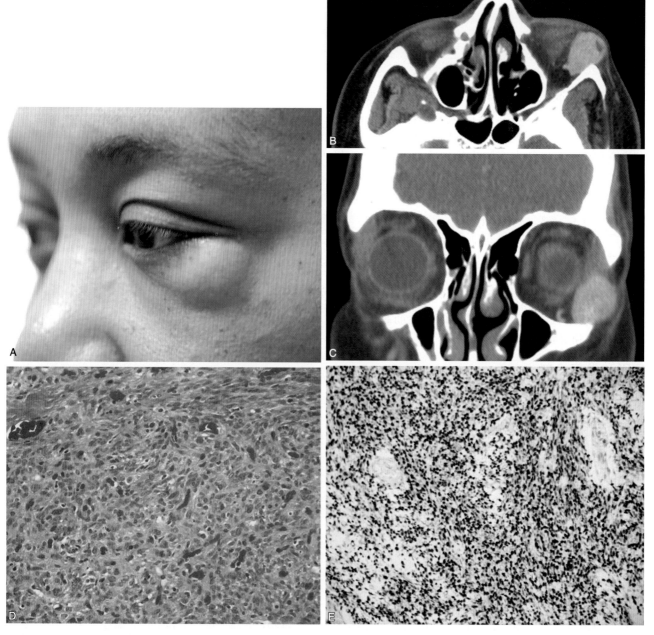

图 19.5　孤立性纤维瘤。A. 颞下眼眶可见肿块隆起。B 和 C. 眼眶轴位和冠状位 CT 扫描显示边界清楚、无定形的同质的肿块，取代了软组织。D. 组织学检查显示密集丰富的梭性细胞（上）和细胞稀疏的区域（下）（HE，×400）。E. 几乎完全是孤立性纤维瘤特异性的免疫组化染色显示细胞核 STAT6 强阳性（×200）（Courtesy of Aaron Fay，Boston，USA.）

鉴别诊断

由于 CT 和 MRI 显示无特异性,所以临床上要与海绵状静脉性病变、神经鞘瘤和转移瘤鉴别。

组织病理学上,SFT 需与梭形细胞肿瘤鉴别,包括纤维组织细胞瘤、血管外皮细胞瘤、脑膜瘤和神经鞘瘤[59,60]。免疫组化染色 CD34 强阳性和特征性的 STAT6 阳性可辅助 SFT 的病理诊断。

争议:2002 年,WHO 报道认为 SFT、巨细胞血管纤维瘤和血管外皮细胞瘤代表梭形细胞肿瘤范畴(表19.3),而不是不同的病理类型[64,65](框 19.2)。

表 19.3　孤立性纤维瘤范畴

旧名称	新名称
传统的 SFT	SFT 的纤维型
传统的 HPC	SFT 的细胞型
脂肪瘤性 HPC	SFT 的脂肪形成型
巨细胞血管纤维瘤	SFT 的富含巨细胞型
深部纤维组织细胞瘤	SFT 的 H 样因子型

HPC,血管外皮细胞瘤(hemangiopericytoma);SFT,孤立性纤维瘤(solitary fibrous tumor)

From Gengler C, Guillou L. Solitary fibrous tumour and haemangiopericytoma:evolution of a concept. Histopathology 2006; 48:63-74

病理学

组织病理学上,SFT 具有较广的形态学范畴,从多细胞的血管病变到多细胞的纤维区。梭形细胞可呈束状或轮辐状排列,纤维基质包含各种胶原纤维。梭形细胞包含双染细胞质和细胞核,形态一致、细长、梭形,有丝分裂指数低[66]。可能出现特征性的血管外皮细胞瘤样血管分支,其特征是扩张的血管分成两支伴血管周围纤维化[59,60]。

这种肿瘤的一个组织学挑战是形态学与恶性潜能缺乏相关性,病理学家很难预测哪些病例将表现出临床恶性行为(局部破坏或转移),通常恶性肿瘤表现为较高的有丝分裂活性(每 10 个高倍视野大于 4 个有丝分裂象)、核多态性、坏死、细胞过多和 ki67 染色强阳性。

SFT 被认为来源于多潜能间充质干细胞,具有分化为内皮细胞、周细胞或成纤维细胞的能力,模仿正常血管再生[67],这可能解释特征性血管外皮细胞瘤样

框 19.2　血管外皮细胞瘤与孤立性纤维瘤

1942 年,Columbia 大学病理学家 Arthur Stout 和 Margaret Murray 针对一系列软组织肿瘤,提出新的诊断术语“血管外皮细胞瘤(HPC)”,它们有共同的组织病理学特征:毛细血管和血管周围膨胀的梭形样细胞增殖,和近来发现的周细胞相似。

随后采用的 HPC 诊断所需的三个条件:富含毛细血管的组织,丰富而单一的血管周肿瘤细胞(perivascular tumor cells)和胶原包绕的分支血管(“鹿角形”形式)。遗憾的是,既没有超微结构又没有免疫组化特征来鉴别周细胞和相关细胞,增加了诊断的不确定性。

这种病理诊断的另一个缺点是不能预测肿瘤的生物学行为和侵袭性。

由于缺乏明确鉴别肿瘤细胞为周细胞后代的特异性蛋白,以及肿瘤细胞表现的多样性,目前认为 HPC 样肿瘤可能来源于多潜能间质细胞,具有不同程度的周细胞分化能力,这一观点是 1982 年 Font 及其同事在眼眶 HPC 的综述中提出来的[6]。

到 1990 年后期,软组织病理学家开始质疑 HPC 这一术语,实际上,WHO 关于软组织肿瘤的分类(2013 第 4 版),HPC 不再作为唯一的命名。最初的 HPC 中那些少见的亚型不再分为称为 HPC 样孤立性纤维瘤(孤立性纤维瘤;多细胞亚型)的诊断[8]。

理想意义上,一个诊断是包含宏观、微观、化学和遗传学特征的独特的整体,与临床行为、治疗反应和预后相关。更常见的是,临床医生和病理学家描述病变以提供越来越好的、但很少是确定的类型,正如 SFT 和 HPC 病例。

血管表现。肌动蛋白纤维丝、局部细胞间连接和胞质致密体的出现提示肌成纤维细胞和成纤维细胞分化。遗憾的是,目前还没有染色能确定特异的细胞家系,例如周细胞的起源(图 19.6)。

对于大多数 FSTs,免疫组织化学显示对波形蛋

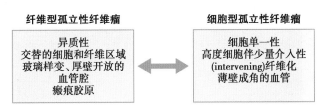

图 19.6　SFT 和 HPC(Based on data from Gengler C, Guillou L. Solitary fibrous tumour and haemangiopericytoma:evolution of a concept. Histopathology 2006;48:63-74)

白、CD34 和 CD99 反应强阳性,阳性率分别占病例的
100%、90% 和 70%[68,69]。可能发现 20% 上皮细胞膜抗
原,35%Bcl-2 免疫反应阳性[69]。

孤立性纤维瘤不表达结蛋白、细胞角蛋白、Ⅷ因
子相关抗原、S-100 蛋白和平滑肌特异性肌动蛋
白[59,53,70]。最近有几篇文章报道 STAT6 是 SFT 高度敏
感和特异的免疫组化标记。

治疗

手术切除是治疗的选择,完全切除能降低临床复

发的风险。因此,对可疑残留肿瘤的患者要求密切随
访。辅助化疗不能提供帮助;富含细胞的病变可以
放疗。

约 20% 的病例复发[71],这些病例手术更困难,容易
引起并发症。大约 1/2 复发病例有恶性转化的证据,
发生转移或有侵袭性,而最初的病理是良性特征[71]。
因此,复发性肿瘤常表现新的侵袭性特征,如高的有
丝分裂率、碱性成纤维细胞生长因子水平增加,ki-67
免疫反应性或 p53 抗原表达,可作为局部破坏或转移
风险的指标[72](图 19.7)。

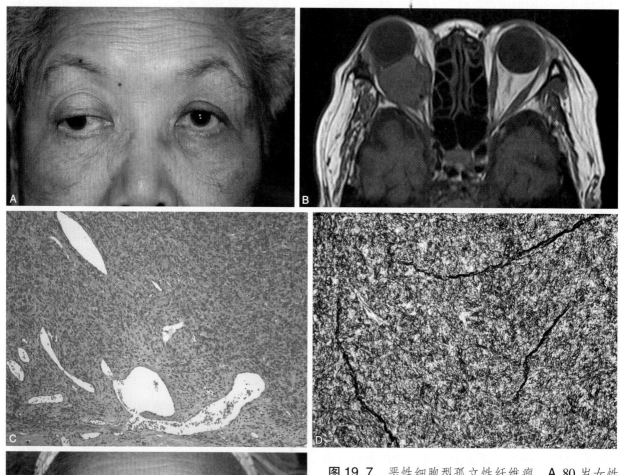

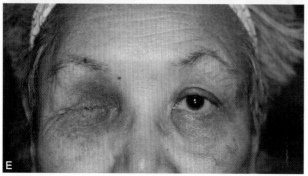

图 19.7　恶性细胞型孤立性纤维瘤。A. 80 岁女性,
表现为进展性右眼球突出,上睑下垂和眼眶疼痛 4 个
月余。曾被诊断为右眼眶血管外皮细胞瘤,肿瘤邻近
视神经,24 年前活检后无视力。随访了几次,直到 4
年前肿瘤突然增大,行立体定向放疗。B. MRI 水平
位扫描显示软组织肿块充满肌锥内,挤压眼球。
T1WI 和 T2WI 呈现高信号,病变内可见粗大的血管。
C. 活检可见多细胞和血管的肿瘤,血管呈鹿角形伴
有坏死区。肿瘤细胞为梭形,核多态性,有丝分裂多
见,10%Ki67 阳性。D. 肿瘤 CD34 染色强阳性,与孤
立性纤维瘤一致。免疫组化染色 STAT-6 强阳性。
E. 行保留眼睑皮肤的眶内容物剜除术,真皮脂肪填充
空腔,3 年后仍未见复发(Courtesy of Peter Dolman with
photomicrographs by Val White,Vancouver,Canada)

黏液瘤

流行病学

黏液瘤(myxoma)是少见的良性肿瘤,起源于原始的间叶细胞,发生在皮下组织和骨骼肌[73,74]。左心房是最常见的发病部位。

发病机制

1914 年,Fuchs 首次描述眼部黏液瘤,之后只有少数病例报道。黏液瘤被认为源于多潜能间充质细胞,获得成纤维细胞样表型,产生大量的富含糖胺聚糖的透明质酸[74,75]。

已描述的有 5 种亚型:肌肉内黏液瘤(典型的黏液瘤)、皮肤黏液瘤(表浅血管黏液瘤)、近关节黏液瘤、神经鞘黏液瘤(neurothekeoma)和侵袭性血管黏液瘤[76]。有关黏液瘤遗传方面的信息有限。

临床特征

黏液瘤可发生在任何年龄,好发于中年人,无性别差异[77]。眼眶黏液瘤常常是缓慢生长的无痛性肿瘤,引起眼球突出。结膜受累表现为边界清楚的囊性或实性透明肿块[78](图 19.8A)。

黏液瘤、皮肤色素沉着、内分泌过度活跃特别是独立的 Cushing 综合征、低级别内分泌和非内分泌肿瘤相关联,被定义为 Carney 综合征[79,80]。这种关联也见于 Mazabraud 综合征和 McCune-Albright 综合征[79,80]。当出现 Carney 综合征的相关异常,要考虑到有左心房黏液瘤的可能[77,80]。CT 显示假性边界强化的肿块,尽管如此,可侵入周围组织(图 19.8B)。

鉴别诊断

- 结节性筋膜炎
- 神经鞘瘤
- 神经纤维瘤
- 黏液软骨肉瘤
- 恶性纤维组织细胞瘤

病理学

显微镜下可见无包膜的少细胞肿瘤,通常血管较少,除非是血管性黏液瘤,在肿瘤内可能见到分叉的血管(图 19.8C、D)。这些肿瘤有明显的黏液样细胞外基质,HE 染色强嗜碱性。在基质内可见稀少分布的梭形和星状成纤维细胞,或肌成纤维细胞肿瘤细胞,具有空泡化的胞质,细胞核较小,核仁模糊。特殊组织化学染色显示细的纤维性网状纤维和间质黏蛋白。超微结构显示肿瘤细胞包含膨胀的粗面内质网、高尔基复合体、胞饮小泡和具有局部密度的胞质内微纤维丝[81]。常出现可被抗酸染色确定的稀少的肥大细胞[82]。免疫组织化学染色显示波形蛋白、CD34 和 XIIIa 因子免疫反应阳性。偶尔有平滑肌特异性肌动蛋白染色阳性的细胞,与肌成纤维细胞分化一致,但肿瘤细胞 S-100 蛋白染色阴性[83]。

治疗和预后

以手术切除来治疗黏液瘤,结膜肿瘤切除后未见复发[78]。肿瘤血管代表着复发的主要危险因素。研究表明,与其他组织的血管黏液瘤相比,眼眶血管黏液瘤有更高的复发率[73]。

纤维组织细胞瘤

眼眶纤维组织细胞瘤(fibrous histocytoma)是梭形细胞间质肿瘤,1964 年首次被描述[84,85]。1967 年,Zimmerman[86] 描述了其组织病理学特征。

争议:眼眶纤维组织细胞瘤发病机制有两种理论:一种认为是由炎性细胞产生、自发性退化和蚊虫叮咬或接种疫苗史引起的纤维炎症过程[87,88]。另一种理论认为是肿瘤性起源,因为在一些纤维组织细胞瘤可能检测到克隆异常,并且新生物常常引起非特异性炎症[88]。

临床特征

眼眶纤维组织细胞瘤通常发生在中年人(平均年龄 43 岁),女性多于男性[89]。它们可能发生在眼眶前部或深部,诊断前的病程平均 2.5 年,眼球突出是最常见的表现[89]。当发生在眼睑、结膜、巩膜表面或角巩膜缘时,肿瘤呈黄色、边界清楚,具有表浅的血管[90]。这些肿瘤在诊断前 6 个月内出现[90](图 19.9A)。

鉴别诊断

- 平滑肌肉瘤
- 血管肉瘤
- 神经纤维肉瘤
- 多形性脂肪肉瘤

检查

CT 和 MRI 扫描显示具有假包膜、强化一致的软组织包块,与肌肉等密度或等信号。

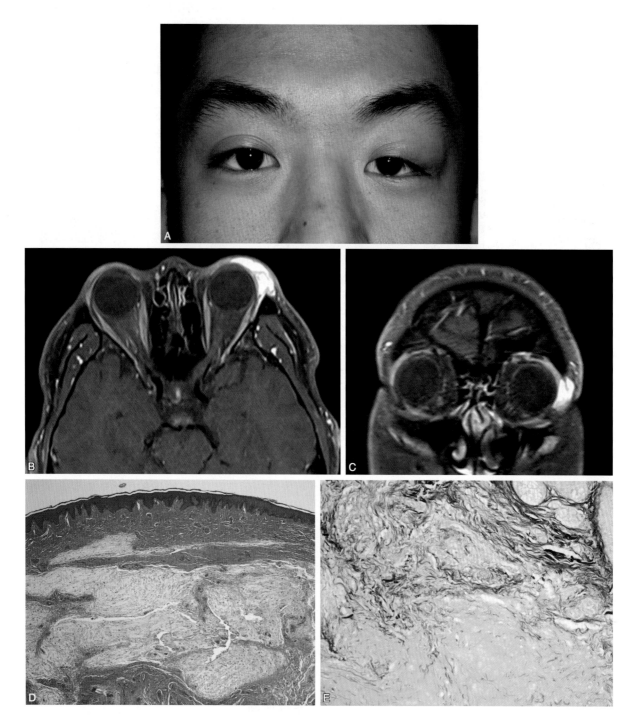

图 19.8　血管黏液瘤。**A.** 患者,21 岁,男性,表现为弥漫性、边界不清的无触痛的肿块,侵犯左上睑颞侧,延伸到前额眉尾处。可见肿瘤扩展到睑部泪腺。8 年前在中国香港特别行政区行肿瘤切除,诊断为血管黏液瘤。全身检查包括心脏超声,未发现其他病变。**B.** CT 扫描显示边界不清的包块,左上睑外侧,延伸到前额和眼眶前部,侵犯泪腺,邻近外直肌。**C.** MRI 扫描更好地明确肿块,显示其与外直肌被分开。**D.** 组织病理学显示多个分叶状、边界不清的肿块,侵犯皮肤,由黏液基质构成,散在良性星形细胞和梭形细胞,有丝分裂少见。可见大量的薄壁血管(HE,×100)。**E.** 阿新蓝(alcian blue)(×40)染色阳性,确定了基质的黏液性质

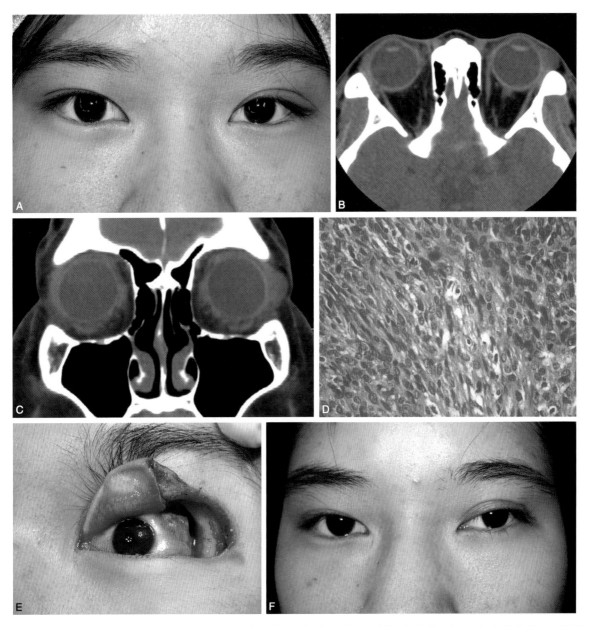

图 19.9　纤维组织细胞瘤。A. 17 岁女性患者表现为左眼上睑质软的肿块,左眼上睑呈"S"形,肿块缓慢生长了 9 个月。B 和 C. 水平位和冠状位 CT 扫描显示边界清楚的肿块,邻近泪腺窝。D. 切除活检结果显示可见细胞区域或无细胞区域,有坏死带。细胞圆胖,呈梭形,有核内包含体和中等数量的有丝分裂数。CD34、CD31、角蛋白和 EMA 染色阴性。一些肉瘤病理学家诊断为具有某些恶性特征的纤维组织细胞瘤。E. 广泛切除包括活检部位的病变,虽然有一些非典型特征,由于广泛完整切除,未计划行辅助放化疗。F. 10 年后未复发(Courtesy of Peter Dolman,Vancouver,Canada)

病理学

组织病理学检查,这些细胞性肿瘤的特征是梭形细胞呈轮辐状排列,此外,有的区域梭形细胞或圆形细胞成束或随意排列,可见与血管外皮细胞瘤相似的正旋线或鹿角状血管。细胞学上,可见成纤维细胞、充满脂质空泡状细胞质的组织细胞和中间类型细胞。良性纤维组织细胞瘤,无核的多态性或核深染,每 10 个高倍视野有丝分裂通常少于 5 个。散在的炎性细胞包括淋巴细胞、浆细胞和包含脂质的巨噬细胞。

恶性纤维组织细胞瘤有 4 种组织亚型:黏液型、炎症型、多形性和血管瘤样型。与炎症型相比,黏液型预后最好。眼眶很少见到血管瘤样型[91]（图 19.9B）。

多形性肿瘤边缘有浸润和有丝分裂率用于鉴别良、恶性纤维组织细胞瘤。具有侵袭性边缘的大的肿瘤比小的肿瘤更具有侵袭性[92]。

免疫组化显示肿瘤细胞 CD68、波形蛋白和ⅩⅢ因子染色阳性[90]。纤维组织细胞瘤对细胞角蛋白、结蛋白、

S-100 蛋白和 CD34 抗原免疫反应阴性。

基质富含基质金属蛋白酶-2、4，能够分解 I 型胶原、层粘连蛋白和细胞外透明质酸酶受体（CD44）[93]，从而导致肿瘤细胞浸润周围组织。基质金属蛋白酶通过转化激活生长因子-β，也刺激成纤维细胞移动和胶原产生[93]。活检组织基因检测表明 7 号染色体三体或克隆丧失或者性染色体增加[88]。

治疗

纤维组织细胞瘤的治疗选择是手术切除。术后随访复发率为 30%，但眼前段仅有 7% 病例复发，可能提示前段病例切除更彻底[89,90]。

纤维瘤

流行病学和发病机制

纤维瘤（fibroma）是眼眶内罕见的良性肿瘤，最初报道发生于男性，来源于结缔组织或 Tenon 筋膜组织[94]。其特点是边界清楚、纤维外观、灰白色、无痛性、非浸润性肿块。

临床特征

在眼眶，纤维瘤引起眼球突出和眼球移位，延伸到结膜可见黄白色不规则肿块。CT 和 MRI 扫描显示边界清楚的肿块。

鉴别诊断

纤维瘤的鉴别诊断包括瘢痕瘤、眼眶炎症病变后严重纤维化及孤立性纤维瘤。

病理学

眼眶纤维瘤由散在的梭形细胞构成，梭形细胞没有异型性和有丝分裂，有时排列成人字形[95]。

治疗和预后

治疗是完整切除肿瘤，不完整切除可能复发。

纤维肉瘤

流行病学

纤维肉瘤（fibrosarcoma）是恶性间叶肿瘤，通常发生在四肢，是新生儿和婴幼儿最常见的软组织肉瘤[96]。这些肿瘤也发生在眼眶、眼睑，20 岁以前是其易发年龄，因此常命名为先天性、婴幼儿或青少年纤维肉瘤[94,96]

（图 19.10A）。纤维肉瘤也可发生在放疗后（放疗引起的肉瘤），或原发于副鼻窦或鼻腔扩散到眼眶[96]。

病因学和发病机制

纤维肉瘤起源于间质细胞，这些细胞可能表现为成纤维细胞或肌成纤维细胞分化。明显的粗面内质网和锯齿状的核膜是纤维肉瘤主要的超微结构特征，而肌成纤维细胞瘤显示具有致密体的微纤维束[97]。这种肌成纤维细胞分化引起波形蛋白、肌特异性肌动蛋白、α-平滑肌特异性肌动蛋白和结蛋白的免疫组化反应阳性[98]。

鉴别诊断

纤维肉瘤的最终诊断依据组织病理学检查结果。临床上，鉴别诊断包括畸胎瘤、横纹肌肉瘤、神经母细胞瘤和粒细胞肉瘤。病理学上，鉴别诊断包括平滑肌肉瘤、孤立性纤维瘤、周围神经鞘瘤、恶性纤维组织细胞瘤、类肉瘤、滑膜肉瘤、婴幼儿肌纤维瘤和婴幼儿纤维瘤病。

临床特征

临床特征取决于肿瘤的位置，纤维肉瘤的主要症状包括眼睑肿胀、眼睑闭合不全、疼痛、球结膜水肿、眼球突出和上睑下垂[96]。

检查

纤维肉瘤可通过 CT 扫描进行评估，肿瘤显示为边界不清、均质、轻度强化的病灶，与眼外肌等密度（图 19.10B）。MRI 所有序列显示低中信号，轻到中度强化[99]（图 19.10C）。有报道超声可以确定子宫内的先天性纤维肉瘤。

病理学

组织病理学上，成人和青少年纤维肉瘤可见相似的特征。肿瘤由单一的梭形细胞增殖构成，瘤细胞交错排列成束状和相互交叉的轮辐状，有时呈人字形，可见丰富的内质网纤维围绕细胞群。变异包括小圆细胞、黏液和螺纹状生长模式（图 9.10D）。纤维肉瘤对中间细丝波形蛋白（100%）免疫反应强阳性，特异性神经烯醇化酶（35%）可能阳性[100,101]。如果出现肌成纤维细胞分化，肿瘤常常对平滑肌肌动蛋白（33%）、特异性肌细胞肌动蛋白（30%）、特异性平滑肌肌动蛋白（29%）或结蛋白（20%）免疫反应阳性[101,102]。大多数肿瘤，细胞遗传学分析表明在 12p 和 15q 染色质域之间，t（209；212）（p13；q26）转位，在 NTRK3 基因位点，引起 12pETV6 和 15qNTRK3 的活化

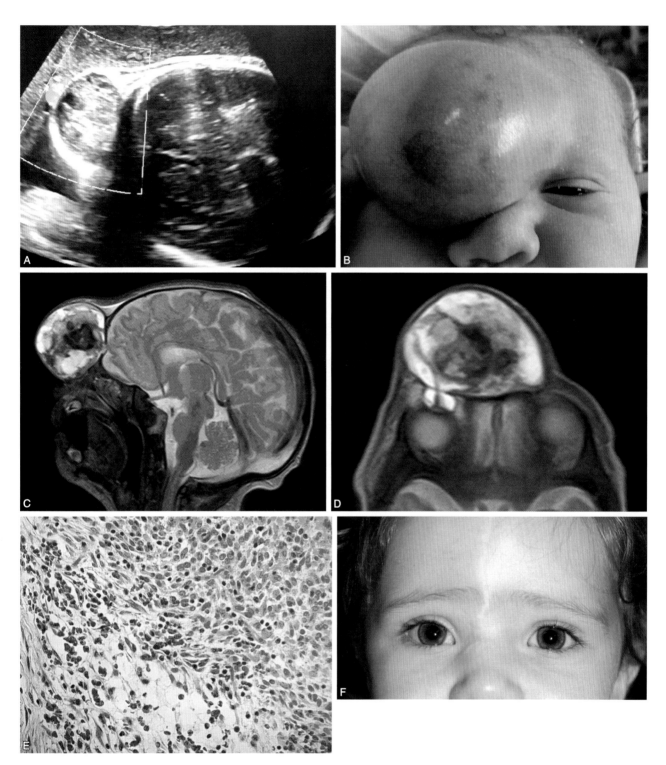

图 19.10　纤维肉瘤。**A.** 新生儿,在孕 37 周胎儿超声可见巨大的眼眶肿块,比预产期提前生产。**B.** 在出生时,前额和右眼眶肿块大小为 9cm×7cm×4cm,坚硬,无搏动。**C 和 D.** CT 和 MRI 扫描显示不均质的肿块,覆盖额骨,导致骨质变薄,延伸到右眼眶内上方,引起眼球移位并压迫眼球。出生一周后行手术切除,手术精细完整地将肿瘤切除,假包膜未受损。组织病理学检查可见具有中等细胞质的基质梭形细胞。**E.** 免疫组化染色波形蛋白阳性,荧光原位杂交试验发现 12 号染色体 ETV6 转位。**F.** 术后随访两年,视力和视功能正常,无复发迹象

基因融合。形成的肿瘤蛋白通过激活酪氨酸激酶途径诱导细胞增殖[103~105]。当出现 8、11、17 和 20 染色体三体时，也可诱导有丝分裂活性[100]。

治疗

眼眶纤维肉瘤的治疗是完整手术切除，通常需要行眼眶内容物剜除（图 19.10E）。有时需要新辅助疗法和辅助化疗，但方案没有标准化[106]。

预后及并发症

纤维肉瘤总的 5 年生存率为 40%～60%。与成人纤维肉瘤相比，青少年纤维肉瘤是交界性或低级别的恶性肿瘤，预后更好[97]。婴幼儿型预后最好，5 年生存率超过 80%。原发性高级别和继发性纤维肉瘤预后最差，10 年生存率分别低于 30% 和 10%。

其他眼眶软组织肉瘤

软组织肉瘤种类超过 50 种，偶尔有个案或少数病例报道显示肉瘤可以发生在眼眶内的软组织。这些肿瘤仅仅在活检时得以确诊，通常需要免疫组织化学染色和基因检测，以及有经验的病理专家的讨论（图 19.11）。

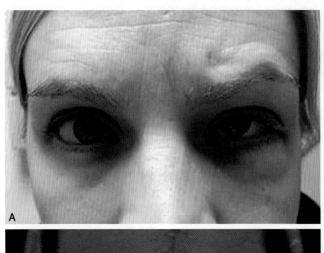
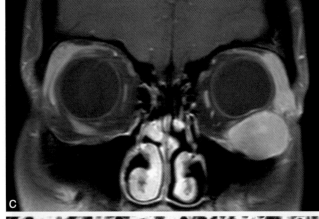
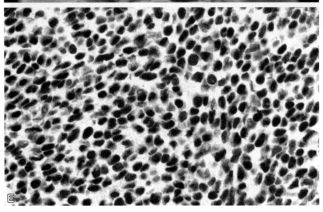
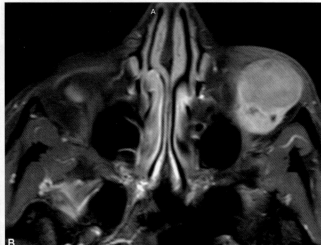
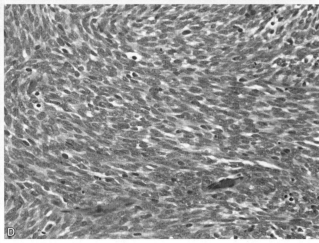

图 19.11　低分化滑膜肉瘤。A. 患者，31 岁，女性，主诉左眼下睑渐进性肿胀 1 年余，然后左下睑迅速增大，伴随严重复视和眼球向上移位。B. MRI T1WI 增强水平位扫描显示非均质性包块充满眶下部。C. MRI T1WI 增强冠状位扫描显示眼眶下部肿块引起眼球向上移位和受压，在中央可见肿块与下直肌紧密相连。D. 这种多细胞肿瘤由肿大的梭形细胞和圆形细胞构成，具有高级别核的特征，呈丛状排列（HE，×200）。E. TLE1 免疫组化染色显示梭形细胞核强阳性，有助于滑膜肉瘤与其他间叶肿瘤的鉴别（×400）（Courtesy of Aaron Fay，Boston，USA）

治疗需要经肿瘤科医师和眼眶、头颈部手术医师共同讨论以制定治疗方案。尽可能行广泛的手术切除，虽然特殊的肉瘤对化疗或放疗有反应（表 19.4）。

在这部分，我们描述更常见的眼眶肉瘤之一，即粒细胞肉瘤。

表 19.4　眼眶肉瘤的治疗

	化疗	放疗	手术
腺泡状软组织肉瘤	-	-	+
血管性肉瘤	-	-	+
软骨肉瘤（CS）	低分化 CS 手术前后化疗，采用骨肉瘤化疗方案；间质 CS 术后化疗，采用尤因肉瘤化疗方案	高级别肿瘤术后	+
上皮样肉瘤	-	-	+
尤因肉瘤	+/-	+/-	+
纤维肉瘤	高级别肿瘤采用阿霉素和顺铂行新的辅助治疗，但不总是有效	-	+
粒细胞肉瘤	急性粒细胞白血病化疗方案，采用柔红霉素和阿糖胞苷	-	+
脂肪肉瘤	通常无效，但是黏液性可能有效	-	+
恶性孤立性纤维瘤	-	辅助	+
骨肉瘤	术前术后用异环磷酰胺	-	+
横纹肌肉瘤	长春新碱、放线菌素 D、环磷酰胺	+	+
滑膜肉瘤	-/+异环磷酰胺	-/+	+
未分化黏液肉瘤	-	无效，因为成纤维细胞起源，有丝分裂活性低	+

粒细胞（髓系）肉瘤

粒细胞肉瘤是一种髓外实体性恶性肿瘤，来源于骨髓干细胞、成髓细胞或粒细胞[107]。粒细胞有 4 种类型脱颗粒白细胞：中性粒细胞、嗜酸性粒细胞、嗜碱性粒细胞和肥大细胞。早前命名的"绿色瘤"是由于一些肿瘤大体标本为绿色，很多现在称为"髓系肉瘤"[108,109]。粒细胞肉瘤是眼眶恶性肿瘤的罕见形式。

基础科学

髓系癌（myeloid cancers）起源于干细胞和其他造血祖细胞，通常发生在骨髓内。因为这些血液癌起源于白细胞系，进入循环而被称作白血病。淋巴瘤是一种特殊的形式的白细胞恶性肿瘤，仅仅起源于淋巴细胞，而骨髓瘤是浆细胞单克隆增殖的结果（B 淋巴细胞来源）。红细胞不能增殖，因为它不含有核或遗传物质。造血细胞在骨髓外聚集称作"髓外的"（medulla 是"骨髓"的拉丁语），比如眼眶淋巴瘤或眼眶粒细胞肉瘤就是髓外发生的肿瘤[108]。

流行病学

粒细胞肉瘤通常发生在儿童，但可见于任何年龄组。Zimmerman 和 Font 关于眼部粒细胞肉瘤里程碑式的调查发现，该病发病年龄介于 6～61 岁，平均 8 岁[110]。其他 4 项研究也基本证实了这一点[111]，没有明显的性别倾向[112]。据报道在所有急性髓系白血病患者中 2%～10% 发生眼眶粒细胞肉瘤，但在儿童其患病率可高达36%。在非洲、亚洲、中东和拉丁美洲人群发病率更高。

发病机制

急性髓系白血病（acute myeloid leukemia，AML）的直接病因尚不清楚，倾向于单独发生或伴发髓系肉瘤。近来髓外白血病的遗传学研究表明，与t（8；21）以及核仁磷酸蛋白-1变异有关。FLT3-内部串联复制突变见于25%的AML患者，与预后差相关。无FLT3-ITD的NPM1提示预后较好。一例病例报道指出眼眶髓外髓系肉瘤的发生与12p缺失有关[112]。

分类

AML的分类依据两种方案：法美英系统（基于主要的细胞类型）和WHO系统（基于遗传学异常）。

临床特征

粒细胞肉瘤可能起源于已知的全身性急性髓系白血病，或作为全身疾病的最初表现。皮肤、骨骼、齿龈、淋巴结和肾脏是最常见的解剖部位。在眼眶，最常见的体征是眼球突出、非轴性眼球移位（图19.12A）。在出现症状时，眼球运动往往正常，疼痛少见。其他体征包括结膜肿块、眼上睑下垂或眼睑水

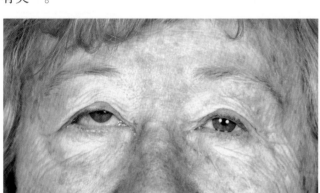
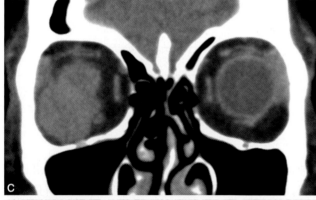
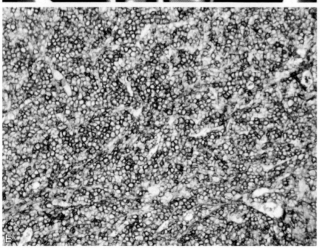
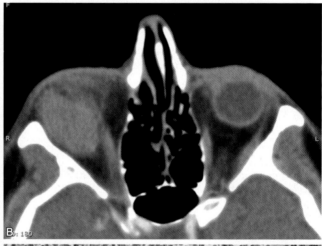
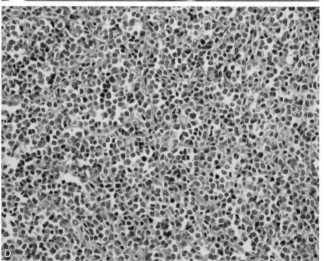

图19.12　粒细胞（髓系）肉瘤。A.患者，71岁，女性，主诉右眼睑肿胀、眼球突出和右眼球向上移位。B和C.CT扫描水平位（B）和冠状位（C）显示在眼眶外下部可见均质性不规则形状的肿块，眼球向眶顶移位。D.光学显微镜显示单一的细胞，核大，细胞质稀少（HE，×400）。E.免疫组化染色为主要诊断依据。这里显示CD117染色一致阳性，CD117也称为c-kit，是造血干细胞表达的一种蛋白

肿。尚未发现能确定诊断的临床表现。

鉴别诊断

鉴别诊断主要依据发病的年龄。在儿童,单侧眼球突出应该考虑到眶蜂窝织炎、横纹肌肉瘤、转移性神经母细胞瘤、淋巴管畸形和甲状腺性疾病。在成人,甲状腺疾病是最常见的单侧眼球突出的原因。此外,还要考虑到良性和恶性占位性病变,包括海绵状静脉性病变、神经鞘瘤、淋巴瘤、纤维瘤和硬化性炎性假瘤。

检查

CT 和 MRI 扫描显示粒细胞肉瘤为实体包块。病变通常边界清楚、形状不规则,具有均一性,与眼外肌等密度或等信号。肿瘤既不侵犯软组织也不破坏骨质,但是逐渐取代软组织结构(图 19.12B、C)。

病理学

大体标本可能呈绿色,是因为髓过氧化物酶,它是粒细胞内存在的一种色素酶。光镜下显示单一、中等大小的细胞,具有小的细胞核和稀少的细胞质,但容易与其他小圆细胞肿瘤混淆,尤其是无系统性疾病的眼眶病变(图 19.12D)。免疫组化染色取代了电镜作为组织学诊断的主要依据。粒细胞肉瘤对髓过氧化物酶、CD34、CD117(表达在造血干细胞的干细胞生长因子受体,c-Kit)、CD68(识别巨噬细胞)和 CD45(除了红细胞和浆细胞,所有造血细胞均表达)染色阳性(图 19.12E)。

治疗

一旦活检明确诊断为粒细胞肉瘤,需要依据全血细胞计数和骨髓活检,进一步明确是否存在白血病。即使孤立的眼眶病变也应该按照全身急性髓系肉瘤来治疗,给予柔红霉素和阿糖胞苷联合化疗。据报道粒细胞肉瘤对放疗的敏感性不一,但单独放疗不能预防和延缓全身性急性髓系肉瘤的进展。

预后

不伴有全身性急性髓系白血病的眼眶粒细胞肉瘤患者的中位生存期为 36~43 个月(3~4 年),而伴有全身性急性髓系白血病者中位生存期为 6~14 个月(0~1 年)。大多数孤立的眼眶粒细胞肉瘤患者在 1 年内发展为全身性急性髓系白血病,通常在 2~5 个月内。立即行全身化疗可能延迟或预防急性髓系白血病的发生。眼眶或中枢神经系统粒细胞肉瘤比非中枢神经系统或单独的髓系白血病(medullary leukemia)愈后更好。

参考文献

1. Pe'er JJ, Stefanyszyn M, Hidayat AA. Nonepithelial tumors of the lacrimal sac. *Am J Ophthalmol* 1994;**118**:650–8.
*2. Daniel CS, Beaconsfield M, Rose GE, et al. Pleomorphic lipoma of the orbit: a case series and review of literature. *Ophthalmology* 2003;**110**: 101–5.
　　This study presents the largest case series report describing pleomorphic lipoma of the orbit.
3. Coffin CM. Lipoblastoma: an embryonal tumor of soft tissue related to organogenesis. *Semin Diagn Pathol* 1994;**11**:98–103.
4. Petit MM, Mols R, Scheonmakers EF, et al. LPP, the preferred fusion partner gene of HMGIC in lipomas, is a novel member of the LIM protein gene family. *Genomics* 1996;**36**:118–29.
5. Sandberg AA. Updates on the cytogenetics and molecular genetics of bone and soft tissue tumors: lipoma. *Cancer Genet Cytogenet* 2004; **150**:93–115.
6. Kim YH, Riener L. Ultrastructure of lipoma. *Cancer* 1982;**50**: 102–6.
7. Carruth BP, Meyer DR. Angiolipoma of the orbit: a rare tumor in an unusual location. *Ophthal Plast Reconstr Surg* 2014 Jun12. [Epub ahead of print].
8. Ali SF, Farber M, Meyer DR. Fibrolipoma of the orbit. *Ophthal Plast Reconstr Surg* 2013;**29**:e79–81.
9. Vellios F, Baez J, Shumacker HB. Lipoblastomatosis: a tumor of fetal fat different from hibernoma; report of a case, with observations on the embryogenesis of human adipose tissue. *Am J Pathol* 1958;**34**: 1149–59.
10. O'Donnell KA, Cathy MG, Allen JE, et al. Lipoblastoma: better termed infantile lipoma? *Pediatr Surg Int* 2000;**16**:458–61.
11. Gisselsson D, Hibbard MK, Dal Cin P, et al. PLAG1 alterations in lipoblastoma: involvement in varied mesenchymal cell types and evidence for alternative oncogenic mechanisms. *Am J Pathol* 2001; **159**:955–62.
12. Collins MH, Chatten J. Lipoblastoma/lipoblastomatosis: a clinico-pathologic study of 25 tumors. *Am J Surg Pathol* 1997;**21**:1131–7.
13. Dutton JJ, Escaravage GK Jr, Fowler AM, et al. Lipoblastomatosis: case report and review of the literature. *Ophthal Plast Reconstr Surg* 2011;**27**:417–21.
14. Brandal P, Bjerkehagen B, Heim S. Rearrangement of chromosomal region 8q11-13 in lipomatous tumours: correlation with lipoblas-toma morphology. *J Pathol* 2006;**208**:388–94.
15. Dilley AV, Patel DL, Hicks MH, et al. Lipoblastoma: pathophysiology and surgical management. *J Pediatr Surg* 2001;**36**:229–31.
16. Glaser TS, Rauen KA, Jeng LJ, et al. Lipodermoid in a patient with Emanuel syndrome. *JAAPOS* 2013;**17**:211–13.
17. Habib F, Elsaid MF, Salem KY, et al. Oculo-ectodermal syndrome: a case report and further delineation of the syndrome. *Qatar Med J* 2014;**9**:114–22.
18. Amor J, Kornberg AJ, Smith LJ. Encephalocraniocutaneous lipoma-tosis (Fishman syndrome): a rare neurocutaneous syndrome. *J Pae-diatr Child Health* 2000;**36**:603–5.
19. Khong JJ, Hardy TG, McNab AA. Prevalence of Oculo-auriculo-vertebral spectrum in dermolipoma. *Ophthalmology* 2013;**120**: 1529–32.
20. Mankin HJ, Mankin KP, Harmon DC. Liposarcoma: a soft tissue tumor with many presentations. *Musculoskelet Surg* 2014;**98**:171–7.
21. Cai YC, McMenamin ME, Rose G, et al. Primary liposarcoma of the orbit: a clinicopathologic study of seven cases. *Ann Diagn Pathol* 2001;**5**:255–66.
22. Rosai J, Akerman M, Dal Cin P, et al. Combined morphologic and karyotypic study of 59 atypical lipomatous tumors. Evaluation of their relationship and differential diagnosis with other adipose tissue tumors (a report of the CHAMP Study Group). *Am J Surg Pathol* 1996;**20**:1182–9.
23. Meis-Kindblom JM, Sjogren H, Kindblom LG, et al. Cytogenetic and molecular analyses of liposarcoma and its soft tissue simulators: recognition of new variants and differential diagnosis. *Virchows Arch* 2001;**439**:141–51.
24. Dal Cin P, Sciot R, Panagopoulos I, et al. Additional evidence of a variant translocation t(12;22) with EWS/CHOP fusion in myxoid lipo-

sarcoma: clinicopathological features. *J Pathol* 1997;**182**:437–41.

25. Oliveira MA, Nascimento AG, Okuno SH, et al. P27 (kip1) protein expression correlates with survival in myxoid and round cell liposarcoma. *J Clin Oncol* 2000;**18**:2888–93.

*26. Jakobiec FA, Rini F, Char D, et al. Primary liposarcoma of the orbit: problems in the diagnosis and management of five cases. *Ophthalmology* 1989;**96**:180–91.
   In this study, we find the description of the largest number of primary liposarcoma of the orbit.

27. Weiss SW, Rao VK. Well differentiated liposarcoma (atypical lipoma) of deep soft tissue of the extremities, retroperitoneum and miscellaneous sites: a follow-up study of 92 cases with analysis of the incidence of dedifferentiation. *Am J Surg Pathol* 1992;**16**:1051–8.

28. Sandburg AA. Updates on the cytogenetics and molecular genetics of bone and soft tissue tumors: liposarcoma. *Cancer Genet Cytogenet* 2004;**155**:1–24.

29. Shields JA, Shields CL. Rhabdomyosarcoma: review for the ophthalmologist. *Surv Ophthalmol* 2003;**48**:39–57.

30. Breitfeld PP, Meyer WH. Rhabdomyosarcoma: New windows of opportunity. *Oncologist* 2005;**10**:518–27.

31. Turner JH, Richmon JD. Head and neck rhabdomyosarcoma: a critical analysis of population-based incidence and survival data. *Otolaryngol Head Neck Surg* 2011;**145**:967–73.

32. Henderson JW, Campbell RJ, Farrow GM, et al. Orbital tumors. 3rd ed. New York: Raven Press; 1993. p. 165.

33. Ruymann FB, Maddux HR, Ragab A, et al. Congenital anomalies associated with rhabdomyosarcoma; an autopsy study of 115 cases. A report from the Intergroup Rhabdomyosarcoma Study Committee (representing the Children's Cancer Study Group, the Pediatric Oncology Group, the United Kingdom Children's Cancer Study Group, and the Pediatric Intergroup Statistical Center). *Med Pediatr Oncol* 1988;**16**:33–9.

34. Shields CL, Shields JA, Honavar SG, et al. Primary ophthalmic rhabdomyosarcoma in 33 patients. *Trans Am Ophthalmol Soc* 2001;**99**:133–42.

*35. Shields CL, Shields JA, Honavar SG, et al. Clinical spectrum of primary ophthalmic rhapdomyosarcoma. *Ophthalmology* 2001;**108**:2284–92.
   This study reports a large number of primary ophthalmic rhabdomyosarcoma.

36. Shields JA, Shields CL. Rhabdomyosarcoma: review for the ophthalmologist. *Surv Ophthalmol* 2003;**48**:39–57.

37. Lope LA, Hutcheson KA, Khademian ZP. Magnetic resonance imaging in the analysis of pediatric orbital tumors: utility of diffusion-weighted imaging. *JAAPOS* 2010;**14**:257–62.

38. Ordonez NG, Mackay B. Alveolar soft-part sarcoma: a review of the pathology and histogenesis. *Ultrstryct Pathol* 1998;**22**:275–92.

39. Wijnaendts LC, van der Linden JC, van Unnik AJ, et al. The expression pattern of contractile and intermediate filament proteins in developing skeletal muscle and rhabdomyosarcoma of childhood: diagnostic and prognostic utility. *J Pathol* 1994;**174**:283–92.

40. Crist WM, Anderson JR, Meza JL, et al. Intergroup rhabdomyosarcoma study-IV: results for patients with nonmetastatic disease. *J Clin Oncol* 2001;**19**:3091–2.

41. Kodet R, Newton WA Jr, Hamoudi AB, et al. Orbital rhabdomyosarcomas and related tumors in childhood: relationship of morphology to prognosis – an Intergroup Rhabdomyosarcoma study. *Med Pediatr Oncol* 1997;**29**:51–60.

42. Maurer HM, Beltangady M, Gehan EA, et al. The Intergroup Rhabdomyosarcoma Study-I. A final report. *Cancer* 1988;**61**(2):209–20.

43. Shields JA, Shields CL, Scartozzi R. Survey of 1264 patients with orbital tumors and simulating lesions: the 2002 Montgomery Lecture, part 1. *Ophthalmology* 2004;**111**:997–1008.

44. DiNardo LJ, Wetmore RF, Potsic WP. Nodular fasciitis of the head and neck in children. *Arch Otolaryngol Head Neck Surg* 1991;**117**(9):1001–2.

45. Font RL, Zimmerman LE. Nodular fasciitis of the eye and adnexa. A report of ten cases. *Arch Ophthalmol* 1966;**75**:475–81.

46. Ferry AP, Sherman SE. Nodular fasciitis of the conjunctiva apparently originating in the fascia bulbi (Tenon's capsule). *Am J Ophthalmol* 1974;**78**(3):514–17.

47. Holds JB, Mamalis N, Anderson RL. Nodular fasciitis presenting as a rapidly enlarging episcleral mass in a 3-year-old. *J Pediatr Ophthalmol Strabismus* 1990;**27**(3):157–60.

48. Bernstein KE, Lattes R. Nodular (pseudosarcomatous) fasciitis, a non-recurrent lesion: clinicopathologic study of 134 cases. *Cancer* 1982;**49**:1668–78.

49. Koizumi H, Mikami M, Doi M, et al. Clonality analysis of nodular fasciitis by HUMARA-methylation-specific PCR. *Histopathol* 2005;**47**:320–34.

50. Perry RH, Ramani PS, McAllister V, et al. Nodular fasciitis causing unilateral proptosis. *Br J Ophthalmol* 1975;**59**:404–8.

51. Kim ST, Kim HJ, Park SW, et al. Nodular fasciitis in the head and neck: CT and MR imaging findings. *AJNR Am J Neuroradiol* 2005;**26**:2617–23.

52. Sakamoto T, Ishibashi T, Ohnishi Y, et al. Immunohistological and electron microscopical study of nodular fasciitis of the orbit. *Br J Ophthalmol* 1991;**75**:636–8.

53. Montgomery EA, Meis JM. Nodular fasciitis. Its morphologic spectrum and immunohistochemical profile. *Am J Surg Pathol* 1991;**15**:942–8.

54. Vestal KP, Bauer TW, Berlin AJ. Nodular fasciitis presenting as an eyelid mass. *Ophthal Plast Reconstr Surg* 1990;**6**:130–2.

55. Shimizu S, Hashimoto H, Enjoji M. Nodular fasciitis: an analysis of 250 patients. *Pathology* 1984;**16**:161–6.

56. Guillou L, Fletcher JA, Fletcher CDM, et al. Extrapleural solitary fibrous tumour and haemangiompericytoma. In: Fletcher CDM, Unni KK, Mertens F, editors. Pathology and genetics of tumors of soft tissue and bone (WHO). Lyon, France: IARC Press; 2002. p. 86–90.

57. Klemperer P, Rabin C. Primary neoplasms of the pleura. *Arch Pathol* 1931;**11**:385–412.

58. Hasegawa T, Matsuno Y, Shimoda T, et al. Extrathoracic solitary fibrous solitary tumors: their histological variability and potentially aggressive behavior. *Hum Pathol* 1999;**130**:1464–73.

59. Krishnakumar S, Subramanian N, Mohan ER, et al. Solitary fibrous tumor of the orbit: a clinicopathologic study of six cases with review of the literature. *Surv Ophthalmol* 2003;**48**:544–54.

*60. Bernardini FP, De Conciliis C, Schneider S, et al. Solitary fibrous tumor of the orbit: is it rare? Report of a case series and review of the literature. *Ophthalmology* 2003;**110**:1442–8.
   A large case series report of solitary fibrous tumor of the orbit.

*61. Leoncini G, Maio V, Puccioni M, et al. Orbital solitary fibrous tumor: a case report and review of the literature. *Pathol Oncol Res* 2008;**14**:213–17.
   This study reports a large number of orbital solitary fibrous tumors.

62. Gigantelli JW, Kincaid MC, Soparkar CN, et al. Orbital solitary fibrous tumor: radiographic and histopathologic correlations. *Ophthal Plast Reconstr Surg* 2001;**17**:207–14.

63. Yang BT, Wang YZ, Dong JY, et al. MRI study of solitary fibrous tumor in the orbit. *AJR Am J Roentgenol* 2012;**199**:506–11.

64. Gengler C, Guillou L. Solitary fibrous tumour and haemangiopericytoma: evolution of a concept. *Histopathology* 2006;**48**:63–74.

65. Fletcher CD. The evolving classification of soft tissue tumours: an update based on the new WHO classification. *Histopathology* 2006;**48**:3–12.

66. Briselli M, Mark EJ, Dickersin R. Solitary fibrous tumors of the pleura: eight new cases and review of 360 cases in the literature. *Cancer* 1981;**47**:2678–89.

67. Ide F, Obara K, Mishima K, et al. Ultrastructural spectrum of solitary fibrous tumor: a unique perivascular tumor with alternative lines of differentiation. *Virchows Arch* 2005;**446**:646–52.

68. Cohen PR, Rapini RP, Farhood AI. Expression of the human hematopoietic progenitor cell antigen CD34 in vascular and spindle cell tumors. *J Cutan Pathol* 1993;**20**:15–20.

69. Nielsen GP, O'Connell JX, Dickersin GR, et al. Solitary fibrous tumor of soft tissue: a report of 15 cases, including 5 malignant examples with light microscopic, immunohistochemical and ultrastructural data. *Mod Pathol* 1997;**10**:1028–37.

70. Furusato E, Valenzuela IA, Fanburg-Smith JC, et al. Orbital solitary fibrous tumor: encompassing terminology for hemangiopericytoma, giant cell angiofibroma and fibrous histiocytoma of the orbit: reappraisal of 41 cases. *Hum Pathol* 2011;**42**:120–8.

71. de Leval L, Defraigne JO, Hermans G, et al. Malignant solitary fibrous tumor of the pleura: report of a case with cytogenetic analysis. *Virchows Arch* 2003;**442**:388–92.

72. Yokoi T, Tsuzuki T, Yatabe Y, et al. Solitary fibrous tumour: significance of p53 and CD34 immunoreactivity in its malignant transformation. *Histopathology* 1998;**32**(5):423–32.

73. Hidayat AA, Flint A, Marentette L, et al. Myxomas and angiomyxomas of the orbit: a clinicopathologic study of 6 cases. *Ophthalmology* 2007;**114**:1012–19.

74. Allen PW. Myxoma is not a single entity: a review of the concept of myxoma. *Ann Diagn Pathol* 2000;**4**:99–123.

75. Fetsch JF, Laskin WB, Miettinen M. Nerve sheath myxoma: a clinicopathologic and immunohistochemical analysis of 57 morphologically distinctive, S-100 protein- and GFAP-positive, myxoid peripheral nerve sheath tumors with a predilection for the extremities and a high local recurrence rate. *Am J Surg Pathol* 2005;**29**: 1615–24.

76. Weiss SW, Goldblum JR. Benign soft tissue tumors and pseudotumors of miscellaneous type. In: Weiss SW, Goldblum JR, editors. Soft tissue tumors. 4th ed. St. Louis, MO: Mosby; 2001. p. 1419–81.

77. Kennedy RH, Flanagan JC, Eagle RC Jr, et al. Carney complex with ocular signs suggestive of cardiac myxoma. *Am J Ophthalmol* 1991; **111**:699–702.

78. Demirci H, Shields CL, Eagle RC Jr, et al. Report of a conjunctival myxoma case and review of the literature. *Arch Ophthalmol* 2006; **124**(5):735–8.

79. Carney A, Headington JT, Su WP. Cutaneous myxomas: a major component of the complex of myxomas, spotty pigmentation, and endocrine overactivity. *Arch Dermatol* 1986;**122**:790–8.

80. Wilkes D, McDermott DA, Basson CT. Clinical phenotypes and molecular genetic mechanisms of Carney complex. *Lancet* 2005;**6**: 501–8.

81. Stout AP. Myxoma, the tumor of primitive mesenchyme. *Ann Surg* 1948;**127**:706–19.

82. Kindblom LG, Stener B, Angervall L. Intramuscular myxoma. *Cancer* 1974;**34**:1737–44.

83. Amezcua A, Begley SJ, Mata N, et al. Aggressive angiomyxoma of the female genital tract: a clinicopathologic and immunohistochemical study of 12 cases. *Int J Gynecol Cancer* 2005;**15**:140–5.

84. O'Brien JE, Stout AP. Malignant fibrous xanthomas. *Cancer* 1964; **17**:1445–55.

85. Russman BA. Tumor of the orbit: a 33-year follow-up. *Am J Ophthalmol* 1967;**64**:273–6.

86. Zimmerman LE. Changing concepts concerning the malignancy of ocular tumours. *Arch Ophthalmol* 1967;**78**:166–73.

87. Daniels CS, Clark BJ, Tuft SJ. Corneoscleral fibrous histiocytoma. *Br J Ophthalmol* 2002;**86**:477–8.

88. Calonje E. Is cutaneous benign fibrous histiocytoma (dermatofibroma) a reactive inflammatory process or a neoplasm? *Histopathology* 2000;**37**:278–80.

89. Font RL, Hidayat AA. Fibrous histiocytoma of the orbit. *Hum Pathol* 1982;**13**:199–209.

90. Conway RM, Holbach LM, Naumann GO, et al. Benign fibrous histiocytoma of the corneoscleral limbus: unique clinicopathologic features. *Arch Ophthalmol* 2003;**121**:1776–9.

91. Betharia SM, Arora R, Kumar S. Case report year: 1988. *Indian J Ophthalmol* 1988;**36**(3):116–19.

92. Kempson RL, Kyriakos M. Fibroxanthosarcoma of the soft tissues: a type of malignant, fibrous histiocytoma. *Cancer* 1972;**29**: 961–71.

93. Weinrach DM, Wang KL, Wiley EL, et al. Immunohistochemical expression of matrix metalloproteinase 1,2,9, and 14 in dermatofibrosarcoma protuberans and common fibrous histiocytoma (dermatofibroma). *Arch Pathol Lab Med* 2004;**128**:1136–41.

94. Herschorn BJ, Jakobiec FA, Hornblass A, et al. Epibulbar subconjunctival fibroma. A tumor possibly arising from Tenon's capsule. *Ophthalmology* 1983;**90**:1490–4.

95. Yanoff M, Sassani JW. Ocular pathology. 6th ed. Philadelphia, PA: Mosby; 2009. p. 553.

96. Hamidah A, Reena M, Halim AR, et al. Successful treatment of very large congenital infantile fibrosarcoma. *Pediatr Int* 2011;**3**: 768–70.

97. Fisher C. Fibromatosis and fibrosarcoma in infancy and childhood. *Eur J Cancer* 1996;**32A**:2094–100.

98. Weiss SW, Goldblum JR. Fibrosarcoma. In: Weiss SW, Goldblum JR, editors. Soft tissue tumors. 4th ed. St. Louis, MO: Mosby; 2001. p. 409–39.

99. Hourani R, Taslakian B, Shabb SN, et al. Fibroblastic and myofibroblastic tumors of the head and neck: Comprehensive imaging-based review with pathologic correlation. *Eur J Radiol* 2015;**84**: 250–60.

100. Coffin CM, Fletcher JA. Infantile fibrosarcoma. In: Fletcher CDM, Unni KK, Mertens F, editors. Tumors of soft tissue and bone. Pathology and Genetics. Lyon, France: IARC Press; 2002. p. 98–100.

101. Coffin CM, Jaszcz W, O'Shea PA, et al. So-called congenital-infantile fibrosarcoma: does it exist and what is it? *Pediatr Pathol* 1994;**14**: 133–50.

102. Sheng WQ, Hisaoka M, Okamoto S, et al. Congenital-infantile fibrosarcoma. A clinicopathologic study of 10 cases and molecular detection of the ETV6-NTRK3 fusion transcripts using paraffin-embedded tissues. *Am J Clin Pathol* 2001;**115**:348–55.

103. Bourgeois JM, Knezevich SR, Mathers JA, et al. Molecular detection of the ETV6-NTRK3 gene fusion differentiates congenital fibrosarcoma from other childhood spindle cell tumors. *Am J Surg Pathol* 2000;**24**:937–46.

104. Knezevich SR, McFadden DE, Tao W, et al. A novel ETV6-NTRK3 gene fusion in congenital fibrosarcoma. *Nat Genet* 1998;**18**: 184–7.

105. Rubin BP, Chen CJ, Morgan TW, et al. Congenital mesoblastic nephroma t(12;15) is associated with ETV6-NTRK3 gene fusion: cytogenetic and molecular relationship to congenital (infantile) fibrosarcoma. *Am J Pathol* 1998;**153**:1451–8.

106. Sulkowski JP, Raval MV, Browne M. Margin status and multimodal therapy in infantile fibrosarcoma. *Pediatr Surg Int* 2013;**29**:3318.

107. Rappaport H. Tumours of the hematopoietic system. In: Atlas of tumour pathology, Section III, Fascile 8. Washington DC: Armed Forces Institute of Pathology; 1966. p. 241–3.

108. Burns A. Observations on the surgical anatomy of the head and neck. Baltimore, MD: Granville Sharp Pattison; 1811. p. 386–92.

109. King A. A case of chloroma. *Monthly J Med Soc* 1853;**17**:97.

110. Zimmerman LE, Font RL. Ophthalmic manifestations of granulocytic sarcoma (myeloid sarcoma or chloroma). *Am J Ophthalmol* 1975;**80**(6):975–90.

111. Stockl FA, Dolmetsch AM, Saornil MA, et al. Orbital granulocytic sarcoma. *Br J Ophthalmol* 1997;**81**:1084–8.

112. Aggarwal E, Kaustubh M, Honavar SG. Orbital extra-medullary granulocytic sarcoma: clinicopathologic correlation with immunohistochemical features. *Surv Ophthalmol* 2014;**59**:232–5.

20

第 20 章　泪道肿瘤

BRADLEY A. THURO, DIANA BELL, and BITA ESMAELI

引言

泪液是由主泪腺和副泪腺产生,经泪点进入泪小管,流经泪囊,由鼻泪管排出。本章聚焦于泪道排泄系统(lacrimal outflow system, LOS)的肿瘤,包括泪小管、泪囊和鼻泪管部位的肿瘤。

历史背景

关于泪囊恶性肿瘤的报道最早出现于 19 世纪晚期,1937 年有一篇病例报道,描述了从 1895 年以来治疗的病例[1]。所有的病例均采用手术治疗,术后进行大剂量的放射治疗,17 例患者中有 9 例病情复发[1]。1952 年,Duke-Elder 报道了 117 例泪囊肿物,其中有 91 例是肿瘤(54 例是上皮源性肿瘤)[2]。随后的报道证实,50% 以上的泪道肿瘤是上皮源性[3~17]。

此后发表的两篇大型病例研究以及数篇小型病例报道中[18~27],共统计报道了超过 700 例泪囊恶性肿瘤患者。

基础科学

泪道起始于上下睑缘内侧的泪点开口,壶腹部从泪点开口垂直向上(下)1~2mm 通向泪小管,再水平通向泪囊。泪小管内衬非角质化复层鳞状上皮,含有附属或异位的腺体组织和纤毛细胞。90% 的人有泪总管。在泪囊内,上皮细胞移行为假复层柱状上皮,包含表面的柱状层和深部的扁平层;表面细胞层具有微绒毛、散在的黏液腺和杯状细胞,类似鼻黏膜。因此,泪道肿瘤的组织学亚型的起源范围可以从结膜到鼻黏膜组织。

流行病学

泪道良性病变的发生年龄往往介于 30~50 岁之间,而恶性病变通常发生在 50 岁以后[18]。与特发性泪道狭窄不同,泪囊肿瘤发病率男女均等[28]。移行细胞乳头状瘤患者确诊的平均年龄(40 岁)比鳞状乳头瘤(47 岁)小,移行细胞癌的平均年龄(47~56 岁)比鳞状细胞癌(63 岁)小[18,29,30]。泪囊淋巴瘤和黑色素瘤的平均发病年龄相近,分别是 60 岁和 61 岁[31]。

发病机制

泪小管和泪囊中有鳞状上皮细胞,已证实人类乳头状瘤病毒(HPV)在人体其他部位如宫颈处的乳头状瘤和癌的发病中发挥作用[32],这提示我们应该关注 HPV 在泪道乳头状瘤和癌发病中的作用。很多研究人员已经证实,在泪囊的鳞状细胞瘤/癌以及移行细胞乳头状瘤/癌组织中存在 HPV DNA,其中 HPV6 型和 HPV11 型存在于乳头状瘤中,HPV 16 型存在于许多癌组织中[33~37]。

泪道乳头状瘤的恶变率尚不确定。乳头状瘤与癌的相互联系主要体现在两方面：①乳头状瘤和癌变可以共存于同一病灶，提示良性病变可恶变为癌；②既往切除的乳头状瘤复发后成为癌。1951 年，基于有关鼻咽部肿瘤的回顾性研究，发现乳头状瘤转化为癌的概率很高，故不建议采用"乳头状瘤"一词对泪囊肿瘤进行描述[38]。但在 1956 年，一篇关于鼻乳头状瘤的综述揭示，乳头状瘤的恶变率非常低，61 例乳头瘤中只有 9 例复发，其中仅 1 例发生恶变[39]。后来，乳头状瘤被分为外生型和内生（反向）型两类，其中内生型的复发率和恶变率更高[5,18]。例如，在一篇包含 18 例泪囊乳头状瘤的回顾性分析中，有 7 例发生癌变，均为内生型乳头状瘤[5]。一项独立的有关头颈部内生型乳头状瘤的回顾性研究显示，11% 的内生型乳头状瘤可发生癌变[40]。当然，鳞状细胞癌和移行细胞癌可以为原发性，与良性乳头状瘤无任何的因果关系。

腺上皮肿瘤是一种罕见的泪囊上皮性肿瘤，主要包括唾液腺嗜酸性粒细胞瘤、嗜酸细胞腺癌（oncocytic adenocarcinoma）、多形性腺瘤、腺癌以及腺样囊性癌。目前认为，大多数腺上皮肿瘤起源于泪腺黏膜细胞，而不是由邻近组织中细胞的继发性侵犯所致[41]。

目前，泪道中淋巴组织的相关研究较为透彻[42]。泪囊的原发性淋巴瘤主要是非霍奇金 B 细胞淋巴瘤。一项回顾性研究显示，在泪囊原发性淋巴瘤患者中，38%（13/34）的患者为弥漫性大 B 细胞淋巴瘤，而发生于其他眼附属器的淋巴瘤中有 13% 的患者为弥漫性大 B 细胞淋巴瘤；该研究中有 33% 的患者属于黏膜相关淋巴细胞组织（MALT）淋巴瘤的结外边缘区 B 细胞淋巴瘤[25]。

泪囊黑色素瘤通常被归类于头颈部黏膜黑色素瘤。泪囊的黏膜通常不存在黑色素细胞，所以推测泪囊的原发性黑色素瘤起源于胚胎发育过程中移行到泪囊区的神经嵴细胞或胚胎结膜囊细胞[43]。

分类和分期

泪道肿瘤分为上皮性和非上皮型两类，进一步又可分为良性和恶性（表 20.1）。许多泪道肿瘤的亚型非常少见，尤其是非上皮细胞肿瘤，仅有少量的文献报道。

表 20.1　鼻泪道肿瘤的分类

上皮性		非上皮性	
良性	恶性	良性	恶性
鳞状上皮乳头状瘤 移行细胞乳头状瘤 良性多形性腺瘤 唾液腺嗜酸性粒细胞瘤	鳞状细胞癌 移行细胞癌 腺癌 黏液表皮样癌 腺样囊性癌 低分化癌 嗜酸细胞腺癌	反应性炎症（包括肉芽肿） 纤维性组织细胞瘤 血管瘤 脂肪瘤 神经性肿瘤	淋巴瘤 黑色素瘤 孤立性纤维性肿瘤（血管外皮细胞瘤） 其他罕见肿瘤

约 73% 的泪道肿瘤属上皮型，而其中高达 75% 的肿瘤为恶性肿瘤[22]。在 1994 年，一篇包含 115 个泪囊肿瘤的病例系列研究发现，鳞状上皮乳头状瘤和移行细胞乳头状瘤占所有良性上皮性病变的 84%，占所有良性病变的 59%[18]。在良性乳头状瘤中，有 59% 是鳞状乳头状瘤，其余 41% 是移行细胞乳头状瘤；75% 的乳头状瘤为外生型，25% 为内生型[18]。

约 8% 的泪道肿瘤是淋巴病变[22]，包括起源于泪囊者、由周围组织蔓延至泪囊者，以及系统性淋巴瘤累及泪囊者。在所有的淋巴瘤中，弥漫性大 B 细胞淋巴瘤和黏膜相关淋巴组织淋巴瘤大约各占 1/3。

泪道黑色素瘤较为罕见，约占泪道肿瘤的 4%[22]。

因为位置关系，泪道黑色素瘤与头部和颈部黏膜黑素瘤更为类似，而不是皮肤黑色素瘤。

其余非上皮性泪道肿瘤合起来约占 15%，其中包括较为罕见的肿瘤，如纤维组织细胞瘤、孤立性纤维性肿瘤（以往称血管外皮细胞瘤，参见第 19 章）、脂肪瘤和神经性肿瘤[22]。泪囊其他非上皮性病变包括特发性炎症和多血管炎性肉芽肿（Wegener 肉芽肿）。

近数十年以来，依据美国癌症联合学会（AJCC）的标准对肿瘤进行了分类。最新的第 7 版的肿瘤分级认为，泪道系统并不是独立的解剖部位，这使得泪道肿瘤的分期具有了挑战性。泪道上皮肿瘤的分期是参照 AJCC 对鼻咽癌的分期，而泪道淋巴瘤通常采用眼附属器淋巴瘤的 AJCC 分类方法。泪道黑色素瘤分期则是参照头颈部黏膜黑色素瘤的 AJCC 分类方法进行分期[44]。

临床特征

大多数泪道肿瘤的临床表现进展缓慢,从数月到数年不等。文献报道的溢泪症状发生率在 50% ~ 100% 不等,在明确诊断前,症状可持续数月甚至数年[17,18]。有 5.4% ~ 9.8% 的患者出现血泪[17,18,45]。30% ~ 38% 的患者可有急性或复发性泪囊炎[18,45]。查体时,36% ~ 77% 的患者可被触及包块[17,18,45],尽管其中较高的比例数值来自于一个恶性病变占比异常高的病例报告(图 20.1)[17]。疼痛并不常见。症状迅速进展较为少见,但可发生于恶性程度高的肿瘤。

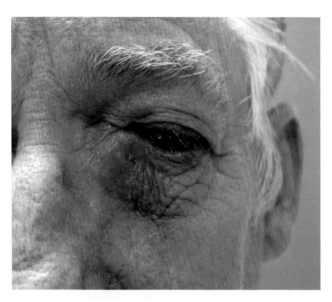

图 20.1　患者左眼恶性泪囊肿物,位于内眦韧带下方

泪道恶性肿瘤临床表现的三联征为:内眦韧带上方可被触及的肿物、血泪或血性反流液,和慢性泪囊炎[46],可以采用泪道冲洗进行检查。以上所有症状同时出现时,便要引起警惕,但若只出现一种或两种症状,也有可能是恶性肿瘤。通常在临床中,首先表现为溢泪,随后为反复发作的慢性泪囊炎,最后在内眦部可触及一肿块。只有少数晚期病例出现鼻出血,或临床上明显的淋巴结转移[18]。

泪道肿瘤常会发生延误诊断。原因之一是在表现为溢泪的疾病中,泪道肿瘤远远较鼻泪管阻塞少见。医生进行泪囊鼻腔吻合术(dacryocystorhinostomy,DCR)时需警惕是否为恶性肿瘤,在实施 DCR 时必须仔细检查泪囊和鼻泪管,对任何可疑的软组织增厚或可疑恶性肿瘤的部位进行活检非常重要。此外,对 DCR 术后的患者进行密切随访很必要,对于持续或反复性溢泪、术后炎症反应或可触及肿块的患者,应立即行眼眶影像学检查。

鉴别诊断

泪囊肿物的鉴别诊断见表 20.1。引起泪囊肿物的另一个主要原因是慢性或急性泪囊炎。典型的急性泪囊炎通常伴有剧烈的疼痛和严重的软组织红肿,炎症的中心位于内眦韧带下方。可能会出现脓性分泌物甚至皮肤瘘管。

内眦韧带上方肿胀的其他原因还包括脑脊髓膜膨出和脑膨出,在儿童中更常见(参见第 28 章)。导致泪囊局部可触及病变的原因还包括皮样囊肿、筛骨黏液囊肿、肉芽肿和延伸至泪囊区的鼻旁窦癌。

检查

仔细的体格检查应该包括肿块的触诊和按压泪囊时对泪点处分泌物的观察,可为清亮、黏液性、脓性或血性分泌物。触诊耳前部、腮部以及颈部淋巴结以确认是否存在淋巴结病变。如果患者可以耐受,可进行泪道探通和冲洗以评估泪道。行鼻内镜检查以排除明显的鼻内肿块。

如果怀疑为泪道恶性肿瘤,需要进行头颈部高分辨率 CT 或 MRI 检查。

争议:虽然对于拟诊泪道狭窄的患者做常规影像学检测目前还有争议[47~50],但是对于泪道存在明显肿物的患者应该进行影像学检查,这一观点已被认可。

相比 MRI,CT 更有助于显示鼻泪管骨质结构,而 MRI 对于内眦韧带周围的软组织显像更清晰。CT 与 MRI 相比,具有检查速度快、价格便宜以及更普遍的优点,因此常将 CT 作为泪道影像学的首选检查(图 20.2)。螺旋 CT 和三维重建技术可提供高质量的影像,特别联合泪道造影时,图像更清楚[51]。数字减影 CT 泪囊造影技术(dacryocystogram,DCG)更能显示泪道肿瘤或异物的情况。传统的 DCG(X 线照射而非 CT)对于泪道结石以及大的管腔内新生物可能具有一定的诊断意义,但是对于发生于管腔外部的肿物和较小的管腔内肿块,其敏感性较差。

争议:由于 CT 检查比较便利,部分医生提倡对泪道狭窄的患者均常规进行术前 CT 扫描[49]。但是 DCR 术前行常规 CT 检查对于肿瘤的发现率尚不清楚。有

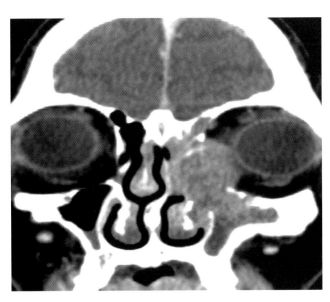

图20.2 图20.1中患者的冠状位CT扫描,显示左侧泪囊区巨大肿物,侵入眶内,沿鼻泪管进入上颌窦

一篇研究发现107例泪道狭窄或阻塞的患者中,有2例阻塞的原因是由于管腔外部的新生物所致:其中一例患者是内翻性乳头状瘤,另一例是淋巴瘤,2例均来源于鼻窦;没有患者因起源于鼻泪管的肿瘤导致泪道阻塞[49]。尽管该研究显示发现率近2%,但很少有医生在DCR术前进行常规CT扫描。但当出现血泪、明显的肿块、既往患有恶性肿瘤病史或其他可疑的症状,很多医生会进行CT扫描检查。

虽然也有部分报道使用超声波检查泪囊病变[52,53],但是由于CT和MRI检查简便、灵敏度高,超声并未被广泛应用。

为了确诊泪道恶性肿瘤,必须要进行活检和组织病理学检查。

争议:对于无明显异常表现的患者,常规DCR所获得的泪囊组织是否需要行病理学检查尚无定论。对于常规DCR术中无任何异常改变的泪囊组织,送病理活检后可能会发现恶性肿瘤。有报道显示,术前未发现异常而接受DCR手术的患者中,17%的患者病理学检查发现肿瘤,但未见恶性肿瘤发现率的报道[48]。Anderson等人发现,只有2.1%的术前无异常的DCR标本被发现肿瘤[21]。有趣的是,一些临床医生认为仅仅2%~17%的概率可能发现肿瘤,所以反对DCR术后行常规病理组织学检查[47],而另一些医生则认为这样的发现率可以考虑行常规活检。

病理学

Ryan和Font将泪囊的上皮病变按生长方式进行分类,分为外生型、内生型和混合型乳头状瘤病变,还进一步将上皮病变细分为鳞状细胞、移行细胞或混合细胞病变[5]。外生型病变的典型表现是上皮向外增生,形成指状突起,在泪囊腔内扩散生长。内生型病变表现为病变向泪囊和鼻泪管基质层生长,除浸润性癌外,病变组织增厚的基底膜尚完整。鳞状上皮乳头状瘤表现棘皮样、分层的鳞状上皮,伴不同程度的浆细胞和淋巴细胞浸润(图20.3);而移行细胞乳头状瘤则表现出分层的柱状上皮,也可能含有炎性细胞和杯状细胞[18]。

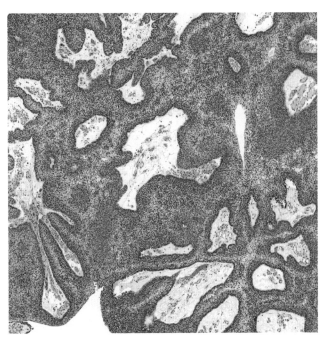

图20.3 泪囊鳞状内生型乳头状瘤。组织学检查显示:上皮呈内生性生长,伴被覆鳞状上皮的纤维管分支。可见中度不典型增生,伴散在的空泡样改变(HE,×10)

鳞状细胞癌和移行细胞癌与良性肿瘤相比,其异型性更明显。癌的征象包括不同程度的角蛋白形成(角化珠)、细胞间桥、嗜酸性粒细胞胞质增多、多形性核伴有明显的核仁、有丝分裂象显著增多(图20.4)[18]。

而其他上皮细胞病变,如唾液腺嗜酸性粒细胞瘤、嗜酸细胞腺癌和黏液表皮样癌等不适合上述的分类方案。

免疫组织化学染色可以帮助确定泪道肿瘤的肿瘤类型和组织来源。尤其重要的是3种细胞角蛋白标记物(34βE12、CAM 5.2、细胞角蛋白7)和某些特定腺体和导管细胞上表达的上皮膜抗原标记物。此外,CK20可用于鉴别起源于不同解剖部位的肿瘤[27]。这些标记物可以帮助判别泪囊病变是原发性、继发性还是转移性。

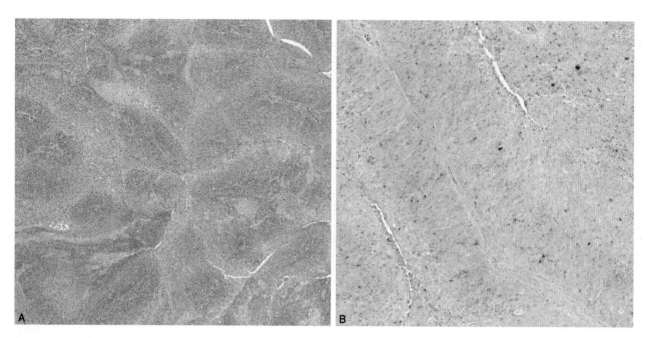

图 20.4   泪囊非角化鳞状细胞癌(亦称为移行细胞癌)。**A.** 鼻泪管及鼻窦的鳞状细胞癌,组织学上表现为丛状或带状生长、细胞异型性及缺乏角化(HE,×10)。**B.** 与口咽部肿瘤相似,泪囊非角化性鳞状细胞癌可能由 HPV 引起。荧光原位杂交技术检查显示 HPV 高危 16 型和 18 型结果阳性

泪道淋巴瘤在组织学上的表现与其他部位的淋巴瘤相似。表现为致密的淋巴细胞浸润,伴不同程度的滤泡分化(图 20.5)。有关其他解剖部位淋巴瘤的研究方法,如流式细胞术、免疫组织化学、分子生物学检查等,亦适用于泪道淋巴瘤的研究,以对其进行分型,并可排除良性多克隆淋巴细胞浸润或炎症[21]。

通过对病变组织中 HMB45 和 Melan A 进行免疫组织化学染色,可以确诊泪道黑色素瘤。细胞通常体积较大,并且呈多形性,伴有深色的细胞核和色素颗粒(图 20.6)。

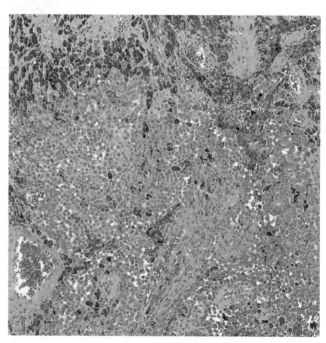

图 20.6   泪囊黑色素瘤。组织学检查显示大量细胞浸润形成黏膜下肿瘤,并侵及黏膜层(呈派杰(pagetoid)样扩散)。肿瘤以血管为中心生长,可发生坏死。肿瘤细胞具有中等量胞质和圆形胞核,核仁明显,有丝分裂旺盛。在该病例中可见明显的色素沉着(HE,×10)

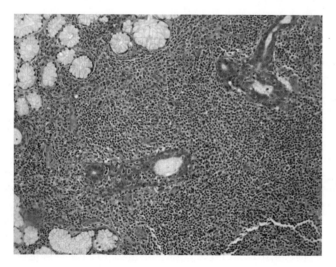

图 20.5   泪囊黏膜相关淋巴组织淋巴瘤。常规 HE 染色可见最常见的形态学改变,即小的淋巴细胞增生,伴致密的核染色质以及稀薄的胞质,其间混杂片状单核细胞以及散在分布的浆细胞(HE,×10)

泪道的黑色素瘤源于泪囊和鼻泪管的上皮质或更深的基质层组织[54]。

泪囊的非上皮性肿瘤非常罕见,其组织病理学特征与身体其他部位的非上皮性肿瘤相似。

治疗

确诊泪道恶性肿瘤必须进行活检。如果在进行常规的外路 DCR 时发现了肿块,必须进行组织活检,并且为了防止肿瘤细胞播散到鼻腔,必须避免进行泪囊和鼻腔开孔。如果检查结果证实为泪囊或鼻泪管癌,则应该择期对肿瘤进行手术切除。

泪道肿瘤手术通常需要切除内侧上下眼睑、泪小管、泪囊和鼻泪管。通常根据肿瘤对鼻泪管浸润程度至少要进行有限的内侧上颌骨切除术。泪囊和鼻泪管癌手术后有必要进行辅助性放疗或放化疗联合治疗。

泪道肿瘤切除术后的泪道重建方式有多种,主要取决于切除的程度和范围。如果鼻窦开口显著,或软组织缺损大,可能需要游离皮瓣重建,而较小的组织缺损可采用局部转移皮瓣(图 20.7)。

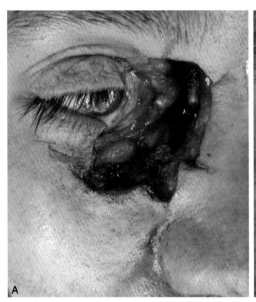
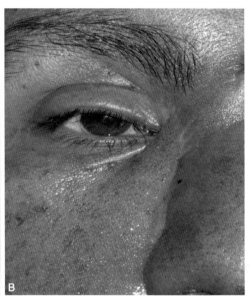

图 20.7　A. 泪囊黑色素瘤患者术中照片。切除了内侧上下眼睑、泪小管、泪囊以及鼻泪管上半部分。B. 术后 2 个月照片。术中进行了眼睑缺损重建术、内眦韧带固定术、前额旁正中皮瓣及颈面部皮瓣移植术

泪道淋巴瘤的治疗方案取决于病变的组织学亚型和分期。

对于罕见的泪囊或鼻泪管原发性黑色素瘤,治疗包括手术切除,以及术后放射治疗或系统性治疗,这主要取决于黑色素瘤的组织学特征和分期。

疾病病程、并发症、预后

泪囊肿瘤的预后取决于肿瘤的组织学亚型。然而,Ni 等在一系列未明确组织学亚型的病例中发现,74 例恶性泪囊肿瘤(71 例为癌)中,89%的病例发生了局部扩散,28%发生了淋巴结转移,8%发生远处转移至肺或食管[17]。另一个纳入 37 例泪道肿瘤的研究发现,在平均随访 38 个月后,有 4 例(11%)患者死于转移性或复发性疾病[45]。在泪道鳞状细胞癌、移行细胞癌、黏液表皮样癌、黑色素瘤和淋巴瘤的病例中都有死亡病例的报告[45]。

Ni 等人报道的泪道鳞状细胞癌死亡率为 13.6%[17];据 Stefanyszyn 等人报道,5 年后复发率为 42%(5 例/12 例)[18],其中 3 例死于肿瘤向鼻咽部及颅内转移,另 1 例由于病灶广泛,死于手术期间[18]。

以往由于转移播散的缘故,泪道移行细胞癌被公认为是致命性疾病[17,18]。但最近多数报道显示该病预后较好。Eweiss 等人发现,在 20 例罹患泪道移行细胞肿瘤的患者中,10 例为癌。所有 10 例恶性肿瘤的患者均接受鼻侧切开术(均未行眶内容物剜除术),其中 7 例患者术后接受外部放射治疗。平均随访 80 个月,18 例患者中,有 4 例复发(20%),无一例死亡[30]。

原发性泪道淋巴瘤 5 年内死亡率约为 35%,与泪囊上皮恶性肿瘤相比,其总体死亡率更高[25]。一篇文

献对 15 例泪道淋巴瘤进行了分析,发现 11 例患者中有 10 例诊断为疾病 I 期(根据 Ann Arbor 分期系统);其余患者为 II 期累及筛窦的自然杀伤细胞淋巴瘤或 T 细胞淋巴瘤。经过手术联合放疗和全身化疗治疗后,5 年存活率为 65%,一例患者死于弥漫大 B 细胞淋巴瘤,一例死于"过渡期黏膜相关淋巴组织(MALT)"淋巴瘤(组织学检查显示为弥漫大 B 细胞淋巴瘤和 MALT 淋巴瘤的混合型),第三例患者病情已经从 MALT 淋巴瘤进展为 IV 期,10 年后死亡,原因不明[25]。

头颈部的黏膜黑色素瘤具有相对较高的复发和转移倾向,预后较差。Hoyt 等人报道其 5 年死亡率约为 90%[55]。在眼科文献中,泪道系统的原发性黑色素瘤常被认为是鼻黏膜黑色素瘤的另一种形式,文献报道的泪囊黑色素瘤病例不到 50 例。有报道显示虽然泪囊黑色素瘤患者接受了手术、放疗和化疗的治疗,6 个月后有 35% 的患者出现了复发[56],但泪囊黑色素瘤死亡数据依据已出版的文献尚难确定。

有一些文献已经集中报道了泪道恶性肿瘤的数据结果。据 Ni 等人报告,局限于泪囊的肿瘤,单独行泪囊切除术术后至少 5 年的死亡率为 43.7%,而泪囊切除术联合鼻侧切开术的死亡率为 12.5%[17]。泪囊以外的泪道恶性肿瘤通常行眶内容物剜除术联合根治术,术后进行放射治疗,死亡率为 40%[17]。最近,德克萨斯州大学的安德森癌症中心的 El-Sawy 等人发表了系列病例报道,称 14 例患有泪囊癌的患者中,9 例(64%)进行了保留眼球的根治性手术,包括泪囊切除、上下睑泪小管切除、筛窦切除术、内侧上颌骨切除术[19],4 例患者进行了眶内容物剜除术。中位随访时间为 27 个月,眼球保留手术组患者生存率为 90%,而眶内容物剜除手术组生存率为 50%。

泪道恶性肿瘤患者手术后应用辅助性放射治疗已经成为术后治疗的常规方式,特别对于癌、淋巴瘤和黑色素瘤。在 Valenzuela 等人的研究中,术后采用 60~63Gy 剂量的放疗,术后 3 年内 8 例患者中有 5 例处于无病生存状态;但是,其中有 1 例黑色素瘤患者对放疗不敏感,放疗未能控制疾病[45]。El-Sawy 等研究发现,在 14 例泪道癌患者中,对 12 例患者采用中等剂量 60Gy 的质子放射治疗或者质子调强放疗。其中 11 例患者肿瘤局部得以控制,1 例患者首次治疗后在咽喉部出现残存肿瘤组织的复发[19]。放疗副作用包括 2 例患者发生浅表性角膜病变、1 例患者发生新生血管性青光眼,1 例发生黏膜炎[19]。8 例行保留眼球手术联合术后放疗的患者中,4 例患者的视力维持或改善,1 例减少 1 行,2 例减少 2~3 行,1 例患者因新生血管性青光眼导致视力从 20/25 下降至手动[19]。作者总结认为,当患者行眼球保留手术联合辅助性放疗后,视觉功能可以在一定程度上得到保留[19]。

建议对泪道上皮源性恶性肿瘤患者进行密切随访检测,包括在完成治疗后的第一年中,每三个月进行头、颈的 CT 检查和鼻内镜检查;第二年,随访间隔可延长至 6 个月;在治疗结束后的第 3~5 年,每隔 9~12 个月复查一次。MRI、CT 等现代影像学技术可以在游离皮瓣重建术后对手术部位进行可靠的评估。Sedrak 等人对眶面部癌症切除后进行游离皮瓣移植的 28 例患者进行了 MRI 检查,发现肌肉组织纹理在 T1 相和 T1 强化相上的改变,与肿瘤复发的典型表现存在明显不同[57]。

总结

泪道肿瘤较为罕见。因为症状与更常见的特发性鼻泪管阻塞有相似性而经常被延误诊断。对于常规 DCR 术后出现进展性肿物或溢泪的患者,临床医生应该警惕恶性肿瘤的可能,应进行头颈部影像学检查,这有助于泪道恶性病变的诊断。多学科合作治疗包括手术后辅助性放射治疗或同步放化疗。大多数病例可以进行眼球保留的手术,手术后局部病情可以较好的控制,并可保留视功能。

参考文献

1. Spratt CM. Primary carcinoma of the lacrimal sac. *Arch Ophthalmol* 1937;**18**(2):267–73.
2. Duke-Elder S. Tumors of the lacrimal passages. In: Textbook of ophthalmology, vol. 5. St. Louis, MO: CV Mosby; 1952. p. 5346–58.
3. Radnot M, Gall J. Tumoren des traenensacks. *Ophthalmologica* 1966;**151**:1–22.
4. Schneck NL, Ogura HJ, Pratt LL. Cancer of the lacrimal sac. *Ann Otol Rhinol Laryngol* 1973;**82**:153–61.
5. Ryan SJ, Font RL. Primary epithelial neoplasms of the lacrimal sac. *Am J Ophthalmol* 1973;**76**:73–88.
6. Schindler R, Watson TA, Oliver G. Carcinoma of the lacrimal sac. *Can J Ophthalmol* 1973;**8**:161–3.
7. Singh K, Mersol VF, Mastry VJ, et al. Adenocarcinoma of the lacrimal sac. *Ann Ophthalmol* 1977;**9**:1027–9.
8. Flanagan JC, Stokes DP. Lacrimal sac tumors. *Ophthalmology* 1978;**85**:1282–7.
9. Peretz WL, Ettinghausen SE, Gray GF. Oncocytic adenocarcinoma of the lacrimal sac. *Arch Ophthalmol* 1978;**96**:303–4.
10. Hornblass A, Jakobiec FA, Bosniak S, et al. The diagnosis and management of epithelial tumors of the lacrimal sac. *Ophthalmology* 1980;**87**:476–90.
11. Khalil MK, Lorenzetti DWC. Epidermoid carcinoma of the lacrimal sac: a clinicopathological case report. *Can J Ophthalmol* 1980;**15**:40–3.
12. Kohn R, Nofsinger K, Freedman S. Rapid recurrence of papillary squamous cell carcinoma of the canaliculus. *Am J Ophthalmol* 1981;**92**:363–7.
13. Bambirra EA, Miranda D, Rayes A. Mucoepidermoid tumor of the lacrimal sac. *Arch Ophthalmol* 1981;**99**:2149–50.
14. Bonder D, Fischer MJ, Levine MR. Squamous cell carcinoma of the lacrimal sac. *Ophthalmology* 1983;**90**:1133–5.
15. Ni C, Wagoner MD, Wang WJ, et al. Mucoepidermoid carcinomas of

the lacrimal sac. *Arch Ophthalmol* 1983;**101**:1572–4.

16. Blake J, Mullaney J, Gillian J. Lacrimal sac mucoepidermoid carcinoma. *Br J Ophthalmol* 1986;**70**:681–5.
17. Ni C, D'Amico DJ, Fan CQ, et al. Tumors of the lacrimal sac: a clinicopathological analysis of 82 cases. *Int Ophthalmol Clin* 1982;**22**:121–40.
*18. Stefanyszyn MA, Hidayat AA, Pe'er JJ, et al. Lacrimal sac tumors. *Ophthal Plast Reconstr Surg* 1994;**10**(3):169–84.
　　This paper provides an excellent review and histopathologic examination of a large group of nasolacrimal sac tumors.
19. El-Sawy T, Frank SJ, Hanna E, et al. Multidisciplinary management of lacrimal sac/nasolacrimal duct carcinomas. *Ophthal Plast Reconstr Surg* 2013;**29**(6):454–7.
20. Yip CC, Bartley GB, Habermann YM, et al. Involvement of the lacrimal drainage system by leukemia or lymphoma. *Ophthal Plast Reconstr Surg* 2002;**18**:242–6.
21. Anderson NG, Wojno TH, Grossniklaus HE. Clinicopathologic findings from lacrimal sac biopsy specimens obtained during dacryocystorhinostomy. *Ophthal Plast Reconstr Surg* 2003;**19**:173–6.
22. Parmar DN, Rose GE. Management of lacrimal sac tumors. *Eye (London)* 2003;**17**:599–606.
23. Jordan DR. Re: 'Clinicopathologic findings from lacrimal sac biopsy specimens obtained during dacryocystorhinostomy'. *Ophthal Plast Reconstr Surg* 2004;**20**:176–7.
24. Marthin JK, Lindegaard J, Prause JU, et al. Lesions of the lacrimal drainage system: a clinicopathologic study of 643 biopsy specimens of the lacrimal drainage system in Denmark 1910-1999. *Acta Ophthalmol Scand* 2005;**83**:94–9.
25. Sjo LD, Ralfkiaer E, Juhl BR, et al. Primary lymphoma of the lacrimal sac: an EORTC ophthalmic oncology task force study. *Br J Ophthalmol* 2006;**90**:1004–9.
26. Bi YW, Chen RJ, Li XP. Clinical and pathological analysis of primary lacrimal sac tumors. *Zhonghua Yan Ke Za Zhi* 2007;**43**:499–504.
27. Gupta A, Prabhakaran VC, Dodd T, et al. Characterization of lacrimal sac histology: an immunohistochemical study. *Clin Exp Ophthalmol* 2012;**40**(9):869–73.
28. Meller J. Diseases of the lacrimal apparatus. *Trans Ophthalmol Soc UK* 1929;**49**:233–311.
29. Karim R, Ghabrial R, Lin B. Transitional cell carcinoma of the nasolacrimal sac. *Clin Ophthalmol* 2009;**3**:587–91.
30. Eweiss AZ, Lund VJ, Jay A, et al. Transitional cell tumors of the lacrimal drainage apparatus. *Rhinology* 2013;**51**(4):349–54.
31. Pe'er JJ, Stefanyszyn M, Hidayat AA. Nonepithelial tumors of the lacrimal sac. *Am J Ophthalmol* 1994;**118**(5):650–8.
32. Bosch FX, Lorincz A, Munoz N, et al. The causal relationship between human papillomavirus and cervical cancer. *J Clin Pathol* 2002;**55**:244–65.
33. Hodgson N, Whipple K, Lin JH, et al. Bilateral squamous cell carcinoma of the lacrimal sac. *Ophthal Plast Reconstr Surg* 2013;**29**(6):e149–51.
34. Nakamura Y, Mashima Y, Kameyama K, et al. Detection of human papillomavirus injection in squamous tumors of the conjunctiva and lacrimal sac by immunohistochemistry, in situ hybridisation, and polymerase chain reaction. *Br J Ophthalmol* 1997;**81**(4):308–13.
35. Sjö NC, von Buchwald C, Cassonnet P, et al. Human papillomavirus: cause of epithelial lacrimal sac neoplasia? *Acta Ophthalmol Scand* 2007;**85**(5):551–6.

36. Nakamura Y, Mashima Y, Kameyama K. Human papilloma virus DNA detected in case of inverted squamous papilloma of the lacrimal sac. *Br J Ophthalmol* 1995;**79**(4):392–3.
37. Vickers JL, Matherne RJ, Allison AW, et al. Transitional cell neoplasm of the nasolacrimal duct associated with human papillomavirus type 11. *J Cutan Pathol* 2010;**37**(7):793–6.
38. Ashton N, Choyce DP, Fison LG. Carcinoma of the lacrimal sac. *Br J Ophthalmol* 1951;**35**:366–76.
39. Osborn DA. Transitional cell growths of the upper respiratory tract. *J Laryngol Otol* 1956;**70**:574–88.
40. Barnes L. Schneiderian papillomas and nonsalivary glandular neoplasms of the head and neck. *Mod Pathol* 2002;**15**(3):279–97.
41. Paulsen FP, Paulsen JL, Thale AB, et al. Organized mucosa-associated lymphoid tissue in human nasolacrimal ducts. *Adv Exp Med Biol* 2002;**506**:873–6.
42. Pe'er J, Hidayat AA, Ilsar M, et al. Glandular tumors of the lacrimal sac: their histopathologic patterns and possible origins. *Ophthalmology* 1996;**103**(10):1601–5.
43. Li YJ, Zhu SJ, Yan H, et al. Primary malignant melanoma of the lacrimal sac. *BMJ Case Rep* 2012;pii: bcr2012006349.
44. Edge SB, Byrd DR, Compton CC, et al., editors. AJCC cancer staging manual. 7th ed. New York, NY: Springer; 2010.
45. Valenzuela AA, McNab AA, Selva D, et al. Clinical features and management of tumors affecting the lacrimal drainage apparatus. *Ophthal Plast Reconstr Surg* 2006;**22**(2):96–101.
46. Flanagan JC, Stokes DP. Lacrimal sac tumors. *Ophthalmology* 1978;**85**(12):1282–7.
47. Soparkar CN, Patrinely JR. Evaluation of the lacrimal sac. *Ophthalmology* 2003;**110**(12):2434–5.
48. Bernardini FP, Moin M, Kersten RC, et al. Routine histopathologic evaluation of the lacrimal sac during dacryocystorhinostomy: how useful is it? *Ophthalmology* 2002;**109**(7):1214–17.
49. Francis IC, Kappagoda MB, Cole IE, et al. Computed tomography of the lacrimal drainage system: retrospective study of 107 cases of dacryostenosis. *Ophthal Plast Reconstr Surg* 1999;**15**(3):217–26.
50. Rossomondo RM, Carlton WH, Trueblood JH, et al. A new method of evaluating lacrimal drainage. *Arch Ophthalmol* 1972;**88**(5):523–5.
51. Freitag SK, Woog JJ, Kousoubris PD, et al. Helical computed tomographic dacryocystography with three-dimensional reconstruction. *Ophthal Plast Reconstr Surg* 2002;**18**(2):121–32.
52. Tan S, Özcan AŞ, Akçay E, et al. Sonographic appearance of primary lacrimal sac lymphoma. *J Ultrasound Med* 2011;**30**(4):574–5.
53. Al-Faky YH. Anatomical utility of ultrasound biomicroscopy in the lacrimal drainage system. *Br J Ophthalmol* 2011;**95**(10):1446–50.
54. Font RL. Eyelids and lacrimal drainage system. In: Ophthalmic pathology: an atlas and textbook, vol. 4. 4th ed. Philadelphia, PA: W. B. Saunders Co; 1996.
55. Hoyt DJ, Jordan T, Fisher SR. Mucosal melanoma of the head and neck. *Arch Otolaryngol Head Neck Surg* 1989;**115**:1096–9.
56. Maegawa J, Yasumura K, Iwai T, et al. Malignant melanoma of the lacrimal sac: a case report. *Int J Dermatol* 2014;**53**(2):243–5.
57. Sedrak P, Lee PS, Guha-Thakurta N, et al. MRI findings of myocutaneous and fasciocutaneous flaps used for reconstruction of orbital exenteration defects. *Ophthal Plast Reconstr Surg* 2014;**30**(4):328–36.

21

第21章 转移性及继发性眼眶肿瘤

ALEJANDRA A. VALENZUELA and ALAN A. MCNAB

引言

转移性肿瘤常通过血液途径转移到眼眶,少见经周围神经扩散到眼眶,或由邻近组织蔓延侵犯到眼眶,包括鼻旁窦、鼻腔和鼻咽部、眼睑皮肤、面部、眼、结膜、泪道系统及颅内。继发性肿瘤根据其来源及生物学特性的不同表现多变,一个常见的例子就是蝶骨翼脑膜瘤。本章的焦点主要是眼眶转移性肿瘤,主要阐述最常见的眼内、鼻旁窦、鼻咽部恶性肿瘤及颅内肿瘤蔓延至眼眶的情况。眼周皮肤恶性肿瘤及淋巴组织增生性疾病导致的眼眶浸润将会在其他章节阐述。

眼眶转移性肿瘤通常很罕见也不易察觉,除非患者有明确的癌症病史。我们观察到随着总体寿命的延长,转移瘤发生的概率也随之增加[1,2]。虽然患者的寿命可能会由于眼眶肿瘤的侵犯而受到影响,但在提供组织学诊断以鉴别潜在的原发性肿瘤、指导调查研究、制定有针对性的姑息治疗方案、改善生存质量以及通过采用成熟的多科治疗方案让肿瘤得以缓解等方面,眼科医师发挥着重要作用[3~5]。

历史背景

自从1864年Horner首次报道之后,大量关于眼眶转移性肿瘤的病案报道和系列病例论著持续涌现[1,4,6~16]。这可能与寿命延长、筛查方法进步、肿瘤患者的随访以及肿瘤防治意识的提高有关[2,7,17~19]。

基础科学、发病机制及病因学

如果细胞按指数增殖方式进行增殖,那么一个$10\mu m$的细胞需要30次有丝分裂就可以变成一个$1cm^3$大小的团块,这个团块包含1×10^7个细胞[20]。人类肿瘤学数据显示,考虑到细胞凋亡和坏死以及增殖所导致的细胞数量增加,细胞的生长模式呈S形函数型而不是指数型[21]。除了有丝分裂,还有很多生物学因素影响着肿瘤的生长。癌症通过一系列自我保存及躲避宿主防御机制而得以进展。这些步骤包括获得自给自足的生长信号、避免凋亡、无限复制的潜能、维持血管生成、组织浸润和转移[22]。这些步骤通过多方面的过程实现,也有赖于患者的免疫状态以及肿瘤的基因表型与核型等一系列改变。上述见解支持这样一种观点:患者的年龄和原发肿瘤的特点可能决定了肿瘤不发生转移的时间,即原发恶性肿瘤在治疗后多久可能发生转移及转移的速度有多快。目前一个完整的受特定器官影响的转移微环境的研究还不清楚,甚至在实验模型方面也不清楚,但是它可能与治疗反应有关联[23]。

流行病学

眼眶转移性肿瘤占全部眼眶肿瘤的1%~12%[4,24~27];但罹患系统性恶性肿瘤的患者中仅有2%~4.7%发生了眼眶内转移。在这些患者中,19%的患者在发现原发性肿瘤之前可能仅表现出眼部症状和体征[4,7]。15%~25%发生眼眶转移的患者没有明确的恶性肿瘤病史[2,5,10,17~19]。

考虑到亚临床损害可能不会导致任何眼眶或眼部的症状和体征，并且尸检时眼眶检查不是常规项目，因此数据可能与真实情况不相符。部分转移性肿瘤在眼科医生初次诊断时可能处于静止阶段（比如类癌，乳腺癌）；相反，另外一些恶性肿瘤在病变晚期的表现非常明显，并且可能呈爆发性进程，因此可能不会优先考虑就诊于眼科（比如肺癌）（表21.1）[2~4,14~16,18,19,24,28]。

表 21.1　眼眶转移性肿瘤的原发部位及其相对发生频率

转移癌类型	病例数和百分比
乳腺	129（40%）
前列腺	32（10%）
皮肤黑色素瘤	32（10%）
肺	24（7.5%）
胃肠道	13（4%）
类癌	11（3%）
肾脏	8（2.5%）
皮肤鳞状细胞癌	7（2.4%）
腮腺	5（1.6%）
神经母细胞瘤	3（0.9%）
脉络膜黑色素瘤	2（0.6%）
未确定	24（7.5%）
其他	32（10%）
总计	322（100%）

数据来自于 Albert 1967[35]，Bullock 1980[9]，Font 1976[33]，Freedman 1987[1]，Jensen 1970[36]，Goldberg 1990[2]，Shields 2000[4]，Valenzuela 2009[5]。

根据病例系列研究得出性别分布差异。Shields等报道了眼眶转移性患者以女性多见，这是由于该组眶内转移性肿瘤病例中以乳腺癌为主。笔者发现男性眼眶转移性肿瘤比例稍高（80 个病例中 55% 为男性患者）[2,5,15]。皮肤黑色素瘤眼眶转移在男性中发生比例较高[4,5,29]。

眼眶转移性肿瘤的发病年龄介于 1~100 岁之间，平均年龄为 70 岁[2,5,15,17]。

受累眼别无明显差异。以往研究者认为，左侧颈动脉直接从主动脉弓上分出，阻力更小，路径更直接。但之后的研究不支持该观点[2,5,11,12,30]，4%~7%的病例发生了双侧眶内转移，特别是乳腺癌（图 21.1）[2,4,5]。

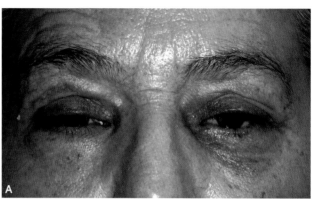
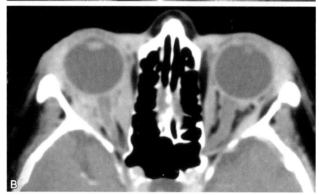

图 21.1　浸润型乳腺癌。A. 患者女性，72 岁，乳腺癌广泛转移，表现为视力丧失、双眼上睑下垂、眼球活动各方位均受限，双侧前眶可触及坚硬弥漫性病变。B. CT（水平位）扫描显示乳腺癌广泛浸润性转移

眼眶转移性肿瘤的位置对于诊断的价值有限，且不同病例系列报道之间存在差异。部分学者认为外侧眼眶最易受累[2]，而另一些学者认为眼眶上方和内侧更易发生[31,32]，但更深入的研究发现并无明显区别[4,33]。笔者在观察 80 个病例后发现，好发部位依次是眼眶内侧（23%）、眼眶外侧（18%）、眼眶上方 1/4 区域（14%），病变独立于原发病灶[5]。

通过肺、腔静脉、肠循环的血道转移可能是转移性肿瘤抵达眼眶的主要路径。转移的癌细胞可以直接进入无瓣膜的椎旁静脉丛，然后通过静脉压变化进入硬脑膜窦和眼眶[34]。黑色素瘤和乳腺癌倾向转移至富含血管化的组织中，例如向眼外肌和眼眶脂肪中转移。当涉及骨转移时，乳腺癌会发生溶骨性病变，但前列腺癌和黑色素瘤可能导致蝶骨大翼增生肥厚（图21.2）[1,2,5,4,9,15,33,35,36]。

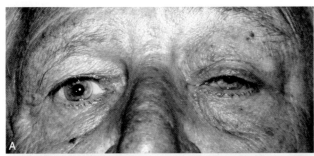

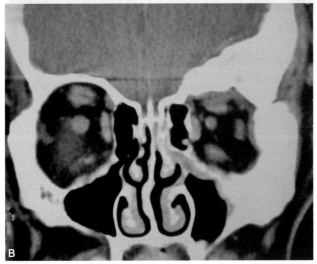

图 21.2　前列腺癌导致明显的骨肥厚。A. 患者男性，76 岁，前列腺癌患者，表现为左眼球突出及上睑下垂，伴广泛骨转移。B. 冠状位 CT 扫描显示眶壁和额骨明显肥厚

临床特征和鉴别诊断

详细的病史应包括既往癌症病史、仔细全面的全身检查以及适当的影像学检查，可以缩小鉴别诊断的范围。根据病变的组织病理学诊断，再进行其他特殊的检查。

眼眶转移性肿瘤可以表现为轴性或非轴性眼球移位，且可触及肿块（图 21.3）。当一条或多条眼外肌受累导致眼球运动障碍时，鉴别诊断应该包括甲状腺相关眼病、肌肉炎症、淋巴组织增生性疾病、IgG4 相关性眼病、动静脉畸形、静脉淋巴管异常、颈动脉窦瘘、淀粉样沉积以及寄生虫病[17,28,37~39]。在影像学上，大部分病变表现为肌肉弥漫性增粗，但肌腱变细且边缘清晰。转移性肿瘤累及的肌肉通常表现为局部区域增宽，邻近眶脂肪处边界不规则，伴/不伴有骨质改变（图 21.4）[40]。疼痛是区别转移性肿瘤与良性肿瘤的关键症状，并且通常也是骨破坏和神经受侵袭的证据。其他实体瘤如朗格汉斯细胞增多

症、白细胞破碎性血管炎也可出现骨质溶解，但少见于淋巴增生性疾病。眶骨的转移性肿瘤可以局限于眶骨内，也可累及肌锥外的软组织（图 21.5A），还可与颅前窝、颅中窝和鼻旁窦相延续[40]。前列腺癌眶内转移应与可导致眶骨肥厚的蝶骨大翼和额骨脑膜瘤相鉴别，也应与具有慢性炎症浸润特点的疾病如类肉瘤病相鉴别。

患者偶尔可能表现为眼球突出和眼球固定，这是由于眶内硬化型转移癌弥漫性累及肌锥内间隙所致，且这些转移癌可能来自乳腺、胃肠道、前列腺或肺脏等部位。眶内转移性肿瘤也应与早期 Parry Romberg综合征相鉴别，后者经常会发展为典型的面部组织线性硬皮病[16,17,37]。

有时候，当转移性肿瘤生长过快时可引起坏死和出血时，也可出现为炎症表现。应排除非特异性眶部炎症、眶蜂窝织炎、甲状腺眼病的可能。

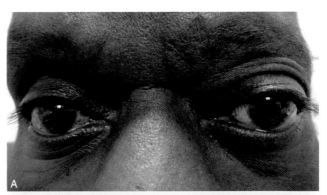

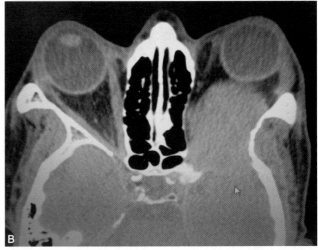

图 21.3　肝细胞癌眶转移导致骨质明显溶解。A. 患者男性，69 岁，表现为左眼视力丧失、眼球运动受限、上睑下垂和非轴性眼球移位。患者 2 年前有明确的肝细胞癌治疗病史。B. 水平位 CT 扫描显示左眶肌锥内巨大界清的肿块，蝶骨大翼受累，眼球向下移位

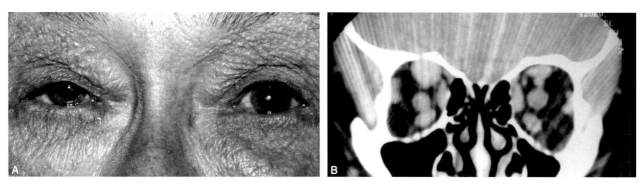

图21.4 乳腺癌侵犯提上睑肌。A. 80 岁老年女性,乳腺癌转移,表现为右侧上睑下垂。B. 冠状位 CT 扫描显示右侧提上睑肌和上直肌模糊,组织活检确诊为乳腺癌转移

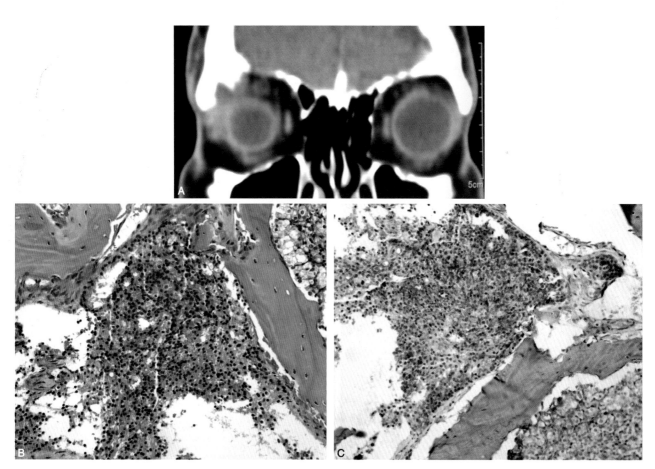

图21.5 前列腺癌。A. 冠状位 CT 扫描显示右眶外上方不均匀软组织团块影,邻近骨壁增厚,不规则。活检确诊为前列腺癌转移,侵犯眼眶是前列腺癌的首发表现。B. 组织病理学检查显示前列腺腺癌侵犯骨小梁。C. 免疫组织化学染色可见肿瘤细胞的前列腺特殊抗原强染色

影像学表现

当怀疑眶内发生转移瘤或邻近肿瘤侵袭眼眶时，CT 和 MRI 在评价病变的特性、病变在眶内位置以及病变累及周围组织结构等方面具有重要作用[5,41,42]。

转移性肿瘤可以位于肌锥内或肌锥外间隙，单侧眼眶受累最常见。一些原发性肿瘤如乳腺癌和黑色素瘤可以累及双侧眼眶。眼外肌有丰富的血供，因此经常发生血行转移，表现为肿块累及以及功能受限导致的复视、斜视及上睑下垂（图 21.6）。如果病变接近眼球，可以发生眼球压陷。压迫性视神经病变可能是眶尖部转移瘤或来自颅中窝浸润性病变的首发表现，但很罕见（图 21.3）。肿瘤快速增长可导致中央区坏死从而产生囊性改变。尽管钙化很罕见，但骨改变很常见，这取决于原发性肿瘤的性质（例如乳腺癌和甲状腺癌可以发生溶骨反应，而前列腺癌则会导致蝶骨大翼的肥大和硬化）（图 21.2B 和图 21.5A）[2,4,9,26,33]。眶内转移性肿瘤有时也可能在肌锥内或肌锥外间隙造成弥漫性浸润（例如乳腺癌和黑色素瘤），表现为眼球内陷[2,5,9,16,26,33,41~43]。

脂肪和视神经类似。增强扫描时，转移瘤的密度与眼外肌和血管等结构的密度类似[2,4,9,26,33]。

观察软组织改变时需要选择 MRI 检查，同时可注射钆作为顺磁性增强剂[44]。眶内转移性肿瘤的典型表现为 T1 加权像时与眼外肌同等信号，比眶脂肪信号低；T2 加权像时与眼外肌和眶脂肪信号相比轻微增高；可被强化[2,5,45]。

除非有明确的多器官受累的活动性转移性病灶，否则影像学特性不能作为诊断标准。在任何治疗方案提出之前，组织学诊断是必需的。

PET-CT 能够提供病灶的代谢及形态学信息。PET 可提供病灶高摄取葡萄糖标记放射性示踪剂的代谢信息，CT 可提供病灶的位置及形态信息（图 21.7A）[46]。PET-CT 在临床检查中不具有优势；相对于眼眶检查而言，PET-CT 与 CT 及 MRI 这类较为常规的影像学检查相比也没有明显优势。PET-CT 对于晚期转移性眼眶肿瘤尤为有利，因为对于这种肿瘤通过一项全面的检查即可发现远处肿瘤累及情况，故此时

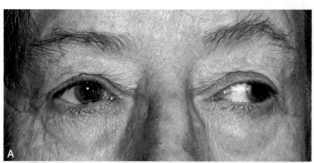

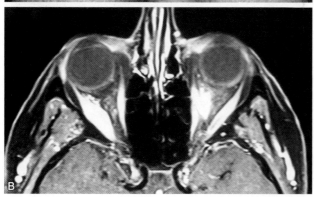

图 21.6　乳腺癌累及眼外肌。A.患者女性，75 岁，已确诊为眶转移性乳腺癌，表现为水平复视及右眼内转受限。B.MRI 水平位扫描 T1 加权像显示右眼外直肌梭形增粗，开放式活检确诊为乳腺癌转移

CT 在提供骨细节方面是必不可少的。CT 平扫可显示眼眶转移性肿瘤为边界清晰的肿块，密度与眶周

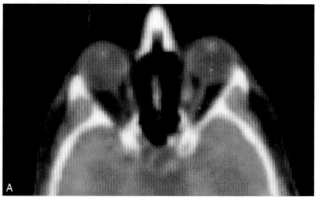

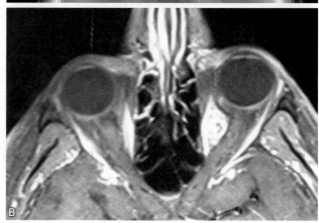

图 21.7　黑色素瘤侵犯眼外肌。A.患者男性，48 岁，PET-CT 扫描显示眶内侧摄取增强影像，并可见左内直肌肿物影。B.轴位 MRI 扫描（T1 加权像）显示左内直肌中有可强化的高密度影；活检确诊为黑色素瘤转移

PET-CT 可能优于多次行 CT 增强扫描[46]。

活检

组织活检是诊断眼眶转移瘤最有用的技术,除非恶性肿瘤已经广泛转移,眼眶活检并不能改变患者原有的治疗方案。然而,在某些肿瘤例如乳腺癌的转移过程中,通过对转移部位的组织进行活检,可以确定被激活的新基因或分子通路(跨膜酪氨酸激酶受体原癌基因 ERBB2,也被称为 HER2,和激素受体测试),有可能制定更为理想有效的治疗方案[23]。

细针穿刺活检(fine-needle aspiration biopsy,FNAB)是一种微创检查方法,可以提供细胞学样本进行显微镜下检查[2,19,47~50]。有学者认为该方法比冰冻切片更为有效,因为它比传统的外科手术创伤更小,而且可保留更多的肿瘤样本,尤其是在影像学引导下[51]。粗针活检(core-needle biopsy,CNB)可以为组织学诊断提供组织样本,相比于 FNAB 细胞学涂片更有优势。这两种技术相对简单、安全、诊断准确,并发症发生率低(例如眼球穿通、眶内出血、眼球运动障碍、视神经损伤及肿瘤播散)[2,19,47~50,52,53]。

有创检查仍然是许多中心在肿瘤诊断中的首选,包括切除和切开活检。它们的优势在于能够为各种检查提供更大、更多的组织,包括冰冻切片分析、组织病理学检查、免疫组织化学检查、细胞遗传学、分子生物学、激素受体表达、电子显微镜等[2,19,47~50,53,54]。然而,有创活检要求患者进行全身麻醉,并承担额外的费用,该方法对于病变位于眶深部、肌锥内及眶尖处的虚弱患者较为合适[16]。病变位于鼻旁窦的患者可以采用经鼻内镜入路。

病理学

有癌症病史的患者,眼眶活检可将眼眶肿瘤组织与原发肿瘤组织进行比较,这种癌症一般来说是腺癌[5,15~18]。乳腺癌最多见,其次是前列腺癌和肺癌,是最常见转移至眼眶的上皮细胞恶性肿瘤[4,5,16,26]。有时,皮肤黑色素瘤、类癌和肉瘤也能转移至眶部,有 4.8%~35% 是未知来源的低分化肿瘤病变[3~5,24,55,56]。

免疫组织化学检测是诊断的基础。细胞角蛋白(CK7、CK20)以及多克隆和单克隆癌胚抗原(CEA)染色阳性被认为是上皮源性肿瘤的表现[57~59]。BRST1 和 BRST2 阳性提示乳腺癌,前列腺特殊抗原(PSA)阳性提示前列腺癌(图 21.5C)[59]。神经内分泌类的肿瘤,例如类癌通常抗生物素蛋白-生物素混合物原始抗体(CAM5.2)、神经元特异性烯醇酶、突触素、嗜铬粒蛋白 A、蛋白基因产物 9.5(PGP9.5)均为阳性[60]。转移性黑色素瘤 S100、HMB45、波形蛋白、CAM5.2、Bcl-2 均为阳性,内皮肿瘤 CD34 和 CD31 阳性[61]。许多其他的特殊标记物能够鉴别原发性肿瘤。

治疗

眼眶转移性肿瘤通常出现于疾病的终末阶段,在选择治疗的时候,要综合考虑到患者多器官受累、生活质量、改善生存率以及预期寿命等因素[5,16]。

一个肿瘤学家和放射专家参与的多学科的治疗团队,对于个体化治疗至关重要。另外,心理学咨询和情感支持在改善患者依从性和提升患者生活质量中发挥着重要作用。

治疗方式包括放射治疗、化学治疗、激素治疗、外科手术以及免疫治疗。治疗方式的选择取决于病变组织分型和侵犯范围,以及治疗目的(治愈或缓解)[2,4,5,10,16,18]。

放射治疗

眼眶转移性肿瘤的放射治疗应该权衡肿瘤对放疗的反应以及放疗对主要结构的毒性作用之间的关系。根据原发性肿瘤的分型不同,眼眶放射治疗的剂量为 18~40Gy,分 10~15 次进行,眼眶前部和外侧区域联合进行,放疗一般在 2~5 周内完成。有报道称上述治疗方式可使肿物减小、减轻疼痛和改善视力[2,5,62~64]。对于生存期更长的患者,特别是眼部放疗时未进行防护的患者,应该考虑到患者在接受放射治疗后所导致的并发症,如视网膜病变、新生血管性青光眼、视神经病变、角膜瘢痕等[2,65]。

化学治疗

化学治疗依然是许多转移性肿瘤主要的治疗手段,尤其当出现全身多系统受累时。根据原发性肿瘤的类型、转移性肿瘤的生物学表现、疾病的发展以及宿主的免疫功能,治疗方案各异。化学治疗偶尔能够延长缓解期,但通常来说化疗仍起到姑息性作用。有时化疗也与免疫治疗和(或)放射治疗联合使用[5]。

激素治疗

激素剥夺(hormonal deprivation)能够使转移性乳

腺癌和前列腺癌患者的病情得到暂时性缓解,特别对于病理类型为高分化的患者,激素剥夺是一种不错的选择[3]。最新的药物可使低激素水平环境下激素敏感型癌细胞的存活降低,延长患者的生存时间。

免疫治疗

新的抗癌类药物已经进入临床试验阶段,转移性肿瘤患者对药物的反应性结果可喜。单药治疗或协同其他药物治疗时,均可减少肿瘤耐药性的形成,效果良好。系统性免疫相关不良事件包括危及生命的感染以及继发血液相关性恶性肿瘤。

外科手术

外科手术能够为疑似转移性肿瘤患者提供确诊所需的组织标本,进而指导治疗。除此之外,可以通过减小孤立性肾细胞瘤中的病变肿块以减轻患者的症状、提高患者的生存率[36,78]。对于严重损害生存质量的局部复发性病变,外科手术能够缓解病情,但无法提高生存率。

常见的眼眶转移性肿瘤

至今为止,癌是成人眼眶中最常见的转移瘤组织学类型[5,15,17,18]。各种报道发现乳腺癌、肺癌、皮肤黑色素瘤、前列腺癌以及类癌是最易发生眶内转移的肿瘤(表21.2 和图21.1、图21.2、图21.4~图21.11)[5,13,14,32,66~80],其次是肾脏和胃肠道肿瘤。其他较少见的原发癌包括甲状腺癌、肝癌、胰腺癌和唾液腺癌,脉络膜黑色素瘤也在其中[2,4,5,15]。儿童很少受累,即使累及,通常也为单侧受累——以神经母细胞瘤(可能发生双侧眶转移)最常见,其次是肾母细胞瘤和尤因肉瘤[2,4,5,7]。

乳腺癌

在西方国家,乳腺癌是最常见的引起女性死亡的癌症,女性一生患乳腺癌的风险为12.3%;一项大型系列研究发现乳腺癌眶内转移占眶内转移瘤的比例为29%~53%[4,5,10,17,23,55]。男性乳腺癌发病率不到1%。不同性别的乳腺癌,其生物学特点和临床表现类似[81,82]。

对于大多数患者,初次治疗成功后的几年至十几年都可能发生乳腺癌的眼眶转移;或全身多系统转移且接受治疗的患者,亦可发生眶内肿物。眼眶很少为首发部位[17,18]。

由于乳腺癌转移易发生于眶内脂肪和(或)眼外

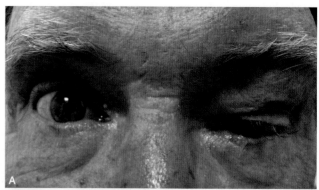
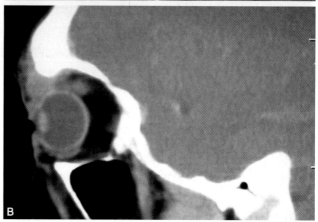

图21.8 肺癌。A. 患者男性,72 岁,严重消瘦,快感缺失,表现为左眼球突出、复视和左眼上转受限。B. 矢状位 CT 扫描显示左眶上方浸润性肿块。活检确认为非小细胞肺癌转移瘤

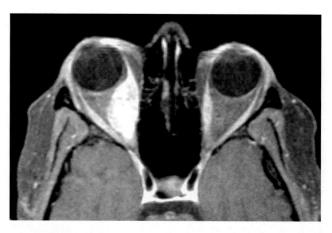

图21.9 黑色素瘤侵犯眼外肌。轴位 MRI 扫描(T1 加权像)显示黑色素瘤多发转移患者其右眼内直肌肿瘤浸润

肌,故最常见的症状是复视和眼球运动受限(图21.1、图21.6)。在硬化型病变中,乳腺癌眶内转移可能导致眼球内陷,甚至注视诱发性黑矇[83,84]。超过15%的乳腺癌病例累及双侧眼眶(图21.1)[2]。

组织学检查显示肿瘤细胞浸润眶内软组织,细胞

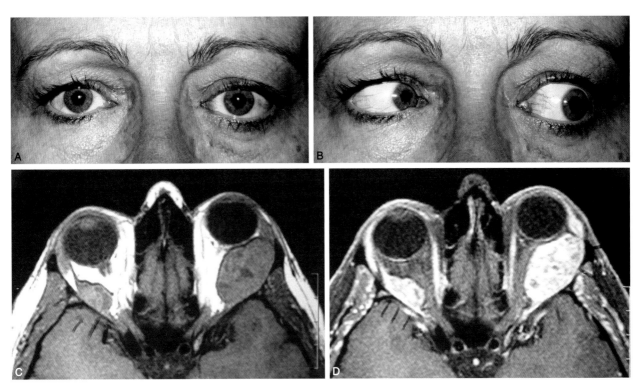

图 21.10　类癌。A 和 B. 患者女性,34 岁,表现为左眼球突出及复视。患者已被确诊为细支气管类癌和肝脏多发转移瘤。C 和 D. 水平位 MRI 扫描(T1 加权像)显示左眼外直肌有一个巨大肿瘤,右眼外直肌有一个小病灶,均可被强化

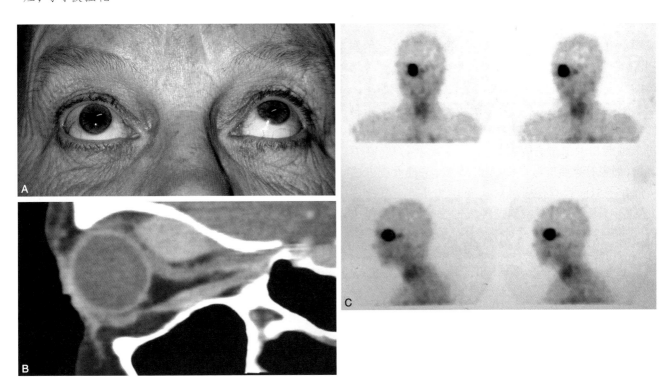

图 21.11　类癌。A. 患者女性,62 岁,表现为右眼突出、垂直性复视,伴右眼上转受限。B. 矢状位 CT 扫面显示右上睑提肌可见团块状模糊阴影。C. 奥曲肽扫描显示右眶高吸收。右侧下腹部回肠窝区极高吸收,在末端回肠发现了原发性类癌

呈单行线性条索或非紧密连接,表现为弥散分布或疏松堆积的状态。与原发性肿瘤进行形态学比较,发现异时性转移性肿瘤具有较高的组织学分级和明显的核异型性,在疏松的细胞层中有稳定生长的趋势,同时有丝分裂更活跃[3,7,18,85]。由于肿瘤抑癌基因上皮细胞钙黏蛋白失活,小叶浸润型乳腺癌最易发生眶部转移;该型的雌激素受体(ER)为阳性[85,86]。

靶向治疗针对的是跨膜酪氨酸激酶受体原癌基因 ERRB2(也叫 HER2,HEU),例如人类单克隆抗体曲妥单抗。靶向治疗联合化学治疗(表柔比星/环磷酰胺和紫杉烷、阿霉素/环磷酰胺、多烯紫杉醇/卡培他宾,长春瑞滨等)和拮抗雌激素的激素治疗(他莫西芬、氟维斯群、芳香化酶抑制剂等)[88~92]能够显著改善 HER2 阳性乳腺癌转移瘤患者的生存率[87]。拉帕替尼片是一种 HER2 和 EGFR 的小分子抑制剂,其对曲妥单抗治疗后复发性转移瘤患者有效[93]。但是原发性乳腺癌与其转移瘤有很多异质性,而且在同一个患者体内可以出现乳腺癌多处转移[94]。

最常见的放射治疗形式是体外放射治疗,如果可行,可在病变区域进行立体定向放疗。根据肿瘤与眼前部的相对位置,进行常规的分步治疗,总放射剂量可在 32~50Gy。影像学指引技术和立体定位放射手术(射波刀)使得放疗技术得以进步,为眼眶转移性肿瘤提供更好的靶向消融辐射剂量,同时也减少了副作用[95]。尽管这些治疗方法在不断进展,但乳腺癌转移瘤的发生率依然很高,并且死亡率较高。对于那些已经发生转移和眼眶受累的乳腺癌患者,通常采取姑息性治疗,期间很少中断,副作用增加[3,17]。采用常规乳房 X 线照相术预防乳腺癌的发生,常规预防从 40 岁开始,如果有家族史可以提前至 35 岁,这种检查方法可以在早期探查到任何可疑病变并且可防止其向远处转移。越来越多有家族遗传史的家庭成员选择进行已知乳腺癌基因筛查,对于某些病例可以进行预防性乳房切除术。

肺癌

肺癌是第二位最常见的恶性肿瘤,在美国及全世界范围内肺癌一直是导致男性和女性发生癌症相关性死亡的主要原因[96]。已报道的一系列病例显示肺癌也是最常见的眶内转移瘤之一,大约占病例总数的 8%~12%[2,3,17]。非小细胞肺癌(NSCLC)占所有病例的80%,是肺癌眶转移中最常见的组织学分型,其次是未分化型大细胞肺癌,它是小细胞肺癌(SCLC)中很罕见的一种亚型[2,3,17]。NSCLC 起源于呼吸道上皮细胞,腺癌是其最常见的类型。通常来说,在确诊原发病以前,患者多表现为消瘦(图 21.8)。

细胞毒性药物联合铂类药物双重化疗是肺癌进展期患者的标准治疗方案。免疫治疗能够为进展期肺癌患者提供一种新的治疗方法,从而提高其生存率。西妥昔单抗是一种上皮生长因子受体(EGFR)的单克隆抗体,贝伐单抗可以选择性结合促进血管形成的血管内皮生长因子(VEGF)[97,98]。

放射治疗能够缓解不同时期患者的眼眶症状,但无法治愈。对于疼痛严重、充血和对药物治疗无反应的肺癌眶内转移患者,眶内容物剜除术有时是最后的治疗方法[7]。

尽管治疗手段在不断进步,但肺癌的死亡率仍然居高不下,如果病变一旦累及眼眶部,患者的生存时间通常小于 6 个月[2,17,99]。

皮肤黑色素瘤

皮肤黑色素瘤是眼眶转移性黑色素瘤最常见的来源,占所有眼眶转移瘤的 5.3%~20%[2,4,5,100]。原发于脉络膜、上呼吸消化道、胃肠道、泌尿生殖道等黏膜的皮肤外黑色素瘤,也可能是眶内转移性黑色素瘤的原发部位,但较罕见[17]。虽然上述两种类型都是由变异的黑色素细胞引起,但它们在临床表现、病理学表现、分子特征以及转移性生物潜能上有所不同[61]。

转移性黑色素瘤对富含血管的眼外肌有亲和力(图 21.7 和图 21.9),如果发生转移可以引起复视、斜视、上睑下垂、眼球突出和眼球移位[2,100]。影像学通常表现为边界清晰、均匀强化的圆形/椭圆形肿块,MRI 扫描 T1 加权像为高信号[43]。偶尔可见病变表现为伴有液平的多囊肿物,可累及单条眼外肌,亦可沿眶上静脉走形。也可能出现双侧眼眶受累[29,43]。

最常见的组织学类型是上皮型,可见富含嗜酸性细胞质的大细胞[61]。免疫标记物如波形蛋白抗体、抗 S-100 和抗 HMB-45 可帮助诊断,尤其对于无色素的黑色素瘤。

转移性黑色素瘤在原发病变发生后很长一段时间才出现症状。然而,眼眶累及很少作为转移性肿瘤的首发体征,病变通常累及多器官。当原发肿瘤不是皮肤黑色素瘤,患者年龄超过 60 岁和(或)有颅内受累时,预后较差[2,29,61,101]。

细胞毒性化学治疗作为转移性黑色素瘤主要的治疗手段已经有几十年的历史了,发展很快。免疫治疗药物,例如干扰素-α、白介素 2 或单克隆抗体已经显示出良好效果。伊匹单抗是一种人类单克隆抗体,它可以抑制细胞毒性 T 淋巴细胞相关抗原 4 受体(CT-LA-4),从而增强 T 细胞活性,增强抗肿瘤免疫反应以抑制肿瘤的生长。已报道出现的眼部副作用包括眼内炎和视力丧失[29,102]。其他抗体,例如纳武单抗和碘解磷定单抗是程序性细胞死亡受体-1(PD-1)抑制剂。黑色素瘤可以表达容易被 T 细胞识别的黑色素细胞特异性抗原。抗 PD-1 抗体对 T 细胞起负向调节作用,有助于控制局部炎症反应和维持自我耐受状态[103]。对于既往未进行治疗的转移性黑色素瘤患者,纳武单抗单独治疗或与伊匹单抗联合治疗,相比于伊匹单抗单独治疗,更能够显著延长患者生存期。对 PD-1 配体阴性的肿瘤患者,PD-1 抑制剂和 CTLA-4 抑制剂联合应用,比各自单独应用的治疗效果更好[104]。其他相关的免疫治疗药物也有一定的效果,BRAF(一种原癌基因)特异性抑制剂如维罗非尼和达拉非尼能够显著改善未治疗的转移性黑色素瘤患者的反应率[105,106]。最近发现,应用 BRAF 和 MEK(一种可以使有丝分裂活化蛋白激酶磷酸化的激酶)抑制剂联合治疗黑色素瘤,患者对治疗的反应率更高,并且反应时间也更久,因此可以延迟肿瘤耐药的出现,从而延长患者的生存时间[107]。这对于那些已经对 BRAF 抑制剂产生抵抗的患者,以及通过激活有丝分裂活化蛋白激酶(mitogen-activated protein kinase, MAPK)通路而发展为常见的继发性皮肤恶性肿瘤的患者而言,效果显著[106,108~110]。

眼眶外部放射治疗可以减少肿瘤负荷,缓解眼眶症状,特别是对于威胁到视神经或引起明显眼球突出、淤血和(或)疼痛症状的肿物。对于无法确诊的眶内转移瘤患者,可以采取手术治疗,特别是未发现原发肿瘤时。如果眼眶肿物局限,并且没有发生其他部位转移,可以采取手术切除结合放射治疗的方法[7,111]。尽管所有治疗方法均可使用,但转移性眼眶黑色素瘤患者通常只能接受姑息性治疗,因为这些患者的生存时间往往很短(平均 5.7~19.7 个月)[112~117]。

前列腺癌

前列腺癌是男性最常见的非皮肤性恶性肿瘤[118]。晚期易发生骨转移,约 90% 的患者出现前列腺癌骨转移[119~120]。前列腺癌累及眼眶者占已报道病例的 3%~10%[2,3,8,15,17,31],多系统受累者通常表现为骨质肥厚(图 21.2 和图 21.5A)[2,4,5,9,26,33]。尽管表现为成骨性,但在骨转移瘤中,成骨细胞和破骨细胞的活性均增加,因此出现眼眶溶骨性病变时并不能排除前列腺癌眼眶转移的诊断[121,122]。

腺癌占所有病例的 95%。组织病理学上通常表现为核聚集、微腺体聚集、核与核仁呈多形性增大。Gleason 评分系统将其分为 5 个独立的分型,而分级则是对病理切片中最差的两个病变区域进行综合分析后确定。肿瘤分化程度和病变组织非正常生长模式与前列腺癌的转移和死亡可能直接相关[123]。低分化前列腺腺癌可以表现为退行性(未分化)的小细胞癌,伴神经内分泌免疫表达,预后较差[124]。

免疫组织化学染色结合免疫标记物,有助于指导诊断,常用的标记物如细胞质 PSA(图 21.5B、C)、前列腺特异性酸性磷酸酶(PSAP)、CD57(表达于正常前列腺上皮的葡萄糖醛酸转移酶)、核雄激素受体(androgen receptors, AR)、p504s(不论 Gleason 分级如何,该基因产物具有敏感性及特异性,染色呈强阳性)、p63(p53 家族成员)、高分子量角蛋白(high-molecular-weight keratin, HMWK;基底细胞标记呈阴性,在前列腺癌中特异性缺失),以及核细胞增殖标记物[67]Ki/MIB1。但是,一些标记物在低分化前列腺癌和(或)转移性前列腺癌中可呈阴性表达,包括 PSA 和 PSAP,阴性率分别为 27% 和 19%[125]。

当发生转移瘤时,血清中 PSA 和 PSAP 浓度通常升高,升高程度与受累器官有关;发生广泛骨转移时,肝酶和碱性磷酸酶也升高。

应用体外放射局部照射,剂量为 20~40Gy,治疗时间超过两周,对于局部转移性肿瘤的姑息治疗有效,能够部分缓解和改善眼眶症状[7]。

转移性前列腺癌的特点是对去雄激素治疗有反应,因此雄激素剥夺治疗(androgen deprivation therapy, ADT)能够控制疾病。可以通过多种方法达到 ADT,包括伴或不伴睾丸切除术的已烯雌酚(DES)的应用,非甾体抗雄激素药的应用(如氟他米特、比卡鲁胺,可与睾酮发生竞争),肾上腺素抑制剂的应用(如酮康唑、类固醇、阿比特龙醋酸盐)等[8,18,67,126]。亮丙瑞林作为激动剂可刺激垂体促性腺激素释放激素(GnRH),从而下调促性腺激素(LH)和卵泡刺激素(FSH),导致性腺功能减退,引起雌二醇和睾酮急剧下降。然而,LH 激动剂与睾酮原始水平的激增和肿瘤生长持续数周有关,如果转移瘤累及眶尖部或导致压迫性脊髓病变,则属于 LH 激动剂使用的禁忌证[8,18,67,126]。

尽管血浆睾酮水平低,在激素敏感期后必然出现明显的去势过渡抵抗期和疾病发展期。转移性去势抵抗性前列腺癌(metastatic castration-resistance prostate cancer, mCRPC)经常引起骨骼并发症和疼痛,在去世前症状明显[127,128]。采用多烯紫杉醇和泼尼松龙联合化疗的是治疗 mCRPC 的主要方法[129]。但是患对多烯紫杉醇存在先天性和后天性抵抗,因此在治疗中或治疗后疾病均会进展。二线治疗可以选择睾酮合成抑制剂类药物如阿比特龙醋酸盐或 TAK-700(orteronel)[130],卡巴他赛(天然紫杉醇半合成衍生物)[131],或吉西他宾联合奥沙利铂化疗方案可用于对激素抵抗或进展的病例[122,133]。

双磷酸盐类药物对骨基质中破骨细胞介导的骨吸收有效,也对癌症的发展起到干扰作用,其作用机制包括免疫调节、抗血管生成、诱导癌细胞凋亡及抑制癌细胞与骨基质的黏附等[2,8,67,126,132]。随机临床研究发现,双磷酸盐类药物可以减少骨转移的风险和雄激素剥夺后导致的骨量流失[122,133]。

类癌

1907 年 Oberndorfer 对一种生长缓慢的恶性肿瘤进行了描述,该肿瘤侵袭性较弱,主要导致 70 岁以上女性的全身多系统受累,从此类癌这个术语被人熟知(图 21.10 和图 21.11)[2,134~136]。类癌仅占所有恶性肿瘤的 0.5%,占眼眶转移性肿瘤的 4%~5%[2,135,136],眼眶似乎是类癌转移的首要部位,但转移性类癌可以累及几乎全身所有的组织器官[2,5,16,136]。

正常眼眶内含有少许嗜银细胞或肠嗜铬细胞[137],但眼眶类癌大多是来自于胃肠道(多数是阑尾)(图 21.11),少数来自于支气管(图 21.10)[135,138]。类癌是来源于神经嵴的神经内分泌性肿瘤。它属于胺前体摄取脱羧基(amine precursor uptake decarboxyl,APUD)系统,可分泌生物活性胺从而导致"类癌综合征",出现大量系统性症状和体征(腹泻、腹部绞痛、恶心、呕吐、阵发性面部潮红、心动过速、心内膜心肌纤维化、哮喘、使用西地那非后产生幻视),可以帮助诊断[14,139,140]。这些物质可以在尿液中检测出,24 小时尿 5-羟基吲哚乙酸(5-HIAA)水平升高(正常<50μmol)。不论接受治疗与否,尿 5-HIAA 水平升高的类癌综合征预后较差[14,139,140]。

有时类癌的发生与多发性内分泌肿瘤综合征 1 和 2、von Hippel Lindau 综合征和 1 型神经纤维瘤病相关。同时伴腺癌,尤其是结肠腺癌的患者可能占 10%~20%。眼部表现包括结膜充血、流泪、软组织肿胀、视网膜动脉痉挛、血管内沉积物、视网膜色素聚集、眼球突出、眼球运动受限和视力丧失。然而,眼眶转移性肿瘤可能是系统性疾病的首发症状,多数伴肝脏受累,可在多年后发现原发肿瘤[137,141,142]。

在组织学方面,类癌表现为巢向分布,可见大量嗜银阳性细胞质颗粒[18,137,138]。目前已确定的四种主要组织学分型为:A 型(固体小叶或团块)、B 型(小梁或条索状)、C 型(管状或玫瑰花状斑点)、D 型(混合型)。免疫组织化学染色涉及一组抗体,包括嗜铬粒蛋白 A,突触小泡蛋白血清素和血清素标记物[60,138]。流式细胞学技术可以诊断和预后的判断,DNA 异倍体与不良临床预后相关[143,144]。如果没有异型性,则患者的五年生存率较高[136]。通常来说,眼眶转移性类癌与原发性类癌的组织学分型、组织化学染色特点以及超微结构具有相似性[13]。

联合 CT、MRI[111]、奥曲肽铟闪烁扫描术(indium octreotide scintigraphy)[68](图 21.11C)和 Ga-DOTA-PET/CT,是评估疾病稳定性和进程的较为先进的手段[136],其中 PET/CT 的敏感性和特异性最好,非常适合肝外转移的检查,而应用 CT 和(或)MRI 检查这类患者的误诊率高达 67%[145,146]。

治疗方法已经取得进步,当外科手术治疗和放射治疗失败,肿瘤复发时,可行眼眶内容物剜除术。外科手术切除可以减少眼眶转移性肿瘤的瘤体体积[13,33];局部放射治疗可单独用作眼眶病变的治疗,也可将其作为辅助治疗;系统性靶向受体化学治疗和生长激素抑制剂类似物(奥曲肽)都可用于眼眶转移性肿瘤的治疗,且可提高患者的生存率,目前报道最长可存活 15 年[2,13,33,135,136]。

肾细胞癌

肾细胞癌是成人最常见的累及肾脏的腺癌,好发于 70~80 岁的男性。多年后可以出现肝脏、肺和(或)骨的转移,很少累及眼眶。如果累及眼眶,表现为界限清晰的肿块,伴有骨质侵犯和疼痛,但也可表现为眶内弥漫性病变。治疗包括局部切除和放射治疗。尽管病变可能达到局部控制,一旦累及眼眶则预后较差。病变血供丰富,对外科手术来说是一种挑战。

神经母细胞瘤

神经母细胞瘤是一种罕见的肿瘤,100 万个儿童中约有 9 人患病。它占小儿肿瘤的 7.5%,10%~20% 的病例可以发生眼眶转移[147]。原发性肿瘤起源于肾上腺髓质或椎旁交感神经索。眼球和眼眶的症状与肿物大小和(或)出现骨骼受累相关,眼球突出、疼痛、眶周淤青("熊猫眼")是最常见的表现。副肿瘤性神经系统疾病(paraneoplastic neurologic)包括小脑共济失调、眼阵挛、肌痉挛、Horner 综合征、瞳孔大小不等、斜视。

神经母细胞瘤累及眼眶提示其风险大,建议积极采用多种药物大剂量化学治疗。如果患者对治疗有反应,可以尝试手术切除原发肿瘤,随后进行脊髓抑制性化学治疗。针对原发部位的放射治疗适用于高风险患者。

继发性肿瘤

眼内恶性肿瘤、鼻咽和鼻窦以及颅内等部位的肿瘤都可以发生眶内转移,肿瘤原发部位及生物学特性不同,其导致的临床表现亦不同,治疗方法和预后也有所差异。对于每一个病例,为了进行直接的特异的治疗,在组织学确诊后,都要通过详细的影像学检查以确定病变累及范围;为了达到根除肿物和保存视力的目标,如果有可能,治疗时应尽可能考虑到患者的舒适性、生活质量和总体生存期。

脉络膜和睫状体黑色素瘤可以通过巩膜上导管发生眶内转移。当巩膜外组织受累时,肿瘤眶内转移的发生率高达 20%。眶内转移主要受肿瘤大小、细胞类型和根除肿瘤的外科手术技术的影响。当累及眼眶时,死亡率非常高。对于姑息治疗的患者和(或)眼球摘除时可见明显肿瘤穿破眼球壁者,建议保守切除病变周围的组织,延迟进行次全眶内容物剜除术[18]。

视网膜母细胞瘤是儿童时期最常见的眼内恶性肿瘤。通过视神经或巩膜可以发生眶内转移;眶内转移是发生淋巴结转移和中枢神经系统转移的高危因素,多见于延误诊断的患者。眼眶转移性视网膜母细胞瘤的治疗通常为积极的化学治疗和眼眶放射治疗。只有当转移瘤广泛累及眼眶时,才选择眶内容物剜除术[148]。

与眼眶相邻的鼻旁窦、鼻咽部、海绵窦以及颅脑的恶性肿瘤很容易侵犯眼眶,侵犯途径包括通过侵犯薄的眶骨壁,通过侵犯眼眶天然的裂隙和通道(例如眶上裂、眶下裂、翼腭裂等),和(或)通过眶壁上的血管和神经通道[118]。大部分起源于鼻旁窦和鼻咽部的恶性肿瘤都是上皮来源,鳞状细胞癌最常见。当出现非轴性眼球移位、眼眶疼痛或感觉异常,伴鼻出血和鼻阻塞等症状,需高度怀疑此类肿瘤的眶转移。患者死亡率很高,主要是因为不能根除局部病变;但如果采用高剂量的放射治疗则可以提高患者的生存率[18]。

在颅内肿瘤中,蝶骨脑膜瘤是最常见的良性肿瘤。它可以扩展到眼眶,表现为眼球突出、视力障碍以及眼眶充血。多形性神经胶母细胞瘤是一种具有高侵袭性的恶性肿瘤,可通过视神经管、眶上裂和既往开颅手术的部位迅速蔓延,引起骨损害,无论如何治疗,预后极差[18]。

总结

眼眶转移性肿瘤种类繁多,临床表现取决于病变的累及范围和原发肿瘤的生物学特点。原发肿瘤如果发生眶内转移,最常见的表现为斜视、眼球移位、疼痛等。一旦疑诊转移瘤,必须进行眼眶和全身各系统的影像学检查以及组织学检查,以指导多科协作性治疗方案的制定,以期挽救视力、缓解疼痛、提高患者生存率。药物治疗的进步,提高了患者生存率,对部分患者甚至可以达到治愈的目的。

参考文献

1. Freedman MI, Folk JC. Metastatic tumors to the eye and orbit. Patient survival and clinical characteristics. *Arch Ophthalmol* 1987;**105**(9):1215–19.
2. Goldberg RA, Rootman J, Cline RA. Tumors metastatic to the orbit: a changing picture. *Surv Ophthalmol* 1990;**35**(1):1–24.
*3. Goldberg RA, Rootman J. Clinical characteristics of metastatic orbital tumors. *Ophthalmology* 1990;**97**(5):620–4.
    Case series of 38 patients where their clinical presentation is classified into four useful generalized syndromes: infiltrative, mass, inflammatory, and functional.
*4. Shields JA, Shields CL, Brotman HK, et al. Cancer metastatic to the orbit: the 2000 Robert M. Curts Lecture. *Ophthal Plast Reconstr Surg* 2001;**17**(5):346–54.
    One of the largest case series of 100 patients with orbital metastasis, presenting the demographics and clinical features. Breast, prostate, and lung cancers were the most commonly encountered.
*5. Valenzuela AA, Archibald CW, Fleming B, et al. Orbital metastasis: clinical features, management and outcome. *Orbit* 2009;**28**(2–3):153–9.
    Extensive case series of 80 patients showing the clinical features, treatment, outcome, and survival of patients with orbital metastases. Skin melanoma had a particularly high prevalence.
6. Horner F. Carcino der dura mater. *Klin Monatsbl Augenheilkd* 1864;**2**:186–90.
7. Ahmad SM, Esmaeli B. Metastatic tumors of the orbit and ocular adnexa. *Curr Opin Ophthalmol* 2007;**18**(5):405–13.
8. Boldt HC, Nerad JA. Orbital metastases from prostate carcinoma. *Arch Ophthalmol* 1988;**106**(10):1403–8.
9. Bullock JD, Yanes B. Metastatic tumors of the orbit. *Ann Ophthalmol* 1980;**12**(12):1392–4.
10. Gunalp I, Gunduz K. Metastatic orbital tumors. *Jpn J Ophthalmol* 1995;**39**(1):65–70.
11. Hart W. Metastatic carcinoma to the eye and orbit. *Int Ophthalmol Clin* 1962;**2**:465–82.
12. Hutchison DS, Smith TR. Ocular and orbital metastatic carcinoma. *Ann Ophthalmol* 1979;**11**(6):869–73.
13. Riddle PJ, Font RL, Zimmerman LE. Carcinoid tumors of the eye and orbit: a clinicopathologic study of 15 cases, with histochemical and electron microscopic observations. *Hum Pathol* 1982;**13**(5):459–60.
14. Rush JA, Waller RR, Campbell RJ. Orbital carcinoid tumor metastatic from the colon. *Am J Ophthalmol* 1980;**89**(5):636–40.
15. Shields CL, Shields JA, Peggs M. Tumors metastatic to the orbit. *Ophthal Plast Reconstr Surg* 1988;**4**(2):73–80.
16. Valenzuela AA MA. Evaluation and management of metastatic orbital tumors. In: Guthoff KJ, editor. Essentials of ophthalmology. Oculoplastics and orbit. III. New York: Spinger; 2009. p. 173–86.
17. Garrity JA, Henderson JW, Cameron JD. Metastatic carcinomas. Henderson's orbital tumors. New York: Raven Press; 2007. p. 313–26.
18. Rootman J. Diseases of the orbit: a multidisciplinary approach. Philadelphia, PA: Lippincott Williams & Wilkins; 2003.
19. Char DH, Miller T, Kroll S. Orbital metastases: diagnosis and course. *Br J Ophthalmol* 1997;**81**(5):386–90.

*20. Schwartz M. A biomathematical approach to clinical tumor growth. *Cancer* 1961;**14**:1272–94.
　　Presents the fascinating mathematical basis for the evaluation of expotential tumor growth.

21. Chu E, DeVita VT Jr. Principles of cancer management:chemotherapy. In: DeVita VT Jr, Hellman S, Rosenberg SA, editors. Cancer: principles and practice of oncology. Philadelphia, PA: Lippincott-Raven; 1997.

22. Hanahan D, Weinberg RA. The hallmarks of cancer. *Cell* 2000; **100**(1):57–70.

23. Marino N, Woditschka S, Reed LT, et al. Breast cancer metastasis: issues for the personalization of its prevention and treatment. *Am J Pathol* 2013;**183**(4):1084–95.

24. Hart W. Metastatic tumors of the eye and orbit. *Int Ophthalmol Clin* 1962;**2**:465–82.

25. Kennedy RE. An evaluation of 820 orbital cases. *Trans Am Ophthalmol Soc* 1984;**82**:134–57.

26. Shields JA, Bakewell B, Augsburger JJ, et al. Classification and incidence of space-occupying lesions of the orbit. A survey of 645 biopsies. *Arch Ophthalmol* 1984;**102**(11):1606–11.

27. Seregard S, Sahlin S. Panorama of orbital space-occupying lesions. The 24-year experience of a referral centre. *Acta Ophthalmol Scand* 1999;**77**(1):91–8.

28. Forrest AW. Intraorbital tumors. *Arch Ophthalmol* 1949;**41**(2): 198–232.

29. Greene DP, Shield DR, Shields CL, et al. Cutaneous melanoma metastatic to the orbit: review of 15 cases. *Ophthal Plast Reconstr Surg* 2014;**30**(3):233–7.

30. Castro PA, Albert DM, Wang WJ, et al. Tumors metastatic to the eye and adnexa. *Int Ophthalmol Clin* 1982;**22**(3):189–223.

31. Ferry AP. Tumors metastatic to the eye and ocular adnexa. In: Jakobiec FA, editor. Ocular and adnexal tumors. Birmingham, AL: Aesculapius; 1978. p. 862–92.

32. Henderson J, Farrow GM. Metastatic carcinoma. In: Henderson J, editor. Orbital tumors. New York, NY: Brian C Decker; 1980. p. 451–71.

33. Font RL, Ferry AP. Carcinoma metastatic to the eye and orbit III. A clinicopathologic study of 28 cases metastatic to the orbit. *Cancer* 1976;**38**(3):1326–35.

*34. Baston O. The function of the vertebral veins and their role in spread of metastasis. *Ann Surg* 1940;**112**:138–49.
　　Classic study presenting the role of the vertebral vein system in metastatic disease.

35. Albert DM, Rubenstein RA, Scheie HG. Tumor metastasis to the eye. I. Incidence in 213 adult patients with generalized malignancy. *Am J Ophthalmol* 1967;**63**(4):723–6.

36. Jensen OA. Metastatic tumors of the eye and orbit. A histopathological analysis of a Danish series. *Acta Pathol Microbiol Scand Suppl* 1970;**212**:(Suppl. 212):01.

37. Moss HM. Expanding lesions of the orbit. A clinical study of 230 consecutive cases. *Am J Ophthalmol* 1962;**54**:761–70.

38. McNab AA, McKelvie P. IgG4-related Ophthalmic disease. Part I: Background and pathology. *Ophthal Plast Reconstr Surg* 2015; **31**(2):83–8.

39. McNab AA, McKelvie P. IgG4-related ophthalmic disease. Part II: Clinical aspects. *Ophthal Plast Reconstr Surg* 2015;**31**(3): 167–78.

40. Peyster RG, Shapiro MD, Haik BG. Orbital metastasis: role of magnetic resonance imaging and computed tomography. *Radiol Clin North Am* 1987;**25**(3):647–62.

41. Healy JF. Computed tomographic evaluation of metastases to the orbit. *Ann Ophthalmol* 1983;**15**(11):1026–9.

42. Hesselink JR, Davis KR, Weber AL, et al. Radiological evaluation of orbital metastases, with emphasis on computed tomography. *Radiology* 1980;**137**(2):363–6.

43. Shih CY, Mirchandani G, Kazim M. Atypical MRI features of intraorbital metastatic melanoma. *Ophthal Plast Reconstr Surg* 2007;**23**(4): 335–6.

44. De Potter P, Flanders AE, Shields CL, et al. Magnetic resonance imaging of orbital tumors. *Int Ophthalmol Clin* 1993;**33**(3): 163–73.

45. DePotter P, Shields JA, Shields CL. MRI of the eye and orbit. Philadelphia, PA: JB Lippincott Company; 1995. p. 237–8.

46. Hui KH, Pfeiffer ML, Esmaeli B. Value of positron emission tomography/computed tomography in diagnosis and staging of primary ocular and orbital tumors. *Saudi J Ophthalmol* 2012;**26**(4): 365–71.

47. Liu D. Complications of fine needle aspiration biopsy of the orbit. *Ophthalmology* 1985;**92**(12):1768–71.

48. Arora R, Rewari R, Betharia SM. Fine needle aspiration cytology of orbital and adnexal masses. *Acta Cytol* 1992;**36**(4):483–91.

49. Kennerdell JS, Dekker A, Johnson BL, et al. Fine-needle aspiration biopsy. Its use in orbital tumors. *Arch Ophthalmol* 1979;**97**(7): 1315–17.

50. Kennerdell JS, Maroon JC, Dekker A, et al. Microsurgery and fine needle aspiration biopsy of orbital tumors. *Trans Pa Acad Ophthalmol Otolaryngol* 1979;**32**(2):147–50.

51. Gupta S, Sood B, Gulati M, et al. Orbital mass lesions: US-guided fine-needle aspiration biopsy—experience in 37 patients. *Radiology* 1999;**213**(2):568–72.

52. Mottow-Lippa L, Jakobiec FA, Iwamoto T. Pseudoinflammatory metastatic breast carcinoma of the orbit and lids. *Ophthalmology* 1981; **88**(6):575–80.

53. Yarovoy AA, Bulgakova ES, Shatskikh AV, et al. CORE needle biopsy of orbital tumors. *Graefes Arch Clin Exp Ophthalmol* 2013;**251**(8): 2057–61.

54. McGuire WL. Quantitation of estrogen receptor in mammary carcinoma. *Methods Enzymol* 1975;**36**(00):248–54.

55. Tijl J, Koornneef L, Eijpe A, et al. Metastatic tumors to the orbit—management and prognosis. *Graefes Arch Clin Exp Ophthalmol* 1992;**230**(6):527–30.

56. Henderson JW, Campbell RJ, Farrow GM. Metastatic carcinomas. New York: Raven Press; 1994. p. 361–76.

57. Bullock JD, Yanes B. Ophthalmic manifestations of metastatic breast cancer. *Ophthalmology* 1980;**87**(10):961–73.

58. Gupta A, Honavar SG. Orbital metastasis from hepatocellular carcinoma. *Surv Ophthalmol* 2005;**50**(5):485–9.

59. Godeiro KD, Odashiro AN, Odashiro DN, et al. Immunohistochemical panel of undifferentiated orbital metastatic carcinomas. *Orbit* 2007;**26**(2):101–6.

60. Yang K, Ulich T, Cheng L, et al. The neuroendocrine products of intestinal carcinoids. An immunoperoxidase study of 35 carcinoid tumors stained for serotonin and eight polypeptide hormones. *Cancer* 1983;**51**(10):1918–26.

61. Hussein MR. Extracutaneous malignant melanomas. *Cancer Invest* 2008;**26**(5):516–34.

62. Glassburn JR, Klionsky M, Brady LW. Radiation therapy for metastatic disease involving the orbit. *Am J Clin Oncol* 1984;**7**(2):145–8.

63. Huh SH, Nisce LZ, Simpson LD, et al. Proceedings: Value of radiation therapy in the treatment of orbital metastasis. *Am J Roentgenol Radium Ther Nucl Med* 1974;**120**(3):589–94.

64. Harris AL, Montgomery A, Reyes RR, et al. Carcinoid tumor presenting as an orbital metastasis. *Clin Oncol* 1981;**7**(4):365–72.

65. Finger PT. Radiation therapy for orbital tumors: concepts, current use, and ophthalmic radiation side effects. *Surv Ophthalmol* 2009; **54**(5):545–68.

66. Winkler CF, Goodman GK, Eiferman RA, et al. Orbital metastasis from prostatic carcinoma. Identification by an immunoperoxidase technique. *Arch Ophthalmol* 1981;**99**(8):1406–8.

67. Carriere VM, Karcioglu ZA, Apple DJ, et al. A case of prostate carcinoma with bilateral orbital metastases and the review of the literature. *Ophthalmology* 1982;**89**(4):402–6.

68. Reifler DM, Kini SR, Liu D, et al. Orbital metastasis from prostatic carcinoma. Identification by immunocytology. *Arch Ophthalmol* 1984;**102**(2):292–5.

69. Shields CL, Shields JA, Eagle RC Jr, et al. Orbital metastasis from a carcinoid tumor. Computed tomography, magnetic resonance imaging, and electron microscopic findings. *Arch Ophthalmol* 1987; **105**(7):968–71.

70. Goldberg SH, Kennedy RE, Metz HS, et al. Strabismus caused by melanoma metastatic to an extraocular muscle. *Ann Ophthalmol* 1990;**22**(12):467–71.

71. Van Gelderen WF. Gastric carcinoma metastases to extraocular muscles. *J comput Assit Tomogr* 1993;**17**:499–500.

72. Margo CE, Levy MH. Orbital metastasis from medullary carcinoma of the thyroid. *Am J Ophthalmol* 1993;**115**(3):394–5.

73. Po SM, Custer PL, Smith ME. Bilateral lagophthalmos. An unusual presentation of metastatic breast carcinoma. *Arch Ophthalmol* 1996; **114**(9):1139–41.

74. Zambarakji HJ, Simcock PR, Kinnear PE. Bilateral orbital metastases in a woman with breast carcinoma. *J R Soc Med* 1997;**90**(12):684.

75. Weijerman PC, Boeve ER, Mickisch GH, et al. Orbital tumors as a first indication of urological malignancies. *Br J Urol* 1997;**79**(2): 288–9.

76. Font RL, Maturi RK, Small RG, et al. Hepatocellular carcinoma met-

astatic to the orbit. *Arch Ophthalmol* 1998;**116**(7):942–5.

77. Toller KK, Gigantelli JW, Spalding MJ. Bilateral orbital metastases from breast carcinoma. A case of false pseudotumor. *Ophthalmology* 1998;**105**(10):1897–901.

78. Garcia GH, Weinberg DA, Glasgow BJ, et al. Carcinoma of the male breast metastatic to both orbits. *Ophthal Plast Reconstr Surg* 1998;**14**(2):130–3.

79. Kuzma BB, Goodman JM. Slowly progressive bilateral enophthalmos from metastatic breast carcinoma. *Surg Neurol* 1998;**50**(6):600–2.

80. Collins MJ, Wojno TH, Grossniklaus HE. Metastatic esophageal carcinoma to the orbit. *Am J Ophthalmol* 1999;**127**(2):228–9.

81. Torres JJ, Medel R, Alonso T, et al. Orbital metastases from male breast cancer in two cases. *Ophthal Plast Reconstr Surg* 2007;**23**(2):154–6.

82. Giordano SH, Buzdar AU, Hortobagyi GN. Breast cancer in men. *Ann Intern Med* 2002;**137**(8):678–87.

83. Tailor TD, Gupta D, Dalley RW, et al. Orbital neoplasms in adults: clinical, radiologic, and pathologic review. *Radiographics* 2013;**33**(6):1739–58.

84. Patel MM, Lefebvre DR, Lee NG, et al. Gaze-evoked amaurosis from orbital breast carcinoma metastasis. *Ophthal Plast Reconstr Surg* 2013;**29**(4):e98–101.

85. Raap M, Antonopoulos W, Dammrich M, et al. High frequency of lobular breast cancer in distant metastases to the orbit. *Cancer Med* 2015;**4**(1):104–11.

86. Walker RA, Hanby A, Pinder SE, et al. National Coordinating Committee for Breast Pathology Research S. Current issues in diagnostic breast pathology. *J Clin Pathol* 2012;**65**(9):771–85.

87. Wong DJ, Hurvitz SA. Recent advances in the development of anti-HER2 antibodies and antibody-drug conjugates. *Ann Transl Med* 2014;**2**(12):122.

88. Mouridsen H, Palshof T, Patterson J, et al. Tamoxifen in advanced breast cancer. *Cancer Treat Rev* 1978;**5**(3):131–41.

89. Horwitz KB, Costlow ME, McGuire WL. MCF-7; a human breast cancer cell line with estrogen, androgen, progesterone, and glucocorticoid receptors. *Steroids* 1975;**26**(6):785–95.

90. Horwitz KB, McGuire WL. Predicting response to endocrine therapy in human breast cancer: a hypothesis. *Science* 1975;**189**(4204):726–7.

91. Horwitz KB, McGuire WL. Specific progesterone receptors in human breast cancer. *Steroids* 1975;**25**(4):497–505.

92. Ismaili N, Belbaraka R, Elomrani A, et al. [Recent advances in targeted therapies in the treatment of HER2-positive metastatic breast cancer]. *Presse Med* 2013;**42**(11):1461–8.

93. Blackwell KL, Burstein HJ, Storniolo AM, et al. Overall survival benefit with lapatinib in combination with trastuzumab for patients with human epidermal growth factor receptor 2-positive metastatic breast cancer: final results from the EGF104900 Study. *J Clin Oncol* 2012;**30**(21):2585–92.

94. Wu JM, Fackler MJ, Halushka MK, et al. Heterogeneity of breast cancer metastases: comparison of therapeutic target expression and promoter methylation between primary tumors and their multifocal metastases. *Clin Cancer Res* 2008;**14**(7):1938–46.

95. Kim JH, Choi SY, Cho CK, et al. Bilateral orbital metastases from breast cancer: a case report of successful palliation using stereotactic radiotherapy. *Breast J* 2011;**17**(6):669–71.

96. Jemal A, Siegel R, Xu J, et al. Cancer statistics, 2010. *CA Cancer J Clin* 2010;**60**(5):277–300.

97. Yang ZY, Liu L, Mao C, et al. Chemotherapy with cetuximab versus chemotherapy alone for chemotherapy-naive advanced non-small cell lung cancer. *Cochrane Database Syst Rev* 2014;(11):CD009948.

98. Lauro S, Onesti CE, Righini R, et al. The use of bevacizumab in non-small cell lung cancer: an update. *Anticancer Res* 2014;**34**(4):1537–45.

99. Siegel R, DeSantis C, Virgo K, et al. Cancer treatment and survivorship statistics, 2012. *CA Cancer J Clin* 2012;**62**(4):220–41.

100. Zografos L, Ducrey N, Beati D, et al. Metastatic melanoma in the eye and orbit. *Ophthalmology* 2003;**110**(11):2245–56.

101. Rosenkranz L, Schroeder C. Recurrent malignant melanoma following a 46-year disease-free interval. *N Y State J Med* 1985;**85**(3):95.

102. Robinson MR, Chan CC, Yang JC, et al. Cytotoxic T lymphocyte-associated antigen 4 blockade in patients with metastatic melanoma: a new cause of uveitis. *J Immunother* 2004;**27**(6):478–9.

103. Sunshine J, Taube JM. PD-1/PD-L1 inhibitors. *Curr Opin Pharmacol* 2015;**23**:32–8.

104. Larkin J, Chiarion-Sileni V, Gonzalez R, et al. Combined nivolumab and ipilimumab or monotherapy in untreated melanoma. *N Engl J*

Med 2015;**373**(13):1270–1.

105. Chapman PB, Hauschild A, Robert C, et al. Improved survival with vemurafenib in melanoma with BRAF V600E mutation. *N Engl J Med* 2011;**364**(26):2507–16.

106. Hauschild A, Grob JJ, Demidov LV, et al. Dabrafenib in BRAF-mutated metastatic melanoma: a multicentre, open-label, phase 3 randomised controlled trial. *Lancet* 2012;**380**(9839):358–65.

107. Robert C, Karaszewska B, Schachter J, et al. Improved overall survival in melanoma with combined dabrafenib and trametinib. *N Engl J Med* 2015;**372**(1):30–9.

108. Solit DB, Rosen N. Resistance to BRAF inhibition in melanomas. *N Engl J Med* 2011;**364**(8):772–4.

109. Shi H, Hugo W, Kong X, et al. Acquired resistance and clonal evolution in melanoma during BRAF inhibitor therapy. *Cancer Discov* 2014;**4**(1):80–93.

110. Van Allen EM, Wagle N, Sucker A, et al. The genetic landscape of clinical resistance to RAF inhibition in metastatic melanoma. *Cancer Discov* 2014;**4**(1):94–109.

111. Shields JA, Perez N, Shields CL, et al. Orbital melanoma metastatic from contralateral choroid: management by complete surgical resection. *Ophthalmic Surg Lasers* 2002;**33**(5):416–20.

112. Recchia F, Candeloro G, Necozione S, et al. Multicenter phase II study of chemoimmunotherapy in the treatment of metastatic melanoma. *Anticancer Drugs* 2008;**19**(2):201–7.

113. Lacreusette A, Lartigue A, Nguyen JM, et al. Relationship between responsiveness of cancer cells to Oncostatin M and/or IL-6 and survival of stage III melanoma patients treated with tumor-infiltrating lymphocytes. *J Pathol* 2008;**216**(4):451–9.

114. Moschos SJ, Mandic M, Kirkwood JM, et al. Focus on FOCIS: interleukin 2 treatment associated autoimmunity. *Clin Immunol* 2008;**127**(2):123–9.

115. Ives NJ, Stowe RL, Lorigan P, et al. Chemotherapy compared with biochemotherapy for the treatment of metastatic melanoma: a meta-analysis of 18 trials involving 2,621 patients. *J Clin Oncol* 2007;**25**(34):5426–34.

116. Agarwala SS, Kirkwood JM. Melanoma: immunotherapeutic approaches. *Biodrugs* 1999;**12**(3):193–208.

117. Rosenberg C, Finger PT. Cutaneous malignant melanoma metastatic to the eye, lids, and orbit. *Surv Ophthalmol* 2008;**53**(3):187–202.

118. Siegel R, Naishadham D, Jemal A. Cancer statistics, 2013. *CA Cancer J Clin* 2013;**63**(1):11–30.

119. Jacobs SC. Spread of prostatic cancer to bone. *Urology* 1983;**21**(4):337–44.

120. Scher HI, Morris MJ, Kelly WK, et al. Prostate cancer clinical trial end points: 'RECIST'ing a step backwards. *Clin Cancer Res* 2005;**11**(14):5223–32.

121. Roato I, D'Amelio P, Gorassini E, et al. Osteoclasts are active in bone forming metastases of prostate cancer patients. *PLoS ONE* 2008;**3**(11):e3627.

122. Green JR. Skeletal complications of prostate cancer: pathophysiology and therapeutic potential of bisphosphonates. *Acta Oncol* 2005;**44**(3):282–92.

123. Mellinger GT, Gleason D, Bailar J 3rd. The histology and prognosis of prostatic cancer. *J Urol* 1967;**97**(2):331–7.

124. di Sant'Agnese PA. Neuroendocrine differentiation in carcinoma of the prostate. Diagnostic, prognostic, and therapeutic implications. *Cancer* 1992;**70**(1 Suppl.):254–68.

125. Molinie V, Baumert H. [New markers in prostate biopsies]. *Actas Urol Esp* 2007;**31**(9):1009–24.

126. Huben RP, Murphy GP. Prostate cancer: an update. *CA Cancer J Clin* 1986;**36**(5):274–92.

127. Ye L, Kynaston HG, Jiang WG. Bone metastasis in prostate cancer: molecular and cellular mechanisms (Review). *Int J Mol Med* 2007;**20**(1):103–11.

128. Gartrell BA, Saad F. Managing bone metastases and reducing skeletal related events in prostate cancer. *Nat Rev Clin Oncol* 2014;**11**(6):335–45.

129. Tannock IF, de Wit R, Berry WR, et al. Docetaxel plus prednisone or mitoxantrone plus prednisone for advanced prostate cancer. *N Engl J Med* 2004;**351**(15):1502–12.

130. de Bono JS, Logothetis CJ, Molina A, et al. Abiraterone and increased survival in metastatic prostate cancer. *N Engl J Med* 2011;**364**(21):1995–2005.

131. Daverede L, Ralph C, Jagdev SP, et al. Metastatic castrate-resistant prostate cancer with a late, complete and durable response to docetaxel chemotherapy: a case report. *J Med Case Rep* 2014;**8**:122.

132. Neville-Webbe HL, Coleman RE, Holen I. Combined effects of the bisphosphonate, zoledronic acid and the aromatase inhibitor letro-

zole on breast cancer cells in vitro: evidence of synergistic interaction. *Br J Cancer* 2010;**102**(6):1010–17.

133. Colombel M. [Prescription of bisphosphonates in prostate cancer]. *Prog Urol* 2008;**18**(1 Suppl. FMC):F5–7.

134. Oberndorfer S. Kleinen Duenndarmcarcinome. *Verhandl Dtsch Path Gesellsch* 1907;**11**:113–16.

135. Modlin IM, Lye KD, Kidd M. A 5-decade analysis of 13,715 carcinoid tumors. *Cancer* 2003;**97**(4):934–59.

136. Mehta JS, Abou-Rayyah Y, Rose GE. Orbital carcinoid metastases. *Ophthalmology* 2006;**113**(3):466–72.

137. Zimmerman LE, Stangl R, Riddle PJ. Primary carcinoid tumor of the orbit. A clinicopathologic study with histochemical and electron microscopic observations. *Arch Ophthalmol* 1983;**101**(9):1395–8.

138. Shetlar DJ, Font RL, Ordonez N, et al. A clinicopathologic study of three carcinoid tumors metastatic to the orbit. Immunohistochemical, ultrastructural, and DNA flow cytometric studies. *Ophthalmology* 1990;**97**(2):257–64.

139. Smith JM, Rose GE, Plowman PN. Pulsatile visual phenomenon, ipsilateral to a metastatic orbital carcinoid, occurring during usage of sildenafil (Viagra). *Eye (Lond)* 2001;**15**(Pt 6):809–11.

140. Zeitels J, Naunheim K, Kaplan EL, et al. Carcinoid tumors: a 37-year experience. *Arch Surg* 1982;**117**(5):732–7.

141. Fan JT, Buettner H, Bartley GB, et al. Clinical features and treatment of seven patients with carcinoid tumor metastatic to the eye and orbit. *Am J Ophthalmol* 1995;**119**(2):211–18.

142. Hanson MW, Schneider AM, Enterline DS, et al. Iodine-131-metaiodobenzylguanidine uptake in metastatic carcinoid tumor to the orbit. *J Nucl Med* 1998;**39**(4):647–50.

143. Ewers SB, Langstrom E, Baldetorp B, et al. Flow-cytometric DNA analysis in primary breast carcinomas and clinicopathological correlations. *Cytometry* 1984;**5**(4):408–19.

144. Kokal WA, Gardine RL, Sheibani K, et al. Tumor DNA content in resectable, primary colorectal carcinoma. *Ann Surg* 1989;**209**(2):188–93.

145. Frilling A, Sotiropoulos GC, Radtke A, et al. The impact of 68Ga-DOTATOC positron emission tomography/computed tomography on the multimodal management of patients with neuroendocrine tumors. *Ann Surg* 2010;**252**(5):850–6.

146. Ruf J, Heuck F, Schiefer J, et al. Impact of Multiphase 68Ga-DOTATOC-PET/CT on therapy management in patients with neuroendocrine tumors. *Neuroendocrinology* 2010;**91**(1):101–9.

147. DuBois SG, Kalika Y, Lukens JN, et al. Metastatic sites in stage IV and IVS neuroblastoma correlate with age, tumor biology, and survival. *J Pediatr Hematol Oncol* 1999;**21**(3):181–9.

148. Gunduz K, Muftuoglu O, Gunalp I, et al. Metastatic retinoblastoma clinical features, treatment, and prognosis. *Ophthalmology* 2006;**113**(9):1558–66.

22

第 22 章　眼睑良性肿瘤和癌前病变

FRANCES WU,JONATHAN H. LIN,BOBBY S. KORN,and DON O. KIKKAWA

概述

临床判断对鉴别眼睑良性病变非常重要,同时需要活检判断其是否有潜在恶性可能。前期研究发现,有 2.3%~4.6% 的病变眼科医生临床诊断为良性,但组织病理学检查发现却为癌前病变或恶性病变[1~3]。由于眼睑的特殊解剖结构及其与眼眶毗邻,与全身其他部位的病变相比眼睑病变可能有明显的表现形式。本章节将着重介绍眼睑的良性肿瘤和癌前病变,包含眼科医生在临床中遇到的主要的眼睑肿瘤。

历史背景

眼睑在脸部的结构、功能和美学上扮演着重要的角色。研究发现人类互动时面部变化最多的区域都集中于眼部[4]。因此,眼周病变不仅引起功能性问题,而且影响社会和人与人之间的关系。历史上,用外科手术方法治疗眼睑肿胀,有资料显示 Hammurabi 可能是第一个描述切除泪囊膨出(dacryocele)的人[5]。临床医生认识眼睑病变已经很多年了,他们能够很好地区分良性与恶性病变。随着免疫组织化学染色的进步,有关对病变临床生长模式认识的提高,以及新的治疗方案的产生,处理这些病变的安全性和有效性已经发生了巨大的变化。

基础科学

从胚胎学来看,皮肤和眼睑的睑结膜都来自于表层外胚层,而眼睑的其余结构来自于中胚层。眼睑在保护眼球表面和分配泪膜方面发挥着重要作用。上睑延伸至眉毛上方,下睑与下方面颊部融合。

在眼睑重睑线(lid crease)下方的区域,从前到后为皮肤、横纹肌层(眼轮匝肌)、眼轮匝肌后筋膜层、睑板层和睑结膜层(参见第 1 章)。眼睑皮肤是人体最薄的皮肤,被少量皮下脂肪区分开。表皮由角质层、分层的鳞状上皮和包含弹性纤维的真皮组成。眼轮匝肌纤维呈同心圆分布包绕睑裂,并且主管眼睑闭合。在功能上,眼轮匝肌可作为一个整体;但在解剖上,可将其分为 3 个部分:睑板前、眶隔前和眶部。眼轮匝肌后筋膜层是一个疏松的位于眼轮匝肌下方的结构层,并与眶隔和提上睑肌腱膜融合。睑板由致密结缔组织构成,固定在眶缘两侧,起到支撑眼睑的作用。睑结膜是睑板内侧的黏液膜,与球结膜相延续。

睑缘被灰线分为前后两层,灰线是睑板前眼轮匝肌的止端(Riolan 肌)。灰线前层包含毛囊、Zeis 皮脂腺和 Moll 汗腺,灰线后层包含睑板腺。这些解剖识别标志有助于眼睑附属器来源肿瘤的诊断。在眼睑及其附属器的任何结构均可发生良性病变。

分类

眼睑肿瘤的良性和癌前病变的组织病理学分类基于新证据的发现。本章节中,病变的分类基于其起始位置(表 22.1)。几乎所有的眼睑肿瘤都起源于表皮质、真皮质和附属结构。附属结构包括汗腺(Moll 腺)、毛囊、皮脂腺(睑板腺和 Zeis 腺)。起源于眼睑表面的结膜的病变不在本章的讨论范围。炎症及感染性病变包括睑板腺囊肿和接触传染性软疣分别在第

表 22.1 眼睑良性和癌前病变的特点

位置	病 变	发病年龄	潜在恶性风险
表皮质	鳞状细胞乳头瘤	中老年	−
	脂溢性角化病	中老年	−
	角化棘皮瘤	中老年	+
	光化性角化病	中老年	++
	鳞状细胞原位癌	中老年	+++
真皮质	痣	儿童及青春期	+
	先天性大痣	出生	++
	分裂痣	出生	+
	蓝痣	儿童	+
	眼皮肤黑素细胞增多症	出生或生后几个月	+
	婴儿血管瘤	出生或生后几个月	−
	葡萄酒色痣	出生	
囊性病变	表皮包涵囊肿	任何年龄	+
	粟粒疹	新生儿	−
	皮样囊肿	出生或儿童期	+
汗腺肿瘤	汗腺囊瘤	成人	−
	汗腺腺瘤	青春期	−
毛囊肿瘤	甲床细胞瘤	儿童或青春期	+
	毛发上皮瘤	任何年龄	+
	毛囊瘤	中老年	−
	毛根鞘瘤	任何年龄	+
皮脂腺肿瘤	皮脂腺增生	中老年	−
	皮脂腺腺瘤	中老年	+

−无风险,+低风险,++中风险,+++高风险

10 章和第 11 章讨论,但可以将其作为鉴别诊断。

表皮

表皮是眼睑良性肿瘤最常见的发生部位,通常为中老年发病。鳞状细胞乳头瘤是最常见的肿物(占眼睑良性肿瘤的 26%),其次为脂溢性角化病[6]。组织学上,眼睑鳞状细胞癌(squamous cell carcinoma,SCC)被过度诊断,直到病理学上可以将其与另外一些侵袭性较小的角化病区分开来,例如光化性角化病和角化棘皮瘤[7]。更精确的诊断可以为保守治疗提供支持,从而避免了不必要的手术。

太阳光中的紫外线(UV)导致的 DNA 损害是产生表皮肿瘤最主要的因素,例如脂溢性角化病、角化棘皮瘤、光化性角化病和眼睑鳞状细胞癌原位癌。具有白皮肤伴日光损害史的个体有更高的患病风险。其他诱因包括年龄较大、皮肤癌病史、放射治疗病史、吸烟史以及免疫抑制[8]。良性病变趋向于上下睑和内外

眦平均分布,而恶性病变则更倾向于下睑和内眦部,这可能与紫外线暴露有关。下睑缺少上睑的保护性皱褶(protective fold),而内眦可能在凹面部聚集了更多的紫外线(UV)。

表皮病变

鳞状细胞乳头瘤

临床表现 鳞状细胞乳头瘤可能单病灶,也可能多病灶,典型者发生在近内眦部睑缘处(图 21.1A)[9]。外观肉色伴不规则表面,有蒂或无蒂。鳞状细胞乳头瘤与软垂疣(acrochordon)或皮垂相似,经常被诊断为疣[6]。它通常起源于结膜。

鉴别诊断
- 寻常疣
- 脂溢性角化病
- 基底细胞癌(BCC)
- SCC
- 汗腺囊瘤
- 毛发上皮瘤

病理机制及病因学 鳞状细胞乳头瘤的病因还没有被发现。可能与高风险的人 HPV-6 和 HPV-11 无关。在某些病例中紫外线照射可能是重要因素[10]。另外,慢性反复刺激也可能是其发展的因素。

诊断依据 活检可以确诊和排除恶性可能。切除活检用于小肿物的检查,切取活检用于大肿物的检查。刮片活检可用于睑缘病变以避免瘢痕形成,但是再发的概率较高。射频消蚀也被用于切除活检[11]。显微镜下鳞状细胞乳头瘤表现为富含血管的结缔组织呈指状突起(图 22.1B)。覆盖着分层的鳞状上皮细胞呈伴有角化过度和角化不全的棘皮病样改变。

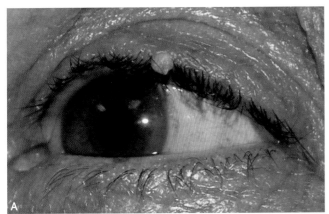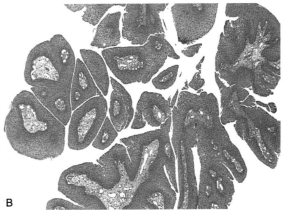

图 22.1 鳞状乳头瘤。A. 临床上,该患者表现为左上睑缘肉色小突起。B. 组织学切片显示分层的鳞状上皮覆盖纤维组织的核心(HE,×5)

治疗 无症状的乳头状瘤无需干预,因为它进展缓慢且预后良好,不会发生恶变。如果它有症状或影响美容,可以选择手术、激光或冷冻等方法将其去除。后两种方法可能导致睑缘的破坏[12]。光学治疗已经被用于治疗睑缘乳头状瘤,能够产生良好的功效和美容学效果。有报道显示在手术切除前,肿瘤内使用干扰素-α2B 能够有效减小肿瘤的体积[13]。

脂溢性角化病

临床表现 脂溢性角化病(seborrheic keratosis, SK)表现为边界清楚、油腻的突起(图 22.2A)。在菲薄的眼睑皮肤上,它可以表现为小叶状、乳头状或带蒂状。SK 的颜色可以介于粉色至棕色,由于角化过度可以使其具有坚硬的外壳。SK 的特征性表现是假性角囊肿(pseudohorn cysts)或上皮组织中角蛋白呈同心性分层聚集。皮肤镜学检查显示,可以观察到发夹环样血管[14]。这些血管也可以在其他角化型肿瘤中被发现,但在 SK 中有较高的预测价值。

突发的多发性脂溢性角化病被认为是癌症前驱征。它是黑棘皮病的一种类型,与恶性相关,特别是胃肠腺癌。

鉴别诊断
- 鳞状乳头状瘤
- 皮脂腺腺瘤
- BCC
- 黑色素瘤

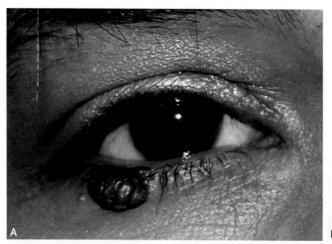
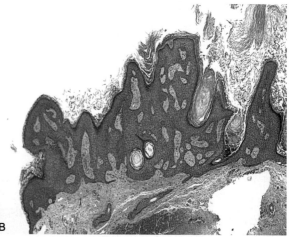

图22.2　脂溢性角化病。A.该患者右眼下睑表现为伴有大量色素的蜡状突起。B.组织学显示角化过度、棘层增厚和乳头瘤样增生(HE,×5)

检查　只有活检和组织病理学检查可以确诊,但典型的病史和临床表现也足以诊断 SK,并对 SK 进行治疗。组织学上,SK 表现为角化过度、棘皮症、乳头瘤样增生和角蛋白填充的囊样变(图22.2B)。在活动性 SK 或倒置性毛囊角化病中,有无角化鳞状上皮螺纹代替假性角囊肿。

治疗　SK 是良性的,很少恶变,所以一般不要求干预治疗。如果痒、出血或影响视力可以手术切除。如果在表面生长,在真皮-表皮交界处采用刮切法治疗 SK。怀疑存在癌前病变的 SK 患者,应该迅速进行胃肠道恶性肿瘤排查。

角化棘皮瘤

临床表现　角化棘皮瘤(keratoacanthoma,KA)表现为单一的火山口样结节,在其中央部有角蛋白栓子(图22.3A)。下睑比上睑更易受累。虽然 KA 通常有特征性表现,但临床将 KA 诊断为 SCCs 的却占一定比例。Muir-Torre 综合征表现为与皮脂腺肿瘤(下一章讨论)或多发性 KA 相关的内脏恶性肿瘤。个体可以被 Ferguson-Smith 综合征影响,它是一种多发性自愈性鳞状上皮瘤,可以发展为许多自发性消退的 KA 样病变。这种罕见的常染色体显性异常是由 TGFBR1 功能缺失性突变所导致的。

鉴别诊断

- SCC
- BCC

检查　临床怀疑 KA 时,SCC 和其他恶性肿瘤必须被排除;包括病变基底部位在内的病变组织的完整切除对组织学确诊 KA 是十分必要的。在一个大的系

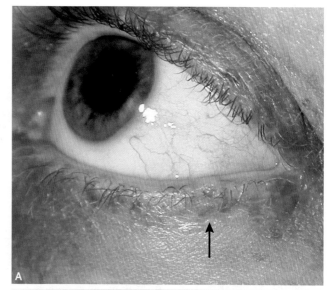
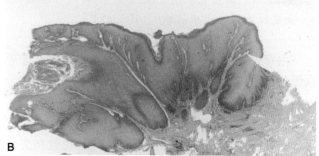

图22.3　角化棘皮瘤。A.该患者左眼下睑可见火山口状丘疹(箭头所指),其中央有角质蛋白栓子。B.组织病理学检查显示鳞状细胞的杯状内陷(HE,×5)

列研究中,发现5.7%的 KA 发展成为 SCC,且发生率随着年龄的增长而增加[15]。显微镜下 KA 表现为鳞状细胞呈杯状凹陷,形成的非规则性巢和条索伸到真皮质(图22.3B)。细胞呈透明淡粉色且体积大。可能有

淋巴浆细胞的宿主反应。

治疗　单独病变可以手术切除,也可为组织学检查提供标本。对于有些患者,可以采取系统性化学治疗或口服类维生素 A 治疗多发性病变[16]。早期治疗眼周 KA 可以维持正常的眼睑功能和保护局部组织受累。

并发症和预后　虽然 KA 可以导致局部并发症,但它可以表现为良性病程[16]。KA 倾向于几周之内快速增长,之后几周保持稳定,几个月后可以自发退化,最后遗留萎缩性瘢痕。大多数 KA 表现为自发性退化[17]。切除或治疗后有 4% 的病例可以复发。恶变的风险很低,而转移则罕见报道。有时候 KA 可能发生神经或血管周围浸润。

争议:有些作者和病理学实验室研究员认为,由于 KA 和 SCC 有相似的组织病理学表现,故认为 KA 可能是 SCC 的一种变型[18,19],然而另外一些人认为 KA 是区别于具有独特自然病史的 SCC 的一种良性病变[15~17]。

光化性角化病

临床表现　光化性角化病(actinic keratosis,AK)是一种表现为红斑、鳞状、扁平样改变的癌前病变,下睑多于上睑(图 22.4A)。触诊时有典型的砂纸样纹理。AK 被认为包含在 SCC 疾病谱中。AK 老年人常见,并呈多发病灶。眼睑 AK 患者常伴有面部及上肢 AK 的发生。

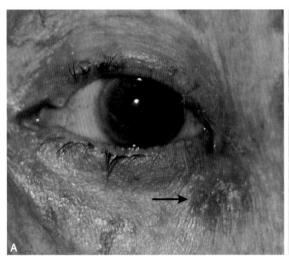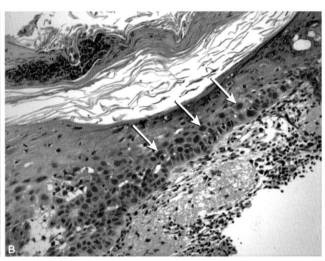

图 22.4　光化性角化病。A. 临床检查可见红斑和伴砂纸样纹理的鳞状病变(箭头所指)。B. 组织病理学检查显示大核非典型的角化细胞在表皮处可见,表层有大量角蛋白(HE,×20)

鉴别诊断

- KA
- SCC
- 恶性雀斑样痣

检查　AK 的切开活检或切除活检,永久性切片或冰冻切片都可以对 AK 进行组织病理学诊断。组织学显示上皮细胞表现为多种程度的发育不良,可伴角化过度或角化不全(图 22.4B)。有不典型鳞状细胞出现,核/质比增加,日光性弹力组织变性伴真皮质胶原纤维崩解。

治疗　AK 的治疗根据患者的年龄和伴随疾病而定。由于 AK 是癌前病变,在高风险的眼周区域手术切除是推荐的做法。大部分整形外科医生在睑缘处切除 AK 并做永久性病理切片,可参照 Mohs 手术切除法或在冰冻切片监控下进行病变切除[20]。虽然手术后

AK 有较低的复发风险,但其治愈率仍超过 90%[21]。复发的风险因素包括大龄、肿瘤体积大及发病时间较长。

直接针对病变或病变野的大量的非手术方法已被采用。消融治疗,如冷冻治疗、激光治疗、光动力治疗。局部治疗包括咪喹莫特乳膏、氟尿嘧啶乳膏和双氯芬酸凝胶[22~24]。这些治疗在眼周使用时要特别小心,因为它们能够产生局部刺激。它们可能更适合距睑缘超过 2mm 的较大病变。另外,由于病变的残留和复发,可以采取多种治疗方法。

并发症和预后　AK 每年转变为侵袭性 SCC 的概率为 0.25%~10%。这些病变很少转移。一年之后 25% 的 AK 患者自发性消退,然而新的病变可能再次发生。我们应该建议所有患者采取紫外线保护措施以预防恶变发生的可能和其他 AK 的发展。

鳞状细胞原位癌

临床表现　鳞状细胞原位癌(squamous cell carcinoma in situ,SCC)(Bowen 疾病)是一种癌前病变,表现为红色斑块,位于其下的鳞片或硬结(图 22.5A)。SCC 原位癌可以认为是 AK 更为高级的一种类型,伴有表皮全层被异型性细胞累及。

鉴别诊断

- AK
- SCC
- BCC

检查　活检和组织病理学检查对 SCC 原位癌的确诊十分必要。组织学上它与 AK 的表现类似,但具有更大程度的发育不良(图 22.5B)。SCC 原位癌表现为表皮全层异型性,包括表皮内附属结构,但不侵及基底膜。经常可以见到角化细胞出现大量有丝分裂和两极消失。角化不全(角质层保留细胞核),角化过度(角质层变厚),棘皮症(棘层和基底层变厚)。

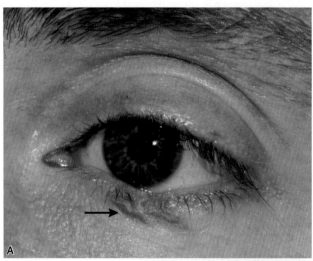

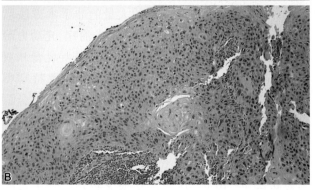

图 22.5　鳞状细胞原位癌。A. 由于紫外线暴露,这种癌前病变通常发生在下睑皮肤(箭头所指)。B. 表皮全层可见不典型角化细胞(HE,×20)

治疗　切除或 Mohs 法显微手术是治疗 SCC 原位癌的推荐方法。手术切除之后很少再有复发。然而,治疗应该根据病变的位置和大小以及患者的个人情况进行。其他治疗包括冷冻、局部乳膏以及消融治疗。局部氟尿嘧啶可用于治疗早期 SCC 原位癌,累及睑缘或其他难以切除的 SCC 原位癌[23,24]。因为 SCC 原位癌可以累及睫毛毛囊,故局部治疗引起的肿瘤复发风险高。

并发症及预后　3%～5%的 SCC 原位癌患者可以发展为浸润性癌[9]。SCC 原位癌患者或免疫抑制人群具有发生非黑色素瘤的皮肤癌的高风险,他们应该被严密随访[25]。另外,患者应该被转诊给皮肤科进行完整的皮肤检查,因为他们通常可以在身体其他部位同时发病。SCC 原位癌复发与肿瘤的跳跃性病变有很大相关性[26]。就如处置累及结膜的睑板腺癌类似,医生应采用多点活检法以排除病变邻近区域受累[27]。

真皮

由于眼睑真皮质很薄,故起源于真皮质的良性病变较眼睑其他附属结构起源的病变少见。这些病变包括黑色素细胞肿瘤和血管肿瘤,大多数是先天的或发生于儿童早期。1%新生儿可有新生儿痣,它可以比首发于青春期或成人期痣的体积大[28]。获得性痣常发生于在人生早期有太阳光暴露史的人。约 20%的良性眼睑病变为痣[6]。分裂痣是一种罕见的先天性病变,它起源于眼睑分裂之前的胚胎时期。婴儿血管瘤发生在 4%～12%的婴儿,女性多见[29]。它可能起源于胚胎早期 6～8 周,此时伴有血管快速生成及眼睑发育。

在胚胎发育期非正常细胞的增殖是许多真皮肿瘤发生的诱因。痣的诱因是真皮质与表皮质联合处黑色素细胞的增殖,而蓝痣和眼皮肤黑色素细胞增多症的诱因是位于真皮质内较深的黑色素细胞在发育过程中没有转移到表皮质所致。婴儿血管瘤和葡萄酒痣将在第 24 和 25 章分别进行描述。

黑色素细胞皮肤病变

痣

临床表现　痣是黑色素细胞的良性增殖,来源于神经脊的含黑色素细胞。正常情况下黑色素细胞分布于整个皮肤;黑色素细胞的非正常增殖导致痣的形成。痣很常见,可以发生在身体的任何部位。在眶周部位,痣可以发生在睑缘。痣逐渐发展,组织学上可以分为交界型痣、混合型痣和皮内型痣。交界型痣很小,典型者首发于儿童,呈棕褐色斑。它们可以发展为混合型痣和皮内型痣,后两种在成人常见。痣逐渐隆起,并失去产生黑色素的能力。交界型痣和混合型痣含色素(图22.6A),而皮内型痣可表现为色素减少或无色素(图22.6B)。

鉴别诊断

- 黑色素瘤
- Spitz 痣
- 汗腺囊瘤
- BCC

检查　普通的良性痣通常可以临床诊断;然而,大的先天性痣存在恶变为黑色素瘤的高风险,应该进行活检。显微镜下,大部分痣由成簇痣细胞组成,这些痣细胞是没有完全分化的黑色素细胞,比典型的黑色素细胞大。痣细胞在附属器内或其周围生长,可能延伸到更深的网状真皮或皮下组织中。交界型痣由位于真皮与表皮交界处的痣细胞巢组成。随着时间推移,细胞停止生长并且向真皮表面转移,并形成混合痣。当痣细胞在真皮时,这些病变被分型为皮内痣(图22.6C)。痣细胞形态也可以发生经典性变化,由位于皮肤表层的上皮样形态发展为位于皮肤深层的梭样形态。

治疗　大部分痣是安全的,可随诊。交界型或混合型痣很少恶变。如果痣变得足够大,则可以引起散光或视力障碍。有症状的或影响美观的痣可以采取睑缘刮除法或楔形切除[30]。快速增长或怀疑恶变的痣

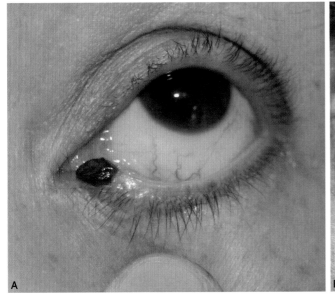
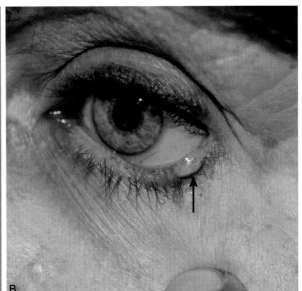
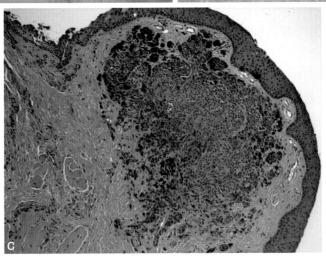

图22.6　痣。A.睑缘痣。下睑缘可见伴有表面色素的突起痣。B.皮内痣(箭头所指)表现为色素减退,因为黑色素细胞位于真皮深层,并丧失了产生黑色素的能力。下睑外翻显示病变。C.皮内痣的组织学切片显示位于真皮质内黑色素细胞的增殖(HE,×20)

应该切除。可以采用许多切除和重建的方法进行大的先天性眼睑痣的治疗[31]。

分裂痣

临床表现　1919年Fuchs首次报道了眼睑分裂痣(吻痣),它是一种罕见的先天性病变,至今很少有相关的病例报道[32]。白种人多见,亚洲人少见。分裂痣有很明显的表现,因为它累及上下睑,且位置相对(图22.7A)。分裂痣可以影响内外眦及面颊部。

通常认为分裂痣是一种单独的病变,在母体妊娠9~24周,当眼睑开始融合时形成[33]。组织学上,绝大部分病变发生在皮质内。

治疗　如果分裂痣有症状或影响美观时,可以采取手术或非手术方法进行治疗。一些专家推荐在学龄前切除分裂痣,因为别人的关注可能会对其导致负面的精神影响(图22.7B)。已经有报道采用一阶段和二阶段重建术治疗分裂痣的成功案例,大部分采用的方法是局部组织转移和皮肤移植[34,35]。然而,根据病变的大小和病变累及的结构,需要制定个性化治疗方案。对于小的病变可以采取保守治疗[36]。非手术治疗包括擦皮法(dermabrasion)、冷冻和激光治疗;然而,它们的作用有限。

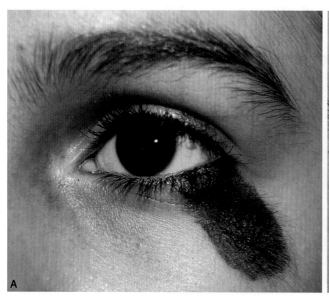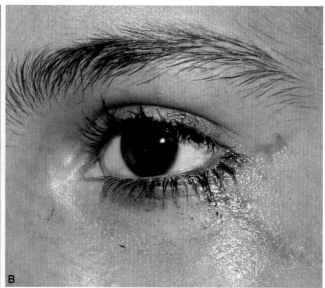

图22.7　分裂痣。A.患者,15岁,大的分裂痣术前照片,下睑部分痣显著。左上睑有少量痣。B.同一患者术后照片,手术切除病变,同时采用局部皮瓣法对下睑进行重建

并发症和预后　分裂痣几乎都是良性的,文献报道病例中只有2例发生了恶变[33,37,38]。它们生长缓慢,色素逐渐加深且隆起。增大的病变可以导致局部并发症,包括上睑下垂、睑外翻、睑内翻和角膜刺激。

争议:有报道发现原发性眼眶黑色素瘤起源于先天性眼皮肤黑色素细胞增多症和细胞增多的蓝痣,很少来源于分裂痣[40]。至今为止,只有一项73名患者随访的大系列研究报道称没有发现分裂痣恶变[39]。然而,最近有2例伴有恶性黑色素瘤的分裂痣的病案报道[37,38]。

蓝痣

临床表现　蓝痣(blue nevus)表现为扁平或轻微隆起的先天性丘疹,颜色介于深蓝色至黑色之间。病变首次出现可能是在儿童期,体积逐渐增大,色素逐渐加深。与普通痣(见下文)相比,蓝痣相对罕见。有关眶周区域的蓝痣少有报道。

鉴别诊断

- 痣
- 眼皮肤黑色素细胞增多症
- 黑色素瘤
- 皮肤纤维瘤

流行病学　1906年瑞士皮肤科医生Jadassohn首次报道了蓝痣[41]。它们通常为偶发。罕见蓝痣与Carney综合征相关,这个综合征的特点是皮肤色素斑和多发性肿瘤,包括心脏黏液瘤、内分泌肿瘤和施旺细胞瘤。

检查　蓝痣有低度恶变的可能,因此需要活检排

除恶变的可能。显微镜下,蓝痣表现为真皮质内存在上皮样黑色素细胞。主要细胞表现为球状和多色素样改变,而其他细胞表现为多角形的和少色素样改变。可以有不同程度的异型性。

治疗　蓝痣需要密切观察或手术切除,因为它有恶变风险。蓝痣介于一个病变范围,从细胞性(cellular)蓝痣到不典型细胞性蓝痣,直至恶性细胞性蓝痣[42]。

眼皮肤黑色素细胞增多症

临床表现　眼皮肤黑色素细胞增多症(oculodermal melanocytosis)(Ota 痣)是一种先天性眶周蓝痣。它在 1861 年首次被 Hulke 报道,但没有被认为是一种临床综合征,直到 1939 年 Ota 报道了一系列病例为止[43]。眼皮肤黑色素细胞增多症表现为一个扁平的蓝黑色病变,沿着三叉神经 V_1 和 V_2 分支分布。它可能与眼球表面和葡萄膜色素有关。病变在出生时或出生后几个月即可表现出来,随时间推移而色素加深。它主要累及非洲、西班牙和亚洲血统的女性。眼皮肤黑色素细胞增多症在胚胎发育时期形成,这是由于黑色素细胞在神经嵴和表皮之间发生的不完全迁移所致。这些真皮质的黑色素细胞沿着三叉神经的 V_1 和 V_2 分支分布区域发生增殖。虽然大多数病例为单侧发病,仍有 5% 为双侧发病。

鉴别诊断
- 胎斑
- 蓝痣

检查　通常根据病史及临床检查即可诊断眼皮肤黑色素细胞增多症。间接检眼镜可用于排除脉络膜黑色素瘤。这些病变的组织病理学表现为散在的树枝状皮内的黑色素细胞。

治疗　Q 开关激光疗法可用于治疗皮肤部分的眶周黑色素细胞增多症[44]。然而激光治疗不能用于眼球部病变的治疗。

并发症及预后　由于该病恶变风险较高,因此患者应该每年进行检查。眼皮肤黑色素细胞增多症与葡萄膜黑色素瘤相关,白人中的比例为 1/400,而在整个人群中为 1/13 000[43]。Ota 痣和其他蓝痣经常发生 GNAQ 的体细胞突变,意味着这些疾病与葡萄膜黑色素瘤存在基因相关性[45]。病例数量和随访时间不足以确定 Q 开关激光治疗能否对眼皮肤黑色素细胞增多症潜在恶变产生影响。肿瘤细胞在激光治疗后可以继续存活,这也是病变复发风险的证据[46]。

血管肿瘤

婴儿血管瘤

临床表现　婴儿血管瘤(infantile hemangioma,IH)是婴儿最常见的血管性肿瘤[47]。IH 可以单发或多发,可以累及全身任何部位,表现为一种亮红色团块,特别好发于头和颈部。上睑比下睑更常见(图22.8A)。深部病变表现为蓝灰色,触诊质软。在出生后的几个月内,IH 处于增殖阶段生长迅速。生后 9~12 个月,病变进入退化阶段,可以持续数年。随后,IH 可能残存畸形,包括瘢痕形成。

大约 2% 的 IH 与后颅凹畸形、血管瘤、动脉畸形、心脏异常、眼部异常及胸骨劈裂或脐上裂(PHACES)综合征相关。当发现阶段性血管瘤时,应该考虑罹患 PHACES 综合征的可能。虽然 Kasabach-Merritt 综合征(KMS)与血管瘤有组织学相关性,但研究显示这些病变与真正的血管瘤有区别[48,49]。而 KMS 与卡波西样血管内皮瘤相关。KMS 是一种威胁生命的综合征,它的特点是消耗凝血功能和微血管溶血性贫血。

眼睑血管病变的范围包括 IH、静脉畸形和淋巴管畸形。区别这些疾病的依据是基于临床病史、检查结果、影像学及病理学分析。

鉴别诊断
- 横纹肌肉瘤
- 转移性成神经细胞瘤
- 纤维肉瘤

病因学和病理学　血管瘤是由血管内皮细胞增殖引起的良性错构瘤。病因学现在还不完全清楚。现在认为血管瘤来源于胚胎发育时期的多潜能内皮细胞,血管瘤形成过程包括血管发生(vasculogenesis)和血管再生(angiogenesis)两个阶段。在增殖阶段,血管瘤表现为高水平的血管生成因子,包括血管内皮生长因子。肾素-血管紧张素系统在疾病发病过程中发挥重要作用[50]。出生时肾素水平很高,1 岁后下降,这与血管瘤的退化一致。

检查　IH 的诊断通常仅需临床检查。多普勒超声或磁共振检查可以帮助诊断。相比较实体肿瘤和血管畸形的低血流图像,IH 表现为高血流图像。组织活检不是必需的。随着病变的发展,IH 的组织学表现多种多样(图22.8B)。早期表现为多细胞伴内皮细胞固态巢。随病程发展,病变小叶中可见内皮细胞衬里的毛细血管。退化的病变可见血管纤维化增多及血

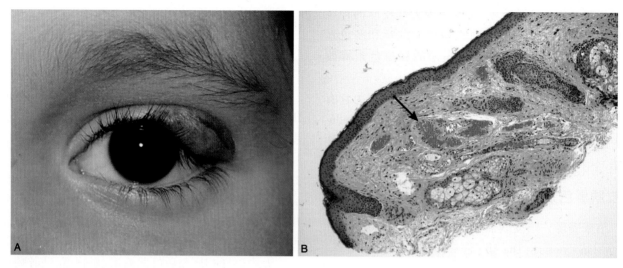

图22.8　婴儿血管瘤。A.临床上,病变表现为刚出生的几个月时快速增长的红色团块状肿物,该患者病变位于左上睑。B.IH的表面毛细血管(箭头)呈红色(HE,×5)

管壁透明样变,伴血管腔堵塞。

治疗　小的血管瘤通常可自发性退化,不需要干预就可以达到能够接受的效果。然而,3.5岁以后,持续性病变一般很难消失[47]。尤其是发生在眼睑上的IH可能会带来问题,随着病变的增殖可能会导致局部并发症。邻近眼部体积增大的病变可以导致屈光参差、遮蔽性上睑下垂以及斜视性弱视。

因此,高风险血管瘤的早期积极治疗是必要的,以此来阻止视力损害的发生[29]。建议出生后9个月内可行手术切除病变。口服或局部使用皮质类固醇激素可以治疗低风险病变[51]。最近,全身性或局部性使用β受体阻滞剂也被用于治疗IH,并得到良好效果。采用全身性使用肾上腺素能药物治疗IH时,建议眼科医师与儿童心脏病医师共同制定实施方案。在许多病例中通过外科手术治疗可以达到更快的效果。对于表面血管瘤采用脉冲染料激光治疗很有效[44]。

葡萄酒色痣

临床表现　葡萄酒色痣(port-wine stain)(鲜红痣)是一种侵犯皮肤的毛细血管畸形,在真皮乳头层中可见扩张的血管。新生儿中0.3%可发病,男女患病概率相同[52]。病变表面光滑,边界清楚,随时间推移,病变可以出现结节状改变,且颜色从粉色变为深红色或紫色。不像血管瘤,葡萄酒色痣受压力影响可变白。它通常影响头部及颈部,也可累及眼睑。葡萄酒色痣典型表现为沿单侧三叉神经分布,特别是V_2和V_3分支分布区域。

病因学及病理学　目前认为葡萄酒色痣的发生是由于胚胎发育时期表层血管丛的渐进性扩张引起的,虽然其根本原因还没有清楚[53]。约6%的病例与Sturge-Weber综合征(SWS)相关。SWS的特点是软脑膜血管瘤形成,可以导致神经和眼部畸形,包括癫痫、偏瘫和青光眼。当三叉神经分布区皮肤受累时,应该怀疑SWS伴葡萄酒色痣[54]。最近一个新兴的有关葡萄酒色痣基因学研究已经完成,然而,这种病变发生的其他风险因素仍然未知。SWS和非综合征性葡萄酒色痣都与GNAQ的体细胞突变相关[55]。

鉴别诊断
- 婴儿血管瘤
- 动静脉畸形

检查　葡萄酒色痣通常可以临床诊断。当与病变有关的眼部畸形证据出现时,包括先天性和获得性青光眼,就应该对患者进行评估。那些病变累及V_1分支的患者,应该做SWS检查。采用CT或MRI可以诊断SWS的神经系统畸形。葡萄酒色痣的组织病理学表现可见在真皮乳头层中存在扩张的薄壁毛细血管。病变可能位于表面或深层,还可以累及皮肤下面的组织层次,包括脂肪、肌肉和骨骼。

治疗　现在葡萄酒色痣的标准治疗是脉冲染料激光。通常需要进行多次治疗,完全解决病变几乎不可能[56,57]。其他治疗包括放射治疗[9]。大约有30%的病例可伴随有青光眼,应该及时对青光眼进行诊断和治疗[53]。葡萄酒色痣伴有SWS,可以导致神经系统并发症,包括癫痫、发育迟缓和偏瘫。

附属器（汗腺、毛囊、皮脂腺）

起源于附属器的眼睑良性肿瘤多发生于中老年个体，可有例外。汗腺囊瘤是最常见的附属器良性病变，随后是毛母质瘤（pilomatrixoma）和汗腺腺瘤[6,58]。仅凭临床表现诊断眼睑附属器肿瘤很困难，因为它们通常与其他病变表现类似。许多这些肿瘤，特别是毛囊肿瘤，临床上经常与 BCC 误诊，反之亦然。活检和组织病理学分析能够提供确切的诊断。在一个大系列病例研究中，临床和组织病理学诊断之间的误差率为 9.6%[58]。创伤性小的检查技术如超声生物显微镜，可以帮助评估眼睑肿物及区分良恶性病变[59]。

眼睑附属器肿瘤可能起源于小汗腺、顶泌汗腺 Moll 腺、毛囊、Zeis 皮脂腺以及睑板腺。这些病变中有些是由于表层皮肤下物质的滞留。发病机制没有特征性，但可能与刺激或炎症过程导致分泌减退有关。例如，表皮包涵囊肿是由于表皮包裹所致，粟粒疹是由于角蛋白栓堵塞毛囊所致，小汗腺囊瘤（emlrine hidrocystoma）是由于汗腺管分泌物滞留伴囊性扩张所致。顶泌汗腺来源的汗腺囊瘤被认为是自然增殖的结果。

囊性病变

表皮包涵囊肿

临床表现　表皮包涵囊肿（epidermal inclusion cyst，EIC）是一种光滑、可移动的皮下小结节，起源于毛囊漏斗部（图 22.9A）。它非常常见，可以自发引起或外伤后引起[2]。EIC 是由于毛囊皮脂单元（pilosebaceous units）阻塞所引起。

多发性 EIC 可能与 Gardner 综合征相关，它是一种我们所熟悉的腺瘤性息肉病的变种，特点是胃肠道的恶性肿瘤、骨瘤和皮肤及软组织肿瘤。

鉴别诊断

- BCC
- 汗腺囊瘤
- 毛母质瘤

诊断依据　EIC 很少被怀疑为恶性肿瘤（下睑和内眦部者除外），切开活检可以排除囊性 BCC，因为大范围切除病变可能导致组织缺损。在组织病理学检查中，可见 EIC 被分层的鳞状上皮细胞包裹，囊腔被角蛋白填充（图 22.9B）。

治疗　对大多数 EIC 而言手术完全切除是所推荐的治疗方案，因为病变会随时间而变大。小的囊腔可以通过袋形缝合术予以闭合，保留囊壁的基底部。青春期多发性 EIC 应怀疑 Gardner 综合征的可能，建议做相关检查。最初的检查包括基因咨询和 APC 基因突变检查。

并发症和预后　EIC 是增长缓慢的病变。它们破裂可导致炎症反应或继发性感染。手术后复发很少见，可能与皮肤下囊内物质残余有关。起源于囊壁的 SCC 已有报道，但这些病例很罕见[60]。

粟粒疹

临床表现　粟粒疹（milia）是一种体积小（1～3mm）、多发性白色丘疹，通常见于新生儿。可在外伤后出现。像 EIC 一样，粟粒疹是由毛囊皮脂单元阻塞

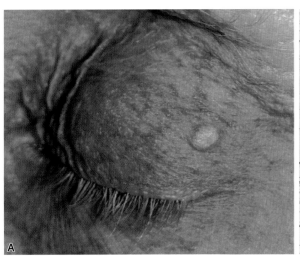
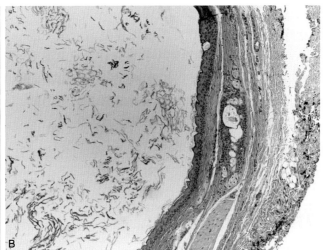

图 22.9　表皮包涵囊肿。A. 病变表现为光滑、圆形、黄色皮下小结节。B. 组织病理学表现为囊腔充满角蛋白，表皮包裹的肿物位于皮肤下方（HE，×20）

导致的潴留性囊肿。

鉴别诊断

■ 汗腺腺瘤

■ 毛上皮瘤

■ 皮脂腺增生

■ 痤疮

■ 接触传染性软疣

治疗 粟粒疹可以自发性消退,也可以用针刺破让其内容物流出。多发性融合性粟粒疹可以局部使用维A酸治疗。其他的治疗方法也被报道过,如去瘢痕手术(dermabrasion)、冷冻治疗、激光治疗等[44]。

皮样囊肿

临床表现 眼睑皮样囊肿(dermoid cyst)的临床表现与EIC相似。通常为先天性或儿童期发病,好发部位上睑多于下睑。当眼睑肿物累及睑板时,应该考虑皮样囊肿的可能性[61]。皮样囊肿更多见于眼眶受累。

病因和发病机制 皮样囊肿在胚胎学上属于错构瘤。因此它的发病部位层次更深,甚至原发于骨内,附着于骨缝处。例如,哑铃状皮样囊肿起源于外侧眶缘。相反,EIC可能由外伤或更表面的表皮植入所引起。

鉴别诊断

■ 睑板腺囊肿

■ 化脓性肉芽肿

检查 组织学上皮样囊肿与EIC相似。另外,皮样囊肿可以在囊壁上存有皮肤附属器例如毛囊和汗腺,在囊腔内可以看到毛发和皮脂。

治疗 皮样囊肿应该在不破坏囊壁的情况下进行切除。像EIC一样,如果发生破裂或继发感染就会导致病情变得复杂。由于皮样囊肿通常位置较深,而EIC位于较浅,故相比EIC而言切除皮样囊肿更为困难。皮样囊肿需要手术进行完全切除,而EIC可以采用袋形缝合术(marsupialized)进行治疗。

汗腺肿瘤

汗腺囊瘤

临床表现 汗腺囊瘤(hidrocystomas)起源于顶泌汗腺或小汗腺(图22.10A),又被称为汗腺囊肿(sudoriferous cyst)。顶泌汗腺汗腺囊瘤是由沿睑缘和内

外眦排列的Moll腺阻塞所引起的一种孤立性囊肿。直径可达15mm,表现为蓝色或半透明状。小汗腺汗腺囊瘤是围绕上下睑的簇状囊性病变,直径约1~3mm。它们好发于女性,受热时体积增大,遇冷时缩小[58]。触诊时,两种类型的病变均为质软可压缩性肿物。

病变的解剖位置可以帮助鉴别汗腺囊瘤的两种类型,因为顶泌汗腺汗腺囊瘤仅沿睑缘生长,而小汗腺汗腺囊瘤在睑板前皮肤处可见,更多见于眶隔前皮肤[62]。因为病变的颜色,顶泌汗腺汗腺囊瘤和小汗腺汗腺囊瘤都可以被误诊为黑色素性病变(melanotic lesions)。

鉴别诊断

■ EIC

■ 血管瘤

■ 痣

■ 黑色素瘤

■ BCC

■ 接触传染性软疣

检查 由于恶性病变可能与良性汗腺肿瘤存在类似之处,所以推荐采取切除活检或切开活检来确定汗腺囊瘤的诊断。非侵袭性检查方法包括高频超声生物显微镜可用于病变的评估,该方法在汗腺囊瘤被怀疑黑色素瘤时可以采用[63]。

组织学上,汗腺囊瘤的管腔被内衬双层立方上皮(图22.10B)。小汗腺汗腺囊瘤的管腔内衬无角化、低立方上皮,上皮细胞的细胞质苍白。顶泌汗腺汗腺囊瘤呈多室性,内衬高立方形细胞和柱状细胞,嗜酸性细胞质深染。管腔内被嗜酸性物质填充。

治疗 汗腺囊瘤是良性肿瘤。对于大的或有症状的汗腺囊瘤推荐采用完全切除囊壁的方法来预防肿瘤复发。对于小的汗腺囊瘤可以采取激光热消融治疗或三氯乙酸化学治疗[64]。

并发症及预后 复发很少见,可以发生在不完全手术切除后。虽然不常见,但大的汗腺囊瘤可能导致局部并发症,如上睑下垂或泪溢。

汗腺腺瘤

临床表现 汗腺腺瘤(syringoma)是相对常见的眼睑良性附属器病变,起源于表皮内的小汗腺导管。常发生于青春期的年轻女性,下睑可见多个小的(1~2mm)、颜色新鲜或黄色丘疹。

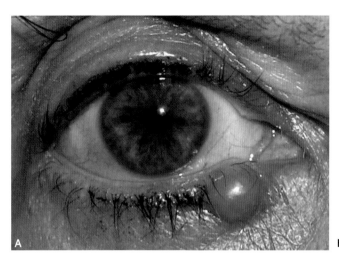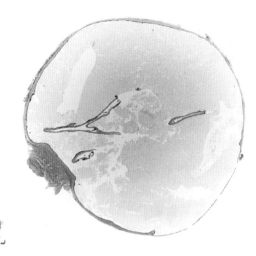

图 22.10 汗腺囊瘤。A.这些囊性改变可以单发或多发。B.中央的管腔被双层立方上皮细胞包饶（该放大倍率不能看到）（HE,×2）

鉴别诊断

- 黄色瘤
- 粟粒疹
- 毛上皮瘤

检查 虽然已知汗腺腺瘤起源于畸形的小汗腺导管,但其发病机制仍不清楚。诊断通常是基于临床病史和检查。组织病理学上汗腺腺瘤表现为由双层上皮细胞内衬的多管腔样改变。中央管腔包含分泌物。蝌蚪样或逗号样上皮细胞是汗腺腺瘤的典型表现。

治疗 汗腺腺瘤位于皮肤深层,通过手术可以完全切除。其他的治疗方法也被应用,包括冷冻治疗、电干燥法（electrodesimlation）、二氧化碳激光、局部维A酸治疗等[65]。然而,这些可供选择的治疗方法可以导致皮肤色素增多和瘢痕形成,并存在复发风险。已经有采用绝缘针插入病灶内行电外科学手术（electrosurgery）成功治疗汗腺腺瘤的报道[66]。如果不治疗,汗腺腺瘤可以持续很多年。

毛囊肿瘤

毛母质瘤

临床表现 毛母质瘤（pilomatrixoma）（Malherbe钙化性上皮瘤）在 1880 年被 Malherbe 和 Chenantais 首次报道[67]。它是一种良性肿瘤,主要累及儿童及年轻人的头及颈部区域,女性多于男性。毛母质瘤表现为位于皮下的单个的、边界清楚的实性或囊性结节,由于血管扩张,其颜色为红色或蓝色（图 22.11A）。它

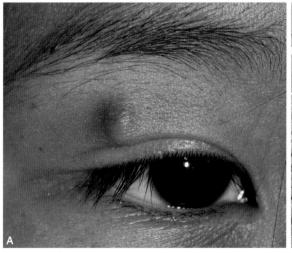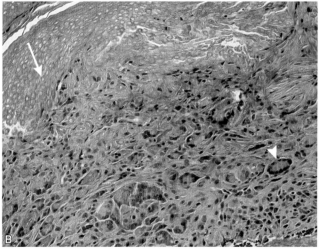

图 22.11 毛母质瘤。A.该患者右眼上睑可见病变,表现为单个、境界清楚且可移动的结节,位于眼睑深层结构之上,并附着于其上皮肤。B.鬼影细胞是失活的伴核丢失的角质细胞。巨细胞有多个细胞核（HE,×20）

很少发生在睑周区域，但上睑及眉毛处常见，生长缓慢为其特点[68]。

鉴别诊断

- BCC
- EIC
- 皮样囊肿
- 毛上皮瘤
- 睑板腺囊肿
- 化脓性肉芽肿

检查　毛母质瘤经常被临床误诊。仅依靠临床检查排除 BCC 和其他恶性肿瘤很困难，故推荐进行组织活检和组织病理学检查。然而，在某些病例中其他检查方法或许有用。细针抽吸活检（fine-needle aspiration）和超声检查是创伤非常小的检测方法，可用于毛母质瘤的诊断。在光学显微镜下，毛母质瘤由嗜碱性和鬼影细胞围绕而成的不规则的上皮岛组成，伴有巨大的多核细胞及钙化（图 22.11B）。

治疗　尽管已有报道称毛母质瘤可迅速生长，但是在大多数病例中，毛母质瘤生长缓慢且无症状[69]。毛母质瘤推荐的治疗方法是进行边缘广泛的手术切除。

并发症及预后　完全性手术切除后肿瘤不易复发。毛母质瘤恶变为毛母质癌的病例很罕见，但也被报道过[58]。

毛上皮瘤、毛囊瘤、毛根鞘瘤

流行病学　这些毛囊肿瘤在睑周区域相对罕见。它们通常发生于中老年人。

临床表现　毛上皮瘤（trichoepithelioma）起源于毛囊上皮，很少累及眼睑。表现为隆起的颜色鲜艳的质硬的丘疹，偶伴毛细血管扩张。伴有家族性多发性毛上皮瘤和 Spiegler-Brooke 综合征的多发性毛上皮瘤的发生可能与特殊的基因突变相关[70]。孤立性毛上皮瘤有不同的病因学，且好发于年轻人。毛上皮瘤的组织病理学检查可见伴多个角蛋白囊肿的角化细胞岛和未成熟的毛囊结构。它可能与 BCC 表现相似。在大多数 BCC 中 BerEP4 免疫染色阳性，借此可以帮助鉴别毛上皮瘤。

毛囊瘤（trichofolliculoma）是一种良性错构瘤。它是一个偶伴中央凹陷的小结节，可有小的白色毛发突出。毛囊瘤的组织病理学检查可见扩张的伴角蛋白的毛囊口和毛干成分。

毛根鞘瘤（trichilemmoma）起源于外层毛鞘。它是生长缓慢的疣样病变，常单发。Cowden 病的特点是多发性毛根鞘瘤伴乳腺癌和甲状腺异常[71]。组织病理学上，毛根鞘瘤的特点是角质较少、富含糖原的细胞包绕毛囊，伴周边栅栏样柱状细胞。

鉴别诊断

- 鳞状细胞乳头瘤
- BCC
- EIC
- 皮脂腺肿瘤

治疗　由于眼睑毛囊肿瘤发生率很低，它们通常被误诊为其他病变。刮片活检可用于确诊，同时也避免了不必要的切除。毛囊肿瘤的推荐治疗方案是手术切除。

并发症及预后　这些肿瘤很少会发生恶变。有少量病案报道称毛上皮瘤可转变为 BCC[72]。毛根鞘瘤很少恶变为毛根鞘癌。

皮脂腺肿瘤

皮脂腺增生

病因学和发病机制　皮脂腺增生可以累及 Zeis 腺和 Meibomian 腺，与毛囊相关。发病机制不明确。皮脂腺增生与免疫抑制和上皮细胞增殖性发育不良相关。

流行病学　皮脂腺增生在 1874 年被 Unna 首次报道[73]。它是一种常见的良性皮脂腺病变，多见于中老年人。发病率随年龄增长而升高。

临床表现　皮脂腺增生表现为多个小的黄色丘疹，伴毛细血管扩张和中央凹陷。这些病变可以累及前额及面颊部，也可以累及眼睑，触诊质软。

鉴别诊断

- 皮脂腺癌
- BCC
- 睑板腺囊肿
- 黄色瘤

检查　如果皮脂腺增生生长迅速，并导致局部并发症或怀疑恶性病变时应该进行活检。切除活检可以同时达到诊断和治疗双重目的。皮脂腺增生的组织病理学表现为单个扩大的皮脂腺伴成熟的皮脂小叶围绕中央扩张的管腔。有一至两层周边基地样细胞。

治疗 累及 Meibomian 腺的皮脂腺增生可以导致局部并发症,包括慢性眼睑炎。为缓解症状或有美容要求可以切除病变。其他治疗方法,包括光动力疗法、激光治疗、异维 A 酸以及冷冻手术,可有效治疗皮脂腺增生。一般认为皮脂腺增生没有恶变风险。

皮脂腺腺瘤

临床表现 皮脂腺腺瘤(sebaceous adenoma)是一种来源于皮脂腺的相对少见的良性肿瘤。单发或多发,颜色为棕褐色或黄色,境界清晰的结节,直径可达 5mm(图 22.12A)。病变可以无症状或引起局部症状,如出血、溃疡和疼痛。

皮脂腺增生和皮脂腺腺瘤都与 Muir-Torre 综合征相关,后者是一种常染色体显性遗传伴有恶变倾向的疾病[74]。Muir-Torre 综合征在 1967 年被首次描述。它的特点是内脏发生恶性病变,特别是结肠直肠癌,可同时伴有皮肤病变,如皮脂腺肿瘤或多发性 KAs。现在已知该综合征与小卫星不稳定相关,因为错配修复基因发生了突变。

鉴别诊断
- 皮脂腺癌
- BCC
- 脂溢性角化病

检查 皮脂腺腺瘤起源于 Zeis 腺或 Meibomian 腺。活检和组织病理学检查能够排除皮脂腺癌。显微镜下,皮脂腺腺瘤由形状不规则和分化不完全的皮脂腺小叶构成(图 22.12B),主要的细胞是空泡成熟的皮脂腺细胞。皮脂腺腺瘤与皮脂腺增生之间主要区别在于周边基底样细胞的膨胀和突出[75]。

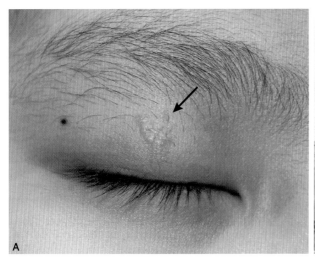
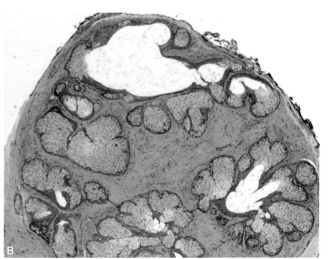

图 22.12 皮脂腺腺瘤。A. 患者右眼上睑可见多个小的黄色丘疹。B. 组织病理学检查显示腺样组织增生(HE,×5)

治疗 一旦诊断皮脂腺腺瘤,就应该进行 Muir-Torre 综合征和内脏恶性肿瘤的排除。典型的皮脂腺腺瘤是一种生长缓慢的良性病变;然而,推荐的治疗方案是对病变进行完全切除,因为该肿瘤有再生长和恶变的风险。

并发症和预后 手术切除之后再发的风险很低。目前无皮脂腺腺瘤发生转移的报道[73]。

总结

在评估眼睑良性肿瘤时,临床检查是必要的,但在鉴别某些表现类似的病变时它具有局限性。虽然发生在眼睑的肿瘤大多数为良性,但仅依靠临床检查很难将其与恶性肿瘤进行区分。典型的良性肿瘤是稳定的且不会形成溃疡,但可能对正常眼睑结构产生损坏,并且由于其不断生长可导致眼睑正常结构发生移位。如果发生无痛性生长、形状不规则、色素沉积、溃疡形成或睫毛脱落等表现,则提示恶性病变的可能。病变确诊困难少见。对大多数病例而言,组织病理学诊断是必要的。一项通过对广大眼科医师进行的调查发现,临床诊断与组织病理学诊断的匹配度为 83.7%[1]。皮脂腺腺瘤伴有全身系统性病变不常见,但临床医生应该保持高度警觉态度,因为某些病变可以为一些更为严重疾病的发现提供线索。

参考文献

1. Margo CE. Eyelid tumors: accuracy of clinical diagnosis. *Am J Ophthalmol* 1999;**128**(5):635–6.

*2. Kersten RC, Ewing-Chow D, Kulwin DR, et al. Accuracy of clinical diagnosis of cutaneous eyelid lesions. *Ophthalmology* 1997;**104**(3):479–84.

　This important prospective series found that a small percentage of malignant eyelid tumors are clinically indistinguishable from benign lesions, demonstrating the limitations of relying on clinical diagnosis alone.

3. Deokule S, Child V, Tarin S, et al. Diagnostic accuracy of benign eyelid skin lesions in the minor operation theatre. *Orbit* 2003;**22**(4):235–8.

4. Nguyen HT, Isaacowitz DM, Rubin PA. Age- and fatigue-related markers of human faces: an eye-tracking study. *Ophthalmology* 2009;**116**(2):355–60.

5. Harper RF. The Code of Hammurabi, King of Babylon, about 2250 B.C autographed text, transliteration, translation, glossary, index of subjects, lists of proper names, signs, numuerals. Chicago. London, UK: University of Chicago Press; Callaghan & Co.; Luzac & Co; 1904. <http://www.llmcdigital.org/default.aspx?redir=09515>.

*6. Deprez M, Uffer S. Clinicopathological features of eyelid skin tumors. A retrospective study of 5504 cases and review of literature. *Am J Dermatopathol* 2009;**31**(3):256–62.

　This paper is significant for describing the largest series of eyelid tumors biopsied to date and presents novel findings regarding the relative frequency and clinical features of the various eyelid skin lesions.

7. Sexton RR. Eyelids, lacrimal apparatus, and conjunctiva. *Arch Ophthalmol* 1969;**81**(2):281–99.

8. Whipple KM, Lombard PN, Oh SR, et al. Three carcinomas in one eyelid. *Ophthal Plast Reconstr Surg* 2011;**27**(3):e54–5.

9. Day A, Abramson AK, Patel M, et al. The spectrum of oculocutaneous disease: Part II. Neoplastic and drug-related causes of oculocutaneous disease. *J Am Acad Dermatol* 2014;**70**(5):821, e1–19.

10. Zhang R, Zhu W. Favre-Racouchot syndrome associated with eyelid papilloma: a case report. *J Biomed Res* 2012;**26**(6):474–7.

11. Eshraghi B, Torabi HR, Kasaie A, et al. The use of a radiofrequency unit for excisional biopsy of eyelid papillomas. *Ophthal Plast Reconstr Surg* 2010;**26**(6):448–9.

12. Togsverd-Bo K, Haedersdal M, Wulf HC. Photodynamic therapy for tumors on the eyelid margins. *Arch Dermatol* 2009;**145**(8):944–7.

13. Lee BJ, Nelson CC. Intralesional interferon for extensive squamous papilloma of the eyelid margin. *Ophthal Plast Reconstr Surg* 2012;**28**(2):e47–8.

14. Zalaudek I, Kreusch J, Giacomel J, et al. How to diagnose nonpigmented skin tumors: a review of vascular structures seen with dermoscopy: part II. Nonmelanocytic skin tumors. *J Am Acad Dermatol* 2010;**63**(3):377–86, quiz 87–8.

*15. Weedon DD, Malo J, Brooks D, et al. Squamous cell carcinoma arising in keratoacanthoma: a neglected phenomenon in the elderly. *Am J Dermatopathol* 2010;**32**(5):423–6.

　In a large series of cases, the transformation of KA into SCC was observed to be a relatively common event in older adults; therefore, the risk of malignant transformation should be considered when managing KA in these patients.

16. Savage JA, Maize JC. Keratoacanthoma clinical behavior: a systematic review. *Am J Dermatopathol* 2014;**36**(5):422–9.

17. Takai T, Misago N, Murata Y. Natural course of keratoacanthoma and related lesions after partial biopsy: Clinical analysis of 66 lesions. *J Dermatol* 2015;**42**(4):353–62.

18. Kossard S, Tan KB, Choy C. Keratoacanthoma and infundibulocystic squamous cell carcinoma. *Am J Dermatopathol* 2008;**30**(2):127–34.

19. Misago N, Inoue T, Toda S, et al. Infundibular (follicular) and infundibulocystic squamous cell carcinoma: a clinicopathological and immunohistochemical study. *Am J Dermatopathol* 2011;**33**(7):687–94.

20. Lagler CN, Freitag SK. Management of periocular actinic keratosis: a review of practice patterns among ophthalmic plastic surgeons. *Ophthal Plast Reconstr Surg* 2012;**28**(4):277–81.

21. López-Tizón E, Mencía-Gutiérrez E, Garrido-Ruíz M, et al. Clinicopathological study of 21 cases of eyelid actinic keratosis. *Int Ophthalmol* 2009;**29**(5):379–84.

22. Batra R, Sundararajan S, Sandramouli S. Topical diclofenac gel for the management of periocular actinic keratosis. *Ophthal Plast Reconstr Surg* 2012;**28**(1):1–3.

23. Ross AH, Kennedy CT, Collins C, et al. The use of imiquimod in the treatment of periocular tumors. *Orbit* 2010;**29**(2):83–7.

24. Couch SM, Custer PL. Topical 5-fluorouracil for the treatment of periocular actinic keratosis and low-grade squamous malignancy. *Ophthal Plast Reconstr Surg* 2012;**28**(3):181–3.

25. Goldsmith LA, Fitzpatrick TB. *Fitzpatrick's dermatology in general medicine.* 8th ed. New York: McGraw-Hill Medical; 2012.

26. Black EH. Smith and Nesi's ophthalmic plastic and reconstructive surgery. New York, NY: Springer; 2012. SpringerLink. Restricted to UC campuses. <http://dx.doi.org/10.1007/978-1-4614-0971-7>.

27. Putterman AM. Conjunctival map biopsy to determine pagetoid spread. *Am J Ophthalmol* 1986;**101**(1):87–90.

28. Singh AD. Essentials of ophthalmic oncology. Thorofare, NJ: SLACK; 2009. p. xv, 258.

*29. Frank RC, Cowan BJ, Harrop AR, et al. Visual development in infants: visual complications of periocular haemangiomas. *J Plast Reconstr Aesthet Surg* 2010;**63**(1):1–8.

　This important study found that delayed presentation and treatment of periocular infantile hemangiomas was associated with a greater likelihood of developing severe visual defects. The authors advocate early surgical intervention for high-risk lesions.

30. Chang M, Park M, Baek S, et al. The characteristics and second intention healing after shave excision of nevi on the lid margin in East Asians. *J Craniofac Surg* 2013;**24**(5):e467–70.

31. Margulis A, Adler N, Bauer BS. Congenital melanocytic nevi of the eyelids and periorbital region. *Plast Reconstr Surg* 2009;**124**(4):1273–83.

32. Fuchs A. Divided nevi of the skin of the eyelid. *Klin Monbl Augenheilkd Augenarztl Fortbild* 1960;**137**:504–5 [in German].

33. Desai SC, Walen S, Holds JB, et al. Divided nevus of the eyelid: review of embryology, pathology and treatment. *Am J Otolaryngol* 2013;**34**(3):223–9.

34. Zhu L, Qiao Q, Liu Z, et al. Treatment of divided eyelid nevus with island skin flap: report of ten cases and review of the literature. *Ophthal Plast Reconstr Surg* 2009;**25**(6):476–80.

35. Kikkawa DO, Korn BS, Annunziata CC. Reconstruction of large and complex periorbital defects from cutaneous cancer. *Int Ophthalmol Clin* 2009;**49**(4):237–45.

36. Jacobs SM, Couch SM, Custer PL. Divided eyelid nevus: a lid-sparing, staged surgical approach. *Am J Ophthalmol* 2013;**156**(4):813–18.

*37. Ke Y, Ren X, Zhu L, et al. Primary orbital melanoma combined with giant divided nevus of the eyelid. *J Craniofac Surg* 2014;**25**(1):e4–7.

　This report is the first published case of giant divided nevus combined with primary malignant melanoma of the orbit, suggesting that divided nevus is a possible precursor lesion for the rarely occurring primary orbital melanoma.

38. Kharel Sitaula R, Batta S, Shrestha GB, et al. Malignant transformation of kissing nevus- a rare entity. *Nepal J Ophthalmol* 2012;**4**(2):329–32.

39. Jia R, Zhu H, Lin M, et al. Clinicopathological characteristics and surgical outcomes of divided nevus of the eyelids: a decade's experience on 73 cases. *Ann Plast Surg* 2012;**68**(2):166–70.

40. Shields CL, Shields JA. Ocular melanoma: relatively rare but requiring respect. *Clin Dermatol* 2009;**27**(1):122–33.

41. Carney JA, Ferreiro JA. The epithelioid blue nevus. A multicentric familial tumor with important associations, including cardiac myxoma and psammomatous melanotic schwannoma. *Am J Surg Pathol* 1996;**20**(3):259–72.

42. Kirzhner M, Jakobiec FA, Kim N. Focal blue nevus of the eyelid margin (mucocutaneous junction): a report of a unique case with a review of the literature. *Ophthal Plast Reconstr Surg* 2011;**27**(5):338–42.

43. Baroody M, Holds JB. Extensive locoregional malignant melanoma transformation in a patient with oculodermal melanocytosis. *Plast Reconstr Surg* 2004;**113**(1):317–22.

44. Yates B, Que SK, D'Souza L, et al. Laser treatment of periocular skin conditions. *Clin Dermatol* 2015;**33**(2):197–206.

*45. Van Raamsdonk CD, Bezrookove V, Green G, et al. Frequent somatic mutations of GNAQ in uveal melanoma and blue naevi. *Nature* 2009;**457**(7229):599–602.

　This pivotal study discovers a somatic mutation in GNAQ that frequently occurs in blue nevi and uveal melanoma, proposing a genetic basis for the known risk of malignant transformation in oculodermal melanocytosis. The GNAQ mutation represents a novel pathway for MAP kinase activation in melanocytic neoplasms.

46. Liu J, Ma YP, Ma XG, et al. A retrospective study of q-switched alexandrite laser in treating nevus of ota. *Dermatol Surg* 2011;**37**(10):

1480–5.

47. Couto RA, Maclellan RA, Zurakowski D, et al. Infantile hemangioma: clinical assessment of the involuting phase and implications for management. *Plast Reconstr Surg* 2012;**130**(3):619–24.

*48. Enjolras O, Wassef M, Mazoyer E, et al. Infants with Kasabach-Merritt syndrome do not have 'true' hemangiomas. *J Pediatr* 1997; **130**(4):631–40.

This influential paper demonstrates that infantile hemangiomas are clinically and biologically distinct from the vascular lesions observed in the life-threatening Kasabach-Merritt syndrome and, therefore, do not warrant workup for this syndrome.

49. Sarkar M, Mulliken JB, Kozakewich HP, et al. Thrombocytopenic coagulopathy (Kasabach-Merritt phenomenon) is associated with Kaposiform hemangioendothelioma and not with common infantile hemangioma. *Plast Reconstr Surg* 1997;**100**(6):1377–86.

50. Lee KC, Bercovitch L. Update on infantile hemangiomas. *Semin Perinatol* 2013;**37**(1):49–58.

51. Vassallo P, Forte R, Di Mezza A, et al. Treatment of infantile capillary hemangioma of the eyelid with systemic propranolol. *Am J Ophthalmol* 2013;**155**(1):165–70, e2.

52. Piram M, Lorette G, Sirinelli D, et al. Sturge-Weber syndrome in patients with facial port-wine stain. *Pediatr Dermatol* 2012;**29**(1):32–7.

53. Khaier A, Nischal KK, Espinosa M, et al. Periocular port wine stain: the great ormond street hospital experience. *Ophthalmology* 2011; **118**(11):2274–8, e1.

54. Mehta M, Salas AH, Fay A. Trigeminal dermatome distribution in patients with glaucoma and facial port wine stain. *Dermatology* 2009;**219**(3):219–24.

*55. Shirley MD, Tang H, Gallione CJ, et al. Sturge-Weber syndrome and port-wine stains caused by somatic mutation in GNAQ. *N Engl J Med* 2013;**368**(21):1971–9.

This important paper identifies an activating mutation in GNAQ that is common to Sturge-Weber syndrome and apparently nonsyndromic port-wine stain. The authors suggest that a GNAQ mutation occurring later in development results in nonsyndromic port-wine stain, while Sturge-Weber syndrome is caused by an earlier mutation.

56. Sajan JA, Tibesar R, Jabbour N, et al. Assessment of pulsed-dye laser therapy for pediatric cutaneous vascular anomalies. *JAMA Facial Plast Surg* 2013;**15**(6):434–8.

57. Craig LM, Alster TS. Vascular skin lesions in children: a review of laser surgical and medical treatments. *Dermatol Surg* 2013;**39**(8): 1137–46.

58. Ozdal PC, Callejo SA, Codère F, et al. Benign ocular adnexal tumors of apocrine, eccrine or hair follicle origin. *Can J Ophthalmol* 2003; **38**(5):357–63.

59. Kikkawa DO, Ochabski R, Weinreb RN. Ultrasound biomicroscopy of eyelid lesions. *Ophthalmologica* 2003;**217**(1):20–3.

60. Cameron DS, Hilsinger RL. Squamous cell carcinoma in an epidermal inclusion cyst: case report. *Otolaryngol Head Neck Surg* 2003; **129**(1):141–3.

61. Koreen IV, Kahana A, Gausas RE, et al. Tarsal dermoid cyst: clinical presentation and treatment. *Ophthal Plast Reconstr Surg* 2009;**25**(2): 146–7.

62. Jakobiec FA, Zakka FR. A reappraisal of eyelid eccrine and apocrine hidrocystomas: microanatomic and immunohistochemical studies of 40 lesions. *Am J Ophthalmol* 2011;**151**(2):358–74, e2.

63. Furuta M, Shields CL, Danzig CJ, et al. Ultrasound biomicroscopy of eyelid eccrine hidrocystoma. *Can J Ophthalmol* 2007;**42**(5):750–1.

64. Sheth HG, Raina J. Giant eccrine hidrocystoma presenting with unilateral ptosis and epiphora. *Int Ophthalmol* 2008;**28**(6):429–31.

65. Cho SB, Kim HJ, Noh S, et al. Treatment of syringoma using an ablative 10,600-nm carbon dioxide fractional laser: a prospective analysis of 35 patients. *Dermatol Surg* 2011;**37**(4):433–8.

66. Hong SK, Lee HJ, Cho SH, et al. Syringomas Treated by Intralesional Insulated Needles without Epidermal Damage. *Ann Dermatol* 2010; **22**(3):367–9.

67. Levy J, Ilsar M, Deckel Y, et al. Eyelid pilomatrixoma: a description of 16 cases and a review of the literature. *Surv Ophthalmol* 2008;**53**(5): 526–35.

68. Zloto O, Fabian ID, Dai VV, et al. Periocular pilomatrixoma: a retrospective analysis of 16 cases. *Ophthal Plast Reconstr Surg* 2015;**31**(1): 19–22.

69. Falzon K, Kalantzis G, Chang B, et al. Rapidly enlarging eyelid mass. *J Pediatr* 2014;**164**(4):937–8.

70. Kuo DS, Nyong'o OL. Congenital solitary eyelid trichoepithelioma. *J AAPOS* 2010;**14**(3):277–9.

71. Brownstein MH, Mehregan AH, Bilowski JB. Trichilemmomas in Cowden's disease. *JAMA* 1977;**238**(1):26.

72. Samaka RM, Bakry OA, Seleit I, et al. Multiple familial trichoepithelioma with malignant transformation. *Indian J Dermatol* 2013;**58**(5): 409.

73. Eisen DB, Michael DJ. Sebaceous lesions and their associated syndromes: part I. *J Am Acad Dermatol* 2009;**61**(4):549–60, quiz 61–2.

74. Singh AD, Mudhar HS, Bhola R, et al. Sebaceous adenoma of the eyelid in Muir-Torre syndrome. *Arch Ophthalmol* 2005;**123**(4): 562–5.

75. Takayama K, Usui Y, Ito M, et al. A case of sebaceous adenoma of the eyelid showing excessively rapid growth. *Clin Ophthalmol* 2013;**7**: 667–70.

23

第 23 章　眼睑恶性肿瘤

SAUL RAJAK,SHYAMALA HUILGOL,CRAIG JAMES,and DINESH SELVA

引言

皮肤癌(skin cancers)是人体最常见的恶性肿瘤,眼睑是最常累及的部位之一。由于皮肤类型和太阳光暴露的不同导致眼睑肿瘤的发生率有明显的地域差异。在白种人,基底细胞癌(basal cell carcinoma,BCC)是最常见的眼睑恶性肿瘤(80%~90%),其次是鳞状细胞癌(squamous cell carcinoma,SCC)(5%~8%)、皮脂腺癌(sebaceous gland carcinoma,SGC)(2%~3%)和黑色素瘤(melanoma)(<1%)[1~3]。而在有色人种中,紫外线相关的表皮肿瘤发生率更低,附属器肿瘤如SGC所占比例更大。

历史背景

Ebers 纸莎草纸记录了已知最早的皮肤癌。在那些留存的古埃及人、苏美尔人、中国人、印度人、波斯人、希伯来人、希腊人和罗马人的书本中,对药物及手术治疗有很多描述。希波克拉底是第一个使用术语carcinoma(希腊语 karkinos——螃蟹)的人,因为癌症的生长令人联想到一只会移动的螃蟹。罗马内科医生 Aurelius Corneius Celsus 描述了面部癌症的手术切除治疗,法国外科医生 Guy de Chauliac(1300—1368),最早对扩大手术切缘进行了描述。尽管目前对皮肤癌有了更加深入的理解和描述,但治疗的基本方法没有改变。今后,随着基因靶向治疗的出现和发展,治疗有望改善。

基础科学

正常皮肤的组织学

皮肤包括两层:表皮和真皮(图 23.1)。表皮由复层鳞状上皮构成,它主要包含四层:基底层、棘层、颗粒层和角质层。当细胞成熟并穿过这几层,将失去细胞核并获得更多的角蛋白。因此,SCC 被认为来自于更表层的皮肤,比 BCC 有更多的角化成分。表皮主要来自于外胚层,包含色素细胞和 Merkel 细胞,它们来源于神经嵴和骨髓中朗格汉斯细胞。真皮支撑表皮,形成两层结构:①较薄的表皮质:包含疏松结缔组织、弹力纤维、网状纤维、一些胶原和毛细血管;②位于其下较厚的网状真皮质:包含致密的结缔组织,紧凑的弹力纤维和胶原蛋白束以及大血管、成纤维细胞、神经末梢和淋巴管。真皮质也包含了各种附件,包括皮脂腺、汗腺(小汗腺)、顶泌汗腺以及毛囊。

皮肤恶性肿瘤的特征

虽然每种肿瘤有其自身的临床特征,但出现下列特征则提示可能为恶性肿瘤:正常眼睑结构丧失、睫毛脱落、与更深层组织关系紧密、病变生长,或病灶颜色改变、边界变化、大小变化。但是,应当注意恶性肿瘤可以有多种表现,除了熟悉良性眼睑病变外(参见

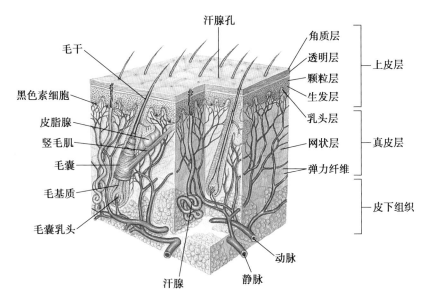

图 23.1 正常皮肤解剖。需注意,正常皮肤与眼睑之间有重要区别,眼睑皮肤是全身最薄的皮肤,在眶隔前和眶前区有很少的皮下脂肪,在睑板前则没有(From Ball,JW,et al,editors. Seidel's Guide to Physical Examination. 8th ed. London,UK:Mosby,Elsevier;2015)

第 22 章),较为全面的临床知识有助于眼整形外科医师判断患者是否需要进行活检。

本章先讨论肿瘤分期和切缘监测的共性问题,再聚焦于最常见的肿瘤:BCC、SCC、SGC 和黑色素瘤。并选择了一些报道过的眼睑罕见肿瘤在章节末尾简单提及,虽然目录已十分详尽。

肿瘤边缘监测

几乎所有眼睑肿瘤的首要治疗是手术切除,且要求切缘干净。在评估切缘时主要关注以下两个方面。

第一,切缘可以在手术中(冰冻切片或快速跟踪石蜡切片)或手术后(石蜡切片)进行评估。术中切缘监测能够保存更多的正常组织,治愈率更高,减少因肿瘤切除不完全而再次手术的可能性。

第二,切缘评估的准确性受两个因素的影响,其一在于样本是否按照标准面包条方式切开,但用它可评估到不到 1% 的肿瘤切缘,其二是使用 Mohs 显微手术(Mohs microscopic surgery,MMS)或 en face 技术,可对 100% 的手术切缘进行评估[4,5]。通常,后一种检查技术具有较高的治愈率,在下面不同的章节中将进行详细探讨(图 23.2)。

虽然冰冻切片技术可以可靠地评估 BCC 和 SCC,但如黑色素瘤(melanoma)之类的肿瘤通常需要采用石蜡切片进行检查。

分期

分期是对肿瘤大小和扩展程度的评估,所有皮肤性肿瘤的分期原则都相同。但不同的肿瘤有其特殊性,这将在下面章节中对其进行探讨。

分期需要评估原发性肿瘤(T)、区域性淋巴结(N)和远处转移(M),这就是所谓的 TNM 系统。分期可以是临床分期或病理分期。临床分期(在分期前用 c 表示,例如 c T3N1M0)的确定是依据术前所获得的资料,如临床检查和放射影像学资料。病理分期(分期前加符号 p)的确定依据病变的组织学检查结果。

使用最广泛的肿瘤分期系统是美国癌症联合委员会(AJCC)编写的癌症分期手册中提出的分类方法,第 7 版为最新版本(表 23.1)[6]。

TNM 分期系统的作用

1. 与其他患者和文献报道的病例进行比较,以提供预后和治疗指导原则。最新有关眼睑恶性肿瘤的文献提供了肿瘤不同分期的回顾性队列病例研究的局部复发、区域淋巴结扩散、远处转移及死亡率的原始数据,这些病例常常没有接受统一的治疗方案。因此,所报道的危险因素对于评估个体患者预后的参考价值有限。

2. 监测患者的进展。

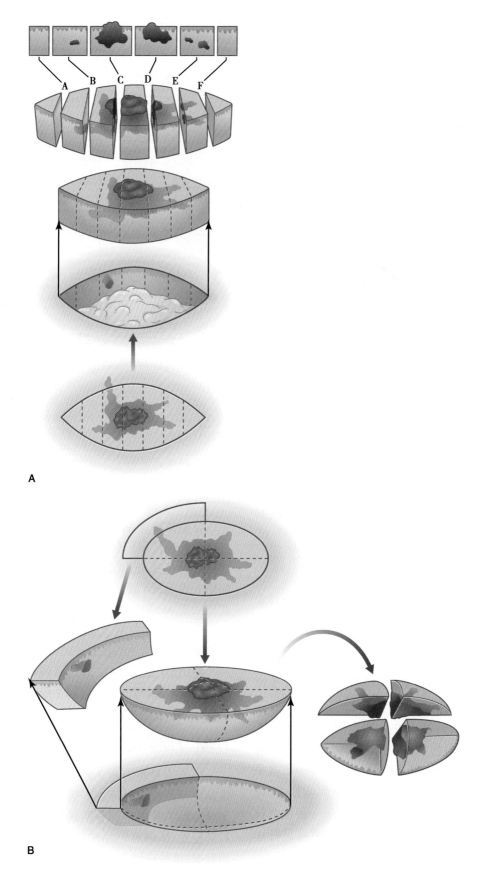

图 23.2　图示组织切缘的检查方法。**A.** 面包条评估。**B.** Mohs 显微外科手术
（ From Vidimos A，Ammirati C，Poblete-Lopez C. Dermatologic surgery. London，UK：
Saunders；2008）

表 23.1 眼睑癌分期

原发性肿瘤分期

TX	未检测到原发性肿瘤
T0	无原发性肿瘤的证据
Tis	原位癌
T1	肿瘤最大直径≤5mm
	或没有侵犯睑板或睑缘
T2a	肿瘤最大直径>5mm 但≤10mm
	或肿瘤侵犯睑板或睑缘
T2b	肿瘤最大直径>10mm 但≤20mm
	或侵犯眼睑全层
T3a	肿瘤最大直径>20mm
	或肿瘤侵犯临近眼球或眼眶结构
	伴有周围神经受累的 T 期
T3b	完整的肿瘤切除需要行眼球摘除、眼眶内容物剜除或骨切除
T4	肿瘤不能被切除,因为其广泛累及眼球、眼眶颅面结构或大脑

区域淋巴结分期

NX	未检测到区域性淋巴结
cN0	基于临床评估或影像学检查没有发现区域淋巴结的转移
pN0	基于淋巴结活检没有发现区域淋巴结的转移
N1	区域淋巴结转移

远处转移分期

M0	无远处转移
M1	远处转移

前哨淋巴结活检

前哨淋巴结(sentinel lymph node,SLN)是肿瘤扩散的第一个淋巴结。对于眼睑肿瘤而言,就是腮腺、唾液腺或颈部淋巴结。其准确位置具有肿瘤和患者特异性,常常无法预知。而且可能不止一个 SLN,前哨淋巴结活检(sentinel lymph node biopsy,SLNB)目的是

确定亚临床的显微镜下可见的淋巴结扩散。如果放射影像学、手术或针吸术已经确定了区域性淋巴结转移,就不具有 SLNB 指征了。

前哨淋巴结活检技术包括以下步骤(图 23.3):

1. 肿瘤内注射示踪物分子(通常是锝标记的硫胶

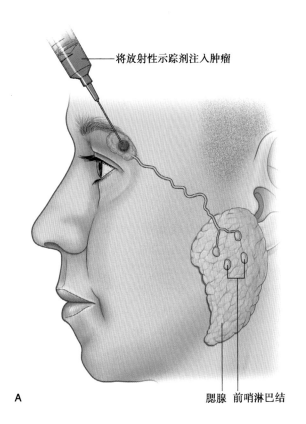

→ 将放射性示踪剂注入肿瘤

腮腺 前哨淋巴结

A

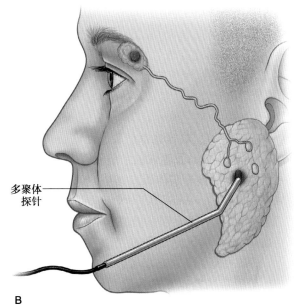

多聚体探针

B

图 23.3 A.恶性肿瘤中注射放射性示踪物。B. γ 探测仪在单个淋巴结中定位示踪物,这些淋巴结可以活检以确定有无恶性细胞的扩散

体）。示踪物经过淋巴系统到达局部淋巴结。

　　2. 一个手持 γ 探测仪用来确定示踪物聚集的位置。

　　3. 切除单个或多个淋巴结，确定是否包含示踪物，并进行组织学检查。

　　争议：原则上，SLNB 阴性表示肿瘤远处扩散的风险低。但是，SLNB 提供的预后信息必须包括 SLN 选择不准确的风险以及肿瘤越过 SLN 扩散的风险。这些风险可随肿瘤、位置、手术医生的不同而改变，SLNB 对眼睑肿瘤治疗的好处已经明确。

基底细胞癌

流行病学

　　基底细胞癌（basal cell carcinoma，BCC）是人类最常见的恶性肿瘤，紫外线暴露和白皮肤是主要的风险因素[7]。总体而言，它占白种人非黑色素瘤皮肤癌（nonmelanoma skin cancers）的 80%，但发病率在全世界范围内变化很大。澳大利亚年发病率最高，为 884/100 000。尽管在北美洲其发生率较低，但白种人一生罹患 BCC 的风险仍有 30%。相反，BCC 在黑皮肤人种中很罕见。

危险因素

- 紫外线暴露：紫外线暴露的时间、方式、剂量与个体的皮肤类型是 BCC 发生的主要危险因素。儿童期高强度的暴露和太阳光灼伤是主要的决定性因素。终生间歇性暴露比持续性低水平暴露风险更高[8,9]。BCC 常见于男性，95% 的患者发病年龄在 40 岁以上，更倾向是紫外线过多暴露的结果。
- 白皮肤：无棕色、红色或金色头发的白皮肤患者的皮肤灼伤，眼睛颜色浅，这些都是表皮性皮肤肿瘤（epidermal skin tumors）发生的独立危险因素。
- 免疫抑制：那些接受实体器官移植的患者和罹患免疫缺陷综合征（immunodeficiency syndrome，AIDS）的患者患有 BCC 的风险明显升高。心脏和肾脏移植术后发生 BCC 的风险分别是正常人的 21 倍和 10 倍[10]。感染人类免疫缺陷病毒（immunodeficiency virus，HIV）患者罹患 BCC 的风险为正常人的 2~3 倍（与 CD4 计数成反比）。
- 皮肤瘢痕：特别是烧伤所致[11]。
- 电离辐射：γ 线和 X 线暴露。
- 补骨脂素和 UVA（PUVA）治疗[12]。

- 遗传因素
- 基底细胞痣综合征（basal cell nevus syndrome，BCNS），Gorlin 综合征（Gorlin syndrome）：由修补基因突变引起的常染色体显性遗传的多系统疾病（流行率为 1/50 000~1/160 000）[13]。临床表现包括 30 岁以前发生多发性 BCC、牙源性囊肿（odontogenic cysts）、骨骼异常，和角质化手掌凹坑（图 23.4）[14]。眼部特征包括眼睑表皮囊肿（eyelid epidermal cysts）、眼周粟粒疹（periocular milia）、斜视、虹膜缺损（iris colobomas）、白内障和有髓神经纤维（myelinated nerve fibers）[15]。

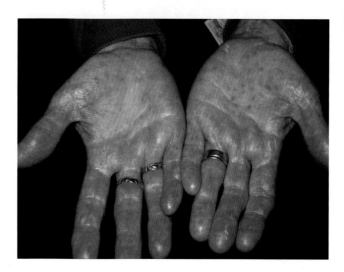

图 23.4　基底细胞痣综合征患者的手掌凹坑

- 白化病（albinism）：一组主要由常染色体隐性遗传导致皮肤黑色素缺失的疾病，在非洲，其流行率为 1/20 000~1/1000。年轻患者罹患皮肤恶性肿瘤（主要是 SCC）的风险增加。
- 着色性干皮病（xeroderma pigmentosum）：由 DNA 修复缺陷导致的一种罕见的常染色体隐性遗传病，除了日本（1/40 000），其发生率为 1/250 000~1/1 000 000[16]。在 10 岁前，患者发生皮肤癌的风险提高[17]。
- Bazex 综合征（Bazex syndrome）：一种常染色体显性遗传疾病，伴四肢毛囊开口增大（"碎冰锥"样外观）和面部多发性 BCC[18]。
- Rombo 综合征（Rombo syndrome）：可能是常染色体显性遗传疾病，可导致炎性和毛细血管扩张性皮肤改变。

发病机制

　　BCC 与遗传性或获得性修补（patched，PTCH）基因和平滑（smoothened，SMO）基因突变有关[19]（图

23.5）。PTCH 是音猬因子（Sonic Hedgehog, SHH）配体的受体。SHH-PTCH 信号通路在胎儿期细胞生长和分化以及肿瘤形成中起重要作用。在正常出生后，PTCH 结合并使受体蛋白 SMO 失活。胚胎时期，SHH 与 PTCH 结合，防止 SMO 的失活。PTCH 或 SMO 突变可允许 SMO 活化。未结合的/活化的 SMO 促进了不同基因的转录，这些基因负责细胞增殖和肿瘤生长。在复层上皮，表皮增生和基底细胞不受控制地增殖，可导致 BCC。

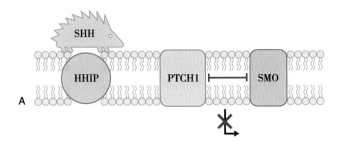

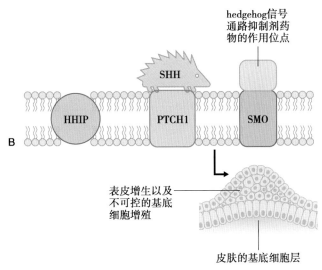

图 23.5　音猬因子通路。A. SMO 与 PTCH1 在细胞表面形成一个跨膜复合物，可使 SMO 失活。HHIP 是与 SHH 结合的另一个跨膜蛋白。B. 突变可引起 SHH 与 PTCH1 结合，活化未结合的 SMO。SMO 激活转录因子，导致基底细胞不受控制地增殖，引起 BCC。BCC，基底细胞癌；HHIP，音猬因子相互作用蛋白；PTCH1，修补蛋白；SHH，音猬因子蛋白；SMO，平滑蛋白

对于 BCC 的发生，需要两种突变来引起 SMO 活化。紫外线辐射是获得性突变的一个常见原因。在基底细胞痣综合征，PTCH1 发生种系突变。PTCH 或 SMO 任何位点的继发性"打击"（基因突变）将导致 BCC 发生的开始。无 BCNS 的 BCC 患者 90% 以上包含相同的突变，但这些是体细胞突变，出生后发生了双重"打击"。

其他基因和缺陷蛋白也与 BCC 相关，例如编码 P53 蛋白的 *TP53* 基因、细胞色素、黑皮质素-1 受体蛋白，但它们的确切作用有待阐述。

临床特征

在白种人，大约 10% BCC 发生在眼周区域，其中 43% 发生在下睑，26% 在内眦，12% 在上睑，8% 在外眦。

下述临床表现可能在同一种病变中表现多样（图 23.6）：

- 结节型：珍珠样丘疹或结节，表面毛细血管扩张，伴卷边。病变逐渐增大，形成圆顶状外观，可形成中央溃疡（图 23.6）。
- 浅表型：缓慢生长、污秽的红斑，类似于皮炎（图 23.7）。
- 硬化型：硬化的、边界不清的、白色到粉红色的瘢痕样斑块。这种表现有时也称为"浸润型"BCC（图 23.8）。
- 色素型：BCC 有一致的或混杂的棕色、灰蓝色或黑色色素沉着（图 23.9），可能类似于痣或黑色素瘤。这种类型在有色人种最常见，白种人少见。
- 囊样型：BCC 与良性囊肿类似，可通过相关的肿块或硬化进行鉴别；当发生结节性囊肿时，囊肿是最常见的病变。
- 线状型：线状型在眼睑不常见，通常沿着褶皱或在睑缘处发生[20,21]（图 23.10）。

眼眶侵犯

BCC 眼眶侵犯的发生率介于 1.6% ~ 2.5%（图 23.11），通常发生于漏诊或复发性多肿瘤的病例。常位于眦部，具有高危的组织病理学特征，例如浸润亚型和周围神经侵犯型（PNI）[22]。必须要考虑到这类肿瘤眼眶侵犯的可能性，特别是当肿瘤固定于骨壁、出现眼球运动受限、上睑下垂或眼球移位时[23]。然而，侵犯眼眶也可能是亚临床状态。在特别少见的病例中，肿瘤可以通过眶上裂或直接通过骨进入颅腔。

转移

转移性 BCC 很罕见（0.002% ~ 0.1%）[24,25]。转移风险与肿瘤大小、深度、组织学亚型（浸润型和基底鳞状细胞型）及周围神经侵犯型（PNI）出现相关[26]。从发病到转移的中位数是 9 年。最开始转移到区域性淋巴结，接着是骨、肺和肝脏，预后差。

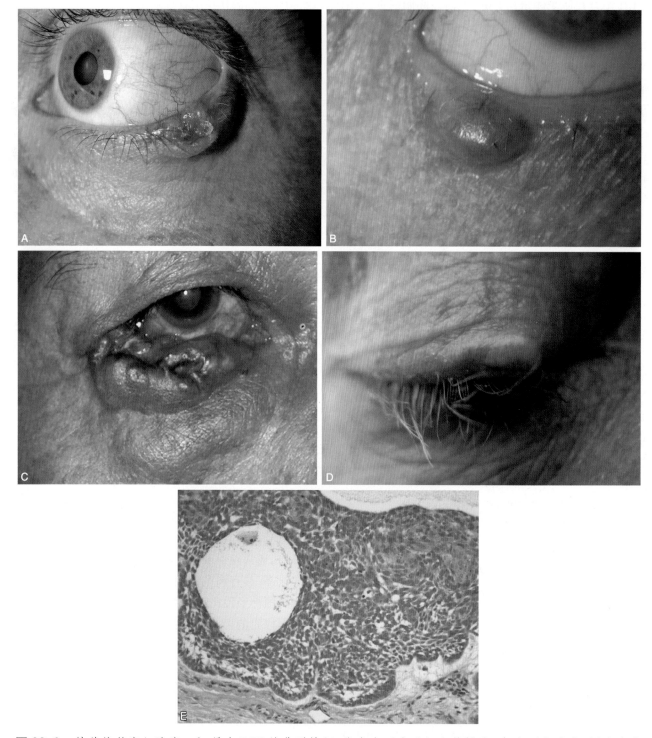

图23.6　结节状基底细胞癌。A.具有BCC的典型特征,病变表面有毛细血管扩张,中央形成溃疡,周边有卷边。B.小结节状BCC。C.大结节状BCC。D.上睑BCC。E.结节状BCC的组织病理学改变:非典型基底样上皮细胞巢,伴周边栅栏样细胞,周边裂隙,累及真皮的黏液状基质。可见微囊变,细胞凋亡常见(HE,×20)

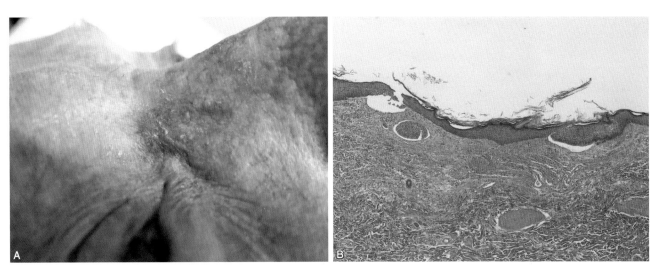

图 23.7　浅表型 BCC。**A.** 右内眦皮肤浅表型 BCC。**B.** 浅表型 BCC 的组织病理学改变——遭受日光性损害的皮肤有一个由多形性基底样上皮细胞巢构成的癌,伴周边栅栏样细胞和巢周裂隙,其以不规则的间隔与表皮相附着。癌巢之间可见炎性纤维血管反应(HE,×10)

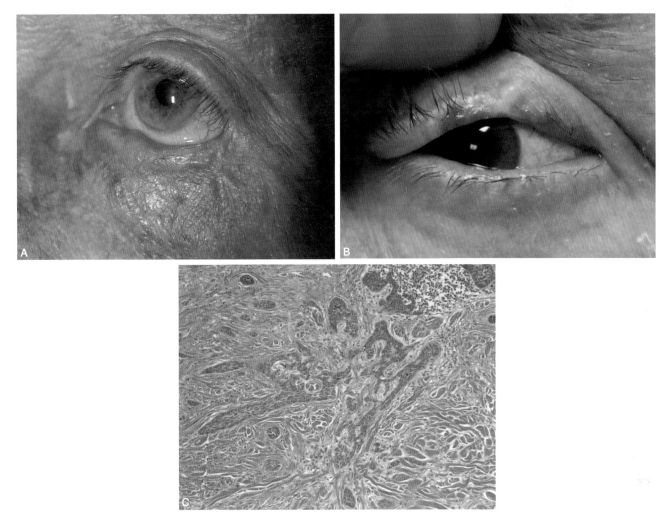

图 23.8　硬化型/浸润型 BCC。**A.** 下睑硬化型 BCC。**B.** 上睑硬化型 BCC。**C.** 浸润型 BCC 的组织病理学改变:不典型基底样上皮细胞条索和小癌巢伴局部周围细胞栅栏样不规则浸润真皮(HE,×10)

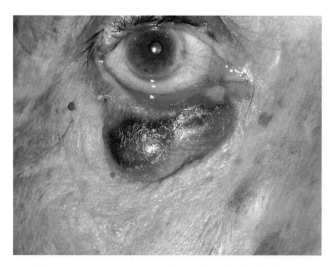

图 23.9 一个印度患者罹患色素性结节型 BCC

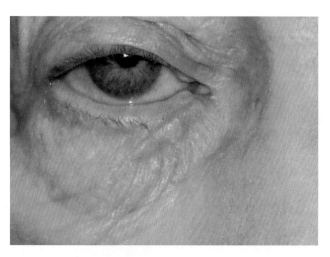

图 23.10 线性 BCC

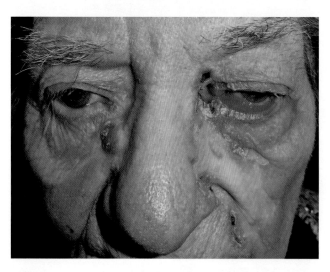

图 23.11 一个大的内眦部 BCC 已累及眼眶、泪囊和筛窦。注意左侧面部发生了广泛的硬化型 BCC，右侧面部也发生 BCC

病理学

BCC 可以通过生长方式(形态学)和分化程度进行组织学分类[27,28]。至少有 20 种分化亚型(例如角化性 BCC、色素性 BCC、腺状 BCC、伴滤泡或皮脂腺分化的 BCC 以及漏斗囊性 BCC)，但这些通常没有任何临床意义。少见的基底鳞状细胞癌(basosquamous carcinoma)是一个例外，它兼具 BCC 和 SCC 的特点，介于两者之间的过渡区，注意将其与碰撞性瘤(collisiontumor)相区分[29]。这些肿瘤具有更高的复发和转移风险。

与分化相比，生长方式与复发风险高度相关。注意，临床表现与生长方式并非必须相关。

生长方式(形态学)分类

结节型 BCC(50%) 结节型 BCC 在真皮质有不同大小的基底细胞样细胞巢，伴周边栅栏样改变和退缩假象(肿瘤结节与基质间有明显的间隙)(图 23.6E)。变异包括结节囊性 BCC 和微结节 BCC。微结节 BCC 的肿瘤结节较小(≤0.15mm)，但其亚临床扩展的可能性较高，被认为是浸润型 BCC 的一种变异类型[30]。

表面型 BCC(15%) 表面型 BCC 有依附于表皮下的相互连接的出芽肿瘤细胞巢[31](图 23.7B)。由于不规则的指状周边生长和中央退缩，在肿瘤切片上可能有明显正常的表皮介于其中的区域，因此被误称为表面多灶性 BCC。在肿瘤巢之间有典型的淋巴细胞炎症反应。

浸润型 BCC 和硬化型 BCC 浸润性 BCC(10%~20%)由不规则肿瘤细胞群构成，具有大钉似的外观(图 23.8C)。硬化型则不一样(5%，通常被明确分型)，不规则的肿瘤岛和肿瘤细胞条索被致密的硬化的基质所包绕。对于所有浸润型 BCC，手术不能完全切除，并且复发的风险高。

混合型 BCC 混合型 BCC(10%~15%)包含两种或更多的亚型。在侧面或深部切缘常见表面型和浸润型 BCC。当出现一种以上的亚型时，最具有侵袭性的亚型决定了 BCC 的风险。

嗜神经侵袭

嗜神经侵袭(perineural invasion，PNI)是指肿瘤在神经内或围绕神经生长的状态(图 23.15 和图 23.17)。其发生是由于恶性细胞沿着神经和鞘膜之间潜在腔隙发生的连续性传播。0.18%~3% 的 BCC 可以发生 PNI，复发风险和亚临床扩散风险较大[32]。在很少的情况下，可能伴发感觉迟钝或疼痛[33]。

BCC 的基本病理数据

前面的讨论已清楚地显示浸润型、硬化型、微结节生长方式、PNI 以及基底鳞状亚型,这些都预示着肿瘤具有亚临床型扩散和复发的高风险。因此,除非具有这些基本的数据资料,否则一份病理学报告就不完整(框 23.1)。

框 23.1　BCC 组织病理学报告的核心内容

临床方面
标本的位置和类型
病理学
大体观察:标本大小(mm)病变的最大直径
显微镜观察:
  A. 组织病理学亚型:
    ⅰ) 生长方式:
      a. 低的(无痛性)
        ⅰ. 结节型
        ⅱ. 表面型
        ⅲ. 纤维上皮型
      b. 高的(侵袭性)
        ⅰ. 浸润型(硬化型、浸润型、微结节型)
        ⅱ. 基底鳞状性
  B. 侵犯水平:
    a. 真皮
    b. 皮肤外(特定的组织,如脂肪,肌肉,骨膜)
    c. 眼眶侵犯:无/有
  C. 嗜神经侵袭:未确定/表现/不确定/无法评估
  D. 淋巴血管侵犯:未确定/表现/不确定/无法评估
  E. 边缘

	累及	未累及			不确定	不适用的
		<1mm	1~5mm	>5mm		
周边	☐	☐	☐	☐	☐	☐
深层	☐	☐	☐	☐	☐	☐

  F. 最大直径: <10mm/10~20mm/>20mm/不确定/无法评估
  G. TNM 病理学分期
  H. 临床治疗的病理学危险状态:
    a. BCC 和分期:低/高
    b. 边缘:低/高

(Adapted for periocular and orbital BCCs with data from Slater DN and Walsh M. Dataset for the histological reporting of primary cutaneous basal cell carcinomA. London, UK.: The Royal College of Pathologists; 2014)

预后因素

根据定义,眼周 BCC 位于面部高风险 H 区内(图 23.12)。无论如何,根据肿瘤、位置、患者因素(框 23.2)对它们进行风险分层,以决定治疗。

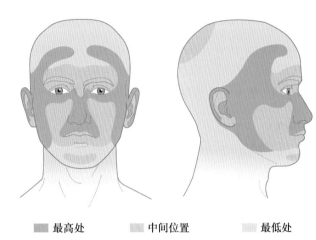

■ 最高处　　■ 中间位置　　■ 最低处

图 23.12　面部高风险 H 区(From Vidimos A, Ammirati C, Poblete-Lopez C. Dermatologic surgery. London, UK: Saunders; 2008)

框 23.2　复发的危险因素

治疗史
复发性肿瘤
既往未完全切除
既往非行手术治疗(如放射治疗、冷冻治疗)
肿瘤的大小、位置和表现
大小
H 区
内眦部位
临床边缘难以确定
组织学特征
浸润型/硬化型/微结节亚型
嗜神经侵袭
患者因素
免疫抑制

检查

BCC 与许多其他的眼睑病变表现相似。因此,约有 10% 的病例可能被临床误诊[34]。强烈推荐治疗前活检以确定诊断和组织学亚型,可能会影响治疗。小的低风险的肿瘤是一个例外,切除性活检就有可能达到治愈的目的。

治疗

通过组织病理学检查来确定手术切缘的手术方法是目前治疗 BCC 的主流方法,但根据患者的健康、意愿和可利用的资源,其他方法也可能适用[35]。

手术后切缘的把握

手术切缘越宽,完全清除的可能性越大。对低风险 BCC 而言,推荐手术切缘宽度为 3~4mm,但对于高风险 BCC,手术切缘可以更宽些[36](图 23.13)。

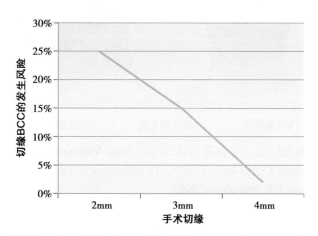

图 23.13　根据手术切缘,低风险 BCC 的亚临床扩展风险

医生也应该意识到手术切缘窄(估计复发风险高达 15%,当手术切缘<0.5mm 时,取决于 BCC 亚型)或手术切缘不完整(复发率至少 30%),其手术后复发的风险高[37]。因此,对于切除不完全的肿瘤推荐立即再次手术。对于窄切缘(<0.5mm)的肿瘤应考虑再次切除或密切观察[38]。有其他的危险因素,例如侵袭性亚型、大的或复发性肿瘤,应降低再次切除的指征[39]。

术中切缘监测

如果有可能,某种形式的术中切缘监测有益于眼周 BCC 的治疗,以减少术后复发风险并保留组织(见前文)[40]。然而,根据条件允许,对于较高风险的肿瘤在手术时可以进行术中切缘监测,或在试图保存功能性结构时也可行术中切缘监测,如在泪道引流系统手术中 MMS 对于原发性眼睑肿瘤来说有 1%~2% 的复发风险,对于复发性肿瘤 5 年复发率为 5.6%~7.8%。标准面包条切片术术后复发率略高(低风险原发性肿瘤的 5 年复发率为 2%~3%)[41-43]。

复发性 BCC 的治疗

对于复发性 BCC,亚临床性扩展、瘢痕组织的不

规则侵犯、多灶病变及更具有侵袭性的组织学亚型的可能性更大[44]。因此无论使用哪种治疗方案,它都比既往未治疗的病变具有三倍或四倍的再次复发风险[45]。手术切除所有既往治疗的区域,包括瘢痕组织,建议术中进行切缘监测,仍然是一线治疗方案。如果有其他的风险因素,如病变大、多次复发、骨受累、PNI、侵袭性组织学表现或转移,可考虑辅助放射治疗。

破坏性治疗

所有破坏性治疗都具有以下缺点:清除病变缺乏组织学证实,比手术有更高的复发率,在治疗区域很难察觉复发。但进展性肿瘤放射治疗是个例外。这些方法不能广泛用于眼周区域的治疗。

放射治疗　放射治疗适用于不能手术的患者,或作为高风险病变的辅助治疗[46]。放射剂量介于 3000~6000cGy,治疗时间持续 4~5 周。短期副作用包括皮肤红疹、脱皮和表面溃疡。长期影响是皮肤萎缩、色素改变、皮下纤维化、放射坏死性溃疡、干眼和泪小管阻塞。

其他破坏性治疗　眼睑冷冻治疗可导致色素减退或色素加深,眼睑凹痕,瘢痕肥厚,睑缘位置异常[47]。通常采用双倍冷冻-解冻技术(温度 −25 至 −30℃)。光动力治疗涉及光敏剂的局部应用,如氨基乙酰丙酸,然后用特定波长的光激活光敏剂,以引起选择性破坏。对多发的、广泛传播的表浅肿瘤可能考虑这种治疗[48,49]。对于眼周区域外的表浅肿瘤可以采取刮除、烧灼或激光消融术。

药物治疗

虽然手术仍然是大多数 BCC 的治疗选择,但对于有肿瘤广泛浸润和基底细胞痣综合征的患者,化学治疗的效果已可令人满意。

局部和病变内治疗　咪喹莫特(imiquimod)是一种局部免疫反应调节剂,它与 toll 样受体 7 结合,刺激内源性细胞因子产生和 T 辅助细胞免疫[50,51]。咪喹莫特治疗 12 周时,75% 的表面型 BCC 可以达到组织学清除,虽然其他类型 BCC 的清除率较低。咪喹莫特可导致一个明显的局部炎症反应,这在眼周区域是不希望见到的。目前正在验证其他免疫反应调节剂,如瑞喹莫德(resiquimod)对 BCC 的治疗效果。

争议:病变内行干扰素治疗发现病变的清除率高达 85%。然而,所有患者在治疗时需要进行活检,活检也是影响清除率的原因[52]。

全身治疗　维莫德吉（vismodegib）是目前可用的最有希望的全身性化疗药物，它选择性结合并抑制 SMO，从而阻止 Hh 基因进一步串联激活（图 23.5），它可阻止肿瘤细胞增殖。早期研究报道：46%～58%的病例发生了肿瘤收缩，10%～21%的病例发生了完全应答[53-55]。基底细胞痣综合征患者获益更多，有证据显示对转移性 BCC 患者也有助于稳定病情。然而，目前只是短期随访研究，停止治疗后复发的风险还不清楚。而且，高达 25%的患者在停止治疗后维莫德吉有显著的副作用，且有小风险的死亡率。

其他 Hedgehog 信号通路抑制，例如 LDE-225，IPI-926，BMS-833923，TAK-441，CUR61414 和维生素 D_3 也正在进行临床试验，它们可能有更好的兼容性和更少的抵抗性[56]。

眼眶侵犯和转移

如果怀疑眼眶侵犯，应进行骨窗 CT 和压脂 MRI 扫描以分别寻找骨损害和软组织的改变[57]。治疗选择如下：

1. 手术
   - 眼眶内容物剜除术
   - 对于仅有眼眶前部受累，特别是独眼患者，采用局部切除，伴有或不伴有辅助性放射治疗；如果使用切缘监测技术，因为眶脂肪的冰冻切片较困难，推荐观察石蜡切片，延迟关闭切口。
2. 放射治疗可以单独用于不适合手术或试图保留眼球的患者。
3. 手术前，可考虑仅用维莫德吉治疗，或用其减少肿瘤大小。
4. 淋巴结扩散者行淋巴结切除和辅助放疗。以维莫德吉和顺铂为基础的化疗对更广泛转移的患者可能有一些作用[58]。

预后

目前使用的切缘监测技术，原发性 BCC 的 5 年治愈率达到 98%[59,60]。复发病例的 2/3 发生在治疗 3 年内；然而，20%发生在 5～10 年[61,62]。而且，患者很有可能在其他位置发生皮肤恶变，并且可能在脸部其他位置发生亚临床型 BCC[63]。因此建议患者到主治医生或皮肤科医生处接受定期的皮肤检查。

应建议患者进行预防：避免日光照射，室外使用适当的衣服、帽子、太阳镜及高效防晒霜等进行保护[64]。

鳞状细胞癌

流行病学

鳞状细胞癌（squamous cell carcinoma，SCC）占白种人眼睑恶性肿瘤的 5%～10%，而在有色人种很少见[65,66]。虽然 SCC 与 BCC 有许多相同的危险因素，包括紫外线暴露和白皙皮肤，但它是一种更具有侵袭性的肿瘤，嗜神经、淋巴结和远处转移的风险更高。

危险因素

- UVB 辐射：这是主要的危险因素，白皙皮肤、有更多日光暴露的老年人风险更高[67,68]。男性比女性的风险高两到三倍，可能是由于男性日光暴露更多之故[69]。
- 已存在的皮肤损伤：溃疡、烧伤、窦道、疫苗接种瘢痕及慢性皮肤疾病。
- 免疫抑制：与正常人群相比，那些免疫抑制患者有 5～20 倍发生 SCC 的风险。接受肾移植的患者罹患 SCC 比 BCC 更为常见。同样，HIV 患者罹患 SCC 的风险更高[70,71]。
- 癌前病变：如光化性角化病（actinic keratosis）。
- 遗传因素：白化病、着色性干皮病、疣状表皮发育不良[72]。
- 其他致癌物：电离辐射、PUVA、砒霜、多环芳烃、吸烟、人乳头状瘤病毒[73,74]。

发病机制

慢性紫外线暴露被认为是引起角质细胞 DNA 突变的原因。SCC 可能通过多步通路发生，涉及原癌基因和肿瘤抑制基因。在 60%～80%的病例中，光化性角化病是发展为侵袭性 SCC 的初始病变。光化性角化病每年有 0.075%～0.24%的风险概率发生恶性转化，虽然减少紫外线暴露，病变也可能发生退化[75,76]。进一步突变可能直接导致侵袭性 SCC 或原位 SCC。有很大比例的 SCC 和光化性角化病包含 P53 突变，在这些肿瘤中这可能是原始突变。已经发现的许多其他基因改变，可能为通路环节或易引起遗传不稳定性，这些基因改变包括高达 50%的 SCC 有 Ras 致癌基因突变，高达 24%的 SCC 有编码 P16 肿瘤抑制蛋白的 CDKN2A 基因突变。

临床表现

侵袭性 SCC

SCC 主要发生在日光暴露的区域，特别是头部和颈部。在眼周区域,它们通常发生在睑缘,最常发生在下睑,其次是内眦、上睑和外眦。

SCC 的临床表现多种多样[69]。主要是无痛的扩展性结节或伴不规则卷边(清晰或不清晰)的斑块、裂隙和溃疡(图 23.14)。但是,病变也可形成皮角(图 23.14E)、乳头状瘤或大的菜花状肿物。

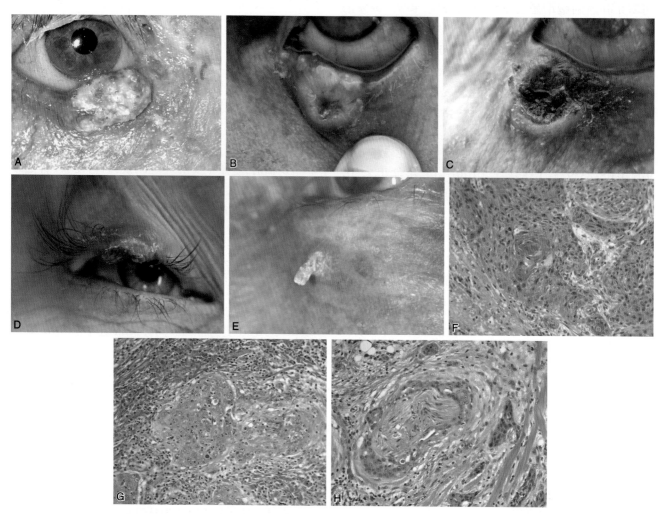

图 23.14　SCC。A-E. 不同表现的鳞状细胞癌的临床图片。F. 分化良好的鳞状细胞癌高倍镜图像显示细胞为恶性,肿瘤细胞可见胞质明显嗜酸性、角化不良、细胞间桥和角化珠。相邻的日光性弹力组织变性明显(HE,×20)。G. 恶性鳞状细胞构成不规则大小的癌巢侵犯真皮,伴细胞核增大,一个或多个核仁和中等嗜酸性细胞质,局部角化不良,偶尔有细胞间桥、有丝分裂象和淋巴细胞炎症反应(HE,×20)。H. 侵袭性中到低分化的鳞状细胞癌在深部真皮质中神经周围发生了肿瘤扩散(HE,×20)

原位 SCC(Bowen 病,鳞状表皮内癌)

原位 SCC 的表皮全层被存在不同水平有丝分裂象的异型角化细胞所代替。临床上可见缓慢进展的、边界清晰的红斑或鳞状斑块(图 23.15)。原位 SCC 有 3%～8% 的概率会发生恶变,转化为侵袭性 SCC[77~79]。

角化棘皮瘤

有学者认为角化棘皮瘤(keratoacanthoma,KA)是一种分化良好的 SCC,自发回退的可能性较大,而其他学者则认为 KA 是一种明显的非转移性临床病理实体性疾病[80,81](图 23.16)。由于 KA 的自发性回退可能导致不明显瘢痕,一部分 KA 将用一年的时间进行回退。一些肿瘤在手术不完全切除时会复发,临床和病理上区分 SCC 与 KA 都很困难,因此把这些病变作为 SCC 行切缘监测性切除是明智的[82]。然而,值得注意的是,眼周区域的 KA 比 SCC 少见得多。

嗜神经侵袭

SCC 是神经营养性肿瘤,嗜神经侵袭可使肿瘤沿第 V、第 Ⅶ 和眼外运动神经的分支扩展至眼眶和颅内

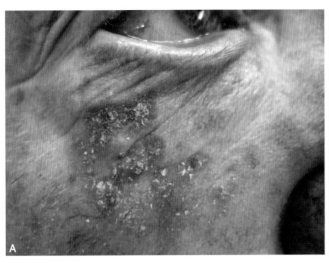

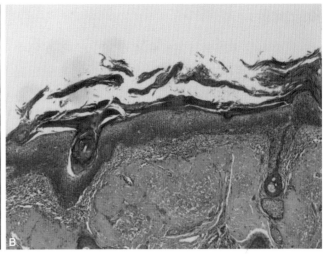

图 23.15　原位 SCC 癌。A. 临床特征。B. 原位 SCC 的病理

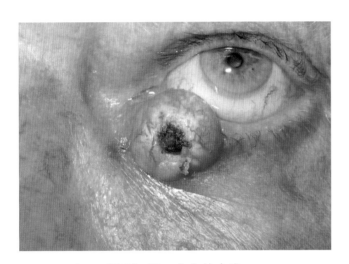

图 23.16　角化棘皮病

（图 23.17 和图 23.14H）。通常 PNI 大多数（60%～70%）无症状，4%～8% 的眼周 SCC 偶尔在显微镜下被发现[83]。临床上 PNI（定义为临床表现不足或放射影像学有受累改变）较为少见，但预后很差。患者可能有感觉症状（感觉迟钝、蚁走感和疼痛）和（或）运动不足。因此，所有眼周 SCC 患者应进行相关脑神经的检查。对怀疑 PNI 患者建议进行 MRI 神经影像学检查[33]。

眼眶侵犯

眼眶侵犯（orbital invasion）可通过邻近扩散或从原发区域通过 PNI 传播[69]。提示眼眶侵犯的特征有眼球运动受限、泪溢和感觉迟钝[84]。眼眶嗜神经侵袭偶尔可能有明显的囊性区域。

转移

眼周 SCC 中有 2%～10% 的病例发生局部扩散或

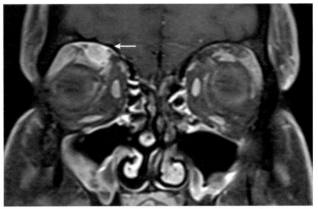

图 23.17　MRI 扫描显示沿右侧眶上神经（箭头所示）走形的 SCC 嗜神经侵袭（PNI）。原发性 SCC 在前额，PNI 通过眶上裂扩展至海绵窦

远处转移[83,85~87]。SCC 区域性扩散通常累及耳前或颌下淋巴结。因此，眼周 SCC 必须进行临床淋巴结检查，高风险病变应考虑行 MRI、CT 和（或）超声等影像学检查。

病理学

SCC 来源于表皮角质细胞，由包含大的泡状核和大量嗜酸性细胞质的恶性细胞构成。这些细胞可以形成巢、薄片以及不同角化程度的浸润条索。世界卫生组织（WHO）的分级系统利用间变程度的主观评估来区分 SCC 的高分化、中分化和低分化[88]（图 23.14F-H）。低分化肿瘤可能缺少角化，有稀少的细胞间桥。一组免疫化学染色（包括细胞角蛋白 5/6，高分子量角蛋白 34BE12 和 P63）是这些区域能够进行正确诊断的一个重要参考指标。大多数眼周肿瘤属于高分化或中分化肿瘤。

预后因素

已发现很多因素与预后相关[69;89~91]。在不同的中心,相关强度有很大的差异,一些因素可能会引起混淆。有关眼周 SCC 危险因素的高质量数据少之又少,表 23.2 列出了全身其他部位发生 SCC 的危险因素。

表 23.2 SCC 的高危因素

危险因素	注释
复发性肿瘤	X3 局部复发风险,X5 转移风险
大小	X3>2cm 的 SCC 有转移风险
	<1cm 的肿瘤中,1.7% 会复发;>5cm 的肿瘤中,5% 会复发
低分化或肿瘤快速增长	复发风险可能较高
厚度	肿瘤>6cm,有 16% 的转移风险
侵犯深度	由于皮肤薄且缺少皮下组织,故侵犯深度很少用于眼周区域的评估
位置	耳、鼻和眼周肿瘤有较高的复发和转移率
组织学分化:中分化或低分化	低分化和中分化的复发率分别为 28.6% 和 13.6%
	低分化和中分化的转移率分别为 32.8% 和 9.2%
组织学亚型	腺样、腺样鳞癌和促结缔组织增生的 SCC 具有高风险
肿瘤外嗜神经侵袭	复发率高达 47%
	转移率高达 35%
	神经>0.1mm 者,预后更差
转移	如果局部或远处发生转移,5 年死亡率为 55%~75%
免疫抑制	局部复发和转移的风险较高
慢性皮肤损伤(如既往放疗、热烧伤和慢性溃疡)	局部复发和转移的风险较高
已存在原位 SCC	转移风险较高
年龄<60 岁	两倍的复发风险
男性	复发风险较高

检查和分期

所有眼周 BCC 的患者都应该进行脑神经和区域淋巴结的临床检查。大于 20mm 的肿瘤、复发性肿瘤、厚度超过 4mm 的肿瘤以及伴 PNI 者应该考虑影像学(CT、MRI、PET)扫描或 SLNB 来评估淋巴结情况。

除了使用标准的 TNM 系统,《AJCC 肿瘤分级手册》第 7 版包含了其他的分级特征,被推荐用于皮肤的 SCC。

以下特征可以预测从 T1 到 T2 更具侵袭性的表现:
- 组织分级
- Clark 水平≥4
- 嗜神经侵袭

虽然免疫抑制没有包括在分级系统里,但目前公认,免疫系统受损患者的 SCC 更具有侵袭性。

淋巴结转移分级更精细,而不是简单的无(N0)或有(N1),根据受累淋巴结的大小和数量,分为 N0-N3。

肿瘤的厚度不包括在分级里,但它对于淋巴结或远处转移是重要的危险因素[92,93]。因此,在进行组织病理学检查时,应估计肿瘤厚度,而且病理报告应该包括肿瘤是否侵犯皮下组织。如果有侵犯,那么用肿瘤外 PNI 评估神经厚度很有必要,因为神经厚度大于 0.1mm 具有较高的风险。

治疗

SCC 的治疗主要是手术。对于有更多扩散或转移的病变,以及不能或不愿意接受手术治疗的患者,辅助治疗有一定作用。

原位 SCC

许多破坏性治疗,包括冷冻、刮除、烧灼、咪喹莫特、光动力和放射治疗等都用于非眼周区域原位 SCC 的治疗。然而,手术是眼睑病变最好的治疗方式,通过手术可以确保组织学上对病变切除干净,术后复发率最低,降低眼部的发病率。广泛切除、冰冻切片控制和 MMS 都已用于眼周区域原位 SCC 的治疗。

侵袭性 SCC

术中监测切缘的手术 如果可能,眼周 SCC 切除时应当在术中对切缘进行监测。当没有冰冻切片或 MMS 时,应考虑采用石蜡切片并延迟关闭切口。采用 MMS 可以使术后 5 年复发率降至最低,约 1.9%~3.9%[94~97]。采用标准面包条冰冻切片或石蜡切片的切缘监测技术,其治疗率会有轻微降低。

术后监测切缘的手术 如果术中监测切缘不可行,那么低风险 SCC 至少切除 4mm 的边缘。高风险病变,如大于 10mm、复发、低分化或有 PNI 的肿瘤,应考虑切除更广泛的边缘。

放射治疗 放射治疗用于高风险肿瘤的术后辅助治疗,因为它可以治疗更广泛的区域以及局部淋巴结。如果单独使用,眼睑放疗后 5 年复发率平均为 12.5%,但高风险病变的复发率高达 50%。放射治疗也可用于进展性或转移性肿瘤的姑息性治疗,或者拒绝手术和不适合手术的可以耐受单次剂量的患者。

化学治疗 目前,化学治疗可以为进展期肿瘤提供姑息性或辅助性治疗。姑息性化疗方案包括以下药物:顺铂、阿霉素、争光霉素、培洛霉素、甲氨蝶呤、希罗达、氟尿嘧啶,可以单独或联合使用。

最新的生物制剂是西妥昔单抗,是一种抗生长因子受体的嵌合性单克隆抗体,它被美国 FDA 批准与放射治疗联合用于治疗头部和颈部 SCC[98]。通过与细胞外配体结合域连接,竞争性抑制其他配体以阻止细胞内酪氨酸激酶活化。有限的数据显示其疗效良好,大约 50%~75% 的病例完全或部分缓解[99]。然而,治疗停止后肿瘤是否或多久复发尚不清楚,可能发生的不良反应包括皮肤毒性、严重的输液反应和间质性肺炎。

嗜神经侵袭

在头、颈部多学科临床单元中,临床 PNI 可得到最好的治疗。治疗方式可能涉及切缘监测性肿物切除、眼眶内容物剜除和辅助放疗后颅底手术等。化疗也可能有一定作用,以铂类药物为基础的治疗可能对延长患者的存活期有益。

然而,偶发 PNI 辅助治疗的指征仍不清楚[33]。首先,采用术中切缘监测技术可以获得清晰的病变切缘,多以 MMS 为首选。肿瘤外 PNI、较大神经(>0.1mm)受累、肿瘤深部侵犯、复发性肿瘤和弥漫性肿瘤内 PNI等,应该考虑进行放射治疗。

眼眶侵犯、淋巴结和远处转移

眼眶侵犯通常需要行眶内容物剜除术。区域性淋巴结转移应行淋巴结切除。放射治疗和化学治疗用于治疗远处转移的肿瘤。

辅助治疗

异维 A 酸可能降低高危人群(如免疫抑制)的复发率和新肿瘤的发生[100,101]。对高危肿瘤,还应当与治疗的内科医生进行讨论,以减少或停止免疫抑制剂的应用。

预后

用 TNM 分期系统研究眼周 SCC,已经报道局部总复发率为 7%(4% 患者的肿瘤<T2b,10% 患者肿瘤≥T2b),但复发性肿瘤该比率明显升高(20%)[83,102]。据报道,1%~6% 发生区域性淋巴结转移,通常肿瘤≥T2b。总的疾病特异性死亡率介于 1.6%~6.2%[103]。大部分局部复发发生在第一个 3 年,SCC 患者发生皮肤新肿瘤的风险高。因此,建议定期随访、避光和皮肤检查。对高风险肿瘤患者,应考虑进行临床或放射影像学的淋巴结监测。需要采用 MRI 定期进行淋巴结检查的患者,也可以用有经验的超声检查来替代。

皮脂腺癌

皮脂腺癌(sebaceous gland carcinoma,SGC)(又称睑板腺癌和皮脂细胞癌)起源于睑板腺、Zeis 腺和泪阜或眉毛的皮脂腺[104]。最常见于眼周区域,占白种人眼睑肿瘤的 1%~5%。虽然病变多为无痛性,但也是一种局部侵袭性肿瘤,有淋巴结扩散、远处转移和死亡的高风险[105,106]。

危险因素

- 老年:平均年龄 70 岁。
- 女性好发:60%~80%。
- 南亚和东南亚:BCC 和 SCC 较少见,SGC 在眼睑肿瘤中占较大比例(在东南亚和印度占 30%~50%)。可能在亚洲人群中有较高的发病率。然而,在黑种人很罕见。
- 既往辐射:SGC 较常见,发生在既往有面部辐射史的更为年轻的患者。
- Muir-Torre 综合征(Muir-Torre syndrome,MTS):这是一种常染色体显性遗传疾病,以皮脂腺新生物、KAs、内脏恶性肿瘤(特别是结直肠和泌尿生殖系统)为特征[107]。与眼睑受累不同,躯干和四肢的 SGC 与 MTS 之间高度相关,在一个包含 31 个 SGC 患者的系列病例研究中,有 9 例患者罹患 MTS[108~110]。然而,在眼周区域,大部分为散发病例。临床医生应该询问和检查患者是否有内脏恶性肿瘤家族史或 MTS。如果发现或怀疑患者有阳性家族史,推荐对活检标本行针对 MTS 的免疫组织化学检查和基因检测。

- 视网膜母细胞瘤(retinoblastoma,RB):SGC 可见于儿童期罹患视网膜母细胞瘤的成人[111]。这可能反映了患者罹患恶性肿瘤的易感性或治疗方法,特别是放射治疗的致癌效应。

发病机制

研究已经确定 *TP53* 基因发生突变,MAPK 通路和 1、12、19 染色体上基因群发生失调,但其意义仍不清楚[112]。大多数 MTS 在 DNA 错配修复基因(mismatch repair,MMR)的一个等位基因中有种系突变,它编码 MMR 蛋白,在 DNA 复制中消除错误。第二次"打击"(突变)导致错配修复出现缺陷和肿瘤的发生。

临床特征

SGC 有多种表现,可能伪装成大量的良性病变,经常被误诊(图 23.18)。因此,对所有怀疑 SGC 的眼睑病变者都主张进行活检,如果结果不确定还应该重复进行活检。SCC 与眼周皮肤恶性肿瘤的区别在于,SGC 发生在上睑的概率是下睑的两倍,因为上睑的腺体数量较多。

SGC 典型的表现是非炎性睑板结节或肿块,可能为黄色,最终导致睑缘结构破坏和睫毛脱落。这种表现经常被误诊为慢性睑板腺囊肿,且对切除和刮除的治疗效果不佳。另一种常见的表现是弥漫性假性炎症,表现为弥漫性眼睑增厚和结膜炎症。容易与慢性单侧睑结膜炎、眼睑炎、上角膜缘炎和乳头状结膜炎相混淆。因为有脂滴,睑结膜可能呈黄色外观。其他表现包括睑缘结节、多结节、黄色泪阜肿物和眉弓皮下肿物。

有一些证据提示 SGC 的表现形式可以随种族变化。研究发现亚洲人的 SGC 呈结节样改变较白种人多见。

肿瘤播散

SGC 有强烈的上皮内扩散倾向,可以形成 Bowen 样原位病变或 paget 样扩散至邻近的结膜和眼睑皮肤。上皮内扩散也可能形成多中心外观[113]。肿瘤随后可能扩散到眼眶软组织、泪腺、泪道引流系统和颅内。SGC 可能扩散到区域淋巴结,也可以转移到肝、肺、骨和脑。最近的眼周 SGC 文献提示 2%~10% 可发生淋巴结转移,远处转移<5%[105,114]。

病理学

SGC 的诊断主要以形态学为基础:伴扇形核的多

空泡细胞、细胞异型性、有丝分裂活性增加、不同程度的坏死和浸润性生长(图 23.18E、F)[115]。推荐进行冰冻切片脂质染色(油红 O 或苏丹黑),免疫化学染色(BER-EP4、EMA、脂肪分化相关蛋白和雄激素受体)可支持诊断,特别是分化差的肿瘤。诊断 SGC 时应该注意存在其他诊断的可能性,因为 SGC 常常误诊为其他皮肤恶性肿瘤。

根据组织病理学改变 SGC 可能被分为小叶型、粉刺型、乳头型和混合型等亚型[116]。也可进一步分为高分化、中分化和低分化等亚型。目前尚没有证据显示不同组织学亚型对预后的意义。所有的皮脂腺肿瘤都至少应行 MMR 蛋白(MLH-1、MSH-2、MSH-6)的免疫组织化学染色。此外,MMR 蛋白阳性或疑似 MTS 的病例,微卫星病灶不稳定性分析可能有助于诊断[110]。

误诊

SGC 常常被误诊(通常误诊为原位 SCC、SCC 或 BCC)[113]。因此,若临床强烈提示为 SGC 时,但活检报告为原位 SCC、SCC 或 BCC 时,特别是位于上睑的肿瘤,强烈建议再次进行病理检查或再次活检。

检查和分期

术前应进行肿瘤绘图(tumor mapping)。进行术前或术中多点结膜绘图定位活检时,至少应包括四个象限的球结膜、上下睑内外侧睑结膜,以寻找上皮内弥散性转移[117]。

肿瘤较大(>20mm)、怀疑淋巴结病变、嗜神经侵犯或组织学呈低分化时,应考虑进行淋巴结影像学检查或 SLNB[118]。应根据 AJCC 指南对肿瘤进行分期,它与生存率相关[119]。

治疗

手术切除

一般推荐手术治疗,切缘距病灶至少 5mm 并进行切缘监测。切缘监测通常采取石蜡切片,因为冰冻切片在评估上皮内 SGC 时存在一定难度。但是一些医疗中心采用冰冻切片监测切缘或 MMS 技术,发现术后复发率与石蜡切片相同。

若术中无法进行切缘监测技术,切除时应保持切缘至病变至少 5mm。眼眶累及时通常需要行眶内容物剜除术,淋巴结受累时需行颈部淋巴结清扫术[120]。

辅助治疗

辅助治疗可用于进展性病变或有明显上皮内扩

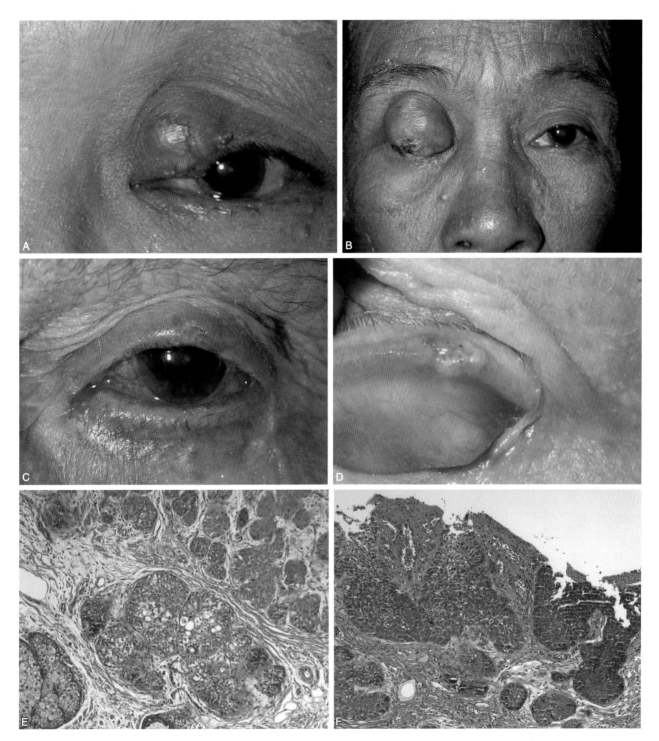

图 23.18　SGC。A. SGC 表现为睑板结节样外观,与睑板腺囊肿相似。B. 大 SGC(睑板结节型)。C. 弥漫性假性炎症型 SGC。D. 睑缘型 SGC。E. 侵袭性癌侵犯真皮,由上皮细胞巢构成,有基底样细胞和清晰的细胞形态,可见细胞异型性和有丝分裂,清晰的细胞有多个空泡的细胞质和扇形核,提示皮脂腺分化(HE,×10)。F. 一个局部侵蚀的 Bowen 样原位癌,由基底样上皮细胞构成,细胞有不典型深染的细胞核,核仁清晰,细胞质多空泡。小的癌巢侵犯表皮(HE,×10)

散的病变。

- 冷冻治疗:球结膜和睑结膜病变,可重复采用冷冻-融解循环程序。
- 放射治疗:用作初始治疗或辅助治疗,特别是局部淋巴结切除术后[121]。对于其有效性的争论一直存在,但对那些不能够或不愿意接受手术的患者有应用成功的报道。
- 化学治疗:
  - 局部:MCC(0.2%~0.4%,每日4次,1~2周一个"用-停"循环)已经成为眼眶内容物剜除术的替代疗法,用于弥漫性上皮内侵犯者[122]。
  - 全身:局部和远处转移的病变可能对氟尿嘧啶联合铂类药物(如顺铂)有反应[123]。全身化疗也可用于术前缩小肿瘤体积。

预后

最近的研究报道 SGC 的复发率为 4%~28%,数据降低可能代表更早期的诊断和更积极的治疗[114]。总的疾病特异性死亡率为 5%~10%。以下特点可能预后差相关:上下睑同时受累、眼眶侵犯、淋巴血管侵犯和低分化。

主要是在临床方面对 SGC 进行随访,但应根据肿瘤的分期进行个体化处理。对于高风险肿瘤患者,可以考虑通过胸片检查、肝功能检查、局部淋巴结超声检查等进行随访监测。

黑色素瘤

黑色素瘤(melanoma)罕见于眼周区域,占所有眼睑肿瘤的 1%,但占致死性皮肤肿瘤的比例很高[124]。世界范围内皮肤黑色素瘤的发生率已经显著增加(美国自 1970 年以来增加了 200%),但眼睑黑色素瘤仍然非常少见[125]。

危险因素

强烈、间断的紫外线暴露是其主要的危险因素。无法晒成棕褐色的浅肤色个体尤其危险。其他危险因素包括痣改变、发育不良痣综合征、超过 50 个大小为 2mm 或更大的痣、黑色素瘤家族史或既往史、先天性痣、免疫抑制、经常日光灼伤以及经常使用日晒床的白种人。

发病机制

目前认为,基因和分子突变积累导致正常黑色素细胞不受控制地转化为黑色素瘤,该结果破坏了肿瘤抑制因子,并促进了细胞生长因子产生。已经确定的突变有 BRAF、NRAS、KIT 原癌基因,肿瘤抑制基因(CDKN2A、PT53、PTEN),MAPK 信号转导通路和 P13K-AKT 通路,此外还有大量染色体异常。

临床表现

黑色素瘤可以原发,也可以起源于已存在的痣,更常发生于下睑。首字母缩略词 ABCDE 可作为指南用于识别它们的外观:

- A-Asymmetry 不对称
- B-Border irregulaity 边界不规则
- C-Color variation 颜色改变(紊乱/无序的色素沉着),尤其是在棕色或黑色病变中有红色、白色或蓝色区域
- D-Diameter 直径大于 6mm
- E-Elevated surface 表面突出,evolution/enlarging 进展/扩大

其他特征有发痒、出血、溃疡、卫星病灶和结膜受累。

发生于眼睑的黑色素瘤有三个主要类型:恶性小痣黑色素瘤(lentigo maligna melanoma,LMM)、表面扩散型黑色素瘤(superficial spreading melanoma)和结节性黑色素瘤(nodular melanoma)[126]。不像发生在身体其他部位的黑色素瘤(表面扩散型最为常见),LMM 在眼睑较为常见或同样常见(30%~40%),结节型黑色素瘤不常见。

恶性小痣黑色素瘤

雀斑黑色素瘤(lentigo melanoma,LM)是一种不规则、扁平的色素性病变,最常见于慢性日光损伤型皮肤的老年人,部位以太阳穴、面颊部以及鼻部多见。原发性获得性黑变病常见于眼睑,可能通过睑缘扩散到结膜(图 23.19)。通常将其作为一种原位黑色素瘤,虽然病变经常表现为无痛性病程,但还是有 3%~8%的风险发展为侵袭性黑色素瘤,即恶性小痣黑色素瘤(lentigo maligna melanoma,LMM)(图 23.19D)[127]。LMM 侵袭性风险随病灶增大而增加,大于 4cm 的病灶中高达 50%含有侵袭性黑色素瘤区域。因此,推荐通过石蜡切片进行切缘监测。

LMM 平均发病年龄为 70 岁,可能表现为 LM 结节增大。但是病灶也可能保持亚临床状态,只有在 LM 被切除进行病理检查后才发现。

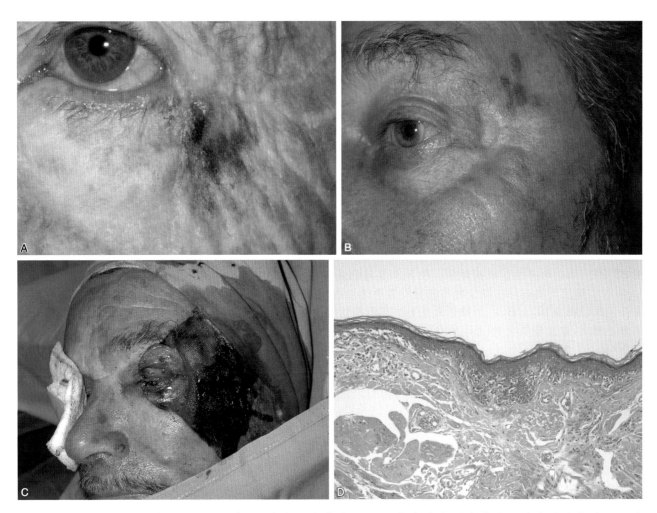

图 23.19　A. 雀斑黑色素瘤。B. "经典"的雀斑黑色素瘤。C. 无色素雀斑黑色素瘤。病变的全部范围只有在手术切除过程中能够见到。D. 雀斑黑色素瘤的组织病理学

表面扩散型黑色素瘤

该类型的黑色素瘤更常发生于 50 岁人群,可能源于已存在的黑色素细胞痣。这些肿瘤最初是扁平的,有多种颜色和不规则边缘。当病变进展时,表面可呈不规则凸起。

结节型黑色素瘤

该肿瘤更常见于 60 岁人群,通常为原发[128]。上文中提到的首字母缩略的 ABCDE 对结节型黑色素瘤不适用,病变常常为突起的、对称的、边缘规则和色调单一(红、蓝、粉红、棕黑、黑、灰或 5% 为无黑色素)的病变(图 23.20)。该肿瘤最重要的特征是大小、突起和出血的变化相对快速(数周或数月,而不是数天)。

更为罕见的亚型包括促结缔组织增生性黑色素瘤和嗜神经性黑色素瘤,可能与 LMM 的叠加相关。

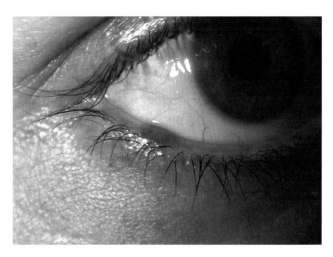

图 23.20　结节型黑色素瘤

病理学

黑色素瘤起源于表皮中黑色素细胞祖细胞。它们的组织学特点包括形成不同大小和形状的黑色素

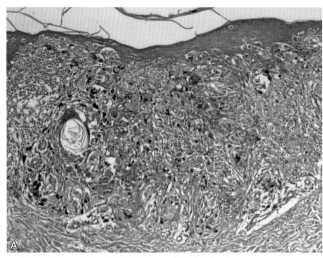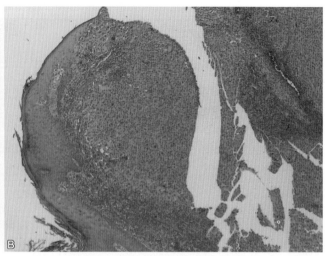

图 23.21　黑色素瘤的组织病理学。**A.** 不同色素的多形性上皮样黑色素细胞在连接处形成不规则巢,表现为 paget 样扩散至真皮浅层。相似的不成熟的黑色素细胞侵犯真皮乳头层,形成淋巴细胞和噬黑素细胞混合的炎性浸润(HE,×10)。**B.** 一个侵犯真皮质结节型恶性肿瘤的边缘,产生淋巴细胞炎症反应。提示原位病变的成分不确定,未发现黑色素(HE,×10)

细胞巢,伴 paget 样扩散,可能溃烂(图 23.21)。

黑色素瘤可以有两种生长方式。较为常见的是双相型,最初呈辐射状生长,局限于表皮质(原位黑色素瘤),接着为垂直生长,呈扩张性生长且有丝分裂活跃,侵犯真皮质。结节型黑色素瘤为单相模式,仅有垂直生长阶段。

值得注意的是,几种良性的黑色素细胞病变(参见第 22 章)有较低的转化为黑色素瘤的风险:发育异常痣(终生风险高达 6%)、巨大或大的先天性痣(终生风险大约为 2%)、眼部皮肤黑素细胞增多症(oculodermal melanocytosis)(终生风险大约为 0.25%)。其他痣的风险很小[129~132]。

检查和分期

活检

怀疑为黑色素瘤的病变应当行切除性活检,如果可能,为明确诊断以及精准确定 Breslow 厚度(表皮颗粒层的上层到肿瘤渗透的最深点的距离,用 mm 表示,但不考虑肿瘤沿附属器扩散的情况)[133]。考虑到厚度对于确定复发风险和存活的意义,应该避免刮除活检。但是对于伴有眼睑和结膜广泛受累的特别大的病变,可在最可疑区域进行切开活检。

一系列眼睑黑色素瘤的研究发现,大约分别有 0%~5% 和 0%~3% 出现区域淋巴结和远处转移[134,135]。

对于中等风险和高风险的黑色素瘤应行头颈部影像学检查(MRI 和 CT)和可疑淋巴结超声引导的细针吸引术,厚度 1mm 或以上的肿瘤应考虑 SLNB。SL-NB 的全部作用还有待确定,因为较薄的肿瘤也可能会发生结节性扩散[136~138]。血液检查、腹部扫描和 PET 扫描等检查可确定是否存在远处转移。

分期

黑色素瘤的预后和最佳治疗与 TNM 的分期密切相关(如前所述)[139]。黑色素瘤的 AJCC 分期与其他眼周肿瘤稍有不同,需要斟酌的因素包括 Breslow 深度、有丝分裂率和是否有溃疡[140]。TNM 分级用于确定特别的黑色素瘤的分期,能预测 5 年生存率(表 23.3)。未包含在 TNM 分期中的其他可能与较差预后有关的因素是年龄增长和男性性别。

基因筛查

部分专业机构可对存在三个或更多家庭成员患黑色素瘤的患者检测 CDKN2A 的突变的情况。

治疗

切缘干净的手术切除是黑色素瘤主要的治疗方式[141]。对于转移性病例可行姑息性手术,如眶内容物剜除术,以避免菜花样眼眶肿物的发生。

手术切除和切缘

争议:根据 Breslow 厚度确定黑色素瘤的手术切缘存有争议[142]。WHO 的最新指南推荐:原位病变外保持 5mm 切缘,厚度小于 1mm 的肿瘤保持 1cm 的切缘,厚度为 1.01~2mm 的肿瘤保持 1~2cm 的切缘。但是据文献报道,对于眼周区域厚度小于 2mm 的肿瘤,切缘保持 5mm 能够很好的控制局部病变。一些病例已经使用 5mm 切缘,联合术中石蜡切片监测切缘,可采用面包条切片技术。冰冻切片通常不用于黑色素瘤检查,因为很难解释人工冰冻造成的改变。但是根据数个专业中心报道显示,冰冻切片监测切缘也具有较好的结果,一般需要结合快速免疫染色。对于侵犯眼眶的病例可采取眶内容物剜除术。

表 23.3　身体任何部位皮肤黑色素瘤的分期和 5 年生存率

病理分期	TNM	厚度（mm）	有丝分裂	溃疡	淋巴结	转移	5 年生存率（所有皮肤黑色素瘤）
0	Tis* N0M0	n/a	n/a	n/a	0	0	
ⅠA	T1a N0M0	≤1.0	<1/mm^3	无	0	0	97%
ⅠB	T1b N0M0	≤1.0	≥1/mm^3	无	0	0	91%
	T2a N0M0	1.01~2.0	任何	无	0	0	
ⅡA	T2N0M0	1.01~2.0	任何	有	0	0	79%
	T3a N0M0	2.01~4.0	任何	无	0	0	
ⅡB	T3b N0M0	2.01~4.0	任何	有	0	0	71%
	T4a N0M0	>4.0	任何	无	0	0	
ⅡC	T4b N0M0	>4.0	任何	有	0	0	
ⅢA	T1~4a N1a M0	任意	<1/mm^3 如果 T!	无	微[+]	0	78%
	T1~4a N2a M0	任意	<1/mm^3 如果 T!	无	2~3 微	0	
ⅢB	T1~4b N1a M0	任意	≥1/mm^3 如果 T!	有	微	0	48%
	T1~4b N2a M0	任意	≥1/mm^3 如果 T!	有	2~3 微	0	
	T1~4a N1b M0	任意	<1/mm^3 如果 T!	无	巨大[++]	0	
	T1~4a N2b M0	任意	<1/mm^3 如果 T!	无	2~3 巨大	0	
	T1~4a N2c M0	任意	<1/mm^3 如果 T!	无		卫星灶/正在转移	
ⅢC	T1~4b N1b M0	任意	≥1/mm^3 如果 T!	有	巨大[++]	0	47%
	T1~4b N2b M0	任意	≥1/mm^3 如果 T!	有	2~3 巨大	0	
	T1~4b N2c M0	任意	≥1/mm^3 如果 T!	有	0		
	任意 TN3M0	任意	任意	任意	>4 个或凌乱的淋巴结/卫星灶或正在转移淋巴结		
Ⅳ	任意 T 和 NM1	任意	任意	任意	任意	有[#]	

＊原位

[+]淋巴结活检诊断的微转移。

[++]大转移（macrometastasis）定义为临床可检测到的淋巴结转移,通过治疗性淋巴结切除术证实,淋巴结转移表现为明显的包膜外扩散。

[#]《AJCC 癌症分期指南》(第 7 版)根据肿瘤位置和出现乳酸脱氢酶水平升高,将转移进一步划分。

已有淋巴结转移的病例,在切除原发病变的同时需行颈淋巴结清除术和腮腺切除术。对于没有转移扩散的病例,还没有证据提示预防性淋巴结切除对患者的存活有益。

辅助治疗

放射治疗作为眼睑黑色素瘤的辅助治疗可能有一定作用,特别是对于较大病变,以期避免眼眶内容物剜和保留眼球。原位病变结膜扩散可考虑局部治疗,例如丝裂霉素 C 和干扰素。

药物治疗

局部用药　局部使用咪喹莫特已经用于拒绝手术或不适合手术的较大 LM 患者的治疗。

全身性用药　用于治疗黑色素瘤的新一代靶向化疗药物正在研发中,包括 BRAF 抑制剂(如威罗菲尼、达拉菲尼和银康菲尼)和 MEK 抑制剂曲美替尼。虽然临床试验显示其前景光明,但单独应用可产生肿瘤耐药性,联合用药方案正在研究中。

预后

目前已有一系列术后复发的报道,发生局部复发、区域转移和远处转移的比率分别约为 21%、11% 和 6%[134,143~145]。因此,应该定期随访,行淋巴结监测和结膜检查。应该教育患者进行自我检查和日光防护。随访指南目前尚无统一标准,但下述内容可供参考:

- 0 期——每年行皮肤检查。
- I A 期——每 3~12 个月进行一次皮肤和淋巴结检查,持续 5 年,之后每年 1 次。
- I B-IV 期——每 3~6 个月进行一次皮肤和淋巴结检查,持续 2 年;之后每 6~12 个月检查一次,持续 2 年;之后每年 1 次。对于高风险肿瘤患者,淋巴结影像学监测、胸片和血液检查,每 6~12 个月 1 次。

梅克尔细胞癌

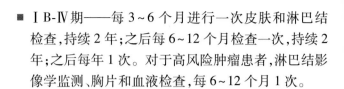

梅克尔细胞癌(Merkel cell carcinoma,MCC),又名小梁状癌(trabecular)或神经内分泌癌(neuroendocrine carcinoma),是一种罕见的眼周肿瘤(已报道 118 例),有明显的局部复发和区域性淋巴结转移的风险[146~149]。该病与近期发现的梅克尔细胞多瘤病毒(Merkel cell polyomavirus)有很大的相关性[150]。

危险因素

MCC 更常发生于老年白种人,男性略多见。由于肿瘤更常发生于日光暴露的区域,所以紫外线可能在发病机制中起到一定作用,免疫抑制是一个重要的危险因素,可能是与病毒是其致病病因有关[151~153]。

发病机制

目前没有证实 MCC 来源于表皮质中的梅克尔细胞,它可能来源于真皮的神经内分泌细胞或多能干细胞。80%的 MCC 病例中发现存在多瘤病毒克隆,该病毒可能在很多病例中起到致癌作用。

临床表现

MCC 表现为快速增长、圆顶状、实性无痛性结节,表面有光泽,毛细血管扩张(图 23.22)[154]。病变可能

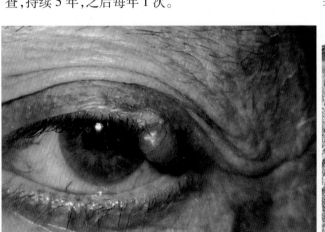
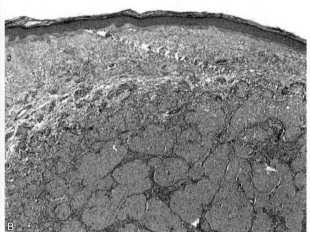

图 23.22　A. 梅克尔细胞癌。**B.** 恶性基底细胞样上皮细胞的细胞巢边界清晰,细胞核深染、核/质比例增大、核仁小甚至不明显,同时伴有炎性淋巴细胞浸润。无上皮连接(HE,×10)

呈红色、紫色或肉色。更常见于上睑近睑缘处，导致局部睫毛脱落。

虽然大部分眼周 MCC 为局限性病变，但至少 3% 的病例表现为淋巴结受累。因此，所有患者都应该进行局部淋巴结检查。

病理学

MCC 是一种分化差的神经内分泌癌，由小到中等大小的不典型细胞构成，有大而深染的细胞核（图 23.22）。肿瘤在真皮内以紧密的癌巢、小梁结构或更弥漫的方式生长，可能扩展到皮下组织[155]。

检查和分期

诊断性活检后，所有患者均应该进行头颈部影像学检查（MRI 首选，条件允许可行 PET 扫描），并进行分期，因为活检有淋巴结扩散的风险[156]。也可以考虑采用 SLNB[157]。MCC 的分期采用 AJCC TNM 系统的肿瘤特异性标准。

治疗

手术

手术切除并进行切缘监测是主要的治疗方法[158,159]。对于身体其他部位的 MCC，体积小于 2cm 者推荐手术切缘距病灶 1cm，体积大于 2cm 者手术切缘推荐为 2cm。对于眼睑 MCC，常采用 5mm 切缘并行切缘监测。常使用石蜡切片，也可采用冰冻切片或 MMS，具体方案取决于病理医生或 Mohs 手术医生的专长。

辅助治疗

放射治疗 MCC 是放射敏感性肿瘤，有证据显示辅助放射治疗能够改善、控制局部病变，可能提高生存率[160~162]。其他研究发现，单独手术也能够很好控制肿瘤。因此，眼周区域 MCC 行放射治疗的作用尚不清楚，但应当考虑用于治疗 2 期以上肿瘤原发部位的淋巴结和介于中间的引流淋巴管。

化学治疗 化学治疗用于治疗转移性 MCC，可联合应用卡铂、依托泊苷、环磷酰胺、阿霉素和长春新碱等药物[163]。

预后

眼周 MCC 局部复发率为 14%，淋巴结转移率为 20%，远处转移率为 5%[164~166]。总体上疾病特异性死亡率为 6%。大部分眼睑 MCC 是 TNM1 期，应当注意小于 10mm 的小肿瘤也与淋巴结扩散有关。但是，这些比率明显优于其他部位的 MCC，这与眼周区域 MCC 的诊断较早有关。所有 MCC 应当考虑通过临床检查进行规律性淋巴结监测，可选择性进行淋巴结超声或 MRI 扫描。

淋巴增生性肿瘤

目前已报道大量眼睑恶性淋巴增生性肿瘤，包括外周 T 细胞淋巴瘤，自然杀伤 T 细胞淋巴瘤，黏膜相关淋巴组织（结外边缘区）B 细胞淋巴瘤，弥漫大 B 细胞淋巴瘤，CD30 阳性淋巴增生性病变（包括淋巴瘤样丘疹病、原发性皮肤间变大细胞淋巴瘤和系统性间变大细胞淋巴瘤），套细胞 B 细胞淋巴瘤，小细胞 B 细胞淋巴瘤或慢性淋巴细胞白血病（皮肤白血病）[167]。表现包括无痛性眼睑肿物、弥漫性眼睑肿胀以及皮肤结节或斑块，可以双侧眼受累。蕈样真菌病（mycosis fungoides）和 Sézary 综合征（Sézary syndrome）是最常见的发生于眼睑皮肤的 T 细胞淋巴瘤。表现包括红斑（可以被误诊为湿疹）、睑缘炎或盘状狼疮。眼睑病变出现坏死和溃疡后，可能发生瘢痕性睑外翻。

眼睑转移癌

眼睑转移癌少见，大约占眼转移癌的 1%[168]。源于多种原发性肿瘤，包括黑色素瘤（皮肤和色素膜）、乳腺癌、肾癌、甲状腺癌、前列腺癌和肺癌，以上转移癌的发生率按降序排列，可以表现这些原发肿瘤的特征。眼部最常见的表现是无触痛的结节，但可以是扁平的色素性病变、弥漫性眼睑水肿或多发结节。可能需要诊断性或治疗性切除，治疗取决于原发病变和预后。

外分泌/顶质分泌肿瘤

原发性皮肤黏液癌/黏液汗腺腺癌

该病是一种生长缓慢的肿瘤，70 多岁为其好发年龄，表现为睑缘处缓慢生长的结节、囊肿或溃疡[169]。该病是最常见的汗腺恶性肿瘤，好发于男性。目前已报道至少 78 例眼睑病例。组织学上，病变特点是由纤维隔分开的大量黏液中有漂浮聚集的肿瘤上皮细胞，偶尔形成细管。在诊断原发性皮肤肿瘤之前，需要排除从其他原发部位转移而来的可能。一些病例可能有局灶性神经内分泌分化。肿瘤常常局部复发(高达31%),但其转移性潜能低。最好的治疗方法是采用切缘监测性切除或 MMS 以减少局部复发。

内分泌黏液性汗腺癌

这种特殊的低级别肿瘤已报道 30 多例。好发于眼睑,尤其是老年女性和下睑,切除后复发和转移的风险很低[170]。组织学上,肿瘤呈多结节,从实性到部分囊性区域,表现为局部乳头状和筛孔状结构。该病也可能与侵袭性黏液癌相关,被认为是侵袭性黏液癌可能发生的前兆。

顶泌汗腺腺癌

发生于眼睑的这种侵袭性顶泌汗腺恶性肿瘤主要与 Moll 腺有关,常发生于 70 多岁的人群,表现为蓝棕色结节,常与眼眶侵犯和淋巴结转移有关[171]。已报道 21 例眼睑病例,推荐的治疗方法是切缘监测性切除,肿瘤晚期行眶内容物剜除术和颈部淋巴结清除术,也可使用辅助性放射治疗。

印戒细胞癌/组织细胞样癌/小汗腺腺癌

眼睑小汗腺癌至少已报道过 25 例[172]。主要发生于老年男性,病变生长缓慢,但可以侵犯眼眶并发生转移。根据印度的收藏文件显示,肿瘤的特征是不典型的上皮细胞,有偏心的空泡细胞质,含有过碘酸雪夫淀粉糖化酶(periodic acid-Schiff diastase,PASD)染色和黏蛋白卡红阳性的黏液,必须与转移性印戒细胞腺癌区分,尤其是来源于胃肠道、乳腺和泌尿道的转移癌[173]。治疗方法是宽边缘切除。

微囊肿附属器癌/硬化性汗腺导管癌/汗管瘤样癌

至少已有 21 例位于眼周的局部侵袭性、缓慢生长的硬化性癌相关病例报道,在组织学上可与汗管瘤混淆[174,175]。可能表现为结节或硬化斑。肿瘤在组织学上无特殊性,表面有角质囊肿,邻近基底偶尔合并有与结缔组织形成相关的小管状细胞索。一般会发生深部扩散和 PNI。采用 PASD 染色和癌胚抗原免疫染色确定瘤管可能有助于诊断。最好的治疗方法是进行切缘监测性切除,因为该病有局部复发的倾向。

汗孔癌

这类肿瘤好发于老年男性,有多种临床表现——

结节,斑块或常伴有溃疡的息肉样病变[176]。有恶变的可能性,最好的治疗方法是进行切缘监测性切除。眼睑的汗孔癌已有 8 个病例报道。

已报道的来源于眼睑腺体的其他肿瘤包括浸润型导管(管样)癌、汗腺癌、螺旋腺癌和腺样囊性癌。

血管性肿瘤

卡波西肉瘤

卡波西肉瘤(Kaposi sarcoma,KS)是一种血管增生性病变或肿瘤,与人疱疹病毒 8 感染有关[177]。它表现为紫罗兰色的实性肿瘤,也可能是多中心的,可导致反复出血和水肿(图 23.23)。肿瘤可能发生在下肢、头颈部和外阴部,内脏也可受累。在眼睑,它常常被被误诊为化脓性肉芽肿、睑板腺囊肿或血管瘤。

AIDS 相关的 KS 是眼睑最常见的亚型,虽然高度活性的抗反转录病毒治疗(HAART)已使 KS 发病率明显降低。KS 可能是 HIV 感染的首发表现。该亚型生长很快。

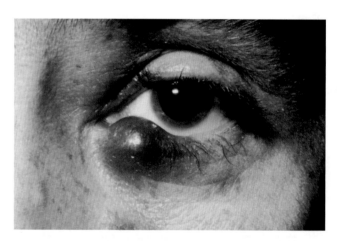

图 23.23 卡波西肉瘤

其他亚型有:非流行性 KS,发生于同性恋 HIV 阴性的男性患者;经典 KS,它是一种发生于犹太人和地中海老年男性的无痛性肿瘤;非洲/地方性 KS,通常累及非洲人,好发于下肢,能使淋巴系统闭塞;免疫系统受损性 KS,发生于接受器官移植者。

治疗取决于病变大小和位置、伴随疾病以及患者年龄。HAART 对部分 AIDS 相关的 KS 可能有效。较小的病变可以手术切除或在病变内注射化疗药物,如长春新碱、类固醇、α 干扰素和人类绒毛膜促性腺激素。阿霉素脂质体和生物制剂如干扰素都已用于全身化疗,单克隆靶向抗体治疗目前正在研究中,放射治疗对顽固的病变可能有一定作用。

血管肉瘤

　　血管肉瘤（angiosarcoma）是一种起源于内皮细胞的肿瘤,文献报道了 50 例眼周血管肉瘤的病例[178]。临床表现呈高度多样性,但最常见的表现是快速扩展的红色或蓝紫色病变("擦伤样斑块"),紧接着表现为孤立性蓝色或蓝紫色结节,病变也可表现为多灶性,可导致弥漫性眼睑肿胀(图 23.24)。临床类型包括表面扩散型、结节型和溃疡型。肿瘤可能为多中心性,可以原发或来源于慢性淋巴水肿或受辐射的组织。病理学显示不规则匐行的管道内衬核深染的多形性内皮细胞。孤立性病变可手术切除,大的或多灶性病变可以放射治疗。血管肉瘤的预后差,平均 5 年死亡率为 75%～90%,根据组织病理学分化类型的不同,预后差异很大。

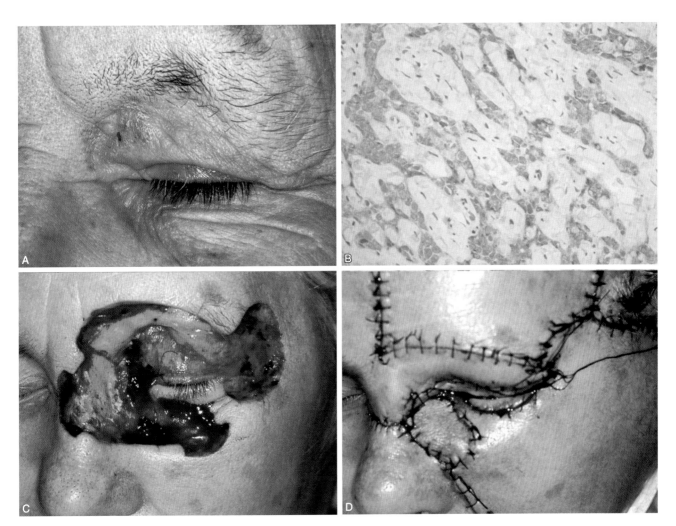

　　图 23.24　血管肉瘤。A. 患者女性,82 岁,左眼上睑、鼻梁、左眼下睑及面颊部有红-蓝紫色、轻度突起的无痛性斑块。B. 活检发现有恶性内皮细胞的不规则血管通道。C. Mohs 监测下进行病变切除,产生大片组织缺损,比预期的大。D. 局部组织重建后,接受放射治疗和化学治疗,但最终死于肿瘤的肺转移（Courtesy of Peter Dolman,Vancouver,Canada,from Wiwatwongwana D,White VA,Dolman PJ,Two cases of periocular cutaneous angiosarcomA. Ophthal Plast Reconstr Surg 2010 Sep-Oct;26(5):365-6)

恶性毛囊肿瘤

　　文献至少已经报道了 20 例眼周恶性毛囊肿瘤。包括毛母质瘤（hair matrix tumor）/毛基质癌（pilomatrix carcinoma）、外毛鞘肿瘤（external hair sheath tumors）/毛根鞘癌（trichilemmal carcinoma）、恶性增生性外毛根鞘瘤（malignant proliferating trichilemmal tumor）和毛基质肿瘤（hair germ tumors）/毛胚细胞癌（trichoblastic carcinoma）[179]。

软组织肿瘤

未分化多形性肉瘤

未分化多形性肉瘤（undifferentiated pleomorphic sarcoma，UPS）以前称为表面恶性纤维组织细胞瘤，本质上是一种排除性诊断[180]。它需要与不典型纤维黄色瘤（atypical fibrousxanthoma，AFX）及其他肉瘤相鉴别。AFX 发生于老年人遭受日光损伤的皮肤。组织学显示为多形性多边形和梭形细胞在不定形的胶原真皮中无序排列。有些病例可表现为席纹状生长、坏死、嗜神经性或侵袭淋巴血管样改变。累及浅层皮下组织且伴有其他组织受累者不是 AFX，而是表面 UPS[180]。表面 UPS 最常发生于白种人老年男性，常常局部复发，偶尔发生转移。广泛切除或石蜡切片监测切除辅助放射治疗是推荐的治疗方案。目前已有 9 例眼睑 UPS 的病例报道。

隆突性皮肤纤维肉瘤

隆突性皮肤纤维肉瘤（dermatofibrosarcoma protuberans）是一种生长缓慢、局部侵犯、低级别的恶性肿瘤。表现为肉色或紫罗兰色的结节，有时发生于硬化性斑块内部。病变好发于年青人或中年人。组织学上，肿瘤细胞呈波浪状排列，为轻度不典型细长梭形的细胞构成，有少量有丝分裂象。这些肿瘤很少发生转移（2%～5%），转移常见于高级别去分化的病例。由于局部复发的风险高，应该考虑切缘监测切除或 MMS。眼周区域已有 9 例报道，有的伴眼眶受累[181]。

眼睑其他罕见肿瘤包括脂肪肉瘤、黏液纤维肉瘤、横纹肌肉瘤、血管内皮细胞瘤和恶性外周神经鞘瘤等。

参考文献

1. Diepgen TL, Mahler V. The epidemiology of skin cancer. *Br J Dermatol* 2002;**146**(Suppl. 61):1–6.
2. Miller DL, Weinstock MA. Nonmelanoma skin cancer in the United States: incidence. *J Am Acad Dermatol* 1994;**30**(5 Pt 1):774–8.
3. Staples MP, Elwood M, Burton RC, et al. Non-melanoma skin cancer in Australia: the 2002 national survey and trends since 1985. *Med J Aust* 2006;**184**(1):6–10.
4. Abide JM, Nahai F, Bennett RG. The meaning of surgical margins. *Plast Reconstr Surg* 1984;**73**(3):492–7.
5. Mohs FE. Micrographic surgery for the microscopically controlled excision of eyelid cancers. *Arch Ophthalmol* 1986;**104**(6):901–9.
6. Edge S, Byrd DR, Compton CC, et al. AJCC cancer staging manual. 7th ed. New York, NY: Springer-Verlag; 2011.
*7. Prabhakaran VC, Gupta A, Huilgol SC, et al. Basal cell carcinoma of the eyelids. *Compr Ophthalmol Update* 2007;**8**(1):1–14.
8. Kricker A, Armstrong BK, English DR, et al. Does intermittent sun exposure cause basal cell carcinoma? a case-control study in Western Australia. *Int J Cancer* 1995;**60**(4):489–94.
9. Lear JT, Tan BB, Smith AG, et al. Risk factors for basal cell carci-

10. Hoxtell EO, Mandel JS, Murray SS, et al. Incidence of skin carcinoma after renal transplantation. *Arch Dermatol* 1977;**113**(4):436–8.
11. Ewing MR. The significance of a single injury in the causation of basal-cell carcinoma of the skin. *Aust N Z J Surg* 1971;**41**(2):140–7.
12. Nijhawan N, Ross MI, Diba R, et al. Experience with sentinel lymph node biopsy for eyelid and conjunctival malignancies at a cancer center. *Ophthal Plast Reconstr Surg* 2004;**20**(4):291–5.
13. Gorlin RJ, Vickers RA, Kellen E, et al. Multiple basal-cell nevi syndrome. An analysis of a syndrome consisting of multiple nevoid basal-cell carcinoma, jaw cysts, skeletal anomalies, medulloblastoma, and hyporesponsiveness to parathormone. *Cancer* 1965;**18**:89–104.
14. Honavar SG, Shields JA, Shields CL, et al. Basal cell carcinoma of the eyelid associated with Gorlin-Goltz syndrome. *Ophthalmology* 2001;**108**(6):1115–23.
15. Taylor SF, Cook AE, Leatherbarrow B. Review of patients with basal cell nevus syndrome. *Ophthal Plast Reconstr Surg* 2006;**22**(4):259–65.
16. Cleaver JE. Defective repair replication of DNA in xeroderma pigmentosum. *Nature* 1968;**218**(5142):652–6.
17. Kraemer KH, Lee MM, Scotto J. Xeroderma pigmentosum. Cutaneous, ocular, and neurologic abnormalities in 830 published cases. *Arch Dermatol* 1987;**123**(2):241–50.
18. Plosila M, Kiistala R, Niemi KM. The Bazex syndrome: follicular atrophoderma with multiple basal cell carcinomas, hypotrichosis and hypohidrosis. *Clin Exp Dermatol* 1981;**6**(1):31–41.
*19. de Zwaan SE, Haass NK. Genetics of basal cell carcinoma. *Australas J Dermatol* 2010;**51**(2):81–92. quiz 3–4.
20. Al-Niaimi F, Lyon CC. Linear basal cell carcinoma: a distinct condition? *Clin Exp Dermatol* 2011;**36**(3):231–4.
21. Mavrikakis I, Malhotra R, Selva D, et al. Linear basal cell carcinoma: A distinct clinical entity. *J Plast Reconstr Aesthet Surg* 2006;**59**(4):419–23.
22. McNab AA, Francis IC, Benger R, et al. Perineural spread of cutaneous squamous cell carcinoma via the orbit. Clinical features and outcome in 21 cases. *Ophthalmology* 1997;**104**(9):1457–62.
23. Selva D, Hale L, Bouskill K, et al. Recurrent morphoeic basal cell carcinoma at the lateral canthus with orbitocranial invasion. *Australas J Dermatol* 2003;**44**(2):126–8.
24. Lo JS, Snow SN, Reizner GT, et al. Metastatic basal cell carcinoma: report of twelve cases with a review of the literature. *J Am Acad Dermatol* 1991;**24**(5 Pt 1):715–19.
25. Ting PT, Kasper R, Arlette JP. Metastatic basal cell carcinoma: report of two cases and literature review. *J Cutan Med Surg* 2005;**9**(1):10–15.
26. Sahl WJ. Basal cell carcinoma: influence of tumor size on mortality and morbidity. *Int J Dermatol* 1995;**34**(5):319–21.
27. Rippey JJ. Why classify basal cell carcinomas? *Histopathology* 1998;**32**(5):393–8.
28. Wu A, Sun MT, Huilgol SC, et al. Histological subtypes of periocular basal cell carcinoma. *Clin Experiment Ophthalmol* 2014;**42**(7):603–7.
29. Leibovitch I, Huilgol SC, Selva D, et al. Basosquamous carcinoma: treatment with Mohs micrographic surgery. *Cancer* 2005;**104**(1):170–5.
30. Hendrix JD Jr, Parlette HL. Micronodular basal cell carcinoma. A deceptive histologic subtype with frequent clinically undetected tumor extension. *Arch Dermatol* 1996;**132**(3):295–8.
31. Johnson TM, Tschen J, Ho C, et al. Unusual basal cell carcinomas. *Cutis* 1994;**54**(2):85–92.
32. Malhotra R, Huilgol SC, Huynh NT, et al. The Australian Mohs database, part I: periocular basal cell carcinoma experience over 7 years. *Ophthalmology* 2004;**111**(4):624–30.
33. Gupta A, Veness M, De'Ambrosis B, et al. Management of squamous cell and basal cell carcinomas of the head and neck with perineural invasion. *Australas J Dermatol* 2016;**57**(1):3–13.
34. Kersten RC, Ewing-Chow D, Kulwin DR, et al. Accuracy of clinical diagnosis of cutaneous eyelid lesions. *Ophthalmology* 1997;**104**(3):479–84.
*35. National Health and Medical Research Council. Nonmelanoma skin cancer: Guidelines for treatment and management in Australia. Sydney, Australia: National Health and Medical Research Council; 2002.
36. Wolf DJ, Zitelli JA. Surgical margins for basal cell carcinoma. *Arch*

Dermatol 1987;**123**(3):340–4.

37. Walker P, Hill D. Surgical treatment of basal cell carcinomas using standard postoperative histological assessment. *Australas J Dermatol* 2006;**47**(1):1–12.

38. Sun MT, Figueira E, Huilgol SC, et al. Minimum histological safety margins in periocular basal cell carcinoma. *Br J Ophthalmol* 2014;**98**(5):706.

39. Salasche SJ, Amonette RA. Morpheaform basal-cell epitheliomas. A study of subclinical extensions in a series of 51 cases. *J Dermatol Surg Oncol* 1981;**7**(5):387–94.

40. Smeets NW, Krekels GA, Ostertag JU, et al. Surgical excision vs Mohs' micrographic surgery for basal-cell carcinoma of the face: randomised controlled trial. *Lancet* 2004;**364**(9447):1766–72.

41. Conway RM, Themel S, Holbach LM. Surgery for primary basal cell carcinoma including the eyelid margins with intraoperative frozen section control: comparative interventional study with a minimum clinical follow up of 5 years. *Br J Ophthalmol* 2004;**88**(2):236–8.

42. Dhingra N, Gajdasty A, Neal JW, et al. Confident complete excision of lid-margin BCCs using a marginal strip: an alternative to Mohs' surgery. *Br J Ophthalmol* 2007;**91**(6):794–6.

43. Wong VA, Marshall JA, Whitehead KJ, et al. Management of periocular basal cell carcinoma with modified en face frozen section controlled excision. *Ophthal Plast Reconstr Surg* 2002;**18**(6):430–5.

44. Boulinguez S, Grison-Tabone C, Lamant L, et al. Histological evolution of recurrent basal cell carcinoma and therapeutic implications for incompletely excised lesions. *Br J Dermatol* 2004;**151**(3):623–6.

45. Dixon AY, Lee SH, McGregor DH. Factors predictive of recurrence of basal cell carcinoma. *Am J Dermatopathol* 1989;**11**(3):222–32.

46. Avril MF, Auperin A, Margulis A, et al. Basal cell carcinoma of the face: surgery or radiotherapy? Results of a randomized study. *Br J Cancer* 1997;**76**(1):100–6.

47. Anderson R. A warning on cryosurgery for eyelid malignancies. *Arch Ophthalmol* 1978;**96**(7):1289–90.

48. Haller JC, Cairnduff F, Slack G, et al. Routine double treatments of superficial basal cell carcinomas using aminolaevulinic acid-based photodynamic therapy. *Br J Dermatol* 2000;**143**(6):1270–5.

49. Rhodes LE, de Rie M, Enstrom Y, et al. Photodynamic therapy using topical methyl aminolevulinate vs surgery for nodular basal cell carcinoma: results of a multicenter randomized prospective trial. *Arch Dermatol* 2004;**140**(1):17–23.

50. Blasi MA, Giammaria D, Balestrazzi E. Immunotherapy with imiquimod 5% cream for eyelid nodular basal cell carcinoma. *Am J Ophthalmol* 2005;**140**(6):1136–9.

51. Geisse J, Caro I, Lindholm J, et al. Imiquimod 5% cream for the treatment of superficial basal cell carcinoma: results from two phase III, randomized, vehicle-controlled studies. *J Am Acad Dermatol* 2004;**50**(5):722–33.

52. Clark CM, Furniss M, Mackay-Wiggan JM. Basal cell carcinoma: an evidence-based treatment update. *Am J Clin Dermatol* 2014;**15**(3):197–216.

53. LoRusso PM, Rudin CM, Reddy JC, et al. Phase I trial of hedgehog pathway inhibitor vismodegib (GDC-0449) in patients with refractory, locally advanced or metastatic solid tumors. *Clin Cancer Res* 2011;**17**(8):2502–11.

54. Sekulic A, Migden MR, Oro AE, et al. Efficacy and safety of vismodegib in advanced basal-cell carcinoma. *N Engl J Med* 2012;**366**(23):2171–9.

55. Von Hoff DD, LoRusso PM, Rudin CM, et al. Inhibition of the hedgehog pathway in advanced basal-cell carcinoma. *N Engl J Med* 2009;**361**(12):1164–72.

56. Xin M. Hedgehog inhibitors: a patent review (2013 – present). *Expert Opin Ther Pat* 2015;**25**(5):549–65.

57. Leibovitch I, McNab A, Sullivan T, et al. Orbital invasion by periocular basal cell carcinoma. *Ophthalmology* 2005;**112**(4):717–23.

58. Moeholt K, Aagaard H, Pfeiffer P, et al. Platinum-based cytotoxic therapy in basal cell carcinoma—a review of the literature. *Acta Oncol* 1996;**35**(6):677–82.

59. Malhotra R, Huilgol SC, Huynh NT, et al. The Australian Mohs database, part II: periocular basal cell carcinoma outcome at 5-year follow-up. *Ophthalmology* 2004;**111**(4):631–6.

60. Leibovitch I, Huilgol SC, Selva D, et al. Basal cell carcinoma treated with Mohs surgery in Australia II. Outcome at 5-year follow-up. *J Am Acad Dermatol* 2005;**53**(3):452–7.

61. Rowe DE, Carroll RJ, Day CL Jr. Long-term recurrence rates in previously untreated (primary) basal cell carcinoma: implications for patient follow-up. *J Dermatol Surg Oncol* 1989;**15**(3):315–28.

62. Leibovitch I, Huilgol SC, Selva D, et al. Basal cell carcinoma treated with Mohs surgery in Australia I. Experience over 10 years. *J Am Acad Dermatol* 2005;**53**(3):445–51.

63. Wesley RE, Collins JW. Basal cell carcinoma of the eyelid as an indicator of multifocal malignancy. *Am J Ophthalmol* 1982;**94**(5):591–3.

64. Youl PH, Janda M, Kimlin M, et al. and sun protection: the impact of mixed public health messages in Australia. *Int J Cancer* 2009;**124**(8):1963–70.

*65. Sullivan TJ. Squamous cell carcinoma of eyelid, periocular, and periorbital skin. *Int Ophthalmol Clin* 2009;**49**(4):17–24.

66. Karia PS, Han J, Schmults CD. Cutaneous squamous cell carcinoma: estimated incidence of disease, nodal metastasis, and deaths from disease in the United States, 2012. *J Am Acad Dermatol* 2013;**68**(6):957–66.

67. Gallagher RP, Hill GB, Bajdik CD, et al. Sunlight exposure, pigmentation factors, and risk of nonmelanocytic skin cancer. II. Squamous cell carcinoma. *Arch Dermatol* 1995;**131**(2):164–9.

68. Scotto J, Kopf AW, Urbach F. Non-melanoma skin cancer among Caucasians in four areas of the United States. *Cancer* 1974;**34**(4):1333–8.

69. Donaldson MJ, Sullivan TJ, Whitehead KJ, et al. Squamous cell carcinoma of the eyelids. *Br J Ophthalmol* 2002;**86**(10):1161–5.

70. Maclean H, Dhillon B, Ironside J. Squamous cell carcinoma of the eyelid and the acquired immunodeficiency syndrome. *Am J Ophthalmol* 1996;**121**(2):219–21.

71. Hartevelt MM, Bavinck JN, Kootte AM, et al. Incidence of skin cancer after renal transplantation in The Netherlands. *Transplantation* 1990;**49**(3):506–9.

72. Margo CE, Waltz K. Basal cell carcinoma of the eyelid and periocular skin. *Surv Ophthalmol* 1993;**38**(2):169–92.

73. Guo HR, Yu HS, Hu H, et al. Arsenic in drinking water and skin cancers: cell-type specificity (Taiwan, ROC). *Cancer Causes Control* 2001;**12**(10):909–16.

74. Lichter MD, Karagas MR, Mott LA, et al. Therapeutic ionizing radiation and the incidence of basal cell carcinoma and squamous cell carcinoma. The New Hampshire Skin Cancer Study Group. *Arch Dermatol* 2000;**136**(8):1007–11.

75. Marks R, Foley P, Goodman G, et al. Spontaneous remission of solar keratoses: the case for conservative management. *Br J Dermatol* 1986;**115**(6):649–55.

76. Marks R, Rennie G, Selwood TS. Malignant transformation of solar keratoses to squamous cell carcinoma. *Lancet* 1988;**1**(8589):795–7.

77. Arlette JP, Trotter MJ. Squamous cell carcinoma in situ of the skin: history, presentation, biology and treatment. *Australas J Dermatol* 2004;**45**(1):1–9, quiz 10.

78. Malhotra R, James CL, Selva D, et al. The Australian Mohs database: periocular squamous intraepidermal carcinoma. *Ophthalmology* 2004;**111**(10):1925–9.

79. Sullivan TJ, Boulton JE, Whitehead KJ. Intraepidermal carcinoma of the eyelid. *Clin Experiment Ophthalmol* 2002;**30**(1):23–7.

80. Donaldson MJ, Sullivan TJ, Whitehead KJ, et al. Periocular keratoacanthoma: clinical features, pathology, and management. *Ophthalmology* 2003;**110**(7):1403–7.

81. Grossniklaus HE, Wojno TH, Yanoff M, et al. Invasive keratoacanthoma of the eyelid and ocular adnexa. *Ophthalmology* 1996;**103**(6):937–41.

82. Leibovitch I, Huilgol SC, James CL, et al. Periocular keratoacanthoma: can we always rely on the clinical diagnosis? *Br J Ophthalmol* 2005;**89**(9):1201–4.

83. Sun MT, Andrew NH, O'Donnell BA, et al. Periocular squamous cell carcinoma TNM staging and recurrence. *Ophthalmology* 2015;**122**(7):1512–16.

84. Howard GR, Nerad JA, Carter KD, et al. Clinical characteristics associated with orbital invasion of cutaneous basal cell and squamous cell tumors of the eyelid. *Am J Ophthalmol* 1992;**113**(2):123–33.

85. Nasser QJ, Roth KG, Warneke CL, et al. Impact of AJCC 'T' designation on risk of regional lymph node metastasis in patients with squamous carcinoma of the eyelid. *Br J Ophthalmol* 2014;**98**(4):498–501.

86. Barzilai G, Greenberg E, Cohen-Kerem R, et al. Pattern of regional metastases from cutaneous squamous cell carcinoma of the head and neck. *Otolaryngol Head Neck Surg* 2005;**132**(6):852–6.

87. Petter G, Haustein UF. Histologic subtyping and malignancy assessment of cutaneous squamous cell carcinoma. *Dermatol Surg* 2000;**26**(6):521–30.

88. Cassarino DS, Derienzo DP, Barr RJ. Cutaneous squamous cell car-

cinoma: a comprehensive clinicopathologic classification – part two. *J Cutan Pathol* 2006;**33**(4):261–79.

*89. Limawararut V, Leibovitch I, Sullivan T, et al. Periocular squamous cell carcinoma. *Clin Experiment Ophthalmol* 2007;**35**(2):174–85.

90. Dzubow LM, Rigel DS, Robins P. Risk factors for local recurrence of primary cutaneous squamous cell carcinomas. Treatment by microscopically controlled excision. *Arch Dermatol* 1982;**118**(11):900–2.

91. Schmults CD. High-risk cutaneous squamous cell carcinoma: identification and management. *Adv Dermatol* 2005;**21**:133–52.

92. Breuninger H, Black B, Rassner G. Microstaging of squamous cell carcinomas. *Am J Clin Pathol* 1990;**94**(5):624–7.

93. Khanna M, Fortier-Riberdy G, Smoller B, et al. Reporting tumor thickness for cutaneous squamous cell carcinoma. *J Cutan Pathol* 2002;**29**(6):321–3.

94. Leibovitch I, Huilgol SC, Selva D, et al. Cutaneous squamous cell carcinoma treated with Mohs micrographic surgery in Australia II. Perineural invasion. *J Am Acad Dermatol* 2005;**53**(2):261–6.

95. Leibovitch I, Huilgol SC, Selva D, et al. Cutaneous squamous cell carcinoma treated with Mohs micrographic surgery in Australia I. Experience over 10 years. *J Am Acad Dermatol* 2005;**53**(2):253–60.

96. Turner RJ, Leonard N, Malcolm AJ, et al. A retrospective study of outcome of Mohs' micrographic surgery for cutaneous squamous cell carcinoma using formalin fixed sections. *Br J Dermatol* 2000;**142**(4):752–7.

97. Malhotra R, Huilgol SC, Huynh NT, et al. The Australian Mohs database: periocular squamous cell carcinoma. *Ophthalmology* 2004;**111**(4):617–23.

98. Wollina U. Update of cetuximab for non-melanoma skin cancer. *Expert Opin Biol Ther* 2014;**14**(2):271–6.

99. Bauman JE, Eaton KD, Martins RG. Treatment of recurrent squamous cell carcinoma of the skin with cetuximab. *Arch Dermatol* 2007;**143**(7):889–92.

100. Bath-Hextall F, Leonardi-Bee J, Somchand N, et al. Interventions for preventing non-melanoma skin cancers in high-risk groups. *Cochrane Database Syst Rev* 2007;(4):CD005414.

101. Otley CC, Stasko T, Tope WD, et al. Chemoprevention of nonmelanoma skin cancer with systemic retinoids: practical dosing and management of adverse effects. *Dermatol Surg* 2006;**32**(4):562–8.

102. Karagas MR. Occurrence of cutaneous basal cell and squamous cell malignancies among those with a prior history of skin cancer. The Skin Cancer Prevention Study Group. *J Invest Dermatol* 1994;**102**(6):10S–3S.

103. Faustina M, Diba R, Ahmadi MA, et al. Patterns of regional and distant metastasis in patients with eyelid and periocular squamous cell carcinoma. *Ophthalmology* 2004;**111**(10):1930–2.

104. Straatsma BR. Meibomian gland tumors. *AMA Arch Ophthalmol* 1956;**56**(1):71–93.

105. Dasgupta T, Wilson LD, Yu JB. A retrospective review of 1349 cases of sebaceous carcinoma. *Cancer* 2009;**115**(1):158–65.

*106. Shields JA, Shields CL. Sebaceous adenocarcinoma of the eyelid. *Int Ophthalmol Clin* 2009;**49**(4):45–61.

107. Schwartz RA, Torre DP. The Muir-Torre syndrome: a 25-year retrospect. *J Am Acad Dermatol* 1995;**33**(1):90–104.

108. Cohen PR, Kohn SR, Kurzrock R. Association of sebaceous gland tumors and internal malignancy: the Muir-Torre syndrome. *Am J Med* 1991;**90**(5):606–13.

109. Ponti G, Ponz de Leon M. Muir-Torre syndrome. *Lancet Oncol* 2005;**6**(12):980–7.

110. Gaskin BJ, Fernando BS, Sullivan CA, et al. The significance of DNA mismatch repair genes in the diagnosis and management of periocular sebaceous cell carcinoma and Muir-Torre syndrome. *Br J Ophthalmol* 2011;**95**(12):1686–90.

111. Kivela T, Asko-Seljavaara S, Pihkala U, et al. Sebaceous carcinoma of the eyelid associated with retinoblastoma. *Ophthalmology* 2001;**108**(6):1124–8.

112. Kiyosaki K, Nakada C, Hijiya N, et al. Analysis of p53 mutations and the expression of p53 and p21WAF1/CIP1 protein in 15 cases of sebaceous carcinoma of the eyelid. *Invest Ophthalmol Vis Sci* 2010;**51**(1):7–11.

113. Leibovitch I, Selva D, Huilgol S, et al. Intraepithelial sebaceous carcinoma of the eyelid misdiagnosed as Bowen's disease. *J Cutan Pathol* 2006;**33**(4):303–8.

114. Shields JA, Demirci H, Marr BP, et al. Sebaceous carcinoma of the eyelids: personal experience with 60 cases. *Ophthalmology* 2004;**111**(12):2151–7.

115. Ni C, Guo BK. Pathologic classification of meibomian gland carcinomas of eyelids: clinical and pathologic study of 156 cases. *Chin Med J* 1979;**92**(10):671–6.

116. Rao NA, Hidayat AA, McLean IW, et al. Sebaceous carcinomas of the ocular adnexa: A clinicopathologic study of 104 cases, with five-year follow-up data. *Hum Pathol* 1982;**13**(2):113–22.

117. Putterman AM. Conjunctival map biopsy to determine pagetoid spread. *Am J Ophthalmol* 1986;**102**(1):87–90.

118. Sawyer AR, McGoldrick RB, Mackey S, et al. Should extraocular sebaceous carcinoma be investigated using sentinel node biopsy? *Dermatol Surg* 2009;**35**(4):704–8.

119. Esmaeli B, Nasser QJ, Cruz H, et al. American Joint Committee on Cancer T category for eyelid sebaceous carcinoma correlates with nodal metastasis and survival. *Ophthalmology* 2012;**119**(5):1078–82.

120. Weisberg NK, Bertagnolli MM, Becker DS. Combined sentinel lymphadenectomy and mohs micrographic surgery for high-risk cutaneous squamous cell carcinoma. *J Am Acad Dermatol* 2000;**43**(3):483–8.

121. Yen MT, Tse DT. Sebaceous cell carcinoma of the eyelid and the human immunodeficiency virus. *Ophthal Plast Reconstr Surg* 2000;**16**(3):206–10.

122. Shields CL, Naseripour M, Shields JA, et al. Topical mitomycin-C for pagetoid invasion of the conjunctiva by eyelid sebaceous gland carcinoma. *Ophthalmology* 2002;**109**(11):2129–33.

123. Husain A, Blumenschein G, Esmaeli B. Treatment and outcomes for metastatic sebaceous cell carcinoma of the eyelid. *Int J Dermatol* 2008;**47**(3):276–9.

*124. Sanchez R, Ivan D, Esmaeli B. Eyelid and periorbital cutaneous malignant melanoma. *Int Ophthalmol Clin* 2009;**49**(4):25–43.

125. Erdmann F, Lortet-Tieulent J, Schuz J, et al. International trends in the incidence of malignant melanoma 1953-2008 – are recent generations at higher or lower risk? *Int J Cancer* 2013;**132**(2):385–400.

126. Vaziri M, Buffam FV, Martinka M, et al. Clinicopathologic features and behavior of cutaneous eyelid melanoma. *Ophthalmology* 2002;**109**(5):901–8.

127. Flotte TJ, Mihm MC Jr. Lentigo maligna and malignant melanoma in situ, lentigo maligna type. *Hum Pathol* 1999;**30**(5):533–6.

128. Kalkhoran S, Milne O, Zalaudek I, et al. Historical, clinical, and dermoscopic characteristics of thin nodular melanoma. *Arch Dermatol* 2010;**146**(3):311–18.

129. Vourc'h-Jourdain M, Martin L, Barbarot S. Large congenital melanocytic nevi: therapeutic management and melanoma risk: a systematic review. *J Am Acad Dermatol* 2013;**68**(3):493–8 e1–14.

130. Farber MJ, Heilman ER, Friedman RJ. Dysplastic nevi. *Dermatol Clin* 2012;**30**(3):389–404.

131. Shields CL, Kaliki S, Livesey M, et al. Association of ocular and oculodermal melanocytosis with the rate of uveal melanoma metastasis: analysis of 7872 consecutive eyes. *JAMA Ophthalmol* 2013;**131**(8):993–1003.

132. Singh AD, De Potter P, Fijal BA, et al. Lifetime prevalence of uveal melanoma in white patients with oculo(dermal) melanocytosis. *Ophthalmology* 1998;**105**(1):195–8.

133. Breslow A. Prognostic factors in the treatment of cutaneous melanoma. *J Cutan Pathol* 1979;**6**(3):208–12.

134. Chan FM, O'Donnell BA, Whitehead K, et al. Treatment and outcomes of malignant melanoma of the eyelid: a review of 29 cases in Australia. *Ophthalmology* 2007;**114**(1):187–92.

135. Yin VT, Warneke CL, Merritt HA, et al. Number of excisions required to obtain clear surgical margins and prognostic value of AJCC T category for patients with eyelid melanoma. *Br J Ophthalmol* 2014;**98**(12):1681–5.

136. Esmaeli B. Sentinel node biopsy as a tool for accurate staging of eyelid and conjunctival malignancies. *Curr Opin Ophthalmol* 2002;**13**(5):317–23.

137. Morton DL, Thompson JF, Cochran AJ, et al. Sentinel-node biopsy or nodal observation in melanoma. *N Engl J Med* 2006;**355**(13):1307–17.

138. Han D, Yu D, Zhao X, et al. Sentinel node biopsy is indicated for thin melanomas ≥0.76 mm. *Ann Surg Oncol* 2012;**19**(11):3335–42.

139. Balch CM, Soong SJ, Gershenwald JE, et al. Prognostic factors analysis of 17,600 melanoma patients: validation of the American Joint Committee on Cancer melanoma staging system. *J Clin Oncol* 2001;**19**(16):3622–34.

140. Edge S, Byrd DR, Compton CC, et al. AJCC cancer staging manual. 7th ed. New York, NY: Springer-Verlag; 2010.

141. National Comprehensive Cancer Network. Melanoma. Fort Washington, PA: National Comprehensive Cancer Network; 2015.

142. Esmaeli B, Youssef A, Naderi A, et al. Margins of excision for cutaneous melanoma of the eyelid skin: the Collaborative Eyelid Skin Melanoma Group Report. *Ophthal Plast Reconstr Surg* 2003;**19**(2): 96–101.

143. Kane WJ, Yugueros P, Clay RP, et al. Treatment outcome for 424 primary cases of clinical I cutaneous malignant melanoma of the head and neck. *Head Neck* 1997;**19**(6):457–65.

144. Esmaeli B, Wang B, Deavers M, et al. Prognostic factors for survival in malignant melanoma of the eyelid skin. *Ophthal Plast Reconstr Surg* 2000;**16**(4):250–7.

145. Harish V, Bond JS, Scolyer RA, et al. Margins of excision and prognostic factors for cutaneous eyelid melanomas. *J Plast Reconstr Aesthet Surg* 2013;**66**(8):1066–73.

146. Agelli M, Clegg LX. Epidemiology of primary Merkel cell carcinoma in the United States. *J Am Acad Dermatol* 2003;**49**(5):832–41.

*147. Merritt H, Sniegowski MC, Esmaeli B. Merkel cell carcinoma of the eyelid and periocular region. *Cancers (Basel)* 2014;**6**(2):1128–37.

148. Toker C. Trabecular carcinoma of the skin. *Arch Dermatol* 1972; **105**(1):107–10.

149. Seattle Multidisciplinary MCC Team. <www.merkel.org>.

150. Feng H, Shuda M, Chang Y, et al. Clonal integration of a polyomavirus in human Merkel cell carcinoma. *Science* 2008;**319**(5866): 1096–100.

151. Engels EA, Frisch M, Goedert JJ, et al. Merkel cell carcinoma and HIV infection. *Lancet* 2002;**359**(9305):497–8.

152. Nicolaidou E, Mikrova A, Antoniou C, et al. Advances in Merkel cell carcinoma pathogenesis and management: a recently discovered virus, a new international consensus staging system and new diagnostic codes. *Br J Dermatol* 2012;**166**(1):16–21.

153. Penn I, First MR. Merkel's cell carcinoma in organ recipients: report of 41 cases. *Transplantation* 1999;**68**(11):1717–21.

154. Heath M, Jaimes N, Lemos B, et al. Clinical characteristics of Merkel cell carcinoma at diagnosis in 195 patients: the AEIOU features. *J Am Acad Dermatol* 2008;**58**(3):375–81.

155. Andea AA, Coit DG, Amin B, et al. Merkel cell carcinoma: histologic features and prognosis. *Cancer* 2008;**113**(9):2549–58.

156. Lemos BD, Storer BE, Iyer JG, et al. Pathologic nodal evaluation improves prognostic accuracy in Merkel cell carcinoma: analysis of 5823 cases as the basis of the first consensus staging system. *J Am Acad Dermatol* 2010;**63**(5):751–61.

157. Schmalbach CE, Lowe L, Teknos TN, et al. Reliability of sentinel lymph node biopsy for regional staging of head and neck Merkel cell carcinoma. *Arch Otolaryngol Head Neck Surg* 2005;**131**(7): 610–14.

158. Jabbour J, Cumming R, Scolyer RA, et al. Merkel cell carcinoma: assessing the effect of wide local excision, lymph node dissection, and radiotherapy on recurrence and survival in early-stage disease – results from a review of 82 consecutive cases diagnosed between 1992 and 2004. *Ann Surg Oncol* 2007;**14**(6):1943–52.

159. Kokoska ER, Kokoska MS, Collins BT, et al. Early aggressive treatment for Merkel cell carcinoma improves outcome. *Am J Surg* 1997;**174**(6):688–93.

160. Lewis KG, Weinstock MA, Weaver AL, et al. Adjuvant local irradiation for Merkel cell carcinoma. *Arch Dermatol* 2006;**142**(6): 693–700.

161. Medina-Franco H, Urist MM, Fiveash J, et al. Multimodality treatment of Merkel cell carcinoma: case series and literature review of 1024 cases. *Ann Surg Oncol* 2001;**8**(3):204–8.

162. Mojica P, Smith D, Ellenhorn JD. Adjuvant radiation therapy is associated with improved survival in Merkel cell carcinoma of the skin. *J Clin Oncol* 2007;**25**(9):1043–7.

163. Tai PT, Yu E, Winquist E, et al. Chemotherapy in neuroendocrine/ Merkel cell carcinoma of the skin: case series and review of 204 cases. *J Clin Oncol* 2000;**18**(12):2493–9.

164. Guler-Nizam E, Leiter U, Metzler G, et al. Clinical course and prognostic factors of Merkel cell carcinoma of the skin. *Br J Dermatol* 2009;**161**(1):90–4.

165. Herbert HM, Sun MT, Selva D, et al. Merkel cell carcinoma of the eyelid: management and prognosis. *JAMA Ophthalmol* 2014;**132**(2): 197–204.

166. Sniegowski MC, Warneke CL, Morrison WH, et al. Correlation of American Joint Committee on Cancer T category for eyelid carcinoma with outcomes in patients with periocular Merkel cell carcinoma. *Ophthal Plast Reconstr Surg* 2014;**30**(6):480–5.

167. Margo CE. Eyelid tumors: accuracy of clinical diagnosis. *Am J Ophthalmol* 1999;**128**(5):635–6.

168. Bianciotto C, Demirci H, Shields CL, et al. Metastatic tumors to the eyelid: report of 20 cases and review of the literature. *Arch Ophthalmol* 2009;**127**(8):999–1005.

169. Papalas JA, Proia AD. Primary mucinous carcinoma of the eyelid: a clinicopathologic and immunohistochemical study of 4 cases and an update on recurrence rates. *Arch Ophthalmol* 2010;**128**(9): 1160–5.

170. Zembowicz A, Garcia CF, Tannous ZS, et al. Endocrine mucinproducing sweat gland carcinoma: twelve new cases suggest that it is a precursor of some invasive mucinous carcinomas. *Am J Surg Pathol* 2005;**29**(10):1330–9.

171. Figueira EC, Danks J, Watanabe A, et al. Apocrine adenocarcinoma of the eyelid: case series and review. *Ophthal Plast Reconstr Surg* 2013;**29**(6):417–23.

172. Requena L, Prieto VG, Requena C, et al. Primary signet-ring cell/ histiocytoid carcinoma of the eyelid: a clinicopathologic study of 5 cases and review of the literature. *Am J Surg Pathol* 2011;**35**(3): 378–91.

173. Tan JS, McKelvie PA, Hardy TG. Primary signet ring cell carcinoma of the eyelid. *Orbit* 2013;**32**(6):399–401.

174. Duffy MT, Harrison W, Sassoon J, et al. Sclerosing sweat duct carcinoma of the eyelid margin: unusual presentation of a rare tumor. *Ophthalmology* 1999;**106**(4):751–6.

175. Leibovitch I, Huilgol SC, Richards S, et al. Periocular microcystic adnexal carcinoma: management and outcome with Mohs' micrographic surgery. *Ophthalmologica* 2006;**220**(2):109–13.

176. Jain R, Prabhakaran VC, Huilgol SC, et al. Eccrine porocarcinoma of the upper eyelid. *Ophthal Plast Reconstr Surg* 2008;**24**(3): 221–3.

*177. Kim JW, Lee DK. Unusual eyelid, periocular, and periorbital cutaneous malignancies. *Int Ophthalmol Clin* 2009;**49**(4):77–96.

178. Demirci H, Christanson MD. Eyelid angiosarcoma: a case report and review of the literature. *Middle East Afr J Ophthalmol* 2013;**20**(3): 259–62.

179. Lai TF, Huilgol SC, James CL, et al. Trichilemmal carcinoma of the upper eyelid. *Acta Ophthalmol Scand* 2003;**81**(5):536–8.

180. Khong JJ, Chen CS, James CL, et al. Malignant fibrous histiocytoma of the eyelid: differential diagnosis and management. *Ophthal Plast Reconstr Surg* 2005;**21**(2):103–8.

181. Chawla B, Pushker N, Sen S, et al. Recurrent bilateral dermatofibrosarcoma protuberans of eyelids. *Ophthal Plast Reconstr Surg* 2011;**27**(6):e167–8.

24

第 24 章 血管畸形

TAMMY H. OSAKI, AARON FAY, and MILTON WANER

引言

血管异常包括血管畸形和血管肿瘤两大类(图25.1)。血管肿瘤(包括婴儿型血管畸形)将在第25章阐述。血管畸形可来源于静脉、动静脉、淋巴管或小静脉的间叶原基。混合型血管畸形也可发生。

与肿瘤不同,血管畸形为先天性疾病,不扩散也不会消失,通过膨胀和肥大的方式缓慢增长,而不是通过细胞增生。有时由于外伤(VM、LM、AVM),情绪波动(LM、AVM)和呼吸道感染(LM)等因素,血管畸形可快速扩张[1~3]。

历史背景

1982 年,Mulliken 和 Glowacki[4] 提出血管性病变分类系统,建议根据临床特点和组织学特征将血管性病变分为两类:血管瘤和血管畸形(表 24.1)。

然而,该分类方法在所有医学学科中迟迟没有被广泛采用,因此相互矛盾的术语和定义依然存在,这不仅妨碍了科学交流,同时也使患者和临床医生感到困惑。在眼科学中,一种特殊类型的静脉畸形更是存在歧义。"海绵状血管瘤"这个术语在两个层面上存在问题:首先,它是用来描述位于真皮深层和皮下组织的婴儿型血管畸形、位于其他部位(如大脑、皮肤、肌肉和骨骼)具有较大腔隙的肿瘤以及各部位含有大腔隙的静脉型血管肿瘤[5]。其次,该术语是指良性肿瘤,而事实上,海绵状血管瘤并不是肿瘤;该肿物既不扩散也不消失,发生于成年人而非婴儿,对全身应用糖皮质激

素或 β 受体阻滞剂治疗不敏感[5]。

表 24.1 基于临床和组织学特征的血管瘤和血管畸形的分类系统

血管瘤	畸形
出生时不存在	出生时已存在
独立生命周期	持续性进展
快速增殖(+有丝分裂)	缓慢扩张(肥大)
缓慢消退	不会消退
女性>男性	女性=男性
白色人种>棕色人种	棕色人种=白色人种
不同阶段、组织学不同	血管或淋巴管

With permission from Brouillard P, Boon LM, Mulliken JB, et al, Mutations in a novel factor, glomulin, are responsible for glomuvenous malformations ('glomangiomas'). Am J Hum Genet 2002; 70:866-74

过去 10 年中,由于对血管性病变了解的更加深入、手术辅助设备的引进、先进的血管内介入技术的开展以及新型激光源和输送系统的出现,该疾病的诊断、治疗和预后取得了显著进展[1]。

分类

血管畸形为血管发育异常,按照血管形态可将其分为以毛细血管、静脉、动脉或淋巴管变异为主的不同亚型。由于全身脉管系统具有共同的起源,因此存在混合型病变也不难理解[6]。而临床表现通常由主要的血管亚型决定;极少数病例需要针对多种亚型而进行特异性治疗。

2014 年,国际血管异常研究学会修订了具有权威性的血管病变分类标准[7]。虽然如此,其他的分类方案也一直在沿用。1999 年,眼眶病学会发表共识,根据血流特点对眼眶血管畸形进行分类。其中描述的高血流、低血流和无血流病变分别与动静脉畸形(arteriovenous malformation,AVM)、静脉畸形(venous malformations,VM)和淋巴管畸形(lymphatic malformations,LM)相对应[6]。这个分类方法没有涉及眼睑或结膜病变,也不包括海绵状静脉畸形(即所谓的海绵状血管瘤),因为当时海绵状血管瘤还被认为是肿瘤。

基础科学

发育性血管畸形是由于胚胎发生(4~10 周)过程中血管生成错误而导致的血管结构异常。病变的位置、分布和程度受局部理化和(或)神经影响[8]。

正常情况下,局部循环发育分为 3 个时期,束状间充质细胞形成未分化的毛细血管网,然后发育成彼此相连的管腔,形成网丛状,血液经此通路开始由动脉端流向静脉端。当血液开始流动时血管重建,有些血管闭锁而有些血管继续发育,从而建立成熟的循环系统[8]。胚胎血管呈整体性发育,一部分发育异常会影响其他血管的生长和形态发生。因此,不难理解血管畸形可为单独的静脉、动脉、淋巴管和毛细血管异常,也可为几种血管异常的混合[4,8,9]。

大多数血管性疾病为散发,但有些与特定的遗传方式有关。动静脉畸形(AVM)的亚型与 RASA-1 基因突变有关,表现为常染色体显性遗传。VEGFR3 基因突变与广义的淋巴管畸形和淋巴水肿有关(图24.1)[10]。尽管静脉异常通常为散发,但已证实该病具有家族显性遗传,与染色体 9p21 有关[10](表 24.2)。

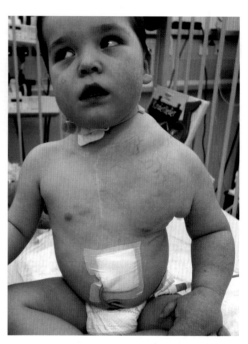

图 24.1　广泛的淋巴管畸形。婴儿颈部、胸部和手臂大范围淋巴管畸形,这种淋巴管畸形与VEGFR3 突变有关

表 24.2　血管畸形的遗传学

畸　　形	遗传方式
毛细血管畸形(CMs) 葡萄酒色斑	位于染色体 5q 13~22 上的 CMC1[19]
毛细血管畸形-动静脉畸形(CM-AVM) Parkes-Weber 综合征	RASA1 突变(p120RasGAP 蛋白)[20]
静脉畸形(VM),皮肤黏膜静脉畸形(VMCM)	酪氨酸激酶受体 TIE2 突变,也被认为是位于 9p21VMCM1 上的 TEK 突变[21]
球形细胞静脉畸形(GVM)	染色体 1p21~22,系常染色体显性遗传[22]
淋巴管畸形:原发性先天性淋巴水肿(Milroy 病或 1 型淋巴水肿)	染色体 5q35.3(VEGFR3 突变)[23]
淋巴管畸形:迟发淋巴水肿(Meige 病或 2 型淋巴水肿)	染色体 16q24.3(转录因子 FOXC2 发生错义突变)[24]
遗传性出血性毛细血管扩张症(HHT)	染色体 9q33~44HHT1,染色体 12q11~14HT2,染色体 5q HHT3,染色体 7p14HHT4[25]
大脑海绵状畸形(CCM)	染色体 7q11~22CCM1 染色体 7p13CCM2[26]
Klippel-Trenaunay-Weber 综合征	染色体 5q13.3 突变导致 AGGF1 表达缺陷[27] 涉及染色体 8,14 的易位[28]

淋巴管畸形

流行病学

淋巴管畸形(lymphaticmalformations)属于良性血管畸形,在成活新生儿中,全球发生率为 1/16 000~1/6000[11]。60%发生在头颈部,其中 35%累及眼睑、结膜和眼眶[12],女性稍多见[13]。尽管大部分淋巴管畸形在 2 岁前即可诊断,但也有年龄稍大才出现症状,这也被认为是出生时即存在病变[1,14,15]。淋巴管畸形约占全部眼眶病变的 3%[16],而且存在颅内血管畸形的风险较大[17]。眼眶淋巴管畸形可以单独发生,也可以是累及范围广泛的、象限性、半侧面部或颈颜面部淋巴管畸形的一部分[18]。

发病机制

淋巴管畸形起源于可分化为静脉和淋巴管结构的多能静脉间叶原基[8,9,14]。原始缺陷发生在淋巴管道,而不是淋巴结,可以导致继发的淋巴管扩张及肿块形成,并导致淋巴水肿的发生[1]。另一种理论论为淋巴管畸形是由于未分化的毛细血管网发育不良,成为一种血流动力学上孤立性、浸润性血管畸形[8,29]。Jakobiec 和 Font[30] 提出淋巴管畸形的胚芽很可能是一种受不明原因影响的血管原基。第二种理论得到广泛认可。

淋巴管畸形是由内衬内皮细胞并由纤维基质支撑的扩张薄壁血管腔组成,其中有含蛋白质成分的淋巴液,这提示在胚胎 6~7 周淋巴管道发育异常[28]。临床上,根据形态学将病变分为三组:大囊型、微囊型和混合型畸形。由于大的囊性区和小的海绵状区对于不同的治疗方案反应不同,因此在临床上将此病变分为不同亚型具有一定的意义(图24.2)。

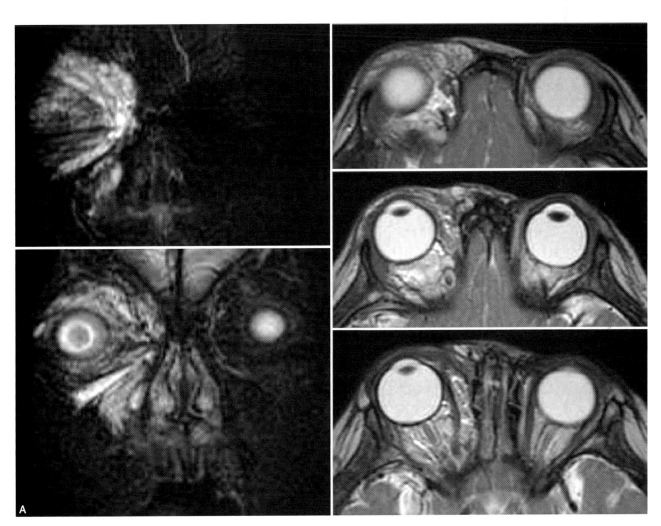

图 24.2　微囊型和大囊型眼眶淋巴管畸形。A. 2 个冠状位和 3 个水平位像显示眼睑和眼眶微囊型淋巴管畸形

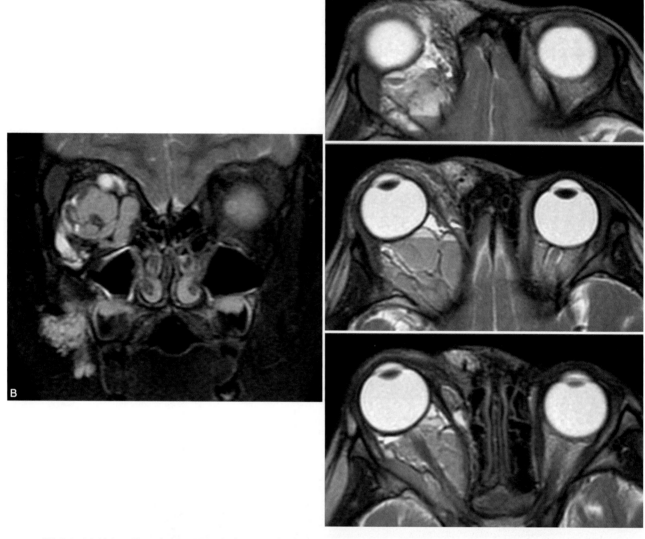

图24.2(续)　B.1年后,同一病变呈大囊型,表明微囊型和大囊型病变是相互联系的,并非各自独立(咬肌区域可见微囊型病变)

孤立的大囊型淋巴管畸形也称水囊瘤(cystic hygroma),适合手术切除(图24.3)。相反,微囊型淋巴管畸形呈浸润性生长,边界不清,不易手术摘除;病变可同时存在于表浅部位和眼眶深部。

除水囊瘤外,文献上也将这种病变称为淋巴管瘤、局限性淋巴管瘤和淋巴管瘤病[31]。尽管术语"淋巴管瘤"在眼科学中一直被沿用,但更为准确的术语"淋巴管畸形"将被广泛认可。

鉴别诊断

一般来说,血管畸形的鉴别诊断包括血管瘤和其他血管性肿瘤(图25.1)。淋巴管畸形特殊的鉴别诊断包括横纹肌肉瘤、转移性神经母细胞瘤、静脉畸形、动静脉血管畸形、孤立性纤维瘤(SFT)、脑膨出和黏液囊肿[32,33]。

临床特征

淋巴管畸形出生时即可存在,但一般在婴儿或儿童时期表现出来(6岁前诊断占43%,16岁前诊断占60%)。眼眶淋巴管畸形最常见的主诉包括眼球运动障碍、上睑下垂、眼球突出及相关的外观改变、视力减退和疼痛,疼痛往往与出血有关[32]。淋巴管畸形无包膜,呈弥散性生长或多中心性,常常同时累及眼眶肌锥内间隙和肌锥外间隙[14,16,29]。该病变发展并不受解剖屏障限制,如肌间隔、眶隔或骨性眼眶(图24.4)。该病通常单侧发病,呈分叶状,具有微囊或大囊成分(囊腔≥2cm³)[34]。口腔检查可在硬腭和软腭上发现特殊的囊泡。

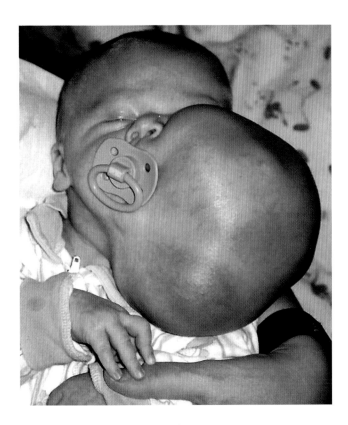

图 24.3　6 周婴儿颈面部巨大淋巴管畸形，也称水囊瘤。该例患儿气道是通畅的，而其他相似的病例则需气管切开

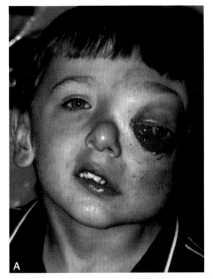

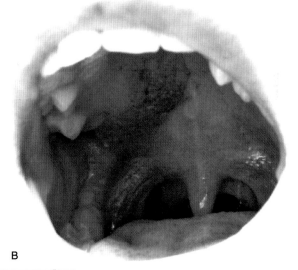

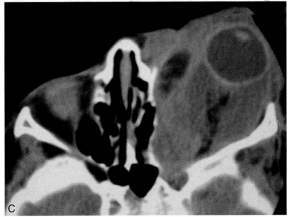

图 24.4　眶面部淋巴管畸形。A. 外观像显示病变累及眼眶、面颊和鼻部。B. 硬腭和软腭上特殊的囊泡（通常为同侧）有助于临床诊断。C. CT 扫描显示眼眶受累程度

　　结缔组织间存在脆性血管可发生囊内出血，MRI可对此较好显示[35]（图 24.5）。

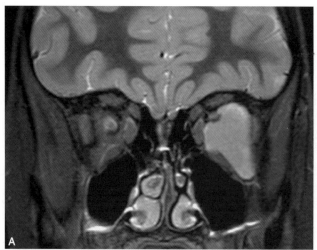

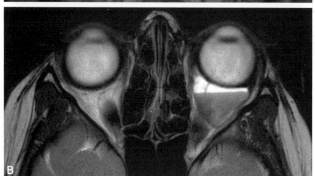

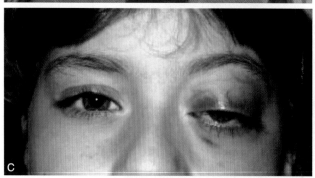

图 24.5　出血性淋巴管畸形。当病变囊壁异常血管发生出血时，可见充满血液的大囊（A），在 MRI 水平位扫描上常有液-液平面（B），可导致快速的眼球突出（C）

　　当病毒感染或激素内环境发生变化时，淋巴管畸形可以增长；当病变内发生出血时（自发性出血或轻微外伤），淋巴管畸形可突然增大[36]。由于手术探查时病变呈暗棕色，因此出血血管又称为"巧克力囊肿"[37]。自发性囊内出血为眼科急症，因为视神经受到拉伸或压迫会造成永久性视力丧失的风险[15]（图 24.6）。

　　与海绵状静脉畸形相似，眼眶淋巴管畸形与正常眼眶脉管系统相互独立，因此不受体位改变影响，也不会像典型的可扩张性静脉病变一样，因头低位而引起膨胀、疼痛或眼球突出[14,35]。

检查

　　MRI 是检查眼眶软组织病变所选择的影像学方法。囊内反复出血导致的液-液平面具有诊断性特征，典型 T2 加权像更具有说服力[31,32,35]。超声可以确定内部分隔，并鉴别微囊型病变和大囊型病变。囊内通常为低回声，但囊内血凝块可呈强回声[14]。

　　CT 可显示骨骼的边界，证实非骨破坏性骨性眼眶潜在扩大，但对软组织成分的辨别作用不大。该病变多发生于年幼儿童，因此也应避免对 CT 放射线的暴露[38]。

病理学

　　淋巴管畸形病理组织学可见细微不规则、衬有内皮细胞的各种管径的淋巴囊泡（从毛细管状、海绵状到整个囊腔大小），其内充满淋巴，无血液，基底膜间断存在，缺乏血管周细胞，疏松纤维基质，几乎无平滑肌细胞。结缔组织间隔含有淋巴细胞和质脆的血管（新生血管丛），后者为出血的原因[14,16,18]。

　　淋巴管内皮细胞 D2-40 表达阳性。D2-40 是选择性针对人平足蛋白的单克隆抗体。平足蛋白是足突状细胞的膜性糖蛋白，在淋巴管内皮细胞中表达，血管系统则无该蛋白[5,39,40]（图 24.7）。

治疗

　　淋巴管畸形呈持续性生长，不会消退。治疗包括急症处理和长期治疗[1]。20 世纪 90 年代，多学科合作治疗方法的发展，形成了改良后新的治疗方案，包括顺势支持治疗、全身药物治疗、血管内治疗、经皮栓塞和传统手术治疗等方法[1]。

　　治疗方面往往采用保守疗法，首先是观察。糖皮质激素对于控制炎症的发生有效。复发性上呼吸道感染的儿童应同时口服皮质类固醇和抗生素治疗[18]。已证实西罗莫司治疗肢体淋巴管畸形有一定效果，但还尚未用于治疗孤立性眼眶淋巴管畸形。对于渗漏性囊肿，单纯引流作用是暂时的，若同时配合硬化治疗则效果更为持久。复杂的淋巴管畸形手术切除比较困难[36]。

　　由于介入治疗时进入血管比较困难，可能造成眼静脉损伤、介入后肿胀以及存在眼眶挤压综合征（orbital compartment syndrome）的危险，故眶周淋巴管畸形的治疗具有挑战性[15]。这些病变在所有眼眶疾病的治疗中是最困难的。孤立的大囊型淋巴管畸形适合手

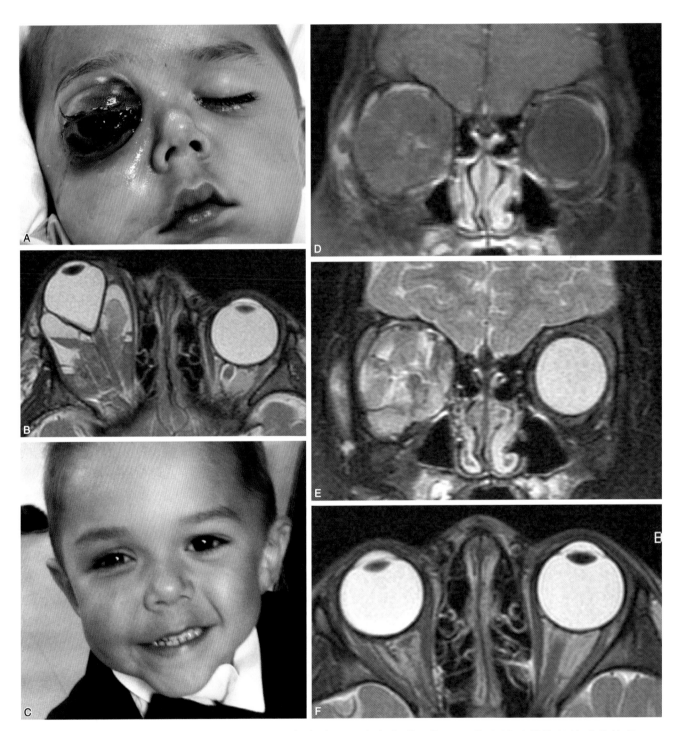

图 24.6　快速进展的伴有炎症的眼眶淋巴管畸形。A. 临床表现。B. MRI 检查显示视神经被明显拉长，眼球变形。C. 博来霉素硬化治疗后 1 年的外观像。D. MRI T1 加权像，淋巴管畸形与肌肉呈等信号。E. 未强化的冠状位 T2 加权像。F. 博来霉素硬化治疗后 1 年，无眼眶淋巴管畸形征象

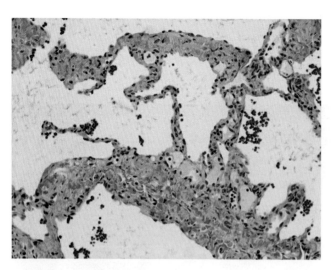

图 24.7 淋巴管畸形。病变的特征性病理组织学改变为衬有内皮细胞、扩张的囊腔并伴有纤维间隔，空腔内可见无定形、轻度染色的蛋白样物质，血管性病变中可见红细胞存在。如诊断存疑，可应用 D2-40 免疫组织化学染色以证实淋巴管内皮细胞（未显示），以明确诊断（HE，×40）

术切除或硬化治疗，而微囊型淋巴管畸形一般不适合手术切除。最近的研究进展表明硬化治疗也适用于微囊型淋巴管畸形。若病变突然增大，则需急症处理[1]。

至今，手术切除仍然是淋巴管畸形的主要治疗手段。位于结膜的淋巴管畸形，在切除病变后可用冷藏的羊膜修复缺损的结膜[41]。位于眼眶的淋巴管畸形，手术切除指征包括挤压综合征、视神经病变、眼球突出、容貌失形、上睑下垂、暴露性角膜病变、弱视、斜视及散光。特殊的手术方案必须根据病变的位置、慢性化程度和严重性来确定。手术抽吸尽管治疗效果不确切，但对于急性出血或充满液体的囊肿进行减压是有效的，但 24 小时之内又可被快速充盈。相比于切除病变，一些术者更愿意选择减压手术，特别是对于那些浸润性微囊型淋巴管畸形。其理论依据在于可能会减轻术后炎性反应，维持病变呈缓解状态多年。另外一些人反对减压手术是因为减压术后失去了解剖屏障，并且畸形将终身进展。位于眶前部且囊腔较大的病变可经双重睑或结膜切口入路。此类病变需手术辅助材料，如凝血酶或纤维蛋白原组织黏合剂。位于眼眶后上方的病变则需经颅开眶术[1]。

尽管手术方法效果显著，但会导致术后高复发率、存在出血相关并发症风险、继发性血囊肿、损伤周围组织结构及形成瘢痕等结果，因此需要开展微创手术方式[42]。硬化疗法是经血管内、经皮或直接将

化学药物注入病变组织，引起炎症、瘢痕、病变内粘连，从而使潜在的腔隙闭锁[1]。在过去几年中，对于儿童淋巴管畸形，硬化疗法已经成为一种替代手术治疗的主要治疗方法[18,42~45]。结果显示大囊型淋巴管畸形应用硬化疗法效果最佳，一些微囊型病变也适用硬化疗法[46,47]。

虽然淋巴管畸形的硬化疗法日渐盛行，但关于在临床方案中应用何种硬化剂最佳尚未达成共识。根据其他一些不同但通常有效的硬化疗法的使用经验，已将乙醇、十四烷基磺酸钠、博来霉素、多西环素和 OK-432 制剂等用于头颈部血管畸形的治疗[11,37,42,45]。至少有 2 例患者在眶内注射 OK-432 制剂后出现致盲性眼眶挤压综合征，同样有些患者在注射乙醇后也出现类似的表现。目前的治疗标准建议在影像学引导下进行眶内硬化剂的注入。将微导管、留置针或针头置入病变组织内并注入对比剂。若显示针头所在位置正确，再注入硬化剂，有时也可和对比剂混合一起注入[1]。然而，对于眶隔后淋巴管畸形进行病变内硬化治疗应特别小心，因为眶内压力增高及化学药物的直接毒性作用有致盲的风险[1]。

病程、并发症及预后

由于累及眼眶的淋巴管畸形类型不同，自然病史不同，故其具有不可预测性。全面部和半侧面部的病变可累及眼眶组织结构，而其他病变可能仅单独累及眼睑或结膜（图 24.8）。需特别指出的是，位于眶内的病变，风险多来源于出血或上呼吸道感染后，导致病变组织急剧增大。其他并发症包括间歇性肿胀、上睑下垂、弱视、球结膜水肿、眼球移位、视神经病变、暴露性角膜病变、散光和斜视[14,37]。即使淋巴管畸形没有迅速增大，也可能会引起骨骼变形及肥大，导致颧骨和（或）额骨突出。病变逐渐扩大常导致进展性眼球突出和缓慢性视力下降[1,14]。而有些患者几乎病情无进展，尤其是接受早期彻底治疗的患者。如果患者适合手术，经手术完全切除的患者预后良好[32]。

文献报道淋巴管畸形手术并发症包括瘢痕形成、纤维化、肿瘤残存、暂时性或永久性眼部局部麻痹、视力丧失、症状复发。即便采用较为彻底切除的手术方法，研究表明不完全切除的复发率为 40%，大体完全切除的复发率为 17%。在瘢痕内可形成皮样疣状淋巴囊泡（cutaneous wartlike lymphatic vesicles），可通过囊泡内硬化疗法、烧灼术、激光光凝或手术切除进行治疗[18]。糖皮质激素注射可常规作为手术的辅助治疗。

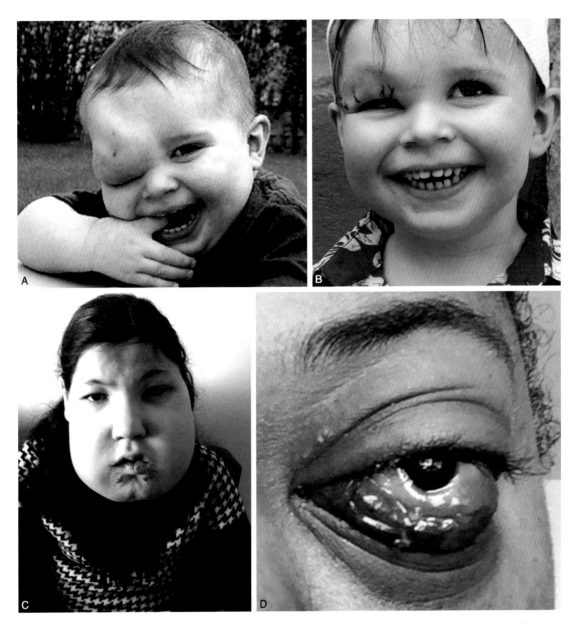

图24.8 各种类型的眶面部淋巴管畸形。A. 额颞上象限病变,累及头皮、前额、上睑及眶深部。B. 同一儿童经冠状入路切除淋巴管畸形并行眼睑重建术后3个月照片。C. 巨大的颈面部淋巴管畸形可累及单侧或双侧,常伴有气道损害以及眼睑、结膜受累。D. 结膜淋巴管畸形。孤立性眼眶淋巴管畸形见图24.6

静脉畸形

流行病学

静脉畸形(VMs)是指静脉系统异常发育扩张,可累及肢体、躯干或头颈部。发生于眼眶的静脉畸形也称为"可扩张性静脉畸形",或"眼眶静脉曲张"。本书中这些病变统称为"静脉畸形",以便与国际以及各专业间的命名相一致。另一种来源于静脉且常发生于眼眶的不同的疾病即所谓的海绵状血管瘤。本章中则称该疾病为"海绵状静脉畸形",这是一个更具有描述性

的术语,并将其作为单独的疾病进行阐述。

静脉畸形(除海绵状静脉畸形外)占所有眼眶占位性病变的2%[48]。大多数静脉畸形为散发病例。而TIE2/TEK基因突变与静脉畸形的遗传方式有关[10]。40%静脉畸形发生于头颈部,累及眼眶和眼睑者比较少见。尽管该病早年即可发生,但一般多发生于20~30岁,无明显性别差异[14,49]。

发病机制

静脉畸形是由于网状静脉丛晚期发育异常所致,即第二个血管发育阶段——胚胎7~12周毛细血管形

成时期[8]。据推测,眼眶静脉畸形是由于先天性毛细血管后静脉壁薄弱,导致静脉血管结构增殖以及无瓣膜的眼眶静脉大量扩张[49]。异常的静脉交互缠绕,说明此为静脉畸形,而非单纯的静脉血管结构扩张[8]。该病变为低流量畸形,通常引流至海绵窦。

鉴别诊断

眼眶及眶周静脉畸形(通常发生于儿童和青少年)的鉴别诊断包括横纹肌肉瘤、婴儿型血管瘤、淋巴管畸形、动静脉畸形、丛状神经纤维瘤、孤立性纤维瘤以及其他血管性肿瘤。

临床特征

静脉畸形的特征为:薄弱、可扩张的静脉血管因头低位或 Valsalva 动作导致静脉压增高而发生膨胀扩张

(图 24.9)。尽管静脉压力升高可协助诊断,但其临床稳定性使诊断存在问题。虽然静脉畸形的大小和颜色随静脉压增高而改变[8,14,35],但有些病变与静脉系统仅有较小的交通,更易表现为病变内出血、栓塞和疼痛性眼球突出[49]。患有可收缩性静脉畸形的患者运动时会发生眼球突出,而在直立位、休息时则出现疼痛性眼球内陷。Hertel 眼球突出计测量时,眼球突出度变化一般超过 10mm(图 24.10)。另一些病例,这种体位性变化只有在神经影像学上明显。眼眶静脉畸形常常与相连的或非相连的颅内静脉异常或累及头皮、气道、颊间隙及嚼肌的同侧半侧面部静脉畸形有关[14,50]。在这些病例,若眼睑、面颊、颞部、头皮或口腔略呈蓝色,则诊断更为明确(图 24.11)。口腔内静脉畸形可导致出血、齿列扭曲、语音障碍、上气道和咽部阻塞[51]。

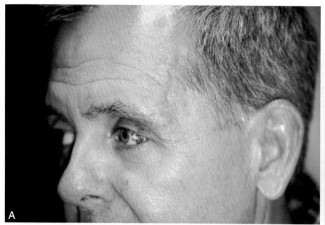
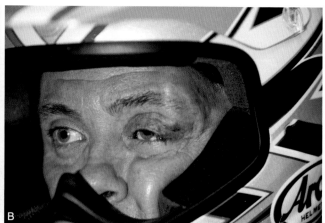

图 24.9 静脉畸形的临床表现。**A.** 直立位时,病变的充盈程度不明显。**B.** 如上图这位戴头盔的赛车手所示,引流受阻时,静脉明显充盈

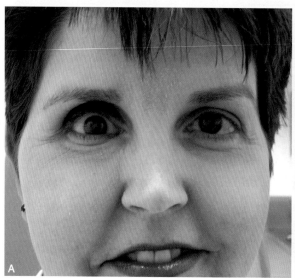
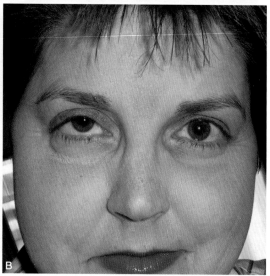

图 24.10 局限于眼眶的静脉畸形,典型表现为直立位时眼球内陷(**A**),而眶压增高时出现疼痛性眼球突出(**B**)

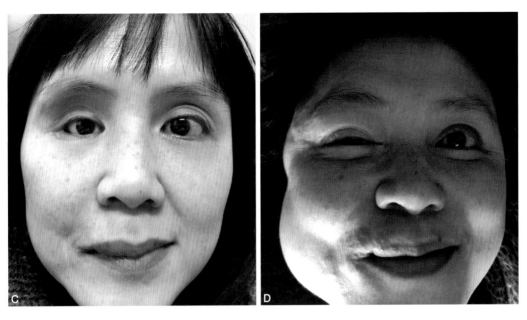

图 24.10(续)　直立位时,眶面部静脉畸形也会缩小(C),但当患者体位倒立时,病变突然扩大,也可显示病变的累及范围(D)

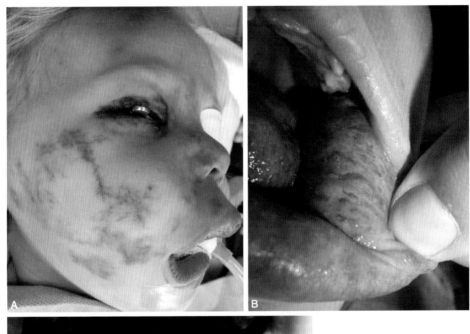

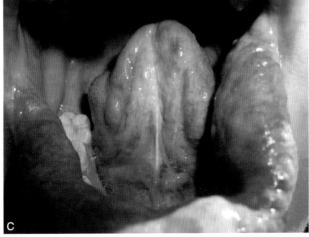

图 24.11　口腔内静脉畸形。A. 发生于面部皮肤的静脉畸形,病变累及眼睑、面颊、鼻和上唇。B. 该患儿病变也累及了口唇和面颊黏膜及黏膜下组织。C. 口腔底部和舌也常常受累(不同的患者)

检查

可疑静脉畸形的患者,除某些特殊情况需要血清学检验外,主要需进行影像学检查。最近认为 D-二聚体是静脉畸形的首要生物标记物,其水平增高有助于诊断[52]。

Valsalva 动作时,超声检查可发现动态间断的无回声病变。但是,由于超声检查的视野范围和超声穿透力有限,并且受操作者影响,因此仅在一些医疗机构中常用[53]。

彩色多普勒成像对于鉴别静脉畸形和其他血管异常具有重要作用,在扫描过程中可显示朝向换能器方向的逆向血流。大多数病变,多普勒超声成像呈单相、低速血流改变。约 20% 病变无血流,提示有栓塞发生[14,51,52]。

CT 成像在患者仰卧位时通常为正常影像,或仅有受累静脉轻度扩张。对于幼儿,应避免 CT 的辐射[38]。静脉畸形的膨胀和扩张程度可在 CT 上显示,但不如MRI 清晰,后者对软组织的细节显示更好且分辨程度更高。在 CT 上,静脉畸形呈低密度或不均质病变,大剂量注射对比剂后,病变周边缓慢强化,病变轮廓光滑,呈棒状、三角形或节段状扩张,或呈杂乱的血管团样肿块。CT 常常显示静脉石,为静脉畸形的特征性改变[1,14,51](图 24.12)。

尽管选择 MRI 作为影像学检查方法,但静脉畸形在 MRI 上是否显示取决于患者的体位和静脉压力。

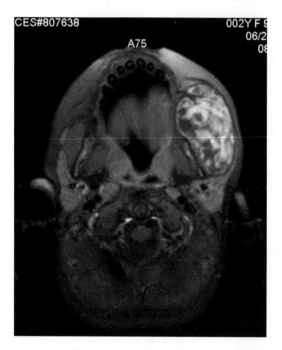

图 24.12 静脉石是静脉畸形的特征性表现,MRI 可显示,但 CT 显示最佳,本例患者左侧嚼肌静脉畸形

检查时应使静脉压增高并使用对比剂。若不做 Valsalva 动作进行 MRI 扫描,整个病变可能都被掩盖而不能够显示。俯卧位检查更有利于发现眼眶和面部静脉畸形。静脉畸形在 T1-加权像上显示为低至高信号,在 T2-加权像上为高信号,注射对比剂后病变常明显强化[14]。

病理学

静脉畸形是由大小不等、发育不良的毛细血管后薄壁扩张的海绵状静脉血管构成,血管大小从毛细管状到海绵状不等,含有疏松的平滑肌组织、纤维化外膜、不等量的错构瘤性基质、血栓和静脉石。发育不良的静脉血管常常通过较窄的支流与邻近的正常静脉相通。平滑肌肌动蛋白(SMA)染色显示肌肉呈块状,取代了正常形态的平滑肌。管壁肌异常可能是导致病变逐渐扩张的原因[54]。

治疗

静脉畸形是一种慢性进展性疾病,需长期多学科合作治疗[1]。目前的治疗方式包括全身、局部或区域性药物治疗、血管内栓塞、经皮硬化治疗和手术切除[1]。

药物治疗方面,若头颈部静脉畸形没有解剖上的压迫征,低剂量阿司匹林和(或)抗炎药物可用于缓解疼痛。若 D-二聚体水平升高,可用低分子量肝素缓解疼痛,用量 100AntiXa/(kg·d),连续应用 20 日,疼痛再发可延长应用时间[52]。低剂量阿司匹林可以减少静脉栓塞的发生,对于手术切除较大的静脉畸形,术前应用肝素可以控制血管内凝血障碍[51]。

眼眶静脉畸形的治疗指征包括疼痛、外观改变和功能障碍。对于单纯眼周病变,出现眼睑肿胀和疼痛、结膜充血、间歇性眼球内陷及眼球突出时需要治疗。面部病变可导致面瘫样外观,如半侧面部下垂、表情淡漠和眼轮匝肌功能丧失(图 24.13)。一般而言,可扩张性静脉畸形适用各种治疗方法,包括 Nd:YAG 激光、经皮硬化疗法和手术切除[8,14]。常用的联合治疗方案包括口腔黏膜和眼结膜表面病变采用激光治疗及经皮硬化疗法后 24 小时内对病变进行手术切除治疗[55]。

术前未经治疗的静脉畸形手术切除比较困难,因为弯曲、质脆的血管在术中易发生破裂。病变内血栓形成及静脉内逆行导管插入栓塞有助于减少术中出血[8]。已有研究报道静脉畸形内注射氰基丙烯酸盐黏合剂、纤维蛋白、明胶或有毒的硬化剂都有很好的效果,但应在术中行静脉造影监测海绵窦的血液回流[8](图 24.14)。

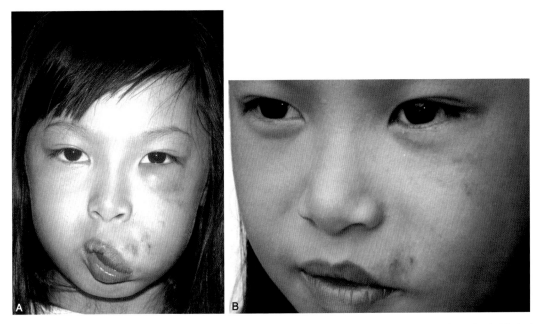

图 24.13　半侧面部静脉畸形,累及眼眶、下睑、面颊和口腔(A),表现为面神经麻痹样的半侧面部下垂。B.手术切除后,面部不对称有所改善,残存的皮肤脱色可用 Nd:YAG 激光治疗

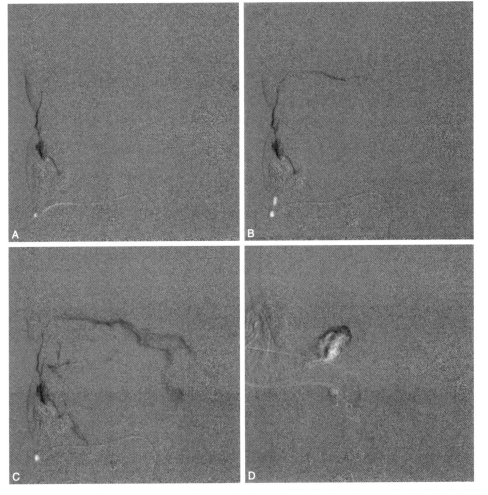

图 24.14　经皮静脉荧光造影。本例患者荧光造影图像显示眼眶静脉畸形经海绵窦引流(A-C),用栓塞剂阻塞引流后,畸形静脉内可见硬化剂(D)

发生于眼眶的静脉畸形,如出现疼痛性眼球内陷和眼球突出、栓塞和外观改变时,需要进行治疗。一般情况下,眼眶静脉畸形可以应用二氧化碳激光消融、经皮硬化疗法以及栓塞切除治疗[8,14]。眼周静脉畸形也可应用 Nd:YAG 和其他激光进行治疗。

病程、并发症及预后

静脉畸形的自然病程呈持续的不可预测性扩张。严重并发症包括眼眶挤压综合征和逐渐加重的眼球内陷-眼球突出导致的进展性疼痛。巨大的可扩张性静脉畸形可因骨性眼眶扩大和眶脂肪萎缩导致眼球内陷[36]。其他并发症包括间歇性肿胀、上睑下垂、弱视、球结膜水肿、眼球移位、视神经病变、暴露性角膜病变、散光和斜视[1,14,35,37]。

海绵状静脉畸形

流行病学

海绵状静脉畸形(cavernous venous malformations)(海绵状血管瘤)多发于女性,男女比例约为 1:2。发病年龄多在 40~50 多岁[1,14,35]。海绵状静脉畸形是成年人最常见的血管性病变,实际上在所有眼眶肿瘤中也是最多见的。病变在青春期和孕期增大,提示激素或细胞因子介导的血管生成因子对病变增长起重要作用。尽管激素相关因素影响还没有被广泛认可,但海绵状静脉畸形上皮细胞中黄体酮受体的表达可以解释女性发病率高的原因[14,56]。其激素的作用不像在淋巴管畸形那样显著,淋巴管畸形在青春期常常加重。

发病机制

海绵状静脉畸形的发病机制尚不清楚。其内皮细胞从海绵状间隙中突起,然后被肌成纤维细胞包裹,并逐渐扩大[5]。局部血流动力学紊乱被认为是海绵状静脉畸形增殖的起因[57]。内皮细胞释放的因子可能控制壁细胞的募集和发生部分分化[5]。

鉴别诊断

海绵状静脉畸形(通常发生在成年人)的鉴别诊断包括甲状腺相关眼病和大多数眼眶肿瘤:神经鞘瘤、孤立性纤维瘤、淋巴瘤和血管肌纤维瘤[50,58,59]。

临床特征

眼部典型的临床表现包括渐进性眼球突出和视物模糊,但可通过配戴小度数远视镜片矫正,可见视网膜皱褶。往往因头痛或无关联的鼻窦炎行影像学检查时被发现。孕期肿物可迅速生长。肿物常为单侧孤立性,可位于肌锥内或肌锥外。眼外肌运动一般不受影响,但当眼外肌受压时,运动可受限。虽然眼球突出非常严重,但眼前节检查无异常发现。少见的症状包括眼睑肿胀、疼痛、头痛、复视、可触及肿块以及反复发作的视物模糊。与大脑海绵状畸形不同,眼眶海绵状静脉畸形不会发生自发性出血。位于眶尖的肿瘤虽然不常见,但由于供应视神经的血管受压,可导致单眼视力丧失;有些病例可导致注视引发的黑蒙。骨改变和病变内钙化偶有发生[1,5,14,56]。据报道,海绵状静脉畸形与 Maffumli 综合征以及蓝色橡皮疱痣综合征(blue rubber bleb nevus syndrome)有关[1,14](图 24.15)。

检查

海绵状静脉畸形可在 CT 或 MRI 清晰显影。CT 费用低且检查便捷,成为首选检查。CT 特别适于手术方案的制定,因为它可反映病变与眶内组织的解剖关系和眶骨的界限。CT 通常显示边界清楚、均质的圆形或椭圆形占位病变,可使邻近结构移位,或眼球受压;无骨质破坏,但眶骨变形常见。对比剂增强延迟,提示病变缺少滋养血管[1,56]。

在 MRI 上,海绵状静脉畸形在 T1WI 与肌肉等信号,在 T2WI 比肌肉信号高、与玻璃体等信号,可见僵硬、致密的假包膜。应用钆对比剂肿瘤可被强化[1,56]。

由于海绵状静脉畸形存在假包膜,A 型超声显示病变边界清楚,并可见病变内中等回声或较强回声,呈蜂窝状结构。B 型超声可用于鉴别海绵状静脉畸形与其他浸润性病变[14]。

病理学

海绵状静脉畸形边界清楚,外层绕以不同厚度的纤维假包膜。肿瘤内部可见较大的("海绵状")腔隙。由于血液循环停滞,血管腔内红细胞和血清呈分离状态。腔内的血栓以各种不同的状态存在。血流停滞的血管间隙缺乏弹性,被多层分化良好的三色染色阳性的纺锤形平滑肌细胞包绕[5](图 24.15E、F)。

SMA 是一种免疫组织化学生物标记物,用于探查血管细胞壁内和基质肌成纤维细胞胞质内的收缩肌丝[60]。已证实在海绵状静脉畸形中,不同厚度的海绵状腔隙的肌细胞壁内均存在 SMA。这些壁细胞的肌间线蛋白(desmin)染色阴性,提示平滑肌不完全分化符合肌成纤维细胞的特征[5]。

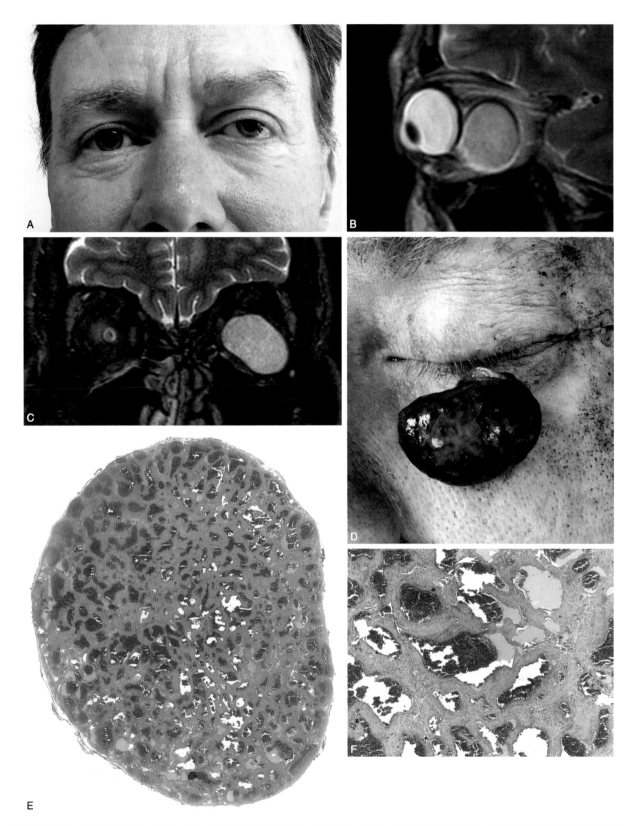

图 24.15　海绵状静脉畸形。除了位于眶尖的肿物,通常选择手术完整切除肿物,眶尖广泛分离会损伤供应视神经和视网膜血管的风险。A. 患者,60 岁,男性,左眼渐进性眼球突出,眼球向上移位,假性上睑下垂,并伴有远视。B. MRI 矢状位 T2 加权像显示左眼球后圆形肿物,直径 24mm,眼球向前、向上移位。C. MRI 冠状位 T2 加权像平片显示病变内有细微的分隔。D. 大体标本可见纤维假膜上有小的凸起,呈深红至紫色。E 和 F. 海绵状静脉畸形组织学切片(E. HE,×12. 5;F. HE,×100)

治疗

通常较小的、无症状的海绵状静脉畸形采取保守观察,而较大的、有症状的病变则需手术切除[56]。

手术切除的指征包括远视、眼球突出、疼痛、视神经病变、复视、头痛和视力丧失。较小的、眶前部海绵状血管畸形可经结膜或经皮行前路开眶术。眶尖部或较大的病变需要外侧开眶术,眶外侧骨壁切除与否视情况而定。有些作者更倾向于经假包膜穿刺抽吸血液,使病变变小后取出肿瘤,避免了眶缘切开术或外侧开眶术[36]。眶尖部肿瘤切除难度较大,往往需经颅入路开眶术[1,56]。鼻内镜技术对于眼眶后内侧的海绵状静脉畸形比传统手术方法有一定的优势,具有较好的可视性,直接进入眶尖内侧,降低了术后并发症的发生率[61]。

偶然发现的较小的海绵状静脉畸形可以观察,常可观察 30 年或更久。中等大的海绵状静脉畸形也可出现上述症状,当发生视力下降、疼痛或外观改变达到临界阈值时,由患者和医生共同决定手术的问题。较大的病变,特别是在眶尖部位,手术切除有一定的风险,因为肿瘤逐渐向外生长挤压邻近组织形成纤维性假包膜,这其中可能包含了供应视神经的重要动脉。手术摘除过程中,牵拉可造成血管痉挛或病变直接破裂,不仅可导致眶后出血,还可出现视神经或视网膜梗死。肿瘤包膜与视神经的硬脑膜可能融为一体,有些术者更愿意选择切开肿瘤,后部留有一小块残留的肿瘤,肿瘤再生长非常少见。有些术者则提出对于眶尖部的海绵状静脉畸形采用针刺减压或硬化疗法。

病程、并发症和预后

尽管海绵状静脉畸形导致的眼球运动障碍和眼球突出在术后可以消失,但视力减退和视野缺损会持续存在。治疗干预的最佳时机很难预测,因为肿瘤必将逐渐增大,治疗也变得更加困难[56]。

动静脉畸形

流行病学

动静脉畸形(arteriovenous malformations,AVM)比其他血管畸形少见,常发生于儿童和青年,大多数患者为 20~40 岁,女性略多于男性,比例为 1.5:1。一篇病例数最多的文献报道共包括头颈部动静脉畸形 81 例,最多见的发病部位为面颊部(31%),耳(16%),鼻(11%),前额(10%)。59% 患者出生时即出现血管异常,10% 患者在儿童时期发病,10% 为青春期发病,21% 为成年发病。8 例患者在青春期首次发现血管畸形,另有 6 例在青春期病情加重,15 例女性患者在怀孕期间出现血管畸形或畸形扩大。22 例患者有骨骼受累,多累及上颌骨和下颌骨[62]。

眼周动静脉畸形发生在眼睑和眶周软组织者多于眼眶。动静脉畸形单纯累及眶骨和软组织极其少见[63]。视网膜及中脑的先天性动静脉动脉瘤(Wyburn-Mason 综合征)患者同侧眼眶可受累。与静脉畸形一样,眼眶和眼睑的动静脉畸形可合并有大范围半侧面部受累,也可单独发生(图 24.16)。

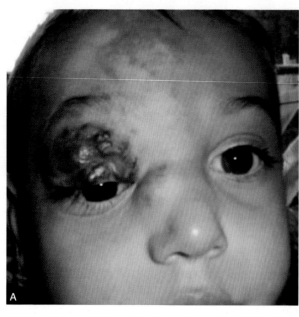
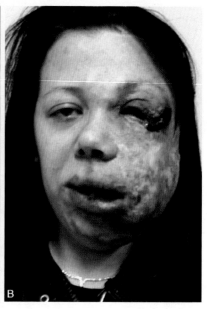

图 24.16　动静脉畸形。A. 患儿,3 岁,男性,动静脉畸形局限于眼睑和前额。B. 患者,24 岁,女性,半侧面部大范围动静脉畸形,同时累及眼睑和眼眶

发病机制

动静脉畸形为高流量病变[36]，它绕过多处低阻力的毛细血管床，使动脉和静脉直接沟通，通常为多支滋养动脉和扩张的引流静脉。动静脉畸形增大的机制不是由于细胞增生而是由于血流动力学改变（血流增加）[62]。

动静脉畸形是由于妊娠4~6周时血管发育异常所致[62]。尽管病因尚不清楚，但有一个理论认为是原始网状丛中动静脉管道退化异常所致。虽然这些原始的动静脉交通存在，但它们有些不会发生血管管腔化，也多年不会产生血流。另一个理论认为动静脉畸形与缺血有关，这个理论基于近端结扎后动静脉畸形快速增大的现象而提出[62]。

静止的动静脉畸形可因各种因素而激活（如外伤、怀孕、手术或激素）。治疗也可以以不定的方式激活静止的动静脉畸形[63,64]。

动静脉畸形与染色体5q上的RASA-1基因突变有关，为常染色体显性遗传[10]。

鉴别诊断

眼眶或眼周动静脉畸形的鉴别诊断包括静脉畸形、血管瘤、外伤或自发性动静脉瘘、神经纤维瘤病、脑膜膨出和脑膨出。颈动脉海绵窦瘘、硬脑膜海绵窦瘘、眼眶动静脉瘘及引流入眼眶静脉的脑动静脉畸形也应包括在鉴别诊断中[65]。

临床特征

尽管动静脉畸形是最少见的血管畸形，但它是最复杂、最致命的。动静脉畸形在儿童时期表现为隐匿性病变，青少年期皮肤呈粉蓝色病变，并有与脉搏一致的搏动。随时间推移，病变继续扩大导致营养不良性皮肤改变、出血、溃疡及组织坏死[66]。动静脉交通，血流从动脉循环直接进入静脉循环，并且在头颈部常常由颈内动脉和颈外动脉分支供应。这些畸形静脉的引流是顺行的，常导致高流量状态[14]。

动静脉畸形的临床进程可根据Schobinger临床分期进行描述[62,66]。

Ⅰ. 静止期：粉蓝色色斑，皮肤温度高，多普勒成像可见动静脉吻合。动静脉畸形近似于毛细血管畸形或复杂的血管瘤。

Ⅱ. 扩张期：Ⅰ期伴扩张增大、搏动、震颤、杂音和迂曲/拉紧的静脉。

Ⅲ. 破坏期：Ⅱ期附加营养不良性皮肤改变、溃疡、出血、持续性疼痛或组织坏死。也可有溶骨性病变。

Ⅳ. 失代偿期：Ⅲ期附加高输出量充血性心力衰竭和左心室肥大。

发生在眼周的动静脉畸形，其高流量状态的特征为眼眶肿胀、球结膜水肿、巩膜上静脉压及眼压增高、搏动性眼球突出和杂音。若原发部位在眶前部，可见蓝色搏动性皮下肿物。症状晨重暮轻。可有视乳头水肿、眼压增高、视野缺损（眼动脉盗血综合征所致）等表现。压迫同侧颈总动脉，搏动和杂音可消失。眼眶动静脉畸形可迅速生长或经过一段很长的静止期而不进展。外伤、怀孕或内分泌变化（如月经期）引起的血流动力学改变可导致疼痛、病变生长和神经功能恶化[1,14,65,67,68]。动静脉畸形有更多的动脉滋养血管，因此，随时间延长病变逐渐扩大。

检查

由于强化检查是在晚期获取图像，此时病变呈均匀一致性增强，因此，CT上病变呈弥漫性增强。相反，在CT血管造影早期，病变呈明显的团块状增强[36]。在MRI上，动静脉畸形表现为由线状或局部吻合支相连的扩张动脉和静脉形成的错杂的血管网。这些血管网在T1和T2加权自旋回波图像上呈流空信号，而在T2加权梯度回波成像和血管造影像呈高信号，说明病变内有快速血流通过。与其他静脉畸形不同，动静脉畸形除非有明显的水肿，一般邻近软组织在T2加权像不增强。增强后的T1加权像对明确动静脉畸形的形态学有帮助，也可显示伴有早期静脉强化的多支血管的强化[66]。

动静脉畸形是唯一需要诊断性血管造影的血管畸形，典型的血管造影特征包括血管扩张、近端动脉的快速充盈，而扩张的引流静脉早期显影不明显。血管造影还可显示病变的原发部位，此处滋养动脉早期干扰引流静脉的显影。如果血管造影的同时进行栓塞，原始病变血管被栓塞后，其他的滋养动脉即可显影[14,65,66]。眼眶动静脉畸形常由颈外动脉供血，以非侵入性诊断性影像学检查后，所采用的常规导管血管造影最具特征[36]（图24.17）。

尽管传统的血管造影仍是动静脉畸形的影像学检查标准，但更为精确的非侵入性动脉造影应用越来越多。已证实磁共振血管造影（MRA）在动静脉畸形治疗前是一种非常重要的检查方法。MRA具有较高的时间分辨率，可明确动脉滋养血管、分流量以及原发病变的位置和大小。另外，MRA通过精确计算静脉充盈时间来对分流阻断的疗效进行评估，结果显示此评估

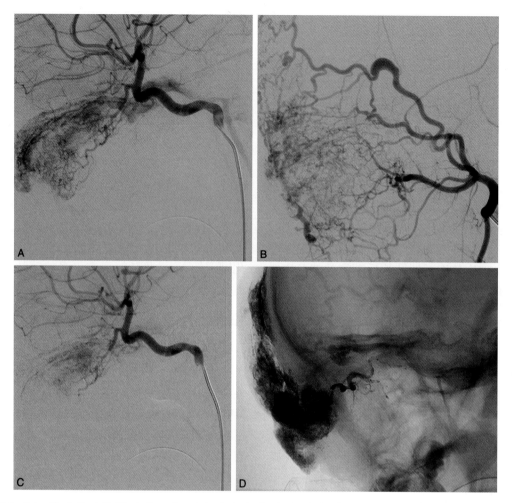

图24.17   眼睑的动静脉畸形。A. 颈内动脉血管造影,侧位像显示上睑动静脉畸形的滋养血管。B. 颈外动脉循环血管造影显示来源于颈外动脉系统的滋养血管。C. 栓塞后血管造影显示上睑动静脉畸形病灶闭塞。D. 荧光镜侧位像显示不透射线的栓塞材料封闭了异常血管

方法无价值[66]。

其他影像学方法如超声和多普勒成像,可显示病变在收缩期和舒张期时呈高血流状态,动静脉分流明显和静脉结构内的动脉波形,后者提示为脉动性血流[66]。

病理学

动静脉畸形包含有结构良好、由动脉和静脉直接沟通形成的血管,血管之间有少许细胞基质,中间无毛细血管床。病变生长是由于动脉滋养血管和静脉扩张所致[68]。由于压力高的血流不经毛细血管而直接进入静脉,导致静脉发生动脉化。这些过度生长血管的肌肉和弹力纤维染色阳性,但肌层不规则[1,14,65]。

治疗

由于动静脉畸形的临床表现不同、病程的不可预知性、治疗相关高危的并发症以及治疗后复发率较高,所以这种疾病的治疗非常困难。积极控制原发病灶、客观评价病变对于预防复发非常必要[64]。一般来说,需要切除全部原发病灶以避免复发,但是:①区分原发病灶和邻近血管并不容易;②在眼眶和眼睑,完全去除病变可能会损害视力和眼球。

Schobinger分期的Ⅰ期和Ⅱ期患者的治疗主要是观察,在首次诊断后每年评估1次。Ⅲ期和Ⅳ期患者需要治疗,主要是针对反复出血、疼痛、组织坏死、缺血性溃疡、甚至充血性心力衰竭进行治疗[66]。

治疗方法包括观察、栓塞、术前血管造影联合选择性栓塞后再行手术切除,手术最佳时机为48小时内。预后差的主要原因是围术期出血[65,67,69]。

手术结扎滋养动脉近端而不切除病变注定要失败,目前不推荐这种方法,因为这样会促进侧支循环形成,也会减少治疗性栓塞的进入途径,导致病情加重[69]。

手术切除过程中,静止或残留的异常血管不能遗

留在切缘外,这样会促使侧支循环形成、分流以及血管再次扩大。应采用低血压麻醉以减少术中出血[69]。

术中必须足量输血,较大的动静脉畸形由于大范围侵犯或蔓延至正常组织,因此一次全部切除可能性不大,应告知患者有再次手术的可能[69]。

眼眶和眼周动静脉畸形治疗的指征包括视力损害、出血、疼痛、眼球突出和外形损伤。眼眶动静脉畸形主要的治疗手段是手术切除原发病灶,术前需进行选择性血管造影,在透视导向下进行栓塞[36,65,67]。病变的边缘与软组织分界不清,血管成分很难辨认,有大出血和手术并发症的风险。有些病例,如果不能进行选择性血管内干预,在术中切除原发病灶前应钳夹流入血管,以减少血流[36]。

在动静脉畸形治疗中还应考虑到由栓塞技术并发的梗死,特别是在采用导管闭塞眼动脉时应加以注意。而且,通常很难鉴别原发病灶与旁边充血的血管。有些病例,少量切除即可减轻外观巨大的动静脉畸形,这提示原发病灶可被完全切除(图 24.18)[65]。

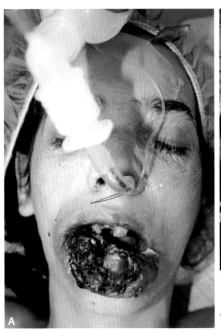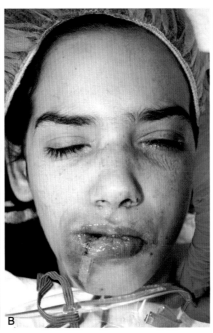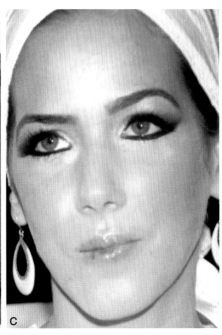

图 24.18　面部动静脉畸形。A. 临床表现。B. 手术切除原发病灶,但未去除所有受累组织,术后即刻外观像。C. 术后 2 个月,继发性充血消退

治疗的难点包括术中出血,术后复发,血管内导管插管并发症,如血管痉挛和栓子现象。当栓塞眼动脉供血的动静脉畸形时,应考虑到累及视网膜和睫状动脉的风险[50]。栓塞完全由颈外动脉供血的动静脉畸形危险性相对较小。由颈外动脉和颈内动脉两者供血的病变,通过部分栓塞颈外动脉滋养血管,可使病变缩小[70]。

病程、并发症和预后

动静脉畸形持续进展[62]。与淋巴管畸形和静脉畸形不同,动静脉畸形具有侵袭性且生长迅速,病变通过侵袭周围血管破坏大范围的皮肤、肌肉、结缔组织和骨骼。若不予治疗,动静脉畸形最终会继续进展并破坏局部组织。遗憾的是,动静脉畸形手术或非手术治疗后的复发率明显高于其他血管畸形[64,69]。

与脑动静脉畸形相似,眼眶动静脉畸形在一部分患者中没有症状,但比例不详。动静脉畸形属于高压血管病,病情可进展及发生变化,导致动脉瘤扩张和血管增殖,偶尔形成血栓,病变体积缩小[68]。有些病例,伴有结膜血管动脉化的眼眶充血会因自发性眼眶出血而突然加重[71]。

据报道,未直接累及眼眶的颌面部动静脉畸形可有眼动脉"盗血"现象,眼动脉供血缺乏,导致眼缺血[71]。

微静脉畸形(葡萄酒色斑)

流行病学

葡萄酒色斑(port wine stain,PWS)是一种先天性皮肤毛细血管畸形,常沿三叉神经分布区的皮肤生长。

本病是属于鲜红斑痣的一种先天性病变,常累及前额、面部、枕部和颈背区域。出生时即存在,持续至成人,人群中发病率为 0.3%~0.5%[72,73]。通常为散发,无性别倾向[73,74]。

面部葡萄酒色斑(PWS)、顶枕区软脑膜和脉络膜血管畸形三者共同组成 Sturge-Weber 综合征(SWS)或脑面血管瘤病[73]。葡萄酒色斑患者中有 6%~11%与 Sturge-Weber 综合征有关[74,75]。Sturge-Weber 综合征散发于男性或女性新生儿,成活新生儿发生率为 1/2 万~5 万[76]。Sturge-Weber 综合征最常见的表现是上睑和双侧葡萄酒色斑[74,75]。先天性青光眼在 Sturge-Weber 综合征中更为常见,约占 30%~40%[74]。

在一组 310 例葡萄酒色斑患者中,94%病变位于头面部,68%不止 1 处皮肤受累,85%为单侧分布,而 15%为双侧病变。三叉神经分布区葡萄酒色斑患者中,眼和(或)中枢神经系统受累的占 8%。躯干、四肢以及头颈部大范围葡萄酒色斑患者约占 12%。眼睑 PWS、双侧分布的胎记、累及三叉神经三个分支的单侧葡萄酒色斑,伴有青光眼或中枢神经系统并发症的可能性很大[73]。大约有 30%的 PWS 患者有青光眼,其中 60%发生于儿童早期,40%发生于年龄稍大的儿童或成人早期[77]。

发病机制

PWS 是由于皮肤表浅的血管丛进行性扩张所致,但无增殖。一个假设提出,自主神经缺乏导致了血流异常的神经调节。PWS 活检发现,与正常皮肤相比,表浅血管丛的神经密度明显减低,导致了持续性血流的无调节和薄壁血管的进展性膨胀[78]。

其他研究提出,PWS 源于局部原发性静脉发育不良或获得性静脉阻塞,而非神经功能障碍。影响颅内循环的一些导静脉发育异常会导致静脉压增高,通过已存在的管腔和表浅静脉丛的扩张而影响周围区域,表现为 PWS 及其相关的综合征。一个新提出的、根本的病因——胎儿期静脉栓塞形成阻塞——造成侧支循环通路形成和持续性静脉缺乏。这个理论解释了组织肥大的发生机制[79]。

组织受累的特殊形式提示正常发育的破坏可能发生在妊娠前 3 个月。上面部皮肤由外胚层近端形成,部分神经管形成顶枕部脑和软脑膜,该期也形成视泡,这就解释了 SWS 的三个临床表现。皮质浅表静脉发育异常及其后来反复发生血栓可导致通过表面软脑膜的血流改道,从而进入深层静脉系统。尽管血流改道,但静脉引流不足,导致进行性血液淤滞以及慢性缺血

性血管扩张[80]。

PWS 常为单侧,提示体细胞嵌合在发病机制中起到关键作用。体细胞突变可能发生在来源于原始血管丛的细胞内。在妊娠前 3 个月,原始血管丛侵入该区域邻近的胚胎脑、皮肤和眼部;体细胞突变阻止了这些血管的正常成熟[81]。近来的研究已证实 SWS 和大多数孤立性 PWS 具有潜在的致病性突变。受突变影响细胞的起源尚不清楚,但非综合征性 PWS 提示血管内皮细胞中体细胞 GNAQ 突变为后期起源,而 SWS 突变可发生在发育早期或祖细胞期(它是各种类型细胞的前体细胞),这产生了综合征的表型[82]。

鉴别诊断

由于微静脉畸形具有特征性的外部表现和常见的分布方式,很少需要鉴别诊断。然而,PWS 可与婴儿型血管瘤、粉黄色斑(单纯型痣)或大理石样皮肤相混淆,且可能与 Klippel-Trenaunay 综合征(KTS)或 Parkes-Weber 综合征有关(图 24.19)。

临床特征

PWS 最初呈边界清楚的浅桃红色斑,表面光滑,随时间进展,变成红色或紫色肥厚的结节覆盖在皮肤表面。PWS 被压迫时部分变白[73,80]。病变常为单侧,有明确的分界中线。45%面部病变局限于单侧三叉神经支配区皮肤[83]。双侧病变少见,常累及三叉神经的多条分支[75]。

未予治疗的 PWS 病变缓慢增厚,颜色变暗(图 24.20)。有些病例表现为皮肤增厚,肥厚的皮下脂肪常呈鹅卵石样(开始为软性可压缩性病变,逐渐进展为硬性纤维性或钙化结节样的息肉状外生病变),有些严重病例可导致毁容。也可出现视乳头水肿和眼压升高[1](图 24.21)。

影响整个三叉神经第一支分布区、上睑和双侧受累的 PWS,多提示有潜在的神经性和(或)眼部疾病,需进一步行眼科和神经科检查[74,80]。

青光眼是与面部 PWS 有关的最常见的眼部异常,常呈同侧、单侧、先天性发病[75]。青光眼的发生呈双峰性,约 60%病例发生在儿童早期(最大 4 岁),包括前房角异常,导致先天性牛眼(图 24.22)。晚期发生的青光眼见于青少年,是因巩膜上静脉压增高所致[75,80]。青光眼的危险性在多发性面部皮肤受累的患者比单纯 V_1、V_2 或 V_3 受累者显著升高。在一组 66 例罹患 PWS 和青光眼的患者中,发现多发性皮肤受累者青光眼的发生危险是一般人群发生青光眼的 7 倍[75]。

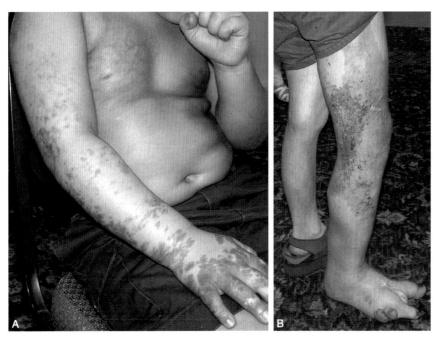

图 24.19　Klippel-Trenaunay 综合征(KTS)。最常见的血管畸形之一,典型 KTS 累及一或多个肢体(常常为腿)。图片为广泛的静脉异常,皮肤病变为毛细血管静脉畸形,且伴有骨骼和软组织肥大,受累肢体长度和周长增加

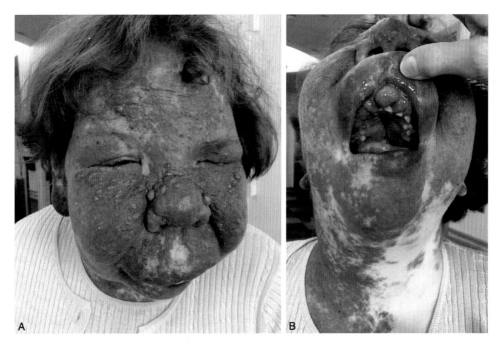

图 24.20　患者,50 岁,女性,Sturge-Weber 综合征患者,成年期 PWS 病变变暗(A),以及严重的面部软组织肥大,包括齿龈(B)

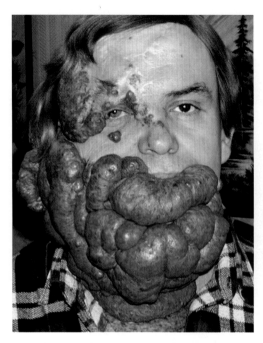

图 24.21   PWS。患者，30 岁，男性，晚期未予治疗的 PWS，可见面部严重变形

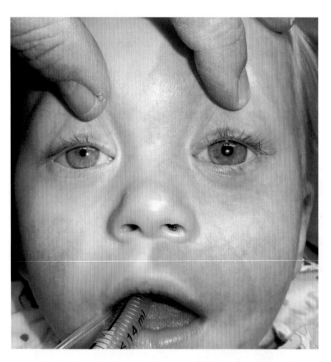

图 24.22   PWS。眼周 PWS 增加了先天性或获得性青光眼发生的危险。图片示患儿先天性皮肤着色及同侧牛眼

另一个特征性眼部异常是弥漫性脉络膜血管畸形，可表现为孤立的、边界清楚的病变；也可为弥漫的、深红色畸形，即所谓的番茄酱眼底[75]。这种脉络膜病变可以引起视网膜色素变性、纤维样化生和囊样视网膜变性。畸形病变的持续性渗出可导致视网膜脱

离[80,84]。面部 PWS 患者的其他眼部表现包括表层巩膜充血和虹膜异色症[75]。

深层的软组织和骨骼肥厚可由轻度到重度不等，口唇和上颌受累最常见，尽管微静脉畸形最显著的特征是皮肤改变，但这些病变会累及特定解剖区域内的各层组织，包括皮肤、皮下脂肪、肌肉和骨骼[85]（图 24.23）。

患有 SWS 的儿童可发生癫痫和青光眼，但这种综合征的临床表现差异很大[81]。局灶性运动性癫痫是最常见的神经征象，有时可导致运动缺陷和智力下降，通常 3 岁时即可表现明显。更加广泛的 PWS 病变增加了癫痫的风险[74]。据报道，神经系统受累的患者中一半伴有智力发育迟缓[80]。

检查

扫描设备如色量计和三色分光光度计已广泛应用，但为半定量方法，且只用于非常小的病变。其他技术包括新开发的光学设备，如空间频率阈成像和激光散斑成像在可视化功能状态的同时，为评估组织区域提供了相对廉价的手段。光学相干断层扫描（OCT）依赖显微散射作为对比的主要来源，也能够分析结构的改变。非接触性设备能够完成客观组织评估，避免了人为假象，如压力导致的褪色[86]。

影像学可用来评估颅内受累情况。然而，由于婴儿对神经影像学的敏感性低，在症状发生前，进行早期诊断受到限制[81]。对比增强的 MRI T1 加权像可显示典型的软脑膜血管瘤病（一种毛细血管静脉畸形）；皮质萎缩和钙化（由于受累的大脑半球血管淤滞后发生慢性皮质血氧不足所致）；浅皮质静脉缺失和（或）深部引流静脉扩张；累及脉络丛的血管畸形。近年来功能成像的进展证实在受累区域出现脑灌注和网络（network）连通性减少[66]。磁敏感加权成像 MRI 是近来开发的一种无对比剂的 MRI 技术，该技术比传统钆增强 MRI 在显示深部经骨髓和脑室旁的静脉细节方面更具有优势。它可以探查到 SWS 中钙化的皮质，因此强烈推荐将其用于可疑 SWS 患儿的初始评估[81]。

脑葡萄糖代谢正电子发射体层扫描可以追踪皮质功能障碍的程度和严重性，它的作用超过了 CT 和 MRI，后者可显示脑结构的异常[81]。

眼眶多普勒扫描显示患有孤立性眼眶周 PWS 和患有脑异常的 SWS 患者受累眼眶内缓慢的、偶有逆向的静脉引流[79]。

应用光谱领域光学相干断层扫描，后极部脉络膜厚度可以量化，近来研究也显示受累眼脉络膜增厚具有统计学意义[87]。

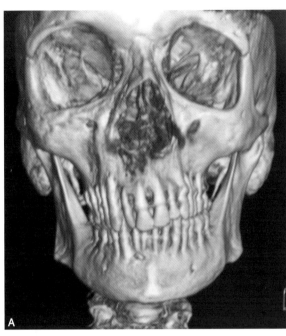
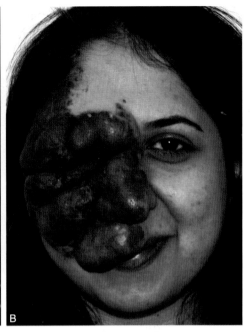

图 24.23　PWS。A. CT 三维重建成像显示右眼眶、上颌骨和梨状孔发生骨性扩张。B. 相对应的软组织肥厚

病理学

　　PWS 以真皮乳头层和网状层中的毛细血管和毛细血管后小静脉（直径 30~300μm）扩张为特征，由胎儿期发育的非增殖扩张畸变血管丛构成。与正常皮肤相比，PWS 表层血管丛的神经密度显著降低[1,72,78]。血管的数目紧邻表皮质最高，随深度加大逐渐减少；大多数血管位于紧邻表皮的真皮内。组织学表现与病变的大小和分布无关[88]（图 24.24）。在骨肥大标本中可见骨内血管畸形[85]。

治疗

　　疾病早期推荐进行 1~2 个月的激光治疗，可以缓

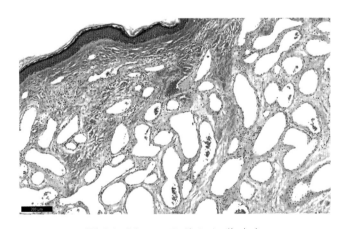

图 24.24　PWS 的组织学改变

解病情进展。以往的治疗方法包括化妆品遮盖、植皮术、皮肤磨削术、冷冻术、纹身法和放射治疗[89]。

　　应用闪光灯泵浦脉冲染料激光（PDL），这种非侵袭性激光照射是当前 PWS 的标准治疗方法。通过选择性光热作用，血红蛋白吸收激光，并将其转化为热能，导致血管凝固。这种选择性治疗技术可以避开病变的周围组织[66,72]。PDL 可穿入皮肤 2mm，被氧和血红蛋白及脱氧血红蛋白大量吸收[90]。第 2 代 PDL 配备了表皮冷却技术，将非选择性表皮热损伤降至最低，同时用更高的能量治疗 PWS 更为有效。冷却技术还具有其他的优势，如减轻疼痛和降低瘢痕形成的风险[1,72]。通常治疗间隔为 4~12 周一次，治疗方案为 6~8 次；根据患者年龄、病变位置、深度、大小和颜色不同，病变组织对治疗的反应程度也不同[1,91]。60% 患者病变减小，颜色变浅，治疗效果满意；10% 患者病变能够完全消退，20%~30% 患者的病变对激光治疗无反应[1,66,72,86]（图 24.25）。

　　选择性光热作用的效果取决于表皮色素的程度、血液和叠加血管所致的光遮蔽以及 PWS 血管解剖和形态学改变。一般来说，凡是降低光穿透性的因素都可使治疗效果减弱，如叠加的脉管系统、表皮黑色素密度增加、PWS 内血管密度增加及血管的深度和直径增加[66,72]。这些变量降低了光穿透的深度和通畅性，因此可将能量降低至凝固所需的水平以下[81]。

　　激光治疗前采取头低脚高位或病变区即刻热敷，

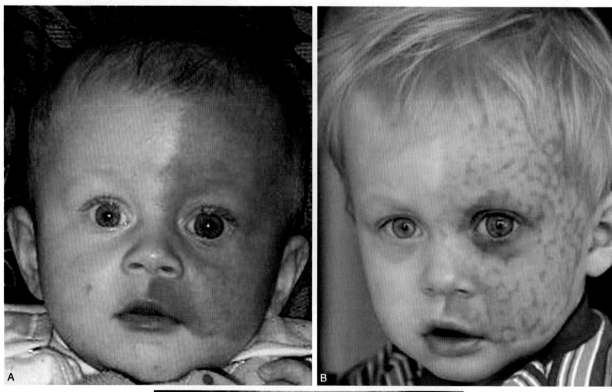

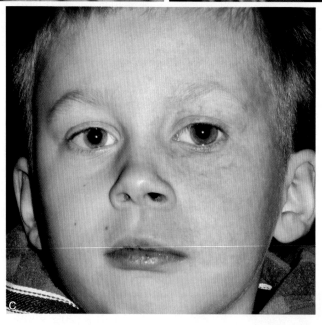

图 24.25 PWS 治疗。**A.** 随年龄增长,先天性皮肤着色变暗,正如该患儿图片所示(也可参见图 24.23)。**B.** 脉冲染料激光治疗可使病变颜色变浅,也可能阻止病变继续肥大,但常常遗留花斑纹状外观。**C.** 经过几次激光治疗,8 岁时患儿病变的颜色明显变浅

可以提高治疗的成功率。对于深色皮肤患者,治疗前可使用几周皮肤增白霜以降低黑色素的屏障[1]。有些作者提出用翠绿宝石激光器(755nm)或 YAG 激光治疗肥厚型或结节型病变[72,90]。强脉冲光似乎对抗治疗的 PWS 更有利[66,72]。激光后护理包括使用保湿软膏和防晒霜至少 6~8 周[89]。激光治疗后,治疗区可变成蓝红色,持续至 10 日后出现水疱和结痂。PWS 激光治疗的并发症包括过度色素沉着或色素减退,以及萎缩性瘢痕或肥厚性瘢痕。尽管认为过度色素沉着是暂时的,但也要到 6 个月才能消退。色素减退在治疗 6~9 个月后才开始[89]。

成熟期病例常常需要手术切除。小手术如鹅卵石

样切除(局部切除)可以分阶段进行,患者满意度往往超出医生的预期,且似乎与身体变化不相称。进一步治疗方法包括非侵袭性实时成像优化选择治疗方案、光动力学治疗、免疫调节、低比重压力装置、特定部位的药物激光治疗和围术期抗血管生成因子的使用[72]。

与 SWS 相关的弥漫性脉络膜血管瘤的治疗有一定难度。治疗目标是使视网膜下液消退,并减轻由脉络膜血管病变引起的中心凹变形[92]。治疗方案包括观察、放射治疗和光动力学治疗[93]。

如 SWS 患者面部软组织过度肥大,可切除多余组织(口唇减薄,去除局部多余皮肤,颧部缩小,眼睑减容),骨骼过度肥厚可行截骨术及骨骼切除。如下颌过度生长,可行骨成形术或正颌手术[85]。

病程、并发症和预后

如不治疗,PWS 缓慢增厚,颜色变暗[1]。到 46 岁时,2/3 患者发展为丘疹样或结节状软组织过度增生,导致畸形、不对称,偶有自发性出血。PWS 异常的容貌改变,明显阻碍患者的心理发育和降低其幸福指数[72]。青光眼危险呈进行性,但青光眼发生较晚者比早期发生者的严重性明显降低[75,80]。

参考文献

1. Fay A, Rand Rodgers I. Vascular anomalies of the eyelid and orbit. In: Albert DM, Miller JW, Azar DT, et al., editors. Albert & Jakobiec's principles and practice of ophthalmology. Philadelphia, PA: Elsevier; 2008.
2. Waner M, Suen JY. A Classification of Congenital Vascular Lesions. In: Waner M, Suen JY, editors. Hemangiomas and vascular malformations of the head and neck. New York, NY: Wiley-Liss; 1999.
3. North PE, Mihm MC Jr. Histopathological diagnosis of infantile hemangiomas and vascular malformations. *Facial Plast Surg Clin North Am* 2001;**9**:505–24.
*4. Mulliken JB, Glowacki J. Hemangiomas and vascular malformations in infants and children: a classification based on endothelial characteristics. *Plast Reconstr Surg* 1982;**69**:412–22.
   In this landmark paper, the authors propose a classification based on pathophysiologic features for segregating vascular lesions in two categories: hemangiomas and vascular malformations.
*5. Osaki TH, Jakobiec FA, Mendoza PR, et al. Immunohistochemical investigations of orbital infantile hemangiomas and adult encapsulated cavernous venous lesions (malformation versus hemangioma). *Ophthalm Plastic Reconstr Surg* 2013;**29**:183–95.
   The authors conducted an immunohistochemical study to evaluate the two most common orbital vascular lesions. They demonstrated no overlapping staining patterns between infantile hemangiomas and cavernous venous lesions.
6. Harris GJ. Orbital vascular malformations: a consensus statement on terminology and its clinical implications. Orbital Society. *Am J Ophthalmol* 1999;**127**:453–5.
7. ISSVA Classification of Vascular Anomalies. International Society for the Study of Vascular Anomalies. <http://www.issva.org/classification>; 2014. [accessed 04.15].
8. Lacey B, Rootman J, Marotta TR. Distensible venous malformations of the orbit: clinical and hemodynamic features and a new technique of management. *Ophthalmology* 1999;**106**:1197–209.
9. Vavvas D, Fay A, Watkins L. Two cases of orbital lymphangioma associated with vascular abnormalities of the retina and iris. *Ophthalmology* 2004;**111**:189–92.
10. Yadav P, De Castro DK, Waner M, et al. Vascular anomalies of the head and neck: a review of genetics. *Semin Ophthalmol* 2013;**28**:257–66.
11. Acevedo JL, Shah RK, Brietzke SE. Nonsurgical therapies for lymphangiomas: a systematic review. *Otolaryngol Head Neck Surg* 2008;**138**:418–24.
12. Jones IS. Lymphangiomas of the Ocular Adnexa: An Analysis of 62 Cases. *Trans Am Ophthalmol Soc* 1959;**57**:602–65.
13. Jakobiec FA, Jones IS. Vascular tumors, malformations, and degenerations. Diseases of the orbit. 2nd ed. New York, NY: Harper & Row; 1979.
14. Smoker WR, Gentry LR, Yee NK, et al. Vascular lesions of the orbit: more than meets the eye. *Radiographics* 2008;**28**:185–204, quiz 325.
15. Wiegand S, Eivazi B, Bloch LM, et al. Lymphatic malformations of the orbit. *Clin Exp Otorhinolaryngol* 2013;**6**:30–5.
16. Iliff WJ, Green WR. Orbital lymphangiomas. *Ophthalmology* 1979;**86**:914–29.
17. Katz SE, Rootman J, Vangveeravong S, et al. Combined venous lymphatic malformations of the orbit (so-called lymphangiomas). Association with noncontiguous intracranial vascular anomalies. *Ophthalmology* 1998;**105**:176–84.
18. Paramivasan S, MacIntosh P, Berenstein A, et al. Orbital lymphatic malformation. In: Richter G, Suen JY, editors. Head and neck vascular anomalies: a practical case-based approach. San Diego, CA: Plural Publishing; 2014.
19. Breugem CC, Alders M, Salieb-Beugelaar GB, et al. A locus for hereditary capillary malformations mapped on chromosome 5q. *Hum Genet* 2002;**110**:343–7.
20. Eerola I, Boon LM, Mulliken JB, et al. Capillary malformation-arteriovenous malformation, a new clinical and genetic disorder caused by RASA1 mutations. *Am J Hum Genet* 2003;**73**:1240–9.
21. Vikkula M, Boon LM, Carraway KL III, et al. Vascular dysmorphogenesis caused by an activating mutation in the receptor tyrosine kinase TIE2. *Cell* 1996;**87**:1181–90.
22. Brouillard P, Boon LM, Mulliken JB, et al. Mutations in a novel factor, glomulin, are responsible for glomuvenous malformations ('glomangiomas'). *Am J Hum Genet* 2002;**70**:866–74.
23. Irrthum A, Karkkainen MJ, Devriendt K, et al. Congenital hereditary lymphedema caused by a mutation that inactivates VEGFR3 tyrosine kinase. *Am J Hum Genet* 2000;**67**:295–301.
24. Sholto-Douglas-Vernon C, Bell R, Brice G, et al. Lymphoedema-distichiasis and FOXC2: unreported mutations, de novo mutation estimate, families without coding mutations. *Hum Genet* 2005;**117**:238–42.
25. McDonald J, Bayrak-Toydemir P, Pyeritz RE. Hereditary hemorrhagic telangiectasia: an overview of diagnosis, management, and pathogenesis. *Genet Med* 2011;**13**(7):607–16.
26. Denier C, Goutagny S, Labauge P, et al. Mutations within the MGC4607 gene cause cerebral cavernous malformations. *Am J Hum Genet* 2004;**74**:326–37.
27. Chen D, Li L, Tu X, et al. Functional characterization of Klippel-Trenaunay syndrome gene AGGF1 identifies a novel angiogenic signaling pathway for specification of vein differentiation and angiogenesis during embryogenesis. *Hum Mol Genet* 2013;**22**(5):963–76.
28. Wang Q, Timur AA, Szafranski P, et al. Identification and molecular characterization of de novo translocation t(8;14)(q22.3;q13) associated with a vascular and tissue overgrowth syndrome. *Cytogenet Cell Genet* 2001;**95**(3-4):183–8.
29. Harris GJ, Sakol PJ, Bonavolonta G, et al. An analysis of thirty cases of orbital lymphangioma. Pathophysiologic considerations and management recommendations. *Ophthalmology* 1990;**97**:1583–92.
30. Jakobiec FA, Font RL. Orbit. In: Spencer WH, editor. Ophthalmic pathology: an atlas and textbook. 3rd ed. Philadelphia, PA: Saunders; 1986. p. 2533–8.
31. MacIntosh PW, Yoon MK, Fay A. Complications of intralesional bleomycin in the treatment of orbital lymphatic malformations. *Semin Ophthalmol* 2014;**29**:450–5.
32. Reem RE, Golden RP. Periocular hemangiomas and lymphangiomas. *Pediatr Clin North Am* 2014;**61**:541–53.
33. Fay A, Fynn-Thompson N, Ebb D. Klippel-Trenaunay syndrome and rhabdomyosarcoma in a 3-year-old. *Arch Ophthalmol* 2003;**121**:727–9.
34. Giguere CM, Bauman NM, Sato Y, et al. Treatment of lymphangiomas with OK-432 (Picibanil) sclerotherapy: a prospective multi-institutional trial. *Arch Otolaryngol Head Neck Surg* 2002;**128**:1137–44.
35. Gujar SK, Gandhi D. Congenital malformations of the orbit. *Neuroimaging Clin N Am* 2011;**21**:585–602, viii.

36. Rootman J, Heran MK, Graeb DA. Vascular malformations of the orbit: classification and the role of imaging in diagnosis and treatment strategies. *Ophthal Plast Reconstr Surg* 2014;**30**:91–104.

37. Greene AK, Burrows PE, Smith L, et al. Periorbital lymphatic malformation: clinical course and management in 42 patients. *Plast Reconstr Surg* 2005;**115**:22–30.

38. Chen JX, Kachniarz B, Gilani S, et al. Risk of malignancy associated with head and Neck CT in children: a systematic review. *Otolaryngol Head Neck Surg* 2014;**151**:554–66.

39. Breiteneder-Geleff S, Soleiman A, Kowalski H, et al. Angiosarcomas express mixed endothelial phenotypes of blood and lymphatic capillaries: podoplanin as a specific marker for lymphatic endothelium. *Am J Pathol* 1999;**154**:385–94.

40. Fukunaga M. Expression of D2-40 in lymphatic endothelium of normal tissues and in vascular tumours. *Histopathology* 2005;**46**:396–402.

41. Mehta M, Waner M, Fay A. Amniotic membrane grafting in the management of conjunctival vascular malformations. *Ophthal Plast Reconstr Surg* 2009;**25**:371–5.

42. Churchill P, Otal D, Pemberton J, et al. Sclerotherapy for lymphatic malformations in children: a scoping review. *J Pediatr Surg* 2011;**46**:912–22.

43. Okada A, Kubota A, Fukuzawa M, et al. Injection of bleomycin as a primary therapy of cystic lymphangioma. *J Pediatr Surg* 1992;**27**:440–3.

44. Okazaki T, Iwatani S, Yanai T, et al. Treatment of lymphangioma in children: our experience of 128 cases. *J Pediatr Surg* 2007;**42**:386–9.

45. Schwarcz RM, Ben Simon GJ, Cook T, et al. Sclerosing therapy as first line treatment for low flow vascular lesions of the orbit. *Am J Ophthalmol* 2006;**141**:333–9.

*46. Hill RH 3rd, Shiels WE 2nd, Foster JA, et al. Percutaneous drainage and ablation as first line therapy for macrocystic and microcystic orbital lymphatic malformations. *Ophthal Plast Reconstr Surg* 2012;**28**:119–25.

   The authors present the results of orbital lymphatic malformations cases treated with percutaneous sclerotherapy. This new form of treatment was shown to be safe and effective.

47. Cahill AM, Nijs E, Ballah D, et al. Percutaneous sclerotherapy in neonatal and infant head and neck lymphatic malformations: a single center experience. *J Pediatr Surg* 2011;**46**:2083–95.

48. Shields JA, Shields CL, Scartozzi R. Survey of 1264 patients with orbital tumors and simulating lesions: The 2002 Montgomery Lecture, part 1. *Ophthalmology* 2004;**111**:997–1008.

49. Rubin PA, Remulla HD. Orbital venous anomalies demonstrated by spiral computed tomography. *Ophthalmology* 1997;**104**:1463–70.

50. Fay A, Massoud V, Waner M. Vascular Malformations of the orbit. In: Matassi R, Loose DA, Vaghi M, editors. Hemangiomas and vascular malformations: an atlas of diagnosis and treatment. 2nd ed. Milan, Italy: Springer; 2014.

51. Dubois J, Soulez G, Oliva VL, et al. Soft-tissue venous malformations in adult patients: imaging and therapeutic issues. *Radiographics* 2001;**21**:1519–31.

52. Dompmartin A, Vikkula M, Boon LM. Venous malformation: update on aetiopathogenesis, diagnosis and management. *Phlebology* 2010;**25**:224–35.

53. Flors L, Leiva-Salinas C, Maged IM, et al. MR imaging of soft-tissue vascular malformations: diagnosis, classification, and therapy follow-up. *Radiographics* 2011;**31**:1321–40, discussion 40–1.

54. Mulliken JB, Fishman SJ, Burrows PE. Vascular anomalies. *Curr Probl Surg* 2000;**37**:517–84.

55. Lee BB, Baumgartner I, Berlien P, et al. Guideline. Diagnosis and treatment of venous malformations. consensus document of the International Union of Phlebology (IUP): updated-2013. *Int Angiol* 2014 Jun 10;[Epub ahead of print].

*56. Scheuerle AF, Steiner HH, Kolling G, et al. Treatment and long-term outcome of patients with orbital cavernomas. *Am J Ophthalmol* 2004;**138**:237–44.

   The authors evaluated the long-term prognosis of visual function in patients with orbital cavernous lesions after conservative and surgical treatment. Lesions producing solely exophthalmos were safely followed by observation, while immediate surgery was recommended when visual impairment attributable to the tumor was present.

57. Harris G, Jakobiec F. Cavernous hemangioma of the orbit: a clinic pathologic analysis of 66 cases. In: Jakobiec FA, editor. Ocular and adnexal tumors. Birmingham, AL: Aesculapius; 1978. pp. 741–81.

58. Werdich XQ, Jakobiec FA, Curtin HD, et al. A clinical, radiologic, and immunopathologic study of five periorbital intraosseous cav-

ernous vascular malformations. *Am J Ophthalmol* 2014;**158**:816–26 e1.

59. Jakobiec FA, Zakka FR, Papakostas TD, et al. Angiomyofibroma of the orbit: a hybrid of vascular leiomyoma and cavernous hemangioma. *Ophthal Plast Reconstr Surg* 2012;**28**:438–45.

60. Eagle RC Jr. Immunohistochemistry in diagnostic ophthalmic pathology: a review. *Clin Experiment Ophthalmol* 2008;**36**:675–88.

61. Chhabra N, Wu AW, Fay A, et al. Endoscopic resection of orbital hemangiomas. *Int Forum Allergy Rhinol* 2014;**4**:251–5.

*62. Kohout MP, Hansen M, Pribaz JJ, et al. Arteriovenous malformations of the head and neck: natural history and management. *Plast Reconstr Surg* 1998;**102**:643–54.

   The authors retrospectively reviewed 81 patients with extracranial AVMs of the head and neck. The overall cure rate was 60%. Cure rate for small malformations was 69% with excision only and 62% for extensive malformations with combined embolization-resection. The cure rate was 75% for stage I, 67% for stage II, and 48% for stage III malformations.

63. Wright JE. Orbital vascular anomalies. *Trans Am Acad Ophthalmol Otolaryngol* 1974;**78**:OP606–16.

64. Lee BB, Lardeo J, Neville R. Arterio-venous malformation: how much do we know? *Phlebology* 2009;**24**:193–200.

65. Warrier S, Prabhakaran VC, Valenzuela A, et al. Orbital arteriovenous malformations. *Arch Ophthalmol* 2008;**126**:1669–75.

66. Mulligan PR, Prajapati HJ, Martin LG, et al. Vascular anomalies: classification, imaging characteristics and implications for interventional radiology treatment approaches. *Br J Radiol* 2014;**87**:20130392.

67. Goldberg RA, Garcia GH, Duckwiler GR. Combined embolization and surgical treatment of arteriovenous malformation of the orbit. *Am J Ophthalmol* 1993;**116**:17–25.

68. Moin M, Kersten RC, Bernardini F, et al. Spontaneous hemorrhage in an intraorbital arteriovenous malformation. *Ophthalmology* 2000;**107**:2215–19.

69. Erdmann MW, Jackson JE, Davies DM, et al. Multidisciplinary approach to the management of head and neck arteriovenous malformations. *Ann R Coll Surg Engl* 1995;**77**:53–9.

70. Trombly R, Sandberg DI, Wolfe SA, et al. High-flow orbital arteriovenous malformation in a child: current management and options. *J Craniofac Surg* 2006;**17**:779–82.

71. Andracchi S, Kupersmith MJ, Nelson PK, et al. Visual loss from arterial steal in patients with maxillofacial arteriovenous malformation. *Ophthalmology* 2000;**107**:730–6.

72. Chen JK, Ghasri P, Aguilar G, et al. An overview of clinical and experimental treatment modalities for port wine stains. *J Am Acad Dermatol* 2012;**67**:289–304.

73. Tallman B, Tan OT, Morelli JG, et al. Location of port-wine stains and the likelihood of ophthalmic and/or central nervous system complications. *Pediatrics* 1991;**87**:323–7.

74. Piram M, Lorette G, Sirinelli D, et al. Sturge-Weber syndrome in patients with facial port-wine stain. *Pediatr Dermatol* 2012;**29**:32–7.

75. Khaier A, Nischal KK, Espinosa M, et al. Periocular port wine stain: the great ormond street hospital experience. *Ophthalmology* 2011;**118**:2274–8 e1.

76. Comi AM. Update on Sturge-Weber syndrome: diagnosis, treatment, quantitative measures, and controversies. *Lymphat Res Biol* 2007;**5**:257–64.

77. Iwach AG, Hoskins HD Jr, Hetherington J Jr, et al. Analysis of surgical and medical management of glaucoma in Sturge-Weber syndrome. *Ophthalmology* 1990;**97**:904–9.

78. Smoller BR, Rosen S. Port-wine stains. A disease of altered neural modulation of blood vessels? *Arch Dermatol* 1986;**122**:177–9.

79. Parsa CF. Focal venous hypertension as a pathophysiologic mechanism for tissue hypertrophy, port-wine stains, the Sturge-Weber syndrome, and related disorders: proof of concept with novel hypothesis for underlying etiological cause (an American Ophthalmological Society thesis). *Transact Am Ophthalmol Soc* 2013;**111**:180–215.

*80. Ch'ng S, Tan ST. Facial port-wine stains – clinical stratification and risks of neuro-ocular involvement. *J Plast Reconstr Aesthet Surg* 2008;**61**:889–93.

   A series of 158 patients with facial PWS were analyzed to identify the risks of neurologic and/or ocular involvement according to topographic pattern. PWS affecting the entire V1 distribution were found to predict strongly for underlying neurologic and/or ocular disorders.

81. Lo W, Marchuk DA, Ball KL, et al. Updates and future horizons on the understanding, diagnosis, and treatment of Sturge-Weber syndrome brain involvement. *Dev Med Child Neurol* 2012;**54**:214–23.

82. Shirley MD, Tang H, Gallione CJ, et al. Sturge-Weber syndrome and

port-wine stains caused by somatic mutation in GNAQ. *N Engl J Med* 2013;**368**:1971–9.

83. Mehta M, Salas AH, Fay A. Trigeminal dermatome distribution in patients with glaucoma and facial port wine stain. *Dermatology* 2009;**219**:219–24.

84. Sullivan TJ, Clarke MP, Morin JD. The ocular manifestations of the Sturge-Weber syndrome. *J Pediatr Ophthalmol Strabismus* 1992;**29**:349–56.

85. Greene AK, Taber SF, Ball KL, et al. Sturge-Weber syndrome: soft-tissue and skeletal overgrowth. *J Craniofac Surg* 2009;**20**(Suppl. 1):617–21.

86. Sharif SA, Taydas E, Mazhar A, et al. Noninvasive clinical assessment of port-wine stain birthmarks using current and future optical imaging technology: a review. *Br J Dermatol* 2012;**167**:1215–23.

87. Arora KS, Quigley HA, Comi AM, et al. Increased choroidal thickness in patients with Sturge-Weber syndrome. *JAMA Ophthalmol* 2013;**131**:1216–19.

88. Barsky SH, Rosen S, Geer DE, et al. The nature and evolution of port wine stains: a computer-assisted study. *J Invest Dermatol* 1980;**74**:154–7.

89. Garza G, Fay A, Rubin PA. Treatment of pediatric vascular lesions of the eyelid and orbit. *Int Ophthalmol Clin* 2001;**41**:43–55.

90. Izikson L, Nelson JS, Anderson RR. Treatment of hypertrophic and resistant port wine stains with a 755 nm laser: a case series of 20 patients. *Lasers Surg Med* 2009;**41**:427–32.

91. Landthaler M, Hohenleutner U. Laser therapy of vascular lesions. *Photodermatol Photoimmunol Photomed* 2006;**22**:324–32.

92. Grant LW, Anderson C, Macklis RM, et al. Low dose irradiation for diffuse choroidal hemangioma. *Ophthalmic Genet* 2008;**29**:186–8.

93. Tsipursky MS, Golchet PR, Jampol LM. Photodynamic therapy of choroidal hemangioma in sturge-weber syndrome, with a review of treatments for diffuse and circumscribed choroidal hemangiomas. *Surv Ophthalmol* 2011;**56**:68–85.

25

第 25 章　婴儿型血管瘤和其他血管性新生物

AARON FAY, YVETTE SANTIAGO, and MILTON WANER

简介

"血管瘤"一词是用来描述各种原因、形态和自然病史的血管性病变。用现代说法,婴儿型血管瘤(infantile hemangioma, IH)描述了一种特殊类型的血管新生物,它表现出独特的生物学行为和好发于头颈部的倾向。在眼周部位,IH 容易影响视力、眼睑和眼眶发育。本章将讨论婴儿型血管瘤和其他少见的血管性新生物(框 25.1)。

框 25.1　血管性肿瘤

血管肉瘤	不消退型先天性血管瘤
成血管细胞瘤	快速消退型先天性血管瘤
血管外皮细胞瘤	丛状血管瘤
婴儿型血管瘤	生脓性肉芽肿
卡波西样血管内皮瘤	

历史背景

历史上将血管瘤归咎于怀孕期间母亲想吃或吃了红莓。第一个基于证据的理论是在 20 世纪 50 年代,采用光学显微镜检查病变组织,结果发现了伴有由细胞形成排列不规则的芽状物的血管瘤内皮异常和不规则的血管间隙[1]。后来认为血管瘤是由胚胎发育期全身脉管系统分化的血管母细胞间质岛发育而来[2]。

当 Glowacki 和 Mulliken 将"生物学"分类方案引用于血管异常的研究,标志着现代血管异常研究的开始[3],该分类根据临床行为和光学显微镜的发现来定义 IH,并且明确地将其与血管畸形分开(图 25.1,表

25.1)。大约 20 年以后,North 和 Mihm 发现 IH 内皮细胞中葡萄糖转运蛋白-1(GLUT-1)表达,后者只有在胎盘和血脑屏障组织中才有表达[4]。后来他们又发现只有在婴儿型血管瘤和胎盘中表达的另外 3 种蛋白[5](表 25.2)。

表 25.1　血管瘤和血管畸形的对比

血管瘤	畸形
出生时不存在	出生时存在
独立的生命周期	不断地进展
快速增殖(有丝分裂+)	缓慢扩张(肥大)
缓慢消退	从不消退
女性>男性	女性=男性
白人更常见	无种族倾向
病变不同时期组织学不同	血管或淋巴管组织学始终如一

表 25.2　婴儿型血管瘤和血管畸形的免疫组织化学描述

	胎盘	血管瘤	畸形
GLUT-1	+	+	−
Lewis Y	+	+	−
Merosin	+	+	−
FC-γR Ⅱ	+	+	−

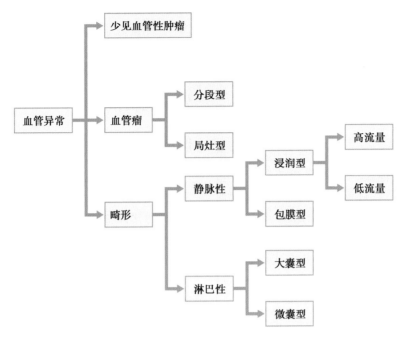

图 25.1　血管异常概念分类

随着对两种不同亚型 IH 的认识,对 IH 的了解有了快速进展。沿着胚胎期面部基板融合线发生的散在的血管瘤称为"局灶型",位于单个或多个面部基板表面的大斑块状血管瘤为"阶段型"[6]。这些病变的临床表现不同,与全身疾病的相关性不同,治疗方法也不同。国际血管异常研究学会(ISSVA)也修订了其分类方案,将 IH 归类于血管性新生物中[7]。

几十年来对于 IH 的治疗一直有争议,主要是因为这种病变具有独特的、缓慢但可自发消退的特征,称为"退化"。一般告知患者血管瘤可以整体消退,普遍的说法是有一个消退"程序",即血管瘤每年大约消退10%[8]。尽管药物治疗、激光科学和手术技术在进步,但医疗界还是提倡"观察"。2000 年以后多学科联合门诊在全世界范围提出血管异常的治疗,为患者提供了多种治疗方法。最终在 2008 年偶然发现了 β 受体阻滞剂的优势,使现代 IH 的治疗方法得到彻底变革[9]。

基础科学

血管生成(angiogenesis、vasculogenesis)在了解血管瘤形成过程中非常重要[10]。血管再生(angiogenesis)形容新血管起源于已经存在的脉管系统。典型的 IH 是由多层基底膜的内皮细胞、Ⅳ 型胶原、周细胞、成纤维细胞、肥大细胞和巨噬细胞组成。许多细胞因子如血管生成相关受体 E 选择素、整合素 $\alpha_v\beta_3$ 和 $\alpha_5\beta_1$、碱性成纤维细胞生长因子(bFGF),这些在正常血管生成中表达的因子在正常和血管瘤内皮细胞中均存在。在增殖过程中,血管源性生长因子包括血管内皮生长因子(VEGF)和胰岛素生长因子-2(IGF-2)水平均提高,因此促进了 IH 从已存在的血管中生长[11]。

相反,血管发生(vasculogenesis)描述的是从形成心内膜和大血管的早期内皮结构中分化而来。这些结构的细胞起源于中胚层来源的血管母细胞,也就是成为造血细胞和内皮细胞的前体细胞。许多研究发现 IH 的内皮细胞同时表达了造血细胞和内皮细胞标记物,这支持了血管发生(vasculogenesis)的模式[12]。

IH 的增殖和消退受许多分子、细胞和激素的调节,尽管刺激消退的因素还不清楚,但它与肥大细胞的增多和内皮细胞的凋亡增高 5 倍有关。

IH 病例中存在家族性和综合征的相关性,这提示其起源有一个可能的基因成分。尽管大部分为散发病例,但那些有家族遗传的病例大部分为常染色体显性遗传方式,在兄弟姐妹中相对风险为 2.5[13]。遗传性过敏症和血管瘤似乎高度相关,在 1 项 2063 例血管瘤的研究中,作者发现过敏症的危险增加 36%,哮喘的危险增加 67%,湿疹的危险增加 82%,湿疹与血管瘤的相关性最强,危险性几乎增加了 2 倍[14]。

大多数关于 IH 遗传学研究都集中在内皮细胞。内皮抑素是一种血管生成抑制剂,正常情况下可抑制内皮细胞活化。然而,内皮抑素又反常地刺激血管瘤的内皮细胞,以至于 Boye 得出结论:血管瘤为内皮细胞克隆扩充的结果[15]。实际上,这些肿瘤可能是由于调节内皮细胞增殖的一个或多个基因体细胞突变引起的。

另一个不同学说认为血管瘤内皮细胞中血管内皮生长因子受体 1(VEGF-R1)明显减少。这些细胞中 VEGF-R2 信号通路正常活化提示在将来血管瘤的治疗中,应用这些制剂进行局部治疗具有一定的作用[16]。

"Notch"信号通路的研究为 IH 内皮分化提供了更深入的了解。Notch 受体是一个单通道跨膜受体蛋白,已知 Notch 家族成员在胚胎发生和出生后肿瘤血管发生过程中对血管发育起了重要作用[17]。切除的血管瘤组织中 RNA 显示了与正常人内皮细胞不同的 Notch 表达方式。因此,Notch 基因表达方式反映了从未成熟细胞到以 IH 生长和消退为特征的内皮细胞衬里的血管管道(如内皮分化)的进程[18]。

IH 的基因研究也验证了周细胞的分化。接触了内皮细胞的 IH 来源的干细胞产生了周细胞样细胞。当周细胞分化受阻,血管形成减少,证实了周细胞在血管发育中的重要性。有关 HemSCs 血管生成基因的进一步研究提示了针对血管瘤潜在的治疗靶向,例如糖皮质激素至少抑制了 3 种重要的促血管新生因子[19]。

婴儿型血管瘤

婴儿型血管瘤(infantile hemangiomas,IH)是婴儿时期最常见的肿瘤,占所有新生儿的 1.1%~2.6%,1 岁以内白人婴儿的 10%[20,21]。这个统计资料包含的"血管瘤"的概念比较宽松,可能包括了几种血管性疾

病[22]。不过,IH 在亚洲和黑人儿童中发病率要低得多[23]。体重低于 1000g 的早产儿发病率高至 22%,资料显示行绒毛膜绒毛取样的儿童其发生 IH 的危险性高达 10 倍[24]。女/男比例约为 3:2~5:1[25]。

发病机制和病因学

胎盘理论

大量证据表明 IH 与胎盘有关。比如,绒毛膜绒毛取样后 IH 发生的危险性增加,被认为是胎盘微损伤后滋养层栓塞造成的[26]。IH 的自然进程也与胎盘相似,即在怀孕后发育,妊娠早期增殖,此后稳定。胎盘发育时期,血管发生以一种非凡的速度进行,并且受抑制因子的控制,该因子可以阻止血管长入正常母体和胎儿组织。出生后,sFLt-1 的来源消失,使对血管源性生长因子有反应的细胞增殖不受控制,这一点真实反映了 IH 的自然进程,也与 IH 在出生后出现相一致[27]。2000 年发现 IH 表达 GLUT-1,这是由胎盘和屏障内皮组织表达的一种葡萄糖转运蛋白,支持了 IH 细胞与胎盘组织有关的假说[4]。胎盘和 IH 组织还共享了许多其他标记物(表 25.3)[5],因此提出了妊娠期胎盘组织切除可栓塞胎儿皮肤血管的假说。人胎盘和 IH 的转录组也显示了相似性。在胎盘和血管瘤两者优先表达的基因已被确定,包括 17-β 羟化类固醇脱氢酶 2 型和组织因子通道抑制剂 2[28]。

反驳该理论的依据是缺乏母胎嵌合现象,因为如果发生胎儿胎盘组织的栓塞,应有母胎嵌合的发生[29]。其次,内皮细胞似乎是起源于胎儿,而不是母体[30]。

表 25.3　ISSVA 分类

血管性新生物(参见第 25 章)	血管畸形(参见第 24 章)	血管分流和瘘(参见第 26 章)
婴儿型血管瘤	动静脉性	颈动脉-海绵窦瘘(高流量)
血管外皮细胞瘤	静脉性	硬脑膜分流(低流量)
卡波西样血管内皮瘤	微静脉(葡萄酒色斑)	
快速消退性先天性血管瘤	毛细血管性	
非消退性先天性血管瘤	淋巴管性	
丛状血管瘤	混合型(如静脉淋巴管性)	
血管肉瘤		
血管母细胞瘤		
生脓性肉芽肿		

转移理论

不同的支持胎盘栓子观点的理论是基于 Massague 关于恶性肿瘤转移的研究[31]。

根据他们的研究,胎盘的胎儿部分可能产生"促分泌素",为血管瘤的前体细胞准备了一个位置,与转移前微环境相似[32]。有趣的是这个理论认为头颈部间质是神经间质。胚胎学上,血管母细胞通过间质迁移,为神经提供了脉管系统。因此,神经间质支持了血管母细胞的迁移,也为血管母细胞定居这个位置提供了支持。

总之,转移理论就是将恶性肿瘤的转移病灶比喻成 IH 可能的病灶,这不但清楚地解释了局灶型血管瘤,也解释了阶段型血管瘤;如果病灶在基板形成早期就存在,理论上说,基板迁移就可以沿着迁移路径将病灶伸展,因此形成了阶段型病变[6]。

祖细胞理论

血管瘤和胎盘的联系可能是基于一个共同的起源,如果 IH 是由于原始或前体干细胞突变所致,那就导致这些细胞的发育具有胎盘的特征。从对照组和表达胎盘特异性标记物如 GLUT-1、Lewis Y、Fc-γR Ⅱ 和分区蛋白的 IH 患者中均分离出培养的血内皮祖细胞。这就支持了血管瘤起自体细胞的突变和祖细胞克隆的扩充这一观点。最近,从人 IH 组织中分离出多潜能干细胞,这种细胞可以在免疫缺陷小鼠身上导致血管瘤样病变的发生。因为血管瘤与胎盘的寿命周期相似,可能激素或氧含量水平在血管瘤的进展和后来的消退中起了重要作用。

外在因素理论

发现面部 IH 有两种不同的组织受累方式,提示环境或外在因素在血管瘤前体细胞沉积时起了一定的作用,在间叶细胞融合线附近早期沉积导致阶段型血管瘤,晚期沉积导致局灶型血管瘤[33]。组织缺氧有助于 IH 发病,皮肤变白常常先于血管增殖即支持了这一假说(图 25.2)。Mihm 等提出局部缺血可以造成组织缺氧,导致缺氧诱导因子 1α(HIF-1α)、响应性趋化因子如基质细胞衍生因子 1α(SDF-1α)和血管内皮生长因子(VEGF)的上调。新的体内小鼠模型有望更好地理解 IH 的发病机制和可能的治疗方法[34]。

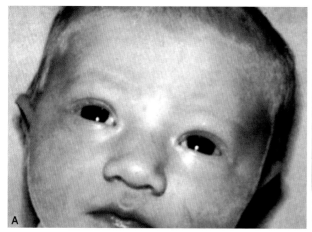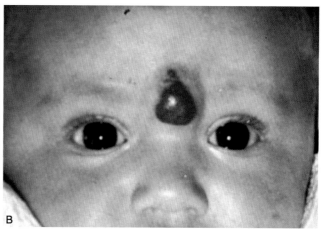

图 25.2　局部皮肤变白(A)见于许多婴儿型血管瘤发生的前几天(B)

分类

ISSVA 修订的分类包括两大类血管性病变:肿瘤和畸形。肿瘤分为良性、交界性和恶性病变,血管瘤是最常见的血管性新生物,为良性病变(表 25.3)。

鉴别诊断

由于 IH 的临床表现大不相同,因此全面的鉴别诊断有一个很长的过程。早期,IH 与良性中线型微静脉畸形(venular midline malformation)相似,也称为"新生儿葡萄酒色斑""鹳咬斑""天使之吻"或"鲑鱼斑",发生在40%以上的新生儿,大多数于 1 岁以内消失(图 25.3)。

皮肤局灶型血管瘤类似于静脉性畸形,特别是黏膜表面受累时。局灶型病例应考虑到深部血管瘤(皮下或眼眶)、横纹肌肉瘤、转移性神经母细胞瘤、血管外皮细胞瘤、黏液囊肿、脑膜膨出和其他发生于儿童时期的肿物。眼睑较小的局灶型血管瘤看似生脓性肉芽肿(pyogenic granulomas,PG)。阶段型血管瘤容易与

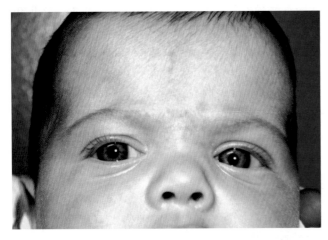

图25.3 中线型微静脉畸形,也称为"鹳咬斑"、"天使之吻"或"鲑鱼斑",是一种良性苍白色血管性皮肤病变,通常于1年内自发消退

葡萄酒色斑(皮肤微静脉畸形)或少见的皮肤静脉性畸形混淆,后者按皮肤分区方式生长。消退的皮肤血管瘤外观像皮下脂肪沉积(脂肪瘤)或外伤、化学性或热烧伤后遗留的瘢痕(表25.4)。

表25.4 婴儿型血管瘤的鉴别诊断

临床特征	鉴别诊断
早期	鹳咬斑
黏膜	静脉畸形
局灶,深层,眼眶	转移性神经母细胞瘤,横纹肌肉瘤,血管外皮细胞瘤
眼睑	生脓性肉芽肿
阶段型	葡萄酒色斑(皮肤微静脉畸形)
消退性	脂肪瘤,外伤,烧伤

临床特征

出生时 IH 不存在或较小,出生后 1 个月内快速生长,而后经数月或数年消退。75%以上的血管瘤出生4周时被发现,5%~30%出生时表现出一些临床征象,常呈异常的少血管性变白、苍白晕、红斑或毛细血管扩张样血管簇(图25.4)。

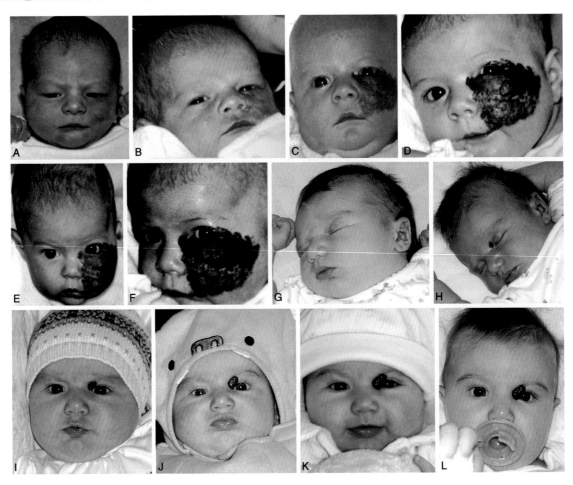

图25.4 婴儿型血管瘤快速增生。病例1:A.1周;B.2周;C.4周;D.6周;E.8周;F.10周。病例2:G.1周;H.2周;I.2个月;J.3个月;K.4个月;L.6个月

血管瘤显示了可预测性的生长周期,第 1 年内是以快速扩张和内皮增殖为特征的增生期。增生期呈双相性,第一个快速增生阶段在出生后一个月内,这样的患者占大多数;第二个快速生长阶段在生后 6 个月。仅有少数血管瘤在 1 岁以后继续增长,但有些阶段型血管瘤持续生长到 18 个月。而后的消退期以自发而稳定的消退和组织纤维化及脂肪沉积为其特点,持续数月至数年[3]。对于哪种血管瘤会消退、消退持续多长

时间或血管瘤消退的程度,目前还没有可靠的方法进行预测。Finn 等描述了两组病例,显示那些较早开始消退的病变退化更为彻底[35]。

近 60% 的血管瘤发生于头颈部,部位有明确的倾向性[36](图 25.5),包括头皮、眼睑内上方、眼眶鼻上方、鼻唇沟、鼻尖和上下唇。阶段型血管瘤好发于胡须分布区或颞上方半侧面部,包括上睑[33](图 25.6)。

局灶型眼周 IH 可引起显著的功能和外观改变,

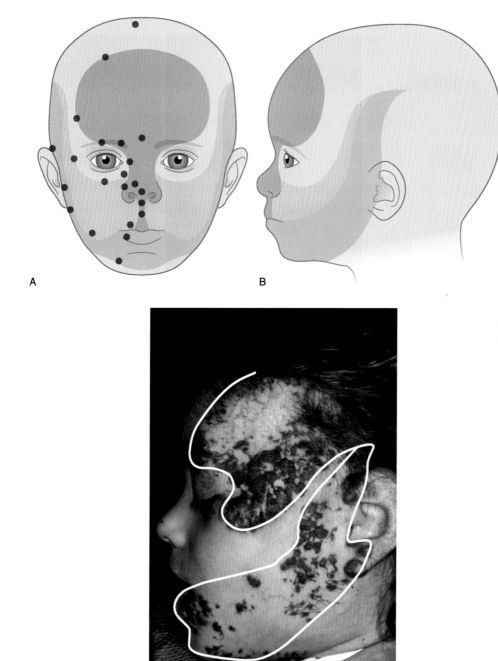

图 25.5 好发部位及示意图所显示面部基板的发育。A. 局灶性血管瘤沿面部基板之间的融合线发生。B. 阶段型血管瘤倾向于沿基板分割区域分布。C. 阶段型血管瘤临床病例显示病变位于颞部和下颌基板表面

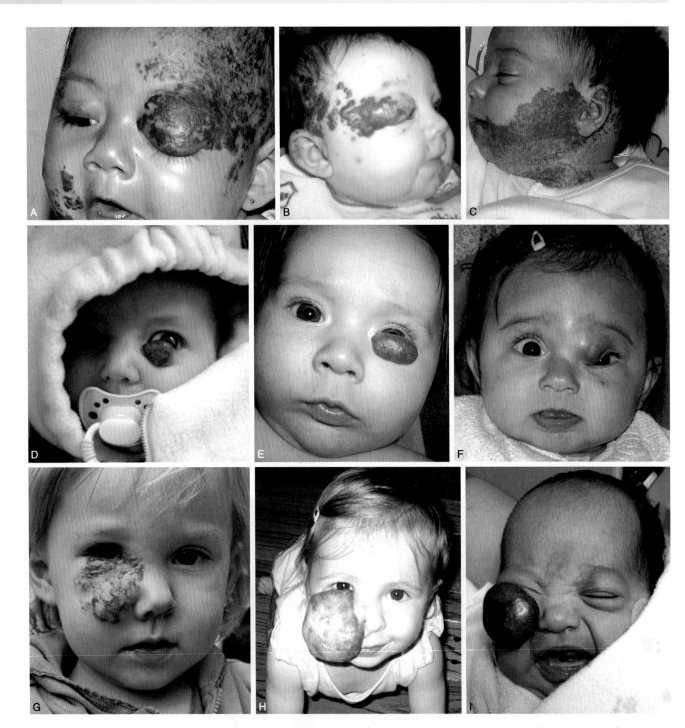

图 25.6　A-C.阶段型血管瘤按照 V_1-V_3 分布。D-F.典型的累及下睑的局灶型血管瘤。G-I.面中部或泪沟区血管瘤,增生期(I),稳定期(G 和 H)

43%~60%患者患有弱视[37]。当眼睑 IH 对角膜和巩膜产生压力时,就会引起散光和随之而来的弱视[38]。如果患儿在 9 个月前手术切除血管瘤,由血管瘤引起的角膜散光是可逆的。13 个月后治疗的患者,散光几乎没有改善。眼睑内肿瘤生长可导致上睑下垂,视轴受阻,形成剥夺性弱视[39]。眼眶受累者,IH 导致快速进展的眼球突出、暴露性角膜病变、压迫性视神经病变、眼球移位和斜视性弱视[40,41]。

血管瘤可浸润软组织,引起显著的组织破坏,鼻和耳软骨以及眼睑组织可被破坏(图 25.7)。最常见的内、上方眼睑血管瘤可使睑板变形,提上睑肌向外侧移位。通常血管瘤侵犯眼眶内上方,经内侧到达提上睑肌和内上角(图 25.8)。还有一些病例,血管瘤直接侵犯提上睑肌,这些病例的提上睑肌整个宽度被脂肪组织浸润,收缩性肌纤维也可发生丢失。有些病例只有内侧提上睑肌受累(图 25.9)。

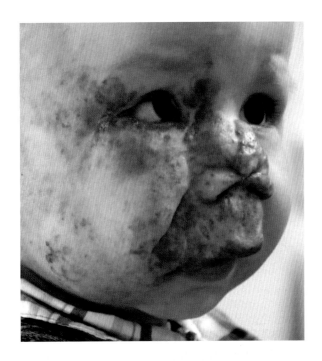

图 25.7　由于支撑组织完全破坏导致鼻塌陷的病例

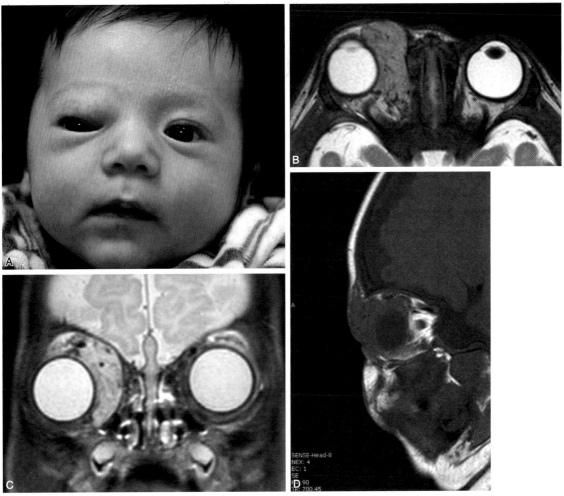

图 25.8　右眼内上睑皮下血管瘤未累及皮肤并行 MRI 扫描。A. 临床表现。B. T2 加权像 MRI 水平位扫描显示病变沿眼眶内侧向后部扩大。C. T2 加权像 MRI 冠状位扫描显示整个眼眶内侧从眶顶到眶底均受累。D. T1 加权像 MRI 矢状位扫描结果

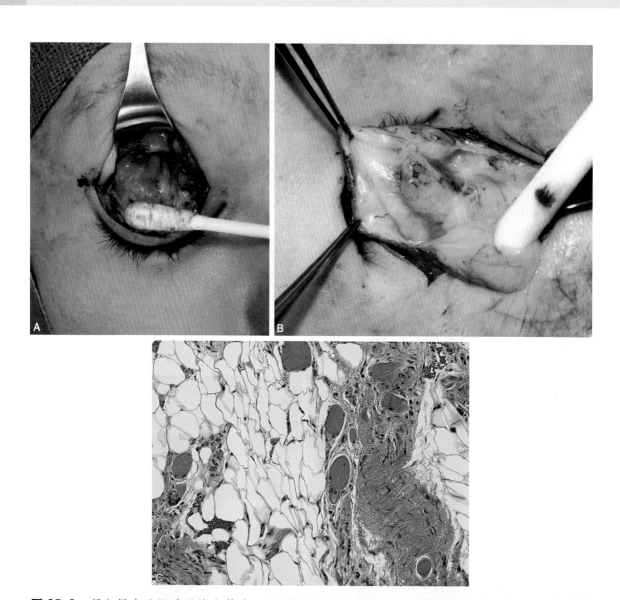

图 25.9 侵犯提上睑肌消退的血管瘤。A. 浸润的脂肪替代了部分功能性肌肉。B. 向上牵拉提上睑肌腱膜前脂肪垫分离标本(医生视野),可见消退的血管瘤完全取代提上睑肌。C. 组织学图像显示脂肪和变性的提上睑肌,其中可见少量排列紊乱的横纹肌

眼眶血管瘤可使骨骼变形,眶内较大的血管瘤如果未治疗,可造成眼眶扩张、眶容积扩大、眼球内陷、眼球向下移位。同样,眶周血管瘤可造成骨肥厚,导致额骨和上颌骨向前生长(图 25.10)。

血管瘤造成的软组织溃疡疼痛剧烈,增加了感染的风险,导致皮肤瘢痕形成。溃疡更多见于阶段型血管瘤。在眼周部位、鼻唇沟和 V_2 分布区的血管瘤发生溃疡的危险性最高(图 25.11)。

全身改变

PHACE 综合征(后颅窝畸形、头颈面部阶段型婴儿型血管瘤、大脑动脉、心脏和眼的异常)是一种原因不明的神经皮肤综合征,可能与 7q33 缺失有关[42]。具有 PHACE 综合征风险的阶段型面部血管瘤患者应进行视网膜和视神经检查,还要做超声心动图检查以评估主动脉缩窄情况(图 25.12)。

Kasabach-Merritt 综合征 (Kasabach-Merrittsyndrome, KMS),在大血管病变中血小板被隔离(sequestered),导致血小板减少症和消耗性凝血病,凝血因子也减少[43]。有报道在患有较大的婴儿型血管瘤的儿童中可见 KMS。在确定 IH 是一种独立的疾病后,认为 KMS 与卡波西样血管内皮瘤(Kaposiform haemangioendothelioma, KHE)有关。KHE 是一种与 IH 不同的血管性病变,发生于较大婴儿,具有不同的组织学和临床特征。患有 IH 的儿童不再有罹患 KMS 的危险[44,45]。

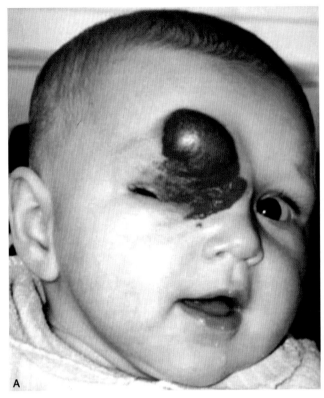
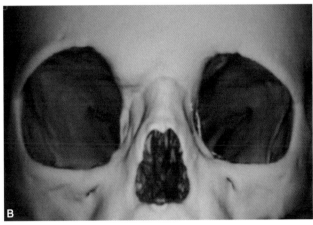

图 25.10　眼眶骨肥厚。A. 外观像显示较大的眼眶鼻上方血管瘤,累及内上睑皮肤,部位较深。B. 冠状位 CT 扫描显示眼眶直径扩大及额骨增厚

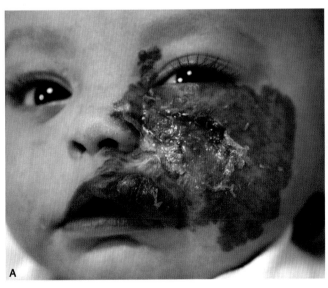
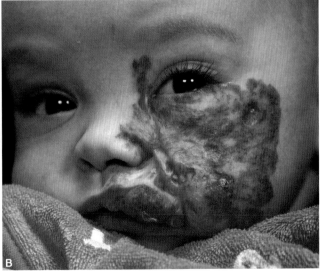

图 25.11　溃疡。A. 溃疡性阶段型面中部血管瘤。B. 同一患儿开始全身使用普萘洛尔治疗 5 周后

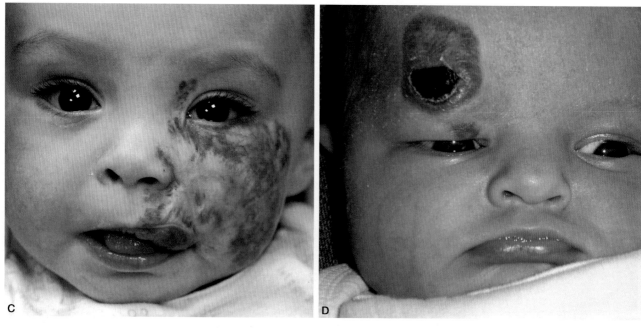

图 25.11(续)　C.普萘洛尔治疗后 6 个月,溃疡消退,血管瘤变扁平,颜色变浅,原溃疡部位有明显瘢痕形成。D.另 1 例患儿,处于增殖期的溃疡性血管瘤

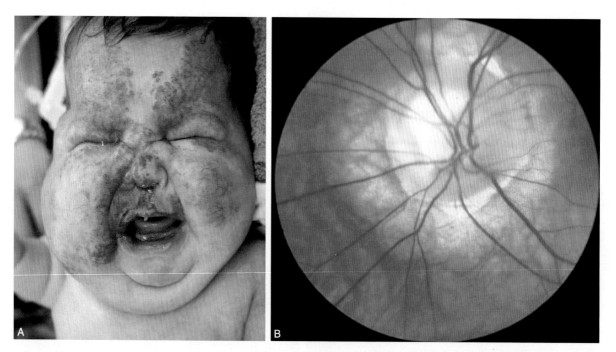

图 25.12　PHACE 综合征。A.患儿双侧面部阶段型血管瘤,由于全身使用皮质类固醇,已有库欣样特征。B.眼底像显示牵牛花状眼底,为 PHACE 的一个表现

检查

　　IH 的辅助检查仅限于超声、射线照相、核磁共振及手术活检。目前还没有实验室检查用于临床诊断。MRI 上,IH 的特征为 T1 和 T2 加权像呈中等信号,应用对比剂后病变明显强化。典型的血管瘤内可见间隔,肿瘤和邻近组织中可见显著的血管结构,特别是在较大的病变中。与静脉畸形不同,IH 病变可表现为均匀增强、存在与病变相关的血管结构以及 T2 加权像信号常常低于静脉畸形。婴儿应尽可能避免 CT 放射线的暴露。

病理学

　　血管瘤病理组织学检查显示,在肿瘤的每个时期都有特征性表现。在增殖期,病变显示为边界清楚、圆

形、无包膜肿物,增殖的内皮细胞和邻近的周细胞形成小圆腔隙,内部含有红细胞。排列规则的内皮管腔被过碘酸雪夫染色阳性的多层基底膜内的周细胞紧密包裹,无平滑肌细胞。此期内皮细胞和周细胞含有丰富、清亮的胞质和大小不等、浓染的细胞核,有丝分裂象较多,含有核碎裂的凋亡小体也存在(图 25.13)。

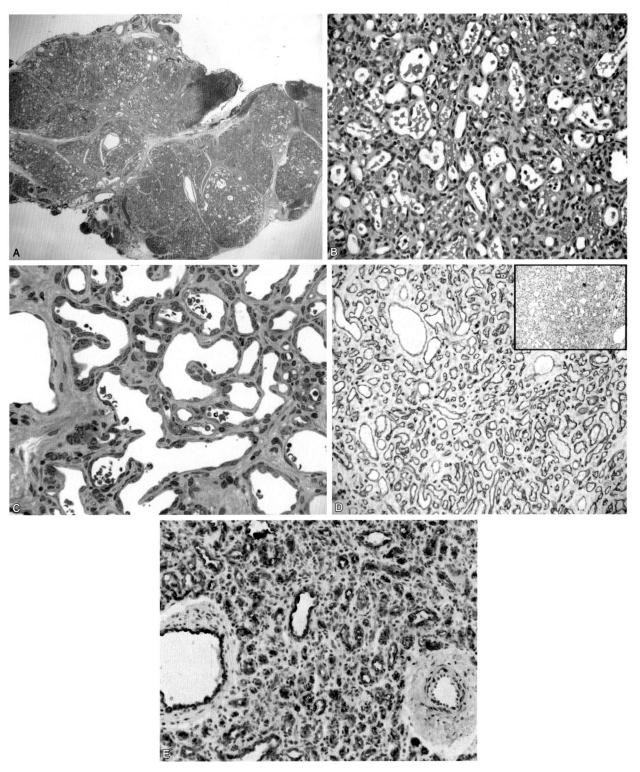

图 25.13　婴儿型血管瘤病理组织学改变。**A.** HE 染色低倍镜图像显示在增生的基质中可见细血管通道和分隔的小叶。**B.** HE 染色高倍镜图像显示内皮衬里管腔中的红细胞。**C.** 甲苯胺蓝染色可见扁平的内皮细胞和精细的血管结构。**D.** CD34 染色证实了血管内皮,而 D2-40 染色阴性提示缺乏淋巴管内皮细胞(嵌入图)。**E.** 葡萄糖-1 转运蛋白(GLUT-1)染色仅染色婴儿型血管瘤的内皮细胞、胎盘和血脑屏障组织。该血管瘤标本右下方有一个正常血管通过,可以作为一个内参照

病变在临床表现开始消退前,显微镜就可发现消退迹象。凋亡小体和增多的肥大细胞依然存在,而有丝分裂象消失。内皮细胞开始变得扁平,同时伴有管腔扩大。随着退化进行,曾经增生的血管数量减少,疏松的纤维或纤维脂肪组织开始在小叶内或小叶之间将血管分开。在消退的最后阶段,光学显微镜下可见病变外观近似于有包膜的眼眶海绵状畸形。病变末期,所残留的是与正常皮肤相似纤维脂肪背景下的一些肥大细胞,其中有少许残留的血管与正常的毛细血管或微静脉相似,以及散在的大血管,周围有原发病变的纤维性囊壁。无内皮细胞或周细胞的有丝分裂活动[33]。

在疾病退化过程中肥大细胞数量自然增加,在使用皮质类固醇治疗后也会增加。有人认为,肥大细胞在病变消退和内皮细胞凋亡中起了一定的作用。CD8+T 细胞、ICAM-1 和 VCAM-1 存在于血管瘤中。与这些分子一样,吲哚胺 2,3 二氧化酶也可见上调,它是在胎盘中水平较高的一种酶,最初保护血管瘤细胞免于免疫监视[46](这些发现提示免疫反应可能作为血管瘤消退的一个机制)。

Tan 等在研究有丝分裂活跃和不活跃的内皮细胞中发现,内皮细胞包含了血管瘤基底膜成分,如Ⅳ型胶原及相关的周细胞、成纤维细胞以及肥大细胞和巨噬细胞的聚集[11]。近期研究提示免疫和免疫介导的炎性反应参与了血管瘤的进程;同种异体移植物炎症因子 AIF-1 是一种通过激活(活化)巨噬细胞完成免疫应答的调节因子,只在血管瘤内皮细胞中表达,因此 AIF-1 可作为 IH 的一个生物标记物。

电子显微镜证实 IH 中的内皮细胞和周细胞被共同的基底膜所围绕。内皮细胞排列成单层,由紧密连接结合。除管腔被压迫,每一组细胞表现为一个毛细血管型结构。每个内皮细胞和周细胞背靠背的结构彼此间被一由多层基底膜组成的薄层间质组织分隔,将肿瘤分为多个小叶的中隔结缔组织含有成纤维细胞、较厚的网状胶原及管径较大的动脉和静脉(图25.14)。

最早的血管瘤免疫组织化学标记物(GLUT-1)出现在 2000 年。在免疫组织化学生物标记物中,CD31是存在于内皮细胞中的跨膜糖蛋白,被认为是血管性肿瘤最具特异性标记物。CD34 是另一种存在于内皮细胞中的定向造血干细胞抗原,然而,它还存在于正常间叶组织和肿瘤中(如孤立性纤维瘤)。有些淋巴管显示散在的 CD34 标记。由于 CD34 阳性范围很广,因此在诊断血管性肿瘤时应结合其他标记物如 CD31[47]。红细胞葡萄糖转运体(GLUT-1)是 IH 内皮细胞可靠的

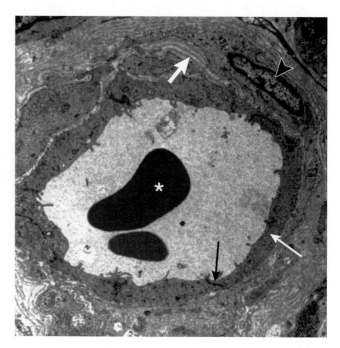

图 25.14　增殖期婴儿型血管瘤。电子显微镜显示增殖期病变的毛细血管具有多余的基底膜层压(粗白箭头)。注意具有紧密连接(细黑箭头)的内皮细胞的胞质(细白箭头),周细胞胞核(箭头)和腔内红细胞(星号 *)(Courtesy of Paula North,Milwaukee,USA)

免疫组织化学标记物,可使 IH 在疾病不同时期与其他血管性疾病进行鉴别[47]。这种蛋白在内皮细胞中具有屏障功能,如脑[48]、视网膜[49]和胎盘[50]。Lewis Y 抗原、分区蛋白和 FC-γRⅡ 在 IH 中染色阳性,为此,可以建立一个真正的特定的与血管性疾病相关的免疫组织化学诊断程序,且只与胎盘组织共享。应用 GLUT-1标记物已经提高了诊断的准确性,特别是在 IH 消退过程中即使实体部分转化为扩张管道,也可对 GLUT-1发生免疫反应[51]。

治疗

合理的治疗方法始于两个不同的决定[52]。首先要确定治疗是否真的必要或有益,眼周和气道血管瘤相对于非面部病变具有特别迫切的挑战性,所有病例在确定是否治疗时,必须考虑三方面的相互作用:解剖位置、病变大小和患儿年龄。鼻尖上或眼睑一个相对比较小的病变比颈后部同样病变更不能接受。相反,面颊部一个非常小的病变可以忍受,而同样位置一个相对比较大的病变则不能接受。一个年幼儿童在自我形象建立前可以耐受婴儿期病变,而且期望可以自发消退;而患同样病变的年长儿童会希望自发消退。在

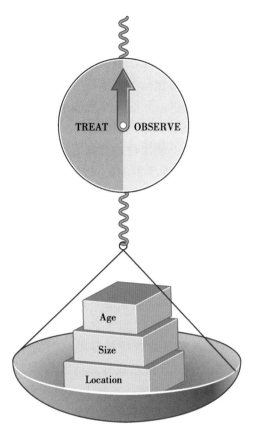

图 25.15　决策依据。决定是否对婴儿型血管瘤患儿进行治疗,依赖于三个因素的总体评估:解剖位置、病变大小和患儿年龄

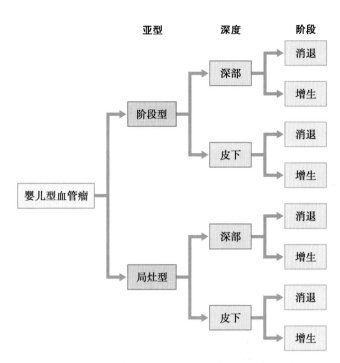

图 25.16　决策依据。最佳治疗是通过一系列分叉式判断决定的

做决定时每一个因素都必须权衡,有助于确定是否需要治疗(图 25.15)。

一旦准备治疗,第二个决定就是要确定选择哪种治疗方案,这要根据 3 个其他因素:亚型、深度和分期。阶段型血管瘤对药物反应更快,且常常与全身病有关。皮肤病变可以进行激光治疗,但激光不能穿透足够深度治疗皮下病变。最后,与增殖期病变相比,退化期病变对所有治疗方法反应疗效不同。这些因素可单独考虑,对应有 8 个不同的治疗方案,包括药物,激光和手术(图 25.16)。

眼周病变的治疗指征包括散光、眼球变形、视轴遮挡、上睑下垂和眼睑变形、眼球突出、斜视、角膜暴露、视神经压迫和眶骨畸形。

皮肤病治疗指征包括皮肤和软组织的肥厚和溃疡(占血管瘤的 5%)。

全身指征包括高通量充血性心力衰竭或 PHACE 综合征。气道血管瘤可导致声门上或声门下阻塞。

婴儿严重面部畸形产生的心理影响是巨大的,婴儿面部畸形会影响看护人对儿童的感情。甚至在 1 岁前,婴儿被拒绝给予健康情感发育所需的鼓励。对身体形象的自我意识出现在生后 18~24 个月,因此,在这个发育里程碑开始之前就要计划治疗[53,54]。

药物治疗

全身应用皮质类固醇　全身用皮质类固醇对 IH 的治疗效果是由 Zarem 和 Edgerton 偶然发现的,他们观察到在使用泼尼松治疗血小板减少症时患儿皮肤 IH 缩小[55]。另外 7 例增长期 IH 患儿每日口服皮质类固醇进行治疗,结果 2 周内 IH 生长明显减慢或停止生长。其他研究观察了激素波动的重要性,是女/男比例较高的原因[56]。

全身皮质类固醇一直被用来治疗阶段型 IH、眼眶 IH 和身体其他部位如内脏、气道或视力损害,或具有威胁性严重毁容的较大的和(或)侵袭性 IH。泼尼松平均等效剂量为 2.9mg/(kg·d),平均使用 1.8 个月,84% 有效。另外 1 组不同病例中,剂量为 3mg/(kg·d),94% 有效,但观察到副作用较大[57]。有些用到 5mg/(kg·d),可快速取得临床效果。开始静脉甲泼尼龙冲击(2mg/kg,1 日 2 次,使用 2 日),然后口服泼尼松 2mg/(kg·d),具有很好的治疗效果和较少副作用(主要为身体发育停滞)。

必须认识到婴儿大剂量全身应用皮质激素的副作用巨大[58],报道较多的是行为改变和兴奋、库欣库欣综合征外貌、生长迟缓(发生率高达 35%)。有报道身高和体重分别减少 35% 和 42%[59]。36% 患者需要治疗高血压,其他副作用包括胃肠不适、肾上腺抑制、容易感染。这些全身用皮质类固醇的缺点带来了局部应用的理念。

后部 Tenon 囊下灌注皮质类固醇　对于全身治疗失败者,另一种皮质类固醇治疗方案为曲安西龙(40mg/ml)和(或)倍他米松(6mg/ml)用钝性套管行 Tenon 囊下灌注。在一项 7 例小宗病例中可见病变显著持续性消退[60]。另一个病例系列研究联合后部 Tenon 囊下灌注和口服倍他米松(0.5mg/(kg·d)),发现眼球突出和视轴遮挡减轻,但屈光不正没有改变。

病变内皮质类固醇注射　病变内皮质类固醇注射目的是减少全身应用糖皮质激素的副作用。Kushner 用该方法治疗了眼周局部 IH 患者。他观察到 3 例年龄在 2~10 个月的婴儿病变内注射曲安奈德(40mg/ml)和倍他米松磷酸钠(6mg/ml)后,其≥2.50D 的屈光参差性散光降低 64%[61]。这一发现被后来的研究所证实,病变内注射曲安奈德和倍他米松后,6 个年龄小于 1 岁的婴儿≥0.50 的散光降低 56%,而 4 例年长儿童中 3 例变化很小或没有变化。其他的研究也在试图确定最佳注射方案。尽管缺乏前瞻性研究,但病变内注射皮质类固醇似乎有效。

眼周皮质类固醇注射可导致严重并发症。注射压力超过全身动脉压,造成皮质类固醇颗粒栓子从逆流的动脉血流进入眼循环[62]。严重的眼并发症包括眼动脉阻塞、视网膜栓塞和视网膜中央动脉阻塞[63~65]。眼睑脱色素、线型皮下脂肪萎缩、硬皮病样线性萎缩、眼睑坏死、眼周钙化已有报道[66~68]。少见的全身副作用包括库欣库欣综合征外貌、生长迟缓和肾上腺抑制[69]。根据最新的、安全的治疗观点,血管瘤患者应避免眼周皮质类固醇注射。

局部应用皮质类固醇　局部用皮质类固醇尽管不可能减轻屈光参差,但可以使浅表 IH 消退[70],在使用 0.05%丙酸氯倍他索软膏或霜剂后,10 例眼睑或眼周表浅 IH 患者中 4 例患者的肿瘤生长停止、萎缩或病变变扁平,或表面颜色变浅。与预期相同,表浅和深层混合型 IH 患者对治疗没有效果。长期表面用皮质类固醇局部副作用包括萎缩和脱色素、眼压升高和后囊下白内障,未见肾上腺抑制报道。

干扰素-α　开始作为抗病毒制剂,干扰素-α(INF-α)-2a 和-2b 对治疗类固醇抵抗型 IH 有效。在获得性免疫缺陷综合征(AIDS)患者临床试验中,INF-α-2a 对 Kaposi 肉瘤有效[71]。另外 2 个报道应用 INF-α-2a 治疗后,致命性、类固醇抵抗型血管瘤消退[72,73],大宗病例报道证实了 INF-α 作为单制剂治疗的作用[74]。

发热、不适、嗜中性白细胞减少是 INF 治疗的常见副作用;少见副作用包括肝转氨酶升高、畏食、体重减轻、精神错乱和失眠。年幼儿童应用 INF 治疗出现痉挛性双瘫,是一种严重的下肢麻痹。26 例儿童应用 INF-α-2a 治疗 IH,5 例出现伴有张力亢进性痉挛和痉挛性双瘫的脑性瘫痪,5 例中 3 为永久性麻痹[75]。后来显示 30 个月以下的儿童用干扰素治疗,麻痹发生率高达 4%,其中 10% 为不可逆性麻痹[76]。鉴于严重的并发症以及现有更新、更安全的治疗,应用 INF-α-2a 治疗 IH 被严格限制。

长春新碱　由于 INF-α 的神经毒性使人们转而对长春新碱产生了兴趣,这是一种作用于微管有丝分裂抑制剂,由于内皮细胞中含有大量微管蛋白成分,认为长春新碱对血管瘤具有潜在的治疗作用[77]。内皮细胞内大量微管蛋白成分及活跃的血管生成使 IH 对长春新碱特别敏感。实际上,长春新碱对于治疗与 KMS 相关的皮质类固醇抵抗性、致命性 KHE 有效[78,79]。该适应证的使用剂量为体重低于 10kg 的儿童 0.05mg/kg 或体重高于 10kg 的儿童 1.5mg/kg,每周静脉给药。副作用包括胃肠不适、便秘、发热、头痛、周围和自主神经病变。有一篇报道特别描述了应用长春新碱治疗较大的、类固醇抵抗性眼周 IH。因此长春新碱可作为替代 INF-α 的二线药物治疗类固醇抵抗性、致命性或威胁视力的 IH,目前认为它对抗普萘洛尔的 IH 也是一种合理的二线治疗(先于皮质类固醇)。

环磷酰胺　烷化剂在 1966 年第一次被用于治疗 IH,是在动脉内灌注氮芥治疗巨大的皮肤 IH[80]。后来的病例报告探讨了其有效治疗致命的、抗类固醇、合并多系统受累的肝脏 IH[81]。环磷酰胺被认为可阻止血管生成,以致 IH 对其特别敏感。副作用可见暂时的骨髓抑制和肝脏酶升高,但副作用少见且为可逆性。使用新的低剂量方案时,还未见到性腺损害、出血性膀胱炎和继发性恶性肿瘤等并发症。

环磷酰胺作为单独制剂治疗眼周 IH 还未见报道,但联合应用 INF 对 5 例皮质类固醇治疗失败的眼眶 IH 治疗有效。平均随访 10 个月未见神经毒性反应[82]。因此,环磷酰胺可作为一种适当的辅助药物。

咪喹莫特　咪喹莫特是一种对多种皮肤疾病有效

的免疫反应修饰剂,被用来治疗生殖器疣、基底细胞癌、原位鳞状细胞癌、日光性角化病和其他疾病[83]。有几例报道介绍了它用于治疗眼睑基底细胞癌和原位黑色素瘤[84]。试验模型中,咪喹莫特诱导局部产生几种细胞因子,已知这些因子能够使 IH 消退。在裸鼠和小鼠,表面应用 1% 和 5% 咪喹莫特霜剂,可致局部 INF-α 和肿瘤坏死因子(TNF-α)升高及凋亡增加。

咪喹莫特可用于治疗前额头皮血管瘤,在一组应用咪喹莫特治疗 16 例浅表 IH 病例中,4 例眼周 IH 中 3 例表面应用咪喹莫特每周 3 次,共 7~33 周后疗效明显[85,86]。最常见的副作用为皮肤红斑、硬结[87]。尽管咪喹莫特是一种治疗浅表性眼周 IH 有希望的制剂,但可查阅的资料不多,需要进一步研究确定用于眼周的作用及安全性。

普萘洛尔　普萘洛尔是一种非选择性 β 受体阻滞剂,用于治疗儿童先天性心脏异常和心率失常。Leaute-Labreze 观察到应用普萘洛尔治疗儿童阻塞性肥厚性心肌病的同时,抑制了持久性鼻部 IH 的血管瘤增生[9];治疗后 1 日血管瘤变软,颜色改变,14 个月后变扁平。Leaute-Labreze 和同事后来报道,应用普萘洛尔 2mg/(kg·d)治疗 9 个月,严重血管瘤稳定或消退,未见全身副作用报道。血管收缩被认为是作用机制。生长期 2 个主要的血管生成因子 VEGF 和 β-成纤维细胞生长因子(FGF)通过下调 RAF-促分裂原活化蛋白激酶通路和触发毛细血管内皮细胞凋亡而表达减少,是另一个可能的作用机制[88]。后来的病例报告证实了普萘洛尔治疗原发性阶段性血管瘤的显著效果[89,90]。普萘洛尔对局灶性血管瘤的效果欠佳(图 25.17)。

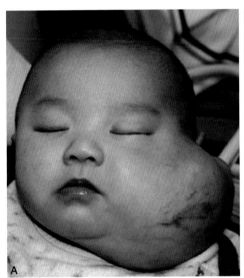
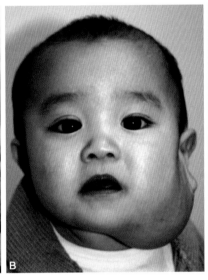
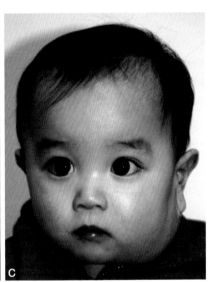

图 25.17　普萘洛尔。较大的颈面部血管瘤对口服普萘洛尔治疗效果显著。**A.** 治疗前。**B.** 普萘洛尔治疗后 6 周。**C.** 普萘洛尔治疗后 3 个月

少数情况下,普萘洛尔可引起短暂的低血糖症、心动过缓和低血压;病变位于气道下方的患者可见支气管痉挛[91]。这些危险性可通过心脏评估、开始治疗前重要体征和血糖水平监测及严格的服药方案而预测。普萘洛尔可静脉或口服用药,治疗效果可通过临床检查确定,但深部孤立的病变需要复查 MRI。虽然不必要经过 2 周的逐渐减量再停止普萘洛尔治疗,但这样会减小肾上腺皮质功能亢进戒断反应的危险。普萘洛尔已经作为指定的药物治疗眶深部和其他难以介入部位的 IH。

治疗 1 周大的婴儿普萘洛尔最佳方案还未明确。2013 年会议一致认为还没有足够的科学数据来确定方案[92],但已有几个提议方案[89]。近来的随机试验证实了一个方案的安全性和有效性,即 2mg/(kg·d),分 2 次应用[93]。

有些作者一直提议在开始普萘洛尔治疗前应进行心脏检查,主要是因为主动脉缩窄和扩张型心肌病,这些疾病是应用普萘洛尔的禁忌证,但在婴儿不会表现出任何症状[94]。另外一些人则认为在健康婴儿没有必要进行其他的检查,可以在门诊患者开始用药。美国 FDA 推荐在怀疑 PHACE 综合征的婴儿开始普萘洛尔治疗前应进行心脏检查。一个合理路径提出了完整检查,包括血压和心率。血管瘤大于 22cm 的患者应行超声心动图检查[2,95]。

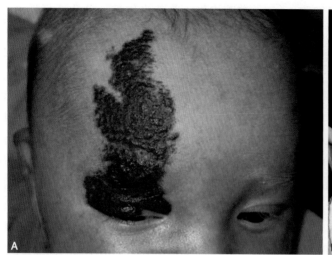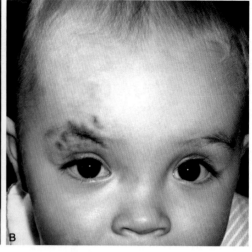

图 25.18 激光治疗。表浅血管瘤应用 585nm 脉冲染料激光治疗前(A)和治疗后(B)外观

激光光凝

脉冲染料激光 脉冲染料激光(pulse dye laser, PDL)已成为表浅血管瘤的治疗标准(图 25.18)。PDL 根据选择性光热解理论,它在 585nm 被特异性发色团(氧合血红蛋白)吸收,并转化为热量,引起靶内皮细胞凝固。因为脉冲过程比吸收激光能量的靶热释放(血管)时间短,因此对血管间的表皮或结构没有明显损害。多项研究证实 PDL 治疗增生性及消退性血管瘤成功率高达 93%(并发症很少)[96,97]。

PDL 治疗深度一般达到 1.2mm,因此对浅表血管瘤有用,对于较深的病变,PDL 可联合其他方法使用,包括局部皮质类固醇注射、手术切除或 Nd:YAG 激光。经典的治疗方案为 PDL 585~595μm,流量为 9~12J/cm²,脉冲时间 300~450μs,激光点大小为 7~10mm,动力冷却。反复 2~3 次治疗可使治疗点叠加达到紫色反应。根据反应间隔 6~8 周重复治疗,一般需要 6 次或更多次治疗。如有小水疱,可敷用凡士林。其他并发症包括溃疡、结痂、结构改变、瘢痕、脱色素或色素沉着。

点阵式光热分解作用 激光技术的完善带来了点阵式光热分解作用(fractional photothermolysis)的发展,即激光在真皮内产生非连续性微区域热损伤模式。这些局限的热变性胶原刺激胶原重塑,同时留下完整的真皮和表皮细胞岛,因此可使上皮快速修复。早期试图利用这个技术治疗儿童退化期血管瘤萎缩性瘢痕取得了不错的成果[98]。血管瘤残留的质地、硬度和体积可用非消融性点阵式光热分解作用治疗。目前可利用二氧化碳(CO_2)、铒、铥激光,点阵式光热分解作用已经替代了标准的 CO_2 治疗皮肤血管瘤消退后常见的萎缩性瘢痕。

二氧化碳(CO_2)激光 CO_2 激光是最早开发用于医疗的气体激光之一。其产生的红外光可被生物组织中的水分吸收。1978 年,二氧化碳激光(10 600nm)曾用于治疗声门下血管瘤,对于较小的单侧病变治疗效果好,对于体积较大的病变可起到辅助治疗的作用[99]。在皮肤血管瘤瘢痕的后期治疗以及手术瘢痕的修复中,CO_2 激光换肤术得到了广泛的应用。但随着点阵式热解激光的发展,CO_2 激光在很大程度上被取代。

手术

几十年来,血管瘤手术仅仅用于致命性或威胁视力的病例及后期手术重建。实际上,许多血管异常中心出于一种偏见仍然反对手术治疗。然而,不可否认的是手术的优势在于它快速且确定的效果。而且增生性皮下血管瘤的组织扩张效应,为早期手术提供了精准的优势。

传统上一直强调手术的危险性大于药物,例如,全美国医院手术前常规需要知情同意书,但很少应用药物时需要书面的知情同意书。儿科麻醉、外科技术的进步已经降低了这些危险性,为治疗方案的制定提供了平衡。

血管瘤手术会有大出血危险,因此需要有办法处理术中和术后出血。有幸的是,在过去 20 年中止血技术有了快速发展。加热手术刀概念已有几百年历史,但在现代医学中引进是在 20 世纪 80 年代,当时注意到精细切开时很少有毛细血管出血[100]。20 世纪 90 年代电刀切开(electrodissection)进一步完善,超锐解剖针可供利用。更精细的方法如电刀非黏性表面已被引进近十年,改善了无血切开技术。

随着硬件的进步,化学创新也很显著。表面应用凝血酶已经商业化 50 年,只是近年来通过不同的赋形防腐剂生产出来,如浸入凝血酶的明胶海绵(GelFoam)和凝血酶明胶泥浆,这些是在 2000 年被商业化引进的。机械性促凝剂包括明胶和纤维素也可使用。这些产品降低了双极电凝的使用,不仅减少了组织破坏和术后水肿,也使得电凝达不到的解剖区域可以更安全地进行手术分离。于 1998 年获得 FDA 认证的纤维蛋白组织黏合剂是减少出血的另一种化学性创新。关闭伤口时将纤维蛋白原(fibrogen)和凝血酶同时注入形成一个黏合凝块,用来填塞潜在的空腔。由于术后出血可能性很小,所以有些病例不需要手术引流。少数情况下,术中出血严重,可静脉应用重组凝血因子 Ⅶ a(NovoSeven,Novo Nordisk,Princeton,NJ)。

这些辅助物品的使用不仅增强了止血作用,而且带来了创新的手术方法。因为外科医生对控制出血有信心,使他们在以前认为不可能的区域可以安全的进行手术分离。曾经避免进行眶深部血管性病变分离,但如今在许多病例中可以相对安全地完成(图 25.19)。脉冲染料激光的有效性对此也有作用,手术医生可以在术野遗留部分血管瘤,后期用激光进行治疗。

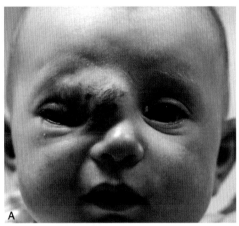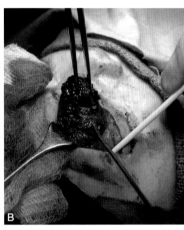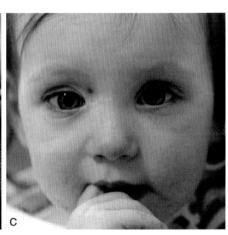

图 25.19　A. 眼眶内上方体积较大的血管瘤累及皮肤,导致部分上睑下垂。B. 术中显示较大的血管瘤使提上睑肌向颞侧移位。C. 术后眼睑位置和轮廓正常

对于眼周血管瘤,手术切除可作为主要治疗方法。眼睑和眼眶病变,手术目的是消除弱视、散光、斜视、上睑下垂和永久性面部畸形。根据精确的位置,针对性进行手术分离,例如眼眶内上方病变,通常在眶缘与骨膜紧密粘连,且常常包裹上斜肌肌腱。有些眼眶深部血管瘤完全包绕视神经,对于这种病例,眶内可遗留少部分血管瘤,观察或用普萘洛尔治疗。

先天性血管瘤

先天性血管瘤(congenital hemangioma,CH)是良性血管性肿瘤,大体上与 IH 相似。与 IH 不同的是,CH 常为孤立性病变,在出生时已完全发育。该病没有性别倾向,葡萄糖转运蛋白(GLUT-1)阴性。CH 在子宫内即进入增生期,因此有些(13%)病例可在出生前筛查中被发现[101]。可分为快速退化性 CH(RICH)或非退化性 CH(NICH),两种病变特征对比见表 25.5。

检查

基于 CH 肿瘤的不均一性、可见的血管及钙化等改变,故 CH 影像学特征与 IH 类似;因此,若诊断 CH 还需要临床相关检查的支持。传统的血管造影不再用于血管瘤的检查,但 RICH 以前的研究证实肿瘤在 MRI 上呈较大的流空现象,血管造影可见动脉瘤存在;而且 RICH 血管造影显示肿瘤边界清楚,呈分叶状持续性组织强化,周围扩张的动脉分支也被造影剂充盈。如有必要,可行 MRA 检查。

治疗

正如疾病名称所示,RICH 不需干预可自行消退,但常常需要重建手术来改善萎缩及胶原缺失的皮肤。可行皮肤移植、微脂肪移植和点阵式激光治疗。相反,NICH 需要手术切除,根据病变特定的位置可考虑在婴儿期进行,以获得理想的伤口愈合(图 25.20)。

表 25.5　不同类型先天性血管瘤比较

特点	RICH	NICH
肿瘤行为	在子宫内快速增生,出生时肉眼可见,出生后几周至 2 岁从肿瘤中央开始消退	出生时完全发育,不消退 随儿童成长肿瘤生长
外观	紫罗兰色隆起病变伴静脉扩张,伴多发毛细血管扩张的灰色隆起肿瘤,并被苍白晕包围的皮下紫罗兰色扁平浸润性肿瘤	圆形或卵圆形病变,表面杂乱的毛细血管扩张,中央或周边色苍白 皮温高 呈粉红色或紫色不等 病变直径平均 5cm 多普勒检查呈高流速
病理组织学	不同大小有明显内皮细胞的小叶状毛细血管	扩张血管周围内皮细胞增生呈小叶状分布,分叶状区域内存在扩张的发育异常的静脉 小叶内衬有内皮细胞的血管 肥大细胞增多
免疫组织化学染色	GLUT-1 阴性	GLUT-1 阴性 D2-40 和 Wilms 肿瘤 1 阳性(小叶内)
治疗	同 IH	手术切除±选择性栓塞

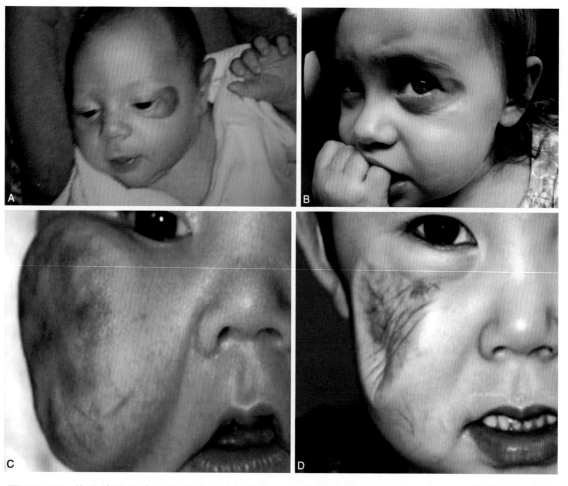

图 25.20　快速消退性先天性血管瘤(RICH)。A. 眼周 RICH 患儿显示出生后典型的皮肤扩张。B. 出生几周后病变完全消退,遗留变薄、少胶原的塌陷皮肤。C. 出生时颞部较大的 RICH。D. 几周后同一病变显示为病变变得扁平,遗留变薄、富含血管的皮肤

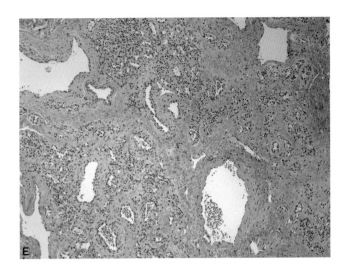

图 25. 20(续) E. 先天性非进展性未消退血管瘤(NICH) 的组织学改变。毛细血管小叶，纤维基质内含有压缩的内皮细胞胞核，分隔内有滋养和引流血管(HE，×40)

丛状血管瘤和卡波西样血管内皮瘤

丛状血管瘤(tufted angioma, TA) 在日文文献中被称为 Nakagawa 成血管细胞瘤，是一种与 Kasabach-Merritt 综合征有关的少见的血管性新生物。

临床特点

TA 出现在婴儿期或 5 岁以内，偶有出生时即存在，表现为孤立性肿瘤，较大的浸润性斑块或表面有丘疹样斑块[102]。生长缓慢，呈鹅卵石样外观，与葡萄酒色斑相似。有些病变自发消退，有些随儿童生长持续存在或扩大。TA 很少生长在头部，但有一例成年人眼眶病变发生颅内蔓延的报道[103]。

卡波西样血管内皮瘤(Kaposiform hemangioendothelioma, KHE) 与 TA 密切相关，但位置更深，更具有侵袭性[104]，它多发生在 10 岁以内，此年龄段发病几乎占半数。最常见的临床表现为表层或深层软组织内紫罗兰色肿物，肿物表面或周围有瘀斑，无自发消退倾向(图 25. 21)。肿物常发生在肢体，头颈部病变少见。与 TA 一样，KHE 与 KMS 有关，作为局部病变或 KMS，该病有一定的死亡率，但很少蔓延至周围软组织，因此仍归类于交界性恶性病变。

病理学

病理组织学上可见紧密排列的毛细血管血管丛以炮弹样方式散布于真皮中，也有局部散在的内皮细胞增生。由于有淋巴管，有时看起来像淋巴管畸形，与淋巴管不同的是，毛细血管丛围绕着这些血管。TA 对淋巴标记物具有免疫反应：平足蛋白(D2-40)、LYVE-1(淋巴内皮透明质酸受体-1)、PROX1(一种淋巴核转录因子) 及血管内皮标记物 CD31 和 CD34[104]。总体来说，PROX1 阳性是有助于鉴别 TA 与 IH 和 PG 的一种免疫组织化学生物标记物[105]。新生物的梭形细胞 GLUT-1 为阴性，可以进一步与 IH 鉴别。

显微镜下，KHE 以浸润性方式呈不规则结节状生长，基质呈致密蓝色反应。与 TA 一样，在一些肿瘤中有含铁血黄素巨噬细胞，大多数肿瘤含有薄壁淋巴管(图 25. 21)。

总体来说，KHE 和 TA 均有相同的内皮免疫表型，免疫组织化学染色证实血管内皮标记物 CD31 和 CD34 阳性。它对淋巴标记物平足蛋白(D2-40)、PROX1 和 LYVE-1 也具有免疫反应。它对 GLUT-1 也缺乏免疫反应。在一篇报道中显示，鉴别 KHE 和 TA 就要比较两者 D2-40 免疫染色方式。KHE 显示在毛细血管增生区染色明显，周围扩张的血管染色阴性。相反，TA 显示扩张血管周围部分为阳性，增生的毛细血管为阴性。这些结果提示 KHE 和 TA 可能是同一种疾病进展过程中的不同时期。笔者推断这些肿瘤可能起源于具有淋巴管和血管内皮特点的干细胞[106]。

检查

TA 和 KHE 影像学特点与其他血管增生性新生物相似，但 KHE 病变范围更大，边界不清，具有浸润性。许多滋养血管和引流血管与较大的空腔相连。KHE 更可能引起继发性破坏性骨骼改变，可见中央坏死和出血。

治疗

TA 和 KHE 治疗相似，一项儿童肿瘤学专家调查总结出以下结果：对于 KHE+KMP 初始最常用的治疗为全身联合应用皮质类固醇和长春新碱(VCR)(12/24 多中心；50%)，其次为单纯应用皮质类固醇(29%)。

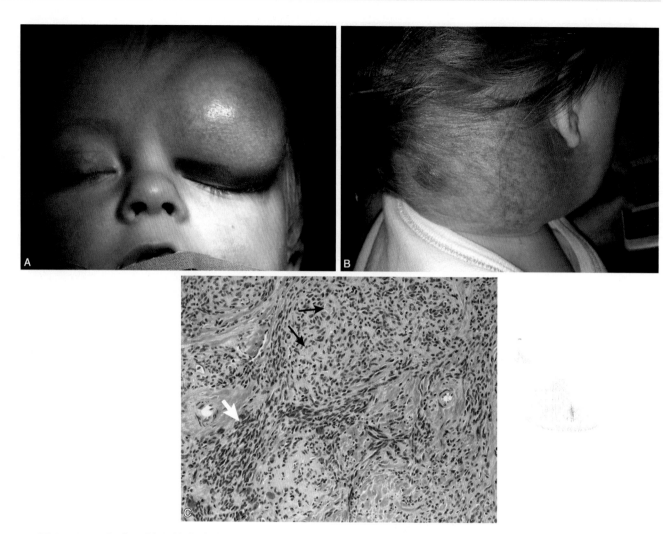

图 25.21 卡波西样血管内皮瘤。眼周和颈部病变及组织学的临床实例。可见成簇的梭形内皮细胞(白色箭头)与更多的血管内富含血小板微血栓的上皮细胞(黑色箭头)混合

二线治疗为 VCR(38%)、西罗莫司(21%)、普萘洛尔(21%)。无 KMP 的 KHE/TA 的治疗是不同的,开始治疗包括全身用皮质类固醇(8/24;33%),单独或联合 VCR(9/24;38%),不使用药物单纯观察(33%),VCR(8%),普萘洛尔(8%),阿司匹林(4%),西罗莫司(4%)[107]。

治疗需要联合好的支持疗法,包括抗凝剂、预防性抗生素及全面的疼痛及症状缓解方案,以及药物监测和副作用的治疗。关注这些患者最好的方法就是外科医生、放射科医生、儿科医生、内科亚专业医生以及护士的密切合作。

生脓性肉芽肿

生脓性肉芽肿(pyogenic granuloma,PG)(以前称分叶状毛细血管瘤)是一种常见的、与 IH 相似的良性血管性肿瘤,是 Poncet 和 Dor 于 1897 年在法国首次报道[108]。生脓性肉芽肿是一个误称,因为它不像肉芽肿性炎症那样形成脓液或含有上皮样巨细胞。

流行病学

PG 可发生于任何年龄,但更常见于二十多岁的青年女性,特别是齿龈 PG。据推测女性性激素在肿瘤发病机制中起了重要作用[109]。

发病机制

PG 是对各种刺激如小的外伤或手术的一种反应,有报道它是作为无眼球眼窝[110]及干眼综合征用泪点栓子治疗的一种并发症[111]。

临床特征

PG 外观为粉红色、红色或紫色病变,有蒂,可反复出血。通常发生在黏膜组织,更多见于口腔和鼻腔,眼周肿瘤常累及结膜、眼睑,角膜少见。

病理学

显微镜下,PG 由散布在成纤维细胞中的急性和慢性炎细胞、纤维细胞和叶状增生的毛细血管组成,无上皮样巨细胞(非肉芽肿性炎症)。因此分叶状毛细血管瘤这个术语更为恰当。

治疗

治疗包括手术切除病变,去除已知的诱发因素和刺激。1977 年,Tay 等报道了一组较小的 PG 儿童患者,成功地应用脉冲染料激光进行了治疗[112]。

血管肉瘤

流行病学

血管肉瘤(angiosarcoma)是一种少见的恶性血管新生物,50%以上发生在头颈部,但占头颈部恶性肿瘤不到0.1%[113]。国家癌症机构记录了 1973 年至 2007 年间皮肤血管肉瘤 434 例,在白人女性中最常见,平均年龄 73 岁[114]。

临床特征

血管肉瘤很少累及眼周组织,Margo 和 Mulla 复习269 例非基底细胞和非鳞状细胞眼睑恶性肿瘤,无 1例血管肉瘤[115]。然而,从 1990 年至 2013 年报道 23 例眼睑血管肉瘤(分别为病案报告和病案系列报告)。Dermici 和 Christanson 复习 22 例患者,结合他们自己的 1 例患者,发现眼睑血管肉瘤最常表现为红斑结节,以后依次为红斑或紫色斑丘疹、红或紫色斑块或浸润性病变、黄色斑块或浸润性病变及黄色结节。一半病例表现弥漫性眼睑肿胀[116]。

病理学

血管肉瘤的病理组织学特征从分化好至分化差不等,以异常的多形性恶性内皮细胞为标志[117]。最常见的组织学表现为解剖上相互吻合的窦腔,内衬非典型内皮细胞,有些病例显示弥漫性上皮样或梭形细胞增生,而有些病例显示为两种组织学分型的混合型。与IH 不同,血管肉瘤血管破坏了组织界面,形成了相连的窦腔网络。免疫组织化学血管肉瘤细胞对因子Ⅷ-相关抗原、CD31 和 CD34 染色阳性[117]。

治疗

对于血管肉瘤,还没有公认的治疗指南,它的罕见性导致了缺乏随机的临床治疗试验。几个回顾性研究数据很难得出特定的治疗指南。普遍选择的治疗为手术及外照射放射治疗(EBRT)[116]。由于这种肿瘤的侵袭性和多灶性、病变位置及其与周围解剖结构的关系,完全切除非常困难。辅助化疗和抗血管生成分子已用于治疗血管肉瘤。阿霉素是所选用的化疗制剂,但应用紫杉醇和多烯紫杉醇也可有效治疗头颈部血管肉瘤[102]。

病程和预后

在 Dermici 和 Christanson 的综述中,行切除性活检联合 EBRT 或化疗的患者预后最好,但所报道的成功率均在 5 年内(随访 7~40 个月)。只行化疗的患者(5/22)在治疗后 5 年内全部死亡,4 例死于肿瘤相关疾病,1 例死亡原因不明[116]。

与其他部位肿瘤一样,头颈部血管肉瘤预后差,不受组织学分级和核分裂能力的影响。肿瘤大小、入侵深度及手术切除完整程度是更为可靠的预后指标。

血管肉瘤可转移至肺脏、肝脏、颈部淋巴结、脾脏、心脏和大脑。转移后平均生存时间为 4 个月。尽管积极治疗,但预后还是很差,因此认识疾病的各种临床表现,活检后早期开始治疗,可以改善生存率。死亡可因局部蔓延或转移,多在临床表现出现后 15~24 个月,5年生存率为 10%~35%。

总 结

血管瘤和少见的血管性新生物可发生于婴儿期、儿童期和成年人,不同的临床表现会有不同的鉴别诊断,需要不同的治疗方案。幸运的是,多学科联合提供了大量的药物、激光和手术治疗方法,使得大多数患者可以从中选择最好的治疗方案。

参考文献

1. Tompking VN, Walsh TS. Some observations on the strawberry nevus of infancy. *Cancer* 1956;**9**:869–904.
2. Innes FL. Classification of haemangiomata. *Br J Plast Surg* 1953;**6**: 76–7.
*3. Mulliken JB, Glowacki J. Hemangiomas and vascular malformations in infants and children: a classification based on endothelial characteristics. *Plast Reconstr Surg* 1982;**69**(3):412–22.
  This landmark paper heralded the modern era in vascular anomalies studies, segregating infantile hemangiomas from vascular malformations.
4. North PE, Waner M, Mizeracki A, et al. GLUT1: a newly discovered immunohistochemical marker for juvenile hemangiomas. *Hum Pathol* 2000;**31**(1):11–22.
*5. North PE, Waner M, Mizeracki A, et al. A unique microvascular phenotype shared by juvenile hemangiomas and human placenta. *Arch Dermatol* 2001;**137**(5):559–70.
  The immunohistochemical characteristics of infantile hemangiomas presented in this paper permitted the specific identification of hemangio-

mas as unique vascular neoplasms distinct from all other vascular lesions.

*6. Waner M, North PE, Scherer KA, et al. The nonrandom distribution of facial hemangiomas. *Arch Dermatol* 2003;**139**(7):869–75.

   The concept of focal and segmental hemangiomas introduced in this paper is widely used in diagnosis and treatment planning.

7. ISSVA Classification of Vascular Anomalies. International Society for the Study of Vascular Anomalies [Internet]. <issva.org/classification>; [accessed 04.14].

8. Bowers RE, Graham EA, Tomlinson KM. The natural history of the strawberry nevus. *Arch Dermatol* 1960;**82**:667.

*9. Léauté-Labrèze C, Dumas de la Roque E, Hubiche T, et al. Propranolol for severe hemangiomas of infancy. *N Engl J Med* 2008;**358**(24): 2649–51.

   The recognition that infantile hemangiomas respond to systemic propranolol has revolutionized treatment around the world.

10. Ritter R, Butschek RA, Friedlander M, et al. Pathogenesis of infantile hemangioma: New molecular and cellular insights. *Expert Rev Mol Med* 2007;**9**(32):1–19.

11. Tan ST, Velikovic M, Ruger BM, et al. Cellular and extracellular markers of hemangioma. *Plast Reconstr Surg* 2000;**106**(3):529–38.

12. Choi K, Kennedy M, Kazarov A, et al. A common precursor for hematopoietic and endothelial cells. *Development* 1998;**125**(4):725–32.

13. Grimmer JF, Williams MS, Pimentel R, et al. Familial clustering of hemangiomas. *Arch Otolaryngol Head Neck Surg* 2011;**137**:757–60.

14. Grimmer JF, Williams MS, Pimentel R, et al. Hemangioma is associated with & atopic disease. *Otolaryngol Head Neck Surg* 2012;**146**:206–9.

15. Boye E, Yu Y, Paranya G, et al. Clonality and altered behavior of endothelial cells from hemangiomas. *J Clin Invest* 2001;**107**:745–52.

16. Jinnin M, Medici D, Park L, et al. Suppressed NFAT-dependent VEGFR1 expression and constitutive VEGFR2 signaling in infantile hemangioma. *Nat Med* 2008;**14**:1236–46.

17. Gridley T. Notch signaling and inherited disease syndromes. *Hum Mol Genet* 2003;**12 Spec No 1**:R9–13.

18. Yadav P, De Castro DK, Waner M, et al. Vascular anomalies of the head and neck: a review of genetics. *Semin Ophthalmol* 2013; **28**(5–6):257–66.

19. Greenberger S, Adini I, Boscolo E, et al. Targeting NF-kappaB in infantile hemangioma-derived stem cells reduces VEGF-A expression. *Angiogenesis* 2010;**13**:327–35.

20. Drolet BA, Esterly NB, Frieden IJ. Hemangiomas in children. *N Engl J Med* 1999;**341**:173–81.

21. Jacobs AH, Walton RG. The incidence of birthmarks in the neonate. *Pediatrics* 1976;**58**(2):218–22.

22. Holmdahl K. Cutaneous hemangiomas in premature and mature infants. *Acta Paediatr* 1955;**44**:370.

23. Bruckner AL, Freiden IJ. Hemangiomas of infancy. *J Am Acad Dermatol* 2003;**48**(4):477–96.

24. Haggstrom AN, Drolet BA, Baselga E, et al. Prospective study of infantile hemangiomas: Demographic, prenatal and perinatal characteristics. *J Pediatr* 2007;**150**:291–4.

25. Bowers RE, Graham EA, Tomilson KM. The natural history of the strawberry hemangioma nevus. *Arch Dermatol* 1986;**3**:131.

26. Campbell S, Park JH, Rowe J, et al. Chorionic villus sampling as a source of trophoblast. *Placenta* 2007;**28**:1118–22.

27. Sun ZY, Yi CG, Zhao H, et al. Infantile hemangioma is originated from placental trophoblast, fact or fiction? *Med Hypotheses* 2008; **71**:444–8.

28. Barnes CM, Huang S, Kaipainen A, et al. Evidence by molecular profiling for a placental origin of infantile hemangioma. *Proc Natl Acad Sci USA* 2005;**102**:19097–102.

29. Pittman KM, Losken HW, Kleinman ME, et al. No evidence for maternal-fetal microchimerism in infantile hemangioma: a molecular genetic investigation. *J Invest Dermatol* 2006;**126**:2533–8.

30. Regnier S, Dupin N, Le Danff C, et al. Endothelial cells in infantile haemangiomas originate from the child and not from the mother: a fluorescence in situ hybridization-based study. *Br J Dermatol* 2007; **157**:158–60.

31. Li F, Tiede B, Massague J, et al. Beyond tumorigenesis: Cancer stem cells in metastasis. *Cell Res* 2007;**17**:3–14.

32. Mihm M. Pathology and Research—Vascular lesions. Presented 15 November 2008 at the Vascular Birthmark Foundation/The Vascular Birthmark Institute of New York 2008 Edward Strausman Conference, Phillips Ambulatory Care Center, New York.

33. Waner M, Suen JY. A classification of congenital vascular lesions. In: Waner M, Suen JY, editors. Hemangiomas and vascular malformations of the head and neck. New York: John Wiley & Sons, Inc.; 1999. p. 1–12.

34. Lo K, Fay A. Current theories of etiology of infantile hemangioma. *Semin Ophthalmol* 2009;**24**:172–7.

35. Finn MC, Glowacki J, Mulliken JB. Congenital vascular lesions: clinical application of a new classification. *J Pediatr Surg* 1983;**18**:894.

36. Margileth AM, Museles M. Cutaneous hemangiomas in children: diagnosis and conservative management. *JAMA* 1965;**194**:135.

37. Goldberg NS, Rosanova MA. Periorbital hemangiomas. *Dermatol Clin* 1992;**10**:653–61.

*38. Robb RM. Refractive errors associated with hemangiomas of the eyelids and orbit in infancy. *Am J Ophthalmol* 1977;**83**:52.

   An excellent summary of the effects of eyelid hemangiomas on corneal astigmatism based on specific location.

39. Schwartz SR, Blei F, Ceisler E, et al. Risk factors for amblyopia in children with capillary hemangiomas of the eyelids and orbit. *J AAPOS* 2006;**10**:262–8.

*40. Haik BG, Karcioglu ZA, Gordon RA, et al. Capillary hemangioma (infantile periocular hemangioma). *Surv Ophthalmol* 1994;**38**: 399–426.

   An outstanding summary of the natural history and clinical effects of periocular hemangiomas.

41. Haik BG, Jakobiec FA, Jones IS. Capillary hemangioma of the lids and orbit: an analysis of the clinical features and therapeutic result in 101 cases. *Ophthalmology* 1979;**86**:762–92.

42. Mitchell S, Siegel DH, Shieh JT, et al. Candidate locus analysis for PHACE & syndrome. *Am J Med Genet A* 2012;**158A**:1363–7.

43. Kasabach HH, Merritt KK. Capillary hemangioma with extensive purpura: report of a case. *Am J Dis Child* 1940;**59**:1063.

44. Enjolras O, Wassef M, Mazoyer E, et al. Infants with Kasabach–Merritt syndrome do not have 'true' hemangiomas. *J Pediatr* 1977; **130**(4):631–40.

45. Hall G. Kasabach–Merritt syndrome: pathogenesis and management. *Br J Haematol* 2001;**112**(4):851–62.

46. Ritter MR, Moreno SK, Dorrell MI, et al. Identifying potential regulators of infantile hemangioma progression through large-scale expression analysis: a possible role for the immune system and indoleamine 2,3 dioxygenase (IDO) during involution. *Lymphat Res Biol* 2003;**1**:291–9.

47. Leon-Villapalos J, Wolfe K, Kangesu L. GLUT-1: an extra diagnostic tool to differentiate between haemangiomas and vascular malformations. *Br J Plast Surg* 2005;**58**:348–52.

48. Farrell CL, Yang J, Pardridge WM. GLUT-1 glucose transporter is present within apical and basolateral membranes of brain epithelial interfaces and in microvascular endothelia with and without tight junctions. *J Histochem Cytochem* 1992;**40**:193–9.

49. Hsu SC, Molday RS. Glycolytic enzymes and a GLUT-1 glucose transporter in the outer segments of rod and cone photoreceptor cells. *J Biol Chem* 1991;**266**:21745–52.

50. Hay WW Jr. Placental-fetal glucose exchange and fetal glucose metabolism. *Trans Am Clin Climatol Assoc* 2006;**117**:321–39, discussion 339–40.

*51. Osaki T, Jakobiec FA, Mendoza P, et al. Immunohistochemical investigations of orbital infantile hemangiomas and adult encapsulated cavernous venous lesions (malformation vs. hemangioma). *Ophthal Plast Reconstr Surg* 2013;**29**(3):183–95.

   An excellent description of the histologic differences between infantile hemangiomas and orbital venous lesions (cavernous "hemangiomas").

52. Fay A, Nguyen J, Waner M. Conceptual approach to the management of infantile hemangiomas (invited paper). *J Pediatr* 2010; **157**(6):881–8, e1–5.

53. Dieterich-Miller CA, Cohen BA, Liggett J. Behavioral adjustment and self-concept of young children with hemangiomas. *Pediatr Dermatol* 1992;**9**:241–5.

54. Williams EF, Hochman M, Rodgers BJ, et al. A psychological profile of children and families afflicted with hemangiomas. *Arch Facial Plast Surg* 2003;**5**:229–34.

55. Zarem HA, Edgerton MT. Induced resolution of cavernous hemangiomas following prednisolone therapy. *Plast Reconstr Surg* 1967;**39**: 76–83.

56. Nguyen J, Fay A. Pharmacologic therapy for periocular infantile hemangiomas: a review of the literature. *Semin Ophthalmol* 2009; **24**(3):178–84.

57. Bennett M, Fleischer A, Chamlin S, et al. Oral corticosteroid use is effective for cutaneous hemangiomas. *Arch Dermatol* 2001;**137**: 1208–13.

58. George ME, Sharma V, Jacobson J, et al. Adverse effects of systemic glucosteroid therapy in infants with hemangiomas. *Arch Dermatol* 2004;**140**(8):963–9.

59. Boon LM, MacDonald DM, Mulliken JB. Complications of systemic corticosteroid therapy for problematic hemangioma. *Plast Reconstr Surg* 1999;**104**(6):1616–23.

60. Coats DK, O'Neil JW, D'Elia VJ, et al. Sub-Tenon's infusion of corticosteroids for treatment of orbital hemangiomas. *Ophthalmology* 2003;**110**:1255–9.

61. Kushner BJ. Intralesional corticosteroid injection for infantile adnexal hemangioma. *Am J Ophthalmol* 1982;**93**:496–506.

62. Egbert JE, Paul S, Engel WK, et al. High injection pressure during intralesional injection of corticosteroids into capillary hemangiomas. *Arch Ophthalmol* 2001;**119**:677–83.

63. Shorr N, Seiff SR. Central retinal artery occlusion associated with periocular corticosteroid injection for juvenile hemangioma. *Ophthalmic Surg* 1986;**17**:229–31.

64. Ruttum MS, Abrams GW, Harris GJ, et al. Bilateral retinal embolization associated with intralesional corticosteroid injection for capillary hemangioma of infancy. *J Pediatr Ophthalmol Strabismus* 1993; **30**:4–7.

65. Egbert JE, Schwartz GS, Walsh AW. Diagnosis and treatment of an ophthalmic artery occlusion during an intralesional injection of corticosteroid into an eyelid capillary hemangioma. *Am J Ophthalmol* 1996;**121**:638–42.

66. Droste PJ, Ellis FD, Sondhi N, et al. Linear subcutaneous fat atrophy after corticosteroid injection of periocular hemangiomas. *Am J Ophthalmol* 1988;**105**:65–9.

67. Dyment PG. Local atrophy following triamcinolone injection. *Pediatrics* 1970;**46**:136–7.

68. Sutula FC, Glover AT. Eyelid necrosis following intralesional corticosteroid injection for capillary hemangioma. *Ophthalmic Surg* 1987; **18**:103–5.

69. Weiss AH. Adrenal suppression after corticosteroid injection of periocular hemangiomas. *Am J Ophthalmol* 1989;**107**:518–22.

70. Garzon MC, Lucky AW, Hawrot A, et al. Ultrapotent topical corticosteroid treatment of hemangiomas of infancy. *J Am Acad Dermatol* 2005;**52**:281–6.

71. Groopman JE, Gottlieb MS, Goodman J, et al. Recombinant alpha-2 interferon therapy for Kaposi's sarcoma associated with the acquired immune deficiency syndrome. *Ann Intern Med* 1984;**100**:671–6.

72. White CW, Sondheimer HM, Crouch EC, et al. Treatment of pulmonary hemangiomatosis with recombinant interferon alfa-2a. *N Engl J Med* 1989;**320**:1197–200.

73. Orchard PJ, Smith CM 3rd, Woods WG, et al. Treatment of haemangioendotheliomas with alpha interferon. *Lancet* 1989;**2**:565–7.

74. Greinwald JH Jr, Burke DK, Bonthius DJ, et al. An update on the treatment of hemangiomas in children with interferon alfa-2a. *Arch Otolaryngol Head Neck Surg* 1999;**125**:21–7.

75. Barlow CF, Priebe CJ, Mulliken JB, et al. Spastic diplegia as a complication of interferon alfa-2a treatment of hemangiomas of infancy. *J Pediatr* 1998;**132**:527–30.

76. Michaud A, Bauman NM, Burke DK, et al. Spastic diplegia and other motor disturbances in infants receiving interferon alfa. *Laryngoscope* 2004;**114**:1231–6.

77. Ghadially FN. Ultrastructural pathology on the cell and matrix. Crystalline inclusions. London, UK: Butterworth; 1988. p. 978.

78. Payarols JP, Masferrer JP, Bellvert CG. Treatment of life-threatening infantile hemangiomas with vincristine. *N Engl J Med* 1995;**333**:69.

79. Moore J, Lee M, Garzon M, et al. Effective therapy of a vascular tumor of infancy with vincristine. *J Pediatr Surg* 2001;**36**:1273–6.

80. Rush BF. Treatment of a giant cutaneous hemangioma by intraarterial injection of nitrogen mustard. *Ann Surg* 1966;**164**:921–3.

81. Gottschling S, Schneider G, Meyer S, et al. Two infants with life-threatening diffuse hemangiomatosis treated with cyclophosphamide. *Pediatr Blood Cancer* 2006;**46**:239–42.

82. Wilson MW, Hoehn ME, Haik BG, et al. Low-dose cyclophosphamide and interferon alfa 2a for the treatment of capillary hemangioma of the orbit. *Ophthalmology* 2007;**114**:1007–11.

83. Stockfleth E, Meyer T, Benninghoff B, et al. Successful treatment of actinic keratosis with imiquimod cream 5%: a report of six cases. *Br J Dermatol* 2001;**144**:1050–3.

84. Murchinson AP, Washington CV, Soloman AR, et al. Ocular effects of imiquimod with treatment of eyelid melanoma in situ. *Dermatol Surg* 2007;**33**:1136–8.

85. Martinez MI, Sanchez-Carpintero IS, North PE, et al. Infantile hemangioma: Clinical resolution with 5% imiquimod cream. *Arch Dermatol* 2002;**183**(7):881–4.

86. Ho NT, Lansang P, Pope E. Topical imiquimod in the treatment of infantile hemangiomas: A retrospective study. *J Am Acad Dermatol* 2007;**56**(1):63–8.

87. McCuaig CC, Dubois J, Powell J, et al. A phase II, open-label study of the efficacy and safety of imiquimod in the treatment of superficial and mixed infantile hemangioma. *Pediatr Dermatol* 2009;**26**(2):203–12.

88. Sommers Smith SK, Smith DM. Beta blockade induces apoptosis in cultured capillary endothelial cells. *In Vitro Cell Dev Biol Anim* 2002;**38**:298–304.

89. Fay A, Nguyen J, Jakobiec FA, et al. Propranolol for isolated orbital infantile hemangioma. *Arch Ophthalmol* 2010;**128**(2):256–8.

90. Sagi L, Zvulunov A, Lapidoth M, et al. Efficacy and safety of propranolol for the treatment of infantile hemangioma: a presentation of ninety-nine cases. *Dermatology* 2014;**228**(2):136–44.

91. Holland KE, Frieden IJ, Frommelt PC, et al. Hypoglycemia in children taking propranolol for the treatment of infantile hemangioma. *Arch Dermatol* 2010;**146**(7):775–8.

*92. Drolet BA, Frommelt PC, Chamlin SL, et al. Initiation and use of propranolol for infantile hemangioma: report of a consensus conference. *Pediatrics* 2013;**131**(1):128–40.
The most up-to-date summary of effects of propranolol in infants treated for infantile hemangioma.

*93. Léauté-Labrèze C, Hoeger P, Mazereeuw-Hautier J. A randomized, controlled trial of oral propranolol in infantile hemangioma. *N Engl J Med* 2015;**372**(8):735–46.
The only published randomized controlled trial of propranolol to treat infants with hemangiomas.

94. Blei F, Guarini A, McElinnney D, et al. Cardiac screening in infants with hemangiomas before propranolol treatment. *Pediatr Dermatol* 2014;**31**(4):465–70.

95. Drolet B. When is it appropriate to investigate the possibility of PHACE? Presented at the Controversies in Vascular Anomalies Meeting, Friday 1 May 2015, New York Academy of Sciences.

96. Poetke M, Philipp C, Berlien HP. Flashlamp-pumped pulsed dye laser for hemangiomas in infancy: treatment of superficial vs mixed hemangiomas. *Arch Dermatol* 2000;**136**(5):628–32.

97. Laubach HJ, Anderson RR, Luger T, et al. Fractional photothermolysis for involuted infantile hemangioma. *Arch Dermatol* 2009;**145**(7): 748–50.

98. Blankenship CM, Alster TS. Fractional photothermolysis of residual hemangioma. *Dermatol Surg* 2008;**34**(8):1112–14.

99. Healy GB, McGill T, Strong MS. Surgical advances in the treatment of lesions of the pediatric airway: the role of the carbon dioxide laser. *Pediatrics* 1978;**61**(3):380–3.

100. Fee WE. Use of the Shaw scalpel in head and neck surgery. *Otolaryngol Head Neck Surg* 1981;**89**(4):515–19.

101. Boon LM, Enjolras O, Mulliken JB. Congenital hemangioma: evidence of accelerated involution. *J Pediatr* 1996;**128**(3):329–35.

102. Sepulveda A, Buchanan EP. Vascular tumors. *Semin Plast Surg* 2014; **28**:49–57.

103. Ozay R, Cetinalp N, Gocun P, et al. Resection of a huge tufted angioma of orbit and orbitocranial mesh reconstruction. *J Neurosurg* 2013;**74**(Suppl. (1)):e193–7.

104. Lyons LL, North PE, Lai FM, et al. Kaposiform hemangioendothelioma: a study of 33 cases emphasizing its pathologic, immunophenotypic, and biologic uniqueness from juvenile hemangioma. *Am J Surg Pathol* 2004;**28**(5):559–68.

105. Le Huu AR, Jokinen CH, Ruben BP, et al. Expression of Prox1, lymphatic endothelial nuclear transcription factor, in Kaposiform hemangioendothelioma and tufted angioma. *Am J Surg Pathol* 2010; **34**(11):1563–73.

106. Arai E, Kuramochi A, Tsuchida T, et al. Usefulness of D2-40 immunohistochemistry for differentiation between Kaposiform hemangioendothelioma and tufted angioma. *J Cutan Pathol* 2006;**33**(7): 492–7.

107. Tlougan BE, Brook E, Lee MT, et al. *J Pediatr Hematol Oncol* 2013; **35**(8):618–22.

108. Ferry AP, Zimmerman LE. Granuloma pyogenicum of limbus. *Arch Ophthalmol* 1965;**74**:229–30.

109. Bhaskar SN, Jacoway JR. Pyogenic granuloma – clinical features, incidence, histology, and result of treatment: report of 242 cases. *J Oral Surg* 1966;**24**(5):391–8.

110. Avisar I, Norris JH, Quinn S, et al. Temporary cosmetic painted prostheses in anophthalmic surgery: an alternative to early postoperative clear conformers. *Eye (Lond)* 2011;**25**(11):1418–22.

111. Ababneh OH, Mssalam MM. Bilateral Pyogenic Granuloma after Perforated Punctal Plug Insertion. *Ophthal Plast Reconstr Surg* 2014; **3**:e113–15.

112. Tay YK, Weston WL, Morelli JG. Treatment of pyogenic granuloma in children with the flashlamp-pumped pulsed dye laser. *Pediatrics* 1997;**99**(3):368–70.

113. Sturgis EM, Potter BO. Sarcomas of the head and neck region. *Curr Opin Oncol* 2003;**15**(3):239–52.

114. Albores-Saavedra J, Schwartz AM, Henson DE, et al. Cutaneous angiosarcoma. Analysis of 434 cases from the Surveillance, Epidemiology, and End Results Program, 1973–2007. *Ann Diagn Pathol* 2011;**15**(2):93–7.

115. Margo CE, Mulla ZD. Malignant tumors of the eyelid: a population-based study of non-basal cell and non-squamous cell malignant neoplasms. *Arch Ophthalmol* 1998;**116**:195–8.

116. Demirci H, Christanson MD. Eyelid angiosarcoma: a case report and review of the literature. *Middle East Afr J Ophthalmol* 2013;**20**(3):259–62.

117. Young RJ, Brown NJ, Reed MW, et al. Angiosarcoma. *Lancet Oncol* 2010;**11**:983–91.

26

第26章 血管瘘和眼眶改变

PEDRO LOURENÇO and MANRAJ HERAN

颅内和颅外血管瘘可导致显著的眼和眼眶病理改变。本章将探讨后天获得性和先天性动静脉瘘的病理、临床表现、分类和治疗,重点讨论硬脑膜动静脉瘘(dural arteriovenous fistula, DAVF)和颈动脉-海绵窦(静脉)瘘〔Carotid-cavernous(venous)sinus fistula, CCF〕。

历史背景

在19世纪首次对DAVF和CCF进行了报道。1809年,Benjamin Taverns描述了一例CCF患者单侧搏动性眼球突出,后来受累眼视力丧失[1]。1881年,意大利外科医生Francesco Rizzoli被誉为描述DAVF的第一人[2],他报道了一位9岁女孩患癫痫和搏动性枕部异常,开始描述为"经头颅的动静脉血管瘤",并由尸检证实。

基础科学

眼眶动脉和静脉解剖知识对于理解DAVF和CCF是最重要的。眼眶主要血液供应来自眼动脉,它在海绵窦内起源于颈内动脉(internal carotid artery, ICA),经视神经孔跨过视神经进入眼眶。在远端分为两大分支:眼眶支和眼球支。

静脉引流主要经眼上静脉,少量经眼下静脉(图26.1)。眼上静脉(superior ophthalmic vein, SOV)起源于眼眶内角,走行与眼动脉相似,最终引流至海绵窦。眼下静脉(inferior ophthalmic vein, IOV)起源于眶底和眶内壁,向后走行,双引流至下翼丛及海绵窦。尽管正常生理性引流都是向后引流,但SOV和IOV均与面静脉有前交通。最终海绵窦经岩下窦和岩上窦引流至全身静脉循环。

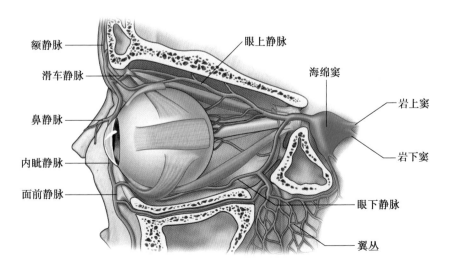

图26.1 正常眼眶静脉和海绵窦相关的解剖(Redrawn with permission from Steinkuller PG, Jones DB. Microbial preseptal and orbital cellulitis. In:Duane's Ophthalmology. New York:Lippincott Williams and Wilkins;2006)

额静脉

滑车静脉

鼻静脉

内眦静脉

面前静脉

眼上静脉

海绵窦

岩上窦

岩下窦

眼下静脉

翼丛

发病机制

硬脑膜动静脉瘘

病理上硬脑膜动静脉瘘(dural arteriovenous fistula, DAVF)是指脑膜动脉与硬脑膜引流静脉、海绵窦或皮质静脉通过血管直接相通[3]。DAVF 约占颅内动静脉(AV)畸形的 10%~15%[4]。在成人,DAVF 与外伤或硬脑膜静脉窦栓塞有关,累及乙状窦(50%)和海绵窦(16%)[4],根据受累的静脉窦而命名。静脉流出受阻的情况下,可能的机制是静脉高压,脑膜动脉和硬脑膜静脉窦之间正常的吻合支发生病理性扩张[5,6]。第二个假设是由于静脉淤血导致脑灌注不足,从而反应性血管生成[4,7]。

DAVF 危险性升高与遗传性血栓形成倾向、狼疮抗凝物、抗凝血酶Ⅲ缺乏、蛋白质 C 和蛋白质 S 缺乏有关[8,9]。

儿童 DAVF 可为先天性,易累及窦汇或上矢状窦[10]。先天性 DAVF 可能的病因包括围产期创伤、感染和子宫血栓形成。然而,大多数成人和儿童 DAVF 是特发性的[10]。

DAVF 静脉引流方式是确定预后最重要的因素。

颈动脉海绵窦瘘

颈动脉海绵窦瘘(carotid-cavernous sinus fistula, CCF)是由颈动脉系统和海绵窦病理性血管沟通所形成,少数直接与眼或眼眶静脉沟通[3]。CCF 分为直接和间接两种类型。直接型 CCF 为 ICA 和海绵窦的直接交通[11]。间接型 CCF 是 ICA 分支(如脑垂体上动脉)或颈外动脉分支(如脑膜中动脉和(或)咽升动脉)与海绵窦之间的沟通。尽管间接型 CCF 被认为是 DAVF 的一个亚型,但也会被单独讨论。

高流瘘和低流瘘的概念经常被探讨,但这是不正确的。按照定义,瘘是高流量的血管性病变。根据"高流量瘘"或"低流量瘘"进行分类并不合适。然而,直接瘘的流量较间接瘘的流量高,尽管它们两个都代表高流量的病变。已观察到眼眶瘘是由眼动脉与眼静脉或其分支沟通而形成的瘘[11~13]。

许多 CCF 是直接型瘘,与钝性外伤或穿通伤有关[14]。双侧 CCF 在外伤性患者中发病率为 1%~2%[15]。颅底骨折、外伤处动脉管壁剪切力升高以及外伤过程中压力突然增高等,都可以导致动脉撕裂,这可能是直接型 CCF 发生的病理机制[16]。也有报道由颈动脉内膜切除手术、血管内操作、经蝶窦垂体手术和鼻旁窦手术引起[17~20]。

非外伤性(如自发性)CCF 比较少见,自发性海绵窦的 ICA 动脉瘤破裂[21]和易发生动脉瘤形成和破裂的遗传性结缔组织病与 CCF 有关。特别是肌纤维发育不良[22]、弹性纤维假黄瘤[23]、Ehlers-Danlos 综合征[24]的患者,由于小的外伤造成动脉剥离和破裂的危险性增高,如咳嗽或低速车祸事故。然而,与 DAVF 相似,大多数非外伤性 CCF 都是特发性的。

临床特征

DAVF

大多数 DAVF 都是后天获得性的,多累及 50~60 岁女性[25]。临床表现取决于瘘的位置和引流方式,颈外动脉分支(ECA)是 DAVF 最常见的滋养血管,特别是脑膜中动脉及其分支最常受累[26,27]。横窦和乙状窦是最常受累的硬脑膜静脉区域。在这些病例中,搏动性耳鸣是报道中最常见的症状[4]。伴有后硬膜窦静脉引流的 DAVF 对眼眶影响不大,我们讨论的重点是累及海绵窦者,其常见的临床表现为眼痛、眼球突出、球结膜水肿、眼眶疼痛和视力下降[4](框 26.1)。

框 26.1　DAVF 的眼部症状和体征

搏动性耳鸣

脑神经麻痹

眼痛

眼眶疼痛

眼球突出

球结膜水肿

视力下降

颅内或眶内可发生出血,症状根据出血的程度和受累范围而定。眶外表现显著,则需要治疗眼眶症状。不常见的非出血性症状,如痴呆和认知下降可以发生,但成功治疗后可以改善[28](图 26.2)。

CCF

据估计直接型 CCF 约占外伤后海绵窦瘘的 75%[14],多发生在 20~30 岁男性,可能与该人群中外伤事件发生率高有关[25]。CCF 的体征和症状与受累海绵窦内升高的血流速度和容量有关,导致静脉压升高和充血。海绵窦动脉化导致眼眶内静脉血逆流,严重者逆流至皮质静脉[29]。与外伤相关者,其症状发生较快(框 26.2)[9]。

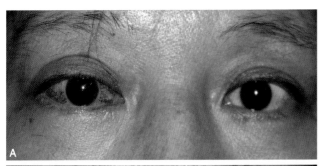

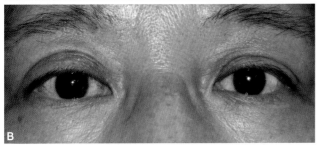

图 26.2　患者,女性,右侧颈动脉海绵窦瘘(CCF)导致单侧眼眶疼痛和球结膜水肿(A)。经眼上静脉(SOV)入路行血管内栓塞 CCF(图 27.7),手术后症状和体征消退,但残留结膜染色(B)

　　杂音
　　视力减退
　　复视
　　眼痛
　　眼球突出
　　球结膜水肿
　　头痛
　　眼睑下垂
　　第 Ⅲ、Ⅳ、Ⅴ、Ⅵ 对脑神经麻痹

　　检眼镜检查发现静脉淤滞性视网膜病变,视网膜静脉扩张,视网膜出血。严重的眼球突出和球结膜水肿可导致角膜病变和角膜溃疡。海绵窦或皮质引流静脉破裂可导致颅内脑实质或蛛网膜下出血,发生率约占该型 CCF 的 5%。

　　间接型 CCF 具有不同的临床表现,报道每年每 100 000 人中发生率为 0.29,该型瘘常发生于 50 ~ 60 岁女性[30]。由于属于间接型血管吻合,血管内压力下降,导致发病更为隐匿。与直接型 CCF 不同,客观或主观的杂音都不常见,可有第 Ⅴ 和 Ⅶ 对脑神经受累。

　　在间接型 CCF 中,向前部直接引流是静脉引流中最常见的方式,特征为眼上静脉逆流,常常引流至面静脉。向前部引流常导致眼眶水肿,这些患者可表现为眼压升高,此时发生缺血性视神经病变的危险性升高[31]。

　　经过下、上岩下窦,静脉可以向后引流。这种类型的静脉引流常无水肿和眼球突出(称为"白眼"疼痛性复视)[31~33]。

　　混合型静脉引流也常见,尽管皮质静脉引流可单独发生,但它常与静脉的前部或后部引流相关。皮质静脉受累情况可不同,但常累及静脉交通,如大脑侧静脉或基底静脉,或近端与海绵窦相通[31,33]。这种引流方式导致皮质静脉压升高并限制正常的脑引流。因此,神经方面检查对于除外颅内并发症非常重要,如出血、静脉淤血相关的缺血、梗死或癫痫。不同方式的静脉引流导致的体征和症状见表 26.1。

表 26.1　静脉引流方式不同导致的间接型 CCF 患者眼部症状和体征特点

静脉引流方式	体征和症状
向前部	眼球突出 球结膜水肿 结膜炎/结膜充血 第 Ⅵ 对脑神经麻痹 眼痛 复视 视力丧失
向后部	常无眼球突出、球结膜水肿和上睑下垂 无结膜充血 "白眼"疼痛性复视 第 Ⅲ 对脑神经麻痹
皮质或混合性	以上所有症状和体征 静脉梗死 颅内出血 癫痫

分类

　　CCF 有各种不同的分类方法,其中以 Barrow 分类法[34]最常用,它根据病因和滋养循环的来源进行分类(表 26.2;图 26.3),也有其他的分类方法[12,35]。

　　Borden[36] 和 Cognard[25] 分类系统于 1995 年提出,广泛应用于描述 DAVF 的特征。Borden 分类是根据引流血管的解剖位置和其他皮质静脉引流的有无,对 DAVF 进行分组,但这限制了预后的判断。Cognard 分类也是结合了静脉引流方式,同时也考虑到出血和神经方面的结局。尽管 Borden 分类开始没有考虑到预后,但良性的 Ⅰ 型 DAVF 偶尔也出现临床表现,如搏动性耳鸣和(或)眼球突出。后来的研究提示 Ⅰ 型 DAVF

表 26.2　CCF 的 Barrow 分类

类型	标准
A 型	海绵窦内 ICA 与海绵窦直接交通
B 型	海绵窦内 ICA 脑膜支与海绵窦形成硬膜动静脉瘘
C 型	ECA 脑膜支与海绵窦之间形成动硬膜静脉瘘
D 型	B 型和 C 型的混合

仅 2% 有进展[26,27]。皮质静脉引流的存在与神经方面并发症发生的危险性升高有关。

检查

放射线照相术

目前传统的放射线照相术对评价 DAVF 和 CCF 已无显著作用。

超声波检查

眼眶超声检查不是眼眶病理状况下评估病情的首选方法,但它的作用仍然重要。尽管有些疾病同 DAVF 和 CCF 的表现相似,如眼内肿瘤、巩膜炎和肌炎,但可应用超声予以排除。超声对于诊断和治疗 DAVF 和 CCF 的作用有限。眼眶彩色多普勒超声可以探查眼上静脉的逆流或血栓形成[11]。在多普勒成像上,眼上静脉的动脉化和低阻力血流在 DAVF 和 CCF 中都可以见到。眼静脉的动脉化与颈动脉流速有关,已发现在有直接瘘的情况下颈动脉血流速异常[37]。

CT

大多数情况下,眼眶 CT 是最先采用的影像学检查方法,它可以快速、全面地评估眼眶结构。在常规对比增强 CT 扫描图像上,86% ~ 100% 的眼眶血管瘘可见扩张的眼上静脉[38]。DAVF 和 CCF 的眼眶 CT 扫描结果参见框 26.3。CT 也可用于检查症状突然发作的患者,确定颅底和颅顶骨折及颅内出血。CT 血管造影(CTA)可以评估动脉和静脉结构[39],分别显示 DAVF 和 CCF 的典型血流特征,两者都可见海绵窦早期增强,但增强在直接型 CCF 中更为显著,而在间接型 DAVF 中增强延迟更久[40]。直接型 CCF 也会导致海绵

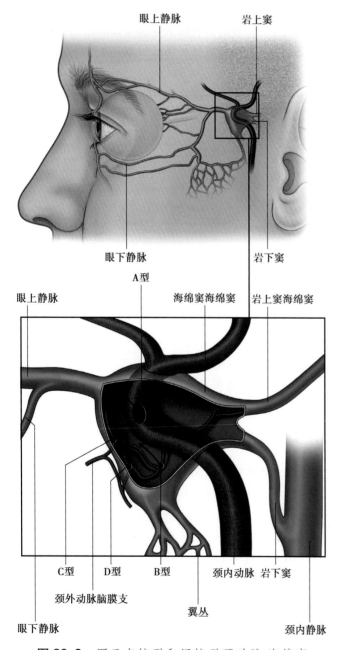

图 26.3　图示直接型和间接型颈动脉-海绵窦瘘(CCF)的 Barrow 分类

框 26.3　累及眼眶的动静脉瘘常见的 CT 表现

眼外肌肥大
继发于水肿的眶周脂肪堆积
眼球突出
SOV 和/或 IOV 扩张
海绵窦扩大及早期对比增强
滋养动脉弯曲,动脉瘤可能形成
视盘扁平或视神经鞘扩张,提示视乳头水肿
颅底骨折(外伤性 CCF)
蛛网膜下腔出血(如果破裂)
硬脑膜静脉窦或皮质静脉血栓形成

窦压力增加及潜在的窦腔扩张。CTA 可以探查到硬脑膜静脉窦血栓形成。尽管具有动态动脉和 Valsalva 扩张静脉相技术的 CTA 对评估各种眼眶血管性疾病是一个有用的工具,但它对于高流量病变用途有限[41]。

CTA 也有助于制定治疗计划,可以提供周围组织和颅顶解剖的空间信息,以及为关闭瘘管可能的血管内进入途径提供指导(见下文)。近来发展的四维 CTA(4D-CTA;时间分辨)影像可以提供动态信息,并且在颅内 DAVF 患者的诊断、治疗方案制定和随访中起到有价值的辅助作用[42,43]。但 4D-CTA 的放射剂量比传统 CTA 高很多[44,45](图 26.4)。

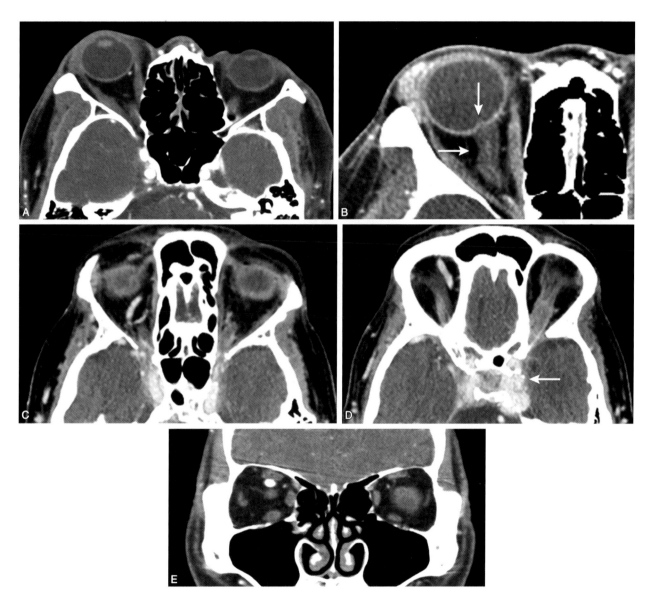

图 26.4　累及眼眶的瘘常见的 CT 改变。眼球突出(A);视盘隆起(B,垂直箭头)及视神经鞘扩张(B,水平箭头)提示视乳头水肿;眼上静脉(SOV)扩张(C),早期充盈及左侧海绵窦扩张(D,箭头);由于右眼眶静脉淤血导致眼外肌肿胀(E)

MRI

MRI 可以提供与 CT 相似的信息,MRI 最大的优势是没有电离辐射,最适合儿童和那些需要其他检查的患者。对于眶内软组织评估及颅内结构显示,MRI 优于 CT,但检查所需时间比 CT 长得多(30~45 分钟,而 CT 不到 5 分钟)。特别是儿童检查,由于 MRI 检查时间长,患儿移动导致图像质量较差,往往需要镇静。有作者提出,对于探查直接型 DAVF,磁共振血管造影(MRA)的敏感性高于 CTA(50%与 15.4%)[46]。然而,很多人认为 CTA 比 MRA 好,特别是评估 CCF 和累及远端 ICA 的瘘[47]。MRI 的应用存在不同的观点,这可能与地区 MRI 可用性和当地专家的意见有关。另外，评估还依赖于磁场强度，因为对于检查眼眶病变，3T MRI 优于 1.5T MRI。

75%～100% 病例在非强化 T2 加权序列或钆快速增强序列可探查到扩张的眼上静脉[38]。T2 加权像和磁敏感加权成像（SWI）序列可用于评估皮质静脉引流和可能的血栓形成。MRI 海绵窦增强扫描显示的结果与 CTA 扫描结果相似，在直接型 CCF 中表现为早期显著增强，且 DAVF 的延迟增强最为典型[48]。CCF 眼上静脉动脉化可在 MRA 上显示，在 T1 和 T2 加权脉冲序列上呈流空现象[49]。

MRI 也可以更精确地显示眼眶血管外病变[49]，有关动静脉瘘相关的 MRI 发现参见框 26.4（图 26.5）。

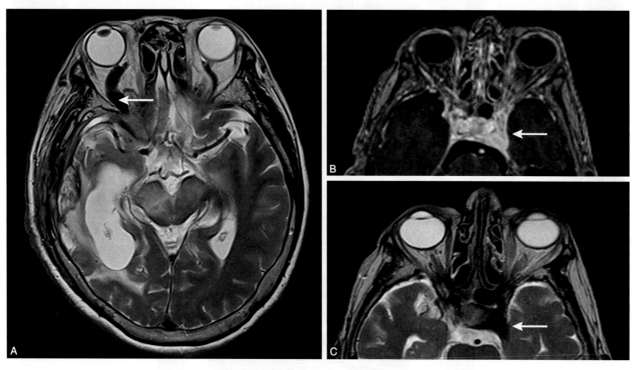

图 26.5　眼眶瘘 MRI 扫描，显示右眼上静脉（SOV）呈流空状态，外伤性 CCF 中右侧 SOV（箭头）高度扩张，左侧 SOV 管径正常（A）；左侧海绵窦不对称性扩大（箭头）（B）；左侧海绵窦血流加速及淤血导致流空现象（箭头），相对于右侧而言，左眼眶眼外肌肥大（C）

随着 3.0T MRI 扫描仪的临床应用和有效性的提高，MRI 在这些瘘的诊断和随访中的作用显著提高。各种 MRA 技术都有帮助，如时间分辨 MRA 和特殊高分辨力时间飞跃法（Special high resolution time-of-flight）MRA；然而，分辨率的限制、受限的视野和人工假象依然存在[50～52]。

传统导管血管造影术

传统导管血管造影术（catheter angiography）依然是颅内和颅外高血流量病变诊断、分类和解剖评估的金标准[3,53]。传统血管造影具有最佳的分辨率，并提供动态血流信息，远远好于 MRA 和 CTA。它可以很好地评估脉管系统的流入和流出情况，这对治疗计划的制定以及血管内神经放射学治疗可能途径的确定是关键的（图 26.6）。

然而，导管血管造影术属侵入性操作，尽管导管血管造影术的安全性已显著改善，但少数情况下，仍可发生神经系统并发症[54]。最常见的导管血管造影术的并

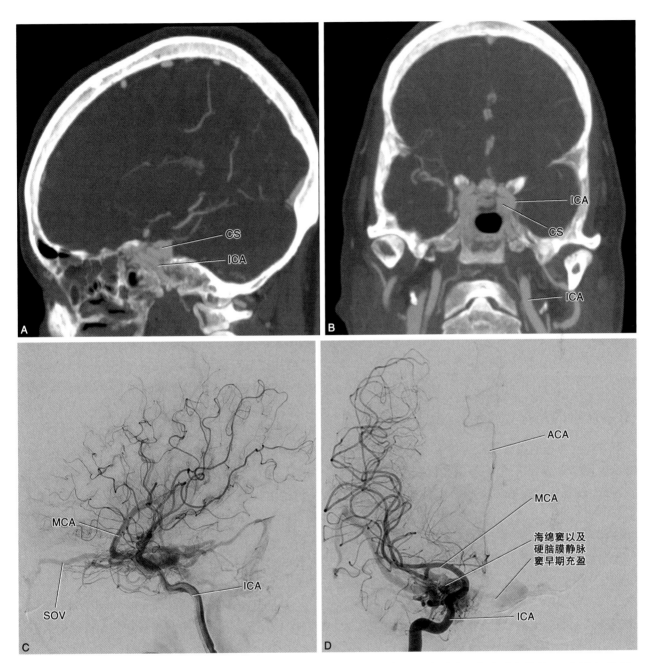

图 26.6　右侧颈动脉海绵窦瘘行 CTA(**A** 和 **B**)及传统导管血管造影术检查(**C** 和 **D**)结果。了解血管解剖细节和动态信息,传统导管血管造影优于 CTA。ACA,大脑前动脉;CS,海绵窦;ICA,颈内动脉;MCA,大脑中动脉;SOV,眼上静脉

发症是短暂的动脉穿刺部位挫伤和不适。局部动脉并发症,如假性动脉瘤形成或股总动脉狭窄或阻塞,并不常见。更少见的有注射导致的导管相关性颈动脉或椎动脉损伤,或注射相关的血栓栓塞。这些会导致暂时性或永久性中风症状,穿刺部位和其他血管造影并发症的危险性在老年患者更高。尽管通过静脉途径进行血管内治疗时,也会出现静脉穿刺部位的并发症,但严重者少见。应用导管血管造影术在诊断和治疗这些疾病中,应该对其利弊进行权衡,

目前更倾向于它的价值性[3]。

争议:争议在于应用 MRI、MRA 和 CTA 后,传统的导管血管造影术仍是诊断和治疗 DAVF 和 CCF 最好的方法;其次,MRI 在评估可疑病例和治疗后长期随访中具有重要作用,而且无电离辐射。

治疗

CCF 和 DAVF 治疗方案的选择,主要根据疾病的

严重性、病变部位和当地的专家来决定。患者的症状和体征、病变性质和疾病自然史(如果未治疗)在进行治疗前应予以考虑。

保守治疗

所用患者都应考虑保守治疗,特别是 Borden Ⅰ、Cognard Ⅰ 和 Ⅱa 期 DAVF 患者和 Barrow Ⅰ 期 CCF 患者。保守治疗主要是临床密切随访,监测症状的进展,适当的时候连续进行 MRI 或 MRA 影像检查,避免电离辐射。必要时应考虑药物治疗潜在疾病,如高血压或硬脑膜静脉窦血栓形成[55]。

眼科医生必须评估并治疗眼部并发症。眼压升高通常应用滴眼液和口服药物控制,眼球突出导致的眼表暴露可用润滑滴眼液或软膏治疗,严重者可行暂时性睑缘缝合术。短暂的复视可以遮盖一只眼或使用棱镜片矫正[55]。

当症状明显、症状快速进展或视力减退及有失明危险时,需要立即行介入治疗。

手术及血管内治疗

所有症状明显的患者都应考虑介入治疗,目的是完全消除 DAVF 或 CCF,因为不完全治疗会形成其他侧支循环,只能暂时缓解临床和影像学征象[56]。血管内途径已成为治疗 DAVF 和 CCF 的主要方法。然而,有些病例需要手术及手术联合血管内治疗。

由于血管内治疗的疗效高,手术治疗不是首选方法,而且手术治疗比介入治疗具有较高的发病率和死亡率[57,58]。"经典的"手术治疗为 Hamby 法[59,60],包括结扎颈动脉及近端后交通动脉。然而,这种方法在发达国家从来不做,当前手术治疗的重点是通过切除或结扎异常血管、中断逆流的硬脑膜静脉窦引流或以上两方面来治疗受累的脑膜动脉或静脉[11]。对于那些血管内治疗未成功或有血管内治疗禁忌证的患者,应采取手术治疗。

DAVF 和 CCF 血管内治疗包括经动脉治疗、经静脉治疗或两者结合。理想的方法是视情况而定,不是所有的患者都需要血管内治疗。血管内治疗失败的可能原因包括交通支太小、没有靶动脉或靶静脉入口(因为解剖原因、血管过度弯曲或两者均有)或病变过于复杂[11]。但是,由于导管、线圈和其他血管内技术的进步,应用介入性神经放射学技术使大量 DAVF 和 CCF 得到了治疗(图 26.7)。

对大多数 DAVF 和直接型 CCF,经动脉栓塞是可行的,且对有些病例是唯一方法,如瘘高度狭窄或静脉过度弯曲[61,62]。动脉方法快速且可以选择性阻塞滋养血管。对滋养血管治疗的选择包括栓塞剂如球囊、线圈或封堵器。血管内覆膜支架也可用于治疗直接型 CCF。对于间接或复杂的多滋养血管瘘,液态栓塞剂如 n-氰基丙烯酸丁酯(n-BCA)和缡玛瑙显示出极好的效果和治愈率[63]。在一组特别的病例中,单纯应用缡玛瑙,24 例患者中 20 例治愈[62]。应用缡玛瑙优于 n-BCA 的另一个优点是其能够通过单一入路封堵复杂瘘[64],n-BCA 治疗需要不止一个入路,特别是对复杂性病变[64]。使用液态栓塞剂的主要损害是血管意外闭塞和透视时间延长[65](图 26.8)。

少数情况下,对有些病例,特别是复杂的直接型 CCF,可考虑栓塞颈动脉[66]。经典的做法是使用弹簧圈、封堵器或可脱性球囊。术前需要对 Willis 环大脑侧支循环进行血管造影和临床评估,以确定该方案是否可行(图 26.9)。

经静脉血管内治疗常常用于治疗间接型 CCF。多经股静脉进入,将导管推向海绵窦,大多数经岩下窦(IPS),也可经面静脉进入,逆行经过 SOV,进入受累的海绵窦[66],然后对海绵窦进行栓塞,通常使用栓塞线圈,目的是完全封闭靶静脉窦,使瘘的动脉血不再进入窦腔。如果同侧不能进入,经股静脉进入海绵窦通过对侧的岩下窦再进入海绵窦内也是可能的(图 26.10)。

据报道通过静脉方法完全封闭瘘管其成功率为 71%~87.5%[56,67,68],在当前导管和栓塞技术支持下,成功率更高也是可能的。这种方法已知的危险包括血管穿孔、梗死和颅内出血,尽管后两者非常少见。在 CCF 栓塞病例中,约 14% 患者有短暂的眼痛,永久性神经系统并发症占 4%~7%,大部分与视力有关[56,67,68]。眼痛准确的机制还不清楚,但与血栓相关的扩张导致的暂时性眼压升高有关,可短期应用皮质类固醇和全身抗凝剂治疗[69]。

联合方法包括利用手术缩短进入眼上静脉或其他眶内静脉的路径,使导管进入海绵窦并进行栓塞[70]。对于进入血管受限或经静脉、经动脉栓塞失败者,也可经皮直接经眼眶进入海绵窦[71],但由于增加了眶内出血的危险或造成视神经和周围血管的损害,该技术不作为一线治疗的选择(图 26.11)。

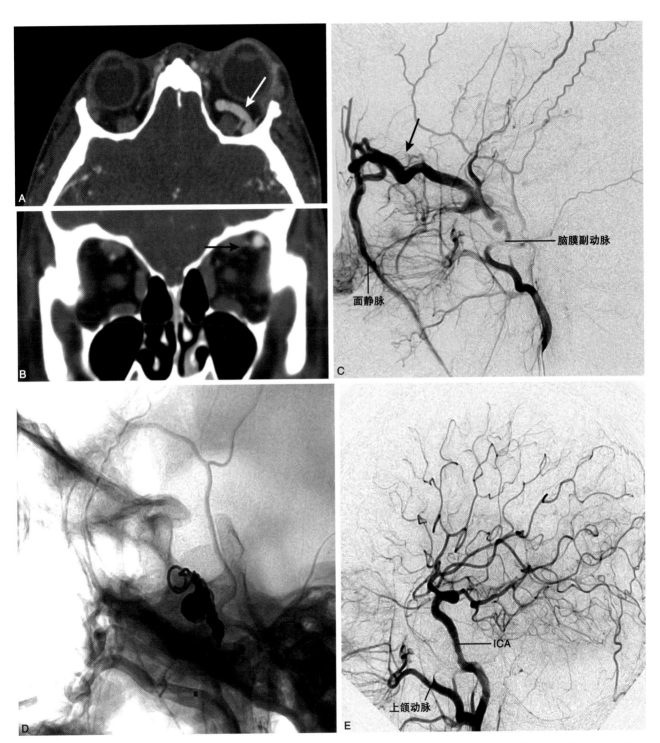

图 26.7　患儿动脉栓塞左侧先天性硬脑膜动静脉瘘（AV）。CTA 扫描显示，左眼上静脉（SOV）扩张，眼外肌增粗（A 和 B）。传统导管血管造影术显示来源于颌内动脉分支扩张，脑膜中动脉分支扩张，其代表脑膜副动脉。该瘘与 SOV 沟通（C，箭头）；用弹簧圈栓塞瘘的交通和相关流入的动脉瘤（D），DAVF 闭塞，左侧 SOV 早期充盈消失（E）。ICA，颈内动脉

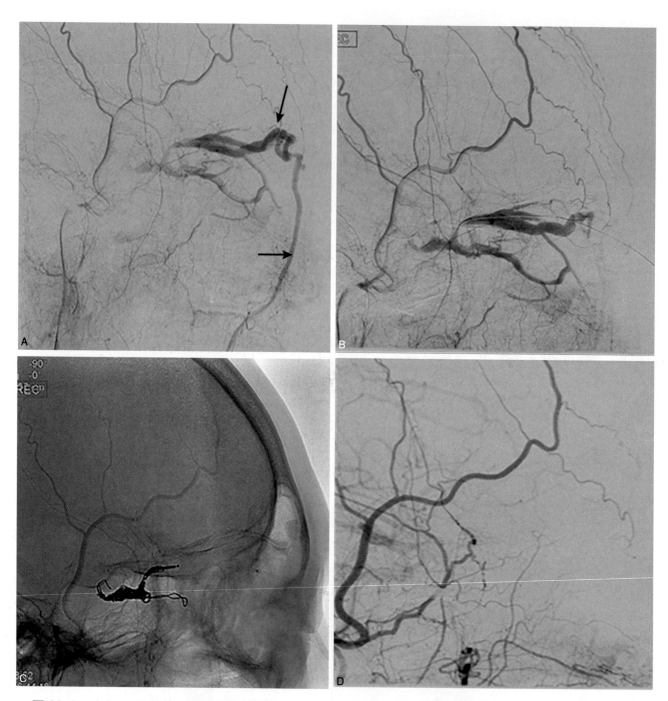

图 26.8 右侧 CCF 经静脉栓塞,经皮超声引导进入眼上静脉(SOV)。右侧 SOV 显著扩张(A,垂直箭头),向前引流入面静脉(A,水平箭头),经静脉通过 SOV 进入右侧海绵窦进行治疗(B)。线圈栓塞(C)成功,瘘被封闭(D),患者症状消失

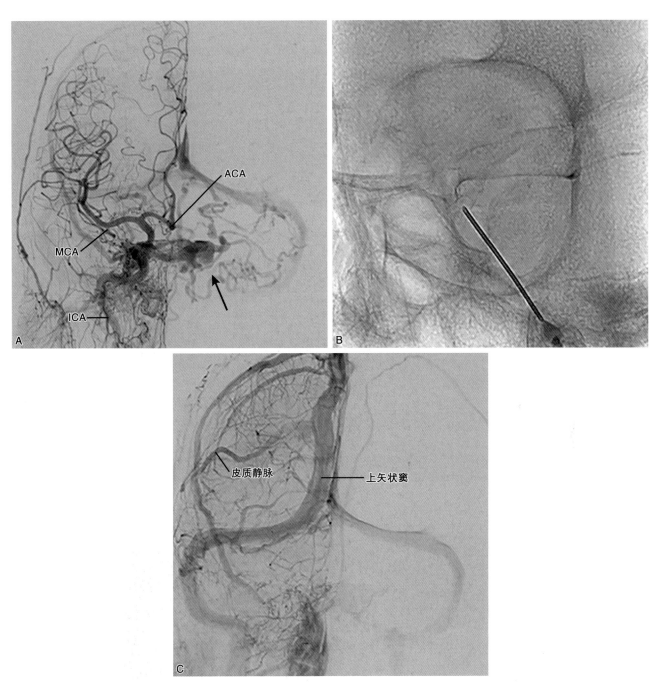

图 26.9 直接进入海绵窦对左侧 CCF 进行栓塞。左侧 CCF(箭头,A),使用腰椎穿刺针直接通过眶下部经皮穿刺进入左侧海绵窦(B)。瘘的交通部位用线圈栓塞,显示海绵窦缺乏早期充盈,皮质静脉和硬脑膜静脉窦正常,表明 CCF 被消除(C)。ACA,大脑前动脉;ICA,颈内动脉;MCA,大脑中动脉

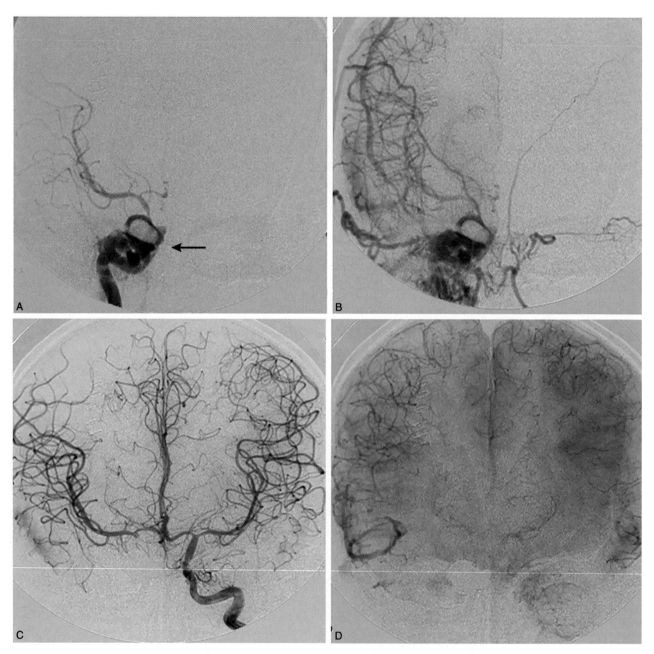

图 26.10　严重外伤导致右侧 CCF，由于血液高流量进入海绵窦导致静脉明显充盈（箭头，A、B）。经血管内对瘘和右侧颈动脉进行了封闭（C），结果使瘘的交通得以关闭。左侧颈内动脉通过 Willis 环供应右侧大脑前血液循环（C、D）

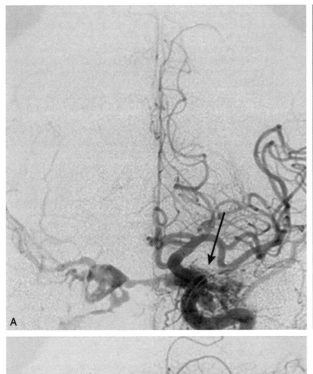

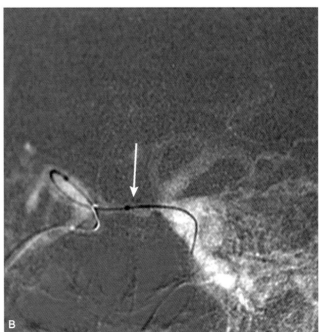

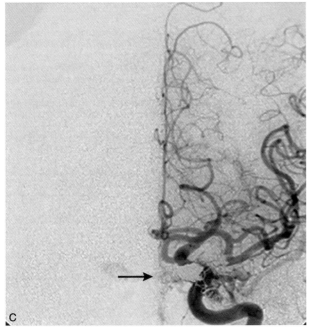

图 26.11　经静脉通过右侧海绵窦对左侧 CCF 进行栓塞。左侧 CCF(黑箭头,A),通过右侧海绵窦经窦间连接进入左侧海绵窦进行瘘的栓塞。经左侧下岩下窦进入左侧海绵窦无果(白箭头,B)。线圈成功栓塞后,患者症状和异常血管造影消失(黑箭头 C)

争议:成功的治疗是血管造影证实瘘的消除及临床症状消退。大家一致认为目前缺乏治疗后的随访。临床评估依然是确定持久治疗最常用的方法。然而,有些作者提倡在 1 年随访期间内行导管血管造影术,非侵入性影像学如 MRI 或 MRA 也可以作为合适的替代检查方法;但这些决定仅限于医疗机构和操作者[3,66]。

掌握血管内治疗的并发症非常重要,总结内容参见框 26.5。如果出现介入相关的眶内出血,需要急症行外眦切开术以降低眶压,避免视网膜中央动脉阻塞或筋膜室综合征(compartment syndrome)。

框26.5　血管内治疗 DAVF 和 CCF 相关的主要并发症

治疗完全失败

动脉梗塞或出血

静脉梗塞或出血

眶内出血,由眼内压升高引起视力丧失的可能

总结

　　DAVF 和 CCF 均可有不同的眼眶表现,尽管它们具有不同的病理改变,但可采用相似的方法进行检查,包括 CT 或 CTA、MRI 或 MRA,我们倾向于选择精细的 CTA 检查眼眶。明确的描述和治疗方案确定还需要传统的导管血管造影术。良性病例可选择保守治疗,而快速进展的或严重病例需要明确的治疗措施。神经血管内方法优于手术。

参考文献

1. Niamtu J 3rd, Campbell RL. Carotid cavernous fistula. *J Oral Maxillofac Surg* 1982;**40**(1):52–6.
2. Perrini P, Nannini T, Di Lorenzo N. Francesco Rizzoli (1809-1880) and the elusive case of Giulia: the description of an "arteriovenous aneurysm passino through the wall of the skull." *J Neurosurg Sci* 2007;**51**(1):33–7.
3. Brown RD Jr, et al. Natural history, evaluation, and management of intracranial vascular malformations. *Mayo Clin Proc* 2005;**80**(2):269–81.
   This article provides an in-depth overview of intracranial malformations, including CCF and DAVE.
4. Satomi J, Satoh K. Epidemiology and etiology of dural arteriovenous fistula. *Brain Nerve* 2008;**60**(8):883–6, [in Japanese].
5. Chung SJ, et al. Intracranial dural arteriovenous fistulas: analysis of 60 patients. *Cerebrovasc Dis* 2002;**13**(2):79–88.
6. Nabors MW, et al. Delayed postoperative dural arteriovenous malformations. Report of two cases. *J Neurosurg* 1987;**66**(5):768–72.
7. Kojima T, et al. The relationship between venous hypertension and expression of vascular endothelial growth factor: hemodynamic and immunohistochemical examinations in a rat venous hypertension model. *Surg Neurol* 2007;**68**(3):277–84, discussion 284.
8. Gerlach R, et al. Increased incidence of thrombophilic abnormalities in patients with cranial dural arteriovenous fistulae. *Neurol Res* 2003;**25**(7):745–8.
9. Mavrikakis I, et al. The role of thrombosis as a mechanism of exacerbation in venous and combined venous lymphatic vascular malformations of the orbit. *Ophthalmology* 2009;**116**(6):1216–24.
10. Morita A, et al. Childhood dural arteriovenous fistulae of the posterior dural sinuses: three case reports and literature review. *Neurosurgery* 1995;**37**(6):1193–9, discussion 1199–200.
11. de Keizer R. Carotid-cavernous and orbital arteriovenous fistulas: ocular features, diagnostic and hemodynamic considerations in relation to visual impairment and morbidity. *Orbit* 2003;**22**(2):121–42.
12. de Keizer RJ. Carotid cavernous fistulas. *Fortschr Ophthalmol* 1983;**79**(5):391–2.
13. de Keizer RJ. A Doppler haematotachographic investigation in patients with ocular and orbital symptoms due to a carotid-cavernous fistula. *Doc Ophthalmol* 1982;**52**(3–4):297–307.
14. Millman B, Giddings NA. Traumatic carotid-cavernous sinus fistula with delayed epistaxis. *Ear Nose Throat J* 1994;**73**(6):408–11.
15. Liang W, et al. Bilateral traumatic carotid cavernous fistula: the manifestations, transvascular embolization and prevention of the vascular complications after therapeutic embolization. *J Craniofac Surg* 2007;**18**(1):74–7.
16. Ringer AJ, Salud L, Tomsick TA. Carotid cavernous fistulas: anatomy, classification, and treatment. *Neurosurg Clin N Am* 2005;**16**(2):279–95, viii.
17. Kupersmith MJ, et al. Neuroophthalmologic abnormalities and intravascular therapy of traumatic carotid cavernous fistulas. *Ophthalmology* 1986;**93**(7):906–12.
18. Takahashi M, Killeffer F, Wilson G. Iatrogenic carotid cavernous fistula. Case report. *J Neurosurg* 1969;**30**(4):498–500.
19. Pedersen RA, Troost BL, Schramm VL. Carotid-cavernous sinus fistula after external ethmoid-sphenoid surgery. Clinical course and management. *Arch Otolaryngol* 1981;**107**(5):307–9.
20. Sekhar LN, Heros RC, Kerber CW. Carotid-cavernous fistula following percutaneous retrogasserian procedures. Report of two cases. *J Neurosurg* 1979;**51**(5):700–6.
21. van Rooij WJ, Sluzewski M, Beute GN. Ruptured cavernous sinus aneurysms causing carotid cavernous fistula: incidence, clinical presentation, treatment, and outcome. *AJNR Am J Neuroradiol* 2006;**27**(1):185–9.
22. Nishikawa M, et al. Intolerable pulse-synchronous tinnitus caused by occlusion of the contralateral common carotid artery. A successful treatment by aorto-carotid bypass surgery. *Acta Neurochir (Wien)* 1989;**101**(1–2):80–3.
23. Koo AH, Newton TH. Pseudoxanthoma elasticum associated with carotid rete mirabile. Case report. *Am J Roentgenol Radium Ther Nucl Med* 1972;**116**(1):16–22.
24. Chuman H, et al. Spontaneous direct carotid-cavernous fistula in Ehlers-Danlos syndrome type IV: two case reports and a review of the literature. *J Neuroophthalmol* 2002;**22**(2):75–81.
*25. Cognard C, et al. Cerebral dural arteriovenous fistulas: clinical and angiographic correlation with a revised classification of venous drainage. *Radiology* 1995;**194**(3):671–80.
   Original article outlining the vascular attributes and classification of DAVE
26. Davies MA, et al. The natural history and management of intracranial dural arteriovenous fistulae. Part 2: aggressive lesions. *Interv Neuroradiol* 1997;**3**(4):303–11.
27. Davies MA, et al. The natural history and management of intracranial dural arteriovenous fistulae. Part 1: benign lesions. *Interv Neuroradiol* 1997;**3**(4):295–302.
28. Zeidman SM, et al. Reversibility of white matter changes and dementia after treatment of dural fistulas. *AJNR Am J Neuroradiol* 1995;**16**(5):1080–3.
29. Flaharty PM, et al. Color Doppler imaging. A new noninvasive technique to diagnose and monitor carotid cavernous sinus fistulas. *Arch Ophthalmol* 1991;**109**(4):522–6.
30. Meyers PM, et al. Dural carotid cavernous fistula: definitive endovascular management and long-term follow-up. *Am J Ophthalmol* 2002;**134**(1):85–92.
31. Stiebel-Kalish H, et al. Cavernous sinus dural arteriovenous malformations: patterns of venous drainage are related to clinical signs and symptoms. *Ophthalmology* 2002;**109**(9):1685–91.
32. Hashimoto M, et al. A case of posterior ischemic optic neuropathy in a posterior-draining dural cavernous sinus fistula. *J Neuroophthalmol* 2005;**25**(3):176–9.
33. Acierno MD, et al. Painful oculomotor palsy caused by posterior-draining dural carotid cavernous fistulas. *Arch Ophthalmol* 1995;**113**(8):1045–9.
*34. Barrow DL, et al. Classification and treatment of spontaneous carotid-cavernous sinus fistulas. *J Neurosurg* 1985;**62**(2):248–56.
   Original article outlining the vascular attributes and classification of CCE
35. Peeters FL, Kroger R. Dural and direct cavernous sinus fistulas. *AJR Am J Roentgenol* 1979;**132**(4):599–606.
*36. Borden JA, Wu JK, Shucart WA. A proposed classification for spinal and cranial dural arteriovenous fistulous malformations and implications for treatment. *J Neurosurg* 1995;**82**(2):166–79.
   Original article outlining the vascular attributes and alternate classification system for DAVE
37. Chen YW, et al. Carotid and transcranial color-coded duplex sonography in different types of carotid-cavernous fistula. *Stroke* 2000;**31**(3):701–6.
38. Hirabuki N, et al. Follow-up MRI in dural arteriovenous malformations involving the cavernous sinus: emphasis on detection of venous thrombosis. *Neuroradiology* 1992;**34**(5):423–7.
*39. Rootman J, Heran MK, Graeb DA. Vascular malformations of the orbit: classification and the role of imaging in diagnosis and treatment strategies. *Ophthal Plast Reconstr Surg* 2014;**30**(2):91–104.
   Recent and in-depth article outlining the classification, imaging, and treatment of vascular malformations of the orbits.
40. Coskun O, et al. Carotid-cavernous fistulas: diagnosis with spiral CT angiography. *AJNR Am J Neuroradiol* 2000;**21**(4):712–16.
*41. Heran MK, et al. Dynamic arterial and valsalva-augmented venous phase multidetector CT for orbital vascular lesions: a pictorial review. *Ophthal Plast Reconstr Surg* 2014;**30**(2):180–5.
   Article exploring imaging techniques to increase sensitivity of CT in the detection of orbital vascular abnormalities.
42. Willems PW, et al. The use of 4D-CTA in the diagnostic work-up of brain arteriovenous malformations. *Neuroradiology* 2012;**54**(2):123–31.
43. Willems PW, et al. Detection and classification of cranial dural arteriovenous fistulas using 4D-CT angiography: initial experience.

AJNR Am J Neuroradiol 2011;**32**(1):49–53.

44. Saake M, et al. Comparison of conventional CTA and volume perfusion CTA in evaluation of cerebral arterial vasculature in acute stroke. *AJNR Am J Neuroradiol* 2012;**33**(11):2068–73.

45. Kortman HG, et al. 4D-CTA in neurovascular disease: a review. *AJNR Am J Neuroradiol* 2015;**36**(6):1026–33.

46. Cohen SD, et al. Dural arteriovenous fistula: diagnosis, treatment, and outcomes. *Laryngoscope* 2009;**119**(2):293–7.

47. Chen CC, et al. CT angiography and MR angiography in the evaluation of carotid cavernous sinus fistula prior to embolization: a comparison of techniques. *AJNR Am J Neuroradiol* 2005;**26**(9):2349–56.

48. Chen JC, Tsuruda JS, Halbach VV. Suspected dural arteriovenous fistula: results with screening MR angiography in seven patients. *Radiology* 1992;**183**(1):265–71.

49. Rucker JC, Biousse V, Newman NJ. Magnetic resonance angiography source images in carotid cavernous fistulas. *Br J Ophthalmol* 2004;**88**(2):311.

50. Hirai T, et al. Three-dimensional FISP imaging in the evaluation of carotid cavernous fistula: comparison with contrast-enhanced CT and spin-echo MR. *AJNR Am J Neuroradiol* 1998;**19**(2):253–9.

51. Koenigsberg RA. Spontaneous pulsatile tinnitus secondary to a dural malformation not visualized by magnetic resonance angiography. *Clin Imaging* 1996;**20**(2):95–8.

52. Willinek WA, et al. Time-of-flight MR angiography: comparison of 3.0-T imaging and 1.5-T imaging—initial experience. *Radiology* 2003;**229**(3):913–20.

53. Debrun GM. Angiographic workup of a carotid cavernous sinus fistula (CCF) or what information does the interventionalist need for treatment? *Surg Neurol* 1995;**44**(1):75–9.

54. Willinsky RA, et al. Neurologic complications of cerebral angiography: prospective analysis of 2,899 procedures and review of the literature. *Radiology* 2003;**227**(2):522–8.

*55. Miller NR. Dural carotid-cavernous fistulas: epidemiology, clinical presentation, and management. *Neurosurg Clin N Am* 2012;**23**(1):179–92.
    Excellent review of CCF and their clinical presentation and management.

56. Yoshida K, et al. Transvenous embolization of dural carotid cavernous fistulas: a series of 44 consecutive patients. *AJNR Am J Neuroradiol* 2010;**31**(4):651–5.

57. Collice M, et al. Surgical treatment of intracranial dural arteriovenous fistulae: role of venous drainage. *Neurosurgery* 2000;**47**(1):56–66, discussion 66–7.

58. Lucas CP, et al. Treatment for intracranial dural arteriovenous malformations: a meta-analysis from the English language literature. *Neurosurgery* 1997;**40**(6):1119–30, discussion 1130–2.

59. Hamby WB. Carotid-cavernous fistula. Report of 32 surgically treated cases and suggestions for definitive operation. *J Neurosurg* 1964;**21**:859–66.

60. Hamby WB, Dohn DF. Carotid-cavernous fistulas: report of thirty-six cases and discussion of their management. *Clin Neurosurg* 1964;**11**:150–70.

61. Gandhi D, et al. Intracranial dural arteriovenous fistulas: classification, imaging findings, and treatment. *AJNR Am J Neuroradiol* 2012;**33**(6):1007–13.

62. Cognard C, et al. Endovascular treatment of intracranial dural arteriovenous fistulas with cortical venous drainage: new management using Onyx. *AJNR Am J Neuroradiol* 2008;**29**(2):235–41.

63. Halbach VV, et al. Treatment of dural fistulas involving the deep cerebral venous system. *AJNR Am J Neuroradiol* 1989;**10**(2):393–9.

64. Guedin P, et al. Therapeutic management of intracranial dural arteriovenous shunts with leptomeningeal venous drainage: report of 53 consecutive patients with emphasis on transarterial embolization with acrylic glue. *J Neurosurg* 2010;**112**(3):603–10.

65. Nogueira RG, et al. Preliminary experience with onyx embolization for the treatment of intracranial dural arteriovenous fistulas. *AJNR Am J Neuroradiol* 2008;**29**(1):91–7.

66. Gemmete JJ, et al. Treatment of carotid cavernous fistulas. *Curr Treat Options Neurol* 2010;**12**(1):43–53.

67. Roy D, Raymond J. The role of transvenous embolization in the treatment of intracranial dural arteriovenous fistulas. *Neurosurgery* 1997;**40**(6):1133–41, discussion 1141–4.

68. Klisch J, et al. Transvenous treatment of carotid cavernous and dural arteriovenous fistulae: results for 31 patients and review of the literature. *Neurosurgery* 2003;**53**(4):836–56, discussion 856–7.

69. Lv X, et al. Recovery of opthalmoplegia associated with cavernous sinus dural arteriovenous fistulas after transvenous cavernous sinus packing. *Eur J Radiol* 2010;**75**(2):139–42.

70. Badilla J, Haw C, Rootman J. Superior ophthalmic vein cannulation through a lateral orbitotomy for embolization of a cavernous dural fistula. *Arch Ophthalmol* 2007;**125**(12):1700–2.

71. Dashti SR, et al. Transorbital endovascular embolization of dural carotid-cavernous fistula: access to cavernous sinus through direct puncture: case examples and technical report. *Neurosurgery* 2011;**68**(1 Suppl. Operative):75–83, discussion 83.

27

第 27 章　眼眶结构异常

BRETT W. DAVIES and VIKRAM D. DURAIRAJ

引言

　　眼眶壁被上方的颅顶、下方和内侧的鼻旁窦所包围,颞肌和颞窝位于外侧。当这些解剖部位出现病理改变时可能会影响眼眶的解剖关系。同时,眼眶结构的改变可能与药物、手术和放射治疗等医源性因素有关。这些结构的变化会表现出某些临床特征,包括眼球内陷、眼球突出、眼球向下或向上移位及较为少见的情况下会出现复视。

　　这一章回顾了由黏液囊肿、脑膜膨出/脑膨出、隐匿性鼻窦综合征、隐匿性颅骨综合征、继发于半侧面部萎缩的眶脂肪萎缩症(Parry-Romberg 综合征;局部硬化)和前列腺素激动剂等导致的眼眶异常。表 27.1 总结了这些疾病的表现。

表 27.1　可以引起眼眶结构改变性疾病的总结

诊断	病因	临床表现	影像改变	治疗
黏液囊肿	窦腔排泄管阻塞,良性、黏液性囊肿;可引起骨重塑,其占位效应可对邻近结构产生影响	眼球移位、眼球突出、眼球内陷,软组织变形,流泪,眼睑位置异常,运动受限,视神经受压	CT:表现为均匀致密性囊性团块,与脑组织密度相似 MRI:病变信号可变,取决于水合状态	手术切除囊肿,清除黏膜,重建窦道 单纯鼻窦手术对眼眶症状有效 在大多数情况下,眼眶重建术可以延迟
脑脊膜膨出	先天性——神经管未闭合 后天性——创伤、医源性、特发性	内眦部光滑性肿物,搏动性眼球突出,视力下降,眼眶水肿,鼻泪管阻塞	CT:骨缺损和钙化 MRI:脑组织正常至脑水肿和脑软化	神经胶质组织切除或重新复位。修复硬脑膜,闭合骨缺损,必要时行软组织重建
隐匿性鼻窦综合征	慢性鼻窦炎引起肺不张、窦壁向内移位导致眶腔增大	眼球内陷、眼球向下移位,上睑板沟加深,眼睑闭合不全,运动受限	窦腔混浊,体积减少,眶下壁向下弯曲伴眶容积增加	功能性鼻窦手术通常有效 眼眶重建通常不需要;即使通过鼻窦手术无法矫正眶容积,但延迟眼眶重建术也是安全的

表 27.1　可以引起眼眶结构改变性疾病的总结(续)

诊断	病因	临床表现	影像改变	治疗
隐匿性大脑综合征	脑脊液分流导致压力降低 这可导致眶顶向上弯曲及眼眶容积的增加	眼球内陷、上睑内翻、睑板与眼表之间位置异常,眼睑闭合不全,垂直牵引减少	随着眶顶向上弯曲和眶容积增加,骨重塑也会发生;可以看到骨重塑和蝶窦的扩张。也可以看到颅顶板层骨加厚	分流修复术可以使脑脊液压力恢复正常;放置植入物修复眶顶,以恢复眶容积,或进行必要的上睑内翻修复
Parry-Romberg 综合征	病因可能是炎症/自身免疫、微血管缺血	单侧面部皮肤和结缔组织萎缩,脱发,眼球内陷、眼睑硬化,睫毛脱落、运动受限、虹膜炎	骨质侵蚀/可能变薄,大脑半侧萎缩,皮质钙化,脑膜强化	免疫抑制剂,交感神经阻滞剂,软组织增生剂
局限性硬皮病	病因可能是炎症/自身免疫 遗传可能性	硬皮病-硬化,额顶骨头皮萎缩,脱发、癫痫、痉挛,偏瘫、头痛,眼球内陷、上睑下垂、运动受限、葡萄膜炎	身体同侧的大脑半球萎缩,皮质钙化,血管病变,骨质改变	抗炎药 抗代谢药物 抗血小板药物,软组织增生剂
前列腺素相关的眶周病变	前列腺素诱导性脂类分解,脂肪生成障碍	眼睑皮肤松弛,眶脂肪垫缺失,上睑板沟加深,眼睑退缩/上睑下垂、眼球内陷	正常骨结构	停用药物 观察

CFS,脑脊液;CT,计算机断层扫描;MRI,磁共振成像

基础科学

许多病因可以引起眼球突出、眼球内陷和眼球异位的发生。最常见的眼球突出的原因是甲状腺眼病(thyroid eye disease)。非外伤性眼球内陷通常由以下三种机制之一引起:①骨性眼眶的扩张;②眶脂肪的萎缩;③转移性乳腺硬癌导致的眼眶脂肪严重纤维化[1]。病变在其位置上的发生是导致眼球异位最常见的原因。表27.2列出了眼球突出、眼球内陷和眼球异位的常见原因。虽然眼球运动受限和复视可由任何一种疾病引起,但很多发生眼球移位的患者却没有伴随复视的发生,这是由于大脑具有融合眼球小角度偏差的能力。

表 27.2　导致眼球突出、眼球内陷和非轴性眼球移位的原因

眼球突出	眼眶肌锥内的病变 ■ 甲状腺眼病 ■ 肿瘤 ■ 感染 ■ 血管畸形
眼球内陷	创伤后眼眶容积增加 非创伤性骨扩张 ■ 隐匿性鼻窦综合征 ■ 隐匿性颅脑综合征 眶脂肪萎缩 ■ Parry-Romberg 综合征 ■ 局限性硬皮病 ■ 前列腺素相关的眶周病变 继发于转移性乳腺癌硬癌导致的眶脂肪纤维化

表 27.2　导致眼球突出、眼球内陷和非轴性眼球移位的原因（续）

非轴性眼球移位	肌锥外病变
	■ 眼球向下移位——上眶区占位性病变，从颅骨或额窦侵袭到上眶区的病变，包括黏液囊肿，脑脊髓膜膨出，上睑提肌复合体的肿瘤，上直肌，额神经，额骨损伤 ■ 眼球向上移位——下眶区占位性病变，从上颌窦侵袭到下眶区，包括与下斜肌、下直肌、睫状神经节相关肿瘤 ■ 眼球向外侧移位——眶内侧占位性病变，从筛窦侵袭到眼眶的病变，包括与内直肌和泪囊相关的肿瘤 ■ 眼球向内侧移位——眶外侧占位性病变，从颞窝侵袭到眼眶的病变，包括与外直肌和泪腺相关的肿瘤

黏液囊肿/黏液脓肿

历史背景

1725 年 Dezeimeris 首次描述了额窦黏液囊肿[2]。1818 年，Litersangeback 描述了黏液囊肿的症状和体征，并称该病为"黏液囊肿"[3]。"黏液囊肿"这个术语是 Rollet 在 1896 年首次使用的，用来描述发生在眼眶上部的病变[4]。

发病机制和病因学

鼻窦黏液囊肿属于良性病变，是一种鼻旁窦黏膜产生的充满黏液的囊状结构，覆以假复层纤毛柱状上皮（呼吸道上皮）。鼻窦黏液囊肿可由鼻窦排泄管道阻塞引起，也可以继发于以前的创伤、鼻窦手术、鼻窦炎症或肿瘤等。该病变的囊腔通常充满无菌的黏液，但当发生感染时，则称之为"黏液脓肿（mucopyoceles）"。生长缓慢是黏液囊肿的特征，这是由于产生的黏液持续性进入囊腔所致。若不予处理，病变可侵犯周围的组织结构，包括鼻咽、颅内和眼眶。

流行病学

70%的黏液囊肿累及额窦和筛窦。累及上颌窦（5%～10%）和蝶窦（2%）者少见。黏液囊肿占所有眼眶肿物的4%，多达70%被诊断为黏液囊肿的患者可能首次就诊的科室是眼科[5]。大多数病例发生于成人，但患有囊性纤维化的儿童也容易出现黏液囊肿[6]。虽然导致这些儿童患病的确切原因尚不清楚，但推测是由于黏液分泌功能受损引起的，导致鼻窦窦口阻塞。该病可能有男性发病倾向[7]。

临床特征

临床上，头痛是黏液囊肿最常见的症状。其他与眼眶无关的症状包括鼻塞、分泌物增多及感觉减退。28%的患者有眼眶症状，这是仅次于头痛的第二位主要表现[8]。

眼部的症状取决于黏液囊肿的位置，肿物通常可被触及，可以导致眶周结构变形。若黏液囊肿前面的骨壳存在，触诊肿物会感觉其较硬，当前面的骨被吸收后，触诊时肿物会较软。肿物通常无压痛，皮肤也保持完整。随着时间的推移，骨壁会变薄，病变可扩展到眼眶和其他周围的组织结构中。前列腺素和胶原酶的分泌有助于骨溶解[7,9]。眼部的其他症状包括眼球突出或眼球内陷、偏心性眼球移位、眼周软组织变形、溢泪、眶周水肿、下睑位置异常、上睑下垂、运动受限、复视和视神经受压等[9,10]。运动受限和复视可能是由于肿物对眶外肌的影响，或因对脑神经压迫导致动眼神经麻痹而引起[11]。4%～18%的患者可发生视神经病变。由于蝶窦和筛窦的黏液囊肿更接近眶尖部，所以视神经病变更常见。若黏液囊肿与颅内相通，肿块可能会出现搏动。眼球变形也可能会导致脉络膜视网膜出现皱褶。

鉴别诊断

■ 肿瘤
■ 感染
■ 脑膨出
■ 隐匿性鼻窦综合征
■ 创伤

影像学或超声检查对于鉴别这些不同的疾病非常重要。

检查

影像学检查有助于疾病诊断、了解解剖结构的改变以及制定手术计划。

CT 黏液囊肿显示为具有均匀密度的包裹性肿块，与大脑组织等密度[12]。受累及的窦腔完全混浊，有时可见周边钙化（图 27.1）。骨破坏不常见，但可以发现

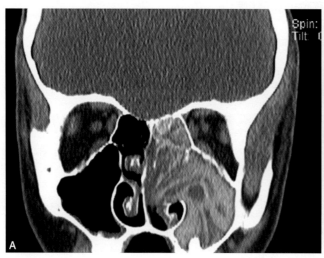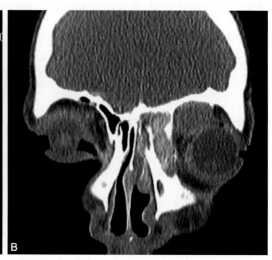

图 27.1   A. 冠状位 CT 扫描显示左侧筛窦和上颌窦黏液囊肿。B. 同一患者扫描位置偏前的影像，可见黏液囊肿扩张至左眼眶内上区域

骨膨胀、骨重塑以及伴有侵及邻近骨结构，致使骨质变薄。注入对比剂，只有在出现黏液脓肿的情况下才会出现典型的边缘强化。叠加的鼻窦炎通常很难在影像学上被发现。但由于混浊的缘故，与黏液囊肿邻近的鼻窦的炎症可以被发现。

MRI 扫描黏液囊肿显示其表现多变，这取决于黏液囊肿内容物的水化状态。由于黏液的蛋白质含量较高，在 T1 加权像可能表现为高信号。若水含量较高，在 T2 加权像表现为高信号。若黏液脱水，则病变表现为 T1 加权像低信号而 T2 加权像信号缺如。

病理学

组织病理学检查显示黏液囊肿壁是由假复层纤毛柱状上皮组成，呼吸道黏膜上皮为其特征。有些区域还可出现反应性骨形成、出血、纤维化以及肉芽组织。虽然化生罕见，但长期病变可能会表现为鳞状上皮化生[13]。

治疗

尽管药物可以改善症状，但对于鼻窦黏液囊肿的根本治疗方法是外科手术。手术包括去除黏液囊肿并重建受累鼻窦的引流管道。手术可选择在内镜下行黏液囊肿袋形缝合术（marsupialization），或通过外路方法将黏膜剥除，并采用骨骼、脂肪或筋膜等组织对创腔进行包裹。这些手术方法有相当高的概率会出现并发症和复发[14]。

外科手术入路的选择取决于术者手术水平以及黏膜病变的程度。1989 年，Kennedy 发表了一篇具有里程碑意义的文章，利用内镜下袋形缝合术治疗黏液囊肿，使人们对于该疾病的治疗理念发生了转变[15]。随着计算机引导成像、照相机和仪器设备的发展，现在多数术者都倾向于使用内镜[14]。其优点包括术后发病率降低，无皮肤切口，可保留前额感觉。即使黏液囊肿突入眼眶，使用内镜治疗也是安全有效的。

若采用内镜治疗失败，复杂的解剖无法使用内镜，或没有与内镜相关的先进仪器设备时，可以选择外路手术来治疗黏液囊肿[16]。外路手术的具体入路取决于黏液囊肿的位置。额窦黏液囊肿可通过冠状切口入路，然后进行额窦闭塞（obliteration）或颅化术（cranialization）。蝶窦黏膜囊肿也可选择冠状切口手术入路，上颌窦黏液囊肿可选择 Caldwell Luc 手术入路或鼻侧切开术，筛骨黏液囊肿可选择 Lynch 手术入路或经泪阜的手术入路。外路手术的并发症包括瘢痕形成、感觉麻木、手术时间较长以及感染。

如果黏液囊肿摘除时需进行眼眶手术或眼眶重建，则需要眼科医生的配合。虽然这种情况通常并不需要，但也应具体情况具体分析（图 27.2 和图 27.3）。大多数眼眶症状是由黏液囊肿突入眼眶内的占位效应所致。Shah 等发现在某些特定情况下，仅切除黏液囊肿就可有效治疗眼眶症状[17]。甚至在有骨破坏的病例，机体也有重建骨缺损的潜能。值得注意的是，以上提到的患者都没有出现视神经病变或感染症状。对于大多数病例而言，黏液囊肿切除后需要一段观察期。因眶壁缺损导致的持续性眼球移位和复视，可以考虑对眼眶进行重建。

眼眶手术对下列情况有益：伴有黏液脓肿的眶内

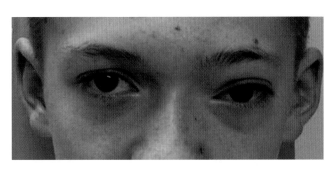

图 27.2　为图 27.1 所示患者的外观像。注意左眼球向下移位和侧向移位

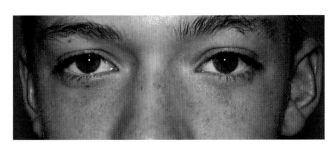

图 27.3　为图 27.1 和图 27.2 所示患者接受单纯功能性鼻窦手术后 6 个月的外观像,眼眶症状缓解

脓肿需要引流者,或鼻科医生在摘除与眶内重要结构(如视神经、眼球等)毗邻的黏液囊肿时需要眼科医师协助者。在这些情况下,从眶侧入路手术可以保护重要结构,也可帮助医生进行手术中的定位。眶壁缺损较大的患者可考虑行一期眶壁修复术,但对需要多次手术者却不适合(如同时罹患其他疾病、远处病变的转移等)。

预后和并发症

手术切除后,黏液囊肿的复发率约为 26%。最近一项同期研究(2001 年后)关于外路和内镜手术治疗黏液囊肿的荟萃分析的结果发现这两种方法的复发率相似(分别为 2.3% 和 4.2%)[14]。给予适当治疗后,患者的生存和视力预后通常良好。长期存在的视神经压迫可能会导致视神经萎缩和永久性视力丧失[9,10]。

脑膜膨出/脑膨出

历史背景

脑膜膨出(meningocele)、脑膨出(encephalocele)、脑膜脑膨出(meningoencephalocele)等术语都是描述颅骨缺陷导致的脑组织疝。脑膜膨出是指仅有脑脊膜通过骨缺损处膨出的膨出性病变。脑膨出是指不包含脑膜的大脑组织膨出的膨出性病变,而脑膜脑膨出是指脑膜和脑组织均膨出的膨出性病变。颅骨缺损导致的大脑组织膨出可能是先天性的,也可能是后天性的。当这种病变发生在眼眶或周围鼻窦时,可表现出眼科的症状和体征。

发病机制和病因学

由于神经管无法闭合或颅骨基底部骨化缺陷,可以导致先天性脑膜膨出。骨缺损通常发生在颅骨中线,也可发生在从鼻部至枕骨的任何区域。有关鼻额部脑膨出的胚胎期病理机制尚不完全清楚,可能是由于缺损区域的骨融合失败导致神经胶质组织脱垂所致[18]。另一种情况可能是神经茎(neurological stalk)首先发育异常,导致组织周围的骨形成异常[19]。先天性眶顶缺损有时可见于神经纤维瘤病(neurofibromatosis)。

后天获得性脑膜膨出或脑膨出最常见的原因是创伤,颅骨基底部或眶顶骨折可导致脑内容物膨出。脑膜膨出也可能是医源性的,有文献报道在鼻窦手术和眼眶减压术后可发生脑膜膨出[20]。由于旋转的力量(rotational forces)被传送至筛板,因此在眼眶减压术或泪腺手术中,颅底位置偏低是发生颅内穿透的一个危险因素[21]。自发性脑膨出继发于特发性高颅压的病例也有报道[22]。

流行病学

在北美,活产新生儿脑膜脑膨出的发病率为1/10 000~1/15 000。在西方国家中,基底部脑膨出的发生率为1/35 000~1/40 000,是所有脑膨出中最不常见的一种,发病率低于 10%[23]。脑膨出可分为 5 种解剖学亚型:蝶筛型、经蝶型、蝶眶型、经筛型和眶下型[24]。先天性脑膨出通常在儿童期可被诊断,但在中年期被诊断的病例也有被报道[23]。与眶顶骨折相关的创伤性脑膨出相对罕见,仅有少数病例报告,第一篇病例报告见于 1951 年[25]。

临床特征

泪骨和额骨之间存在缺损可以导致前部脑膨出,其在儿童时期表现为光滑的内眦区肿物。后部脑膨出通过发生在视神经孔、眶上裂或蝶骨大翼的缺损区而进入眼眶。一般情况下,后部脑膨出较前部脑膨出的症状出现晚,但可导致眶尖部受压。额鼻筛部(frontonasoethmoidal)脑膨出可通过颜面上部的中央缺损区而形成,疝出的内容物为神经胶质,可以导致眶内鼻侧内容物向颞侧移位,从而导致内眦距离过宽和内眦异位[26]。

除了上面提到的结构性改变之外,随着时间推移,脑膨出和骨缺损扩大所导致的临床症状将会迅速或逐渐出现[27]。症状和体征包括视力下降、眼眶水肿、结膜下出血、泪囊炎、鼻泪管阻塞、运动受限、轴性眼球突出或搏动性眼球异位,复视少见[23,28]。神经症状可能包括头痛、癫痫和脑脊液漏。有时,患者也可能无症状,仅在常规影像检查中发现病灶[20]。

鉴别诊断

- 肿瘤
- 感染
- 黏液囊肿
- 泪囊肿瘤
- 颈动脉海绵窦瘘
- 前额中线裂
- 创伤

检查

CT 是诊断骨缺损和病变组织继发性钙化(如果存在)的最好手段。脑膜膨出时,肿块与脑脊液(CSF)的密度一致,而脑膨出通常与正常脑组织的密度一致。由于疝出的软组织分化良好,故 MRI 是评估疝出结构的首选成像方式。在 T1 加权像和 T2 加权像上,其密度与脑组织保持一致,利用 MRI 能区分脑实质与异位或残留的组织。两种成像模式都可显示出与之相关的脑软化、脑水肿以及增强的表现。

病理学

疝出的脑组织可以是无功能的神经胶质细胞到重要的神经结构。异位脑组织可能呈现杂乱、梗死、水肿或钙化样改变。疝出的组织也可表现为胶质增生。在先天性缺损中,疝出的硬脑膜组织通常很薄[29]。随着时间的推移,位于颅骨基底部较小的缺损会发生扩大,这可能与颅底和其相邻鼻窦之间的压力改变有关。这种情况被称为"儿童颅骨生长性骨折"[30]。

治疗

脑膜膨出的治疗应包括神经外科手术。脱垂的脑组织很脆弱,这使其难以留存和复位。因此,切除脱垂的脑组织是治疗脑膜膨出的经典方法[29]。有时,颅内容物可以在手术修复骨缺损前重新复位至颅内。

在切除或复位时,也可以松解硬脑膜粘连和修复硬脑膜缺损。

手术方法取决于缺损的位置,但通常选择额部开颅术。如有必要,可以联合眶上部切开术。大的额筛部脑膜膨出通常需要行额眶鼻骨切开术作为手术入路,并进行重建[29]。此外,可能还需行隆鼻手术和内眦固定术。眶顶骨折修复最常采用骨移植或颅骨骨膜瓣来完成,也可使用黏液囊肿治疗中提到的同种异体材料来完成[26]。对于伴有小的眶顶骨折的脑膨出患儿,在切除眶内膨出的脑组织后,可单独行硬脑膜重建术来修复缺损[31]。采用内镜修复脑膜脑膨出已有报道[32]。

预后和并发症

一般预后良好,除非脑膜脑膨出合并有其他疾病,如 Dandy-Walker 综合征(Dandy-Walker syndrome)、前脑无裂畸形(holoprosencephaly)或胼胝体发育不良(agenesis of the corpus callosum)[33]。如果眶尖部受压时间较长,可能会导致永久性视力下降。

隐匿性鼻窦综合征

历史背景

隐匿性鼻窦综合征(silent sinus syndrome,SSS)是由 Soparkar 等人首次描述。他们回顾了 19 例由无症状上颌窦疾病导致的眶底骨重塑和骨吸收的患者[34]。眶底重塑可引起眼球内陷和眼球向下移位,从而导致眼部症状和外形毁损(图 27.4 和图 27.5)。

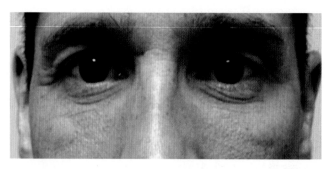

图 27.4 中年男性,继发于 SSS 的左眼球内陷和眼球向下移位。注意左眼的上睑沟加深

发病机制和病因学

有几种机制用来解释 SSS 的临床表现。慢性鼻窦炎引起的上颌窦不张(maxillary sinus atelectasis),导致

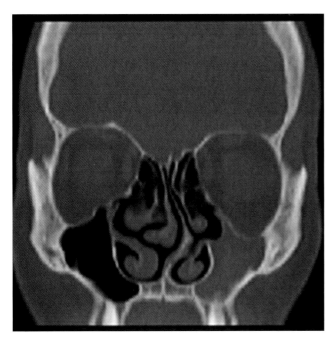

图 27.5　同一名患者的冠状位 CT 扫描显示左上颌窦不透明,眶底向下移位,眼眶容积增加

窦壁发生内移,经自然孔道的通气受损。鼻窦内的气体持续性被吸收,产生负压梯度,进一步加剧窦壁的塌陷[35]。然而,许多伴有排出障碍的慢性鼻窦炎患者没有发生 SSS,这提示有关 SSS 的发病存在其他机制。研究提示鼻窦和翼腭窝之间的沟通在咀嚼过程中可以产生压力梯度,结果导致眶壁"向内破裂"[36]。

引起 SSS 的继发性原因包括外伤、鼻胃管插入、经鼻气管插管、美容隆鼻术及伴有下鼻甲骨折且行鼻中隔成形术等[37~40]。有报道称在甲状腺眼病行眶壁减压术后,导致眶脂肪脱垂,进而阻塞鼻窦口,这也可引起 SSS[41]。

流行病学

SSS 是一种相对罕见的临床疾病,可发生于 20～90 岁的人群,但最常见于 40 多岁的人群[19]。SSS 无种族或性别偏好,几乎均单眼发病,仅有 3 例双眼发病的病例报道[42~44]。许多 SSS 患者都有中鼻窦发育不良,但这种发育不良是 SSS 的原因还是结果尚不清楚[34]。其他的解剖学诱因包括先天性窦口狭窄或裂隙状窦口、鼻中隔偏曲、鼻腔或鼻窦息肉、慢性炎症以及窦口周围潴留性囊肿[34]。

临床特征

上颌窦顶壁向内移位(眶底向下移位)可导致眶容积增加。临床症状包括慢性无痛性单侧眼球内陷

和眼球向下移位。相关表现通常包括睑板上沟加深、眼睑闭合不全、眨眼时可听到滴答声[45]。眼球移位可导致眼外肌运动减少及复视[46]。鼻部检查可发现鼻中隔畸形、单侧钩突(lateralized uncinated process)以及中鼻道扩大。

在极少数情况下,眶底变厚,导致眼球突出。这种症状的发病机制还不太清楚,但很可能是由于慢性上颌窦炎症刺激导致成骨反应的结果[47]。其他报道称还有以下表现,包括牙痛、双侧受累及干眼病。

额窦和筛窦的 SSS 也已有报道。SSS 累及额窦时可导致眼球向上移位,而累及筛窦时导致眼球向内侧移位[48,49]。

鉴别诊断

- 创伤
- Parry-Romberg 综合征(Parry-Romberg syndrome)
- 先天性面部不对称(congenital facial asymmetry)
- 对侧眼球突出(contralateral exophthalmos)
- 人类免疫缺陷病毒(HIV)-相关的脂肪代谢障碍[37]

当眼球运动减弱时,该病的诊断可能会与重症肌无力(myasthenia gravis)或脑神经麻痹(cranial nerve palsy)相混淆。

检查

通过临床检查仅能对 SSS 作出疑似诊断,通过影像学检查则可对 SSS 进行确诊。SSS 典型的 CT 表现包括上颌窦浑浊,上颌窦容积变小,眶底向下弯曲和眶容积增加。在一篇综述中,对 14 例 SSS 患者的影像学特征进行回顾性分析,结果发现所有患者均有眶底下降和眼球向下移位的表现。上颌窦壁的厚度是可变的,但上颌窦内侧壁和外侧壁的凹面是固定的。除 1 例患者外,其他患者的窦腔均不透明,并且只有 1 个患者存在其他鼻窦的问题[50]。

治疗

治疗的主要目标包括改善上颌窦引流和恢复正常的眼眶解剖。鼻窦手术通常包括开放上颌窦腔、重建适当的引流以及抽吸和培养窦内分泌物[51]。Caldwell-Luc 术式已经大部分被内镜术式所取代。功能性内镜鼻窦手术(functional endoscopic sinus surgery,FESS)可从鼻中隔成形术开始,以利于暴露。通常使用钩突切除术来获取窦口鼻道复合体。一旦可见到上颌窦口,则行广泛的造窦口术来扩大骨性窦口(osteum)。鼻窦球囊扩张术作为一种比 FESS 创伤性更小

的替代性治疗 SSS 的术式已被推荐[52]。

争议：关于眼眶重建手术的必要性和手术时间的问题仍存争议。手术方案包括 FESS 联合一期眼眶重建术，将眼眶重建术较 FESS 推迟 2～6 个月，或仅行 FESS 而不进行眼眶重建术。几项研究发现单独的 FESS 手术后，眼眶解剖可以恢复正常[53,54]。在一篇对 23 例 SSS 患者治疗的回顾性文献中，Sivasubramaniam 等发现有 22 例患者仅行 FESS 手术，术后眶部症状得以缓解，1 例患者需要延期行眼眶重建术，且无并发症发生[54]。另一些学者推荐 FESS 联合一期眼眶重建术，认为该术式的优势在于可以避免与第二次住院期间和第二次麻醉相关疾病的发生[55]。延迟性眼眶重建术可以避免对眼球位置异常进行过度矫正，以及可以避免在潜在感染性病程中放置植入物所带来的风险[56]。

如果适合手术，SSS 的眶底重建术应该遵循眶底骨折修复术的基本原则。经结膜入路或经下睑睫毛下入路可以进入眶下部，并可以达到暴露的目的[45]。在确认眶底下降区域后，植入适当大小的植入物。植入物的材质由外科医生决定，包括异质性植入物或自体植入物。异质性植入物包括钛、多孔聚乙烯、羟基磷灰石、超聚酰胺植入物、尼龙和硅树脂。自体移植物包括鼻中隔软骨、分开（split）的颅骨移植物、前部上颌骨以及肋骨软骨[45,55~57]。Mavrikakis 描述了将 2ml 透明质酸凝胶填充物注射到肌锥内和后部肌锥外空间的技术，他认为该技术可以改善眼球位置，且注射后 6 个月效果稳定[57]。

隐匿性大脑（颅骨）综合征

历史背景

1996 年，Meyer 等报道了 3 例年轻的先天性脑积水患者，他们同时伴有脑脊液分流和渐进性双侧眼球内陷，并对它们之间的相关性进行了分析[58]。2008 年，Cruz 等首次对脑脊液分流和渐进性双侧眼球内陷之间关联的发生机制进行了研究，在 1 例这样的患者中发现眶上壁向上弯曲，认为这种改变可能参与了该病的发生发展[59]。2009 年，Bernadini 等描述了另外 2 个病例，并首次使用"隐匿性大脑综合征（silent brain syndrome）"这个术语[1]。

发病机制和病因学

到目前为止，所有的病例报道都有一个共同的病史。在儿童晚期或青少年时期，脑室腹膜（ventriculo-peritoneal，VP）分流术后数月至数年，可以导致渐进性双侧眼球内陷[1,58~60]。需要进行 VP 分流术的情况包括颅内高压、脑积水、脑室肿瘤或蛛网膜囊肿切除术后。

隐匿性大脑综合征的发病机制与 SSS 类似。儿童时期颅骨的生长依赖于脑脊液的压力，VP 分流术后脑脊液压力降低会导致颅骨异常的发生。脑脊液压力降低可以导致其他渐进性骨质改变，包括颅缝早闭（craniosynostosis）和小头畸形（microcephaly）[61]。在最早文献描述中，患者的骨性眼眶被描述为正常，但没有冠状位 CT 扫描图片可供参考[58]。随后的病例报道显示，在青少年早期由分流手术导致的颅内压降低可以引起颅顶的收缩。由于前颅窝底的骨质薄且柔韧性好，可以发生重塑，所以这个区域可以有选择性地受到累及[1,59]。与正常对照组相比，罹患隐匿性大脑综合征的患者，接受无脂肪萎缩的 VP 分流术后，会发生明显的眶容积扩张[60]。最近，VP 分流后与颅内低压相关的颅骨重塑并不局限于眼眶。McCulley 指出罹患该病的患者也会存在蝶窦的重塑和扩张[62]。

Dolman 等报道了 6 例罹患此病患者的研究情况，通过对其眶骨和软组织容量进行测量分析，发现眶腔容积增加而软组织减少，目前这篇文章已发表。他们还对颅穹窿骨质增厚进行了描述，并提出了一个更适合的术语"隐匿性颅骨综合征（silent cranium syndrome）"来描述这种疾病[63]。

临床特征

除了渐进性眼球内陷，其他的症状包括上睑内翻、眼睑闭合不全、上部角膜病变（由上睑板和眼表之间位置异常导致）及垂直运动减少[59,62]（图 27.6 和图 27.7）。这种情况可能会导致穹窿扩大，扩大的穹窿可能会成为感染的储存地，这与巨穹窿综合征类似[64]。但这些患者中缺乏颅内特征性症状。

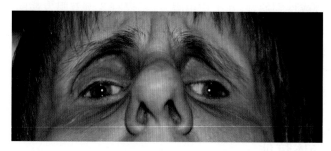

图 27.6　患有隐匿性大脑综合征患者的外观照。双侧眼球内陷，深的睑板上沟缺失。该患者在儿童后期曾接受 VP 分流手术

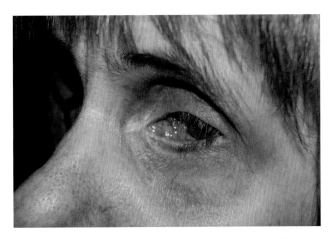

图 27.7 图 27.6 中患者的斜面图显示患者眼球发生严重内陷,缺少眼球和眼睑的协同作用,上睑内翻

鉴别诊断

- 额窦的 SSS
- 肿瘤
- Paget 病
- Hallermann-Streiff 综合征

Paget 骨病是一种常见的特发性慢性骨骼疾病,破骨细胞激活引起的过度骨吸收和骨形成是其特征[59]。Hallermann-Streiff 综合征(Hallermann-Streiff syndrome, HSS)是一种罕见的遗传性综合征,主要表现为头部和面部异常。HSS 的发生可能是由于胚胎第五或第六周时,不对称的第二分支弓形缺损引起,并导致眶顶部向上弯曲[65]。

检查

CT 扫描显示上睑下眶顶部向上弯曲并伴空气存留[1]。眼球凹陷明显,颅穹窿处可见骨连接(图 27.8 ~ 图 27.10)。

治疗

若有可能,最初的治疗应使用压力调节阀来调节分流,纠正颅内低压。我们有理由认为通过恢复正常的颅内压,可以阻止疾病的进展[62]。有两名患者进行了分流后的矫正,矫正后患者症状立刻得以明显改善,但目前尚不清楚是否可以解决骨扩张的问题。临床症状改善可能是由于眼眶静脉压力升高和视神经鞘内 CSF 增多[60]。如果这一机制与 SSS 的相似,那么正常生理功能的重建将有助于恢复正常的解剖结构。就如 Sivasubramaniam 在 SSS 中所证实的那样,在 23

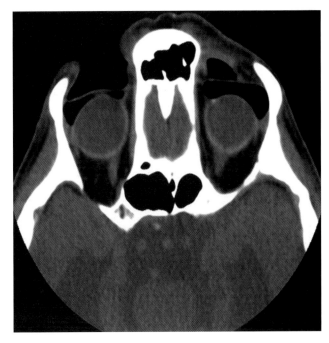

图 27.8 图 27.6 和图 27.7 中同一患者的轴向位 CT 扫描显示眼球严重内陷。值得注意的是,两侧眼球的位置位于外侧眶缘之后

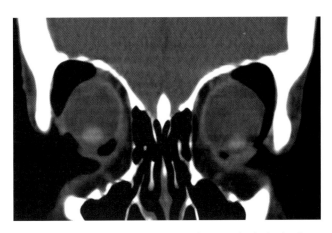

图 27.9 图 27.6 ~ 图 27.8 中同一个患者的冠状位 CT 扫描结果。注意眶顶向上弯曲,眼球与眶顶之间有空气潴留

名患者中,有 22 个重建鼻窦通气使得部分或全部眼球位置恢复正常[54]。

除了对颅内低压的治疗外,骨性眼眶的手术矫正也能够改善症状。通过上睑重睑切口在眶顶放置多孔聚乙烯薄片,可使眼球内陷得以改善[1]。类似地,Cruz 等通过冠状切口将眼眶植入物放置于骨膜之上与眶顶之下的空间,术后症状改善[59]。眶顶放置植入物似乎比眶底放置植入物纠正眼眶扩张更有优势[58]。对于那些不适合做眼眶手术的患者,上睑内翻矫正可以改善眼部刺激和角膜病变的症状[1]。

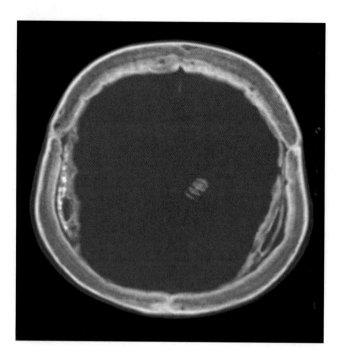

图 27.10　图 27.6~图 27.9 中同一患者的水平位 CT 扫描结果，可见颅骨的重塑。在左侧脑室内可见 VP 分流

Parry-Romberg 综合征

流行病学

Parry-Romberg 综合征（Parry-Romberg syndrome, PRS）或渐进性半面萎缩，是一种罕见的疾病，其特征是一侧面部的皮肤、附属器、肌肉以及皮下结缔组织进行性萎缩。虽然它呈双峰分布，但大多数情况下，在 20 岁之前 PRS 处于活跃期，随后出现渐进性萎缩性改变[66,67]。

发病机制和病因学

有关萎缩的确切发生机制尚不清楚，但几种发病原因已受关注。在一些患者血清中存在循环抗核抗体，提示自身免疫性因素的存在。由创伤、手术或感染等引起的交感神经张力的变化也被认为是一种病因，因为有报道称在交感神经切除术后可以发生该病[68]。

临床特征

最常见的眼部表现是眼球内陷和上睑下垂，其诱因为眶周皮下组织丢失[66,67]。皮下组织和骨骼的萎缩发生在皮肤受累之前。皮肤改变发生较晚，包括面中部和面下部的皮肤病变，类似于军刀伤样局部硬化

（局限性硬皮病）。累及鼻翼和嘴会导致鼻通气管道阻塞和牙齿错位。相关的神经系统症状包括 Jacksonian 癫痫、偏头痛以及三叉神经痛。

鉴别诊断

- 第Ⅶ对脑神经麻痹
- 局限性硬皮病
- 半侧颜面发育不全
- 单侧关节强硬
- 创伤

检查

神经成像可显示大脑半球萎缩、皮质钙化和脑膜强化[69]。受累组织的病理学检查显示硬化和血管周围白细胞浸润，并伴有留存的弹性纤维[37]。

治疗

治疗的目标包括阻止萎缩的发展、治疗萎缩的并发症、恢复组织结构的轮廓和面部对称性。治疗包括免疫抑制剂、交感神经阻断剂、星状神经节阻滞剂、神经症状的治疗，以及通过组织移植、脂肪移植或异质性植入物移植对萎缩性区域的软组织进行填充[66,67,69]。

局限性硬皮病

流行病学和发病机制

"类军刀伤"线状硬皮病（linear morphea en coup de sabre，ECDS）是局限性硬皮病（localized scleroderma，LS）的一种临床亚型，最常累及眼部[70]。这是一种罕见的结缔组织萎缩性疾病，其特征是单侧硬化斑块伴额头近中部或头皮发生局限性萎缩[71]。ECDS 主要发生于儿童，当出现半面萎缩时，可能与 PRS 共存。炎症性血管变化和胶原沉积会导致皮肤变厚，出现萎缩的皮肤斑块。受累的个体可能也会受到其他结缔组织疾病的影响。大约 50% 眼部受累的 ECDS 患者可以同时伴发其他内脏器官受累[70]。

临床特征

与 PRS 不同的是，在 ECDS 中皮肤首先受累，并且可能出现硬化[37]。随着硬化和更深层次结构的受累，皮下组织萎缩，可以使皮肤与其下骨质直接粘连。当组织萎缩出现在眶周区域时，会导致眼部症状。眼

睑、眼球和眼眶都可以发生萎缩、硬化和炎症[37]。在对 750 名罹患局限性硬皮病患儿的回顾性研究中发现，仅有 3.2% 的患儿有明显眼部受累表现[70]。这些临床表现包括眼球内陷、眼睑位置异常、睫毛脱落、葡萄膜炎、巩膜外层炎、脑神经麻痹、斜视、瞳孔异常和假性视乳头水肿。高达 50% 的患者可以出现神经系统症状，一般在皮肤症状出现数年后发生[72]。癫痫的复杂部分性发作（complex partial seizure，CPS）是最常见的神经症状，包括偏瘫、肌无力、人格改变、智力减退和头痛[73]。

检查

在组织病理学上包括两个阶段。第一个阶段是早期的炎症阶段，在网状真皮和周围血管淋巴细胞浸润中有粗糙的胶原束。第二个阶段是晚期的硬化阶段，由玻璃样变的胶原束取代皮下脂肪和肌肉。与 PRS 不同，弹性纤维在 LS 中是不存在的[37]。

治疗

全身治疗包括抗炎和抗代谢药物治疗。甲氨蝶呤、皮质类固醇、秋水仙素、D-青霉胺和抗血小板治疗已成功应用于一些病例[73,74]。局部治疗的目的在于增加软组织容积，这与 PRS 的治疗方法类似。

预防和并发症

LS 的 10 年累积生存率仅为 75%，但抗着丝点抗体（anticentromere antibody）的出现提示预后良好[37,75]。

前列腺素诱导的眶周病变

背景

前列腺素 F2-α 类似物（PGA）滴眼液是一种有效的抗青光眼药物，能够有效地降低眼压，而系统副作用相对较少。PGA 滴眼液，如比马前列素、曲伏前列素和拉坦前列素，通过增加压力敏感和非压力敏感（葡萄膜巩膜途径）两者的引流而发挥降低眼压的作用[76]。

PGA 滴眼液导致的眼部不良反应包括眼部多毛症、结膜充血、眼部瘙痒、睑缘炎、色素改变，对人工晶体和无晶体眼患者可导致黄斑囊样水肿[76,77]。Peplinski 和 Smith 在 2004 年首次对 3 例罹患前列腺素相关眶周疾病（periorbitopathy，PAP）的患者进行了报道[78]。

发病机制

脂肪萎缩是引起 PAP 患者眼球内陷和睑板上沟加深的主要原因。影像学研究未能揭示 PAP 患者眼眶存在明显的结构性变化[79]。2011 年，Nakakura 等提出，PGA 导致的脂肪溶解可以引起眼附属器的改变[80]。脂肪萎缩的发生机制与 PGF2-α 对脂肪细胞的影响有关。已证实 FP 受体激动剂可以抑制脂肪酸结合蛋白的表达，这对游离脂肪酸的摄取和甘油三酯的合成具有重要意义。PGF2-α 通过激活有丝分裂蛋白激酶来阻止脂肪生成，这导致 PPAR-γ 的磷酸化受到抑制；PPAR-γ 是一种核激素受体，主要负责脂肪细胞的分化[81,82]。局部前列腺素类似物可以下调 PPAR-γ 的表达，抑制胞质内脂滴堆积[83]。PAP 患者的腱膜前脂肪组织活检与未经治疗眼相比，其组织学结果显示脂肪细胞密度增加，细胞体积减小，因此眶周脂肪容积减少[84]。

一项单独局部应用 0.1% 比马前列素在雄性猕猴身上的药代动力学研究发现，眼睑标本中比马前列素浓度比房水中的高 2000 倍，比虹膜和睫状体中的浓度高 16 倍，这表明该药物在眶周能够被显著吸收[85]。然而，在不同的前列腺素类似物中，抗脂肪生成的情况是可变的。一项前列腺素类似物的药理学研究表明，比马前列素抗脂肪生成作用最强，其次是曲伏前列素和拉坦前列[83]。Nakakura 等报道了患者从比马前列素和曲伏前列素更换为拉坦前列素后，PAP 的临床症状有所改善，这表明拉坦前列素的作用较弱[80]。0.03% 的比马前列素也可用于美容性多毛症的治疗。由于比马前列素的皮肤副作用可以通过减少接触而减弱，因此可以推测，如果限制雅睫思（latisse）在沿睑缘的睫毛基底部的应用，这可使眶周脂肪代谢障碍也得以改善[86]。

临床特征

PAP 可能发生在 PGA 起始治疗后几周至几年内。该综合征的临床特征包括眼睑皮肤松弛、眶脂肪垫减少、上睑重睑线升高、上睑板沟加深、眼睑闭合不全、下睑退缩、眼球内陷、上睑下垂或上睑退缩[78,87,88]（图 27.11）。比马前列素是报道的第一个导致 PAP 的 PGA，其次是曲伏前列素，再者是拉坦前列素[89]。

治疗

目前还没有对 PAP 提出手术治疗的方案。在停用 PGA 药物后，PAP 逆转的程度和时间尚未得到确切

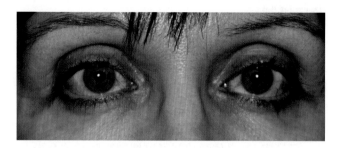

图27.11 PAP 患者的临床表现。注意眶脂肪垫缺失,重睑线升高,睑板上沟加深。这些变化发生在使用比马前列素治疗后6个月

的证实。Sira 等描述了 7 例 PAP 患者的情况,所有患者停药后,症状得到改善[86]。同样,一些患者在改用对脂肪生成抑制作用较低的 PGA 后,症状也可以得到改善[80]。在一项前瞻性双盲性研究中,将治疗眼和未治疗眼进行对比,发现仅有 27% 的患者注意到其治疗眼眼睑外观的变化,仅有 15% 的人对自己的外观不满意[88]。

参考文献

*1. Bernardini FP, Rose GE, Cruz AA, et al. Gross enophthalmos after cerebrospinal fluid shunting for childhood hydrocephalus: the 'silent brain syndrome'. *Ophthal Plast Reconstr Surg* 2009;**25**:434–6.
   Reviews all cases, to date, recognizes common characteristics of all previous cases described, proposes a mechanism of action and coins the term "silent brain syndrome."

2. Berthon E Essai sur les abces et hydropsies des sinus frontaux [Thesis]. Paris, 1880.

3. Langeback CJM. Neue Bibliothek fur die Chirurgie und Ophthalmologie. Hanover, Germany: Hahn; 1818.

4. Rollet M. Mucocele de l'angle superointerne des orbites. *Lyon Med* 1896;**81**:571–6.

5. Moriyama H, Nakajima T, Honda Y. Studies on mucocoeles of the ethmoid and sphenoid sinuses: analysis of 47 cases. *J Laryngol Otol* 1992;**106**:23–7.

6. Qureishi A, Lennox P, Bottrill I. Bilateral maxillary mucoceles: an unusual presentation of cystic fibrosis. *J Laryngol Otol* 2012;**126**(3): 319–21.

7. Lee TJ, Li SP, Fu CH, et al. Extensive paranasal sinus mucoceles: a 15-year review of 82 cases. *Am J Otolaryngol Head Neck Med Surg* 2009;**30**:234–8.

8. Devars du Mayne M, Moya-Plana A, Malinvaud D, et al. Sinus mucocele: natural history and long-term recurrence rate. *Eur Ann Otorhinolaryngol Head Neck Dis* 2012;**129**(3):125–30.

9. Loo JL, Looi AL, Seah LL. Visual outcomes in patients with paranasal mucoceles. *Ophthal Plast Reconstr Surg* 2009;**25**(2):126–9.

10. Kim YS, Kim K, Lee JG, et al. Paranasal sinus mucoceles with ophthalmologic manifestations: a 17-year review of 96 cases. *Am J Rhinol Allergy* 2011;**25**(4):272–5.

11. Reinecke RD, Montgomery WW. Oculomotor nerve palsy associated with mucocele of the sphenoid sinus. *Arch Ophthalmol* 1964;**71**: 50–1.

12. Lloyd G, Lund VJ, Savy L, et al. Radiology on focus. Optimum imaging for mucoceles. *J Laryngol Otol* 2000;**114**:233–6.

13. Obeso S, Llorente JL, Rodrigo JP, et al. Paranasal sinuses mucoceles. Our experience in 72 patients. *Acta Otorrinolaringol Esp* 2009;**60**(5): 332–9.

14. Courson AM, Stankiewicz JA, Lal D. Contemporary management of frontal sinus mucoceles: a meta-analysis. *Laryngoscope* 2014;**124**(2): 378–86.

15. Kennedy DW, Josephson JS, Zinreich SJ, et al. Endoscopic sinus surgery for mucoceles: a viable alternative. *Laryngoscope* 1989;**99**:

885–95.

16. Silverman JB, Gray ST, Busaba NY. Role of osteoplastic frontal sinus obliteration in the era of endoscopic sinus surgery. *Int J Otolaryngol* 2012;**2012**:501896.

*17. Shah A, Meyer DR, Parnes S. Management of frontoethmoidal mucoceles with orbital extension: is primary orbital reconstruction necessary? *Ophthal Plast Reconstr Surg* 2007;**23**(4):267–71.
   Case series that demonstrates orbital reconstruction is not necessary in all cases of mucocele. Sinus surgery alone is curative of orbital symptoms in many patients.

18. David DJ. Cephaloceles: classification, pathology, and management-A review. *J Craniofac Surg* 1993;**4**:192–202.

19. Yokota A, Matsukado Y, Fuwa I, et al. Anterior basal encephalocele of the neonatal and infantile period. *Neurosurgery* 1986;**19**: 468–78.

20. Murchison AP, Schaberg M, Rosen MR, et al. Large meningoencephalocele after orbital decompression. *Ophthal Plast Reconstr Surg* 2012;**28**(3):e64–5.

21. Neuhaus RW, Baylis HI. Cerebrospinal fluid leakage after dacryocystorhinostomy. *Ophthalmology* 1983;**90**:1091–5.

22. Schlosser RJ, Bolger WE. Nasal cerebrospinal fluid leaks: critical review and surgical considerations. *Laryngoscope* 2004;**114**:255–65.

23. Hwang K, Kim HJ. Congenital orbital encephalocele, orbital dystopia, and exophthalmos. *J Craniofacial Surg* 2012;**23**(4):e343–4.

24. Knopp U, Knopp A, Stellmacher F, et al. A non-midline spheno-orbital encephalocele in a newborn. *Cen Eur Neurosurg* 2009;**70**:43–7.

25. Antonelli V, Cremonini AM, Campobassi A, et al. Traumatic encephalocele related to orbital roof fractures: Report of six cases and literature review. *Surg Neurol* 2002;**57**:117–25.

26. Kumar A, Helling E, Guenther J, et al. Correction of frontonasoethmoidal encephalocele: the HULA procedure. *Plast Reconstr Surg* 2009;**123**(2):661–9.

27. Jamjoom ZA. Growing fracture of the orbital roof. *Surg Neurol* 1997;**48**:184–8.

28. Katano H, Aihara N, Takeuchi Y, et al. Tailor-made orbitocranioplasty for a sphenorbital encephalocele presenting as pulsatile exophthalmos. Case report. *J Neurosurg* 2007;**106**:126–30.

29. Arshad AR, Selvapragasam T. Frontoethmoidal encephalocele: treatment and Outcome. *J Craniofac Surg* 2008;**19**(1):175–83.

30. Greenwald MJ, Lissner GS, Tomita T, et al. Isolated orbital roof fracture with traumatic encephalocele. *J Pediatr Ophthalmol Strabismus* 1987;**24**:141–4.

31. Mohindra S, Mukherjee KK, Chhabra R, et al. Orbital roof growing fractures: a report of four cases and literature review. *Br J Neurosurg* 2006;**20**:420–3.

32. Schaberg M, Murchison AP, Rosen MR, et al. Transorbital and transnasal endoscopic repair of a meningoencephalocele. *Orbit* 2011; **30**(5):221–5.

33. Bersani TA, Cecchi LM. Resection of anterior orbital meningoencephalocele in a newborn infant. *Ophthal Plast Reconstr Surg* 2006; **22**(5):391–3.

34. Soparkar CN, Patrinely JR, Cuaycong MJ, et al. The silent sinus syndrome. A cause of spontaneous enophthalmos. *Ophthalmology* 1994;**101**:772–8.

35. Cobb AR, Murthy R, Cousin GC, et al. Silent sinus syndrome. *Br J Oral Maxillofac Surg* 2012;**50**:e81–5.

36. Baujat B, Derbez R, Rossarie R, et al. Silent sinus syndrome: a mechanical theory. *Orbit* 2006;**25**:145–8.

*37. Burroughs JR, Hernandez Cospin JR, Soparkar CN, et al. Misdiagnosis of silent sinus syndrome. *Ophthal Plast Reconstr Surg* 2003;**19**: 449–54.
   The authors review all cases of silent sinus syndrome referred to their practice, including those that were misdiagnosed. Good review of the most common entities in the differential diagnosis, including Parry-Romberg syndrome and linear scleroderma.

38. Montezuma SR, Gopal H, Savar A, et al. Silent sinus syndrome presenting as enophthalmos long after orbital trauma. *J Neuroophthalmol* 2008;**28**:107–10.

39. Hobbs CG, Saunders MW, Potts MJ. 'Imploding antrum' or silent sinus syndrome following naso-tracheal intubation. *Br J Ophthalmol* 2004;**88**:974–5.

40. Eloy JA, Jacobson AS, Elahi E, et al. Enophthalmos as a complication of rhinoplasty. *Laryngoscope* 2006;**116**:1035–8.

41. Rose GE, Lund VJ. Clinical features and treatment of late enophthalmos after orbital decompression: a condition suggesting cause for idiopathic "imploding antrum" (silent sinus) syndrome. *Ophthalmology* 2003;**110**(4):819–26.

42. Liss JA, Patel RD, Stefko ST. A case of bilateral silent sinus syndrome

presenting with chronic ocular surface disease. *Ophthal Plast Reconstr Surg* 2011;**27**(6):e158–60.

43. Ferri A, Ferri T, Sesenna E. Bilateral silent sinus syndrome: case report and surgical solution. *J Oral Maxillofac Surg* 2012;**70**(1):e103–6.

44. Suh JD, Ramakrishnan V, Lee JY, et al. Bilateral silent sinus syndrome. *Ear Nose Throat J* 2012;**91**(12):e19–21.

45. Dailey RA, Cohen JI. Surgical repair of the silent sinus syndrome. *Ophthal Plast Reconstr Surg* 1995;**11**:261–8.

46. Saffra N, Rakhamimov A, Saint-Louis LA, et al. Acute diplopia as the presenting sign of silent sinus syndrome. *Ophthal Plast Reconstr Surg* 2013;**29**:e130–1.

47. Warwar RE, Rogers DL. Exophthalmos and orbital floor thickening related to maxillary sinusitis. *Ophthal Plast Reconstr Surg* 2003;**19**:158–9.

48. Naik RM, Khemani S, Saleh HA. Frontal silent sinus syndrome. *Otolaryngol Head Neck Surg* 2013;**148**:354–5.

49. Braganza A, Khooshabeh R. Ethmoidal involvement in 'imploding' (silent) sinus syndrome. *Ophthal Plast Reconstr Surg* 2005;**21**:305–7.

50. Rose GE, Sandy C, Hallberg L, et al. Clinical and radiologic characteristics of the imploding antrum, or 'silent sinus' syndrome. *Ophthalmology* 2003;**110**:811–18.

51. Bossolesi P, Autelitano L, Brusati R, et al. The silent sinus syndrome: diagnosis and surgical treatment. *Rhinology* 2008;**46**:308–16.

52. Kilty SJ. Maxillary sinus atelectasis (silent sinus syndrome): treatment with balloon sinuplasty. *J Laryngol Otol* 2014;**128**:189–91.

53. Yiotakis I, Papanikolaou V, Alatzidou Z, et al. Silent sinus syndrome, a case presentation. *Rhinology* 2005;**43**:313–15.

*54. Sivasubramaniam R, Sacks R, Thornton M. Silent sinus syndrome: dynamic changes in the position of the orbital floor after restoration of normal sinus pressure. *J Laryngol Otol* 2011;**125**:1239–43.

   Case series demonstrating that orbital floor reconstruction is not necessary in a majority of cases of silent sinus syndrome treated with functional sinus surgery.

55. Cardesin A, Escamilla Y, Romera M, et al. Single surgical step for endoscopic surgery and orbital reconstruction of a silent sinus syndrome. *Acta Otorrinolaringol Esp* 2013;**64**:297–9.

56. Thomas RD, Graham SM, Carter KD, et al. Management of the orbital floor in silent sinus syndrome. *Am J Rhinol* 2003;**17**:97–100.

57. Mavrikakis I, Detorakis ET, Yiotakis I, et al. Nonsurgical management of silent sinus syndrome with hyaluronic acid gel. *Ophthal Plast Reconstr Surg* 2012;**28**:e6–7.

58. Meyer DR, Jeffrey AN, Nancy JN, et al. Bilateral enophthalmos associated with hydrocephalus and ventriculoperitoneal shunting. *Arch Ophthalmol* 1996;**114**:1206–9.

59. Cruz AV, Mesquita IMO, de Oliveira RS. Progressive bilateral enophthalmos associated with cerebrospinal shunting. *Ophthal Plast Reconstr Surg* 2008;**24**:152–4.

60. Hwang TN, Rofagha S, McDermott MW, et al. Sunken eyes, sagging brain syndrome: bilateral enophthalmos from chronic intracranial hypotension. *Ophthalmology* 2011;**111**:2286–95.

61. Greenfield JP, Souweidane MM. Endoscopic management of intracranial cysts. *Neurosurg Focus* 2005;**19**:E7.

62. McCulley TJ. Sphenoid sinus expansion: a radiographic sign of intracranial hypotension and the sunken eyes, sagging brain syndrome (an American Ophthalmologic Society thesis). *Trans Am Ophthalmol Soc* 2013;**111**:145–54.

63. Dolman PJ, Heran M, Smith T, et al. Silent cranium syndrome. Podium presentation at the 2014 Orbital Society Meeting, Naples, FL.

64. Chen JJ, Cohen AW, Wagoner MD, et al. The "silent brain syndrome" creating a severe form of the 'giant fornix syndrome'. *Cornea* 2012;**31**:1065–7.

65. Nucci P, de Conciliis C, Sacchi M, et al. Hallermann–Streiff syndrome with severe bilateral enophthalmos and radiological evidence of silent brain syndrome: a new congenital silent brain syndrome? *Clin Ophthalmol* 2011;**5**:907–11.

66. Mazzeo N, Fisher JG, Mayer MH, et al. Progressive hemifacial atrophy (Parry-Romberg syndrome). *Oral Surg Oral Med Oral Pathol Oral Radiol Endod* 1995;**79**:30–5.

67. Miller MT, Spencer MA. Progressive hemifacial atrophy: a natural history study. *Trans Am Ophthalmol Soc* 1995;**93**:203–15.

68. Scope A, Barzilai A, Trau H, et al. Parry-Romberg syndrome and sympathectomy – a coincidence? *Cutis* 2004;**5**:343–4.

69. Cory RC, Clayman DA, Faillace WJ, et al. Clinical and radiologic findings in progressive facial hemiatrophy (Parry-Romberg syndrome). *AJNR Am J Neuroradiol* 1997;**18**:751–7.

*70. Zannin ME, Martini G, Athreya BH, et al. Ocular involvement in children with localized scleroderma: a multi-centre study. *Br J Ophthalmol* 2007;**91**:1311–14.

   Large, multicenter review of 750 children with localized scleroderma. Describes the ophthalmic manifestations of the disease.

71. Zulian F, Athreya BH, Laxer R, et al. Juvenile Scleroderma Working Group of the Pediatric Rheumatology European Society (PRES). Juvenile localized scleroderma: clinical and epidemiological features in 750 children. An international study. *Rheumatology (Oxford)* 2006;**45**:614–20.

72. Holland KE, Steffes B, Nocton JJ, et al. Linear scleroderma en coup de sabre with associated neurologic abnormalities. *Pediatrics* 2006;**117**:e132–6.

73. Polcari I, Moon A, Mathes EF, et al. Headaches as a presenting symptoms of linear morphea en coup de sabre. *Pediatrics* 2014;**134**:e1715–19.

74. Eubanks LE, McBurney EI, Galen W, et al. Linear scleroderma in children. *Int J Dermatol* 1996;**35**:330–6.

75. Mayes MD. Classification and epidemiology of scleroderma. *Semin Cutan Med Surg* 1998;**17**:22–6.

76. Lee AJ, McCluskey P. Clinical utility and differential effects of prostaglandin analogs in the management of raised intraocular pressure and ocular hypertension. *Clin Ophthalmol* 2010;**4**:741–64.

77. Parrish RK, Palmberg P, Sheu WP. A comparison of latanoprost, bimatoprost, and travoprost in patients with elevated intraocular pressure: a 12-week, randomized, masked-evaluator multicenter study. *Am J Ophthalmol* 2003;**135**:688–703.

78. Peplinski LS, Albiani Smith K. Deepening of lid sulcus from topical bimatoprost therapy. *Optom Vis Sci* 2004;**81**:574–7.

79. Filippopoulos T, Paula JS, Torun N, et al. Periorbital changes associated with topical bimatoprost. *Ophthal Plast Reconstr Surg* 2008;**24**:302–7.

80. Nakakura S, Tabuchi H, Kiuchi Y. Latanoprost therapy after sunken eyes caused by travoprost or bimatoprost. *Optom Vis Sci* 2011;**88**:1140–4.

81. Lepak NM, Serrero G. Prostaglandin F2 alpha stimulates transforming growth factor-alpha expression in adipocyte precursors. *Endocrinology* 1995;**136**:3222–9.

82. Reginato MJ, Krakow SL, Bailey ST, et al. Prostaglandins promote and block adipogenesis through opposing effects on peroxisome proliferator-activated receptor gamma. *J Biol Chem* 1998;**273**:1855–8.

83. Choi HY, Lee JE, Lee JW, et al. In vitro study of antiadipogenic profile of latanoprost, travoprost, bimatoprost, and tafluprost in human orbital preadipocytes. *J Ocul Pharmacol Ther* 2012;**28**:146–52.

84. Park J, Cho HK, Moon JI. Changes to upper eyelid orbital fat from use of topical bimatoprost, travoprost, and latanoprost. *Jpn J Ophthalmol* 2011;**55**:22–7.

85. Woodward DF, Krauss AH, Chen J, et al. Pharmacological characterization of a novel antiglaucoma agent, Bimatoprost (AGN 192024). *J Pharmacol Exp Ther* 2003;**305**:772–85.

86. Sira M, Verity DH, Malhotra R. Topical bimatoprost 0.03% and iatrogenic eyelid and orbital lipodystrophy. *Aesthet Surg J* 2012;**32**:822–4.

87. Sobel RK, Tienor BJ. The coming age of enophthalmos. *Curr Opin Ophthalmol* 2013;**24**:500–5.

*88. Rabinowitz MP, Katz LJ, Moster MR, et al. Unilateral prostaglandin-associated periorbitopathy: a syndrome involving upper eyelid retraction distinguishable from the aging sunken eyelid. *Ophthal Plast Reconstr Surg* 2015;**31**(5):373–8.

   Describes the effects of prostaglandin analogs in unilaterally treated eyes, compared with the normal aging effects of the contralateral eye. Good review of PAP literature; also describes upper eyelid retraction as a sign of PAP.

89. Ung T, Currie ZI. Periocular changes following long-term administration of latanoprost 0.005. *Ophthal Plast Reconstr Surg* 2012;**28**:e42–4.

28

第 28 章　上睑下垂和退缩

BLAKE V. FAUSETT and JEFFREY A. NERAD

引言

本章讲述成人的上睑下垂或退缩。上睑下垂（blepharoptosis/ptosis）是指相对眼睑自然状态而言上睑向下移位，而上睑退缩（eyelid retraction）是指眼睑向上移位。先天性上睑下垂详见第 8 章内容。

历史背景

上睑下垂的历史可以追溯到古阿拉伯时期的眼科医生，当时为了抬高上睑，就已经开始做眼睑整容手术了[1,2]。后来发展了许多技术用以矫正上睑下垂。额肌悬吊术于 19 世纪开始使用。上睑提肌切除术于 1857 年被描述[3]。也有文献记录将上直肌与睑板直接相连的手术，但当人们重新关注提肌功能时，该技术受到摒弃。在 1909 年，Blaskovics 描述了一种内入路切除睑板及将上睑提肌前提的方法[4]。20 世纪中期，Blaskovics 发明的术式得到改进，外路提上睑肌切除术开始流行[3]。在技术上，采用外路和内路方法加强上睑提肌对手术医师而言具有挑战性。为此，在 1961 年，Fasanella 和 Servat 描述了一种更简单的方法，通过使用后路的方法来纠正轻度上睑下垂[5]。Putterman 修改了 Fasanella 和 Servat 上睑下垂矫正术的过程，将睑板保留，使用钳子夹取组织，从而诞生了经结膜的 Müller 肌切除术[6,7]。最初，Fasanella 和 Servat 术式被描述为提肌切除，但后来的组织学研究发现，在这个术式中提肌并没有被切除[7,8]。同时期解剖学研究表明上睑下垂患者的提肌腱膜变长或变薄。因此，对于那种没有针对上睑下垂潜在病因进行的手术，其有效性存疑

（见下文）[9~13]。在这个"腱膜意识的时代"[14]，许多外科医生忽视了后路结膜 Müller 肌切除术（Müller muscle-conjunctiva resection，MMCR）的作用。外路和内路提肌切除术的改良，包括可调节缝线的使用，使得上睑下垂手术的疗效得以提高。在过去的几十年里，一些外科医生忽视了腱膜疲劳理论，认为上睑提肌腱膜的缺陷是医源性的[15,16]。近年来，MMCR 受欢迎的程度有所提高。目前，两种广泛使用的针对退行性上睑下垂修复的手术方法是上睑提肌腱膜增强术（levator aponeurosis advancement，LAA）和 MMCR。

虽然眼睑退缩修复的历史比上睑下垂修复的历史更短，但上睑下垂手术先驱者们发展了许多眼睑退缩矫正技术。Henderson 描述了离断提上睑肌和 Müller 肌[17]；Putterman 强调了 Müller 肌切除术的价值[18]，Anderson 专注于提上睑肌腱膜的处置[19]。其他人尝试利用可调节缝线[20]或胶原膜，使退缩的上睑重新复位[21]。也有采用多纤维聚酯网片[22]或巩膜[23,24]作为垫片的技术。Grove 报道了一种肌肉边缘切开术治疗眼睑退缩[25]的方法。这些技术的发展是为了提高手术的可预测性以及提高术后美容效果。Kornneef 再次提出 Henderson 的全层眼睑切开术，其他学者报道该技术被成功用于甲状腺相关和非甲状腺相关的眼睑退缩的修复[26~28]。如今，全层眼睑切开术是一种常见的眼睑退缩修复术，因为它可以治疗影响眼睑全层的纤维性病变。尽管有这些进展，但眼睑退缩矫正仍然是眼睑手术中最大的挑战之一。

基础科学

上睑提肌是上睑主要的收缩肌，起源于 Zinn 环上

方的眶骨膜。上睑提肌向前经过 Whitnall 韧带,其运动方向则是从前后位转为垂直位,以抬起眼睑(图 28.1)。当提肌接近睑板时,它从肌肉演变为一个宽的肌腱,即提肌腱膜。该提肌纤维通过轮匝肌前部进入眼睑皮肤,引起上睑皮肤皱褶。提肌后部附着在睑板前。眼睑皮肤和肌肉与睑板附着疏松,形成一个重要的潜在手术空间。当提肌腱膜接近睑板时,扇形展开形成内侧角和外侧角,并进入睑板,外侧角更厚力量更强(参见第 12 章)。提肌的外侧角将泪腺分成眶部和睑部。第Ⅲ对脑神经的上支支配上睑提肌;第Ⅲ对脑神经部分或全部麻痹导致上睑下垂,丧失眼球上转和内收能力。Müller 肌由交感神经支配,并可以使上睑提升大约 2mm,起辅助作用。Müller 肌在 Whitnall 韧带水平起源于提肌的下面,附着于睑板上缘。当颈外动脉丛受累时,交感神经麻痹导致 Horner 综合征,表现为部分上睑下垂、瞳孔缩小、无汗。周围动脉弓位于 Müller 肌前面的睑板上方。

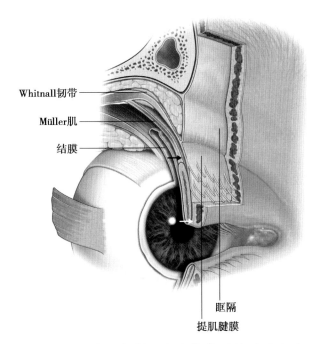

Whitnall韧带
Müller肌
结膜
眶隔
提肌腱膜

图 28.1 上睑解剖。上睑横截面显示了上睑提肌、上睑提肌腱膜与 Müller 肌的关系

上睑板最大垂直高度 10~12mm。它在内侧和外侧逐渐变窄,并与相应的眦韧带融合。睑板的厚度约为 1mm,通过外侧和内侧眦韧带与眶缘骨膜连接。上睑板有大约 30 个睑板腺。这些特殊的皮脂腺和睑缘 Zeis 腺为泪膜提供了脂质层。

上睑皮肤是人体最薄的皮肤,不含皮下脂肪。睑板上方的眶隔前皮肤较多,在一些人身上会出现皮肤褶皱。眼轮匝肌可分三部分:睑板前部,眶隔前部和

眶部;眶部眼轮匝肌产生可以闭眼的收缩力,而眶隔前部眼轮匝肌和睑板前部眼轮匝肌可以产生无意识动作,如眨眼。当进行手术矫正上睑下垂或眼睑退缩时,必须了解上睑的解剖。

流行病学

获得性上睑下垂可以累及所有种族、性别和年龄的个体,但老年人更为常见。尽管女性比男性在检查评价和矫正方面更为频繁,但男性和女性同样受累。在甲状腺眼病(参见第 12 章)的患者中,眼睑退缩经常发生,对女性的影响比男性更普遍(框 28.1)。

框 28.1 上睑下垂的分类

1. 先天性(参见第 8 章)
2. 退行性(腱膜性)
3. 神经源性
   Horner 综合征(Horner syndrome)
   动眼神经麻痹(CN III palsy)
   重症肌无力(myasthenia gravis)
4. 肌源性
   线粒体肌萎缩(mitochondrial myopathies,CPEO)
   肌强直营养不良(myotonic dystrophy)
   眼咽型肌营养不良症(oculopharyngeal dystrophy)
5. 机械性/瘢痕性
6. 创伤性

发病机制和病因学

上睑下垂

先天性上睑下垂

先天性上睑下垂(congenital ptosis)可单独出现或作为综合征的一部分,如睑裂狭小(blepharophimosis),Duane 综合征(Duane syndrome),单眼上转麻痹(monocular elevation palsy),Marcus Gunn 颌动瞬目型上睑下垂等。这些疾病导致的上睑下垂通常与肌源性病变有关,偶尔也与基因突变有关,且这种基因突变可以遗传。先天性上睑下垂详见第 8 章内容。

退行性上睑下垂

最常见的获得性上睑下垂与年龄因素有关(图

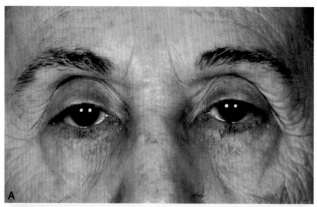

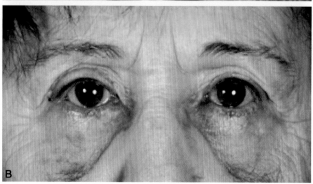

图 28.2　双侧退行性上睑下垂。A. 一名75岁女性主诉慢性渐进性双侧上睑下垂伴周边视力丧失。检查显示双侧上睑下垂伴双重睑上移，面部老化，在该病例中睑板上沟加深（amlentuation of the superior sulcus）。B. 外路上睑提肌前徙术后一周，可见患者上睑下垂和眼睑上沟畸形明显改善（Courtesy of Aaron Fay, Boston, USA）

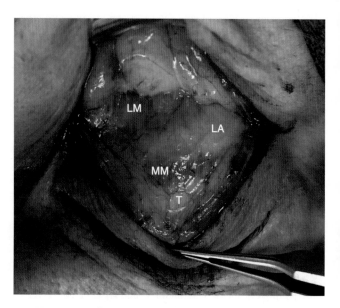

图 28.3　上睑提肌腱膜断裂。厚厚的白色上睑提肌腱膜（LA）从睑板上缘（T）退后约几毫米，使 Müller 肌（MM）和周围动脉弓在薄层结缔组织下变得可见。（LM，提肌肌肉）（Courtesy of Aaron Fay, Boston, USA）

28.2）。关于退行性上睑下垂（involutional ptosis）的潜在发病机制仍存争议。Jones 和其他研究人员[9~13]认为，退行性上睑下垂是由于上睑提肌的肌腱从睑板附着处离断所致，因此重新缝合裂口边缘是解决问题的关键（图28.3）；然而，并不是所有病例都可以确定这种裂口边缘的存在。尽管如此，许多"退行性"上睑下垂的病例可以通过前徙提肌进入腱膜或折叠提肌得到满意的矫正效果。Carroll 等没有确定腱膜缺陷的存在，并推测其他人所见的肌腱分离和裂开在很大程度是医源性的[15,16]。在许多情况下，脂肪存在于上睑提肌和（或）Müller 肌中，提示退行性上睑下垂是肌肉退化的一种表现，它可以是病理性的或仅仅是与年龄相关的肌肉重量的丢失。支持证据表明，肌源性病因可能是潜在的问题。一份报告显示退化性上睑下垂患者的上睑提肌功能降低[29]。肌腱的断裂或变薄不能解释所有退行性上睑下垂的发生。虽然有些病例确实反映腱膜发生了病理改变，但至少有些患者肌源性因

素是其发病主要原因。年龄相关性上睑下垂的原因并不清楚，对于病因的认识理解存在不同。

正常的"上睑提肌功能"并不容易被量化。在一些年龄组中，睑缘缓慢移动12mm可能不"正常"。当然，它与睑缘快速移动15mm不同。睑缘移动可能是评估上睑提肌健康程度最好的临床工具，但它仅对其功能进行粗略评估，因为我们不易对其速度、加速度或力量进行测量，有关这方面研究还需要进一步深入。由于标准手术可以提高大多数上睑下垂患者的眼睑高度，因此有关其病因方面的研究并非急迫（图28.4）。

争议：长期配戴角膜接触镜被认为是一种常见的可引起腱膜断裂的原因。这种观点是基于20世纪70年代一些病例报道的结果，但是没有得到证实。考虑到长期角膜接触镜配戴者的数量，如果有因果关系，将会出现更多与角膜接触镜配戴相关的上睑下垂病例。支持角膜接触镜导致腱膜性上睑下垂理论的学者认为腱膜性上睑下垂与硬性透气性角膜接触镜之间关系更为密切，告知配戴者在移除角膜接触镜时，应向颞侧牵拉眼睑并推挤眼轮匝肌。然而，即使是软性角膜接触镜配戴者也有明显上睑下垂发生的倾向[30]。

神经源性上睑下垂

与瞳孔异常相关的单侧上睑下垂可能是由于交

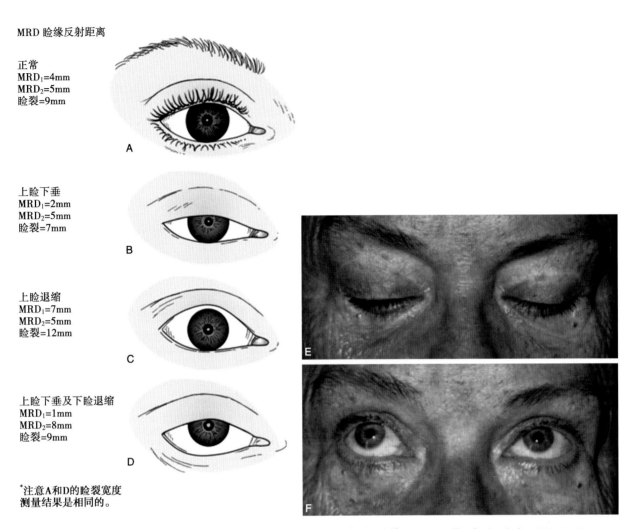

MRD 睑缘反射距离

正常
MRD$_1$=4mm
MRD$_2$=5mm
睑裂=9mm

A

上睑下垂
MRD$_1$=2mm
MRD$_2$=5mm
睑裂=7mm

B

上睑退缩
MRD$_1$=7mm
MRD$_2$=5mm
睑裂=12mm

C

上睑下垂及下睑退缩
MRD$_1$=1mm
MRD$_2$=8mm
睑裂=9mm

D

*注意A和D的睑裂宽度
测量结果是相同的。

E

F

图 28.4　上睑动度指标。A. 正常眼睑−MRD1 = 4mm。上睑褶皱 = 8mm。B. 上睑下垂−MRD1 = 2mm，上睑褶皱 = 12mm。C. 上睑退缩−MRD1 = 6mm。D. 上睑下垂和下睑退缩−MRD1 = 2mm，MRD2 = 8mm。E 和 F. 睑缘移位（通常称为上睑抬举功能）。E. 向下注视时眼睑位置。F. 向上注视时眼睑位置。睑缘位移度为 15mm（A～C，with permission from Nerad, JA. Techniques in ophthalmic plastic surgery, a personal tutorial. St. Louis, MO：Saunders；2012）

感神经通路中断或动眼神经麻痹而引起的（图 28.5）。Horner 综合征包括以下三种表现：上睑下垂、瞳孔缩小及一侧无汗症，这些症状是由交感神经通路损伤引起的（图 28.6）。在交感神经通路上任何位置的病变都可能导致 Müller 肌张力降低，可引起 1～2mm 的上睑下垂。在昏暗光线下，明显的瞳孔大小不等，就应该进行药理学试验以确诊该综合征。急性发作的 Horner 综合征可由颈动脉夹层引起，并应紧急评估（见下文）。第Ⅲ对脑神经完全麻痹可引起单侧上睑下垂，瞳孔扩张及内收、上转和下转受限。部分或不完全第Ⅲ对脑神经麻痹也可以发生，但瞳孔受累不常见，这种情况往往由于第Ⅲ对脑神经缺血所致。

重症肌无力（myasthenia gravis, MG）是另一种罕见的上睑下垂的病因，发病机制是由于自体抗体阻断

了神经肌肉连接处神经电信号的传导。尽管 MG 是一种全身性疾病，但许多患者的最初表现为上睑下垂或复视。自体抗体可影响不同的眼外肌，导致间歇性复视。这可能会导致一种每日都变化的非共同性斜视。有时，MG 被归类为一种肌源性的上睑下垂，但由于 MG 肌肉本身并无异常（如其他肌源性下垂），故这种神经肌肉连接障碍更适合归类为神经系统疾病（图 28.7）。

肌源性上睑下垂

肌源性上睑下垂（myogenic ptosis）是指原发性肌肉组织营养不良导致的上睑下垂。在先天性上睑下垂（congenital ptosis）、获得性上睑下垂（acquired ptosis）或眼咽型肌营养不良症（oculopharyngeal muscular

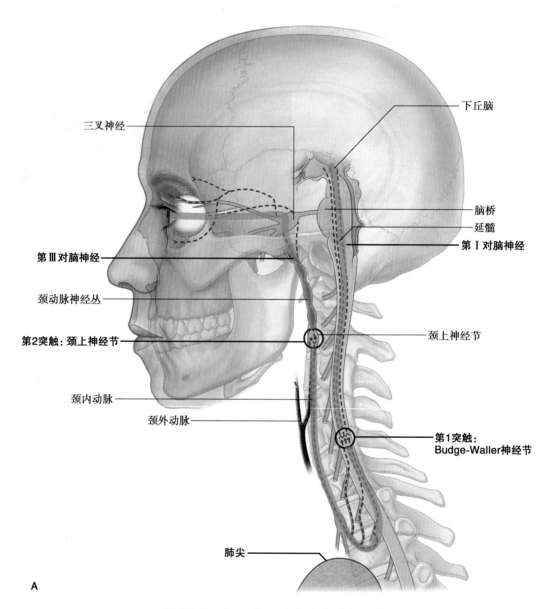

三叉神经

下丘脑

脑桥

延髓

第Ⅰ对脑神经

第Ⅲ对脑神经

颈动脉神经丛

第2突触：颈上神经节

颈上神经节

颈内动脉

颈外动脉

第1突触：
Budge-Waller神经节

肺尖

A

图 28.5　A. 眼和眼睑的交感神经分布

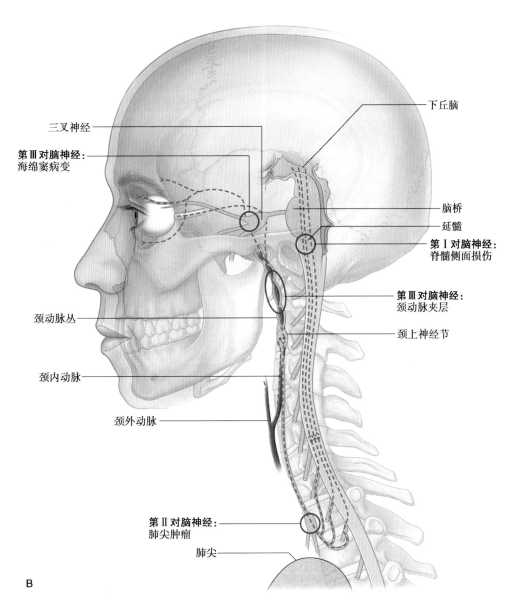

下丘脑

三叉神经

第Ⅲ对脑神经:
海绵窦病变

脑桥

延髓

第Ⅰ对脑神经:
脊髓侧面损伤

第Ⅲ对脑神经:
颈动脉夹层

颈上神经节

颈动脉丛

颈内动脉

颈外动脉

第Ⅱ对脑神经:
肺尖肿瘤

肺尖

B

图 28.5(续)　B. Horner 综合征的致病因素是第Ⅰ,第Ⅱ或第Ⅲ对脑神经的损伤
(B. Redrawn courtesy of Peter W. MacIntosh,Chicago,USA)

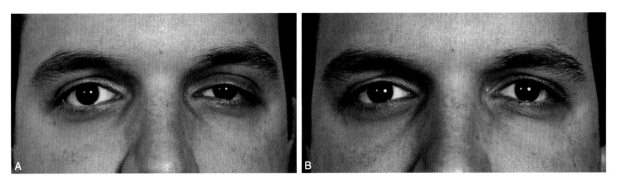

图 28.6　Horner 综合征。A. 患者男性,27 岁,左眼上睑下垂、静止位左下睑抬高、间歇性同侧头痛数月。B. 左眼 1 滴 2.5% 去氧肾上腺素 5 分钟后,左眼上下睑症状缓解

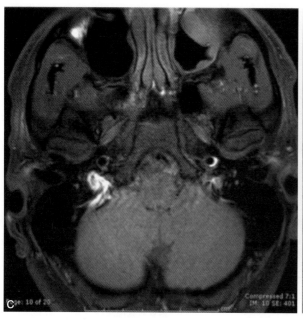
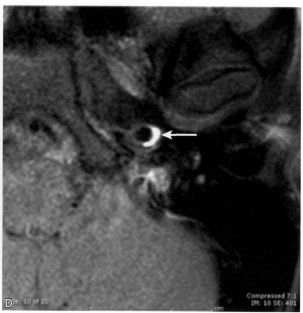

图 28.6（续） C.颈部 MRI 显示左颈动脉瘤。D.左颈动脉瘤（箭头示）。患者行抗凝及抗血小板治疗（Courtesy of Aaron Fay,Boston,USA）

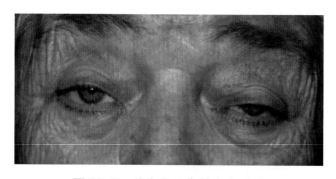

图 28.7 重症肌无力性上睑下垂

dystrophy,OPMD）中,上睑下垂的发生提示了肌肉发育的异常。无论哪种情况,结果都是发生了局限性肌肉萎缩,妨碍了肌纤维的有效收缩,通常健康的横纹肌会被脂肪或纤维组织所代替(图 28.8)。

大多数散发或伴有综合征型先天性上睑下垂都属肌源性(详见第 8 章内容)。

成人肌源性上睑下垂可能由线粒体肌病(mito-chondrial myopathies)、OPMD 和肌强直营养不良引起。

线粒体是为细胞提供能量的细胞器。线粒体疾病是一组由于线粒体功能失调引起的疾病,通常是由线粒体 DNA 偶发突变引起。线粒体 DNA 是一种特殊的环状 DNA,包含 37 个基因,用于编码 Krebs 循环酶。这个环状 DNA 可以来源于母系遗传,在线粒体内复制。细胞核中编码线粒体蛋白 DNA 的突变可以导致这些疾病的发生。

线粒体肌病(mitochondrial myopathies)是一个亚群,可以引起神经肌肉软弱无力,其中最常见的表现是慢性进行性外眼肌麻痹(chronic progressive external ophthalmoplegia,CPEO)。CPEO 的特点是眼外肌缓慢渐进性麻痹,通常伴有双侧上睑下垂。它可能是一种独立的综合征,也可能与骨骼肌无力有关。前者一般在 50 或 60 岁时发生。

卡-塞综合征(Kearns-Sayre syndrome,KSS)是一种线粒体肌病,在 20 岁前发病,与 CPEO、视网膜色素上皮病变以及一种或多种心脏传导缺陷、脑脊液(CSF)蛋白升高或小脑综合征(cerebellar syndrome)有关。KSS 的其他异常包括智力迟钝、听力丧失、癫痫发作和内分泌障碍[3](图 28.9)。

CPEO 也可能是 OPMD、肌强直营养不良或重症肌无力的一个体征。

肌强直营养不良通常出现在 10~20 岁的患者。患者可能会表现出眼部体征,包括晶状体沉积物("圣诞树样白内障")、色素性视网膜病变或眼肌麻痹。

OPMD 通常在七十岁发病。患者表现为上睑下垂、面肌无力、进行性吞咽困难。通常有家族史,并与法国加拿大血统有关。OPMD 是常染色体显性体细胞突变,可遗传。

机械性上睑下垂

由于局部肿物引起的上睑下垂被认为是机械上睑下垂。良性肿瘤、水肿、甚至上睑板腺囊肿都可以使上睑下垂。通常肿块或水肿很容易被确诊为上睑

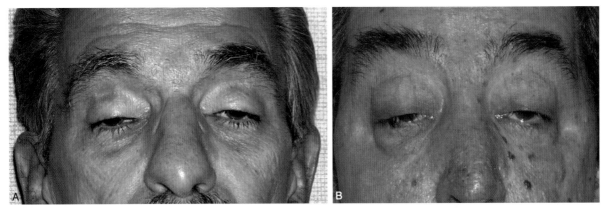

图 28.8 成人肌源性上睑下垂。特征性表现包括明显的上睑下垂,无眼睑褶皱,前额极度用力及面部年轻化表现(与年龄相关性退行性上睑下垂对比)。A. 一个 60 岁男性,眼咽型肌营养不良症,20 年前行额肌悬吊术。B. 一个 40 岁男性患者,罹患肌强直性肌营养不良(Courtesy of Aaron Fay,Boston,USA)

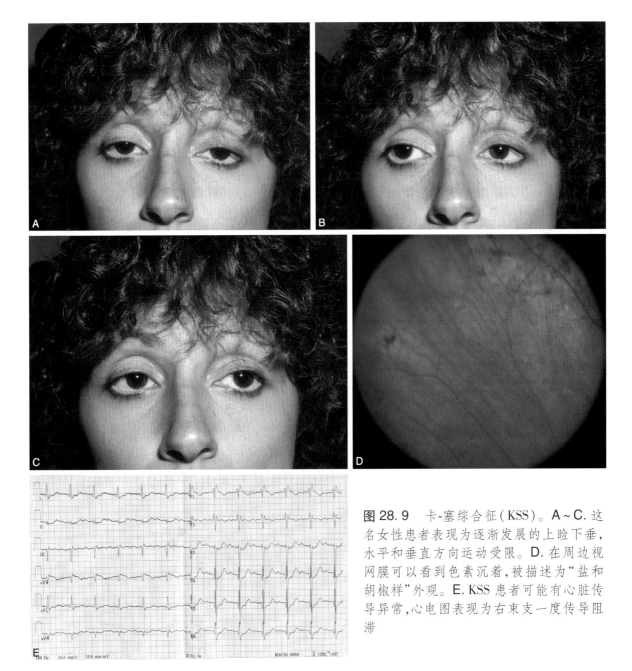

图 28.9 卡-塞综合征(KSS)。A~C. 这名女性患者表现为逐渐发展的上睑下垂,水平和垂直方向运动受限。D. 在周边视网膜可以看到色素沉着,被描述为"盐和胡椒样"外观。E. KSS 患者可能有心脏传导异常,心电图表现为右束支一度传导阻滞

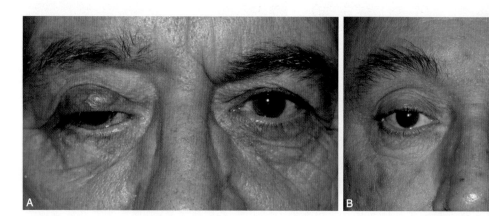

图 28.10　机械性上睑下垂。**A.** 该患者为纠正麻痹性眼睑闭合不全植入金质植入物，术后产生了机械性上睑下垂，采用上睑提肌加强术对其进行矫正。**B.** 47 岁男性伴有活动性酒渣鼻，发生了左上睑睑腺炎并发左上睑局限性蜂窝织炎。图 A 中患者上睑下垂发生的主要原因是水肿和炎症导致眼睑组织的不适性，而非重量因素所致（Courtesy of Peter Dolman，Vancouver，Canada）

下垂的原因。若给予恰当治疗，眼睑位置可恢复正常（图 28.10）。

外伤性上睑下垂

上睑外伤可能会损伤上睑提肌或其腱膜，尤其是在上睑变薄的情况下。钝性或锐性创伤会引起腱膜前脂肪疝，这提示有发生上睑提肌撕裂或血肿的可能。如果患者清醒时，可以通过测量上睑提肌功能来进行评估。创伤后瘢痕形成可能会造成眼睑运动受限，导致上睑下垂和眼睑迟落。创伤性第Ⅲ对脑神经麻痹通常归为神经源性病变。某些眼部手术，包括视网膜、青光眼及眼前段手术，可能导致术后暂时性或永久性上睑下垂的发生。这可能是由于放入开睑器后产生对眼睑向上提拉的作用，而当眼球向下转动时，可能会造成腱膜在插入睑板的位置处产生牵拉力。这种类型的上睑下垂在未行上直肌牵引线（图 28.11）的手术程中较少出现。

假性上睑下垂

一些眼睑疾病与上睑下垂类似，可能会误导临床医生。常见原因包括严重的眼球内陷导致睑裂变窄，同侧下斜视，眉毛下垂，以及对侧眼睑退缩导致另一侧表现为相对性上睑下垂。最常见的原因是眼睑皮肤松弛，它可因机械重力作用降低了真性睑缘反射距离（margin reflex distance，MRD），或因松弛皮肤遮盖睑缘而诱发功能性睑缘反射距离的减低。这些病例经过简单的眼睑成形术后症状即可消失，无需行上睑下垂矫正术（图 28.12）。

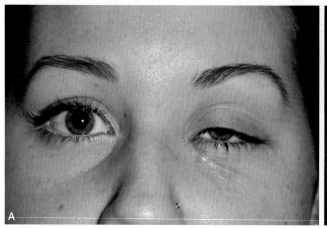
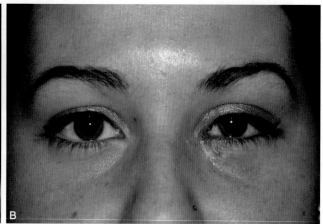

图 28.11　创伤性上睑下垂。**A.** 一名 17 岁的女性患者，左眼眶部撞伤，左下睑内侧及泪小管撕裂，左上睑下垂，无明显裂伤痕迹。**B.** 左下睑和泪小管功能修复后 3 个月，未行任何治疗上睑下垂自然改善（Courtesy of Peter Dolman，Vancouver，Canada）

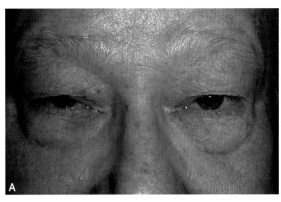
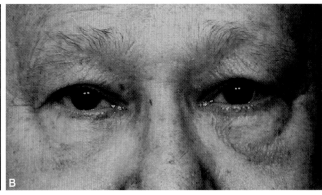

图 28.12 假性上睑下垂(pseudoptosis)。A. 患者男性,74 岁,主诉上睑下垂及周边视力减退。表现为皮肤松弛和睑缘反射距离减少。B. 仅行双侧上睑整形术后,眼睑和睑缘反射距离得以恢复正常

眼睑退缩

眼睑退缩(eyelid retraction)可能有三种主要病因:肌源性、神经源性和机械性[31]。肌源性病因最常见,上睑退缩是甲状腺眼病常见的表现(参见第 12 章)(图 28.13)。眼眶炎症和纤维化会影响上睑提肌和 Müller 肌,导致源性眼睑退缩。最近的一项研究发现,采用 CT 显示临床上 90% 单侧眼睑退缩伴有甲状腺眼病患者都有上睑提肌及其肌腱增厚的改变[32]。下直肌紧张可以造成上直肌和上睑提肌的过度刺激而导致上睑退缩。上睑下垂手术的过度矫正也是肌源性眼睑退缩的一个原因。垂直肌的斜视手术也可导致眼睑退缩,尽管此时下睑退缩可能更为常见(图 28.14)。

单侧神经源性眼睑退缩可能是对侧眼上睑下垂的反应,也是 Hering 现象的结果,即一侧上睑下垂的肌无力导致双侧提上睑肌神经支配的加强,结果形成对侧非上睑下垂眼的眼睑退缩。这一类型的神经源性眼睑退缩不能表现为双侧性[31]。在面神经麻痹患者中单侧神经源性眼睑退缩更常见,发病时眼轮匝肌麻痹,而上睑提肌功能不受影响,故眼睑向上拉起,特别在仰卧位时明显(框 28.2)。

框 28.2 上睑退缩的原因

肌源性:甲状腺眼病、上睑下垂过度矫正、下直肌后退

神经源性:对侧上睑下垂、面部神经麻痹、Parinaud 背侧中脑综合征(Miller Fisher syndrome)

机械性:创伤、化学烧伤、上睑提肌或皮肤与眶隔术后粘连、眼睑重建的术后改变、眼睑成形术中皮肤过度切除、第Ⅶ对脑神经麻痹导致眉毛固定、浸润性肿瘤

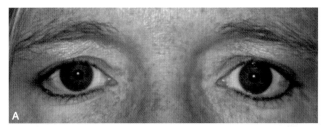
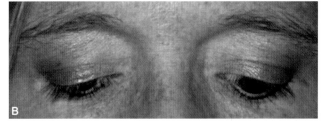
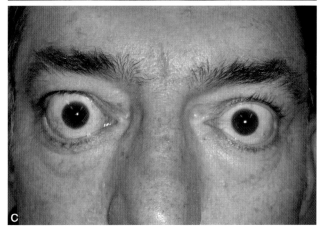

图 28.13 甲状腺相关眼病眼睑退缩。A. 由甲状腺眼病引起的左上睑轻度退缩。B. 眼睑退缩在向下凝视时加重。C. 所有 4 种严重眼睑退缩,外侧较内侧严重。本例患者下方巩膜暴露明显(Courtesy of Peter Dolman, Vancouver, Canada)

由于两种情况经常同时出现,所以以眼睑退缩应该与眼球突出相鉴别。眼眶减压术可以减轻眼球突出的程度,但很少能减轻眼睑的退缩[33]。更常见的是,由

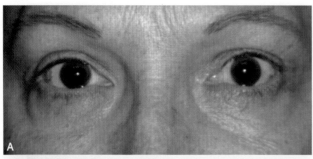

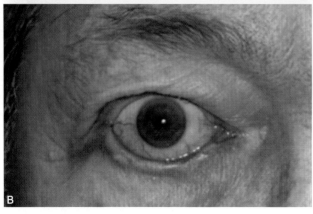

图 28.14　医源性眼睑退缩。A. 左上睑下垂修复术后发生眼睑退缩。B. 患者几年前采用睑板结膜瓣转位进行了下睑重建，术后导致上睑和下睑发生退缩

于提肌的纤维化，眼睑退缩持续存在。事实上，如果眼眶眶底被减压，眼球的下移可能会加重上睑的退缩。

如果眼睑成型手术时皮肤切除过多，会导致机械性眼睑退缩。创伤也可能导致组织功能不全，在伤后组织重建或伤口延迟愈合时可见。此外，无意中将皮肤、眼轮匝肌或上睑提肌等组织与眶隔进行连接，也会导致机械性退缩；上睑经眶隔与眶上缘相连也可引起眼睑退缩。更常见的可导致瘢痕性睑退缩的原因包括撕脱伤、感染或眼睑皮肤炎症和烧伤等。不常见的原因是浸润性肿瘤、带状疱疹、化学损伤或眼睑重建术后改变。眉毛固定是另外一种导致瘢痕性睑退缩的医源性原因，通常见于麻痹性眉下垂和整形手术后。

临床特征

病史

上睑下垂患者经常在日常活动中抱怨周边视力下降。下垂的眼睑会遮挡周边视力，严重的话也会影响中心视力。当向下注视时，上睑下垂加重，许多患者会出现阅读困难。在夜间开车困难也很常见。大多数上睑

下垂的患者在晚间症状更重，这可能与额肌补偿性抬眉疲劳有关。一些患者为了视物用手抬高眼睑。上睑下垂的患者应该被问及是否患有复视，以排除诸如动眼神经麻痹或重症肌无力等疾病（框 28.1）。长期配戴角膜接触镜和既往行眼科手术（白内障、青光眼和视网膜手术）可能会有上睑下垂的危险。

眼睑退缩患者时常抱怨眼部视力模糊、眼红、刺激或异物感，这是由于眼表暴露增加导致的。由眼睑退缩引起眼睑闭合不全的患者，在醒来时可主诉症状。通常，为了改善眼睛的舒适度，有润滑眼表药水使用的病史。应询问患者是否有甲状腺异常病史、眼外伤史、非主动性体重减轻、焦虑、复视、心悸、脱发或睡眠障碍等。

眼部检查

三种基本的测量方法可量化眼睑的位置：睑缘反射距离（margin reflex distance，MRD）、睑缘偏移（eyelid margin excursion，也称为提肌功能）、重睑高度（eyelid crease height）。测量值用 mm 表示。MRD 是指患者平视前方时，用点光源照射患者，测量从角膜光反射点到眼睑边缘的垂直距离。上睑的正常位置大约在光反射上方 4mm，或在上方角膜缘之下。上睑退缩患者的上睑缘距角膜光反射距离（MRD1）大于 5mm，则上方角膜缘后巩膜会经常暴露。在甲状腺眼病中，眼睑弓的顶点常常向颞侧移位达到外侧角膜缘。上睑提肌功能被定义为上睑缘的位移，或向下凝视和向上凝视时上睑缘运动的距离，检查时用手指固定眉毛以消除额肌的作用。正常睑缘位移应该是 15mm 或更多。睑缘移动的速度也是重要的观察指标。测量上睑提肌功能时，限制眉毛的作用很重要，因为许多患者都不自觉地使用前额力量来睁眼。让患者保持长时间向上注视及观察其上睑渐进性下垂，可以评估眼睑疲劳；如果确定了眼睑疲劳，还需要进一步进行测试（见下文）。当上睑不能跟随眼球向下运动时，眼睑就会滞后，这一点在不对称的情况下更为明显（图 28.15）。正常下睑的位置是凝视时，角膜缘下方的巩膜无暴露。重睑高度是指从上睑缘到上睑折痕之间的距离。由于提上睑肌功能[34]和眼睑高度受种族和性别差异影响，故在评估上睑下垂患者时应考虑到这一点。

患有上睑障碍的患者应进行全面眼科检查，应特别注意眼表健康。在进行上睑下垂矫正术前，应注意和治疗角膜的病变。当准备进行上睑下垂矫正时，针对一些患者应该询问其眼睛或眼睑以往的手术史，记录其泪液产生的情况。

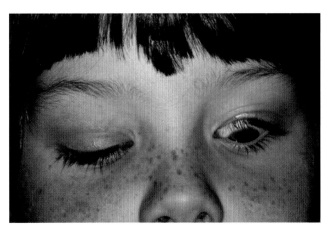

图 28.15　男孩眼睑迟落伴左眼先天性上睑下垂。由于上睑提肌功能减弱,导致向下凝视时上睑回退。眼睑回退也见于上睑瘢痕收缩。当患者出现甲状腺相关性眼睑退缩时,称为 von Graefe 征(图 28.12)(Courtesy of Peter Dolman, Vancouver, Canada)

在手术干预前,如果有表现提示存在非退行性上睑下垂,应该查找其他病因(表 28.1)。单侧上睑下垂、瞳孔异常或眼外肌运动异常应该引起对其他潜在疾病的怀疑,包括 MG、同侧眼球内陷或对侧眼球突出或眼睑退缩。伴有视力下降的上睑下垂的下垂眼睑被矫正后,如果视力无提高,则应该查找导致视力下降的其他原因。

表 28.1　上睑下垂患者需要进一步检查的适应证

发现	推测
眼外肌运动异常	单眼抬举麻痹,第Ⅲ对脑神经麻痹
瞳孔异常	Horner 综合征,第Ⅲ对脑神经麻痹,创伤史
视力下降	
单侧上睑下垂	
眼睑疲劳	重症肌无力
复视	重症肌无力,外伤,第Ⅲ对脑神经麻痹

检查

建议通过特定的测试明确干眼和相应采取的保护机制,并帮助确定病因。

干眼和相应的保护机制

在临床检查中应该测量干眼或角膜病变患者的泪液分泌情况。有关测试方式详见第 3 章。通过检查 Bell 现象和眼睑闭合不全,用来评估伴有保护机制不良、面部无力或瘢痕性眼睑退缩患者的病情。在上睑下垂手术前或手术时应采用治疗干眼的方法,并告知患者手术可能加重症状。

通过测试确定病因

退行性上睑下垂(去氧肾上腺素测试)

一旦发生上睑下垂,需要评估 Müller 肌的反应;如果考虑后入路修复方法,则需要滴用 2.5% 去氧肾上腺素滴眼液。去氧肾上腺素可以刺激 Müller 肌收缩来抬高上睑。由于它的长度较短,Müller 肌完全收缩可以提高上睑 2~3mm。患者若对去氧肾上腺素有反应则适合 MMCR。测试时将 2.5% 去氧肾上腺素滴入一只或两只眼睛。患者闭眼 5 分钟。瞳孔部分散大表明给药足够(图 28.6)。

争议:尽管一些学者提倡使用 10% 的去氧肾上腺素来最大限度地刺激 Müller 肌,但也有部分学者认为 2.5% 的去氧肾上腺素就可以达到刺激作用,并减少了心动过速和休克的风险[35]。

重症肌无力

如果存在持续性凝视疲劳、间歇性复视或肌肉无力的病史,并怀疑重症肌无力(myasthenia gravis, MG)是其诱因,临床中可以进行简单的冰敷试验或休息试验。测量每只眼睛的 MRD1,将冰袋放置在患者眼睑上,闭眼 2~5 分钟,然后将冰袋移除,再测量 MRD1。另外,患者也可以在暗室静坐 30 分钟,然后测量 MRD1。如果在冰敷试验或其他测试后,上睑下垂有明显改善,患者应该接受乙酰胆碱受体抗体测试。测试三种不同的抗体——结合、阻断和调节。如果所有这些测试结果都为阴性但临床高度怀疑,那么就应该测试抗肌肉特异性激酶(MuSK)抗体。如果抗体检测结果为阴性,但临床高度怀疑 MG,则可将患者转诊神经科进行肌电图(EMG)重复神经刺激测试。EMG 或抗体测试结果阳性的患者,应由神经科医师进行评估。CT 扫描有 10% 的重症肌无力患者可见胸腺瘤(表 28.2)。

表 28.2　重症肌无力的临床、血清学和侵入性检查

临床试验

睡眠测试（30 分钟）	
冰敷测试（10 分钟）	80%~90%敏感（参见第 4 章）

血清学测试

乙酰胆丁受体抗体——结合、阻断、调节	综合起来 80%敏感，其中结合最敏感
肌肉特异性激酶（Musk）抗体	5%的 MG 患者，认为与疾病的严重程度相关
脂蛋白受体——相关蛋白 4（LRP4）抗体	双血清阴性病例中阳性率在 50%以上

侵入性测试

标准肌电图	对全身型 MG 敏感，对眼型 MG 不敏感
单纤维肌电图	85%全身型 MG 敏感，50%眼型 MG 敏感
依酚氯铵试验	存在潜在的心脏不良反应，故不常用。需要试验时，需进行心脏监测和改良的血清学检测

线粒体肌病

传统的腿部或肩部肌肉活组织检查就是为寻找诊断依据——"不规则的肌肉纤维"，并通过免疫过氧化物酶染色来评估 Krebs 循环受损的副产物。最近，有证据显示线粒体 DNA 分析可以检测出其突变或分解片段。这些研究也可对额肌悬吊术或上睑提肌切除术时获取的肌肉标本进行检查，结果有助于线粒体肌病的诊断，并可避免单独大腿肌肉的活检[36]。

动眼神经（第Ⅲ对脑神经）麻痹

任何有单侧上睑下垂、瞳孔功能障碍及同侧眼运动受限的患者都应怀疑第Ⅲ对脑神经麻痹的可能。第Ⅲ对脑神经麻痹的原因在排除微血管疾病之前，首先应排除大脑动脉瘤的可能。急性发作的患者应立即转到急诊科，在那里进行 CT 或磁共振血管造影术（MRA）检查。这两种检查对确诊动脉瘤都非常敏感，即使瘤体小到 2~3mm。如果没有发现动脉瘤，建议患者找他的健康看护人员和神经眼科医生进行检查，对其高血压，糖尿病和其他导致微血管病变的疾病进行治疗（表 28.3）。

表 28.3　第Ⅲ对脑神经麻痹的表现及原因

	表现	病因
完全	完全性上睑下垂 眼球上转、下转及内转受累 瞳孔散大，瞳孔反应迟钝	动脉瘤（通常是后交通动脉） 肿瘤 脑膜炎
部分	上睑下垂 不同程度眼外肌运动障碍 瞳孔可能正常	微血管疾病（糖尿病、高血压） 动脉瘤 偏头痛

Horner 综合征

药物检查可以确诊 Horner 综合征（Horner syndrome）。局部 10%的可卡因滴在每只眼睛，正常一侧的瞳孔会发生扩张，而 Horner 综合征一侧瞳孔则不会。如果局部可卡因无法作用，也可以选用另一种药剂代替——1%阿拉可乐定滴眼。正常眼对阿拉可乐定的 α-1 激动剂无反应；受 Horner 综合征影响的瞳孔则表现出对肾上腺素超敏感，出现扩张反应，最终导致双侧瞳孔大小倒转。进一步测试可确定引起 Horner 综合征的病变部位[37]。Horner 综合征患者应进行头、颈部和胸部的影像学扫描，以确定在交感神经通路上病变的位置。

眼睑退缩

因为眼睑退缩（eyelid retraction）是甲状腺眼病最常见的症状，故任何有眼睑退缩的患者都应该接受甲状腺功能和甲状腺自身免疫抗体的检测[38]。

治疗

上睑下垂

一旦患者决定进行上睑下垂修复手术，有三个手术方案可供选择：LAA、MMCR 或额肌悬吊术。方法的选择主要取决于上睑提肌功能的情况、需要完成额外的眼睑整形手术及手术医生的经验。

Müller 肌-结膜切除术

单侧轻度到中度上睑下垂（MRD1 在 0～2mm 之间）、提上睑肌功能正常、对去氧肾上腺素试验有良好反应的患者最好选用 Müller 肌-结膜切除术（Müller muscle-conjunctiva resection，MMCR）。有报道称，提上睑肌功能较差的患者，如果对去氧肾上腺素试验有反应，也可以选择 MMCR[39,40]。部分手术医生在没有进行去氧肾上腺素试验的情况下，也采用 MMCR。MMCR 也成功地治疗了 Horner 综合征患者的上睑下垂[41]。

争议：由于 MMCR 切除一些杯状细胞和副泪腺，人们担心 MMCR 可能会加剧角膜病变，或导致既往有青光眼手术史的患者会出现问题；然而，MMCR 在干眼患者和原发性青光眼手术患者中得以安全实施[42,43]，手术的后入路方法没有加重继发性干眼[44]。

Putterman 最早提出的切除方案是对去氧肾上腺素反应良好者，行 MMCR 时切除 8.25mm。如果对去氧肾上腺素反应较弱者，每为增加 0.5mm 的额外高度，将额外切除 1mm。如果对去氧肾上腺素反应过大，为每减少 0.5mm 的上抬距离，建议少切除 1mm 肌肉。其他一些切除算法也是根据患者对去氧肾上腺素的反应而定[45]，但最常用的算法是由 Weinstein 和 Buerger 提出的[46]"4∶2∶1法则"。他们提出切除 8mm，可矫正上睑下垂 2mm，并且每增加 0.25mm 的眼睑抬高，将会额外切除 1mm。命名即为：切除 4mm（因为结膜和 Müller 肌折叠原因，故总共 8mm）可以矫正 2mm，额外切除 1mm 可以增加 0.25mm 眼睑抬高度。

争议：MMCR 的优点是结果可预测，不需要术中调整就能有良好的眼睑轮廓，手术相对较快，而且术后恢复比上睑提肌腱膜前徙术更好。虽然 MMCR 和 LAA 手术都很成熟[12,18,47]，但 MMCR 与 LAA 的回顾性研究发现 MMCR 组眼睑轮廓问题较少[48]。然而，在皮肤松弛的病例中，需要单独切口或再次手术。

上睑提肌增强或切除术

对于中、重度上睑下垂而上睑提肌功能正常的患者，需要同时进行眼睑整形手术的患者，或者对于对去氧肾上腺素无反应的患者来说，上睑提肌增强或切除术（levator advancement or resection surgery，LAA）是标准的上睑下垂手术方式。该手术是矫正上睑下垂非常有力的方法，尽管进行了一些微小改进（如微创技术）[49]，LAA 的基本操作仍旧未变[12]。

争议：上睑提肌腱膜增强的高度是可调的，允许术中微调和通过改变缝线的位置或增加缝线来保持

眼睑的轮廓。LAA 也可以矫正严重的上睑下垂，而 MMCR 则受限。此外，在手术中可以用 LAA 来纠正现有的眼睑高度不对称。相反，LAA 需要术中患者配合，有时会很困难。一些外科医生更愿意让患者在眼睑高度平衡的时候坐起来，但另外一些人认为这是不必要的。如果同时联合眼睑成形术可能会导致水肿的发生。

额肌悬吊术

对于上睑提肌功能小于 4mm 的患者而言，额肌悬吊术（frontalis sling）是唯一的手术方法。适应于成人肌源性、神经源性或外伤性上睑下垂或先天性上睑下垂（参见第 8 章）。用额肌悬吊眼睑，通过额肌施力来提升上睑。可用于连接额肌和眼睑的材料包括硅胶条，自体阔筋膜，供体阔筋膜，合成材料如 mersilene 网或 Gore-Tex，或额肌蒂。自体筋膜是一种长久材料，耐受性很好，但采集筋膜需要在大腿上切开一个切口，用专门的设备来采集阔筋膜，以及供体部位出现病变的潜在风险。捐助的筋膜可以避免这些潜在的并发症，但捐助者筋膜的质量可能并不理想。合成材料持久性可，但更容易移位和感染。硅胶悬吊越来越受欢迎，因为术后更容易调整，比其他材料更不易被腐蚀或感染[50~54]。手术中必须对眼睑高度进行调整，以在不产生角膜暴露的情况下闭合。通常手术后较长一段时间需要使用润滑剂。值得注意的是向下注视时，出现眼睑迟落现象，特别见于单侧悬吊术。

眼睑退缩

在任何疾病的过程中，眼睑退缩修复的首选方法是找到并解决潜在的病因。引起眼睑退缩最常见的原因是甲状腺眼病，可以累及上睑数层结构，也可累及上睑全层。睑切除术、上睑提肌后部切除术以及上睑提肌前部切除术都是比较流行的术式，这取决于手术者的偏好。术中可以对明显的上睑退缩及眼睑轮廓异常进行修复。如上睑提肌前徙术，术中为了使双眼对称，可以让患者坐起来。如果睑切除术太过激进，患者可能会有术后上睑下垂和眼睑轮廓异常。应该仔细处理上睑提肌中央部，以避免上睑轮廓过于平坦。还必须注意完全解除位于泪腺上方的上睑提肌[55]。

通过对潜在病因进行处理，可以实现机械性眼睑退缩的矫正。这就需要用全层或薄层的皮瓣移植来延长眼睑前层，眼睑后层需要进行黏膜移植，用筋膜修复眶隔。神经源性眼睑退缩通常可以通过纠正对

侧上睑下垂来解决。

对无法进行手术的患者,矫正眼睑退缩的非手术方式包括用透明质酸凝胶填充机械性降低上睑[56];肉毒毒素可起到暂时性效果,也可被用于缓解眼睑退缩症状[57,58]。

参考文献

1. Beard C. History of ptosis surgery. *Adv Ophthalmic Plast Reconstr Surg* 1986;**5**:125–31.
2. Beard C. Ptosis. St. Louis: Mosby; 1976.
3. Gonzalez MO, Durairaj VD. The history of ptosis surgery. In: Cohen AJ, Weinberg DA, editors. Evaluation and management of blepharoptosis. New York, NY: Springer; 2010. p. 5, 6–11.
4. Blaskovics L. A new operation for ptosis with shortening of the levator and tarsus. *Arch Ophthalmol* 1923;**52**:563.
*5. Fasanella RM, Servat J. Levator resection for minimal ptosis: another simplified operation. *Arch Ophthalmol* 1961;**65**:493–6.
   Introduced the concept on which the modern conjunctival-Mullerectomy surgery is based.
6. Putterman AM, Urist MJ. Muller muscle-conjunctiva resection. Technique for treatment of blepharoptosis. *Arch Ophthalmol* 1975;**93**(8):619–23.
7. Putterman AM. A clamp for strengthening Muller's muscle in the treatment of ptosis. Modification, theory, and clamp for the Fasanella-Servat ptosis operation. *Arch Ophthalmol* 1972;**87**(6):665–7.
8. Beard C. Blepharoptosis repair by modified Fasanella-Servat operation. *Am J Ophthalmol* 1970;**69**(5):850–7.
*9. Jones LT, Quickert MH, Wobig JL. The cure of ptosis by aponeurotic repair. *Arch Ophthalmol* 1975;**93**(8):629–34.
   Introduced the concept on which the modern external levator advancement procedure is based.
10. Anderson RL, Beard C. The levator aponeurosis. Attachments and their clinical significance. *Arch Ophthalmol* 1977;**95**(8):1437–41.
11. Dortzbach RK, Sutula FC. Involutional blepharoptosis. A histopathological study. *Arch Ophthalmol* 1980;**98**(11):2045–9.
12. Anderson RL, Dixon RS. Aponeurotic ptosis surgery. *Arch Ophthalmol* 1979;**97**(6):1123–8.
13. Paris GL, Quickert MH. Disinsertion of the aponeurosis of the levator palpebrae superioris muscle after cataract extraction. *Am J Ophthalmol* 1976;**81**(3):337–40.
14. Anderson RL. Age of aponeurotic awareness. *Ophthal Plast Reconstr Surg* 1985;**1**(1):77–9.
15. Carroll RP. Cautery dissection in levator surgery. *Ophthal Plast Reconstr Surg* 1988;**4**(4):243–7.
16. Martin JJ Jr, Tenzel RR. Acquired ptosis: dehiscences and disinsertions. Are they real or iatrogenic? *Ophthal Plast Reconstr Surg* 1992;**8**(2):130–2, discussion 133.
17. Henderson JW. A surgical procedure for retraction of eyelids in endocrine exophthalmos (a moving picture). *Trans Am Ophthalmol Soc* 1965;**63**:70–4.
18. Putterman AM, Fett DR. Muller's muscle in the treatment of upper eyelid ptosis: a ten-year study. *Ophthalmic Surg* 1986;**17**(6):354–60.
19. Harvey JT, Anderson RL. The aponeurotic approach to eyelid retraction. *Ophthalmology* 1981;**88**(6):513–24.
20. Collin JR, O'Donnell BA. Adjustable sutures in eyelid surgery for ptosis and eyelid retraction. *Br J Ophthalmol* 1994;**78**(3):167–74.
21. Callahan A. Levator Recession with Reattachment to the Tarsus with Collagen Film. *Arch Ophthalmol* 1965;**73**:800–2.
22. Downes RN, Jordan K. The surgical management of dysthyroid related eyelid retraction using Mersilene mesh. *Eye (Lond)* 1989;**3**(Pt 4):385–90.
23. Doxanas MT, Dryden RM. The use of sclera in the treatment of dysthyroid eyelid retraction. *Ophthalmology* 1981;**88**(9):887–94.
24. Mourits MP, Koornneef L. Eyelid lengthening by sclera interposition for eyelid retraction in Graves' ophthalmopathy. *Br J Ophthalmol* 1991;**75**(6):344–7.
25. Grove AS Jr. Eyelid retraction treated by levator marginal myotomy. *Ophthalmology* 1980;**87**(10):1013–18.
26. Elner VM, Hassan AS, Frueh BR. Graded full-thickness anterior blepharotomy for upper eyelid retraction. *Trans Am Ophthalmol Soc* 2003;**101**:67–73, discussion 73–5.
27. Demirci H, Hassan AS, Reck SD, et al. Graded full-thickness anterior

blepharotomy for correction of upper eyelid retraction not associated with thyroid eye disease. *Ophthal Plast Reconstr Surg* 2007;**23**(1):39–45.
28. Hintschich C, Haritoglou C. Full thickness eyelid transsection (blepharotomy) for upper eyelid lengthening in eyelid retraction associated with Graves' disease. *Br J Ophthalmol* 2005;**89**(4):413–16.
29. Pereira LS, Hwang TN, Kersten RC, et al. Levator superioris muscle function in involutional blepharoptosis. *Am J Ophthalmol* 2008;**145**(6):1095–8.
*30. Bleyen I, Hiemstra CA, Devogelaere T, et al. Not only hard contact lens wear but also soft contact lens wear may be associated with blepharoptosis. *Can J Ophthalmol* 2011;**46**(4):333–6.
   Provides additional discussion on the possible relationship between contact lens wear and blepharoptosis.
*31. Bartley GB. The differential diagnosis and classification of eyelid retraction. *Ophthalmology* 1996;**103**(1):168–76.
   Provides a thorough analysis of the etiologies of eyelid retraction.
32. Davies MJ, Dolman PJ. Levator muscle enlargement in thyroid eye disease-related upper lid retraction. *Ophthal Plast Reconstr Surg* 2016; [Epub ahead of print].
33. Chang EL, Bernardino CR, Rubin PA. Normalization of upper eyelid height and contour after bony decompression in thyroid-related ophthalmopathy: a digital image analysis. *Arch Ophthalmol* 2004;**122**(12):1882–5.
34. Park DH, Jung JM, Song CH. Anthropometric analysis of levator muscle function. *Plast Reconstr Surg* 2008;**121**(4):1181–7.
*35. Glatt HJ, Fett DR, Putterman AM. Comparison of 2.5% and 10% phenylephrine in the elevation of upper eyelids with ptosis. *Ophthalmic Surg* 1990;**21**(3):173–6.
   Underscores the risks of 10% phenylephrine eyedrops and the relative efficacy of 2.5% phenylephrine in ptosis evaluation.
36. Roefs AM, Waters PJ, Moore GR, et al. Orbicularis oculi muscle biopsies for mitochondrial DNA analysis in suspected mitochondrial myopathy. *Br J Ophthalmol* 2012;**96**(10):1296–9.
37. Walter KA, Buono LM. Horner syndrome. *Curr Opin Ophthalmol* 2003;**14**(6):357–63.
38. Bartley GB, Fatourechi V, Kadrmas EF, et al. Clinical features of Graves' ophthalmopathy in an incidence cohort. *Am J Ophthalmol* 1996;**121**(3):284–90.
39. Cohen AJ, Weinberg DA. Mullers muscle-conjunctival resection for blepharoptosis with poor levator function. *Ophthalmic Surg Lasers* 2002;**33**(6):491–2.
40. Georgescu D, Epstein G, Fountain T, et al. Muller muscle conjunctival resection for blepharoptosis in patients with poor to fair levator function. *Ophthalmic Surg Lasers Imaging* 2009;**40**(6):597–9.
41. Glatt HJ, Putterman AM, Fett DR. Muller's muscle-conjunctival resection procedure in the treatment of ptosis in Horner's syndrome. *Ophthalmic Surg* 1990;**21**(2):93–6.
42. Michels KS, Vagefi MR, Steele E, et al. Muller muscle-conjunctiva resection to correct ptosis in high-risk patients. *Ophthal Plast Reconstr Surg* 2007;**23**(5):363–6.
43. Georgescu D, Cole E, Epstein G, et al. Muller muscle-conjunctiva resection for blepharoptosis in patients with glaucoma filtering blebs. *Ophthal Plast Reconstr Surg* 2007;**23**(4):285–7.
44. Michels KS, Vagefi MR, Steele E, et al. Müller muscle-conjunctiva resection to correct ptosis in high-risk patients. *Ophthal Plast Reconstr Surg* 2007;**23**(5):363–6.
45. Dresner SC. Further modifications of the Mullers muscle-conjunctival resection procedure for blepharoptosis. *Ophthal Plast Reconstr Surg* 1991;**7**(2):114–22.
46. Weinstein GS, Buerger GF Jr. Modification of the Mullers muscle-conjunctival resection operation for blepharoptosis. *Am J Ophthalmol* 1982;**93**(5):647–51.
47. Berlin AJ, Vestal KP. Levator aponeurosis surgery. A retrospective review. *Ophthalmology* 1989;**96**(7):1033–6, discussion 1037.
48. Ben Simon GJ, Lee S, Schwarcz RM, et al. External levator advancement vs Mullers muscle-conjunctival resection for correction of upper eyelid involutional ptosis. *Am J Ophthalmol* 2005;**140**(3):426–32.
49. Frueh BR, Musch DC, McDonald HM. Efficacy and efficiency of a small-incision, minimal dissection procedure versus a traditional approach for correcting aponeurotic ptosis. *Ophthalmology* 2004;**111**(12):2158–63.
50. Bernardini FP, de Conciliis C, Devoto MH. Frontalis suspension sling using a silicone rod in patients affected by myogenic blepharoptosis. *Orbit* 2002;**21**(3):195–8.
51. Ahn J, Kim NJ, Choung HK, et al. Frontalis sling operation using silicone rod for the correction of ptosis in chronic progressive external

ophthalmoplegia. *Br J Ophthalmol* 2008;**92**(12):1685–8.

52. Allen RC, Jaramillo J, Black R, et al. Clinical characterization and blepharoptosis surgery outcomes in Hispanic New Mexicans with oculopharyngeal muscular dystrophy. *Ophthal Plast Reconstr Surg* 2009;**25**(2):103–8.

53. Lelli GJ Jr, Musch DC, Frueh BR, et al. Outcomes in silicone rod frontalis suspension surgery for high-risk noncongenital blepharoptosis. *Ophthal Plast Reconstr Surg* 2009;**25**(5):361–5.

54. Lamont M, Tyers AG. Silicone sling allows adjustable ptosis correction in children and in adults at risk of corneal exposure. *Orbit* 2010;**29**(2):102–5.

55. Looi A, Sharma B, Dolman PJ. A modified posterior approach for upper eyelid retraction. *Ophthal Plast Reconstr Surg* 2006;**22**(6):434–7.

56. Mancini R, Khadavi NM, Goldberg RA. Nonsurgical management of upper eyelid margin asymmetry using hyaluronic acid gel filler. *Ophthal Plast Reconstr Surg* 2011;**27**(1):1–3.

57. Costa PG, Saraiva FP, Pereira IC, et al. Comparative study of Botox injection treatment for upper eyelid retraction with 6-month follow-up in patients with thyroid eye disease in the congestive or fibrotic stage. *Eye (Lond)* 2009;**23**(4):767–73.

58. Salour H, Bagheri B, Aletaha M, et al. Transcutaneous dysport injection for treatment of upper eyelid retraction associated with thyroid eye disease. *Orbit* 2010;**29**(2):114–18.

29

第 29 章　下睑和睫毛异位

SRI GORE and NARESH JOSHI

引言

下睑异位（lower eyelid malpositions）是一种常见现象，但是了解潜在的机制对于成功治疗来说必不可少。错误的治疗可能会导致外观改善差或长期功能性问题，如泪溢或干眼。

历史背景

在公元七世纪，埃伊纳的内科医生 Paul 报道了睑外翻修复手术，他描述说："用针穿过肿物，从左眼角推到右眼角。"该方法可以用楔形切除法来增强，即在分裂的眼睑内部形成的两个切口，"在尖端打结，对合起来就像希腊字母 A，随后将分离的部分用一根含有羊毛线的针缝合起来[1]"。19 世纪末在布鲁克林眼耳医院，描述了一个成功修复累及皮肤的瘢痕性睑外翻的案例——"从左侧第七肋皮肤取一块长 3 英寸宽 1.5 英寸的椭圆形皮瓣……频繁给予小剂量威士忌，使皮瓣血液循环增加[2]"。这两个例子中的原理都与最新技术有着惊人的关联：收紧眼角和缩短眼睑，对于瘢痕性疾病使用额外的皮肤。

基础科学

术语

正常情况下，向下凝视时，下睑可到达角膜缘下方，因此见不到巩膜，且睑缘会紧贴眼球，泪点浸入泪湖。

下睑位置异常包括睑外翻（ectropion）（边缘翻至眼球外侧）、睑内翻（entropion）（边缘偏向眼球），以及眼睑退缩（eyelid retraction）（边缘位于角膜缘的异常低位置）。

倒睫（trichiasis）是指引起角膜刺激的方向或位置异常的睫毛。

其他先天性下睑位置异常包括下睑赘皮、下睑增宽、Centurion 综合征，详见第 8 章。

下睑的功能

下睑的功能依赖于其动态特性和静态位置。两者都是保持眼表平衡的必要条件，而且是眼球表面的干扰，任何打破平衡的因素都可以导致眼表疾病的发生。当下睑处于静态位置时，睑缘铺平泪膜，并为下方的角膜提供保护。下睑的动态功能是使泪液聚集在内侧泪湖，随后进入泪囊。瞬目在泪膜形成过程中起着重要的作用，泪膜不仅起到营养和保护的作用，同时也是眼球折射系统的重要组成部分。

下睑的解剖

下睑是一个复杂而动态的结构，虽然与上睑相比，其复杂性及移动性更小。下睑的外观和位置受眼睑、眼眶和面中部结构的相互作用的影响。第 1 章已详细介绍了下睑和面中部的应用解剖学，本章着重强调某些结构，以帮助理解有关疾病发病机制。

骨骼

眶骨的下、外和内侧缘构成了下睑的主要骨性框架，为支撑下睑的纤维和软组织结构提供支点。邻近的骨性结构也为韧带提供了固定附着点，例如轮匝肌固韧带。

睑板、眶隔和韧带

　　睑板由致密的结缔组织构成，它是眼睑的主要结构，支撑和遮盖 Meibomian 腺。韧带系统不仅可将睑板悬吊在眶骨上，而且保证眼睑在不同注视方向时都能移动。

　　睑板的内侧和外侧分别与内眦韧带和外眦韧带相连。内眦韧带在骨性泪嵴上有许多固定附着点，但是后支为保持眼球位置提供了向后的矢量力。外眦韧带的主要固定点是眼眶内 Whitnall 结节，为眼睑外侧提供后悬吊矢量力。

　　眶隔是纤维状的多层膜结构，它是眼眶内容物的前屏障。它起源于弓状缘，并与下睑缩肌的腱膜相融合。虽然其张力很大，但却富有弹性，可以使眼睑活动。眶隔的厚度因其分布的部位不同而存在差异。

　　下睑缩肌由睑筋膜头部、睑筋膜囊及平滑肌下睑提肌构成，类似于上睑的 Müller 肌。头部起源于下直肌，此部分筋膜分为前后叶；后者较厚，包括一些平滑肌，附着于下睑板边缘，使下睑的运动与眼球运动协调。

　　Lockwood 悬韧带是一种围绕着下斜肌和直肌的混合鞘，它能够通过内外翼状韧带提供水平悬吊支撑。它类似于上睑的 Whitnall 韧带。

肌肉

　　眼轮匝肌可分为睑板前部、眶隔前部和眶部。眼轮匝肌使眼睑自发性和反射性闭合，参与泪泵机制以及提供下睑水平支撑。眼轮匝肌起源于内眦韧带并插入外眦韧带和轮匝肌固定韧带。

外层：结膜和皮肤

　　结膜是黏膜，覆盖于睑板的后方，提供湿润的表面，覆盖在眼球上。它与下睑板肌肉和下穹窿密切相关。由于悬吊附着于 Lockwood 悬韧带，向下凝视时下穹窿向下方移动。

　　眼睑皮肤是眼睑的最表面层，它能够为眼睑提供保护并抵御外部环境的不利因素。眼睑皮肤是面部最薄的皮肤，可显示底层轮匝肌的轮廓。

生物力学研究进展

眼睑的三层结构

　　下睑包括前、中、后三层[3,4]（图 29.1）。前层包括皮肤和眼轮匝肌；中间层是眶隔、下睑缩肌和眼眶脂肪的复合体；后层包括睑板和结膜。分层的概念对眼睑的评估和修复有一定的帮助。

下睑-悬吊桥的生物力学

　　下睑缘与眼球接触，结膜得以保持湿润，睫毛和角质皮肤远离角膜。下睑的位置依赖于后上方的结构支持力、重力以及其他外部的牵张力共同的平衡（图 29.2）。

　　两侧端点（内/外眦韧带）以及下方的下睑缩肌支撑形成悬吊桥，是对下睑的解剖和生理学提供的有用

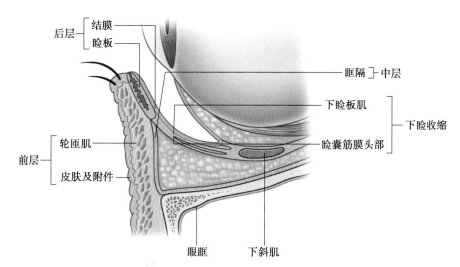

图 29.1　下睑的矢状图显示前、中、后层（With permission from Rodriguez ED. Volume 3：Craniofacial，Head and Neck Surgery and Pediatric Plastic Surgery. In：Neligan，PC，editor. Plastic Surgery. 3rd ed. Elsevier，Saunders；2012）

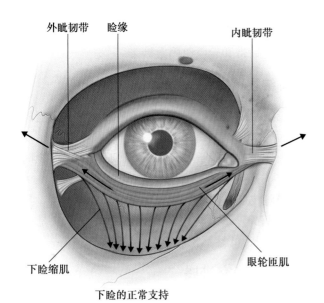

外眦韧带　睑缘　内眦韧带

下睑缩肌　　眼轮匝肌

下睑的正常支持

图 29.2　眼睑主要的支撑结构。内眦和外眦韧带以及眼轮匝肌起到向后向上的力量，下睑缩肌提供垂直方向的支撑对抗睑缘内旋

的比喻。因为眼轮匝肌的走行平行于睑缘，故其收缩可以提供水平方向的支撑。在这一章后面的内容中，我们将利用悬吊桥这一概念阐述内部或外部力量的不平衡是如何产生的。

眼眶向量

在矢状面上，患者的眼眶向量是根据角膜顶点和面颊最突出处之间的关系进行定义的（图 29.3）[5,6]。在眼睑位置不正的治疗问题中，眼眶向量很重要。眼球和面中部因素共同决定眼眶向量。

眼睑老化

对衰老的解剖学知识已随着当代研究的进展而发展[7~9]，研究表明眼睑衰老与多个动态变化有关。不同组织在细胞水平及宏观水平的变化，以及组织之间的多维动态，都导致眼睑的松弛和无力。有关眼睑老化，在第 38 章中进行讨论。

骨

随着年龄的增加，眼睑的骨骼支持发生显著的变化。正如 Lambros 理论所述，在矢状面上，眶缘经历了重塑和上颌骨回退。眶缘后移和下移（下睑附着松弛，眼睑组织下拉）上颌骨表面积变小，减少了对面中部软组织的支持，后者遵循相同的下降向量。在上颌骨相对不突出的患者中，这种骨和软组织丢失可能进一步倾向于发展为阴性的眼眶向量[10,11]。

肌腱、眶隔和睑板

对睑板[12]和水平眼睑长度的观察[3,7]显示，睑板及眼睑长度均相对稳定，而外眦韧带长度增加[3]。外眦角由于这种松弛而下降的理论在一些研究中得以验证[5]，但也存在质疑[7,9]。眶隔随着年龄的增长而变薄，年轻时为白色多层结构，逐渐演变成老年时的透明结构。

肌肉

长期以来，一直认为眼轮匝肌随着年龄的增长而变薄伸展，但有些研究结果却不支持此观点[13~16]。但是眼轮匝肌确实会发生退行性改变[17]，其骨性框架中

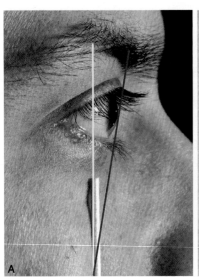
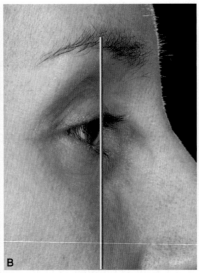
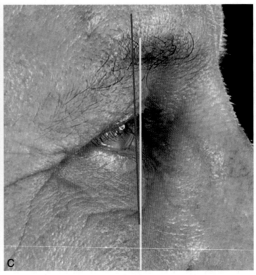

图 29.3　眼眶矢量阴性（A）、中性（B）和阳性（C）。眼眶向量为眼球（角膜顶点）与面颊部最高点之间的关系。红线为角膜尖端到面颊隆起处的连线，黄线为颧骨的垂直方向矢量

保留韧带的松弛,也会导致支撑减少。

患者评估

有效的治疗策略需要透彻了解正常解剖和对病理变化有效的评估[18]。必须特别注意患者的病史和一般健康情况,具体问题和观察如下。

观察

在评估过程中必须注意以下因素:

皮肤:紧张的、有红色斑疹的、皮革样或片状皮肤表明存在光化性损伤或其他皮肤疾病。强行眨眼或向上凝视时伴张嘴,可能表明皮肤张力增加。应注意面部瘢痕、眼睑闭合不全和潜在恶性病变的征象。

肌肉:应该评估面部肌肉无力和不对称以及眨眼减少,详见第31章。

眼眶向量:临床上最好通过观察患者的侧脸(图29.3)来观察上颌骨的骨骼结构。

内眦韧带

内侧分离试验是指通过将眼睑向外侧牵拉,观察泪小点向外侧移位的距离(图29.4A)。正常情况下,内眦韧带移位允许泪小点发生最小限度的位移,但内眦韧带松弛可使泪小点移动 1~3mm[19];如果泪小点外翻越过睑缘(第一眼位时),则内眦韧带松弛可能需要外科手术干预。目前有关内眦韧带松弛的定量分级系统有很多[20]。

外侧分离试验

外眦韧带松弛、开裂或既往手术,可导致外眦角变圆(图29.4B)。

在外侧分离试验中,将眼角向内侧牵拉,测量位移的程度,正常移动最多2mm。

回弹和夹捏试验——测试整体松弛度

回弹试验是牵拉下睑中央使其远离眼球,然后释放让其回弹至原位(图29.4C)。正常情况下,在释放后,眼睑应该在不眨眼的情况下迅速反弹回眼球表面。严重松弛的眼睑可能需要一次或多次眨眼后才能回到正常的位置。也可以用拇指和示指牵拉眼睑使其离开眼球,并用尺子测量距离(夹捏试验)。正常下睑离开眼球表面的距离不超过 6~8mm[21]。

下睑牵缩肌裂开

下睑过度下垂意味着下睑缩肌在向上收缩位移

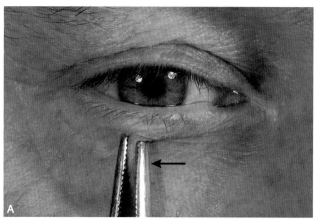
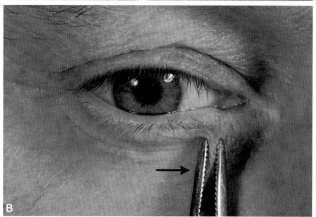
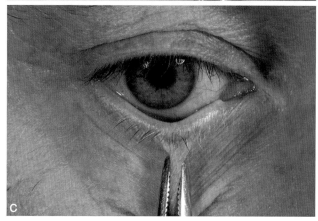

图 29.4　A. 内侧分离试验。B. 外侧分离试验。C. 回弹和夹捏测试。箭头显示眼睑的牵引方向

时裂开[22]。其他表明下睑缩肌裂开的情况:由于下睑缩肌在睑板上以及穹窿结膜深面的附着缺失导致向下凝视时下睑移位的减少[21]。

瘢痕性因素检测

中层和后层瘢痕会导致睑外翻、睑内翻或中部眼睑退缩。当向上注视时下睑无法上抬并且手动上抬下睑失败时可以确诊。正常的下睑可以通过手动上抬至瞳孔。下睑无法上抬至下角膜缘上 2mm 处时,提示在睑板三层中的有瘢痕性垂直性眼睑缩短。后层瘢痕可表现为睑板卷曲、睑结膜瘢痕、睑球粘连，或对外翻眼睑存在抵抗力。

如果出现对向下牵引或向外牵拉存在抵抗，或对眼睑施以水平牵引力仍不能暂时改善眼睑位置，则应怀疑瘢痕性睑内翻。穹窿部睑球粘连可能使眼睑难以睁开。

其他临床试验

- 裂隙灯生物显微镜观察眼睑和眼表
- 对鼻泪管系统进行注射冲洗
- 面神经虚弱——测试轮匝肌

下睑外翻

根据潜在的病因可将下睑外翻分为五类，但外翻可能存在不止一种病理学表现。对于有慢性睑外翻的患者而言，主要病理呈退化性表现并不少见，同时可伴有慢性泪溢所导致的瘢痕性皮肤改变。评估时应该选择出需要进行矫正的变化（框29.1）。

框29.1	下睑外翻（lower eyelid ectropion）的分类
先天性（参见第8章）	麻痹性
退化性	机械性
瘢痕性	

退化性睑外翻

退化性睑外翻（involutional ectropion）是最常见的亚型，发病率为2.9%[23]。

只要固有的支撑力足够强大，能够平衡外在的分散力，眼睑就能保持功能性解剖学位置（图29.5）。失衡可能是由于支撑结构力量削弱，以及合并了其他外在因素，如眼睑的反复牵拉（例如擦眼泪）。

发病机制

眼睑外侧水平松弛和内眦韧带松弛是引起睑外翻的原因。在最近的一个系列研究中，Damanesco等发现80%的睑外翻患者存在外眦韧带松弛，内眦韧带松弛占20%[23]。

以往认为眼睑的水平松弛的原因主要是随着年龄增长，眼睑的延伸和延长。但是目前已有多项研究表明[24,25]：60岁以上的患者睑板收缩[26]，以及外眦韧带延伸可能是主要原因。一项研究表明，睑外翻患者的

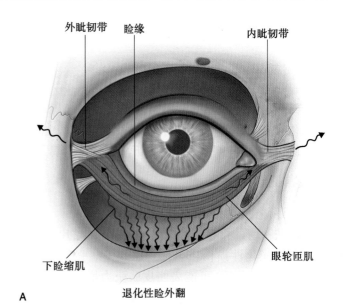

A

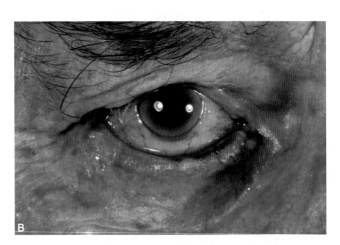

B

图29.5　A.支撑结构削弱导致睑缘外翻示意图。B.右下睑的退化性外翻，伴继发性前层瘢痕

睑板普遍大于平均水平，而明显大的外翻的睑板不是由睑板延伸引起，而是由于外翻发展过程中的原发性疾病所致。目前还不清楚这些患者是否经历进程稍慢的萎缩衰老过程，或者其睑板的原始大小就比平均水平要大[12]。

目前已经发现睑外翻患者存在下睑牵缩肌的松弛和裂开的情况[23,27,28]，并且通常伴有水平松弛。

对睑外翻患者的眼睑进行组织学检查发现可能是胶原变性导致了水平松弛。尽管一些研究也显示了睑板存在弹性组织变性的情况[17,29]，但最近发表的一篇文章指出睑板弹性纤维减少[23,29,30]。该研究还通过水平松弛度与眼睑组织的组织学变化相关的临床测量，得出结论以下：水平松弛度的增加与胶原蛋白和弹性蛋白纤维的减少，以及睑板、眼轮匝肌和皮肤中异常弹性蛋白的存在有关。其中一项研究显示轮匝肌肌肉存在慢性缺血性改变[25]，但在临床上并没有

表现出来。

其他研究也发现,白色人种和眼球突出的患者更有可能发生睑外翻[23,31](框 29.2)。

框 29.2　睑外翻的发病机制	
水平松弛	附加因素
眦部韧带松弛	较大的睑板(+/-)
下睑缩肌裂开	眼球轴向突出(+/-)
前层瘢痕性成分(+/-)	

治疗

药物治疗和临时措施　推荐使用下列方法作为临时措施:

- 眼表润滑剂
- 皮肤屏障-凡士林

手术治疗　目前已经提出了许多外科技术,以支持或恢复固有的支撑结构,并识别和清除异常的组织。

水平松弛和外眦韧带矫正　由于大部分水平松弛发生在外眦区域,因此切除眼睑中央部分(楔形切除)逐渐被外眦紧缩术取代(图 29.6)。

外眦重建的目的是恢复下睑的张力和位置,并将其向后固定至正常位置。

外眦手术可能同时进行眼睑缩短术,这取决于回弹试验。如果眼睑是紧的而且"回弹"迅速,则建议采用非缩短手术。如果眼睑远离眼球超过 2~3mm,而且如果不眨眼无法"回弹",则缩短术更为合适[32,33]。

经皮外眦固定术——非缩短　不破坏外眦角的情况下,缝合外眦韧带褶皱至眶缘[32]。

外眦固定术——缩短　对于眼睑明显松弛,外眦韧带退化消失及既往行下眦切开术的患者更为适合。眼睑缩短,并重新固定于外侧眶缘。

眼眶向量阴性患者水平松弛的治疗　对于眼眶向量阴性的患者,下睑有可能在外眦手术后移位到眼球下方。因此,对于这些患者,必须避免缩短眼睑的操作。

向量阴性患者的选择　对具有阴性向量的患者可使用以下方法:

- 将眼睑重新固定在外侧眶缘较高处。必须告知患者术后眼部外观变化的风险,以及无法将眼睑收紧到最适量。
- 使用垫片移植物(硬腭、供体巩膜、耳软骨移植、猪肠、供体真皮)从下睑板边缘提升眼睑。移植物放置在下睑缘和松解的下睑缩肌之间。
- 重新定位眼睑,将更多的支持性软组织转移到颧骨区域,提升面中部。可使用多种合成填充剂。
- 使用颧骨种植体使下睑和面颊部组织突出。当收紧时可改变下睑的向量。

内侧外翻矫正(图 29.7)

泪小点后部烧灼术　结膜上的一排烧灼伤可引起眼睑收缩和后层缩短,以治疗轻度泪小点外翻,但通常只起到暂时作用。

睑结膜菱形切除(+/-楔形切除)　这种"内侧菱形切除技术"可与水平缩短相结合。其目的是垂直缩短泪小点下方的后层,使得泪小点向眼球转位。

内眦韧带松弛矫正　众所周知,内眦韧带松弛难以纠正(参见麻痹性睑外翻的治疗部分)。由于内眦部解剖复杂以及术后效果难以保持的问题,内眦韧带折叠术不断进展。

下睑缩肌裂开矫正术　琼斯下睑缩肌折叠术是经下睑切口,斜形解剖,从而暴露并定位下睑缩肌,以

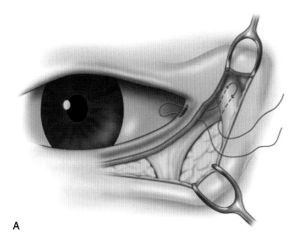
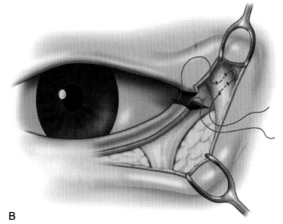

A　　　　　　　　　　B

图 29.6　眦固定术(A)和眦成形术(B)的原则(From Cardoso de Castro, C, Boehm K, Codner, MA. Techniques in aesthetic plastic surgery series: midface surgery. Philadelphia, PA: Saunders; 2009)

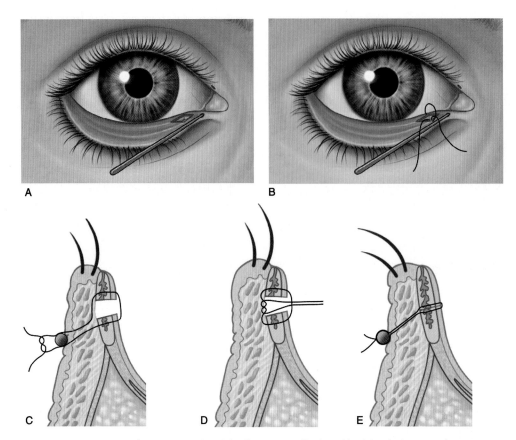

图 29.7 **A.** 图片显示泪道探针保护下泪小管的睑结膜切除术。**B.** 内翻缝合。**C-E.** 矢状图式显示了几种内翻缝合

避免干扰睑板前眼轮匝肌。将下睑缩肌缝合于睑板下缘[34]。

瘢痕部位的矫正　如果瘢痕性因素与继发性泪溢相关,可以先尝试使用软膏和温和按摩的医疗措施。但是如果患者抬头张嘴时,眼睑仍有紧张感,可能需要进行下睑前层增强术(见下文)。

瘢痕性睑外翻

发病机制

从瘢痕性睑外翻(cicatricial ectropion)的病理生理学来看,可引起该病的病因有很多[18]。下睑中层或前层的挛缩和纤维化可引起眼睑垂直缩短伴眼睑皮下组织外翻(图 29.8)。后层也可能受到影响,因此后层应将作为综合评估的一部分进行检查。

- 光化损伤-正常皮肤弹性丧失
- 皮炎(如对局部药物的反应,湿疹)
- 热烧伤和创伤
- 放射治疗
- 侵袭性肿瘤(如基底细胞癌)
- 皮肤疾病(如硬皮病、鱼鳞癣)

- 医源性(如下睑成形术后,激光治疗后)

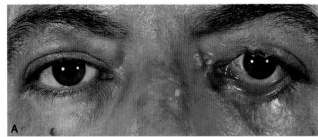

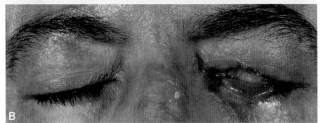

图 29.8 继发于热烧伤的左眼下睑外翻。**A.** 睁眼伴左下睑瘢痕性外翻。**B.** 闭眼伴睑裂闭合不全

治疗

治疗应确定和消除前层或中层挛缩的原因,例如治疗湿疹或停用局部药物或更换药物。在烧伤、创伤

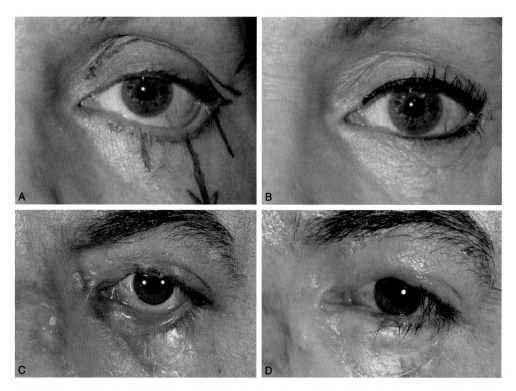

图 29.9 将左上睑的异位眼睑皮瓣应用至左下睑（A-术前，B-术后）和皮肤移植（C-术前，D-术后）。这两种方法都用于治疗瘢痕性左下睑外翻

和放射的情况下，只要眼表受到了保护，可以等到愈合稳定期。

外科手术 手术矫正包括在缺乏和挛缩的区域内添加或转移组织，以解决下睑的向前、向下的作用力。

治疗前层短缺 提倡使用以下方式：

- 移动、替换组织——异位睑皮瓣（图 29.9A、B）/铲皮处理皮瓣，提升面中部。
- 额外组织——皮肤移植（图 29.9C、D）
- 现有组织扩展（如使用渗透组织扩展器）

争论：可注射填充物的使用见前文，但它只起到暂时性作用，尚存在争议。

治疗前层或中层瘢痕 前层或中层瘢痕可行分开或切除治疗。

治疗水平松弛 除矫正瘢痕性改变外，任何明显的水平松弛都必须解决，如上所述。

麻痹性睑外翻

发病机制

面神经麻痹导致眼轮匝肌的提肌功能减弱，下睑支撑完全依赖于韧带。若轮匝肌完全松弛，则在眼睑上增加了"致死般的重量"，可抵抗支撑，导致眼睑离开眼表（图 29.10）。下睑的动态泪泵功能则完全依赖于轮匝肌的收缩，因此尽管矫正了眼睑位置，溢泪可能仍然存在[18,35]。

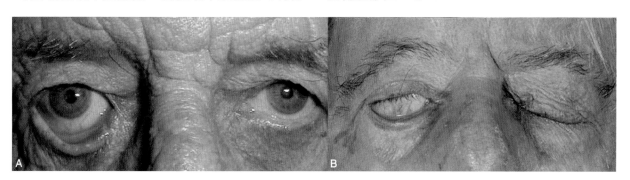

图 29.10 A 和 B. 右下睑麻痹性外翻（paralytic ectropion）

手术治疗

关于神经移植技术治疗眼轮匝肌麻痹的报道不多,大多数都局限于动物模型。治疗集中于缩短和支撑外侧或双侧眦部。

■ 增强外侧睑板带[36](图 29.11)
■ 内眦成形术
■ 睑结膜菱形切除术
■ 内眦切除或折叠术(图 29.12)
■ 阔筋膜或颞肌筋膜悬吊

治疗面中部下垂　如果睑外翻是由面中部下垂导致,如慢性面部麻痹,可以通过多种方式治疗面中部下垂,这取决于个体的具体情况。治疗可能采取面部悬挂技术(如阔肌筋膜移位术或颞肌移植术)或通过神经替代技术(如面部舌下神经吻合术),或跨面神经移植伴股薄肌或胸肌移植。通过眼轮匝肌下脂肪抬高或面中部骨膜下脂肪抬高可使得面中部上提。

用垫片移植物扩张下睑　软骨或异体植入物等移植可以与缩短术联合使用,可使麻痹性睑外翻抬高。在严重的病例中,更有效的方法是将移植物固定在眼眶下缘,同时行水平眼睑缩短术。

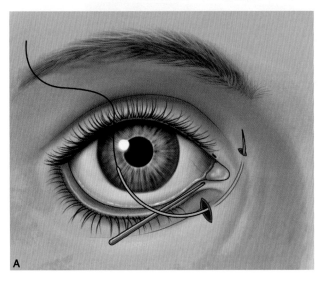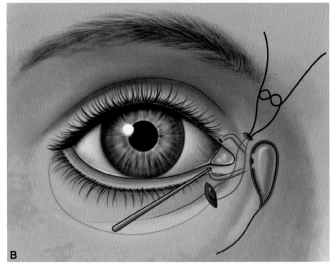

图 29.11　内眦韧带折叠术。**A.** 第一针将内眦韧带下支与邻近泪囊上方底部的骨膜缝合在皮下。**B.** 第二针放置一个水平缝合线,该缝合线被缝合在上睑内侧的皮肤切口内

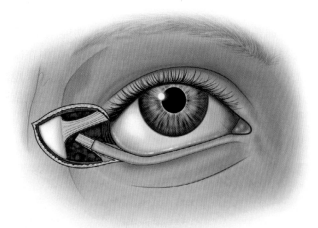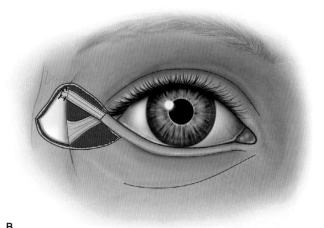

图 29.12　图片为外眦放大示意图。**A.** 外下方眦切开术。**B.** 将下睑外睑板角缝合于外侧眶缘,比正常插入部位高几毫米

机械性睑外翻

发病机制

来自眼睑后层(如睑板腺囊肿)或眼眶的肿物可能将眼睑从眼球表面推开,或在前层的肿物或病变牵拉眼睑离开正常位置。由于病变为慢性病变,可能导致继发性瘢痕改变。眼睑肿胀也可能引起类似的效果。

治疗

处理机械性睑外翻(mechanical ectropion)的根本原则是矫正眼睑位置。如果需要也可以进行水平方向缩短拉紧。

根据疾病的性质,治疗后可能会遗留眼睑肿胀的症状。睑外翻可能可以自我恢复或需要支持治疗,这取决于眼睑的松弛程度。

下睑退缩

定义

下睑退缩(lower eyelid retraction)是下睑及睑缘位置异常,不伴有睑外翻。三种主要原因列于框29.3。

框29.3 下睑退缩的分类
退化性改变
医源性——如下列手术:下睑整形术、面中部手术、眼眶骨折修补术和下直肌切除术
炎症性——炎性甲状腺眼病(参见第12章)

退化性改变

随着年龄的增长可出现下睑退缩[10,37]。根据临床观察结果显示,眼眶向量阴性(上颌骨后移)的患者更有可能发生退化性下睑退缩。

■ 眶下缘的后移和失去骨性支撑(伴或不伴下方眼睑或面部软组织向下的牵引力)。

■ 面中部软组织的下垂

■ 眼眶固有机械支撑(韧带)的松弛

医源性改变

发病机制

下睑整形术是造成医源性下睑退缩的一个常见

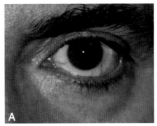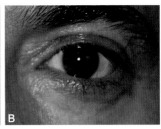

图29.13 下睑成形术后左下睑退缩(A),行面中部提升、外眦固定术及异体皮瓣移植术后的眼睑位置(B)

原因(图29.13)。

眼睑三层中的任何组织形态改变都能导致医源性下睑退缩。由于皮肤的过度切除导致前层的完整性遭到破坏,再加上中层瘢痕可能引起眼睑退缩,而不是外翻。

一些学者假设,大面积的脂肪切除或再覆盖以及眶隔损伤后的炎症反应可以导致退缩。他们认为在脂肪、眶隔、下睑缩肌以及下眶缘瘢痕可以下拉眼睑。下睑缩肌也可能发生进一步的纤维化。如果经结膜入路进行眼睑成形术,很少对下睑造成影响,可能仅仅出现后层瘢痕。

如果术中不能认识到眼睑松弛和做到对外眦韧带进行支持,就可能导致术后眼睑机械性肿胀及下睑退缩。在某些病例中,即使肿胀消除,眼睑退缩依旧存在。

在下睑缘切口后的前鼻中隔轮匝肌的神经切除也可能导致下睑的"迟缓性"出现。因此,要求外科医生在切除眼睑及面中部手术时分离睑板前轮匝肌[38,39]。

阴性眼眶向量的患者可在眼睑缩短或下睑整形术后发生下睑退缩,部分原因是缺乏颧骨支撑。

治疗

治疗取决于层次:

■ 前层——分离松解挛缩的瘢痕,增加或转移组织(参见瘢痕性睑外翻的治疗)

■ 中层——分离和松解瘢痕。如果下直肌切除术后眼睑凹陷,则可以尝试下睑退缩松解术。

■ 后层——分离瘢痕组织和增加组织,可以是黏膜或移植物,使穹窿部重塑。

水平眼睑支持

详见:退化性睑外翻的手术治疗,纠正水平松弛及外眦韧带,图29.6。

睑内翻

睑内翻(entropion)应与眼睑赘皮或睑缘未翻转的睫毛位置不正区分开。

尽管不同的患者可能有多种病理表现,但睑内翻大体上可以分为三大类:

- 先天性(参见第8章)
- 退化性(包括痉挛性)
- 瘢痕性

临床特征

见框29.4。

退化性睑内翻

退化性睑内翻(involutional entropion)(图29.14和图29.15)[4,40]是最常见的睑内翻,一般人群中患病率为2.1%,并且随着年龄的增长而增加[41]。

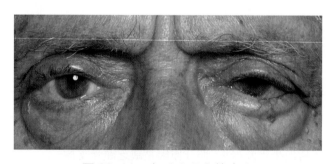

图29.14　左下睑退化性内翻

随在退化性睑内翻中,外源力的方向是向上和向前,使睑缘和睫毛向眼球转动。

发病机制

眼睑结构中存在许多固有弱点,导致退化性睑内翻(框29.5)[41]。尽管与退化性睑外翻有一些相似之处,但眼睑边缘却向相反方向转动,表明有不同的合力。了解这些力量可能有助于解释为什么有些患者发展为睑内翻,而另一些则发展为睑外翻。

下睑松弛是导致下睑内翻的重要因素[42,43]。但是一些研究强调的是该因素在该病中变化[44],一些学者

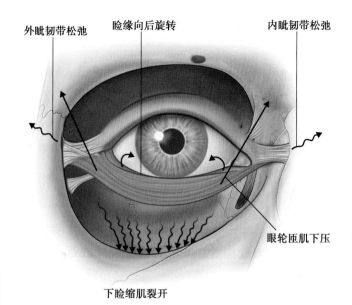

图29.15　水平和垂直支撑的丧失导致下睑缘翻转

认为,水平松弛是睑内翻的第二个因素[45]。

最近认为,睑板本身的异常是导致睑内翻的因素。与正常睑板相比,睑内翻患者的睑板组织中弹性蛋白和胶原降解增多[25,30]。其他研究表明,"萎缩的"睑板是睑内翻的病理特征[26]。Bashour等人认为小睑板较大睑板更有可能被眼轮匝肌的肌力平衡,这更有可能是退化性睑外翻的根本原因[12]。

下睑缩肌裂开也被认为是引起睑内翻的原因[23,45~47]。在正常情况下[48]。下睑缩肌对眼睑施加向下和向后的矢量力。当其裂开后,睑板变得不稳定,容易使力量分散。除了睑板位置的稳定性,倾斜角度也是影响因素;Kakizaki等人演示了下睑缩肌褶皱后,睑板倾斜角度改变导致下睑缩肌裂开,使其容易受到覆盖在眼轮匝肌和突出的脂肪垫的向前方和向上方的推力[49]。

争议:然而并不是所有的研究都支持下睑缩肌裂开是睑内翻的关键性因素[50,51]。由于眶隔前轮匝肌与眶隔的附着丧失导致的层状分裂,可以导致眶隔前轮匝肌对抗睑板前轮匝肌的力量。早期的出版物中曾描述:"在睑缘附近轮匝肌堆积物"[52],尸检时可发现[53],也存在于活体上[54,55]。这一观点在亚洲人的研究

中得到了突出的体现,在亚洲人中,脂肪组织在眼球前部堆积的更多[14,15,23,25,26]。亚洲人普遍存在退化性睑内翻[15]。

争议:眼球内陷在睑内翻中的作用仍然不明确[23,31,56](框29.5)。

争议:目前公认痉挛及眶隔前轮匝肌可压垮睑板前轮匝肌。关于痉挛性内翻是退行性内翻的一种变异,还是它本身是一种独立的病变,尚存有一定的争议。历史上,痉挛性下睑内翻被认为是局部肌张力障碍[57],但临床研究未证实这个问题。眼睑痉挛和痉挛性睑内翻有相同的症状,包括眼表干燥、眨眼频率增加以及对肉毒杆菌毒素注射的反应(图29.15)。

1952年发现患有痉挛性睑内翻的患者发生的退行性改变,增加了组织的水平松弛;而痉挛性睑内翻很有可能是由于正常轮匝肌的过度运动导致的刺激或炎症[58]。继发性睫毛刺激可增加痉挛性反应。

治疗

非手术治疗

- 润滑剂
- 覆上睑(可能引起皮炎,所以主要用作临时措施)
- 在眼轮匝肌中注射肉毒杆菌毒素。痉挛性和退化性睑内翻都对这种治疗有反应[59~62]。平均持续时间为3~4个月,毒素不影响后续手术结果[63,64]。

手术治疗——治疗断层组织平面

- 水平松弛:见眼外翻的治疗。对于其他外科手术治疗起到辅助作用。
- 下睑缩肌裂开(图29.16):Jones下睑缩肌复位重新附着于睑板上的方法。缝合结构可以将下睑缩肌固定在靠近睑缘的皮肤和眼轮匝肌上[47,65]。
- 板层分离或对抗眼轮匝肌肌力。

快速外翻缝合穿过眼睑全层,并形成一个前旋矢量[66]。该操作可以单独进行,与使用外侧睑板改良术相比,它的复发率更高[43,67]。改良的外翻缝合用于Wies手术[34],这种方不及Jones方法有效[68]。

也有报道手术摘除下压得轮匝肌肌肉[69,70]。但是应当注意,切除任何睑板前轮匝肌都有可能影响眼睑闭合。

治疗痉挛性因素

- 治疗眼表疾病
- 治疗倒向角膜的倒睫
- 肉毒毒素注射睑板前眼轮匝肌
- 手术矫治

争议:经结膜入路修复退行性睑内翻已被描述[71],但可能引起结膜瘢痕化,导致疾病复发[72]。

采用二氧化碳激光术或经皮肤切除消除前层瘢痕,形成前旋向量和正确的睑翻转[73~75]。尽管对于不愿意接受更广泛手术的患者,可以尝试这种方法,但这些方法并无效果,甚至可能会导致眼睑收缩[73]。

瘢痕性睑内翻

发病机制

瘢痕性睑内翻(cicatricial entropion)(图29.17)是由于后层垂直缩短,导致在睑缘形成向后和向下的矢状力。在成人结膜创面愈合的过程中,通过上皮化和伤口收缩形成结膜纤维化[76]。

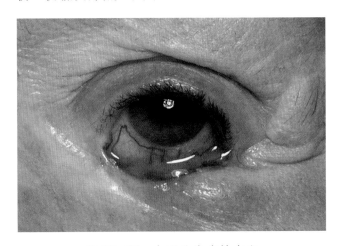

图29.17 左下睑瘢痕性内翻

纤维瘢痕的形成是由于成纤维细胞的迁移和增殖,以及胶原纤维排列成束的重塑和沉积,后者为瘢痕组织提供了拉力。眶隔愈合的病理生理学尚不清

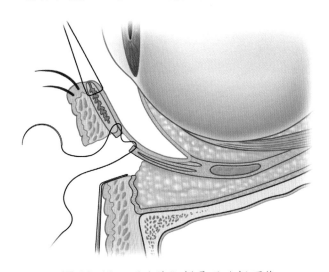

图29.16 下睑缩肌折叠于睑板下缘

楚,但一些证据显示,这是对创伤和手术操作的纤维化反应(框29.6)。

治疗

手术的选择取决于睑内翻的严重程度及其原因。由类天疱疮导致的瘢痕性睑内翻,对患者的睫毛位置以及眼表情况的考虑应由于下睑内翻的治疗,以避免加重结膜炎症。在这种情况下,可能需要考虑经皮手术(如下睑缩肌折叠术和眦固定术)。

下睑缩肌褶皱术　见:退化性睑内翻,手术治疗,下睑缩肌裂开,图29.16。

后层增强　可以通过自体组织加强后层,如黏膜[77,78]和硬颚,以及同种异体移植物,如眼库巩膜,或非细胞真皮[79]。异种移植物也有效(图29.18)。

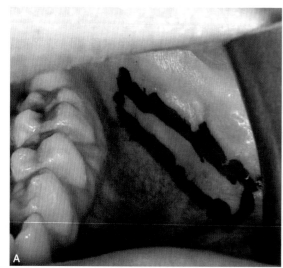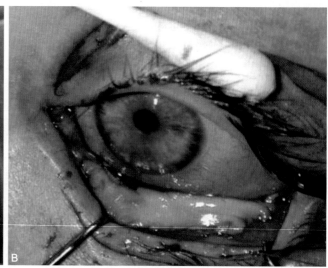

图29.18　使用颊黏膜移植物(A)增强后层(B)瘢痕性睑内翻的治疗

睑板断裂　可用于所有类型的瘢痕性睑内翻,包括水平横向睑板切开术和睑板前缝合[80]。

睫毛异常

倒睫是指睫毛错误地倒向眼球。这些异常是由于位置或方向异常而导致(图29.19),更常见的情况是,睫毛以异常的生长方向排列于正常的位置上。有时,在其他地方会产生化生睫毛。如瘢痕或炎症状态的睑板腺(框29.7)。这些睫毛被称为"双行睫(distichiasis)"。双行睫也可为一种先天性疾病,即第二排的睫毛从睑板腺开口中生长(图29.20)。这种情况很罕见,与淋巴水肿有关。

倒睫不能与睑内翻或眼睑赘皮混淆。

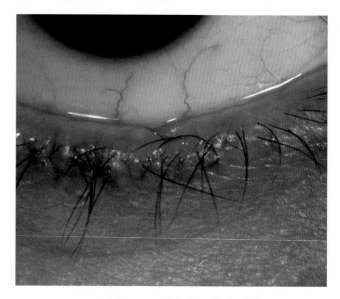

图29.19　下睑中央部倒睫

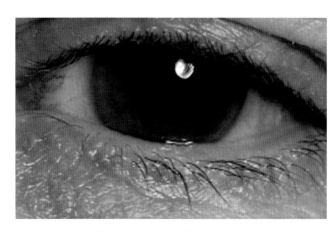

图 29.20　左下睑双行睫

发病机制

参见框 29.7。

框 29.7　倒睫的原因

- 睑缘慢性炎症（如睑缘炎）
- 皮肤疾病——湿疹、特应性疾病
- 炎症——Stevens-Johnson 综合征、眼黏膜类天疱疮
- 感染——带状疱疹，沙眼
- 创伤——化学和热烧伤，与手术或外伤有关瘢的瘢痕

治疗

控制症状

- 润滑剂
- 配戴绷带接触镜
- 拔睫毛

睫毛会变短变粗，导致更明星的角膜刺激。在不活跃的生长周期内拔毛，会促进睫毛在 2~6 周内迅速生长。

明确的治疗

单一睫毛异常或少量睫毛异常的治疗

以下治疗方法是通过破坏睫毛毛囊来防止再生长，或通过移动或移除毛囊前层。对睫毛毛囊的解剖学研究发现，它们位于上睑缘 1.8mm 内和下睑缘 1mm 内，治疗必须到达生发中心所在的毛囊基底部[81]。

- 电解：将一个电解探针或 30 号针插入到睫毛毛囊中，使用电流凝固毛囊。为了确保探头能完全接触到毛囊，应将其插入到上睑缘内 2.4mm 和下睑缘内 1.4mm[82,83]。睑缘电解的一个缺点是引起睑板瘢痕的发生。因此，应使用最低功率进行。
- 氩激光：50μm 光斑尺寸，最适用于深色睫毛。
- 睫毛毛囊切除或环钻术。
- 不同的环锯进行睫毛的切割，成功率与电解法相当。
- 在前层切除术后，必要时可以切除较大的睫毛囊，甚至整个眼睑缘，这是对眼睑边缘和睑板腺的破坏，应在病情严重的情况下进行，如 Stevens-Johnson 综合征。

大面积倒睫的治疗

- 前层复位（+/-灰线切开）：（图 29.21）可以通过睑缘的皮肤皱褶切口，将前层与后层分离。之后将前层固定在远离睑缘的部位。如果需要进行广泛睫毛的重新定位，那么可以切开灰线，然后褥式缝合前层。
- 睑板断裂（Wies 旋转）：可以集中于异常的睫毛生长区，矫正倒睫的方向，使其离开眼球。
- 冷冻：通常是在灰线切开后进行，以便靶向冷冻前层。低温破坏通常用于大量倒睫，并经常损害其他睑缘结构以及睑板腺功能。

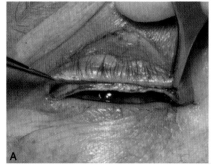
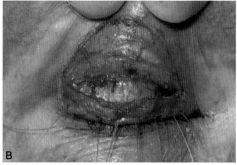
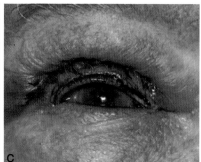

图 29.21　右上睑前层复位步骤。A.经灰线切开眼睑，并经皮肤褶皱切口分离前层。B.外翻缝合前层和睑板。C.缝合皮肤切口，使眼睑缘形成肉芽组织

参考文献

1. Paulus Aegineta. The Seven Books of Paulus Aegineta V3 (1847). Whitefish, MT: Kessinger Publishing, LLC; 2009.
2. Mathewson A. A case of ectropion treated successfully by Wolfe's Method, the transported piece of skin measuring 3×r½ inches. Trans Am Ophthalmol Soc 1880;**3**:43–6.
3. Beden U, Yalaz M, Güngör I, et al. Lateral canthal dynamics, correlation with periorbital anthropometric measurements, and effect of age and sleep preference side on eyelid metrics and lateral canthal tendon. Eur J Ophthalmol 2007;**17**:143–50.
*4. Kakizaki H. Chan WO, Madge SN, et al. Lower Eyelid Retractors in Caucasians. Ophthalmology 2009;**116**:1402–4.
      Excellent update on anatomy.
5. Spinelli HM. Atlas of aesthetic eyelid and periocular surgery. Philadelphia, PA: Saunders; 2004.
6. Jelks GW, Jelks EB. Preoperative evaluation of the blepharoplasty patient. Bypassing the pitfalls. Clin Plast Surg 1993;**20**:213–23, discussion 224.
7. Van Den Bosch W, Leenders I, Mulder P. Topographic anatomy of the eyelids, and the effects of sex and age. Br J Ophthalmol 1999;1–6.
8. Buchanan DR, Wulc AE. Contemporary thoughts on lower eyelid/midface aging. Clin Plast Surg 2015;**42**:1–15.
9. Odunze M, Rosenberg DS, Few JW. Periorbital Aging and ethnic considerations: a focus on the lateral canthal complex. Plast Reconstr Surg 2008;**121**:1002–8.
10. Pessa JE. An algorithm of facial aging: verification of Lambros's theory by three-dimensional stereolithography, with reference to the pathogenesis of midfacial aging, scleral show, and the lateral suborbital trough deformity. Plast Reconstr Surg 2000;**106**:479–88, discussion 489–90.
11. Pessa JE, Desvigne LD, Lambros VS, et al. Changes in ocular globe-to-orbital rim position with age: implications for aesthetic blepharoplasty of the lower eyelids. Aesthetic Plast Surg 2009;**23**:337–42.
12. Bashour M, Harvey J. Causes of involutional ectropion and entropion–age-related tarsal changes are the key. Ophthal Plast Reconstr Surg 2000;**16**:131–41.
13. Pottier F, El-Shazly NZ, El-Shazly AE. Aging of orbicularis oculi: anatomophysiologic consideration in upper blepharoplasty. Arch Facial Plast Surg 2008;**10**:346–9.
14. Gosain AK, Klein MH, Sudhakar PV, et al. A volumetric analysis of soft-tissue changes in the aging midface using high-resolution MRI: implications for facial rejuvenation. Plast Reconstr Surg 2005;**115**:1143–52.
15. Muzaffar AR, Mendelson BC, Adams WP. Surgical anatomy of the ligamentous attachments of the lower lid and lateral canthus. Plast Reconstr Surg 2002;**110**:873–84, discussion 897–911.
16. Okuda I, Irimoto M, Nakajima Y, et al. Using multidetector row computed tomography to evaluate baggy eyelid. Aesthetic Plast Surg 2011;**36**:290–4.
17. Stefanyszyn MA, Hidayat AA, Flanagan JC. The histopathology of involutional ectropion. Ophthalmology 1985;**92**:120–7.
18. Bergeron C, Moe K. The evaluation and treatment of lower eyelid paralysis. Facial Plast Surg 2008;**24**:231–41.
19. Tyers AG, Tyers AG, Collin JRO. Colour atlas of ophthalmic plastic surgery. Philadelphia, PA: Elsevier Health Sciences; 2008.
20. Olver JM, Sathia PJ, Wright M. Lower eyelid medial canthal tendon laxity grading: an interobserver study of normal subjects. Ophthalmology 2001;**108**:2321–5.
21. Leatherbarrow B. Oculoplastic surgery. Boca Raton, FL: CRC Press; 2002.
22. Fedok FG, Ferraro RE. Restoration of lower eyelid support in facial paralysis. Facial Plast Surg 2000;**16**:337–43.
*23. Damasceno RW, Osaki MH, Dantas PEC, et al. Involutional entropion and ectropion of the lower eyelid: prevalence and associated risk factors in the elderly population. Ophthal Plast Reconstr Surg 2011; **27**:317–20.
      Large population-based study highlighting risk factors for lower lid malposition.
24. Ousterhout DK, Weil RB. The role of the lateral canthal tendon in lower eyelid laxity. Plast Reconstr Surg 1982;**69**:620–3.
25. Sisler HA, Labay GR, Finlay JR. Senile ectropion and entropion: a comparative histopathological study. Ann Ophthalmol 1976;**8**:319–22.
26. Huang TT, Amayo E, Lewis SR. A histological study of the lower tarsus and the significance in the surgical management of a involutional (senile) entropion. Plast Reconstr Surg 2006;**67**:585–90.
27. Michels KS, Czyz CN, Cahill KV, et al. Age-matched, case-controlled comparison of clinical indicators for development of entropion and ectropion. J Ophthalmol 2014;**2014**:231487.
28. Shah-Desai S, Collin R. Role of the lower lid retractors in involutional ectropion repair. Orbit 2001;**20**:81–6.
29. Kocaoglu FA, Katircioglu YA, Tok OY, et al. The histopathology of involutional ectropion and entropion. Can J Ophthalmol 2009;**44**: 677–9.
30. Damasceno RW, Osaki MH, Dantas PEC, et al. Involutional ectropion and entropion: clinicopathologic correlation between horizontal eyelid laxity and eyelid extracellular matrix. Ophthal Plast Reconstr Surg 2011;**27**:321–6.
31. Heimmel MR, Enzer YR, Hofmann RJ. Entropion-ectropion: the influence of axial globe projection on lower eyelid malposition. Ophthal Plast Reconstr Surg 2009;**25**:7–9.
32. McCord CD, Boswell CB, Hester TR. Lateral canthal anchoring. Plast Reconstr Surg 2003;**112**:222–37.
33. Chong K, Goldberg R. Lateral canthal surgery. Facial Plast Surg 2010;**26**:193–200.
34. Bomfim Pereira MG, Rodrigues MA, Carvalho Rodrigues SA. Eyelid entropion. Semin Ophthalmol 2010;**25**:52–8.
35. Custer PL. Ophthalmic management of the facial palsy patient. Semin Plast Surg 2004;**18**:31–8.
36. Chang L, Olver J. A useful augmented lateral tarsal strip tarsorrhaphy for paralytic ectropion. Ophthalmology 2006;**113**:84–91.
37. Sharabi SE, Hatef DA, Koshy JC, et al. Mechanotransduction: the missing link in the facial aging puzzle? Aesthetic Plast Surg 2010;**34**: 603–11.
38. Ramirez O, Santamarina R. Spatial orientation of motor innervation to the lower orbicularis oculi muscle. Aesthet Surg J 2000;**20**: 107–13.
39. Hwang K, Lee DK, Lee EJ, et al. Innervation of the lower eyelid in relation to blepharoplasty and midface lift: clinical observation and cadaveric study. Ann Plast Surg 2001;**47**:1–5, discussion 5–7.
40. Fitzgerald R, Graivier MH, Kane M, et al. Update on facial aging. Aesthet Surg J 2010;**30**:11S–24S.
41. Nishimoto H, Takahashi Y, Kakizaki H. Relationship of horizontal lower eyelid laxity, involutional entropion occurrence, and age of Asian patients. Ophthal Plast Reconstr Surg 2013;**29**:492–6.
42. Danks JJ, Rose GE. Involutional lower lid entropion: to shorten or not to shorten? Ophthalmology 1998;**105**:2065–7.
43. Scheepers MA, Singh R, Ng J, et al. A randomized controlled trial comparing everting sutures with everting sutures and a lateral tarsal strip for involutional entropion. Ophthalmology 2010;**117**: 352–5.
44. Beigi B, Kashkouli MB, Shaw A, et al. Fornix fat prolapse as a sign for involutional entropion. Ophthalmology 2008;**115**:1608–12.
45. Benger RS, Musch DC. A comparative study of eyelid parameters in involutional entropion. Ophthal Plast Reconstr Surg 1989;**5**:281–7.
46. Jones LT, Reeh MJ, Wobig JL. Senile entropion. A new concept for correction. Am J Ophthalmol 1972;**74**:327–9.
47. Caldato R, Lauande-Pimentel R, Sabrosa NA, et al. Role of reinsertion of the lower eyelid retractor on involutional entropion. Br J Ophthalmol 2000;**84**:606–8.
48. Schaefer AJ. Variation in the pathophysiology of involutional entropion and its treatment. Ophthalmic Surg 1983;**14**:653–5.
49. Kakizaki H, Zako M, Mito H, et al. Magnetic resonance imaging of pre- and postoperative lower eyelid states in involutional entropion. Jpn J Ophthalmol 2004;**48**:364–7.
50. Hawes MJ, Dortzbach RK. The microscopic anatomy of the lower eyelid retractors. Arch Ophthalmol 1982;**100**:1313–18.
51. Dryden RM, Leibsohn J, Wobig J. Senile entropion. Pathogenesis and treatment. Arch Ophthalmol 1978;**96**:1883–5.
52. Ffooks OO. Senile entropion. Br J Ophthalmol 1962;**46**:633–4.
53. Kakizaki H, Chan WO, Takahashi Y, et al. Overriding of the preseptal orbicularis oculi muscle in Caucasian cadavers. Clin Ophthalmol 2009;**3**:243–6.
54. Dalgleish R, Smith JL. Mechanics and histology of senile entropion. Br J Ophthalmol 1966;**50**:79–91.
55. Beigi B. Orbicularis oculi muscle stripping and tarsal fixation for recurrent entropion. Orbit 2001;**20**:101–5.
56. Kersten RC, Hammer BJ, Kulwin DR. The role of enophthalmos in involutional entropion. Ophthal Plast Reconstr Surg 1997;**13**:195–8.
57. Zolli CL. A central dystonia causes spastic lower eyelid entropion: a hypothesis. Ophthalmic Surg 1995;**26**:362–6.
58. Kirby DB. Surgical correction of spastic senile entropion: a new method. Trans Am Ophthalmol Soc 1952;**50**:359–73.
59. Steel DH, Hoh HB, Harrad RA, et al. Botulinum toxin for the tempo-

rary treatment of involutional lower lid entropion: a clinical and morphological study. *Eye (Lond)* 1997;**11**(Pt 4):472–5.

60. Clarke JR, Spalton DJ. Treatment of senile entropion with botulinum toxin. *Br J Ophthalmol* 1988;**72**:361–2.

61. Deka A, Saikia SP. Botulinum Toxin for Lower Lid Entropion Correction. *Orbit* 2011;**30**:40–2.

62. Christiansen G, Mohney BG, Baratz KH, et al. Botulinum toxin for the treatment of congenital entropion. *Am J Ophthalmol* 2004;**138**: 153–5.

63. Dutton JJ, Fowler AM. Botulinum toxin in ophthalmology. *Surv Ophthalmol* 2007;**52**:13–31.

64. Cillino S, Raimondi G, Guépratte NG, et al. Long-term efficacy of botulinum toxin A for treatment of blepharospasm, hemifacial spasm, and spastic entropion: a multicentre study using two drug-dose escalation indexes. *Eye (Lond)* 2009;**24**:600–7.

65. Ranno S, Sacchi M, Gilardi D, et al. Retractor plication versus retractor plication and lateral tarsal strip for eyelid entropion correction. *Eur J Ophthalmol* 2014;**24**:141–6.

66. Vallabhanath P, Carter SR. Ectropion and entropion. *Curr Opin Ophthalmol* 2000;**11**:345–51.

67. Jang SY, Choi SR, Jang JW, et al. Long-term surgical outcomes of Quickert sutures for involutional lower eyelid entropion. *J Craniomaxillofac Surg* 2014;**42**:1629–31.

68. Boboridis K, Bunce C, Rose GE. A comparative study of two procedures for repair of involutional lower lid entropion. *Ophthalmology* 2000;**107**:959–61.

69. Ding J, Chen F, Zhai W, et al. Orbicularis oculi muscle transposition for repairing involutional lower eyelid entropion. *Graefes Arch Clin Exp Ophthalmol* 2014;**252**:1315–18.

70. Nowinski TS. Orbicularis oculi muscle extirpation in a combined procedure for involutional entropion. *Ophthalmology* 1991;**98**: 1250–6.

71. Khan SJ, Meyer DR. Transconjunctival lower eyelid involutional entropion repair: long-term follow-up and efficacy. *Ophthalmology* 2002;**109**:2112–17.

72. Cook T, Lucarelli MJ, Lemke BN, et al. Primary and secondary transconjunctival involutional entropion repair. *Ophthalmology* 2001; **108**:989–93.

73. Wheeler JM. Spastic entropion correction by orbicularis transplantation. *Trans Am Ophthalmol Soc* 1938;**36**:157–62.

74. Babuccu O. An alternative approach for involutional entropion: a preliminary study. *Lasers Med Sci* 2012;**27**:1009–12.

75. el-Kasaby HT. Cautery for lower lid entropion. *Br J Ophthalmol* 1992; **76**:532–3.

76. Cordeiro MF, Occleston NL, Khaw PT. New concepts: manipulation of the wound-healing response. *Dev Ophthalmol* 1997;**28**:242–60.

77. Shore JW, Foster CS, Westfall CT, et al. Results of buccal mucosal grafting for patients with medically controlled ocular cicatricial pemphigoid. *Ophthalmology* 1992;**99**:383–95.

78. Koreen IV, Taich A, Elner VM. Anterior lamellar recession with buccal mucous membrane grafting for cicatricial entropion. *Ophthal Plast Reconstr Surg* 2009;**25**:180–4.

79. Honavar SG, Bansal AK, Sangwan VS, et al. Amniotic membrane transplantation for ocular surface reconstruction in Stevens-Johnson syndrome. *Ophthalmology* 2000;**107**:975–9.

80. Collin JRO. A manual of systematic eyelid surgery. Philadelphia, PA: Elsevier Health Sciences; 2006.

81. Elder MJ. Anatomy and physiology of eyelash follicles: relevance to lash ablation procedures. *Ophthal Plast Reconstr Surg* 1997;**13**: 21–5.

82. Ferreira IS, Bernardes TF, Bonfioli AA. Trichiasis. *Semin Ophthalmol* 2010;**25**:66–71.

83. Bleyen I, Dolman PJ. The Wies procedure for management of trichiasis or cicatricial entropion of either upper or lower eyelids. *Br J Ophthalmol* 2009;**93**(12):1612–15.

第 30 章　泪器系统疾病

PETER J. DOLMAN and JEFFREY J. HURWITZ

引言

健康的泪膜对于维持正常的眼部功能至关重要，并且其取决于泪液的分泌与消除之间的平衡。泪液分泌或分布障碍可能会引起眼表刺激症状或视觉障碍，而泪液引流系统障碍如泪道阻塞，可能会导致溢泪（可引起社交障碍和眼睑皮炎）或感染。本章节将重点介绍泪器系统的生理与病理情况。

历史背景

远在 2000 多年前，就有外科手术治疗泪囊感染的记录。在公元一世纪，罗马学者 Celsus 描述了切除并烧灼内眦脓肿和瘘管的手术；在几十年之后，希腊医生 Galen 改进了 Celsus 的手术，采用环钻术在内眦下骨打孔使之与鼻腔相通[1]。

在 16 世纪中叶，布鲁塞尔的解剖学家 Vesalius 首次对泪液引流结构进行了较为准确的描述[2]。但是直到 150 多年后，Georg Stahl 才认识到泪囊炎是由于泪囊的炎症所致[1]。

1713 年，法国的外科医生 Anel 发明了一种用以冲洗和探查泪道引流系统的仪器，并且报道了一些泪道阻塞治疗成功的病例[3]。这使我们能够对先天性泪道阻塞和泪小管疾病有了更好的认识。

在 1893 年，Caldwell 首先描述了鼻内泪囊鼻腔吻合术（dacryocystorhinostomy，DCR），即在泪小管的金属探针指引下，用电钻制造一个由鼻腔通往泪囊的骨孔[4]。由于术野小并且缺乏较精细的外科设备，这个手术极具挑战性。

1904 年，意大利外科医生 Toti 提出了一种切除泪囊鼻侧黏膜并制造骨孔通向鼻腔的外路手术方式[5]。该术式在接下来的数十年中不断得到改进，如缝合黏膜瓣、植入支架以及辅助用药等。据报道，该术式的治疗成功率高达 90%，因此在数十年内它都是治疗的金标准。

上世纪 20 世纪 70 年代，鼻内镜技术的发展以及更精细的手术设备的出现，再次引起了人们对鼻内 DCR 手术的兴趣，该术式得到广泛普及，与外路手术相比，鼻内 DCR 越来越具有竞争力[6,7]。最近亦有医生提出经泪小管内的术式，但该术式成功率较低[8]。

基础科学

泪器系统的胚胎学

泪囊腔在妊娠 4 个月时开始出现，逐渐向上形成泪小管，在第 7 个月时形成泪小点（与眼睑分离同时发生），向下发育，临近出生或出生不久后，在 Hasner 瓣处开口于鼻腔[9]（图 30.1，或参见第 9 章）。

泪液分类与功能

泪液在保持视觉清晰、眼表健康和感情表达等方面起着至关重要的作用。以下是关于泪液三种分类的介绍。

基础性泪液

所有哺乳动物均依靠基础分泌的泪液来保持眼

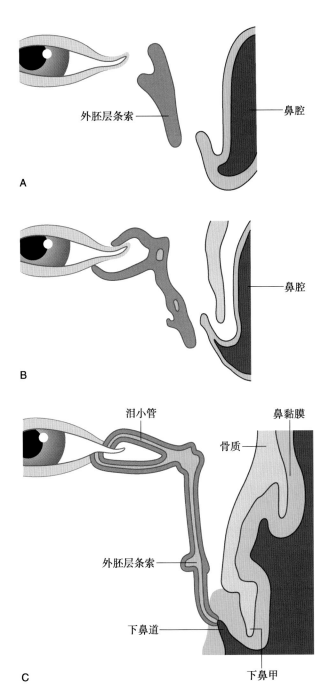

图 30.1　泪液排泄系统的胚胎学。A. 妊娠 6 周，在原始内眦部位和鼻之间，形成实性外胚层条索。B. 妊娠 12 周，该条索发生增殖形成眼睑，向下向内形成下鼻甲。C. 妊娠 7 个月，实性条索完成管化，仅 Hasner 瓣和泪小点保持闭锁

表湿润，泪液可使角膜保持润滑，因此眼睑可以无摩擦地开闭，并可不断去除遮挡视力的异物、残渣[10]。

角膜无血管，泪膜为角膜上皮细胞提供养分及氧气，同时清除其代谢废物[10]。

基础性泪液（basal tears）中含有免疫球蛋白和溶菌酶，可保护角膜免受侵袭性病原体的侵袭，溶菌酶可降解革兰氏阳性细菌胞膜中的肽聚糖（参见第 10 章）[11]。

视觉清晰度和光线的折射度取决于健康泪膜所形成的光滑表面，泪膜是通过眨眼运动来均匀地分布于不规则的角膜上皮表面。

反射性泪液

反射性分泌泪液是由于眼部刺激而产生。原因包括眼睑位置异常、基础分泌性泪液成分异常、眼表病变、异物、空气中刺激性物质（烟、洋葱、过敏源等），以及明亮光线或闪光。过于辛辣的食物、强烈的气味以及对鼻腔的刺激，也可引起泪液反射性分泌。眼部疲劳、咳嗽和打哈欠也会引起一些人流泪[12]。

反射性泪液（reflex tears）分泌通过神经通路完成，该通路传入神经起始于角膜的感觉神经，经三叉神经眼支（V_1）传入，在蝶腭神经节进行换元，传出神经包含副交感神经和泪腺神经（参见第 1 章和第 31 章）。反射性泪液分泌功能是冲洗和保护眼睛免受有害物质的损伤，与基础分泌性泪液相比，其溶菌酶和免疫球蛋白的浓度更高。

情感（精神）性泪液

人类是已知的唯一可能因强烈的情绪（悲伤、喜悦、愤怒或痛苦）而哭泣的动物。哭泣时常常伴随呼吸剧烈、面部充血以及明显的表情变化。

情感性泪液与基础性泪液和反射性泪液的化学成分不同，其中两种应激相关性激素（催乳素和促皮质素）以及亮氨酸脑啡肽（体内疼痛调节器）含量升高，因此哭泣可能是一种清除过多应激激素的方式[13]。

心理学家已证实，哭泣是对他人表达自己真实情感的一种强有力的信号，往往会得到他人的安慰。

情感性泪液受下丘脑的激素信号通路控制，间接刺激包含在泪腺神经中的副交感神经纤维，与反射性泪液分泌不同，情感性泪液分泌并不依赖传入性感觉通路[14]。

泪液的产生及排泄过程

正常情况下泪液须经历三个阶段（图 30.2）：①泪液产生（分泌）；②泪液分布；③泪液的清除（排泄）[12]。其中每个阶段的生理学、病理机制、临床特点、相关检查以及治疗等，将会在下面的内容中进行描述。

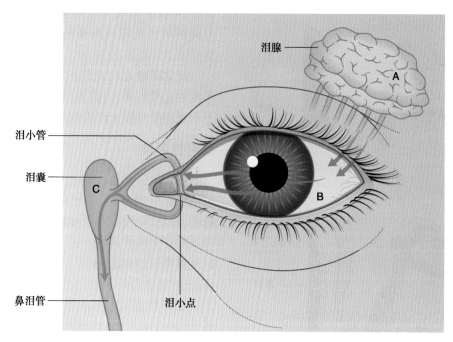

图 30.2 泪膜正常分布图。A. 泪腺与副泪腺分泌泪液(同时睑板腺分泌油脂,杯状细胞分泌黏蛋白)。B. 瞬目动作促进泪液分布。C. 泪液通过蒸发和泪液流出道进行排泄(清除)(Adapted from Stein HA, Stein RM, Freeman MI, editors. The ophthalmic assistant, a text for allied and associated ophthalmic personnel. 9th ed. Philadelphia, PA: Saunders; 2013)

泪液的产生(分泌)

泪膜成分

正常的泪膜包括三层(图 30.3)[15]:

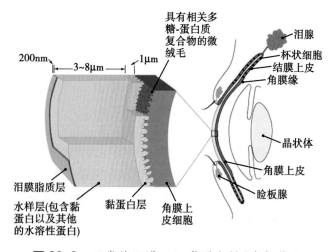

图 30.3 正常的泪膜。A. 黏蛋白层(由杯状细胞产生,厚度约 1μm)。B. 水样层(由副泪腺分泌,厚度为 3~8μm)。C. 脂质层(由睑板腺分泌,厚度为 0.2μm)(With permission from Yañez-Soto B, Mannis MJ, Schwab IR, et al. Interfacial phenomena and the ocular surface. Ocul Surf 2014 Jul; 12(3): 178-201)

1. 由结膜杯状细胞产生的厚度为 1μm 的黏蛋白层,它能使不规则的角膜上皮质保持平滑,以改善视觉清晰度,并且促进水性泪液与疏水性上皮细胞相结合。

2. 中间层为较宽(3~8μm)的水样层,由泪腺和副泪腺(结膜穹窿的 Krause 腺以及睑结膜的 Wolfring 腺)产生。副泪腺负责泪液的基础性分泌,而泪腺则是由分布其中的副交感神经支配,对眼表刺激产生反射性泪液分泌以及情感性泪液分泌。如果泪腺神经被切断或泪腺被切除,基础性泪液分泌仍保留,因此眼表仍然保持湿润,但是不会再产生反射性泪液分泌及情感性泪液分泌。如果发生三叉神经眼支麻痹,将不再产生反射性泪液分泌(可能导致神经营养性角膜溃疡),但是仍然会产生情感性泪液分泌。

3. 泪膜外表面是薄的(0.1~0.2μm)脂质层,主要由位于睑缘的睑板腺分泌,很少部分由睫毛毛囊周围的 Zeis 腺产生。脂质层可改善泪膜的内聚力,有助于减少泪液蒸发。

发病机制与病因学

泪膜中任意一种成分的改变都会导致泪液化学成分的异常或不稳定,可以导致眼表疾病、视觉障碍、眼部刺激症状,以及反射性流泪[15]。

泪液分泌减少（干眼综合征）

干眼综合征（dry eye syndrome，DES）（或干眼症）是由泪液各成分分泌减少或者蒸发过强引起的一种常见的疾病。泪膜成分改变会促进眼表上皮细胞释放促炎症介质，进而损伤和破坏上皮细胞及杯状细胞。

导致水样层减少（干燥性角膜结膜炎）的原因：

- 年龄：随着年龄的增长（特别是绝经后），副泪腺泪液分泌减少。有症状的干燥性角膜结膜炎的发生率为 8.4%（小于 60 岁人群）到 20%（80 岁以上人群）不等[16]。
- 药物：抗组胺药、减充血剂、激素替代疗法、抗抑郁药以及抗帕金森病药物等。
- 炎症或泪腺/副泪腺破坏：类风湿性关节炎、硬皮病、干燥综合征、甲状腺疾病、糖尿病、放射性治疗以及维生素 A 缺乏症[17]。
- 结膜瘢痕化导致泪腺导管和副泪腺受损：Stevens-Johnson 综合征、瘢痕性类天疱疮、碱烧伤、手术等。
- 角膜神经损伤（激光手术后）：通常是暂时性的。

黏蛋白减少由自身免疫性炎症以及慢性眼干造成。组织活检、印记细胞学、细胞培养及动物模型等结果证实，炎性细胞或化生上皮细胞释放的细胞因子，能够减少杯状细胞数量[18]。黏蛋白缺乏会导致泪膜附着性变差，进一步加重上皮化生和角化。

脂质物分泌减少主要是由后部睑缘炎（睑板腺炎）引起，其次常见的原因是自身免疫性疾病。泪膜中脂质成分减少，导致泪膜不稳定，容易蒸发。

泪液分泌增加（高分泌，反射分泌性泪液）

泪液分泌过多是由于泪腺受到刺激所致，通常是对眼表刺激的反应。病因包括前部脂溢性或感染性睑缘炎（参见第 10 章）、眼睑位置异常（睑内翻、睑外翻、眼睑回退或倒睫），或眼表接触性过敏（包括局部滴眼液、其中所含防腐剂以及空气中的刺激性物质等）。

相反，由于黏蛋白、水样物或脂质分泌减少造成的干眼，通常会导致泪液发生补偿性反射性的分泌。

对于某些人，当眼睛受强光刺激、眩光照射、寒冷的环境或多风时，就可发生明显的泪液反射性分泌。

味觉性流泪偶见于有面神经麻痹病史的患者，这是由于负责唾液腺分泌的神经纤维长入泪腺所致（参见第 31 章）[19]。当患者闻到食物气味或进食时，便会流泪，常称为"鳄鱼泪"。"鳄鱼泪"一词用以描述鳄鱼吃掉它们的猎物时流下的眼泪，该词也隐喻"假慈悲"，即不真诚的同情。

流行病学

根据干眼研讨会（THE Dry Eye Workshop，DEWS 2007）估计，世界范围内 50 岁以上人群中干燥性角膜结膜炎的患病率为 5%~30%，女性：男性的比例为 2∶1。使用角膜接触镜以及使用上文中列举的药物，会增加眼表疾病的发病风险[20]。

临床特征

干眼的症状和体征

干眼症通常为双眼受累，其症状和体征包括

- 灼烧感、刺痛感或痒感。
- 结膜充血。
- 丝状黏液或角膜表面丝状物。
- 畏光，伴夜间视力下降。
- 视物模糊
- 反射性流泪

眼表疾病指数（ocular surface disease index，OSDI）是一项包含三个分量表的调查问卷：视觉相关功能、眼部症状，以及环境促发因素。尽管该问卷被推荐用于干眼症的筛查，但是它也是研究评估干眼症严重程度的主要工具[21]。

眼部检查时可见，由于水样层减少导致泪河变浅；由于缺乏黏蛋白，或由于睑板腺疾病（后部睑缘皮脂腺炎症或萎缩）导致干燥斑点快速形成（图 30.4）。

角膜上皮损伤可表现为明显的点状浸润，严重时可表现为角膜溃疡。丝状角膜炎，其特征是角膜上皮部分剥脱呈卷丝状，一端附着于上皮表面，可能是水样层减

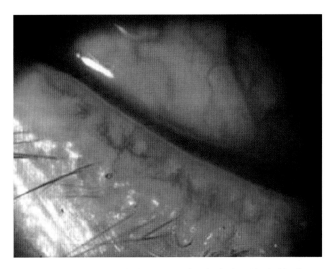

图 30.4 睑板腺疾病。睑板腺炎症、堵塞导致继发性干眼症，泪液减少，同时继发反射性溢泪

少的征象。泡沫状泪液可能提示堵塞的睑板腺内有产生皂性物质的细菌繁殖(图 30.5)(参加第 10 章)。

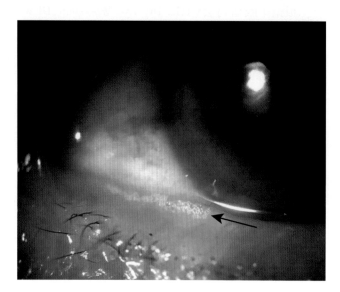

图 30.5 感染性睑缘炎泡沫状泪液(箭头所示),细菌脂酶产生皂性物质

反射性泪液

反射性泪液(reflex tears)的特点是泪液呈间歇性涌出,通常与眼表刺激症状或烧灼感有关,取决于病因。可单眼或双眼受累。当阅读、使用电脑或看电视(这些活动会降低瞬目的频率,导致泪液蒸发增加),配戴角膜接触镜,暴露于高温或寒风中时,会加重泪液反射性分泌。眼部检查可以发现眼表改变(如上文所述)、泪河改变、明显的睑缘病变(包括前部睑缘炎、倒睫或眼睑位置异常)。

检查

泪液容量的检查

有经验的临床医师会为患者进行泪河(或泪湖)高度的检查,DES 患者的泪河变浅,而泪道阻塞的患者泪河高度增加。泪河高度可用裂隙灯上的测微计测量。当泪河高度小于 0.2mm 时,意味着泪液分泌减少[22]。采用绿色、黄色或蓝色染色剂着色后,更容易观察(图 30.6)。

Schirmer 试验是通过一个 5mm×35mm 的滤纸来检测泪液量;滤纸一端挂在下睑缘中外 1/3 处,避免与角膜接触,放置时间为 5 分钟。在进行基础分泌性泪液试验(Schirmer 试验 1)时,在放置滤纸前,需使用表面麻醉剂并吸干泪液。5 分钟后,如果滤纸润湿长度

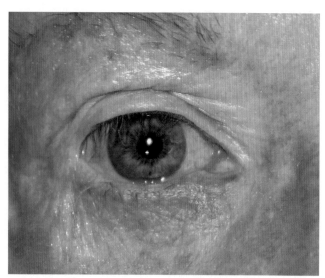

图 30.6 荧光素染色后可见泪河高度增加;患者下睑松弛,伴泪小点外翻

小于 6~8mm,则为干眼。也可以测量滤纸放置一分钟后润湿的长度,再乘以 3,可得到近似的结果。Schirmer 试验 2 不使用表面麻醉剂,与 Schirmer 试验 1 的结果相比,其滤纸湿润长度明显增加,反映了反射性泪液的分泌(图 30.7)[23]。

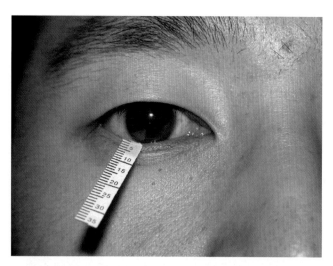

图 30.7 Schirmer 滤纸上的刻度可记录泪液的量,从折痕刻度处算起

酚磺酞实验(phenol red test)是将一根含酚磺酞色染料的棉线挂在睑缘处,黄色棉线与眼泪接触后变为红色,放置 15 秒后测量红色部分的长度,如果小于 9mm 则认为泪液分泌减少[24]。

泪膜稳定性试验

在进行泪膜破裂试验时,眼表的荧光素会随着每

次瞬目运动而进行均匀分布(图30.8)。用裂隙灯上明亮的钴蓝光观察荧光素着染的泪膜,泪膜破裂时间是指最后一次瞬目直到荧光素分布区域出现黑色斑块这一段时间。破裂时间小于10秒,说明杯状细胞减少引起干眼症(因为缺乏黏蛋白)的发生[24]。

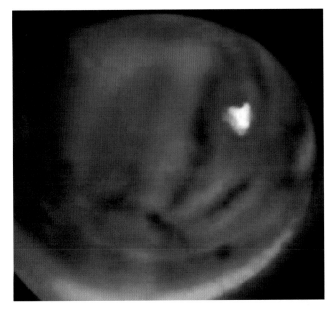

图 30.8 快速泪膜破裂时间表明泪膜内聚力降低,可能是由于泪膜中脂质或黏蛋白缺乏导致

泪液染色试验

荧光素可着染角膜基质层,因此染色后可对角膜上皮缺损性病变进行观察。玫瑰红染色更为敏感,可以对失活的角膜上皮进行观察,甚至在出现明显糜烂之前(图30.9)。但目前玫瑰红染色临床中较少应用[24]。

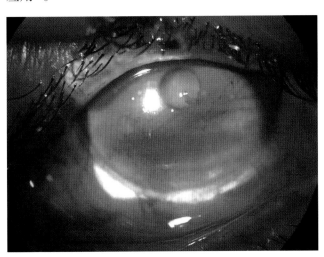

图 30.9 玫瑰红染色可观察失活的结膜和角膜上皮

高渗实验

干眼综合征的一个重要特点是高渗性,这种高渗性与水样物减少有关[20]。

争论:目前,测量泪液渗透压的设备已经商业化,但这些设备更多被应用于科研工作。基于泪膜分布的脂质谱(lipid profiles)也可以用于诊断 MGD,但是目前尚未普及。

治疗

干眼综合征

轻度 DES 的初步诊断和治疗可由家庭医生和验光师完成,多使用人工泪液治疗[25]。

■ 泪液替代:很多泪液替代品(人工泪液)是非处方药。每种制剂的电解质成分、黏性和防腐剂的含量各不相同。对于 DES,理想的人工泪液应该与正常泪液性质相近:pH 6.5~7.6,渗透压 302 ± 6.3 mOsm/L,黏度为 6~12 厘泊(cps)[26]。由于 DES 泪液多为高渗性,而高渗性对眼表症状及药物毒副作用起到一定的作用,因此许多人工泪液都为低渗性。

  ▫ 短效制剂是使用聚乙烯醇或羧甲基纤维素制备的,而长效制剂则包含水性卡波姆凝胶。使用这些润滑剂,在短期内有一定的作用,但作用有限。凡士林油软膏或水凝胶主要用于夜间治疗。一般而言,较为黏稠的制剂其药效更为持久,但可能更易导致视力模糊。

  ▫ 不含防腐剂的人工泪液避免了接触性过敏,均分装于一次性容器中。一些新型防腐剂在与眼表接触时即发生消散,从而降低了过敏风险。

■ 自体血清制剂:通过对受体血清进行离心后制得。其生物化学和物理性能与正常泪液相似,可用于严重患者(上皮细胞明显损伤和营养性溃疡)的治疗[27]。

■ 黏液溶解剂:乙酰半胱氨酸滴眼剂有助于丝状角膜炎中丝状黏液的溶解。

■ 泪小点封闭术:对于病情更为严重的 DES,可进行泪小点封闭术以减少现有泪液的流出,也可减少对人工泪液的需求。暂时性栓子(通常由胶原蛋白制成)可在泪小管内发生溶解,可以对其栓塞效果进行预测。外部栓子被法兰平(flange flush)覆盖,与睑缘相接(图30.10)。永久性栓子,如"smart 栓子",由于导致继发性泪小管瘢痕、泪小管炎或脓性肉芽肿等并发症的发生,临床中应用逐渐减少。通

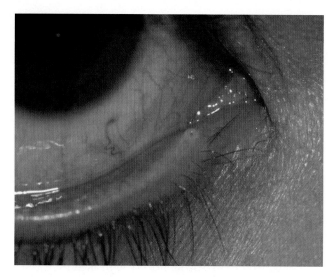

图 30.10 外部栓子栓塞下泪小点

常先阻塞下泪小点,在极少数情况下,对严重 DES 患者进行上泪小点封闭[28]。

争议:热烧灼术也是治疗方法之一,需要进行局部麻醉,但麻醉效果往往较差,因此通常用于外部栓子反复脱出的病例。

■ 治疗药物
　　■ 0.18%稀释的玻璃酸钠可有效减轻 DES 症状,同时可减轻角膜损伤,恢复眼表正常形态[29]。
　　■ 局部消炎药:局部短期使用双氯芬酸或类固醇类药物,可缓解 DES 相关的炎症反应,直至缓慢起效,发挥作用。
　　■ 维生素 A 滴眼液(0.01%的全反式维 A 酸)可以延长泪膜破裂时间[30]。
　　■ 0.05%环孢素 A 乳液(丽眼达):可增加泪液分泌量,减轻杯状细胞的消耗,并可修复受损的上皮细胞,因此推测该药对于更严重的 DES 患者,可以减轻炎症的毒性作用,但对于已接受泪小点封闭术或正在使用其他抗炎药的患者,其效果不佳[31]。该药常与皮质类固醇类眼药配伍使用,以减轻眼部灼热感,通常是在首次使用数周后才发挥药效。
■ MGD 的治疗:MGD 的治疗标准详见第 10 章,包括一套逐渐升级的处理方案:肥皂水擦洗眼睑、热敷、抗生素和皮质类固醇眼膏或滴眼液联合使用、服用鱼油补充剂以及口服四环素。
■ 治疗类天疱疮和 Stevens-Johnson 综合征,参见第 13 章内容。

反射性泪液

反射性流泪治疗的主要目标是根据临床检查发现其潜在病因,有关内容参见反射性泪液分泌的临床特征部分。

最常见的病因是 DES,可以通过简单的泪液补充试验加以证实。

前部睑缘炎(anterior blepharitis therapy)的治疗参见第 10 章,包括葡萄球菌或蠕形螨感染的鉴别和治疗。

要对倒睫和眼睑位置异常导致的眼表刺激症状进行鉴别,治疗详见第 29 章。

过度反射性流泪是对环境因素刺激的反应,可通过配戴墨镜避免强光刺激,或对眼局部进行温热以缓解迎风流泪。

对治疗无效和味觉性流泪的患者,可以通过睑部泪腺注射神经毒素进行治疗,嘱患者向内下方注视,将上睑翻起以暴露睑部泪腺,向其内注射肉毒素 A,剂量为 6U(图 30.11)。药效可持续 3~4 个月。由于药物的扩散,偶尔会引起暂时性上眼上睑下垂或外展无力,但症状通常于 2 周内消失。

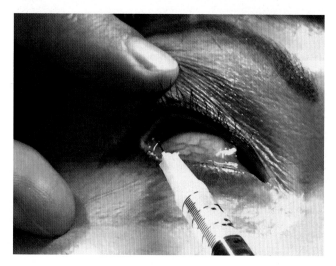

图 30.11 睑部泪腺注射肉毒素

并发症和病程

DES 是一种慢性疾病,需要持久的治疗以缓解其症状。严重情况下,可能会出现角膜上皮缺损或感染,明显影响患者的生活质量和社会活动。

只有发现并且治疗潜在病因,才有可能控制反射性流泪。

泪液的分布

眼睑解剖和泪液引流

分泌的泪膜成分会随着每次瞬目均匀涂布于眼

表,并流向内眦。此过程需要健康的睑缘参与,并且要求睑缘全长贴附于眼表[32]。外眦向上倾斜会导致泪液向鼻侧流动,可降低泪液在颞侧发生泪溢的风险。半月皱襞和泪阜作为内侧屏障,可容纳泪湖中尚未经泪道排泄的泪液(图30.12)。

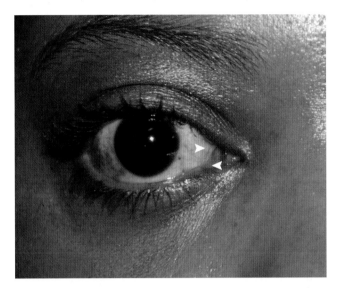

图30.12 瞬目动作使泪液分布于眼表,并形成以半月皱襞和泪阜(上方箭头)为其鼻侧边界的泪湖,下泪小点为其鼻下边界(下方箭头)

"泪泵"机制复杂,在泪液的分布和排泄中起到非常重要的作用(参见第1章)。睑部眼轮匝肌包含睑板前和眶隔前两部分。这两块肌肉的浅头形成内眦韧带腱膜(medial canthal tendon,MCT),将眼睑内侧固定于鼻骨。睑板前眼轮匝肌(Horner 肌)的深头插入泪后嵴,使得眼睑内侧与眼表贴合。眶隔前眼轮匝肌(Jones 肌)的深头插入泪囊筋膜,每次瞬目时可形成泪囊内负压。

眼睑闭合时,泪液被挤压到泪湖。泪囊扩张时,将泪小点向鼻侧牵拉,使泪液引流至泪囊腔。眼睑张开时,泪小点重新回到泪湖,泪囊收缩,推挤泪液通过鼻泪管进入鼻腔(图30.13)。泪总管的 Rosenmuller 瓣有助于防止泪囊收缩时泪液反流[33]。

发病机制和病因学

睑外翻或水平松弛,外眦下移,眼缘对合差或存在不连续性,以及眼轮匝肌无力等,都会导致泪液分布不均匀和泪液排泄系统功能损伤。

面部神经麻痹的病因参见第31章。

流行病学

由眼睑水平松弛所致的泪液分布异常,常发生于

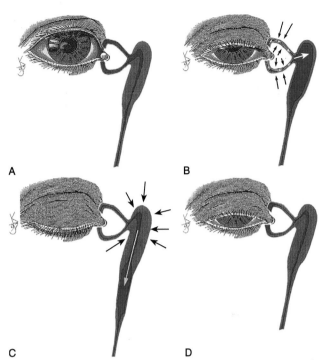

图30.13 正常泪泵。**A.** 眼睑张开时,泪囊收缩,泪液覆盖眼表。**B.** 眼睑闭合引起泪液向下向内流入鼻侧的泪湖,半月皱襞限制其向鼻侧流动。眼轮匝肌肌束与泪囊筋膜相连,可使泪囊扩张,泪小管同时受到挤压,泪液被吸引至泪囊。**C.** 眼轮匝肌完全收缩,导致泪囊上部(箭头所示)受到表浅及深部内眦韧带压迫。**D.** 当眼睑打开时,眼轮匝肌松弛,使整个泪囊恢复到自然状态,使得泪液流入鼻腔。Rosenmuller 瓣可防止泪液反流(With permission from Albert DM,editor. Albert & Jakobiec's principles & practice of ophthalmology. 3rd ed. St. Louis,MO:Elsevier;2008)

老年人,并因经常擦拭眼泪而加重(图30.14)。

特发性或先天性面瘫最常见于20岁以下的年轻人,而听神经瘤或者血管梗死导致的面瘫大多见于40岁以上人群[34]。

临床特征

泪液分布异常可表现为非刺激性流泪,间歇性视觉障碍,用力眨眼时泪液可喷涌而出。

临床检查可发现睑缘异常,眼睑水平松弛,或面瘫(图30.15)。轻度面瘫的一个标志是伴有面部联带运动的神经异常再生(每次闭合眼睑时出现同侧口角以及阔颈肌抽动)。面部联带运动偶尔会被误诊为半侧面肌痉挛(参见第32章)。

临床上应排除泪液分泌和泪液排泄障碍,以确定

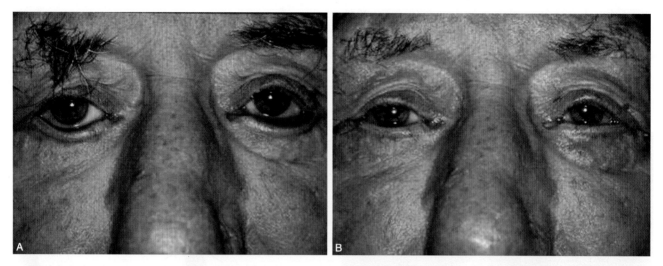

图 30.14   **A.** 退行性下睑外翻导致睑缘及泪小点与眼表无法密切贴合。**B.** 下睑水平收缩术可使下睑复位,与眼表贴合,并使泪小点再次进入泪湖,溢泪得以缓解

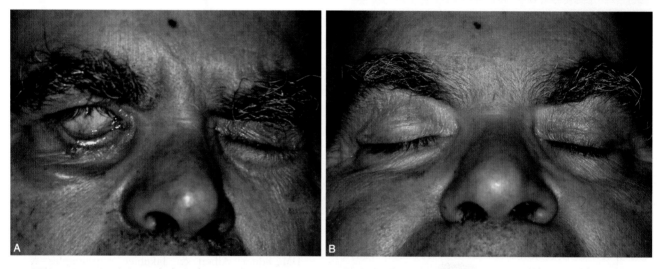

图 30.15   **A.** 右侧面瘫患者在闭眼时,右眼睑无法闭合,右眼下睑出现麻痹性睑外翻。**B.** 右眼上睑负重增加,行下睑外翻水平缩短矫正术,术后患者右睑闭合改善

泪液分布异常是主要诊断。

检查

荧光素染料可在异位眼睑的最低处或下睑穹窿处积存,与对侧正常眼睑相比,泪小点中可能无荧光素。

在诊断面瘫时,必须行 CT 或 MRI 检查,以排除面神经走行过程中的肿瘤或其他可治疗的病因;尤其是对于渐进性麻痹、不完全性麻痹或其他神经系统缺陷而言非常重要。

治疗

对诊断为下睑松弛的患者,可对眼睑进行水平缩短,可采用外眦固定或睑板去除术(tarsal strip proce-

dure)(图 30.14,参见第 29 章)。下睑下移的患者可进行外眦重新定位。可采用胶布对外眦进行暂时性上提,以预测眼睑水平收缩术的潜在疗效。

与面神经麻痹有关的溢泪现象,可能是由以下原因造成的:①由于"眼睑闭合不全"或麻痹性下睑外翻导致角膜上皮缺损引起的反射性流泪;②由于泪泵受损而造成的泪液分布异常;③味觉性流泪。通过使用润滑剂、暂时性睑缘缝合、上睑重物(金)植入术、眼睑收缩术,以及置入植片提升下睑,以改善"眼睑闭合不全"引起的反射性流泪(图 30.15)。下睑水平缩紧术后泪泵功能可能有所改善。也可以考虑植入 Jones 管使泪液发生被动性引流(图 30.16)[35]。对睑部泪腺进行肉毒素注射可有效治疗味觉性流泪(图 30.11;参见第 33 章)[36]。

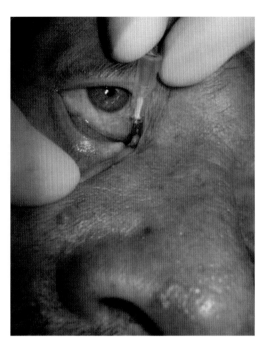

图 30.16　对于面瘫引起的泪泵功能异常，可置入 Jones pyrex 管以促进泪液的清除

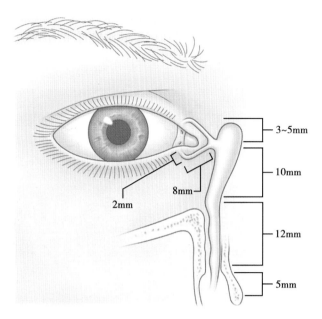

图 30.17　正常的泪道排出途径（From de Toledo AR，Chandler JW，Buffam FV. Lacrimal system：dry-eye states and other conditions. In：Podos SM，Yanoff M，editors，Textbook of ophthalmology，vol. 8. Philadelphia，PA：Elsevier；1994）

泪液的清除（蒸发和排泄）

正常生理学

泪液排出通道始于上、下泪小点，上泪小点更加靠近内眦。当眼睑开大时，泪小点直接开口于泪湖，便于泪液进入泪小管。

大约 40%~50% 的泪液经上泪小点流出，50%~60% 经下泪小点流出[37]。泪小管由三个部分组成：①垂直部高度为 2~3mm，通入壶腹部（一个小的囊状膨大）。②水平部大约 8mm 长，与睑缘平行走行，并以一定角度汇入泪总管，泪总管长度约 2~3mm。③最后泪总管经共同内部凹陷（common internal punctum，CIP）进入泪囊。

泪囊底部位置比 CIP 高 5~8mm，向下逐渐变细延伸为鼻泪管，最终开口于下鼻道，在 CIP 下 15~18mm 处。Hasner 瓣位于鼻泪管开口处，可防止空气和黏液回流入泪囊（图 30.17）。

最近的一项研究显示蒸发在泪液清除过程中发挥着重要作用，在 40%~50% 的相对湿度（Relative humidity，RH）下，24% 的泪液通过蒸发而流失，若 RH 为 20%~25%，则 42% 的泪液通过蒸发而流失。蒸发在干眼综合征（DES）或睑板腺疾病（MGD）患者的泪液流失中的作用相对更高一些[38]。

发病机制和病因学

泪液过度蒸发易患干眼综合征（DES），在一些情况下也会加重，如环境干燥炎热、上睑退缩、泪膜油脂层不足、以及由帕金森病、面神经麻痹、阅读开车时精力集中所导致的瞬目减少。

泪道流出途径中的任何部位都可以发生解剖或功能性障碍。泪道流出通路常被描述为两个系统：上部系统（包括泪小点和泪小管）和下部系统（包括泪囊和鼻泪管）。

泪小点病理学

泪小点发育不全（punctal agenesis）是由于胚胎发育期间泪道流出系统管化形成不全造成的。发育异常种类繁多，可以从泪小点存在无孔膜到泪小点完全缺如及部分或全部泪小管缺如[39]。

获得性泪小点狭窄（acquired punctal stenosis）通常是由泪小点外翻伴有泪小点开口闭锁引起，而泪液缺乏或继发性炎症常为导致泪小点开口闭锁的原因。某些局部制剂（β-受体阻滞剂、胆碱能制剂、前列腺素类似物）和系统性化疗药物（氟尿嘧啶、多西他赛（Docetaxel）、紫杉醇）已被认为与此病有关。局部放疗、眼类天疱疮以及移植物抗宿主病（graft-versus-host disease）为此病的罕见原因[40]。

结膜松弛症可能会导致泪小点阻塞（punctal omlusion），多余的结膜褶皱或肥厚的皱襞可将泪小点开口覆盖（图30.18）。

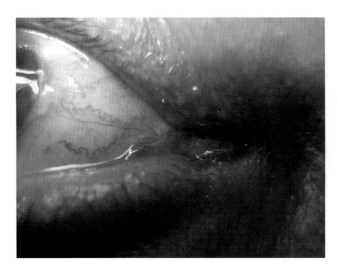

图30.18   冗余的结膜覆盖导致泪小点闭塞的发生。冗余的结膜可以覆盖睑缘并导致继发性溢泪

内眦狭窄可导致上、下泪小点相互接触，可能会限制泪液进入泪小点开口[41]。

泪小点外翻可能被视为退行性改变或由内眦皮肤疾病引起的一种病变，如光化性损伤、湿疹或鱼鳞病及恶性肿瘤等（图30.19）。

泪小管病理学

泪小管发育不全（canalicular agenesis）是由于胚胎发育过程中泪道上皮索管化异常所导致的，通常伴有泪小点发育不全，如果不行手术探查难以诊断[39]。

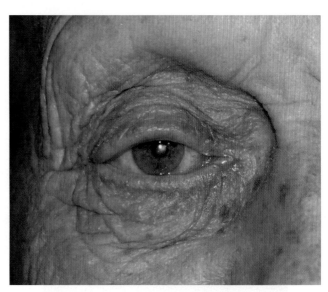

图30.19   泪小点外翻可能会导致继发性泪小点狭窄

泪道瘘（anlage fistula），是指泪总管或下泪小管与皮肤之间相通的管道，是一种先天性的多余管道。可伴有鼻泪管或泪小管阻塞（图30.20；参见第9章）[42]。

获得性泪小管狭窄（acquired canalicular stenosis），狭窄的泪小管邻近泪小点或泪总管，可能是由于泪管栓子的留置，泪小管炎造成的瘢痕及泪道探查造成的创伤所引起。其他常见原因包括腺病毒或单纯疱疹病毒感染（参见第10章）抗青光眼药物和全身化疗药物（见前文，泪小点狭窄所列药物）的应用等。

泪小管炎（canaliculitis），通常是由放线菌、链球菌、葡萄球菌或念珠菌感染引起（图30.21；参见第10

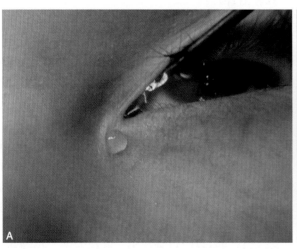
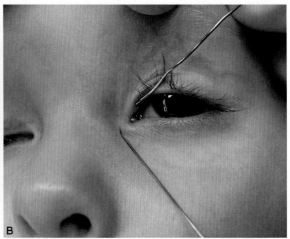

图30.20   A.当向泪小管内注射荧光素时，泪道瘘处会排出荧光素。B.将探针置入泪小管和泪道瘘管进行探通，它们相互接触的位置即为病变的原发部位

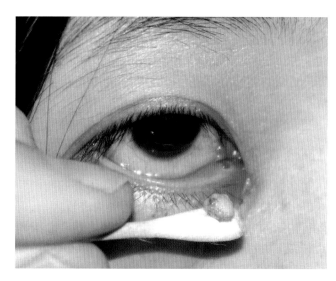

图 30.21　下泪小管感染所产生的大块泪小管结石（canaliculith）（硫磺样颗粒）。革兰氏染色证实为伊氏放线菌感染

章）[43]。

泪囊及鼻泪管病理学

先天性鼻泪管阻塞（nasolacrimal duct obstruction，NLDO）是一种常见的先天性疾病，是由于下鼻道 Hasner 瓣处的鼻泪管没有完全管化所致[44]。

泪囊膨出（dacryocele）是由于管道闭锁导致羊水滞留，引起泪囊和鼻泪管发生膨胀，有时膨胀范围可超出鼻泪管区域而堵塞下鼻道。

原发性获得性 NLDO 主要是由慢性炎症引起鼻泪管黏膜增厚所致。化妆品的化学成分（钛、铁、铬）可能在炎症中起到一定的作用[32]。

引起 NLDO 的次要原因包括泪石（泪囊内的结石）、黏液栓、管内或管外的肿瘤形成（参见第 20 章）、体外放射治疗和面中部创伤（参见第 35 章）。

急性和慢性泪囊炎可能伴有或不伴有潜在的 NLDO（参见第 10 章）。

流行病学

泪小点、泪小管和鼻泪管的获得性狭窄在女性更为常见，且随着年龄增加而增加。在原发性获得性 NLDO 中，女性患者的数量比男性多 5 倍，这可能是因为女性泪道较为狭窄或是由于化妆品中的刺激性成分所致[32,45]。唐氏综合征的患者更易出现泪管异常（包括泪道瘘）、鼻泪管阻塞和泪囊炎。鼻部病变，包括鼻中隔偏曲、慢性鼻或鼻息肉等，都可增加泪囊感染的风险。

临床特征

泪小点疾病

泪小点发育异常（punctal agenesis）表现为非化脓性溢泪，一个或多个泪小点缺如。如果存在乳头，则泪小管显露的可能性更大。获得性泪小点狭窄可伴有溢泪，这取决于泪液产生的情况与泪液排出通路的功能。对于老年患者，泪小点闭塞并不是棘手的问题，因为患者已存在干眼。由于环境因素或情绪所导致的反射性流泪，反而会更成为问题[40]。

结膜松弛症（conjunctivochalasis）常通过裂隙灯生物显微镜检查来确定；有时多余的结膜不仅覆盖泪小点，而且可能覆盖睑缘，引起泪液的分流和溢出（图 30.18）。如果单侧溢泪是因结膜冗余引起，则受累侧会表现为更多的结膜褶皱[46]。

如果在裂隙灯显微镜下泪小点可见，且眼睑未见移位，则说明存在泪小点外翻的可能。因为外翻的泪小点可能会被遮挡起来，检查者肉眼可能看不到（图 30.19）。此外，也可能存在溢泪，这取决于个人的基础泪液分泌量与环境因素。在一些慢性病例中，暴露的结膜可能会出现肥厚和充血，泪小点也狭窄。

泪小管疾病

泪小管发育不全（canalicular agenesis）几乎总伴有泪小点发育不全。用探针探查泪小管来确诊是否存在泪小管狭窄。如果泪小管局部发育不全，探针可以通过泪小管的狭窄区域。探针探查泪小管，也可以导致泪小管形成假道。为了避免泪小管假道形成，临床医生在探查泪小管时，将眼睑向颞侧牵拉，并将放置于泪小管内的探针与睑缘保持平行。若泪小点附近的泪小管发生完全狭窄，将无法确认其余部分泪小管是否开放。对受累侧泪小管进行冲洗往往可出现冲洗液迅速反流以及疼痛感。

泪道瘘（anlage fistula）常表现为一个向内凹陷的小孔，多位于下泪小点颞下方，泪液可以自发的自小孔流向面颊，或泪道冲洗时冲洗液也可以自小孔流向面颊（图 30.20A）。可以通过瘘管中金属探针与下泪小管中金属探针之间的相互接触，来确定瘘管位置（图 30.20B）。在一些病例中，鼻泪管可能部分或完全堵塞，一旦发生感染，脓性分泌物可以从瘘管中溢出（参见第 10 章）[42]。

泪小管炎（canaliculitis）可以累及上下泪小管，相对而言下泪小管更易受累，有时两者同时受累。泪小管炎常常确诊很晚,通常伴有慢性黏液分泌物,结膜充血,有时也可出现溢泪。泪小点可能会"突出(pout)",对泪小管施压可能会导致脓性分泌物自泪小点流出,甚至可见"结石",这种硫磺样颗粒常被认为是放线菌属感染的诊断证据(图30.21)。若出现化脓性肉芽肿,则提示先前有泪小点栓子留置的可能。通过冲洗对侧泪小管,通常可以证实鼻泪管是否通畅(参见第10章)。

下泪道流出障碍疾病

先天性NLDO通常表现为慢性溢泪,复发性结膜炎,睑缘分泌物,以及可分泌黏液的内眦部肿块。

当Hasner和Rosenmuller瓣膜阻塞时,0.1%的先天性NLDO可能会发生泪囊膨出(dacryocystocele,amniocele)[44]。膨出的泪囊呈蓝色肿块,通常位于内眦韧带下方,也可伴发鼻内囊肿,如果鼻内囊肿足够大,可能会造成鼻道阻塞,在新生儿睡眠或喂食时可发生呼吸窘迫[47]。

获得性泪管狭窄(acquired dacryostenosis)表现为溢泪,特别是在反射性泪液超出泪道系统所能承受的范围时。如果Rosenmuller瓣膜功能正常,泪囊分泌物可能会积聚形成黏液囊肿,表现为内眦下方的质韧肿块。泪囊黏液囊肿可与内眦区其他肿块进行区别,前者行泪道冲洗时表现为鼻泪管阻塞,肿块通常位于内眦韧带下方,触及肿块有波动感,轻微指压肿物可见黏液样物质通过泪小点反流(图30.22)。

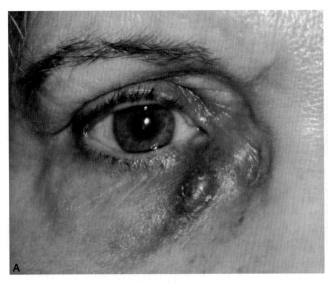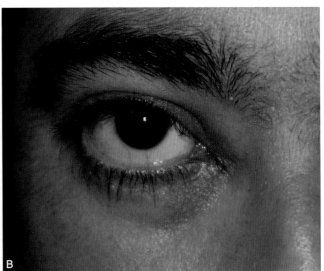

图30.22 A.慢性泪管狭窄患者发生了泪囊黏液囊肿,肿块位于内眦下方。B.额窦黏液囊肿的肿块位于内眦上方

在继发感染(泪囊炎)的病例中,肿块可变软,感染可能会扩散至周围的眶隔前组织,皮肤表现为明显红肿(图30.23)。

由于泪石(dacryolith)可以周期性存在于鼻泪管的颈部,故可能会引起间歇性的溢泪,甚至泪囊炎的发生。泪道冲洗时冲洗液可能会绕泪石而流过。

其他原因引起的内眦部肿块通常不会引起典型的泪道冲洗阻塞,泪囊施压时也不会出现黏液样物质自泪小点反流。

鉴别诊断

- 泪小管炎:结膜炎、泪囊炎。
- 获得性泪溢:DES、MGD、反射性流泪、情绪性流泪、泪道引流系统阻塞、味觉性流泪。
- 先天性溢泪:先天性青光眼、无虹膜症/白化病、先天性NLDO。
- 泪囊肿物:筛窦黏液囊肿或黏液脓肿、皮下囊肿、泪囊黏液囊肿、泪囊炎、脑膨出、泪囊憩室、泪囊或鼻窦的肿瘤。

筛窦病变通常会引起典型的内眦韧带上方肿胀,并可能会使眼球向颞侧移位。皮肤瘘管可由黏液脓肿(mucopyoceles)形成。泪囊肿瘤可能会引起内眦韧带上方发生肿胀和出现血泪。皮下囊肿不伴有溢泪,并且泪道冲洗通畅。

检查

临床泪道试验

这些试验可以是功能性的(染料消失试验)、解剖

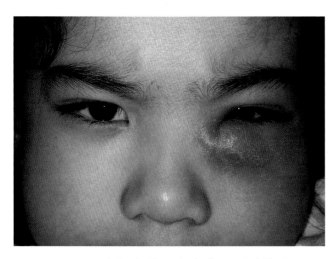

图 30.23 左侧急性泪囊炎伴眶隔前蜂窝织炎。通过鼻内镜行泪囊鼻腔吻合术联合口服抗生素治疗成功

性的（泪道冲洗）或功能及解剖性的（Jones 染色试验）。这些试验的具体细节参见第 3 章内容。

染料消失试验（dye disappearance test，DDT）：将荧光素染料注入结膜下穹窿，染料应在 5 分钟内消失。采用钴蓝光对双眼的泪河高度进行对比评估，并对染料的相对存留量进行评估。在双眼不对称溢泪患者中，染料在泪溢侧眼保持相对持久，表明存在泪液分布问题或泪液流出通道存在功能性阻塞。

泪道冲洗（lacrimal irrigation）：扩张泪小点，使用带有 23~27 号规格钝套管的 3ml 注射器将盐水缓慢注入泪小管。如果盐水自由进入鼻腔，提示泪道解剖结构通畅。如果泪道部分阻塞，冲洗时可能会导致冲洗液从对侧泪小管发生反流，并可对泪道相对阻塞程度进行评估。泪总管或鼻泪管完全阻塞将导致冲洗液从对侧泪小管发生完全反流。黏液或脓性分泌物提示可能存在感染，而血性分泌物则提示泪囊肿瘤的可能。经同一泪小管反流提示存在泪小管梗阻。在这种情况下，采用探针轻柔探查可以确定泪道狭窄或堵塞的位置。

Jones 染色试验（Jones dye tests）：（图 30.24）该试验可以明确泪道功能或解剖结构发生障碍的位置[48]。Jones 染色试验通常泪道冲洗通畅而泪河面很高，表明泪道可能存在功能性障碍时才被使用。有些临床医生可能会优先选择该试验，而非染料消失试验和泪道冲洗试验。

在 Jones 试验 Ⅰ 中，将荧光素滴入结膜穹窿中，并在下鼻道内喷射减轻充血剂或局部麻醉剂，几分钟后，将一个棉签置于下鼻道内。若试验结果阳性（荧

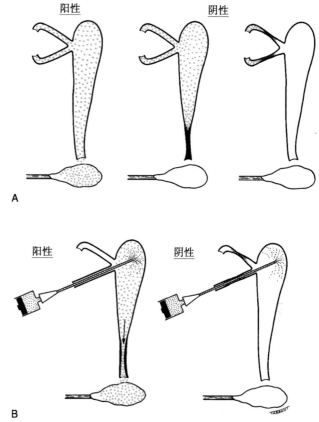

图 30.24 A. Jones 试验 Ⅰ：将荧光素染料滴入结膜下穹窿，并在下鼻甲下放置棉签。可见染料为试验结果阳性，表现泪道结构和功能正常（左侧图）。试验结果阴性表明泪道存在解剖结构性阻塞（中间图）或功能性阻塞（右侧图）。B. Jones 试验 Ⅱ：把残存于结膜下穹窿内的染料清除，并用生理盐水冲洗泪小管。在下鼻道处发现染料为 Jones 试验 Ⅱ 阳性，表明泪道部分阻塞或 Jones 试验 Ⅰ 假阴性。Jones 试验 Ⅱ 结果阴性，如果可得到清亮液体，表明上部泪道系统功能不足；如果染料及反流皆无，表明泪道阻塞（With permission from Bowling B, Kanski's Clinical Ophthalmology. A Systematic Approach. 8th Edition, 2016, Saunders, Elsevier）

光素着染棉签尖）表明泪道功能及解剖结构的完好。试验结果阴性提示功能或解剖结构性阻塞的存在。

如果棉签上未见染料着色，则需进行 Jones 试验 Ⅱ。将染料从泪囊内清除，并用生理盐水冲洗下泪小管；然后，嘱患者将鼻腔内的物质吹至纸巾上，或将一个棉签置于下鼻道之下。如果荧光素染色的生理盐水能够进入鼻腔，表明泪道内存在功能性阻塞，而非真正的解剖结构性阻塞。如果得到的是清亮的生理盐水，提示存在泪泵衰竭（泪液不能从结膜囊进入泪道引流系统，这属于泪液分布问题）。若没有液体通

过,则为泪道解剖结构性阻塞。

鼻腔检查

对于泪道阻塞的患者,均应对鼻腔进行检查,可以采用鼻窥器和前照灯直视下进行鼻腔检查,也可以在诊室内采用鼻内镜进行检查。鼻腔检查可能有助于诊断鼻息肉、变应性鼻炎、慢性鼻炎、鼻中隔偏曲或黏膜疾病,如肉样瘤或伴多血管炎的肉芽肿(Wegener肉芽肿)。根据检查结果,可能需要进行全身性疾病的检查,并转诊至耳鼻喉科医师,或对已计划的鼻内泪道手术方案进行调整。

泪囊造影

泪囊造影(dacryocystography)可以提供明确的泪道系统解剖情况的 X 线平片,与荧光透视检查相比,其辐射量相对较低。在 X 线拍片前,首先采用水溶性造影剂灌注泪小管[49,50]。这样就可以直观地观察到整个泪道系统内的阻塞部位(图 30.25)。

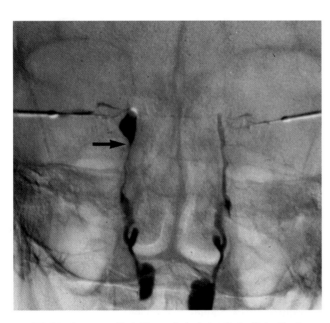

图 30.25 泪囊造影可以确定泪囊与鼻泪管连接处存在狭窄(箭头)以及狭窄前存在泪囊扩张(From Hurwitz JJ. The lacrimal system. Philadelphia, PA:Lippincott-Raven Publishers;1986:p. 69,with permission by Wolters Kluwer,LWW)

争议:许多泪道外科医生很少或从不采用该检查方法,对可疑病变的患者通常主要依靠临床泪道检查或 CT 检查。其他医生通常对所有的 NLDO 患者进行该项检查,还有一些医生发现该项检查也具有如下适应证:

1. 怀疑功能性阻塞[51]:在完整的管道系统中确定狭窄部位。

2. DCR 术后流泪:确定阻塞部位。

3. 鼻腔或鼻窦疾病:对泪道通路进行检查。

4. 泪石或泪囊潴留综合征(dacryocystic retention syndrome)[52]。

5. 鼻内 DCR 术前准备:评估泪囊大小,预测成功率。

CT——泪囊造影术

当怀疑泪道内或其周围发生肿瘤时,泪囊造影(dacryocystography,DCG)联合 CT 检查有助于诊断,也有助于记录创伤或鼻窦病变引起的泪道解剖结构的改变。单纯 CT 增强扫描也可以提供相似的影像学信息[53](图 30.26)。实际上,CT 联合 DCG 可以对泪道系统进行最为详细的影像学观察。

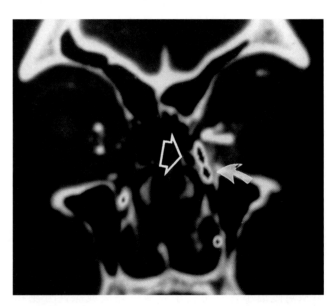

图 30.26 CT 联合泪囊造影可见左侧泪囊内存在两块泪石(箭头)(From Hurwitz JJ. The lacrimal system. Philadelphia, PA:Lippincott-Raven Publishers;1986:p. 84,with permission by Wolters Kluwer,LWW)

泪囊闪烁摄影检查(泪道核医学扫描)

泪囊闪烁摄影检查(dacryoscintigraphy)是一种生理学试验,采用 γ 射线照相机来计量放射性标记元素锝通过泪道的路径。由于没有外力迫使液体进入泪道系统,故可以评估生理性的泪液运动。该检查辐射剂量低,尤其是在泪道系统通畅时。该检查通常仅在泪道解剖结构完整但怀疑存在功能性阻塞的情况下使用[54]（图30.27）。

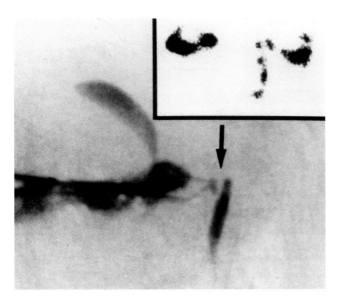

图30.27 泪囊闪烁摄影检查显示右眼泪液引流完全缺乏，而泪囊造影显示泪总管阻塞（箭头）（From Hurwitz JJ. The lacrimal system. Philadelphia, PA：Lippincott-Raven Publishers；1986：p. 79, with permission by Wolters Kluwer, LWW）

超声检查

当泪道冲洗不能确定时，B型超声扫描有助于区分泪囊肿物病变性质的囊实性。一些学者认为可以采用超声生物显微镜（UBM）[55]来显示泪小管口径，确定发生移位的泪小点栓子或泪小管结石[56]。

争议：泪道外科医生对于泪道旁路手术前首选的特殊检查持不同观点。一些人主张常规选用CT。一个共识建议将DCG应用于上述所列出特定的适应证，并且不建议使用泪囊闪烁摄影检查或超声检查。另一个共识不鼓励使用DCG，但建议对于没有明显泪道阻塞而功能性溢泪明显者，进行泪囊闪烁摄影检查。

治疗

泪小点疾病

泪小点发育不全（punctal agenesis）通常需要在泪小点正常位置鼻侧做一个小切口进行手术探查。若泪小管存在，则需行泪小点成形联合暂时性硅胶管置入手术。若泪小管缺如，则需行结膜泪囊鼻腔吻合联合Jones pyrex泪管植入术进行治疗（见下文）。

泪小点狭窄（punctal stenosis）通常可以采用别针或精细的泪小点扩张器进行治疗。如有必要，还可行三剪式（three-snip）泪小点成形术。在泪小点成形术中需要将切口错开，以防其再次发生狭窄。若泪小点再次发生狭窄，则需行插管术或带孔泪小点栓子植入术[40]。

结膜冗余导致的泪小点阻塞，可以以烧灼或切除覆盖其上的结膜组织进行治疗。上下泪小点相互接触并发生阻塞者，可通过手术抬高上睑或通过手术水平缩短下睑，以便使下泪小点向颞侧移位，从而使上下泪小点分离。

治疗接触性皮炎或其他皮肤疾病有助于泪小点外翻的处置。向上方按摩或对受累泪小点下方位于中央的结膜和下睑缩肌进行椭圆形切除，即内侧梭形切除，可能对由退行性改变所致的鼻侧下睑外翻有效。采用反转双臂可吸收缝线来闭合椭圆形切口，缝合切口两端时，针向下穿过眼睑全层以便产生一个额外的向内旋转力。缝合时必须谨慎小心，以避免损伤泪小管和泪阜。此手术可与眼睑水平缩短术联合应用（30.14图）。

泪小管疾病

泪小管狭窄：用探针探查受累泪小管可以发现泪小管阻塞的远端位置，该位置与泪小点最为邻近。靠近泪总管的泪小管阻塞，其长度可能较短。采用中央有探针型号为20的微型环钻常常能够成功进行探通（图30.28）[57]。如果探通后泪道冲洗证实操作成功，可在单侧或双侧泪小管内植入临时支架。靠近泪小点的泪小管阻塞可能会累及长短不定的一段泪小管，可以尝试使用微型环钻，但成功率低。对于泪小管创伤修复不成功所形成的局灶性瘢痕，可能需要重新切开伤口，并尝试用支架对伤口进行二次修复。另外，还需放置一个Jones pyrex旁路泪管[42]。

泪小管炎：参见第10章

泪道瘘（lacrimal anlage fistula）：若无症状，先天性辅助性泪管可以观察，一些会自发萎缩并闭合。伴有泪液或黏液流出的泪道瘘最好直接切除。

争议：一些作者提倡进行瘘管切除时常规行DCR手术，因为存在相关泪道阻塞的风险。然而，另一些人主张检查相关的泪液流出系统，对鼻泪管狭窄者放置扩张支撑物。只有在鼻泪管发生完全性阻塞时才行DCR手术[42]。

鼻泪管阻塞

先天性鼻泪管阻塞（congenital nasolacrimal duct obstruction） 由于90%的先天性泪管狭窄（dacryostenosis）在一年内痊愈，因此保守治疗是推荐的治疗方法。

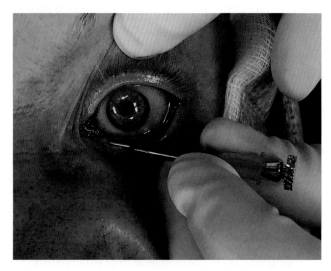

图 30.28 泪道钻顺利通过靠近泪总管处的下泪小管狭窄带

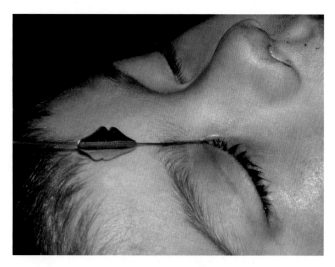

图 30.29 泪道探针平行于面部平面,以一个向下、且轻微向颞侧偏斜的角度进针,治疗先天性鼻泪管阻塞

在喂养时,用手指在泪囊区向下按摩(Crigler 法)[58],局部抗生素应用联合眼睑清洁来治疗间歇性结膜炎。出生 13 个月以后,鼻泪管阻塞发生自发性消退的机会减少,对治疗的反应也会逐渐减弱,因此建议进行泪道探通[59]。泪道探通时应小心谨慎,以避免对脆弱的泪小管造成无意的创伤,并发生假道或出血(图 30.29)。

初次探查的成功率随着年龄增长而降低,但最近的一项回顾性研究报道显示总体成功率超过 75%,双侧发病者结局较差[60,61]。即使儿童年龄增长几岁,初此探查仍可能成功[62]。

探查失败后,可重复探查并置入硅胶支架,扩大

下鼻道开口。

对于探查失败或硅胶支架置入后再狭窄的患者,可以考虑球囊鼻泪管成形术(Balloon dacryoplasty)。将一个市售的 2mm 或 3mm 球囊导管从上泪小管插入,经过鼻泪管再从鼻孔中取回。然后将其朝眼睛所在方向回退至测量好的长度,使球囊刚好位于鼻泪管开口处 Hasner 瓣膜的位置。球囊充气膨胀至 8 个大气压(Atm)维持 90 秒,然后放气使球囊缩小,回退球囊使之与鼻泪管长度保持一致,再膨胀到 8 个大气压维持 90 秒(图 30.30)。

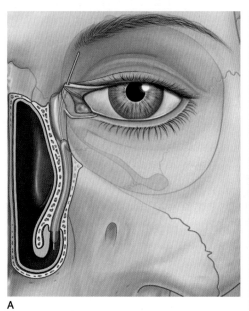
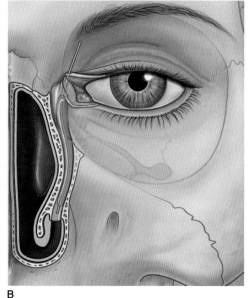

A

B

图 30.30 球囊鼻泪管成形术。A. 在鼻泪管下端 Hasner 瓣所在水平,将泪道气囊充气膨胀。B. 将导管回退至预计的距离,再次膨胀以扩张泪道

如果支架置入失败,将考虑泪囊鼻腔吻合术。

争议: 确定先天性 NLDO 患者探查或支架置入的最佳时机很困难。一些外科医生建议采用逐步的方法,出生后 1 年可进行探查,复发后再行支架置入。另一些人则认为,开始时就放置支架是一种更快、更确切的解决方案。如果父母发现患儿有黏液脓性分泌物,一些外科医生更倾向于尽早探查,但对于那些仅有明显泪溢的患儿则会选择不定期观察。

泪囊膨出(dacryocystocele/amniocele)　如果泪囊膨出体积较小,可采用保守治疗或进行轻微按摩,并且有可能自发性地向鼻腔开放。较大体积的泪囊膨出可以在产前超声检查时被发现[47]。对体积较大或双侧发生的泪囊膨出应该进行检查,以便发现可能存在的鼻内囊肿和鼻道堵塞。这些会在新生儿喂养和睡眠时对其呼吸造成损害。对于罹患持久、体积较大或感染的泪囊膨出患儿,确切的治疗包括鼻内开孔或简捷的泪道探查。

获得性鼻泪管阻塞(acquired nasolacrimal duct obstruction)(鼻泪管狭窄,dacryostenosis)　获得性鼻泪管阻塞保守治疗可能适合于几乎无溢泪(因为存在干眼)并且不伴有泪囊炎的老年患者。对于拒绝手术治疗且伴有轻微溢泪的患者,建议其用亚麻手巾擦拭眼泪,避免接触可能致敏的香水和经漂白的湿巾,避免慢性向下牵引眼睑,因为这样可能会加剧泪小点外翻。

DCR 是非感染性 NLDO 的首选手术方式,即去除泪囊和鼻腔之间的黏膜和骨质层,并在它们之间造一个小孔。

外路 DCR 采用改良的 Lynch 或下睑皮肤皱褶切口。在泪前嵴及其下的泪骨、上颌骨额突处钻孔或用咬骨钳咬开,开放泪囊及鼻腔黏膜。缝合前黏膜瓣和(或)后黏膜瓣。据报道,该手术成功率可达 90% ~ 95%[63]。

鼻内入路 DCR 可以在鼻内制作引流孔,进而避免了皮肤切开和泪前嵴的移除。将 25 号玻璃体切割所用的导光纤维经过泪小管插入泪囊,透过薄的泪骨壁在鼻腔内可以确定被光线照亮的泪囊位置。采用 Kerrison 咬骨钳或钻头制作骨孔,切开其下的泪囊壁,并制作铰链式瓣(hinged flap)。

经泪小管入路法,是将激光自上泪小管插入,在泪囊和鼻腔之间烧灼出一个小孔。操作时务必谨慎,避免在泪小管内造成热损伤。骨质较厚的患者可能会出现更小、更靠下的孔口。据报道该术式成功率明显降低。

争议: 鼻内 DCR 是否需要内镜? 由于激光和内镜的使用,这种术式再次被引入,但早在 100 年前,该手术是在直视下使用机械仪器来完成的。几乎没有医生会继续使用激光来进行这种手术,同时,许多外科医生在没有内镜的情况下也成功地完成了鼻内 DCR[63]。

内镜的优点是可以通过连接视频对手术野进行放大,以便更好地进行教学和记录;如果使用 30° 角的视野,也可对泪囊后壁进行开窗。

直视下操作,使用小型放大镜和自固定式鼻窥镜,垂直固定于鼻窥镜上的叶片可以压迫鼻孔周围的血管(图 30.31A)。手术不需要使用头灯,而是通过导光管里发出的光线来估计剩余骨质的厚度以及泪囊的位置(图 30.31A、B)。外科医生坐在手术部位对侧,可直接看到鼻腔内壁(图 30.31C)。

这种技术需要从泪囊前表面移除更多骨质以便进行泪囊造口,这样的造口位置更加靠前,且远离精细的眶内软组织(图 30.31D、E)。这种技术在无视频和内镜的情况下也可以进行,其成本更低,且操作便捷。术者可以直视手术部位,也可以观察到手术器械与内眦外部解剖结构之间的关系。在使用自固定牵开器和无内镜的情况下,术者可以用双手进行仪器操作[6,63]。

争议: 选择外路 DCR 还是鼻内 DCR 主要取决于外科医生以及个人的偏好和经验。外路 DCR 支持者认为该手术疗效更为明确持久;手术野更加直观,瓣膜便于修复和缝合;外路 DCR 可在局部麻醉下进行。多年来,外路 DCR 一直被认为是"金标准"术式。

鼻内 DCR 的支持者认为该术式可以一种更为直接的方法到达手术部位,可以避免皮肤切口,术后可以更快恢复。经鼻内 DCR,手术时也可以发现鼻内病变,并可同时对其进行处理,从而提高了手术成功率。尽管鼻内 DCR 原始报道的手术成功率较外路 DCR 的最佳结果低 5% ~ 10%,但最近的报道显示两者成功率结果类似。

与外路 DCR 相比,大部分鼻内 DCR 需在全身麻醉下进行,全身麻醉的操作简捷且耐受性好。两种手术都可在门诊进行。若不使用内镜行鼻内 DCR,则手术花费将少于经内镜或经外路的 DCR。

争议: 对于开口处放置硅胶支架的效果目前尚不明确。迄今为止,只有两个随机对照试验比较了鼻内 DCR 中使用支架的情况。第一项研究入组样本量为 120 个患者(此样本量仅具备检测成功率差异达 20% 以上两组之间的变异),发现支架植入组与无支架植入组之间的结果无统计学差异[64]。然而,最近一项研

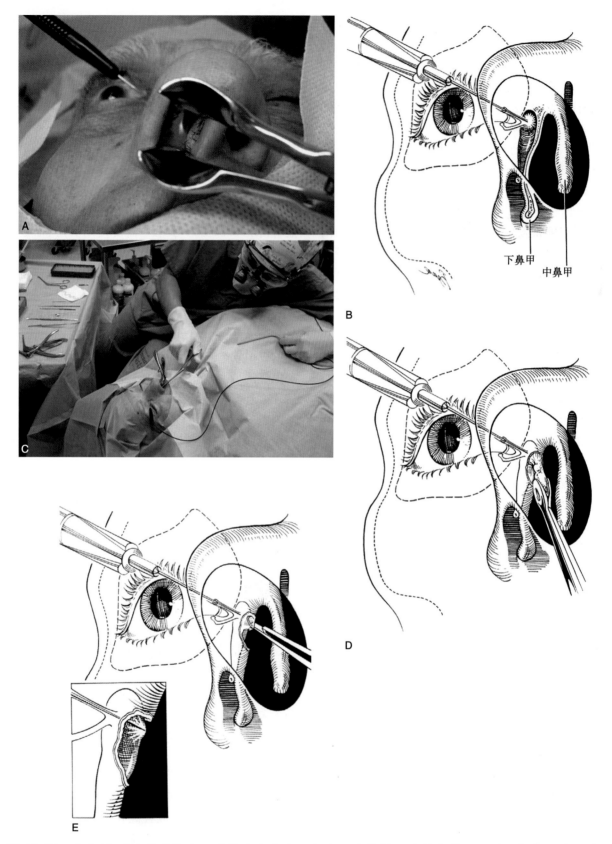

下鼻甲   中鼻甲

B

D

E

图 30.31 A 和 B. 无内镜下鼻内泪囊鼻腔吻合术。经上泪小管插入光导纤维至泪囊,光线可透照过泪骨,术者可从带有叶片的自固定鼻窥镜扩张开的鼻孔内看到鼻内结构。C. 术者坐在与手术部位相对的一侧,可直接观察颞侧手术操作区。D. 切开鼻腔黏膜,用筛骨钳咬除。E. 使用 2~3mm Kerrison 咬骨钳去除骨质,保持导光纤维在水平状态下也可进入泪囊(B、D、E,from Dolman PJ. Comparison of external dacryocys-torhinostomy with nonlaser endonasal dacryocystorhinostomy. Ophthalmology 2003;110(1):78-84)

究招募了 300 名患者，具备确定两组之间存在 10% 差异的检验能力。研究结果发现，与无支架植入组相比，支架植入组的成功率要高出 7%（94.7% 与 87.8%；$p=0.03$）。就手术失败率而言，无支架植入组的失败率（12.2%）是支架植入组失败率（5.3%）的两倍多[65]。

无论是外路还是鼻内 DCR，一些外科医生都提倡使用抗代谢物，如丝裂霉素 C 或糖皮质激素浸泡的海绵，以减少瘢痕形成。另外一些医生提倡使用双支架而非单支架[66]。然而，这些结果都来自于非对照性试验，因此这些附加措施的相对效益仍然未知。

争议：一些外科医生认为，无论采取何种术式，都应在 DCR 过程中进行泪囊组织的活检。这种方法的产出率相对较低[67]。一种更合理的方法是在手术前根据下列情况对可疑病例进行识别，如不分泌黏液的泪囊实性肿块，延伸到内眦韧带之上的肿块，或存在血泪、鼻出血现象。在这些情况下，增强 CT 扫描有助于肿瘤的识别。在进行外路 DCR 时，如果怀疑有泪囊肿瘤，在造骨孔前应先对病变取样进行冷冻切片检查。如果恶性肿瘤确实存在，则可终止手术，并选择更为有效和确切的处置方式。在鼻内 DCR 时，如果怀疑有肿瘤，应进行活检，并根据病理结果规划后续的治疗方案。

泪囊炎（dacryocystitis）　有关急性和慢性泪囊炎的处理参见第 10 章内容。通常需要口服或静脉应用抗生素治疗，接着可行外路或鼻内 DCR，这取决于外科医生的偏好。

尽管一些外科医生认为经皮引流泪囊脓肿应推迟实施，但经皮引流术（使用大口径针头或局部切口）是一种有效的方法，可以排出脓液，加速愈合，并可对脓液进行培养。瘘管形成很少见，但如果发生，后期可以在 DCR 手术时进行切除[68]。当发生泪囊脓肿时，鼻内 DCR 可以尽快实施，但外路 DCR 通常会被延迟实施，直到眶隔前炎症消退。

对急性或慢性泪囊炎患者，其眼内手术应该推迟实施，直到感染被清除，梗阻被 DCR 解除。在眼内手术前是否应该常规冲洗泪道，存在争议。但至少应该按压泪囊，如果有黏液反流，应转给泪道外科医生安排旁路手术。无明显黏液产生的 NLDO 患者，DCR 可能被延迟至眼内手术后。但是应该为患者提供 DCR 治疗，并警告患者这样发生眼内炎的风险会增加。在泪小管阻塞的情况下，感染风险可被忽略，但是放置可以连通鼻腔的 Jones pyrex 管之后，细菌感染风险会增加，而不会减少。

泪囊切除术（dacryocystectomy）是不需要在鼻部造口的切除泪囊的手术。一些外科医生建议把它作为慢性泪囊炎治疗的一种快速的可供选择的方法，尤其适合于年长的患者。尽管泪囊切除术是许多发生于泪囊内肿瘤的决定性治疗术式，但不推荐用于泪囊炎的治疗。

泪石（dacryolith）　这些泪石可能会自动通过泪道，特别是随着泪道冲洗或使用鼻减充血剂后。对于复发性阻塞或泪囊炎，建议采用 DCR 治疗。

Jones 管　这些永久性 pyrex 管用于治疗有症状且环钻治疗无效的泪小管狭窄。Jones 管通过鼻内 DCR 的方法放置相对简单，但必须注意选择长度合适的管子，并将其安放于正确位置，使泪液能够自动地流入鼻腔（图 30.32）。这些管子可能会向鼻腔或眼部移动，因此需要对其固定以协助调整其位置，具体措施包括采用领缝孔（suture hole in the collar）、沿管的轴向将其变得粗糙不平及使用硅胶法兰盘进行固定等。因为 Jones 管会逐渐堵塞，所以需要每日进行清理，通过捏鼻孔擤鼻涕排出黏液，每 1～2 年更换一次[69]。

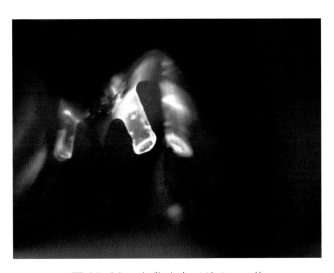

图 30.32　右鼻腔内可见 Jones 管

总结

泪液可为角膜提供营养和保护，制造光滑清晰的光学表面，以及传达情感。在这些方面泪液都发挥着关键作用。正常的泪液流动包括三个阶段：①产生阶段（泪腺分泌，杯状细胞分泌黏蛋白，Meibomian 腺分泌脂质）；②通过瞬目和泪泵作用，泪液进行分布；③通过排出和蒸发作用，进行泪液的清除。泪器系统疾病可能发生在这三个阶段的任何一个阶段，需要特殊的试验来确定，并根据受影响的解剖结构进行针对性处理。

参考文献

*1. Harish V, Benger RS. Origins of lacrimal surgery, and evolution of dacryocystorhinostomy to the present. *Clin Experiment Ophthalmol* 2014;**42**:284–7.
An excellent review of the history and evolution of lacrimal surgery.

2. Vesalius A, Richardson WF, Carman JB. On the fabric of the human body: a translation of De Humani Corporis Fabrica Libri Septem. Novato, CA: Norman Publishing; 2007.

3. Price J. Dominique Anel and the small lachrymal syringe. *Med Hist* 1969;**13**:340–54.

*4. Caldwell G. Two new operations for obstruction of the nasal duct, with preservation of the canaliculi, and with an incidental description of a new lachrymal probe. *Am J Ophthalmol* 1893;**10**:189–93.
The first published description of an endonasal lacrimal bypass procedure that is remarkably similar to current techniques.

5. Toti A. Nuovo Metodo todo conservatore dicura radicale delle suppurazione croniche del sacco lacrimale (dacricistorhinostomia). *Clin Mod (Firenze)* 1904;**10**:385–9.

*6. Dolman PJ. Comparison of external dacryocystorhinostomy with nonlaser endonasal dacryocystorhinostomy. *Ophthalmology* 2003;**110**:78–84.
A retrospective review sufficiently powered to prove no statistical difference between a standard external and nonendoscopic endonasal DCR.

7. Woog J, Kennedy RH, Custer PL, et al. Endonasal dacryocystorhinostomy. A report by the American Academy of Ophthalmology. *Ophthalmology* 2001;**108**:2369–77.

8. Hong JE, Haltton MP, Leib ML, et al. Endocanalicular laser dacryocystorhinostomy analysis of 118 consecutive surgeries. *Ophthalmology* 2005;**112**(9):1629–33.

9. de la Cuadra-Blanco C, Peces-Peña MD. Jáñez-Escalada L, JR. Morphogenesis of the human excretory lacrimal system. *J Anat* 2006;**209**(2):127–35.

10. Hodges RR, Dartt DA. Tear film mucins: front line defenders of the ocular surface; comparison with airway and gastrointestinal tract mucins. *Exp Eye Res* 2013;**117**:62–78.

11. Sen DK, Sarin GS. Biological variations of lysozyme concentration in the tear fluids of healthy persons. *Br J Ophthalmol* 1986;**70**(4):246–8.

12. Tsubota K. Tear dynamics and dry eye. *Prog Retin Eye Res* 1998;**17**(4):565–96.

13. Messmer EM. Emotional tears (in German). *Ophthalmologe* 2009;**106**(7):593–602.

14. Miceli M, Castelfranchi C. Crying: discussing its basic reasons and uses. *New Ideas in Psychol* 2003;**21**(3):247–73.

15. Sweeney DF, Millar TJ, Raju SR. Tear film stability: a review. *Exp Eye Res* 2013;**117**:28–38.

16. Moss SE, Klein R, Klein BEK. Prevalence of and risk factors for dry eye syndrome. *Arch Ophthalmol* 2000;**118**(9):1264–8.

17. McNamara NA, Gallup M, Porco TC. Establishing PAX6 as a biomarker to detect early loss of ocular phenotype in human patients with Sjögren's syndrome. *Invest Ophthalmol Vis Sci* 2014;**55**(11):7079–84.

18. Contreras-Ruiz L, Ghosh-Mitra A, Shatos MA, et al. Modulation of conjunctival goblet cell function by inflammatory cytokines. *Mediators Inflamm* 2013;**2013**:636812.

19. Chorobski J. The syndrome of crocodile tears. *AMA Arch Neurol Psychiatry* 1951;**65**:299–318.

20. Bron AJ, Tomlinson A, Foulks GN, et al. Rethinking dry eye disease: a perspective on clinical implications. *Ocul Surf* 2014;**12**(2 Suppl.):S1–31.

*21. Schiffman RM, Christianson MD, Jacobsen G, et al. Reliability and validity of the Ocular Surface Disease Index. *Arch Ophthalmol* 2000;**118**(5):615–21.
Description and analysis of the OSDI.

22. Mainstone JC, Bruce AS, Golding TR. Tear meniscus measurement in the diagnosis of dry eye. *Curr Eye Res* 1996;**15**(6):653–61.

23. Li N, Deng X, He M. Comparison of the Schirmer I test with and without topical anesthesia for diagnosing dry eye. *Int J Ophthalmol* 2012;**5**(4):478–81.

24. Paschides CA, Kitsios G, Karakostas KX, et al. Evaluation of tear break-up time, Schirmer's-I test and rose bengal staining as confirmatory tests for keratoconjunctivitis sicca. *Clin Exp Rheumatol* 1989;**7**(2):155–7.

25. Behrens A, Doyle JJ, Stern L, et al. Dysfunctional tear syndrome: a Delphi approach to treatment recommendations. *Cornea* 2006;**25**(8):900–7.

26. Lambert DW. Physiology of tear film. In: Smolin G, Thoft RA, editors. The cornea. 3rd ed. Boston, MA: Little, Brown; 1994. p. 439–55.

27. Geerling G, MacLennan S, Hartwig D. Autologous serum eye drops for ocular surface disorders. *Br J Ophthalmol* 2004;**88**(11):1467–74.

28. Marcet MM, Shtein RM, Bradley EA, et al. Safety and efficacy of lacrimal drainage system plugs for dry eye syndrome: a report by the American Academy of Ophthalmology. *Ophthalmology* 2015;**122**(8):1681–7.

29. Aragona P, Papa V, Micali A, et al. Long term treatment with sodium hyaluronate-containing artificial tears reduces ocular surface damage in patients with dry eye. *Br J Ophthalmol* 2002;**86**:181–4.

30. Tseng SC. Topical tretinoin treatment for severe dry-eye disorders. *J Am Acad Dermatol* 1986;**15**(4):860–6.

31. Kunert KS, Tisdale AS, Gipson IK. Goblet cell numbers and epithelial proliferation in the conjunctiva of patients with dry eye syndrome treated with cyclosporine. *Arch Ophthalmol* 2002;**120**(3):330–7.

32. Hurwitz JJ. The lacrimal system. Philadelphia, PA: Lippincott-Raven; 1996.

33. Becker BB. Tricompartment model of the lacrimal pump mechanism. *Ophthalmology* 1992;**99**(7):1139–45.

34. Batista KT. Facial paralysis: epidemiological analysis in a rehabilitation hospital. *Rev Bras Cir Plást* 2011;**26**(4):591–5.

35. Madge SN, Malhotra R, Desousa J, et al. The lacrimal bypass tube for lacrimal pump failure attributable to facial palsy. *Am J Ophthalmol* 2010;**149**(1):155–9.

36. Keegan DJ, Geerling G, Lee JP, et al. Botulinum toxin treatment for hyperlacrimation secondary to aberrant regenerated seventh nerve palsy or salivary gland transplantation. *Ophthalmology* 2002;**86**(1):43–6.

37. Rabinovitch J, Hurwitz JJ, Chin-Sang A. Quantitative evaluation of canalicular flow using lacrimal scintillography. *Orbit* 1985;**3**:263.

*38. McCulley JP, Uchiyama E, Aronowicz JD, et al. Impact of evaporation on aqueous tear loss. *Trans Am Ophthalmol Soc* 2006;**104**:121–8.
Emphasizes the significant role that evaporation may have on aqueous tear elimination.

39. Nazemzadeh M, Katowitz WR, Katowitz JA. Congenital Etiologies of lacrimal system obstructions. In: Cohen AJ, Mercandetti M, Brazzo B, editors. The lacrimal system: diagnosis, management, and surgery. 2nd ed. New York, NY: Springer; 2014. p. 35–7.

40. Soiberman U, Kakizaki H, Selva D, et al. Punctal stenosis: definition, diagnosis, and treatment. *Clin Ophthalmol* 2012;**6**:1011–18.

41. Tse DT, Erickson BP, Tse BC. The BLICK mnemonic for clinical-anatomical assessment of patients with epiphora. *Ophthal Plast Reconstr Surg* 2014;**30**(6):450–8.

42. Al-Salem K, Gibson A, Dolman PJ. Management of congenital lacrimal (anlage) fistula. *Br J Ophthalmol* 2014;**98**(10):1435–6.

43. Demant E, Hurwitz JJ. Canaliculitis – a review of 12 cases. *Can J Ophthalmol* 1980;**25**:73.

44. Shekunov J, Griepentrog GJ, Diehl NN, et al. Prevalence and clinical characteristics of congenital dacryocystocele. *J AAPOS* 2010;**14**(5):417–20.

45. Takahashi Y, Kakizaki H, Nakano T. Bony nasolacrimal duct entrance diameter: gender difference in cadaveric study. *Ophthal Plast Reconstr Surg* 2011;**27**(3):204–5.

46. Liu D. Conjunctivochalasis a cause of tearing and its management. *Ophthal Plast Reconstr Surg* 1986;**2**:25.

47. MacKenzie P, Stokes J, Lyons C, et al. Dacryocele diagnosed prenatally. *Br J Ophthalmol* 2008;**92**(3):437–8.

*48. Jones LT. Lacrimal fluorescein test. *Am J Ophthalmol* 1977;**83**(5):762.
Outline of the Jones fluorescein tests.

49. Hurwitz JJ, Welham RAN, Lloyd GAS. The role of intubation macrodacryocystography in the management of problems of the lacrimal system. *Can J Ophthalmol* 1975;**10**:361.

50. Hurwitz JJ, Welham RAN, Maisey MN. Intubation macrodacryocystography and quantitative scintillography – the 'complete lacrimal assessment. *Trans Am Acad Ophthalmol Otolaryngol* 1976;**81**:575.

51. Conway ST. Evaluation and management of 'functional' blockage. *Ophthal Plast Reconstr Surg* 1994;**10**:185.

52. Gonnering RS, Bosniak SL. Recognition and management of acute noninfectious dacryocystic retention. *Ophthal Plast Reconstr Surg* 1989;**5**(1):27–33.

53. Ashenhurst ME, Hurwitz JJ. Combined computed tomography and dacryocystography for complex lacrimal obstruction. *Can J Ophthal-*

mol 1991;**26**:27.

54. Rossomondo RM, Carlton W, Trueblood JH, et al. A new method of evaluating lacrimal drainage. *Arch Ophthalmol* 1972;**88**:523.

55. Pavlin CJ, Sherar MD, Foster FS. Subsurface ultrasound microscopic imaging of the intact eye. *Ophthalmology* 1990;**97**:244–50.

56. Hurwitz JJ, Pavlin CJ. Rhemtulla el-K. Identification of retained intracanalicular plugs with ultrasound biomicroscopy. *Can J Ophthalmol* 2004;**39**(5):533–7.

*57. Sisler HA, Allarakhia L. A new ophthalmic microtrephine. *Ophthalmic Surg* 1990;**21**(9):656–7.

   This introduces the lacrimal microtrephine useful for bypassing some focal distal canalicular obstructions.

58. Stolovitch C, Michaeli A. Hydrostatic pressure as an office procedure for congenital nasolacrimal duct obstruction. *J AAPOS* 2006;**10**(3):269–72.

59. Takahashi Y, Kakizaki H, Chan WO, et al. Management of congenital nasolacrimal duct obstruction. *Acta Ophthalmol* 2010;**88**(5):506–13.

60. Memon MN, Siddiqui SN, Arshad M, et al. Nasolacrimal duct obstruction in children: outcome of primary intubation. *J Pak Med Assoc* 2012;**62**(12):1329–32.

61. Miller AM, Chandler DL, Repka MX, et al. Office probing for treatment of nasolacrimal duct obstruction in infants. *J AAPOS* 2014;**18**(1):26–30.

62. Rajabi MT, Abrishami Y, Hosseini SS, et al. Success rate of late primary probing in congenital nasolacrimal duct obstruction. *J Pediatr Ophthalmol Strabismus* 2014;**51**(6):360–2.

63. Dolman PJ. Techniques in endonasal dacryocystorhinostomy. In: Guthoff R, Katowitz JA, editors. Oculoplastics and orbit. Heidelberg, Germany: Springer-Verlag; 2006. p. 71–82.

64. Chong KK, Lai FH, Ho M, et al. Randomized trial on silicone intubation in endoscopic mechanical dacryocystorhinostomy (SEND) for primary nasolacrimal duct obstruction. *Ophthalmology* 2013;**120**(10):2139–45.

*65. Fayers T, Dolman PJ. Bicanalicular silicone stents in endonasal dacryocystorhinostomy. Results of a randomized clinical trial. *Ophthalmology* 2016;**123**(10):2255–9.

   Randomized controlled trial with sufficient power to demonstrate that failure rate in non-stented DCR is twice that of stented DCR.

66. Hurwitz JJ. A new, wider diameter Crawford tube for stenting the lacrimal drainage system. *Ophthal Plast Reconstr Surg* 2004;**20**(1):40–3.

67. Bernardini FP, Moin M, Kersten RC, et al. Routine histopathologic evaluation of the lacrimal sac during dacryocystorhinostomy: how useful is it? *Ophthalmology* 2002;**109**(7):1214–17.

68. Barrett RV, Meyer DR. Acquired lacrimal sac fistula after incision and drainage for dacryocystitis: a multicenter study. *Ophthal Plast Reconstr Surg* 2009;**25**(6):155–7.

69. Hurwitz JJ, Howcroft MJ. Use of Lester Jones tubes: a review of 40 cases. *Can J Ophthalmol* 1981;**16**:176.

31

第 31 章 面神经麻痹

GARRETT GRIFFIN、AARON FAY、BABAK AZIZZADEH

引言

面神经麻痹可在生理和心理上对患者造成困扰[1,2]。预防角膜暴露和角膜炎通常是首要任务,在疾病的早期需要眼科支持。因此,了解面瘫的病因、诊断和潜在的药物及外科手术干预措施是至关重要的。

Bell 麻痹(Bell palsy)是面部神经病变最常见的原因,大多数患者会恢复到几乎没有任何后遗症。然而,大约 30% 患有面神经无力的患者没有 Bell 麻痹[3]。这些患者若患有系统性或肿瘤性疾病,不及时治疗可能危及生命。仔细的病史询问以及查体可以挽救生命。

历史背景

希波克拉底和 Galen 等希腊和罗马的科学家在他们的文字作品中描述了面部痉挛,但是最早对周围性面瘫进行详尽描述的是波斯医生 Tabari 及其后的 Muhammad ibn Zakariya al-Razi。Razi 首先将面部扭曲变形分为痉挛性和麻痹性,描述了中枢性和周围性麻痹,并且第一次描述了周围性面瘫额部皱纹消失。

面瘫是相对少见的疾病,但是包括诗人 Allen Ginsburg、作曲家 Andrew Lloyd Webber 和演员 George Clooney 等名人均罹患过此病。

基础科学

面神经是混合神经,包括运动、感觉和副交感神经纤维,这些神经纤维组成传入通路(一般感觉、特殊感觉-味觉)和传出通路(运动、副交感神经)。面神经传导通路被分为六个部分(表 31.1 和图 31.1;表 31.2 进一步说明了复杂的脑神经的不同组成部分)。重要的是,支配上面部的上运动神经元束投射于双侧面部运动核团,所以发生单侧的脑血管意外时,双侧的上面部运动(包括眨眼)仍保留[4]。

面神经运动核团位于脑桥腹外侧的下部。其传出的运动神经纤维走行迂曲,先绕着展神经核向前内侧走行,随后与耳蜗神经和上、下前庭神经一同进入内耳道。在内耳道远端,面神经(第Ⅶ对脑神经)位于耳蜗神经上方。然后,当面神经通过膝状神经节(味觉和感觉纤维的神经节)时,运动纤维便会迅速转向后端,并进入中耳。在中耳中,运动神经走行于椭圆窗及镫骨脚板上方。当它离开中耳进入乳突时,运动神经就会产生"第二膝"。运动分支离开茎突孔进入腮腺,支配耳部、茎突、二腹肌后腹以及枕骨部的肌肉运动。面部神经分支广泛。经典的描述为:神经在"鹅足"上分为上、下支,然后在腮腺前缘分为 5 个主要分支:颞支、颧支、颊支、边缘支和颈支。表 31.3 展示了这些主要分支的手术要点及解剖标志。最近的尸体解剖发现,在大多数人中分支模式有显著差异,分为 8~14 支不等[5]。面神经位于表浅肌肉腱膜系统(superficial muscular aponeurotic system, SMAS)和面部表情的所有肌肉(除了颏肌、颊肌和口角提肌)的深部[6]。

传出性副交感神经纤维起源于脑桥被盖的上泌涎核。这些纤维穿过桥小脑角,与运动根完全分开,与中间神经(包含传入的味觉神经纤维)一起并入膝

表 31.1　面神经分段

分段名称	长度	范围	主要组成部分
颅内段	23mm	脑干→内耳道	包括两条传入神经纤维和两条传出神经纤维通路
内耳道段	8~10mm	内耳道底→内耳道孔	在内耳道,面神经走行于耳蜗神经上方,位于前庭神经上部的前方。内耳道孔是面神经管最狭窄的部位,是面神经水肿造成 Bell 麻痹的关键部位
迷路段	3~5mm	内耳道孔→膝状神经节	发出岩浅大神经(节前的副交感神经纤维司流泪、流涎)。膝状神经节包含传入性一般及特殊感觉神经纤维的胞体
鼓室段(水平段)	8~11mm	膝状神经节→第二膝	神经纤维穿过中耳后位于前庭窗上方。面神经的损伤大多与颞骨骨折相关
乳突段(垂直段)	10~14mm	第二膝→茎乳孔	发出镫骨肌支以及鼓索神经支(来自舌前 2/3 的传入性味觉神经纤维)
颞骨外段	(无统计)	茎乳孔→面部肌肉	面神经除支配面部表情肌外,还支配茎突舌骨肌、二腹肌后腹以及耳廓内肌

表 31.2　面神经的组成

类型		组成	功　能
传出神经	特殊内脏运动		司镫骨肌、茎突舌骨肌、二腹肌后腹以及面部表情肌,包括颊肌、颈阔肌以及枕肌运动
	一般内脏运动		副交感节前神经纤维通过岩浅大神经,司泪腺、颌下腺和舌下腺的分泌,也支配鼻腔黏膜、硬腭、软腭黏膜内腺体的分泌活动
传入神经	一般感觉		这些神经纤维穿过中间神经元,传导来自部分耳廓和外耳道皮肤的一般感觉
	特殊感觉		传导舌前 2/3 的味觉

表 31.3　面神经的分支

分支	手术要点及解剖标志
额支	支配额肌 常分为 2~4 支越过颧弓,分布于耳廓根部前方约 2cm 至颧弓与颧骨体连接处后 2cm 的部位 颧弓上方的神经位置很深,位于腮腺筋膜下方 神经进入颞顶深筋膜,起始于颧弓上方 15mm,终止于外侧眶缘后 15mm
颧支	支配眼轮匝肌 在颧大肌和眼轮匝肌下方,故受到相对较好的保护
颊支	支配颧大肌,它是产生微笑的主要肌肉 支配口轮匝肌 常分为数支,与其上、下的面神经分支汇合 腮腺前缘与颧大肌之间的神经纤维常常是暴露的 咬肌表面的神经纤维直视下可见,深入腮腺咬肌筋膜 一些研究表明,其终末支支配内眦处的眼轮匝肌,对避免下睑松弛以及进行眨眼动作很重要 终末支在眼眶下方穿行,支配眉部的肌肉(皱眉肌、降眉间肌)

表 31.3 面神经的分支(续)

分支	手术要点及解剖标志
下颌缘支	支配下唇抑制肌 走行长,容易受损 经常走行于下颌角旁 1cm 范围内,但也走行于下颌骨下数厘米至面动脉外侧的部位 始终在下颌骨下缘的上方,在下颌骨上面动脉前方
颈支	支配颈阔肌 相对而言功能不太重要 受损后,由于颈阔肌对唇部的抑制作用减弱,导致笑容不对称

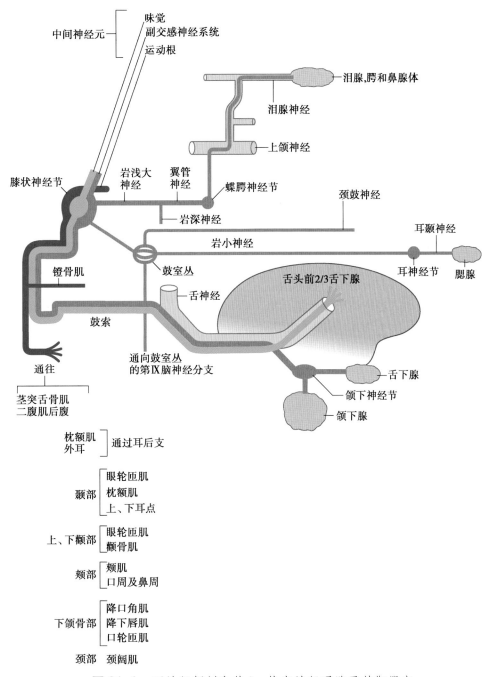

图 31.1 面神经解剖和传入、传出神经通路及其靶器官

状神经节中的运动神经纤维。部分传出性副交感神经纤维如岩浅大神经(greater superficial petrosal nerve, GSPN)很快与运动神经分离。来自颈内动脉交感丛的交感神经纤维形成岩深神经,加入 GSPN 组成翼管神经。翼管神经进入了翼腭神经节后,节前副交感神经纤维在此换元。节后副交感神经纤维离开翼腭窝,相继加入眶下神经、泪腺神经,最终抵达泪腺。支配下颌下腺和舌下腺的传出性副交感神经纤维,穿过膝状神经节,在乳突段离开运动神经形成鼓索神经。这些神经纤维在颌下神经节中换元[7]。

舌前 2/3 的味觉传入纤维在加入鼓索神经前与舌神经一起走行,然后在膝状神经节内换元,最终到达孤束核。耳廓和耳道触觉纤维是第二种传入途径,亦在膝状神经节中换元,穿过中间神经,最终抵达三叉神经脊髓束。这是面神经和三叉神经紧密排列的方式之一。

胚胎学

在妊娠第三周期间,出现颜面-听觉原始细胞,并分化成为第Ⅶ和第Ⅷ脑神经。在妊娠第 5 周,出现中间神经(nervus intermedius)、膝状神经节、鼓索神经以及岩浅大神经。鳃弓与每个脑神经相联系,面神经与第二鳃弓有关,后者发育为以上所描述的所有神经,以及镫骨、茎突、茎突舌骨韧带和部分舌骨。在妊娠的第 6 周,第一、第二鳃弓形成中胚层融合。这些融合在妊娠第 12 周左右形成耳廓。耳廓畸形提示第二鳃弓的发育异常,医生也应注意面神经的结构和(或)功能可能出现异常[8]。

在妊娠第六周,腮腺开始发育为口腔外分泌器官。面神经随着腮腺向后生长而逐渐向前生长,最终大部分面神经被腮腺包裹。腮腺是最后一个包裹神经的主要唾液腺,所以含有淋巴结。面神经将腮腺分为"浅部"和"深部"两叶,但两者并非截然不同,在浅叶和深叶中都可能有淋巴结[9]。在进展期皮肤恶性肿瘤的局部淋巴结切除时必须考虑到这一点[10]。

流行病学

面瘫致病因素的相对发生频率难以估计。大多数数据都保存在大型面神经研究中心,但这些数据可能无法代表整体面瘫人群的情况。1963—1996 年,匹兹堡大学面神经中心需要手术治疗面瘫的患者中,最常见的面瘫病因是听神经瘤手术(25%)、Bell 麻痹(17%)、腮腺和皮肤肿瘤(8%)、水痘带状疱疹(6%)、创伤(6%)以及遗传或先天性因素[11]。马塞诸塞州眼-耳科医院面神经中心最近报告了 2000 名面瘫患者,不一定都需要干预。最常见的病因是 Bell 麻痹(38%)、听神经瘤手术(10%)、癌症(7%)、医源性损伤(7%)、水痘带状疱疹(varicella zoster)(7%)、先天性瘫痪(congenital palsy)(5%),以及莱姆病(Lyme disease)(4%)[12]。这两组患者中女性约占 60%。因为大多数 Bell 麻痹患者面部功能都能恢复正常,因此面神经中心的研究数据中无法体现这部分患者的发病情况。据估计,大约 70% 的面瘫是由 Bell 麻痹引起的。

近 10% 的 Bell 麻痹患者既往有类似发作史[13]。复发病例的预后是否更差,研究结果尚不清晰,有关同侧面瘫复发还需要详尽研究。在一项研究中,20% 的同侧复发性面瘫患者被发现发生了面神经肿瘤[14]。

周围神经损伤分类

了解周围神经损伤的基础知识能为我们认识其预期的恢复程度提供一个有用的框架,并且对面神经研究中电生理检测(electrophysiologic test, EP)的正确实施及解释至关重要(详见电生理检测)。最初,Seddon 将周围神经损伤分为三类:①神经失用症(neuropraxia);②轴突断裂(axonotmesis);③神经断裂(neurotemesis)[15]。Sunderland 在 Seddon 分类的基础上进一步进行亚组分类,将神经损伤分为 5 种不同的程度[16]。表 31.4 显示了每种神经损伤的理论特征以及肌电图(electromyography, EMG)和神经电图(electroneuronography, ENOG)可能产生的一系列结果。

每个神经纤维包含一个轴突,轴突含有细胞质,即轴浆,用以传导轴突的电脉冲。轴突被由 Schwann 细胞(在外周神经)和其他结缔组织所组成的髓鞘所包裹。髓鞘通常被称为神经内膜、神经管(neural tubule)或神经内管(endoneural tube)。数个轴突髓鞘被结缔组织(神经束膜)包裹在一起,形成轴索或神经束。最后,网状结缔组织包绕数个神经束组成一束,面神经越过颞骨后,网状结缔组织逐渐变薄,形成神经外膜。神经外膜、神经束膜和神经内膜可被认为是结缔组织的"三个保护层",用以保护轴突。

基于对神经不同功能解剖和层次的破坏程度,

表 31.4　面神经损伤的分类及特点

分类	损 伤 分 度				
Seddon 分类[5]	神经失用症	轴突断裂	神经断裂		
Sunderland 分类[6]	一度损伤（传导阻滞）	二度损伤（轴突连续性）	三度损伤（神经管）	四度损伤（神经束）	五度损伤（完全神经横断）
恢复情况[6]	完全,<2周	完全或轻度	不完全	一些无效的自愈	不治疗无法恢复,治疗后恢复不完全
Wallerian 变性[5,6,12,15]	无	6~21 日内,经常发生于 14 日后	6~21 日内,经常发生于 14 日内		均在 3~5 日内发生
ENOG[7~17,19~21]	正常	当 ENOG 反应降低的幅度≥90%,不完全恢复的概率>50%			均在 3~5 日内发生神经去支配
EMG(静息)[20~22,25,29,30]	无病理性自发电活动	14~21 日后出现病理性自发电活动,预示着不完全恢复的概率很高（>80%）			
EMG(随意运动)[20~22,25,29,30]	随意运动电位可以无变化、降低或消失。早期多位点无变化的随意运动电位或者在激发模式下出现电位增大,是预后良好的信号。如果患者的随意运动电位消失(或降至最低),则意味着预后很差				随意运动消失

Sunderland 将神经损伤分为五度

- 一度损伤（神经失用症）：一度损伤是指在神经压迫或缺血引起的传导阻滞。髓鞘可能会受到局部损伤,但没有轴突的退化。轴浆的连续性在病变远端保持完整。因此,如果电刺激被传导到病变部位远端,受损的神经会继续传导神经冲动。这是神经电图(ENOG)检测的基本前提。这类损伤可自发、完全地恢复。

- 二度损伤（轴突断裂）：可见轴突内轴浆的完全中断,然而未见神经管断裂。顺行轴突变性（Wallerian 变性）导致外周器官与相应神经元分离。终末器官的神经供给丧失称为去神经支配。由于神经内膜完整,轴突可以通过完整的神经管再生至原本的支配器官;这也就使得伤后神经运动功能能够较好恢复。保护神经内膜,可避免联带运动（synkinesis）。

- 三度损伤（神经断裂）：三度损伤包括对神经管及其内容的损伤。逆行性干扰更为重要,因为再生可以通过中断的神经管进行。轴突可以到达功能相关的终末器官,或者它们可以进入完全不相干的神经管。由于部分轴突无法再生到达它们原本支配的器官,从而导致了神经管内部混乱。由此产生的异常愈合造成了一种扭曲的、低效率的放电模式,其临床表现

为联带运动和（或）痉挛。联带运动是指原本在正常神经支配肌肉收缩时,却被错误长入的神经支配所导致肌肉发生的不自主收缩[17]。例如,当患者试图微笑的同时,会出现眨眼。在三度损伤中,联带运动也可以表现为挛缩。总体来说,三度损伤的恢复时间更长,并且恢复不完全。

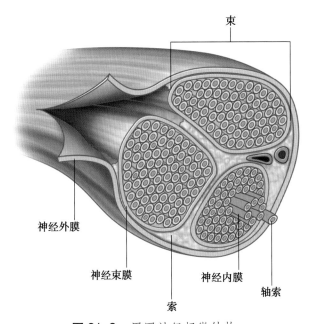

图 31.2　周围神经超微结构

束

神经外膜

神经束膜

索

神经内膜

轴索

■ 四度损伤(神经断裂):四度损伤包括神经束及其内在组成的损伤。整个神经束都受损,所有的包膜都被破坏。神经束变得杂乱无序,导致与神经外膜周围的结缔组织无法区分。大量的再生轴突逸出并进入完全不相干的神经管中。部分神经束会自发恢复,但几乎无功能。

■ 五度损伤(神经断裂、完全神经横断):五度损伤涉及整个神经主干的横断。大部分的轴突由于神经末梢分离和瘢痕形成而不能到达其指定的神经管。如果不进行手术干预无法恢复,即使神经末梢修复,也不可能完全恢复功能。

临床特征

历史

临床评估一个最重要的方面是查明面瘫的原因。许多面瘫患者被告知患有 Bell 麻痹症,而事实上,他们的主诉与 Bell 麻痹并不相符。在 72 小时内,Bell 麻痹症患者可由正常面部功能发展为最严重的面部无力。

病毒性面瘫往往累及包括前额的整个半侧面部。水痘带状疱疹可以表现为与 Bell 麻痹(Bell palsy)相似的症状,伴有或不伴有延迟性发作的疱疹样皮损。莱姆病的表现也与 Bell 麻痹相似,偶尔会出现双侧面瘫。因此,在莱姆病病区出现快速发作的所有周围性面瘫的患者也应考虑该诊断。

起病缓慢、复发或波动的面瘫不是 Bell 麻痹,可能是由于面神经走行处的肿瘤造成。应仔细对腮腺及颈部进行触诊,发现双侧不对称或肿块都表明肿瘤存在的可能。这些患者需要进行影像学检查,并应被转诊至耳鼻喉科医生进行进一步评估。

体格检查

对面瘫患者的体格检查应遵循 Sunnybrook 和 House-Brackman 量表。每个“区域”都应该进行静息、动态和联动检查的评估。患者症状可能出现在急性期,也可能在面瘫后立即出现或当功能开始恢复时出现。

Bell 麻痹可以累及面神经的所有分支,它可以引起部分面部无力,这一点与病毒性面瘫不同,这也提

示病变可以累及特定的神经末梢。发现仅面神经的一部分受累时,要考虑到一种特殊的病因,即面部皮肤鳞状细胞癌侵犯周围神经,这就需要对以前或现在的皮肤癌情况进行仔细的病史询问和体格检查。在切除原发性皮肤恶性肿瘤后的数月至数年时间里都可能出现周围神经受侵引起的面部无力。

前额

眉毛和前额对于面部表情的构成非常重要,可影响人的感观年龄。

前额运动和皱纹在中枢性面神经瘫痪中是存在的,但在周围性面神经瘫痪中是缺失的。在儿童和年轻成人中,前额瘫痪通常不引起眉下垂;而在年老成人中,前额瘫痪会引起重度眉下垂。面肌联动症患者通常会在微笑和闭眼时出现轻微眉毛抬高,可能需要接受肉毒毒素注射治疗。

眼睑

应遵循解剖分区和面神经恢复的三个阶段,对眼周区域病变情况进行系统的评价。在本章中,单独讨论眉毛的评估(见前文,前额部分)。

上睑的主要功能是保护眼表,也可形成一层疏水液膜,阻挡光线以及将泪液从眼表推移至泪小点。评估时应该注意眼睑休息位、轻微闭合状态和用力闭合状态。为了评估是否存在眼睑联动,这就要求患者微笑后,再对眼睑进行观察。在测量睑裂闭合不全的患者时,应该让患者处于直立和仰卧体位。很多患者在直立体位时睑裂闭合不全程度为 2~3mm,而在仰卧体位时则为 8~19mm。这种差异可能在植入了金或铂移植物的患者身上最为明显。评估眼上睑下垂时应注意睫毛状态,特别是需要进行手术治疗时;除此之外,还应该评估睑板腺功能。

在疾病早期,眼表发生暴露性角膜病变或明显角膜溃疡的风险很大。应该采用荧光素和丽丝胺绿对角膜和结膜进行染色,然后在裂隙灯下仔细观察。在疾病晚期,泪湖增大可能是泪腺受到联动刺激的结果,尤其是在进食时明显(味觉性流泪)。

下睑可以保护下方 1/4 的角膜。在麻痹性损伤发生后,下睑位置暂时可能保持良好,但仍会有异位和退缩的趋势。应该对眼睑的水平向松弛以及前板层缩短进行评估,它们在面瘫发生的最初数月中发

展迅速。应该在静息和用力闭合状态下,对下睑进行评估。通常情况下,下睑在仰卧位时有所抬高,掩盖了下方角膜的暴露。联动运动可表现为睑裂的水平缩短和下睑的抬举,尤其是交谈、微笑或咀嚼时明显。

面中部

面中部包含所有唇部运动肌肉。完全性面瘫患者,其瘫痪侧的面部无法微笑,使得患者存在社交困难;而颊肌无力则会导致咀嚼困难,因为食物团块无法保持在牙齿之间,容易在说话的时候喷出来或吐出来。由于鼻中隔向非瘫痪侧的鼻腔偏移,以及瘫痪侧的鼻孔、鼻侧壁失去周围肌肉支撑,往往导致鼻塞症状,此症状尚未被充分认识(图31.3)。

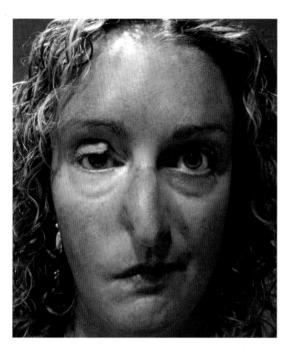

图31.3　右侧面瘫引起的鼻翼塌陷

由于唇部抑制肌(颈阔肌、降口角肌)、笑肌和颊肌的同步激活,有联动运动的患者常常出现微笑时口角上抬程度减小。最严重的是"冻结的微笑",在这种"微笑"中,作用于口角处的向上和向下力量大致相等,微笑时唇部的运动最小。唇部运动肌的同步挛缩也会导致微笑时口角偏斜,同时引起不同程度的面中部疼痛。

面下部

面下部瘫痪相对于眼周和面中部瘫痪的症状为轻。最令人烦恼的症状是下唇凹陷消失,使面部微笑不对称。发生在老年人的颈阔肌麻痹也会造成颈部外观不对称。

如上文所述,面下部的联动运动会影响患者微笑。颊肌常受联动运动的影响,表现为在微笑和闭眼的过程中,出现不雅的下巴凹陷和(或)下嘴唇的抬高。

面神经功能分级量表

临床面神经功能分级量表为医生描述查体所见提供了方便,同时在临床研究中也发挥着作用。House-Brackmann[18] 和 Sunnybrook 量表(图 31.4)是目前临床中最常用的面神经分级量表,它们是由不同专业的临床医生以不同的方式和目的开发而来。House 是一位神经学家,他对面部神经主干受到不同损伤后面部功能的变化很感兴趣[19]。原始量表经过更新后,包括了对面部功能的区域评估。而 Sunnybrook 量表则是由理疗师和医生共同开发的,他们希望能够准确评估干预措施对改善面部功能的作用[20]。因此,Sunnybrook 量表是一个可以收集更多有限信息、更为连续的量表。这两种量表都有效且可靠,单独使用、有目的性地使用可以发挥其最大的作用。

等级	特征
1. 正常	面神经支配区域功能正常
2. 轻度功能障碍	临床观察 检查中发现轻度肌肉无力 **运动失调的情况** 休息时面部对称,声音正常 **运动** 前额: 中等功能 双眼: 轻易可以全部闭合 嘴: 轻微不对称
3. 中度功能障碍	临床观察 两边脸颊明显不同,但不是完全不对称 可观察到大量不对称运动 面肌萎缩或面部痉挛 **运动** 前额: 适度运动 双眼: 用力才能闭合 嘴: 最大努力下肌肉仍然无力
4. 较严重的功能障碍	临床观察 明显的面肌无力和(或)完全不对称 休息时,面部正常对称,声调正常 **运动** 前额: 无运动 **双眼: 眼睑闭合不全** 嘴: 最大努力下依然不对称
5.严重的功能障碍	临床观察 很难观察到任何移动 **休息时不对称** **运动** 前额: 无运动 双眼: 眼睑闭合不全 嘴: 难以移动
6. 完全麻痹	面神经支配区域没有任何运动

A

图 31.4　A. House-Brackmann 面神经评估量表。加粗的查体结果是各等级之间鉴别的关键点（A, from House JW, Brackmann DE. Facial nerve grading system. Otolaryngol Head Neck Surg 1985;93:146-47）

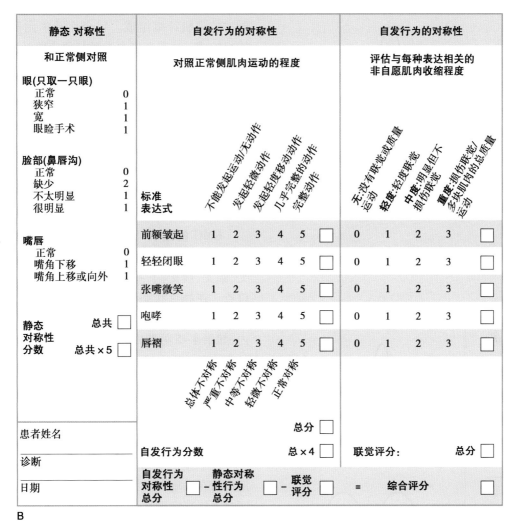

图 31.4(续)　B. Sunnybrook 面神经评估量表(**B**,from Ross BG,Fradet G,Nedzelski JM. Development of a sensitive clinical facial grading system. Otolaryngol Head Neck Surg 1996;114:380-6)

检查方法

电生理学检测

电生理学检测(electrophysiologic testing,EP)是一种有价值的客观检查方法,可以量化面神经的功能。神经电图(electroneuronography,ENOG)和肌电图(electromyography,EMG)是目前最常用的两种检测方法。

神经电图

在 20 世纪 70 年代末,由 Esslen[21~23] 和 Fisch[23,24] 提出并推广了神经电图(ENOG)检查。ENOG 是通过电刺激面神经的主干后,测量肌肉组织的反应,以达到测量神经损伤部位远端退化程度的目的。ENOG 检测的是电刺激后面部肌肉产生的复合肌动作电位(compound muscle action potential,CMAP)。电刺激由远端传递到神经损伤部位,比较面瘫侧与正常侧的 CMAP,可以推算出去神经支配的情况。实际上,ENOG 可用于鉴别一度"传导阻滞"损伤(神经失用症)与已发展为 Wallerian 变性的神经损伤(二到五度)。

CMAP 表示某一神经内所有轴突动作电位的总和。通常情况下,一个电刺激可使所有的神经纤维几乎同时去极化,导致远端运动单元同步激活[15]。这些动作电位最终累加为一个比单个轴突产生的动作电位更大的 CMAP。图 31.5A 展示了几个运动单元同时产生的动作电位被累加成为一个复合反应。如果可被刺激的轴突很少,复合动作电位则可小于预期值(图 31.5B)。

面神经瘤患者或面神经损伤后康复中的患者,其神经纤维的恢复状态往往不同。这意味着动作电位可能不会同时产生,也无法累加,然而可以相互抵消,从而产生一个低的 CMAP(图 31.5C)。这有时会导致

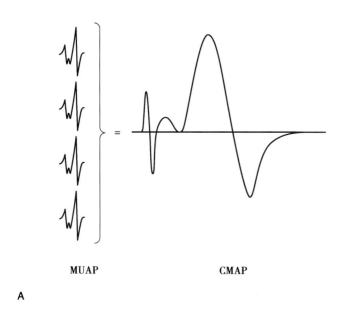

MUAP　　　　　CMAP

A

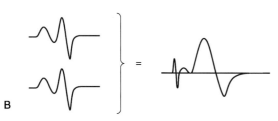

B

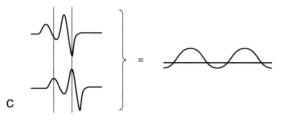

C

图 31.5　**A**. 独立运动单元动作电位（MUAP）汇合为复合肌动作电位（CMAP）示意图。**B**. 较小的 MUAP 产生较小的 CMAP。**C**. 非同步产生的 MUAP 汇合成较小的不同的 CMAP

ENOG 与 EMG 反应间的差异。差异结果的意义将在接下来的 EMG 解释部分进行讨论。

ENOG 解释　ENOG 主要作用是对面部功能长期预后的判断。此外，一些学者还尝试使用 ENOG 来确定适合外科手术（如面神经减压术）的患者[25]。ENOG 结果正常的面瘫患者（例如无任何 Wallerian 变性征象者），可能存在"传导阻滞"（一级损伤），并且其损伤恢复往往令人满意[26]。

肌电图

EMG 记录的是运动单元的动作电位（MUAP）。当一个运动单元被激活时，产生的电活动会形成峰

值，即 MUAP。运动单元由一个运动神经元和其所支配的效应肌纤维组成。每个运动单元都由神经元和轴突构成，轴突有多个突触与效应肌纤维相连。这些突触连接被称为肌-神经连接。当被激活时，每个肌-神经连接和肌纤维会产生小电位。所有肌-神经连接产生的同步放电，累加后形成更大的 MUAP。

EMG 与 ENOG 最大的不同之处是，EMG 依赖于患者的神经系统，在接近损伤的部位产生一个脉冲，并通过面神经将刺激传递到需要检测的目标肌纤维。ENOG 是一种人工产生的电脉冲，作用于面部神经受伤部位的远端。

EMG 的记录　通过几个受面神经支配的表情肌进行记录。通常需要检测五大主要的面神经分支（额支、颧支、颊支、下颌缘支和颈支）所支配肌肉的 5 个位点。在静息状态和试图进行随意运动时记录每个检测部位的电活动。Granger 发现，在面瘫后 72 小时内，如果 4~5 处肌肉存在随意运动时 EMG 电位，那么 91% 的患者预后较好[27]。异常静息电位是神经退化的信号，最早在受损第 7 日时出现[28]，但在受损 10~14 日后，出现得更为频繁[29,30]。

EMG 解释　有学者建议根据患者是否存在病理性自发电活动（纤颤电位和（或）正尖波），挑选出需要进一步干预的患者[31~33]。在这种系统中，一度损伤被定义为在面瘫 10~14 日后，EMG 电活动减少或缺乏，同时不伴有病理性自发电活动。相反，出现病理性自发电活动，同时随意运动时 EMG 电位减小或消失，被归为二度或更大程度的损伤，这提示预后不良。重要的是，10~14 日后才会出现异常的自发性电活动，此时这个分类系统才能奏效。

EMG 的预后价值　5 个记录位点中，超过 4 个位点出现随意运动的 EMG 反应，则预示着病情预后很好（House-Brackmann I 或 Ⅱ）。一些研究已经证明，EMG 在预测面神经损伤预后情况中具有实用性[31~33]。许多研究在发病 ≥2 周后进行 EMG 检测，得出的阳性和阴性预测值均较高，提示 EMG 可以用于发病数周后就诊的患者，同时，对于长期监测的患者，EMG 也是不错的选择。

表 31.5 总结了有关 EMG 和 ENOG 预后良好与否的指标。

ENOG 和 EMG 的时限问题

在进行 ENOG 和 EMG 时，重要的是需要考虑到从发病至今历时多久。表 31.6 总结了 EMG 和 ENOG 的评估时限。与评估时间有关的关键问题包括以下

表 31.5　EMG 和 ENOG 预后良好与否的指标

预后良好	预后不好
14~21 日后进行 ENOG 结果正常	受创伤后立即出现的面部无力
迟发的 Wallerian 变性	早发的 Wallerian 变性
14~21 日后，EMG 显示正常的静息电位	ENOG 进行性衰退
4 日内出现早期的随意运动单元	14~21 日后，EMG 检测到自发电活动
随意运动的 EMG 改善	3 个月后（Bell 麻痹）在功能及 EMG 上均显示恢复延迟
在至少 2 个位点检测到随意运动的 EMG（4~5 个预后更佳）	随意运动的 EMG 消失，或仅在 1 个记录位点检测到

表 31.6　ENOG 和 EMG 的时限问题

发病时	如果在创伤后立即出现面部无力，很可能是因为受伤很严重；受伤后越晚发病，意味着预后越好
0~3 日	ENOG 始终是正常的（除非损伤部位位于刺激点）
	一旦 EMG 上出现随意运动电位，即可排除完全性神经截断；多个位点完整的电反应是预后良好的信号；此时不能除外异常的（较弱的）自发性电活动
3~5 日	伤后早期，在 ENOG 检查中出现 Wallerian 变性的证据，需考虑 5 度损伤（完全性神经横断）
6~14 日	在此期间，在 ENOG 检查中出现 Wallerian 变性的证据，可能说明是 3~4 度损伤。Bell 麻痹进行手术减压的最晚期限是伤后 12~14 日
14~21 日	在 ENOG 检查中出现迟发性 Wallerian 变性的证据，说明可能是 2 度损伤。需要进行 EMG 评估以发现异常自发电活动，后者则意味着是 2 度甚至更严重的损伤，预后较差
8~12 个月	EMG 可用于监测随意运动反应，有助于患者的动态面部康复程序的选择

内容：

1. 不应在发病后 3 日内进行 ENOG，因为异常 ENOG 反应依赖于 Wallerian 变性的发生，这需要至少 72 小时。

2. 在 ENOG 上，早期去神经支配的征象预示着更严重的神经损伤，因此是预后不良的信号。

3. 发病后任何时候都可以进行 EMG。随意运动时 EMG 的早期反应，尤其是多个位点均存在的反应，是康复以及排除完全神经横断的积极指标。

4. 发病 10~14 日后进行检测，可以提高 EMG 的预后价值。这时会出现异常愈合或异常静息电位。但是如果要考虑进行面神经减压术时，延迟治疗可能会使预后大打折扣。

发病机制

面瘫最常见的原因是 Bell 麻痹，更准确的说，应称为急性特发性面部麻痹（acute idiopathic facial palsy）。只有当其他病因都被仔细排除后，才称为"Bell 麻痹"。助记词 VI NDICATES（vascular-血管性、infectious-感染性、neoplastic-肿瘤性、degenerative-退化性、iatrogenic-医源性、congenital-先天性、autoimmune-自身免疫性、traumatic-创伤、environmental-环境、psychosocial-社会心理性）有助于鉴别诊断（表 31.7）。

Bell 麻痹

大约 70% 的面瘫为 Bell 麻痹（Bell palsy）。既往认为 Bell 麻痹是一个排除性诊断，但现在更加强调通过病史和体格检查进行诊断。最近由美国耳鼻喉科学学会发布的共识中，将 Bell 麻痹症定义为急性、单侧面部神经麻痹或瘫痪，并在 72 小时内发生，且没有其他确切的病因[34]。在 72 小时内，Bell 麻痹患者的面部运动功能从正常状态到瘫痪状态。患者常常主诉睡前还是正常状态一觉醒来发现严重面瘫。逐渐起病或波动性的面部无力通常由更严重的疾病所引起，并不是 Bell 麻痹的症状。

发病率

Bell 麻痹的年发病率约为 11~53/100 000，不同人群发病率存在差异[34]。大多数研究表明，儿童发病率较低，但无显著差异[35,36]。两侧面部受累概率相同。尽管一些研究报告认为女性发病率较高，但总的来说发病并无性别差异。妊娠可能是一个危险因素，妊娠期妇女与同龄的非妊娠期妇女相比，前者发病率是后

表 31.7　面瘫的鉴别诊断

分类	鉴别诊断
血管性	中风(面上部运动未受累) 颈动脉瘤
感染性/炎性	病毒:VZV、HSV-1、HIV 细菌:莱姆病、急性中耳炎、梅毒 真菌:全身扩散/脑膜炎
肿瘤性	良性和恶性颅底肿瘤 面神经肿瘤:面神经鞘瘤 腮腺癌、巨大的皮肤恶性肿瘤
退行性	吉兰-巴雷综合征、胆脂瘤
医源性/特发性	手术造成 产伤
先天性	面神经不发育,先天性单侧下唇麻痹 综合征:半侧面部肢体发育不良综合征 产伤
自身免疫性	结节病、多发性硬化
创伤	颞骨骨折,面部深裂伤
环境	孕期使用沙利度胺
社会心理性	装病很困难

者的约三倍[37]。大约 2/3 的患者会出现完全瘫痪[38]。发生双侧瘫痪的患者约占 0.3%,9% 的患者有既往面瘫史。8% 的患者有家族病史[39]。

病因学

Bell 麻痹的病因尚不明确,主要的假设是缺血性神经病变、自身免疫反应和病毒感染。目前有证据支持病毒感染,尽管目前尚不清楚麻痹发生的根本原因是病毒对神经的直接作用,还是继发于缺血性神经病变。腮腺炎病毒、风疹、人类免疫缺陷病毒、单纯疱疹病毒和 EB 病毒都与面瘫有关。Bell 麻痹患者最常出现三叉神经、舌咽神经和迷走神经异常,较少出现其他脑神经异常[40]。如上所述,面神经除了司面部运动外,还有多种重要的功能,均可受 Bell 麻痹的影响,导致听觉过敏、味觉障碍以及流泪减少。

目前的证据表明,单纯疱疹病毒(HSV)或水痘带状疱疹病毒(VZV)重新活化是导致 Bell 麻痹的原因。Murakami 等人使用聚合酶链反应(PCR)和 DNA 印记分析,在 Bell 麻痹患者和 Ramsay-Hunt 综合征患者的耳室肌肉和神经内液中发现了病毒 DNA。在 14 位 Bell 麻痹患者中,有 11 位患者 HSV DNA 阳性,然而无 VZV DNA 阳性的患者。相反,在 9 位 Ramsay-Hunt 综合征患者中,VZV DNA 都得到了复制,而无 HSV DNA 复制。对照组的患者均为阴性[13]。

可能存在第三种临床独立疾病,叫做无疹性带状疱疹(zoster sine herpete,ZSH),那些有急性发作的面瘫,而不伴皮肤疱疹的 VZV 感染也包括在内。Lee 等人将 ZSH 定义为患有急性面瘫、深部肌肉痛或表面刺痛的患者。他们比较了疾病组和对照组的抗 HSV 以及抗 VZV 免疫球蛋白 A(IgA)和免疫球蛋白 M(IgM)水平,发现抗 HSV IgA 和 IgM 在所有受试者中均有表达,但 ZSH 患者和 Ramsay-Hunt 综合征患者的抗 VZV IgA 和 IgM 水平均是正常值 4 倍,而 Bell 麻痹患者及对照组并无此改变。此外,ZSH 患者被随机分为接受强尼松治疗和强尼松联合抗病毒药物治疗两组,后者的治疗效果更佳[41]。

病理生理学和病理学

Bell 麻痹是最常见的急性单神经病变,但病毒会影响许多脑神经。面神经和其他脑神经的主要区别在于面神经具有长的面神经骨管。Fisch 测量了整个面神经管的直径,发现最窄处为内耳道段和迷路段连接处,直径为 0.68mm。Fisch 称该部位为内耳道孔,并假设水肿的神经由于骨管的限制,导致轴浆流和神经传导受阻[42]。电生理检测已经证实这个部位是 Bell 麻痹和耳带状疱疹患者(Ramsay-Hunt 综合征)的发病部位[23]。

多项研究对发生明显 Bell 麻痹后不久即死亡的患者进行尸体解剖,发现轴突和髓鞘变性,并伴有吞噬作用,膝神经节周围破骨反应,有时亦有充血的小静脉伴新鲜出血。这些发现与 Wallerian 变性是一致的,通常是从面神经的迷路段开始的,就在内耳道孔的远端[43~45]。在面神经减压术中获得的神经组织标本证实了这些发现[46]。

治疗

当病史和体格检查符合 Bell 麻痹时,不需要进行额外的检查[33]。逐渐发病或不完全的面神经受累可能提示其他诊断。如果特发性面瘫在 6 个月后没有恢复,需要进行全面的再评估,包括影像学检查。

两个不同的随机安慰剂-对照试验研究了类固醇激素和抗病毒药物对 Bell 麻痹康复的影响。这两项研究都表明,如果在面部无力的 72 小时内开始使用高剂量类固醇激素,则显著改善的可能性具有统计学意义(House-Brackmann I/II)。这两项研究都没有发现抗病毒药物的益处[47,48]。

然而,许多学者建议应用皮质类固醇激素联合抗带状疱疹药物治疗 Bell 麻痹者,以确保最大限度地治疗 ZSH 患者。推荐用法为泼尼松 1mg/kg,最大 60mg/d,共 5 日,并在之后 5 日内逐渐减量,同时口服伐昔洛韦,1000mg/次,每日 3 次,共 7 日。

有证据表明,面神经减压术可以改善变性超过 90% 的 Bell 麻痹患者的预后,与 ENOG 检查结果一致,在完全瘫痪的 2 周内,EMG 上没有随意运动电位[25]。完整的颅内面神经减压术是重要的颅底手术,通常只在大型医学中心进行。

Ramsay-Hunt 综合征/耳带状疱疹

Ramsay-Hunt 综合征(Ramsay-Hunt syndrome)是急性面瘫的第二常见原因,表现为急性面神经病变,并发耳廓、耳道、面部或上呼吸道黏膜的疱疹。实际上,它是面部神经分布区的带状疱疹侵犯其他神经,如前庭蜗神经(导致听力损失和眩晕)、三叉神经(导致疼痛)和舌咽神经。与 Bell 麻痹相比,Ramsay-Hunt 综合征患者症状更重,疼痛更明显,面部麻痹更严重,所能恢复的功能也更少[49]。高达 10% 的患者在疱疹爆发前出现面瘫,而 ZSH 患者不会发生皮损,尽管抗 VZV 抗体浓度不断上升[50]。

包括带状疱疹和 Ramsay-Hunt 综合征在内的 VZV 感染,其主要治疗方法是全身应用皮质类固醇激素[51]。早期使用皮质类固醇激素能明显减轻疼痛和眩晕,同时也能降低带状疱疹后神经痛的发生率[52]。针对疱疹病毒的抗病毒药物,包括阿昔洛韦、伐昔洛韦和泛昔洛韦,也被推荐用于 Ramsay-Hunt 综合征的治疗。这些药物被 VZV 感染的细胞优先吸收,因此它们对正常细胞无毒性作用。这些药物没有明显的副作用,而且费用相对低廉。推荐口服伐昔洛韦每次 1000mg,每日三次,共 7 日。

莱姆病

莱姆病(Lyme disease)的病原体是伯氏疏螺旋体,它是通过黑腿蜱(肩突硬蜱)的叮咬传播的。鹿和鼠是这种细菌的宿主。2013 年,超过 95% 的病例报告来自美国的东北部、大西洋中部以及中西部的 14 个州;因此,美国疾病控制与预防中心(CDC)认为它是一种地方病。应该询问患者是否有美国的这些地区旅游史。在流行地区,儿童面瘫病例中有一半是由莱姆病引起的[53]。

与梅毒相似,莱姆病病程也是分期的。第一期最常见的主要症状是游走性红斑,皮损表现为环形红斑,中央色淡,并向周围缓慢扩散(图 31.6)。在蜱虫叮咬处,皮损的直径可达 5cm。中央色淡区中心有时会出现红斑(也可以是蓝色),形似牛眼。皮疹与癣(体癣)感染及其他皮肤病症状相似[54]。疲劳和淋巴结病较为常见。高达 10% 的患者不会出现可识别的皮疹。第二期为咬伤后数周至数月,出现包括脑膜炎和神经病变等在内的神经异常。第三期为数月到几年之后,出现慢性关节炎、轻微的精神障碍,甚至心脏炎和心肌梗死[55]。

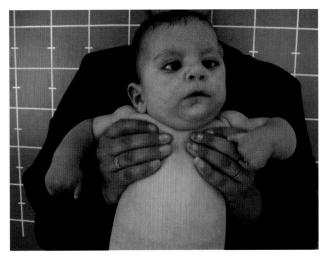

图 31.6 Mobius 综合征表现为双眼内斜视以及面无表情

脑神经病变(尤其是第 VII 对脑神经),是莱姆病最常见的神经症状之一。在多达 1/3 的病例中,面瘫可以双侧发病,而且通常是颅内多发性神经病变的一部分。面瘫患者的脑脊液(CSF)可能是正常的。一些患者在皮疹出现前或没有皮损的情况下出现面部无力[56]。

因为在疾病早期,血清学检查可能阴性,所以诊断性检测困难。推荐早期进行酶联免疫吸附试验(ELISA)检测 IgM 和 IgG,并且通过蛋白免疫印迹对阳性或模棱两可的结果进行进一步证实。如果有症状的患者 ELISA 检测是阴性的,那么应该在 30 日内重新检测。虽然在疾病早期,这种两步检测方法的敏感度只有 40%~50%。对于疑似患者,我们建议风湿免疫科医师会诊,以及访问 CDC 网站。

莱姆病的治疗取决于疾病的严重程度。对于游走性红斑、莱姆性心肌炎和不伴脑膜炎的面部麻痹,治疗是连续使用多西霉素、阿莫西林或头孢呋辛 14 日。如果出现关节炎,口服抗生素的治疗应持续 28 日。对脑膜炎或神经根病的治疗需要静脉给予头孢曲松 2mg/d,共 14 日。孕妇和儿童不应使用多西霉素。

Melkersson-Rosenthal 综合征

Melkersson-Rosenthal 综合征(Melkersson-Rosentha syndrome,MRS)是一种罕见的神经性皮肤黏膜肉芽肿性疾病,病因不明,其特点是面瘫-皱襞舌(裂纹舌)-颌面部水肿三联征。通常在儿童或青少年时期发病。颌面性水肿是特异性体征,同时出现面瘫或皱襞舌的患者各占约 50%。因此,只有 25% 的患者出现完整的三联征。颌面部水肿通常累及嘴唇和颊部,但舌头和齿龈也会受到影响。面部水肿可以蔓延到眼眶上方。需要排除可能引起水肿的其他原因,如肿瘤、感染、自身免疫等。嘴唇会变得皲裂、裂开以及颜色变淡,并且随着时间的推移,会形成永久的变形。

面瘫的发作与 Bell 麻痹完全相同。许多患者会复发,以及可能发生双侧面瘫。诊断是基于病史,以及黏膜或皮肤活检显示非干酪样上皮细胞肉芽肿[57]。尚无随机试验评估皮质类固醇激素的疗效。多次发作后面部运动的恢复情况会逐渐恶化,尽管有一些证据表明,完全的面神经减压可以避免日后面瘫的发生,并能改善面部神经的预后[14]。

最近的一项荟萃分析发现,40% 的患面部肉芽肿病的青少年患者被诊断为 Crohn 病。这两种疾病本质上具有相同的病理改变。大多数患者在被诊断为 Crohn 病之前,会出现颌面部水肿[58]。因此,对于复发性颌面部水肿的患者,应当询问其肛周情况和胃肠道症状,并转诊至专科医师进一步评估。

双侧面瘫

双侧面瘫比单侧面瘫更为严重。双眼都需要进行遮盖或睑缘缝合以防止角膜暴露,致使患者功能性失明。患者的言语能力受到很大的影响,面部表情也完全丧失。

Bell 麻痹可能引起双侧面部相继瘫痪,但很罕见,因此首先应该怀疑是系统性疾病所致。最常引起双侧面瘫的疾病包括吉兰-巴雷综合征、多发性特发性脑神经病变、脑干脑炎、良性高颅压、梅毒、白血病、结节病、莱姆病、脑桥旁肿瘤以及细菌性脑膜炎。需要进行腰椎穿刺、颅脑 MRI、梅毒等性病相关实验室检查(venereal diseases reference laboratory,VDRL)、请神经科会诊,并根据病史和体检进行其他实验室检查。

吉兰-巴雷综合征是在病毒或弯曲杆菌感染后出现的一种渐进性上升性运动性麻痹,下肢常受累,但也会影响到上身和脸部。诊断是基于临床影像和脑脊液"蛋白细胞分离",即脑脊液中蛋白升高,而白细胞计数正常或降低。病因可能是由于感染出现之前产生的攻击神经系统的抗神经节苷抗体的刺激所引起。一线治疗是静脉注射免疫蛋白。有些患者需要在疾病的急性期进行机械通气,直至神经系统恢复到能够提供通气[59]。

创伤性面瘫

5% 或更少的面瘫是由于颞骨骨折、枪伤和软组织穿透性损伤导致的。遭受创伤的患者,首先应该保证其生命体征平稳,再考虑手术干预。外眦外侧的面部裂伤,如累及至腮腺组织,伴有任何面部运动无力,都应该尽快探查以确定神经断端,以便进行一期修复或者神经移植(nerve grafting)。

外眦内侧损伤累及面部神经纤维的可能性通常较小,但这种损伤很难辨别,且对功能的影响也较小。颞骨骨折可通过多种方式影响面神经功能,包括神经的直接穿透伤、挫伤牵拉以及神经的水肿。如果患者受到非穿透性神经损伤后立即出现完全性面瘫,就应该进行电生理学检测。Fisch 等人认为,如果在受伤 6 日之内 ENOG 显示有超过 90% 的神经退化,可能需要进行神经探查、减压以及修复[26]。高分辨颞骨 CT 有助于识别可能损伤的区域,并且可以指导神经减压术的实施。对于部分面部神经功能逐渐进展为完全性面瘫的患者,通常是由于神经水肿导致的,仅保守治疗就能恢复。

医源性损伤

在颅底、耳部、颞下颌关节、颌面部、头颈部,以及面部美容手术包括面部除皱术的手术过程中,都可能会造成面神经损伤。几乎所有的腮腺手术都需要对面神经进行识别和解剖,许多腮腺切除术的患者,术后3个月内会有暂时性的面神经下颌缘支无力。

在手术过程中发生的面神经截断,应及时用9~0永久缝线间断缝合外膜进行吻合。最好和一个助手在双头显微镜下共同完成。应该使用足够的缝线以保证缝合的外膜没有突起。

如果患者术后苏醒后发现面部无力,可能是术中面神经受损。首先应观察6小时,因为局部麻醉作用一般6个小时内减退。如果面部无力持续时间超过6个小时,并且处于颧部或颊部,最好尽快手术探查并修复受损的神经分支。72小时后将会发生Wallerian变性,而受损神经的远端对神经刺激器失去反应,这将使神经的识别和修复变得更加困难。无法辨别的额支、下颌支和颈支不严重的损伤,患者可以自己决定是否进行神经修复术。

结节病

结节病(sarcoidosis)是另一种慢性、非干酪性肉芽肿病,可引起胸膜病、关节痛、肝功能障碍、血清钙水平升高。Heerfordt综合征(葡萄膜腮腺炎热)是一种罕见的结节病,它引起了腮腺炎、葡萄膜炎、轻度发热和脑神经麻痹,其中最常受累的是面神经(50%)。面瘫可以在腮腺炎发生后数天至数周内出现,并且被认为是由神经的炎症引起(而不是腮腺的压迫)[60]。临床上可以诊断结节病,但是明确诊断需要依靠组织活检,大约2/3的患者血管紧张素转化酶水平会升高。与结节病相关的面瘫的主要治疗方法是应用高剂量、逐渐减量的皮质类固醇激素(1mg/(kg·d),每10日减量一次)。如果在发病后不久就使用皮质类固醇激素治疗,面瘫的预后很好。

对于皮质类固醇激素无法缓解症状的患者,可能需要应用麦可酚酸酯、环孢素或英夫利昔单抗。推荐请风湿病专家会诊指导用药,并治疗结节病的其他症状。

中耳炎

急性化脓性中耳炎会引起儿童和成人的面瘫。这些患者通常伴有中耳道处面神经的裸露。广泛的鼓膜切开术和静脉注射抗生素是主要的治疗方法。一些学者推荐使用皮质类固醇激素来减轻神经炎症。面瘫与慢性中耳炎和胆脂瘤相关。胆脂瘤导致面瘫的原因可能与炎症或压迫有关,但是炎症可能的作用更大。慢性中耳炎导致面瘫,经治疗后一般可以痊愈而且无后遗症。

气压性创伤

曾有数个与气压变化有关的面瘫的个案报道。这些患者通常在潜水、高空飞行或驾驶时,或在擤鼻涕后出现面瘫。当环境压力恢复正常时,面瘫就会完全缓解。病理生理学机制可能是中耳内压力升高,直接通过面神经管的开裂传送到面神经。应该应用压力平衡管防止进一步的发作。

特发性高颅压

特发性高颅压(idiopathic intracranial hypertension,IIH)(也称为假性脑瘤、良性高颅压),是一种非肿瘤性颅内压升高疾病。常见于20~40岁的肥胖女性。典型的表现为晨间头痛,也会出现搏动性耳鸣、恶心、呕吐和视力丧失。而最常见的颅内神经病变涉及展神经(导致复视)和面神经。IIH是造成双侧面瘫的原因之一,需要进行颅脑MRI排除结构性损伤,并进行腰椎穿刺来确定颅内压。尽管乙酰唑胺可用于减少脑脊液的生成,但是必要时仍要进行连续多次腰穿、脑室-腹腔分流术、视神经鞘减压术等。当颅内压恢复正常,面瘫即缓解[61]。

儿童面瘫

据估计,先天性面瘫的发生率为2/1000个活产儿[62]。一些学者将婴儿的面瘫分为先天性(在母体内获得或与生产过程相关的疾病引起)和发育原因(遗传基础)。表31.8总结了两者之间的不同。

近80%的婴儿面瘫与产伤有关,一半是产钳助产,一半是阴道或剖宫产[63]。由产伤造成的婴儿面神经损伤,通常会有同侧面部瘀斑和(或)鼓室积血。患儿很少存在其他脑神经受损。多发性脑神经异常或新生儿脑干听觉诱发电位检测结果异常表明可能存在其他逐渐进展的病因。

先天性单侧下唇麻痹是最轻微的面部功能障碍。由脑干损伤引起,唇部抑制肌功能受损而其他面部运动正常[64]。

Mobius综合征是一种存在于后脑和其运动核的缺陷。这种综合征指双侧展神经和面神经的瘫痪,但这个术语适用范围较广,从孤立的单侧面瘫到包括舌咽神经、迷走神经、舌下神经和眼球运动神经的异常[65]。Mobius综合征通常发生在婴幼儿,观察发现患儿常常喂养困难,哭泣时缺乏面部表情,注视时头外转(图31.7)。眼部治疗很重要。患儿常伴有四肢和胸壁异常。

表 31.8　先天性与获得性面瘫

先天性	发育性
产伤	先天性单侧下唇麻痹
颅内出血	Mobius 综合征(双侧,第Ⅵ和第Ⅶ对脑神经)
梅毒	颅面巨大症(craniofacial macrosomia)
脊髓灰质炎	眼耳发育不良综合征(Poland syndrome)
感染性单核细胞增多症(EB 病毒)	Poland 综合征
水痘	致畸物如沙利度胺
Bell 麻痹	CHARGE 综合征(CHD7 异常)
急性中耳炎	遗传性发育性面瘫(hereditary development facial paralysis)
风疹	

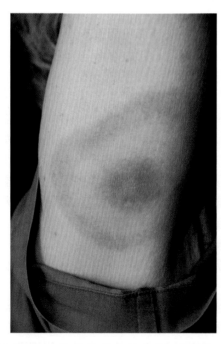

图 31.7　典型的游走性红斑,皮损似牛眼;中央红斑并不常见

儿童和年轻人也可以出现 Bell 麻痹,尽管与成年人相比,其发病率更低。患有 Bell 麻痹的年轻患者通常预后良好。一些研究表明,不管是否应用皮质类固醇激素,预后没有显著性差异。短程的皮质类固醇激素治疗风险较低,并且可以促进康复,因此推荐使用(泼尼松每日 1mg/kg,连续使用 5 日,此后每 5 日减量)。

治疗

治疗计划取决于面瘫的病因、严重程度、分布、发病时间和持续时间以及患者的年龄和治疗目标。可以找到一种合理的时间和空间管理方法(temporal and geographic approaches)。

特定病因引起面瘫(如 Ramsay Hunt 综合征)的紧急处理在本章的前面部分已做介绍。

短期支持

对于所有面瘫患者,无论是暂时性还是永久性,均需要短期支持。临床评估后,短期处理可依据四个解剖区域的病情展开。

前额　在急性和亚急性发病时,前额和眉毛的下垂可以保护眼表。前额功能丧失的同时,抬高眼睑的第二驱动力也消失,而眶上软组织的重力作用可帮助眼睑保持闭合。因此,面神经功能障碍引起的眉下垂不应永久性纠正。此外,尽可能为眼睑治疗做铺垫,应评估眼睑和眼表后再进行眉重建。在亚急性发病时,比较安全的方法是使用胶带或缝线悬吊眉毛。

眼睑和眼表　应根据四个亚分区(眉毛、上睑、眼表、下睑)进行眼周区域的系统性治疗。本章将单独介绍眼上睑下垂。对于上睑麻痹性退缩(paralytic retraction),短期内可用软膏(Lacrilube 或 Genteal 凝胶)治疗,并在睡前轻轻推动闭合眼睑或用胶带黏闭眼睑。如果患者对侧眼视力较好,则可用窄胶带黏闭患侧眼睑,或用透气胶膜覆盖眼睑。对于高风险患者,虽然面瘫可能在数月内自愈,但是仍应考虑植入金或铂植入物,利用重力下垂作用使眼睑闭合,此治疗方法有创但可逆(图 31.8)。高风险患者包括中重度干眼综合征患者和眼部护理依从性不强的患者。眼睑增重会增加夜间眼睑闭合不全发生的风险,尽管有植入物,可能也需要眼皮贴或眼膏。Massry 采用眶隔前脂肪覆盖移植物表面的方法,可更好的隐埋移植物,但此操作的创伤更大[66]。Goldberg 等人认为透明质酸填充剂可使上睑暂时性增重,此填充剂可随时间而变大,如果有必要,可用透明质酸酶溶解[67]。

短期眼表溶液包括黏性人工泪液(Refresh 和 Sys-

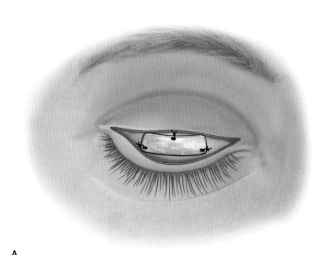

A

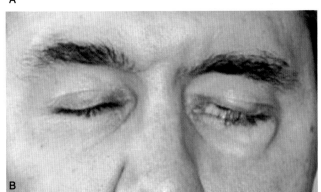

B

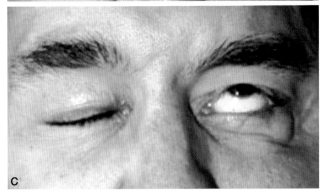

C

图 31.8　眼睑增重术。**A.** 单片重物（金或铂）植入睑板前面示意图，部分作者将其描述为腱膜前或腱膜后植入。**B.** 左上睑增重可使患者眼睑在直立位时处于闭合状态，但是闭合不完全。**C.** 仰卧位时眼睑向上回缩，角膜暴露

tane，每日可使用数次）和软膏（可在夜间使用）。可使用硅树脂或胶原蛋白阻塞泪小点，从而延长泪膜和人工泪液的存在时间，在疾病转归不确定时，不应破坏泪管。尽管患者通常伴有泪液分泌过多，但是眼睑麻痹可引起泪液流动减少，导致眼表干燥。对于部分病例，角膜接触镜有助于保护角膜，但也会增加角膜溃疡的风险。对于佩戴绷带镜的患者，通常需要预防性每日给予一滴氟喹诺酮滴眼液（氧氟沙星或莫西沙

星）。加湿装置可以直接置于皮肤表面，也可安装于特殊的眼镜上，这种眼镜可密封眶缘周区域。也可在角膜表面涂抹软膏，然后将透气胶膜覆于眼表。对于部分病例，保鲜膜可提供相同的保护作用，而且不需用黏附剂，避免对皮肤造成损伤。在面瘫早期，应每月进行眼表检查。

可采取暂时性可逆或永久性不可逆的方法缝合眼睑。急性发病时，尤其当患者住院时，眼睑缝合术可能是保护眼表的最佳方法。眼睑缝合线很容易拆除，可持续进行眼部或局部给药。4~0 或 5~0 尼龙线或聚丙烯线连续或间断缝合。如果预计面瘫会持续数周或数月，应行可逆性眼睑缝合术。保留睑缘前层，缝合睑板边缘，为日后手术修复睑缘预留余地。眼睑缝合术会使患者视野缩小，而且外观不满意，这两方面限制了其应用。永久性侧边和中央部眼睑缝合术也会抑制眼睑的运动，并可能使角膜中央区域暴露增加。

面瘫早期，下睑无力不明显。睑外翻和睑退缩均可引起泪溢，并暴露下方的角膜和结膜，从而引起眼表损伤。睑外翻和睑回缩均可通过外眦韧带上方从外下睑至颞区斜行放置薄胶带的方法进行暂时性治疗。在达到预期功能恢复前，应推迟不可逆性重建手术的时间。通过注射透明质酸填充剂可能暂时抬高下睑的高度。自体脂肪或真皮填充因其不可逆，故属于永久性治疗方法[68,69]。

面中部和面下部　在面部神经损伤的直接后果中，面中部和面下部区域损伤不需要干预。在面神经有可能恢复但又不确定的情况下（如前庭神经鞘瘤切除时面神经受损但仍完整），可以考虑采取可逆性处理方法，如使用同种异体真皮移植进行面部悬吊以及鼻瓣重建（图 31.9）。可以用 Botox 来减弱对侧下唇降肌的力量，从而改善面部的对称，然而双侧下唇功能减弱通常会引起口腔障碍问题。

长期重建
前额　当功能进一步恢复的可能性不大时，可采取永久性手术。前额抬高术非常受欢迎，因为术后外观的改善立竿见影。但同时应考虑到眼睑重建，以避免出现医源性眼睑闭合不全。必要时，直接抬眉术、中额抬高术、发际线抬额术和冠状抬额术均有效（图 31.10）。在处理面瘫患者时，由于内镜技术探查高度受限，仅对不希望有明显瘢痕的患者可选此术式。上述各种术式的相对优点和缺点总结详见表 31.9。

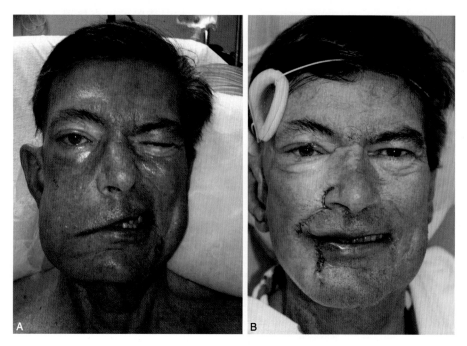

图 31.9 中年男性右面部悬吊、下唇楔形切除和鼻瓣重建,术前(A)和术后(B)外观

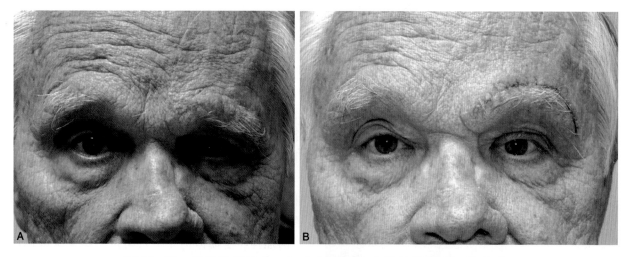

图 31.10 麻痹性眉下垂。A.手术前。B.直接抬眉术后一周外观

表 31.9 前额和提眉不同手术方式的适应证和禁忌证

手术名称	适应证和优点	禁忌证和缺点
冠状抬额术	治疗所有衰老性前额和眉毛下垂	男性受限 抬高发际线 上 1/3 面部被纵向拉长 瘢痕长 可能长时间头皮感觉迟钝 眉毛位置微整形效果差
发际线抬额术	发际线高 无前额垂线保留发际线 治疗所有衰老性前额和眉毛下垂	瘢痕(外露)可能 可能长期出现头皮感觉迟钝

表 31.9 前额和提眉不同手术方式的适应证和禁忌证(续)

手术名称	适应证和优点	禁忌证和缺点
中额抬高术	额横纹明显 保留发际线 眉毛位置细微调整 纠正眉毛不对称	瘢痕(外露)可能 油性、皮肤厚者避免采用此术式
直接抬眉术	精确抬高眉毛 保留前额/头皮感觉 喜爱浓眉的患者 直接隐藏瘢痕(利用头发) 纠正眉毛不对称	瘢痕(外露)可能 仅纠正眉毛
暂时性抬高术	直接对瘢痕进行伪装(利用头发) 改善外侧	对中额眉间皱纹者无效 眉中部无效
眉毛提升术	经上睑整容或眉毛上缘小切口施行 适用于中度眉下垂	眼睑水肿时间可能延长 可能出现眉毛不对称 可能效果不满意
内镜抬眉术	小切口创伤小 瘢痕隐藏性好 发际线高 无前额垂线 保留发际线 治疗大部分衰老性前额和眉毛下垂	眉毛位置微整效果差 可能出现因近中央骨固定导致头皮轮廓不 　规则

　　眼睑　永久性上睑麻痹可通过多种方法治疗。如在短期处置中所述,增加眼睑负荷是最常见的方法。铂金链因为贴合睑板所以隐匿性较好,但比其他负荷物要相对昂贵,而且植入更困难。用于上睑增重的铂金密度比 24K 黄金高,所以铂金增重物更薄,因此更美观。有证据表明,铂金植入后脱出率较低。在办公室中,可将待植入的铂金增重物黏于患者眼睑皮肤上,让患者站立以确定植入物的尺寸。事先应告知接受眼睑增重术的患者,此手术术后出现夜间眼睑闭合不全的风险较高。

　　眼睑增重的另一可选方法是眼睑弹簧植入术。莱文(Levine)眼睑弹簧在 1990 年被改良,此后成功应用于 1000 余只患眼。此手术需要一个个体化的镍丝植入物,此植入物可由外科医师在办公室或手术室进行制作。单螺旋弹簧圈的工作原理类似于安全别针。一侧固定于睑板,一侧固定于上部眼眶,向下推移眼睑。眼睑增重术的手术时间为 15~20 分钟,而莱文眼睑弹簧植入术的手术时间在镇静监护下需要 2.5~3 小时。手术中植入物的调整较为常见。

　　虽然目前硅树脂环扎术未被使用,但人们正在研究合成材料替代瘫痪的眼轮匝肌。

　　对于面瘫部分恢复且病史较长的患者,可能出现其他非预期的单侧上睑下垂。这些患者眼睑一般正常或有轻度偏移,通常提上睑肌缩短术或结膜 Müller 肌切除术效果较好。

　　下睑重建需要将其抬高和翻转。睑板剥离术是缩短下睑的主要方法。眼睑内侧缩短的方法非常复杂,主要是因为此区域存在泪液引流系统。单纯结扎内眦韧带下支会导致完整的下泪小管扭结或损伤,在部分病例中,这种副损伤可被接受。上述患者可能需要使用 Jones 管进行结膜鼻腔吻合术。单纯内侧睑缘缝合术已经成功应用,而且很少出现外观畸形。

　　水平松弛可以通过缩短手术来矫正,但麻痹性退缩可能需要借助移植物来使下睑缩肌发生退缩。适合的材料包括硬腭、耳软骨、供体巩膜、真皮、猪小肠以及其他很多材料。

　　一些长期伴有面瘫的患者会出现眼睑前层缺乏。对于这部分患者,可能需要进行皮肤移植加强眼睑前层,同时配合使用上文所述的其他方法(图

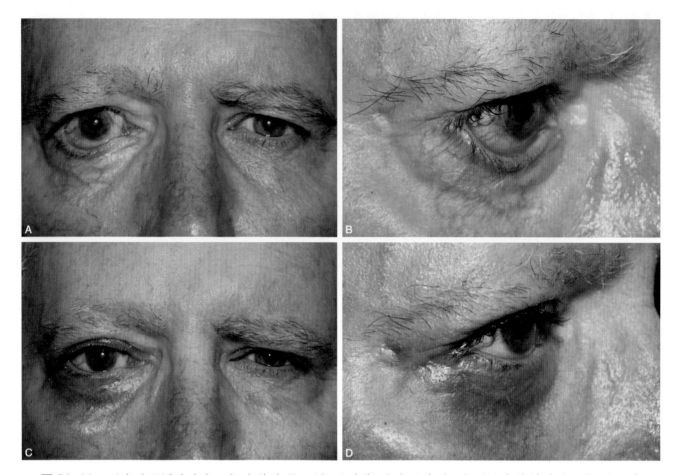

图 31.11   面瘫后眼周重建术。**A.** 术前外观,面部不对称,右上睑挛缩,右下睑挛缩并外翻。**B.** 近距离显示下睑位置异常。**C** 和 **D.** 术后外观,金质增重物植入术、上睑整复术以及下睑内眦悬吊术(向后牵拉、利用切除的上睑皮肤进行全层皮肤移植、中面部自体脂肪移植)后眼睑挛缩和外翻改善

31.11)。

面中部抬高术具有悠久历史,在治疗下睑挛缩中很受欢迎,但其疗效的持久性尚不清楚。采用注射填充剂或自体脂肪移植的容积置换法有望替代面中部抬高手术[69,70]。

面中部和面下部   最重要的长期目标之一是恢复面部表情和微笑。对于单侧完全松弛性麻痹的患者,有五种手术方法可治疗面中部和面下部瘫痪[11]。

1. 静态手术(static procedures):静态手术既不修复受损神经,也不恢复面部运动。这个被命名为"静态悬吊"的手术是一种常见的手术方式,利用同种异体皮肤或阔筋膜张肌将瘫痪的面部悬吊,使其位置升高双侧对称。其他的静态手术包括在健侧唇部进行唇降肌松解术,以改善面部对称。眉抬高术和下睑紧缩术也属于静态手术。

2. 神经移植:当创伤或手术导致面神经部分缺失,并且其两断端都可识别时,可用不同的神经来填充两断端之间的"间隙",此术式常用于侵袭面神经的

腮腺恶性肿瘤切除术。当面神经主干受损并接受神经移植后,最好恢复程度可达 House-Brackmann III 级至 VI 级(能够有联带运动)。

3. 神经替换:如果面神经颅内部分受损或被切除,则通常不能进行神经移植。比如,前庭神经鞘瘤和其他小脑脑桥角肿瘤是导致面瘫的常见原因,因为这些肿瘤紧邻面神经生长。在此位置,神经残端通常过于细小,难以移植。但可将头颈部其他运动神经缝合至受损的面部神经末端。供者运动神经内的轴突会再生并最终支配面部肌肉。然而,肌肉的激活需要患者的主观意念。一般来说,舌下神经是最常见的供体神经,而最近很多人首选咬肌神经作为供体神经使用(图 31.12 和图 31.13)[71]。咬肌神经的优势在于,修复面神经两断端后咬肌神经缺损最小,并且运动幅度大的发生率较低。这些患者必须尝试咬牙才能微笑。接受过神经替换的患者永远无法伴随笑声产生真正的情绪化笑容,只有在面部运动神经核控制下的运动才能产生笑容。

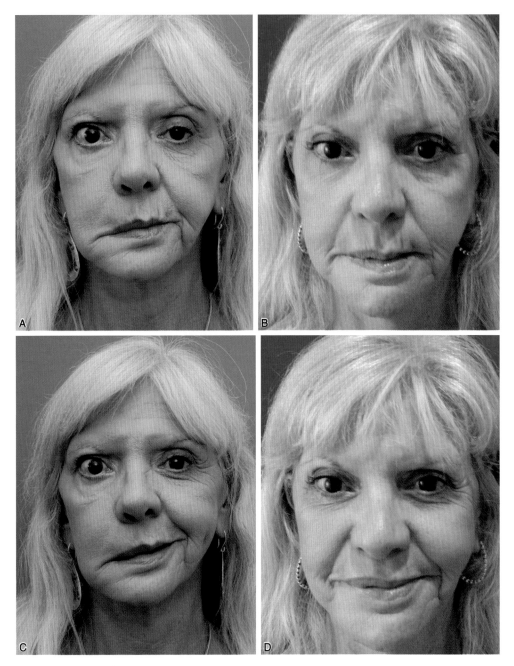

图31.12 **A.** 60岁女性患者,完全性面瘫休息位外观。**B.** 右上睑金质增重物植入术联合眦成形术、牵缩肌后退以及咬肌面神经转移术的术后外观。**C.** 术前尝试微笑时外观。**D.** 术后通过咬牙实现对称性笑容

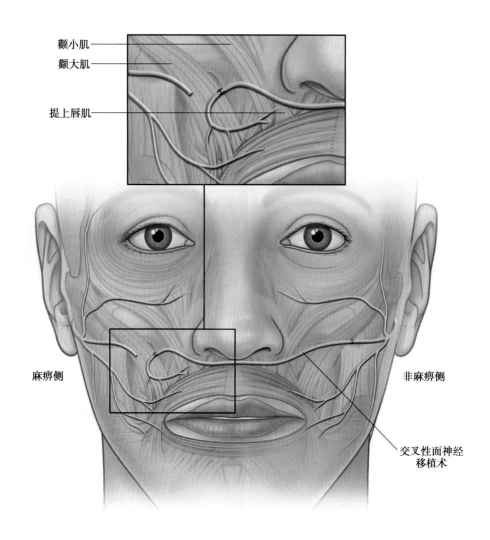

颧小肌

颧大肌

提上唇肌

麻痹侧

非麻痹侧

交叉性面神经
移植术

图 31. 13   交叉性面神经移植术示意图

对侧面神经也被用作供体神经,称为交叉面神经移植术。通常,取 10～12cm 的腓肠神经,跨过上唇,连接两侧面神经(图 31. 14)。年龄越小患者的神经,可能再生潜能越好,因此此术式最适用于儿童。手术成功后,患儿能完全自发地产生情绪化微笑,因为健侧面神经核同时也控制患侧面部肌肉运动。

4. 肌肉替换(颞肌肌腱转位):当控制面部肌肉运动的神经被切除 2 年或更久,则肌肉会萎缩,功能会丧失,即使植入神经也无法逆转。在这些情况下,外科医生必须移植新肌肉至面部。颞肌肌腱转位术是最常见和最新的术式。在此手术中,将颞肌肌腱与下颌骨分离,并缝合至耳蜗轴和鼻唇沟区域。通常需要一并移植阔筋膜张肌,以降低移植颞肌肌腱的张力(图 31. 15)。当患者想笑时,就会咬牙,颞肌缩短,在嘴角产生一个适当的朝向外上方的收缩。利用转移的游离肌肉也可达到相似效果,通常用腿部的股薄肌。被转移肌肉的运动神经与咬肌神经相连。因此,当患者咬牙时,移植的股薄肌接受刺激后会产生笑容。

5. 交叉面神经移植和游离肌肉转位:完全恢复情绪化自发性微笑的唯一方法是将面部肌肉连接到面神经运动神经核。如果患者希望能够自发性微笑,但面部肌肉已经萎缩,则需要进行两阶段的手术,称为交叉面神经移植联合游离肌肉转位术(图 31. 16)。此手术需要 2～3 年的时间,多数大型研究表明此术式的失败率为 20%。与所有的交叉面神经移植术类似,患者年龄越小手术效果越好。

联带运动

在相当一部分面神经主干受损后恢复部分运动的患者中,会出现同侧面部肌肉不自主抽动。微笑的同时可刺激眼轮匝肌收缩最为常见。患者描述面中部紧缩感、微笑幅度不足(poor smile excursion)且不对称。肉毒杆菌毒素通常有效,但不绝对(图 31. 16)。

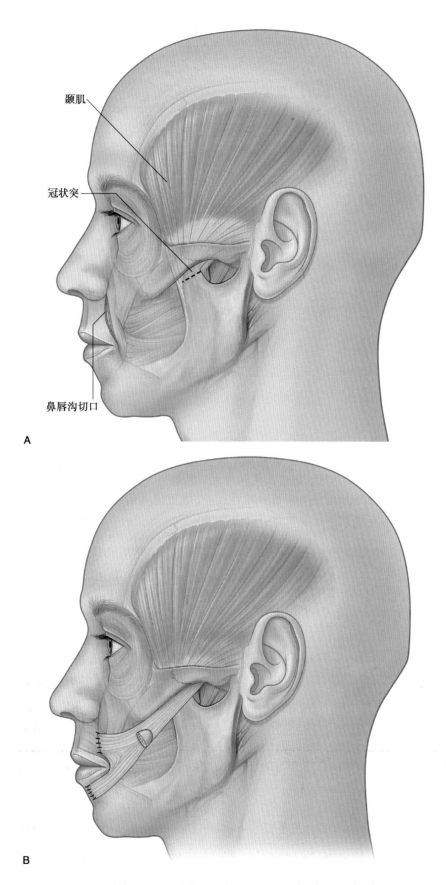

颞肌

冠状突

鼻唇沟切口

A

B

图 31.14 A. 通过鼻唇沟区域切口,将冠突从下颌骨上分离,保留颞肌腱膜附着。B. 将切断的冠突或肌腱缝至鼻唇沟,行或不行面神经延长移植术

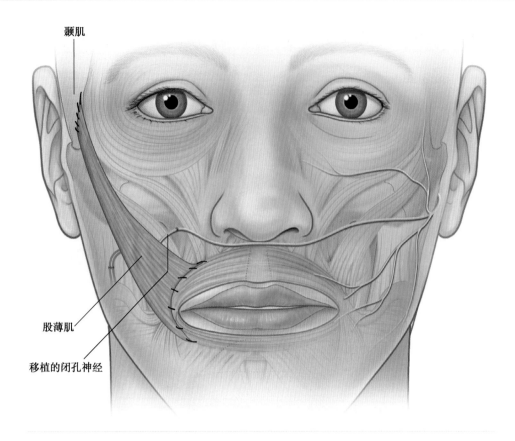

颞肌

股薄肌

移植的闭孔神经

图 31.15　两阶段游离肌肉移位术联合交叉面神经移植术。第一次手术是将腓肠神经从内侧穿过上唇隧道缝至切断的颊神经分支上。约 6 个月后，神经轴突再生通过移植的神经。此时，可二期行游离股薄肌移植术。移植附有闭孔神经和具有滋养动静脉的股薄肌。将闭孔神经缝至对侧面神经移植处，继而健侧面神经核刺激可引起微笑。股薄肌血管与面动脉和面静脉缝合以提供血流

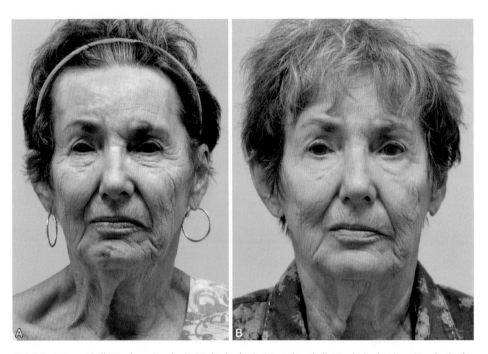

图 31.16　联带运动。A. 患者长期存在右侧面部联带运动和挛缩。B. 肉毒素注射后，患者感觉面部张力下降，休息相面部对称性改善

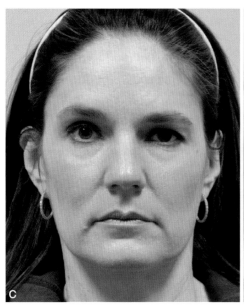
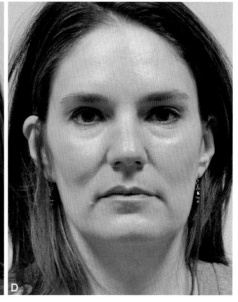

图 31.16(续) C. 另一女性患者,左侧 Bell 面瘫后联带运动引起左侧睑裂狭窄。D. 单侧内镜提眉术联合上睑成形术并同时切除部分轮匝肌,术后外观明显改善

微笑幅度改善最难实现;部分伴有"冰冻笑容"的患者需要经口咽对颊肌和笑肌进行注射。肌肉切除术(颈阔肌)或神经切除术(边缘神经)对面下部的治疗效果更持久。物理治疗对很多伴有面中部筋膜层挛缩的患者有益,可使颧肌最大限度放松,且在长度-肌张力曲线中显示正常。神经肌肉再训练可改善面部控制,但需要患者接受并每日练习。

近几年选择性神经松解术重新兴起。患者全麻状态下,解剖出面神经联带肌肉的各分支,将神经袢穿出皮肤切口。关闭耳前切口,唤醒患者。患者保持清醒状态,相继切断分出的神经分支,直至患者联带运动消失。此技术的主要风险是切除过多神经分支,导致其支配的一处或多处靶肌肉发生瘫痪。

注射填充剂是另一种有效治疗患者联带运动的方法。通常情况下,这些患者由于面中部挛缩,导致患侧鼻唇沟较深、颧部突出明显、会有更显著的不良外观。可注射填充剂填充患侧较深的鼻唇沟,同时也可填充健侧,以改善面部的对称性。

展望

近期人工耳蜗和视网膜植入的进展激发了人们对电极植入可能性的兴趣,以期恢复眨眼和面部运动。这一领域的大部分前期工作是由眼科医生和耳鼻科医生来完成。1986 年,Rothstein 和 Berlinger 得出结论,在兔面神经损伤模型中,眼轮匝肌和颧肌收缩可通过 EMG 进行检测,并可用于刺激对侧面部的去神经肌肉[72]。同年,Otto 等人在犬类模型中也得出相同的结论。随后 Otto 等人表明,在兔模型中眨眼可以持续恢复 6 周[73]。

最近的技术进步促进永久性电子假体在治疗面瘫中实际应用的发展。所设想的植入物是利用健侧配对肌肉的 EMG 脉冲放电,来刺激数块去神经的面部肌肉。因为很多面瘫患者会涉及自尊问题,甚至会发生真性精神疾病,妨碍了最佳治疗时机,因此有效的面部植入物值得付出巨大代价进行研发。

参考文献

1. Fu L, Bundy C, Sadiq SA. Psychological distress in people with disfigurement from facial palsy. *Eye* 2011;**25**:1322–6.
2. Valente SM. Visual disfigurement and depression. *Plast Surg Nurs* 2004;**24**:140–4.
3. Peitersen E. Bell palsy: the spontaneous course of 2,500 peripheral facial nerve palsies of different etiologies. *Acta Otolaryngol Suppl* 2002;**549**:4–30.
4. Wilson-Pauwels L, Akesson EJ, Stewart PA. Cranial nerves: anatomy and clinical comments. Hamilton, Canada: B.C. Decker; 1988.
5. Tzafetta K, Terzis JK. Essays on the facial nerve: Part I. Microanatomy. *Plast Reconstr Surg* 2010;**125**:879–89.
6. Janfaza P, Nadol JB, Galla R, et al. Surgical anatomy of the head and neck. Cambridge, MA: Harvard University Press; 2011.
7. Toh EH, Lee KJ. Essential otolaryngology head and neck surgery. New York, NY: McGraw Hill Medical; 2008.
8. Sadler TW. Langman's medical embryology. Philadelphia, PA: Lippincott Williams & Wilkins; 2000.
9. Akheel M. 2013. Salivary gland disorders [Internet]. <http://www.slideshare=.net/adorabledrakheel/salivary-glands-19340425>; 2015 [accessed 22.06.15].
10. Thom JJ, Moore EJ, Price DL, et al. The role of total parotidectomy for

metastatic squamous cell carcinoma and malignant melanoma. *JAMA Oto Head Neck Surg* 2014;**140**(6):548–54.

*11. May M, Schaitkin BM. Facial paralysis. New York, NY: Thieme; 2003. p. 127–223.

　　Excellent summary of the facial reanimation experience at University of Pittsburgh that includes a comprehensive discussion of the management of facial paralysis in all regions of the face with the greatest emphasis on periocular reanimation.

12. Hohman MH, Hadlock TA. etiology, diagnosis and management of facial palsy: 2000 patients at a facial nerve center. *Laryngoscope* 2014;**124**:E283–93.

13. Murakami S, et al. Bell palsy and herpes simplex virus: identification of viral DNA in endoneurial fluid and muscle. *Ann Intern Med* 1996;**124**:27.

14. Graham MD, Kartush JM. Total facial nerve decompression for recurrent facial paralysis: an update. *Otolaryngol Head Neck Surg* 1989;**101**:442.

15. Seddon HJ. Three types of nerve injury. *Brain* 1943;**66**:237–88.

16. Sunderland S. A classification of peripheral nerve injuries producing loss of function. *Brain* 1951;**74**(4):491–516.

17. Kileny PR, Disher MJ, El-Kashlan H. Facial paralysis: diagnosis and management. *Semin Hearing* 1999;**20**(1):77–90.

*18. House JW, Brackmann DE. Facial nerve grading system. *Otolaryngol Head Neck Surg* 1985;**93**:146–7.

　　The seminal paper discussing the data and origin of the House-Brackmann facial nerve grading scale.

19. Facial Nerve Disorders Committee, Vrabec JT, Backous DD, et al. Facial nerve grading system 2.0. *Otolaryngol Head Neck Surg* 2009;**140**:445–50.

20. Ross BG, Fradet G, Nedzelski JM. Development of a sensitive clinical facial grading system. *Otolaryngol Head Neck Surg* 1996;**114**:380–6.

21. Esslen E. Electrodiagnosis of facial palsy. In: Surgery of the Facial Nerve A. Philadelphia, PA: WB Saunders; 1973. p. 45–51.

22. Esslen E. The acute facial palsies. Berlin, Germany: Springer-Verlag; 1977.

23. Fisch U. Total facial nerve decompression and electroneuronography. In: Silverstein H, Norell H, editors. Neurological surgery of the ear. Birmingham, AL: Aesculapius; 1977. p. 21–33.

24. Fisch U. Maximal nerve excitability testing vs. electroneuronography. *Arch Otolaryngol* 1980;**106**:352–7.

25. Gantz B, Rubinstein JT, Gidley P, et al. Surgical management of bell palsy. *Laryngoscope* 1999;**109**(8):1177–88.

26. Fisch U. Prognostic value of electrical tests in acute facial paralysis. *Am J Otol* 1984;**5**:494–8.

27. Granger CV. Toward an earlier forecast of recovery in Bell palsy. *Arch Phys Med Rehabil* 1976;**48**:273–8.

28. Mills KR. The basics of electromyography. *J Neurol Neurosurg Psychiatry* 2005;**76**:ii32–5.

29. May M, Blumenthal F, Klein SR. Acute Bell palsy: prognostic value of evoked electromyography, maximal stimulation, and other electrical tests. *Am J Otol* 1983;**5**:1–7.

30. Sillman JS, Niparko JK, Lee SS, et al. Prognostic value of evoked and standard electromyography in acute facial paralysis. *Otolaryngol Head Neck Surg* 1992;**107**:377–81.

31. Grosheva M, Wittekindt C, Guntinas-Lichius O. Prognostic value of electroneurography and electromyography in facial palsy. *Laryngoscope* 2008;**118**:394–7.

32. Grosheva M, Guntinas-Lichius O. Significance of electromyography to predict and evaluate facial function outcome after acute peripheral facial palsy. *Eur Arch Otorhinolaryngol* 2007;**264**:1491–5.

33. Sittel C, Stennert E. Prognostic value of electromyography in acute peripheral facial nerve palsy. *Otol Neurotol* 2001;**22**:100–4.

*34. Baugh RF, Basura GJ, Ishii LE, et al. Clinical practice guideline: Bell palsy. *Otolaryngol Head Neck Surg* 2013;**149**:S1–27.

　　Consensus statement from the American Academy of Otolaryngology regarding the evaluation and management of patients with facial nerve palsy.

35. Luman R, Nagarajan L. Bell palsy: a guideline proposal following a review of practice. *J Paediatric Child Health* 2008;**44**:219–20.

36. Rowhani-rahbar A, Baxter R, Rasgon B, et al. Epidemiologic and clinical features of Bell palsy among children in Norther California. *Neuroepidemiology* 2012;**38**:252–8.

37. Hilsinger RL Jr, Adour KK, Doty HE. Idiopathic facial paralysis, pregnancy, and the menstrual cycle. *Ann Otol Rhinol Laryngol* 1975;**84**:433.

38. Peitersen E. Natural history of Bell palsy. *Acta Otolaryngol Suppl (Stockh)* 1992;**492**:122.

39. Adour KK, et al. The true nature of Bell palsy: analysis of 1000 consecutive patients. *Laryngoscope* 1978;**88**:787.

40. Adour KK. Current concepts in neurology, diagnosis and management of facial paralysis. *N Engl J Med* 1982;**307**:348.

41. Lee HY, Kim MG, Park DC, et al. Zoster sine herpete causing facial palsy. *Am J Otolaryngol* 2011;**33**:565.

42. Fisch U. Surgery for Bell palsy. *Arch Otolaryngol Head Neck Surg* 1981;**107**:1.

43. Reddy JB, et al. Histopathology of Bell palsy. *Eye Ear Nose Throat Mon* 1966;**45**:62.

44. Proctor B, et al. The pathology of Bell palsy. *Trans Am Acad Ophthalmol Otolaryngol* 1976;**82**:70.

45. O'Donoghue GM, Michaels L. Histopathologic aspects of Bell palsy (abstract). Anaheim, California Committee for Research in Otolaryngology, American Academy of Otolaryngology – Head and Neck Surgery and Association of Research in Otolaryngology, Research Forum 1983.

46. Fisch U, Felix H. On the pathogenesis of Bell palsy. *Acta Otolaryngol (Stockh)* 1983;**95**:532.

47. Engstrom M, Bert T, Stjernquist-Desatnik A, et al. Prednisolone and valacyclovir in Bell palsy: a randomized, double-blind, placebo-controlled, multicenter trial. *Lancet Neurol* 2008;**7**:993–1000.

*48. Sullivan FM, Swan IR, Donnan PT, et al. Early treatment with prednisolone or acyclovir in Bell palsy. *N Engl J Med* 2007;**357**:1598–607.

　　Double-blind placebo-controlled factorial trial conducted in Scotland comparing facial nerve outcomes in patients treated with 10 days of prednisolone and/or acyclovir versus placebo initiated within 72 hours of symptom onset. Prednisolone was found to significantly improve facial nerve outcomes but acyclovir was not found to have any independent effect, alone or in combination with prednisolone. The authors would argue that antivirals should still be prescribed, given the minimal side-effect profile of antivirals and in light of the existence of a subset of patients who have zoster sin herpete.

49. Adour KK, et al. Bell palsy. Dilemma of diabetes mellitus. *Arch Otolaryngol Head Neck Surg* 1974;**99**:114.

50. Gagliardi AM, Gomes Silva BN, Torloni MR, et al. Gagiliardi, Anna MZ, ed. Vaccines for preventing herpes zoster in older adults. *Cochrane Database Syst Rev* 2012;(10):CD008858.

51. Reuler JB, Chang MK. Herpes zoster: epidemiology, clinical features, and management. *South Med J* 1984;**77**:1149.

52. Keczkes K, Basheer AM. Do corticosteroids prevent post-herpetic neuralgia? *Br J Dermatol* 1980;**102**:551.

53. Cook SP, et al. Lyme disease and seventh nerve paralysis in children. *Am J Otolaryngol* 1997;**18**:320.

54. Feder HM, Abeles M, Bernstein M, et al. Diagnosis, treatment and prognosis of erythema migrans and Lyme arthritis. *Clin Dermatol* 2006;**24**:509–20.

55. Centers for Disease Control and Prevention. Lyme disease data [Internet]. 2012. <http://www.cdc.gov/lyme>; 2015 [accessed 05.15].

56. Halperin JJ. Nervous system Lyme disease. *Infect Dis Clin North Am* 2008;**22**:261–74.

57. Greene RM, Rogers RS 3rd. Melkersson-Rosenthal syndrome: a review of 36 cases. *J Am Acad Dermatol* 1989;**21**:1263.

58. Lazzerini M, Bramuzzo M, Ventura A. Association between orofacial granulomatosis and Crohn's disease in children: systematic review. *World J Gastroenterol* 2014;**20**:7497–504.

59. Ansar V, Valadi N. Guillain-Barre syndrome. *Prim Care* 2015;**42**:189–93.

60. Delaney P. Neurologic manifestations in sarcoidosis. *Ann Intern Med* 1977;**87**:336.

61. Wakerley BR, Tan MH, Ting EY. Idiopathic intracranial hypertension. *Cephalalgia* 2015;**35**:248–61.

62. McHugh HE, et al. Facial paralysis and muscle agenesis in the newborn. *Arch Otolaryngol Head Neck Surg* 1969;**89**:157.

63. Hepner W. Some observations on facial paralysis in the newborn infant: etiology and incidence. *Pediatrics* 1951;**89**:494.

64. Kobayashi T. Congenital unilateral lower lip palsy. *Acta Otolaryngol* 1979;**88**:303–9.

65. Terzis JK, Anesti K. Experience with developmental facial paralysis: Part I. Diagnosis and associated stigmata. *Plast Reconstr Surg* 2011;**128**:488e–97e.

66. Massry GG. Personal communication, 2013.

67. Mancini R, Khadavi NM, Goldberg RA. Nonsurgical management of upper eyelid margin asymmetry using hyaluronic acid gel filler. *Ophthal Plast Reconstr Surg* 2011;**27**:1–3.

68. Goldberg RA, Lee S, Jayasundera T, et al. Treatment of lower eyelid retraction by expansion of the lower eyelid with hyaluronic acid gel. *Ophthal Plast Reconstr Surg* 2007;**23**:343–8.

69. Griffin GR, Azizzadeh B, Massry GG. New insights into physical findings associated with postblepharoplasty lower eyelid retraction. *Aesthet Surg J* 2014;**34**:995–1004.
70. Silver A, Lindsay RW, Cheney ML, et al. Thin-profile platinum eyelid weighting: a superior option in the paralyzed face. *Plast Reconstr Surg* 2009;**123**:1697–703.
71. Faria JCM, Scopel GP, Ferreira MC. Facial reanimation with masse-teric nerve: babysitter or permanent procedure? Preliminary results. *Ann Plast Surg* 2010;**64**:31–4.
72. Rothstein J, Berlinger NT. Electronic reanimation of facial paralysis – a feasibility study. *Otolaryngol Head Neck Surg* 1986;**82**:82–5.
73. Otto RA. Restoration of function in the paralyzed rabbit orbicularis oculi muscle by direct functional electric stimulation. *Laryngoscope* 1997;**107**(1):101–11.

32

第 32 章　眼睑痉挛和面部痉挛性疾病

PETER W. MACINTOSH

引言

面部痉挛性疾病(facial spastic disorders)通常表现为一种不自主的异常面部肌肉运动。其中,每个病种潜在的发病机制各不相同。良性原发性眼睑痉挛(benign essential blepharospasm)被认为是中枢神经系统控制眨眼的基底神经节出现异常所导致的。半面痉挛(hemifacial spasm)是由于脑干部血管对神经压迫导致的。对于医生来讲,理解这些疾病间的区别,才能更好地指导患者治疗和为其提供相关的预后信息。这一章节主要介绍眼睑运动的解剖和生理过程,诊断和治疗五种主要的面部痉挛性疾病:良性原发性眼睑痉挛(benign essential blepharospasm)、开睑不能(apraxia of eyelid opening)、Meige 综合征(Meige syndrome)、半面痉挛、面神经再生异常(aberrant facial nerve regeneration)。

历史背景

瞬目反射(blink reflex)是人类首要的稳定的反射,是人体趋利避害的重要反射。它可以被情绪刺激所增强,也可以被杏仁核的病变损伤所抑制[1]。1896年,Walker Overend 首先描述在新生儿就有正常的瞬目反射。随着年龄增长,瞬目反射可以被抑制,但当发生颅脑病变时,可以从抑制状态释放[2]。过度活跃的痉挛性瞬目活动被称为眼睑痉挛(blepharospasm)。

16 世纪弗兰德艺术家 Pieter Brueghel 画出了第一幅眼睑痉挛患者的图像。这幅画名为《打呵欠的人(De Gaper)》(图 32.1),展现了一个面部表情狰狞的人,伴有眼睑痉挛和面下部功能障碍。最终,采用画

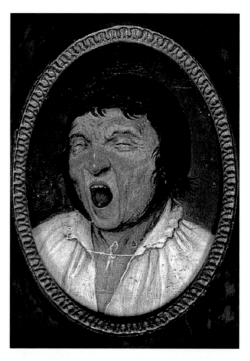

图 32.1　《打呵欠的人》Pieter Brueghel the Elder 画于 1560 年

家的名字对这种具有独特面部特征的疾病进行命名,即 Brueghel 综合征(Brueghel syndrome)。在当时的年代,乃至后来的很长一段时间,该类患者都被认为是有心理疾病,需要接受隔离治疗[3]。

1870 年,第一例眼睑痉挛患者由 Talkow 医生在医学文献中正式报道出来[4],随后 Meige 医生也报道了类似的疾病[5]。现在大多数作者认为,面部运动障碍是有组织结构异常导致的[6,7]。然而,关于眼睑痉挛发病原因的讨论在医学文献当中从未间断过。有文献认为存在精神性因素导致眼睑痉挛的发生,甚至认为眼睑

痉挛就是强迫症的异常行为的一种表现[8~10]。眼睑痉挛的治疗最初出现在 20 世纪中期,首先采用的是面神经分支切断术。这种治疗虽然有一定的疗效但也伴有很多并发症。如今这些治疗方法已经被更安全的且微创的治疗技术所替代,例如肉毒杆菌毒素的注射治疗[11]。

基础科学

肌张力异常是一组由于肌肉收缩和舒张失衡导致的肌肉运动异常活动的疾病。病因可能是由于肌肉的抑制减弱、可塑性异常或感觉功能障碍等[12]。面部的肌张力异常主要包括眼睑痉挛、开睑不能、Meige 综合征、半面痉挛、面神经再生异常等,其共同特征是眼周围肌肉不自主痉挛性收缩,主要包括眼轮匝肌、皱眉肌,还可能累及面部其他肌肉

(图 32.2)[13]。

眶上区域、结膜或角膜的刺激可以通过传入神经到达感觉神经核,再投射到面神经的运动神经核,产生一个早期同侧、晚期双侧的瞬目反射。眶上皮肤的刺激冲动是通过眶上神经,角膜和结膜的刺激冲动是通过三叉神经眼支的睫状长神经分支[14]。早期瞬目反射是由同侧三叉神经感觉神经根的分支眶上神经,通过脑桥的少突神经反射弧到达同侧的面神经核。晚期双侧瞬目反射和角膜反射,从下行的脊髓第五神经核,通过低位脑干外侧网状结构的多突触神经弧到达同侧和对侧的面神经核,刺激双眼眼轮匝肌收缩,引起双眼瞬目反射[14](图 32.3)。

眼睑痉挛(blepharospasm)还可能继发于眼部刺激性病变,如干眼症、虹膜炎、角膜溃疡、角膜炎等疾病。这些眼部疾病刺激角膜、结膜或眶上区

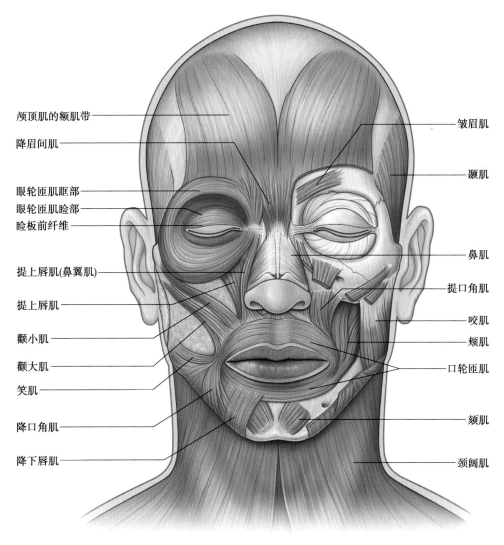

颅顶肌的额肌带
降眉间肌
眼轮匝肌眶部
眼轮匝肌睑部
睑板前纤维
提上唇肌(鼻翼肌)
提上唇肌
颧小肌
颧大肌
笑肌
降口角肌
降下唇肌

皱眉肌
颞肌
鼻肌
提口角肌
咬肌
颊肌
口轮匝肌
颏肌
颈阔肌

图 32.2　面部肌肉解剖示意图

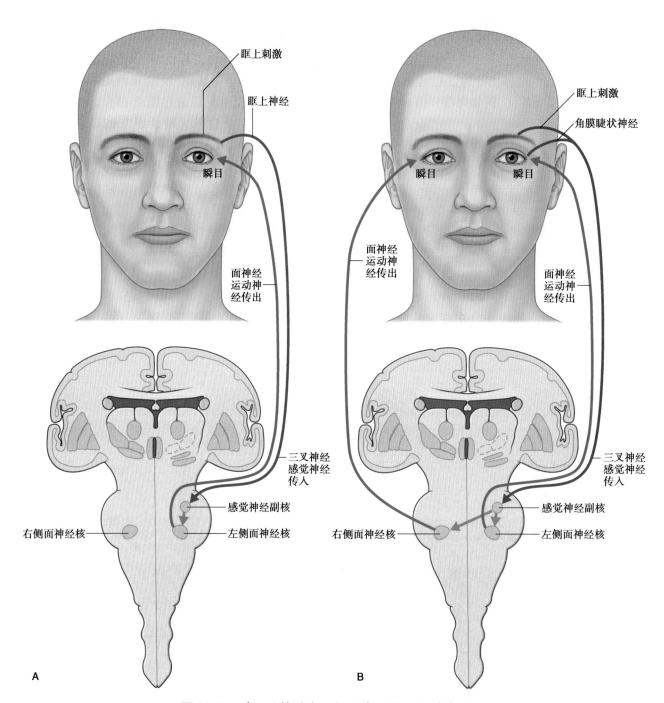

图 32.3　瞬目反射通路。**A.** 早期同侧。**B.** 晚期双侧

域,通过三叉神经眼支到面神经核,诱发一个反射过程。当眼科检查排除了可导致眼睑痉挛发生的结构性损伤因素外,此时发生的眼睑不自主的神经性闭合,眼轮匝肌收缩频率和强度异常[3],被称为良性原发性眼睑痉挛(benign essential blepharospasm, BEB)。

眼睑闭合的脑皮质控制机制尚不清楚。目前通过经颅磁刺激技术(transcranial magnetic stimulation mapping)和功能磁共振研究发现瞬目过程可能有扣带

回和运动皮质的参与[15,16,17]。同样,原发性肌张力异常的病理研究仍然没有太多证据。一些研究提示该类疾病颅内原发部位可能位于基底神经节或脑干,但缺乏确切的证据[18]。神经生理研究发现眼睑痉挛患者面神经反射弧是正常的。而核上性基底核运动神经元和中间神经元控制缺陷可能是介导 BEB 眼睑异常收缩的原因[14]。正电子发射神经成像技术显示多处控制瞬目反射的脑皮质和皮质下结构发生异常改变,包括额下回、尾状核、丘脑及小脑[19,20]。

良性原发性眼睑痉挛

流行病学

良性原发性眼睑痉挛（benign essential blepharospasm，BEB）发病率在 3/100 000～13/100 000，男女比例为 1:3；目前有关发病率的研究都是基于经过治疗的 BEB 报道，这可能会在评估数据上存有偏倚[12,21~25]。BEB 主要发生在 50～70 岁左右的人群，男性患者的发病年龄相对女性要早[26]。有意思的是，有文献报道肌张力异常有从四肢向头部发展的趋势。一个患者 38 岁时发生了书写痉挛，41 岁时进展至颈部肌张力异常，43 岁时出现了痉挛性发音困难，56 岁时患者发生了 BEB[27]。

环境因素在 BEB 的发病上也起到一定作用。来自一项意大利基于人群的调查提示咖啡消耗与 BEB 发展之间存在负相关，研究显示咖啡因的多巴胺前体活性具有保护作用[28]。这与咖啡因对帕金森病的保护作用机制相似[29,30]。另一方面，虽然也有证据认为抽烟对帕金森病有保护作用[31,32]，但并没有在 BEB 上发现类似机制[28]。在基因研究中，也没有发现明确的基因突变位点导致的 BEB 发病的情况。但是关于肌张力异常的基因研究显示该病符合常染色体显性遗传规律，外显率 20% 左右[33]。这项研究发现该类疾病在家系中的发病符合杂合突变的遗传规律，这就解释了其在家族中集中发病的原因。

发病机制

研究显示 BEB 发病因素有多种，但主要结果都集中于基底神经节，它被认为是控制瞬目反射的中枢。神经病理学研究发现 BEB 在脑黑质区存在多巴胺神经元的丢失[34~36]。瞬目反射由早期的同侧反射（R1 反射）和晚期的双侧反射（R2 反射）组成。R1 反射可以被上睑提肌的反射所抑制，以保持睁眼与瞬目的平衡。R1 和 R2 的反射冲动通过三叉神经眼支，到达脑桥的面神经运动核，这个反射过程同样也受大脑皮质和基底神经节的调节。电生理研究发现，眼睑痉挛患者 R1 和 R2 反射的振幅变大，持续时间延长，提示核上性冲动导致脑干中间神经元和运动神经元的兴奋性增加[14,37,38]。

眼部疾病，如干眼症、结膜炎和葡萄膜炎，都可以作为始动因素，导致继发性瞬目反射发生，这使得中间神经元的异常刺激增加，造成了三叉神经兴奋性提高[39,40]。BEB 患者 80% 都有畏光症状，该症状会

通过神经正反馈机制加重眼部痉挛的症状，也可以过度刺激脊髓中间神经元，进而影响到颈部交感神经链[11,41]。

分类

眼睑痉挛按照病因可以分为原发性和继发性两大类。原发性眼睑痉挛是指瞬目反射通路出现了异常，继发性眼睑痉挛是指由眼部疾病刺激所诱发的瞬目反射增加。控制眼睑运动的颅脑结构局限性损伤也可引起眼睑痉挛，包括丘脑、小脑、齿状核、小脑脚、中脑、低位脑干和基底神经节。合并颅脑损伤的眼睑痉挛，最常见的原因是中风，其次是血管畸形和囊样病变等[42]。当然，这种颅脑损伤通常不会只发生眼睑痉挛，还会伴随其他的神经症状。

鉴别诊断

- 眼表疾病
- 眼部感染性疾病
- 开睑不能
- Meige 综合征
- 半面痉挛
- 面神经再生异常

临床特征

BEB 是一种自发的双侧对称的眼轮匝肌痉挛，可导致眼睑部分或全部闭合。有 25% 的患者在发病早期仅单侧出现症状，但最终所有患者都会发展成双侧眼睑痉挛[43]。双侧眼睑病变的发生有助于 BEB 与半面痉挛的鉴别诊断。BEB 的这种痉挛可以是持续性的，也可以是短促阵发性的，或是有规律和节奏性的。在痉挛发生过程中，患者可能抱怨伴有球后疼痛的感觉[44]。另一个明显特征是痉挛会伴有眉毛的降低，降低程度可低于眼眶上缘。这个体征被称为 Charcot 征（Charcot sign），它提示眶部眼轮匝肌强烈收缩的存在，同时也有助于与开睑不能进行鉴别。这种收缩的力量和强度可能会导致患者在日间突然发生功能性失明。当患者在繁忙街道上处于驾驶状态时，这种不自主的眼睑闭合会导致患者或周围人受伤。BEB 还会合并身体其他部位肌张力的异常。最近研究显示，BEB 患者 50% 只发生 BEB，31% 患者合并发生 Meige 综合征，4% 的患者会合并有开睑不能[45]。

BEB 患者的眨眼频率会增加，痉挛时间可以缩短或延长。这种慢性疾病可能在数月或者是数年之间缓慢进展[25,46]。患者可以总结出一些眼睑痉挛的

诱发原因,如强光刺激、开车、咀嚼、说话、压力或者肌肉的主动收缩。临床上,触摸眶周区域可以诱发眼睑痉挛的发生。相反,痉挛症状也可以被一些精力集中的动作所减轻,如书写、唱歌、打哈欠、吹口哨等[18,44,47]。患者可以通过学习和总结这些小技巧来抑制眼睑痉挛。睡觉和放松也是减轻眼睑痉挛的方法。而半面痉挛却是一种持续性痉挛,可以借此与 BEB 进

行鉴别[43]。另外,当医师检查患者时,患者处于精力集中状态,此时眼睑痉挛的症状可能会缓解。在检查过程中,医生应注意观察患者症状的细微变化,以免低估病情。

由于 BEB 本质的特殊性,临床上评估其严重程度极具挑战。Jankovic 分级法在临床上较为常用(图32.4)[48],该方法对疾病严重性和频率的评估均采用五

眼睑痉挛和下颌肌张力障碍日常评估

应用下面的指导来评估在您日常生活中痉挛发生的情况。
眼睑痉挛患者请应用A,下颌肌张力障碍患者请应用B。

严重性

0-没有症状
1-A. 只在有外部刺激时发生瞬目的增加
　　　(如强光、风、阅读、开车等)
　　B. 嘴、下颌、舌头等轻微运动,可观察
　　　到但不影响功能

2-A. 轻度自发性眼睑颤动(没有实质性痉挛),
　　　可被观察到,可能会导致患者生活不便,
　　　但不会造成功能障碍
　　B. 嘴、下颌、舌头等中度运动或者痉挛,可
　　　被观察到,但不会造成功能障碍

3-A. 中度,较为明显的眼睑痉挛,影响到视物
　　B. 嘴、下颌、舌头等中度的运动或者痉挛,
　　　干扰患者的说话、声音、咀嚼或者吞咽,
　　　导致流口水或是中度功能障碍

4-A. 严重的眼睑痉挛合并其他面部肌肉痉挛
　　B. 嘴、下颌、舌头等发生严重的有力的痉
　　　挛,明显影响功能,患者可能需要改变生
　　　活方式(如吃流食、依赖鼻胃管进食),患
　　　者不能正常交流

频率

0-没有发生
1-A. 轻微的瞬目增加
　　B. 嘴或下颌少许痉挛

2-A. 眼睑颤动,每次持续时间小于1秒
　　B. 嘴或下颌痉挛,每次持续时间约为行走
　　　时间的1/3

3-A. 眼睑痉挛,每次持续时间大于1秒,眼睑
　　　睁开的时间大于行走时间的1/2
　　B. 嘴或下颌痉挛,每次持续时间约行走时
　　　间的1/2

4-A. 眼睑痉挛造成功能性失明,眼睑闭合
　　　时间大于行走时间的1/2
　　B. 嘴或下颌痉挛,持续存在

日常记录

日期										
严重性A/B										
频率A/B										
日期										
严重性A/B										
频率A/B										
日期										
严重性A/B										
频率A/B										

图32.4　Jankovic 分级法(With permission from Jankovic J,Orman J. Botulinum A toxin for cranial-cervical dystonia:a double-blind,placebocontrolled study. Neurology 1987;37(4):616-23)

强度分级

A1眼睑痉挛的类型
-短期(持续时间小于3秒)眼睑痉挛伴有完全的眼睑闭合=1分
-长期(持续时间大于等于3秒)眼睑痉挛伴有部分的眼睑闭合=2分
-长期(持续时间大于等于3秒)眼睑痉挛伴有完全的眼睑闭合=3分

A2开睑不能
-是=2分
-否=0分

A3书写时下颌痉挛
-是=1分
-否=0分

A4患者处于放松状态时,眼睑睁开2分钟,计算2分钟内患者发生长期眼睑痉挛合并完全眼睑闭合的平均持续时间,计算其对应分期。
-1期=3~4秒=1分
-2期=4.1~5秒=2分
-3期=大于5秒=3分

频率分级

B1计算"每分钟瞬目次数+每分钟发生短期眼睑痉挛持续时间"
(患者处于放松状态,眼睑睁开2分钟),计算其对应分期。
-1期=1~18"每分钟瞬目次数+每分钟发生短期眼睑痉挛次数"=1分
-2期=19~32"每分钟瞬目次数+每分钟发生短期眼睑痉挛次数"=2分
-3期=大于32"每分钟瞬目次数+每分钟发生短期眼睑痉挛次数"=3分

B2计算"每分钟发生长期眼睑痉挛伴完全性眼睑闭合的次数"
(患者处于放松状态,眼睑睁开2分钟),计算其对应分期。
-1期=每分钟1~3次=1分
-2期=每分钟3.1~7次=2分
-3期=每分钟大于7次=3分

总分=强度得分+频率得分=(A1+A2+A3+A4)+(B1+B2)

图32.5 眼睑痉挛严重程度分级(With permission from Defazio G, Hallett M, Jinnah H, et al. Development and validation of a clinical scale for rating the severity of Blepharospasm. Mov Disord 2015;30(4):525-30)

级评分标准,然而它缺乏对痉挛的精确评估,包括级别、持续时间和频率等[46]。

近来,另一个有效的BEB严重性评分标准也逐渐在临床推广(图32.5)[46]。这个评分标准包括六个方面。评价BEB严重程度的核心要素包括:①眼睑闭合程度;②眼睑闭合持续时间;③眼睑痉挛频率,其他的评价关键要素还包括:④眨眼频率;⑤开睑不能;⑥面下部痉挛等。痉挛可以定义为短期痉挛(小于3秒)或长期痉挛(大于3秒),其可以导致不完全或者完全的睑裂闭合。大部分临床症状可以很容易地在临床检查中被评估出来,其测量精确性也因视频资料的应用而得以改善。这套评估标准在临床应用时拥有较好的内部一致性和满意的临床计量效果。在疾病治疗前后,应用该评分方法对比疾病治疗前后的病情变化,可能成为评估疗效的较好临床工具。该评分标准

的缺陷在于不能用来评估眼表其他症状,如干眼症或者畏光的情况。

如前所述,80%的BEB患者合并畏光,40%~60%的患者同时有干眼症状[39]。研究认为BEB可能加重干眼症患者的眼表炎症反应。因此,对BEB的治疗可能对缓解干眼症同样有效[49]。

检查

眼睑痉挛是一种临床诊断,其诊断不需要血清学或者影像学的检查。然而,如果痉挛仅发生单侧眼,而非双侧眼,此时眼睑痉挛的诊断应该被质疑。需要更多的神经影像学检查来除外半面痉挛的可能。同样,如果眼睑痉挛还合并了其他神经系统功能障碍的表现,也应该应用更多影像学检查来除外颅脑损伤的可能。

治疗

眼睑痉挛标准的治疗方法是注射眼轮匝肌神经阻滞剂肉毒杆菌素。其他治疗手段还包括口服药物、物理治疗、手术介入以及行为和环境转换的干预。

肉毒杆菌神经毒素

1989年，美国食品和药品监督管理局（FDA）批准眼睑痉挛成为肉毒杆菌素注射的首个适应证。该药物的高效性和安全性使得原本治疗棘手的眼睑痉挛得到了很好的控制（参见第33章）。

肉毒素注射疗法可以控制或者减轻80%～90%眼睑痉挛患者的症状，但是每次注射的维持时间通常只有8～16周。92%的患者通过接受肉毒素的反复注射，病情可以达到长期的控制[50]。常规的注射位点在配图中展示（图32.6）。上睑的注射位置通常是在鼻侧和颞侧，尽量避开上睑的中部及其下方的上睑提肌，减少注射后发生上睑下垂的风险。另外，避免上睑下垂的关键还在于确保注射肉毒素在眶隔前部。这样即使注射位置偏上睑中央也能降低上睑下垂的发生率，提高治疗的安全性。

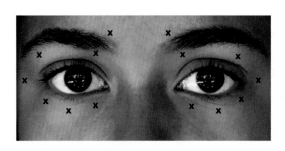

图32.6　BEB肉毒素注射示意图。根据患者的病情、严重程度及治疗后反应决定肉毒素的注射剂量，但起始治疗时采用标准的注射方案对患者而言是有益的。图中所示每个注射位点2.5单位，共计14个注射位点。

肉毒素的疗效减退以及快速耐受比较少见，但如果发生的话，通常是由于机体形成了中和抗体[51]。这种抗体通常是在起始注射2～3周后的加强注射诱导产生的[12]。因此，肉毒素的加强注射在治疗当中并不推荐。1997年，肉毒素Botox（保妥适）在构型上作出调整，去除了多余的蛋白成分，以减少注射过程中免疫中和反应。德国Merz药业生产的肉毒素A去除了药物成分中的复合蛋白，以降低由于中和抗体形成导致的药物耐受。有少部分患者（小于2%）在注射治疗过程中出现免疫赦免，即注射的肉毒素在组织局部不

会被分解代谢，最终该类患者不需要过多的干预，病情就能得到控制[52]。

肉毒素治疗的副作用，大部分都是轻微的、一过性的，包括注射治疗的疼痛、瞬目不完全、上睑下垂、下睑的内翻或者外翻、泪液分泌减少诱发的干眼症状等，极少数患者发生了角膜溃疡[52]。

口服用药

口服用药治疗BEB相对而言作用效果持续时间较短，治疗效果欠理想。除此之外，口服用药相对局部注射来讲全身副作用更重。但对于肉毒素注射出现耐受或者药物抵抗又拒绝手术的患者来说，口服一些镇定类的药物可能也是一种选择，如加巴喷丁、地西泮、氯硝西泮、巴氯芬、卡马西平、左旋多巴、卡比多巴、苯海索、锂剂或苯甲托品等。一项前瞻性研究认为仅22%患者通过应用口服药物获益，药物反应最好的是氯硝西泮[43]。调整口服用药的合适剂量是一个很重要又繁复的过程。患者的用药剂量应该是个体化的，标定到合适的最低有效剂量。每一个剂量需要观察1～2个月，以评估患者的药物反应。常规药物的起始剂量是氯硝西泮0.5mg口服，一天三次。

手术治疗

即使大部分眼睑痉挛患者对肉毒素注射治疗效果显著，仍有4%患者无法耐受肉毒素注射的副作用或治疗效果不满意[53]。手术的选择包括眼睑提肌肌肉切除术，选择性面神经分支切除术或额肌悬吊术。

眼睑提肌肌肉切除术常规会选择眼轮匝肌、皱眉肌和降眉间肌的次全切除。约50%的患者在接受眼睑提肌肌肉切除术后五年之内不需要额外的肉毒素治疗。但是术前应用肉毒素注射的患者，手术后再注射的比例较高[54]。术后再注射肉毒素的患者，55%的患者自觉肉毒素注射效能增加，36%的患者再注射的频率减少[55]。另外，进行肌肉切除手术患者在改善症状的同时，还可以手术同时解决眼上睑下垂、眉下垂、皮肤松弛等眼睑痉挛常见的并发症[55]。手术治疗的并发症较少，主要包括眼睑闭合不全（18.5%）、血肿（2%）、皮肤坏死（2%）等[54]。眼睑闭合不全应用眼部的润滑剂来改善症状，但仍有患者需要行上睑粘连组织松解（20%）或下睑加固术来纠正眼睑闭合不全。其他的并发症都可以比较完善的解决[54]。

选择性面神经分支切除术（differential section of the facial nerve，DSSN）主要针对经过肉毒素注射和眼睑提肌肌肉切除术治疗都不能完全缓解的BEB患者。

事实上,21% 的眼睑痉挛患者经过肌肉切除术治疗仍不能完全控制病情,这类患者可以考虑 DSSN 治疗[13]。在手术过程中,术者通过刺激面神经各分支,找到切除后能够治疗患者相应症状的神经分支。通常情况,面神经的颧支是需要破坏的分支[13]。经过 1~2 次这样的手术过程,75% 眼睑痉挛患者能实现长期的症状缓解[13,56]。DSSN 手术并发症相对较多,25%~44% 的患者会出现麻痹性下睑外翻。35% 患者还会发生其他神经麻痹性相关并发症,还包括眉下垂、上睑皮肤进行性松弛、上唇麻痹或口角下垂等[56]。

对单纯肉毒素治疗不能缓解的眼睑痉挛患者来说。联合治疗能够使他们从中获益[52]。一些队列研究发现,患者选择治疗的方式呈阶梯式叠加,依次是肉毒素治疗、眼睑提肌肌肉切除术、DSSN。单纯肉毒素注射治疗成功率 85%;肉毒素注射联合眼睑提肌肌肉切除术成功率 97%;肉毒素注射、眼睑提肌肌肉切除术联合一次 DSSN 成功率 98%;肉毒素注射、眼睑提肌肌肉切除术联合两次 DSSN 操作成功率 99%(图32.7)[13]。

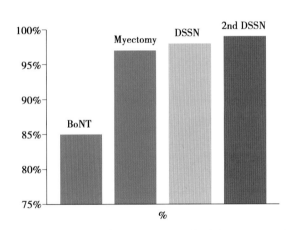

图 32.7　BEB 治疗方案的累积成功率。BoNT,肉毒神经毒素;DSSN,选择性面神经分支切除术(With permission from Fante RG,Frueh BR. Differential section of the seventh nerve as a tertiary procedure for the treatment of benign essential blepharospasm. Ophthal Plast Reconstr Surg 2001;17(4):276-80)

额肌悬吊术也是治疗 BEB 很好的方法,尤其是对开睑不能的患者。其他治疗方法还包括吡喃阿霉素注射神经阻滞法,口服药物包括苯海索、苯甲托品、氯硝西泮、地西泮、氟哌利多等,但是这些口服药独立使用控制病情的成功率不高。最后,行为干预联合催眠的生物反馈疗法也有报道[52]。曾有医生报道过应用手术固定眶上额肌来控制感觉反馈,这种方法反而刺激

了眼轮匝肌痉挛[3]。

疾病病程、并发症及预后

BEB 是一种慢性疾病,病程发展可以持续数月甚至数年[25,46]。痉挛可能会干扰视功能,造成眼部的不适,降低了视觉相关的健康生命质量(health-related quality of life,HRQOL)。BEB 患者主诉眼球疼痛,而且与视物相关任务的完成出现困难,如开车、看近看远等。从患者角度来讲,其本人每日的行动力也会因此大打折扣[25]。BEB 患者的 HRQOL 评分下降程度与主要的眼部慢性疾病,如糖尿病性视网膜病变、年龄相关性黄斑病变、青光眼及白内障等评分下降程度相当。

BEB 患者还可能合并其他头颈部肌张力障碍,包括面下部肌群、咀嚼相关的肌群、舌、咽、喉、颈部等肌张力障碍,尤其是面下部肌群和咀嚼相关的肌群受累合并 BEB 的发生十分常见。研究报道仅 50% BEB 患者单纯发生 BEB,31% 患者合并 Meige 综合征,4% 患者部分合并开睑不能,15% 患者合并更多的面部肌张力障碍[45]。BEB 作为一种局部发生的肌张力障碍,约 1/3 患者容易发生病变范围的进展。疾病发生进展的高峰时段是发病的前三年,发病年龄较晚、女性及合并头颅外伤的患者都更容易发生病变范围的扩大[57~60]。

虽然有很多学者认为心理因素在 BEB 发展过程中也起到作用,但目前没有科学依据支持这种观点[25]。相反,有研究显示 BEB 会影响患者的心理健康状态。事实上 BEB 患者有很高比率发生与疾病相关的抑郁或者焦虑[25,61]。BEB 患者即使肉毒素注射治疗成功,其 HRQOL 评分也未见提高[62]。其原因可能是 BEB 患者的症状很少能完全治愈,治疗过程中病情也迁延反复。这种治愈后还会复发的心理预期使得患者处于持续的焦虑和抑郁当中。这也导致 BEB 患者即使拥有正常的视力和视野,也不能完全正常地生活。临床医生在对 BEB 患者治疗工作开展的同时还应该提供相应的心理咨询和支持,这样才能保证对这种疾病状态更持久有效的治疗。

开睑不能

流行病学

BEB 患者除了典型的眼睑挤压性动作之外,4%~7% 患者会合并开睑不能(apraxia of eyelid opening,AEO)[45,63]。发生这种功能障碍的肌肉不能够执行自

主运动,也不能够用肌肉麻痹、肌无力、不协调或感觉丧失等因素对其进行解释[64]。AEO 可以单独发生在健康的人群中,但大多数患者合并了锥体外系的病变,如肌张力障碍、特发性帕金森病、进行性核上性麻痹等。

该病好发年龄在 60 岁左右,男女比例为 1:2[65]。在意大利南部的研究报道显示人群发病率为百万分之 59,AEO 合并 BEB 患者占 70%,AEO 合并非典型帕金森病患者占 25%[66]。AEO 患者在肌张力障碍人群中占 10.8%,而在帕金森患者群中占 2.1%[66]。

发病机制

AEO 被认为是一组由眼轮匝肌和上睑提肌运动功能障碍导致的疾病。该病的发生可能源于锥体外系病变或者右侧颅脑的病变[67,68],独立发生不合并中枢神经系统病变的 AEO 较为少见。肌电图研究发现 AEO 患者睑板前部眼轮匝肌肌电过度活跃,但眼睑闭合时上睑提肌肌电活动不能产生或维持活跃[69,70]。除此之外,研究发现肉毒素注射睑板前眼轮匝肌,可以降低眼睑闭合的频率和持续时间,但是对眶部和眶隔前眼轮匝肌进行注射治疗则不会有任何疗效。这些结果说明,AEO 发病是由于睑板前眼轮匝肌与上睑提肌的肌力失衡导致的[65]。锥体外系功能障碍被认为是诱导单纯性 AEO 发病的原因。文献报道两例未合并其他神经系统症状的单纯性 AEO 患者,其中一例患者应用左旋多巴治疗效果良好[71],另一例患者长期应用氟桂嗪之后出现单纯性 AEO,停药后症状得到缓解。氟桂嗪是一种抑制锥体外系反应的药品[72]。

鉴别诊断

- 良性原发性眼睑痉挛
- Meige 综合征
- 半面痉挛
- 面神经再生异常
- 药物作用(氟桂嗪)

临床特征

AEO 与 BEB 在临床表现上有很多差异。最明显的差别是 Charcot 征。发病时,BEB 患者可以看到眶部眼轮匝肌痉挛性收缩,使得患者眉毛低于眼眶上缘。AEO 患者则没有明显的眼轮匝肌痉挛,而是由于眼轮匝肌与上睑提肌肌力失衡导致的睁眼困难。这类患者通常会利用额肌的收缩尽量代偿睁眼的力量,临床上可以观察到 AEO 患者眉毛抬高而不是降低。

AEO 患者还经常可见"下巴高抬"的特殊头位,与先天性上睑下垂相似。这样的头位是为了让视线能够避开上方眼睑遮挡,看清事物。其他差别还包括瞬目减少,而不是像 BEB 患者瞬目增加。通常 AEO 患者也少有畏光等症状。一般情况瞬目增加伴有畏光的患者我们通常将其诊断为 BEB[73]。

检查

AEO 的诊断是临床诊断,仪器检查对该病的判断存在困难。肌电图可以观察到 AEO 患者睑板前部眼轮匝肌肌电过度活跃,且眼睑闭合时上睑提肌肌电不能产生和维持活跃。

治疗

肉毒素注射是治疗 BEB 的标准方法。AEO 和 BEB 两种疾病经常共存,大多数患者最少会接受一个疗程标准的肉毒素注射治疗,这种治疗也包括眶部眼轮匝肌注射。研究报道,肉毒素治疗不佳或者治疗不充分的 BEB 患者中 AEO 的发病率更高[11]。AEO 是由于睑板前眼轮匝肌过度活跃导致的[69,70]。根据这一原理,专家推荐睑板前眼轮匝肌肉毒素注射疗法(图 32.8)[65,74]。

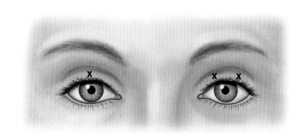

图 32.8 睑板前肉毒素注射。睑板前眼轮匝肌注射肉毒素可以有效治疗 AEO。有些学者建议单点注射(见右眼),有些主张两点注射(见左眼)。每个眼的注射剂量介于 2.5~5.0 单位之间。

其他治疗方法还包括眼睑支架、肌肉切除术、额肌悬吊术等。切除睑板前眼轮匝肌是最有效的治疗方法[75]。额肌悬吊术虽然也用于 BEB 的治疗,但是在 AEO 治疗中更为多见。与先天性上睑下垂类似,AEO 患者不建议选择提上睑肌进行手术,而是选择额肌以达到更好的促进眼睑上抬的治疗效果。因为将眼睑固定在额肌上从原理上讲更有优势。额肌悬吊术后长期随访成功率可以达到 57%~70%,当然该术式也存在相应的并发症[76,77]。很多患者在术后仍需要联合肉毒素注射治疗,最终也得到了较好的预后[76,77]。

疾病发展、并发症及预后

跟 BEB 相似,AEO 也是一种慢性疾病,虽然患者的生活质量相关研究还比较少。患者长期预后与其并发症的发生密切相关,如帕金森病或进行性核上性麻痹(progressive supranuclear palsy,PSP)[78]。PSP 是 AEO 主要的并发症,33%的患者会合并进行性核上性麻痹[66],且该类患者预后较差。

Meige 综合征

流行病学

1910 年法国神经学家 Henry Meige 正式命名了该病为 Meige 综合征(Meige syndrome)。该病于 1887 年由美国神经学家 Horatio Wood 首次报道。Wood 当时正确描述该病的眼睑痉挛与口下颌肌张力障碍(oro-mandibular dystonia)相关,而有关该病表现的由拮抗肌肉对抗异常眼睑闭合力量所导致的鬼脸面容,Wood 描述的却不正确[79]。Meige 教授和之后的 George Paulson 教授也描述了相似的临床发现及可能的病理生理学基础[5,80]。在解剖学上,Meige 综合征被归为阶段性头颈部肌张力异常,术语"阶段性"是指两个以上连续区域的肌张力异常,如头部(眼睑痉挛)、下颌部(咀嚼障碍)和颈部(颈部肌张力障碍)等[81]。

与眼睑痉挛相似,Meige 综合征更多见于女性患者,男女比例为 1∶2[39,58,60],平均发病年龄在 55 岁左右。最初临床表现也是眼睑痉挛,而下颌的肌张力障碍通常在几年之后才显现出来[39,59,60]。Meige 综合征和其他原发性面部肌张力障碍一样,最初只是偶尔发病,后期则会有不同的症状出现。

发病机制

有关 Meige 综合征的病理生理机制研究较少。有些假说认为 Meige 综合征像其他肌张力障碍一样,是由于周围感觉运动神经受损后异常神经元重塑导致的。事实上,很多 Meige 综合征患者发病之前有面部钝性损伤或牙齿治疗的病史。就如眼睑痉挛患者,发病前有一些前驱症状,例如干眼或睑缘炎导致的眼表刺激征或瞬目增加[82]。生理学研究发现 Meige 综合征患者有脑干中间神经元通路或脑皮质感觉运动区域异常兴奋[83,84]。

鉴别诊断

- 良性原发性眼睑痉挛
- 开睑不能
- 半面痉挛
- 面神经再生异常

临床表现

除了眼睑痉挛的症状,Meige 综合征还会累及其他双侧面部肌肉。这种肌张力障碍,还包括唇抽动、咀嚼异常、下颌前伸、做鬼脸、下颌张开或紧闭、颈阔肌紧绷、鼻翼扇动、伸舌、软腭等口腔内肌肉收缩等[44,81]。这种运动可具有节律性或震颤性。患者在说话或咀嚼时,只激发其中一部分肌肉,就可能诱发整个综合征发作[85]。

这种肌张力障碍还可以累及咽喉肌而发生间歇性震颤,导致声音沙哑、粗糙。痉挛性斜颈(spasmodic torticollis)和"书写痉挛(writer cramp)"是该病特征性的临床表现。通常,体位性震颤与良性原发性震颤合并有 Meige 综合征[44]。

治疗

Meige 综合征最常应用的治疗也是注射肉毒素。应用肌电图监控病情,在治疗咀嚼障碍、咽喉部肌张力障碍中十分重要[81,86,87]。虽然 FDA 批准的肉毒素注射适应证包括眼睑痉挛和颈部肌张力障碍,但对于面下部肌张力障碍、咀嚼肌、咽喉部肌肉病变的肉毒素治疗,实际上是超出适应证用药。虽然肉毒素治疗单纯眼睑痉挛成功率很高,但是 Meige 综合征的治愈率仅有 53%[88]。原因可能为 Meige 综合征患者发生的眼睑痉挛病情相对严重[81]。

口服药物也被用于治疗 Meige 综合征,但是目前缺少随机对照研究证据的支持。相对于单纯应用抗胆碱能药物而言,抗胆碱能药物联合低剂量的氯硝西泮,被认为在治疗该病中有很好的疗效[89,90],且副作用较少。临床治疗当中疗效较好的药物包括抗胆碱能药物、苯二氮䓬、巴氯芬、四苯喹嗪等[43,91]。

对于顽固性肌张力障碍的患者,深部脑电刺激(deep brain stimulation,DBS)可以提高患者注意力,其疗效显著。对于其他微创治疗反应欠佳的 Meige 综合征患者,选择性应用该方法也能有较好的疗效[92]。

疾病发展、并发症及预后

大多数 Meige 综合征患者的病情会终身存在,并且有逐渐加重的趋势。约 10% 患者在发病后五年内有病情缓解可能,这种病情缓解可平均维持六年左右[85,93]。在最极端的情况下,Meige 综合征症状会影响患者的进食、说话,损伤牙齿和唇部,甚至导致复发性下颌脱位[85]。

半面痉挛

流行病学

半面痉挛(hemifacial spasm,HS)发病率在十万分之 9.8 ~ 11[94,95]。平均发病年龄在 60 岁左右,男女比例 1 : 2[94,96],左右侧发病比例为 3 : 2[96]。

发病机制

原发性 HS(primary HS)是一种神经血管异常性疾病,由于动静脉与脑神经之间异常搏动性接触,导致脑神经功能异常。HS 患者中,可以存在后颅窝蛛网膜下腔内血管与面神经的异常接触。最常见的受侵袭血管是小脑前下动脉(AICA,43% ~ 60%),其次是小脑后下动脉(PICA,28% ~ 31%),椎动脉(VA)可以占到 12% ~ 23%,大静脉占到 3%[97~99](表 32.1)。

表 32.1　HS 中常见侵袭血管

血管	发病率(%)
小脑前下动脉	43 ~ 60
小脑后下动脉	28 ~ 31
椎动脉	12 ~ 23
静脉	3

继发性 HS(secondary HS)可能是由小脑脑桥肿瘤、皮样囊肿、蛛网膜囊肿、动静脉畸形或其他脑干损伤等因素引起[100]。

原发性 HS 血管和神经的接触方式,可以是"交叉式压迫"或"三明治式压迫",即两根血管夹持压迫中间的走行神经[97]。这种压迫可能导致神经纤维的拉伸、弯曲、成槽或脱髓鞘。搏动性接触会诱发神经的病变。这种压迫通常存在于受累神经的近端侧(图 32.9)。如果压迫部位位于受累的神经根区域,受累神经对这种搏动性血管接触更为敏感[98,101]。

分类

根据累及面神经的血管不同,HS 可以分为

3 型[99]:

1 型,AICA 型,由小脑前下动脉(AICA)压迫面神经导致发病

2 型,PICA 型,由小脑后下动脉(PICA)压迫面神经导致发病

3 型,VA 型,由椎动脉(VA)压迫面神经导致发病

鉴别诊断

- 良性原发性眼睑痉挛
- 开睑不能
- Meige 综合征
- 面神经再生异常

临床表现

BEB、AEO、Meige 综合征通常双侧发病,而 HS 是单侧发病。受压迫的面神经会导致同侧肌肉出现有节律的非自主性收缩。这种痉挛性收缩会导致疼痛,还会影响患者的社会活动[97,102]。

大部分患者起始抽动部位在面上部,通常是下睑的眼轮匝肌。抽动会逐渐向下进展累及颊部、口角、颈阔肌和额肌,甚至双侧受累[95,96]。也有 8% 的患者,起始抽动部位在口周,逐渐向上进展累及颊部和眼轮匝肌[96]。约有一半患者痉挛侧出现轻度面肌萎缩,1.4% 患者有联动症状。2% 患者此前合并有 Bell 麻痹[96]。

HS 特征性的诊断体征就是 Babinski-2 征,1905 年由 Babinski 首次描述。HS 患者在眼轮匝肌收缩眼睑闭合的同时,可以观察到中间部额肌同时发生收缩,导致眉毛上抬。这是异常面神经刺激导致的眼轮匝肌和额肌同步收缩的结果[103],同时是 HS 患者特有的体征[104],可用于与 BEB 鉴别。另外一个可与 BEB 相鉴别的要点是 HS 患者入睡时,由于血管持续搏动刺激面神经,导致面部障碍持续存在。

1.2% ~ 2.6% 患者可以发生双侧半面痉挛[96,105]。该类报道少见,且发病原因存在争议。大部分患者仍可以找到双侧血管神经的压迫,但有一例报道没有找到任何血管神经的压迫或是颅脑损伤[105]。患者双侧痉挛可能是不同步的,且双侧发病时间可以间隔数年,后发病的 HS 痉挛症状较轻。双侧 HS 临床特征与单侧 HS 相似[96,105]。

检查

绝大部分 HS 患者血管压迫面神经的部位是在脑桥或脑桥延髓沟。这些部位在检查时应着重分析。

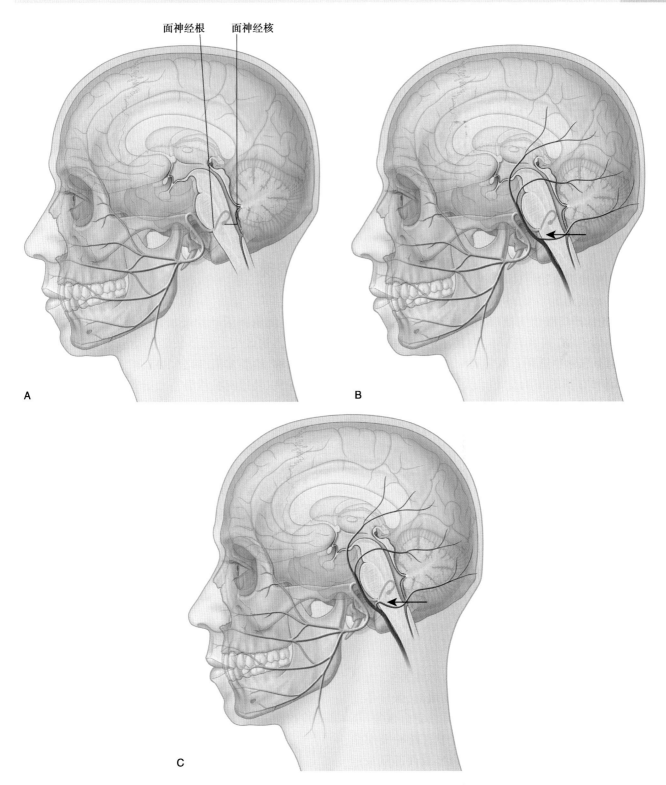

图 32.9　整个面神经减压示意图。**A.** 面神经正常走行。**B.** 正常人, 血管没有压迫面神经根区域(箭头)。**C.** 在 HS 中, 血管对面神经根部区域产生压迫(箭头)

MRI 已经被成功用于脊椎基底动脉系统和面神经根部区域神经血管结构的观察[99,106]。小血管的神经压迫可能需要依赖高清薄层 MRI 的 T2 加权成像来观察[107]。磁共振血管造影(magnetic resonance angiography, MRA) 扫描观察小动脉压迫效果欠佳, CT 血管造影(computed tomography with angiography, CTA) 清晰度相对较好。但是在少数病例中, 无论是 MRA 还是 CTA, 观察神经和病变的静脉走行情况都欠清晰。如果考虑有血管压迫神经的可能, 临床医生应当与放射科医师进行病情交流, 这样有利于影像学检查技术的优选。

治疗

与其他面部肌张力障碍疾病不同,HS 的治疗需要手术。微血管减压治疗 HS 的治愈率可以达 84%～98%[96,108] 通过手术可以解除血管对面神经的压迫。

微血管减压治疗 HS,该手术安全有效,并发症较少。2.6% 患者可能发生同侧听力丧失,0.9% 发生同侧永久性面部瘫痪,0.3% 发生脑干梗死[96]。

口服药物治疗,如卡马西平或苯妥英也有报道,但是治疗效果欠佳[96]。临床已经成功应用肉毒素注射治疗 HS。虽然该方法不能根治 HS,许多患者仍愿意选择微创的肉毒素治疗,而非神经手术干预。

大多数报道的双侧 HS 是由于血管压迫神经所致,可以先选择口服药物治疗,如抗癫痫药物、苯二氮䓬或抗抑郁药物,或者选择肉毒素注射[105]。单侧 HS 的微血管减压术也适用于双侧 HS 的治疗[109]。手术者认为左侧和右侧的小脑前下动脉可以通过基底动脉及其外膜鞘相互沟通。解除一侧血管压迫,可以将力量传递到另一侧,导致对侧动脉移位,达到类似解压效果。

面神经再生异常

流行病学

有关联带运动(synkinesis)的流行病学资料少见。仅一项研究中报道有百分之一的面瘫患者,可能发生联带运动[110]。

病因学

面瘫会导致面部静态和动态的对称性丢失,主要症状包括眉下垂、眼睑闭合不全、鼻翼塌陷、张口不能以及发音异常[111]。面瘫患者的功能可以完全恢复,也可以无任何改善。面瘫患者可以处于这两种极端结局的中间态,表现为面部非松弛性瘫痪或面部联带运动。面神经再生异常可以导致面部区域性联带运动、肌肉活动性增加或降低的发生。面部联带运动主要病因是面神经异常愈合,也有学说认为是受损面神经不完全髓鞘化,导致了神经之间发生电信号交叉传递,或是面神经核受伤后敏感性增高导致的[112,113]。

分类

联带运动的分类,要根据受累部位以及肌肉的主被动关系来确定。不自主的嘴角抽动,联合自主的眼睑闭合,被命名为"眼口联动"。相反不自主的眼睑闭合,联合自主闭口或嘴唇运动,被定义为"口眼联动"。

鉴别诊断

- 良性原发性眼睑痉挛
- 开睑不能
- Meige 综合征
- Marcus Gunn 颌动瞬目综合征(Marcus Gunn jaw-wink syndrome)

临床表现

面部联带运动(facial synkinesis)包括面部不自主运动、面部肌肉活动性增加,并伴随患者主观或自发的面部表情改变。面部联带运动患者表现为双侧面部不对称、睑裂缩窄、口角歪斜、微笑障碍、流泪、鼻唇沟加深,以及颈阔肌和眉毛上抬等[111,114]。最常见的面部联带运动就是眼口联动和口眼联动[115,116],需与 Marcus Gunn 颌动瞬目综合征相鉴别。Marcus Gunn 颌动瞬目综合征是由于支配咀嚼肌(三叉神经)与上睑提肌(动眼神经)的神经存在异常信号交流,导致患者眼睑运动与咀嚼同步发生。面神经联带运动是指面神经下部分支与支配眼轮匝肌的分支神经(也属于面神经)之间发生了异常联系,引起睑裂变窄。

另一个特殊的眼部联带运动综合征,又称"鳄鱼泪综合征(crocodile tear syndrome)",是一种味觉性泪液分泌过多,患者在进食时会出现不自主的流泪。颈阔肌和颏肌同时收缩也是一种面部联带运动,患者在闭眼或微笑时会表现为面容异常,甚至感觉疼痛。

检查

除了面瘫检查,没有特殊项目适用于面部联带运动检查。

治疗

肉毒素注射是面部联带运动的主要治疗方法,其目的是减轻局部肌肉的非自主运动。注射部位和剂量需要根据每个患者的病情做个性化方案。经典注射部位包括:眼轮匝肌注射,以缓解眼睑的闭合;颈阔肌注射,以减轻肌紧张。颏肌注射,以改善下巴凹陷;额肌和皱眉肌注射,以缓解额部症状[114]。

神经肌肉的康复和理疗被认为有一定效果。研究报道理疗康复结合肉毒素注射治疗面部联带运动效果良好[117,118]。治疗眼轮匝肌可以减轻眼睑闭合的症状,治疗颈阔肌可以减少联动,改善颈部紧张,治疗颏肌可以改善下巴凹陷,治疗额肌和皱眉肌可以改善前额紧张状态。

参考文献

1. Pearce JMS. Observations on the blink reflex. *Eur Neurol* 2008; **59**(3–4):221–3.
2. Overend W. Preliminary note on a new cranial reflex. *Lancet* 1896; **147**(3784):619.
3. Borodic GE. Belpharospasm and it's treatment, with emphasis on the use of botulinum toxin. *Plast Reconstr Surg* 1989;**83**(3):546–54.
4. Talkow J. Klonische Krampfe der Augenlider. Neurotomie der Supraorbitalnerven. *Klin Monatsbl Augenheilkd* 1870;**8**:129–45.
5. Meige H. Les convulsions de la face. Une forme clinique de convulsion faciale bilaterale et mediane. *Rev Neurol (Paris)* 1910;**21**:437–43.
6. Wenzel T, Schnider P, Griengl H, et al. Psychiatric disorders in patients with blepharospasm – a reactive pattern? *J Psychosom Res* 2000;**48**(6):589–91.
*7. Scheidt CE, Schuller B, Rayki O, et al. Relative absence of psychopathology in benign essential blepharospasm and hemifacial spasm. *Neurology* 1996;**47**(1):43–5.
    Important paper that supports the organic basis for BEB and refutes psychiatric illness as a cause.
8. Bihari K, Pigott TA, Hill JL, et al. Blepharospasm and obsessive-compulsive disorder. *J Nerv Ment Dis* 1992;**180**(2):130–2.
9. Diamond EL, Trobe JD, Belar CD. Psychological aspects of essential blepharospasm. *J Nerv Ment Dis* 1984;**172**(12):749–56.
10. Broocks A, Thiel A, Angerstein D, et al. Higher prevalence of obsessive-compulsive symptoms in patients with blepharospasm than in patients with hemifacial spasm. *Am J Psychiatry* 1998; **155**(4):555–7.
11. Anderson RL, Patel BC, Holds JB, et al. Blepharospasm: past, present, and future. *Ophthal Plast Reconstr Surg* 1998;**14**(5):305–17.
12. Hellman A, Torres-Russotto D. Botulinum toxin in the management of blepharospasm: current evidence and recent developments. *Ther Adv Neurol Disord* 2014;**8**(2):82–91.
13. Fante RG, Frueh BR. Differential section of the seventh nerve as a tertiary procedure for the treatment of benign essential blepharospasm. *Ophthal Plast Reconstr Surg* 2001;**17**(4):276–80.
14. Berardelli A, Rothwell JC, Day BL, et al. Pathophysiology of blepharospasm and oromandibular dystonia. *Brain* 1985;**108**:593–608.
15. Morecraft RJ, Louie JL, Herrick JL, et al. Cortical innervation of the facial nucleus in the non-human primate: a new interpretation of the effects of stroke and related subtotal brain trauma on the muscles of facial expression. *Brain* 2001;**124**(Pt 1):176–208.
16. Sohn YH, Voller B, Dimyan M, et al. Cortical control of voluntary blinking: a transcranial magnetic stimulation study. *Clin Neurophysiol* 2004;**115**(2):341–7.
17. Hanakawa T, Dimyan MA, Hallett M. The representation of blinking movement in cingulate motor areas: a functional magnetic resonance imaging study. *Cereb Cortex* 2008;**18**(4):930–7.
18. Hallett M, Evinger C, Jankovic J, et al. Update on blepharospasm: report from the BEBRF International Workshop. *Neurology* 2008; **71**(16):1275–82.
19. Kerrison JB, Lancaster JL, Zamarripa FE, et al. Positron emission tomography scanning in essential blepharospasm. *Am J Ophthalmol* 2003;**136**(5):846–52.
20. Emoto H, Suzuki Y, Wakakura M, et al. Photophobia in essential blepharospasm—a positron emission tomographic study. *Mov Disord* 2010;**25**(4):433–9.
21. Cossu G, Mereu A, Deriu M, et al. Prevalence of primary blepharospasm in Sardinia, Italy: a service-based survey. *Mov Disord* 2006; **21**(11):2005–8.
22. Castelon Konkiewitz E, Trender-Gerhard I, Kamm C, et al. Service-based survey of dystonia in Munich. *Neuroepidemiology* 2002;**21**(4):202–6.
23. Duffey PO, Butler AG, Hawthorne MR, et al. The epidemiology of the primary dystonias in the north of England. *Adv Neurol* 1998;**78**:121–5.
24. Nutt JG, Muenter MD, Aronson A, et al. Epidemiology of focal and generalized dystonia in Rochester, Minnesota. *Mov Disord* 1988;**3**(3):188–94.
25. Hall TA, McGwin G, Searcey K, et al. Health-related quality of life and psychosocial characteristics of patients with benign essential blepharospasm. *Arch Ophthalmol* 2006;**124**(1):116–19.
26. Defazio G, Livrea P, De Salvia R, et al. Prevalence of primary blepharospasm in a community of Puglia region, Southern Italy. *Neurology* 2001;**56**(11):1579–81.
27. O'Riordan S, Raymond D, Lynch T, et al. Age at onset as a factor in determining the phenotype of primary torsion dystonia. *Neurology* 2004;**63**(8):1423–6.
28. Defazio G, Martino D, Abbruzzese G, et al. Influence of coffee drinking and cigarette smoking on the risk of primary late onset blepharospasm: evidence from a multicentre case control study. *J Neurol Neurosurg Psychiatry* 2007;**78**(8):877–9.
29. Ascherio A, Zhang SM, Hernan MA, et al. Prospective study of caffeine consumption and risk of Parkinson's disease in men and women. *Ann Neurol* 2001;**50**(1):56–63.
30. Benedetti MD, Bower JH, Maraganore DM, et al. Smoking, alcohol, and coffee consumption preceding Parkinson's disease: a case-control study. *Neurology* 2000;**55**(9):1350–8.
31. Hellenbrand W, Seidler A, Robra BP, et al. Smoking and Parkinson's disease: a case-control study in Germany. *Int J Epidemiol* 1997;**26**(2):328–39.
32. Fall PA, Fredrikson M, Axelson O, et al. Nutritional and occupational factors influencing the risk of Parkinson's disease: a case-control study in southeastern Sweden. *Mov Disord* 1999;**14**(1):28–37.
33. Defazio G, Martino D, Aniello MS, et al. A family study on primary blepharospasm. *J Neurol Neurosurg Psychiatry* 2006;**77**(2):252–4.
34. Jankovic J, Patel SC. Blepharospasm associated with brainstem lesions. *Neurology* 1983;**33**(9):1237–40.
35. Kulisevsky J, Marti MJ, Ferrer I, et al. Meige syndrome: neuropathology of a case. *Mov Disord* 1988;**3**(2):170–5.
36. Mark MH, Sage JI, Dickson DW, et al. Meige syndrome in the spectrum of Lewy body disease. *Neurology* 1994;**44**(8):1432–6.
37. Grandas F, Traba A, Alonso F, et al. Blink reflex recovery cycle in patients with blepharospasm unilaterally treated with botulinum toxin. *Clin Neuropharmacol* 1998;**21**(5):307–11.
38. Ross AH, Elston JS, Marion MH, et al. Review and update of involuntary facial movement disorders presenting in the ophthalmological setting. *Surv Ophthalmol* 2011;**56**(1):54–67.
39. Elston JS, Marsden CD, Grandas F, et al. The significance of ophthalmological symptoms in idiopathic blepharospasm. *Eye (Lond)* 1988;**2**(Pt 4):435–9.
40. Evinger C, Bao J-B, Powers AS, et al. Dry eye, blinking, and blepharospasm. *Mov Disord* 2002;**17**(Suppl. 2):S75–8.
41. Hallett M. Blepharospasm: recent advances. *Neurology* 2002;**59**(9):1306–12.
42. Khooshnoodi MA, Factor SA, Jinnah HA. Secondary blepharospasm associated with structural lesions of the brain. *J Neurol Sci* 2013;**331**(1–2):98–101.
43. Jankovic J, Ford J. Blepharospasm and orofacial-cervical dystonia: clinical and pharmacological findings in 100 patients. *Ann Neurol* 1983;**13**(4):402–11.
44. Kraft SP, Lang AE. Cranial dystonia, blepharospasm and hemifacial spasm: Clinical features and treatment including the use of botulinum toxin. *CMAJ* 1988;**139**(9):837–44.
45. Peckham EL, Lopez G, Shamim EA, et al. Clinical features of patients with blepharospasm: A report of 240 patients. *Eur J Neurol* 2011; **18**(3):382–6.
*46. Defazio G, Hallett M, Jinnah HA, et al. Development and validation of a clinical scale for rating the severity of Blepharospasm. *Mov Disord* 2015;**30**(4):525–30. doi:10.1002/mds.26156.
    This paper provides a validated clinical scoring system for evaluation of BEB. This scoring system identifies hallmark features of BEB that can be used to monitor the disease and its response to therapy.
47. Grandas F, Elston J, Quinn N, et al. Blepharospasm: a review of 264 patients. *J Neurol Neurosurg Psychiatry* 1988;**51**(6):767–72.
48. Jankovic J, Orman J. Botulinum A toxin for cranial-cervical dystonia: a double-blind, placebo-controlled study. *Neurology* 1987;**37**(4):616–23.
49. Lu R, Huang R, Li K, et al. The influence of benign essential blepharospasm on dry eye disease and ocular inflammation. *Am J Ophthalmol* 2014;**157**(3):591–7, e2.
*50. Hsiung G-YR, Das SK, Ranawaya R, et al. Long-term efficacy of botulinum toxin A in treatment of various movement disorders over a 10-year period. *Mov Disord* 2002;**17**(6):1288–93.
    Good review of the long-term effects of Botox treatments for movement disorders.

51. Greene P, Fahn S, Diamond B. Development of resistance to botulinum toxin type A in patients with torticollis. *Mov Disord* 1994; **9**(2):213–17.

52. Mauriello JA, Dhillon S, Leone T, et al. Treatment selections of 239 patients with blepharospasm and Meige syndrome over 11 years. *Br J Ophthalmol* 1996;**80**(12):1073–6.

53. Wabbels B, Roggenkämper P. Long-term follow-up of patients with frontalis sling operation in the treatment of essential blepharospasm unresponsive to botulinum toxin therapy. *Graefes Arch Clin Exp Ophthalmol* 2007;**245**(1):45–50.

54. Chapman KL, Bartley GB, Waller RR, et al. Follow-up of patients with essential blepharospasm who underwent eyelid protractor myectomy at the Mayo Clinic from 1980 through 1995. *Ophthal Plast Reconstr Surg* 1999;**15**(2):106–10.

55. Gillum WN, Anderson RL. Blepharospasm surgery. An anatomical approach. *Arch Ophthalmol* 1981;**99**(6):1056–62.

56. Frueh BR, Callahan A, Dortzbach RK, et al. The effects of differential section of the VIITH nerve on patients with intractable blepharospasm. *Trans Sect Ophthalmol Am Acad Ophthalmol Otolaryngol* 1976;**81**(4 Pt 1):OP595–602.

57. Abbruzzese G, Berardelli A, Girlanda P, et al. Long-term assessment of the risk of spread in primary late-onset focal dystonia. *J Neurol Neurosurg Psychiatry* 2008;**79**(4):392–6.

58. Svetel M, Pekmezović T, Jović J, et al. Spread of primary dystonia in relation to initially affected region. *J Neurol* 2007;**254**(7):879–83.

59. Defazio G, Berardelli A, Abbruzzese G, et al. Risk factors for spread of primary adult onset blepharospasm: a multicentre investigation of the Italian movement disorders study group. *J Neurol Neurosurg Psychiatry* 1999;**67**(5):613–19.

60. Weiss EM, Hershey T, Karimi M, et al. Relative risk of spread of symptoms among the focal onset primary dystonias. *Mov Disord* 2006;**21**(8):1175–81.

61. Tucha O, Naumann M, Berg D, et al. Quality of life in patients with blepharospasm. *Acta Neurol Scand* 2001;**103**(1):49–52.

62. Müller J, Kemmler G, Wissel J, et al. The impact of blepharospasm and cervical dystonia on health-related quality of life and depression. *J Neurol* 2001 2002; **249**(7):842–6..

63. Jordan DR, Anderson RL, Digre KB. Apraxia of lid opening in blepharospasm. *Ophthalmic Surg* 1990;**21**(5):331–4.

*64. Geschwind N. The apraxias: neural mechanisms of disorders of learned movement. *Am Sci* 1975;**63**:188–95.
    Good historical perspective on the etiology of apraxias.

65. Defazio G, Livrea P, Lamberti P, et al. Isolated so-called apraxia of eyelid opening: Report of 10 cases and a review of the literature. *Eur Neurol* 1998;**39**(4):204–10.

66. Lamberti P, De Mari M, Zenzola A, et al. Frequency of apraxia of eyelid opening in the general population and in patients with extrapyramidal disorders. *Neurol Sci* 2002;**23**(Suppl. 2):81–2.

67. Lepore FE, Duvoisin RC. "Apraxia" of eyelid opening: an involuntary levator inhibition. *Neurology* 1985;**35**(3):423–7.

68. Algoed L, Janssens J, Vanhooren G. Apraxia of eyelid opening secondary to right frontal infarction. *Acta Neurol Belg* 1992;**92**(4):228–33.

69. Aramideh M, Ongerboer de Visser BW, Koelman JH, et al. Clinical and electromyographic features of levator palpebrae superioris muscle dysfunction in involuntary eyelid closure. *Mov Disord* 1994;**9**(4):395–402.

70. Aramideh M, Ongerboer de Visser BW, Devriese PP, et al. Electromyographic features of levator palpebrae superioris and orbicularis oculi muscles in blepharospasm. *Brain* 1994;**117**(Pt 1):27–38.

71. Dewey RB, Maraganore DM. Isolated eyelid-opening apraxia: report of a new levodopa-responsive syndrome. *Neurology* 1994;**44**(9):1752–4.

72. Micheli F, Pardal MF, Gatto M, et al. Flunarizine- and cinnarizine-induced extrapyramidal reactions. *Neurology* 1987;**37**(5):881–4.

73. Elston JS. A new variant of blepharospasm. *J Neurol Neurosurg Psychiatry* 1992;**55**:369–71.

74. Esposito M, Fasano A, Crisci C, et al. The combined treatment with orbital and pretarsal botulinum toxin injections in the management of poorly responsive blepharospasm. *Neurol Sci* 2014;**35**(3):397–400.

75. Georgescu D, Vagefi MR, McMullan TFW, et al. Upper Eyelid Myectomy in Blepharospasm with Associated Apraxia of Lid Opening. *Am J Ophthalmol* 2008;**145**(3):541–8.

76. Roggenkämper P, Nüßgens Z. Frontalis suspension in the treatment of essential blepharospasm unresponsive to botulinum-toxin therapy: Long-term results. *Graefes Arch Clin Exp Ophthalmol* 1997; **235**(8):486–9.

77. Karapantzou C, Dressler D, Rohrbach S, et al. Frontalis suspension surgery to treat patients with essential blepharospasm and apraxia of eyelid opening – technique and results. *Head Face Med* 2014; **10**:44.

78. Rana AQ, Kabir A, Dogu O, et al. Prevalence of blepharospasm and apraxia of eyelid opening in patients with parkinsonism, cervical dystonia and essential tremor. *Eur Neurol* 2012;**68**(5):318–21.

79. Wood H. Nervous diseases and their diagnosis: a treatise upon the phenomena produced by diseases of the nervous system. Philadelphia, PA: JB Lippincott; 1887.

80. Paulson GW. Meige's syndrome. Dyskinesia of the eyelids and facial muscles. *Geriatrics* 1972;**27**(8):69–73.

81. LeDoux MS. Meige syndrome: what's in a name? *Parkinsonism Relat Disord* 2009;**15**(7):483–9.

82. Sankhla C, Lai EC, Jankovic J. Peripherally induced oromandibular dystonia. *J Neurol Neurosurg Psychiatry* 1998;**65**(5):722–8.

83. Berardelli A, Rothwell JC, Day BL, et al. Pathophysiology of blepharospasm and oromandibular dystonia. *Brain* 1985;**108**(Pt 3):593–608.

84. Pauletti G, Berardelli A, Cruccu G, et al. Blink reflex and the masseter inhibitory reflex in patients with dystonia. *Mov Disord* 1993; **8**(4):495–500.

85. Jankovic J, Orman J. Blepharospasm: demographic and clinical survey of 250 patients. *Ann Ophthalmol* 1984;**16**(4):371–6.

86. Brans JWM, De Boer IP, Aramideh M, et al. Botulinum toxin in cervical dystonia: Low dosage with electromyographic guidance. *J Neurol* 1995;**242**(8):529–34.

87. Comella CL, Buchman AS, Tanner CM, et al. Botulinum toxin injection for spasmodic torticollis: increased magnitude of benefit with electromyographic assistance. *Neurology* 1992;**42**(4):878–82.

88. Van den Bergh P, Francart J, Mourin S, et al. Five-year experience in the treatment of focal movement disorders with low-dose Dysport botulinum toxin. *Muscle Nerve* 1995;**18**(7):720–9.

89. Tanner CM, Glantz RH, Klawans HL. Meige disease: acute and chronic cholinergic effects. *Neurology* 1982;**32**(7):783–5.

90. Hípola D, Mateo D, Giménez-Roldán S. Meige's syndrome: acute and chronic responses to clonazepan and anticholinergics. *Eur Neurol* 1984;**23**(6):474–8.

91. Jankovic J. Treatment of hyperkinetic movement disorders with tetrabenazine: a double-blind crossover study. *Ann Neurol* 1982;**11**(1):41–7.

92. Foote KD, Sanchez JC, Okun MS. Staged deep brain stimulation for refractory craniofacial dystonia with blepharospasm: case report and physiology. *Neurosurgery* 2005;**56**(2):E415, discussion E415.

93. Castelbuono A, Miller NR. Spontaneous remission in patients with essential blepharospasm and Meige syndrome. *Am J Ophthalmol* 1998;**126**(3):432–5.

94. Auger RG, Whisnant JP. Hemifacial spasm in Rochester and Olmsted County, Minnesota, 1960 to 1984. *Arch Neurol* 1990;**47**(11):1233–4.

95. Nilsen B, Le KD, Dietrichs E. Prevalence of hemifacial spasm in Oslo, Norway. *Neurology* 2004;**63**(8):1532–3.

96. Barker FG, Jannetta PJ, Bissonette DJ, et al. Microvascular decompression for hemifacial spasm. *J Neurosurg* 1995;**82**(2):201–10.

97. Alafaci C, Cutugno M, Granata F, et al. Presurgical evaluation of hemifacial spasm and spasmodic torticollis caused by a neurovascular conflict from AICA with 3T MRI integrated by 3D drive and 3D TOF image fusion: A case report and review of the literature. *Surg Neurol Int* 2014;**5**(1):108.

98. Campos-Benitez M, Kaufmann AM. Neurovascular compression findings in hemifacial spasm. *J Neurosurg* 2008;**109**(3):416–20.

99. Naraghi R, Tanrikulu L, Troescher-Weber R, et al. Classification of neurovascular compression in typical hemifacial spasm: three-dimensional visualization of the facial and the vestibulocochlear nerves. *J Neurosurg* 2007;**107**(6):1154–63.

*100. Yaltho TC, Jankovic J. The many faces of hemifacial spasm: Differential diagnosis of unilateral facial spasms. *Mov Disord* 2011;**26**(9):1582–92.
    Good review article discussing etiology, diagnosis, and management of hemifacial spasm.

101. Jannetta PJ. Arterial compression of the trigeminal nerve at the pons in patients with trigeminal neuralgia. *J Neurosurg* 1967;**26**(1):159–62.

102. Chaudhry N, Srivastava A, Joshi L. Hemifacial spasm: the past, present and future. *J Neurol Sci* 2015;**356**(1–2):27–31.

103. Babinski J. Hemispasme facial peripherique. *Nouvelle Iconographie de*

La Salpetriere 1905;**18**(4):419–23.

104. Pawlowski M, Gess B, Evers S. The Babinski-2 sign in hemifacial spasm. *Mov Disord* 2013;**28**(9):1298–300.

105. Felício AC, Godeiro-Junio CDO, Borges V, et al. Bilateral hemifacial spasm: A series of 10 patients with literature review. *Parkinsonism Relat Disord* 2008;**14**(2):154–6.

106. Felber S, Birbamer G, Aichner F, et al. Magnetic resonance imaging and angiography in hemifacial spasm. *Neuroradiology* 1992;**34**(5):413–16.

107. Hughes MA, Branstetter BF, Taylor CT, et al. MRI findings in patients with a history of failed prior microvascular decompression for hemifacial spasm: how to image and where to look. *AJNR Am J Neuroradiol* 2015;**36**(4):768–73.

108. Shimano H, Kondo A, Yasuda S, et al. Microvascular decompression for hemifacial spasm associated with vilateral vertebral artery compression. *World Neurosurg* 2015;**84**(4):1178, e5–9.

109. Dou NN, Xia L, Liu MX, et al. Bilateral hemifacial spasm might be cured by unilateral microvascular decompression. *Acta Neurochir (Wien)* 2015;**157**:467–8.

110. Kim J, Lee HR, Jeong JH, et al. Features of facial asymmetry following incomplete recovery from facial paralysis. *Yonsei Med J* 2010;**51**(6):943–8.

111. Jowett N, Hadlock TA. An evidence-based approach to facial reanimation. *Facial Plast Surg Clin North Am* 2015;**23**:313–34.

112. Crumley RL. Mechanisms of synkinesis. *Laryngoscope* 1979;**89**(11):1847–54.

113. Couch SM, Chundury RV, Holds JB. Subjective and objective outcome measures in the treatment of facial nerve synkinesis with onabotulinumtoxinA (Botox). *Ophthal Plast Reconstr Surg* 2014;**30**(3):246–50.

114. Cabin JA, Massry GG, Azizzadeh B. Botulinum toxin in the management of facial paralysis. *Curr Opin Otolaryngol Head Neck Surg* 2015;**23**(4):272–80.

115. Salles AG, Toledo PN, Ferreira MC. Botulinum toxin injection in long-standing facial paralysis patients: improvement of facial symmetry observed up to 6 months. *Aesthetic Plast Surg* 2009;**33**(4):582–90.

116. Husseman J, Mehta RP. Management of synkinesis. *Facial Plast Surg* 2008;**24**(2):242–9.

117. Ross B, Nedzelski JM, McLean JA. Efficacy of feedback training in long-standing facial nerve paresis. *Laryngoscope* 1991;**101**(7 Pt 1):744–50.

118. Diels HJ, Combs D. Neuromuscular retraining for facial paralysis. *Otolaryngol Clin North Am* 1997;**30**(5):727–43.

33

第 33 章　神经毒素及其应用

JEAN CARRUTHERS and ALASTAIR CARRUTHERS

引言

200 多年前,一位好奇的医师对食源性疾病的来源进行了调查和研究,并揭开人类已知的最致命的物质之一:肉毒毒素(BoNT)。它可抑制乙酰胆碱从神经递质中释放出来,导致瘫痪,甚至在正确剂量下也很可能导致死亡。但在过去的 30 年里,BoNT 已经成为日趋增加的治疗研究的主题。在皮下注射少量的毒素,能够消除皱纹,并且能够治疗从斜视、运动障碍到慢性疼痛以及过度出汗等各种疾病。肉毒毒素过去成功用于治疗大量的眼睑痉挛和累及眶部组织的系统性疾病,如面瘫和甲状腺相关眼病患者的眼睑退缩。肉毒毒素在眼周的应用有很长的历史,并且已经成为眼周美容、保持青春不可或缺的组成部分。

历史背景

在 18 世纪晚期,来自烟熏香肠的食源性疾病的暴发席卷了整个欧洲。为确定中毒的罪魁祸首,Justinus Kerner 博士(德国诗人和医生)在 1817 年首次对其进行描述,最终被称为"肉毒中毒(botulism)"(这个词来自拉丁语 botulus,意为"腊肠"),并在 1822 年发表了一篇完整的专题论文,称之为"脂肪毒素"[1]。Kerner 发现尽管毒素可麻痹骨骼肌和副交感神经的功能,而且在小剂量的情况下可致命,但它可以用来治疗降低与运动失调和体液分泌相关的交感神经系统活动的疾病,其中包括狂犬病和妄想症。到 1920 年,肉毒杆菌是一种杆状的革兰氏阳性厌氧菌,其被认为是肉毒中毒的病原体。不同的菌株产生了不同种类的毒素,

被识别并按字母顺序分类为 A,B,C_1、C_2,D,E,F 和 G^2。1928 年,一种最有效的血清型——A 型肉毒毒素(BoNT-A)被分离成一种稳定的酸性沉降物,为人类的临床应用铺平了道路[3]。

临床研究和治疗应用

在第二次世界大战期间,BoNT-A 被考虑用作生物武器;虽然这个计划最终没有执行,但是战争年代显然是一个硕果累累的时期,科学家们研制出了浓缩和结晶技术,这些技术后来被用于制造人类使用的第一批毒素[4,5]。这一最初的研究结果为后来 BoNT-A 的大量生产奠定了基础。直到 1997 年底,这种物质一直在临床使用[6]。

在 20 世纪 60 年代末和 70 年代初,Alan Scott 博士(Smith-Kettlewell 眼科研究基金会,旧金山)开始试验化学药剂用于猴子斜视的非手术治疗;1973 年,他发表了他的第一份灵长类动物研究报告,证明 BoNT-A 可以削弱眼外肌,并假定这种毒素可以用于各种肌肉骨骼疾病和痉挛[7]。1978 年,开始在志愿者中进行 BoNT-A 试验(后来被称为"oculinum");两年后,Scott 发表了一篇具有里程碑意义的论文,证明肌内注射 BoNT-A 可以纠正人类斜视[8]。Jampolsky[9] 的工作促成了一种实用的肌电装置的开发,它使 BoNT-A 可精确放置于靠近面部肌肉运动终板的位置;这是第一次可以有效地治疗斜视,而不需要进行侵入性的手术。随后的其他研究也证实了 BoNT-A 治疗颈肌张力障碍[10]、良性原发性睑痉挛[11] 和眼球震颤[12] 的疗效。1989 年,美国 FDA 批准了这种毒素用于非手术矫正斜视、眼睑

痉挛、半侧面肌痉挛以及成人的 Meige 综合征。此后，BoNT-A 的治疗适应证已经扩展到包括中风引起的下肢痉挛、大脑麻痹、多汗症和慢性偏头痛等疾病，以及一系列药品说明书之外的应用。

医学美容中的 BoNT-A

在 20 世纪 80 年代中期，人们注意到，患有眼睑痉挛的患者注射了 BoNT-A 后随之会出现眉间纹减少（图 33.1），也使得面部应用神经毒素的适应证显著增加。1992 年，发表了首份 BoNT-A 治疗眉间纹疗效的研究报告[13]，随后，其他研究也很快跟进[14~16]。在首份报告发表 10 年后，FDA 批准了 BoNT-A 用于眉间纹的治疗。现在神经毒素可用于改善面上部动力性皱纹包括鱼尾纹、抬头纹以及眉间纹，也可用于改善下面部、颈部以及胸部的皱纹，纠正原发性位置不正和不对称，改善眉毛和下颌的形状。肉毒毒素通常与其他修复方法（特别是软组织填充术、激光疗法或光学疗法）和手术相结合，以达到最佳效果。

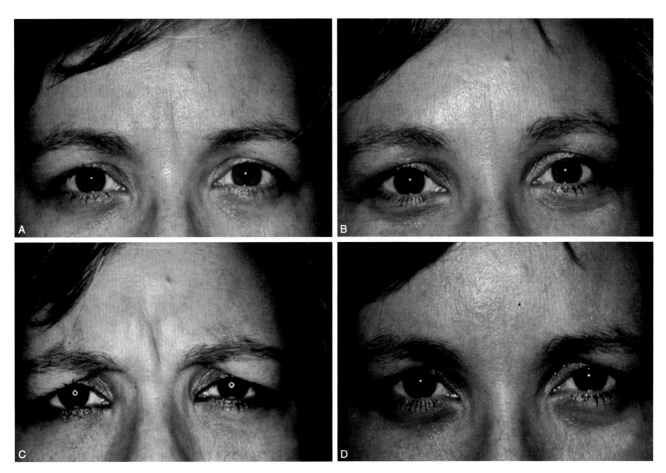

图 33.1 患者来自首次发表的关于肉毒神经毒素注射前后治疗眉间纹的疗效报告。**A.** 肉毒毒素（onabotulinum）治疗前的静止状外观。**B.** 眉间进行肉毒毒素治疗后的静止状外观，可见眉毛提高和眉间纹变平消失。**C.** 治疗前有明显的皱眉。**D.** 肉毒毒素治疗后，眉间皱缩明显减少

基础科学

作用机制

所有 BoNT 的血清型都可通过阻断乙酰胆碱（神经肌肉接头处主要的神经递质）的释放干扰神经传递，产生短暂的化学去神经作用，并使靶骨骼肌萎缩。BoNT 还能抑制其他神经递质的释放，干扰胆碱能自主副交感神经系统和节后交感神经系统的神经传递[17]。市场上可买到的亚型（BoNT-A 和 B 型（BoNT-B））都是由相对较弱的二硫键连接重链和轻链组成的 150kD 的双链多肽[18]。BoNT-A 的轻链可裂解一种 25-kD 的突触相关蛋白（SNAP-25），该蛋白是使位于神经末梢囊泡中的乙酰胆碱正确释放和停靠不可或缺的蛋白质，而 BoNT-B 的轻链则可裂解囊泡相关膜蛋白（VAMP）。

肌内注射治疗剂量 BoNT 时，可对肌肉产生暂时的化学去神经作用，导致局部肌肉活动减少。注射后2~4 日效果明显，平均持续 3~6 个月。注射后的前 2周内，靶肌肉发生萎缩并且个体肌肉纤维组织也会发生改变[19]。虽然最初肌肉收缩的恢复都伴随着侧支循环建立，即血管芽从原有血管处活化，但是这些侧支循环是暂时的；神经传递最终在原始神经末梢恢复，并且不必要的分支会消失，这表明使用 BoNT 治疗并不会永久改变神经肌肉接头的状态[20]。

亚型和剂型

两种亚型的神经毒素（A 型和 B 型）用于美容和治疗使用在市场上都可以买到。所有的制剂在纯化过程、效价强度和临床疗效等方面都有所不同，即使在同一亚型中也不能互换使用。在美国，FDA 已经批准了三种 BoNT-A 的剂型，并通过不同的专用名称加以区分，以避免造成混淆或发生剂量误用。onabotulinumtoxinA（onaA；BOTOX/BOTOX 美容剂；由美国加州尔湾市的 Allergan 公司生产），abobotulinumtoxinA（aboA；Dysport；由英国的 Ipsen 公司/美国亚利桑纳州斯科茨代尔市的 Medicis 公司生产；Azzalure；由法国的 Galderma 公司生产），incobotulinumtoxinA（incoA；Xeomin/Bocouture；由德国法兰克福市的 Merz 制药公司生产）是第一种不含络合蛋白的剂型。BoNT-B 只有一种剂型，即 rimabotulinumtoxinB（rimaB；Myobloc/neuroBloc；由美国加州旧金山市的 Solstice Neurosciences 公司生产）在北美已经被研发出来并批准使用。

虽然缺乏明确的剂量指南导致了不一致的研究结果，但与 onaA 相比，aboA 似乎与更大程度的扩散和迁移有关[21,22]。目前的指南推荐剂量比为 1∶2.5 或不超过 1∶3（onaA/aboA）[23,24]。与此相反，研究表明：在相似剂量下 incoA 与 onaA 的疗效及安全性相似，可迅速起效，并持续长达 5 个月的时间或者更久[25~27]。rimaB 是 FDA 在 2000 年批准的用于治疗颈肌张力障碍的药物，但在药物说明书之外还用于面部皱纹的治疗。当用于治疗面部动力性皱纹时，onaA 和 rimaB 两者之间有一些关键的区别。尽管最近的一项分析发现，一些剂量在美容方面应用是安全有效的[29]，但与onaA 相比，rimaB 的扩散范围更广、起效更快、持续时间更短且依赖剂量、注射时疼痛更明显等[28]。

眼科学应用

BoNT-A 用于治疗各种眼科疾病和眼周美容问题，但并不是所有患者都是很好的适应证。该治疗禁用于患有外周运动神经疾病、服用氨基糖苷类抗生素或其他可能干扰神经肌肉传导的药物的患者。在炎症或感染性皮肤疾病的情况下，也应避免使用该药物[30]。此外，还应注意有下睑成形术病史的患者；下睑松弛的患者也应避免注射该药物，因为存在巩膜暴露的风险；应注意通过该治疗可能导致病情恶化的疾病，如面中部麻痹或有症状的干眼症；应注意稳定性或进行性肌营养不良引起的眼上睑下垂；应注意眼轮匝肌已出现功能受损的情况等。整体面部外观的美化不仅可以通过改善表面皱纹和动态性皱纹，还可以通过矫正原发性位置不正、功能异常或术后不对称[31]。

眼睑位置异常和不对称

在眼上睑下垂、位置异常和不对称的情况下，BoNT 可作为一种手术矫正的替代治疗。对于上睑下垂，皮下注射低剂量的 onaA（0.5~1.5 个单位）至睫毛水平线上的睑板前区眼轮匝肌的最内侧和最外侧，可以使上睑提肌和 Müller 肌进行无阻力的活动。对于下睑，可通过减弱未受累一侧下睑的抬升来恢复其对称性。一个注射部位是在下睑的最外侧，而另一个注射部位则是在下睑板前区的中间部分。

下睑内翻即睑缘倒转，会产生刺激和不适症状，是由睑板前区眼轮匝肌痉挛性收缩引起。将 5~10 个单位的 onaA 注射至睑板前或眶隔前区眼轮匝肌（将下睑分为两个部分）可以暂时缓解症状，此方法还可被作为睑内翻手术的一种替代疗法，尤其对于老年患者[11,32,33]。

BoNT 可以产生化学去神经作用治疗眼睑疾病，诱导上睑下垂以治疗甲状腺相关眼病（TED），并改善眼睛闭合以更好地保护角膜。与 TED 相关的上睑退缩所导致的眼睛闭合不全可能导致角膜溃疡；对于不能选择手术的患者（或希望推迟手术矫正治疗的患者）来说，BoNT-A 可使眼睑高度显著下降 2~3mm，并持续 8~14 周[34~36]，对于纤维化阶段或充血阶段的 TED患者，效果会持续更久[37]。肉毒素的注射技术和剂量会有所不同，如注射 1~10 个单位的 onaA 可在上睑提肌腱膜-Müller 肌复合体的睑板上缘行结膜下注射，有时可在鼻侧和颞侧分别注射，以避免过度矫正或出现明显的上睑下垂，或者经皮肤行上睑提肌注射。对于患有面神经麻痹的患者如 Bell 麻痹症患者，可通过BoNT 诱导上睑下垂来减轻睑裂闭合不全；在角膜暴露的情况下，BoNT 可替代睑裂缝合手术，为角膜提供充分的保护和治疗[38~40]。Naik 等人研究表明，对伴有暴露性角膜病变、持续性上皮缺失或神经营养性角膜溃疡的 Bell 麻痹症患者,将 10~15 单位的 onaA 注射至上睑提肌,可引起睑裂高度显著减少 2~5mm,该作用可平均持续约 9 周[39]。

失用症

眼睑失用症,即失去抬高上睑的能力,可单独出现或与其他疾病如帕金森综合征或进行性核上性麻痹一同出现[41];睑板前眼轮匝肌收缩可抑制上睑提肌,其可能的机制是与眼睑痉挛有关。而眼睑张开障碍可能是对化学去神经作用的一种反应;尽管在一些情况下,采用联合手术(包括上睑下垂修复术和潜在的眼轮匝肌切除术)会非常成功[45],但对于眼轮匝肌的眶隔前和睑板前结合处注射 BoNT-A 的目的是为了达到最好的效果[42~44]。

泪腺疾病

味觉性溢泪("鳄鱼泪综合征")是一种棘手的罕见疾病,由于第Ⅶ对脑神经异常再生而引起唾液刺激基础上的过度流泪。泪液分泌过多、过度流泪更为常见原因可能是由于眼睑和睫毛发生移位刺激眼表而引起。将 2.5~5 个单位的 onaA 注射至泪腺的睑叶中,可见泪液生成显著降低,临床症状明显改善,疗效

可持续 3~4 个月(图 33.2)[46~48]。

泪膜由泪腺和引流系统分别产生和排出,而化学去神经作用可恢复泪膜水性组分的平衡。在内眦区域,引流系统的泪液泵由眼轮匝肌的活动进行调节,如眨眼动作。在眼睑痉挛和半侧面肌痉挛的患者中,干眼症可通过注射 BoNT-A 来治疗过度眨眼(虽然不总是这样处理)[49~51]。但如果是单纯慢性干眼症,在上、下睑鼻侧注射 BoNT-A,可减少泪液泵的活动,使眼泪在穹窿中形成以缓解症状[52]。

肥厚性眼轮匝肌、眶下皱纹和眼睑增宽

在眼周区域,BoNT 可以减少眼角或眉间的细纹,也可以扩大或重塑眼睛、抬高眉毛使其重焕活力,或者只是简单地恢复眼部外观的平衡。1992 年,我们发表了首个用 BoNT-A 治疗上面部皱纹的治疗结果[13]。皱眉肌和眼轮匝肌收缩可使眉毛向内侧移动,降眉间肌和降眉肌收缩可使眉毛向下方移动,导致眉间区域出现皱纹。采取治疗的目的是显著削弱皱眉肌和降眉间肌,并可根据性别、眉间复合体的大小,将 30~100 个单位的 onaA 多位点分散进行注射,使眉间明显变平滑[53]。

在注射肉毒毒素治疗眉间纹时偶然发现了化学提眉法[54]。从中央注射 20~40 个单位的 onaA 至眉间(瞳孔中线最外侧注射)可出现明显的侧眉抬高,接下

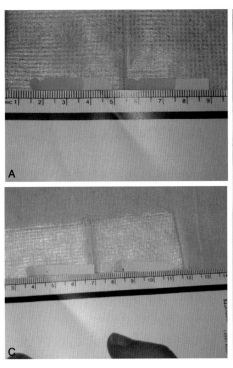
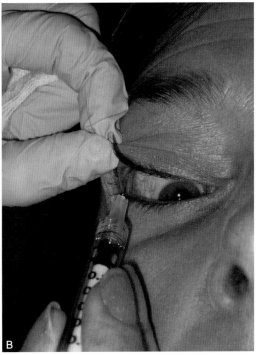

图 33.2 BoNT-A 注射前后可显著减轻泪液分泌过多症的症状。A. Schirmer 试验显示过度流泪,左眼、右眼 Schirmer 试纸条检测结果。B. 注射治疗减少主泪腺的泪液分泌。C. 肉毒毒素治疗后 Schirmer 试验显示泪液分泌显著减少(Courtesy of Julie Woodward,Durham,NC,USA)

来是整体的眉毛抬高，并且如果注射量太少可导致眉毛高度降低。眉毛的外形和高度是由额肌和降眉肌的对抗活动决定的，一旦了解了这些激动-拮抗作用，就可以对眉的位置进行调整以改善外观，纠正由面肌痉挛、神经创伤和上睑下垂或手术造成的两侧不对称[31]。

眼轮匝肌颞侧纤维收缩会产生沿外眦分布的辐射状皱纹线（即"鱼尾纹"）。2~4次小剂量注射onaA（每侧12~15个单位）至颞侧眶部，将会减弱神经支配区域肌肉的活动，有时可引起皱纹显著减少，疗效可以维持大约三个月左右（图33.3）[53]。由眼下延伸到面颊的眶下皱纹是由于外周眼轮匝肌的向心性收缩而引起的。睑板前眼轮匝肌收缩（涉及瞬目反射）也会减小睑裂大小，并使下睑出现一个"果冻卷"样的外观。在瞳孔中线位置、下睑睫状缘下3mm处，皮下注射2~4个单位onaA，可使睑板前眼轮匝肌变平，改善眶下皱纹的外观[55]。然而如上所述，下睑治疗联合外眦皱纹的治疗将增加休息时和充分微笑时睑裂宽度2~3mm，从而使下睑呈现更加圆润的外观（图33.4）[55]。

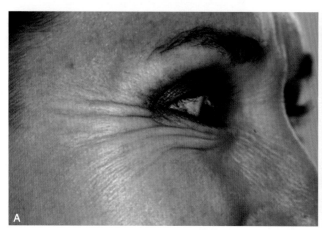
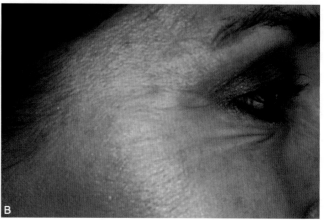

图33.3　BoNT-A治疗前（A）、后（B），外眦皱纹明显减少。**A.** 治疗前外眦眶周皱纹。**B.** 肉毒毒素治疗后，可见治疗前的外眦眶周皱纹消失

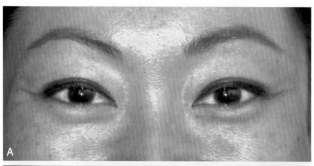
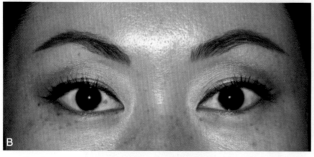

图33.4　皮下注射小剂量的onaA前（A）、后（B），睑裂变宽。**A.** 治疗前，面带微笑，可见两侧下睑的睑板前眼轮匝肌卷状饱满。**B.** 两侧下睑板前轮匝肌行肉毒杆菌素治疗后，可见睑裂变宽

BoNT作为手术的辅助治疗

BoNT对许多患者而言可以作为辅助治疗，有益于增强或延长其他美容手术的效果。术前对特定肌肉进行化学去神经处理的BoNT治疗，可以提高手术过程中对组织的后续操作，并可进行更深一步的手术矫正，也可更好地隐藏手术切口。BoNT减少了底层肌肉施加在伤口或手术切口上的张力，并且已被证明可以更好地促进伤口愈合以及减少瘢痕形成[56~62]。术前和术后注射肉毒毒素可以在手术愈合（减少反复的肌肉活动和后期裂开速度）的同时稳定肌肉组织，改善手术效果及维持时间，特别是对于抬眉术和眼睑成形术。推荐的治疗方案是在术前一周将20~40单位的BoNT注射至降眉的肌肉组织（包括皱眉肌、降眉间肌、眼轮匝肌和降眉肌）。

内镜抬眉术的美容效果取决于术后6~12周的愈合情况以及眉周肌肉组织的稳定。在这个关键的愈合期，BoNT提供了一个维持眉毛位置的好方法。术前2周预处理降眉肌可促使骨膜固定至理想位置，术后注射可延长疗效的维持时间。上睑成形术前，用

BoNT 进行预处理,可纠正眉毛不对称,更准确地估计要切除皮肤的范围,并将切口线置于眶缘范围内,以得到更好的外观效果。对于下睑成形术,BoNT 可促进伤口愈合,并且在外眦悬吊手术中常用作加固方法,以防止伤口裂开并确保重建成功。另外外科手术有时会出现眼睑位置不正和眉不对称的情况,两者都可在术后用 BoNT 治疗加以矫正。

眶周并发症

大多数副作用如疼痛、淤血、水肿和瘀斑(Botox PI)都是短期的,并且直接与注射过程相关。每个注射部位周围会散布一个大约 1～1.5cm(直径 2～3cm)的去神经支配区域。眶周区域的非预期效应(常由剂量过大或毒素扩散至相邻的肌肉组织中而引起)可能包括眉及眼上睑下垂、下睑松弛、溢泪、睑外翻、复视、眉下垂、闭目功能减弱和干眼症等[63]。具体来说,眼上睑下垂和外直肌无力可能由于睑部泪腺注射而突然出现,上睑下垂则可能是由于眶隔前注射而导致。大多数副作用在发病后 2～3 周内可恢复。严密选择患者并采取对适当肌肉进行集中低剂量给药的注射技术,可减少并发症的发生。

总结

自从 1980 年第一次作为人类非手术矫正斜视的治疗方式,神经毒素用于治疗和美容目的已有 30 多年,取得了巨大的成功。在眶周区域注射 BoNT 能够纠正眼睑位置不正、不对称和功能障碍,减少细小的放射状皱纹,增宽眼睑,并促使达到更好的术后效果。大多数副作用都是轻微和短暂的,另外注射的位置精确以及保守的给药剂量对于避免并发症和达到最佳的临床效果也是至关重要的。

参考文献

1. Erbguth FJ, Naumann M. Historical aspects of botulinum toxin: Justinus Kerner (1786–1862) and the 'sausage poison'. *Neurology* 1999;**53**:1850–3.
2. Burke GS. Notes on Bacillus botulinus. *J Bacteriol* 1919;**4**:555–65.
3. Snipe PT, Sommer H. Studies on botulinus toxin. 3. Acid precipitation of botulinus toxin. *J Infect Dis* 1928;**43**:152–60.
4. Lamanna C, McElroy OE, Eklund HW. The purification and crystallization of *Clostridium botulinum* type A toxin. *Science* 1946;**103**:613–14.
5. Schantz EJ, Johnson EA. Botulinum toxin: The story of its development for the treatment of human disease. *Perspect Biol Med* 1997;**40**:317–27.
6. Klein AW. Cosmetic therapy with botulinum toxin: Anecdotal memoirs. *Dermatol Surg* 1996;**22**:757–9.
7. Scott AB, Rosenbaum AL, Collins CC. Pharmacologic weakening of extraocular muscles. *Invest Ophthalmol Vis Sci* 1973;**12**:924–7.
*8. Scott AB. Botulinum toxin injection into extraocular muscles as an alternative to strabismus surgery. *Ophthalmology* 1980;**87**:1044–9.
   Alan Scott is an independent thinker and was almost unique in the modern era by his ability to understand the therapeutic possibilities of botulinum toxin A when other authorities were still considering it only as "the most poisonous poison." In 1820, Justinus Kerner also saw these possibilities but did not have the microbiological expertise of Dr. Ed Schantz to produce the toxin and the clinical vision of Dr. Alan Scott to apply it.
*9. Jampolsky A. What can electromyography do for the ophthalmologist? *Invest Ophthalmol* 1970;**8**:570–99.
   Dr. Jampolsky's invention of the dual purpose needle to record signals from the extraocular muscle endplate and to deliver the toxin directly to it made the treatment of nonaccommodative strabismus a reality.
*10. Tsui JK. Eisen A, Mak E, et al. A pilot study on the use of botulinum toxin in spasmodic torticollis. *Can J Neurol Sci* 1985;**12**:314–16.
   This was the first nonophthalmology paper on the therapeutic use of BoNT-A. I showed them how to inject on one of my patients.
11. Carruthers J, Stubbs HA. Botulinum toxin for benign essential blepharospasm, hemifacial spasm and age-related lower eyelid ectropion. *Can J Neurol Sci* 1987;**14**:42–5.
12. Carruthers JDA. The treatment of congenital nystagmus with Botox. *J Pediatr Ophthalmol Strabismus* 1995;**32**:306–8.
13. Carruthers JDA, Carruthers JA. Treatment of glabellar frown lines with *C. botulinum* A exotoxin. *J Dermatol Surg Oncol* 1992;**18**:17–21.
14. Borodic GE, Cheney M, McKenna M. Contralateral injections of botulinum A toxin for the treatment of hemifacial spasm to achieve increased facial symmetry. *Plast Reconstr Surg* 1992;**90**:972–7.
15. Blitzer A, Brin MF, Keen MS, et al. Botulinum toxin for the treatment of hyperfunctional lines of the face. *Arch Otolaryngol Head Neck Surg* 1993;**119**:1018–22.
16. Keen M, Blitzer A, Aviv J, et al. Botulinum toxin A for hyperkinetic facial lines: results of a double-blind, placebo-controlled study. *Plast Reconstr Surg* 1994;**94**:94–9.
17. Naumann M, Jost W, Toyka KV. Botulinum toxin in the treatment of neurological disorders of the autonomic nervous system. *Arch Neurol* 1999;**56**:914–16.
18. Monheit G, Pickett A. Basic science: Abobotulinum toxin A. In: Carruthers A, Carruthers J, editors. Procedures in dermatology: botulinum toxin. New York, NY: Saunders; 2013. p. 26–34.
19. Borodic GE, Ferrante RJ, Pearce LB, et al. Pharmacology and histology of the therapeutic application of botulinum toxin. In: Jankovic J, Hallet M, editors. Therapy with botulinum toxin. New York, NY: Marcel Dekker, Inc; 1994. p. 119–57.
20. Gallagher CJ. Basic science: BOTOX® cosmetic. In: Carruthers A, Carruthers J, editors. Procedures in dermatology: botulinum toxin. New York, NY: Saunders; 2013. p. 18–25.
21. Hexsel D, Dal'Forno T, Hexsel C, et al. A randomized pilot study comparing the action halos of two commercial preparations of botulinum toxin type A. *Dermatol Surg* 2008;**34**:52–9.
22. Kerscher M, Roll S, Becker A, et al. Comparison of the spread of three botulinum toxin type A preparations. *Arch Dermatol Res* 2012;**304**:155–61.
23. Karsai S, Raulin C. Current evidence on the unit equivalence of different botulinum neurotoxinA formulations and recommendations for clinical practice in dermatology. *Dermatol Surg* 2009;**35**:1–8.
24. Hexsel D, Brum C, do Prado DZ, et al. Field effect of two commercial preparations of botulinum toxin type A: a prospective, double-blind, randomized clinical trial. *J Am Acad Dermatol* 2012;**67**:226–32.
25. Sattler G, Callander MJ, Grablowitz D, et al. Noninferiority of incobotulinumtoxinA, free from complexing proteins, compared with another botulinum toxin type A in the treatment of glabellar frown lines. *Dermatol Surg* 2010;**36**:2146–54.
26. Carruthers A, Carruthers J, Coleman WP 3rd, et al. Multicenter, randomized, phase III study of a single dose of incobotulinumtoxinA, free from complexing proteins, in the treatment of glabellar frown lines. *Dermatol Surg* 2013;**39**:551–8.
27. Prager W, Bee EK, Havermann I, et al. Onset, longevity, and patient satisfaction with incobotulinumtoxinA for the treatment of glabellar frown lines: a single-arm, prospective clinical study. *Clin Interv Aging* 2013;**8**:449–56.
28. Matarasso SL. Comparison of botulinum toxin types A and B: a bilateral and double-blind randomized evaluation in the treatment of canthal rhytides. *Dermatol Surg* 2003;**29**:7–13.
29. Carruthers A, Carruthers J, Flynn TC, et al. Dose-finding, safety, and

tolerability study of botulinum toxin type B for the treatment of hyperfunctional glabellar lines. *Dermatol Surg* 2007;**33**(1 Spec No.): S60–8.

30. BOTOX® (onabotulinumtoxinA). Irvine, CA: Allergan, Inc.; 2010.
31. Balikian RV, Zimbler MS. Primary and adjunctive uses of botulinum toxi type A in the periorbital region. *Facial Plast Surg Clin North Am* 2005;**13**:291–303.
32. Clarke JR, Spalton DJ. Treatment of senile entropion with botulinum toxin. *Br J Ophthalmol* 1988;**72**:361–2.
33. Steel DH, Hoh HB, Harrad RA, et al. Botulinum toxin for the temporary treatment of involutional lower lid entropion: a clinical and morphological study. *Eye (Lond)* 1997;**11**(Pt 4):472–5.
34. Ozkan SB, Can D, Soylev MF, et al. Chemodenervation in treatment of upper eyelid retraction. *Ophthalmologica* 1997;**211**:387–90.
35. Morgenstern KE, Evanchan J, Foster JA, et al. Botulinum toxin type A for dysthyroid upper eyelid retraction. *Ophthal Plast Reconstr Surg* 2004;**20**:181–5.
36. Salour H, Bagheri B, Aletaha M, et al. Transcutaneous Dysport injection for treatment of upper eyelid retraction associated with thyroid eye disease. *Orbit* 2010;**29**:114–18.
37. Costa PG, Saraiva FP, Pereira IC, et al. Comparative study of Botox injection treatment for upper eyelid retraction with 6-month follow-up in patients with thyroid eye disease in the congestive or fibrotic stage. *Eye (Lond)* 2009;**23**:767–73.
38. Ellis MF, Daniell M. An evaluation of the safety and efficacy of botulinum toxin type A (BOTOX) when used to produce a protective ptosis. *Clin Experiment Ophthalmol* 2001;**29**:394–9.
39. Naik MN, Gangopadhyay N, Fernandes M, et al. Anterior chemodenervation of levator palpebrae superioris with botulinum toxin type-A (Botox) to induce temporary ptosis for corneal protection. *Eye (Lond)* 2008;**22**:1132–6.
40. Teo L, Chee E. Uses of botulinum toxin A in ophthalmology. *Proceed Singapore Health* 2012;**21**:30–9.
41. Zadikoff C, Lang AE. Apraxia in movement disorders. *Brain* 2005; **128**(Pt7):1480–97.
42. Krack P, Marion MH. 'Apraxia of lid opening', a focal eyelid dystonia: clinical study of 32 patients. *Mov Disord* 1994;**9**:610–15.
43. Defazio G, Livrea P, Lamberti P, et al. Isolated so-called apraxia of eyelid opening: report of 10 cases and a review of the literature. *Eur Neurol* 1998;**39**:204–10.
44. Forget R, Tozlovanu V, Iancu A, et al. Botulinum toxin improves lid opening delays in blepharospasm-associated apraxia of lid opening. *Neurology* 2002;**58**:1843–6.
45. Kerty E, Eidal K. Apraxia of eyelid opening: clinical features and therapy. *Eur J Ophthalmol* 2006;**16**:204–8.
46. Hofmann RJ. Treatment of Frey's syndrome (gustatory sweating) and 'crocodile tears' (gustatory epiphora) with purified botulinum toxin. *Ophthal Plast Reconstr Surg* 2000;**16**:289–91.
47. Keegan DJ, Geerling G, Lee JP, et al. Botulinum toxin treatment for hyperlacrimation secondary to aberrant regenerated seventh nerve palsy or salivary gland transplantation. *Br J Ophthalmol* 2002;**86**: 43–6.
48. Barañano DE, Miller NR. Long term efficacy and safety of botulinum toxin A injection for crocodile tears syndrome. *Br J Ophthalmol* 2004;**88**:588–9.
49. Horwath-Winter J, Bergloeff J, Floegel I, et al. Botulinum toxin A treatment in patients suffering from blepharospasm and dry eye. *Br J Ophthalmol* 2003;**87**:54–6.
50. Costa PG, Cardoso IP, Saraiva FP, et al. [Lacrimal film evaluation of patients with facial dystonia during botulinum toxin type A treatment]. *Arq Bras Oftalmol* 2006;**69**:319–22. [Article in Portuguese].
51. Oliveira FC, Oliveira GC, Cariello AJ, et al. [Botulinum toxin type A influence on the lacrimal function of patients with facial dystonia]. *Arq Bras Oftalmol* 2010;**73**:405–8. [Article in Portuguese].
52. Sahlin S, Linderoth R. Eyelid botulinum toxin injections for the dry eye. *Dev Ophthalmol* 2008;**41**:187–92.
*53. Carruthers J, Fagien S, Matarasso SL; Botox Consensus Group. Consensus recommendations on the use of botulinum toxin type A in facial aesthetics. *Plast Reconstr Surg* 2004;**114**(Suppl. 6):1S–22S.
    This multispecialty meeting was the first of several clinical consensus meetings.
54. Carruthers A, Carruthers J. Eyebrow height after botulinum toxin type A to the glabella. *Dermatol Surg* 2007;**33**(1 Spec No.): S26–31.
55. Flynn TC, Carruthers JA, Carruthers JA. Botulinum-A toxin treatment of the lower eyelid improves infraorbital rhytides and widens the eye. *Dermatol Surg* 2001;**27**:703–8.
56. Choi JC, Lucarelli MJ, Shore JW. Use of botulinum toxin in patients with high risk of wound complications following eyelid reconstruction. *Ophthal Plast Reconstr Surg* 1997;**13**:259–64.
57. Carruthers J, Carruthers A. The adjunctive usage of botulinum toxin. *Dermatol Surg* 1998;**24**:1244–7.
58. Fagien S, Brandt FS. Primary and adjunctive use of botulinum toxin type A (BOTOX) in facial aesthetic surgery: beyond the glabella. *Clin Plast Surg* 2001;**28**:127–48.
59. Wilson AM. Use of botulinum toxin type A to prevent widening of facial scars. *Plast Reconstr Surg* 2006;**117**:1758–66.
60. Flynn TC. Use of intraoperative botulinum toxin in facial reconstruction. *Dermatol Surg* 2009;**35**:182–8.
61. Gassner HG, Brissett AE, Otley CC, et al. Botulinum toxin to improve facial wound healing: A prospective, blinded, placebo-controlled study. *Mayo Clin Proc* 2006;**81**:1023–8.
62. Gassner HG, Sherris DA, Friedman O. Botulinum toxin-induced immobilization of lower facial wounds. *Arch Facial Plast Surg* 2009; **11**:140–2.
63. Klein AW. Complications with the use of botulinum toxin. *Int Ophthalmol Clin* 2005;**45**:163–9.

第八部分 外伤性病变

第 34 章 眼眶外伤

DAWN K. DE CASTRO and DIMITRIOS SISMANIS

引言

评估和处理眼眶外伤的系统方法有助于降低远期的功能性和美观性损害,虽然许多专科医生参与到外伤患者的治疗中,但必须采取特殊的治疗措施来确定眼部及眼周的损伤程度从而达到预防或逆转视力丧失的效果。本章将探讨一系列的眼眶外伤,包括钝挫伤与穿通伤、眼眶出血、视神经病变、异物伤及骨折。

颌面外伤的历史背景

在公元前 5000 年的巴比伦古城,Hammurabi 在泥版上起草了一份法典,其中包含了第一个用文字记载的关于骨折治疗的文献,"如果一个医生为一个患者治好骨折,患者需要支付五枚银币给医生"。古埃及人(大约在公元前 1600 年左右)使用浸润蛋清和蜂蜜的防腐绷带处理简单的颌面骨折,并且使用被认为可能会产生促凝血酶原激酶和酶的新鲜肉来处理伤口;然而,更多复杂的甚至被污染的开放性伤口治疗方法却多种多样,"如果你检查发现一个人下颌骨发生了骨折,你应该用手按在下颌骨上,然后你会感到下颌骨在你手下咔咔作响,告诉他:他的下颌骨有一个骨折,骨折上方的组织有创伤,如果未被治疗,可以导致发烧。"大约在公元前 460 年,希波克拉底是第一个提出用金丝线或者亚麻线复位骨折片,直到骨折稳固。通过将以迦太基皮革为材料的宽绷带黏在皮肤上,以期为断骨提供额外的支撑。

在 19 世纪中叶到 20 世纪初,人类在整形和重建手术方面取得了进步,尤其在旋转带蒂皮瓣、游离皮片以及颌面骨折固定等方面。19 世纪后期,上颌骨间固定而不是单纯的下颌骨骨折片的固定受到推崇,几乎可以达到最佳的术后效果。在 1901 年 Rene le Fort 将尸体的头部进行实验性创伤,对创伤后形成的三类颌面骨折进行了著名的描述。1927 年 Gillies 制定了颧弓凹陷性骨折的临时治疗方法,1942 年 Adams 提出了骨折的内固定法,这是一个重要的进步[1~4]。

基础科学

眼眶和眶周解剖学知识[5~10]是评估和治疗眼眶创伤的基础。关于系统的眼眶解剖学的讨论请参阅第 1 章。锥形的眼眶构成了一个大约 25~30ml^3 的空间,眼球大约占 6.5ml。锥形的底就是眼眶的前表面,它的横径约 4cm,垂直径约 3.5cm,眼眶最大直径位于眼眶前缘后的 1~1.5cm 处。

眼眶壁由 7 块骨头构成:额骨、蝶骨、上颌骨、腭骨、颧骨、筛骨和泪骨(图 34.1)。骨性眼眶有效地保护眼球免受损伤。眶骨在眶缘处相对较厚,可以使眼眶吸收和分散作用于眶壁的外力,从而对眶内纤弱的软组织起到保护作用。

蝶骨相当于眼眶的基石,所有出入眼眶的神经血管组织都通过这块骨头。眶上裂是位于蝶骨大翼和蝶骨小翼之间的空隙,视神经管位于眶上裂内侧,穿行于蝶骨小翼内。

眶内侧壁

眶内侧壁由四块骨组成,即上颌骨、泪骨、筛骨、蝶骨。眶内侧壁在四壁中最薄,采用"筛骨纸板"对其

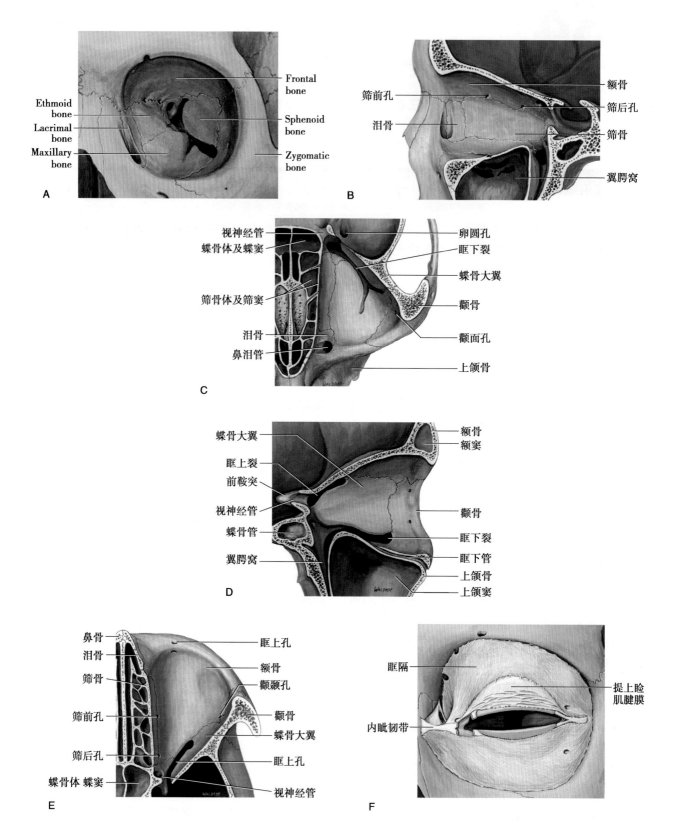

图 34.1　**A.** 眼眶解剖显示眶骨（Ethmoid bone, 筛骨；Lacrimal bone, 泪骨；Maxillary bone, 上颌骨；Frontal bone, 额骨；Sphenoid bone, 蝶骨；Zygomatic bone, 颧骨）。**B.** 眶内侧壁显示筛孔。**C.** 眶底解剖显示眶下神经及下斜肌的位置。**D.** 眶外侧壁解剖。**E.** 眶外侧壁的神经和孔。**F.** 眶隔（With permission from Jonathan J. Dutton, **C-E,** previously published in Dutton J. Atlas of oculoplastic and orbital surgery. Philadelphia, PA: Lippincott, Williams & Wilkins; 2012）

命名较为恰当,厚度只有 0.2~0.4mm。虽然内侧壁是最薄的眶壁,但最易骨折的却是眶底,这是由于筛窦的垂直隔膜对筛骨纸板起到加强作用。

泪前嵴位于上颌骨的额突,泪后嵴是由泪骨构成的。在泪前嵴和泪后嵴之间是泪囊窝,同时泪前嵴和泪后嵴也分别成为内眦韧带前后支的附着点。

在上方,筛骨在额筛缝与眼眶顶部相连,这是重要的外科手术标志。它是筛板水平的标志,而筛板水平是筛窦的顶部和前颅窝的底部的标志。筛前孔和筛后孔位于额筛缝连接处。筛前动脉和鼻睫神经的分支从筛前孔穿过,供应前筛房细胞、上鼻黏膜以及鼻尖部营养。筛后孔通过筛后动脉及鼻睫状神经的分支蝶筛神经,供应筛后房细胞、前颅窝硬脑膜和鼻上黏膜营养。眼眶外科手术中损伤了筛前后动脉会引起大量出血。而且,这些小孔的位置能判断眶内侧壁到视神经孔之间的距离。筛前孔位于泪前嵴之后约 20~24mm,筛后孔位于筛前孔后约 12mm,视神经孔在筛后孔之后 6mm,用"24-12-6"记忆性术语有助于牢记这些解剖标志的位置。

在筛骨的后面,形成眶内壁的后部是蝶骨体。蝶窦位于两眼眶尖部之间。视神经管位于眶尖部鼻上部,内侧由蝶骨体包绕、上方由蝶骨小翼包绕,下方为视柱(optic strut)。

眶下壁

眶下壁相对其他眶壁而言在外力作用下变形的程度最大度,这就解释了为什么在钝性伤时眶底骨折的发生率很高的问题。眶底厚度为 0.5~1mm,最薄处位于眶下管内侧。此部位是眼眶爆裂性骨折最易发生的地方,经常导致眶下神经损伤,引起面颊部、上唇部和上犬齿麻痹。眶下神经可能会因为骨折而暴露,在手术解剖时必须注意保护。

下斜肌起源于眶下壁的鼻前方,位于泪囊窝外侧。在处置眶下壁和眶内侧壁的复合性骨折时,在骨膜下这一平面可以将下斜肌安全抬起(图 34.1C)。

眶外侧壁

眶外侧壁是最坚固的眶壁,它的特点是从眶缘到眶壁的厚度不同。在外眦水平,眶外侧缘的宽度约 1.0~1.1cm;而在靠近颧额缝合泪腺窝上方时,眶外侧缘变薄。颧额缝通常会在颧上颌骨骨折时裂开。在外眦水平以下,眶缘的厚度为 1.3~1.5cm。眶外侧壁最薄处位于眶缘后 1cm 处的蝶颧缝。在外侧开眶术中,移除眶外侧缘直至这个颧骨最薄处,可创建骨窗,

实现眶内容减压,并可进入肌锥内空间(图 34.1D)。大约在蝶颧缝后 1cm 处,蝶骨增厚成三棱状,随后在距眶缘约 2.2cm 的眶上裂附近变薄。

Whitnall 结节是一个小的骨性隆起,位于额颧缝下 11mm 处可在眶缘处找到,它是一个重要的外科手术标志,也是许多结构的附着点,包括外眦韧带、外直肌的节制韧带、Lockwood 悬韧带和上睑提肌腱膜外侧角。在眶下裂的前端,有一个小沟槽值得注意,这是颧神经和血管的通道。这个小沟槽经常会发育成一个管道,于骨质内分成 2 路:一路引导颧面部血管神经到颧隆突和面部,另一路引导颧颞血管和神经进入颞窝。这些血管神经束在外侧开眶术及颧骨骨折修复术中常常遇到(图 34.1E)。

眶顶和视神经管

额骨和蝶骨小翼构成了眶顶部。在眶尖部,蝶骨小翼包含视神经管,视神经管的直径约 5~6mm,长度约 10~12mm。视神经和眼动脉从视神经管通过,并通过 Zinn 环进入肌锥内。视神经管内侧由蝶骨体包绕,上方是蝶骨小翼,外下方是视柱,外侧是前床突(图 34.1E)。

大约有近 10mm 长的视神经是固定和封闭在视神经管内的,这导致了视神经在该处易受损伤。视神经的外伤可以是直接的,但更多情况下是间接的。在后者,外伤性视神经损伤机制是:创伤通过眶骨传递到达骨性视神经管,再传导至视神经,它可以导致视神经钝挫伤或者软脑膜血管的剪切伤以及随后的梗死。直接的视神经损伤是由于视神经管的直接骨折导致的骨折碎片损伤视神经,或者异物直接损伤神经。

额窦位于额骨内,在眶顶的前内侧,额窦的大小变异较大。在一些个体,它可以向外延伸到泪腺窝,也可以向后延伸到视神经管。眶顶部骨折常见于额窦尚未发育完全的幼儿,这些骨折也常合并颅内损伤;老年患者的额部创伤通常由额窦吸收,因此避免累及眶顶。

眶隔

眶隔是一个由纤维组织构成的多层的膜状结构,是眼眶前界的标志面。在周边部,眶隔与弓状眶缘的骨膜相附着;在中央区,眶隔与睑缘处的眼睑缩肌相融合(图 34.1F)。在外侧,眶隔附着在眶外侧结节前 1.5mm 处;在内侧,眶隔在滑车前通过,到达泪后嵴,位于内侧节制韧带前面、泪囊的后面。

了解和认识眶隔知识对于眼眶和眼睑外科医生至关重要。眶隔可以限制表层感染向眼眶深部的蔓

延,眶隔外伤性破损可让病原体和异物进入眶内软组织(参见第 10 章)。

眼眶出血和筋膜室综合征

引言

眼眶后界是连续性的骨壁,前界是纤维性的眶隔,所以眼眶是一个扩展能力受限的封闭空间。当一种快速进展性眶内病变,如出血、气体(气眶)、球后注射、炎症、肿瘤或者脓肿等,导致眼眶张力急性增高时就发生眶筋膜室综合征(图 34.2)。烧伤后大量液体渗出可以导致眶筋膜室综合征的发生,但这种情况少见。即使少量的液体也可阻碍静脉回流,导致眼眶压力急剧升高。这是眼科急症,要求及时识别并积极干预,避免视力永久性丧失。

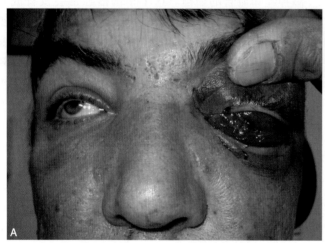
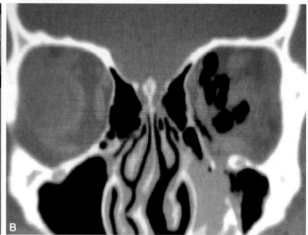

图 34.2 眶筋膜室综合征。A.铁棒击伤后眼眶出血导致急性眼眶高压,组织高度水肿以及视力丧失。眶顶血肿导致眼球向下移位,向上注视时,左眼球出现上转受限。B.这是另外一个发生眼眶气肿的患者,眶内侧壁骨折 4 日后,因打喷嚏引起。此眶筋膜室综合征是由于眼眶气肿造成,没有视力受损,48 小时内自发缓解(Courtesy of Peter Dolman,Vancouver,Canada)

流行病学

在 2009 年发表的一篇综述中,Lima 等将 64%眶筋膜室综合征的病因归结于各种原因导致的眶内出血,包括外伤、手术和其他潜在的病因[11]。

发病机制

就像身体其他部位的筋膜室综合征一样,在一个密闭的空间内,组织压力升高会迅速导致灌注减少。视力丧失的机制包括视神经直接受压,视神经血管系统受到挤压或牵拉可以导致视神经缺血,眼球位置向前显著移动导致视神经牵拉,视网膜中央动脉闭塞可以导致视网膜缺血的发生[12]。由于眼眶无淋巴引流,唯一的血液流出通道是眼上静脉和眼下静脉,而眼上、下静脉可能由于眶内压力升高而受累。

鉴别诊断

伴有眼睑水肿、球结膜水肿、视功能障碍的急性眼球突出,可见于眼眶炎症、甲状腺相关眼病、皮样囊肿破裂和眶内巨大肿块。这些实体性病变的临床病程与创伤性眶筋膜室综合征相比进展较为缓慢。

临床特征

视神经评估的主要指征包括视力、色觉、瞳孔对光反射和视野检查。此外,再结合眼压、眼外肌运动、眼球突出度检查以及触诊,就会形成一个全面的眼眶检查。在眶筋膜室综合征中,可能有视力下降、相对性瞳孔传入障碍以及眼压升高。眶部体征包括眼外肌运动受限、眼球突出以及眼球后退阻力增加,也可能会出现眶周水肿和淤青。检眼镜检查可能会发现:视盘水肿、视网膜静脉淤血、视网膜动脉闭塞和(或)视网膜水肿。

治疗

早期诊断及时治疗对防止视力丧失至关重要,眶压持续升高超过 60~100 分钟,可导致不可逆性视力丧失[13]。依据临床指征,及时采取措施降低眶压和眼压,不能因为等待影像学结果而被延误。

眼压是一个很好的反映眶压的指标[14]。如果眼压低于 40mmHg,眼球运动存在,无瞳孔传入障碍,视力没有下降,那么可以密切观察视力、眼球运动和眼压;也可以对上述情况采取措施进行干预,可以局部使用 β 受体阻滞剂、碳酸酐酶抑制剂、前列腺素类似物或 α 受体阻滞剂来降低高眼压;也可联合全身使用脱水剂和(或)碳酸酐酶抑制剂。静脉注射的甘露醇和口服的甘油是最常用的全身脱水剂。20% 的甘露醇注射剂量为 1.5～2.0g/kg,在 30 分钟内滴完。口服甘油可配成 50% 甘油溶液,初始口服计量为 1～1.5mg/kg,一次性服用。糖尿病患者可使用 40% 的异山梨醇替代甘油,因为异山梨醇不会被机体代谢,也不会升高血糖。可全身使用碳酸酐酶抑制剂,包括口服(500mg 缓释片,每日两次口服,或 250mg 缓释片,每日四次口服),或静脉注射乙酰唑胺,以及口服醋甲唑胺(25～50mg,口服一日三次)。

通过药物治疗或外科手术来快速降低眶压恢复视功能有具体的指征。眼压超过 40mmHg 伴有眶压高、视力丧失或瞳孔传入障碍,都需要紧急行外眦松解和外眦切开术[15]。很重要的一点是:要完全切断外眦韧带的下支(下支外眦切开),以便达到充分减压。迅速降低眶压以及恢复血流。必要时,可以在近眶缘处切开眶隔,用以松解眶隔;或者同时行外眦韧带上支切开术。由此产生的切口可敞开等待二次愈合,也可以后期修复。如果眶筋膜室综合征是由于血肿或者潴留的空气引起的,需要经皮穿刺抽吸术[16,17]。如果眶筋膜室综合征是由于原发性眼眶感染,考虑到眶内脓肿形成,应立即开始静脉应用抗生素,并行眼眶切开排脓,经皮放置引流条引流。

患者应避免咳嗽和用力擤鼻涕[18]。必要时考虑使用止咳药、止吐药和大便软化剂。同时应该抬高床头,血压和凝血功能应该控制在正常范围。如果眶隔被侵犯,应考虑全身预防性使用抗生素;同样地,可以开始静脉或者口服糖皮质激素来控制炎症。

直接和间接性视神经病变

流行病学

据统计,外伤性视神经病变(traumatic optic neuropathy,TON)发生在 1%～5% 的闭合性颅脑损伤以及高达 10% 颅面骨折[19,20]。

发病机制

视神经对直接或间接性损伤都敏感。直接性视神经损伤包括视神经撕脱、断裂、挤压和牵拉。在视神经撕脱中,视神经从视网膜、脉络膜、巩膜上剥离。有关视神经撕脱机制的假说包括眼球突然极度扭转、突然升高的眼压导致视神经巩膜段膨出,眼球突然向前脱位。视神经撕脱导致永久性失明的发生。视神经部分或者完全性横断可由刀伤、枪伤、骨碎片或其他穿透性异物导致(图 34.3)。这些异物的入口可能不易发现,但影像学检查可明确诊断,视力丧失基本上是不可逆的。直接性视神经挤压可能是由于视神经鞘血肿、异物或碎骨片或眶筋膜室综合征导致的眶压升高。视神经牵拉可能是由于眼眶弥漫水肿、出血引起的严重的眼球突出或者是异物、碎骨片移位导致的眼球脱位。眼球后部受到牵拉明显时,视力的预后较差。

间接性外伤性视神经病变同样会严重影响视觉。假设的发生机制包括视神经轴突或供应视神经微血管的剪切力,可迅速导致血管功能不全,造成视神经缺血的发生[21]。而继发性损伤机制是:视神经管内的创伤性水肿导致视神经轴突的进一步损害。因此,高达 10% 的病例中视力丧失是以延迟方式发生的[22]。外科治疗和(或)大剂量的糖皮质激素能够最大限度地降低继发性伤害。

鉴别诊断

视盘水肿的鉴别诊断包括视网膜静脉阻塞、视神经炎、前部缺血性视神经病变、压迫性视神经病变、浸润性视神经病变、糖尿病性视神经病变。

临床特点

外伤性视神经病变(TON)表现为视力下降、色觉减退、视野缺损、瞳孔传入障碍。在无意识的患者,瞳孔检查和闪光视觉诱发电位都可以帮助评估视神经功能。急性视盘出血或水肿可发展为视神经萎缩。在视神经撕脱病例中,眼底检查会发现视盘缺如,原视盘周围的视网膜出血。视力预后差相关症状和体征包括视力无光感[23],瞳孔传入障碍超过 2.1 对数单位[24],闪光视觉诱发电位振幅较健侧下降 50%[25]。

治疗

直接性外伤性视神经病变的治疗包括视神经开

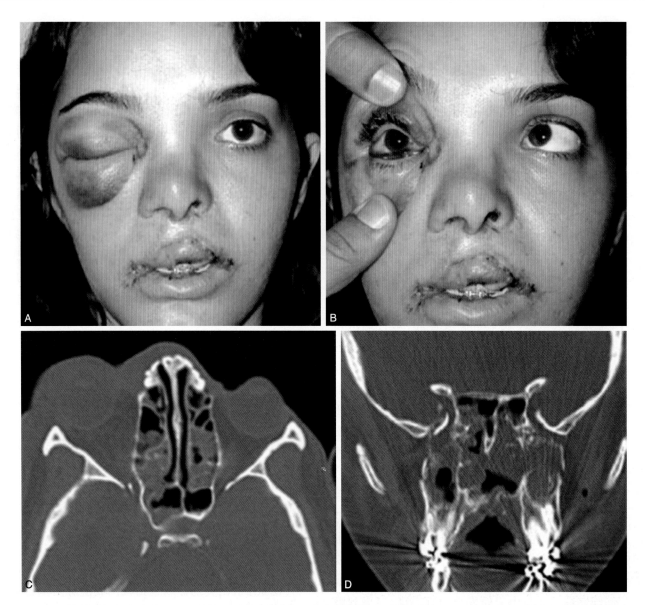

图 34.3　直接性外伤性视神经病变。A、B. 一位 22 岁女性，接受正颌外科手术矫正咬合不正，苏醒后她出现右侧眼上睑下垂，第Ⅵ对脑神经麻痹和黑蒙征。C. CT 轴位骨窗扫描显示眶周软组织水肿，部分筛窦和蝶窦变得不透明，并且有一个骨折片嵌入视神经。D. 冠状位扫描显示蝶骨骨折，压迫视神经管，同时伴有的上颌外侧壁骨折（Courtesy of Antonio Augusto V. Cruz, Ribeirao Preto, Brazil）

窗术，周围血液、渗液和气体的引流术，异物取出术或视神经管减压术。然而间接性外伤性视神经病变的患者病史各不相同，30% 以上成人患者受伤后数周视力自发性恢复，所以其治疗存在争议[26]。20 世纪 80 年代，大剂量糖皮质激素受到青睐，尤其在一些进展性视力丧失的患者。这些治疗主要依据"国际急性脊髓损伤研究"[27,28]：发现如果受伤 8 小时内，静滴甲泼尼龙，初始剂量为 30mg/kg，以 5.4mg/（kg·h）的滴速进行滴注，24 小时内滴完，视力得到较好恢复。然而，治疗延误到伤后 8 小时后开始，则被认为无效。有学者报道经颅或鼻内镜下视神经管减压可以恢复视力。1999 年出版的"国际视神经创伤研究"[22]发现：类固醇激素组、外科手术组和未治疗组，其疗效并无明显差别。而且在 2004 年，严重颅脑损伤后类固醇激素随机对照试验[29]结果发现：大剂量的甲泼尼龙和颅脑损伤患者死亡率增加之间具有相关性。因此，考虑到外科手术的死亡率及大剂量类固醇激素潜在的副作用，在治疗不伴有颅内损伤的视神经病变时，许多临床医生都避免手术，并且严格限制类固醇激素的使用，只有在出现视觉损害的 8 小时内才给予治疗。

眼眶异物

流行病学

在任何眼眶穿通伤和无法解释的外伤后眶内炎症或感染，都应考虑眶内异物（intraorbital foreign body，IOFB）的可能。在一个 2060 眼（1971 例患者）的大样本研究中，所有病例为较为严重的、必须住院治疗的眼外伤，眼内异物或眶内异物占到了 10.2%[30]。绝大部分是 30 岁以下的男性患者。金属异物较有机异物或者玻璃异物更常见[31]。

发病机制

传统上，IOFB 常见于与工作相关的事故、娱乐或者车祸、暴力以及自己造成的伤害。在这些原因中，最常见的是金属外伤，约占到 60%~80% 的病例。然而，即使是非常轻微的外伤，也可以伴有眶内异物。

鉴别诊断

由遗留的眶内异物导致的感染，其鉴别诊断包括特发性眶内炎症和眶蜂窝织炎。

临床特点

眶内异物存留可以由病史和临床表现进行推断，但在一些病例中，患者可能会遗漏病史或忘记受伤的细节，伤口也可能不明显，或很少表现出功能障碍等。偶尔，眶内异物因为出现眶内炎症反应或者感染，或者在影像学检查时才被意外发现。眶内异物在眼部检查可发现以下情况，如合并前房积血、外伤性白内障、玻璃体积血和视网膜裂孔及脱离等。

放射性检查对于可疑异物的诊断和定位具有决定性作用。平片或 CT 是最基本的影像学检查方法，但是 CT 扫描被认为是眶内异物影像学检查的金标准（图 34.4）。CT 可以提供异物的精确位置，甚至可以鉴别异物的属性，如金属、木质、玻璃和塑料。木质异物在 CT 上会有不同的表现，这取决于异物的材质、体内水合作用、表面涂料和滞留在体内的时间。它们通常表现为低密度，被误认为空气[32]。CT 的敏感性为 65%（异物<0.06mm³）到 100%（异物>0.06mm³）[33]。除了明确异物位置，CT 还可用于诊断颅骨的受累情

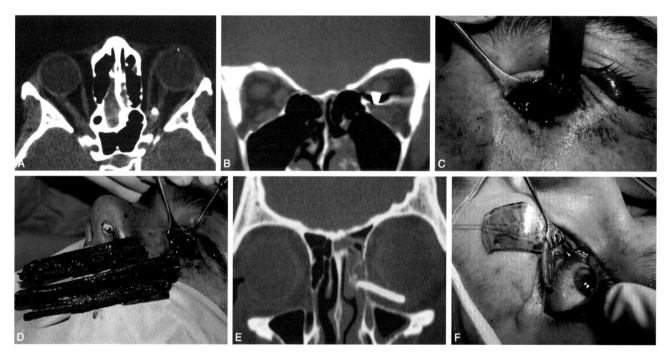

图 34.4　眼眶异物。A. 4 岁女孩被弟弟弹丸枪打伤，轴位 CT 扫描显示左眶尖部视神经内侧可见一金属碎片。B. CT 冠状位扫描提示异物位于视神经和下直肌之间。由于患儿无症状，无须手术。C. 一个 37 岁的男性患者从他的山地自行车上掉下来，撞在树枝上，左下睑发生移位，被一个从木头上伸出来的木片所导致。D. 几个大的木片通过原伤口被小心移除，并确保所有有机物异物被去除。术后口服抗生素（覆盖厌氧菌谱）治疗，视力和功能完全恢复。E. 一个 32 岁男性患者被破碎的啤酒瓶刺伤，造成左脸颊撕裂伤。一期缝合 2 周后，他主诉向右侧注视时疼痛及复视。CT 扫描证实在他左眼眶的鼻下方有一个线性异物。F. 经结膜切口取出玻璃碎屑，术后症状缓解（Courtesy of Peter Dolman，Vancouver，Canada）

况、脓肿形成和眶壁骨折。超声可以用于评估眼内异物,但无法用于眶深部的检查。磁共振(MRI)应避免使用,因为未知的异物可能包含磁性材料。当怀疑异物是有机材料,并且 CT 已经排除了金属异物的可能时,可以采用 MRI 检查。

治疗

治疗取决于异物的性质及其位置。伴随眶内异物出现的视力丧失,通常归因于最初的异物进入时引起的创伤,而不是异物本身[31]。然而,遗留的异物可诱发严重的炎症反应,这取决于异物的性质,机体对木质和蔬菜类异物的耐受性差,而对相对惰性的物质,如玻璃、塑料及大多数金属材料,都有较好的耐受性。有三种类型的金属异物需要特别重视,因为它有引起威胁视力并发症的风险:①含铜化合物可以引起明显的炎症反应,并迅速发展为无菌性眼内炎②铅可能导致全身毒性③铁可能导致铁沉着病和光感受器毒性。惰性异物可以不处理,除非它们可以很容易且很安全地经外科手术取出,或者可能引起功能障碍需要取出。有机材料异物因可能被真菌或者细菌污染应该被取出。

所有的有机眶内异物都应该考虑使用广谱抗生素和抗真菌药;对于伤口污染的患者,如果破伤风抗毒素接种史不确定或者已经过期了,需要接种破伤风毒素。

眼眶、面中部和鼻骨骨折

流行病学

眶骨骨折通常发生在 30~40 岁的患者,男女比例为 2:1,在一些研究中甚至高达 4:1。车祸、袭击和运动伤是眼眶骨折最常见的原因。病因很大程度上取决于被研究的人群,因而攻击所引起的眼眶骨折在城市人口中所占比例较高[34~35]。较少见的原因是摔伤和其他事故。在儿童群体中,无论男孩女孩,眼眶骨折最常见的原因均是运动或者玩耍中的意外事故[36]。女性患者颌面部骨折应考虑到家庭暴力。绝大多数攻击伤患者眶骨骨折是左侧,与大多数侵犯者是右手攻击相一致。

在一项 199 人的眶底骨折研究中,合并颌面骨折的占 77.2%。此外,38.1%的患者合并颅骨骨折和颅脑损伤[37]。在另一个眼科转诊医院的系列研究中[38],600 病例中 92%是单纯的眼眶骨折,如此明显的差别取决于医院位置和人口环境。

眼眶骨折伴随眼球外伤的风险也很大。在一项 727 例颌面部骨折患者的研究中,经过正规眼科评估,67%的患者存在一定程度的眼部损害,18%损伤严重,3%导致失明[39]。Brown 等在 1999 年发表的回顾性研究中,250 例眶底骨折患者接受了正规的眼科检查,其中 17.1%的患者存在持续的严重视力损害[40]。

早在 19 世纪 20 世纪 80 年代,Gessner 和其他一些学者就注意到,外伤后可出现眼球运动受限和眼球内陷[41]。然而直到 1943 年,随着眼眶放射技术的出现,Pfeiffer 才确定眼眶骨折是引起这些临床特征的原因[42]。Pfeiffer 认为眶内壁和眶底骨折是引起外伤后眼球运动受限和内陷的部分发病机制。

在 1957 年,Smith 和 Regan 命名了一个术语:眼眶"爆裂性骨折"[43]。他们设计了一个很有创意的实验:他们用一个爱尔兰扔球撞击一个人类尸体的眼眶,以证明在眶缘完整的情况下,眶内壁和眶下壁可以发生骨折和眼球内陷。重要的是,当尸体的眼压不能保持在生理水平时,这个实验也无法在对侧尸体眼眶上进行重复。

发病机制

有学者提出的单纯性眶内壁和眶下壁骨折的发病机制。Smith 和 Regan 最初提出液压理论[43],在 1957年他们的爱尔兰扔球实验后,他们推测爆裂性骨折是由于一个非穿透性物体给予开放的眶前部的外力造成眶内压突然增加所引起。钝性外力产生的液压力经过眼眶软组织传递到眶腔的所有表面,在眶骨的最薄弱点(眶内壁的筛骨纸板和眶下壁的眶下管内侧)发生骨折。

1980 年,Fujino 提出了一个与之存在争议的发生机制,即直接弯曲(direct buckling)机制[44]。这个机制认为,外力对眶缘产生压缩力,导致能量波通过骨头直接传递,造成眶壁弯曲和骨折。近来,在新鲜尸体上进行的生物力学实验证实了两种机制的正确性[45](图 34.5)。

分类

单纯性眶骨骨折

- 眶底
- 内侧壁
- 内侧壁合并眶底骨折
- 开窗式骨折

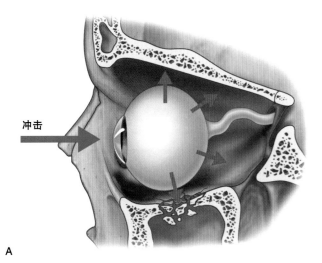

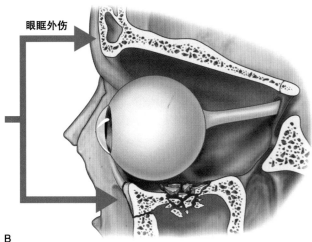

图 34.5　眶底骨折的发生机制。A. 液压理论认为,外伤性冲击压缩了眼眶软组织,引起眶内压升高,而这个力会等量传递给眼眶所有骨壁。眶底最脆弱,骨折后突入上颌窦。B. 创伤力理论认为,作用于眶下缘的直接撞击力,经能量波传递,迫使眶下壁向下弯曲,进入上颌窦内

单纯性眶底骨折占所有眼眶骨折的 25% ~ 40%[34,35],单纯性内侧壁骨折占 10% ~ 30%[46,47]。据报道,高达71%的眶底骨折患者合并有眶内壁损伤[48],这些复合性骨折通常会导致眼球内陷[49]。

开窗式骨折是一类特殊的眶骨骨折,常合并有肌肉嵌顿。与成年人相比,儿童发生肌肉嵌顿的风险更大。在这类骨折中,尽管有明显的外眼运动受限,并伴有恶心、呕吐和心动过缓,但是很少有显著外伤的证据[50](在 1998 年,Jordan 等以所谓的“白眼爆裂”外观为其命名)(图 34.6)。儿童的骨骼相较于成年人具有较好的柔韧性,所以易于形成灵活的开窗式骨折,软组织在外力作用下进入活瓣并被嵌顿。这会迅速导致软组织局部缺血,最终纤维化,同样刺激肌肉引

起迷走神经反射,这就解释了为什么这种骨折会合并心动过缓和恶心。成人的骨骼更脆,会在骨折时彻底断裂,留下一个巨大的骨折缺陷,从而造成软组织脱垂而不是嵌顿。

颧骨骨折

面颊外侧撞击可导致颧骨上颌骨的复合型骨折(图 34.7),在颧骨体的额突、颧弓和上颌骨处骨折。大约46.5%的病例会合并眶底骨折[51],症状包括面颊或者太阳穴麻木和张口受限;体征包括颧骨压陷,眶下缘畸形,外眦角移位和(或)下睑颞侧回退。微型内固定板切开复位术适用于有症状的移位性骨折。

上颌骨骨折

在 1901 年,Rene Le Fort 描述了三种典型的颌面骨折[2](图 34.8)。

1. Le Fort I 型:上颌受到向下的打击力将导致牙槽嵴处上颌骨低位横断性骨折。这种类型的骨折未累及眼眶,可通过与下颌捆绑的方法进行修复。

2. Le Fort II 型:上颌骨中部受撞击后,外力从鼻梁路经上颌骨额突、泪骨、眶下壁内侧及眶缘以及经上颌窦前壁和经由翼状板传导,从而形成上颌骨锥形骨折。

3. Le Fort III 型:又称作“颅面骨分离”,上颌骨或者鼻梁受外力后,造成颅面骨骼分离。这种骨折通常不会累及视神经管,但一定会累及眶下壁。

鼻筛骨骨折

面中部在拳击伤、摔伤、汽车仪表盘或方向盘的撞击伤,都可能会引起鼻骨和筛骨骨折(nasoethmoidal fractures)(图 34.9),以及上颌骨额突的粉碎性骨折,由此导致鼻部畸形、鼻出血和溢泪。巨大外力会伤及筛状板,导致脑脊液漏出或者嗅觉丧失。鼻子和筛骨的压缩可能会导致一侧或两侧内眦向外移位,表现为内眦距过宽。复位这种骨折具有挑战性,但如果目标只是恢复正常的眦间距,可以把内眦韧带后支固定到泪后嵴[52]。必须检查额鼻管的完整性,如有必要可进行修复,避免黏液囊肿形成。

眶顶骨折

额窦在六岁以后形成。在此之前,如果眶上缘或者前额受到相对轻微的力量,就可能引起眶顶骨折(orbital roof fractures),通常表现为上睑淤血、下垂及骨膜下血肿导致的眼球向下移位。这些可能自愈,或

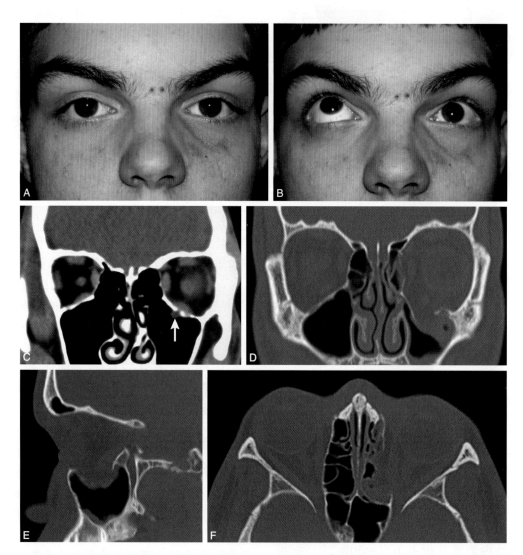

图 34.6　眶底爆裂性骨折。**A.** 白眼爆裂伤,常见于儿童,典型表现为几乎无水肿、瘀斑或球结膜水肿。**B.** 向上注视时,上转明显受限。**C.** 冠状位 CT 扫描显示接近眶下管处有一细小线性骨折(箭头),伴下直肌或肌肉周围软组织嵌顿;这是由于眶下壁受力产生非脆性骨折,迅速复位造成组织嵌顿。**D.** 典型的成人眼眶爆裂性骨折,表现为骨折和软组织进入上颌窦,在冠状位(D)和矢状位(E)骨窗上最好观察。**F.** 这个病例,眶内侧壁也有骨折,轴状位显示最清楚

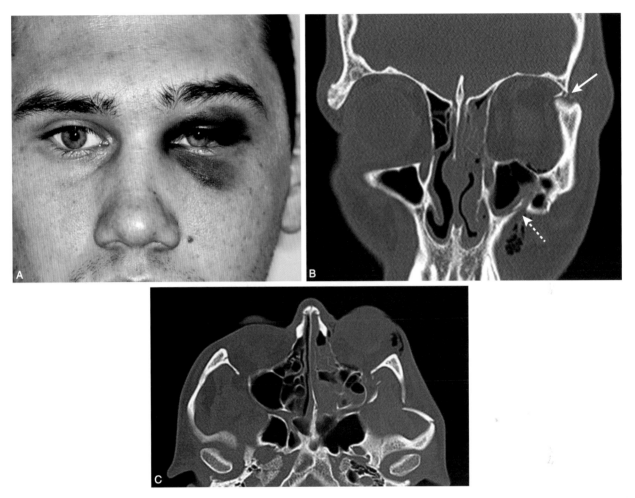

图 34.7　颧骨上颌骨复合型骨折(三脚架骨折)。**A.** 一个年轻男子被袭击后,表现为疼痛和张口困难,临床影像资料显示左颧骨粗隆被压扁。**B.** 冠状位 CT 扫描显示左侧上颌窦外侧拱壁(虚箭头)和额颧缝(实箭头)骨折,以及眶底拱起。**C.** 轴状位 CT 骨窗扫描显示两处骨折以及左侧颧弓内陷

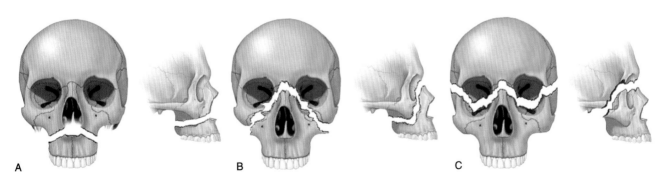

图 34.8　A-C. Le Fort 骨折 (From Fonseca RJ, Barber HD, Powers MP, Frist DE, editors. Oral and maxillofacial trauma. 4th ed. Philadelphia, PA: Saunders; 2013)

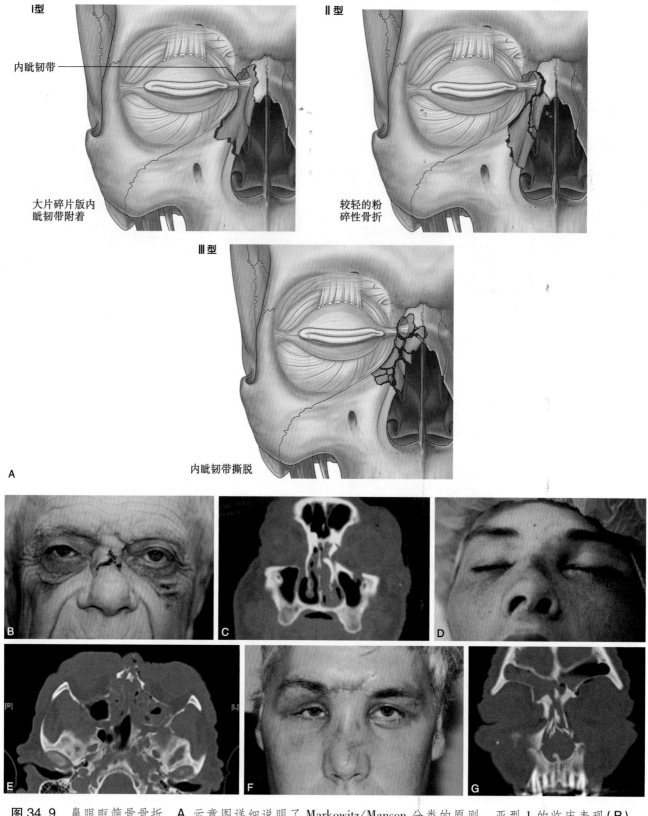

图 34.9　鼻眼眶筛骨骨折。A. 示意图详细说明了 Markowitz/Manson 分类的原则。亚型 1 的临床表现(B),
冠状位 CT 扫描(C)显示左眶三处骨折,包括筛骨、上颌骨内侧拱壁、眶下缘。内眦韧带依然附着在主要的骨
折碎片上。亚型 I , Ⅱ 的临床表现(D)以及轴位 CT 扫描(E)显示左鼻外侧壁以及眶内侧壁中下部粉碎性骨
折。内眦韧带依然附着在粉碎的骨碎片上。亚型Ⅲ临床表现(F)和冠状位 CT 扫描(G)显示双侧鼻骨粉碎性
骨折,累及筛骨和额窦,内眦韧带撕裂或从鼻骨上撕脱(B-G,Courtesy of William Nunery,Indianapolis,USA)

者需要引流。这种外力通常不会引起颅内损伤。

　　在成年人中,眶顶骨折(图 34.10)通常与高强度的冲击力有关(如高空坠落、机动车事故等)或者与穿通伤有关(弹片、碎冰锥等)。在这种情况下,极有可

能合并眼眶、颅内和额窦损伤。伤及滑车神经可能导致垂直复视;移位的骨片可能限制提上睑肌或者上直肌的运动,导致上睑下垂和疼痛性抬高受限。颅底骨折波及眼眶,可能导致脑膨出和搏动性眼球突出。

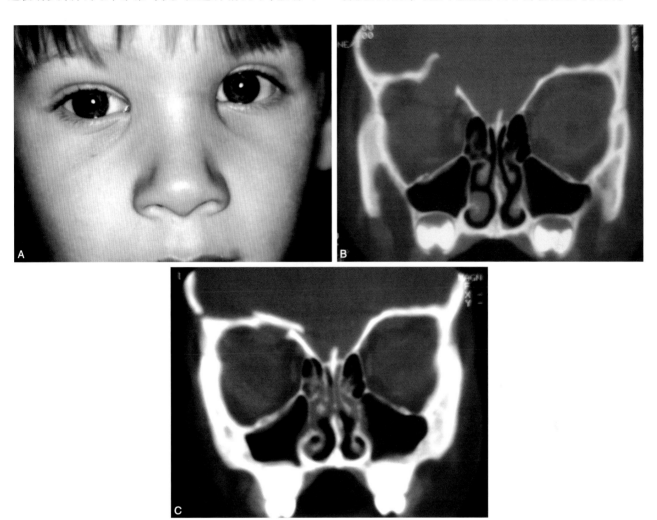

图 34.10　眶顶骨折。**A.** 自行车事故后右眼球向下移位,右上眶缘钝挫伤。**B.** 冠状位 CT 扫描显示右侧眶顶骨折合并脑膨出。**C.** 冠状位 CT 扫描显示骨折已被修复,脑膨出复位(Courtesy of Peter Dolman, Vancouver, Canada)

　　眶上缘骨折可能有一个阶梯样畸形和局部压痛。额骨骨折累及额窦前壁,骨折可能引起明显的凹陷。当累及额窦后窦壁时,应考虑颅内出血、脑脊液鼻漏或脑损伤的风险。适当的额窦引流有助于预防晚期形成黏液囊肿或额窦炎,在某些情况下应考虑清理额窦。

　　可以通过伤口、上睑重睑切口或者双侧冠状皮瓣进入到眶上缘、额窦或者眶顶,这主要取决于手术暴露的需要。眶缘骨折通常使用内固定板复位。眼眶内的骨片可以移除。范围较大的眶顶骨折合并搏动性眼球突出、脑脊液漏、脑膨出和脑损伤的患者需要

开颅手术。有时候,这种骨折需要多学科合作治疗。

眶尖骨折

　　眶顶、眶外侧壁或眶内侧壁骨折很少涉及眶尖。如果骨折累及眶尖部,可导致视神经病变、颈动脉海绵窦瘘及因眶上裂受压引起的脑神经麻痹。这种情况下应考虑清除压迫的骨碎片。

鉴别诊断

　　眼外肌运动受限的鉴别诊断包括脑神经麻痹、眶筋膜综合征、特发性眶部炎症及甲状腺相关眼病。

临床特点

眼眶骨折的患者可能有面部不对称，单纯性眶壁骨折中眶缘可能变得扁平，颧骨上颌骨骨折可能有颧骨隆凸凹陷及外眦畸形（图34.7）。如果骨折范围很大，尤其是眶内侧壁和眶下壁同时骨折，早期就可以出现眼球内陷以及眼球下垂。相反，眶内水肿、出血、眶内气肿会导致眼球突出。眶内壁和鼻筛骨区域复杂骨折的患者，可能表现为内眦距过宽、内眦角圆顿。捻发音提示眶周软组织与周围的鼻窦有交通，最常见于眶内侧壁骨折。在眶下壁骨折时，可以出现眶下神经感觉减退或者面颊部、鼻侧、上唇及上牙槽区域麻木。眶内侧壁和（或）鼻骨骨折时，骨折片撕裂鼻黏膜血管导致鼻出血。眼眶骨折常合并结膜下出血、眶周淤血和水肿、皮下气肿和上睑下垂。

治疗

眼科检查必须全面地评估所有的眼内损伤、眶骨和软组织损伤的程度与范围。询问病史时应该重点关注受伤机制及时间长短。怀疑家庭暴力应及时询问，疑似病例应向有关部门报告。询问病史应该包括既往的诊疗史，眼科就诊史，外科手术史（包括既往的外伤史和眼部手术史），心血管及肺部的一般健康状况，人类免疫缺陷病毒和肝炎病毒接触史，以及受伤前的视功能。患者的服药记录对于评估其出、凝血状态十分重要。此外，应重新接种破伤风疫苗。

通过触诊可能会发现眶缘不连续，凹陷或下陷，畸形或者有压痛点。检查眼睑是否有以下损伤的迹象：化学伤或者热损伤、撕裂伤、内外眦或泪器损伤以及由牵拉性损伤或面神经麻痹导致的眼睑功能障碍。术前照片有助于对创伤的严重程度进行初始评估和准确记录。

初始的眼科检查应包括视力、瞳孔和裂隙灯显微镜检查。瞳孔检查应观察是否有外伤性瞳孔散大，瞳孔移位以及瞳孔传入功能障碍。如果不需要瞳孔反射来监测患者神经系统的功能状态时，应该行散瞳后眼底检查。眼睑拉钩有助于眼球的检查，但应避免挤压眼球。如果没有Desmarres眼睑拉钩和开睑器，可用回形针弯曲后来拉开眼睑。重点检查有无前房积血（血液聚集在眼球前部），眼内异物，晶体半脱位，角巩膜裂伤，葡萄膜脱出，视网膜裂孔，锯齿缘离断以及玻璃体积血。

如果诊断为眼球开放性损伤，尽量减少接触性检查，应使用硬质眼罩保护眼球，防止眼内容物脱出。必要时静脉使用抗生素、止吐剂和止痛药。

眼球运动功能检查是术前评估眼眶骨折的重要部分。如果患者主诉向上、向下或上下注视时均出现复视，应考虑眶下壁骨折。尤其当向下注视受限时，骨折部位可能位于眶下壁的后方。如果患者出现水平方向的复视，可能是眶内侧壁骨折。各种创伤都可能导致眼球运动功能的损伤。眼眶出血和水肿影响眼外肌功能是导致眼球运动受限的一个常见原因。少见的原因包括眼眶弥漫性出血，肌肉或肌鞘的嵌顿以及肌肉麻痹。有条件的情况下，可以使用棱镜片来评估肌肉损伤程度。牵拉试验可以区分是限制性或麻痹性因素引起的运动障碍。

检查

高分辨率CT是评估眼眶骨折的基本影像学检查方法。它可以大体上识别眼环损伤、眶骨骨折、颅内或鼻窦的异常以及异物。一个标准的眶部CT检查常规采用水平位和冠状位的3mm层厚进行扫描。薄层扫描被推荐用于儿童的线性骨折，它可以重建冠状位图像，用以评估视神经管的损伤。也可选择螺旋CT，可以进行1.25～2.5mm层厚的水平位扫描，也可进行层厚1.25mm的冠状位和矢状位扫描，并可行图像重建。

CT有助于确诊临床怀疑的眼眶骨折，也是术前必需的检查。即使在CT上没有显示存在明确的眼外肌嵌顿，但圆形的肌腹也足以说明肌肉嵌顿的存在[53]。轴状位扫描最适宜用于评估眶内壁、眶外壁以及上额窦前壁。冠状位扫描用于评估眶顶及眶下壁。如条件许可，矢状位扫描可以提供眶顶和眶下壁骨折向后累及范围的辅助图像，这也可用于额窦扫描。

眼眶的MRI在评估外伤中作用有限。它只能在X线片及CT已经排除了金属异物的情况下使用。它或许可用于评估视神经或眼眶其他软组织，以及相邻的脑损伤。

术前指导

眶骨骨折的患者应被告知避免以下活动：Valsalva试验，擤鼻涕以及通过吸管饮水，所有这些都可能导致眶内气肿。患者应避免干体力活，用力，弯腰以及接触性运动。同时，可能要限制他们乘坐飞机及潜水，以避免可能发生的气体膨胀和收缩。此外，要求他们保持床头高位，以及眼周围区域频繁冷敷。

每个外科医生对围术期抗生素的使用不尽相同。

但对开放性骨折、鼻窦炎以及免疫系统抑制的患者则推荐使用。围术期全身使用糖皮质激素也存在争议，在最初的眼外伤中有助于加速眼眶水肿的吸收，还有助于暴露潜在眼球内陷或促进复视的恢复[54]。若由于某些社会因素导致手术拖延期，糖皮质激素使用会延缓骨质愈合的过程。

争议：眼眶骨折的手术治疗存在争议。在 20 世纪 50 年代，由 Smith 和 Converse 提出的手术方法较为普及，他们主张在骨折后应尽快进行手术[55]。与之相反，1974 年 Putterman 认为在大多数情况下，可以采用保守的、非手术的治疗方法处理眼壁骨折，因为他发现功能性复视往往在伤后几个月会自行恢复[56]。此后，随着 CT 的发展，CT 为眼眶骨折患者是否需要手术以及手术时机的确定提供了影像学资料，这使得双方之间的争论逐渐减少。

在 2002 年，Burnstine 提出了以下的手术修复适应证，至今仍被普遍采用[57]：

立即修复

- CT 证实的肌肉嵌顿导致的复视，以及无法缓解的眼心反射
- 爆裂性骨折
- 早期眼球内陷

2 周内手术

- 持续的主诉有症状的复视，且牵拉试验阳性及影像学证实骨折的存在
- 大面积骨折（>50%眼壁）伴眼球内陷
- 明显的眼位下移
- 进行性眶下神经感觉减退

观察

- 在原位注视或向下注视时，眼球运动良好、无复视存在、没有明显的眼球内陷或眼位下移。

　　眶骨骨折手术修复的目标是将眶内容物与骨缺损处分开，去除所有异物和碎裂的骨片，恢复眼眶正常的解剖结构。手术修复建议在两周内进行，最理想是在 7~10 日内进行；在此时间点进行修复操作更为简单，可以减少瘢痕形成以及脱垂组织的梗死，最大限度矫正复视及眼球凹陷。

　　对于儿童的开窗式眼眶骨折，主张立即手术。延期手术可能会导致嵌顿眼外肌发生缺血性损害和组织的纤维化。1984 年，Smith 等人证实，一些较小的眶底骨折引起眼外肌嵌顿高，容易导致肌肉发生缺血性病变[58]。此外，嵌顿肌肉会引起迷走神经张力增加，导致眼心反射，这可能是致命的，因此需要紧急进行手术干预。

　　与眶下壁骨折相反，眶内壁骨折很少发生肌肉嵌顿。然而，水平运动障碍可能是由于眶脂肪疝与筋膜疝引起的；但是如果骨折范围相似，眶内壁骨折引起的眼球内陷比眶下壁骨折更为明显[59]。

修复重建材料

　　眼眶骨折重建材料有多种（图 34.11）：自体骨或软骨，人类供体移植物，异种移植物，以及异质性植入物。自体移植具有感染及排斥反应发生率低的优点，但它们的缺点是增加了第二手术部位，延长了手术时间以及发生不同程度移植片的再吸收[60]。在 20 世纪四十年代到六十年代自体移植很流行，但是此后在大多数情况下，其被异质性移植物所取代。许多不同的材料都可以被使用，包括钛合金、尼龙箔、聚乙烯、硅

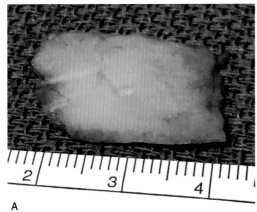
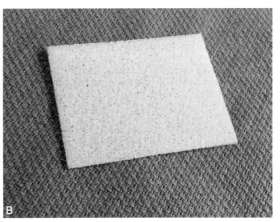

图34.11　植入物材料。有多种移植材料可用于重建眶壁，取决于骨折大小及部位。**A.** 鼻中隔软骨。**B.** 多孔聚乙烯

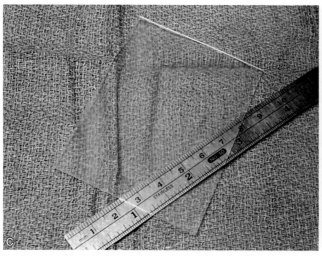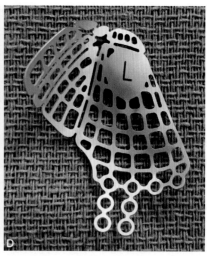

图 34.11（续） C. 超聚酰胺（supramid）或硅橡胶薄膜。D. 钛网或钛板

胶及羟磷灰石。可吸收的板材由如下材料构成，如聚乳酸羟基乙酸（polyglactin，明胶膜（Gelfilm））绵、聚二噁烷酮、聚乳酸、聚乙醇酸，其可作为钛板的替代物。此外镶嵌植入材料，包括羟磷灰石骨水泥、聚甲基丙烯酸甲酯和磷酸钙骨水泥都可用于填补骨缺损、修复骨畸形，这些镶嵌材料在眼眶二次重建中极为实用。

参考文献

1. Rowe NL. The history of the treatment of maxillo-facial trauma. *Ann R Coll Surg Engl* 1971;**49**:329–49.
2. Le Fort R. Étude expérimentale sur les fractures de la mâchoire supérieure. *Rev Chir Paris* 1901;**23**:208, 227, 360, 379, 479–507. [Reprint translated by Tessier P. Plast Reconstr Surg 1972;50:600–7.]
3. Gillies HD, Kilner TP, Stone D. Fractures of the malar-zygomatic compound: With a description of a new x-ray position. *Br J Surg* 1927;**14**:651–6.
4. Adams WM. Internal wiring fixation of facial fractures. *Surgery* 1942;**12**:523–40.
5. Doxanas MT, Anderson RL. Clinical orbital anatomy. Baltimore, MD: Williams & Wilkins; 1984. p. 19.
6. Dutton JJ. Clinical and surgical orbital anatomy. Philadelphia, PA: W.B. Saunders Company; 1994. p. 1.
7. Rootman J, Stewart B, Goldberg RA. Orbital surgery: a conceptual approach. Philadelphia, PA: Lippincott-Raven Publishers; 1995. p. 79.
8. Rootman J. Diseases of the orbit: a multidisciplinary approach. 2nd ed. Philadelphia, PA: Lippincott Williams & Wilkins; 2003. p. 1.
9. Holck DEE, Ng JD. Evaluation and treatment of orbital fractures: a multidisciplinary approach. Philadelphia, PA: Elsevier; 2006. p. 93.
10. Lemke BN, Della Rocca RO. Surgery of the eyelids and orbit: an anatomical approach. East Norwalk, CT: Appleton & Lange; 1990. p. 1.
*11. Lima V, Burt B, Leibovitch I, et al. Orbital compartment syndrome: the ophthalmic surgical emergency. *Surv Ophthalmol* 2009;**54**: 441–9.
12. Dolman PJ, Glazer LC, Harris GJ, et al. Mechanisms of visual loss in severe proptosis. *Ophthal Plast Reconstr Surg* 1991;**7**:256–60.
13. Hayreh SS, Kolder WE, Weingest TA. Central retinal artery occlusion and retinal tolerance time. *Ophthalmology* 1980;**87**:75–8.
14. Zoumalan CI, Bullock JD, Warwar RE, et al. Evaluation of intraocular and orbital pressure in the management of orbital hemorrhage: an experimental model. *Arch Ophthalmol* 2008;**126**:1257–60.
15. Yung C, Moorthy RS, Lindley D, et al. Efficacy of lateral canthotomy and cantholysis in orbital hemorrhage. *Ophthal Plast Reconstr Surg* 1994;**10**:137–41.
16. Linberg JV. Orbital compartment syndromes following trauma. *Adv Ophthalmic Plast Reconstr Surg* 1987;**6**:51–62.

17. Markovits AS. Evacuation of orbital hematoma by continuous suction. *Ann Ophthalmol* 1977;**9**:1255–8.
18. Katz SE, Lubow M, Jacoby J. Suck and spit, don't blow: orbital emphysema after decompression surgery. *Ophthalmology* 1999;**106**:1303–5.
19. Steinsapir KD, Goldberg RA. Traumatic optic neuropathy. *Surv Ophthalmol* 1994;**38**:487–518.
20. Jamal BT, Pfahler SM, Lane KA, et al. Ophthalmic injuries in patients with zygomaticomaxillary complex fractures requiring surgical repair. *J Oral Maxillofac Surg* 2009;**67**:986–9.
21. Walsh FB. Pathological-clinical correlations: I. Indirect trauma to the optic nerves and chiasm. II. Certain cerebral involvements associated with defective blood supply. *Invest Ophthalmol* 1966;**5**:433–49.
22. Levin LA, Beck RW, Joseph MP, et al. The treatment of traumatic optic neuropathy: the International Optic Nerve Trauma Study. *Ophthalmology* 1999;**106**(7):1268–77.
23. Wang BH, Robertson BC, Girotto JA, et al. Traumatic optic neuropathy: a review of 61 patients. *Plast Reconstr Surg* 2001;**107**:1655–64.
24. Alford MA, Nerad JA, Carter KD. Predictive value of the initial quantified relative afferent pupillary defect in 19 consecutive patients with traumatic optic neuropathy. *Ophthal Plast Reconstr Surg* 2001;**17**: 323–7.
25. Holmes M, Sires BS. Flash visual evoked potentials predict visual outcome in traumatic optic neuropathy. *Ophthal Plast Reconstr Surg* 2004;**20**:342–6.
26. McCann JD, Seiff S. Traumatic neuropathies of the optic nerve, optic chiasm, and ocular motor nerves. *Curr Opin Ophthalmol* 1994;**5**: 3–10.
*27. Bracken MB, Shepard MJ, Collins WF, et al. A randomized, controlled trial of methylprednisolone or naloxone in the treatment of acute spinal-cord injury: results of the Second National Acute Spinal Cord Injury Study. *N Engl J Med* 1990;**322**:1405–11.
28. Bracken MB, Shepard MJ, Holford TR, et al. Administration of methylprednisolone for 24 or 48 hours or tirilazad mesylate for 48 hours in the treatment of acute spinal cord injury: results of the Third National Acute Spinal Cord Injury Randomized Controlled Trial. National Acute Spinal Cord Injury Study. *JAMA* 1997;**277**(20): 1597–604.
*29. Roberts I, Yates D, Sandercock P, et al. Effect of intravenous corticosteroids on death within 14 days in 10008 adults with clinically significant head injury (MRC CRASH trial): randomised placebo-controlled trial. *Lancet* 2004;**364**:1321–8.
30. Khan MD, Kundi N, Mohammed Z, et al. A 6 1/2 year survey of intraocular and intraorbital foreign bodies in the Northwest Frontier Province of Pakistan. *Br J Ophthalmol* 1987;**71**:716–19.
31. Fulcher TP, McNab AA, Sullivan TJ. Clinical features and management of intraorbital foreign bodies. *Ophthalmology* 2002;**109**:494–500.
32. Adesanya OO, Dawkins DM. Intraorbital wooden foreign body (IOFB): mimicking air on CT. *Emerg Radiol* 2007;**14**:45–9.
33. Mester V, Kuhn F. Intraocular foreign bodies. *Ophthalmol Clin North Am* 2002;**15**:235–42.
34. Scherer M, Sullivan WG, Smith DJ Jr, et al. An analysis of 1,423 facial fractures in 788 patients at an urban trauma center. *J Trauma* 1989;**29**:388.

35. Hwang K, You SH, Sohn IA. Analysis of orbital bone fractures: a 12-year study of 391 patients. *J Craniofac Surg* 2009;**20**:1218.
36. Hatton MP, Watkins LM, Rubin PA. Orbital fractures in children. *Ophthal Plast Reconstr Surg* 2001;**17**:174.
37. Tong L, Bauer RJ, Buchman SR. A current 10-year retrospective survey of 199 surgically treated orbital floor fractures in a nonurban tertiary care center. *Plast Reconstr Surg* 2001;**108**:612.
38. Fay A. Unpublished data, 2013.
39. Holt GR, Holt JE. Incidence of eye injuries in facial fractures: an analysis of 727 cases. *Otolaryngol Head Neck Surg* 1983;**91**:276.
40. Brown MS, Ky W, Lisman RD. Concomitant ocular injuries with orbital fractures. *J Craniomaxillofac Trauma* 1999;**5**:41.
41. Gessner. *Arch Ophthalmol* 1889;**18**:269.
42. Pfeiffer RL. Traumatic enophthalmos. *Arch Ophthalmol* 1943;**30**:718.
43. Smith B, Regan WF. Blow-out fracture of the orbit: mechanism and correction of internal orbital fracture. *Am J Ophthalmol* 1957;**44**:733.
44. Fujino T, Makino K. Entrapment mechanism and ocular injury in orbital blowout fracture. *Plast Reconstr Surg* 1980;**65**:571.
45. Ahmad F, Kirkpatrick WN, Lyne J, et al. Strain gauge biomechanical evaluation of forces in orbital floor fractures. *Br J Plast Surg* 2003;**56**:3.
46. Jones DEP, Evans JNG. 'Blow-out' fractures of the orbit: an investigation into their anatomical basis. *J Laryngol Otol* 1967;**81**:1109.
47. Pearl RM, Vistnes LM. Orbital blow-out fractures: an approach to management. *Ann Plast Surg* 1978;**1**:267.
48. Hosal BM, Beatty RL. Diplopia and enophthalmos after surgical repair of blowout fracture. *Orbit* 2002;**21**:27.
49. Nolasco FP, Mathog RH. Medial orbital wall fractures: classification and clinical profile. *Otolaryngol Head Neck Surg* 1995;**112**:549.
50. Jordan DR, Allen LH, White J, et al. Intervention within days for some orbital floor fractures: the white-eyed blowout. *Ophthal Plast Reconstr Surg* 1998;**14**:379.
51. Bartoli D, Fadda MT, Battisti A, et al. Retrospective analysis of 301 patients with orbital floor fracture. *J Craniomaxillofac Surg* 2015;**43**:244–7.
52. Sargent LA. Nasoethmoid orbital fractures: diagnosis and treatment. *Plast Reconstr Surg* 2007;**120**(Suppl. 2):16S.
53. Levine LM, Sires BS, Gentry LR, et al. Rounding of the inferior rectus muscle: a helpful radiologic finding in the management of orbital floor fractures. *Ophthal Plast Reconstr Surg* 1998;**14**:141.
54. Millman AL, Della Rocca RC, Spector S, et al. Steroids and orbital blowout fractures – a new systemic concept in medical management and surgical decision-making. *Adv Ophthalmic Plast Reconstr Surg* 1987;**6**:291.
55. Smith B, Converse JM. Early treatment of orbital floor fractures. *Trans Am Acad Ophthalmol Otolaryngol* 1957;**61**:602.
56. Putterman AM, Stevens T, Urist MJ. Nonsurgical management of blow-out fractures of the orbital floor. *Am J Ophthalmol* 1974;**77**:232.
*57. Burnstine MA. Clinical recommendations for repair of isolated orbital floor fractures: an evidence-based analysis. *Ophthalmology* 2002;**109**:1207.
58. Smith B, Lisman RD, Simonton J, et al. Volkmann's contracture of the extraocular muscles following blowout fracture. *Plast Reconstr Surg* 1984;**74**:200.
59. Yab K, Tajima S, Ohba S. Displacements of eyeball in orbital blowout fractures. *Plast Reconstr Surg* 1997;**100**:1409.
60. Goiato MC, Demathe A, Suzuki T, et al. Management of orbital reconstruction. *J Craniofac Surg* 2010;**21**:1834.

第 35 章　眼睑和泪道外伤

JOHN NGUYEN

引言

在美国,每年因眼部外伤就诊的急诊患者几乎占 240 万眼科急诊患者的一半[1],其中最常见的是眼睑和泪器损伤[2]。这些患者的治疗过程复杂,但是较好的处理及良好的预后对眼部功能的恢复至关重要。本章以解剖基础为框架来评估伤情,制定治疗计划(图35.1),并综述流行病学、损伤和愈合的生理学机制以及手术修复。

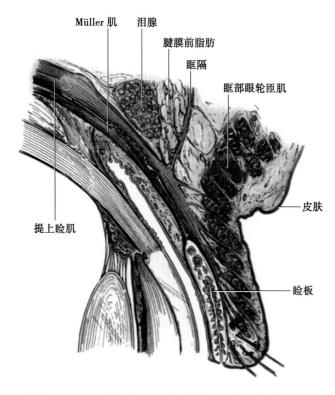

图 35.1 眼睑解剖。上睑的横断面示意图(With permission from Jonathan J. Dutton)

图中标注:Müller 肌　泪腺　腱膜前脂肪　眶隔　眶部眼轮匝肌　皮肤　睑板　提上睑肌

流行病学

在美国眼外伤登记报告中,有 61% 的眼睑泪器外伤同时合并眼球外伤,其中 20%~25% 存在开放性眼球外伤,平均年龄为 27 岁,男女比例约 3:1。多数外伤发生在室内(37%),其他地点包括工业厂房(16%)、道路(14%)、娱乐区域(11%)、公共建筑(3%)、学校(3%)和农场(2%)。钝器损伤是最常见的病因(30%),其次是锐器损伤(19%)、钉或锤(11%)、机动车事故(8%)、枪炮伤(6%)、弹弓/散弹(6%)、烟花(5%)、跌落伤(4%)[3]。

大约 1/3 以上的眼睑裂伤合并泪道损伤,其中儿童占 2/3。钝器伤是青少年和成人中最常见的原因,而狗咬伤、跌落伤和跑步撞到锐器的损伤是儿童最常见的原因。下泪小管断裂是最常见的(54.1%~66.2%),其次是上泪小管断裂(27.5%~33.3%)和上下泪小管损伤(6.3%~12.5%)[4,5]。

损伤的类型和生理学

眼睑和泪器损伤发生在外力大于组织弹性强度时。损伤的类型和程度与外力的方向和程度、速度和接触面积相关[6]。这种损害可以导致组织穿透、切割甚至是粉碎性的[7]。因此,详细了解病史对于明确损伤机制和异物滞留的判断至关重要(图 35.2)。

眼睑损伤包括眼睑挫伤、板层或全层撕裂伤。这些分类互不排斥,它们经常相伴发生。损伤的解剖位

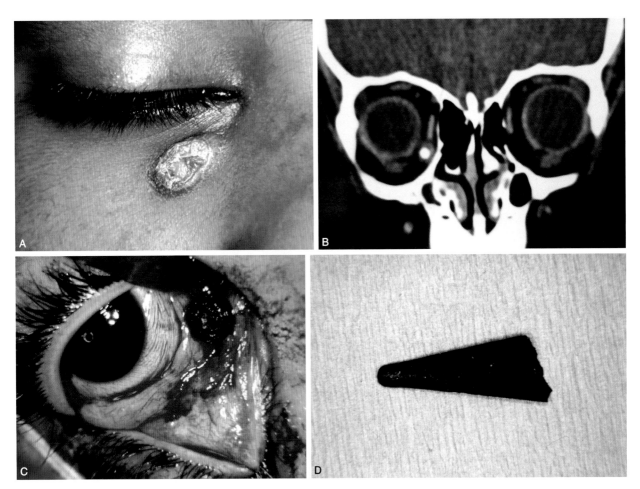

图 35.2　眼睑异物留存。A. 一名 7，男孩被怀疑右下睑板腺囊肿，患者否认眼睑或眼眶有有外伤史。B. 冠状位 CT 扫描显示右侧鼻下眶内不透射线的圆形异物。C. 右结膜穹窿切口显示异物尖端。D. 异物是石墨铅笔尖。木材为低密度，其在 CT 扫描上呈以石墨为中心的周围低密度环样改变（Courtesy of Peter Dolman，Vancouver，Canada）

置将决定受损的结构。

　　挫伤（淤伤）是由钝器伤引起的血管出血和渗出所致。自然病程包括从皮肤发红、水肿进展到蓝色/黑色瘀斑，持续 3~4 日。随后颜色会逐渐变成黄色或绿色，这取决于损伤深度和皮肤色素的沉着情况，通常 2 周后完全吸收。当大血管受到影响时，随之出现的血肿很可能危及视力，特别是出现眼眶血肿的时候（图 35.3）。第 34 章特别讨论了眶室筋膜综合征的诊断和处理。

　　擦伤的范围可以从小的划痕到大面积的表皮损伤。划痕通常是由锐器划伤皮肤引起，如指甲、爪或玫瑰刺。如果眼睑被粗糙物（如路面）擦伤或遭到巨大外力的撞击（如安全气囊损伤）会导致更大面积的损伤（图 35.4）。损伤后几个小时上皮开始形成，并在 24~48 小时结痂。表皮擦伤通常不会形成瘢痕，但深

达真皮质和表皮下的擦伤有可能会形成瘢痕。伤后处理包括清创、清除异物、局部或全身应用抗生素、避免阳光暴晒等。

　　眼睑裂伤可以是板层或全层裂伤。当损伤发生在睑板时，可能会累及到睑缘。眶隔前眼睑全层裂伤可能会损伤眼睑的缩肌（提上睑肌、Müller 肌、下睑缩肌）。如果损伤外眦区，外眦韧带和泪腺也可能受到影响，内眦区域受损很可能损伤到内眦韧带和泪小管。

　　组织的牵拉、挤压、撕裂都可以导致眼睑裂伤的发生[7]。裂伤的边缘通常不规则应该确定，伤口深度以及损伤的组织结构。在修复伤口之前必须彻底检查并清除异物，并外用抗生素软膏。有学者推荐全身应用抗生素，尤其针对受污染的伤口，但应用原则取决于损伤的性质[8]。

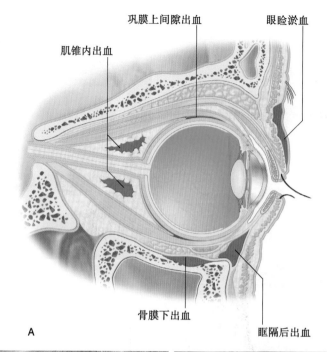

肌锥内出血　　巩膜上间隙出血　　眼睑淤血

骨膜下出血　　　　　眶隔后出血

A

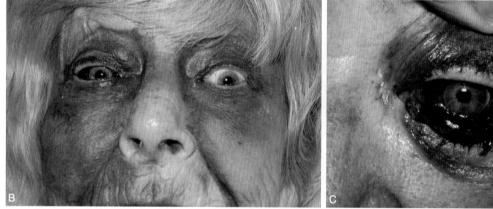

B

C

图 35.3　眼睑血肿。**A.** 眶隔前出血扩散到眶缘以外,而眶隔后血肿仅在睑板周围和眶缘之间可见。**B.** 眶隔前血肿弥散性扩散到脸部,眶压正常。**C.** 眼眶出血导致眶室筋膜综合征但是眼睑瘀斑局限于眶缘和眼睑缘之间(**B and C**,Courtesy of Peter Dolman,Vancouver,Canada)

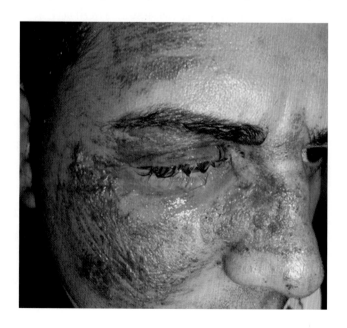

图 35.4　安全气囊导致的化学燃烧((With permission from Agusti-Mejias A,Messeguer F,García-Ruiz R,et al. Chemical burn from an airbag. Actas Dermosifliogr 2010 Dec;101(10):896-8 [in Spanish])

伤口愈合的基础科学

伤口愈合起始于外科干预或创伤后。清创是清除感染组织,手术修复的目的是修复各层组织的结构和功能。伤口愈合是一个复杂的过程,由多种细胞、细胞因子和生长因子调控。伤口愈合过程分为相互连续的三期,即炎症期、增殖期和重塑期[9]。也有学者把伤口愈合分为两期,称为早期和细胞期[10]。早期(炎症期)在损伤后立即启动,利于止血并形成早期的细胞外基质,提供细胞分裂和增殖的环境。后期的"细胞"期涉及多种类型的细胞共同参与炎症反应、肉芽形成,并修复上皮。受伤后的 1~2 日,巨噬细胞参与介导伤口的炎性反应,上皮细胞和间质细胞相互作用导致表型的改变,促使细胞迁移引起再上皮化。受伤后 4~14 日,成纤维细胞和肌成纤维细胞协同产生胶原基质,使各组织层排列整齐进而修复伤口。同时,从第 4 日开始,内皮细胞长入,血管再生。真皮基质的形成发生在伤后第 4 日,伤口修复和重塑通常发生在伤后 2 周。伤口的修复或重塑可以持续数周到数月,这取决于伤口的大小。

炎症期(1~4 日)

损伤会立刻触发凝血反应,血小板聚集在伤口处通过糖蛋白的粘连形成血凝块,例如纤维蛋白、纤维粘连蛋白和分泌血管性血友病因子(vWF)增强黏附[9]。活化的血小板从球形变成星形并释放含有腺苷二磷酸、5-HT、血小板活化因子、血小板因子 4、血栓素 A2 的颗粒来激活其他的血小板,并增加其与纤维蛋白原之间的亲和力[11]。二次止血涉及组织因子和接触活化,通过交联纤维蛋白加固了血小板凝块。血管损伤通过活化丝氨酸蛋白酶酶原及其糖蛋白辅助因子等一系列反应,进而激活凝血酶。这种接触活化开始于血浆蛋白胶原复合物的形成。这两条途径将纤维蛋白原转化为纤维蛋白,从而加强凝血的作用。这种血凝块可以吸附蛋白质和颗粒物,阻止进一步出血的发生。最终血凝块被裂解,并被肉芽组织和胶原所替代[12]。

损伤的血管释放出的血栓素和前列腺素可以诱导血管收缩 5~10 分钟,血小板释放的组胺可导致血管扩张并在受伤后 20 分钟达到高峰,同时导致血管通透性增加使蛋白外渗导致水肿,诱导白细胞到达伤口处。在受伤后一个小时内,多形核中性粒细胞(PMN)被纤维粘连蛋白、转化生长因子-β、白细胞介素-1、肿瘤坏死因子-α、激肽和细菌产物等趋化因子吸引到伤口[9]。多形核中性粒细胞是 48 小时内发挥主要作用的免疫细胞,通过吞噬细胞碎片和分泌蛋白酶来分解受损的组织。消灭细菌是通过调理作用(外来物质更容易被吞噬)释放自由基和激活补体系统来实现的[13]。

2 日后,多形核中性粒细胞发生凋亡和被巨噬细胞吞噬降解,巨噬细胞开始聚集到损伤区域(图35.5)。单核细胞的聚集在伤后 24~36 小时到达高

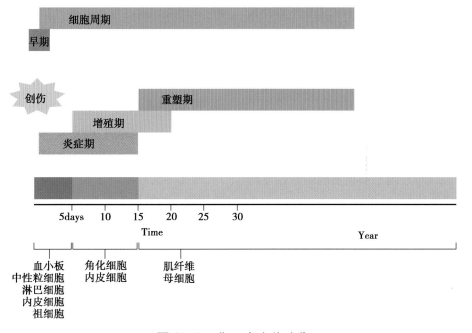

图 35.5 伤口愈合的分期

峰。除了释放蛋白酶、吞噬细菌的功能外,巨噬细胞还可以将炎症反应期过渡到增殖期。伤口缺氧可诱导产生血管内皮生长因子、成纤维细胞生长因子和肿瘤坏死因子-α。巨噬细胞刺激成纤维细胞在伤口处再上皮化,产生肉芽组织和聚集新的细胞外基质。炎症消退后,多形核中性粒细胞和巨噬细胞开始下降,进入增殖期[14]。

增殖期(4~14 日)

增殖期主要由血管生成、肉芽组织形成、上皮化和伤口收缩组成[15]。在第 2~5 日成纤维细胞的出现标志着增殖期的开始,甚至可发生在炎症期结束之前。在血管生成期,化学和细胞活动相互重叠。潜伏期(latent period)会出现组织肿胀,通过扩张和松弛胶原细胞外基质来促进血管生成[9]。当巨噬细胞转向愈合模式时,会分泌内皮细胞趋化因子和生长因子来激活内皮细胞。巨噬细胞、肥大细胞和活化的内皮细胞能降解血凝块,促进血管再生。活化的内皮细胞收缩可减少细胞的连接,导致它们内部连接松解,然后向伤口处迁移并产生新的血管。伤口处的缺氧和酸中毒将激活血管生成因子,如内皮细胞生长因子和葡萄糖转运体 1,发芽的血管产生毛细血管。新生血管内皮细胞通过基质层形成所产生的细胞外基质而发育成熟。随着再灌注的建立,缺氧减轻和乳酸堆积导致巨噬细胞停止产生血管生长因子[16]。

在纤维组织增生和肉芽组织形成过程中,源于血液的成体干细胞或前体细胞迁移转化为成纤维细胞,并成为修复伤口的主要细胞[9]。成纤维细胞开始聚集时形成的基质、部分肉芽组织以及后期出现的胶原,均对增加伤口强度至关重要。在受伤后的 10 小时至 3 日内,成纤维细胞开始产生Ⅲ型胶原,根据伤口的大小,形成高峰在伤后 1~3 周不等。肉芽组织作为原始组织,由新生血管、成纤维细胞、炎性细胞、内皮细胞、肌成纤维细胞和临时形成的细胞外基质(纤维粘连蛋白、Ⅲ型胶原、糖胺聚糖、弹性蛋白、糖蛋白、蛋白多糖)组成。Ⅲ型胶原纤维后期会被更强的Ⅰ型胶原所取代,构成皮肤的主要成分[17]。

肉芽组织为上皮化提供了基础。血小板和巨噬细胞分泌表皮生长因子和转化生长因子-α 来刺激伤口边缘的角化细胞,以便重建一个保护屏障来防止体液丢失和细菌感染。角化细胞在几小时内迁移,而细胞增殖发生在伤后 2~3 日。如果基底膜未被破坏,3 日内基底层中的细胞通过向上迁移和分裂取代上皮细胞,这种形式与未受损皮肤中的类似。

在较深的伤口中,再上皮化过程从伤口边缘到皮肤附件如毛囊、汗腺和皮脂腺,进入角质细胞附着的真皮质。角质细胞的迁移需要桥粒溶解,这个过程需要解除接触抑制和增强潮湿环境(这就是软膏和伤口敷料的作用)。当上皮细胞相互移行覆盖肉芽组织时,这些附着于由成纤维细胞分泌所形成的基底膜上的新细胞进而形成基底层。这些细胞分泌胶原酶和基质金属蛋白酶来溶解受损的细胞外基质,同时分泌纤溶酶原来溶解血痂和吞噬坏死组织。角质细胞同样分泌生长因子和基质膜蛋白来促进上皮再生和加强伤口的免疫防御能力。受损组织的细胞增殖是正常组织的 17 倍,角质细胞的快速迁移可以尽量减少瘢痕形成。当接触抑制使细胞迁移停止,角质细胞会重建桥粒和半桥粒,进一步通过细胞分裂和分化重建正常的皮肤结构[18]。

1 周后成纤维细胞分化为肌成纤维细胞时可发生伤口收缩。这是伤口愈合的关键因素,伤口缓慢收缩可导致外观受损以及功能丧失。全层裂伤的收缩高峰出现在伤后 5~15 日,可持续几个星期直至伤口完全愈合[19]。较大的伤口以每日 0.75mm 的速度收缩,收缩后伤口面积可减小 40%~80%,收缩速度取决于伤口内组织的性质。收缩是典型的不对称收缩,并遵循"收缩轴"以便使组织细胞与胶原纤维更好地排列[20]。

肌成纤维细胞彼此相互连接,伤口边缘的桥粒、纤维连接蛋白和胶原蛋白通过纤维链(fibronexus)牵拉细胞外基质,缩小伤口面积。当肌成纤维细胞收缩时,成纤维细胞也可产生额外的胶原蛋白。基质的暂时性破坏导致透明质酸的减少和硫酸软骨素的增加,从而使成纤维细胞停止迁移和增殖,这标志着伤口愈合成熟阶段的开始[21]。

重塑期(14 日~1 年)

当胶原的合成与降解达到平衡时,瘢痕就成熟了。成纤维细胞通过Ⅰ型胶原蛋白取代Ⅲ型胶原蛋白,使无序的胶原纤维沿着张力线重新排列并交联。重塑期开始情况各有不同,主要依据创面大小及是否手术闭合伤口等因素,此期可持续 3 日到 3 周不等[22,23],根据伤口的类型甚至也可持续 1 年或更长。

随着胶原的沉积,伤口的抗张能力从 1 周到 8 周逐渐增强。在 1 周时强度达到 3%,3 周时达到 30%,3 个月时达到 50%,完全成熟时伤口将达到原有的 80%(图 35.6)。在临床上,瘢痕褪去红色外观是由于血管的凋亡[24]。我们也常常可以推测伤口愈合的进展,但一些局部、全身以及环境因素可以影响它的愈合效率和速度,导致伤口迁延不愈或形成瘢痕[25,26](表 35.1)。

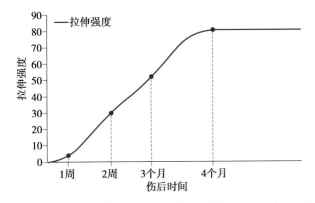

图 35.6 基于伤后时间间隔不同导致伤口愈合的拉伸强度差异隔

表 35.1　影响伤口愈合的可能因素

	延迟愈合	加速/改善愈合
局部	感染、异物、慢性局部缺血、伤口的辐射暴露	适当的氧化、治疗、局部非固醇类抗炎药物局部应用:硅胶或遮盖、维生素 E 霜、去瘢痕药
全身	感染、老年人、肥胖症、雄激素暴露、生理应激、免疫和血液系统疾病、TAP 缺陷综合征、白细胞黏附缺陷综合征、贫血、镰状细胞贫血、凝血不良、早老症 系统性疾病:糖尿病、周围动脉疾病、慢性静脉缺血、脊髓疾病和血栓、阻塞性黄疸、化脓性坏疽、尿毒症、获得性免疫缺陷综合征 药物治疗:类固醇激素、化疗、吸烟、酗酒、营养不良	年轻人 雌激素暴露 适当的营养

临床特征

眼睑和泪器损伤的评估通常在生命体征稳定后进行,它也是全面眼部检查中的关键组成部分。病史内容包括损伤的性质、类型、程度、是否存在异物(特别是木材或植物)、既往眼病史、视力变化、复视情况、面部是否存在感觉减退、疫苗接种情况、动物咬伤情况、近期食物及液体摄入情况、药物过敏史等。咬伤、钩伤或抓伤提示泪小管可能出现断裂[4,27,28],伴有面部骨折的电锯伤应高度怀疑眼球损伤[29]。不能自述病史的患者,其相关信息可由其家人、朋友和最初负责人提供。

类似于 ABC(气道、呼吸、循环)创伤的处理原则,眼部损伤的处理原则应优先考虑保住视力,具体包括排除眼球或视神经损伤。由于面部富含血管,轻微的损伤可导致大量出血。止血可采用压迫、烧灼以及大血管结扎等方法。然而,在检查过程中应尽量减少挤压,以免加重眼球破裂伤患者的进一步损伤。创伤评估必须包含视力、瞳孔对光反射、眼球运动、感觉减退和眼周触诊。在排除了眼球损伤后,应进一步评估创伤的程度和深度,即是否存在睑缘受累、脂肪脱垂、提上睑肌的功能障碍以及上睑下垂(这可能是提上睑肌腱膜和肌肉损伤造成的)(图 35.7)。如果眦角变得圆钝和发生睑外翻则可能是眦韧带损伤的结果。如果泪小管发生裂伤,应观察泪小点位置是否存在异位的情况。外伤尤其是发生全层眼睑裂伤、上泪小管断裂或者锐器伤者,应该观察是否有眼球损伤的情况。湿纱布和棉签可以帮助清洁和探查伤口。如果为枪伤、投掷伤或者树枝棍棒的穿通伤导致的眼眶损伤,应高度怀疑是否有异物残留,这种情况下用泪道探通术探查伤口是非常必要的。

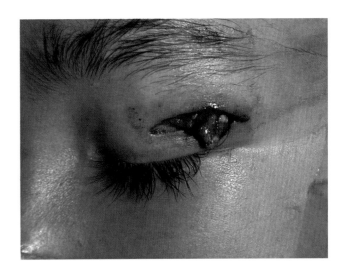

图 35.7 不涉及睑缘的眼睑裂伤。裂伤的位置在眼睑重睑线之上(睑板之上)。脂肪和泪腺脱垂表明眶隔被侵犯,提示可能直接损伤上睑提肌和深层结构

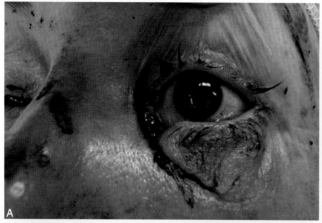
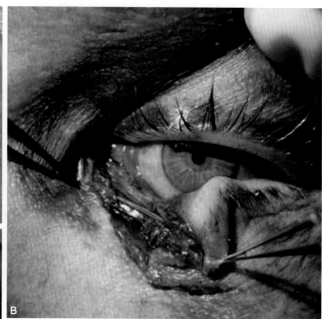
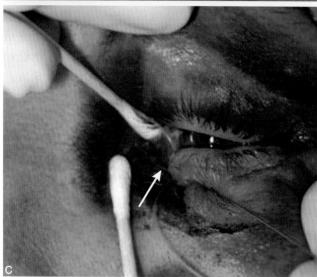

图 35.8　泪小管裂伤。**A.** 蹦极导致左眼下睑内侧裂伤。**B.** 下睑皮瓣轻度裂开,可见内眦韧带和泪小管撕裂。**C.** 金属 Bowman 探针从下泪点插入后并进入泪小管断端的近端口(箭头)(Courtesy of Peter Dolman,Vancouver,Canada)

影像学检查

现有的影像学检查如头面部 CT 扫描可以为我们在检查前提供更多的信息;但这种眼眶 CT 非增强扫描的层间厚度需要小于 2mm。MRI 可能有助于评估视神经损伤,但它几乎不能识别出非金属异物,所以MRI 不建议作为外伤后首选检查。对于较小的儿童或其他不能配合的患者,眼部检查和影像学检查可以在全身麻醉下进行,适当控制疼痛有助于避免进一步的损伤,特别是醉酒或其他不配合的患者。

治疗

如果合并明显的眼附属器损伤或伤口污染,应静脉应用抗生素。5 年内没有注射过破伤风类毒素的患者通常给予 0.5ml 注射。对于从未接种过破伤风疫苗

的患者,应给予 250 个单位的破伤风免疫球蛋白[30]。对于损伤严重的患者,应手术修复。在局部麻醉中,丁哌卡因有助于提供更加长效的麻醉效果。神经阻滞麻醉不仅能提高麻醉效果,而且可以减少因麻醉药注入引起的组织变形,特别是在泪小管断裂的情况下,同时还能避免全身麻醉引起的诸多不适[31]。

手术原则

应优先考虑挽救眼球和视力,其次是修复裂伤、恢复眼睑和泪器的功能及外观。在初次手术中,要仔细探查伤口以便发现隐匿性损伤。首先修复眼球破裂伤,如果无法挽救应摘除眼球。包括木质或植物性异物,以及其他损伤眼球或视神经的在眼眶内的异物都应该被正确诊断并取出。一般来说,应尽可能减少去除的组织。污染的伤口应彻底清创以减少细菌感

染。用抗生素冲洗伤口可以清除病原体和促进愈合[32]。仔细缝合有助于减少术后并发症,关闭伤口的顺序应由深到浅。可用硅树脂支架修复断裂泪小管后再修复内眦韧带或睑缘。在修复提上睑肌腱膜和肌肉裂伤时,应防止将眶隔缝合到皮肤伤口中,避免术后眼睑退缩和眼睑闭合不全[33]。运用解剖标志物、撕裂的边缘、额头的发际线、皮瓣的顶点以及与健眼的比较等均有助于组织的重建。推荐使用显微镊,防止过度垂直牵拉和减少伤口张力。眼睑全层裂伤可选用较细的可吸收缝线和不可吸收缝线。

睑板裂伤

低于重睑线的眼睑边缘的撕裂通常被称为"睑缘撕裂",可以是板层或全层撕裂。睑缘小而表浅的伤口很可能合并后板层裂伤,所以必须先确定损伤的全部范围。累及睑板上缘以上的裂伤应探查是否有提上睑肌腱膜或肌肉损伤以及眼球的损伤。睑板的精确对位对眼睑解剖复位和避免并发症发生至关重要,如眼睑皮肤凹陷、眼睑形态异常、倒睫和眼睑闭合不全等。不规则或较大成角睑缘伤口可以通过重新处理伤口使其产生直而平行的创缘[34]。在睑缘重睑线处避免垂直皮肤切除以防止瘢痕形成或眼睑闭合不全。通过沿重睑线切开眼睑前板层来减少眼睑闭合的张力和瘢痕形成。板层眼睑裂伤包括睫毛线也应关闭伤口,避免造成睫毛线的中断或错位。

传统手术需要后板层和前板层逐层缝合,分别在睑缘的灰线、睑板和睫毛线处缝合三针。睑板层的缝合用可吸收缝线来减少伤口张力及睑缘凹陷。睑缘用丝线缝合,线结打在皮肤面避免对眼表的刺激。一周后拆线[35~37]。

现在的手术在以前的基础上做了适当修改,在缝合睑缘时,应通过睑板腺的开口将缝线置于睑板内,有助于创缘对合整齐和提高对合张力,同时减少灰线的裂开[34]。后来又改良为采用可吸收缝线在深部睑板和睑板腺开口边缘进行缝合的方法,包括用垂直褥式缝合并把线埋藏在睑板内[38~42]。最新建议的方法是将睑板深层缝合对位,而不置睑缘缝线[43]。

眶隔前眼睑裂伤

发生在眼睑重睑线上方的裂伤,如果可见眶脂肪脱出,这提示有发生提上睑肌腱膜或肌肉损伤的风险,尤其是水平性裂伤。对于表浅的伤口,如果边缘不规则或者有坏死组织时,应适当修剪伤口边缘。较轻的损伤也要小心处理,减小伤口的张力。水平裂伤由于眶部眼轮匝肌的作用可自发性地对合伤口。氰基丙烯酸酯因其作用快、创伤小,已被广泛用于黏合对合良好的伤口,特别适用于儿童患者[44]。垂直裂伤应用可吸收缝线做深部缝合,但需避免缝合到眶隔。眼睑皮肤锯齿状伤口用不可吸收缝线或者可吸收缝线做间断缝合,而线性伤口应作连续缝合。复杂的浅表裂伤可能涉及组织的缺失或深部损伤,所以应该彻底冲洗伤口,清除异物和污染。锯齿样碎片状伤口应对合整齐,避免组织再塑或植皮。避免缩短前板层有助于减少眼睑退缩和眼睑闭合不全的发生。

在提上睑肌腱膜或肌肉撕裂的病例中,应避免去除损伤的腱膜或肌肉组织,重新进行对位吻合使水平分离的腱膜缝合到睑板上。缝合时用铲针穿过睑板板层,以防穿透睑板损伤角膜,防止眶隔缝合到皮肤伤口。钝性创伤可发生提上睑肌腱膜撕裂导致上睑下垂,也可出现单纯性神经源性上睑下垂[45,46]。上睑下垂至少观察六个月以后再决定是否手术修复。

外眦裂伤

外眦裂伤常发生于钝性损伤,例如拳击伤或机动车辆事故时眼睑撞到仪表盘等外伤。牵拉外眦韧带即可明确诊断。首先对伤口进行清创并清除坏死组织,再用可吸收或非可吸收缝线以间断缝合或水平褥式缝合的方法将外眦韧带重新固定于外眦处眶缘骨膜上[47]。

内眦和泪道裂伤

泪小管断裂是由直接外力或眼睑裂伤间接损伤所引起。我们通过尸检结果发现,引起损伤需要至少144.8kPa(21磅/平方英寸)的切向力[7]。成人受伤原因包括钝器伤、锐器伤、跌落伤、机动车交通事故、拳击伤和钩伤。儿童则常见于狗咬伤和自行车把手撞击伤[48]。无论是上泪小管还是下泪小管损伤都应修复,因为多达50%的患者可因单一泪小管损伤导致反射性泪液的引流障碍,大量研究表明上下泪小管对泪液引流具有同等重要的作用[49~51]。

诊断泪小管裂伤可以通过直接观察或泪小管探查。有多种方法可识别泪小管的断端,包括注入生理盐水、荧光素钠、黏弹剂以及空气等[52~54]。仅当无法找到泪小管断端的时候才使用猪尾状探针探查,因它可能造成医源性损伤[55,56]。改良的猪尾状探针可以通过灌注来帮助确定泪小管断端[57]。

泪小管断裂修复术应在5日内进行[58~60]。手术常规在全麻下进行,并使用双向泪小管支架(上泪小管和下泪小管),为了更好地定位尽量不使用局部浸润麻醉。鼻腔填塞浸有羟甲唑啉的脱脂棉后,找到泪小管的断端并植入支架。7~0 可吸收缝线穿过泪小管断端前部和后部外膜但不打结,直到睑缘缝合完毕再打结。打结的时候,可以拉动支架以降低伤口张力。如果伴有内眦韧带撕裂,应在关闭睑缘裂口前进行修复。支架最少要留置 3 个月以防止泪道瘢痕化阻塞。近期有报道建议增加单泪小管支架的使用,因其易于插入,无需全麻[4,61]。泪小管断裂的解剖复位率和功能复位率分别是 25%~94.1% 和 58%~100%[4,62-65]。

争议:由于单泪小管支架和双泪小管支架的手术成功率分别在 58%~100% 和 84.7%~100%,两种支架的选择还存在争议[4,66-68]。但如果损伤累及到鼻泪管,需要泪道支架修复骨折。

眉弓裂伤

眉弓裂伤(brow laceration)是由棒球运动或车辆事故中的仪表板撞击导致眶缘和额骨损伤引起眉弓皮肤组织的撕裂[69](图 35.9)。眉弓裂伤可并发眶顶部和额骨的骨折,面神经、眶上神经、滑车上神经的麻痹以及颅内损伤,所以需要神经外科评估并协助治疗。清除异物、逐层关闭伤口以降低皮肤凹陷和眉毛脱落的风险,关闭伤口首选不可吸收皮肤缝线。

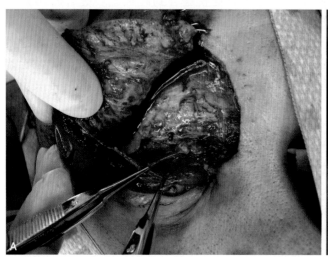
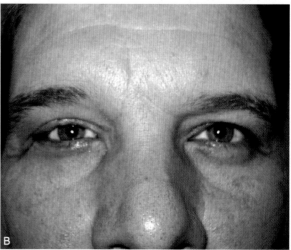

图 35.9 眉弓裂伤。**A.**机动车事故导致右上睑被撕毁,额部和整个上睑被翻起。镊子夹持撕脱的提上睑肌肌腱残端,而另一把镊子固定于上睑球结膜。**B.**修复额部皮瓣和撕脱的上睑术后六周图像(Courtesy of Peter Dolman,Vancouver,Canada)

总结

眼睑和泪小管裂伤常见于面部外伤,常常会掩盖严重的眼部创伤。全面且详尽的病史和检查有助于制定合理的手术计划。及时的手术处理可以恢复眼睑和泪道系统的外观及功能。

参考文献

1. McCaig LF, Hing E. Quickstat: Average annual rate of eye-related emergency department visits for injuries and medical conditions, by age group – United States, 2007–2010. *Morbid Mortal Wkly Rep* 2013;**62**(18):374.
2. Owens PL, Mutter R. Emergency department visits related to eye injuries, 2008. Statistical brief #112. Rockville, MD: Agency for Healthcare Research and Quality; 2011.
3. American Academy of Ophthalmology. The 6th Annual Eye Injury Snapshot Project. *May* 2009;17–24. <http://www.aao.org/practice_mgmt/eyesmart/snapshot_2009_results.cfm>; [accessed 14.10.15].
4. Naik MN, Kelapure A, Rath S, et al. Management of canalicular lacerations: epidemiological aspects and experience with mini-Monoka monocanalicular stent. *Am J Ophthalmol* 2008;**145**(2):375–80.
5. Kenedy RH, May J, Dailey J, et al. Canalicular Laceration, an 11 year epidemiology and clinical study. *Ophthal Plast Reconstr Surg* 1991;**6**(1):46–53.
6. Herzum H, Holle P, Hintschich C. Eyelid injuries: epidemiological aspects. *Ophthalmologe* 2001;**98**:1079–82.
*7. Wulc AE, Arterberry JF. The pathogenesis of canalicular laceration. *Ophthalmology* 1991;**98**:1243–9.
　The first cadaveric study found that the average tangential force required for canalicular laceration was 21 lbs./in².
*8. Fay A, Nallasamy N, Bernardini F, et al. Multinational comparison of prophylactic antibiotic use for eyelid surgery. *JAMA Ophthalmol* 2015;**133**(7):778–84.
　The multinational study found wide variation in use of prophylactic antibiotics in eyelid surgery and highlighted the need for surgeons to analyze the risks and benefits of prescribing antibiotics.
9. Stadelmann WK, Digenis AG, Tobin GR. Physiology and healing dynamics of chronic cutaneous wounds. *Am J Surg* 1998;**176** (2A Suppl):26S–38S.
10. Nguyen DT, Orgill DP, Murphy GF. The pathophysiologic basis for wound healing and cutaneous regeneration. In: Orgill D, Blanco C, editors. *Biomaterials for treating skin loss.* Cambridge, MA: Woodhead Publishing; 2009. p. 25–57.
11. Aslan JE, Itakura A, Gertz JM, et al. Platelet shape change and spreading. *Methods Mol Biol* 2012;**788**:91–100.
12. Sepúlveda C, Palomo I, Fuentes E. Primary and secondary haemostasis changes related to aging. *Mech Ageing Dev* 2015;**150**:46–54.
13. Robson MC, Burns BF, Phillips LG. Wound repair: principles and

applications. In: Ruberg RL, Smith DJ, editors. Plastic surgery: a core curriculum. St. Louis, MO: Mosby-Year Book; 1994. p. 3–30.

14. Deodhar AK, Rana RE. Surgical physiology of wound healing: a review. *J Postgrad Med* 1997;**43**(2):52–6.

15. Janis JE, Harrison B. Wound healing: part I. Basic science. *Plast Reconstr Surg* 2014;**133**(2):199e–207e.

16. Song G, Nguyen DT, Pietramaggiori G, et al. Use of the parabiotic model in studies of cutaneous wound healing to define the participation of circulating cells. *Wound Repair Regen* 2010;**18**(4):426–32.

17. Lansdown ABG, Sampson B, Rowe A. Experimental observations in the rat on the influence of cadmium on skin wound repair. *Int J Exp Pathol* 2001;**82**(1):35–41.

*18. Lorenz HP, Longaker MT. Wounds: biology, pathology, and management. In: Li M, Norton JA, Bollinger RR, et al., editors. Surgery: basic science and clinical evidence. 2nd ed. New York, NY: Springer; 2003. p. 191–205.
   The pathophysiology of wound healing is thoroughly reviewed, along with discussion of abnormal wound healing resulting from intrinsic and extrinsic factors.

19. Hinz B. Masters and servants of the force: the role of matrix adhesions in myofibroblast force perception and transmission. *Eur J Cell Biol* 2006;**85**(3–4):175–81.

20. Eichler MJ, Carlson MA. Modeling dermal granulation tissue with the linear fibroblast-populated collagen matrix: a comparison with the round matrix model. *J Dermatol Sci* 2006;**41**(2):97–108.

21. Mirastschijski U, Haaksma CJ, Tomasek JJ, et al. Matrix metalloproteinase inhibitor GM 6001 attenuates keratinocyte migration, contraction and myofibroblast formation in skin wounds. *Exp Cell Res* 2004;**299**(2):465–75.

22. Barbul A, Efron DT. Wound healing. In: Pollock RE, Brunicardi FC, Andersen DK, et al., editors. Schwartz's principles of surgery. 9th ed. New York, NY: McGraw-Hill Professional; 2009. p. 229–31.

23. Asmussen PD, Sollner B. Wound care. Principles of wound healing. Stuttgart, Germany: Beiresdorf Medical Bibliothek; 1993.

24. Greenhalgh DG. The role of apoptosis in wound healing. *Int J Biochem Cell Biol* 1998;**30**(9):1019–30.

25. O'Leary R, Wood EJ, Guillou PJ. Pathological scarring: strategic interventions. *Eur J Surg* 2002;**168**(10):523–34.

26. Desmoulière A, Chaponnier C, Gabbiani G. Tissue repair, contraction, and the myofibroblast. *Wound Repair Regen* 2005;**13**(1):7–12.

27. Slonim CB. Dog bite-induced canalicular lacerations: a review of 17 cases. *Ophthal Plast Reconstr Surg* 1996;**12**(3):218–22.

28. Ing E, Ing T, Emara B. Ocular adnexal injuries from industrial blunt hook trauma. *Can J Ophthalmol* 2002;**37**(3):177–8.

29. Konstantinović VS, Puzović D, Anicić B, et al. Epidemiological, clinical, and forensic aspects of chainsaw, circular saw, and grinding saw injuries in the maxillofacial region. *J Craniofac Surg* 2010;**21**(4):1029–32.

30. Ross SE. Committee on Trauma of the American College of Surgeons: Prophylaxis against tetanus in wound management. 1995. <https://www.facs.org/~/media/files/quality%20programs/trauma/publications/tetanus.ashx>; [accessed 14.10.15].

31. Herman DC, Bartley GB, Walker RC. The treatment of animal bite injuries of the eye and ocular adnexa. *Ophthal Plast Reconstr Surg* 1987;**3**:237.

32. Falagas ME, Vergidis PI. Irrigation with antibiotic-containing solutions for the prevention and treatment of infections. *Clin Microbiol Infect* 2005;**11**(11):862–7.

33. Schwarcz R, Fezza JP, Jacono A, et al. Stop blaming the septum. *Ophthal Plast Reconstr Surg* 2015 Feb 25. [Epub ahead of print].

34. Divine RD, Anderson RL. Techniques in eyelid wound closure. *Ophthalmic Surg* 1982;**13**:283.

35. Gassman DM, Berlin JA. Management of acute adnexal trauma. In: Stewart WB, editor. Surgery of the eyelid, orbit, and lacrimal system. San Francisco, CA: American Academy of Ophthalmology; 1993. p. 170–85.

*36. Mustarde' JC. Repair and reconstruction in the orbital region. London and Edinburgh: E & S Livingstone Ltd.; 1966. p. 100–4.
   A classic surgical text for repair and reconstruction of the periocular region from Dr. Mustarde, including the Mustarde cheek flap.

37. Tanenbaum M, McCord CD, Nunery WR. Oculoplastic surgery. 2nd ed. New York, NY: Raven Press; 1987. p. 93–115.

38. Perry JD, Aguilar CL, Kuchtey R. Modified vertical mattress technique for eyelid margin repair. *Dermatol Surg* 2004;**30**(12 Pt2):1580–2.

39. Burroughs JR, Soparkar CN, Patrinely JR. The buried vertical mattress: a simplified technique for eyelid margin repair. *Ophthal Plast*

Reconstr Surg 2003;**19**:323–4.

40. Custer PL, Vick V. Repair of marginal eyelid defects with 7-0 chromic sutures. *Ophthal Plast Reconstr Surg* 2006;**22**:256–8.

41. Devoto MH, Kersten RC, Teske SA, et al. Simplified technique for eyelid margin repair. *Arch Ophthalmol* 1997;**115**:566–7.

42. Ali SN, Budny PG. 'Minding the ends': a simple technique for repair of lower eyelid lacerations. *Emerg Med J* 2004;**21**:263.

43. Wiley A, Caesar RH. Diagonal tarsal suture technique sine marginal sutures for closure of full-thickness eyelid defects. *Ophthal Plast Reconstr Surg* 2013;**29**(2):137–8.

44. Devrukhkar VN, Hegde RJ, Khare SS, et al. Evaluation of isoamyl 2-cyanoacrylate tissue adhesive in management of pediatric lacerations: an alternative to suturing. *Ann Maxillofac Surg* 2015;**5**(1):49–54.

45. Lim JM, Hou JH, Singa RM, et al. Relative incidence of blepharoptosis subtypes in an oculoplastics practice at a tertiary care center. *Orbit* 2013;**32**(4):231–4.

46. Satchi K, Kumar A, McNab AA. Isolated traumatic neurogenic ptosis with delayed recovery. *Ophthal Plast Reconstr Surg* 2014;**30**(1):57–9.

47. Jordan DR, Anderson RL. The lateral tarsal strip revisited. The enhanced tarsal strip. *Arch Ophthalmol* 1989;**107**(4):604–6.

*48. Jordan DR, Ziai S, Gilberg SM, et al. Pathogenesis of Canalicular Lacerations. *Ophthal Plast Reconstr Surg* 2008;**24**(5):394–8.
   This multicenter case series identified that direct penetrating injuries are a more common cause of canalicular laceration than indirect/avulsive injuries.

*49. Linberg JV, Moore CA. Symptoms of canalicular obstruction. *Ophthalmology* 1988;**95**:1077–9.
   Linberg et al. used temporary punctal plugs to assess epiphora symptoms associated with upper and lower monocanalicular obstruction and found no means of predicting ultimate epiphora.

50. Reed S, Lissner G. Clinical study on the effectiveness of tear drainage with a single canalicular system under environmental stress. *Ophthal Plast Reconstr Surg* 1993;**9**:27–31.

51. Jordan DR. Monocanalicular lacerations: to reconstruct or not? *Can J Ophthalmol* 2002;**37**:245–6.

52. Loff HJ, Wobig JL, Dailey RA. The bubble test: an atraumatic method for canalicular laceration repair. *Ophthal Plast Reconstr Surg* 1996;**12**:61–4.

53. McLeish WM, Bowman B, Anderson RL. The pigtail probe protected by silicone intubation: a combined approach to canalicular reconstruction. *Ophthalmic Surg* 1992;**23**:281–3.

54. Liu B, Li Y, Long C, et al. Novel air-injection technique to locate the medial cut end of lacerated canaliculus. *Br J Ophthalmol* 2013;**97**:1508–9.

55. Jordan DR, Gilberg S, Mawn LA. The round-tipped, eyed pigtail probe for canalicular intubation: a review of 228 patients. *Ophthal Plast Reconstr Surg* 2008;**24**(3):176–80.

56. Forbes BJ, Katowitz WR, Binenbaum G. Pediatric canalicular tear repairs – revisiting the pigtail probe. *J AAPOS* 2008;**12**(5):518–20.

57. Erickson BP, Ko AC, Lee WW. Novel Pigtail Cannula for a Canalicular-Involving Eyelid Laceration. *Ophthal Plast Reconstr Surg* 2014 14 Aug.

58. Hawes MJ, Segrest DR. Effectiveness of bicanalicular silicone intubation in the repair of canalicular lacerations. *Ophthal Plast Reconstr Surg* 1985;**1**:185–90.

59. Hawes MJ, Dortzbach RK. Trauma of the lacrimal drainage system. In: Linberg JV, editor. Lacrimal surgery. New York, NY: Churchill Livingstone; 1988. p. 241–62.

60. Hanselmayer H. Prognosis of injured canaliculi in relation to elapsed time until primary operation. *Ophthalmologica* 1973;**166**:175–9.

61. Lee H, Chi M, Park M, et al. Effectiveness of canalicular laceration repair using monocanalicular intubation with Monoka tubes. *Acta Ophthalmol* 2009;**87**:793–6.

62. Anastas CN, Potts MJ, Raiter J. Mini Monoka silicone monocanalicular lacrimal stents: subjective and objective outcomes. *Orbit* 2001;**20**:189–200.

63. Lee H, Chi M, Park M, et al. Effectiveness of canalicular laceration repair using monocanalicular intubation with Monoka tubes. *Acta Ophthalmol* 2009;**87**:793–6.

64. Leibovitch I, Kakizaki H, Prabhakaran V, et al. Canalicular lacerations: repair with the Mini-Monoka monocanalicular intubation stent. *Ophthalmic Surg Lasers Imaging* 2010;**41**:472–7.

65. Rosser PM, Burt B, Osborne SF. Determination of the function of a repaired canaliculus after monocanalicular injury by placing a punctal plug in the non-involved punctum on the affected side. *Clin*

Experiment Ophthalmol 2010;**38**:786–9.

66. Wu SY, Ma L, Chen RJ, et al. Analysis of bicanalicular nasal intubation in the repair of canalicular lacerations. *Jpn J Ophthalmol* 2010; **54**:24–31.

67. Lindsey JT. Lacrimal duct injuries revisited: a retrospective review of six patients. *Ann Plast Surg* 2000;**44**:167–72.

*68. Murchison AP, Bilyk JR. Canalicular Laceration repair: an analysis of variables affecting success. *Ophthal Plast Reconstr Surg* 2014;**30**(5): 410–14.

In this retrospective case series of canalicular laceration repair, the overall success rate of canalicular repair was found to be affected by level of training and setting of repair. The efficacy of the monocanalicular stent was not significantly different from that of the bicanalicular stent.

69. Lehto KS, Sulander PO, Tervo TM. Do motor vehicle airbags increase risk of ocular injuries in adults? *Ophthalmology* 2003;**110**(6): 1082–8.

36

第 36 章　无眼眼窝并发症

DAVID R. JORDAN, STEPHEN R. KLAPPER, and LOUISE A. MAWN

引言

后天无眼球是指由于外伤或手术而导致的一只眼球的缺失。眼球摘除有几种手术方式。眼内容剜除术是一种去除眼球内的内容物,完整地保留巩膜和眼外肌的手术方式。眼球摘除术是指摘除整个眼球。眼眶内容剜除术是指摘除眼球及其周围的眶内软组织、眶骨,或者两者都摘除。

眼球摘除和眼内容剜除将导致眼眶容积减少,最常见填充方法是用合成义眼台或真皮脂肪移植瓣。义眼(片)是与另一只眼相似的精雕细琢的外壳;在眼球摘除或眼内容物剜出术后,这种义眼片放置在眼睑与结膜之间的结膜囊内。为眼眶内容剜除术后患者佩戴义眼,义眼的制作设计应包括眼睑及其周围结构。

这一章回顾了眼球摘除各种手术方法的发展史,同时描述了眼内容剜除术、眼球摘除术、眼眶内容剜除术的适应证和方法。同样综述各种重建方法的利弊。

历史背景

古埃及人在木乃伊制作过程中,切除尸体眼睛,并用蜡填充眼眶,用宝石模拟虹膜[1]。直到公元前 500 年,埃及人和罗马人在眼球萎缩(phthisical)或眼球损毁后为外观美容佩戴黏土义眼[2,3]。1583 年,撒克逊人 George Bartisch 成为首个记录描述摘除眼球来治疗严重眼病的人[2,4-6]。在没有麻醉的情况下实施了这项手术,包括用粗的针和丝线穿过眼球并向前牵拉眼球,用弯刀切除所有眼球周围的组织[3,4](图 36.1)。描述

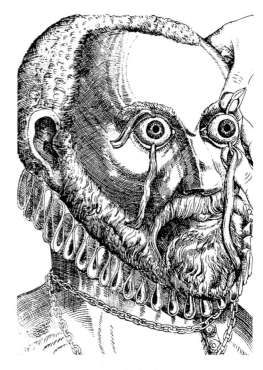

图 36.1　Bartisch 眼球摘除法(Reproduced from Bartisch G. Augendienst. 1583)

的眼球摘除过程是外科手术中最为严重和令人厌恶的手术之一[4,5]。而残留的畸形眼窝则使其完全不能佩戴义眼。这种摘除眼球的手术无明显改良地实施了 250 多年。1826 年,Cleobury 描述了另一种简单的眼球摘除术,这种方法虽然没被人们采用,但在 1841 年又一次被 O'Ferrall(都柏林,爱尔兰)和 Bonnet(巴黎,法国)各自描述[1,4,6]。1817 年,James Bear 第一个记录了眼内容物剜除术[7]。在为急性青光眼患者实施虹膜切除术时,发生了爆发性出血的并发症,使他必须摘

除整个眼球内容物[7]。Noyes(1874 年)是第一个有计划实施眼内容物剜除术的人,之后又发表了关于严重眼部感染病例手术的评论[1,8]。1884 年,Mules 发明了一项特别的眼内容物剜除技术,通过植入空心玻璃球(Mules 球)到空的巩膜壳内,这项技术是无眼手术的里程碑[8]。一年后,Frost 介绍了在眼球摘除术后将类似的义眼植入到 Tenon 囊内的技术[2,6,8]。1906 年,Guillemaerts 描述了这种术后义眼模(conformers)的放置,至今仍然是一种常见的方法[1]。由于 Mules 空心玻璃球在遇到气温突然改变时将会发生移位、排出、破碎[2],因此各种材料(比如橡胶、象牙、木材、软木、银、金等)也被尝试用于填充眼眶。从那以后,许多义眼台的形状、大小也在不断变化,不管是植入在结膜下和Tenon 囊内,或是一部分暴露,与其上义眼接触[6]。直到 1989 年,由硅胶、玻璃或聚甲基丙烯酸甲酯制成的球形义眼台被眼整形外科医生广泛应用[9](图 36.2)。

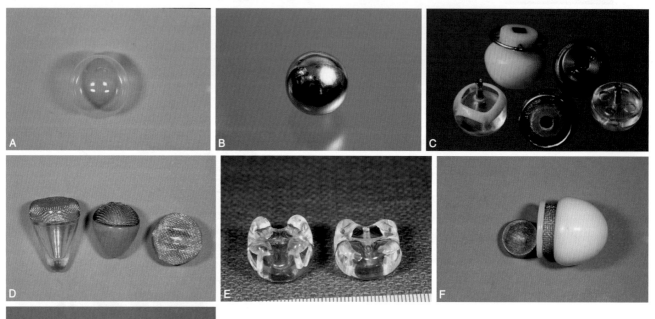

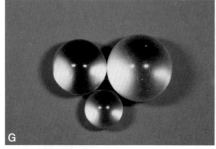

图 36.2 过去的义眼台示例。**A.** 这种中空塑料球形义眼台与早期的 Mules 玻璃球形义眼台外观相似。**B.** 空心金球。**C.** 20 世纪 40 年代的偶联式义眼台。每种义眼台的末端有一个的螺钉或螺母,其穿过结膜与义眼片相连。**D.** 钽网覆盖的义眼台。**E.** 具有高凸起(左)和普遍使用的较平的凸起(右)Lowa(洛瓦)义眼台。**F.** 埋入式磁性义眼台。义眼台和义眼片表面都有磁性。**G.** 光滑的球形聚甲基丙烯酸甲酯义眼台

在过去的几十年里,合成的义眼台材料和设计、义眼的包裹、义眼与义眼台的连接以及眼窝容积的计算等都有了极大的发展和提高[6,10]。

为了重建义眼的理想效果,应考虑改善逼真义眼片的质量。1579 年,法国军医 Ambroise Pare 描述了第一例眼窝内的义眼片,这枚义眼片由表面涂有油漆和搪瓷的金属构成[1]。大约同一时期,威尼斯的玻璃工匠在发现了一种材料配方之后,制造了第一枚玻璃义眼片,这种玻璃材料能被眼眶所耐受[1,11]。虽然这些早期玻璃眼粗糙、不舒适、易碎,但是这种"威尼斯方法"已经被人们视为世界最好的方法。他们的方法和材料保密至 18 世纪。1835 年,德国玩具制造商 Ludwig Müller-Uri 发明了一种冰晶石玻璃(一种更优的玻璃配方),具有良好耐受性的逼真的空心玻璃义眼[11]。19 世纪 90 年代晚期,自 Müller-Uri 改良了人工玻璃眼的设计后,荷兰眼科医师 Snellen 便在整个西半球普及了它的使用。第二次世界大战期间,不能从德国进口冰晶石玻璃。由于大量受伤的军人需要人工义眼,美国政府便开始寻求替代材料。在美国,牙科领域已经应用医用塑料,人工合成的牙科甲基丙烯酸甲酯成为了冰晶石玻璃的替代品[11]。1944 年医用丙烯酸塑料制造的义眼的标准技术得到发展,至今这种技术仍被大多数发达国家使用。

流行病学

在大多数的病例中,摘除眼球是通过眼球摘除术和眼内容剜除术而非眶内容剜除术[12]。眼球摘除的发生率大概是 2.8 人/10 万[13,14]。在过去的几十年里,已报道有关青光眼相关的眼球摘除术数量下降[13,15,16]。同样有从眼球摘除术转变为眼内容剜除术的报道[15,17]。眼球摘除的患者平均年龄大概是 50 岁[18],男性患者数量稍高于女性[18]。

发病机制和病因学

眼球摘除的适应证包括肿瘤、晚期青光眼、外伤、感染,以及其他疾病导致的失明、疼痛,以及毁损的眼球[12~17]。因为感染而失去眼睛在发展中国家比发达国家更多[19~21]。眼眶内容物切除术常被用作治疗恶性原发性或继发性眼眶肿瘤[22,23]。

临床表现

由于肿瘤、外伤或晚期眼部疾病,需要摘除眼球。伴随周边视野缩小的双眼视觉功能和深度知觉的丧失可能会导致患者日常生活的困难,以及多种职业受限[24~29]。患者因为"身体的一部分缺失",可引起面部畸形和自卑感[26,27,29]。因为在人际交往中,眼神的交流和面容是必不可少的部分,所以对于无眼的患者来说,保持义眼的自然、正常外观就显得尤为重要。

理想的义眼台的特征包括[2]:

1. 一枚好的义眼台应具有足够的体积、能够放置在眼眶中央、可被良好覆盖和包埋,同时义眼台由生物材料制成,并能够很好带动义眼片转动。

2. 义眼台周围应具有健康结膜和足够深的穹窿,以便能够容纳义眼片,并且允许义眼片能够进行水平和垂直活动。

3. 眼睑和睫毛位置、形态、色泽正常。

4. 上睑褶皱与对侧眼睑对称。

5. 一枚舒适的义眼片,看起来和对侧有视力的眼球一样,并且在同一水平面上。

目前,尚无外科手术方法满足以上所有要求。在过去的 20 年里,无眼义眼台手术取得了较大的发展和改善,比如义眼台的材料和设计、义眼台的包裹、植入的义眼台与义眼片的耦联、眼窝容积的计算等。当无眼患者术后感觉无痛、有足够大而无感染的义眼台、义眼片看起来在运动时几乎跟正常眼一样,这个无眼义眼台手术才能被认为成功。(图 36.3)

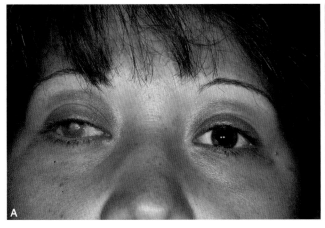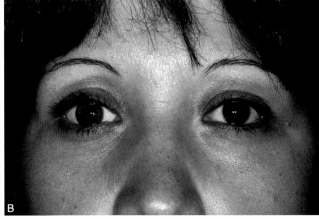

图 36.3　A. 一位 28 岁女性患者,右眼失明毁容,行眼内容剜除术前外观。B. 眼内容剜除术联合植入多孔义眼台(羟基磷灰石)术后 6 个月外观

治疗

眼球摘除术

眼球摘除术(enucleation)指切除整个眼球而保留其他眼眶组织。两个基本的手术指征包括眼内恶性肿瘤;看不到眼后极部且缺少既往眼病史的疼痛性盲眼[30]。眼球摘除术也许同样适用于不适用其他替代疗法(比如外部放射疗法和近距离放射疗法)的原发性眼内恶性肿瘤(比如恶性黑色素瘤,视网膜母细胞瘤)。

眼内容剜除术

眼内容剜除术(evisceration)指去除眼球内容物,

留下完整的巩膜。常规切除角膜以及切开后部巩膜有助于植入较大的义眼台[30~34]。

争论：多年来，人们一直为实施眼内容剜除术还是眼球摘除术而争论不休[35]。两种手术方法都可以使不适感得到显著缓解。眼内容剜除术最大限度的减少了对巩膜、Tenonn 囊、眼外肌附着、眼眶结缔组织框架、悬韧带的破坏，较眼球摘除术而言，它是一种更快捷、更直接的摘眼方式，并且为义眼台提供了更好的活动性。如果需要做眼球和眼内容物完整的组织病理学检查，则禁止实施眼内容物剜除术[30]。任意一只眼在实施眼内容剜除术之前因后极部窥不见都要进行超声检查，必要时行 CT 检查。理论上，眼内容剜除术后可能遗留抗原性葡萄膜组织，所以有发生潜在交感性眼炎的后遗症[36~38]。当眼球萎缩轻微时可以选择眼内容剜除术。但当眼球明显萎缩时，则可能需要大范围的后巩膜切开或者将巩膜一分为二完全切开[32]。当眼球发生明显眼球痨时，感染可能不适合行眼内容剜除术。

盲眼、痛眼的非手术治疗

对于失明、眼痛且不能耐受手术及术后康复，或者心理上还没准备好接受摘除眼球的虚弱患者，可以行球后注射乙醇或者氯丙嗪，或许可以缓解患者痛苦[39~41]。有报道证明，氯丙嗪能有效控制疼痛，且并发症少[40,42]。球后注射氯丙嗪会导致严重的眶周感染，表现为球结膜水肿、眼球突出、眼球运动受限以及面部肿胀，并且肿胀可能超过眼睑[42]。

失明毁损萎缩的眼球，无可疑的眼内肿瘤和明显不适，可以保留巩膜壳（一种适合放置在盲眼上的薄的义眼片）。这种巩膜壳有自然的外观且允许患者保留眼球。如果眼球没有萎缩，但是巩膜壳将经常变形，这可能并不是一个好的美观选择。对于这些患者，可以选择佩戴彩色接触镜。

有关眼球摘除术和眼内容剜除术的争论

争论：历史上，对于伴有葡萄膜组织广泛脱出的严重眼球外伤，考虑到交感性眼炎的风险和对另一眼损害的可能性大于受伤眼恢复有用视觉的可能性，眼球摘除术应该在伤后的最初 10~14 日内进行[43]。因交感性眼炎而感染另一只健康眼非常罕见，并且葡萄膜炎的成功治愈已经很常见，所以预防性眼球摘除术被认为存有争议[30,36]。保留外伤眼允许患者从外伤中恢复过来，如果需要摘除无功能眼，此时他们也能有心理准备。如果没有明确的眼球摘除指征，这种失明的

眼球也可为佩戴义眼片提供支撑。

眼内容剜除术中，理论上不可能切除巩膜壳中所有的葡萄膜组织。因此，交感性眼炎的风险依然存在[36~38]。Dutton 已经回顾了眼内容剜除术后，发生交感性眼炎相对的危险因素，比较了这种手术与其他眼科手术的风险以及其他可能的灾难性生活事件[44]。眼内容剜除术后交感性眼炎的相对风险大概是 1∶62 000，而玻璃体切割术是 1∶1600；即玻璃体切割术后并发交感性眼炎的风险是眼内容剜除术后的 40 倍，而玻璃体切割术是更为常见的眼科手术。生活中，汽车事故死亡率是 1∶237，飞机坠亡率是 1∶5051，溺死率是 1∶9097，被输电线电死概率是 1∶39 042，被野生动物袭击死亡率是 1∶48 052，以上所举的风险都比眼内容剜除术后交感性眼炎的风险高。因此，虽然眼内容剜除术后并发交感性眼炎的风险依然存在，但是这种概率非常小，大多数眼科医生在他们的整个职业生涯中都不会遇到一例。进一步来说，不像以上所举的更常见的生活事件，这种罕见的眼内容剜除术后交感性眼炎的病例可以用糖皮质激素或者免疫抑制剂治愈。

眼眶义眼台植入

二期义眼台植入

在世界上欠发达地区的卫生保障系统中，眼球摘除或眼内容剜除术后植入义眼台可能是非常规手术。此外，如果患者的眼内炎或者全眼球炎治疗不彻底，义眼台植入也将被推迟，直到组织水肿消失或者感染得到控制才可以植入。"二期植入"是指，在原先的眼球摘除术或者眼内容剜除术的后期植入义眼台。在一些已植入义眼台的眼窝中需要置换义眼台，这也被称作"二期植入"。义眼台置换的指征包括改善义眼台的运动、复位已偏位的义眼台、取出暴露的义眼台、增加眼眶容积或者替换可能造成严重眼眶炎症或潜在感染的多孔义眼台[45]。

目前义眼台的分类和术语

义眼台可分为多孔和无孔义眼台；每一类依据义眼台与义眼片的链接方式又分为偶联的、部分偶联和无偶联的义眼台（表 36.1）。

义眼台的选择

争论：眼眶外科医生对理想的眼眶义眼台的材料和设计的分歧持续存在[46]。外科医生对于球形与其他形状的、有包裹和无包裹的、有钉和无钉的义眼台的

表 36.1　无眼球义眼台手术中的术语

无眼球义眼台	眼球摘除术或眼内容剜除术后的替代材料或物质(比如聚甲基丙烯酸甲酯、硅树脂、羟基磷灰石、氧化铝、多孔聚乙烯)
多孔义眼台	一种有许多相互连接的孔或通道的义眼台,允许纤维血管长入其中(比如羟基磷灰石、氧化铝、多孔聚乙烯)
无孔义眼台	一种实心的,纤维血管不能长入其中的义眼(比如聚甲基丙烯酸甲酯、硅树脂)
义眼片、人工眼片	一种放在眼窝结膜穹窿的陶瓷壳,它通常是定制的,外观与患者健侧眼类似对称
巩膜壳	一种适合放在无痛失明且萎缩眼球(眼球收缩可有可无、如眼球痨)之上的薄的义眼壳
义眼模(conformer)	一个透明的壳(通常是丙烯酸),有或无孔、放置在封闭的球结膜切口之上,延伸到眼睑后结膜穹窿内,在眼球摘除术或眼内容剜除术后植入
偶联义眼台(一体化义眼台)	义眼座通过钉直接与义眼片连接。由于钉突出的结膜处有一个小缺口,因此人们也在争论,这种义眼台是否应该称作"部分暴露的整合义眼"
非偶联义眼台(非一体化义眼)	一种放置在无眼球眼窝内的植入物,此植入物与覆盖其上的义眼片无偶联机制。封闭的、光滑的、连续的结膜表面完全覆盖在植入物之上,也称为"埋入式非整合植入物"
部分偶联义眼台(准一体化义眼)	指放置在无眼球眼窝中的植入物,封闭的、光滑的、连续的结膜表面完全覆盖在植入物之上,这种植入物不规则的前表面允许其与改良的义眼片间接耦合(准一体化)。改良的义眼片(比如 Allen,Lowa,Universal,Durette,MEDPOR QUAD 植入物等)。也称作"埋入式一体化义眼"或"间接一体化义眼"
二期义眼台植入	除眼球摘除或眼内容剜除手术中之外的任何时间所行的义眼台植入术
钉	为了提高眼球摘除义眼台植入后的运动偶联,使用钛钉将义眼台与其上的义眼片进行直接偶联。钉可以直接插入到套管里,而套管又在义眼台的前部。也有那种保留在义眼台内部的磁钉系统,这种磁钉系统埋藏在结膜之下,与其上的义眼片连接,这是义眼片和义眼台中磁性作用的结果
埋入式义眼台	一种放置在无眼球眼眶中的义眼台,其上有封闭的、光滑的、连续的结膜表面完全覆盖
暴露式义眼台	义眼台没有被封闭的、光滑的、连续的结膜表面完全覆盖

使用都有自己的偏好。成本、医院的预算与市场压力也对义眼的选择有较大的影响。有钉的多孔义眼台一般具有最佳的带动义眼片运动能力(图 36.4)。如果不考虑使用有钉的义眼台,那么多孔义眼台的运动优势也将消失,无钉的多孔义眼台的活动性与无孔的球形义眼台的活动性相似[47]。然而,纤维血管长入和义眼台偏位风险较小依然是考虑使用多孔义眼台的原因,尽管没有考虑钉的因素[48]。部分偶联义眼台(表 36.1)是一种可供选择的能改善运动的标准球形义眼台,但在技术上更加难以利用[49](图 36.5)。

如果不考虑置钉并且预算又限制了比较昂贵的多孔义眼的使用,那么一个可包裹的、位于肌锥内的、被直肌附着的球形无孔义眼台,也是一种合适的选择。鉴于对带钉的多孔义眼台和无钉义眼台的活动性差的普遍失望,有些外科医生就认为应该多考虑无孔球形义眼,因为这种义眼花费少并且可能更可靠[50]。

在我们看来,植入到无眼球眼眶中与直肌没有直接连接的无孔义眼是较差的选择,因为它的眼眶内活动度最小,并且植入物有可能发生偏移(眶颞上侧多见),这也使定制合适义眼片成为问题。

在儿童眼球摘除术中,需要考虑的另外一个因素是眼眶继续发育的问题。5 岁左右眼眶容积达成人的

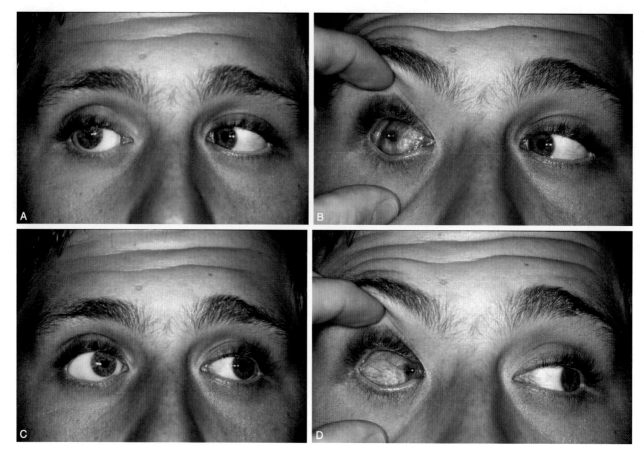

图 36.4 **A.** 右眼眼内容剜除术后,患眼植入氧化铝多孔义眼台,向右看,外展良好。**B.** 由于义眼台上钛钉可跟随外展,这就导致其上义眼片运动良好。**C.** 患者向左看。**D.** 义眼台上钛钉内收

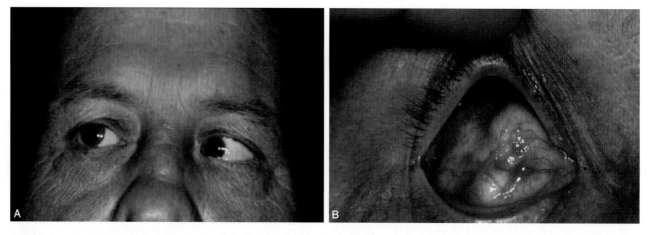

图 36.5 **A.** 右眼内容物剜除术后,患者右眼眶内植入部分偶联义眼台(MEDPOR Quad),向右看时,义眼片外传到位。**B.** 近距离观察眼眶,在处于外展位时,可见义眼台表面的隆起

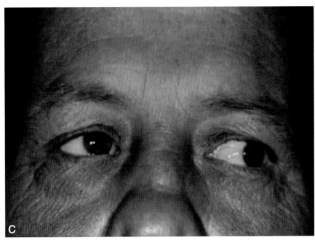
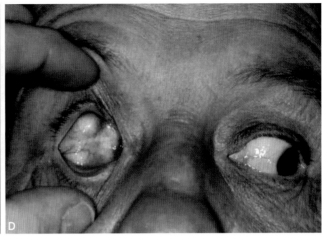

图 36.5(续) C.患者向左看时,义眼片转动到位。D.在内收位可见义眼台的隆起

80%右,12~14 岁就可达到成人的眼眶容积[51,52]。在持续的眼眶和面部骨骼生长过程中,眼眶软组织容积是一个关键因素,因此在眼球摘除术或眼内容剜除术后足够的眼眶容积置换至关重要。义眼片同样被认为是非常重要的因素,它能在眼球摘除术或眼内容剜除术后,尽量减少眼眶的发育迟缓和预防明显的眶周不对称。

在 5 岁以下的儿童中,自体真皮脂肪移植是替代上述义眼台植入的一种方法。这些移植物可能发生增殖并刺激眼眶骨骼生长[53,54]。

用于眼球摘除术或眼内容剜除术的多孔义眼台

1985 年,为了设计一种生物相容性好、偶联性义眼台,Perry 介绍了一种珊瑚材料(海珊瑚)——羟基磷灰石(hydroxyapatite,HA)球形义眼台 A[55]。HA 义眼台代表了新一代埋入式偶联球形义眼台,具有能使纤

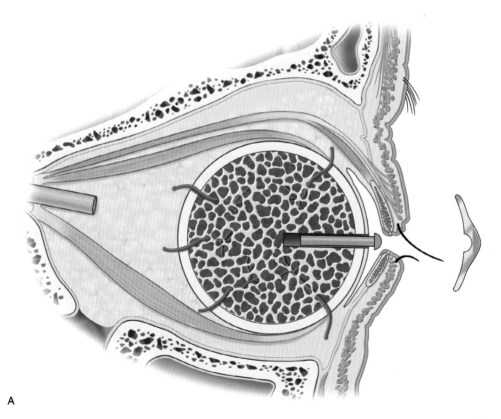

A

图 36.6 A.通过艺术构想展示了多孔义眼台的纤维血管长入。圆头钉插入义眼台,显示义眼台与其上的义眼片发生耦合

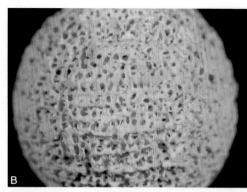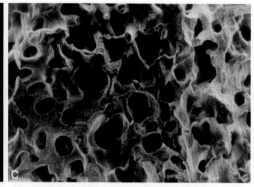

图 36.6(续)   B. 生物性羟基磷灰石义眼台的多孔结构清晰可见。C. 扫描电子显微镜高倍镜下显示义眼台的多孔结构(222×10¹)

维血管长入的互相连接的孔[56](图 36.6)。通过在 HA 义眼台上打孔,插入一个钉,通过钉使义眼台与义眼片耦联,改善义眼片的协调运动和运动范围,使人造眼更加仿真。虽然 HA 义眼台代表了无眼球植入物手术的一个重大的进步,在过去 25 年中,多孔义眼台的使用经验拓展我们对 HA 以及其他多孔材料局限性的理解。并发症并不罕见,包括义眼台暴露、结膜变薄、眼眶分泌物增多、化脓性肉芽肿形成、义眼台感染、慢性疼痛以及各种钉的问题[57~59]。

HA 球形义眼台植入增加了与眼球摘除术、眼内容剜除术、二期义眼台植入有关的费用(HA 球形义眼台需要 600 美元,而传统的硅树脂或聚甲基丙烯酸甲酯球形植入物仅需 15~50 美元)。与 HA 植入相关的额外费用包括义眼台的包裹材料,应用 MRI 评估义眼台血管化,二期植入钉的手术以及义眼片的费用。在减少多孔义眼台并发症以及术中术后费用眼的研究中,也引进了其他一些义眼台的替代材料,包括多孔聚乙烯、合成羟基磷灰石、其他形式的 HA 义眼台、氧化铝陶瓷义眼台[55~57,60]。替代性多孔义眼台的成本各不相同,但它们都比 HA 生物义眼台便宜。由于会发生已知的晚期并发症(植入后几年),任何多孔义眼台的长期随访都很重要[61,62]。

无眼球眼眶容积的评估

眼球摘除术或眼内容剜除术后眼眶容积不足,导致上睑沟变深、上睑下垂、眼窝内陷、下睑位置异常,可能需要佩戴一个比预期更大的义眼片(眼球摘除术后综合征或无眼球综合征)[63,64](图 36.7)。义眼台的大概容积术前可以根据眼轴长度进行估计,或术中根据摘除的眼球在刻度管中所占液体容积进行估计[63~66]。对于大多数成年人而言,眼球摘除术后通常植入 20~22mm 的球形义眼台,眼内容剜除术后植入 18~20mm 的义眼台。对于直径大于 22mm 的义眼台可能有较大的暴露率,并且也对定制合适的义眼片造成障碍[64,65]。在儿童患者中,根据患者的年龄和眼眶发育水平,可能需要较小的植入物(16~18mm)。义眼台大小的个体化,对于优化眼眶容积填充和达到最佳美学效果至关重要[60,61]。

义眼台的包裹

争论: 多孔 HA 或氧化铝(生物陶瓷)义眼台被光滑的包裹材料包裹后有助于植入眶内软组织,可以减少组织植入阻力,以及有利于眼外肌准确固定于义眼台表面[67]。义眼台的包裹物也可能为多孔义眼台表面提供一种屏障功能,减少义眼台暴露的风险,然而是否能够真正减少暴露尚存争论[67,68]。

无包裹义眼台植入具有以下优点:简化手术操作步骤,缩短手术时间,降低成本,避免自体取材导致的二次手术,避免纤维血管长入可能的屏障,以及降低感染传播风险等[67~69]。大多数眼眶外科医生一直把人类供体巩膜作为义眼台包裹材料的首选[67]。然而,使用人类异体巩膜作为材料也存在病毒或病原菌传播的风险[70]。在过去的 20 年里,已经开发出几种可供利用的包裹材料,如表 36.2 所列[71,72](图 36.8)。

带钉的多孔义眼台

争论: 运动钉的放置改善了义眼片的水平凝视运动[73](图 36.4)。尽管改善了义眼片的活动性,但许多眼外科医生和患者依然选择避免钉的植入,因为不植入钉也能取得满意的效果,并且避免植入钉所带来的并发症(见下文)[74]。虽然在过去几年里,钉的使用急

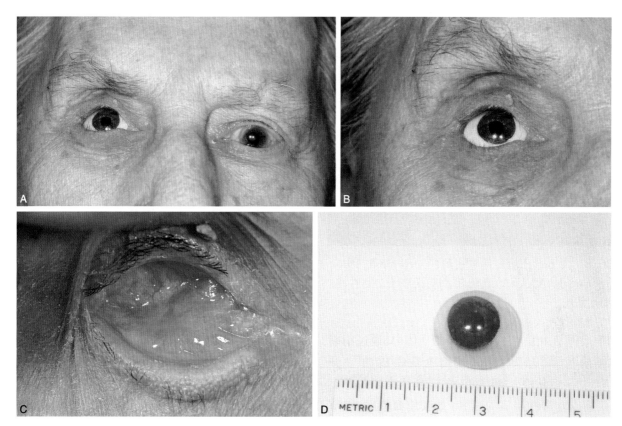

图 36.7　A. 一位 80 岁女性患者,佩戴义眼困难。50 年前眼球摘除术后未植入义眼台,佩戴了图示的"陈旧义眼"。因眼眶容积减少而导致眼窝凹陷,上睑沟深(眼球摘除术后眼窝综合征)。B. 由于眶组织旋转移位,义眼片上缘向后倾斜,下缘向上移位,与下睑相对。下睑睫毛处于垂直位。C. 因下直肌/下斜肌向前旋转,上下穹窿变浅前,下穹窿向前凸起。D. 陈旧义眼小、磨损、无光泽、与眼眶不匹配。50 年来,她没有更换义眼,也没有对其抛光。新定制的义眼佩戴舒适,并处于正常位置;但仍然眼窝内陷

表 36.2　义眼台的包裹材料

可用的义眼台的包裹材料	评　价
特殊处理的人类供体心包、阔筋膜、巩膜(国际生物力学公司(美国)坦帕、佛罗里达州)	作为安全的替代品,保质期很长(5 年),需要相对较高的成本
处理过的牛心包(Peri-Guard 或 Ocu-Guard Supple 生物血管公司,圣保罗、MN)	虽然美国数据显示只有几例疯牛病病例,但是在加拿大的阿尔伯塔已经有关于感染的报道,朊病毒传播和疯牛病仍备受关注[71,72]
自体颞肌筋膜、阔筋膜、腹直肌鞘、耳后肌(after auricular muscle)复合移植片	需要第二个手术部位,手术时间延长
微孔膨胀的聚四氟乙烯(ePTFE)(Gore-Tex、W. L. Gore 和协会、弗拉格斯塔夫、亚利桑那州),类似于膨胀的聚四氟乙烯的聚酯聚氨酯	并发症(如暴露、感染)使它们不受欢迎[71,72]
聚乳糖(polyglactin)910 网(聚羟基乳酸网,Ethicon,Somerville,NJ)、Dexon 网(型号 8,无拉伸中等重量闭合的针织物,Davis &Geck,Manati,Peurto Rico)——纤维血管可张入的结构多样的生物可吸收合成材料[71,72]	容易获得、使用简单、消除了传染病的风险、不需要第二个手术部位

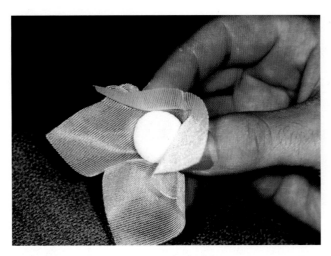

图 36.8　用 polyglactin 网包裹的（Vicryl mesh, Ethicon, Somervile, NJ、USA）氧化铝多孔义眼台（生物陶瓷义眼台）

剧下降，但我们相信，在适当选择的个体中，通过精确和精细的技术[75]，钉系统的使用会获得成功[76]（图 36.9）。对于依从性差、儿童患者、老年患者以及患有慢性疾病或血管性疾病的患者（如胶原血管病、结节病、糖尿病、免疫抑制治疗的患者、眶部接受放疗的患者等），应该禁忌钉的使用[74]。

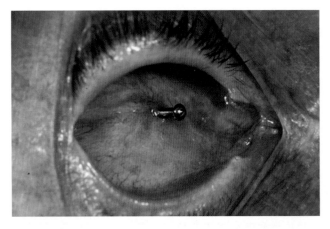

图 36.9　图示定位良好的钛钉与其周围平静的结膜

眼眶内容剜除术

眼眶内容剜除术（exenteration）是指切除所有眼眶组织，包括眼球、眼外肌、视神经、眶骨膜以及部分或全部眼睑[22,23,30,43,77,78]。全眶内容剜除术意味着要切除眼睑及整个眶内容物，而次全眶内容剜除术保留了部分眶后部软组织。扩大眶内容剜除术指切除眼部相邻

的骨和软组织。在眼眶疾病不累及眼睑的情况下，可以实施保留眼睑的术式[79]。

由于眶内容剜除术将导致永久性视力丧失和面部畸形，通常仅用于危及生命和进展性破坏性疾病的治疗。这些疾病包括累及眼眶的眼球肿瘤和眼睑肿瘤，一些原发性眼眶肿瘤，泪腺恶性肿瘤，来源鼻旁窦累及眼眶的肿瘤，大范围的结膜鳞状细胞癌，眼睑和结膜弥漫性皮脂腺细胞癌，以及严重的真菌感染如累及眼眶的毛霉菌病或曲霉病[30,79]。

由于现代眼眶病的诊断和治疗技术的提高，眼眶内容剜除术已经大为减少。许多在过去需要进行眼眶内容剜除术的肿瘤和疾病，现在有了可替代治疗方案[79]。最近研究表明，在治疗侵犯巩膜外的脉络膜黑色素瘤时，眼眶内容剜除术与眼球摘除术相比并没有优势[80]。某些肿瘤的治疗（如横纹肌肉瘤），放疗和化疗已经取代眼眶内容剜除术而成为一线治疗方式[81]。对于所有病例，回顾特定疾病进程的近期治疗进展都是值得推荐的。对眼眶毛霉菌病和曲霉菌病，目前采用保留眼球的方法，行冰冻病理监控下的外科清创，高压氧治疗，全身或眼眶内抗真菌治疗，同时提高患者免疫功能[82]。在一些眼眶转移或晚期眼眶病例中，姑息性眼眶内容剜除术可能为肿瘤减容以及疼痛的控制提供了保障。在一些罕见病例中，非恶性情况也可能实施眼眶内容剜除术，如严重外伤、脑膜瘤、由特发性硬化性眼眶炎性疾病导致的眼眶挛缩（眼眶炎性假瘤），以及先天性畸形（比如神经纤维瘤病）[78]。

眼眶内容剜除术后眼眶重建的选择包括自发性肉芽肿形成（spontaneous granulation）、保留眼睑的技术、中厚皮片、局部组织皮瓣、微血管游离皮片[22,23,30,43,77]。眶内容物剜除术后，发生明显的面部畸形[83]。重建方案包括使用封闭的眼罩、不透明的镜片或定制的眶部假体（custom orbital prosthesis），它们让外观看起来更加自然[83~85]（图 36.10）。用有机硅材料定制的眶部假体不能与眶周皮肤的颜色和纹理完美地匹配，带有义眼片的眼睑与眼球也不能活动（图 36.11）。眶部假体可以通过组织黏合剂、骨整合或稀土磁性偶联等方式固定在镜架上[86]。患者必须注意保护眶部假体，保持眼眶的清洁。眶部假体应定期随访，这对优化眶部假体的舒适度、外观以及使用寿命至关重要。

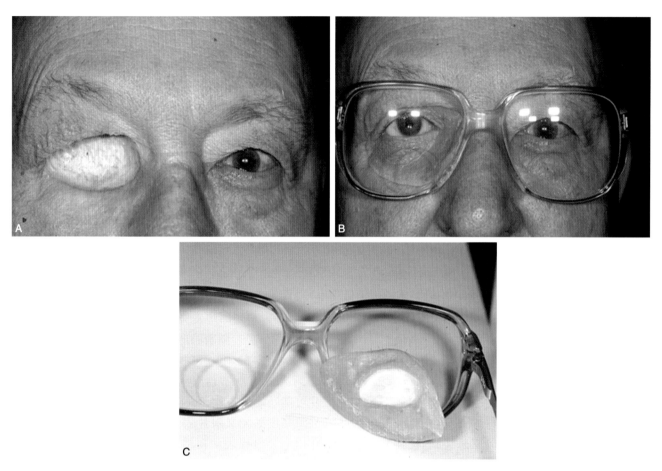

图 36.10　A. 70 岁男性患者,右眼球结膜鳞状细胞癌,需要实施眶内容次全切除术,保留部分眼睑和部分眶尖部软组织。用中厚皮片覆盖在残留的眼眶组织后表面。B. 放置一个带眼睑的义眼在眶内容次全切术后的腔中,并用全框眼镜遮住一部分。选择这种眼镜是为了试着遮挡义眼与正常组织连接的部分。C. 这种带眼睑义眼附于眼镜之后,当取下眼镜时,义眼也同时被取出

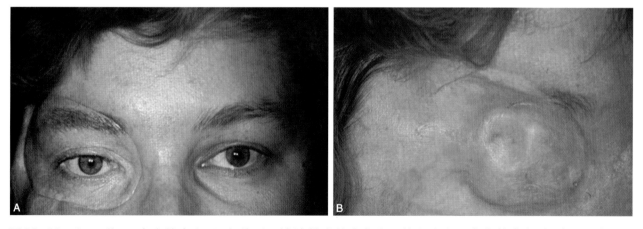

图 36.11　A. 一位 30 岁女性患者,几年前因泪腺腺样囊性癌实施了扩大的术眶内容剜除术,切除了眶外侧壁和部分颞肌。植入了一枚眼面义眼。B. 眼眶中植入了中厚皮片。眼眶愈合良好

并发症

无眼球眼眶的解剖学变化

　　眼球摘除术或眼内容物切除术后,眼眶软组织体积的减少可能导致眶内容物的旋转移位,从眼眶的后上方移到下方[87,88]。上直肌提上睑肌复合体的收缩、眶脂肪向下和向前重新分布、下直肌远端向上移位,导致下穹窿变浅以及义眼片倾斜。同样会发生上睑沟加深和上睑下垂(图36.7)。人造眼的重量能够加重老年性进行性下睑松弛。下睑支撑的丧失和下穹窿容积减少使得义眼片佩戴更困难。

　　眶内置换物容积不足、眶内容物旋转移位以及与年龄相关的组织松弛,导致"眼球摘除术后眼窝综合征(postenucleation socket syndrome)"或"无眼球眼窝综合征"(上睑沟凹陷、上睑下垂、眼窝凹陷外观、下睑位置异常),并且可能需要一个比预期更大的义眼片[63~66,87,88]。

义眼片的保养与维护

　　Pine等最近提出一种三阶段模式理论来描述佩戴义眼片后眼座微环境的改变[89]。这些阶段包括第一阶段为初始阶段,即佩戴新(或最近抛光)的义眼片后,通过调整泪液或黏液的分泌来建立(重建)眼座微环境;第二阶段为平衡阶段,即通过义眼片表面有益沉积物的沉积而增加其湿润性,改善佩戴的舒适度;第三阶段为破坏阶段,即持续磨损会导致义眼片刺激性增加。这种模式还提供了合适的义眼片清洁方法,以帮助处理非特异性黏液的分泌[89]。初始阶段大概持续一个月。时间超过稳态时期,微环境开始被破坏,而个体之间各不相同,这个时间介于6~12个月。由于眼眶内分泌物以及受到刺激的增加,患者能够意识到这个阶段。每月取下义眼片清洗一次以上并不能使义眼座微环境达到平衡及适宜的状态[89]。频繁地取下义眼片也使其精细抛光的表面变得粗糙,导致结膜轻微的损伤,对眼座产生刺激,分泌物增加。如果需要取下义眼片,合适的清洁和操作方法非常重要。随着分泌物的不断堆积,建议6~12个月清洁一次。尽管在过去几年里,提出了许多有争议的清洁方法[90,91];但是用湿纸巾和自来水简单擦拭义眼片表面,能够简便有效地去除义眼片表面分泌物[89]。干纸巾或面巾纸(如Kleenex面巾纸)不能有效去除沉积物,并且可能磨损高度抛光的义眼片表面,使义眼片表面粗糙,外观色泽暗淡。同样,醇类溶剂也会破坏丙烯酸义眼片表面。义眼片制造商应该每年对义眼片进行评估并且以"光学接触镜的标准"对义眼片进行再次抛光[89]。再抛光可以恢复义眼片的光泽并且减少微痕导致的眼表刺激,也可为眼睑在义眼片上的滑动提供了更加光滑的表面。义眼片的微调也可提高其舒适度和美观度[89]。年度体检时,眼科医生需要对眼球摘除术后眼眶综合征或其他并发症进行评估,如果较早发现异常,则更容易进行修复。

无眼球眼眶干燥

　　无眼球眼眶的泪液分泌逐渐减少[92,93],导致患眼感到干涩,并伴有烧灼感和刺激性。人工泪液、凝胶、"轻"矿物油(一种泻药)或局部应用硅油可以减少眼睑与义眼之间的摩擦。

无眼球眼眶的分泌和刺激

　　在无眼球眼眶中,慢性复发性黏液分泌增多很常见,而且影响到那些丧失了一只眼而佩戴义眼片患者的生活质量[89]。随着眼球摘除后泪液分泌的改变和异物(义眼片)的刺激,结膜杯状细胞分泌的黏液可能增加,引发的症状常被误认为是感染。频繁地处理义眼片可能妨碍义眼片和义眼台的正常微环境形成,也会导致高度抛光义眼片表面受损。同样,义眼片使用5年以上会出现表面粗糙,导致黏液分泌进一步增加。义眼片后表面过度拱形,也可能导致黏液堆积。

　　当对一个佩戴义眼片和有分泌物的患者进行评估时,确定其义眼片佩戴年限和日常义眼片的卫生情况至关重要。应尽量减少对义眼片的操作。义眼片制造商应对义眼片的匹配度及其表面进行评估。义眼片的平均使用年限通常为5~7年,但不同的眼眶存在差异,同时受每日、每月、每年的清洁处理的影响。如果经过眼科医生评估后,分泌物异常仍然存在,那么就应该用温和的皮质类固醇滴眼液(如氟米龙滴眼液)或抗生素和激素的联合药物滴眼液(如妥布霉素地塞米松滴眼液)来治疗,每日1~2次常常就可以帮助控制结膜炎症,减少眼眶分泌物的产生。

　　如果出现分泌物过度增多,就应该考虑结膜感染。通常,急性或慢性结膜炎症都会有伴随症状,如眼睑水肿、结膜水肿、结膜充血以及结膜穹窿黏液脓性分泌物。结膜分泌物的培养有助于确定恰当的局部抗生素治疗。

　　化脓性肉芽肿也可能是眼眶复发性分泌物增多的原因。间歇性出血也有报道。这些血管病变通常存在于结膜切口闭合处或植入钉周围(图36.12)。化脓性肉芽肿是一种局部刺激或创伤后的体征,可能暗

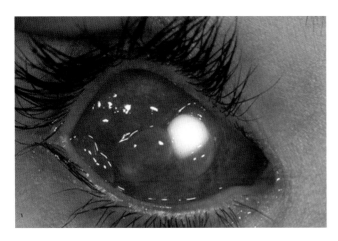

图 36.12　在聚碳酸酯钉周围可见化脓性肉芽肿

示义眼台暴露或感染[94]。

复发性和慢性眼眶分泌物增多是巨乳头性结膜炎（giantpapillary conjunctivitis，GPC）的特征性表现[95,96]。GPC 的病因还不完全清楚，被认为是对义眼片表面抗原的免疫反应[96]。上睑结膜巨大乳头（>1mm）是 GPC 的典型特征（图 36.13）。它的治疗很困难，可能需要局

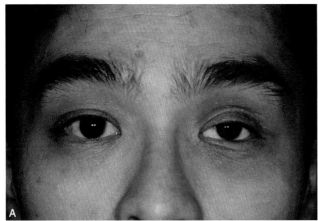
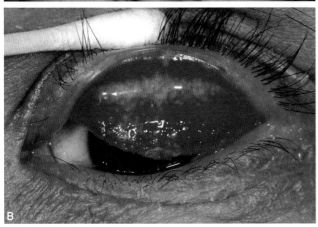

图 36.13　A. 一位 30 岁男性患者，佩戴义眼 5 年，表现为复发性分泌增多和左上睑下垂。B. 翻转眼睑，在睑板表面可见典型的巨大鹅卵石样巨乳头性结膜炎

部使用皮质类固醇滴眼液和抗过敏眼液。局部环孢素滴眼液或 0.03% 他克莫司软膏也可能有效[97]。必要时，二氧化碳激光或冷冻消融对巨乳头也会有一点帮助。

无眼球的眼眶痛

无眼球眼眶疼痛和不适较少见，可能有多种原因，其中大部分可以通过仔细询问病史和临床检查来明确[25,56]（表 36.3）。对于眼座表面健康的患者，诊断可能具有挑战性，应该考虑一些罕见的病因，如虚幻眼痛、觅药行为或幻痛[25]。持续性眼眶疼痛需要进行眼眶、鼻窦、颅底的 CT 或 MRI 检查。

表 36.3　眼眶疼痛的原因

眼睑位置异常
睑内翻、外翻、眼睑闭合不全

结膜问题
化脓性肉芽肿、结膜包涵性囊肿、巨乳头性结膜炎、肿瘤（鳞状细胞癌）

义眼片问题
匹配度差、义眼表面破损、刻痕、抓痕、沉积物、义眼片的过敏反应

植入物问题
感染、炎症、偏移、暴露

眼眶问题
复发性或新的肿瘤、残端神经瘤、上斜肌滑车炎（trochleitis）、巩膜炎（眼内容剜除术后）、眼眶萎缩

泪腺问题
眼眶干燥

临近区域牵涉痛
颅底/鼻窦/蝶翼肿瘤、带状疱疹后遗神经痛

其他
复杂性区域疼痛综合征、幻眼痛、觅药行为、幻痛

Bohman E，Roed Rassmussen ML，Dafgard Kopp E. Pain and discomfort in the anophthalmic socket. Curr Opin Ophthalmol 2014；25：455-60

眼眶前部囊肿

眼眶前部结膜下囊肿可能导致眼眶不适和义眼片匹配度差[98,99]（图 36.14）。治疗方法包括囊肿切除

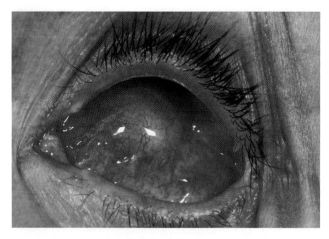

图36.14　中央可见结膜下囊肿,患者有眼眶压迫感

术、袋形缝合术(marsupialization)或者病灶内注射乙醇或三氯乙酸[98,99]。

义眼台偏移

植入义眼台发生偏移可能是由于义眼台植入后随着时间的推移,眼眶组织发生改变所致[87,88]。义眼台偏移可能导致义眼台运动性差、不适、位置不佳。重新植入一个新的义眼台,并将其植入到最佳解剖位置,必要时将直肌附着在义眼台附近,也许可以提高义眼片的活动性和舒适度[45]。

义眼台暴露和排出

任何类型义眼台或手术后任何时期(早期或晚期)均可发生义眼台的暴露眼,并可导致义眼台的感染、脱出或移出(图36.15)。可以预料的是,与传统的无孔义眼台相比,多孔义眼台暴露的发生率更低,因为它们有纤维血管组织长入。然而,在过去25年里,随着多孔义眼台广泛使用,它们的并发症也逐渐显露出来,而最常讨论的并发症是义眼台暴露,据报道它的发生率是0%～50%[58-62]。义眼台暴露问题一直让一些外科医生对多孔义眼的使用感到踌躇[58]。

义眼台暴露的诱发因素包括伤口张力、切口封闭技术差、感染、多孔义眼台不规则表面的机械或炎症刺激和(或)纤维血管组织延迟长入导致的组织破坏[61]。

义眼台暴露的处理方法有许多种。对于无孔义眼台,通常需要取出或二期植入。对于多孔义眼,处

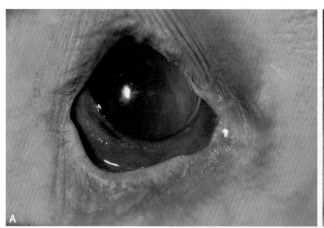

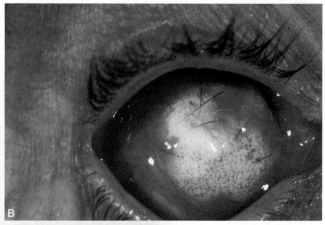

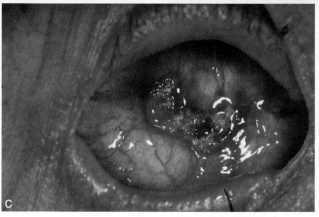

图36.15　A.聚甲基丙烯酸甲酯球形义眼台暴露。B.眼球摘除术后三年,氧化铝义眼台暴露。C.眼内容剜除术后5年,氧化铝义眼台暴露

理方法包括早期(开始的几个星期)伤口修补,必要时采用移植片(如巩膜、颞肌筋膜),增加义眼片的拱形程度或随访观察[61,62]。持续和(或)大范围暴露则需要手术(如结膜瓣、颞肌/巩膜/阔筋膜移植、硬腭或真皮脂肪)[100]。

义眼台感染

多孔义眼台的感染是非常罕见的并发症,如果不将其取出则很难控制[94,101]。感染的诱发因素包括早期结膜切口裂开且义眼台暴露、继发于慢性疾病(如糖尿病或血管病变)的纤维血管长入不足或延迟、化疗、放疗、前眼窝重建,或眼内容剜除术后,因没有血管长入通道而导致纤维血管通过自身巩膜长入延迟[77]。

感染的症状包括持续性黏液脓性分泌物(尽管已经使用了抗生素);复发性化脓性肉芽肿(提示义眼台暴露);眼眶不适(因义眼台操作而加剧)[94](图 36.16 和图 36.17)。

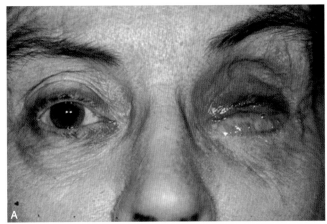
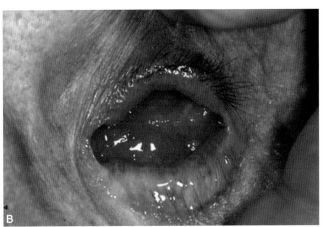

图 36.16　A. 一位 80 岁的女性患者,眼球摘除并植入羟基磷灰石义眼台术后 6 周,左眼表现为反复分泌物增多、复发性化脓性肉芽肿、眼眶压痛,对外用或口服抗生素治疗无效。B. 左眼结膜炎症非常严重,在义眼台表面有一个大的横向的复发性化脓性肉芽肿。下睑缘可见分泌物。义眼台取出,有金黄色葡萄球菌感染

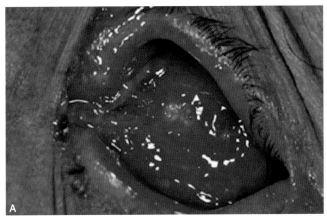
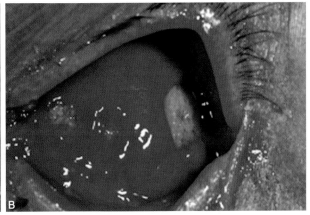

图 36.17　A. 一位 40 岁男性患者,左眼眶眼球摘除术后植入多孔聚乙烯球形义眼台。出现了反复分泌物增多、血性分泌物以及触碰义眼台带来的不适。透过炎症的结膜可见多孔聚乙烯义眼台。B. 见至少 2 处义眼台发生了暴露。取出义眼台,证实为铜绿假单胞菌感染

取出义眼台的时候应注意避免损伤直肌或上睑提肌或动眼神经[94]。

与义眼台钉相关的并发症

与植入义眼台钉相关的并发症包括分泌物增多、复发性化脓性肉芽肿、钉旁义眼台暴露、义眼台感染、组织过度生长、钉脱位、异响声及各种适配问题[74](图 36.18)。可能需要进行义眼片的改装、巩膜片的移植、义眼钉的去除以及偶尔行义眼台取出。

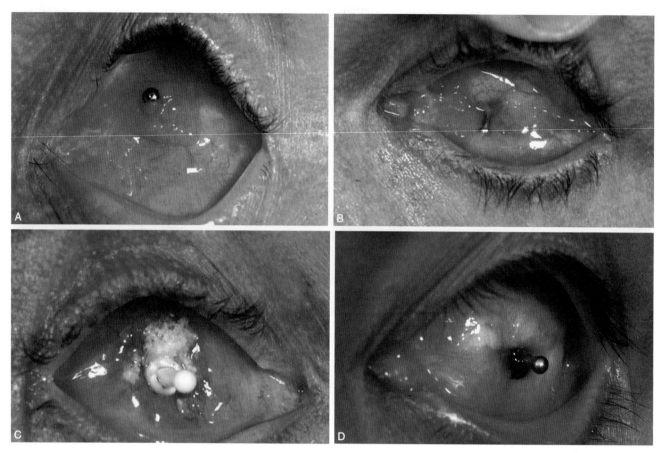

图36.18　A.钛钉旁巨大的化脓性肉芽肿。患者表现为反复的黏脓性分泌物流出。B.钉子的角度严重向下倾斜,使其难以与其上的义眼片耦合。C.钉套及其邻近的氧化铝义眼台暴露。D.黑色分泌物从钛钉旁流出,并在钛钉周围的结膜上进行积聚

继发性眼窝挛缩

继发性眼窝挛缩(socket contracture)是由部分或全部无眼球的眼眶组织发生收缩和缩短所致,从而使结膜穹窿变浅不能佩戴义眼片[102](图36.19)。

许多原因都可导致眼窝挛缩,包括与原发损伤有关的瘢痕组织形成、前一次手术操作技巧欠佳(如眼眶内过度地破坏结膜、创伤性切除或烧灼)、多次眼眶手术(血液供应差)、既往有缺血性眼病、碱或酸烧伤、瘢痕性结膜疾病、放疗(敷贴照射或体外照射)、眼眶慢性炎症、感染、没有佩戴义眼模或义眼片,以及义眼片匹配度差。目前无统一的手术方式用

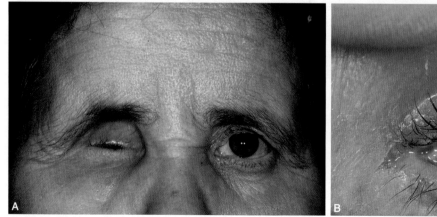
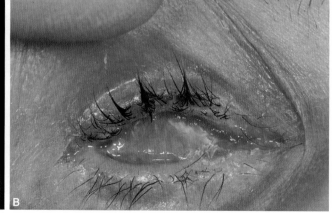

图36.19　A.一位75岁女性患者,几年前停止佩戴义眼片,目前想重新佩戴义眼片。可见右眼上睑下垂。B.近观显示上下穹窿几乎完全消失

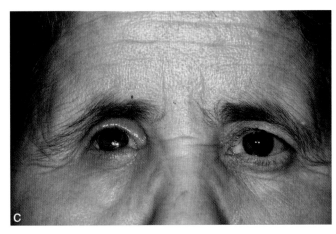

图 36.19（续）　C. 患者行上下穹窿的黏膜移植术后，能够重新佩戴义眼

来治疗眼窝挛缩，尤其是那些复杂病例（图 36.20）。每个病例的治疗必须个体化地矫正受损眼窝的具体问题，从而使患者能够舒适地佩戴义眼片[102]。同样，每一种外科手术都可能导致眼窝受到更多的损伤，以及已受损血管结构的再破坏，这将导致眼窝进一步挛缩。

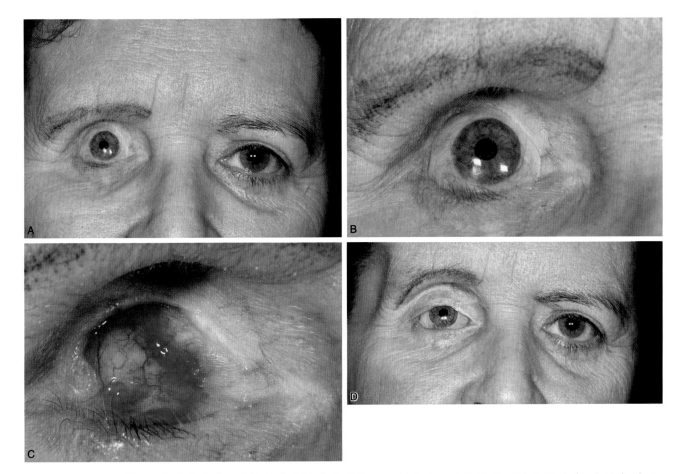

图 36.20　A. 一位 66 岁女性患者，不能舒适的佩戴义眼片。右眼上睑基底细胞癌切除术后放疗，右眼角膜严重暴露，随后角膜穿孔。实施了右眼球摘除术。B. 眼球内陷并伴有部分上睑缘缺损，放疗后眼睑周围皮肤萎缩。C. 上穹窿严重狭窄。D 和 E. 多次手术后，患者能舒适地佩戴义眼。最初，通过她的眶壁的小骨隧道将颞肌转移到眼窝，用于眼眶组织血运的重建。第二次手术时，进行了中厚黏膜皮片移植，以重建上穹窿。第三次手术时，移植了锁骨上区皮肤。最后一次手术后 12 周，患者佩戴了义眼片，义眼片舒适且不会脱出

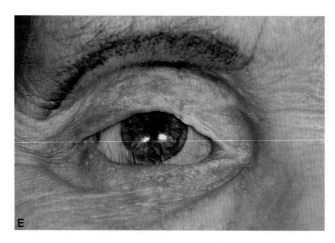

图 36.20（续）

眼眶内容剜除术相关的并发症

眼眶内容剜除术后并发症包括美学效果令人不满意、三叉神经分支的眼神经（V_1）和上颌神经（V_2）分布区域的麻木感、与鼻窦相通的瘘管、鼻泪管阻塞、脑脊液渗漏[22,23,30,43,77,78]。

总结

因外伤、恶性肿瘤或晚期眼部疾病而失去一只眼睛，对受影响的个人来说是毁灭性的打击。眼神交流对于人际关系非常必要，因此保证义眼片看起来自然并且外观正常至关重要。在过去的几十年里，在无眼球眼眶手术中，关于义眼台的材料和设计、义眼台-义眼片的耦合、眼眶体积计算等方面都有了巨大的发展和完善。无眼球眼眶手术不再只是单纯地用义眼台代替患眼眼球。眼科医生与义眼制造商应该密切配合，必须专注于既舒适活动又自然且与健眼对称的义眼片的开发，进而恢复患者的自然外观和自信心。

参考文献

*1. Kelley JJ. History of ocular prostheses. *Int Ophthalmol Clin* 1970;**10**: 713–19.
　　A nice review of enucleation or evisceration and ocular prosthesis through the centuries.
2. Gougelmann HP. The evolution of the ocular motility implant. *Int Ophthalmol Clin* 1976;689–711.
*3. Luce CM. A short history of enucleation. *Int Ophthalmol Clin* 1970;**10**:681–7.
　　A good review of enucleation in the past.
4. Snyder C. An operation designated the extirpation of an eye. *Arch Reconstr Ophthalmol* 1965;**74**:429–34.
5. Grinsdale H. Notes on early cases of Mules' operation. *Br J Ophthalmol* 1919;**8**:452–6.
*6. Sami D, Young S, Petersen R. Perspective on orbital enucleation implants. *Surv Ophthalmol* 2007;**52**(3):244–65.
　　Describes important concepts to consider following enucleation, reviews porous implants and motility options.
7. Rudemann AD. Modified Burch type evisceration with scleral implant. *Am J Ophthalmol* 1960;**49**:41–4.
8. Mules PH. Evisceration of the globe with artificial vitreous. *Trans Ophthalmol Soc UK* 1885;**5**:200–6.
9. Hornblass A, Beisman BS, Eviator JA. Current techniques of enucleation: a survey of 5,439 implants and a review of the literature. *Ophthal Plast Reconstr Surg* 1995;**11**:77–88.
*10. Chalasani R, Poole-Warren L, Conway RM, et al. Porous orbital implants in enucleation: a systematic review. *Surv Ophthalmol* 2007; **52**(2):145–55.
　　Reviews the various biomaterials used in current implants and concepts to consider after enucleation.
11. Martin O, Clodius L. The history of the artificial eye. *Ann Plast Surg* 1979;**3**(2):168–71.
12. Kitzmann AS, Weaver AL, Lohse CM, et al. Clinicopathologic correlations in 646 consecutive surgical eye specimens, 1990–2000. *Am J Clin Pathol* 2003;**119**(4):594–601.
13. Erie JC, Nevitt MP, Hodge D, et al. Incidence of enucleation in a defined population. *Am J Ophthalmol* 1992;**113**(2):138–44.
14. Geirsdottir A, Agnarsson BA, Helgadottir G, et al. Enucleation in Iceland 1992- 2004; A study in a defined population. *Acta Ophthalmol* 2014;**92**(2):121–5.
15. Hansen AB, Petersen C, Heegaard S, et al. Review of 1028 bulbar eviscerations and enucleations. Changes in aetiology and frequency over a 20-year period. *Acta Ophthalmol Scand* 1999;**77**(3):331–5.
16. Setlur VJ, Parikh JG, Rao NA. Changing causes of enucleation over the past 60 years. *Graefes Arch Clin Exp Ophthalmol* 2010;**248**(4): 593–7.
17. Genevois O, Millet P, Retout A, et al. Comparison after 10 years of two 100-patient cohorts operated on for eviscerations or enucleations. *Eur J Ophthalmol* 2004;**14**(5):363–8.
18. de Gottrau P, Holbach LM, Naumann GO. Clinicopathological review of 1146 enucleations (1980-90). *Br J Ophthalmol* 1994;**78**(4): 260–5.
19. Monsudi KF, Ayanniyi AA, Balarabe AH. Indications for destructive ocular surgeries in Nigeria. *Nepal J Ophthalmol* 2013;**5**(1):24–7.
20. Epee E, Masanganise R. The rate of and indications for enucleations at Sekuru Kaguvi Eye Unit in Harare: a comparative analysis. *Cent Afr J Med* 2003;**49**(1-2):13–15.
21. Ibanga A, Asana U, Nkanga D, et al. Indications for eye removal in southern Nigeria. *Int Ophthalmol* 2013;**33**(4):355–60.
*22. Levin PS, Dutton JJ. A 20-year series of orbital exenteration. *Am J Ophthalmol* 1991;**112**(5):496–501.
　　A good review of one author's experience with exenteration.
23. Rahman I, Cook AE, Leatherbarrow B. Orbital exenteration: a 13 year Manchester experience. *Br J Ophthalmol* 2005;**89**(10):1335–40.
24. Coday MP, Warner MA, Jarling KU, et al. Acquired monocular vision: functional consequences from the patient's perspective. *Ophthal Plast Reconstr Surg* 2002;**18**:55–63.
*25. Bohman E, Roed Rassmussen ML, Dafgard Kopp E. Pain and discomfort in the anophthalmic socket. *Curr Opin Ophthalmol* 2014;**25**: 455–60.
　　Discusses various etiologies behind socket discomfort in the anophthalmic patient.
*26. Rasmussen ML, Ekholm O, Prause JU, et al. Quality of life of eye amputated patients. *Acta Ophthalmol* 2012;**90**:435–40.

Raises important psychosocial issues faced by the anophthalmic patient with one eye.

27. Ahn JM, Lee SY, Yoon JS. Health related quality of life and emotional status of anophthalmic patients in Korea. *Am J Ophthalmol* 2010; **149**:1005–11.

28. Masdottir S, Sahlin S. Patient satisfaction and results after evisceration with a split-sclera technique. *Orbit* 2007;**26**:241–7.

29. McBain HB, Ezra DG, Rose GE, et al. The psychological impact of living with an ocular prosthesis. *Orbit* 2014;**33**:33–9.

30. Jordan DR, Mawn L. Enucleation, evisceration, and exenteration. In: Dunn JP, Langer PD, editors. Basic techniques of ophthalmic surgery, American Academy of Ophthalmology manual. San Francisco, CA: American Academy of Ophthalmology; 2015. p. 305–28.

31. Jordan DR, Khouri LM. Evisceration with posterior sclerotomies. *Can J Ophthalmol* 2001;**3**(7):404–7.

32. Jordan DR, Parisi J. The scleral fillet technique for secondary orbital implantation. *Can J Ophthalmol* 1996;**3**(7):356–60.

33. Stephenson CM. Evisceration of the eye with expansion sclerotomies. *Ophthal Plast Reconstr Surg* 1987;**3**:249–51.

*34. Jordan DR, Stoica B. Evisceration with implant placement posterior to posterior sclera. *Ophthal Plast Reconstr Surg* 2016;**32**(3):178–82.
    Discusses various techniques for posterior sclerotomies to allow larger implant use during evisceration.

*35. Timothy NH, Feilich DE, Linberg JV. Perspective: evisceration versus enucleation, the ocularist's standpoint. *Ophthal Plast Reconstr Surg* 2003;**19**(6):417–20.
    Provides an ocularist's perspective on prosthetic eye fitting post enucleation and evisceration.

*36. Levine MR, Pou CR, Lesh RH. The 1998 Wendell Hughes lecture. Evisceration: is sympathetic ophthalmia a concern in the new millennium? *Ophthal Plast Reconstr Surg* 1999;**15**:4–8.
    Excellent discussion of sympathetic ophthalmia and how worried one should be about its occurrence.

37. Green WR, Maumenee AE, Sanders TE, et al. Sympathetic uveitis following evisceration. *Trans Am Acad Ophthalmol Otolaryngol* 1972; **76**:625–44.

38. Rudemann AD Jr. Sympathetic ophthalmia after evisceration. *Trans Am Ophthalmol Soc* 1963;**16**:274–314.

39. Maumanee AE. Retrobulbar alcohol injection: relief of ocular pain in eyes with and without vision. *Am J Ophthalmol* 1949;**32**: 1502–8.

*40. Chen TC, Ahn Yuen SJ, Sangaalang MA, et al. Retrobulbar chlorpromazine injections for management of blind and seeing eyes. *J Glaucoma* 2002;**11**:209–13.
    Provides useful information and technique for retrobulbar chlorpromazine injections in individuals with a blind painful eye.

41. Estafanous MFG, Kaiser PK, Baerveldt G. Retrobulbar chlorpromazine in blind and seeing eyes. *Retina* 2000;**20**:555–8.

42. McCulley TJ, Kersten RC. Periocular inflammation after retrobulbar chlorpromazine (Thorazine) injection. *Ophthal Plast Reconstr Surg* 2006;**4**:283–5.

43. Chen WP-D. Enucleation, evisceration, and exenteration. In: McCord CD Jr, Tanenbaum M, Nunery WR, editors. Oculoplastic surgery. New York: Raven Press; 1995. p. 581.

44. Dutton JJ. Sympathetic ophthalmia: relevance to oculoplastic surgery. Presented at the 45th Sally Letson Symposium on Oculoplastics: Trauma, Cosmetics and Practical Approaches from Bedside to Courtroom, Ottawa, Canada, September 19–21,2013.

*45. Jordan DR. Localization of extraocular muscles during secondary orbital implantation surgery. The tunnel technique: experience with 100 patients. *Ophthalmology* 2004;**111**:1048.
    A very useful article describing one author's technique and experience with localizing extraocular muscles during secondary orbital implantation.

46. Su GW, Yen MT. Current trends in managing the anophthalmic socket after primary enucleation and evisceration. *Ophthal Plast Reconstr Surg* 2004;**20**(4):274–80.

47. Custer PL, Trinkaus KM, Fornoff J. Comparative motility of hydroxy-apatite and alloplastic enucleation implants. *Ophthalmology* 1999; **106**:513–16.

*48. Trichopoulas N, Augsburger JJ. Enucleation with unwrapped porous and non-porous implants: a 15 year experience. *Ophthalmic Plast Reconstr Surg* 2005;**21**:331–6.
    Highlights the low exposure rate associated with unpegged porous orbital implants.

49. Anderson RL, Yen MT, Lucci LM, et al. The quasi-integrated porous polyethylene orbital implant. *Ophthal Plast Reconstr Surg* 2002;**18**: 50–5.

*50. Wells T, Harris GJ. Direct fixation of extra-ocular muscles to a silicone sphere: a cost sensitive, low-risk enucleation procedure. *Ophthalmic Plast Reconstr Surg* 2011;**27**:364–7.
    An excellent review of the pros and cons to consider when contemplating the use of a porous orbital implant following enucleation.

51. Bentley RP, Sgouros S, Natarajan K, et al. Normal changes in orbital volume during childhood. *J Neurosurg* 2002;**96**:742–6.

52. Yago K, Furuta M. Orbital growth after unilateral enucleation in infancy without an orbital implant. *Jpn J Ophthalmol* 2001;**45**: 648–52.

*53. Heber KL, Katowitz JA, Low JE. Unilateral dermis-fat graft implantation in the pediatric orbit. *Ophthal Plast Reconstr Surg* 1998;**14**: 81–8.
    Describes the potential growth in dermis fat grafts used in children post enucleation which helps the adjacent orbital bones to develop.

54. Mitchell KT, Holster DA, White WL. The autogenous dermis-fat orbital implant in children. *J AAPOS* 2001;**5**:367–9.

*55. Perry AC. Advances in enucleation. *Ophthalmic Plast Reconstr Surg* 1991;**4**:173–82.
    The first paper describing the potential benefits of the hydroxyapatite porous orbital implant after enucleation or evisceration by the individual (Perry) who discovered its use in this area.

*56. Dutton JJ. Coralline hydroxyapatite as an ocular implant. *Ophthalmology* 1991;**98**:370–7.
    An early paper in the history of hydroxyapatite orbital implants describing one individual's experience with the new implant.

57. Remulla HD, Rubin PAD, Shore JW, et al. Complications of porous spherical orbital implants. *Ophthalmology* 1995;**102**:586–93.

*58. Shoamanesh A, Pang N, Oestreicher JH. Complications of orbital implants: a review of 542 patients who have undergone orbital implantation and 275 subsequent peg placements. *Orbit* 2007;**25**: 173–82.
    A large series describing the various complications that potentially can occur with the hydroxyapatite implants.

*59. Blaydon SM, Shepler TR, Neuhaus RW, et al. The porous polyethylene (Medpor) spherical orbital implant: a retrospective study of 136 cases. *Ophthal Plast Reconstr Surg* 2003;**19**:364–74.
    Discusses the experience and contrasts the benefit of using hydroxyapatite leading competitor – porous polyethylene.

*60. Jordan DR, Bawazeer A. Experience with 120 synthetic hydroxyapatite implants (FCI₃). *Ophthal Plast Reconstr Surg* 2001;**17**:184–90.
    Demonstrates that synthetic hydroxyapatite is similar to coralline hydroxyapatite and shares equal complications.

*61. Jordan DR, Klapper SK, Gilberg SM, et al. The bioceramic implant: evaluation of implant exposures in 419 implants. *Ophthalmic Plast Reconstr Surg* 2010;**26**:80–2.
    Reviews a large series of aluminum oxide orbital implants and emphasizes all porous implants require following as long-term complications even years down the road are not uncommon.

*62. Wang JK, Lai PC, Liao SL. Late exposure of the bioceramic orbital implant. *Am J Ophthalmol* 2009;**147**:162–70.
    Describes an interesting preventative step (using a scleral cap) to decrease the incidence of porous implant exposure.

*63. Custer PL, Trinkaus KM. Volumetric determination of enucleation Implant size. *Am J Ophthalmol* 1999;**128**:489–94.
    Describes a simple way to measure the volume of the enucleated globe.

64. Thaller VT. Enucleation volume measurement. *Ophthal Plast Reconstr Surg* 1997;**13**:18–20.

*65. Kaltreider SA, Jacobs JL, Hughes MO. Predicting the ideal implant size before enucleation. *Ophthal Plast Reconstr Surg* 1999;**15**(1): 37–43.
    Discusses ways to calculate the ideal implant size after enucleation or evisceration surgery; the implant size is often greater than 22 mm, which is problematic, as it creates difficulty making an artificial eye.

66. Kaltreider SA. The ideal ocular prostheses. Analysis of prosthetic volume. *Ophthal Plast Reconstr Surg* 2000;**16**(5):388–92.

67. Perry AC. Advances in enucleation. *Ophthalmic Plast Reconstr Surg* 1991;**4**:173–82.

68. Perry JD, Tam RC. Safety of unwrapped spherical orbital implants. *Ophthal Plast Reconstr Surg* 2004;**20**:281–4.

*69. Long JA, Tann TM, Beardon WH, et al. Enucleation: is wrapping the implant necessary for optimal motility. *Ophthal Plast Reconstr Surg* 2003;**19**(3):194–7.
    Discusses the pros and cons of implant wrapping and whether it has

any true benefit.

*70. Nunery WR. Risk of prion transmission with the use of xenografts and allografts in surgery. *Ophthal Plast Reconstr Surg* 2003;**17**: 389–94.

　An important paper that discusses the risk of disease transmission when using donor sclera.

*71. Jordan DR, Klapper SR, Gilberg SM. The use of Vicryl in 200 orbital implants. *Ophthal Plast Reconstr Surg* 2003;**19**:53–61.

　A comprehensive look at the various implant wraps used to cover porous orbital implant.

72. Jordan DR, Klapper SR. Wrapping hydroxyapatite implants. *Ophthalmic Surg Lasers* 1999;**30**:403–7.

73. Guillinta P, Vasani SN, Granet DB, et al. Prosthetic motility in pegged versus unpegged integrated porous orbital implants. *Ophthal Plast Reconstr Surg* 2000;**19**:119–22.

*74. Jordan DR, Chan S, Mawn L, et al. Complications associated with pegging hydroxyapatite orbital implants. *Ophthalmology* 1999;**106**: 505–12.

　Reviews the various peg complications and points out that most are of a minor nature.

75. Jordan DR, Klapper SR. A new titanium peg system for hydroxyapatite orbital implants. *Ophthal Plast Reconstr Surg* 2000;**16**: 380–7.

*76. Johnston RLC, Ramstead CL, Nathoo N. Pegging the porous implant. *Ophthal Plast Reconstr Surg* 2011;**27**:74–5.

　Highlights one author's experience with using pegs and the success attained.

77. Kennedy RE. Enucleation, evisceration and exenteration. In: Illiff NT, editor. Complications in ophthalmic surgery. New York, NY: Churchill Livingstone; 1983. p. 487–513.

*78. Cho RI, Kahana A. Orbital exenteration. In: Nesi F, Black E, Calvano C, et al., editors. Smith's ophthalmic plastic and reconstructive surgery. 3rd ed. New York, NY: Springer Science; 2010. p. 1033–43.

　An excellent review of exenteration techniques and the various indications.

*79. Shields JA, Shields CL, Demicri H, et al. Experience with eyelid sparing orbital exenteration: the 2000 Tullos O. Coston Lecture. *Ophthal Plast Reconstr Surg* 2001;**17**:355–61.

　Highlights the benefits of using an eyelid-sparing technique after exenteration.

80. Shields JA, Shields CL, DePotter P, et al. Diagnosis and treatment of uveal melanoma. *Semin Oncol* 1996;**23**:763–7.

81. Shields JA, Sheilds CL. Rhabdomyosarcoma: review for the ophthalmologist. *Surv Ophthalmol* 2003;**48**:39–57.

82. Mainville N, Jordan DR. Orbital Aspergillosis treated with retrobulbar amphotericin. *Orbit* 2012;**31**(1):15–17.

83. Bonanno A, Esmaeli B, Fingereet MC, et al. Social challenges of cancer patients with orbitofacial disfigurement. *Ophthal Plast Reconstr Surg* 2010;**26**:18–22.

84. Goldberg RA, Kim JW, Shorr N. Orbital exenteration: results of an individualized approach. *Ophthal Plast Reconstr Surg* 2003;**19**: 229–36.

85. Hanasono MM, Lee JC, Yang JS, et al. An algorithmic approach to reconstructive surgery and prosthetic rehabilitation after orbital exenteration. *Plast Reconstr Surg* 2009;**123**:98–105.

86. Larson JSM, Nerad JA. The use of osseointegration and rare earth magnetic coupling for oculofacial prosthesis retention in the exenterated orbit. *Curr Opin Ophthalmol* 2009;**20**:412–16.

87. Smit TJ, Koornneef L, Zonnereld FW, et al. Computed tomography in the assessment of the postenucleation socket syndrome. *Ophthalmology* 1990;**97**:137–40.

88. Smit EJ, Koornneed L, Zonnereld FW, et al. Primary and secondary implants in the anophthalmic orbit: preoperative and postoperative computed tomographic appearance. *Ophthalmology* 1991;**98**(1): 106–10.

*89. Pine KR, Sloan BH, Jacobs RJ. A proposed model of the response of the anophthalmic socket to prosthetic eye wear and its application to the management of mucoid discharge. *Med Hypotheses* 2013;**81**: 300–5.

　An excellent article describing current concepts in the response an eye socket has to an artificial eye and provides a rationale for cleaning and taking care of the artificial eye.

90. Parr GR, Goldman BM, Rahn AO. Post insertion care of the ocular prosthesis. *J Pros Dent* 1983;**49**(2):220–4.

91. Trawnik WR. Care of the ocular prostheses. *Adv Ophthalmic Plast Reconstr Surg* 1990;**8**:146–8.

92. Allen L, Kolder HE, Bulgarelli EM, et al. Artificial eyes and tear measurements. *Ophthalmology* 1980;**87**:155–7.

93. Kim SE, Yoon JS, Lee SY. Tear measurements in prosthetic eye users with Fourier-Domain optical coherence tomography. *Am J Ophthalmol* 2010;**149**:602–7.

*94. Jordan DR, Brownstein S, Faraji H. Clinicopathologic analysis of 15 explanted hydroxyapatite implants. *Ophthal Plast Reconstr Surg* 2004;**20**(4):285–90.

　Discusses the signs and symptoms of porous orbital implant infection to be aware of and reviews management of several cases.

95. Chang WJ, Tse DT, Rosa RH, et al. Conjunctival cytologic features of giant papillary conjunctivitis associated with ocular prostheses. *Ophthal Plast Reconstr Surg* 2005;**21**(1):39–45.

96. Srinivasan OD, Jakobiec FA, Iwamoto T, et al. Giant papillary conjunctivitis with ocular prostheses. *Arch Ophthalmol* 1979;**97**:892–5.

*97. Kymionis GD, Goldman D, Ide T, et al. Tacrolimus ointment 0.03% in the eye for treatment of giant papillary conjunctivitis. *Cornea* 2008;**27**:228–9.

　A useful article describing the benefits of tacrolimus ointment use in the patient with an artificial eye.

98. McCarthy RW, Beyer CK, Dallow RL, et al. Conjunctival cysts of the orbit following enucleation. *Ophthalmology* 1981;**88**:30–5.

99. Owji N, Aslani A. Conjunctival cysts of the orbit after enucleation: the use of trichloroacetic acid. *Ophthal Plast Reconstr Surg* 2005; **21**(4):264–6.

100. Pelletier C, Gilberg D, Jordan DR. Use of temporalis fascia for management of exposed hydroxyapatite implants. *Ophthal Plast Reconstr Surg* 1998;**14**(3):198–203.

101. Chuo JY, Dolman PJ, et al. Clinical and histopathologic review of 18 explanted porous polyethylene orbital implants. *Ophthalmology* 2009;**116**(2):349–54.

102. Tawfik HA, Raslan AO, Talib N. Surgical management of acquired socket contracture. *Curr Opin Ophthalmol* 2009;**20**:406–11.

37

第 37 章　烧伤

ROB SHERIDAN , JULIAN PERRY , RAO CHUNDURY

引言

由于烧伤可以引起解剖结构的紊乱和独特的生理学改变,故照护严重烧伤患者是一种复杂而又让人着迷的工作。本章节回顾了常见的烧伤引起的解剖和生理学改变以及相关的治疗方法,重点阐述眼表烧伤的照护。重视眼表照护的关键点有助于获得最佳的长期预后的结果和最佳的视功能。

流行病学

在美国,每年大约有两百万烧伤患者,其中需住院治疗的患者为 8 万人次,6500 例患者发生死亡[1]。小孩和老年人在家有更高的受伤风险,尤其是烫伤,而工作年龄的成年人则有更高的火焰烧伤和高压电伤的风险[2]。高达 20% 的幼儿受伤可能与受虐待和被忽视有关,虽然这也可能发生在不同的年龄中[3]。对于可疑的受伤案例应该向政府相关部门报告。

管理事项

严重烧伤患者的照护,无论是在系统水平还是个体水平,都应该进行严格管理。以下将简要介绍这些管理计划。

烧伤和创伤照护系统的管理

目前的资料支持这样一种理念,即采用高容量方案(high-volume programs)来处置烧伤患者,其成功率和性价比最高[4,5]。烧伤照护需要多学科技能的合作,而这些技能在组织管理系统中可以达到最有效的运作[6]。在美国外科医师协会、美国烧伤协会和欧洲烧伤协会等监督下,这也促进了许多烧伤中心照护方案的发展[7]。这些方案都十分强调烧伤照护的综合性,包括社区参与的烧伤预防方案、院前治疗、早期复苏和手术治疗以及长期的康复和重建[8]。重症监护是烧伤治疗方案中的一项重要的组成部分,必须包括住院监护或关系密切附属的重症监护病房。多学科协作人员包括内科医师、医师助理、护师、护士、物理和职业理疗师、呼吸治疗师、心理学家、社会服务工和管理人员。基于良好的沟通规划和文档记录,小组人员共同协作十分重要。各烧伤中心验证方案中其他的要求包括患者病情追踪、讨论、并发症的矫正和记录、国家创伤和烧伤数据库上报情况等。低容量未验证方案与高容量已认证方案之间的效果差异使得严重烧伤患者在应用前者治疗方案的情况在美国迅速变得罕见。美国烧伤协会像欧洲烧伤协会一样发布了一套烧伤中心的参考标准(框 37.1)。

个人烧伤和创伤的照护管理

多系统严重损伤患者的照护比较复杂,在整个康复过程中需要纵向的治疗方案。这种治疗可以分为四个阶段,参见表 37.1 所列[9]。第一阶段是初步评估和复苏,一般在伤后 48 小时内完成。第二阶段包括初步的伤口清创和封闭。该阶段经常与第一阶段重叠,

框 37.1 美国烧伤协会烧伤中心推荐标准

二度和三度烧伤超过 10%体表总面积（TBSA）且年龄小于 10 岁或超过 50 岁的患者。

二度和三度烧伤超过 20%TBSA 的其他年龄组患者。

二度和三度烧伤累及面部、手、脚、生殖器官、会阴和主要关节。

三度烧伤超过 5%TBSA 的任何年龄的患者。

电烧伤，包括闪电击伤。

化学烧伤。

吸入性损伤。

对已患有其他临床疾病的患者，烧伤会使其病情管理更加复杂、恢复时间更长或死亡风险增加。

任何合并有外伤的烧伤患者（如骨折等），烧伤会使其发病和死亡的风险最大化。这种情况下，如果外伤造成更大的直接风险，病人应当先在创伤中心治疗直至病情稳定再转移至烧伤中心接受治疗。因此医生的判断至关重要，并且应该与当地医疗控制方案和伤情分类方法一致。

不具有针对儿童治疗的合格人员和设备的医院，应将儿童烧伤患者转移到具有相应治疗能力的烧伤中心。

烧伤病人需要特殊的社会/情感和/或长期康复支持，包括那些疑似受虐儿童、药物滥用的病例。

表 37.1 烧伤治疗的四个阶段

分期和时间	生理变化	处理
1. 初步的评估和复苏 0~72 小时	大量的毛细血管渗漏和烧伤性休克	个体化补液和全面评估
2. 初步的伤口清创和封闭 1~7 日	高动力和分解代谢状态，伴有高感染风险	精确的营养支持，检查和清理全层创面并立即封闭创面
3. 明确的伤口闭合 1~6 周	持续的分解代谢状态，存在发生非创面源性的败血症风险	使用永久覆盖物替代临时覆盖物，关闭小而复杂的伤口
4. 重建、康复和重返社会 从出院后第一天起	分解代谢降低，恢复体力	开始阶段，保持部分活动度；通过被动活动和抗畸体位以减轻水肿；后期阶段，强化和鼓励患者回归家庭、工作和学校

但通常在伤后 5~7 日内完成。第三阶段包含最终的伤口封闭，包括使用永久性移植物替代临时性覆盖物，以及对小的复杂区域如面部和手部进行最后的手术。该阶段的持续时间因受伤严重程度不同而变化很大，但通常在出院前完成。第四阶段包含了重建、康复和重返社会的漫长过程。治疗的后期通常包括急诊住院治疗的后期、住院康复期以及在家治疗的大量时间。

发病机制

严重烧伤的患者表现出一系列可预测的显著的生理变化，这在很大程度上推进了治疗策略的发展[10]。经过研究者们一个多世纪的探讨，这些改变被大致分为早期反应和晚期反应[11]。

烧伤的早期局部反应

烧伤的局部反应取决于温度、持续时间及损伤的机制，损伤的构成因素是固定的。在烧伤后的几小时里，烧伤部位可逐渐发生微血管血栓形成、局部组织水肿和继发性灌注损伤。这些反应在一定程度上导致原发性损伤的加重。通过高质量的复苏、密闭空间（tight compartment）的早期减压和低温的预防来改善局部和微血管的血流，可减小继发性局部损伤或损伤进程。尽管药物治疗已被检测，但其有效性仍未被证实。

烧伤的早期系统反应

皮肤屏障功能的立即丧失与体液流失和损伤组织释放的血管活性介质有关。当体表烧伤面积超过 20%时，未烧伤的组织和远处的器官可发生间质性水肿。这些更弥散的微血管效应会损害没有直接受损器官的功能，这就解释了大面积烧伤患者频繁发生肺衰竭和其他器官功能障碍的原因。从以往来看，与烧伤有关的早期死亡是由进行性烧伤休克所引起。

所有主要的软组织损伤都会引起代谢失常，但由烧伤引起的最明显。在第二次世界大战之前，烧伤引起的早期低动力改变并没有引起足够重视，但战争之后，根据患者体重和烧伤面积，创建了许多用于计算静脉补液量的公式。如今烧伤液体复苏技术的充分发展使烧伤休克已经成为一个罕见的死亡原因（框 37.2）。通过在亚洲西南部的军事实践，胶体在创伤急救中的应用得到扩展。对于严重烧伤患者早期应用胶体，这些经验影响了严重烧伤患者的早期照护[12]。

框 37.2 改良的 Brooke 复苏公式

0~24 小时

成人和儿童>10kg

乳酸林格液:2~4ml/kg/%烧伤面积/24h(前 8 小时内给予一半)

胶体液:无*

儿童<10kg

乳酸林格液:2~3ml/(kg·%烧伤面积·24h)(前 8 小时内给予一半)

乳酸林格液加入 5%葡萄糖:4ml/(kg·h)

胶体液:无

24~48 小时

所有患者:

晶体液:维持尿出入量。如果给予硝酸银,钠渗出需要持续的等渗晶体液。如果局部应用其他药物,则需要大量的游离水。应该密切检测血清钠,最理想的途径就是通过肠内营养。

胶体液:(含 5%白蛋白的乳酸林格液)

- 0%~30%烧伤:无
- 30%~50%烧伤:0.3ml/(kg·%烧伤面积·24h)
- 50%~70%烧伤:0.4ml/(kg·%烧伤面积·24h)
- >70%烧伤:0.5ml/(kg·%烧伤面积·24h)

*在大面积烧伤患者中,逐渐的早期给予胶体补液,尤其是那些年龄较小或者复苏较慢的患者。作者常规实践是用公式计算超过 30%烧伤面积患者所需晶体液维持量减去用 5%白蛋白胶体液代替液体量。目的是在于减轻水肿相关的发生率。

注释:改良的 brooke 复苏公式是通用的公式,仅用于个体烧伤患者需要进行的生理液体量。与所有的复苏公式一样,这是个有效的起点,但是理想的复苏需要内科医师能够及时评估复苏的终点。

烧伤后晚期的生理改变

伤口的生理活动并非静止不动。重要的临床变化都是由微血管血栓形成、细菌繁殖(colonization)和感染引起的。通过有效的复苏和伤口处理可以影响这些改变。

对于有广泛软组织损伤的患者,如烧伤或大面积挤压伤,晚期局部创伤组织的处理尤其重要,因为大量坏死组织的感染会很快破坏机体抑制败血症的能力。伤口最初是清洁的,但很快就会被内源性细菌感染。在随后的几天,细菌在坏死组织中繁殖,同时蛋白酶分解焦痂和坏死组织碎片,留下一层肉芽组织。对于小面积烧伤的健康患者(<20%体表面积受累),

这种感染过程通常是可以忍受的。当烧伤面积更大时,会导致全身性的感染,这解释了烧伤面积超过 40%的患者如果早期没有清创则生存率显著降低的原因。

大面积烧伤的患者起初会出现心排出量和代谢速率的下降,以上症状在液体复苏后会好转。对于成功复苏的患者,紧接着是个代谢旺盛的过程,在随后的 24~48 小时,心排出量和静息能量消耗几乎增加一倍。代谢增长的程度与烧伤面积有关,烧伤面积达 60%或以上的患者的代谢率峰值是基础代谢的两倍。高代谢反应的特点是糖异生作用增强、胰岛素抵抗和蛋白分解代谢增强[13]。这些生理变化的病因尚不清楚,但被认为涉及下丘脑功能的改变,合并高血糖素升高、皮质醇和儿茶酚胺分泌增多、伤口细菌感染和全身释放细菌产物,以及胃肠道屏障功能紊乱后细菌和细菌副产物的易位。这些改变对严重烧伤患者的治疗有重要的实践意义,尤其是给患者提供足够的营养。

安全有效地修正高代谢反应的副作用,尤其是蛋白分解代谢,一直是一个难以实现的目标[14]。很多方法都被尝试过,部分方法正在使用,但是没有一个公认的治疗标准。较显著的干预方法包括退热药、β-肾上腺素抑制剂和激动剂、非甾体类抗炎药、重组生长激素、胰岛素样生长因子-1 以及合成代谢类固醇。但已有的数据似乎不足以支持常规应用这些方法。到目前为止,对伤口及时有效的处理仍然是控制这种生理改变的最可靠的方法。

当组织缺氧和伤口污染引起反应时,最有效的方法是直接处理这些问题。液体复苏和减压术将减轻组织早期缺血。从 20 世纪 70 年代开始,小面积烧伤的早期清创和封闭即被认为有缩短住院时间和提升功能恢复的优点。在随后的几十年里,这种方法被应用于大面积烧伤患者的治疗中,结果可缩短住院时间和提高生存率。早期切除坏死或局部缺血组织能减少伤口感染、全身败血症和炎症的发生率。

烧伤患者在治疗中的实际问题

年幼和年老的烧伤患者本身具有很多重要的解剖、生理和心理特点,这些特点会直接影响到他们的治疗。这些特点列在框 37.3 中,掌握这些特点有助于改善患者的预后[15]。

在烧伤患者的治疗中,早期持续的关注点是被忽略的损伤。严重烧伤患者起始治疗较为紊乱,相关重要的损伤可能被遗漏,导致发病率显著增加。由于烧伤患者通常会有一个持续较长时间的多学科随访治疗，所以治疗方案较特殊。从烧伤起始长期关注烧伤过程，可以极大地帮助医疗团队、患者和家庭设定可行的目标和期望。

框 37.3 有关年幼和年老烧伤患者的解剖、生理和心理的关注点

儿童患者的注意事项

儿童上呼吸道较小，可能被进展性的水肿迅速阻塞。

幼儿的气管很短，使得主支气管插管很常见。

支气管痉挛是幼儿吸入性损伤后常见的问题。

幼儿的肾浓缩功能不成熟。

幼儿容易液体过载。

幼儿特别容易出现低钠血症和继发性脑水肿。

幼儿每单位体重需要更高的能量。

儿童忍受长期营养不良的能力很差。

儿童较大的表面积-体重比使温度控制更加困难。

儿童的皮肤比成人的皮肤薄。

烧伤相对更深，供皮区更难选择。

与成人相比，儿童的血管更小。

儿童处于生长期，可预测有更好的手术结果。

儿童似乎更易形成增生性瘢痕。

疼痛和焦虑更难处理。

学龄儿童有教育需求。

一个不健全的家庭环境可能会影响儿童的康复。

老年患者的注意事项

受伤机制更多的包含行动力和灵活性降低的原因。

受伤可能体现独自安全生活的能力不足。

伤害会发生在晕厥期间。

如果烧伤面积很大，特别是有吸入性损伤的情况下，应仔细考虑液体复苏。

患者可能会有事前声明、利益关系的家属、医保代理，应在他们的治疗中尽早咨询。

老年人通常没有年轻人的生理储备。

肺功能可能因吸烟多年而受到损害。

可能存在未发现的或已知的冠状动脉或周围血管疾病。

肌力包括呼吸肌，可能会降低。

由于对肾毒性药物和低血压的敏感性增加，肾脏功能可能降低。

用标准预测方程很难评估老年人的营养需求。

老年人的皮肤很薄，因此更容易出现皮肤全层损伤，并对反复的供区取材忍受力较差。

老年人可能独自生活，或有配偶但不能满足患者出院后的护理需求。

出院计划可能非常复杂，因此必须尽早开始。

院前照护和医院间转运

现场急救和运输应优先做到以下几点：控制气道、维持静脉通路、放置尿管和鼻胃管、维持体温，如果转运时间超过1小时应静脉补液、向相关人员了解并记录烧伤事件的情况、尽力通知患者家人和烧伤患儿的法定监护人、清晰记录所有的处理方法。体温过低是烧伤患者的一个特殊问题，因为蒸发过强会导致热量损失。在患者到达前，转运交通工具和急诊接收区域应给予加热。患者最初的辅料应是干燥、清洁的覆盖物而不应是湿的敷料。对不超过10%体表面积的烧伤伤口行即刻降温处理有助于限制烧伤深度，同时也不会引起全身性的低体温。然而，通常是当急救人员到达现场时，这个时机已经过去了。

第一阶段——初步评估和液体复苏

美国烧伤协会的高级烧伤生命支持课程介绍了一种针对烧伤患者的相对严格的有组织性的初步评估方法，这种方法很有用[16]。最初的检查是初部检查患者呼吸道、循环或神经系统的主要异常，从而明确紧急干预措施。如果提示有异常，则进行插管。临床上明显的气胸要进行减压。然后获得紧急血管通路。做一个非常简单的神经系统评估。暴露患者身体行完整的检查。

第二步检查包括患者血流动力学正常化后，详细的从头到脚的身体检查。同时要做必要的实验室研究和直接的影像检查。根本目标是对烧伤进行详细评估之前，仔细思考损伤机制并排除所有潜在的隐匿性损伤。如果损伤的机制与头部或腹部外伤一致，需要进行头部、胸部、腹部和骨盆的CT检查。高能量损伤（如电烧伤、机动车撞伤和爆炸伤引起的损伤）由于会造成严重的创伤而臭名昭著。但是在最初的评估过程中，这些创伤却很容易被漏诊。

第三步检查是入院后1~2日的一个有计划的再次身体复查。聚焦成像通常是这个过程的一部分。目标是排除最初可能被忽视的细微损伤。

早期烧伤护理的一个必要的部分就是在发生不可逆的组织缺血之前发现并纠正筋膜间隙综合征（compartment syndrome）。如果皮下组织因直接损伤或继发性毛细血管渗漏和水肿而变得肿胀，非弹性组织周围烧伤或肌群的正常筋膜包膜就会导致较高的软组织压力。在数字血管（digital vessels）和指垫（digital pulp）中使用毛细血管再灌注和多普勒信号，对其四肢进行温度、柔韧性、主动运动、被动运动性疼痛、血管搏动和低压血流的评估。连续的筋膜间隙压力测量对于特定的患者可能有价值，但在大多数情况下，连续的临床检查足以决定是否需要进行焦痂切开术或筋膜切开术。在出现不可逆的组织坏死之前，这些肢体应通过焦痂切开术和(或)筋膜切开术及时进行减压(图 37.1)。偶尔会发生腹压升高，导致气道压力增加、少尿和低血压。这些应该在重症监护室，立即通过腹部减压进行纠正。虽然罕见，但在面部深度烧伤的情况下，应怀疑会发生球后高压，并作好外眦切开术的应对，在接下来的章节中会进行讨论。

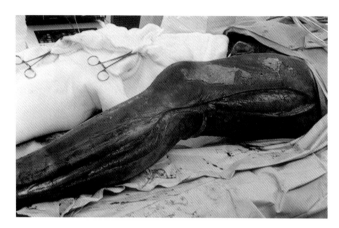

图 37.1　当痂下水肿导致危险的高度软组织压力升高时，应在发生不可逆组织坏死之前进行焦痂切开术和(或)筋膜切开术。可通过同一个切口来完成这两种手术

近年来，烧伤患者的液体复苏已经有了很大的发展，部分原因是军方提供的在西南亚的经验教训。在严重烧伤后的第 18~24 小时内，较大面积烧伤患者随着损伤面积增加，初期复苏的延迟以及吸入性损伤的存在，出现弥漫性毛细血管渗漏。临床目标是给予充足而适当的液体，同时确保软组织在非弹性焦痂下或紧密筋膜包膜下不会出现缺血的情况。虽然基于患者体重和烧伤面积大小的公式已经发展多年，但对个别患者来说没有一种是完全准确的。框 37.2 列出了一种达成共识的方法。为了达到准确、个性化的复苏，需要采用滴定的方法进行输液，以便对复苏终点的指标进行严密的生理监测，比如排尿量、碱缺乏和生命体征。

毛细血管的完整性通常在 18~24 小时内恢复正常，在大多数患者中，液体需要接近 150% 的维持量。在这个复苏阶段，应避免过度摄入液体。

第二阶段——早期切除和伤口缝合

第二阶段的重点是识别和切除全层烧伤组织。

这种方法可以减少伤口脓毒症和全身性败血症的发生，并要在伤口感染前完成，一般在受伤后 5~7 日内进行。这一阶段的护理通常需要烧伤团队指导的重症护理。早期伤口切除的理念对于严重烧伤和挤压伤或其他软组织损伤的患者的治疗至关重要，这些损伤会对坏死组织带来影响。以往的深度烧伤的切除手术会发生严重的失血，但是采用周到而完善的技术，可以减少患者的失血，并提高其耐受性。

广泛的烧伤可引起高凝状态，而烧伤休克与内脏缺血有关。因此，严重烧伤的患者很容易发生深静脉血栓和肺栓塞。选择性使用药物和机械预防措施在烧伤治疗中很常见，但具体情况会有所变化。

第三阶段——最终伤口闭合

第三阶段涉及最后的伤口闭合。用永久的自体移植物替换临时的膜，如人类的同种异体移植物，闭合一些小但复杂的伤口如手和面部的伤口。这一阶段的持续时间因创伤严重程度而有所不同，但通常在出院前完成。在这一照护阶段，患者康复能力加强，一般不需要重症监护。

第四阶段——康复与肌体重组

第四阶段描述了重建、复原和肌体重组的过程。这一阶段的治疗往往会过渡到门诊环境，而且根据损伤类型和严重程度，时间可能会很长，涉及多次入院进行阶段性的功能和美容重建。从住院到门诊治疗阶段，烧伤团队的持续参与是非常有益的。烧伤的物理和职业疗法是烧伤患者康复的一个重要组成部分[17]。这一切从每日的运动、夹板和抗畸形开始，通过积极的运动、加强和掌握日常生活来取得进展。家庭环境是一种重要的治疗考虑[18]。家庭的参与和支持在康复过程是最理想的。

头颈部、面部和眼附属器的烧伤

头颈部烧伤的急性评估和处理

头部和颈部功能和审美的重要性，与它们的表面面积不相称。大多数有经验的外科医生，通常对头皮、面部、耳朵、眼附属器和颈部的伤口采取谨慎保守的治疗方法。在任何时候，都应该对优化最终功能和外观的目标有长远的考虑，即使延迟伤口的闭合或者由于对更厚的移植物的需求而导致供体部位的发病率增加。

头皮烧伤

头皮面积很大,对于儿童,占身体 10% 以上的表面积。深层毛囊的密度通常会导致中层和深层皮肤灼伤的自发修复。这个解剖学是大部分头皮烧伤初始保守治疗的制定依据,以及获得供移植的头皮中厚皮片的依据。剃掉烧伤的头皮有助于局部清洁和伤口的照护。

面部烧伤

面部烧伤的早期治疗对最终的面部功能、外观和重建的选择有很大的影响。面部仅占身体表面积的 4%,这在生理上几乎是微不足道的,因此除了最深层的面部烧伤外,都可以采取最初的保守治疗方式(图 37.2)。被感染的面部烧伤伤口很少导致全身严重的败血症。面部中央富含汗腺和皮脂腺,当处置烧伤时对汗腺和皮脂腺却加以保留,烧伤组织重新修复可以产生令人满意的结果[19]。此优点在成年男性的胡须生长区更为明显。

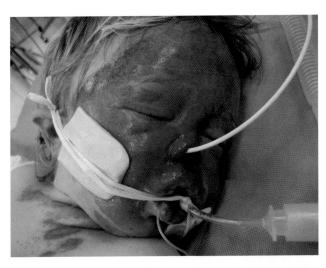

图 37.2 面部仅占身体表面的 4%,而严重的面部伤口脓毒症却很少发生。除了最深层的面部烧伤外,其余烧伤最初都可以选择保守方法进行治疗。面部中央富含汗腺和皮脂腺,所以即使皮肤发生了深二度烧伤,在没有急性切除的情况下,也会经常出现令人满意的结果。面部烧伤给予局部照护,而不进行手术移植,有时也可以理想愈合,虽然可能需要后续的瘢痕治疗

许多局部治疗方案适合于面部烧伤的治疗。面部血管丰富,只要避免干燥和感染,局部深层的烧伤通常会较好的愈合。各种各样的局部药物和薄膜都可采用,但不存在哪一个最好[20]。明显的表面烧伤经

常使用温和的肥皂水来处理,并且在伤口表面使用抗生素软膏,每 6~12 个小时涂抹一次伤口。深层的烧伤通常局部用磺胺嘧啶银浸渍的纱布处理,并每日清洗和更换。释放银离子的薄膜敷料,由于使用时需要更换的次数较少,故被用于治疗二度烧伤;尽管很多情况下,在面部烧伤治疗中它也很难发挥更好的作用。在所有成功的治疗计划中,都需要定期的清除坏死组织和防止创面干燥。眼睛周围的烧伤可以局部用眼科抗生素软膏来治疗。在面部烧伤的情况下,确保口腔或鼻腔气管和经肠管饲的设备,不应对烧伤的鼻中隔或耳部施加压力(图 37.3)。

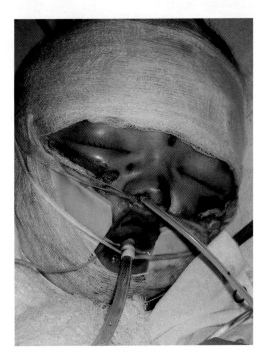

图 37.3 处置面部烧伤患者时,确保口腔或鼻腔气管和经肠管饲的设备,不应对烧伤的鼻中隔或耳部施加压力,并且需要进行定期监测

除了最深层的面部烧伤,常见的谨慎的做法是局部治疗伤口,并延迟任何切除和移植,直到所有烧伤全层组织完全可见[20]。在过去的几年里,在美容医院有关面部移植存在一些争论。如果不需要牺牲已愈合的烧伤或未烧伤的皮肤,可以移植。需要移植的面部皮肤用颜色匹配的中厚皮片进行移植最为理想。为了做到有备无患,可提供最佳的面部皮肤供给区域。在患者发病早期就要进行确定,以便把供皮区更好的保存下来。面部烧伤切除要采用仔细、分层的方式进行。在痂下使用稀释的肾上腺素可以减少出血[21]。手术台的头部应该保持抬高位。手术的关键要素是仔细设计制作一块辅料,能够绝对保护移植片免

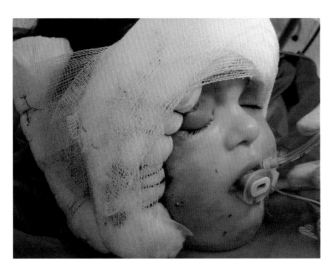

图 37.4　采用移植治疗面部烧伤手术的关键要素是设计制作一块辅料,使其能够绝对保护移植片与伤口吻合面之间免受剪切力的侵害

受剪切力(图 37.4)。移植片血管化后,应开始进行按摩和压力治疗。面部深度烧伤的患者会有满意的功能和美观效果,但重要的是为了达到这些效果,需要长时间与烧伤团队保持联系。缓解张力的手术和激光干预可能有助于改善效果,同时降低病发率[22]。在非常特殊的情况下,可以考虑面部移植[23,24]。经过仔细的阶段性重建,绝大多数具有严重破坏性面部烧伤的患者,都能达到完全可接受的长期功能恢复和审美效果(图 37.5)。

眼附属器烧伤

眼睑皮肤因为薄且富有弹性,皮肤附件相对缺乏,所以对烧灼的耐受性很差[25]。这个区域的烧伤会给手术团队带来复杂的短期和长期的困难[26]。对此类损伤初始治疗的主要目标是评估角膜损伤或眼球其他损伤,如发现有损伤可以提供适当的治疗,确保对眼球进行保护性覆盖,并警惕罕见的球后高压[27]。在大多数情况下,烧伤后 6~18 个小时内,眼部附属器发生高度水肿,这为眼球提供了良好的覆盖并使其保持湿润,但这使检查变得困难。因此在受伤后,应尽早进行眼部检查。开睑器或 Desmarres 拉钩有助于检查(图 37.6)。在查体时,深层角膜烧伤表现明显,角膜

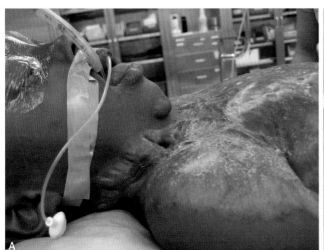

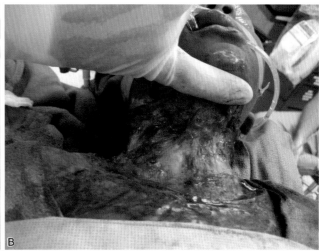

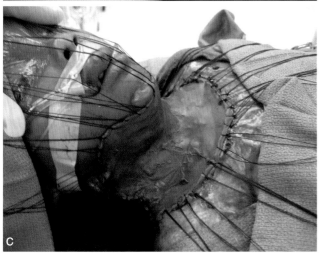

图 37.5　A-C 颈前部的移植物具有很强的收缩性,可以改变面下部和颈部正常的轮廓。在一些患者中,早期颈部松解可以保持气道通路的安全,并优化患者的舒适度和活动性

雾状混浊(图 37.7 和图 37.10)。使用荧光素染色后,可以看到角膜微小损伤。眼睑水肿早期可以为眼球提供良好的覆盖,因此没有必要急诊行睑缘缝合术。此外睑缘缝合术可能具有破坏性,因为烧伤的眼睑在随后的日子里会发生眼睑退缩,睑缘缝合后会撕裂并损伤细微的睑板解剖结构。烧伤后期出现眼睑退缩,可引起眼球暴露的难题。

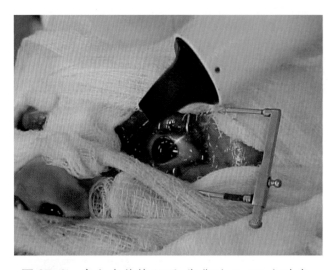

图 37.6　在大多数情况下,烧伤后 6~18 小时内,眼部附属物会发生高度水肿,这为眼球提供了良好的覆盖并使眼球保持湿润,但这也使检查变得困难。因此,伤后应尽早进行眼部检查。眼睑拉钩非常有用

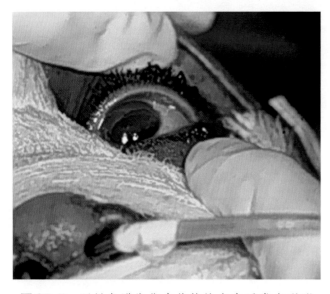

图 37.7　深层角膜烧伤在体格检查中通常表现明显,角膜呈雾样混浊。使用荧光素染色后,可以看到更细微的角膜损伤

争议:对眼睑区域进行清创具有有争议,而身体其他部位的伤口清创可能需要在眼睑清创之前进行。

有学者建议在不切除焦痂的情况下切开并松解眼睑[5],而另一些学者认为有必要切除焦痂,这可暴露新鲜组织以便为皮肤移植提供健康的植床,并可防止进一步挛缩的发生[26,28,29]。实际上,在不损伤深层残余正常组织或保持其未脱水的情况下,行眼睑焦痂切除术非常困难。

不管是否切除焦痂,如果出现暴露性角膜炎的迹象,或者无张力睑缘缝合后眼睑闭合不全,就应该考虑手术。有证据表明,早期皮肤松解和移植可以降低角膜溃疡形成的风险[30]。在随后的几周内,未愈合区域的移植通常与急性松解手术同时进行。

随着烧伤眼睑水肿的消退,眼睑退缩通常伴随着不同程度的睑外翻或眼球暴露。在大多数患者中,较小的暴露可使用眼科润滑药物来治疗。在睡眠时,由于 Bell 现象,眼球向上转动,下方球结膜暴露,但角膜上皮受到收缩的上睑的保护。有些患者,睑外翻会进一步发展,导致暴露性角膜炎(图 37.8A)进展到角膜溃疡(图 37.8B)或形成角膜瘢痕(图 37.8C)。这类情况常见于完全性睑外翻患者(图 37.8D)。如果发生角膜炎,表现为红斑和巩膜充血,应该早期进行眼睑松解(图 37.9)。如果干燥导致角膜溃疡,就会发生感染和穿孔,并伴有眼球内容物突出(图 37.10)。当行急性眼睑松解时,应避免损伤残存的正常的解剖结构[31]。大多数情况下,需要对眼睑表面进行简单松解并使其展开,避免损伤眼轮匝肌、提上睑肌、眶隔和睑结膜(图 37.11)。松解的距离要保持足够,以便使残余愈合的眼睑皮肤能够留在合适的位置。不同的松解方法将在本章后面进行讨论,原则上上睑松解通常需要厚的中厚皮片,下睑松解需用全厚皮片。有些作者主张同时使用各种真皮移植,但这并不是常规做法[32,33]。手术的关键部分是放置一个保护性敷料,以减少移植片的剪切力,避免眼压升高。简单的打包固定敷料通常就能实现这个目标。如果敷料能够很好的闭合眼睑,通常不需要行睑缘缝合术(图 37.12)。大多数医生提倡适度的"过度矫正",以允许术后收缩的发生,他们不会在上下睑同时进行手术,因为这可能会对"过度矫正"产生不利影响。

极少数情况下,烧伤或继发性感染会造成眼睑组织的大量损失。最常见的机制似乎是长时间的接触损伤(图 37.13)。当反复松解剩余眼睑组织无法实现眼睑覆盖整个眼球时,有两种基本方法可以使用。遗憾的是,这些患者往往整个面部区域都遭受到非常严重的烧伤,严重地限制了局部皮瓣的选择。"伪装的方法"大概描述了利用残存的睑结膜和任何其他残余

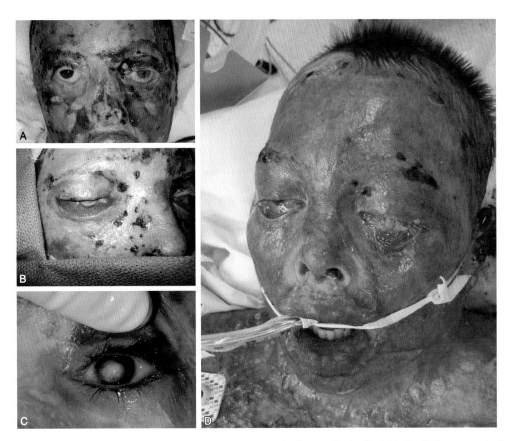

图 37.8 A-D.在一些患者中,睑外翻会进一步发展,导致暴露性角膜炎(A),溃疡(B),或角膜瘢痕(C)。在这些病例中,眼睑完全性外翻相当常见(D)

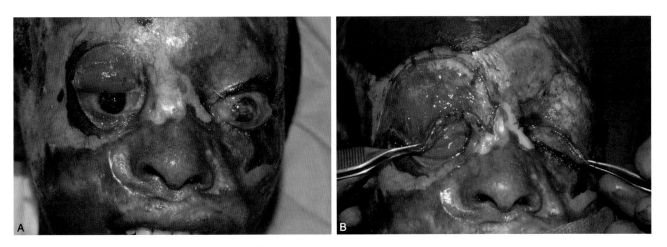

图 37.9 A 和 B.如果发生角膜炎,表现为红斑和巩膜充血,早期眼睑松解一般是明智的

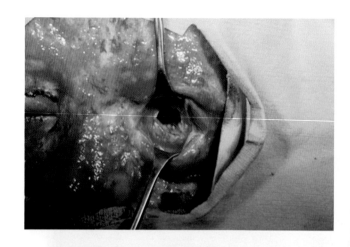

图 37.10 如果干燥导致角膜溃疡,就会发生角膜感染和穿孔,并伴有眼球内容物脱出

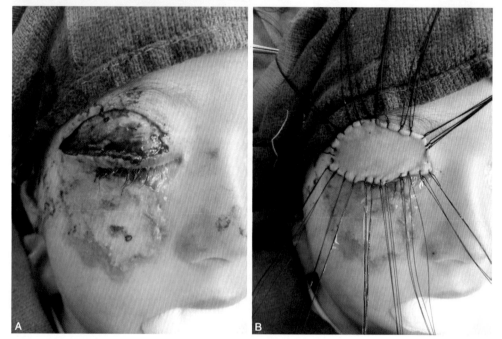

图 37.11 A 和 B. 在进行急性眼睑松解术时,不要损坏残余的正常的解剖结构非常重要

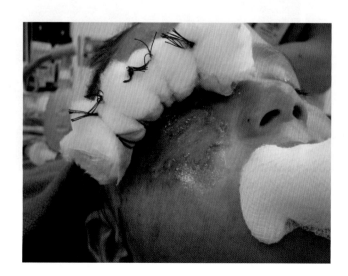

图 37.12 手术的关键是放置一个保护性敷料,以消除作用于移植物的剪切力,同时也不会升高眼压。简单的打包固定敷料通常就能实现这个目标

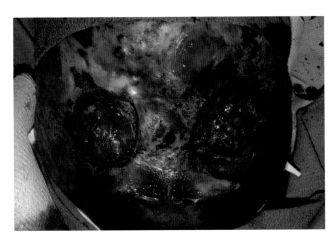

图 37.13 直接烧伤或继发性感染造成眼睑组织的大量损失较为罕见。最常见的发病机制可能是接触性损伤持续时间长,同时还伴有局部组织的严重丢失,对儿童患者这也限制了其局部皮瓣的选择。可用残存的组织对眼球进行覆盖,为以后的重建奠定基础

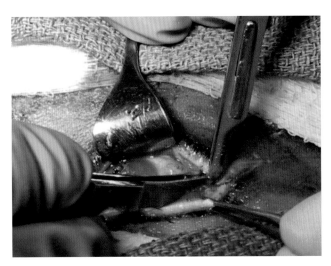

图 37.14 极少数情况下,需要进行脸部和眼眶的减压手术,但在必要时,减压手术也很重要。典型的情况是一个面部非常深的非弹性组织烧伤患者,同时还伴有大面积皮肤表面烧伤,后者可引起全身水肿。在这种情况下,应该监测眼压,如果眼压升高,则应如图所示通过外眦切开术进行眼眶减压

组织来覆盖眼球,为后期可能的重建奠定了基础[34]。进行游离组织的移植是一个更好的选择[35,36],但这种选择在紧急情况下往往不现实,尤其会对患者造成严重的具有破坏性的区域性身体损伤。

　　一般情况下眼眶和面部减压手术极少需要,但在必要的时候,实施这种手术也是很重要的。典型的情况是一个非常深的面部非弹性组织烧伤的患者,同时伴有大面积皮肤表面烧伤,而后者可引起面部及眼眶广泛性水肿,在这种情况下应该监测眼压,如果眼压升高,则应通过外眦切开术进行眼眶减压[37]。这种手术可以在床旁局部浸润麻醉下进行,术后效果立竿见影(图 37.14)。通常在同一类型的患者中,很少需要进行面部和颈部的焦痂切开术(图 37.15)。

特殊疾病和损伤对眼部的影响

　　由于具有重症照护和伤口处理的能力,许多非烧伤性疾病和损伤可以在烧伤医院进行处理,这些病变包括高压电损伤、爆发性紫癜、中毒性表皮坏死溶解症、爆炸伤和挤压伤、冻伤、化学损伤和软组织感染等。这些情况往往具有类似于烧伤有关的眼部问题。中毒性表皮坏死溶解症参见第 13 章有关内容。读者可以参考几篇内容较好的综述,以获得关于这些情况更加详细的知识[9,38]。

　　在大多数情况下,需要对眼睑进行简单的"展开",当小心的进行表面松解时,应避开眼轮匝肌和提上睑肌、眶隔和睑结膜。虽然手术方法多种多样,但是上睑松解通常采用厚的中厚皮片来闭合创口,下睑

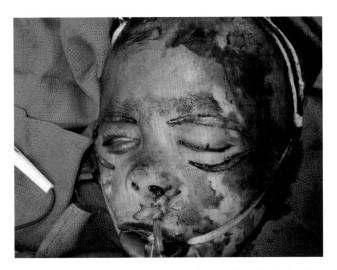

图 37.15 此种情况很少见,对于一个深度烧伤、伴有大面积皮肤表面烧伤及大范围弥漫性水肿的患者,一般需要进行面部和颈部的焦痂切开术

松解可以采用全厚皮片来修复创口。

可预见的早期畸形和干预措施

　　即使经过最好的照护,深度面部和眼周围的烧伤显然具有修复、瘢痕处理和重建的需求。根据烧伤的类型和深度,唇外翻、小口畸形、鼻唇沟带增厚、眦部网状变形、鼻孔阻塞或扭曲、睑外翻、秃头症以及颈前部挛缩都很常见。这些问题通常可以采用分期重建手术来进行矫正。近年来,一些更为谨慎的缓解张力

的方法,包括使用辅助性压力、按摩、可调染料、激光和二氧化碳点阵激光等,证明具有一定的作用[39]。总之,对每个患者都应该制定一个深思熟虑的、个性化的治疗方案[40]。

中期干预措施

如本章前面所述,面部烧伤后渐进性瘢痕形成可导致严重的下睑外翻和上睑挛缩、眦部网状变形并异位及其他的眼睑错位和异常(图 37.16)。一般而言,考虑到眼睛受损的风险,这些变化应该在其他面部手术之前解决[41]。

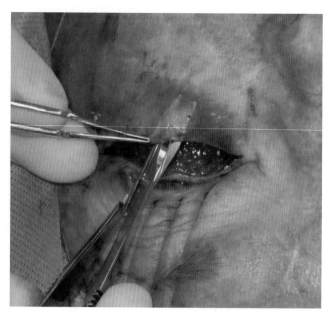

图 37.17　在左下睑放置牵引缝线后,作下睑睫毛下切口,分离制作植床,以便移植全厚皮片

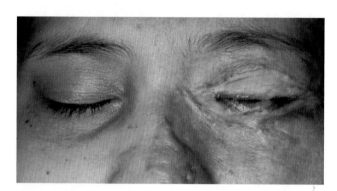

图 37.16　急性期全厚皮片移植术后,可能出现上睑瘢痕性睑内翻和下睑外翻

眼睑松解和移植

瘢痕松解必须在皮肤移植之前进行。通常推荐采用上睑做睫毛上切口或下睑做睫毛下切口,重要的是这种切口的解剖平面可以从内眦到外眦并向外继续延伸[28]。在急性期,如果睑板前和眶隔前有存活的皮肤,建议尽可能进行瘢痕的松解。在中期进行上睑皮片移植时,选择上睑睫毛上做切口,切口可从内眦延伸到外眦,效果好于靠近眉弓处切口。

争议: 虽然较少采用,但主张在眼睑松解后,采用经过上、下睑灰线的牵引缝线将其固定,并对其施加牵引作用(图 37.17),有时上下睑会发生重叠。在大多数情况下,简单细致地敷料缝线打包固定便可有效地维持皮肤松解的跨度,此时移植皮片下的组织正在发生血管化。

眼睑松解必须彻底,可以通过对眼睑前层进行分层切除来实现,常常也需切除眶隔。瘢痕松解之后,从未烧伤的皮肤区域获得移植所需的皮片(图37.18)。通常有许多合适的选择,几乎任何部位都可以获得中厚皮片,并且不会携带毛囊。全厚皮片最好

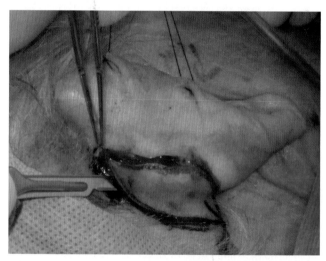

图 37.18　由于耳廓后区域经常未被累及,故其可作为一个用于修复眼睑损伤的供皮区域

是从无毛发或少毛发区域来获取,包括耳廓后、锁骨上区和臂内侧区域。一些医生主张使用“上皮重叠”技术,即移植床的皮肤边缘与移植片重叠,多余的移植皮片能够弥补后期的收缩,尽管在某些情况下其外观欠佳。在移植片上放置凡士林纱布,并在纱布上方打包固定,以确保移植片和移植床之间对位良好。在移植片上面可以间断剪开一些小缝隙,以保证渗出液流出。加压敷料保持 5~7 日后去除。在加压敷料和支撑物去除后,可能会出现一个典型的“舷窗样”外观。在睡觉时大量使用眼药膏,以防夜间睡眠出现眼睑闭合不全导致的角膜暴露[28]。

全厚或中厚皮片移植

争议：在眼睑烧伤重建中备受争议的话题是采用全厚皮片（full-thickness skin grafts，FTSG）还是中厚皮片（split-thickness skin grafts，STSG）其作用最佳。Schofield[42] 是最早支持将 STSG 用于上睑，FTSG 用于下睑的人之一。Schofield 指出，薄的 STSG 可以用于大多数患者上睑的重建，在他的病例研究中，14% 的患者取得了良好效果。Falvey 等[43] 指出采用耳廓后和锁骨上的 FTSG 进行上、下睑的移植，效果良好。他们报道称，与 STSG 相比，眼睑的运动性没有受损，甚至晚期挛缩的可能性略有降低。有证据表明，与 STSG 相比，在使用 FTSG 的时候，移植片挛缩更少，并且术后睑外翻减少[29]。伤口收缩被认为与皮肤移植物中胶原蛋白的数量成比例。因此理论上而言，与 STSG 相比，FTSG 应该挛缩更少[31]（图 37.19）。当首选的供皮区受损，无法获得薄的皮片时，可从较厚的供皮区获取皮肤，并对其进行削薄处理，这样就可以有效提供 STSG。即使尽了最大的努力，FTSG 至少还会收缩 1/3，当感染发生时，收缩幅度更大[44]。因此，获取的皮片要比实

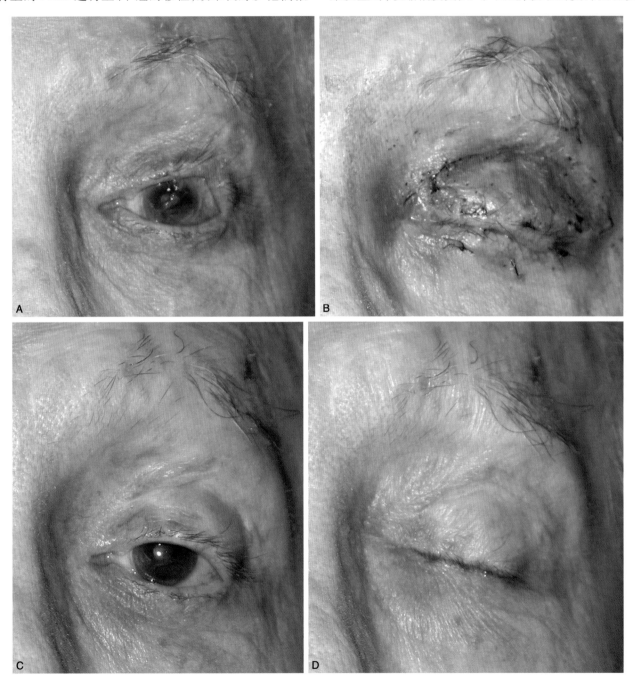

图 37.19　行全层皮片移植（B）可以明显改善左上睑外翻（A），术后移植物尺寸缩减最少（C 和 D）

际测量的眼周缺损值要超过其 1/3,以防止复发性收缩的发生[44]。当面部大部分需要移植时,颜色匹配则变得困难。在这种情况下,通常脸部使用 STSG,为了保持整体的一致性,眼睑也应该使用 STSG[31]。

眼睑移植的分期

包括眼睑在内的整个面部烧伤通常会累及上下睑。手术时最大限度地增加移植床的面积很重要。实践证明上睑和下睑移植通常需要分期进行。双眼同时移植会导致患者术后立刻发生功能性失明。在进行性角膜感染或无菌溶解的情况下,皮肤移植前需要稳定角膜情况。有些人认为最好先移植下睑,然后再进行上睑移植[28]。手术后,如果患者出现眼部分泌物、眼痛或任何与眼健康相关的问题,都建议去除上下睑缘牵引缝线。

长期重建管理

绝大多数眼周组织烧伤需要重建的患者都有睑外翻,而这很容易通过简单的皮肤松解和自体皮肤移植来进行处理。在一些特殊情况下,则需要更为复杂的手术进行处置。这种需求常见于遭受长时间接触性热烧伤或化学性烧伤所导致的局限性破坏性烧伤患者。在这些特殊的案例中,创造性地利用可用的区域性和局部组织是有利的。

如果眼睑水平发生了松弛,则需要对其进行处置,其中包括眼睑水平缩短,较为常见的术式为睑板条带加固术(tarsal strip procedure)或外眦悬吊术。一般情况下,可以进行外眦切开联合外眦松解术,并将下睑板缩短且固定在外侧骨膜上。这一过程可以联合额外的皮肤移植或外侧睑缘缝合术。外侧睑缘缝合术可为下睑提供额外的血供。这可能避免潜在的睑板中间发生坏死[28]。在这种情况下,最好保留所有可用的皮肤。

下睑悬吊和眼睑水平缩短

在严重或顽固性睑外翻病例中,利用颞肌筋膜或阔筋膜悬吊下睑非常有效[45]。典型的是将筋膜条穿过睑板前眼轮匝肌平面,缝合固定于内眦韧带和外侧骨膜上。由于内眦韧带与泪小管系统关系紧密,所以损伤泪小管风险较大。该方法仅能提供垂直性支撑,而对眼睑前层的支持和对抗组织的收缩却没有作用,因此本方法应与眼睑前层重建术相结合。

肌皮瓣重建

在某些情况下,邻近正常皮肤的缺少限制了局部重建皮瓣的应用[46]。如果上睑没有受损,可以考虑使用上睑肌皮瓣。在年轻人中,由于组织缺少松弛性,局部皮瓣的应用可能更为困难。当眼睑全层严重受损时,睑板本身可能会被破坏。需要对睑板进行恢复,以提供维持眼睑位置和功能所需的垂直和水平的支撑力。如果是一期手术,无论眼睑后层(睑板、结膜)还是前层(皮肤、轮匝肌)都需要一个皮瓣来维持其血液供应。骨膜瓣可提供一个血管化的眼睑后层瓣。使用血管化肌皮皮瓣来进行眼睑前层重建时,允许使用后层游离移植物,包括硬颚、耳软骨或同种异体组织[32,47]。

内眦和外眦畸形

深度的鼻部烧伤经常导致严重的内眦处网状变形,也可以引起垂直与水平方向的挛缩。切除内眦网状变形,松解内眦,然后用 FTSG 进行填充[48]。多重 Z 字瓣成形术在瘢痕柔软的情况下的应用取得成功[31],同样也可使用局部转位皮瓣。

睑裂狭窄

睑裂狭窄(palpebral aperture stenosis),也被称为"舷窗(porthole)畸形",是由于球形瘢痕挛缩加剧睑缘粘连的结果。这些可发生在广泛的眼睑移植或皮瓣重建术后。如果在矫正全眼睑缺损前尝试矫正睑裂狭窄,可能会导致术后睑外翻。因此,首先需要解决眼睑前层缺损的问题。简单的切开松解通常就可以解决[28]。同时应彻底松解顽固性结膜瘢痕,必须注意保护眼球。必要时,缺少的结膜用口腔黏膜替代进行移植。

眉畸形

颞顶部含有毛发的皮肤 FTSG 可以用来对脱落的眉毛进行重建[49]。为了保护毛囊不被破坏,保持较厚的皮片至关重要。毛囊在 3 周内会脱落,但 3 个月后就会恢复[49]。有学者主张使用以颞浅动脉分支为基础的颞侧带蒂皮瓣,可以提供比游离移植皮片更好的美容效果[26,47,50]。在颞侧带蒂皮瓣的制作过程中,从耳前区到移植物边缘可形成一个皮下组织蒂。在选定的位置上,接受移植的部位用单独的切口做标记。然后,移植物被放置在比预估更内侧的位置,以期望抵消颞侧伤口进一步收缩。最近个人毛发的微移植已经取得了一些成功[35,51,52]。

泪小管阻塞

在瘢痕性睑外翻的情况下，常发生泪溢，但烧伤患者直接的泪道损伤较少见[31]。回顾283例面部烧伤患者，只有2%发生显著的症状性的泪小管阻塞[53]。在有泪小点或泪小管狭窄的情况下，主张早期干预。在部分泪点狭窄的情况下，密切观察并连续性进行泪点扩张可以防止其完全闭合。如果泪点严重狭窄，外科清创术合并泪小点成形术并放置硅胶支架以防止泪道狭窄[54]。泪小管完全阻塞的病例可能需要进行结膜泪囊鼻腔吻合术[48]。

倒睫或乱睫

睑外翻的过度矫正或烧伤相关的眼睑损伤，都可引起倒睫和乱睫。初期治疗可以选择拔除睫毛，但持续性倒睫需要冷冻、电解或手术治疗。冷冻疗法适合大面积或节段性的倒睫，而电解疗法适合局部倒睫的治疗。如果可能，采用手术来治疗乱睫，手术时需要保护眼睑皮肤和眼轮匝肌[55]。

烧伤瘢痕的恶变

瘢痕的恶性转变，又称 Marjolin 溃疡，通常可诱导高分化鳞状细胞癌的发生。恶变的确切刺激因素尚不清楚[56]。有研究表明，恶变的潜伏期变化很大，可长达29年[57]。目前还不清楚阳光照射是否会增加烧伤瘢痕恶变的风险。当观察到烧伤瘢痕中任何长期不愈合的慢性伤口时，必须对恶变高度怀疑。建议手术广泛切除病变，包括其边缘3cm处的组织[56]。

总结

广泛面部烧伤的患者需要高度有组织性的照护，从院前治疗开始到出院后很长时间都需要照护。这种照护管理可以分为四个阶段，早期阶段需要烧伤团队直接的仔细指导。广泛的面部烧伤通常累及上、下睑，或两者都累及。上下睑同时受累，增加了暴露性角膜病、角膜感染或角膜溃疡所导致的永久性视力丧失的风险。最初的眼睑治疗主要包括使用大量的润滑剂和暂时性睑缘缝合术。瘢痕收缩可能导致严重的睑外翻，需要早期进行皮肤移植、肌皮瓣和切开松解技术的干预。后期的干预措施旨在改善眼睑位置、功能和瘢痕。泪小管受累并不常见，而泪道重建往往

可以被延迟。有长期的慢性伤口未愈时，需要考虑到瘢痕恶变的可能。

参考文献

1. Brigham PA, McLoughlin E. Burn incidence and medical care use in the united states: estimates, trends, and data sources. *J Burn Care Rehabil* 1996;**17**(2):95–107.
2. Rossignol AM, Boyle CM, Locke JA, et al. Hospitalized burn injuries in Massachusetts: an assessment of incidence and product involvement. *Am J Public Health* 1986;**76**(11):1341–3.
3. Wibbenmeyer L, Liao J, Heard J, et al. Factors related to child maltreatment in children presenting with burn injuries. *J Burn Care Res* 2014;**35**(5):374–81.
4. Sheridan R, Weber J, Prelack K, et al. Early burn center transfer shortens the length of hospitalization and reduces complications in children with serious burn injuries. *J Burn Care Rehabil* 1999;**20**(5):347–50.
5. Palmieri TL, Taylor S, Lawless M, et al. Burn center volume makes a difference for burned children. *Pediatr Crit Care Med* 2015;**16**(4):319–24.
6. Sheridan RL. Burn care: results of technical and organizational progress. *J Am Med Assoc* 2003;**290**(6):719–22.
7. Maggio PM, Brundage SI, Hernandez-Boussard T, et al. Commitment to COT verification improves patient outcomes and financial performance. *J Trauma* 2009;**67**(1):190–4, discussion 194–5.
8. Ciesla DJ, Tepas JJ III, Pracht EE, et al. Fifteen-year trauma system performance analysis demonstrates optimal coverage for most severely injured patients and identifies a vulnerable population. *J Am Coll Surg* 2013;**216**(4):687–98.
9. Sheridan RL. Comprehensive treatment of burns. *Curr Probl Surg* 2001;**38**(9):657–756.
10. Blackburn GL. Metabolic considerations in management of surgical patients. *Surg Clin North Am* 2011;**91**(3):467–80.
11. Cuthbertson DP. Modern review of the disturbed metabolism consequent on thermal burning. *J R Coll Surg Edinb* 1970;**15**(5):239–49.
12. Cancio LC, Lundy JB, Sheridan RL. Evolving changes in the management of burns and environmental injuries. *Surg Clin North Am* 2012;**92**(4):959–86.
13. Williams FN, Herndon DN, Jeschke MG. The hypermetabolic response to burn injury and interventions to modify this response. *Clin Plast Surg* 2009;**36**(4):583–96.
14. Jeschke MG, Chinkes DL, Finnerty CC, et al. Pathophysiologic response to severe burn injury. *Ann Surg* 2008;**248**(3):387–400.
15. Sheridan R. Burns at the extremes of age. *J Burn Care Res* 2007;**28**(4):580–5.
16. Kearns RD, Ortiz-Pujols SM, Craig CK, et al. Advanced burn life support for day-to-day burn injury management and disaster preparedness: stakeholder experiences and student perceptions following 56 advanced burn life support courses. *J Burn Care Res* 2015;**36**(4):455–64.
17. Wiechman SA, Carrougher GJ, Esselman PC, et al. An expanded delivery model for outpatient burn rehabilitation. *J Burn Care Res* 2015;**36**(1):14–22.
18. Sheridan RL, Lee AF, Kazis LE, et al. The effect of family characteristics on the recovery of burn injuries in children. *J Trauma Acute Care Surg* 2012;**73**(3 Suppl. 2):S205–12.
19. Greenhalgh DG, Hinchcliff K, Sen S, et al. A ten-year experience with pediatric face grafts. *J Burn Care Res* 2013;**34**(5):576–84.
20. Hoogewerf CJ, Van Baar ME, Hop MJ, et al. Burns to the head and neck: epidemiology and predictors of surgery. *Burns* 2013;**39**(6):1184–92.
21. Sheridan RL, Szyfelbein SK. Staged high-dose epinephrine clysis is safe and effective in extensive tangential burn excisions in children. *Burns* 1999;**25**(8):745–8.
22. Donelan MB, Parrett BM, Sheridan RL. Pulsed dye laser therapy and Z-plasty for facial burn scars: the alternative to excision. *Ann Plast Surg* 2008;**60**(5):480–6.
23. Diaz-Siso JR, Parker M, Bueno EM, et al. Facial allotransplantation: a 3-year follow-up report. *J Plast Reconstr Aesthet Surg* 2013;**66**(11):1458–63.
24. Mills DC, Roberts LW, Mason AD, et al. Suppurative chondritis: its incidence, prevention, and treatment in burn patients. *Plast Reconstr Surg* 1988;**82**(2):267–76.
25. Cabalag MS, Wasiak J, Syed Q, et al. Early and late complications

of ocular burn injuries. *J Plast Reconstr Aesthet Surg* 2015;**68**(3): 356–61.

*26. Spencer T, Hall AJH, Stawell RJ. Ophthalmologic sequelae of thermal burns over ten years at the Alfred Hospital. *Ophthal Plast Reconstr Surg* 2002;**18**(3):196–201.
  Early ophthalmologic examination and use of ocular surface lubrication are associated with less need for eyelid surgery in patients with moderate eyelid burns.

27. Fitzgerald O'Connor E, Frew Q, Din A, et al. Periorbital burns - A 6 year review of management and outcome. *Burns* 2015;**41**(3): 616–23.

28. Hollsten DA, White WL. Management of periorbital burns. *Semin Ophthalmol* 1994;**9**(3):152–64.

29. Lille ST, Engrav LH, Caps MT, et al. Full-thickness grafting of acute eyelid burns should not be considered taboo. *Plast Reconstr Surg* 1999;**104**(3):637–45.

30. Barrow RE, Jeschke MG, Herndon DN. Early release of third-degree eyelid burns prevents eye injury. *Plast Reconstr Surg* 2000;**105**(3): 860–3.

*31. Malhotra R, Sheikh I, Dheansa B. The management of eyelid burns. *Surv Ophthalmol* 2009;**54**(3):356–71.
  Eyelid retraction and tissue loss with corneal exposure requires early, often repeated, surgical interventions, including tarsorrhaphy, conjunctival advancement flaps, split thickness dermal grafts, and tenonplasty.

32. Jiaqi C, Zheng W, Jianjun G. Eyelid reconstruction with acellular human dermal allograft after chemical and thermal burns. *Burns* 2006;**32**(2):208–11.

*33. Gu J, Zhai J, Chen J. The use of acellular human dermis composite graft for upper eyelid reconstruction in ocular injury. *J Trauma Acute Care Surg* 2012;**72**(1):288–92.
  Acellular dermis adequately reconstructs the upper eyelid posterior lamella in severe burns, in conjunction with a bipedicled orbicularis muscle flap and a free skin graft.

34. Reilly PO, Malhotra R. Our experience with the masquerade procedure for total eyelid loss. *Orbit* 2010;**29**(6):313–16.

35. Rubino C, Farace F, Puddu A, et al. Total upper and lower eyelid replacement following thermal burn using an ALT flap – a case report. *J Plast Reconstr Aesthet Surg* 2008;**61**(5):578–81.

36. Koo Kim H, Hui Bae T, Seob Kim W. Simultaneous upper and lower eyelid reconstruction using a first web space free flap. *Ophthal Plast Reconstr Surg* 2011;**27**(3):e72–3.

*37. Sullivan SR, Ahmadi AJ, Singh CN, et al. Elevated orbital pressure: another untoward effect of massive resuscitation after burn injury. *J Trauma* 2006;**60**(1):72–6.
  Massive fluid resuscitation for burn injury may cause orbital compartment syndrome, requiring early diagnosis and treatment, including lateral canthotomy.

38. Trop M, Herzog SA, Pfurtscheller K, et al. The past 25 years of pediatric burn treatment in Graz and important lessons been learned. An overview. *Burns* 2015;**41**(4):714–20.

39. Donelan MB, Parrett BM, Sheridan RL. Pulsed dye laser therapy and z-plasty for facial burn scars: the alternative to excision. *Ann Plast Surg* 2008;**60**(5):480–6.

40. Cartotto R, Cicuto BJ, Kiwanuka HN, et al. Common postburn deformities and their management. *Surg Clin North Am* 2014;**94**(4): 817–37.

41. McIndoe AH. Total reconstruction of the burned face. The Bradshaw lecture 1958. *Br J Plast Surg* 1983;**36**(4):410–20.

42. Schofield AL. A review of burns of the eyelids and their treatment. *Br J Plast Surg* 1954;**7**(C):67–91.

43. Falvey MP, Brody GS. Secondary correction of the burned eyelid deformity. *Plast Reconstr Surg* 1978;**62**(4):564–70.

44. Stephenson AJ, Griffiths RW, Hausse-Brown TPL. Patterns of contraction in human full thickness skin grafts. *Br J Plast Surg* 2000;**53** (5):397–402.

45. De La Torre J, Simpson RL, Tenenhaus M, et al. Using lower eyelid fascial slings for recalcitrant burn ectropion. *Ann Plast Surg* 2001; **46**(6):621–4.

46. Jackson DM, Roper-Hall MJ. Preservation of sight after complete destruction of the eyelids by burning. *Burns* 1981;**7**(3):221–6.

47. Atik B, Tan O, Bekerecioglu M, et al. Reconstruction of lower eyelid defects using a cross upper eyelid flap composited with ear cartilage. *Dermatol Surg* 2007;**33**(6):709–12.

48. Achauer BM, Adair SR. Acute and reconstructive management of the burned eyelid. *Clin Plast Surg* 2000;**27**(1):87–96.

*49. Stern JD, Goldfarb IW, Slater H. Ophthalmological complications as a manifestation of burn injury. *Burns* 1996;**22**(2):135–6.
  Eyelid burns occur in approximately 15% of patients sustaining a facial burn, and over half of patients with an eyelid burn develop subsequent eyelid contracture.

50. Bouchard CS, Morno K, Perkins J, et al. Ocular complications of thermal injury: a 3-year retrospective. *J Trauma* 2001;**50**(1):79–82.

51. Subramanian N. Reconstructions of eyelid defects. *Indian J Plast Surg* 2011;**44**(1):5–13.

52. Gujjalanavar RS, Girish AC. Total upper and lower eyelid reconstruction using deltopectoral flap. *Indian J Plast Surg* 2013;**46**(3):581–3.

53. Sloan DF, Huang TT, Larson DL, et al. Reconstruction of eyelids and eyebrows in burned patients. *Plast Reconstr Surg* 1976;**58**(3): 340–6.

*54. Meyer DR, Kersten RC, Kulwin DR, et al. Management of canalicular injury associated with eyelid burns. *Arch Ophthalmol* 1995;**113**(7): 900–3.
  Early (within 5 days) treatment of proximal lacrimal drainage system burns by surgical debridement with punctual dilation, punctoplasty, canaliculoplasty, or silicone intubation may prevent lacrimal stenosis and epiphora.

55. Kirkwood BJ, Kirkwood RA. Trichiasis: characteristics and management options. *Insight* 2011;**36**(2):5–9.

56. Long Z, Xie W. Advances in the research of Marjolin's ulcer. *Chin J Burns* 2014;**30**(6):495–8.

57. Yu N, Long X, Lujan-Hernandez JR, et al. Marjolin's ulcer: a preventable malignancy arising from scars. *World J Surg Oncol* 2013;**11**:313.

第九部分　退行性疾病

38

第 38 章　面部的老化

JOHN P. FEZZA

美是一朵花，皱纹会吞噬它。

——THOMAS NASHE，十六世纪英国诗人

概述

人类面部从出生到死亡是一个缓慢的、持续变化的过程。我们的脸在婴儿时期圆润可爱，但随年龄增长逐渐变长、变塌陷。格言说我们的面部开始时像葡萄，结束时却像葡萄干，此比喻极为生动。骨骼、软组织、肌肉和皮肤复杂而动态的改变可以解释面部老化形态学改变的成因。这些变化中的每一个成分都参与了面部老化的整个过程。美容和整形医师都应该了解这些改变，这有助于帮助患者恢复面部的青春、功能和美丽。

历史背景

文艺复兴时期的艺术家就开始关注面部老化的进程。在这一时期，画家更加关注到人体结构的三维形态，他们从其前辈那些简单的二维视角绘画过渡到三维视角绘画是一种进步。光和阴影的利用使文艺复兴时期艺术家的画作更加栩栩如生。例如 Michelangelo 和 Leonardo da Vinic 等大师通过利用更深的阴影来表现成熟面部较深的凹陷，利用较亮色彩来表现面部的凸起（图 38.1）。显然在绘画太阳穴凹陷、泪槽、泪沟线、鼻唇沟和颌前凹陷等部位时，采用更深的颜色以便使它们的凹陷表现的更深，然而在绘画眉毛和面颊处的骨性突出时，采用亮色以便使其显得更为突出。通过对两幅文艺复兴时期伊丽莎白女王一世的肖像画进行对比，明确证实随着年龄改变，导致其面部老化的发生（图 38.2）。画像详细地刻画了随着岁月的改变造成女王老化，这归因于 1596 年的一道命令，要求女王所有的肖像画都必须被女王的画师所认可！

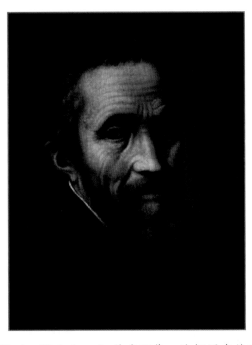

图 38.1　Michelangelo 的自画像。这幅逼真的画像充分展示了他老化和凹陷面部的三维结构。面部凹陷区域通过黑色来表现，利用阴影来展示太阳穴、眶周区域以及苹果肌的凹陷。Michelangelo 是研究人体解剖学的先驱。他曾获得研究尸体的许可，这通常都被教会所禁止。遗憾的是，用于固定尸体的化学制剂导致 Michelangelo 发生了中毒，并导致其患病

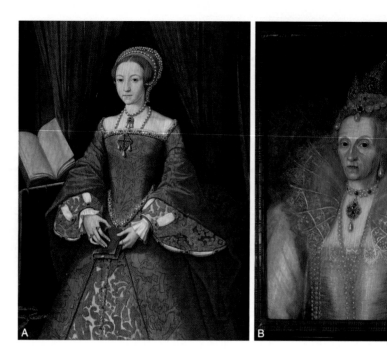

图38.2　A. 这幅肖像画(1546)的作者是 William Scrots, 画中人物是 Elizabeth Ⅰ 世, 这是她十几岁年轻时期的画像, 那时她还是一位未来的女统治者, 画中可见她面部丰润, 皮肤完美无瑕。B. This portrait painting by Marcus Gheeraerts the Younger (late 1590s) of an older Queen Elizabeth Ⅰ depicts marked facial weathering and volume loss with a thinning face and extensive rhytid formation(16 世纪 90 年代 Marcus Cheeraerts 所作老年 Elizabeth 一世女王肖像, 可见她面部削瘦、呈风化脸样改变、伴有大量皱纹)

现代美容师通过在眉下区域使用靓丽色彩以便突出面部情况。为了获得进一步的对比效果, 在睑板前眼睑和内眦部采用烟熏色来形成阴影, 以此产生出凹面效果和增强吸引力(图 38.3)。精明的外科医生试图重塑患者年轻时的面部轮廓时也意识到阴影对面部老化的影响。的确, 面部重塑的发展已经超过仅凭单纯手术切除以使皮肤紧致这一范畴。这些较为陈旧的方法在面部整容术后通常会导致面部出现不自然的"风吹样"改变。面部阴影的研究结果, 已经使外科医生能够在面部组织不足的区域进行体积置换,

而在其他区域移除突出相关的组织。无论是移植脂肪或注射填充物, 美容医师都应该牢记老年人的面部轮廓特点, 以及具有美感的年轻的面部曲线。

基础科学

重力、组织松弛、脂肪的重新分布和普遍的组织体积丢失等因素的累积效应, 是导致面部老化逐渐发展的所有因素。老化的过程是复杂的, 涉及内在和外在两方面因素。

内在的因素是遗传的基因学特性。至今, 我们几乎仍然不能控制我们的基因, 并且必须接受最终我们将与我们父母基因相似这一现实。极端老化是早衰的证据, 它是一种遗传性疾病, 是一种发展迅速、不可逆的老化[1,2]。受累个体显示出过早老化的征象, 并伴有寿命的缩短。在一个 8 岁患儿身上表现出一个八九十岁老人的消瘦、皮肤松弛和骨瘦嶙峋样面容(图 38.4)。当然, 学习这种衰弱样改变的遗传学和病理生理学机制可以帮助我们理解正常面部的老化进程。

外在因素可能来自环境, 也是可以改变的。这些因素包括压力、睡眠、工作、饮食、体重丢失、日光暴露、吸烟、酗酒、药物使用和疾病[3-5]。在显微镜水平表

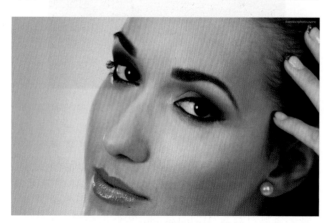

图38.3　通过化妆采用多种色彩来突出和遮蔽眼周区域, 以提高面部深度和提升面部轮廓的吸引力

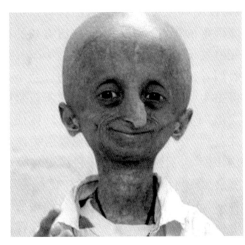

图 38.4　这个 15 岁的男孩患有 Hutchinson-Gilford 早衰综合征,可见其面部表现为一个老年男性应该具有的表现,包括面部容积缩小、脂肪萎缩和皱纹

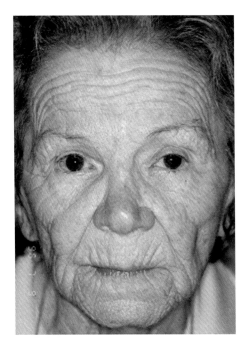

图 38.6　大量紫外线暴露可以导致皮肤棕色斑点和严重的阳光性皮肤损害

现为细胞衰老、增殖功能减退、细胞 DNA 修复功能减退以及染色体异常、激素减少、氧化应激和基因突变[6]。吸烟和紫外线暴露的危害性已被证明,不仅对老化产生显著影响,而且还与癌症有关[7](图 38.5)。紫外线可以损伤皮肤的胶原和弹性组织,导致细胞水平的损伤。DNA 被改变,产生氧自由基使皮肤损伤和老化(图 38.6)。吸烟人群已知面部皱纹增多且伴有风化脸(weathered face)。环绕口周的垂直皱纹是吸烟者的特殊病症,也是吸烟、老化和健康状况低下的警示体征(图 38.7)。尼古丁可以缩窄血管、限制其运输养分的能力以及危害组织完整性。乙醇和尼古丁的有害作用以及口周老化征象的加剧都曾经被报道过,后

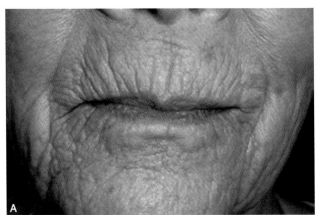

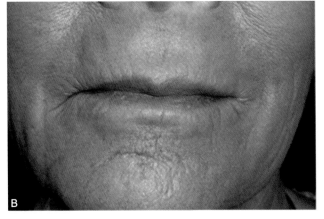

图 38.7　口周皱纹。A. 激光手术前。B. 激光手术后

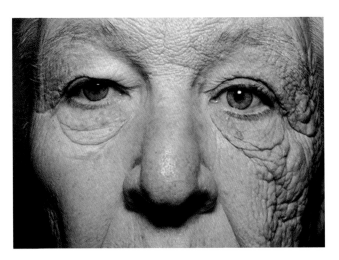

图 38.5　图片中是一个 68 岁卡车司机的外观照。可见他两侧面部区别显著,这是由于驾驶时左侧面部遭受长期日晒所致;这个过程称为阳光老化,皮肤退化、皱纹和明显老化是其发生的先兆

者主要有朱红色唇缘降低、嘴唇皱纹和嘴唇下垂等[8]。

为了了解面部老化和面部美观已经完成了两个同卵双胞胎病例系列的研究。通过同卵双胞胎的研

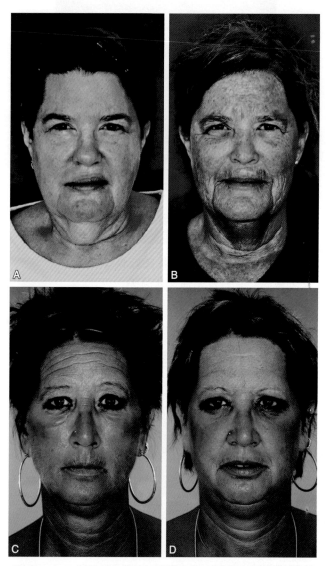

图 38.8　A 和 B. A 和 B 均 61 岁，系同卵双生双胞胎，B 比 A 有显著的太阳光暴露史。长期紫外线暴露对 B 产生明显影响，表现为皱纹明显增加和肤色改变。C 和 D. Identical twins age 52 with twin C having a 20 year greater smoking history than twin D. The deleterious effects of long term smoking can be observed with increased malar bags, wrinkles, and hyperpigmentation in twin C. (With permission from Liu MT, Iglesias RA, Sekhon SS, Li Y, Larson K, Totonchi A, Guyuron B. Factors contributing to facial asymmetry in identical twins. Plast Reconstr Surg 2014;134(4):638-46)(C 和 D. 52 岁双胞胎，C 有 20 多年吸烟史，可观察到长期吸烟对 C 的有害影响：颧骨处松弛、皱纹和色素沉着)

究，不仅可以明确遗传学的影响，而且可以帮助我们理解环境因素的影响。在对不同生活方式的同卵双胞胎研究中发现[9]（图 38.8），在双胞胎中紫外线暴露多者或吸烟者，其面部皱纹、嘴唇下垂以及个人老化等表现得更为明显。另有研究发现同卵双胞胎随着年龄的变化，不仅其成熟程度相似，且其体征外形也仅存细微差别。面部对称会对老化吸引力产生主要影响，影响因素包括睡眠体位、牙科病史和吸烟等[10]。持续俯卧位睡姿与小而扁平的面部外观有关，可导致面部不对称。10 余岁时拔牙和不配合使用假牙可以对面部生长产生消极影响，导致面部骨骼支撑减少和拔牙侧脸较小。吸烟引起的老化和面部不对称是由于烟草的化学损害作用，由于人类习惯性使用同侧嘴吐烟，最终导致面部不对称。

临床表现：青年与老年面部表现的比较

几个一致性的、跨越性别和文化的、与面部老化相关的特点，总结于图 38.9。高颧骨和清晰的下颌轮廓是一个年青脸庞的特点。这也被称为"青春三角"，通过颧骨突起画一条水平线，形成三角形的底边，三角形的顶点在下颏。这个状如心形的面部轮廓可见于 20 岁~50 岁早期的人，其后可以逐渐发生面部支撑和结构的丢失。某种程度上，由于重力作用的结果，这种心形形状最终要被"老化的金字塔"所代替，使青春三角翻转过来[11,12]（图 38.10）。在颌骨间画水平线形成三角形底边，顶点在眉间，可以完成这个三角。面部形态学部分改变是由于骨和组织的移动，伴面颊部容积的丢失所致；面部组织的下降和脂肪组织的沉积导致了颌部被重新填充。因此，美学面部重建的一个目标就是将老化金字塔改为青春三角。

一组四姐妹从 1975 年—2014 年间，每年都对同样位置进行拍照以记录面部老化的关键特征[13]。软组织退化是女性面容变化的主要表现，最显著的退化发生在太阳穴、眶周和面部区域[14]。人们已经可以预测老化对不同时期面部外在表现的影响。四十岁时皮肤开始松弛；五十岁时皱纹出现；六十岁时嘴唇变得厚重，鼻尖下降，嘴周和颈部的皱纹变得更明显；七十岁时，皮肤变得更薄，脂肪组织更少；八十岁时脸部消瘦更明显，皱纹和颧骨突出加重；80 岁以后皱纹融合，颅骨减小，皮肤和皮下组织进一步减少[15]（图 38.11）。

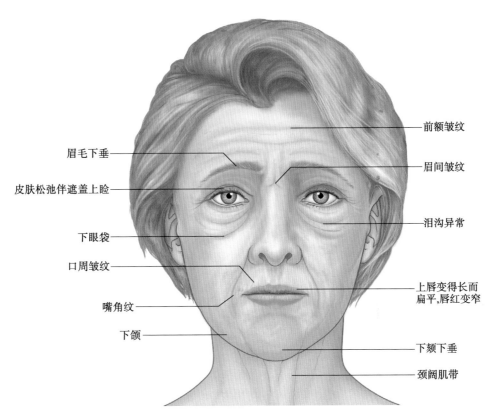

前额皱纹

眉毛下垂

眉间皱纹

皮肤松弛伴遮盖上睑

泪沟异常

下眼袋

口周皱纹

上唇变得长而扁平,唇红变窄

嘴角纹

下颌

下颏下垂

颈阔肌带

图 38.9　面部老化的形态学改变汇总

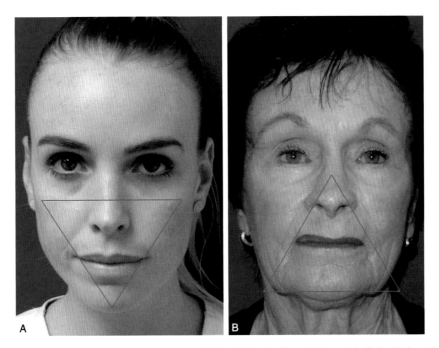

图 38.10　A.年轻人面部展示为底朝上的"青春三角",可见其颧骨高、下颏界限清晰。B.老化的面部展示为一个底边朝下的三角,这与组织下垂和下颌骨形成有关,称为衰老金字塔。美容手术的目的是处理这些改变和重塑年轻面部

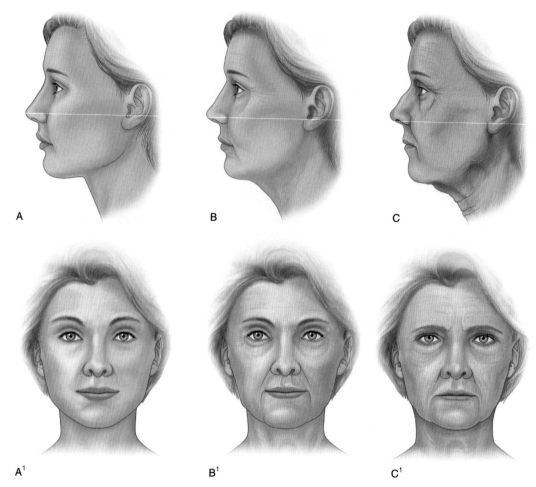

图 38.11 女性逐渐衰老的前面和侧面观，可见随着时间推移，皱纹逐渐增多、皮肤松弛和脂肪再分布的发生。A. 35 岁。B. 55 岁。C. 75 岁

面部老化的发病机制

纵向研究已经证实，面部褶皱的加深、上唇下垂和下睑眼袋增加都是面部衰老性皮肤红斑发生的前兆[16]。表面的变化不仅反映了皮肤的改变，而且反映了其下组织结构的改变。面部骨架、面部肌肉、相关组织和皮肤在面部老化改变中起到部分作用[17,18]。随着年龄增长，颅面部支撑组织（相当于桌面）减少，覆盖软组织的表面区域（相当于桌布）减少，使得组织下垂加重，特别是面中部和嘴周边区域[19]。

有趣的是，各种面部组织和组成成分的老化并非同步进行[20]。面部老化的形态学表现归因于面部容积和组织的连续性丢失，其诱因包括持续性重力作用、组织弹性丧失和肌肉慢性运动的磨损（图 38.12C）。

面部骨骼

曾经认为面部骨骼是静止的，但现在被认它是变化的。就像我们身体的长骨，随着时间推移其抗张强度减弱及再吸收发生，面部骨骼也如此。下颌骨和上颌骨的萎缩可以导致面部高度的减少。太阳穴骨性支撑的丧失、软组织和肌肉的萎缩可导致上面部变得窄缩。骨性容量丢失伴颞侧眉毛下垂可以使眉毛下垂程度达到眶缘以下[21,22]。

面部骨骼中鼻窦的气化（aeration）在面部骨骼重塑早期扮演重要角色。筛窦和上颌窦，出生时如豌豆大小，最先发生气化。上颌骨在 0~3 岁和 6~12 岁两个阶段呈双相式增长，它们的窦腔发展至最大，CT 上表现为金字塔形空腔。额窦出生时没有形成，也是最晚形成的鼻窦，它在 4 岁以后发生气化，6 岁以后至 20 岁之间生长迅速[23]。年老时上颌窦容积减小，而骨质吸收却可以导致额窦容积增加[24,25]。这些因素都导致面部骨骼发生改变。面部骨骼持续重塑，最终导致上颌骨与颅底比较发生了顺时针样转动，伴随下颌骨的后移和额骨的前移[26,27]（图 38.13）。

许多研究运用三维 CT 对面部骨骼的形态学改变进行了观察。骨吸收可以导致眼窝在对角线方向发

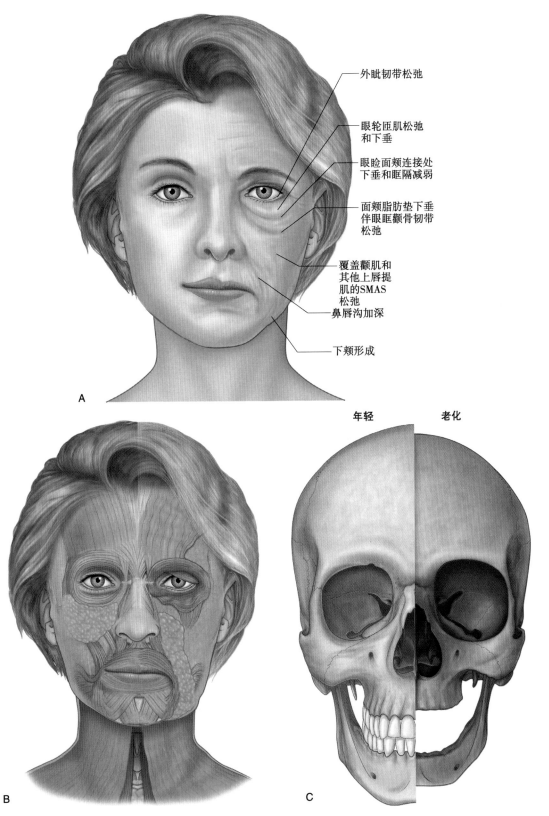

外眦韧带松弛

眼轮匝肌松弛
和下垂

眼睑面颊连接处
下垂和眶隔减弱

面颊脂肪垫下垂
伴眼眶颧骨韧带
松弛

覆盖颧肌和
其他上唇提
肌的SMAS
松弛

鼻唇沟加深

下颏形成

A

年轻　　　老化

B　　　　　　　　　　　　　C

图38.12　A. 利用形态学直观对比显示年青面部(右侧)和老化面部(左侧)之间的差别。B. 对年青(右侧)和老化(左侧)面部的深部肌肉和脂肪组织进行对比显示。注意面部肌肉的松弛和下垂。可见面部脂肪从高而突出的颧部脂肪垫逐渐过渡到面颊部脂肪的丢失,并可见脂肪下垂脱入鼻唇沟,以及脂肪在下颌和颏部的堆积。C. 右侧是年轻的头盖骨,而左侧是较右侧缩小了的老化的头盖骨。老化头盖骨的特点是体积偏小,但眶腔较大,梨状孔较大,下颌骨反而缩小

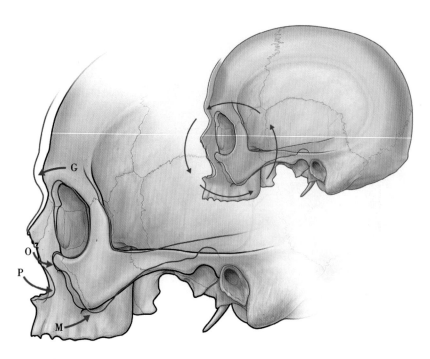

图 38.13 面部骨架随着年龄推移而发生旋转,表现为前额更加突出,上颌骨后退。G 眉间,M 上颌骨,O 眶缘,P 梨状孔

生扩张。最初眼眶小而圆,随后眼眶发展为一个倾斜的卵圆形外观,并伴有眶缘向下重塑的改变[28,29]（图 38.14）;其结果导致随着年龄增长,眶缘向鼻上和颞下扩张。眼眶扩张导致其深度加深,造成眶内软组织容量相对不足[30]（图 38.15）。眶内容物包括眼球、眼外肌、肌腱和脂肪等,向扩大的眶内后退,造成眶部内陷、萎缩和老化样改变。起支撑作用的眶隔附着于眶骨上,它们也与软组织相连,并受到牵拉。随时间推移,眶内脂肪可以通过眶隔薄弱处发生脱垂。脂肪脱垂呈圆形或袋状改变,并表现为疲惫样外观。令人惊奇的是,骨转化较单纯脂肪脱垂对下睑老化的影响更大。

面中部的骨改变持续进行,此处上颌骨发生了重吸收,随时间推移眶下缘向后移位。三维 CT 检查可以显示此区域骨丢失的情况。面部骨性结构的收缩导致覆盖于其上的软组织受到支撑作用的减弱,表现为软组织的下垂,呈现老化外观。此结果可导致对面中部支撑作用的减弱和面颊投影的减低。在一定程度上,也能够对面中部凹陷产生影响,并能够形成负向量或加强负向量[31]。在矢状位可见角膜顶点投射位于面颊部的前方,尽管这个位置不尽如人意。眼球突出的患者可能有这个特点,但面中部收缩也与此现象有关[32]。

面中部的骨性丢失可以导致面颊下沉和下睑变长。随着面中部骨性丢失的加剧,下睑被拉向下方并

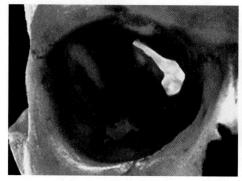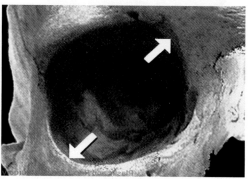

图 38.14 年轻人眼眶(右)和老年人眼眶(左)的比较。眼眶向鼻上和颞下扩张是老年眶口扭曲变形的特征(箭头)(From Pessa JE, Chen Y. Curve analysis of the aging orbital aperture. Plast Reconstr Surg 2002;109(2):751-5)

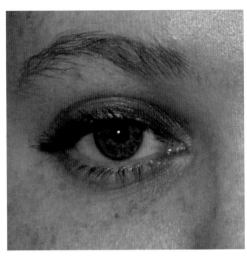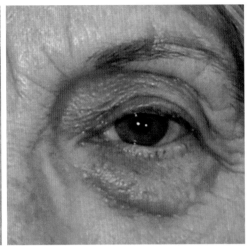

图 38.15 孙女(左侧)与祖母(右侧)之间眶周区域的对比。左侧眼睑饱满,而右侧眼睑凹陷、皮肤松弛和下睑脂肪堆积

导致下睑延长。

眼周和面颊部的骨性改变可以对附着于其表面的肌肉产生影响。上唇抬高导致向量改变,并伴有骨性附着的改变。这归因于上唇支撑作用的丧失,导致唇皱纹增多和颧骨脂肪垫的下移,加深鼻唇沟。

随着时间推移,下颌骨重吸收伴牙齿减少,导致下颏后移和下颌关节减弱[33]。骨性支撑的丢失导致其上软组织下垂加剧,下颌角界限模糊。牙齿和骨的丢失也会使口腔受到影响。牙齿丢失导致支撑结构的缺陷引起口腔整体下沉,并呈消瘦样外观。

面部肌肉和韧带

决定面部表情和运动的肌肉也与年龄相关,归因于面部表面老化的改变。马克吐温富有洞察力的评论"皱纹仅仅提示微笑存在过的地方"强调了动态笑纹的起源。重复的肌肉收缩在皮肤上产生与肌肉活动垂直的皱纹。例如,提高眉毛的慢性额部运动导致水平皱纹的形成,而皱眉肌的水平运动导致眉间垂直皱纹形成,形如"11"。肌肉功能增强对眉毛产生抑制作用,例如皱眉肌、降眉间肌和眼轮匝肌,逐渐从动态皱纹转变为深而静态的皱纹和裂隙。实际上,抬升面部组织的肌肉可以抵消降低面部组织的肌肉。这些肌肉组群之间的对抗结果有助于建立面部平衡,但随着时间的推移,降低面部组织的肌肉胜出。例如,上面部仅有额肌起提升作用,被大量的肌肉如眼轮匝肌、皱眉肌、降眉间肌和降眉肌所抵消。注射肉毒杆菌已经成为了治疗这些面部动态皱纹和提升眉毛的安全成功方法。

面部两侧的括约肌、眼轮匝肌和口轮匝肌的重复收缩,导致眼周和口周放射性皱纹产生,随时间推移,皱纹变为永久性口轮匝肌收缩伴软组织萎缩是老化性唇部变薄的原因。这两个扁平的面部肌肉随时间推移而减弱,且导致其他的面部改变。眼轮匝肌的伸展和向下延长导致下睑变得更长[34](图 38.16)。眼轮匝肌厚度减少导致下睑脂肪脱垂形成眼袋[35]。

组织学研究发现导致下睑变化的发生机制。研究发现眼轮匝肌中间部分变薄,眼轮匝肌下固定筋膜的中间部分减弱,眶隔前脂肪组织减少,网状真皮扭曲,老化的睑板肌下垂,可以部分解释下睑脂肪病变的过程(脂肪脱垂)[36]。

肌张力丧失可能是颧骨花瓣状改变的部分原因[37,38]。这些结果来自面中部韧带的改变。位于眶下缘的牢固的眼轮匝肌固定韧带随时间而延长,它下方的下降最终导致眶周软组织的下垂[39,40]。这个韧带悬挂于更富有弹性的颧骨皮下韧带上,它可以直接在其下方,并且是许多口唇提肌的起源点,例如颧大肌、颧小肌、上唇提肌。结果导致眼下方组织脱垂,呈流体新月状改变,被定义为皮下韧带。

泪沟,一个位于眼睑内侧的压迹,从内眦扩展到瞳孔中央,也是老化的一个表现。泪沟位于睑部与眶部眼轮匝肌之间[41,42]。泪沟韧带是一个纤维骨膜结构,起源于上颌骨表面,通过睑部与眶部眼轮匝肌连接处进而与皮肤相连[43]。泪沟畸形可能继发于脂肪萎缩和颧骨下降所致的皮下组织容量丧失[44]。

另外一个显著性的眶周老化改变是外眦肌腱松弛伴下部和内侧移位[45]。拉紧这些结构可以重建一个年轻的睑裂,预防功能性眼睑异位的发生。

在面部下方,口轮匝肌丧失功能,上唇延长,上唇

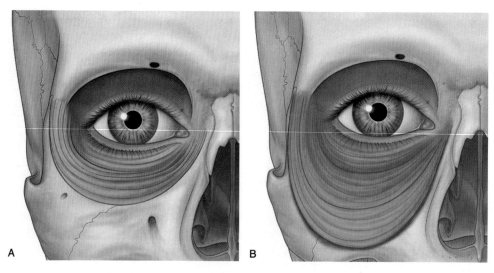

图 38.16   A 和 B. 图中显示年青的眶周结构的丢失导致了眼轮匝肌的拉长和下垂

下垂加重,上牙隐藏,这些可导致老龄化外观。口角降肌可以导致嘴角下降,嘴角纹老化的加重。

广泛的扁平的颈阔肌来自于它的拉丁语词根"扁平的"(扁平的或盘状,看起来像鸭嘴兽的)。颈阔肌下垂是由于颈部三角下降和颈部硬度丧失。最终,颈阔肌松弛导致明显的颈部老化性弯曲。

面部脂肪

近年来,已经关注脂肪在面部老化发病机制中的作用,通过恢复脂肪容量来作为面部老化修复的一种

手段。脂肪不仅仅是一种简单的储存细胞,它可能也是一种潜在的再生干细胞。根据不同的信号,这些多能干细胞可能转化为不同的细胞类型。通过注射脂肪,不仅面部比例可被重塑,而且周围组织也得到改善。通过自体脂肪移植,皮肤纹理、皱纹减少、毛孔大小以及色素均一性都可以得到改善[46]。

面部脂肪被分为独立的解剖间隔,分开的脂肪区域之间的相互关系随年龄变化而保持持续性改变。邻近的脂肪间隔可以以不同的速度发生改变,导致面部老化的不一致[47](图 38.17)。脂肪间隔的单独改变

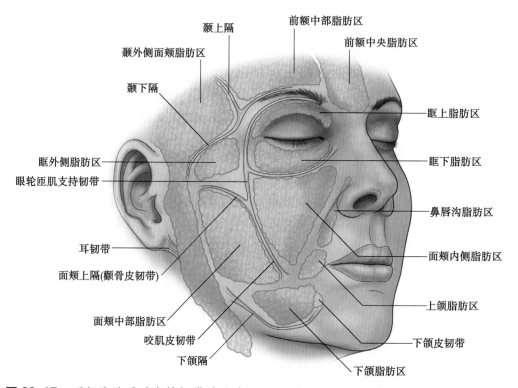

图 38.17   面部脂肪通过支持韧带被分为不同区划。这就是面部脂肪垫独立于其他部位脂肪垫发生老化的原因

是导致老化面孔表面发生变化的部分原因[48]。面部支持系统将面部脂肪进行分区，它在固定解剖位置组成了已知的筋膜。这些深层的纤维附件起源于骨膜或深层筋膜，并插入真皮之中。面部韧带与神经紧密相邻，在面部整容手术中进行组织松解时，能够为术者提供明显的坐标[49]。

在人的一生中，面部脂肪都在逐渐地移动和收缩[50]。起初丰满的婴儿脂肪填充面部，随着年龄增长脂肪逐渐萎缩，导致面部呈消瘦骨感样外观。在太阳穴、面颊部、眼眶、下颌及口周等区域发生脂肪萎缩，造成面容衰老和疲惫样改变。其他区域如颌下、鼻唇沟和颏下可见脂肪堆积，在这些区域产生不必要的脂肪填充[51]。一篇报道认为随着年龄增长眉毛处的脂肪明显增多，额外的脂肪沉积能够保持相应处皮肤的光滑，减少不希望出现的阴影和凹陷[52]。如上所述，眼睑脂肪沉积也是下睑眼袋形成的部分原因[53]。

面部活力的恢复需要脂肪容量的增加。一个流行的理论支持这样一个概念，即眼睑面颊交界处随着时间推移而保持稳定，组织不发生垂直下垂，但由于脂肪和软组织的萎缩，其变得更为明显[54]。就像一个浮标随波浪上下浮动，而不是随波浪漂流，面中间部分的下垂可能仅仅是软组织移动所产生的一个错觉。最近这个理论正在被挑战，因为随着时间的推移，下睑延长呈直线性增加[55]。

一个饱满突出的上部面颊逐渐过渡到具有凹面的下部面颊，被普遍认为是令人满意的。这个从凸面过渡到凹面的移行区，在建筑学术语中被描述为"S形"，是年轻和美丽的标志[56]（图 38.18）。随着时间推移，面颊的容量发生丢失，老化的面部呈现扁平样外观。另外，一些研究认为面颊上部的脂肪实际上是发生了增多，并伴面颊的下垂[57]。面颊植入物、脂肪移植或注射填充物都有助于重塑一个饱满年轻的面容。脂肪移植手术结果的不可预期性仍然是一个挑战。

虽然脂肪移植手术对于重塑年轻面容是一种有效手段，但必须仔细操作以避免呈现一个填充过度的面部外观。

皮肤

伴随面部骨骼的萎缩及面部弹力的减弱，导致面部皮肤随着老化的推移而显得相对富余。皮肤在 20 岁之后进行性变薄[58]（图 38.19）。皮肤老化的临床表现是一系列复杂的改变，包括斑驳样色素沉着、雀斑、皱纹、松弛、色泽欠佳、弹性和膨胀减少、毛细血管扩张、粗糙和半透明消失[59]。Glougau 设计了一个皮肤评

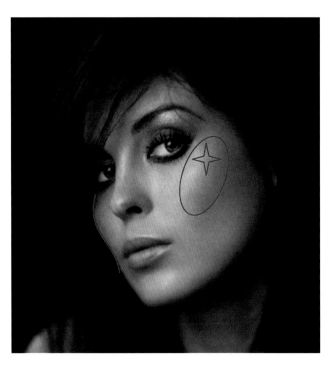

图 38.18　"S 形"面颊曲线，是描述上部凸出的面颊逐渐过渡到下部轻微凹陷面颊的一种状态。通过对 3/4 面部这一视角观察效果最好

估的标准以帮助评估皮肤光老化的严重程度[60]（表 38.1）。虽然皱纹随年龄增加而增多，但不同性别皱纹发生的部位不同。女性眶周皱纹首先出现，而男性前额皱纹首先出现[61]。

由于面部皮肤具有丰富的毛囊皮脂腺，故面部皮肤不同于全身其他部位的皮肤。这些知识有助于化学换肤恢复方法的设计，期望在处理毛发附属器结构时，能够在无瘢痕状态下尽快提升表皮的再生。在皮肤的不同层次，可能会发生一系列缓慢而可预见的改变。细胞周期始于基底层，通过表皮质向上达到皮肤表面，并在此发生脱落。外层细胞被损伤，不能均匀地反射光，导致皮肤粗糙，难以容光焕发[62]。棘层萎缩与表皮质变薄同时发生。随着年龄推移，真皮表皮交界面变得扁平，网脊结构（rete ridge pattern）逐渐消失[63,64]。表皮基底层中的黑色素颗粒与雀斑形成有关，基底层的黑色素细胞增加可以形成日光性着色斑。这就是任何试图移除棕色斑点时，操作都必须深达表皮下的原因。一旦表皮完全成熟，会导致皮肤透明度丧失，并可导致皮肤的干燥、粗糙和肤质变差，这些不是我们希望看到的结果。

包含细胞外基质、成纤维细胞和胶原的真皮随年龄推移逐渐变薄。随着真皮中胶原的丢失，弹性纤维发生溶解肤色也发生改变。胶原纤维从年轻人中有序的平行排列的纤维支架转变为稀疏无序的状态。

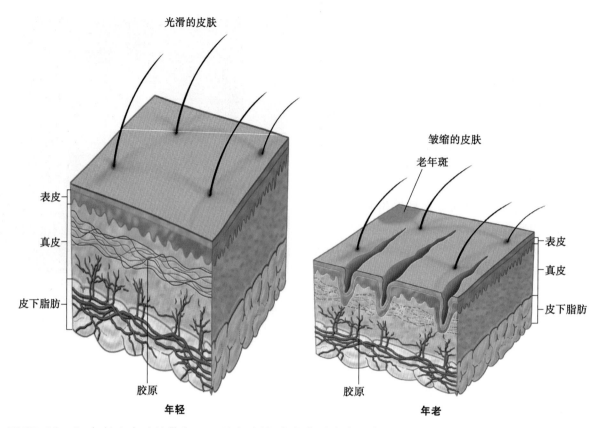

图 38.19 A. 年轻人皮肤的横断面可见皮质厚,在真皮质富含健康且排列有序的胶原和弹性纤维。B. 相比较而言,发生老化皮肤的横断面可见皮质薄,真皮中胶原纤维发生丢失且排列紊乱,弹性纤维发生分解,导致皮肤皱纹产生

表 38.1 Glogau 皱纹判断标准

组	分级	年龄(岁)	描述	皮 肤 特 点
1	轻微	28~35	无皱纹	早期光老化:轻微色素改变,无角化,少或无需化妆
2	中等	35~50	运动时出现皱纹	早期-中等
3	明显	50~65	休息时出现皱纹	明显的光老化:明显变色,可见毛细血管,可见角化,需要浓妆
4	严重	60 或以上	全部皱纹	严重光老化:黄/灰色皮肤,皮肤恶变的先兆;全部皱纹-无正常皮肤,因皮肤裂缝合结块,导致无法化妆

真皮乳头层血流减少导致血管不规则的发生,如毛细血管扩张、血管瘤和红疹。皮肤最深层和皮下组织层也随老化的发展而表现为脂肪萎缩和丢失。

不同的面部区域,其表面皮肤存在差异。与强壮的面颊部皮肤相比,眼睑皮肤显得非常单薄。眼睑皮肤的特殊性表现为其表皮真皮交界面较为扁平,真皮质较薄,脂肪很少。眼睑皮肤与其下肌肉紧邻,随着色素增加,眼睑皮肤特征性变黑和黑眼圈出现。皮下组织的减少也可发生在鼻周围,特别是上方鼻背处[65]。鼻尖下垂是由于上外侧和下外侧软骨连接处变弱,伴梨状孔扩大。

老化与美丽

不讨论美学与美丽的概念,而仅讨论面部老化则不完整。人们对恢复年轻和美丽的渴望是研究老化最初始的动机。一个人的面孔可以令人向往也可以令人厌恶。个人或文化的偏见可以影响面部吸引力,但一些常见的原因却是明显的。美丽是建立在面部诸多元素之间和谐而平衡的基础上,特别是眼睛、面颊、鼻子、嘴唇的相对位置。历史上对美丽的认知标准至今仍然流行。Nefertiti 用她完美的面部轮廓捕获了古埃及人的心。她长而倾斜的脖子,轮廓清晰的下巴,精美的高颧骨和大眼睛仍能与现代专业模特相媲美(图 38.20)。面部颜色会影响我们对一个人最初的判断,心理学研究显示人们对有吸引力的脸反应更具有亲和力[66]。一个被认为有吸引力的女性具有儿童般的面部特征,如光滑的前额、大眼睛、小鼻子和丰满的嘴唇。相反,有吸引力的男性面部特点包括咬肌明显、笑容灿烂和眼睛大。

Leonardo da Vinic 通过对人类形态的研究,认为对称性是影响美丽的关键因素。他主张面部应该被平均分成三等份,这个面部比例的划分标准至今仍被采用。从艺术角度对面部三等分的比例进行了描述,通过发际线(发际中点)、眉上部(眉间)和鼻子底部(鼻中隔底)的三条虚拟水平线将面部分为三等份,即发际中点至眉间、眉间至鼻中隔底和鼻中隔底至颌最低点(下颌低点)[67,68](图 38.21)。如果面部实际情况与此"三分法"存在偏差,就会导致面部比例的失衡。

面部的水平平衡也非常重要——即面中部的宽度相当于 5 个水平脸裂的长度,此比例可以使脸部呈心形,并伴有高颧骨和尖下巴[69]。

很久前已经采用数学方法对面部进行分析。最

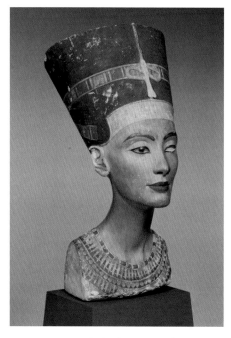

图 38.20　Nefertiti 的半身雕塑包含了她具有吸引力的特点:长而倾斜的脖子,清晰的下巴,高颧骨和吸引人的眼睛。古埃及人对美丽的定义十分苛求,但这些面部特征至今仍旧被追捧

有名的例子就是希腊哲学家提出并被认可的"神奇比例"或"黄金比例",他们认为数学是宇宙有序及和谐

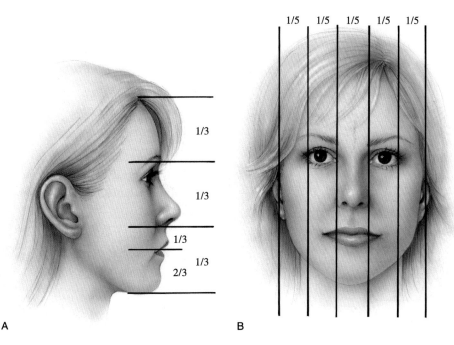

图 38.21　A. Principles of aesthetic facial proportions dictate a ratio of dividing the face into equal thirds from the hairline to the glabella, glabella to subnasale, and subnasale to the menton。B. A pleasing face should also conform to a width of five eyelid lengths from helix to helix(With permission from Murphy, MR, Johnson, CD, Azizzadeh, B. Master techniques in facial rejuvenation. Philadelphia, PA:Saunders;2007)(A. 面部美学比例的原则规定,将面部平均分成三份,即发际线到眉间,眉间到鼻中隔下,鼻中隔下到下颌低点。B. 一个好看的面部外观,两耳轮之间宽度等于五个眼睑长度)

的基础[70,71]。柏拉图和亚里士多德认为数学能够根据面部的对称性及和谐性来对人类的美进行定义[72~74]。"Phi"（希腊文的第 21 个字母），这个神圣的数字，被认为遍及宇宙，并被应用于艺术、音乐、建筑、植物生长和人类形态[75,76]。Phi（等于 1.618）提供了一个比例，该比例在日常生活中被广泛应用。它可以为花瓣和鹦鹉螺的自然比例提供参考，为建筑（帕台农神殿）提供模板，为人类形态的创造提供参考。四舍五入后，Phi 值可被用于许多面部结构的测量。

十二世纪意大利数学家 Fibonamli 采用一个无限的数学序列对"黄金比例"进一步进行了解释。开始数字是 1，每一个数字加上前一个数字，形成一个序列，相邻数字之间的比值为 1.618（如 1,1,2,3,5,8,13…）。至今，这些黄金测量规则的许多内容仍然被用于正畸手术以及面部美容中（图 38.21）。面部 Phi 率的再次兴起，促使一些手术医师采用 φ 卡尺对面部的 Phi 比率进行评估。Marquardt，一个口腔科医生，建立了这些理论，并且发明了基于 Phi 的美容面具。他运用一系列 Phi 比率线组成 Phi 三角，进而形成黄金五角星。面具可以使面部结构在理论上达到完美，把它放在面部图形上，可以用来测量潜在的误差[77]（图 38.22）。

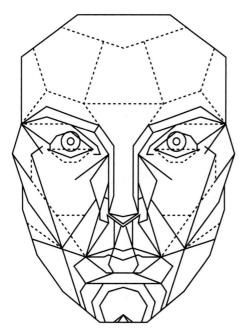

图 38.22 Marquardt 设计的美丽面具，由三角形和五角星构成，每边的黄金比例为 1.618:1。它能够使完美的面部尺寸理想化；如果把它放在面部图形之上，还可以发现面部存在的需要矫正的缺陷。这个面具存在争议，因为它最适合于评估白人女性，可能并不适合于其他种族的女性和男性（Modifed with permission from Bolognia JL, editor. Dermatology. 3rd ed. St. Louis, MO: Elsevier; 2012）

由于两性之间在面部表现上存在很大的差异，所以 Phi 面具不能在所有情况下都对理想化的完美进行显示[78]。尽管认为女性具有高拱形眉可显得漂亮，但是对于男性而言却显得太柔弱。因此，位于眶缘上方的"Y"形眉对女性而言是理想的，而位置略低位于眶缘处的"T"形眉却可以产生一种阳刚之气[79]（图 38.23）。

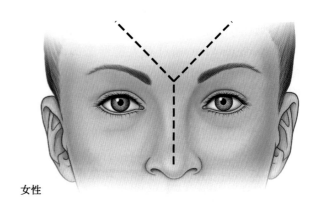

女性

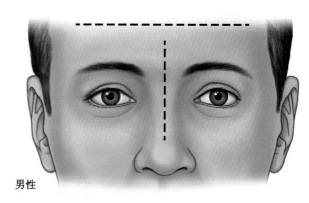

男性

图 38.23 两性之间理想化眉型存在差异。一个有吸引力的女性眉毛是"Y"形，而一个有吸引力的男性眉毛是低的、缺少阴柔的"T"形（Modifed from Johnson C, Alsarraf R. The aging face: a systematic approach. Philadelphia, PA: W. B. Saunders; 2002）

种族差异同样重要。与他们种族中大多数人相比，白人和黑人中有吸引力的面部，都有一个倾斜的陡峭的眼睑；然而在亚洲人群中，一个倾斜角度较小的睑裂比那些倾斜角度大的睑裂更好看[80]。

处理

理解了面部老化的发病机制，可以让手术医师更加精确地对面部缺陷进行矫正。由于老化对面部组织层次的影响存在差异，故在制定一个完整治疗方案时，应该考虑到面部不同层次的差别。

对于骨量丢失,推荐使用骨增加术。罹患小下颏或下颏后退的患者,通常采用下颏植入物进行矫正。可以将植入物放置于骨膜下,提升下颏的突出度,并使下颏轮廓更为明显。通过植入物可以矫正下颏缺陷,改变面部轮廓,并且可以对鼻突出这一缺陷进行掩饰。下颏和鼻之间这种反向关系的改变有助于改善两者之间的平衡状态。

争议:理想的植入物材料还不清楚。下颏植入物的材料是固体硅胶或多孔物质。硅胶的应用更广泛,并且易于放置和取出;如果需要,可对其表面进行包裹,有利于其表面光滑。多孔性植入物有利于血管化,但取出时却具有挑战性。

通过面颊植入物矫正面中部骨丢失是金标准,但该方法现在却不流行。正确安放面颊植入物较困难,已被面中部注射填充剂所代替。可采用脂肪、预先包装好的透明质酸(hyaluronic acid,玻尿酸)或钙羟磷灰石进行注射,并对面中部进行塑型,效果良好。商业上准备的填充物不要求手术,临床上可以在几分钟内完成操作,其作用可持续 1~2 年。

面部脂肪是非常宝贵的物质,它的重塑对于恢复年轻面容十分重要。在颧骨、面颊前内侧以及颧骨下方凹陷处注射填充物可以重建年轻曲线。最近,美国 FDA 已经允许通过注射透明质酸来填充面中部,结果显示其对面颊外的临近组织也具有填充优势[81]。即使在该区域没有进行直接注射,但在眼睑面颊连接处和鼻唇沟处也得到明显改善。在面颊部和泪沟处进行脂肪注射,可以有效重建和提升下睑位置,并可以改善下睑回退[82~84]。

必须将下睑和面颊的形态学一起评估,因为它们中一个发生改变就会影响相邻的组织结构。下睑整形术是最具有挑战性的手术。老化可以导致男人下睑发生明显下垂,在制定治疗方案中应该对此进行考虑[85]。在薄的下睑皮肤和厚的面颊皮肤的连接处可以形成一个明显的分界区域,将两者进行混合是困难的[86,87]。下睑明显的皱褶被称为"泪沟",位于瞳孔中央垂直线的内侧;如果它向外侧延续,位于瞳孔中央垂直线的外侧,则称为"眼睑面颊连接处"。传统上,一般选择经皮入路对皮肤、脂肪和肌肉进行矫正。皮肤瘢痕、睑外翻和眼睑回退是其并发症,这些并发症有助于经结膜入路手术操作的普及。经结膜入路,手术切口隐藏在下睑内侧,避免了皮肤瘢痕的形成,降低了下睑位置异常的发生概率。可以采用提捏进针、化学换肤或激光以收紧眼睑前层来治疗皮肤问题。

争议:另一个关于下睑整形术争论的内容是脂肪是否应该被移除、保留、转移或增加。多数人认为对于病变严重的下睑,去除一些脂肪是必要的,另外在泪沟区域进行脂肪移植也可以减轻压痕。将移植的脂肪放置在眶下缘或眶下缘下的眼轮匝肌之下,通过增加容量,改善泪沟的凹陷程度,缓解眼周黑眼圈[88,89]。采用非手术方法治疗下睑眼袋,重点在于恢复下睑凹陷的容量,这对于合适的患者其疗效良好。下睑这些特殊的凹陷位于眶隔、眶缘和颧骨区域,详见[90](图 38.24)。

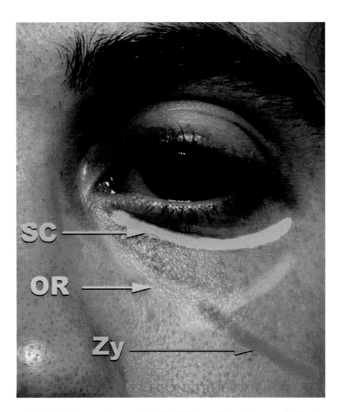

图 38.24　三个可以被辨别的眶周凹陷,可以通过填充物对其进行改善,以期重现青春。OR,眶缘,SC,睫毛下,Zy,颧骨(With permission from Goldberg RA. The three periorbital hollows. Plast Reconstr Surg 2005;116(6):1795-804.)

另外使用脂肪重塑面部容积,拉紧面部松弛的肌肉在整容手术中最为重要。较为陈旧的面部整容手术方式,仅仅强调面部皮肤的切除。有关对表浅肌肉腱膜系统(Superficial Muscular Aponeurotic System, SMAS)的认识,可以使医生对肌肉-纤维-脂肪层进行拉紧,该方法可以提供更为有力的支撑和更为长久的维持时间,自然效果也更好。

有关 SMAS 操作理想的切开层面尚未清楚。一些医生选择在皮肤与 SMAS 层之间进行分离,而另一些医生选择更深层面做切开,且把皮肤与 SMAS 作为一个独立的单元。这两种技术都把 SMAS 层的颈阔肌进行缩短与拉紧,以重现一个清晰的下颌曲线。颈阔肌起源于胸部,在颈部两侧向上扩展,通常在中线处呈十字交叉,终止于下颌处。随着时间推移,颈阔肌完整性的丧失导致颈部中央条带形成、下颌及下颏松弛。拉紧颈阔肌、束紧下颌下切口缝合线可以矫正颈部条带,向上外侧提升肌肉可以拉紧颈部皱纹。通常采取脂肪抽吸术对过多沉积在下颏和下颌处的脂肪进行处置,可以使颈部和面部之间的边界更为清晰。在切除多余皮肤时要保守些,以便能够让医生对松弛的下颌轮廓进行确定。

争议:虽然可以通过切除多余皮肤来改善上睑的外观,但有关是否同时切除肌肉和脂肪存在争议。建议保留肌肉和脂肪且支持切除皮肤的人,认为这种操作不会对眼睑容积造成破坏,从而避免眼睑凹陷的形成,即所谓的"A 型畸形"[91]。另外,一些人强调审美曲线,推荐对内侧肌肉进行切除和选择性对内侧脂肪进行切除以形成 S 型或 C 型上睑[92]。也有一些人主张切除皮肤、肌肉、脂肪,以便使睑板更为明显、眼睑更为清晰,这种观点已无人支持,因为眼周组织切除可以导致僵尸样表现。

必须将眉和上睑一起进行评估。提升眉的方法包括开放性冠状切开术以及损伤程度最小的内镜技术等多种术式。开放性手术的支持者认为该术式的优点在于手术效果持续时间较长,而支持内镜术式者认为该方法手术时间短、头发损伤及头皮麻木的发生风险低。这两种方法的目的都是提升眉的外侧区域而不是内侧区域,以避免"惊讶样(surprised)"外观。最近通过减少眉部容积以抵消眉部脂肪垫的下沉,让眉部向前突出被认为是重获年轻眉部的关键所在。一些医生向外侧眉部注射自体脂肪或合成填充物使眉尾向外上旋转,以达到额外的提升效果。的确,在某些病例中可以采用眉区注射填充物的方法来替代手术,此法可以弥补骨丢失和矫正眶上缘处的眉下垂。

眉间肌重复收缩是导致两眉中间出现形如"11"的原因,可以通过手术切除或减弱这些肌肉的作用。手术可以采用头皮切口或更为直接的上睑成形切口。肉毒素神经调质可以使肌肉发生暂时性麻痹,可以使眉间的皱纹和外眦角的鱼尾纹消除,该方法操作简单、有效、且患者感觉舒适。

让面部皮肤年轻化的方法有多种。化学换肤已经不再流行,因为广告效应和激光疗法的精确。采用二氧化碳和铒消融激光治疗严重皱纹,效果极好。联合激光和真皮打磨技术治疗严重的口周皱纹效果良好[93]。新的部分消融激光也可以为改善皮肤的纹理、色泽和质量提供一种方法,同时可以缩短手术时间。然而遗憾的是,该方法对于严重的皱纹作用不可靠。由于非消融激光和高频装置不能够去除外层皮肤,故治疗后皮肤可以快速恢复。它们可以通过紧致胶原而发挥作用,通常需要进行一系列效果不甚显著的治疗。超声装置也可以作为一种紧致皮肤和肌肉的方法,同时也是一种可以减少脂肪的非手术方法,但必须告知患者该方法效果较为温和。传统上,不推荐面部提升术与激光皮肤修复术同时进行,因为存在皮瓣血管被破坏的风险。目前,一些人主张采用综合技术来恢复面部的青春,处理影响面部老化的不同因素,对于面部椭圆形中央区推荐使用重型激光,而对于皮瓣则推荐使用轻型激光。

现代面部老化返青的治疗趋势正在从手术方法过渡到损伤性小的非手术方法。肉毒素神经毒素松弛肌肉联合填充物治疗由于其操作简便,目前已经得到快速发展。面部填充物的市场继续扩大。表 38.2 重点描述了现在流行的填充物及其特点和用途。透明质酸来源的填充物一直都是最流行的,可以被直接注射到皱纹皮下,让皮肤变得丰满。它可以迅速产生软化面部皱纹的效果,持续时间可达 1 年以上。如果需要,这种胶可以被透明质酸酶消除。许多人选择注射透明质酸来进行丰唇。透明质酸可以扩容唇体,可以使口唇轮廓得到改善,产生一个年轻的"丘比特弓"形唇。为了达到对面部容积丧失的永久性矫正效果,脂肪注射可能更为合适。许多人认为脂肪是一种理想的填充物,因为它是自体的,不会引起排斥,可以永久存在,且容易得到。微滴技术最有效,将小块脂肪放置在紧邻肌肉的格网中,可以使其更好地进行血管化,最终让移植的脂肪成活。偶尔会发生移植物丢失,但其他方法的发展包括从低流量手动抽吸到脂肪洗刷或离心,已经使移植脂肪的存活得以改善。最理想的方案已经被确认。

最近,一种新的可注射的脂肪融化物已经被 FDA 批准用于治疗颏下丰满,这为减少颏下脂肪堆积提供了一种新的非手术方法。脱氧胆酸是一种胆汁酸,由肝脏产生,可以在消化系统中乳化脂肪。这种化学物质可以被注射到不需要脂肪的区域以移除脂肪,改善下颏的轮廓。

表 38.2　广泛应用的面部填充物及其特点的总结

填充类型	商品名	用途	原理	优点	不足	寿命	皮肤测试
透明质酸	乔雅登 瑞然美 玻丽朗 透明质酸	中到深度皱纹，如鼻唇沟和嘴角纹。口角和口唇扩容	通过渗透作用，完成填充和水化	操作简单，身体内普遍存在，耐受性好，可被透明质酸酶消除	青肿，欠矫	1 年	无
透明质酸	沃路玛 沃白拉	面颊扩容	通过渗透作用，完成填充和水化	操作简单，身体内普遍存在，耐受性好，可被透明质酸酶消除	价格贵	2 年	无
钙羟基磷灰石	瑞德喜	中到深度皱纹，如鼻唇沟和嘴角纹。HIV 脂肪萎缩，面颊和下颏扩容	骨骼内含钙矿物可以提升和刺激胶原形成	增强组织的提升能力	不可逆	18 个月	无
聚乙烯 L 乳酸	塑然雅	蓬松剂，HIV 脂肪萎缩	延迟反应刺激胶原产生	面部区域的扩容，如面颊、太阳穴和颧骨下区域	不可逆。结节，迟发性组织反应，延迟作用，可用于多种治疗需要	2 年	无
胶原	纯化猪胶原（evolence），目前未被使用	美化唇线	填充和刺激胶原合成	流动性好	作用持续时间短；可能需要对皮肤测试	3 个月	是，如果来源于牛
脂肪		填充皱纹，缺陷区域的扩容	直接补充容积，胶原再生。干细胞	数量多，耐受性好	需要脂肪供区，脂肪量不可预计	50% 永久	无

总结

　　面部老化可以被总结为一个词：丧失。皮肤发生了弹性丧失和胶原丧失，脂肪和肌肉的大量丧失，肌腱支撑作用的丧失，面部骨骼一直处于被吸收状态。认识这些过程，可以让医生能够运用许多可利用的现代工具，来设计自然复原的方案。

参考文献

1. James W, Berger T, Elston D. Progeria. In: Andrews' diseases of the skin: clinical dermatology. 10th ed. Philadelphia, PA: Saunders; 2005. p. 574–80.
2. Rapini RP, Bolognia JL, Jorizzo JL. Progeria. In: Dermatology. St. Louis, MO: Mosby; 2007.
3. Puizina-Ivić N. Skin aging. *Acta Dermatovenerol Alp Pannonica Adriat* 2008;**17**(2):47–54.
4. Stern RS. Clinical practice. Treatment of photoaging. *N Engl J Med*

2004;**350**(15):1526–34.

5. Kennedy C, Bastiaens MT, Bajdik CD, et al., Leiden Skin Cancer Study. Effect of smoking and sun on the aging skin. *J Invest Dermatol* 2003;**120**(4):548–54.

6. Makrantonaki E, Zouboulis CC, William J. Cutliffe Scientific Awards. Characteristics and pathomechanisms of endogenously aged skin. *Dermatology* 2007;**214**:352–60.

7. Gordon J, Joaquin C. Unilateral dermatoheliosis. *N Engl J Med* 2012; **366**:e25.

8. Raschke GF, Reiger UM, Bader RD, et al. Perioral aging – an anthropometric appraisal. *J Craniomaxillofac Surg* 2014;**42**(5):e312–17.

*9. Guyuron B, Rowe DJ, Weinfeld AB, et al. Factors contributing to the facial aging of identical twins. *Plast Reconstr Surg* 2009;**123**(4):1321–31.
    This study of identical twins chronicles the effects of extrinsic factors, such as UV light and smoking, on facial aging.

*10. Liu MT, Iglesias RA, Sekhon SS, et al. Factors contributing to facial asymmetry in identical twins. *Plast Reconstr Surg* 2014;**134**(4):638–46.
    This study of identical twins demonstrates factors contributing to facial asymmetry.

11. Tan SR, Glogau RG. Botox aesthetics. In: Caruthers J, Carruthers A, editors. Procedures in cosmetic dermatology series: botulinum toxin. Philadelphia, PA: WB Saunders; 2005. p. 1–7.

12. Friedman O. Changes associated with the aging face. *Facial Plast Surg Clin North Am* 2005;**13**:371–80.

13. Minot S. Forty portraits in forty years. Photographs by Nixon N. New York Times Magazine 3 October 2014.

14. Wysong A, Joseph T, Kim D, et al. Quantifying soft tissue loss in facial aging: a study in women using magnetic resonance imaging. *Dermatol Surg* 2013;**39**(12):1895–902.

15. Gonzales-Ulloa M, Flores ES. Senility of the face; basic study to understand its cause and effects. *Plast Reconstr Surg* 1965;**36**:239–46.

16. Imaizumi K, Taniguchi K, Ogawa Y, et al. Three-dimensional analysis of aging-induced alterations in facial shape: a longitudinal study of 171 Japanese males. *Int J Legal Med* 2015;**129**(2):385–93.

17. Zimbier MS, Kokoska MS, Thomas JR. Anatomy and pathophysiology of facial aging. *Facial Plast Surg Clin North Am* 2001;**9**(2):179–87.

18. Fitzgerald R, Gravier MH, Kane M, et al. Update on facial aging. *Aesthet Surg J* 2010;**30**(Suppl. 1):11S–24S.

19. Vleggaar D1, Fitzgerald R. Dermatological implications of skeletal aging: a focus on supraperiosteal volumization for perioral rejuvenation. *J Drugs Dermatol* 2008;**7**(3):209–20.

20. Carruthers JD, Glogau RG, Blitzer A, et al. Advances in facial rejuvenation: botulinum toxin type A, hyaluronic acid dermal fillers, and combination therapies-consensus recommendations. *Plast Reconstr Surg* 2008;**121**(Suppl.):5S–30S.

21. Shaw RB, Kahn D. Aging of the midface bony elements: a three-dimensional compute tomographic study. *Plast Reconstr Surg* 2007; **119**:675–81.

22. Lambros V. A technique for filling the temples with highly diluted hyaluronic acid: the 'dilution solution.'. *Aesthet Surg J* 2011;**31**:89–94.

23. Ahmed A. Imaging of the paediatric paranasal sinuses. *S Afr J Rad* 2013;**17**(3):91–7.

24. Cho SH, Kim TH, Kim KR, et al. Factors for maxillary sinus volume and craniofacial anatomical features in adults with chronic rhinosinusitis. *Arch Otolaryngol Head Neck Surg* 2010;**136**(6):610–15.

25. Fatu C, Puisoru M, Rotaru M, et al. Morphometric evaluation of the frontal sinus in relation to age. *Ann Anat* 2006;**188**(3):275–80.

26. Pessa JE. An algorithm of facial aging: verification of Lambros's theory by three dimensional stereolithography, with reference to the pathogenesis of midfacial aging, scleral show, and the lateral suborbital trough deformity. *Plast Reconstr Surg* 2000;**106**(2):479–87.

27. Richard MJ, Morris C, Deen BF, et al. Analysis of the anatomic changes of the aging facial skeleton using computer assisted tomography. *Ophthal Plast Reconstr Surg* 2009;**25**(5):382–6.

*28. Pessa JE, Chen Y. Curve analysis of the aging orbital aperture. *Plast Reconstr Surg* 2002;**109**(2):751–5.
    Pessa demonstrates the orbit expands with aging, creating a volume deficit.

29. Lambros V. Volumizing the brow with hyaluronic acid fillers. *Aesthet Surg J* 2009;**29**(3):174–9.

*30. Shaw RB, Katzel EB, Koltz PF, et al. Aging of the facial Skeleton: Aesthetic implications and rejuvenation strategies. *Plast Reconstr*

Surg 2011;**127**(1):374–83.
    This article describes the changes in the facial skeleton over time that contribute to the aging face.

31. Pessa JE, Desvigne LD, Lambros VS, et al. Changes in ocular globe-to-orbital rim position with age: implications for aesthetic blepharoplasty of the lower eyelids. *Aesthetic Plast Surg* 1999;**23**(5):337–42.

32. Levine RA, Garza JR, Wang PT, et al. Adult facial growth: application to aesthetic surgery. *Aesthetic Plast Surg* 2003;**27**(4):265–8.

33. Pessa JE, Slice DE, Hanz KR, et al. Aging and the shape of the mandible. *Plast Reconstr Surg* 2008;**121**(1):196–200.

34. Hamra ST. Composite rhytidectomy. St Louis, MO: Quality Medical Publishing Inc.; 1993. p. 56–60.

35. Okuda I, Irimoto M, Nakajima Y, et al. Using multidetector row computed tomography to evaluate baggy eyelid. *Aesthetic Plast Surg* 2012;**36**(2):290–4.

36. Iwanami M, Tsurskiri K. Histological comparison between young and aged specimens of the oriental lower eyelid using sagittal serial sections. *Plast Reconstr Surg* 2007;**119**(7):2061–71.

37. Furnas DW. Festoons, mounds, and bags of the eyelids and cheek. *Clin Plast Surg* 1993;**20**(2):367–85.

38. Furnas DW. Festoons of orbicularis muscle as a cause of baggy eyelids. *Plast Reconstr Surg* 1978;**61**(40):540–6.

*39. Kikkawa DO, Lemke BN, Dortzbach R. Relations of the superficial musculoaponeurotic system to the orbit and characterization of the orbitomalar ligament. *Ophthal Plast Reconstr Surg* 1996;**12**:77.
    This paper is the first to document the orbital malar ligament.

40. Lucarelli MJ, Khwarg SI, Lemke BN, et al. The anatomy of midfacial ptosis. *Ophthal Plast Reconstr Surg* 2000;**16**:7.

41. Haddock NT, Saadeh PB, Boutros S, et al. The tear trough and lid/cheek junction: anatomy and implications for surgical correction. *Plast Reconstr Surg* 2009;**123**(4):1332–40.

42. Hirmand H. Anatomy and nonsurgical correction of the tear trough deformity. *Plast Reconstr Surg* 2010;**125**(2):699–708.

*43. Wong CH, Hsieh MK, Mendelson B. The tear trough ligament: anatomical basis for the tear trough deformity. *Plast Reconstr Surg* 2012;**129**(6):1392–402.
    This is an excellent reference describing the tear trough ligament.

44. Yang C, Zhang P, Xing X. Tear trough and the palpebral groove in young versus elderly adults: a sectional anatomy study. *Plast Reconstr Surg* 2013;**132**(4):796–808.

45. Hill JC. An analysis of senile changes in the palpebral fissures. *Can J Ophthalmol* 1975;**10**:32.

46. Coleman S. Structural fat grafting: more than a permanent filler. *Plast Reconstr Surg* 2006;**118**(Suppl.):108S–120S.

*47. Rohrich RJ, Pessa JE. The fat compartments of the face: anatomy and clinical implications for cosmetic surgery. *Plast Reconstr Surg* 2007; **119**(7):2219–27.
    Facial fat compartments are described for the first time in this paper.

48. Rohrich RJ, Pessa JE. The retaining system of the face: histologic evaluation of the septal boundaries of the subcutaneous fat compartments. *Plast Reconstr Surg* 2008;**121**:1804–9.

49. Alghoul A, Codner M. Retaining ligaments of the face: review of the anatomy and clinical applications. *Aesthet Surg J* 2013;**33**(6):769–82.

50. Donofrio LM. Fat distribution: a morphologic study of the aging face. *Dermatol Surg* 2000;**26**(12):1107–12.

51. Coleman S, Grover R. The anatomy of the aging face: volume loss and changes in 3-dimensional topography. *Aesthet Surg J* 2006;**26**(1):Supplement S4–9.

52. Papageorgiou KI, Mancini R, Garneau H, et al. A three-dimensional construction of the aging eyebrow: the illusion of volume loss. *Aesthet Surg J* 2012;**32**(1):46–57.

53. Darcy SJ, Miller TA, Goldberg RA, et al. Magnetic resonance imaging characterization of orbital changes with age and associated contributions to lower eyelid prominence. *Plast Reconstr Surg* 2008;**122**(3):921–9.

54. Lambros V. Observations on periorbital and midface aging. *Plast Reconstr Surg* 2007;**120**(5):1367–86.

55. Fezza J. Lower eyelid length. *Plast Reconstr Surg* 2015;**136**(2):152e–159e.

56. Little JW. Volumetric perceptions in mid facial aging with altered priorities for rejuvenation. *Plast Reconstr Surg* 2000;**105**:252–66.

57. Gosain AK, Klein MH, Sudhakar PV, et al. A volumetric analysis of soft tissue changes in the aging mid face using high resolution MRI: implications for facial rejuvenation. *Plast Reconstr Surg* 2005;**115**:1143–52.

58. Stern RS. Clinical practice. Treatment of photoaging. *N Engl J Med*

2004;**350**(15):1526–34.

59. Han A, Chien AL, Kang S. Photoaging. *Dermatol Clin* 2014;**32**(3): 291–9.

60. Glogau RG. Aesthetic and anatomic analysis of the aging skin. *Semin Cutan Med Surg* 1996;**15**(3):134–8.

61. Luebberding S, Krueger N, Kerscher M. Quantification of age-related facial wrinkles in men and women using three-dimensional fringe projection method and validated assessment scales. *Dermatol Surg* 2014;**40**(1):22–32.

62. Baumann L. The skin type solution: a revolutionary guide to your best skin ever. New York, NY: Bantam; 2006. p. 18–19.

63. Fenske NA, Lober CW. Structural and functional changes of normal aging skin. *J Am Acad Dermatol* 1986;**15**(4):571–85.

64. Brody H. Chemical peeling and resurfacing. 2nd ed. St. Louis, MO: Mosby; 1997. p. 7–10.

65. Guyuron B. The aging nose. *Dermatol Clin* 1997;**15**(4):659–64.

66. Etcoff N Survival of the prettiest: The science of beauty. New York, NY: First Anchor Books, a division of Random House Inc.; 2000.

67. Rohrer TE, Wesley NO, Glogau R, et al. Cosmetic surgery. In: Bolognia JL, Jorizzo JL, Schaffer JV, et al., eds. Dermatology. 3rd ed. Philadelphia, PA: Elsevier Mosby; 2012: Ch. 152.

68. Taub DI, Jacobs JMS, Jacobs JS. Anthropometry, cephalometry, and orthognathic surgery. *Plast Surg* 2014;**16**:354–72, e2.

69. Guyuron B. Patient assessment. In: Achauer BM, Erikson E, Guyron B, et al., editors. Plastic surgery: indications, operations and outcomes. Aesthetic surgery, vol. 5. St. Louis, MO: Mosby; 2000. p. 2427–34.

70. Huntley HE. The divine proportion: a study in mathematical beauty. New York: Dover Publications; 1970.

71. Ricketts RM. Divine proportion in facial esthetics. *Clin Plast Surg* 1982;**9**(4):401–22.

72. Zimbler MS. Aesthetic facial analysis. In: Flint P, editor. Cummings' otolaryngology. 6th ed. New York: Saunders; 2015. p. 19, 273–85.

73. Powell N, Humphreys B. Proportions of the aesthetic face. New York, NY: Thieme; 1984.

74. Tolleth H. Aesthetics in plastic surgery. In: Terino EO, Flowers RS, editors. The art of alloplastic facial contouring. St. Louis, MO: Mosby; 2000. p. 3–10.

*75. Swift A, Remington K. BeautiPHIcation: a global approach to facial beauty. *Clin Plast Surg* 2011;**38**(3):347–77.
    An interesting perspective on concepts of beauty, tracing back to long-held doctrines of attractive facial features.

76. Mithison AV. Phyllotaxis and the Fibonacci series. *Science* 1977; **196**(4287):270–5.

77. Bashour M. An objective system for measuring facial attractiveness. *Plast Reconstr Surg* 2006;**118**(3):757–74.

78. Holland E. Marquardt's Phi mask: pitfalls of relying on fashion models and the golden ratio to describe a beautiful face. *Aesthetic Plast Surg* 2008;**32**(2):200–8.

79. Johnson C, Alsarraf R. The aging face: a systematic approach. Philadelphia, PA: W.B. Saunders; 2002.

80. Rhee SC, Woo KS, Kwon B. Biometric study of eyelid shape and dimensions of different races with references to beauty. *Aesthetic Plast Surg* 2012;**36**(5):1236–45.

81. Jones D, Murphy DK. Volumizing hyaluronic acid filler for midface deficit: 2 year results from a pivotal single-blind randomized controlled study. *Dermatol Surg* 2013;**39**(11):1602–12.

82. Serra-Renom JM, Serra Mestre JM. Periorbital rejuvenation to improve the negative vector with blepharoplasty and fat grafting in the malar area. *Ophthal Plast Reconstr Surg* 2011;**27**(6):442–6.

83. Ciuci PM, Obagi S. Rejuvenation of the periorbital complex with autologous fat transfer: current therapy. *J Oral Maxillofac Surg* 2008; **66**(8):1686–93.

84. Le TP, Peckinpaugh J, Naficy S, et al. Effect of autologous fat injection on the lower eyelid position. *Ophthal Plast Reconstr Surg* 2014;**30**(6): 504–7.

85. van den Bosch WA, Leenders I, Mulder P. Topographic anatomy of the eyelids, and the effects of sex and age. *Br J Ophthalmol* 1999;**83**(3): 347–52.

86. Paul MD. Blending the lid/cheek junction. *Aesthet Surg J* 2005;**25**(3): 255–62.

87. Rohrich RJ, Ghavami A, Mojallal A. The five-step lower blepharoplasty: blending the eyelid-cheek junction. *Plast Reconstr Surg* 2011; **128**(3):775–83.

88. Stutman RL, Codner MA. Tear trough deformity: review of anatomy and treatment options. *Aesthet Surg J* 2012;**32**(4):426–40.

89. Carraway JH. Volume correction for nasojugal groove with blepharoplasty. *Aesthet Surg J* 2010;**30**(1):101–9.

90. Goldberg RA. The three periorbital hollows. *Plast Reconstr Surg* 2005;**116**(6):1795–804.

91. Fagien S. Advanced rejuvenative upper blepharoplasty: enhancing aesthetics of the upper periorbita. *Plast Reconstr Surg* 2002;**110**(1): 278–91.

92. Fezza J. The sigmoid upper eyelid blepharoplasty: redefining beauty. *Ophthal Plast Reconstr Surg* 2012;**28**(6):446–51.

93. Fezza J. Laserbrasion: the combination of CO_2 laser and dermasanding. *Plast Reconstr Surg* 2006;**118**(5):1217–21.